U0272627

中国基本药材

增订本

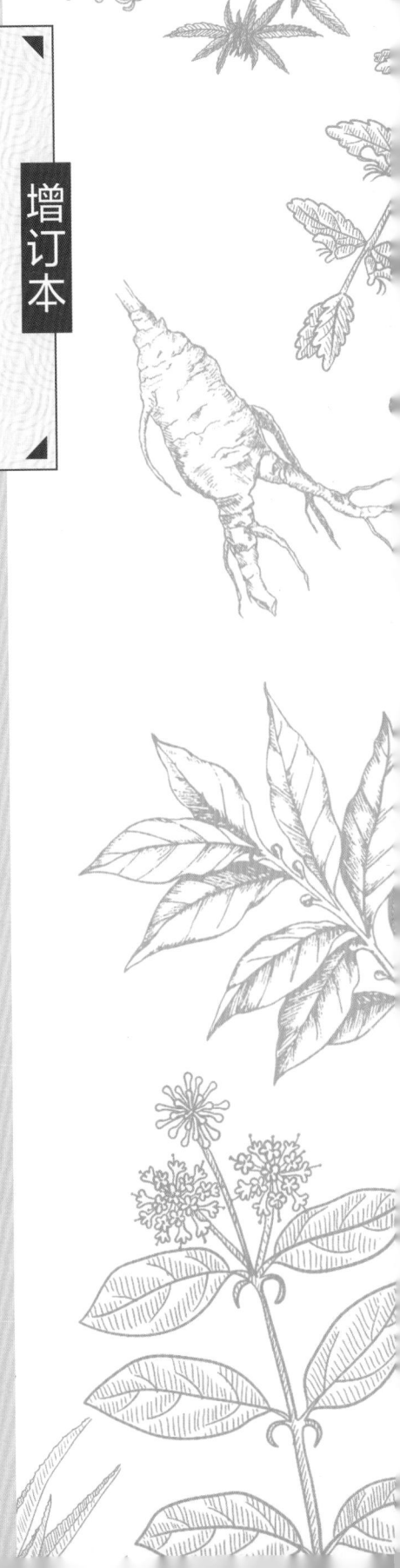

主　编

李锦开　林　华　张　蓓

副主编

伍世恒　黄圆圆　徐葱茏　吴孟华　曾建勋

编　委（按姓氏笔画排序）

马恩耀　文　平　戎煜明　权　琦　伍世恒
李丽雯　李劲松　李锦开　吴孟华　张　蓓
陈　平　林　华　房财富　莫　伟　徐葱茏
唐　晔　黄金圣　黄圆圆　黄海疆　蒋　莉
赖銮娇　蔡庆群　潘伟文

全国百佳图书出版单位

中国中医药出版社
·北　京·

图书在版编目（CIP）数据

中国基本药材/李锦开,林华,张蓓主编. -- 增订本. --
北京:中国中医药出版社,2024.12
ISBN 978-7-5132-8720-3

Ⅰ.①中… Ⅱ.①李… ②林… ③张… Ⅲ.①中药材—
介绍—中国 Ⅳ.① R282

中国国家版本馆 CIP 数据核字 (2024) 第 070259 号

中国中医药出版社出版
北京经济技术开发区科创十三街 31 号院二区 8 号楼
邮政编码　100176
传真　010-64405721
山东临沂新华印刷物流集团有限责任公司印刷
各地新华书店经销

开本 889×1194　1/16　印张 62　字数 1665 千字
2024 年 12 月第 1 版　2024 年 12 月第 1 次印刷
书号　ISBN 978 - 7 - 5132 - 8720 - 3

定价　498.00 元
网址　www.cptcm.com

服 务 热 线　010-64405510
购 书 热 线　010-89535836
维 权 打 假　010-64405753

微信服务号　zgzyycbs
微商城网址　https://kdt.im/LIdUGr
官 方 微 博　http://e.weibo.com/cptcm
天猫旗舰店网址　https://zgzyycbs.tmall.com

如有印装质量问题请与本社出版部联系（010-64405510）

主　编　介　绍

　　李锦开，主任中药师，广东省梅州市梅县人。1963年考入暨南大学生物学系，1968年毕业后，赴解放军0490部队汕头牛田洋农场锻炼。1970年分配到广东省平远县药品公司工作，负责中药炮制和中草药制剂的研制开发工作，后任药材加工制药厂厂长、中药制剂工程师、平远县药品公司副经理。1983年调任广东省药材中等技工学校，任中药炮制学教师并任中药教研室主任。1984年任广东省医药学校（现广东食品药品职业技术学院）校长（首任）。1986年，任广东省药材公司副总经理，主管全省中药行业工作。1995年任广东中药集团副董事长，兼任广东化州中药厂董事长等职。先后被推举为中国人民政治协商会议广东省委员会第六届、第七届委员，兼任第五届、第六届中华人民共和国药典委员会委员、国家中药品种保护审评委员会委员、广东省科技进步奖和科技成果奖评委、广东省高级职称评审委员、广东药学院（现广东药科大学）客座教授、国家医药局中草药情报中心站站长、《中药材》杂志主编、《医药经济报》副主编、广东省中医药学会副会长、广东省医药质量协会副会长、广东省医药技术市场协会副会长、广东省保健食品行业协会会长等职。

　　李锦开在担任广东省政协委员期间，向中共广东省委和省政府提交了《把植树造林和种植木本药材结合起来，发展有广东特色的木本药材经济林》和《要重视发展广东特产药材》的提案，针对发展木本药材种植提出"绿色银行"的概念，提出种植木本药材既有很好的生态效益又有很高的经济效益。木本药材种植时间越长越值钱，就像把钱存在银行一样，年年不断升值。他的建议分别得到时任中共广东省省委书记林若同志和时任广东省省长朱森林同志的批示，他的建议被广东省政府采纳，并向全省发出《关于发展广东特产药材的通知》，对发展广东省药材种植起了很大作用。

　　1989年，在广东省政协六届二次会议上，他向广东省政府提交《关于富裕地区市县与山区、边远地区贫困市县互结兄弟市县，带动贫困地区经济发展》提案，该提案很快被中共广东省委和省政府采纳，将珠江三角洲各市县与粤东、粤北、粤西各市县结对，帮扶发展经济，有力地推动了贫困地区的发展。2001年，他向中共中央政治局常委、时任中共广东省省委书记李长春同志提交了《以广东特产药材和木本药材基地建设为龙头，促进广东农业产业结构的调整》的建议，得到李长春同志的亲笔批复。

　　李锦开的主要著作有《常用中药药物学》、《中药炮制名词术语辞典》（广东科技出版社出版），《中国木本药材与广东特产药材》、《医院中药管理学》（中国医药科技出版社出版），《现代中成药手册》（中国中医药出版社出版）等。发表论文50余篇。

中药材采收加工、性状鉴别、规格等级的传统经验是中医药宝库的重要组成部分，应很好继承发掘。

贺《中国基本药材》出版

姚达木 二〇二〇年春月

注：姚达木同志为中华人民共和国药典委员会原秘书长

再 版 前 言

中医药学是中华民族几千年来的智慧结晶和发明创造，为中华民族的繁衍昌盛做出巨大的贡献，现在仍然在发挥不可替代的重要作用。

党和国家历来非常重视中医药工作。毛泽东主席多次高度评价中医药的贡献，多次做出重要指示。习近平总书记对中医药高度评价并对发展中医药工作多次做出重要指示。他强调，要按照中医药发展规律，传承精华，守正创新，加快推进中医药现代化、产业化，坚持中西医并重，推动中医药和西医药互相补充、协调发展，推动中医药事业和产业高质量发展，推动中医药走向世界，充分发挥中医药防病治病的独特优势和作用，为建设健康中国，实现中华民族伟大复兴的中国梦贡献力量。

希望中医药行业从业者要提高对我们中华民族文化瑰宝——中医药的自信心，做好中医药"传承精华，守正创新"的工作。我们希望在不久的将来全世界人民都能分享中医药的研究成果，将中医药用于防病治病、强身健体。

中药材是中医实现治病养生作用的物质基础，其在防病治病和养生保健中的作用经历了几千年无法计数案例的临床验证。但是，如果不辨道地、不守时采收加工、不分规格等级质量、不依法加工炮制，就会严重影响中药材质量。

使用优质的道地药材是每位医生和患者共同的愿望，强调使用优质道地药材是历代中医的共识。中医药发展的基础是优质的道地药材。优质的中药，中药材是基础，没有好的中药材就没有好的中药饮片和中成药。我希望通过这本书对促进优质道地药材的生产有所帮助，为中医提供优质药材，为中国人民和世界人民的健康做出贡献！

第一版《中国基本药材》的主要特点是，编写工作是在当时担负全国中药材种植生产，中药饮片、中成药生产等产供销的最高领导机构——中国药材公司的领导下完成的。1995年在中国药材公司和时任总经理的张洪魁同志的领导下，全国各省市药材公司派出有经验的老药工和中药专业技术人员参加编写工作，所收载品种由道地药材品种产区的药材公司负责编写，并负责选送药材标本用于拍摄照片。

《中国基本药材》的内容以20世纪90年代以前，在道地产区药材种植、采收加工、性状鉴别等方面为重点，突出介绍道地药材的产地、最佳采收时间和道地加工方法、质量规格等级区分方法和标准，以及老药工在药材种植、采收加工、鉴别方法、炮制方法等方面的宝贵经验。书中每味药材的品种来源、主产地、采收时间、采收加工方法、性状鉴别方法、品别分类、规格等级区分、质量标准等，都是药材产地的老药工世代通过口耳相传保留下来的宝贵经验。因此，《中国基本药材》对道地药材的传承、研究、发展有重要参考价值。

《中国基本药材》自2013年出版以来至今已经十余年了。自出版发行以来，深受国内外中医药界和中药爱好者的欢迎。这两年仍有不少单位和读者，尤其是年轻读者打来电话要求购买这本书，在得知无书可购时都要求再版，并热情建议增加品种和相关内容。作为从事中药工作50多载、与中药结下不解之缘的我，每当接到要求购买《中国基本药材》这本书的时候，心情都非常高兴。之所以高兴，是因为有那么多年轻人在学习中药知识，说明关注、从事中药事业的人越来越多。为了满足广大读者的需要，我决定在原有《中国基本药材》的基础上进行修订再版，在原书基础上增加最新常用品种和新的内容。

本书可供医院、研究院所中医药工作者，中西医院校师生学习研究使用，特别适合中药材栽培种植、采收加工、质量管理、采购、经营、生产部门的工作人员学习、参考。但是，本书不是国家药品标准，如要引用或执行必须以最新版《中国药典》和相关中药标准的规定为准。

本书的编辑出版得到广东省中医院、中山大学附属肿瘤医院有关医师的积极协助，得到江西景德中药股份有限公司、广州爱励科技有限公司的大力支持，在此表示衷心感谢！

本书虽经 3 年多时间的编写和多次的校对，但肯定还有不少错漏之处，敬请中医药界同行和读者提出宝贵意见，以便修订提高。

李锦开

2024 年 2 月 23 日于广州

原 序 一

中药是我国的国宝，道地药材是中药的精华。中药材历来讲究出产道地，采收加工及时，重视药材商品规格等级标准，这正是衡量药材质量高低优劣的基础指标，也是中药行业全面质量管理的起点。中药材品种、品别、规格、等级非常复杂，同一药材品种往往有不同的来源，即使同一来源的药材，由于产地不同，其外观形状往往也会相差很大，导致市场上的价格悬殊，这些问题常常引起中药生产、经营使用上的一些混乱，甚至造成不应有的损失。我国中药行政主管部门在促进中药发展方面做了很多工作，但在总结老药工经验和制订药材规格等级标准方面还做得较少，已经执行药材规格等级标准的只有原卫生部、国家医药管理局于1984年颁发的《七十六种药材商品规格标准》。这对中药材的发展要求来说已是滞后了。我认为，近年兴起的药材种植GAP、指纹图谱鉴别都应与道地药材、采收加工、商品规格等级标准结合起来，中药现代化应与中药行业的传统鉴别经验和方法结合起来。中药产业的发展应在继承的基础上加以发展，中药现代化应加强中药传统鉴别经验的研究。

1993年在我担任中国药材公司总经理期间，广东省药材公司副经理李锦开同志向我谈起他计划编写一本总结中药行业老药工传统经验，主要反映道地药材产地、传统采收加工方法、规格等级标准、传统鉴别方法的书，这本书的名称叫《中国基本药材》，我作为全国中药企业的领导者，听了很高兴，我们中药行业太需要这样的书了！我立即表示支持他，并以中国药材公司的名义发文《关于支持〈中国基本药材〉的编写工作的函》，要求全国各省市药材公司大力支持这本书的编写工作。文中要求把这项工作与总结老药工的经验，加强中药管理基础工作，宣传本地道地药材，促进道地药材生产，发展中药商品经济结合起来。随后编写工作得到全国32个省市药材公司的大力支持，编写工作很快开展起来。

李锦开同志是我国知名的中药专家，是国家中药品种保护审评委员会委员和中国药典委员会委员。他大学毕业后从事中药工作40多年，在中药材的生产、采收、加工炮制、中药制剂、质量的实践、科研管理等方面都有较深的造诣，对发展药材生产有独特的见解，他在担任广东省政协委员期间提出的《把植树造林和种植木本药材结合起来，发展有广东特色的木本药材经济林》和《关于发展广东特产药材的建议》被广东省委和省政府采纳和支持，广东省政府特为此专题向全省发出《关于发展广东特产药材的通知》，大大推动了广东和全国药材生产的发展。他魂系中药，对发展中药事业有高度的责任感。非常难得的是，他退休后仍然心系这本书的编辑出版工作，克服种种困难，经过10多年的努力，终于使《中国基本药材》出版了。这是一件非常值得庆贺的事。

《中国基本药材》的出版，不仅对挖掘、总结老药工的宝贵经验，促进道地药材生产，提高药材质量有重要意义，而且为药材生产、收购、经营使用、科研教学等部门提供了一部难得的有特色的工具书。

我被李锦开同志对中药事业的执着精神所感动，为《中国基本药材》这部难得好书的出版而高兴，特为此作序。

张洪魁

2011 年 5 月 18 日于北京

（注：张洪魁同志为中国药材公司原总经理、国家中医药管理局原副局长）

原 序 二

  中药材质量关系到中药饮片和中成药质量。然而，决定中药材质量优劣的关键因素包括产地、采集和加工技术，以及药材规格等级等。我国在药材生产的历史进程中已经形成了不少中医临床常用的优质道地药材品种，积累了非常丰富的经验，培养了一代又一代优秀的具有丰富实践经验的中药技术人员。

  然而，由于时代的变迁，在追逐中药"现代化"的同时，不少从业人员忽略了中药材生产传统经验的继承与发扬，导致经验丰富的技术人员人数锐减，甚至后继乏人。不少地方的药材 GAP 建设形同虚设，致使中药材及中药饮片的质量不断滑坡，严重影响了临床用药安全和中成药的生产，这为我们敲起了警钟。

  为了全面提升中药材质量，本书作者经过多年的努力，收集了中医临床常用 500 余种道地药材，在全面参阅古今文献的同时，以《中国药典》为蓝本，通过对药材产地的现场考察，对名老药工的经验进行收集挖掘，并进行科学的整理和研究，着重论述药材道地产区分布、传统采收加工方法、同一品种不同品别、不同产地药材的真伪鉴别、规格等级的科学区分等内容。国家有关部门制定颁布有规格等级标准的药材有 76 种，而本书收载了176 种（包括产地标准）。同时，对 348 种没有规格等级标准的药材提出了质量的基本要求，极大地丰富了药材规格等级的科学区分内容，并配有道地药材标本彩色照片 700 多幅，经过 10 多年的编写工作，终于完成《中国基本药材》一书。

  该书总结了历代老药工和中药专业人员积累的中药材传统经验，是一部真实反映我国基本药材道地产区的分布、采集加工技术、药材真伪优劣鉴别方法、药材规格等级科学区分的专著。它将为发展我国道地药材生产、采收和市场流通起到重要的作用；为国家监管部门实施合理的监管提供科学依据；为国家药典委员会制订和完善中药材的质量标准提供有价值的参考资料。该书的出版必将为我国中药现代化事业的发展做出贡献。

  该书主编李锦开同志是我国资深的中药专家，具有较高的学术造诣，《中国基本药材》一书具有较高的学术价值和应用价值，在中药学著作中居国内先进水平。我作为一位长期从事中药教学和科研的教授对该书的出版甚为高兴，特为之作序。

2011 年 12 月 18 日于北京

（注：高学敏教授是国家药典委员会资深委员、国家新药审评专家、北京中医药大学教授、博士研究生导师）

凡　例

一、本书对比第一版所载品种由原来的 524 种药材增加到 555 种，药材照片由原来的 631 幅增加到 753 幅。内容在原来的【来源】【产地】【采收加工】【性状鉴别】【规格等级】【性味归经】【功能主治】【用法用量】的基础上，增加了【显微鉴别】【炮制】【主要成分】【药理作用】等条目，使本书的内容更加丰富，实用性更强。

二、本书收载的品种按药材的自然属性和药用部位进行分类排列，即根及根茎类、种子果实类、全草类、花类、叶类、茎（藤）木类、皮类、树脂及加工类、动物类、矿物类、植物加工制品、菌藻类及其他类。

三、本书收载的品种符合以下原则

1.《中华人民共和国药典》或《中华人民共和国卫生部药材标准》收载的品种。

2. 以上国家标准未收载，但其来源清楚，疗效确切，地方习惯使用，地方中药志或中药专著有记载的品种。

四、本书收载药材的品名以学名为准。每个品种名称按中文、汉语拼音、拉丁文、英文顺序排列。每个品种品名后面所列为最早收载该品种的专著。

五、同一种药材，有不同产地的，按一个品种不同产地多个品别分别叙述，以中药行业传统习惯认为质量最佳的品别放在前面。

六、每一种药材，除标出品名外，均按【来源】【产地】【采收加工】【性状鉴别】【显微鉴别】【规格等级】【炮制】【炮制作用】【性味归经】【功能主治】【用法用量】【主要成分】【药理作用】顺序阐述。

七、【来源】对植物类、动物类药材，指其在分类学上的科、属、种及药用部位；对其他类是指用何物加工而成的制品。

八、【产地】是指传统的或行业内公认的道地产区，或产量大的产区。

九、【采收加工】包括在药材产地传统的采收时间和采收后的加工方法。

十、【性状鉴别】主要是传统的经验鉴别方法所需描述的该品种的外观、断面、气味等原始状况及用较为简单的理化方法鉴别时出现的现象。

十一、【规格等级】凡国家有关部门有制定标准的品种按已制定的标准，如《七十六种药材商品规格标准》；国家没有制定规格标准的，按地方标准列入；既无国家标准又无地方标准的品种，则以药材产地历史习惯区分等级标准列入。

十二、我国地域辽阔，地理气候相差较大，群众的生活方式与体质也不尽相同，中医用药习惯亦有差异，因此，历代药学家发明的炮制方法有许多不同之处，形成了诸多学术派系，如建昌帮、樟树帮、岭南帮等。因此，全国的中药炮制方法不宜千篇一律归为一种方法。所以，【炮制】栏的内容除了来源于《中华人民共和国药典》记述外，还收集地方中药炮制规范以及有关中药炮制专著所载炮制方法。

十三、【性味归经】【功能主治】【用法用量】，主要来源于国家标准或本草典籍所载，仅供参考，其中，【用法用量】以医嘱为准。

十四、【主要成分】【药理作用】的内容来自有关参考书和论文，仅供研究和使用时参考。

十五、书末附有笔画索引，以药品名第一个字的笔画为序。还附有汉语拼音索引、拉丁学名索引和英文索引，均按字母顺序排列。

目　录

中国基本药材（增订本）

·第二章·
种子及果实类

·第三章·
全草类

·第十章·
矿物类

·第十一章·
植物加工制品、菌藻及其他类

第一章　根及根茎类

· 九节菖蒲《中药志》·
Jiujiechangpu
ANEMONES ALTAICAE RHIZOMA
Irkutsk Anemone Rhizome

【来　　源】为毛茛科植物阿尔泰银莲花 *Anemone altaica* Fisch. ex C.A.Mey. 的干燥根茎。

【产　　地】野生，主产于陕西洛南、太白、商县，河南灵宝、洛宁、南召。山西、湖北亦产。以陕西产量大质量佳。

【采收加工】夏季将根茎挖出后，洗净泥土晒干。干后搓去须根，簸净杂质。

【性状鉴别】略呈纺锤形，微弯曲。长1~4cm，直径0.3~0.5cm。表面黄白色至棕色，具多数半环状突起的节（鳞叶痕），斜向交错排列，节上常有小疙瘩样根痕。质硬脆，易折断，断面平坦，白色，有粉性，可见淡黄色小点（维管束）6~9个，排列成环。气微，味微酸。

以身干、肥大、表面棕黄色、断面白色者为佳。

【显微鉴别】取本品粉末1g，用10mL乙醚浸泡20分钟，取浸提液滴于滤纸上，干后在紫外线灯（254nm）下观察，显浅绿色荧光。

【规格等级】统货。以身干、肥大、表面色棕黄、断面白色者为佳。

【性味归经】辛，温。归心、脾、胃经。

【功能主治】开窍豁痰，祛风，宣湿，健胃，解毒。用于热病神昏，多梦健忘，癫痫，小儿惊风，耳聋耳鸣，胸闷腹胀，食欲不振，呕吐恶心；外治痈疽疮癣。

【用法用量】水煎服，5~8g。外用适量，研末调敷。

【炮　　制】取原药材，除去杂质，用清水快速洗干净，晒至足干，用时打碎。

【主要成分】含棕榈酸（palmitic acid），琥珀酸（succinic acid），5-羟基乙酰丙酸（5-hydroxy

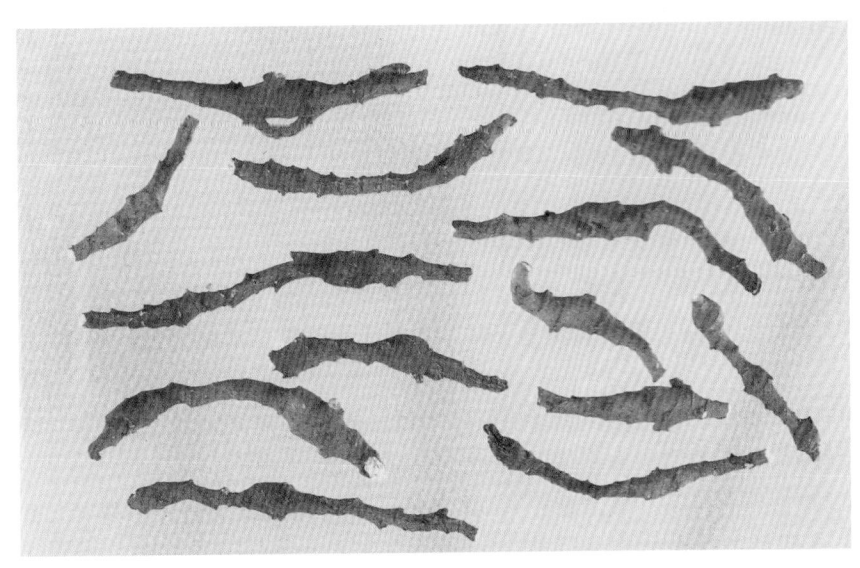

图1　九节菖蒲（陕西产）

acetylpropanoic acid），β-谷甾醇（β-sitosterol），白头翁素（anemonin），蔗糖（sucrose），（5R，8R）1,6,9,13-四氧双螺-(4,2,4,2)-十四烷-2,10-二酮〔（5R,8R）1,6,9,13-tetraoxadispiro-（4,2,4,2）tetradecane-2,10-dione〕。

【药理作用】琥珀酸作用：①抗惊厥、镇静作用；②镇痛作用；③降低体温；④体外抗氧化活性。

· 人参《神农本草经》·
Renshen
GINSENG RADIX ET RHIZOMA
Ginseng

商品人参按野生、栽培分为野山参和园参两个品别。野山参按加工方法不同分为鲜野山参和生晒野山参。园参按加工方法不同分为鲜参、生晒参、红参、白人参、白糖参和参须等规格。相同加工方法又按每500g有多少支头区分为若干规格。同一规格又按外形特征区分为若干等级。分述如下：

· 野山参·
Yeshanshen
GINSENG RADIX ET RHIZOMA FERUS
Wild Ginseng Root and Rhizome

【来　　源】为五加科植物人参 *Panax ginseng* C. A. Mey. 的干燥根及根茎。野生人参生长几十年至百余年不等，生长时间越长其质量越佳。

真正野生人参越来越少，将人参籽撒在深山老林下，让其自然生长15年以上采挖，可称为"山参"。

【产　　地】野山参分布于我国北纬30~48度，东经117.5~134度。主产于吉林抚松、集安、长白、靖宇、安图，辽宁桓仁、宽甸和黑龙江宁安、东宁等地。朝鲜、俄罗斯亦产。

【采收加工】野生人参一般生长几十年甚至上百年或几百年。每年7~9月采挖，用骨针拨开泥土，小心挖取，尽可能保持支根和须根的完整。挖得后用鲜青苔裹好带回，小心洗刷洁净后，称"鲜野山参水子"，将其晒至八成干，理顺须根后阴干即成"野山参"。

将洗刷干净的鲜野山参放入开水中浸煮六成熟，捞出，用特制的骨针或竹针在参身周围扎孔，然后层叠放在瓷盆或木盆内，将煮好、稍凉的白糖浆倒入盆内，浸渍24小时取出，用凉开水冲去表皮糖渍，晒干或烘干至不黏手为度。即为"糖山参"。

【性状鉴别】野山参的性状鉴别，传统方法可按其芦、艼、体、纹、须、皮"六形"鉴别。

芦：即"芦头"，为野山参上端的根茎。在芦头上有中间凹陷边缘凸起状如碗（习称"芦碗"），是茎在春夏生长秋冬枯萎过程中形成的近圆形如碗状的痕迹，芦碗一般每年1个，可根据芦碗数目推算参龄。野山参生长时间较长，一般几十年甚至上百年或以上，故芦头较长，芦碗也较多，大部与主根等长或更长。有的又状如马牙的咬合面（习称"马牙芦"）。有的年久芦碗边缘脱落茎基左右交错层叠而生，芦碗边缘呈层层堆积排列状（习称"堆花芦"）。有的生长时间更长的人参芦碗边缘凸起部分风化脱落而呈圆柱状（习称"圆芦"），圆芦弯如雁脖（习称"雁脖芦"）。圆芦上可见到紧密的环状棱纹。

一般认为，芦碗的数目和圆芦的长短是人参生长年限的标记，芦碗越多生长期越久，圆芦越长生长期越久。参龄更长者，圆芦上的环状棱纹经长时间的风化而消失，芦头变得细长如线，结实（习称"元芦"）。

生长年限长的野山参同具圆芦、堆花芦、马牙芦（习称"三节芦"）。但是，因野山参生长年龄和生长环境不同，不一定都具有"三节芦"。

艼："艼"是野山参的不定根，艼与芦头合称"艼帽"。一般野山参有 1~2 个艼，多下垂，中部丰满，两端较小，形如枣核（习称"枣核艼"）。

体："体"是指野山参的主根，长 2~10cm，其顶部较宽而圆润（习称"宽肩膀"），中部直径 1~2cm，下部较细。表面牙白色或淡灰黄色，皮紧。主根按其自然形态，习惯分为"文形""武形"和"畸形体"（又称"笨体"）三类。"文形"指参体主根顺直（习称"顺体"）；"武形"指参体主根粗短，两条大支根呈"八"字形分开（习称"横灵体"或"灵体"）；"畸形体"指外形不美观或畸形，即使有两"腿"，也粗细长短不相称（俗称"笨体"）。野山参多为"横灵体"，少"笨体"。

纹：在主根"肩膀"部和上部的横纹细密而深，螺旋状而连续，纹沟黑褐色（习称"铁线纹"）。参体中部有纵皱纹。

须：即须根，野山参的须根柔韧清疏似线条（习称"皮条须"），须较长，多为参体长的 2~3 倍，须上有明显的白色珍珠状疙瘩（习称"珍珠疙瘩"），不易折断。

皮：野山参的外皮显老，淡黄褐色，质地紧密微带光泽。

野山参以芦细长，具"三节芦"，参体丰满粗短呈横灵体，外皮显老，横纹细深而显螺旋状，带枣核艼，须根坚韧不易折断、珍珠状疙瘩多，"六形"俱佳，质实体重者为佳。

对野山参的鉴别，老药工有一首好记的顺口溜："马牙雁脖芦，下垂枣核艼，身短体横灵，环纹深密生，肩膀圆下垂，皮紧细光润，腿短二三个，分档八字形，须长韧带珠，甘苦气清香。"

【显微鉴别】

（1）本品横切面：木栓层为数列细胞。皮层窄。韧皮部外侧有裂隙，内侧薄壁细胞排列较紧密，有树脂道散在，内含黄色分泌物。形成层成环。木质部射线宽广，导管单个散在或数个相聚，断续排列成放射状，导管旁偶有非木化的纤维。薄壁细胞含草酸钙簇晶。

生晒参粉末淡黄白色。树脂道碎片易见，含黄色块状分泌物。草酸钙簇晶直径 20~68μm，棱角锐尖。木栓细胞类方形或多角形，壁薄，细波状弯曲。网纹及梯纹导管直径 10~56μm。淀粉粒甚多，单粒类球形，半圆形或不规则多角形，直径 4~20μm，脐点点状或裂缝状；复粒由 2~6 分粒组成。

（2）取本品粉末 1g，加三氯甲烷 40mL，加热回流 1 小时，弃去三氯甲烷液，药渣挥干溶剂，加水 0.5mL 拌匀湿润后，加水饱和的正丁醇 10mL，超声处理 30 分钟，吸取上清液，加 3 倍量氨试液，摇匀，放置分层，取上层液蒸干，残渣加甲醇 1mL 使溶解，作为供试品溶液。另取人参对照药材 1g，同法制成对照药材溶液。再取人参皂苷 Rb_1、Re 及 Rg_1 对照品，加甲醇制成每 1mL 各含 2mg 的混合溶液，作为对照品溶液。照薄层色谱法试验，吸取上述三种溶液各 1~2μL，分别点于同一硅胶 G 薄层板（厚 500μm）上，以三氯甲烷-醋酸乙酯-甲醇-水（15∶40∶22∶10）10℃以下放置的下层溶液为展开剂，展开，取出，晾干，喷以 10% 硫酸乙醇溶液，在 105℃加热至斑点显色清晰，分别置日光及紫外光灯（365nm）下检视。供试品色谱中，在与对照药材色谱相应的位置上，分别显相同颜色的斑点或荧光斑点；在与对照品色谱相应的位置上，日光下显相同的三个紫红色斑点，紫外光灯（365nm）下，显相同的一个黄色和两个橙色荧光斑点。

【规格等级】分为鲜野山参和生晒野山参两个规格：

1. 鲜野山参　应不破皮、新鲜、无霉变、浆足饱满。"五形"俱佳者为佳。

2. 生晒野山参　按《七十六种药材商品规格标准》规定，将野山参商品分为八个等级：

一等：干货，纯野山参的根部，主根粗短呈横灵体，支根八字分开（俗称"武形"），五形全美（芦、芋、纹、体、须相衬），有圆芦。芋中间丰满，形似枣核，皮紧细。主根上部横纹紧密而深，须根清疏而长，质坚韧（俗称"皮条须"），有明显的珍珠疙瘩。表面牙白色或黄白色，断面白色。味甜微苦。每支重100g（2两）以上，芋帽不超过主根重量的25%。无疤痕，杂质，虫蛀，霉变。

二等：每支重55g（1.1两）以上，余同一等。

三等：每支重32.5g（0.65两）以上，余同一等。

四等：每支重20g（0.4两）以上，余同一等。

五等：干货，主根呈横灵体或顺体（俗称"文形"），每支重12.5g（0.25两）以上，芋帽不超过主根重量的40%，余同一等。

六等：每支重6.5g（0.13两）以上，呈横灵体、顺体、畸形体（俗称笨体），或有疤痕，芋帽不大。余同五等。

七等：有芋或无芋，每支重4g（0.08两）以上，余同六等。

八等：每支重2g（0.04两）以上，间有芦须不全的残次品，余同七等。

3. 糖山参　不分等级。表皮淡黄白色，主根上可见针孔，无纵皱纹，质较重。气微，味甜。

【炮　　制】取原药材，除去芦头，喷清水润透，切薄片，低温干燥。

【性味归经】甘，微苦，微温。归脾、肺、心经。

【功能主治】大补元气，复脉固脱，补脾益肺，生津，安神。用于体虚欲脱，肢冷脉微，脾虚食少，肺虚喘咳，津伤口渴，内热消渴，久病虚羸，惊悸失眠，阳痿，宫冷；心力衰竭，心源性休克等。

【用法用量】3~9g，另炖汤，兑入汤剂服，或研细粉冲服，每次2g，一日2次。挽救虚脱患者可用15~30g。宜文火另炖，分次兑服。

【主要成分】人参主要含齐墩果酸类，如人参皂苷 Ro；人参二醇类，如人参皂苷 Ra、Rb、Rc、Rd、Rg$_3$、Rh$_2$、Rs、三七皂苷 R$_4$、西洋参皂苷 R$_1$；人参三醇类，如人参皂苷 Re、Rf、Rg、Rh、假人参皂苷 R$_{11}$ 等。挥发油含人参烯，β-榄香烯和人参炔醇等。另尚含有单糖、双糖、多糖及多种氨基酸（腺苷转化酶、L-天冬氨酸酶、β-淀粉酶、蔗糖转化酶等）；维生素（维生素 B$_1$、维生素 B$_2$、维生素 B$_{12}$、维生素 C、烟酸、叶酸、泛酸、生物素）；甾醇及铜、锌、铁、锰等二十余种微量元素。

人参茎叶的皂苷成分基本上和根一致。参须、参芽、参叶、参花、参果等的总皂苷含量甚至比根还高，值得进一步研究利用。

【药理作用】①具有抗休克作用。②可使心搏振幅及心率显著增加，在心功能衰竭时，强心作用更为显著。③能兴奋垂体-肾上腺轴，提高应激反应能力，对高级神经活动的兴奋和抑制过程均有增强作用。④能增强神经活动过程的灵活性，抗疲劳，促进蛋白质、RNA、

DNA 的合成，促进造血系统功能，调节胆固醇代谢。⑤增强机体免疫功能。⑥增强性腺机能，有促性腺激素样作用。⑦能降低血糖。⑧有抗炎、抗过敏、抗利尿作用。⑨抗肿瘤作用：a.人参多种皂苷、人参挥发油均具有抗肿瘤作用。b.人参茎叶总皂苷可抑制体外培养的人胃癌细胞的生长及增殖；c.人参花、叶二醇皂苷在体外也有一定的抗肿瘤作用；d.人参制剂可明显减慢癌前病变或早期癌的发展速度，保护肝细胞尤其是线粒体、内质网等亚微结构，减少癌前病变的发生；e.人参多糖致敏的家兔血清对人和小鼠的肿瘤细胞株有不同程度的杀伤作用；f.从人参粉末中分离得到的聚乙炔醇——人参醇对不同类型的培养肿瘤细胞系的生长有抑制作用，呈剂量依赖关系。⑩人参的药理活性常因机体机能状态不同而呈双向作用。

【不良反应】长期服用人参或人参制剂，有的可出现腹泻、皮疹、失眠、神经过敏、血压升高、忧郁、性欲亢进（或性机能减退）、头痛、心悸等不良反应。

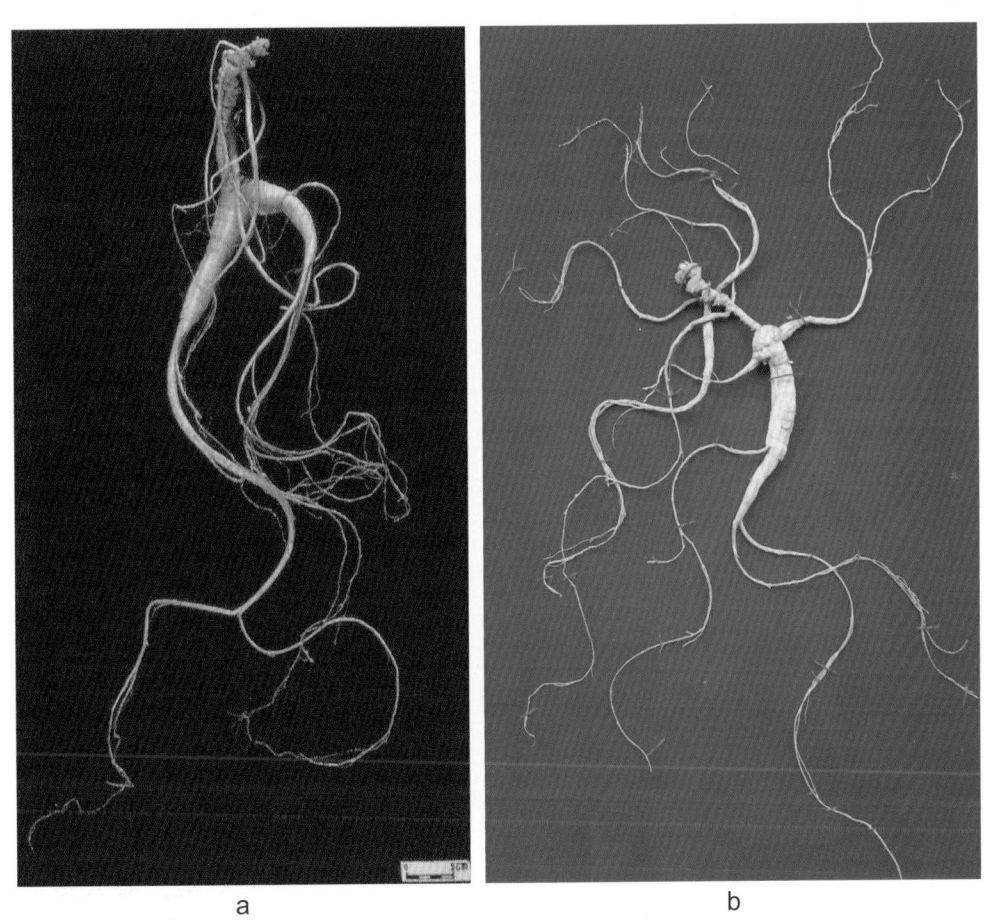

a　　　　　　　　　　　　b

图 2　野山参（吉林产）
a.鲜野山参　b.生晒野山参

·园参·

Yuanshen

为人工栽培品，一般分为四个品种：大马牙，特征为根粗短，生长快，产量高；二马牙，特征为根稍粗而长；线芦，特征为芦头细长，横皱纹较多；圆芦，特征为芦圆，主根肩膀亦圆。

园参按加工方法不同分为边条鲜人参、普通鲜参、生晒参、白干参、边条红参、普通红参、小货普通红参、皮尾参、白糖参和参须等规格。分述如下：

·鲜人参·
Xianrenshen

【来　　源】为五加科植物人参 *Panax ginseng* C.A.Mey. 的干燥根及根茎。

【产　　地】一般人参主产于吉林抚松、集安、长白、靖宇、浑江、延边（安图、敦化）桦甸、舒兰，黑龙江伊春铁力、佳木斯、五常、尚志、东宁、宁安等地。

边条人参原称"石柱参"，主产于辽宁宽甸石柱子村和桓仁、新宾、本溪、清原等地。因其由野山参选育而来，栽培过程中，最少经过三次的移栽（移栽时选择外形美观"人"形者，剪去多余的须根），再加上其独特的地理气候环境，因此，栽培出来的园参被认为是质量最佳的园参，被评为中国农产品地理标志产品。

【采收加工】一般的园参栽培 6~7 年，边条人参栽培 9~15 年采挖。9~10 月间采挖，采挖时务必保留全部须根，小心挖取后用软毛刷洗刷洁净，即为鲜参。

【性状鉴别】主根呈长圆柱形或纺锤形，长 8~23cm，浆足，丰满，表面白色，上部或全体有疏浅断续的横纹，具或不具不定根（艼）和芦碗，下部有侧根 2~3 条。根茎（芦头）长 2~4cm，直径 0.3~2.0cm，稍弯曲，着生多数细长的须根，须根上偶有不明显的细小疣状（珍珠疙瘩）突起。味甘，微苦。

边条人参的特征：芦长，体长，腿长，体灵，皮老纹深，圆肩膀，质实，须细长清疏，珍珠疙瘩较多。

【规格等级】按《七十六种药材商品规格标准》规定，鲜参商品分边条鲜参和普通鲜参两种规格。边条鲜参分为八个等级，普通鲜参分为七个等级。

1. 边条鲜参

一等：鲜货，主根呈长圆柱状，芦长，身长，腿长，有分枝 2~3 个，芦、须齐全，体长不短于 20cm，艼帽不超过 15%，浆足体丰满，每支 125g（2.5 两）以上。不烂，无断枝、疤痕、水锈、泥土、杂质。

二等：体长不短于 18.3cm，每支重 85g（1.7 两）以上，余同一等。

三等：体长不短于 16.7cm，每支重 60g（1.2 两）以上，余同一等。

四等：体长不短于 15cm，每支重 45g（0.9 两）以上，余同一等。

五等：体长不短于 13.3cm，每支重 35g（0.7 两）以上，不烂，无泥土，杂质，余同一等。

六等：体长不短于 13.3cm，每支 25g（0.5 两）以上，余同五等。

七等：鲜货，主根呈长圆柱状，芦须齐全，浆足体丰满，每支重 12.5g（0.25 两）以上，不烂，无泥土、杂质。

八等：鲜货，主根呈长圆柱状，凡不符合以上规格和缺芦少须、破断根条者，每支重 5g（0.1 两）以上，不烂，无泥土、杂质。

2. 普通鲜参

特等：鲜货，主根呈长圆柱状，有分枝，芦须齐全，浆足，每支重 100~150g（2~3 两），不烂，无疤痕、水锈、泥土、杂质。

一等：每支 62.5g（1.25 两）以上，余同特等。

二等：每支 41.5g（0.83 两）以上，余同特等。

三等：每支 31.5g（0.63 两）以上，余同特等。

四等：每支重 25g（0.5 两）以上，余同特等。

五等：每支重 12.5g（0.25 两）以上，余同特等。

六等：鲜货，根呈长圆柱状，每支 5g（0.1 两）以上，不符合以上规格和缺须少芦折断者，不烂，无泥土。

【炮　　制】无须炮制。

【性味归经】同野山参。

【功能主治】同野山参。

【用法用量】同野山参。

【主要成分】基本同野山参。

【药理作用】同野山参。

· 生晒参 ·

Shengshaishen

GINSENG RADIX ET RHIZOMA EXSICCATUS

Ginseng Root and Rhizome

【来　　源】为五加科植物人参 *Panax ginseng* C.A.Mey. 的干燥根及根茎。

【产　　地】主产于吉林抚松、集安、长白、靖宇、浑江、延边（安图、敦化）桦甸、舒兰，辽宁宽甸、桓仁、新宾、本溪、清原和黑龙江伊春铁力、佳木斯、五常、尚志、东宁、宁安等地。

【采收加工】9~10 月采挖生长 6~7 年的园参，用软毛刷洗刷洁净，剪去小支根，晾晒、干燥，即成"生晒参"。鲜参不除去支根，多用白线缠缚固定后晒干的称为"全须生晒参"。将鲜参剪去支根，用竹刀刮去表皮，晒干或烘干即成"白干参"。将从鲜参剪下的不定根（参艼）剪去须根，晒干或烘干，即成"皮尾参"。

【性状鉴别】

（1）全须生晒参：主根呈圆柱形或纺锤形，长 3~15cm，表面灰白色，上部或全体有疏浅断续的粗横纹及明显的纵皱纹，具不定根（艼）和稀疏的凹窝状茎痕（芦碗），下部有侧根 2~3 条。根茎（芦头）长 1~4cm，直径 0.3~1.5cm，弯曲，着生多数细长的须根，须根上偶有不明显的细小疣状突起（珍珠疙瘩）。

（2）生晒参：艼、须根和部分支根均已除去。质较硬，断面淡黄白色，具粉性，有一明显的棕黄色环纹，皮部有多数放射状裂隙，并可见有黄棕色点状树脂道散布。气香特异，味微苦，甘。

（3）白干参：白干参又称"泡光参"，外皮光滑，内外均为白色。气香，味苦。

【显微鉴别】同野山参。

【规格等级】按《七十六种药材商品规格标准》规定，生晒参商品分全须生晒参、生晒参、白干参、皮尾参、白混须、白直须等规格。全须生晒参分为四个等级，生晒参分为五个等级，白干参分为四个等级。

1. 全须生晒参

一等：干货，主根呈圆柱状，有分枝，体轻，有抽沟，芦须齐全，有芋帽。表面黄白色或较深，断面黄白色，具粉性。气香味苦，每支重10g（0.2两）以上，绑尾或不绑，无破疤、杂质、虫蛀、霉变。

二等：每支重7.5g（0.15两）以上，其余同一等。

三等：每支重5g（0.1两）以上，其余同一等。

四等：大小支不分，芦须不全，间有折断，其余同一等。

2. 生晒参

一等：干货，主根呈圆柱状，体轻有抽沟，去净芋、须，表面及断面均黄白色。气香味苦，每500g在60支以内。无破疤、杂质、虫蛀、霉变。

二等：每500g在80支以内，其余同一等。

三等：每500g在100支以内，其余同一等。

四等：体轻，有抽沟、死皮，每500g在130支以内，其余同一等。

五等：每500g在130支以外，其余同四等。

3. 白干参

一等：干货。根呈圆柱形，皮细，色白，芦小。质充实，肥壮，去净枝根。断面白色。气香味苦。每500g 60支以内，支条均匀。无抽沟、皱皮、水锈，无杂质、虫蛀、霉变。

二等：每500g 80支以内。余同一等。

三等：每500g 100支以内。稍有抽沟、水锈。余同一等。

四等：有抽沟、水锈，每500g 100支以外。

4. 皮尾参

干货，不分等级。系园参的不定根（参芋），呈长条圆柱条状，无分枝，去净细须。表面灰棕色。断面黄白色。气香，味苦。无杂质、虫蛀、霉变。

5. 白混须

不分等级。干货，根须呈长条形或弯曲状，表皮和断面均呈黄白色。气香味苦。须条长短不分，其中直须占50%以上。无碎末、杂质、虫蛀、霉变。

6. 白直须

一等：干货，根须呈条状，有光泽。表面断面均呈黄白色，气香味苦。长13.3cm以上，条大小均匀。无水锈、破皮、杂质、虫蛀、霉变。

二等：长13.3cm以下，最短不低于8.3cm，条大小不匀，余同一等。

【炮　　制】同野山参。

【性味归经】同野山参。

【功能主治】同野山参。

【用法用量】同野山参。

【主要成分】基本同野山参。

【药理作用】同野山参。

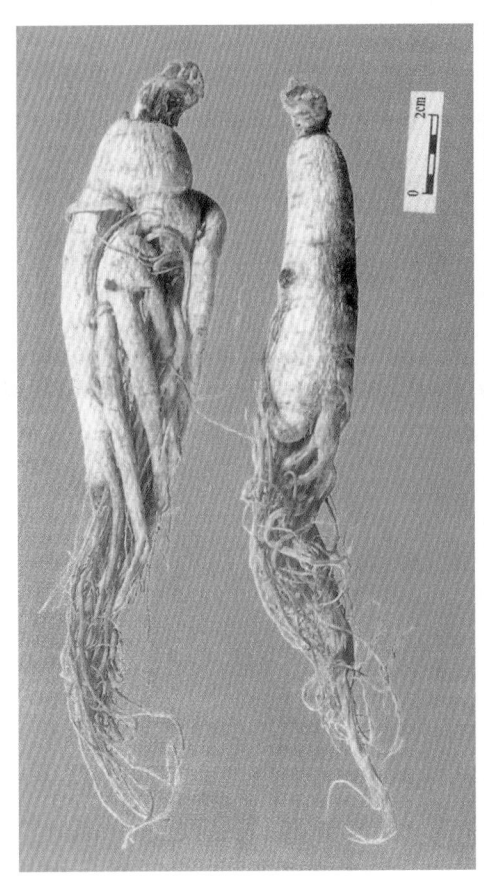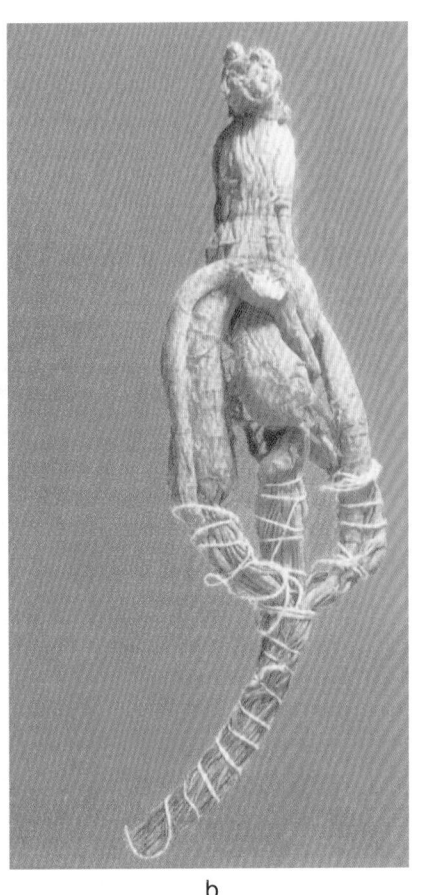

a　　　　　　　　　　b

图 3　生晒参（吉林产）

a. 全须生晒参　b. 生晒参

·红参·

Hongshen

GINSENG RADIX ET RHIZOMA RUBRA

Prepared Ginseng Root and Rhizome

【来　　源】为五加科植物人参 *Panax ginseng* C.A.Mey. 经蒸制的干燥根及根茎。

【产　　地】主产于吉林抚松、集安、长白、靖宇、浑江、延边（安图、敦化）桦甸、舒兰，黑龙江伊春铁力、佳木斯、五常、尚志、东宁、宁安等地。

边条红参主产于辽宁宽甸石柱和桓仁、新宾、本溪、清原等地。采用石柱参加工出来的边条红参是质量规格最好的红参。

【采收加工】9~10月小心挖取生长6~7年的人参，用软毛刷小心刷洗干净，按大小外形分档，蒸制2~3小时，至呈黄色半透明状，取出，低温烘干或晒干，即成"普通红参"。选择内外俱佳者晒至半干的红参，用特制的模具压制成方形，低温干燥。即成压制红参。

挖取生长9~15年的边条鲜参，用软毛刷小心刷洗干净，剪去小支根，按大小、外形分档，分别蒸制2~3小时，至呈黄色半透明状，取出，低温烘干或晒干，即成各种规格的"边条红参"。

【性状鉴别】

（1）普通红参：主根呈纺锤形、圆柱形或方柱形，长6~10cm，直径1~2cm，表面呈红棕色半透明，偶有不透明的暗黄褐色斑点，具纵沟、皱纹及细根痕，上部有时具断续的不明显环纹，下部有扭曲交叉的支根2~3条。根茎（芦头）长1~2cm，有数个凹窝状茎痕（习称"芦碗"）及1~2条完整或折断的不定根，质硬而脆，断面平坦，角质样，有特异香气，味甘、微苦。

（2）边条参：以"芦长、体长、腿长、枝根少"为其特点，参体上部表面呈土黄色粗皮（习称"黄马褂"），肩部有细环纹，全身有不规则的纵皱纹，参腿2~3条。质坚实，断面棕红色而光亮。生长期比普通红参长，一般在7~9年或更长。

【规格等级】按《七十六种药材商品规格标准》规定，红参商品分普通红参和边条参2个规格：

1. 普通红参

（1）20支普通红参，分三个等级：

一等：干货，根呈圆柱形，表面棕红或淡棕色，有光泽，质坚实，无细腿、破疤、黄皮、抽沟、虫蛀。断面角质样，气香，味苦。每500g重20支以内，每支重25g以上。

二等：稍有干疤、黄皮、抽沟，其余同一等。

三等：色泽稍差，有干疤、黄皮、抽沟、腿红，其余同一等。

（2）32支普通红参，分为三个等级：

一等：干货，根呈圆柱形，表面棕红色或淡棕色，有光泽，质坚实，无细腿、破疤、黄皮、虫蛀。断面角质样。气香，味苦。每500g重32支以内，每支重15.6g以上。

二等：干货，根呈圆柱形，表面棕红色或淡棕色。稍有干疤、黄皮、抽沟。无细腿、虫蛀。断面角质样。余同一等。

三等：色泽较差。有黄皮、干疤、抽沟、腿红。余同一等。

（3）48支普通红参，分为三个等级：

一等：干货，根呈圆柱形。表面棕红色或淡棕色，有光泽，质坚实。无细腿、破疤、黄皮、虫蛀。断面角质样。气香，味苦。每500g重48支以内，支头均匀。

二等：稍有干疤、黄皮、抽沟。余同一等。

三等：色泽较差。有黄皮、干疤、抽沟、腿红。无虫蛀。断面角质样。余同一等。

（4）64支普通红参，分为三个等级：

一等：干货，根呈圆柱形。表面棕红色或淡棕色，有光泽，质坚实。无细腿、破疤、黄皮、虫蛀。断面角质样。气香，味苦。每500g重64支以内，支头均匀。

二等：有干疤、黄皮、抽沟、无细腿、虫蛀。断面角质样。余同一等。

三等：色泽较差。有黄皮、干疤、抽沟、腿红。余同一等。

（5）80支普通红参，分为三个等级：

一等：干货，根呈圆柱形，表面棕红色或淡棕色，有光泽，质坚实，无细腿、破疤、黄皮、虫蛀，断面角质样。气香，味苦。每500g重80支以内，支头均匀。

二等：稍有干疤、黄皮、抽沟，无细腿、虫蛀。余同一等。

三等：色泽较差，有干疤、黄皮、抽沟、腿红。无虫蛀。余同一等。

（6）小货普通红参，分为三个等级：

一等：干货，根呈圆柱形。表面棕红色或淡棕色，有光泽，质坚实。无细腿、破疤、黄皮、虫蛀。断面角质样。气香，味苦。支头均匀。

二等：稍有干疤、黄皮、抽沟。余同一等。

三等：色泽较差，有干疤、黄皮、抽沟、腿红。余同一等。

（7）干浆参：干货，不分等级，混货。根呈圆柱形，体质轻泡，瘪瘦，或多抽沟。表面棕黄色或黄白色。气微，味苦。无杂质、虫蛀、霉变。

（8）红参须：分为三个规格：

（9）红混须：干货。不分等级。根须呈长条形或弯曲状。棕红色或橙红色，有光泽，呈半透明状，断面角质。气香，味苦。须条长短不分，其中直须占50%以上。无碎末、杂质、虫蛀、霉变。

（10）红直须：分两个等级：

一等：干货。根须呈长条形，粗壮均匀，呈棕红色或橙红色，有光泽，呈半透明状。断面角质状。气香，味苦。长13.3cm以上。无干浆、毛须。无杂质、虫蛀、霉变。

二等：长13.3cm以下，最短不低于8.3cm。余同一等。

（11）红弯须：不分等级。干货。根须呈条形弯曲状，粗细不均。橙红色或棕黄色，有光泽，呈半透明状。不碎，气香，味苦。无碎末、杂质、虫蛀、霉变。

2. 边条红参　分七个规格，每个规格分为三个等级。

（1）16支边条红参分三个等级：

一等：干货，根呈长圆柱形，芦长、身长、腿长。体长18.3cm以上，有分枝2~3条，表面棕红色或淡棕色，有光泽。上部色较淡，有皮有肉。质坚实，断面角质样。气香，味苦。每500g重16支以内，每支重31.3g以上。无中尾（直径小于0.3 cm的分枝）、黄皮、破疤、虫蛀、霉变、杂质。

二等：稍有黄皮、抽沟、干疤。余同一等。

三等：色泽较差，有黄皮、抽沟、破疤、腿红。余同一等。

（2）25支边条红参分三个等级：

一等：干货，根呈长圆柱形，芦长、身长、腿长，体长16.7cm以上，有分枝2~3条。棕红色或淡棕色，有光泽。上部色较淡，有皮有肉。质坚实，断面角质样。气香，味苦。每500g重25支以内，每支重20g以上，无中尾（直径小于0.3cm的分枝）、黄皮、破疤、虫蛀、霉变、杂质。

二等：稍有黄皮、抽沟、干疤。余同一等。

三等：色泽较差，有黄皮、抽沟、破疤、腿红。余同一等。

（3）35支边条红参分三个等级：

一等：干货。根呈圆柱形，芦长、身长、腿长。体长15cm以上，有分枝2~3条。表面棕红色或淡棕色，有光泽。上部色较淡。有皮有肉，质坚实，断面角质样。气香，味苦。每500g重35支以内，每支重14.3g以上。无中尾（直径小于0.3cm的分枝）、黄皮、破疤。无虫蛀，霉变、杂质。

二等：稍有黄皮、抽沟、干疤。余同一等。

三等：表面色较差。有黄皮、抽沟、破疤、腿红。余同一等。

（4）45支边条红参分三个等级：

一等：干货，根呈长圆柱形，芦长、身长、腿长，体长13.3cm以上，有分枝2~3个。表面棕红色或淡棕色，有光泽。上部色较淡，有皮有肉，质坚实，断面角质样。气香，味苦。每500g重45支以内，支头均匀。无中尾（直径小于0.3cm的分枝）、黄皮、破疤、虫蛀、霉变、杂质。

二等：稍有黄皮、抽沟、干疤。余同一等。

三等：色泽较差，有黄皮、抽沟、破疤、腿红。余同一等。

（5）55支边条红参分三个等级：

一等：干货，根呈长圆柱形，芦长、身长、腿长，体长11.7cm以上，有分枝2~3个。棕红色或淡棕色，有光泽。上部色较淡，有皮有肉。质坚实，断面角质样。气香，味苦。每500g重55支以内，支头均匀。无中尾（直径小于0.3cm的分枝）、黄皮、破疤、虫蛀、霉变、杂质。

二等：稍有黄皮、抽沟、干疤。余同一等。

三等：色泽较差，有黄皮、抽沟、破疤、腿红。余同一等。

（6）80支边条红参分三个等级：

一等：干货，根呈长圆柱形，芦长、身长、腿长。体长11.7cm以上。棕红或淡棕色，有光泽，上部色泽较淡。有皮有肉，质坚实。断面角质样。气香，味苦。每500g重80支以内，支头均匀。无中尾、黄皮、破疤、虫蛀、霉变、杂质。

二等：稍有黄皮、抽沟、干疤。余同一等。

三等：色泽较差，有黄皮、抽沟、破疤、腿红。余同一等。

（7）小货边条红参分三个等级：

一等：干货，根呈长圆柱形，棕红或淡棕色，有光泽，上部色较淡。有皮有肉，断面角质样。气香，味苦。支数不限，但要支头均匀。无中尾（直径小于0.3cm的分枝）、黄皮、破疤、虫蛀、霉变、杂质。

二等：有黄皮但不超过身长1/2，稍有抽沟、干疤。余同一等。

三等：色泽较差，有黄皮、抽沟、破疤、腿红。余同一等。

【炮　　制】取原药材，除去芦头，用清水喷洒，润透，蒸或用微火烘至变软时切薄片，干燥。或用时捣碎研末。

【性味归经】同野山参。

【功能主治】同野山参。

【用法用量】同野山参。

【主要成分】基本同野山参。

【药理作用】基本同野山参。

注：除以上规格等级人参外，商品还有掐皮参、白人参、白糖参，它们的共同特点是在加工过程中都使用了白糖为辅料。制作方法与制糖山参相似。掐皮参的特点是掐皮。白人参和白糖参的区别在于，白人参用带芦腿的鲜参加工制作，且含糖较低。白糖参用外形较差的鲜参加工制作，属于白人参的低档货，含糖较高。

掐皮参：掐皮参是选择形质较好的鲜参加工而成，方法略同糖山参的加工方法。在浸渍糖浆后稍晾，经蒸烘使皮肉脱离，晒干后再放到温水中浸泡片刻，使表皮变软，然后用特制的掐皮刀进行掐皮，掐出一定的纵皱纹，用针、线缠住使纵皱固定下来，同时将分散的支根和须用线扎成牛尾状再晒干。干燥后去掉主根上的针线，即成。

掐皮参不分等级。长10~20cm，主根直径1~2.5cm，表面淡黄色或黄褐色，横纹不明显，纵皱是人工掐制的，不是很自然。断面白色。支根以下被扎成牛尾状，习称"缠头"。含糖较少，气香，味甜，微苦。

白人参：白人参又称"白抄参"。加工制作方法类似糖山参。白人参不分等级。主根呈纺锤形或圆柱形，长6~13cm，直径1~3cm。表面白色或淡黄白色，外皮粗泡，可见刺孔残痕，环纹浅而稀疏。有腿3~5条。芦较短，有马牙芦，一般无圆芦。断面黄白色，质略坚脆。有放射状裂隙。气无，味甜、微苦。

　　白糖参：分两个等级。

　　一等：干货，根呈圆柱形，芦、须齐全。表面白色，体充实，支条均匀。断面白色。味甜微苦。不返糖，无浮糖、碎芦、杂变。

　　二等：芦、须不齐全，大小不分。余同一等。

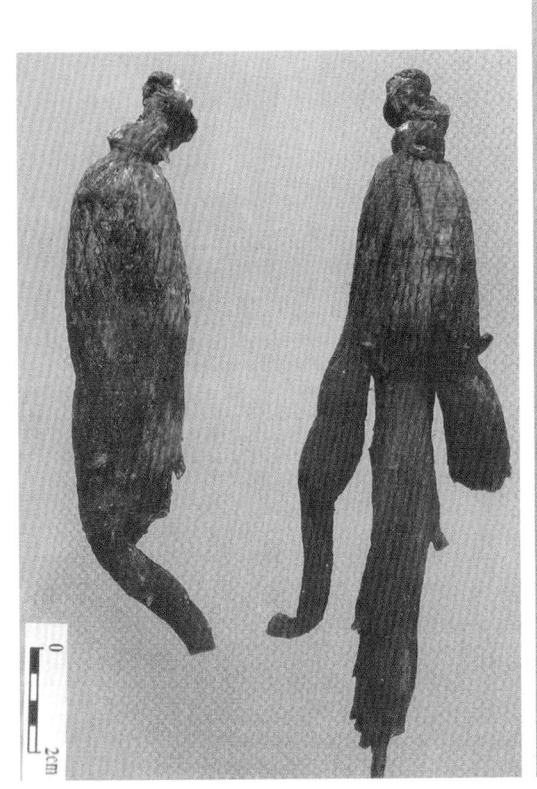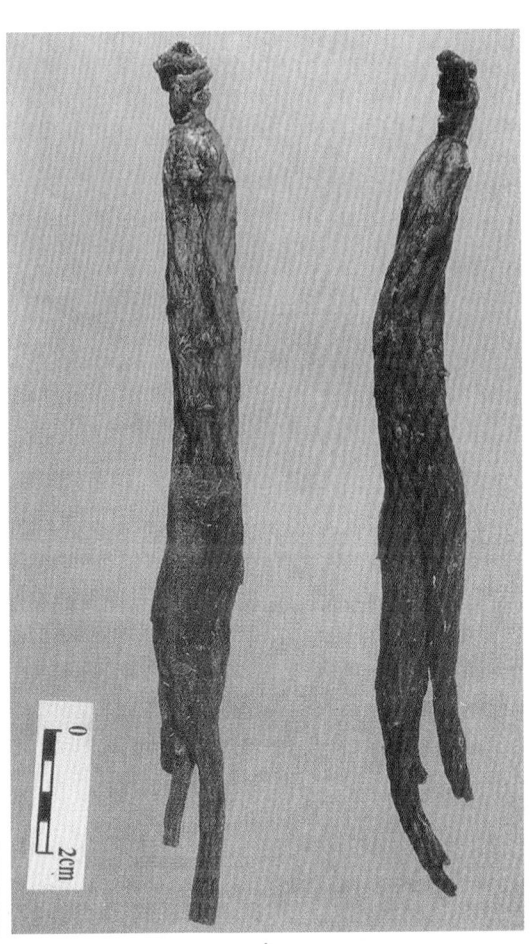

a   b

图4　红参（吉林产）
a.普通红参　b.边条参

·八角莲《福建民间草药》·
Bajiaolian
DYSOSMAE RHIZOMA ET RADIX
Common Dysosma Root and Rhizome

　　【来　　源】为小檗科植物八角莲 *Dysosma versipe1lis*（Hance）M.Chengex Ying 的根茎及根。为中国特有的珍稀植物，已列入渐危物种。

　　【产　　地】主产于福建省的福鼎、福安、霞浦、政和、松溪、光泽等地。多为野生。

【采收加工】夏、秋季采收，洗净泥沙，鲜用或晒干。

【性状鉴别】呈结节状，长 6~10cm，直径 0.7~12.5cm，鲜时浅黄色，干后呈棕黑色；表面平坦或微凹，上面有棕黑色的残留茎及圆形茎痕，茎痕周围有数圈环纹。质坚硬，难折断。下面有须根多数，长达 20cm，茎约 1mm，棕黄色。质硬而脆，易折断。根茎断面黄绿色，角质；根的断面黄色，中央有圆点状中柱。气微，味苦。

【规格等级】统货。以根茎粗壮，须根长，断面黄色者为佳。

【炮　　制】除去杂质，用清水快速洗净，晒干，用时打碎。

【性味归经】味苦、辛，性凉。有毒。归肝、肺经。

【功能主治】化痰散结，祛瘀消肿止痛，清热解毒。主治咳嗽，咽喉肿痛，瘰疬，瘿瘤，痈肿，疔疮，毒蛇咬伤，跌打损伤，顽癣。

【用法用量】本品有毒，应慎用，遵医嘱。内服，水煎服，3~12g；或入丸、散。外用适量，磨汁或浸醋、酒涂搽；捣烂敷或研末调敷。

【主要成分】主要化学成分为木脂素类、黄酮类、醌类、氨基酸等。木脂素类，有脱氧鬼臼毒素、鬼臼毒素、异苦鬼臼毒酮、去氢鬼臼毒素、β-足叶草素、山荷叶素、苦鬼臼毒素、鬼臼毒酮等；黄酮有槲皮素、异槲皮苷、山柰酚、山柰黄素-3-O-β-D-吡喃葡萄糖苷、金丝桃苷和紫云英苷等；蒽醌类含有大黄素甲醚、八角莲蒽醌和2-去甲基八角莲蒽醌；尚含有香草酸、胡萝卜苷和β-谷甾醇等。

【药理作用】①抗癌作用：多用于肺癌、食管癌、贲门癌、胃癌、直肠癌、皮肤癌、乳腺癌、宫颈癌等，以证属热毒郁结、瘀血阻滞者最为适宜；②抗单纯性疱疹病毒作用；③保肝作用；④抗炎作用；⑤抗菌作用；⑥止咳祛痰作用。

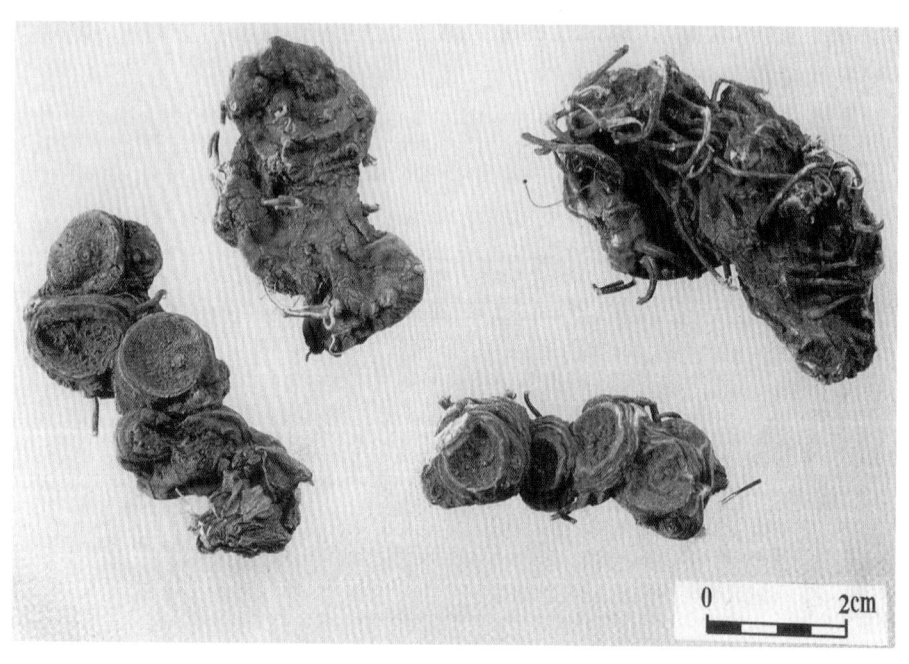

图 5　八角莲（福建产）

·三七《本草纲目》·
Sanqi
NOTOGINSENG RADIX ET RHIZOMA
Sanchi Root and Rhizome

【来　　源】为五加科植物三七 *Panax notoginseng*（Burk.）F.H.Chen. 的干燥根。

【产　　地】主产于云南文山、砚山、广南、马关、西畴，广西百色地区（田阳、靖西、德保、凌云）。

【采收加工】

春三七：不采种籽的三七，在开花时将花蕾全部摘除，于立秋前后，采挖生长 3 年以上的三七，除去枝叶，泥土，剪下茎基、侧根、须根，并将主根按大小分开，分别加工。晾晒至六成干时置麻袋中，用谷壳掺和，边晒边搓揉，使其体质结实。晒干后置麻袋中往返冲撞，使其表面光滑，即成商品"春三七"。以个头饱满者质佳。

冬三七：采种籽后采挖的三七，习称"冬三七"。在冬至前后（12 月至翌年 1 月）采收三七种籽后采挖，采挖后加工方法同"春三七"。"冬三七"个头较瘦，不够饱满，表面灰黄色，有皱纹及抽沟，体稍轻。断面为黄绿色。质量稍差。

将三七洗净，干燥，冷冻粉碎成细粉，称为"三七粉"。将原个净三七或经打碎、切片者，用食用油炸至表面呈金黄色取出，放凉碾成细粉，即为"熟三七粉"。

采挖加工过程中，不剪去芦头（茎基）的三七习称"帽子"，剪去芦头（茎基）后的三七习称"滑头"，剪下的芦头（茎基）习称"剪口"，剪下的较粗（直径大于 0.4cm）的支根习称"筋条"，剪下的细小支根及须根（直径小于 0.4cm）习称"绒根"或"毛根"。

【性状鉴别】主根呈圆柱形或纺锤形，长 1~6cm，直径 1~4cm，表面灰黄色或灰褐色，有断续的纵皱纹及支根痕。顶端有根茎痕，周围有瘤状突起。质坚实，体重，击碎后皮部与本部常分离。"春三七"较结实丰满，体重质坚，纵皱纹较少，色泽好，断面灰褐色或灰绿色；"冬三七"体大但质较松，纵皱纹较多，断面黄绿色、灰绿色或灰白色，木部微呈放射状纹理。气微，味苦甘，微甜。

三七以体重、质坚、表面光滑，断面灰褐色或黄绿色者为佳。习惯认为"春三七"质佳，"冬三七"质稍差。

【显微鉴别】

（1）本品粉末灰黄色。淀粉粒甚多，单粒圆形、半圆形或圆多角形，直径 4~30μm；复粒由 2~10 余分粒组成。树脂道碎片含黄色分泌物。梯纹、网纹及螺纹导管直径 15~55μm。草酸钙簇晶少见，直径 50~80μm。

（2）取本品粉末 2g，加甲醇 15mL，温浸 30 分钟（或冷浸振摇 1 小时），滤过。取滤液 1mL，蒸干，加醋酐 1mL 与硫酸 1~2 滴，显黄色，渐变为红色、紫色、青色、污绿色；另取滤液数滴，点于滤纸上，干后，置紫外光灯（365nm）下观察，显淡蓝色荧光，滴加硼酸饱和的丙酮溶液与 10% 枸橼酸溶液各 1 滴，干后，置紫外光灯下观察，有强烈的黄绿色荧光。

（3）取本品粉末 0.5g，加水约 5 滴，搅匀，再加以水饱和的正丁醇 5mL，密塞，振摇约 10 分钟，放置 2 小时，离心，取上清液，加 3 倍量以正丁醇饱和的水，摇匀，放置使分层（必要时离心），取正丁醇层，置蒸发皿中，蒸干，残渣加甲醇 1mL 使溶解，作为供试品溶液。另取人参皂苷 Rb_1、人参皂苷 Re、人参皂苷 Rg_1 及三七皂苷 R_1 对照品，加甲醇制成每 1mL 含 1mg 的混合溶液，作为对照品溶液。薄层色谱法试验，吸取上述两种溶液各 $1\mu L$，分别点于同一硅胶 G 薄层板上，以三氯甲烷-醋酸乙酯-甲醇-水（15：40：22：10）10℃以下放置的下层溶液为展开剂，展开，取出，晾干，喷以硫酸溶液（ $1\rightarrow10$ ），于 105℃ 加热至斑点显色清晰。供试品色谱中，在与对照品色谱相应的位置上，显相同颜色的斑点；置紫外光灯（365nm）下检视，显相同的荧光斑点。

【规格等级】按《七十六种药材商品规格标准》规定，三七商品分"春三七"和"冬三七"两种规格。均分成 13 个等级：

1. 春三七　13 个等级：

一等（20 头）：干货。呈圆锥形或类圆柱形。表面灰黄色或黄褐色。质坚体重，断面灰褐色或灰绿色。味苦，微甜。每 500g 20 头以内，长不超过 6cm。无杂质、虫蛀、霉变。

二等（30 头）：每 500g 30 头以内，长不超过 6cm。余同一等。

三等（40 头）：每 500g 40 头以内，长不超过 5cm。余同一等。

四等（60 头）：每 500g 60 头以内，长不超过 4cm。余同一等。

五等（80 头）：每 500g 80 头以内，长不超过 3cm。余同一等。

六等（120 头）：每 500g 120 头以内，长不超过 2.5cm。余同一等。

七等（160 头）：每 500g 160 头以内，长不超过 2cm。余同一等。

八等（200 头）：每 500g 200 头以内，长不超过 2cm。余同一等。

九等（大二外）：每 500g 250 头以内，长不超过 1.5cm。余同一等。

十等（小二外）：每 500g 300 头以内，长不超过 1.5cm。余同一等。

十一等（无数头）：每 500g 450 头以内，长不超过 1.5cm。余同一等。

十二等（筋条）：呈圆锥形或类圆柱形，间有从主根上剪下的细支根（筋条），不分春七、冬七，每 500g 在 450~600 头以内，支根上端直径不低于 0.8cm，下端直径不低于 0.5cm。余同一等。

十三等（剪口）：不分春七、冬七，主要是三七的芦头（习称"羊肠头"）及糊七（未烤焦的）均为剪口。

2. 冬三七　分为十三个等级，各等级头数与春三七相同。但冬三七表面为灰黄色，有皱纹或抽沟（拉槽），不丰满，体稍轻。断面黄绿色。无杂质、虫蛀、霉变。

3. 三七出口商品　按每公斤的个数分为 80 头、120 头、160 头、200 头、240 头、320 头、400 头、大二外（400 头以内）、小二外、无数头、三七尾等规格。

【炮　　制】

（1）三七粉：取三七，洗净，干燥，碾成细粉。

（2）三七片：取原药洗净，润透，切薄片，晒干。或洗净，晒干，用时打碎。

（3）熟三七粉：取食用植物油加热至将沸腾，放入干净三七个，用中火加热炸至微黄色酥脆时取出，放凉，碾成细粉。

【性味归经】甘、微苦，温。归肝、胃、大肠经。

【功能主治】散瘀止血，消肿定痛。用于咯血，吐血，衄血，便血，崩漏，外伤出血，胸腹刺痛，跌仆肿痛。

【用法用量】水煎服，3~9g。研粉冲服，每次 1~3g；外用适量。孕妇、少数人服用三七后可能出现口干、呕吐、恶心、头晕、失眠等。妇女经期、哺乳期慎用。

【主要成分】主含皂苷类成分，有 26 种，其中 20（S）原人参二醇型有人参皂苷 Rb_{1-3}、

Rc、Rd、F$_2$，丝石竹苷，三七人参皂苷 Fa、Fc、Fe、F$_1$ 及 F$_4$ 等 13 种；20（S）原人参三醇型有人参皂苷 Re、Rg$_2$、Rh$_1$，20（S）-葡萄糖-人参皂苷 Rf，三七人参皂苷 R$_{1-4, 6, 8}$ 共 10 种；齐墩果酸型皂苷有竹节人参皂苷Ⅴ、Ⅳ和阿托伯脱呋喃糖竹节人参皂苷Ⅳ等 3 种。三七中还含有一种止血活性最强的成分三七素，其化学名为 β-N-乙二酸酰基-L-α，β-二氨基丙酸。此外，还含有挥发油类，油中以倍半萜类化合物为主；尚含黄酮苷类、三七多糖 A（Sanehinam A）、β-谷甾醇、β-谷甾醇-D-葡萄糖苷（又名胡萝卜苷，Daueosterol）、氨基酸类、多糖、有机硒、丰富的钙、钾、磷离子及多种无机元素。

【药理作用】①止血与抗凝血作用。②对心脑血管系统的作用：a.降低心肌耗氧量，抗冠心病作用；b.扩张血管和降压作用；c.抗心律失常作用；d.扩张脑血管，增强脑血循环作用，改善脑部能量代谢，改善记忆；e.抗休克作用；f.三七皂苷可抑制血栓形成，抗血小板聚集，防治动脉粥样硬化；g.改善心肌缺血。③对中枢神经系统的作用：有显著的镇静、镇痛、抗炎作用。④对代谢的影响：a.降血脂作用；b.有协同胰岛素双向调节平衡血糖的作用；c.有促进血清蛋白合成的作用；d.促进 DNA、RNA 的生物合成。⑤抗炎作用；⑥对免疫系统的作用：对体液免疫有抑制作用，对非特异性免疫有明显的促进作用，使过高或过低的免疫反应恢复正常。⑦抗氧化与延缓衰老作用：加速自由基的清除。⑧护肝利胆作用；⑨抗肿瘤作用：Rb 型皂苷通过抑制肿瘤坏死因子（TNF）引起的恶病质而对肿瘤感染患者有保护作用，Rb 型皂苷亦具有较强的抗肿瘤活性。三七根脂溶性成分人参炔三醇对 Mk$_1$、B$_{16}$、SW$_{620}$、HeLa 等人体肿瘤细胞均有较强的细胞毒活性。⑩抗肾损害的作用。⑪对运动系统的影响：保护软骨细胞，促进韧带修复。⑫补血作用：能防治肺纤维化，减轻肺缺血再灌注引起的损伤，具有预防低氧性肺动脉高压的作用。

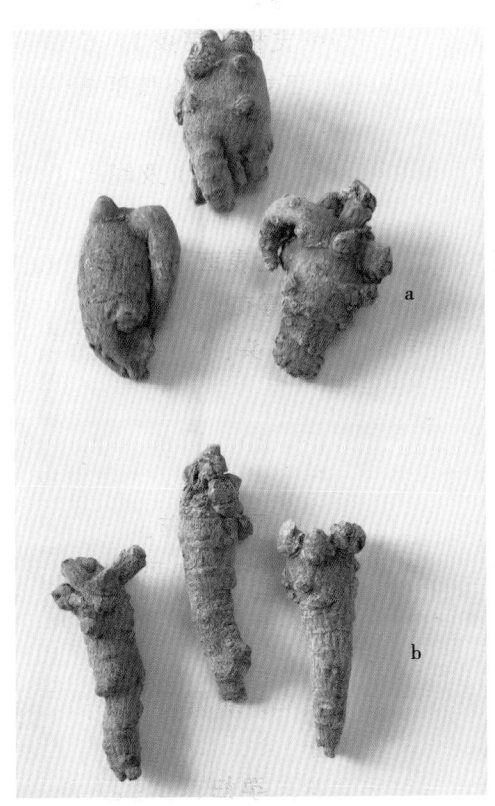
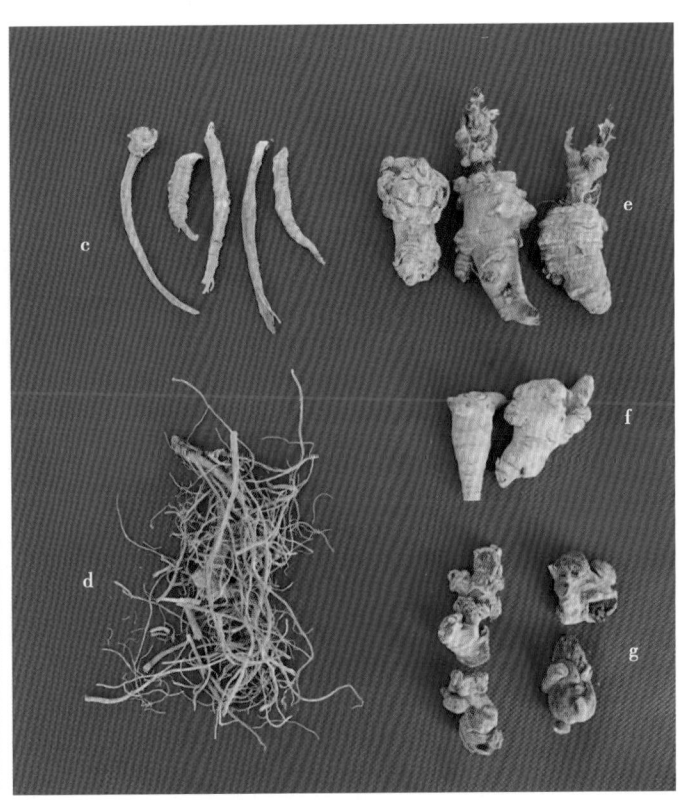

图 6　三七（云南产）

a.春三七　b.冬三七　c.筋条　d.绒根　e.帽子三七　f.滑头三七　g.剪口

·三棱《开宝本草》·
Sanleng
SPARGANII RHIZOMA
Common Burreed Tuber

商品按来源不同分三棱、黑三棱两个品别。

·三棱·
Sanleng
SPARGANII RHIZOMA
Common Burreed Tuber

【来　　源】为黑三棱科植物黑三棱 Sparganium stoloniferum Buch.-Ham. 的去皮干燥块茎。

【产　　地】多为野生，生于沼泽地。主产于江苏浦口、江宁、六合，黑龙江、吉林、内蒙古、湖北、浙江、安徽、江西、河南、河北、湖南等省、自治区亦有产。传统以南京市产者质量最佳，又称"京三棱"。

【采收加工】家种者栽培一年可采挖，冬季至次春采挖，去净茎叶和须根，洗净泥土，削去外皮，晒干。

【性状鉴别】呈圆锥形或扁卵形，上圆下尖，长 3~6cm，直径 2~3cm，表面黄白色或灰黄色，有刀削痕和有密集的小点状细根痕，略做环形排列，质坚实，难折断，用刀切开，平坦结实，灰黑色或灰黄色、灰白色，外皮层颜色转浅，向内侧转深，中央有不明显的筋脉小点，气微，味甘淡，嚼之味微苦涩，略有麻辣感。

以体重质坚，去净外皮，黄白色者为佳。

【显微鉴别】横切面：皮层为通气组织，薄壁细胞分枝状，枝端彼此相连，形成大的细胞间隙；内皮层细胞排列紧密。中柱薄壁细胞类圆形，壁略厚，内含淀粉粒；维管束外韧型及周木型，散列，导管非木化。皮层及中柱均散有分泌细胞，内含棕红色分泌物。以个大，质坚实，身干，削净外皮，表面黄白色者为佳。

【规格等级】统货。

【炮　　制】

（1）三棱：除去杂质，浸泡，润透，切薄片，干燥。

（2）醋三棱：取三棱片，每100kg用30kg米醋拌润，至吸尽醋，置锅内，用文火炒至身干、色转微黄时，取出，放凉。或置锅内，隔水蒸至转黄色时，取出，放凉，干燥。

【炮制作用】生用破血行气散结。传统认为经醋制后入血分，能增强祛瘀、软坚、止痛作用。

【性味归经】辛、苦，平。归肝、脾经。

【功能主治】破血行气，消积止痛，用于癥瘕痞块，瘀血经闭，食积胀痛，疮肿坚硬不破等。

【用法用量】水煎服，4.5~9g。

【主要成分】含挥发油，多糖，有机酸等。挥发油中以 2-乙酰基吡咯、苯乙醇、对苯二酚三种最多，还有 4,4-二甲基戊烯-2-呋喃醛、呋喃醇、5-甲基呋喃醛、2-羟基苯甲醛、棕榈酸，去氢木香内酯、β-榄香烯，2-呋喃甲醇等成分。又含有多种有机酸：琥珀酸，三棱酸、苯甲酸，3-苯-2-丙烯酸，壬二酸、癸二酸等；还有三棱二苯乙炔、麦黄酮、刺芒柄花素、豆甾醇、β-谷甾醇、胡萝卜苷等。

【药理作用】①三棱煎剂静注可增加麻醉犬心肌耗氧量，提高心肌氧利用率，略微增加冠脉流量，减少冠脉阻力，降低心脏左室做功，也可减慢心率。三棱对组织缺血缺氧有一定的保护作用，可能是其治疗心血管系统疾病的机制之一。②三棱能改善血液流变性，降低各种切速下血液黏度；三棱还有抗凝血及抗血栓形成的作用，它能减少血小板数目，减弱血小板聚集功能；还能明显增加血液内细胞数目。③三棱对离体家兔的子宫、兔肠呈兴奋作用。④抗癌作用：直接杀伤癌细胞，对实验动物肿瘤有一定的抑制作用，和抗癌无关，这与中医学认为其有"消积"功能是相吻合的。与莪术相似，三棱对动物肉瘤 S_{380} 及 L_{615}、实体型肝癌细胞有抑制作用。临床应用亦表明，本品对原发性肝癌有一定短期疗效。⑤抗肝纤维化作用。⑥抗炎镇痛作用：抑制 PGE_2 的产生与释放。

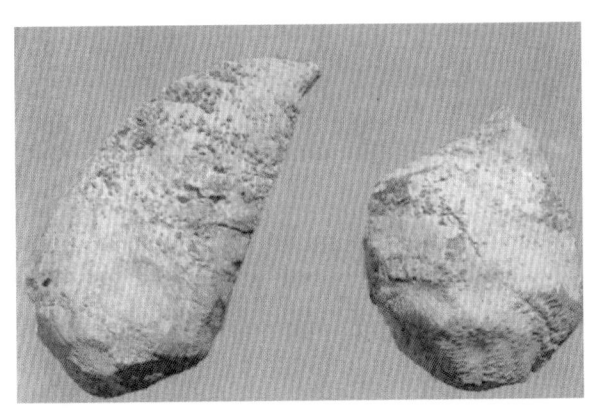 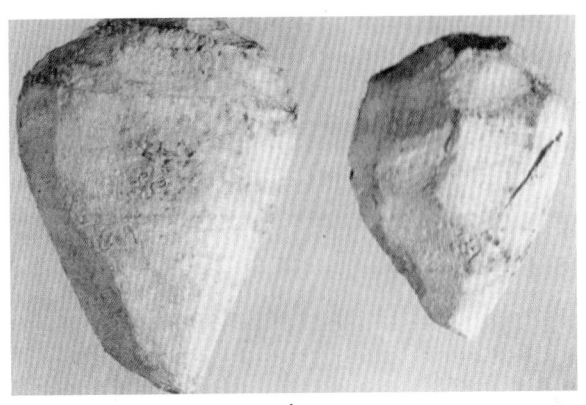

a   b

图 7　三棱（江苏产）
a. 三棱　b. 三棱（已去外皮）

·黑三棱·
Heisanleng
SCIRPI
Yagara Bulrush Tuber

【来　　源】为莎草科植物荆三棱 *Scirpus yagara* Ohwi. 的去皮干燥块茎。有的地区习称"泡三棱"或"黑三棱"，多为野生。

【产　　地】主产于黑龙江，吉林省的德惠、大安、农安、九台、扶余，辽宁，河北，河南，山西，内蒙古，安徽省的滁县，江苏徐州、盱眙等地。

【采收加工】春秋两季采挖，用齿钩钩出泥土中的根茎，去掉地上茎、叶及须根，洗净，带外皮或削去外皮，晒干。

【性状鉴别】略呈不规则的类球或卵圆形，长 3~4cm，直径 2~3cm。带皮者表面黑褐色或棕褐色，皱缩，略有光泽，有轮状痕5~8条，可见侧根除去后的残迹。削去外皮者，下端略尖，有刀削痕。质坚，体轻，极易折断，切断面平坦，黄白色或棕黄色，散有许多明显的维管束小点。气微，味淡，嚼之微辛涩。

以个大，质坚，身干，削净外皮，表面黄白色者为佳品。

【规格等级】统货。

【炮　　制】同三棱。

【性味功能】辛、苦，平。归肝、脾经。

【功能主治】破血行气，消积止痛，用于癥瘕痞块，瘀血经闭，食积胀痛。

【用法用量】水煎服，4.5~9g。

【主要成分】基本同三棱。

【药理作用】三棱与黑三棱药理作用基本一致，但对血小板聚集功能的抑制作用黑三棱强于三棱。

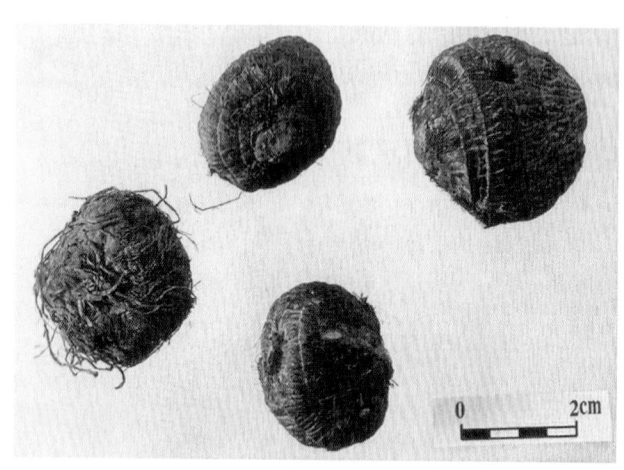
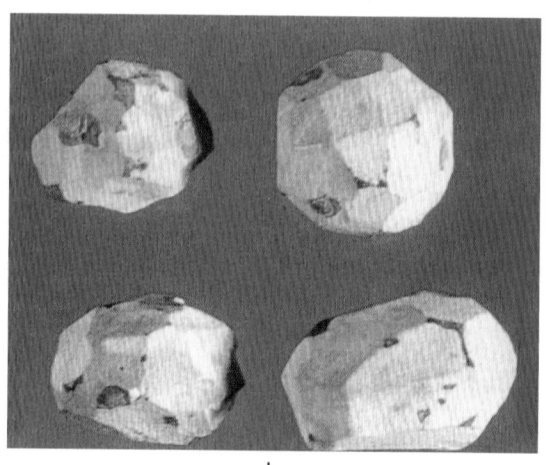

图8　黑三棱（黑龙江产）
a.黑三棱　b.黑三棱（已去外皮）

·千斤拔《植物名实图考》·
Qianjinba
FLEMINGIAE RADIX
Philippine Flemingia Root

【来　　源】为豆科植物蔓性千斤拔 *Flemingia philippinensis* Merr.et Rolfe 的干燥根。

【产　　地】野生。主产于广西凌云、隆林、西林、田阳、邕宁、玉林、贵县、平南、钟山、富川等地。江西、广东和江苏等地亦产。

【采收加工】常年可采挖，以秋季采挖质佳，采挖后去净泥沙，晒干。

【性状鉴别】根细长圆柱形，长0.5~1.0cm、直径1~3cm，上粗下细，少分叉，颇似"老鼠尾"。表面棕褐色或暗褐色，具细皱纹及多数横向皮孔。栓皮易脱落，皮部富纤维，质韧，不易折断，断面木部呈破裂状，类白色，具菊花纹，有豆腥气，味微苦。

以身干，条粗壮，无须根，断面黄白色者为佳。

【规格等级】统货。

【炮　　制】取原药除去芦茎，拣除杂质，洗净，略浸泡，捞起，闷润至透，切斜形薄片，晒干。

【性味归经】味甘、微涩，性平；归肝、肾经。

【功能主治】祛风除湿，强筋壮骨，活血解毒。主治风湿痹痛，腰肌劳损，四肢疲软，咽喉肿痛。

【用法用量】水煎服，15~30g。外用：适量，磨汁涂，或研末调敷。

【主要成分】千斤拔属植物大多含有挥发油类、黄酮类、甾醇类、香豆素类、大黄素类、生物碱类、氨基酸类等成分。挥发油中含量大于4%的有α-雪松烯、γ-雪松烯、β-雪松烯、β-愈创烯、Italicene 等；根中黄酮类成分较高，有蔓性千斤拔素 D、蔓性千斤拔素 A、Dorsmanins I、Eriosematin、染料木黄酮等；甾醇类成分：β-谷甾醇、甾醇苷、豆甾醇-3-β-0-D-吡喃葡萄糖苷和豆甾醇等；香豆素成分：Medicago 和 Aureole；大黄素类有大黄酚、大黄素、大黄素甲醚；其他类：白桦脂酸、对甲氧基苯丙酸、4-羟基邻茴香醛、1,6-二羟基-8-甲氧基-6-甲基蒽醌、Coumestrol、Flemichapparin C、Medicagol、Osajin、芒柄花素、Flemiphilippinin A、Auriculasin、5,2',4'-trihydroxy-8,5'-di-(3-methylbut-2-enyl)-6,7-(2,2-dime thylpyrano)flavanone、6,8-di-(3,3-dimethylallyl)genistein、染料木素、Flemiphilippinin D、鹰嘴豆芽素 A、3'-O-methylorobol、6,8-diprenylorobo、亚油酸、棕榈酸等。

【药理作用】①抑制酶的活性；②降血脂及对心脑血管的保护作用；③抗惊厥、镇痛及抗炎作用；④抑制骨质疏松和免疫抑制作用；⑤类雌激素和抗雌激素活性作用；⑥保肝、抗疲劳、抗氧化和抗肿瘤作用；⑦对周围神经损伤有保护作用；⑧抑制纳洛酮引起的吗啡依赖豚鼠离体回肠戒断性收缩作用。

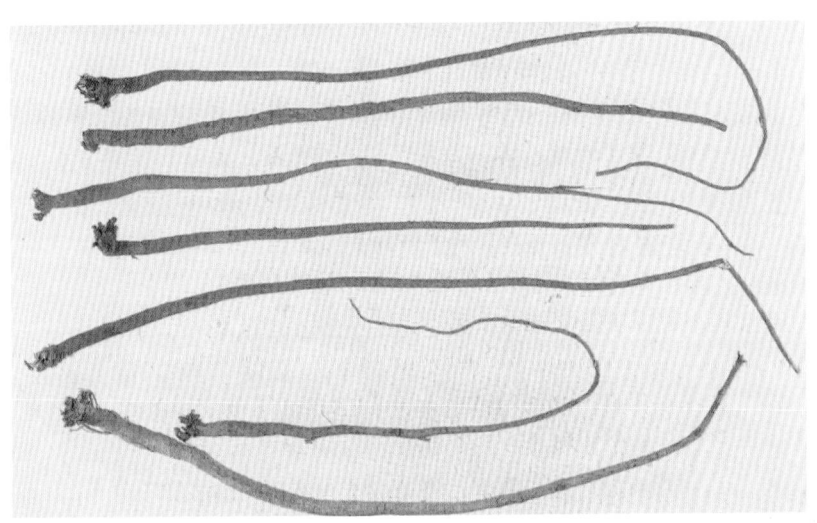

图9　千斤拔（广西产）

·千年健《本草纲目拾遗》·
Qiannianjian
HOMALOMENAE RHIZOMA
Obscured Homalomena Rhizome

【来　　源】为天南星科植物千年健 *Homalomena occulta*（Lour.）Schott. 的干燥根茎。

【产　　地】野生。主产于广西百色那坡、龙州、宁明和云南红河、西双版纳等地。

【采收加工】秋冬两季采挖，洗净，除去外皮，斩成短段，粗者剖成两半，晒干。

【性状鉴别】根茎圆柱形，略扁，或为纵剖片，稍弯曲。长 15~40cm，直径 0.8~2.0cm，表面红棕色或黄棕色，粗糙，有多数扭曲的纵沟及黄白色的纤维束，习称"一包针"。质脆、易折断，折断面红棕色，有很多纤维束外露及圆形具光泽的油点，气芳香，味辛，微苦。

以质硬、色红棕、气香浓郁者为佳。

【显微鉴别】

（1）本品横切面：木栓细胞有的残存，棕色。基本组织中散有大的分泌腔，由数层木栓细胞组成；分泌细胞靠外侧较多，内含黄色至棕色分泌物；黏液细胞较大，内含草酸钙针晶束；草酸钙簇晶散在；维管束外韧型及周木型，散列，外韧型维管束外侧常伴有纤维束，单一纤维束少见，纤维壁较厚，木化。

（2）取本品粉末 1g，加乙醚 5mL，放置 30 分钟，时时振摇，滤过，取滤液 1mL，置蒸发皿中，挥去乙醚，残渣加 1% 香草醛硫酸溶液 1~2 滴，显紫红色或紫色。

【规格等级】统货。

【炮　　制】取原药材，去杂质，用清水洗净，稍浸，捞出，润透心，切斜形薄片，晾干或微火焙干。切片后不宜烈日曝晒，以免挥发油散失。

【性味归经】苦、辛，温。归肝、肾经。

【功能主治】祛风湿，健筋骨，用于风寒湿痹，腰膝冷痛，下肢拘挛麻木。

【用法用量】水煎服，4.5~9.0g。

【主要成分】主要含 β-谷甾醇、胡萝卜苷、芳樟醇、倍半萜类、α-羟基二十五碳酸、棕榈酸、葡萄糖、D-半乳糖醇及赤藓醇（Erythritol）等。

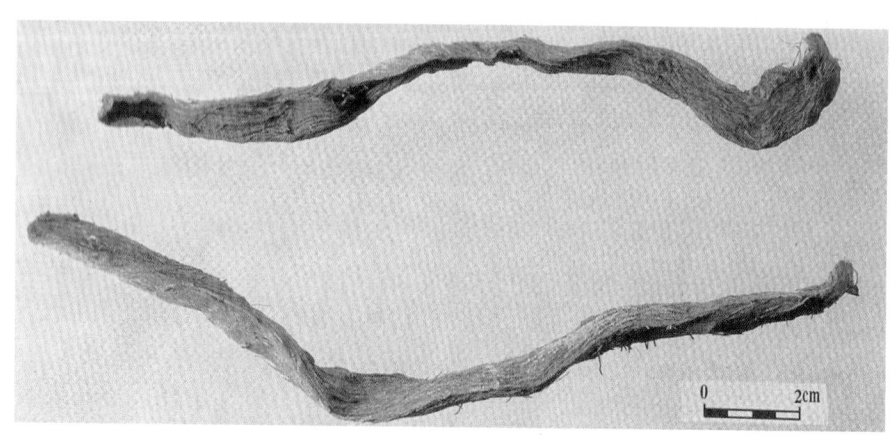

图 10　千年健（广西产）

【药理作用】①抗菌、抗病毒作用；②抗炎、镇痛作用；③抗凝作用；④抗组胺作用；⑤抑制钙通道阻滞受体，也能抑制血管紧张素Ⅱ受体。

· 土牛膝《本草图经》·
Tuniuxi
ACHYRANTHIS BIDENTATAE RADIX ET RHIZOMA
Achyranthes Root and Rhizome

【来　　源】为苋科植物钝叶土牛膝 *Achyranthes aspera* L. var. *indica* L. 的根及根茎。

【产　　地】野生。分布于台湾、广东、四川、云南等省。

【采收加工】全年均可采收，选择晴天采挖，除去茎叶，洗净，鲜用或晒干。

【性状鉴别】根茎呈圆柱状，长 8~20cm，直径 0.3~0.8cm，表面灰黄色至灰棕色，上端有茎基残留，周围着生多数粗细不一的细根。略弯曲。根长圆柱形，长约 15cm 以下，直径可达 0.4cm，表面淡灰棕色，有细密的纵皱纹。质稍硬，断面多纤维性，不易折。气微，味微甜。

土牛膝系多年生草本，有红、白根两种，以白色根者为佳。

【规格等级】统货。

【炮　　制】除去杂质，洗净，润透，切片，晒干。

【性味归经】甘、微苦、微酸，寒。归肝、肾经。

【功能主治】活血散瘀，泻火解毒，祛湿利尿，通淋。用于闭经，跌打损伤，风湿关节痛，痢疾，咽喉肿痛，疮痛，淋证，水肿等。

【用法用量】水煎服，9~15g，鲜品 30~60g。外用适量，捣敷，或用鲜品捣汁滴耳，或干品研末吹喉。

【主要成分】根含皂苷，苷元为齐墩果酸，并含蜕皮甾酮。种子含糖约 56%、蛋白质约 22.5%，还含皂苷，系齐墩果酸和葡萄糖、鼠李糖、葡萄糖醛酸所形成的多糖苷。全草含生物碱。

【药理作用】①防治白喉：煎剂在动物体内能中和白喉杆菌毒素，并有预防白喉的作用；②降压：煎剂或醇提取液对醉犬、猫、兔做静脉注射，均有短暂的降压作用；③利尿：煎剂静脉注射于麻醉家兔，有轻微的利尿作用；④收缩子宫：煎剂和流浸膏对家兔离体子宫不论已孕、未孕都能使之收缩，对收缩无力的小鼠离体子宫则有加强其收缩的作用；⑤止痛作用。

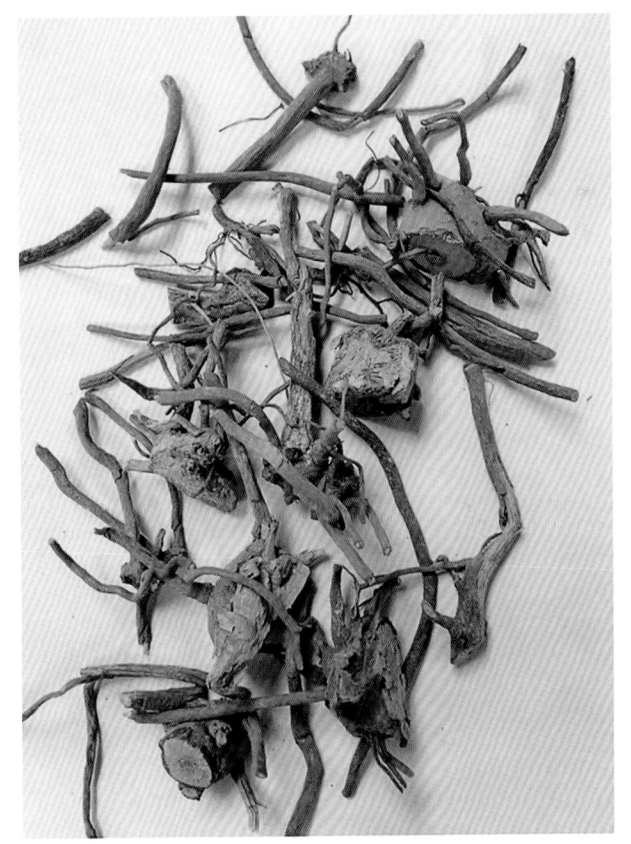

图 11　土牛膝（广东产）

23

·土贝母《本草从新》·
Tubeimu
BOLBOSTEMMATIS RHIZOMA
Paniculate Bolbostemma Tuber

【来　　源】为葫芦科植物土贝母 *Bolbostemma paniculatum*（Maxim.）Franquet 的干燥块茎。

【产　　地】主产于河南、陕西、山西、河北、湖北等省。

【采收加工】秋冬季采收，挖出后，洗净泥土，将瓣取下，蒸透、晒干。

【性状鉴别】呈不规则块状，大小不等，表面淡红色或暗棕色，凹凸不平，质坚硬，不易折断，断面角质样，光亮而平滑。气微，味微苦。

以个大，质坚实，红棕色，断面角质样者为佳。

【显微鉴别】取本品粉末0.1g，加70%乙醇20mL，超声处理20分钟，滤过，滤液蒸干，残渣加甲醇1mL使溶解，作为供试品溶液。另取土贝母苷甲对照品，加甲醇制成每1mL含1mg的溶液，作为对照品溶液。照薄层色谱法试验，吸取上述两种溶液各5μL，分别点于同一以羧甲基纤维素钠为黏合剂的硅胶 G 薄层板上，以氯仿-醋酸乙酯-甲醇-甲酸-水（13∶3∶8∶2∶2）为展开剂，展开，取出，晾干，喷以醋酐-硫酸-乙醇（1∶1∶10）混合液，110℃加热至斑点显色清晰。供试品色谱中，在与对照品色谱相应的位置上，显相同颜色的斑点。

【规格等级】统货。

【炮　　制】除去杂质，用时打碎。

【性味归经】苦，微寒。归脾、肺经。

【功能主治】散结、消毒、解毒。乳痈瘰疬，乳腺炎，颈淋巴结结核，慢性淋巴结炎，肥厚性鼻炎等。

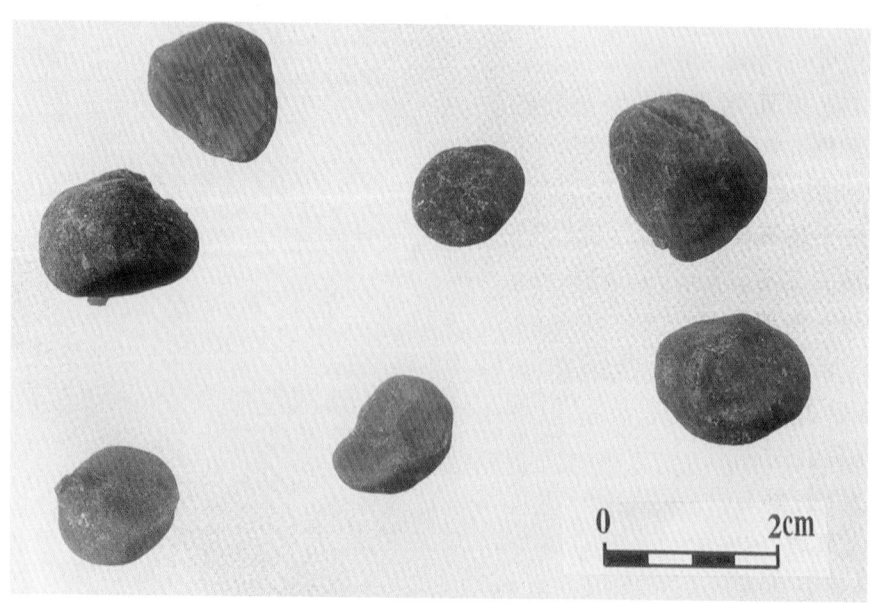

图 12　土贝母（河南产）

【用法用量】水煎服，4.5~30g。

【主要成分】块茎中含有麦芽糖，而在干燥以后则含有蔗糖，叶柄主要含还原糖。叶主要含蔗糖。

【药理作用】①抗肿瘤作用：土贝母提取物能显著抑制体外培养的肝癌细胞增殖或降低线粒体代谢的活性；动物实验表明土贝母苷甲在体内可抑制几种癌细胞，其抑制活性依次为胃癌＜结肠癌＜胰腺癌＜神经母细胞瘤＜神经胶质母细胞瘤。②动物实验显示亦有促癌作用（机制待研究）。③抗白血病作用。④抗病毒作用。⑤抗炎、抗水肿作用。⑥抗免疫作用。⑦杀精子作用。

· 土茯苓《本草经集注》·
Tufuling
SMILACIS GLABRAE RHIZOMA
Glabrous Greenbrier Rhizome

【来　　源】为百合科植物土茯苓 *Smilax glabra* Roxb. 的干燥根茎。

【产　　地】野生。主产于广东、广西、湖南、湖北、云南、四川等省、自治区。以广东韶关和肇庆产量大，质量佳。

【采收加工】野生。全年均可采挖。挖取根茎，除去泥土侧根，洗净，趁鲜刨成薄片，晒干，为土茯苓片，或原个晒干成土茯苓个。出口商品将较大的土茯苓片顺直叠齐，厚度不超过 0.1cm，用砂纸扎成小把，称为"齐土茯片"。

【性状鉴别】

（1）土茯苓个：略呈不规则圆柱状稍扁或条块状，有结节状隆起，有坚硬的须根残基，或有短分枝，分枝顶端有圆形芽痕，有不规则裂纹和鳞叶。表面黄棕色或土棕色，凹凸不平。质坚硬，断面淡红棕色，有砂砾样小亮点。

土茯苓个以个大，表面黄棕色，质坚硬，断面淡红棕色者为佳。

（2）土茯苓片：外形不规则，边缘不整齐，切面类白色、黄白色或淡红棕色，可见点状维管束及多数小亮点，或中央有筋状纤维顺直贯穿于内。质略韧，富粉性，用水浸有滑腻感。气微，味甘、微涩。

土茯苓片以切面淡红棕色，有小亮点，片大而薄，粉性足者为佳。

【显微鉴别】本品粉末淡棕色。淀粉粒甚多，单粒类球形、多角形或类方形，直径 8~48μm，脐点裂缝状、星状、三叉状或点状，大粒可见层纹；复粒由 2~4 分粒组成。草酸钙针晶束存在于黏液细胞中或散在，针晶长 40~144μm，直径约 5μm。石细胞类椭圆形、类方形或三角形，直径 25~128μm，孔沟细密；另有深棕色石细胞，长条形，直径约 50μm，壁三面极厚，一面菲薄。纤维成束或散在，直径 22~67μm。具缘纹孔导管及管胞多见，具缘纹孔大多约延长成梯状。

【规格等级】商品分土茯苓个、土茯苓片两个规格。

【性味归经】甘、淡、平。归肝、胃经。

【功能主治】解毒，除湿，通利关节。用于筋骨疼痛，湿热，带下，湿热淋浊，疔疮疥癣，痈肿，瘰疬，梅毒及汞中毒所致的肢体拘挛等。

【用法用量】水煎服，15~60g。

【炮　　制】原个土茯苓用水浸至半透，捞起闷润透，刨薄片，晒干，如产地已刨成薄片，可筛拣整理洁净入药。

【主要成分】根茎含皂苷、鞣质、树脂、淀粉等。皂苷类中一种已知由薯蓣皂苷元与 1 分子葡萄糖、2 分子鼠李糖组成。另含落新妇苷、琥珀酸、胡萝卜苷、亚油酸、β-谷甾醇，以及生物碱、微量挥发油、黄酮类成分等。

【药理作用】①解毒作用（驱汞作用及拮抗汞毒性，有效成分为粗黄酮类）；②利尿作用；③镇痛作用；④抗心律失常作用；⑤抗动脉粥样硬化作用；⑥抗炎作用及对免疫的影响；⑦抗菌作用；⑧防治高尿酸血症；⑨保护实验性肝损伤作用；⑩其他：抗肿瘤、抗胃溃疡，降血压，改善糖代谢和肾功能，保护肾脏作用。

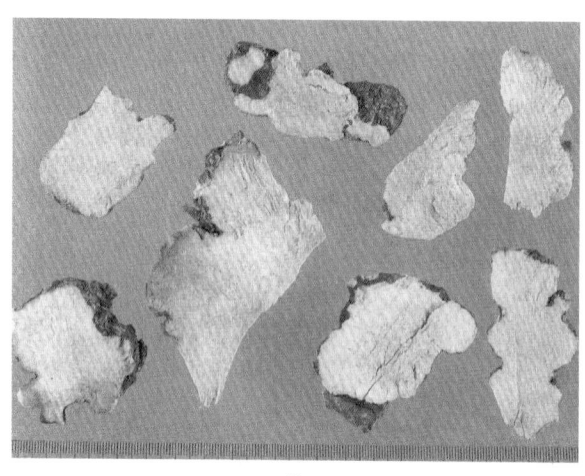
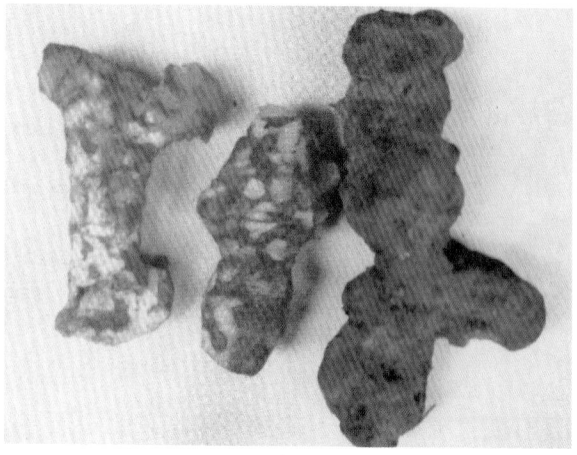

a

b

图 13　土茯苓
a. 土茯苓片　b. 土茯苓个（左边的已去外皮）

·大黄《神农本草经》·
Dahuang
RHEI RADIX ET RHIZOMA
Rhubarb Root and Rhizome

商品按产地的不同分为西大黄、雅黄、南大黄三个品别。按来源不同分为掌叶大黄、唐古特大黄和药用大黄三种。传统习惯认为西大黄质量最好，其中甘肃凉州、礼县、岷县、宕昌、武都所产的野生品多出口。

·西大黄·
Xidahuang
RHEI RADIX ET RHIZOMA
Sorrel Rhubarb or Tangutie Rhubarb Root and Rhizome

【来　　源】为蓼科植物掌叶大黄 *Rheum palmatum* L. 或唐古特大黄 *Rheum tanguticum* Maxim.ex Balf. 的干燥根及根茎。

【产　　地】掌叶大黄主产于青海湟中、湟源、互助、民和、乐都、化隆等地，甘肃宕昌、岷县、礼县、甘南、凉州、张掖、武都等地，四川若尔盖县、小金县等地。此外，湖北和陕西亦产。主要为栽培。

唐古特大黄主产于青海果洛、玉树、同仁、同德、泽库、兴海，甘肃华亭、碌曲，四川黑水、理县等地。主要为野生。

【采收加工】栽培3~4年采挖，于秋季末茎叶枯萎或初春发芽前采挖。采挖后抖去泥土，切除地上茎及细根，削去死皮，按规格要求及药材大小，纵切成瓣或横切成段或加工成卵圆形，用绳穿成串悬挂在阴凉通风处阴干，或搭架烘干。若用火烘，初时火力要猛，待半干时取出发汗，复烘时火力减小，反复数次，全干后放入槽笼中，撞去外皮及灰渣即得。鲜大黄严禁堆集和雨淋，以免霉烂。

【性状鉴别】呈类圆柱形、圆锥形、卵圆形，或不规则块状，除净栓皮者，表面呈黄棕色或红棕色，有的可见类白色菱状网纹，断面槟榔碴星点排列成环状（习称"锦纹"），呈红肉白筋，残留的外皮棕褐色，多具绳孔及粗皱纹，质坚实。气清香，味苦、微涩，嚼之黏牙，有砂粒感，可将唾液染成黄色。

西大黄以个大，除净栓皮，表面黄棕色，"锦纹"明显，体重质坚实，断面具放射状纹理及明显环纹，红肉白筋，气清香，嚼之发黏者为佳。

【显微鉴别】

（1）掌叶大黄横切面：根木栓层及皮层大多已除去。韧皮部筛管群明显；薄壁组织发达。形成层成环。木质部射线较密，宽2~4列细胞，内含棕色物；导管非木化，常1至数个相聚，稀疏排列。薄壁细胞含草酸钙簇晶，并含多数淀粉粒。

根茎髓部宽广，其中常见黏液腔，内有红棕色物；异型维管束散在，形成层成环，木质部位于形成层外方，韧皮部位于形成层内方，射线呈星状射出。

粉末黄棕色。草酸钙簇晶直径20~160μm，有的至190μm。具缘纹孔、网纹、螺纹及环纹导管非木化。淀粉粒甚多，单粒类球形或多角形，直径3~45μm，复粒由2~3分粒组成脐点星状。

（2）取本品粉末少量，进行微量升华，可见菱状针晶或羽状结晶。

（3）取本品粉末0.1g，加甲醇20mL浸渍1小时，滤过，取滤液5mL，蒸干，加水10mL使溶解，再加盐酸1mL，置水浴中加热30分钟，立即冷却，用乙醚分2次提取，每次20mL，合并乙醚液，蒸干，残渣加三氯甲烷1mL使溶解，作为供试品溶液。另取大黄对照药材0.1g，同法制成对照药材溶液。再取大黄酸对照品，加甲醇制成每1mL含1mg的溶液，作为对照品溶液。照薄层色谱法试验，吸取上述三种溶液各4μL，分别点于同一以羧甲基纤维素钠为黏合剂的硅胶薄层板上，以石油醚（30~60℃）-甲酸乙酯-甲酸（15：5：1）的上层溶液为展开剂，展开，取出，晾干，置紫外光灯（365nm）下检视。供试品色谱中，在与对照药材色谱相应的位置上，显相同的五个橙黄色荧光主斑点；在与对照品色谱相应的位置上，显相同的橙黄色荧光斑点，置氨蒸气中熏后，日光下检视，斑点变为红色。

【规格等级】商品分为蛋片吉、苏吉、水根、原大黄四个规格。

1. 蛋片吉　分三个等级。

一等：干货。去净粗皮，纵切成瓣，表面黄棕色，体重质坚，断面淡红棕色或黄棕色，具放射状纹理及明显环纹，红肉白筋（习称"槟榔碴"），髓部有星点环列或散在颗粒，气清香，为苦，微涩。1kg重8个以内，糠心不超过15%。无杂质、虫蛀、霉变。

二等：1kg重12个以内，其余同一等。

三等：1kg重18个以内，其余同一等。

2. 苏吉　分三个等级。

一等：干货。去净粗皮，横切成段，呈不规则圆柱形，表面黄棕色。体重质坚。断面淡红棕色或黄棕色，具放射状纹理及明显环纹，红肉白筋。髓部有星点环列或散在颗粒。气清香，味苦，微涩。每公斤在 20 个以内，糠心不超过 15%。无杂质、虫蛀、霉变。

二等：每公斤在 30 个以内，其余同一等。

三等：每公斤在 40 个以内，其余同一等。

3. 水根　统货。干货。为掌叶大黄或唐古特大黄的主根尾部及支根的加工品，长条状，表面棕色或黄褐色，间有未去净的栓皮，体重质坚，断面淡红色或黄褐色，具放射状纹理。气清香，味苦，微涩。长短不限，间有闷茬，小头直径不小于 1.3cm。无杂质、虫蛀、霉变。

4. 原大黄　统货。干货。去粗皮，纵切或横切成瓣、段，块片大小不分。表面黄褐色，断面具放射状纹理及明显环纹，髓部有星点或散在颗粒。气清香，味苦，微涩。中部直径在 2cm 以上，糠心不超过 15%。无杂质，虫蛀，霉变。

【炮　　制】

（1）大黄：除去杂质，洗净，润透，切厚片，晾干。

（2）酒炙大黄：取净大黄片，每 100kg 用黄酒 10kg 喷淋，拌匀，闷至黄酒吸尽，用文火炒至颜色加深，取出放凉。

（3）熟大黄：取净大黄块，每 100kg 用黄酒 30~50kg 拌匀，闷润至酒吸尽，置容器内密封，隔水炖 4~6 小时，至大黄内外均呈黑色，取出刨片，晒干。

（4）大黄炭：取净大黄片，用武火炒至表面焦黑色、内部焦褐色，取出，喷清水灭尽火星，取出晒干。

【炮制作用】大黄生品气味重浊，直达下焦，泻下作用峻烈，易伤胃气。

大黄酒炙后可缓和其泻下作用，引药上行，可清上焦实热。

大黄酒润炖后其泻下作用缓和，能降低腹痛的副作用，增强活血祛瘀功效。

大黄炒炭后其泻下作用大减，有止血作用，可用于有积滞的大便出血。

【性味归经】苦，寒。归脾、胃、大肠、肝、心包经。

【功能主治】泻下攻积，通肠，清热泻火，凉血解毒，逐瘀通经，利湿退黄。用于实热积滞便秘，积滞腹痛，湿热痢疾，泻痢不爽，湿热黄疸，尿赤，淋证，水肿，上消化道出血，血热吐衄，目赤咽肿，痈肿疔疮，瘀血经闭，产后瘀阻，跌打损伤，外治水火烫伤等。

酒大黄善清上焦血分热毒。用于目赤咽肿，齿龈肿痛。

熟大黄泻下力缓，泻火解毒。用于火毒疮疡。

大黄炭凉血化瘀止血。用于血热有瘀出血证。

【用法用量】水煎服，3~15g，用于泻下不宜久煎。外用适量，研末，调敷患处。经期、孕期、哺乳期慎用。

【主要成分】主含蒽醌衍生物，总量 3%~5%，以两种形式存在，大部分与葡萄糖结合成蒽苷，少部分以游离的苷元存在。苷元为大黄酚、大黄酸、大黄素、芦荟大黄素、土大黄素和大黄素甲醚。结合状态的蒽苷是泻下的有效成分，主要有蒽醌苷和双蒽酮苷。双蒽酮苷中有番泻苷，以番泻苷 A 泻下作用最强，但含量少，在贮藏过程中蒽酮逐渐氧化为蒽醌，贮存 3 年以上的大黄，很难检出蒽酮成分。大黄中还含有鞣质（如 d-儿茶素，没食子酸），故在产生泻下作用后可出现便秘。此外还含有多糖、β-谷甾醇、胡萝卜苷及多种微量元素。

【药理作用】①对消化系统的影响：a.泻下作用：致泻部位在大肠，不影响小肠对营养物质的吸收；大黄因含鞣质较多，小剂量或久煎后不仅不引起泻下，且呈现收敛止泻作用，停药后也表现有继发性便秘；b.利胆护肝作用；c.抗急性胰腺炎作用；d.胃黏膜保护作用。②对血液系统的影响：a.止血作用；b.活血作用；c.降血脂作用；d.降低血尿素氮和肌酐作用。③抗感染作用：a.抗病原微生物作用；b.解热作用；c.抗炎作用。④抗肿瘤作用：大黄素和大黄酸均有诱导肿瘤细胞周期阻滞，诱导肿瘤细胞凋亡，抗新生血管生成，抗侵袭和转移作用；抑制酪氨酸激酶活性，可增强肿瘤细胞对化疗药物的敏感性。⑤改善肾功能作用。⑥利尿作用。⑦强心作用：对心肌缺血有保护作用。⑧抗氧化作用。⑨其他：大黄有促肠道球蛋白分泌及减轻肠道形态学改变作用，从而降低烧伤死亡率；大黄中的原花青素是治疗精神疾病的有效成分。

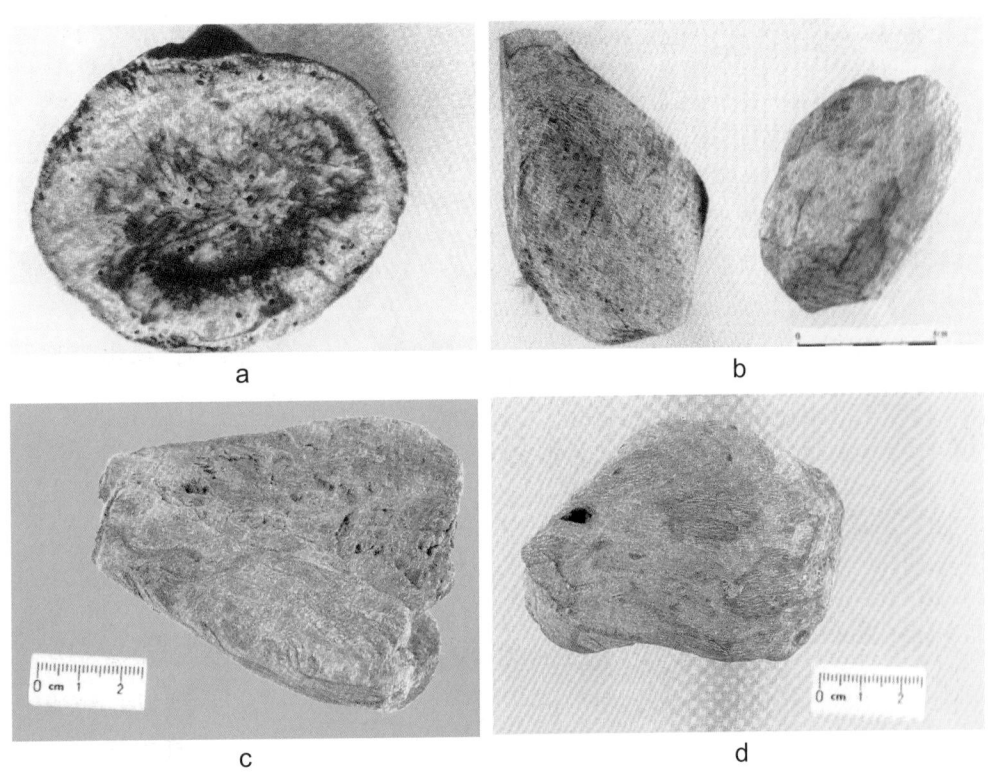

图 14　西大黄（青海产）
a.掌叶大黄　b.唐古特大黄　c.蛋片吉　d.苏吉

·雅黄·

Yahuang

RHEI RADIX ET RHIZOMA

Medicinal Rhubarb Root and Rhizome

【来　　源】为蓼科植物药用大黄 Rheum officinale Baill. 的干燥根及根茎。

【产　　地】主产于四川甘孜德格、阿坝及凉山州，青海和云南等地亦产。主要是野生。

【采收加工】同西大黄。

【性状鉴别】呈圆形或类圆形或不规则的横切段或片块，形似马蹄（俗称"马蹄大黄"），去净粗皮者，表面黄色或黄褐色，不去外皮者表面棕褐色，有横皱纹，断面黄色或黄褐色，可见菊花状螺旋形星点排列，无红肉白筋的纹理，间有空心。体重质坚或质较轻松，气微香，味苦微涩。

以个大，去净外皮，表面黄褐色，体重质实，断面黄色或棕褐色，气香者为佳。

【规格等级】商品分三个等级：

一等：干货。切成不规则块状，似马蹄形，去净粗皮，表面黄褐色，体重质坚，断面黄色或棕褐色。气微香，味苦。每只150~250g，无枯糠、焦煳、水根、杂质、虫蛀、霉变。

二等：每只100~200g，体较轻泡，质松。余同一等。

三等：大小不分，间有直径3.5cm以上的根黄。体泡质轻，未去粗皮。气微香，味较淡。余同一等。

【炮　　制】同西大黄。

【炮制作用】同西大黄。

【性味归经】同西大黄。

【功能主治】同西大黄。

【用法用量】同西大黄。

【主要成分】同西大黄。

【药理作用】同西大黄。

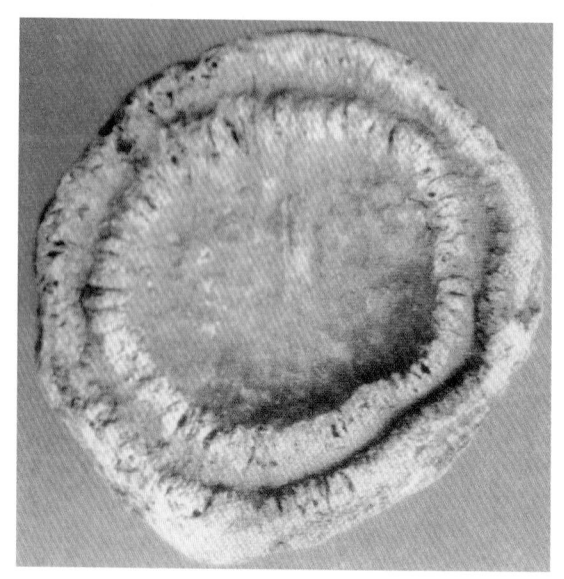

图15　雅黄（青海产）

·南大黄·
Nandahuang
RHEI RADIX ET RHIZOMA
Medicinal Rhubarb Root and Rhizome

【来　　源】为蓼科植物药用大黄 *Rheum officinale* Baill. 的干燥根及根茎。为栽培品。

【产　　地】主产于四川阿坝若尔盖、甘孜、凉山、雅安、平武；湖北恩施自治州、贵州和陕西等地。

【采收加工】同西大黄。

【性状鉴别】呈圆形或类圆形或不规则的横切段或片块，形似马蹄形（俗称"马蹄大黄"），去净粗皮者，表面黄色或黄褐色，不去外皮者表面棕褐色，有横皱纹，断面黄色或黄褐色，可见菊花状螺旋形星点排列，无红肉白筋的纹理，间有空心。体重质坚或质较轻松，气微香，味苦微涩。

【规格等级】商品分两个等级。

一等：干货。横切成段，去净粗皮。表面黄褐色，质实，断面黄色或黄绿色，气微香，味涩苦。长7cm以上，直径5cm以上。无水根、无枯糠、煳黑、杂质、虫蛀、霉变。

二等：大小不分，最小头直径不小于1.2cm，间有水根。余同一等。

【性味归经】同西大黄。

【功能主治】同西大黄。

【用法用量】同西大黄。

【炮　　制】同西大黄。

【主要成分】同西大黄。

【药理作用】同西大黄。

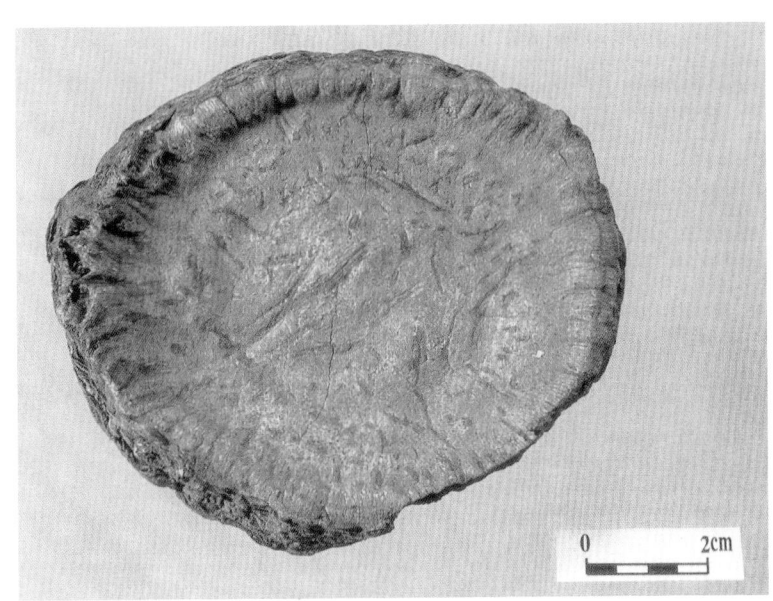

图 16　南大黄（四川产）

· 大蓟《名医别录》·
Daji
CIRSII JAPONICI HERBA
Japanese Thistle Aerial Part or Root

【来　　源】为菊科植物蓟 *Cirsium japonicum* Fisch.ex DC. 的干燥地上部分或根，商品按药用部位的不同，分大蓟草和大蓟根。

【产　　地】全国大部分地区均产。

【采收加工】夏、秋两季花开时割取地上部分或挖取地下根部，除去杂质，晒干。

【性状鉴别】

（1）大蓟草茎呈圆柱形，基部直径可达 1.2cm。表面绿褐色或棕褐色，有数条纵棱，被丝状毛。断面灰白色，髓部疏松或中空，叶皱缩，多破碎，完整叶片展开后呈倒披针形或倒卵状椭圆形，羽状深裂，边缘具不等长的针刺，上表面灰绿色或黄棕色，下表面较浅，两面均具灰白色丝状毛。头状花序顶生，球形或椭圆形，总苞黄褐色，羽状冠毛灰白色，气微，味微苦。

（2）大蓟根呈长纺锤形，常簇生而扭曲，长 5~15cm，直径 0.2~0.6cm。表面暗褐色，有不规则的纵皱纹。质硬而脆，易折断，断面粗糙，灰白色，气微，味甘、微苦。

全草以色灰绿，无杂质者为佳；根以条粗壮，无须毛，无芦头者为佳。

【显微鉴别】

（1）本品根的横切面：表皮细胞壁木栓化，有时脱落。皮层较宽，紧靠内皮层处有类圆形分泌道，直径 80~130μm，较密排列成环；内皮层明显。韧皮部较窄。形成层断续成环。木质部射线较宽；导管少数，放射状排列，周围常伴有木纤维束。有髓。薄壁细胞含菊糖。

（2）叶的表面观：上表皮细胞多角形；下表皮细胞类长方形，壁波状弯曲。气孔不定式或不等式，副卫细胞 3~5 个。非腺毛 4~18 细胞，顶端细胞细长而扭曲，直径约 7μm，壁具交错的角质纹理。

【规格等级】商品均为统货。

【炮　　制】

（1）大蓟草：去杂质，洗净，润软，切段，干燥。

（2）大蓟根：除去杂质，洗净，润透，切薄片，干燥。

（3）大蓟炭：取大蓟草或大蓟根，用武火炒至外表焦黑内部黑褐色，喷淋少量清水灭火星，取出摊晾，晒干。

【炮制作用】炒炭能增强其止血功能。

【性味归经】甘、苦，凉。归心，肝经。

【功能主治】凉血止血，解毒消肿祛瘀。用于吐血，衄血，尿血，便血，血崩，外伤出血，痈肿疮疡等。

【用法用量】水煎服，9~15g，外用鲜品适量，捣烂敷患处。

【主要成分】主含生物碱、挥发油，尚含有三萜、甾体等。具体有单紫杉烯、香附子

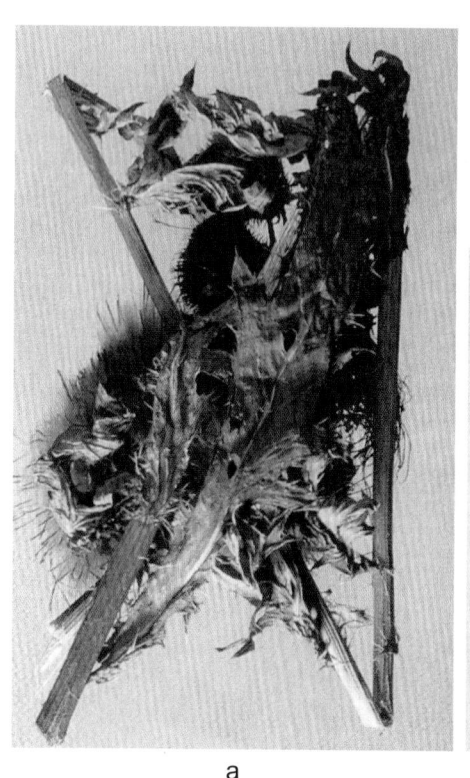

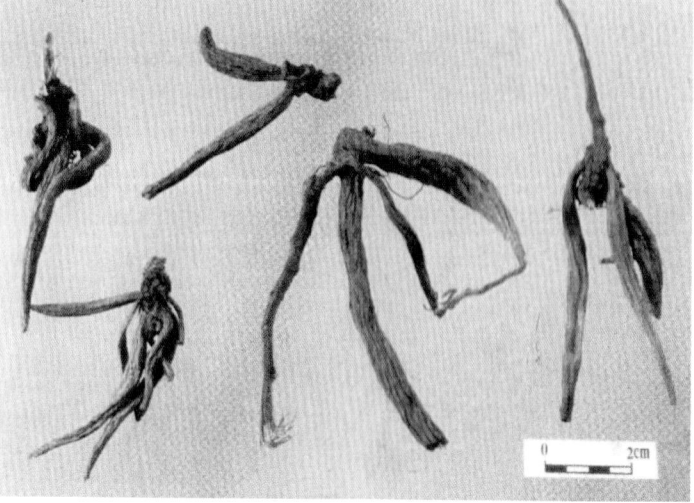

a   b

图 17　大蓟（广东产）

a. 大蓟草　b. 大蓟根

烯、石竹烯、十五烯、α-香树脂醇、β-香树脂醇、β-谷甾醇、豆甾醇、菊糖、芦丁、十七碳炔烯醇等。

【药理作用】①降血压作用。②抗菌、抗病毒作用。③止血作用。④对平滑肌作用。⑤降低脂质过氧化物形成作用。⑥抗肿瘤作用：大蓟中的十七碳炔烯醇及其醋酸酯等在体外具有抑制 KB 细胞生长的作用；大蓟总黄酮能诱导人肝癌 SMMC-7721 细胞和人宫颈癌细胞 HeLa 细胞的凋亡；大蓟水煎液对人白血病细胞（K_{562}）、肝癌细胞（HepG2）、宫颈癌细胞（HeLa）、胃癌细胞（BGC_{823}）、结肠癌细胞（HT-29）的生长有明显抑制作用。⑦抗氧化作用。

· 小红参《滇南本草》·
Xiaohongshen
RUBIAE YUNNANENSIS RADIX ET RHIZOMA
Yunnan Madder Root and Rhizome

【来　　源】为茜草科植物小红参 *Rubia yunnanensis*（Franch.）Diels 的干燥根及根茎。

【产　　地】主产于云南省中部及北部各地。

【采收加工】8~10月叶枯、落叶前采挖，挖出根部，抖去泥土及杂质，晒干。

【性状鉴别】根呈长圆柱形，数条或十数条丛生于短小根茎上，长5~15cm，直径0.1~0.4cm，表面深红棕色，有纵皱纹。质脆，易折断，断面露出浅红色的木质部。气微，味苦、涩、微甜。

以根条粗壮、色红者为佳。

【规格等级】统货。

【炮　　制】除去杂质，洗净，润软，切片，干燥。

【性味归经】味甘、微苦，性温。

【功能主治】活血舒筋，祛瘀生新，调养气血。主治风湿疼痛，跌打损伤，月经不调，经闭、带下，产后关节痛，肺痨咳血，头晕失眠，贫血。

【用法用量】水煎服，10~30g。

【主要成分】根含有蒽醌苷类成分，如：2-甲基-1,3,6-三羟基-9,10-二蒽醌-3-O-

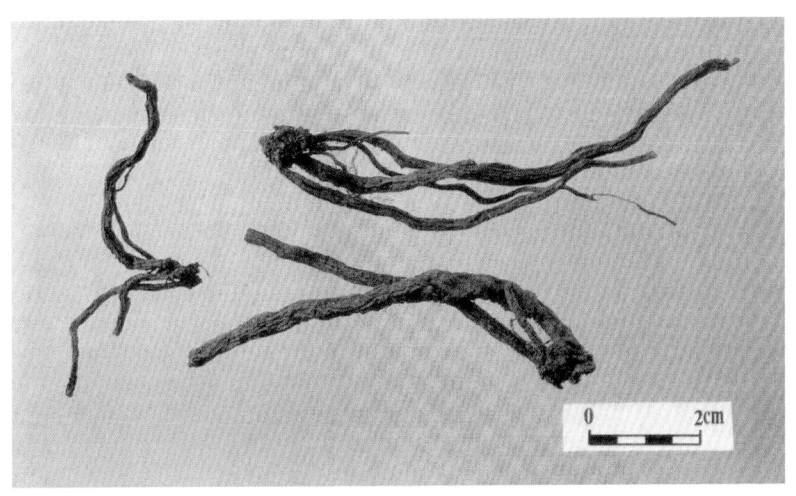

图18　小红参（云南产）

（6'-O-乙酰基）-α-L-鼠李糖基（1→2）-β-D-葡萄糖苷，2-甲基-1,6-二羟基蒽醌-3-O-α-L-吡喃鼠李糖基（1→2）-β-D-吡喃葡萄糖苷。还含茜根酸（ruberythric acid）；三个乔木烷型三萜成分（arbo-rane type triterpenoid），如茜草乔木醇（rubiarbonol）A、G，茜草乔木酮（rubiarbonone）A。另含一个抗癌活性的新成分，为环己肽苷 RY-1 及其苷元 R。

【药理作用】①抗癌作用：小红参在民间常用作抗癌，小红参中的环己肽类化合物对白血病、黑色素瘤和实体癌、结肠癌 38、Lewis 肺癌和艾氏腹水癌均有明显的抑制作用；小红参的提取物小红参醌经体外试验证明也具有非常强的抗癌活性。②抗心肌缺血作用。③治疗银屑病。④升高白细胞作用。⑤祛痰作用。⑥抗氧化作用。

· 小蓟 《名医别录》·
Xiaoji
CIRSII HERBA
Setose Thistle Root or Aerial Part

【来　　源】为菊科植物刺儿菜 *Cirsium setosum*（Willd.）MB. 的干燥根或干燥地上部分，又称"小蓟草"，根又称"小蓟根"。

【产　　地】全国各地均产。

【采收加工】夏、秋两季开花时采收地上部分或挖取根部，除去杂质，晒干。

【性状鉴别】茎呈圆柱形，有的上部分枝长 5~30cm，直径 0.2~0.5cm。表面灰绿色或带紫色，具纵棱及白色柔毛，质脆，易折断，断面中空。叶互生，无柄或有短柄，叶片皱缩或破碎，完整者展平后呈长椭圆形或长圆状披针形，长 3~12cm，宽 0.5~3.0cm，全缘或微齿裂至羽状深裂，齿尖具针刺，上表面绿褐色，下表面灰绿色，两面均具白色柔毛。头状花序单个或数个顶生，总苞钟状，苞片 5~8 层，黄绿色。花紫红色。气微，味微苦。

以色绿，叶多，无杂质者为佳。

【显微鉴别】本品叶的表面观：上表皮细胞多角形，垂周壁平直，表面角质纹理明显；下表皮细胞壁波状弯曲，上下表皮均有气孔及非腺毛。气孔不定式或不等式。非腺毛 3~10 余细胞，顶端细胞细长呈鞭状，皱缩扭曲。叶肉细胞中含草酸钙结晶，多呈针簇状。

【规格等级】统货。

【炮　　制】

（1）小蓟：除去杂质，洗净，稍润，切段，干燥。

（2）小蓟炭：取净小蓟段，置锅中，用中火炒至黑褐色，取出，喷淋清水灭净火星，晒干。

【炮制作用】制炭能增强其止血功能。

【性味归经】甘、苦，凉。归心、肝经。

【功能主治】凉血、止血、祛瘀消肿。主治吐血、衄血、尿血、便血、血崩、创伤出血、疔疮、痈毒及急性传染性肝炎。

【用法用量】水煎服，10~15g；外用，鲜品 30~60g，捣敷。

【主要成分】带花全草含黄酮苷：芸香苷即芦丁，刺槐苷即刺槐素-7-鼠李葡萄糖苷；简单酚酸：绿原酸（Chlorogenic acid）、咖啡酸、原儿茶醛；三萜类化合物：乙酸蒲公英甾醇、蒲公英甾醇；其他类型化合物：豆甾醇、β-谷甾醇、三十烷醇、酪胺、生物碱等。

【药理作用】①对心血管系统的作用：升压作用，对肾上腺素能受体有激动作用；②止血作用；③抗菌作用；④对平滑肌有兴奋与抑制作用；⑤抗肿瘤作用：小蓟提取物对BEL-7402 有明显的抑制作用，水提取液可使人白血病细胞 K_{562}、肝癌细胞 Hep-G_2、宫颈癌细胞 HeLa、胃癌细胞 BGC_{3234} 等肿瘤细胞形态上发生皱缩、变圆、脱壁、裂碎的变化，生长明显受到抑制，说明小蓟有确切的抑癌作用；⑥抗氧化作用。

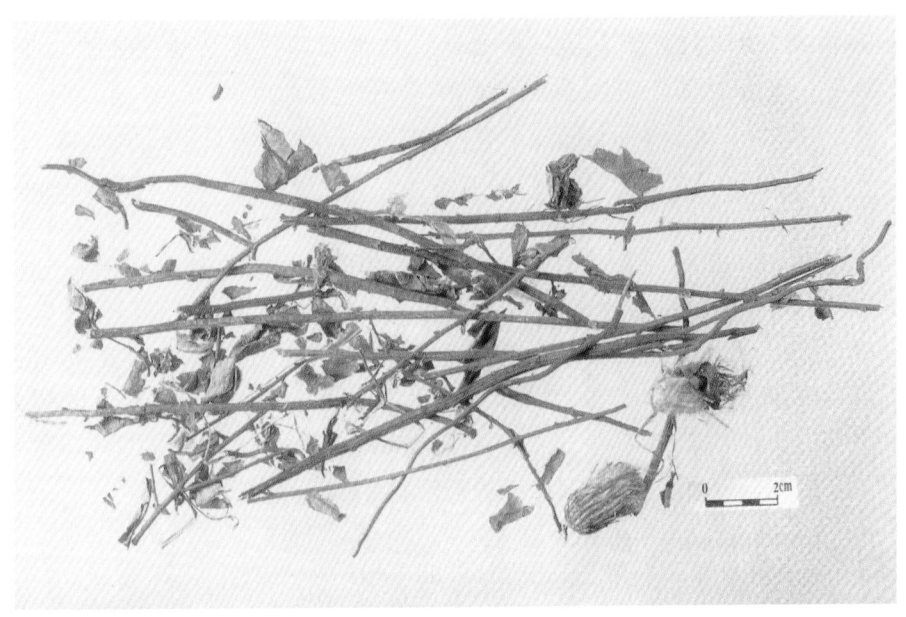

图 19　小蓟（广东产）

·山乌龟《新修本草》·
Shanwugui
STEPHANIAE DICENTRINIFERAE RADIX
Centrinifra Stephania Tuber

【来　　源】为防己科植物荷包地不容 *Stephania dicentrinifera* Lo et M.Yang 的干燥块根。

【产　　地】主产于云南开远、弥勒、蒙自，贵州罗甸、贵定、安龙，以及广西、湖南、广东、湖北等地。

【采收加工】秋、冬二季采挖，洗净，切片，晒干。

【性状鉴别】块根呈扁球形，表皮呈灰褐色，粗糙。已切片的呈长方形块片状，长5~6cm，宽3~4cm，厚1~2cm。外皮粗糙，暗灰褐色。质坚实，断面黄白色。气微，味苦。

【规格等级】统货。

【炮　　制】取原药材，去除杂质，洗净，润透，切薄片，干燥。

【性味归经】苦，寒。归胃、肝经。

【功能主治】散瘀止痛，清热解毒。用于胃痛，胃溃疡，肠炎，痢疾，咽痛，上呼吸道感染，肺炎，泌尿系统感染，跌打损伤，疮疖痈肿，毒蛇咬伤，败血症等。

【用法用量】水煎服，6~15g。外用适量，鲜品捣敷患处。

【主要成分】主要含生物碱，尚含酚类、黄酮苷、有机酸、挥发油等。生物碱有粉防己碱、轮环藤酚碱、防己诺林碱、粉防己甲素、乙素、丙素、丁素、轮环藤碱、防己菲碱、氧化防己碱、木兰碱等。

【药理作用】①对中枢神经系统的作用：抑制及兴奋作用均存在。②对循环系统的作用：a.降低心肌收缩力；b.增加冠脉血流；c.对心肌缺血缺氧的保护作用；d.抗心律失常作用；e.降压作用。③对血液系统的作用。④镇痛作用。⑤抗炎及抗过敏作用。⑥对平滑肌既有兴奋又有抑制作用。⑦对横纹肌有松弛作用。⑧抗肿瘤作用：粉防己碱在 1∶4 000 浓度时，于体外可 100% 杀死艾氏腹水癌细胞，对 KB、HeLa 及 Hela$_3$ 细胞有明显细胞毒作用，对肝癌细胞株有一定抑制作用；在体内对艾氏腹水癌腹水型、B 型及 T 型，肝癌小鼠癌株 W$_{256}$ 有明显抑制作用。粉防己碱 30~50mg/kg 腹腔注射或 100mg/kg 皮下注射，可抑制小鼠艾氏腹水癌细胞及大鼠腹水肝癌细胞。粉防己碱可抑制人肝癌 HepG$_2$ 细胞株的生长，诱发肝癌细胞的凋亡，对肝癌细胞的增殖有一定抑制作用；可抑制敏感急性白血病细胞株 HL$_{260}$ 细胞；可逆转耐药人乳腺癌细胞（MCF-7/adr）的耐药性以及耐药人肺癌细胞（GLC-82/adr）对阿霉素的耐药；可抑制人卵巢癌 A$_{2780}$ 细胞的增殖，且具有时间及浓度依赖性，并可诱导其细胞凋亡；对人视网膜母细胞瘤细胞系 HXO-Rb44 细胞有明显抑制作用。⑨抗硅肺作用。⑩抗炎消肿，抗菌、抗原虫作用。⑪促进骨骼肌细胞修复作用。

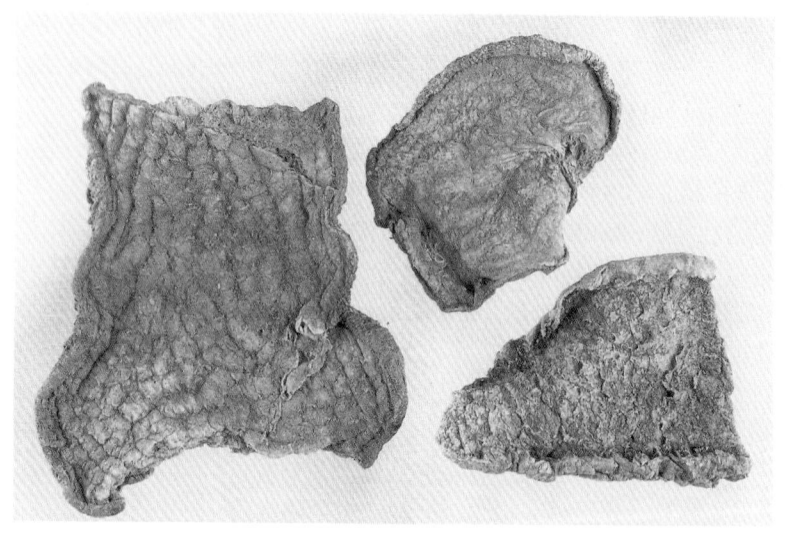

图 20　山乌龟（云南产）

· 山豆根《开宝本草》·
Shandougen
SOPHORAE TONKINENSIS RADIX ET RHIZOMA
Tonkin Sophora Root and Rhizome

商品按来源和药用习惯不同分为广豆根（山豆根）、北豆根两个品别。

·广豆根·

Guangdougen

SOPHORAE TONKINENSIS RADIX ET RHIZOMA

Tonkin Sophora Root and Rhizome

【来　　源】为豆科植物越南槐 *Sophora tonkinensis* Gagnep. 的干燥根及根茎。

【产　　地】主产于广西那坡、靖西、德保、隆安、龙州、凤山、都安、罗城、南丹，江西，广东，云南及贵州兴义、安龙、贞丰、独山、紫云、惠水、长顺等地。

【采收加工】秋季采挖，除去杂质，洗净，干燥。

【性状鉴别】呈不规则结节状，横向延长，顶端常有凹窝状茎基残留，其下部着生数条根。根呈长圆锥形，带有分枝，长短不等，直径 0.3~1.5cm。表面黄棕色至棕褐色，有不规则的纵向皱纹和横向突起的皮孔。质坚硬，难折断。断面皮部浅棕或棕色，木部灰黄色，有豆腥气，味极苦。

以身干，表面黄棕色，条长粗壮，味极苦，无芦头、须根者为佳。

【显微鉴别】

（1）本品横切面：木栓层为数列至 10 数列细胞。皮层外侧的 1~2 列细胞含草酸钙方晶，断续形成含晶细胞环，含晶细胞的壁木化增厚。皮层与韧皮部均散有纤维束。形成层成环。木质部发达，射线宽 1~8 列细胞；导管类圆形，大多单个散在，或 2 至数个相聚，有的含黄棕色物；木纤维成束散在。薄壁细胞含淀粉粒，少数含方晶。

（2）取本品粗粉约 0.5g，加三氯甲烷 10mL，浓氨试液 0.2mL，振摇 15 分钟，滤过，滤液蒸干，残渣加三氯甲烷 0.5mL 使溶解，作为供试品溶液。另取苦参碱和氧化苦参碱对照品，加三氯甲烷制成每 1mL 含 1mg 的混合溶液，作为对照品溶液。照薄层色谱法试验，吸取供试品溶液 1~2μL，对照品溶液 4~6μL，分别点于同一以羧甲基纤维素钠为黏合剂的硅胶 G 薄层板上，以三氯甲烷-甲醇-浓氨试液（4∶1∶0.1）为展开剂，展开，取出，晾干，喷以稀碘化铋钾试液。供试品色谱中，在与对照品色谱相应的位置上，显相同的橙黄色斑点。

【规格等级】统货。

【炮　　制】取原药材，除去残茎及杂质，洗净，润透，切厚片，晒干。

【性味归经】苦，寒。归心、肺、大肠经。

【功能主治】清热解毒，消肿利咽，止痛，通便等。用于火毒蕴结，咽喉肿痛，牙龈肿痛，肺热咳嗽，痰多，湿热黄疸，热结便秘等。外用治痔疮肿痛，毒虫咬伤等。

【用法用量】水煎服，3~5g。外用适量，研末敷患处，或煎汤含漱。脾胃虚寒、便溏、虚火引起咽喉肿痛者忌用。

【主要成分】山豆根中含有生物碱和黄酮类成分。主要有苦参碱、氧化苦参碱、山豆根碱、槐果碱、氧化槐果碱、臭豆碱、甲基金雀花碱以及金雀花碱、山豆根二醇、柔枝槐素等。此外，尚含有紫檀素、山槐素、蛇麻脂醇、甾醇及咖啡酸的高级脂肪醇酯等。

【药理作用】①对心血管系统的影响：a. 增强心肌收缩力；b. 增加冠脉流量；c. 抗血栓形成；d. 抗心律失常。②对脑缺血再灌注损伤的保护作用。③抑制过敏反应。④抗肿瘤作用：山豆根提取物对腹水型吉田肉瘤及实体腹水肝癌细胞生长抑制率在 60% 以上，且延长动物寿命。山豆根对急性淋巴型白血病和急性粒细胞型白血病患者的白细胞脱氢酶均有抑制作用，故提示对白血病细胞有抑制作用。山豆根水提液对人食道癌细胞株（Eca-109）及肝癌SMMC-7721细胞株有抑制作用。其所含的苦参碱和氧化苦参碱等均有不同程度的抗肿瘤作用。⑤体外清除自由基作用。⑥兴奋呼吸系统作用。⑦升高白细胞作用。⑧抗菌、抗病毒作用。⑨抗炎作用。⑩抗溃疡作用。⑪护肝作用。⑫有一定解热作用。

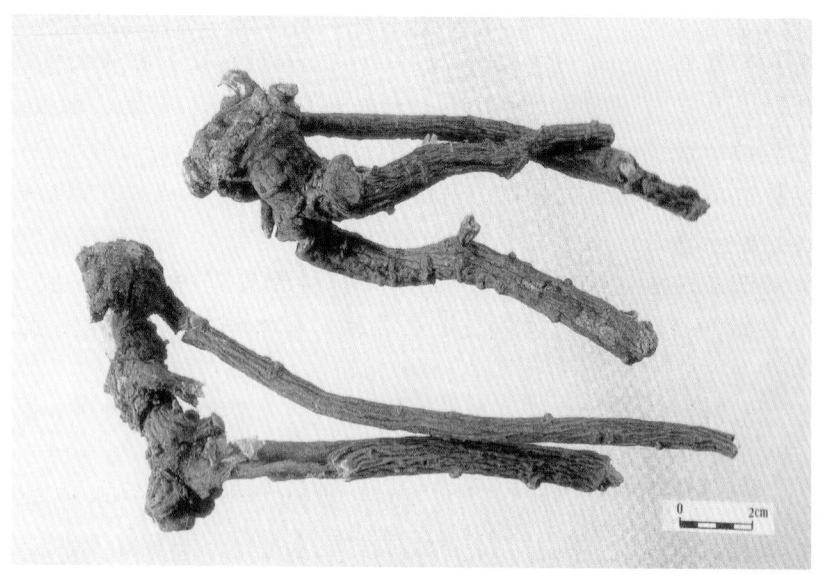

图 21　广豆根（广西产）

·北豆根·
Beidougen
MENISPERMI RHIZOMA
Asiatic Moonseed Rhizome

【来　　源】为防己科植物蝙蝠葛 *Menispermum dauricum* DC. 的干燥根茎。

【产　　地】主产于东北各省及河北、内蒙古、山西、山东、江苏、安徽、浙江等省、自治区。

【采收加工】春、秋两季采挖，除去茎叶、须根及泥土，干燥。

【性状鉴别】呈细长圆柱形，弯曲而有分枝，长可达50cm，直径0.3~0.8cm，表面黄棕色至暗棕色，多有弯曲的细根，并可见突起的茎痕及纵皱纹，外皮易剥落。质韧，不易折断，断面不整齐、纤维性，木部淡黄色，维管束呈放射状排列，中心有类白色的髓。气微，味苦，有小毒。

以条粗长、外皮黄棕色、断面浅黄色者为佳。

【显微鉴别】

（1）本品横切面：表皮细胞一列，外被棕黄色角质层，木栓层为数列细胞。皮层较宽，老的根茎有石细胞散在。中柱鞘纤维排列成新月形。维管束外韧型，环列。束间形成层不明显。木质部由导管、管胞、木纤维及木薄壁细胞组成，均木化。中央有髓。薄壁细胞含淀粉粒及细小草酸钙结晶。

粉末淡棕黄色。石细胞单个散在，淡黄色，分枝状或不规则形，直径43~147μm

（200μm），胞腔较大。中柱鞘纤维多成束，淡黄色，直径 18~34μm，常具分隔。木纤维成束，直径 10~26μm，壁具斜纹孔或交叉纹孔。具缘纹孔导管。草酸钙结晶细小。淀粉粒直径约 1μm。

（2）取本品粉末约 5g，加氨试液 5mL，拌匀，放置 20 分钟，加三氯甲烷 50mL，振摇，放置 1 小时，滤过，滤液置分液漏斗中，加稀盐酸 5mL，振摇提取。分取酸液，置两支试管中：一管加碘化铋钾试液，生成橙红色沉淀；另一管加碘试液，生成棕色沉淀。

【规格等级】统货。

【炮　　制】取原药材，除去残茎及杂质，洗净，润透，切厚片，晒干。

【性味归经】苦，寒。有小毒。归肺、胃、大肠经。

【功能主治】清热解毒，祛风止痛。用于咽喉肿痛，肠炎痢疾，风湿痹痛。

【用法用量】水煎服，3~5g。

【主要成分】根茎含总生物碱约 1% 以上。如蝙蝠葛碱、蝙蝠葛诺林碱、蝙蝠葛新诺林碱、粉防己碱（titrandrine，$C_{38}H_{42}O_6N_2$）、山豆根碱、青藤碱，木兰花碱、光千金藤碱、碎米蕨叶碱、光千金藤定碱等。尚有 6 种未鉴定的微量生物碱。

【药理作用】①降压作用；②抗肿瘤作用：北豆根碱对实体型和腹水型吉田肉瘤以及腹水型肝癌大白鼠有明显的延缓死亡的作用，在被治愈的大白鼠血清中发现有抗肿瘤性抗体存在；③抗心律失常作用；④抗炎作用；⑤抗菌作用；⑥对大鼠缺血-再灌注时大脑损伤的保护作用；⑦肌肉松弛作用；⑧抑制血小板聚集，降低血液黏度；⑨镇咳祛痰作用；⑩免疫增强作用；⑪抑制胃液分泌，修复胃黏膜溃疡；⑫对中枢神经系统先兴奋后抑制；⑬有明显抑制血栓形成，抑制动脉平滑肌细胞增殖的作用，可作为组胺释放剂。

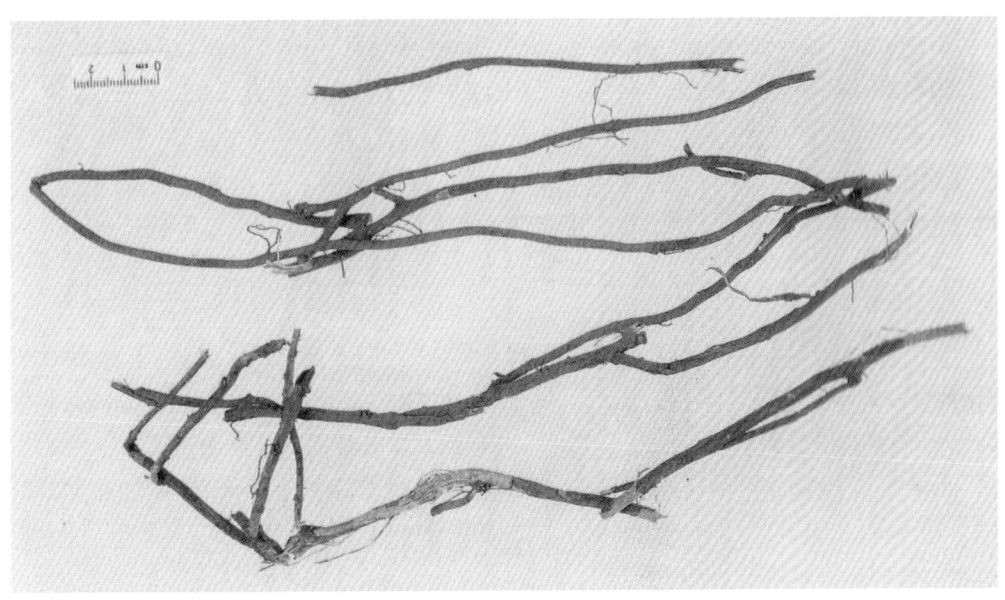

图 22　北豆根（北京产）

·山奈《本草品汇精要》·
Shannai
KAEMPFERIAE RHIZOMA
Galanga Resurrectionlily Rhizome

【来　　源】为姜科植物山奈 *Kaempferia galanga* L. 的干燥根茎。

【产　　地】主产于广东茂名、湛江及广西、云南、海南。台湾亦产。

【采收加工】栽培 2 年采挖，于冬季至翌年春，当地上茎叶枯萎时采挖，挖出根部，除去茎叶及须根，横切成 0.3~0.5cm 的片，摊在竹席上晒至七八成干，堆积发汗，再晒至足干（切忌火烘）。

【性状鉴别】多呈方圆形或近圆形的横切片，直径 1~2cm，厚 0.3~0.5cm，外皮浅褐色至黄褐色，皱缩，有的有根痕及残存须根；切面类白色，粉性，常鼓凸，习称"皱皮凸肉"。质脆，易折断，气香特异，味辛辣。

以片大、色白、粉性足、香辛味浓者为佳。

【显微鉴别】

（1）本品粉末类黄白色。淀粉粒众多，主为单粒，圆形、椭圆形或类三角形，多数扁平，直径 5~30μm，脐点、层纹均不明显。油细胞类圆形或椭圆形，直径 40~130μm，壁较薄，胞腔内含浅黄绿色或浅紫红色油滴。螺纹导管直径 18~37μm。色素块不规则形，黄色或黄棕色。

（2）取本品粉末 0.25g，加甲醇 5mL，超声处理 10 分钟，滤过，滤液作为供试品溶液。另取对甲氧基肉桂酸乙酯对照品，加甲醇制成每 1mL 含 5mg 的溶液，作为对照品溶液。照薄层色谱法试验，吸取上述两种溶液各 2μL，分别点于同一硅胶 GF$_{254}$ 薄层板上，以正己烷-醋酸乙酯（18∶1）为展开剂，展开，取出，晾干，置紫外光灯（254nm）下检视。供试品色谱中，在与对照品色谱相应的位置上，显相同颜色的斑点。

【规格等级】统货。

【炮　　制】原药已切片，拣除杂质，筛去灰屑入药。

【性味归经】辛，温。归胃经。

【功能主治】行气止痛，温中化湿，消食。用于胸腹冷痛，脘腹胀满，寒湿吐泻，停食不化，骨鲠喉。外用治风虫牙痛，跌打肿痛等。

【用法用量】水煎服，5~10g。外用适量，研末敷。

【主要成分】根茎含挥发油：对甲氧基桂皮酸乙酯、桂皮酸乙酯、对甲氧基苏合香烯、龙脑、莰烯等；还含有含山奈酚、山奈素及蛋白质淀粉等。

【药理作用】①抑菌消炎作用。②免疫功能增强。③抗癌作用：反式对甲氧基桂皮酸乙酯有细胞毒活性，能明显抑制人宫颈癌 HeLa 细胞集落形成。山奈挥发油可抑制裸鼠原位移植入胃癌细胞的增殖，诱导肿瘤细胞凋亡，并有可能通过抗血管生成而起到抑制转移的作用，与 5-Fu 合用有协同增效作用。山奈酚可抑制人前列腺癌 PC-3 细胞增殖，降低增殖细胞核抗原（PCNA）及血管细胞黏附分子 1（VCAM-1）的表达水平，诱导 PC-3 细胞阻滞于 S 期及 G$_2$/M 期，但山奈酚对 PC-3 细胞凋亡无影响。④杀虫作用。

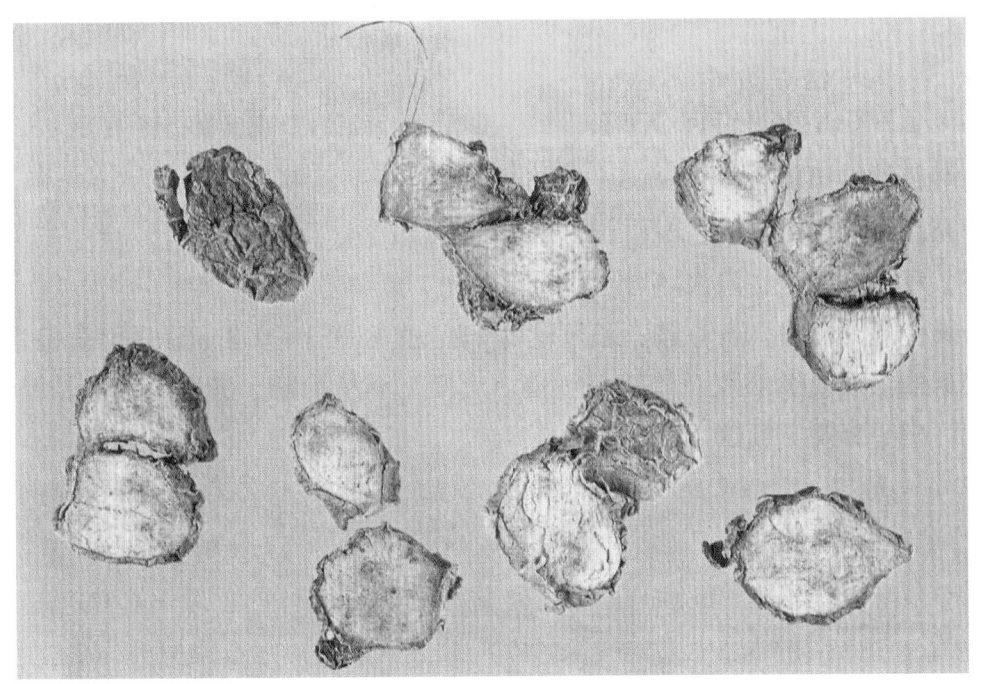

图 23　山柰（广东产）

·山药《神农本草经》·
Shanyao
DIOSCOREAE RHIZOMA
Common Yam Rhizome

商品按加工方法不同分为光山药和毛山药两种规格。

【来　　源】为薯蓣科植物薯蓣 *Dioscorea opposita* Thunb. 的干燥根茎。

【产　　地】主产于河南温县、武陟、博爱、沁阳，山西太谷、介休、平遥，河北安国，陕西大荔、渭南、汉中等地。此外，甘肃、浙江、江西、云南、四川等省亦产。为河南省的道地药材之一。

【采收加工】栽培 1~2 年可采挖，10 月下旬采挖，挖出根茎，取下顶部芦头留作种栽，下部块根洗净，趁鲜用竹刀刮去外皮，即用清水浸泡洗净，捞起晒至全干或炕干即为"毛山药"。在晒至半干时选择肥大顺直、均匀的个条，用木板搓成圆柱状，切齐两端，再晒至足干，打光，即为"光山药"。

【性状鉴别】

（1）毛山药：呈不规则圆柱形，弯曲而稍扁，长 15~30cm，直径 1.5~6.0cm。表面黄白色或淡棕黄色，有纵沟、纵皱纹及须根痕，偶有浅棕色外皮残留。体重，质结实，断面白色，粉性，显颗粒状。气微，味淡，若采收加工时用硫黄熏过的则微酸，嚼之发黏。

毛山药以质结实，体重，粉性足，表面无栓皮，色白者为佳。

（2）光山药：呈光滑圆润的圆柱形，长 10~20cm，直径 1.5~4.0cm，表面白色至淡黄白色，质结实体重，不易折断，断面白色。其余特征同毛山药。

河南产的光山药条个均匀，两端切面多向内凹入，手摸表面粉性较一般山药少，质较结实，体较重，色白而不浮，黏性比一般山药小，久煮不易绵烂，并呈半透明，为山药最优者。

光山药以条个均匀，光滑圆润，无裂痕、空心，白色，两端整齐平截，体坚质重者为佳。

【显微鉴别】本品粉末类白色。淀粉粒单粒扁卵形、类圆形、三角状卵形或矩圆形，直径 8~35μm，脐点点状、人字状、十字状或短缝状，可见层纹；复粒稀少，由 2~3 分粒组成。草酸钙针晶束存在于黏液细胞中，长约 240μm，针晶粗 2~5μm。具缘纹孔、网纹、螺纹及环纹导管直径 12~48μm。

【规格等级】按《七十六种药材商品规格标准》将山药商品分光山药、毛山药两个规格。

1. 光山药　分为四个等级。

一等：干货。呈圆柱形，条匀挺直，光滑圆润，两端齐平。内外均为白色。质坚实，粉性足。味淡。长 15cm 以上，直径 2.3cm 以上，无裂痕、空心、炸头、杂质、虫蛀、霉变。

二等：长 13cm 以上，直径 1.7cm 以上。余同一等。

三等：长 10cm 以上，直径 1cm 以上。余同一等。

四等：长短不分，直径 0.8cm 以上，间有碎块、裂痕、空心、炸头。余同一等。

2. 毛山药　分为三个等级。

一等：干货。呈长条形，弯曲稍扁，有顺皱纹或抽沟，去净外皮。内外均为白色或黄白色，有粉性，味淡。长 15cm 以上，中部围粗 10cm 以上。无破裂、空心、黄筋、杂质、虫蛀、霉变。

二等：长 10cm 以上，中部围粗 6cm 以上。余同一等。

三等：长 7cm 以上，中部围粗 3cm 以上。间有碎块、破裂、空心、黄筋。

山药均以质坚实，粉性足，内外均为白色者为佳。

【炮　　制】

（1）山药：取原药材，除去杂质，大小个分档，洗净，浸泡至两头弯曲有弹性时取出，润至透心，切斜薄片，干燥。

（2）麸炒山药：取净山药片，每 100kg 用麦麸 10kg，用中火加热，将麦麸炒至冒白烟时倒入净山药片，翻炒至山药片表面呈黄色时取出，筛去麦麸，放凉。

【炮制作用】传统认为麸炒后可增强其健脾止泻作用。

【性味归经】甘，平。归脾、肺、肾经。

【功能主治】补脾养胃，生津益肺，补肾涩精。用于脾虚食少，久泻不止，肺虚喘咳，肾虚遗精，带下，尿频，虚热消渴等。

麸炒山药补脾健胃。用于脾虚食少，泄泻便溏，白带过多等。

【用法用量】15~30g。水煎服。

【主要成分】本品块茎中含粗蛋白质、粗纤维、淀粉、多糖，钾、钙、镁、铁、锌、铜、锰等；还有皂苷、黏液质、尿囊素、胆碱、精氨酸、淀粉酶、脂肪等。黏性物质是由甘露聚糖与球蛋白结合而成的，皮所含的皂角素和植物碱会引起接触性过敏。

【药理作用】①降血糖作用；②抗衰老、抗氧化作用；③调节和增强免疫功能；④降血脂作用；⑤刺激胃肠运动、促进胃肠内容物排空，助消化；⑥抗肿瘤作用：用小鼠移植性实体瘤研究山药多糖 RDPS-1 的体内抗肿瘤作用，结果表明 50mg/kg 的 RDPS-1 对 Lewis 肺癌有显著的抑制作用，而对 B_{16} 黑色素瘤没有明显作用，≥150mg/kg 的 RDPS-1 对 B_{16} 黑色素瘤和 Lewis 肺癌都有显著的抑制效果，中等剂量（150mg/kg）作用最佳；⑦肝损伤保护作用；⑧肾保护作用；⑨动物实验中有增强雄性激素样作用；⑩抗刺激、麻醉镇痛、促进上皮生长、消炎、抑菌等作用，治疗缺铁性贫血。

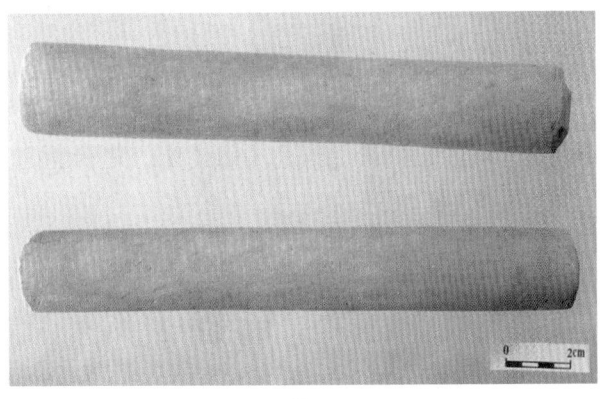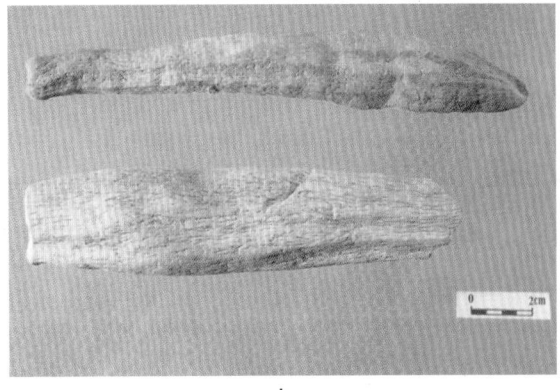

a   b

图 24　山药（河南产）
a.光山药　b.毛山药

·**山慈菇**《本草纲目拾遗》·

Shancigu
CREMASTRAE PSEUDOBULBUS PLEIONES PSEUDOBULBUS
Appendiculate Cremastra, Common Pleione or Yunnan Pleione
Pseudobulb

【来　　源】为兰科植物杜鹃兰 *Cremastra appendiculata*（D. Don）Makino、独蒜兰 *Pleione bulbocodioides*（Francb.）Rolfe 或云南独蒜兰 *Pleione yunnanensis* Rolfe 的干燥假鳞茎。前者习称"毛慈菇"，后两者习称"冰球子"。

【产　　地】野生。毛慈菇主产于四川凉山州、甘孜州、雅安等。冰球子主产于贵州、云南、四川等地。

【采收加工】夏、秋两季采挖，除去地上部分，洗净泥沙，晒干。

【性状鉴别】

（1）毛慈菇：呈卵球形，稍扁，外表面棕褐色或灰棕色，中部有 1~2 条凸起的横环节（俗称"玉带缠腰"），节处有疏或密的淡黄棕色须毛，底部具多数灰黄白色扭曲状的须根。质坚硬，断面类白色或黄白色，呈明显细颗粒状。气微，味微甘，嚼之略黏牙。

（2）冰球子：呈圆锥形、瓶颈状或不规团块状，直径 1~2cm，高 1.5~2.0cm。顶端渐尖，尖端断处呈盘状，基部膨大且圆平，中央凹入，有 1~2 条环节，多偏向一侧。撞去外皮者表面黄白色，带表皮者浅棕色，光滑，有不规则皱纹。断面浅黄色，角质半透明。气微，味淡微苦而稍有黏性。

【显微鉴别】

（1）毛慈菇横切面：最外层为一层扁平的表皮细胞，其内有 2~3 列厚壁细胞，浅黄色，再向内为大的类圆形薄壁细胞，含黏液质，并含有淀粉粒。近表皮处的薄壁细胞中含有草酸钙针晶束，长 70~150μm。维管束散在，外韧型。

（2）冰球子横切面：表皮细胞切向延长，淀粉粒存在于较小的薄壁细胞中，维管束鞘纤维半月形，偶有两半月形。

【规格等级】统货。以个大、饱满、断面黄白色、质坚实者为佳。

【炮　　制】取原药材，除去杂质，去净毛须，洗净，润透，切薄片，晒干。外用适量，整理洁净，用时捣碎调敷。

【性味归经】甘、微辛，凉。归肝、脾经。

【功能主治】清热解毒，化痰散结。用于痈肿疔毒，瘰疬痰核，淋巴结结核，喉痹肿痛，蛇虫咬伤等。

【用法用量】3~9g，水煎服。外用适量。

【主要成分】含杜鹃兰素Ⅰ和Ⅱ、秋水仙碱、黏液质、葡配甘露聚糖、甘露糖等，假鳞茎中还含有原儿茶酸、丁二酸天麻苷等。

【药理作用】①降压作用。②抑制诱变作用。③改善外周微循环，刺激骨髓造血细胞作用，使红系、粒系及巨核细胞系增生，有利于机体功能的恢复。④抗肿瘤作用：山慈菇多糖对 H_{22} 肝癌实体瘤小鼠具有抗肿瘤作用，能增强血清中血清白介素-2（IL-2）、肿瘤坏死因子（TNF-a）活性；减少抗凋亡因子 Bcl-2 的表达量。山慈菇多糖的低、中、高剂量组

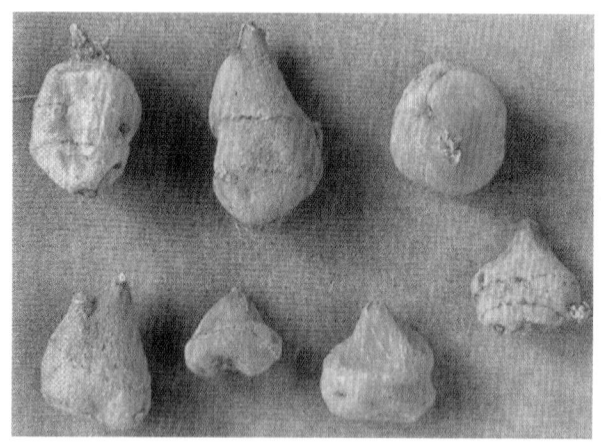

a

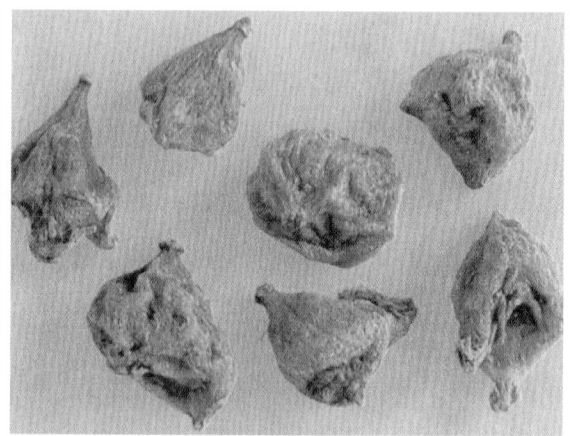

b

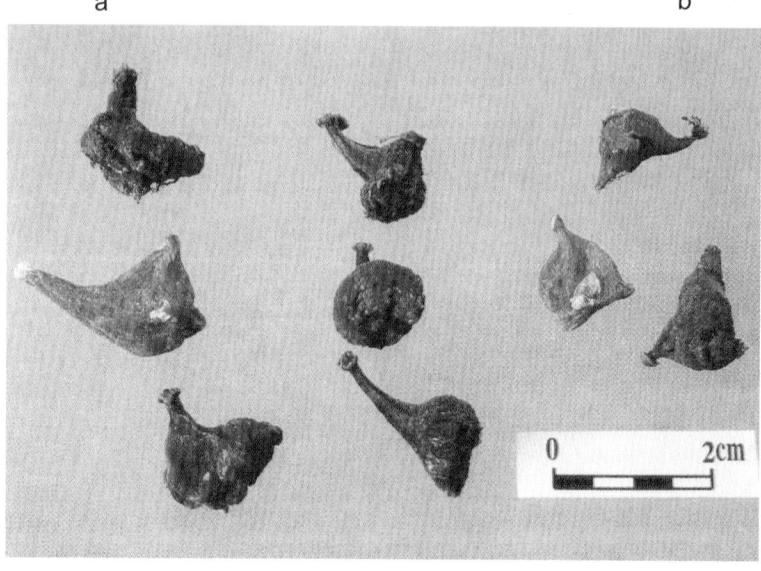

c

图 25　山慈菇

a.杜鹃兰（毛慈菇　四川产）　b.独蒜兰（冰球子　贵州产）　c.云南独蒜兰（冰球子　云南产）

抑瘤率分别为 43.74%、37.57%、30.76%，无剂量依赖性。此外，山慈菇对人乳腺癌细胞转移也有一定的抑制作用。⑤具降血脂及抑制血管生成作用。

· 川乌《神农本草经》·
Chuanwu
ACONITI RADIX
Common Monkshood Axial Root

【来　　源】为毛茛科植物乌头 *Aconitum carmichaeli* Debx. 的干燥母根。

【产　　地】主产于四川江油、北川、平武、青川、安县，陕西城固、南郑、洋县、兴平、周至、鄠邑及贵州、云南、河南、湖南等地。多为栽培品。

【采收加工】在种植后的第二年6月下旬至8月上旬采挖，采挖后将子根（附子）摘下分开，切下母根，去除须根，洗净泥土，晒干或烘干。或放在缸里，用热水泡12小时捞起，拌上草木灰，白天摊晒，夜里堆放，反复多次，直至晒干。

【性状鉴别】呈不规则的圆锥形，稍弯曲，顶端常有残茎，中部多向一侧膨大。表面棕褐色或灰棕色，皱缩，小瘤状侧根（习称"钉角"）及子根脱离的痕迹。质坚实，断面类白色或浅灰黄色，形成层环纹呈多角形。气微，味辛辣、麻舌，粉尘呛鼻发痒。本品毒性大，口尝鉴别时切勿咽下。

以身干，个大均匀，饱满坚实，断面粉性足、白色，无空心者为佳。

【显微鉴别】

（1）本品横切面：后生皮层为棕色木栓化细胞；皮层薄壁组织偶见石细胞，单个散在或数个成群，类长方形、方形或长椭圆形，胞腔较大；内皮层不甚明显。韧皮部散有筛管群；内侧偶见纤维束。形成层类多角形。其内外侧偶有1至数个异型维管束。木质部导管多列，呈径向或略呈"V"形排列。髓部明显。薄壁细胞充满淀粉粒。粉末灰黄色。淀粉粒单粒球形、长圆形或肾形，直径 3~22μm；复粒由 2~15 分粒组成。石细胞近无色或淡黄绿色，呈类长方形、类方形、多角形或一边斜尖，直径 49~117μm，长 113~280μm，壁厚 4~13μm，壁厚者层纹明显，纹孔较稀疏。后生皮层细胞棕色，有的壁呈瘤状增厚突入细胞腔。导管淡黄色，主为具缘纹孔，直径 29~70μm，末端平截或短尖，穿孔位于端壁或侧壁，有的导管分子纵横连接。

（2）取本品粉末约 5g，加乙醚 30mL 与氨试液 3mL，浸渍 1 小时，时时振摇，滤过，取滤液 6mL，蒸干，残渣加 7% 盐酸羟胺甲醇溶液 10 滴与 0.1% 麝香草酚酞甲醇溶液 2 滴，滴加氢氧化钾饱和的甲醇溶液至显蓝色后，再多加 4 滴，置水浴中加热 1 分钟，用冷水冷却。滴加稀盐酸调节 pH 值至 2~3，加三氯化铁试液 1~2 滴与三氯甲烷 1mL，振摇，上层液显紫色。

（3）取本品粉末 0.5g，加乙醚 10mL 与氨试液 0.5mL，振摇 10 分钟，滤过。滤液置分液漏斗中，加硫酸液（0.25mol/L）20mL，振摇提取，分取酸液适量，用水稀释后照分光光度法测定，在 231nm 的波长处有最大吸收。

【规格等级】产地商品分为四个等级或统货。

一等：每公斤 60 头以内。

二等：每公斤 90 头以内。

三等：每公斤 140 头以内。

四等：每公斤 200 头以内。

均以身干，个大均匀，丰满坚实，断面粉性、白色，无空心者为佳。

【炮　　制】

（1）生川乌：除去杂质，洗净，切片，干燥。或用时捣碎。

（2）制川乌：取净川乌，大小个分开，用水浸泡至内无干心，取出，置锅中加水煮4~6小时（或蒸6~8小时）至取大个及实心者切开无白心，口尝微有麻舌感时取出，晾晒至六成干，切片，干燥。（《中国药典》制法）

（3）制川乌：取川乌，除去杂质，洗净，加捣绒的生姜、皂角、甘草同泡，水以浸过药面为宜，泡至透心，连同辅料和浸液共煮至浸液吸干，至无白心，微带麻味时取出，除去辅料，切成薄片，晒干。

（4）生姜制川乌：取药材，除去杂质，大小分开，用清水浸泡三天，每天换水1~2次，取出，置锅中，每100kg川乌用25kg老生姜（打烂），加清水过药面，用武火煮沸后改用文火煮4~6小时，至内无白心、口尝无麻或微有麻舌感时取出，晾晒至半干，切薄片，晒干（《广东省中药饮片加工炮制手册》1977年）。

（5）黑米醋生姜制川乌：取原药拣除杂质，大小分档，用清水浸泡（夏天浸泡14天，冬天浸泡20天），浸泡时水要浸过药面10cm以上，每天换水2~3次，第五天后加入3%白矾粉末同浸，每天换矾水一次。浸足时间后捞起，以清水冲洗，每100kg川乌用25kg黑米醋、老生姜（生姜先打碎煎汤）同煮4~6小时，以煮至切开无白心、口尝微有麻舌感为度。取出，去姜渣，放凉，切片晒干（《中药商品知识》1988年）。

（6）生姜皂角甘草制川乌：取原药材，去除杂质，大小分开，洗净，用清水浸泡，春冬季3~4天，夏秋季2~3天，每天换水1~2次，捞起，每100kg生川乌用生姜10kg（捣碎），皂角3kg（捣碎），甘草5kg（切片），倒入锅中共煮2小时，至切开口尝微有麻舌感时取出，去除生姜、皂角、甘草，晒至七成干，切薄片，晒干或烘干。每100kg生川乌，用生姜10kg，甘草5kg，皂角3kg（《湖南省中药材炮制规范》1982年）。

（7）生石灰制川乌：取净川乌，大小分开，用饱和生石灰水（每100kg川乌用生石灰20kg）浸泡至透心，取出，用清水洗净，置锅中加水过药面，煮4~8小时，至个大及实心者切开内无白心、口尝无麻或微有麻舌感时取出，晾至六成干，切薄片，晒干或烘干（《广东省中药饮片加工炮制手册》1977年）。

（8）黑豆制川乌：取净川乌，大小分档，放于水中漂3~5天（每天换水1~2次），取出，置锅中，加入黑豆（或豆腐）、甘草片及生姜片（或姜汁），搅匀，加热煮沸2~4小时，至内无白心口尝微有麻舌感，取出，冷后拣去辅料，晾至八成干，切薄片，晒干或烘干。每10kg川乌，用黑豆250g或豆腐2 500g，甘草500g，生姜片500g（《中草药炮制规范》1983年）。

【炮制作用】经浸泡及加辅料煮制后可降低川乌毒性。姜醋共制还能增强其散寒止痛作用。

【性味归经】辛、苦，热，生品有大毒。归心、肝、肾、脾经。

【功能主治】祛风邪，除寒湿，温经络，止痛。用于风寒湿痹，关节疼痛，手足拘挛，半身不遂，头风痛，偏头痛，心腹冷痛，寒疝作痛，麻醉止痛等。外用阴疽肿毒。

【用法用量】生川乌多外用。内服一般用炮制品。临床一般用制川乌，水煎服，1.5~3g，宜先煎、久煎。外用适量，研末调敷。孕妇忌用。不宜与贝母类、半夏、白及、白蔹、瓜蒌、天花粉共用。

【主要成分】含多种生物碱，其中主要有乌头碱、中乌头碱、次乌头碱、杰斯乌头碱、异翠雀碱等，还有塔拉弟胺、川乌碱甲及川乌碱乙。此外，还从本品中分离出消旋-去甲乌药碱等。

【药理作用】①镇静、镇痛作用。②局部麻醉作用，高浓度可使神经干完全丧失兴奋和传导冲动的能力。③抗炎作用。④对免疫功能的影响，对免疫器官和体液免疫均呈免疫抑制作用。⑤抗癌作用：乌头注射液对实体动物肿瘤抑制率可达50%以上，临床应用也证实了其抗癌作用，病理观察可见癌细胞核空泡、变性、回缩及淋巴结构破碎等退行性变。复方三生注射液（生川乌、生附子、生南星等）对小鼠肝癌细胞的生长有明显抑制作用，并能显著抑制大分子合成。⑥强心、降血压作用。⑦对支气管痉挛有松弛作用，可能兴奋迷走神经。

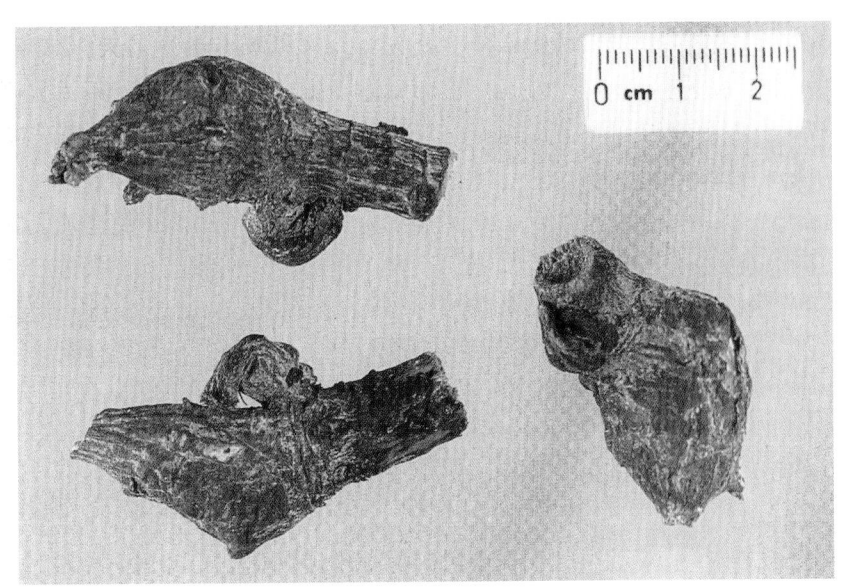

图 26 川乌（四川产）

· 川木香《药物出产辨》·
Chuanmuxiang
VLADIMIRIAE RADIX
Common Vladimiria or Grayback Viadimiria Root

【来　　源】为菊科植物川木香 *Vladimiria souliei*（Franch.）Ling 或灰毛川木香 *Vladimiria souliei*（Franch.）Ling var.*cinerea* Ling 的干燥根。

【产　　地】主产于四川西部的阿坝、甘孜等地。

【采收加工】秋冬两季采挖，除去泥土，用微火焙干。

【性状鉴别】略呈圆柱形或纵槽的半圆形，稍弯曲，长 10~30cm，直径 1~3cm。表面黄棕色或棕褐色，粗糙具纵皱纹，栓皮多已除去，可见丝瓜络状细筋脉，根头部偶有黑色发黏的胶状物，习称"油头"。体较轻，质硬脆，易折断，断面不平坦，皮部黄白色或黄色，有深黄色稀疏油点及裂隙，木部宽广浅黄色，有放射状纹理，老根中心通常呈枯朽状，油室稀疏。气微香，味苦，嚼之黏牙。

以身干、质坚实、无油头、香气浓、显油性者为佳。

【显微鉴别】

（1）本品横切面：木栓层为数列棕色细胞，韧皮部射线较宽；筛管群与纤维束以及木质部的导管群与纤维束均呈交互径向排列，呈整齐的放射状。形成层环波状弯曲，纤维束黄色，木化，并伴有石细胞。有髓或已破裂。油室散在于射线及髓部薄壁组织中。薄壁细胞可见菊糖。

（2）取本品粉末2g，加乙醚20mL，超声处理20分钟，滤过，滤液挥干，残渣加甲醇1mL使溶解，作为供试品溶液。另取川木香对照药材，同法制成对照药材溶液。照薄层色谱法试验，吸取上述两种溶液各5μL，分别点于同一硅胶G薄层板上，以甲苯-醋酸乙酯（19∶1）为展开剂，展开，取出，晾干，喷以5%香草醛硫酸溶液，加热至斑点显色清晰。供试品色谱中，在与对照药材色谱相应的位置上，显相同颜色的斑点。

【规格等级】统货。应无焦枯、杂质、虫蛀、霉变。以身干、质坚实、无油头、香气浓、显油性者为佳。

【炮　　制】

（1）川木香：取原药材，除去杂质及"油头"（黑色胶头），刮去栓皮，洗净，润透，切薄片，干燥。

（2）煨木香：取净川木香片，平铺于铁丝网上的吸油草纸上，一层木香片一层草纸，间隔平铺数层，上面再盖上铁丝网，用绳捆扎结实，置炭火或烘干室内，微火烘煨至木香油分渗至草纸上，取出，除去草纸即得。

【炮制作用】木香经煨制后减低了油分，增强其涩大肠止泻的作用。

【性味归经】辛、苦，温。归脾、胃、大肠、三焦、胆经。

【功能主治】行气止痛，消胀。用于脘腹胀痛，食欲不振，肠鸣腹泻，里急后重，两胁不舒，肝胆疼痛等。

【用法用量】3~9g。水煎服。

【主要成分】主要含挥发油，特征性化合物为木脂素，挥发油中含倍半萜内酯，具体包括去氢木香内酯、愈创木-1（10）-烯-11-醇、α-佛手柑油烯、β-榄香烯、γ-广藿香烯、α-葎草烯、α-姜黄烯、β-桉叶醇、γ-榄香烯、γ-古芸烯、木香烃内酯、木香醇、桉叶油醇、邻二甲苯、间苯二酚、雪松烯、三甲苯、依兰烯、香木兰烯、去氢木香内酯和木香烃内酯等。

【药理作用】有关川木香的药理作用研究不多。提取物对支气管平滑肌及小肠平滑肌有较好的解痉作用，尚有文献报道水提物及醇提物有较强的利胆作用。

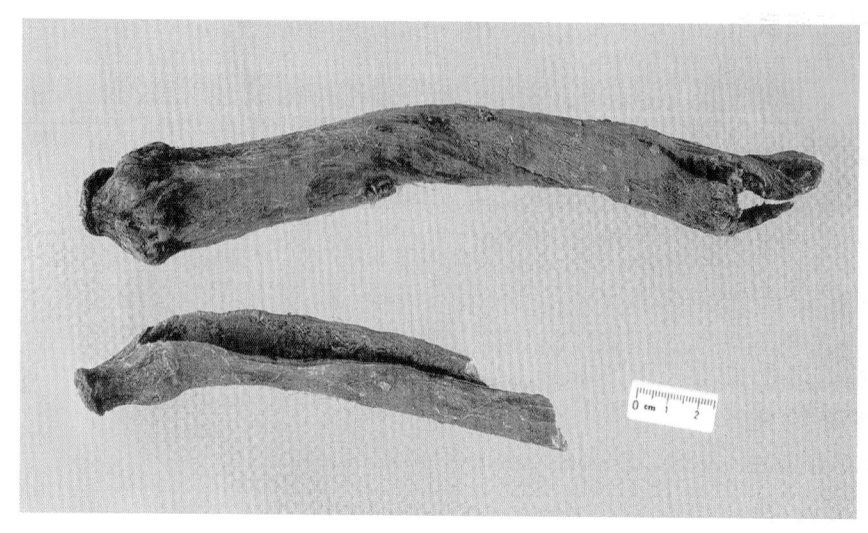

图27　川木香（四川产）

48

·川芎《神农本草经》·
Chuanxiong
CHUANXIONG RHIZOMA
Chuanxiong Lingusticum Rhizome

【来　　源】为伞形科植物川芎 *Ligusticum chuanxiong* Hort. 的干燥根茎。

【产　　地】主产于四川灌县、崇庆、彭州等。陕西、甘肃、云南、贵州、湖南、江西亦产。为四川省道地药材之一。

【采收加工】种植的第 2 年夏季，当茎上的节盘显著突出并略带紫色时采挖，除去泥沙，晒或炕干后置撞笼中撞去粗皮和须根。一般不要在烈日下曝晒，最好用微火烘干。

【性状鉴别】呈不规则结节状拳形团块，表面棕褐色，粗糙皱缩，有多数平行隆起的轮节，上端有类圆形凹窝状茎痕 2~12 个，下侧及轮节上有多数小瘤状茎基残痕。质坚实，不易折断，切断面黄白色或灰黄色，有多数不规则的波纹状环纹或不规则多角形纹理（习称"蝴蝶花纹"），内围有一明显的波纹状形成层环纹，散有黄棕色的小麻点（油室）。气特异浓香，味苦、辛，稍有麻舌感，后微回甜。

以个大饱满、质坚实、断面色黄白、油性大、蝴蝶花纹明显、气香浓者为佳。

【显微鉴别】

（1）本品横切面：木栓层为 10 余列细胞。皮层狭窄，散有根迹维管束，其形成层明显。韧皮部宽广，形成层环波状或不规则多角形。木质部导管多角形或类圆形，大多单列或排成"V"形，偶有木纤维束。髓部较大。薄壁组织中散有多数油室，类圆形、椭圆形或形状不规则，淡黄棕色，靠近形成层的油室小，向外渐大；薄壁细胞中富含淀粉粒，有的薄壁细胞中含草酸钙晶体，呈类圆形团块或类簇晶状。

粉末淡黄棕色或灰棕色。淀粉粒较多，单粒椭圆形、长圆形、类圆形、卵圆形或肾形，直径 5~16μm，长约 21μm，脐点点状、长缝状或人字状；偶见复粒，由 2~4 分粒组成。草酸钙晶体存在于薄壁细胞中，呈类圆形团块或类簇晶状，直径 10~25μm。木栓细胞深黄棕色，常多层重叠，表面观呈多角形，壁薄。油室多已破碎，偶可见油室碎片，分泌细胞壁薄，含有较多的油滴。导管主为螺纹导管，亦有网纹及梯纹导管，直径 14~50μm，有的螺纹导管增厚壁互相联结，似网状螺纹导管。

（2）取本品粉末 1g，加石油醚（30~60℃）5mL，放置 10 小时，时时振摇，静置，取上清液 1mL，挥干后，残渣加甲醇 1mL 使溶解，再加 2%3,5-二硝基苯甲酸的甲醇溶液 2~3 滴与甲醇饱和的氢氧化钾溶液 2 滴，显红紫色。

（3）取本品粉末 1g，加乙醚 20mL，加热回流 1 小时，滤过，滤液挥干，残渣加醋酸乙酯 2mL 使溶解，作为供试品溶液。另取川芎对照药材 1g，同法制成对照药材溶液。照薄层色谱法试验，吸取上述两种溶液各 1~2μL，分别点于同一硅胶 G 薄层板上，以正己烷-醋酸乙酯（9：1）为展开剂，展开，取出，晾干，置紫外光灯下检视。供试品色谱中，在与对照药材色谱相应的位置上，显相同颜色的荧光斑点。

【规格等级】《七十六种药材商品规格标准》将川芎商品分川芎和山川芎两个规格。

1. 川芎　分为三个等级。

一等：干货。呈绳结状。质坚实。表面黄褐色，断面灰白色或黄白色。有特异浓香，味苦、辛，稍麻舌。每公斤 44 个以内，单个重量不低于 20g。无山川芎、苓珠、苓盘、空心、焦枯、杂质、虫蛀、霉变。

二等：每公斤重 70 个以内。余同一等。

三等：每公斤重 70 个以外，个大空心者亦属此等，不分大小。余同一等。

2. 山川芎　统货。干货。呈绳结状，体枯瘦不结实。表面褐色，断面灰白色。有特异香气，味苦辛，稍麻舌。大小不分。无苓珠、苓盘、枯焦、杂质、虫蛀、霉变。

【炮　　制】

（1）川芎：取原药材，除去杂质，分开大小，洗净，润透，切薄片，干燥。

（2）炒川芎：先将炒锅加热，取川芎片置锅内，用文火翻炒至深黄色略显焦斑时取出，放凉。

（3）酒川芎：取川芎片，每 100kg 用黄酒 20kg 喷淋拌匀，闷润至黄酒被吸尽，置炒锅内用文火炒至红棕色，取出摊晾。或取川芎个，洗净，稍浸泡后取出，稍闷后喷淋黄酒，拌匀，闷润至黄酒被吸尽后，蒸 3~4 小时至无白心，停火闷一夜，取出晒至六、七成干，刨薄片，晒干。

【炮制作用】川芎含阿魏酸易刺激胃，炒制后降低刺激性，适合胃纳不佳者服用；酒制后增强其活血祛风作用。

【性味归经】辛、微苦，温。归肝、胆、心包经。

【功能主治】活血行气，祛风止痛。用于头痛，胸胁刺痛，月经不调，经闭痛经，肝气郁结，风湿痹痛，寒痹筋挛，痈疽肿痛，跌仆肿痛等。

【用法用量】3~10g。水煎服。因阴虚火旺、肝阳上亢所引起头痛及月经过多等症不宜服用。

【主要成分】根茎含挥发油、生物碱、酚性物质、中性物质、有机酸等。挥发油部分主要是藁本内酯（约占 58%）、3- 丁酰内酯（5.29%）和香桧烯（6.08%）；生物碱有川芎嗪、川芎哚、川芎醇、异亮氨酸、缬氨酸、内酰胺和黑麦碱等；酚性物质有阿魏酸（Ferulic acid）、亚油酸、香荚兰酸、大黄酚、瑟丹酸。

【药理作用】①川芎有效成分有扩张冠状动脉和外周血管的作用，增加冠状动脉血流量，改善心肌的血氧供应，降低心肌耗氧量，对于缓解冠心病心绞痛有较好疗效；扩张脑血管，增加脑血管和外周血管血流量。②降低血小板表面活性，抑制血小板聚集，预防血栓形成作用。③川芎所含阿魏酸中性成分小剂量可兴奋子宫平滑肌，大剂量则呈抑制作用。对平滑肌的解痉作用，是其治疗痛经的药理学基础。④对泌尿系统有如下作用：a. 改善慢性肾衰者的肾功能；b. 改善腹膜透析效能；c. 抗肾间质纤维化。⑤抗肿瘤转移作用：川芎嗪在 $20mg/(kg \cdot d)$ 剂量下，给药 18 天，能显著抑制 B/6-F/0 黑色素瘤的人工肺转移，其肺转移结节数由 134 个下降至 72 个。放射免疫法测定显示，川芎嗪能显著降低肺转移小鼠血浆 TXB_2 含量，而对 $6\text{-}Ket_0\text{-}PGF_{12}$ 含量无显著影响。同位素掺入法测定表明，川芎嗪能增强正常及荷瘤小鼠脾脏 NK 细胞活性，且能拮抗环磷酰胺对 NK 细胞活性的抑制作用。转移作用可能与降低小鼠血浆 TXB_2 含量和增强 NK 细胞活性有关。⑥抗射线及氮芥损伤作用。⑦镇静作用，可以对抗咖啡因引起的兴奋及延长巴比妥类睡眠作用。⑧抑菌作用：对多种革兰阴性肠道菌及一些致病性皮肤真菌、病毒有一定的抑制作用。⑨利尿作用。⑩对中枢神经系统有保护作用，并有持久的降压作用。⑪对消化系统尤其是肝脏功能有保护作用。⑫减轻肺损伤，保护肺血管结构和功能。⑬可加速骨折局部瘀血的吸收，促进骨痂形成。⑭抗维生素 E 缺乏作用。⑮抗炎抗组胺作用、解热作用。

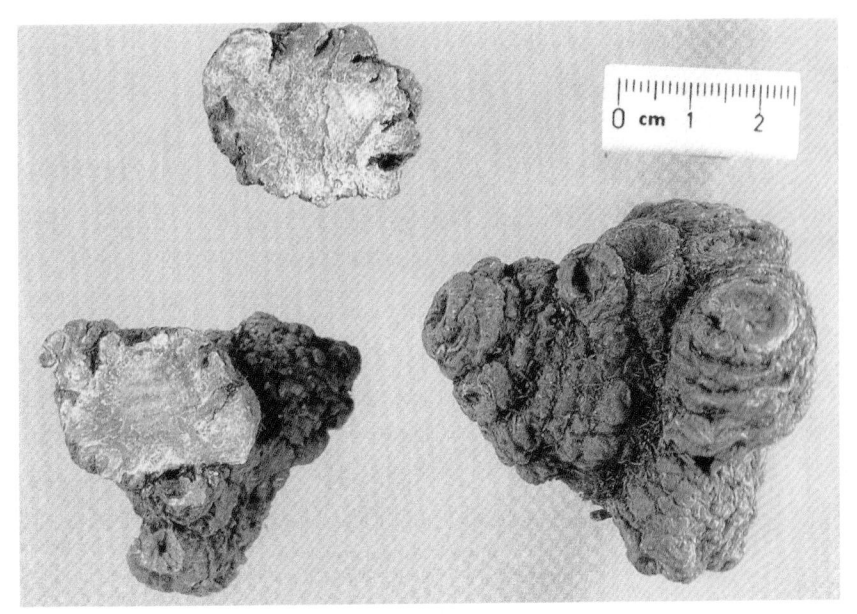

图 28　川芎（四川产）

· 茶芎《神农本草经》·
Chaxiong
CHAXIONG RHIZOMA
Chaxiong Ligusticum Rhizome

【来　　源】为伞形科植物茶芎 Ligusticum sinense Oliv.cv.Chaxiong 的干燥根茎。

【产　　地】主产于江西抚州、武宁、德安、瑞昌。为江西省特产药材。

【采收加工】7~8 月采收，除去泥沙，须根，晒干。

【性状鉴别】呈不规则的绳结节拳状，上端有卵形瘤状突起及同心性轮层数环，下侧及轮节上有众多小瘤状根痕。长 3.3~8.5cm，直径 2.5~5.5cm。表面棕褐色，有结节状隆起的轮节。质坚实，不易折断。断面灰黄色，散有黄棕色点状油室，形成层环纹呈波状或不规则多角形。香气特异，味辛、微苦，稍有麻舌感。

以个大、饱满、质坚实、油性大、气香浓郁者为佳。

【显微鉴别】

（1）本品横切面：木栓层为数列扁平细胞。皮层窄。韧皮部宽广。形成层成环。木质部导管多角形或类圆形，大多单列或成"V"形排列，偶有木纤维束。髓部较大。皮层、韧皮部及髓部均有油室，类圆形或狭长椭圆形，近形成层的油室较小。薄壁细胞含淀粉粒和草酸钙方晶。

粉末棕黄色。淀粉粒易见，单粒卵圆形、类圆形、半月形或长圆形，直径 3~22m，脐点点状、线状或分枝状；复粒由 2~4 分粒组成。纤维梭形，长 150~220μm，直径 8~14μm。分泌细胞壁薄，含油滴。木栓细胞深黄棕色，表面观呈多角形。网纹及螺纹导管直径 10~54μm。

（2）取本品粉末 1g，加石油醚（30~60℃）5mL，放置 10 小时，时时振摇，静置，取上清液 1mL，挥干，残渣加甲醇 1mL 使溶解，加 2%3,5-二硝基苯甲酸的甲醇溶液 2~3 滴与甲醇饱和的氢氧化钾溶液 2 滴，显红紫色。

（3）取本品粉末 1g，加乙醚 15mL，加热回流 1 小时，滤过，滤液挥干，残渣加乙酸乙酯 2mL 使溶解，作为供试品溶液。另取茶芎对照药材 1g，同法制成对照药材溶液。再取欧当归内酯 A 对照品，加乙酸乙酯制成每 1mL 含 0.1mg 的溶液，作为对照品溶液。照薄层色谱法（《中国药典》）试验，吸取上述三种溶液各 10μL，分别点于硅胶 GF$_{254}$ 薄层板上，以正己烷-乙酸乙酯（3：1）为展开剂，展开，取出，晾干，置紫外灯光（254nm）下检视。供试品色谱中，在与对照药材色谱和对照品色谱相应的位置上，显相同颜色的斑点。

【规格等级】统货。

【炮　　制】取干姜（切碎）、炒栀子（打碎）、茶叶，加适量水煎煮 2 小时，去渣，将煎液加入茶芎，浸泡、取出润透，置蒸锅中蒸透，取出，晾至八成干，切薄片，干燥。

【性味归经】辛、微苦，温。归肝、胆、心包经。

【功能主治】活血行气，祛风止痛。用于感冒头痛，月经不调，痛经，闭经，产后瘀阻腹痛，胸胁刺痛，癥瘕腹痛，跌打损伤，风湿痹痛等。

【用法用量】水煎服，3~9g。

【主要成分】茶芎主要含苯酞类化合物，为简单苯酞和苯酞二聚体两种类型；有机酸类，其中含量较高的是阿魏酸，是茶芎中活血化瘀的主要成分；另还有咖啡酸、瑟丹酸、棕榈酸等及黄酮类化合物、香豆素类化合物、生物碱、挥发油、多糖、氨基酸、微量元素等。

【药理作用】①在中枢神经系统方面：茶芎挥发油可延长海人酸（KA）引起的惊厥发作时程，提高抗电惊厥阈值，同时还有明显的抗神经毒性、镇静和抗电惊厥作用。②对心血管系统的作用：不同浓度的提取物对心血管的作用不同。③茶芎乙醇提取物小剂量能使动情前离体大鼠的子宫活动增强，随剂量增大，子宫节律性活动减少，增加剂量时，子宫停止在舒张状态。④增强免疫力：茶芎中的多糖具有明显的增强免疫力作用，能够显著地拮抗环磷酸酰胺所致的体液免疫抑制，使其恢复正常，同时多糖还能显著增加脾脏重量，

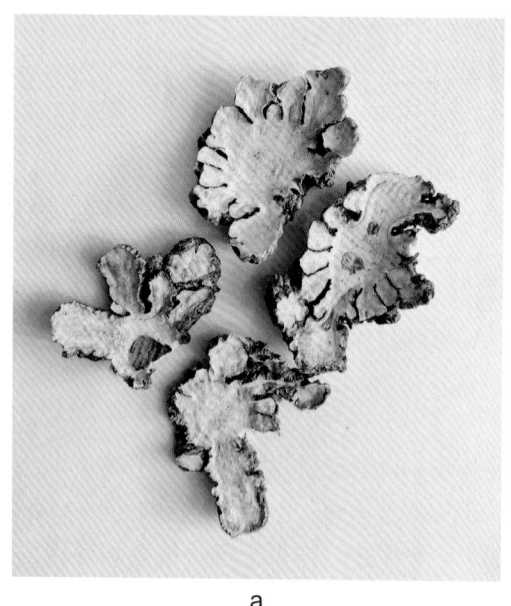 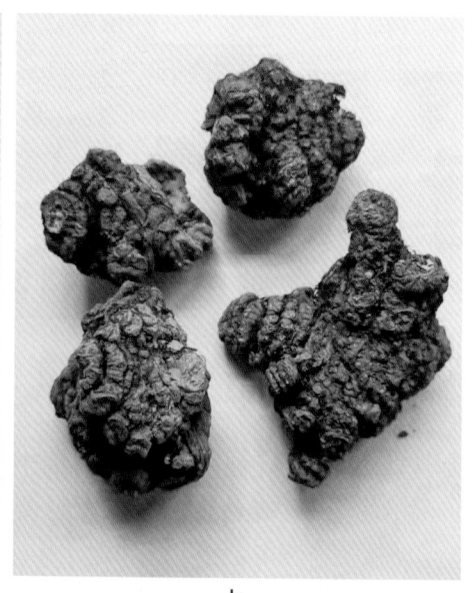

a　　　　　　　　　　　　　　b

图 29　茶芎（江西产）

a. 茶芎饮片　b. 茶芎个

能显著提高机体体液免疫作用和非特异性免疫功能；茶芎水提取液和乙醇提取液10g/kg灌服小鼠，能明显抑制注射醋酸引起的扭体反应，水提取液和醇提取液的抑制率分别为45.1%和40.1%。⑤止痛作用：小鼠热板试验也能证明茶芎醇提取液大剂量时能使痛阈值明显提高，具有明显的镇痛作用。

（本品种由江西景德中药股份有限公司徐葱茏供稿）

·干姜《神农本草经》·
附：炮姜《本草分经》

Ganjiang
ZINGIBERIS RHIZOMA
Common Ginger Rhizome

【来　　源】为姜科植物姜 *Zingiber officinale* Rosc. 的干燥根茎。

【产　　地】主产于四川、贵州、浙江、陕西、广西、广东、云南、福建、浙江、江西等省、自治区。以四川、贵州产量大。

【采收加工】秋冬季采挖老姜根茎，除去根及泥沙，洗净，用水煮或蒸至透心，原个晒干或低温干燥，商品称"原干姜"，广东、广西多采用这种加工方法。或洗净后刮去外皮，原个或切成薄片晒干，四川、浙江等地多采用这种方法，商品称"白姜"或"干姜片"。

【性状鉴别】

（1）原干姜：呈不规则扁平块状，具指状分枝。表面灰棕色或浅黄棕色，粗糙，具纵皱纹及明显的环节。在分枝顶端常有鳞叶残迹，质坚实。整个生晒品断面显丝状纤维而有粉性或颗粒性，黄白色或灰白色，有细小的油点及明显的环痕。整个经蒸煮加工者断面平坦，棕褐色角质状，内皮层环纹明显，维管束散在。气芳香特异，味辛辣。

（2）干姜片：为片状，厚0.1cm左右，切面白色，有粉性，可见丝状筋脉散在。气芳香特异，味辛辣。

（3）炮姜：呈不规则膨胀的块状，具指状分枝。表面焦黑色或棕褐色。质轻泡，断面边缘处显棕黑色，中心棕黄色，细颗粒性，维管束散在。气香特异，味微辛辣。

原干姜以个大，饱满，质坚实，外皮灰黄色，内灰白色，断面粉性足，少筋脉者为佳。

干姜片以片大，白色，香气浓者为佳。

炮姜以丁块蓬松，体积大，疏松度好，外表焦黑色，内部棕黄色，达95%以上炮裂率者为佳。

【显微鉴别】

（1）本品粉末淡黄棕色。淀粉粒众多，卵圆形、椭圆形、三角状卵形、类圆形或不规则形，直径5~40μm，脐点点状，位于较小端，也有呈裂缝状者，层纹有的明显。油细胞及树脂细胞散于薄壁组织中，内含淡黄色油滴或暗红棕色物质。纤维成束或散离，先端钝尖，少数分叉，有的一边呈波状或锯齿状，直径15~40μm，壁稍厚，非木化，具斜细纹孔，常可见菲薄的横隔。梯纹、螺纹及网纹导管多见，少数为环纹导管，直径15~70μm。导管或纤维旁有时可见内含暗红棕色物的管状细胞，直径12~20μm。

（2）取本品粉末2g，加乙醇20mL，超声处理20分钟，滤过，滤液蒸干，残渣加甲醇

1mL 使溶解，作为供试品溶液。另取干姜对照药材 2g，同法制成对照药材溶液。照薄层色谱法试验，吸取上述两种溶液各 4μL，分别点于同一以羧甲基纤维素钠为黏合剂的硅胶 G 薄层板上，以环己烷-乙醚（1∶1）为展开剂，展开，取出，晾干，喷以香草醛硫酸试液，在 105℃加热至斑点显色清晰。供试品色谱中，在与对照药材色谱相应的位置上，显相同颜色的斑点。

【规格等级】统货，应无杂质，无虫蛀，无霉变。以质坚实，外皮灰黄色，内部灰白色，断面粉性足，少筋脉者为佳。

【炮　　制】

（1）干姜：除去杂质，洗净，润透，切厚片或块，干燥。产地已加工成片的，则筛去粉末后入药。

（2）炮姜：取干姜个，大小分档，倒入预先炒得滚热的净河沙中，拌炒至鼓起、表面棕黑色、内呈棕黄色，取出，筛去沙子，放凉。即成。

（3）姜炭：取干姜块，用武火炒至表面焦黑色、内部棕褐色，取出，喷淋清水灭净火星，晒干。

（4）煨姜：取鲜姜，用湿草纸包裹，置炭火中煨熟，取出放凉。

【炮制作用】炮姜和制炭后具温中暖胃、温经、止血的作用。

【性味归经】辛，热。归脾、胃、肾、心、肺经。

【功能主治】温中散寒，回阳通脉，温肺化痰，燥湿。用于脘腹冷痛，呕吐泻泄，肢冷脉微，痰饮咳嗽，寒湿痹痛，亡阳。

炮姜温经止血化瘀，常用于虚寒吐血，便血，崩漏，产后瘀血腹痛等。姜炭止血功能更强，常用于大出血，泄泻虚脱，虚寒火衰等。煨姜祛肠胃之寒，常用于肠鸣腹泻、腹痛等。

【用法用量】3~6g，水煎服。

【主要成分】干姜的化学成分复杂，已发现的有 100 多种，可归纳为挥发油、姜辣素、二苯基庚烷三大类。挥发油是干姜中的一类主要成分，含量为 2.0%~3.5%，多为萜类物质，占姜的 0.25%~3.0%，其中 α-姜烯含量最高，占总挥发油的 28.49%，反-β-金合欢烯、α-金合欢烯、β-红没药烯的含量也相对较高。姜辣素分为姜酚类、姜烯酚类、姜酮类、姜二酮类、姜醇等。挥发油中主要含姜烯、姜醇、莰烯、o-姜黄烯、y-衣兰油烯、1,8-桉叶素、龙脑等。还含辛辣的姜辣醇、6-姜醇、姜烯酚、姜酮、二氢姜酚、六氢姜黄素及多种氨基酸等。

炮姜中挥发油成分多为倍半萜类成分，含量都有不同程度的变化，新增了氨基甲酸盐、3-甲基-5-(2,5 二甲基) 苯基一丁酸两种成分。经过炮制后姜辣素裂解为姜酮，炮姜中部分氨基酸成分被破坏。

【药理作用】①动物实验显示干姜对小鼠的自发运动有抑制作用，有镇痛作用。②抗炎作用。③能直接兴奋心脏，对血管运动中枢有兴奋作用。④对胃溃疡有明显抑制作用，对回肠痉挛有对抗作用，能对抗腹泻，镇吐，促进消化。⑤抗缺氧作用。⑥抗氧化作用。⑦利胆作用。⑧抗癌作用：姜酚对人脊髓细胞性白血病有抑制作用。对比了 6-姜酚在正常模式和低氧低糖模式两种情况下对于人肝癌细胞株 HepG-2 细胞的杀伤和化疗增敏作用。结果表明，6-姜酚作用于 HepG-2 细胞后，细胞生长受到明显抑制，且抑制率随浓度的升高而升高，抑制率具有浓度依赖性。其机制可能是 6-姜酚通过下调 birc-5mRNA 的表达，降低 Survivin 蛋白抑制肿瘤细胞的凋亡的能力对 HepG-2 细胞产生杀伤和化疗增敏作用，在低氧低糖环境中这种作用表现得更为明显。⑨其他：促进肾上腺皮质功能作用；灭螺活性和抗血吸虫作用；护肝作用；炮姜能显著缩短出血和凝血时间，对应激性及幽门结扎型胃溃疡、醋酸诱发的胃溃疡均有抑制作用。

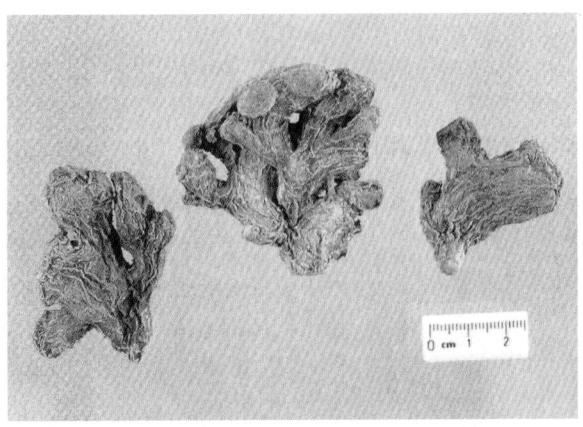
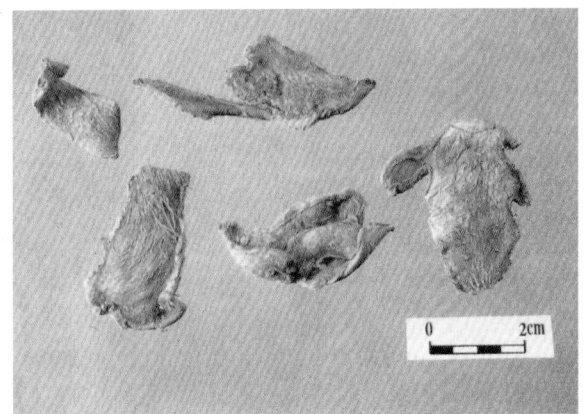

a　　　　　　　　　　　　b

c

图 30　干姜（四川产）
a. 原干姜　b. 干姜片　c. 炮姜

·丹参《神农本草经》·
Danshen
SALVIAE MILTIORRHIZAE RADIX ET RHIZOMA
Dan-shen Root and Rhizome

商品按品种来源的不同分为丹参、大紫丹参和紫丹参三个品别。

·丹参《神农本草经》·
Danshen
SALVIAE MILTIORRHIZAE RADIX ET RHIZOMA
Dan-shen Root and Rhizome

【来　　源】为唇形科植物丹参 *Salvia miltiorrhiza* Bge 的干燥根及根茎。

【产　　地】主产于四川、云南、山西、河北、江苏、安徽、山东、浙江等地。此外，河南、湖北、甘肃、辽宁、陕西、内蒙古、新疆、江西亦产。以四川产者质佳。

【采收加工】丹参采用无性繁殖者在栽后当年11月至第二年春季采挖，采用种子繁殖的在移栽后第二年11月上旬至翌年3月上旬采挖。将采挖到的根茎除去泥土，晾晒至半干、质地变软时用手捏顺，扎成小把，堆放2~3天使其发汗，再摊开晾晒至全干，剪去芦头和须根即成。

【性状鉴别】根茎粗短，顶端有时残留茎基。根数条，略呈长圆柱形，略弯曲，长10~20cm，直径0.3~1.0cm。有的分枝具须根。表面棕红色或暗棕色，皮粗糙，具纵皱纹。老根外皮疏松，多显紫棕色，常呈鳞片状剥落。质硬而脆，断面疏松，有裂隙或略平整而致密，皮部棕红色，木部灰黄色或紫褐色，点状导管束黄白色，呈放射状排列。气微，味甘微苦涩。

家种品主根粗壮，皮纹细，色紫油润，断面结实，纤维少，具糖性。野生品主根瘦小，皮纹粗，颜色暗褐，须根较多，断面纤维多。

丹参以外皮色紫红、条粗壮、无芦头须根、质坚实、无不足长7cm的断碎条者为佳。

【显微鉴别】

（1）取本品粉末5g，加水50mL，煎煮15~20分钟，放冷，滤过，滤液置水浴上浓缩至黏稠状，放冷后，加乙醇3~5mL使溶解，滤过，取滤液数滴，点于滤纸条上，干后，置紫外光灯（365nm）下观察，显亮蓝灰色荧光。将滤纸条悬挂在浓氨溶液瓶中（不接触液面），20分钟后取出，置紫外光灯（365nm）下观察，显淡亮蓝绿色荧光。

（2）取（1）滤液0.5mL，加三氯化铁试液1~2滴，显淡绿色。

（3）取本品粉末1g，加乙醚5mL，置具塞试管中，振摇，放置1小时，滤过，滤液挥干，残渣加醋酸乙酯1mL使溶解，作为供试品溶液。另取丹参对照药材1g，同法制成对照药材溶液。再取丹参酮ⅡA对照品，加醋酸乙酯制成每1mL含2mg的溶液，作为对照品溶液。照薄层色谱法试验，吸取上述三种溶液各5μL，分别点于同一硅胶G薄层板上，以苯-醋酸乙酯（19∶1）为展开剂，展开，取出，晾干。供试品色谱中，在与对照药材色谱相应的位置上，显相同颜色的斑点；在与对照品色谱相应的位置上，显相同的暗红色斑点。

【规格等级】商品分为野生、家种2个规格。野生为统货，家种（川丹参）分两等。

1. 野生丹参　统货。干货。呈圆柱形，条短粗，多扭曲。有分支，表面红棕色或深浅不一的红黄色，皮粗糙，多鳞片状，易剥落。体轻而脆，断面红黄色或棕色，疏松有裂隙，显筋脉白点。气微，味甘微苦。无芦头、毛须、杂质、虫蛀、霉变。

2. 家种丹参　分两个等级。

一等：干货。呈圆柱形或长条状，偶有分支，表面紫红色或黄红色，有纵皱纹。质坚实，皮细而肥壮，断面略平整，略呈角质样，灰白色或黄棕色，无纤维。多为整枝，主根上中部直径在1cm以上，头尾齐全。气微，味甘微苦。无芦茎、碎节、须根、杂质、虫蛀、霉变。

二等：主根上中部直径在1cm以下，但不得低于0.4cm。有单枝及撞断的碎节。余同一等。

【炮　　制】

（1）丹参：除去杂质及残茎，洗净，润透，切厚片，干燥。

（2）酒丹参：取净丹参片，每100kg用黄酒10kg拌匀，润透，至黄酒吸尽，用文火炒至颜色加深，取出放凉。

【炮制作用】传统认为丹参酒制后能增强活血祛瘀作用。

【性味归经】苦，微寒。归心、肝经。

【功能主治】祛瘀止痛，活血调经，清心除烦，养血安神，排脓生肌。用于月经不调，经闭痛经，癥瘕积聚，胸腹刺痛，热痹疼痛，疮疡肿痛，心烦不眠，肝脾肿大，心绞痛等。

【用法用量】9~15g。水煎服。

【主要成分】丹参主要含脂溶性的二萜类成分和水溶性的酚酸成分，还含有黄酮类、三萜类、甾醇等成分。脂溶性成分中，属醌、酮结构的包含：丹参酮、异丹参酮、隐丹参酮、异隐丹参酮、亚甲基、丹参醌、丹参新醌、去羟新隐丹参酮、去甲丹参酮、丹参二醇、丹参新酮、1-去氢丹参新酮、1-氧代异隐丹参酮、4-亚甲丹参新酮、鼠尾草呋萘嵌苯酮、丹参内酯、二氢丹参内酯、丹参螺缩酮内酯、丹参隐螺内酯、鼠尾草酮、丹参酮二酚等；属其他类型结构的有降鼠尾草氧化物、鼠尾草酚等；水溶性的酚酸化合物有丹参酸 A、B、C，丹参酚酸、迷迭香酸、紫草酸等；根还含黄芩苷、隐丹参酮、原儿茶酸、原儿茶醛。

【药理作用】①对心脑血管系统作用：a.改善冠状动脉和脑循环；b.减轻钙超载；c.调节细胞因子；d.对心肌缺血引起的心电图改变有对抗作用，促进心梗区心肌细胞再生；e.对血压有双向调节作用，有扩血管作用；f.使心脏心率减慢，对心肌收缩力的抑制随浓度增加而加重；g.抑制内源性胆固醇合成，保护血管屏障，防止动脉粥样硬化形成；对呼吸链功能有明显保护作用，保护线粒体，改善能量代谢。②对血液系统的作用：a.改善微循环，改善血液流变性，降低血黏度；b.抗凝血，抑制血小板聚集，延长凝血酶原时间和凝血酶时间，促进血栓溶解。③提高耐缺氧能力的作用。④降血脂及抗动脉粥样硬化作用。⑤减少小鼠自发运动，对抗中枢兴奋作用，提高痛阈。⑥抑菌作用。⑦对免疫功能的影响：对巨噬细胞的活性有双向调节作用。⑧抗氧化作用。⑨抗炎作用。⑩对急性肾衰的保护作用。⑪保肝、抗肝纤维化作用，促进肝细胞再生。⑫抗肿瘤作用：抗肿瘤作用在裸鼠成瘤实验中，经丹参酮、ATRA 处理后的细胞在裸鼠体内的成瘤时间延长，肿瘤生长速度减慢，80 天后处死裸鼠，发现药物处理组的肿瘤较对照组明显缩小。丹参酮确实促进了肿瘤细胞凋亡的发生，而这一机制可能在于凋亡抑制基因的抑制及促凋亡基因的上调。丹参与其他活血药合用对某些肿瘤的治疗有一定增效作用，该效应可能与丹参减少肿瘤组织内 DNA 含量有关。但亦有研究表明，单独应用丹参能使某些肿瘤细胞表面的电荷密度增加，改变电荷分布及表面形态，这样就有可能活化肿瘤细胞，使其运动性增强，从而加速肿瘤细胞的扩散和转移。⑬有助于防治急性胰腺炎休克和多器官功能损害。⑭对肺纤维化的保护作用。⑮降低胃窦运动，治疗应激性溃疡。⑯预防术后粘连及松解后再形成粘连。

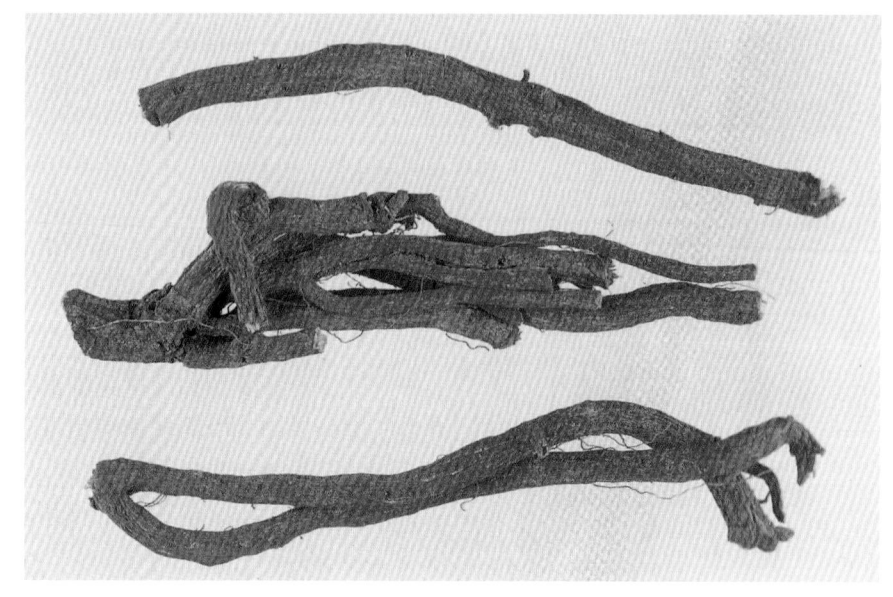

图 31　丹参（家种　四川产）

·大紫丹参·
Dazidanshen
SALVIAE MANDARINOTRI RADIX
Mandarinorum Sage Root

【来　　源】为唇形科植物大紫丹参 *Salvia przewalskii* Maxim.var. *mandarinorum*（Diels）
Stib. 的干燥根。

【产　　地】主产于云南丽江、昭通等地。

【采收加工】秋、冬季采挖，除去泥沙、杂质，洗净，晒干。

【性状鉴别】呈圆锥形，扭曲不直，下部有分枝，长 15~25cm，直径 2~4cm。根茎常
分叉，上端残存四棱形茎基及鳞片。主根由数股扭成麻花状，表面有多数不规则的纵沟纹，
表皮紫褐色，脱落后显砖红色。质松泡，易折断，断面中心白色。气微，味苦，微甜。

以外皮砖红色、断面中心白色者为佳。

【显微鉴别】同丹参。

【规格等级】统货。以外皮砖红色、断面中心白色者为佳。

【性味归经】同丹参。

【功能主治】同丹参。

【用法用量】同丹参。

【炮　　制】同丹参。

【炮制作用】同丹参。

【主要成分】同丹参。

【药理作用】同丹参。

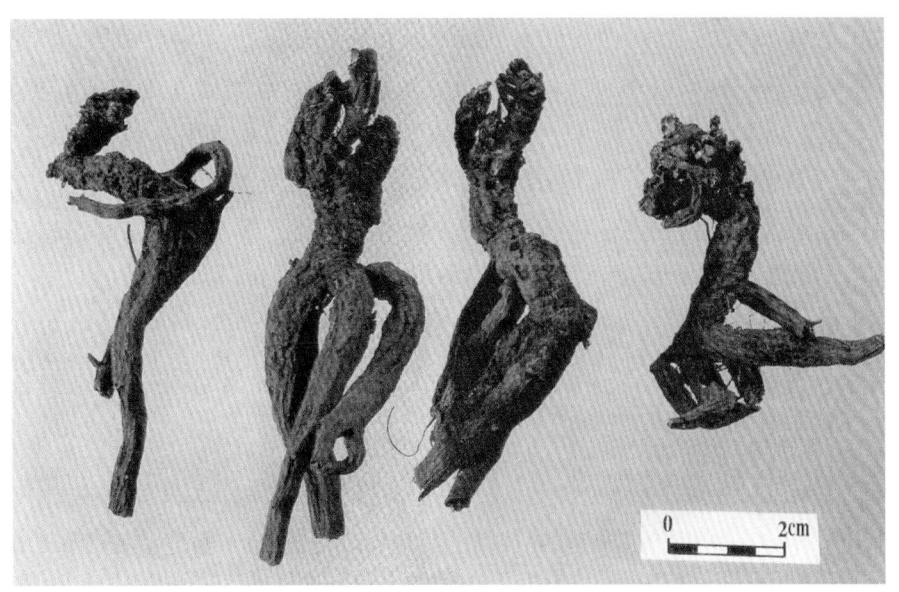

图 32 大紫丹参（云南产）

· 紫丹参 ·

Zidanshen

SALVIAE YUNNANENSIS RADIX

Yunnan Sage Root

【来　　源】为唇形科植物滇丹参 *Salvia yunnanensis* C. H. Wright 的干燥根。

【产　　地】主产于云南曲靖、玉溪、大理、楚雄、昭通、文山。

【采收加工】秋季采挖，除去须根，干燥。

【性状鉴别】具分枝的圆锥形，长 5~15cm，直径 0.4~1.0cm。芦有具密集的叶痕而成节，常拐曲。根表面有细根痕及纵皱纹，支根在分枝处常变细，略呈纺锤形。质坚脆，易折断，断面不平整，浅棕黄色，外层有时暗棕色，栓皮呈紫红色。气微，味甘、微苦涩。

以条粗，体实、外皮紫褐色，芦头少者为佳。

【规格等级】统货。

【炮　　制】同丹参。

【性味归经】同丹参。

【功能主治】同丹参。

【用法用量】同丹参。

【炮制作用】同丹参。

【主要成分】同丹参。

【药理作用】同丹参。

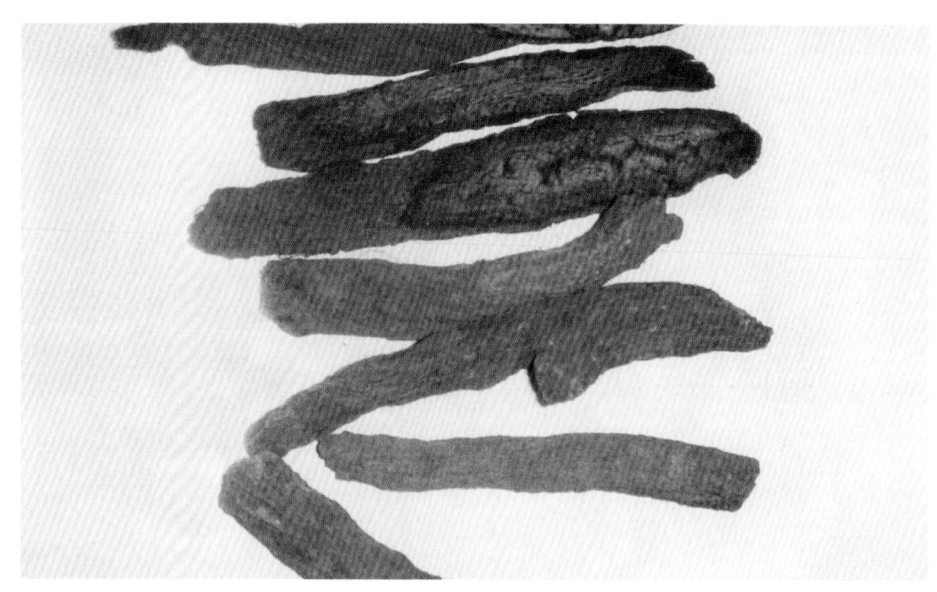

图 33　紫丹参（云南产）

·乌药《本草拾遗》·
Wuyao
LINDERAE RADIX
Combined Spicebush Root-tuber

商品按来源不同分乌药和台乌珠两个品别，按加工方法不同分乌药个和乌药片两种规格。

·乌药·
Wuyao
LINDERAE RADIX

【来　　源】为樟科植物乌药 *Lindera aggregata*（Sims）Kosterm. 的干燥块根。

【产　　地】主产于浙江金华地区和湖南邵东、涟源等地，此外，湖北、安徽、广东、广西、四川、云南、江西、福建、台湾等省、自治区亦产。以浙江天台山产者质量最佳，故称"天台乌"。

【采收加工】全年可采，以秋冬或春季采挖者质佳。挖取块根，去净芦头及须根，晒干，即为"乌药个"。趁鲜时刮去外皮或不刮去外皮，横刨成片，烘干或晒干，即为"乌药片"。浙江产乌药片为选取块根，用清水洗净、润透，然后刮去表皮，切成薄片，平摊晒干。

【性状鉴别】

（1）乌药个：呈圆柱形、纺锤形或连珠状。表面灰棕色或黄棕色，光滑，微有纵皱纹及稀疏须根痕。连珠状者商品称"台乌珠"，中部略粗，两端稍细，单枝，少见分枝，直枝者商品称"台乌条"，质坚硬，不易折断，切断面淡黄棕色，皮部薄，棕色，木质部宽广，淡黄色，有放射状纹理及年轮环纹。气辛香，味辛微苦。

以身干，连珠状，香气浓者为佳。

（2）乌药片：台乌珠片呈圆形的薄片，切面浅黄白色或淡黄棕色，质细嫩，粉性大，台乌条片黄棕色，质较老，粉性少，可见放射状纹理及年轮环纹。气香，味微苦辛，有清凉感。

乌药片以台乌珠片质佳。

【显微鉴别】

（1）本品粉末黄白色。淀粉粒甚多，单粒类球形、长圆形或卵圆形，直径 4~39μm，脐点叉状、人字状或裂缝状；复粒由 2~4 分粒组成。木纤维淡黄色，多成束，直径 20~30μm，壁厚约 5μm，有单纹孔，胞腔含淀粉粒。韧皮纤维近无色，长梭形，多单个散在，直径 15~17μm，壁极厚，孔沟不明显。具缘纹孔导管直径约至 68μm，排列紧密。木射线细胞壁稍增厚，纹孔较密。油细胞长圆形，含棕色分泌物。

（2）取本品粉末 3g，加石油醚（30~60℃）30mL，振摇，放置过夜，滤过，滤液挥干，残渣加石油醚 1mL 使溶解，作为供试品溶液。另取乌药对照药材 3g，同法制成对照药材溶液。照薄层色谱法试验，吸取上述两种溶液各 1μL，分别点于同一硅胶 H 薄层板上，以石油醚（30~60℃)-醋酸乙酯（4∶1）为展开剂，展开，取出，晾干，喷以 1% 香草醛硫酸溶液。供试品色谱中，在与对照药材色谱相应的位置上，显相同颜色的斑点。

【规格等级】分台乌条、台乌片两种规格：

1. 台乌条　统货。干货。呈圆柱形、纺锤形或圆珠状，中部略粗，两端稍细。外表黄棕色至灰棕色，具细纵纹须根痕。质硬，不易折断。断面呈粉质。气香，味微苦辛，有清凉感。长度不超过 15cm，两端齐平，中部直径不少于 7mm。无杂质、芦头、细根、虫蛀、发霉。

2. 台乌片　统货。干货。圆形或近圆形薄片，平整不卷或微卷，可见白色或黄白色放射状花纹或年轮纹，厚度不超过 2mm。气香浓，味微苦辛，有清凉感。无杂质、碎末、虫蛀、霉变。

【炮　　制】除去杂质，未切片者，除去细根，大小分开，洗净，浸润，闷透，切薄片，干燥。原药为薄片者，则拣除杂质，筛去灰屑，整理洁净入药。

【性味归经】辛，温。归肺、脾、肾、膀胱经。

【功能主治】行气止痛，温肾散寒。用于脘腹冷痛，寒性胃痛，胸腹胀痛，痰壅气滞，气逆喘急，宿食不消，反胃呕吐，寒疝及膀胱虚寒引起的遗尿尿频，痛经等。

【用法用量】5~10g。水煎服。

【主要成分】含挥发油 0.1%~0.2%，油中含有癸酸、油酸、乌药烯醇、乌药烯（钓樟烯）、乌药内酯、异乌药内酯、羟基香樟内酯、去氢香樟内酯、氧化乌药烯（即乌药醚）、异呋喃乌药烯、新乌药内酯等。此外，尚含乌药醇、乌药酸、山奈酚等。

【药理作用】①作用于迷走神经，使肠肌蠕动加速，收缩加强，能增加消化液分泌；②止血作用；③保肝作用；④抗菌作用；⑤兴奋心肌，加速血液循环，升高血压；⑥抗关节炎作用；⑦抗疲劳作用；⑧对小鼠肉瘤有抑制作用；⑨兴奋大肠皮质；⑩促进呼吸作用；⑪缓解肌肉痉挛性疼痛；⑫镇痛作用及抗氧化作用。

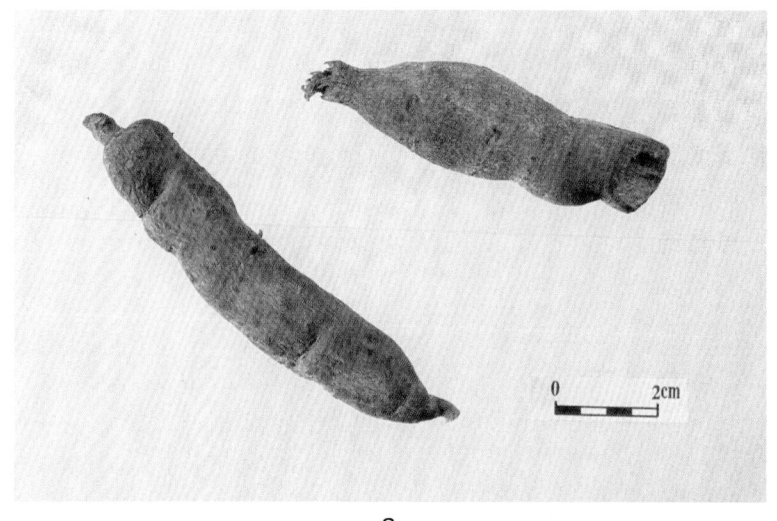

a

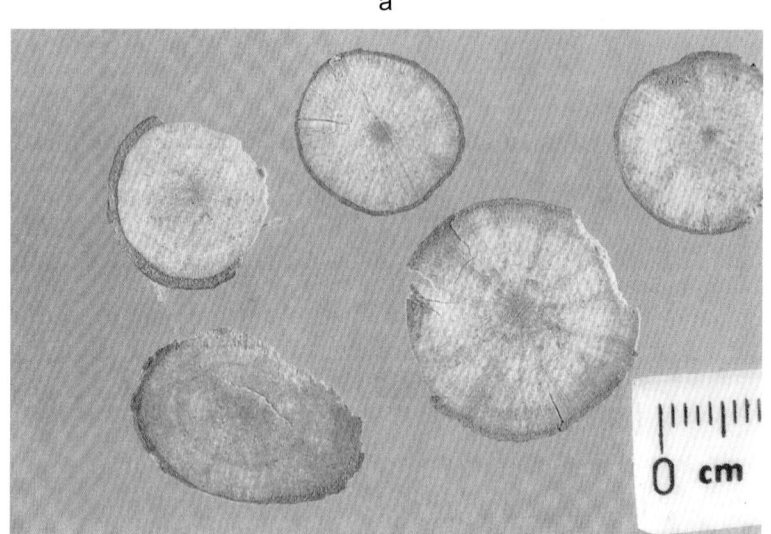

b

图 34　乌药（广东产）
a. 乌药个　b. 乌药片

· 台乌珠《常用中草药手册》·
Taiwuzhu
LINDERAE CHUNII RADIX
Chun Spicebush Root

【来　　源】为樟科植物鼎湖钓樟 *Lindera chunii* Merr. 的干燥块根。别名"白胶木"。

【产　　地】主产于广东的连州、乐昌、阳山、龙门、博罗、龙川县以及广西、海南等地。

【采收加工】同乌药。

【性状鉴别】呈圆柱形连珠状，表面灰黄色，具细纵皱纹。质硬，不易折断，断面黄白色，粉性。气香浓，味微苦辛。

【规格等级】同乌药。

【性味归经】辛，温。归肝、胃经。

【功能主治】行气宽中，散瘀消肿，止痛敛疮止血，祛风杀虫。用于跌打肿痛，风湿骨痛，胃气痛，胃肠胀气，疥癣，外伤出血，手足皲裂。

【用法用量】水煎服，9~15g。外用适量，捣敷或煎汤洗。

【主要成分】同乌药。

【药理作用】同乌药。

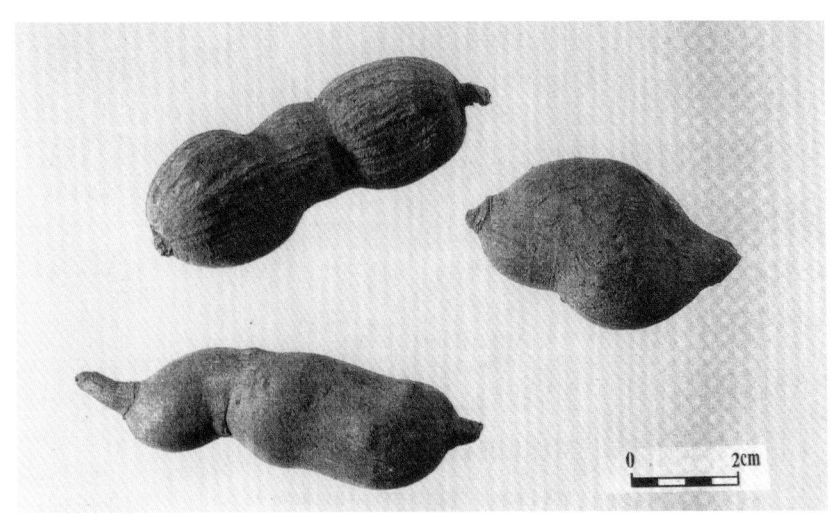

图 35　台乌珠（广东产）

· 升麻 《神农本草经》 ·
Shengma
CIMICIFUGAE RHIZOMA
Bugbane Rhizome

　　商品根据药材来源、产地不同分为关升麻、北升麻、西升麻（川升麻）和广升麻等品别。

· 关升麻 ·
Guanshengma
CIMICIFUGAE RHIZOMA
Largetrifoliolius Bugbane Rhizome

【来　　源】为毛茛科植物大三叶升麻 *Cimicifuga heracleifolia* Kom. 的干燥根茎。

【产　　地】主产于辽宁、吉林、黑龙江、河北、山西、内蒙古、四川、陕西、青海等省、自治区。

【采收加工】秋季采挖，除去泥沙，晒至须根干时，除去须根，晒至足干。

【性状鉴别】呈横生的不规则结节条块状，多分枝，长 10~20m，直径 2~4cm。表面黑褐色或棕褐色，凹凸不平，有坚硬的细须根残留，上部有数个深 1~2cm 的圆形空洞（茎基痕），空洞较大，洞内壁显网状沟纹。具须根痕。体轻，质坚硬，不易折断，断面不平坦，有裂隙，纤维性，黄绿色或淡黄白色。气微，味微苦而涩。

以个大条粗、坚实、无须根、表面黑褐色、断面黄绿色者为佳。

【显微鉴别】取本品粉末3g，加1%碳酸氢钠溶液50mL，放置过夜，超声处理10分钟，滤过，滤液用稀盐酸调节pH值至2~3，用乙醚提取3次（20mL、15mL、15mL），合并醚液，挥干，残渣加甲醇1mL使溶解，作为供试品溶液。另取阿魏酸对照品，加甲醇制成每1mL含1mg的溶液，作为对照品溶液。照薄层色谱法试验，吸取上述两种溶液各5μL，分别点于同一以羧甲基纤维素钠为黏合剂的硅胶G薄层板上，以苯-醋酸乙酯-甲酸（4：1：0.1）为展开剂，展开，取出，晾干，喷以新配制的1%三氯化铁和1%铁氰化钾（1：1）的混合溶液。供试品色谱中，在与对照品色谱相应的位置上，显相同颜色的斑点。

【规格等级】统货。干货。长度不低于10cm，直径不低于2cm。无杂质、须根、虫蛀、霉变。

【炮　　制】除去杂质，洗净，润透，切厚片，干燥。

【性味归经】辛、微甘，微寒。归肺、脾、胃、大肠经。

【功能主治】发表透疹，清热解毒，升举阳气。用于风热头痛，齿痛，口疮，咽喉肿痛，麻疹不透，阳毒发斑，痈肿疮毒，脱肛，子宫脱垂，久泻久痢，胃下垂等。

【用法用量】3~9g。水煎服。

【主要成分】升麻中的主要成分为三萜及其皂苷类、色原酮类、甾体类化合物、吲哚生物碱类、苯丙素类：如阿魏酸、异阿魏酸、3-乙酰氨基咖啡酸、咖啡酸葡萄糖酯苷、升麻素、升麻素葡萄糖苷、6'-异次黄嘌呤核苷、北升麻宁、升麻醇、升麻酮醇、升麻酮碱甲、升麻酮碱乙、升麻醇-30-B-D-木糖苷、D-葡萄糖、蔗糖等；升麻挥发油中主要成分为脂肪酸类化合物，其中棕榈酸的含量最高。

【药理作用】①有抗菌作用；②对病毒有抑制作用；③有抗炎、抗过敏作用；④使动物活动减少，有解热作用，抗惊厥作用；⑤对子宫平滑肌有兴奋作用，对肠痉挛有一定抑制作用；⑥抑制心脏跳动，减慢心率，对血压有双向调节作用，降血脂；⑦有护肝作用；⑧促进巨噬细胞的吞噬作用，抑制淋巴细胞活化，抑制抗体产生，体内能诱生干扰素；⑨有抗骨质疏松作用；⑩有抗氧化作用；⑪体外抗肿瘤活性研究表明，升麻酮碱甲、升麻酮碱乙对HL-60、A549、NCLH1975、Coio-205、A375、MKN7、GSU等七种肿瘤细胞有明

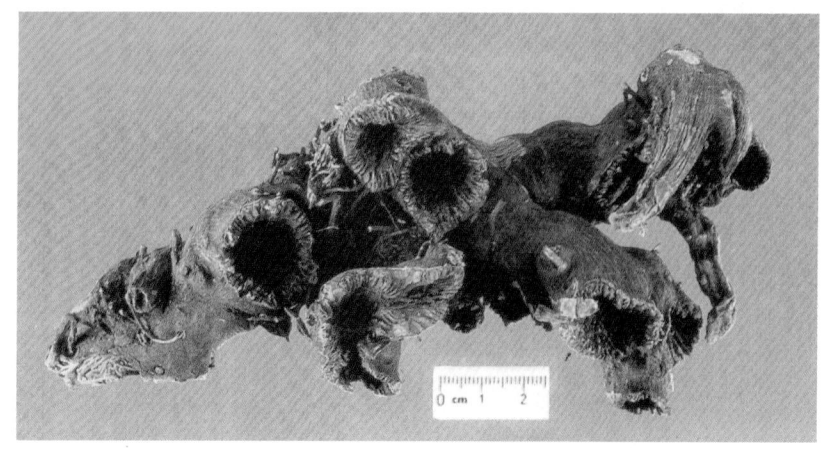

图36　关升麻（辽宁产）

显抑制作用；⑫升麻酮碱乙对人白血病 HL-60 细胞有明显抑制作用；⑬体外实验显示对人子宫癌细胞 JTC-26 株有抑制作用；可缩短凝血时间。

· 北升麻 ·
Beishengma
CIMICIFUGAE RHIZOMA
Dahurican Bugbane Rhizome

【来　　源】为毛茛科植物兴安升麻 *Cimicifuga dahurica*（Turcz.）Maxim. 的干燥根茎。

【产　　地】主产于黑龙江，河北、山西、内蒙古。

【采收加工】秋季采挖，除去泥沙，晒至须根干时，除去须根，晒至足干。

【性状鉴别】呈横生的不规则条块状、结节状。多分枝，长 3~13cm，直径 1.0~2.4cm。表面棕褐色至黑褐色，凹凸不平，有数个圆形空洞（茎基痕），空洞直径 0.5~1.5cm，高 1~3cm，洞内壁显纵向沟纹或网状沟纹。周围有残留细根，坚硬刺手，下侧凹凸不平并有细根痕。质坚而轻。断面不平坦，纤维性，气微，味较苦而涩。

【显微鉴别】同关升麻。

【规格等级】统货。干货。无须根、虫蛀、霉变。

【炮　　制】除去杂质，洗净，润透，切薄片，干燥。

【性味归经】同关升麻。

【功能主治】同关升麻。

【用法用量】同关升麻。

【主要成分】同关升麻。还含升麻苦素、齿阿米素、齿阿米醇、皂苷等。

【药理作用】同关升麻。还有镇痛、升高白细胞、抑制血小板凝聚及释放作用。

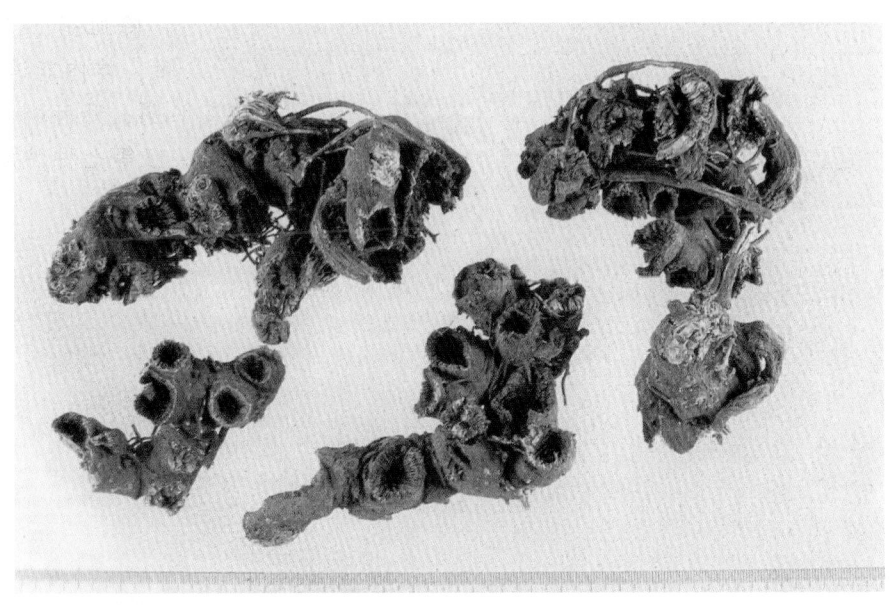

图 37　北升麻（河北产）

第一章　根及根茎类

65

·西升麻·
Xishengma
CIMICIFUGAE FOETIDAE RHIZOMA
Skunk Bugbane Rhizome

【来　　源】为毛茛科植物升麻 Cimicifuga foetida L. 的干燥根茎。商品也习称"川升麻"。

【产　　地】主产于云南、贵州、四川、甘肃、陕西、青海、河南、山西、湖北等地。

【采收加工】同关升麻。

【性状鉴别】呈不规则的长条块或块状，分枝较多。长 2~17cm，直径 1~4cm。表面灰棕色至暗棕色，极粗糙，周围有圆形空洞（茎基痕），空洞直径 0.8~2.5cm，高 1~2cm，内壁粗糙，有放射状沟纹，外皮脱落处可见网状维管束，下面须根残痕较多。体重，质坚韧，不易折断，断面髓部稍平坦，灰绿色，稍具粉性。气微，味微苦。

【显微鉴别】同关升麻。

【规格等级】统货。干货。无杂质、须根、无虫蛀、霉变。

【炮　　制】除去杂质，洗净，润透，切厚片，干燥。

【性味归经】同关升麻。

【功能主治】同关升麻。

【用法用量】同关升麻。

【主要成分】同关升麻。

【药理作用】同关升麻。

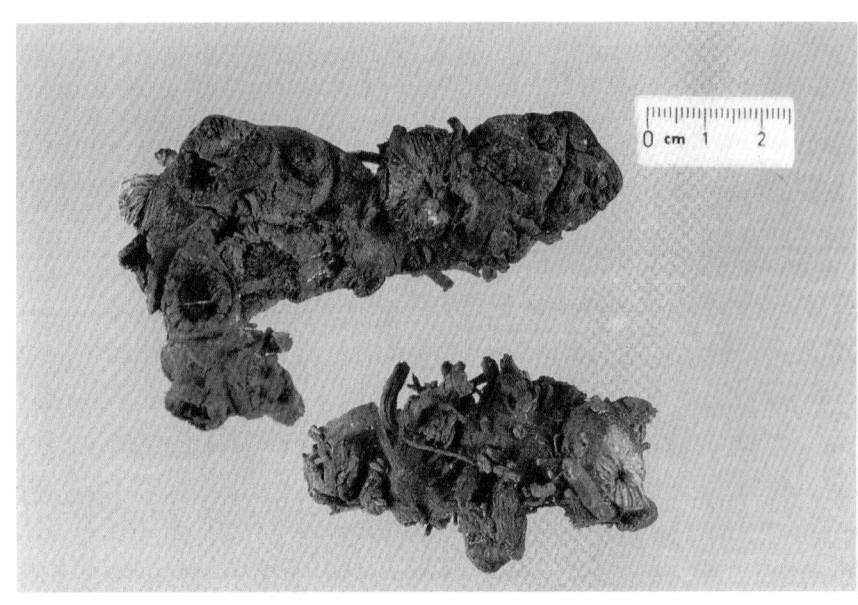

图 38　西升麻（四川产）

· 广升麻 ·
Guangshengma
SERRATULAE RADIX
Chinese Sawwort Root

【来　　源】为菊科植物华麻花头 *Serratula chinensis* S. Moore 的干燥根。本品在广东、广西、福建、台湾较多作为升麻使用，并有出口。本书团队认为，使用广升麻比使用升麻副作用少些。

【产　　地】主产于广东乐昌、阳山、连州、英德、南雄、平远；湖南和福建等省亦产。

【采收加工】夏、秋季采挖，去净芦头及须根，焙干或晒干。

【性状鉴别】根部呈长圆柱形或长纺锤形，大多为两端稍尖，中部较大，间有分枝或扭曲。表面灰褐色或黄绿色，有粗大的纵皱纹和少数须根痕，质坚硬而脆，易折断，断面暗蓝色或蓝绿色，略呈角质状。气特殊，味淡。

【规格等级】统货。商品中部直径 3mm 以上，尾部直径 2mm 以上。无芦头、须根，纤维性少，断面蓝绿色。

【性味归经】微甘、辛，微寒。归肺、脾、胃、大肠经。

【功能主治】基本同关升麻。

【用法用量】基本同关升麻。

【炮　　制】除去杂质、芦头、须根，洗净，润透，切薄片，干燥。

【主要成分】主要含羟基蜕皮甾酮类、神经酰胺类化合物、挥发油等。

【药理作用】同关升麻。

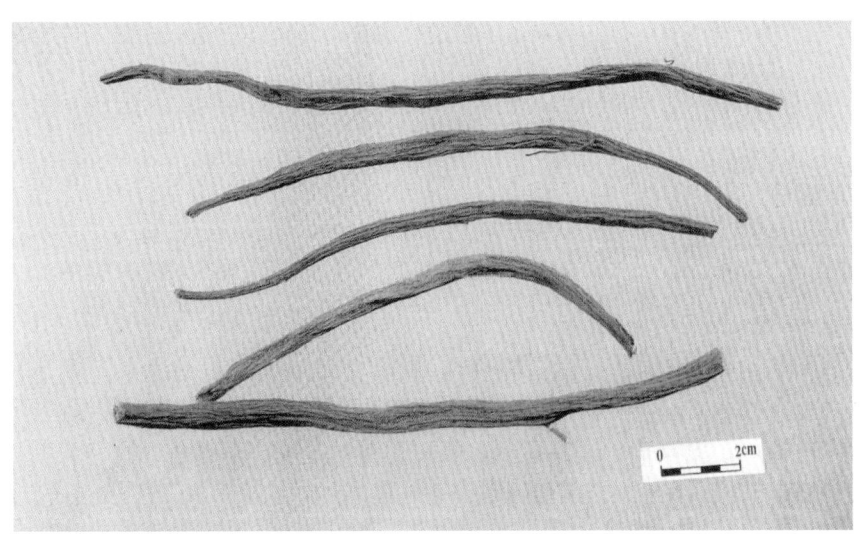

图 39　广升麻（广东产）

·天门冬《神农本草经》·
Tianmendong
ASPARAGI RADIX
Cochinchinese Asparagus Root

【来　　源】为百合科植物天门冬 *Asparagus cochinchinensis*（Lour.）Merr. 的干燥块根。

【产　　地】主产于贵州、湖南、湖北、广西、四川、广东、福建、河南、河北、安徽、浙江、江西、台湾等省、自治区。以贵州产量大质量好。

【采收加工】栽培 2~4 年采挖，栽培 4 年产量高、质量好。秋末至冬季当果实由绿色转红色时采挖，冬季采挖者肉质饱满，质佳。挖起后洗净泥土，剪去头尾，大小分开，放入沸水中略煮至外皮能剥离时捞起放入冷水中，立即剥去外皮，淘洗洁净，晒干或烘干。

【性状鉴别】长纺锤形，稍弯曲，中间较大，两头渐小，长 6~20cm，直径 0.5~1.8cm，表面淡黄白色或淡棕黄色，油润半透明状，光滑或有深浅不等的纵皱纹，偶有残存的灰棕色外皮。足干者质硬而脆，能折断，断面有光泽，角质样，黄白色，中央有乳白色中柱木心。微有糖味，气微，味甜，微苦涩。

以足干，肥大饱满，表面光滑，黄白色，半透明，糖性足者为佳。四川产者条大饱满，明亮，头尾剪平，质量好。云南产者条大但常不饱满，有纵皱纹或纵沟，木心大。广东、广西、湖南等地产者根条较细，两端尖，但多饱满圆滑，含糖足。

【显微鉴别】本品横切面：根被有时残存。皮层宽广，外侧有石细胞，石细胞浅黄棕色，长条形、长椭圆形或类圆形，直径 32~110μm，壁厚，纹孔及孔沟极细密，有的断续排列成环；黏液细胞散在，草酸钙针晶束存在于椭圆形黏液细胞中，针晶长 40~99μm。内皮层明显。中柱韧皮部束和木质部束各 31~135 个，相互间隔排列，少数导管深入至髓部，髓细胞亦含草酸钙针晶束。

【规格等级】按《七十六种药材商品规格标准》规定，天冬商品分三个等级：

一等：干货。呈长纺锤形，去净外皮。表面黄白色或淡棕黄色，半透明，条肥大，油润显糖质。断面黄白色，角质状，中心有白色中柱（白心）。气微，味甜微苦。中部直径 1.2cm 以上。无硬皮、杂质、虫蛀、霉变。

二等：中部直径 0.8cm 以上。间有未剥净硬皮，但不得超过 5%。余同一等。

三等：中部直径 0.5cm 以上。间有未剥净硬皮，但不得超过 15%。余同一等。

【炮　　制】除去杂质，快速洗净，略润，切斜薄片，干燥。

【性味归经】甘、微苦，寒。归肺、肾经。

【功能主治】养阴润燥，清肺生津。用于热病口渴，肺阴受损，肺燥干咳，咯血，燥咳痰黏，咽干口渴，肺燥便秘，心烦失眠等。

【用法用量】6~12g。水煎服。

【主要成分】含天门冬素（即天冬酰胺）、黏液质、多糖、β-谷甾醇、胡萝卜苷、5-甲氧基甲基糠醛、甾体皂苷、菝葜皂苷元、薯蓣皂苷元、羊齿皂苷（A、B、C、D）等。

【药理作用】①抗菌作用。②抗肿瘤作用：天冬对急性淋巴细胞型白血病、慢性粒细胞白血病及急性单粒细胞型白血病患者白细胞脱氢酶有一定的抑制作用，并能抑制急性淋巴细胞型白血病患者白细胞的呼吸。本品对小鼠肉瘤 S_{180} 有抑制作用。给原发性肝癌大鼠肝动脉内注射天冬胶后，药物除在肝动脉内分布外，还较多进入肿瘤组织，且镜下见肿瘤结节内有大量梗死灶，天冬胶为良好的末梢型血管栓塞剂。③抗衰老作用。④提高抗应急反应能力作用。⑤祛痰、镇咳、平喘作用，有一定免疫增强作用，还有灭蚊蝇作用。

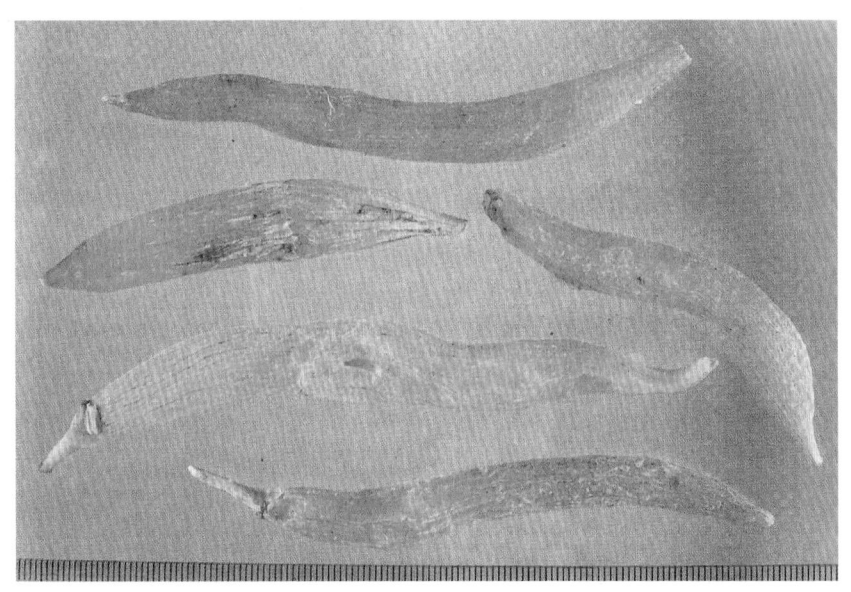

图 40　天门冬（贵州产）

· 天花粉《神农本草经》·
Tianhuafen
TRICHOSANTHIS RADIX
Mongolian Snakegourd or Rosthorn Snakegourd Root

【来　　源】为葫芦科植物栝楼 *Trichosanthes kirilowii* Maxim. 或双边栝楼 *Trichosanthes rosthornii* Harms. 的干燥根。

【产　　地】栝楼主产于河南安阳、南乐、济源、孟州，安徽亳州、界首、临泉等市县。山东、河北、江苏等省亦产。以河南安阳产量大，品质优，习称"安阳花粉"。

双边栝楼主产于河南新乡、安阳及河北、四川等省。

【采收加工】栽后 2 年即可采挖，栽培 4~5 年的质佳。雄株以霜降前后采挖为宜，雌株以栝楼果实成熟后采收为宜。采挖后洗净泥土，刮去粗皮，切成 10~15cm 段，粗的切成 2~4 块片或纵剖，晒干或烘干。

【性状鉴别】呈不规则圆柱状、半圆柱形、纺锤形或纵切块状，长 4~16cm，直径 1.5~5.5cm。多弯曲，一端略细。表面灰白色或淡黄白色，未去净粗皮的呈淡黄棕色，有横皱纹、侧根痕及略凹陷横长皮孔。横切面可见淡棕色导管群条痕，略呈放射状排列；纵切面可见黄色条纹状维管束。质坚实，难折断，断面白色或淡黄色，富粉性。气微，味微苦。

以色白、粉性足、质细嫩，体丰满者为佳。

【显微鉴别】

（1）本品粉末类白色。淀粉粒甚多，单粒类球形、半圆形或盔帽形，直径 6~48μm，脐点点状、短缝状或人字状，层纹隐约可见；复粒由 2~8 分粒组成。具缘纹孔导管大，多破碎，有的具缘纹孔呈六角形或方形，排列紧密。石细胞黄绿色，长方形、椭圆形、类方形、多角形或纺锤形，直径 27~72μm，壁较厚，纹孔细密。

（2）取本品粉末 2g，加稀乙醇 20mL，超声处理 30 分钟，滤过，滤液作为供试品溶液。另取瓜氨酸对照品，加稀乙醇溶解，制成每 1mL 含 1mg 的溶液，作为对照品溶液。照薄层色谱法试验，吸取供试品溶液 6μL 及对照品溶液 1μL，分别点于同一硅胶 G 薄层板上，以正丁醇-无水乙醇-冰醋酸-水（8：2：2：3）为展开剂，展开，取出，晾干，喷以茚三酮试液，在 105℃加热至斑点显色清晰。供试品色谱中，在与对照品色谱相应的位置上，显相同颜色的斑点。

【规格等级】按《七十六种药材商品规格标准》规定，天花粉商品分三个等级：

一等：干货。呈类圆柱形、纺锤形或纵切两瓣。长 15cm 以上，中部直径 3.5cm 以上，刮去外皮。条均匀。表面白色或黄白色，光洁。质坚体重。断面白色，粉性足。味淡，微苦。无粗皮、须根、糠心、黄筋、抽沟、杂质、虫蛀、霉变。

二等：长 15cm 以上，中部直径 2.5cm 以上，其他同一等。

三等：长 15cm 以下或扭曲不直，中部直径不小于 1cm。稍有筋脉，有纵皱纹。余同一等。

【炮　　制】取原药，除去杂质，大小分档，用清水洗净，略泡，取出，闷润透心，切片，晒干。

【性味归经】甘、微苦，微寒。归肺、胃经。

【功能主治】清热生津，消肿排脓。用于热病烦渴，肺热燥咳，内热消渴，疮疡肿毒等。

【用法用量】10~15g。水煎服。不宜与乌头类药同用。

【主要成分】含多糖（鼠李糖、阿拉伯糖、果糖、木糖、甘露糖、葡萄糖和半乳糖等单糖组成的杂多糖）、皂苷（1%）、蛋白质及多种氨基酸（天门冬氨酸、谷氨酸和 γ-氨基丁酸）。其主要有效成分为天花粉蛋白，是核糖体失活蛋白家族成员，属于 1 型核糖体失活蛋白。

【药理作用】①抗早孕及致流产作用。②对免疫功能的调节。③抗肿瘤作用：天花粉蛋白对结肠癌细胞、肝癌细胞、不同分化程度的胃癌细胞及 RAS 癌基因阳性细胞（Wef）

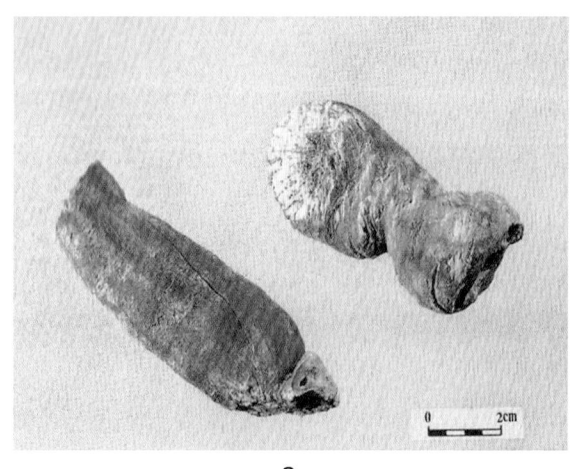
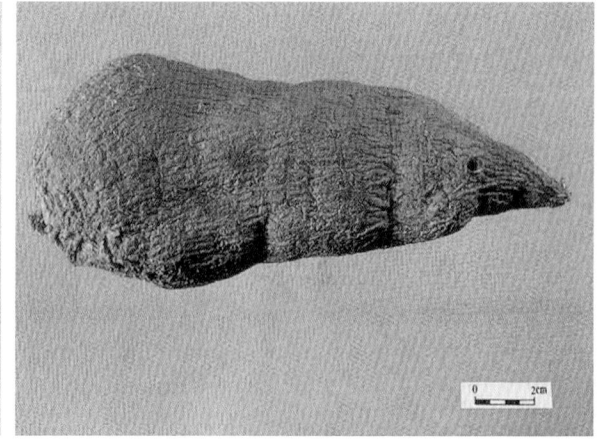

a   b

图 41　天花粉

a.栝楼（安徽产）　b.双边栝楼（河南产）

均具高效直接的杀伤作用，对肺腺癌细胞和 RAS 癌基因阴性细胞（Ref）有轻度抑制作用。天花粉蛋白抑制肿瘤细胞增殖可能是其抑癌的机制之一。④对血糖的影响：可使饥饿兔的肝糖原和肌糖原增加。⑤抗菌作用。⑥抗病毒作用。⑦抗溃疡作用。⑧抗氧化作用。⑨减轻缺血再灌注脑损伤。⑩促进小鼠输卵管组织中肥大细胞增多，促进肝素合成，使细胞趋向成熟。

· 天南星《本草拾遗》·
Tiannanxing
ARISAEMATIS RHIZOMA
Reddish Jackinthepulpit, Diversileaf Jackinthepulpit or Amur Jackinthepulpit Rhizome

【来　　源】为天南星科植物天南星 *Arisaema erubescens*（Wall.）Schott、异叶天南星 *Arisaema heterophyllum* Bl. 或东北天南星 *Arisaema amurense* Maxim. 除去外皮的干燥块茎。

【产　　地】主产于四川、湖北、河南、陕西、甘肃、云南、贵州等地。以四川、河南产量大，质量好。

【采收加工】当年播种的天南星翌年秋末冬初采挖。挖取块茎，除去茎苗及须根，洗净，撞擦或刮去外皮，晒干。

【性状鉴别】块茎呈扁球形、半圆球形或不规则扁平状，高 1~2cm，直径 1.5~6.0cm。表面白色或淡棕色，顶端平，中央有凹陷的茎痕和红棕色的宿存的枯茎残迹，茎痕周围有 2~3 圈麻点状须根痕。质坚硬。断面不平坦，白色，粉性，间见黄色细筋脉。气微辛，味麻辣。

以个均匀，饱满，去净外皮，色白，粉性足者为佳。

【显微鉴别】天南星：本品粉末类白色。淀粉粒以单粒为主，圆球形或长圆形，直径 2~17μm，脐点点状、裂缝状，大粒层纹隐约可见；复粒少数，由 2~12 分粒组成。草酸钙针晶散在或成束存在于黏液细胞中，长 63~131μm。草酸钙方晶多见于导管旁的薄壁细胞中，直径 3~20μm。

【规格等级】统货，以个均匀，饱满、去净外皮、白色、粉性足者为佳。

【炮　　制】

（1）生天南星：除去杂质，洗净，润透，切片，干燥。

（2）制天南星方法一：取净天南星，按大小分别用水浸泡，每日换水 2~3 次，如起白沫时，换水后加白矾（每 100kg 天南星，加白矾 2kg），浸泡 7~14 天后，再换清水浸泡 5~7 天，每天换水 2 次，至切开口尝微有麻舌感时取出。将生姜片、白矾置锅内加适量清水煮沸后，倒入天南星共煮至透心时取出，除去姜片，晾至四至六成干，切薄片，干燥。每 100kg 天南星，用生姜、白矾各 12.5kg。

（3）制天南星方法二：取原药材，拣除杂质，大小分档，洗净，清水浸泡过药面，每天换水 3 次，浸泡至无白心时捞起，切厚片。再用清水浸泡三天，每天换水 2~3 次（夏季可酌加 2%~3% 白矾粉末同浸），浸足时日后取出，每 100kg 原药材用 30kg 老生姜榨取姜汁，并将姜渣煎浓汤，两液混合后与南星拌匀，闷润至吸尽姜液，蒸 4~6 小时，蒸至透心、口尝微麻舌为度，取出，晒至九成干，然后先将河沙炒至大热时，投入天南星急炒至色转黄，两面发胀鼓起时，取出，筛去河沙，放凉（《中药商品知识》1988 年）。

【炮制作用】生南星辛温燥烈，有大毒，炮制后可降低毒性、增强化痰作用。

【性味归经】苦、辛，温。有大毒。归肺、肝、脾经。

【功能主治】燥湿化痰，祛风止痉，散结消肿。用于顽痰咳嗽，风痰眩晕，中风痰壅，口眼歪斜，半身不遂，癫痫，惊风，破伤风引起的抽搐痉挛。生用外治痈肿疮毒，蛇虫咬伤。

【用法用量】应遵医嘱，炮制后用3~9g，水煎服。外用：生品适量，研末以醋或酒调敷患处。

【主要成分】主要含生物碱、脂肪酸及甾醇类、氨基酸类、蛋白质及凝集素类以及无机元素。生物碱有秋水仙碱、胡芦巴碱、氯化胆碱等；脂肪酸及甾醇类：二十六烷酸、没食子酸、β-谷甾醇、胡萝卜苷及棕榈酸、硬脂酸、油酸、亚油酸、亚麻酸等；氨基酸类：含有大量的人体必需和非必需氨基酸，有天冬氨酸、苏氨酸、丝氨酸、谷氨酸等；凝集素：血液凝集素、淋巴凝集素、精液凝集素等11种内源凝集素，4种单核外源凝集素等；微量元素镁、硒、锌、铁、铜等；天南星的毒性成分为苛辣性毒素。

【药理作用】①祛痰作用。②对中枢神经系统作用：a.镇静、镇痛作用；b.抗惊厥作用。③抗心律失常作用。④对血液系统作用：凝集兔子的红血球，提高贫血兔子的恢复能力。⑤抗肿瘤作用：从鲜天南星中提取的 D-甘露醇有抑瘤活性。鲜天南星水提取液经醇沉淀后的浓缩制剂，体外对 HeLa 细胞有抑制作用，对小鼠实验性肿瘤，包括肉瘤 S_{180}、HCA 实体瘤、鳞状上皮型子宫颈癌都有明显抗癌作用。以天南星为主药的复方三生注射液对小鼠 Lewis 肺癌、肝癌、艾氏腹水癌等多种移植性肿瘤有抑制作用，对体外培养人胃癌、肺癌及肝癌细胞有杀伤和抑制作用。⑥抗菌作用。⑦杀灭钉螺作用。⑧对组织水肿、炎性渗出及毛细血管通透性增高均有抑制作用。

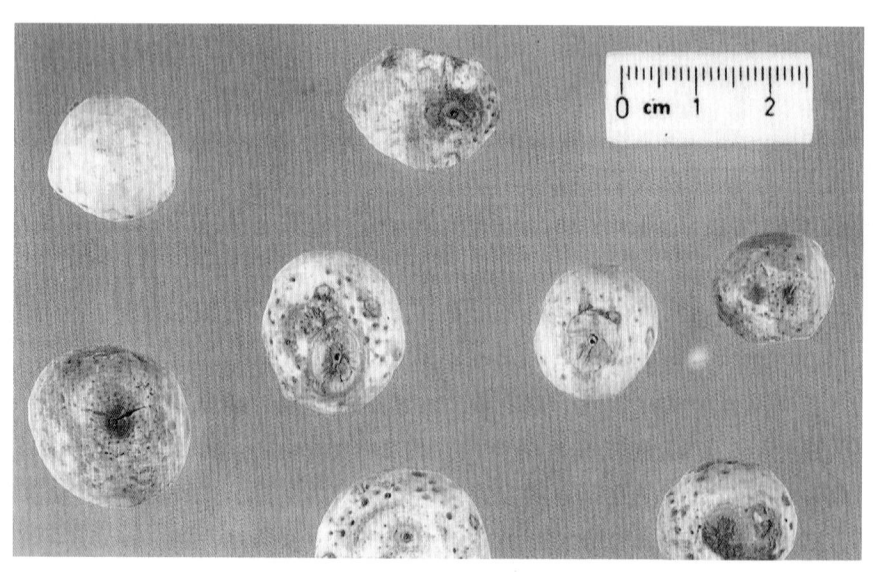

图 42 天南星（四川产）

·胆南星《本草选旨》·
Dannanxing
ARISAEMA CUM BILE
Bile Arisaema

【来　　源】本品为制天南星的细粉与牛或羊或猪胆汁按规定的方法加工而成，或为生天南星细粉与牛、羊或猪胆汁经发酵加工而成。

【制　　法】将生南星放入清水内反复漂至无麻辣感后，磨成细粉。用等量的牛胆、猪胆或羊胆汁与天南星粉末拌匀，日晒夜露至无腥味为度。或用生天南星粉与牛、猪或羊胆汁、生姜汁经发酵加工而成。

取原药拣净杂质，磨为细粉。将相当于原药材250%牛胆汁或猪胆汁，浓缩成150%，用10%老生姜榨汁，将生姜汁与胆汁一同搅拌均匀，加入生天南星粉，搅拌均匀后加盖放置于温暖处，让其充分发酵，14天后取出，按九蒸九晒方法蒸制（现改为三蒸三晒）。第一次蒸14小时，冷却后切成小方粒晒干；第二次以后每次蒸3~4小时，蒸后晒干，最后一次喷洒2%米酒，润透，置锅中蒸3~4小时，取出晒至足干。至外观色乌黑，口尝无麻舌感或微麻舌、嗅之无臭味为度（《中药商品知识》1988年）。

【性状鉴别】本品呈方块状或圆柱状。棕黄色、灰棕色或棕黑色。质硬。气微腥，味苦。

【规格等级】全国均为统货。

【炮制作用】胆汁制：去除其燥烈之性及毒性，使南星变味苦性凉，有清热化痰、息风定惊、解郁、除痰热、解痉挛之功效。是治疗小儿急热惊风、痰喘抽搐之要药。同时，胆南星久陈者疗效更佳。《本草纲目》称：胆南星"年久者弥佳"。

【性味归经】苦、微辛，凉。归肺、肝、脾经。

【功能主治】清热化痰，息风定惊。用于痰热咳嗽，咳痰黄稠，中风痰迷，癫狂惊痫。

【用法用量】水煎服，3~6g。

【主要成分】天南星含安息香酸（Benzo acid）、三萜皂苷、D-甘露醇、淀粉等。胆南星除含天南星的成分外，尚含总胆酸、胆红素、β-谷甾醇、氨基酸和锌、磷、钙、铝等多种无机元素。

【药理作用】①抗肿瘤：胆南星可抑制胃癌细胞增殖，其机制可能是抑制CDK_4的表达而影响了细胞周期的完成；②抗惊厥；③镇静镇痛；④祛痰；⑤抗心律失常。

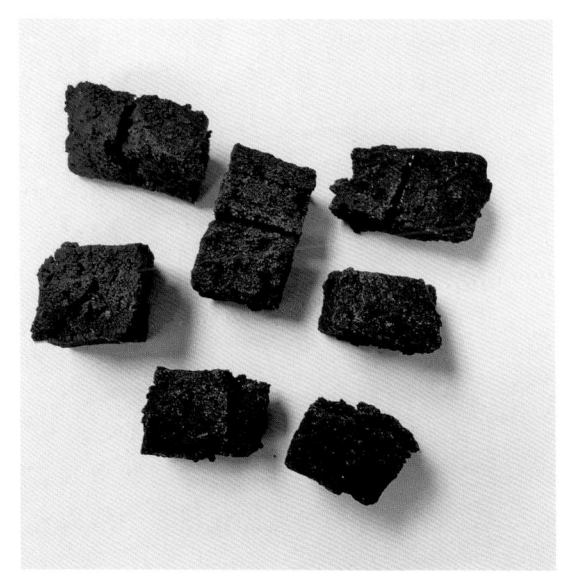

图43　胆南星

· 天麻《神农本草经》·
Tianma
GASTRODIAE RHIZOMA
Tall Gastrodia Tuber

【来　　源】为兰科植物天麻 *Gastrodia elata* Bl. 的干燥块茎。

【产　　地】主产于贵州大方、云南昭通及四川、湖北、陕西、西藏、吉林、辽宁、甘肃、河南等省、自治区。习惯认为野生或仿野生天麻以贵州产者质佳，人工种植者以云南产者质佳。

【采收加工】有性繁殖的天麻栽培2~3年、无性繁殖的天麻栽培1~2年采挖。超过时间采挖影响天麻质量和产量。冬季采挖者为"冬麻"，体质饱满、皱纹少，质佳；春季出苗前采挖者为"春麻"，皱纹多、体较瘦，质次。采挖后，洗净泥土，及时擦去粗皮和环节上的鳞片，随即用清水或白矾水微浸，用中火蒸至透心，取出，平铺于竹席上，置干燥通风处晾至半干，然后用低温烘干。在蒸制过程中，如遇天麻因受热内心膨胀，可用细竹针刺破放气压扁，以防干后空心起泡，影响商品质量。

【性状鉴别】

（1）冬麻：呈长椭圆形或纺锤形，略扁，皱缩而稍弯曲，长6~13cm，宽3~7cm，厚1~3cm。表面黄白色至淡黄棕色。微透明，有纵向细皱纹（习称"姜皮样"），全身有明显的小点（习称"芝麻点"）组成的须根痕排列而成的环状横纹多轮，有时可见线状棕褐色菌索。上端略尖，偶有红黄色至棕红色的干枯嫩芽（习称"鹦哥嘴"或"红小辫"），下端钝圆，有圆盘状的凹下脐状疤痕（习称"肚脐眼"），或稍尖无"肚脐眼"。体坚质硬，不易折断，断面较平滑，角质样（习称"蜡质样"），黄白色至淡棕色，未蒸透者中间略有白渣，有时显裂隙。气特异，味甘微辛。嚼之肉质爽，不易烂。

（2）春麻：与冬麻类似，但质较轻泡，体略扁长，身瘦，皱纹比冬麻多，上端多有"鹦哥嘴"（较"冬麻"长）。断面或有空心。

均以体大肥厚、色黄白、皮纹细结，质坚实明亮，无空心者为佳。"冬麻"质优于"春麻"。

【显微鉴别】

（1）本品横切面：表皮有残留，下皮由2~3列切向延长的栓化细胞组成。皮层为10数列多角形细胞，有的含草酸钙针晶束。较老块茎皮层与下皮相接处有2~3列椭圆形厚壁细胞，木化，纹孔明显。中柱大，散列小型周韧维管束；薄壁细胞亦含草酸钙针晶束。髓部细胞类圆形，具纹孔。

粉末黄白色至黄棕色。厚壁细胞椭圆形或类多角形，直径70~180μm，壁厚3~8μm，木化，纹孔明显。草酸钙针晶成束或散在，长25~75（93）μm。用醋酸甘油水装片观察含糊化多糖类物的薄壁细胞无色，有的细胞可见长卵形、长椭圆形或类圆形颗粒，遇碘液显棕色或淡棕紫色。螺纹、风纹及环纹导管直径8~30μm。

（2）取本品粉末1g，加水10mL，浸渍4小时，随时振摇，滤过。滤液加碘试液2~4滴，显紫红色至酒红色。

【规格等级】据《七十六种药材商品规格标准》规定，将天麻分四个等级：

一等：干货。呈长椭圆形，扁缩弯曲，去净粗栓皮，表面黄白色，有横环纹，一端有残留茎基或红黄色的枯芽（俗称"鹦哥嘴"），另一端有圆盘状的凹脐形疤痕（俗称"肚脐眼"）。体坚质实，呈半透明。断面呈角质样牙白色。气微，味甘微辛。每公斤 26 支以内，大小均匀。无空心、枯炕、杂质、霉变、虫蛀。

　　二等：每公斤 46 支以内。余同一等。

　　三等：每公斤 90 支以内。断面牙白色或棕黄色，稍有空心。余同一等。

　　四等：每公斤 90 支以外，凡不符合以上等级的碎块、空心及未去皮者均属此等。无芦茎。余同一等。

【炮　　制】

（1）天麻片：取原药材，除去杂质，洗净，润透或蒸软，切薄片，干燥。

（2）姜制天麻：取原药，除去杂质，洗净，每 100kg 原药材用 30kg 生姜，榨汁，姜渣加适量水煮 1 小时，过滤取汁弃渣，与原姜汁混合，倒进天麻中，拌匀，待姜汁被吸尽，润至体软后，蒸 3~4 小时，取出。晾晒至七成干，切薄片，晒干。

【炮制作用】姜制后能增强平肝息风止痉作用。

【性味归经】甘，平。归肝经。

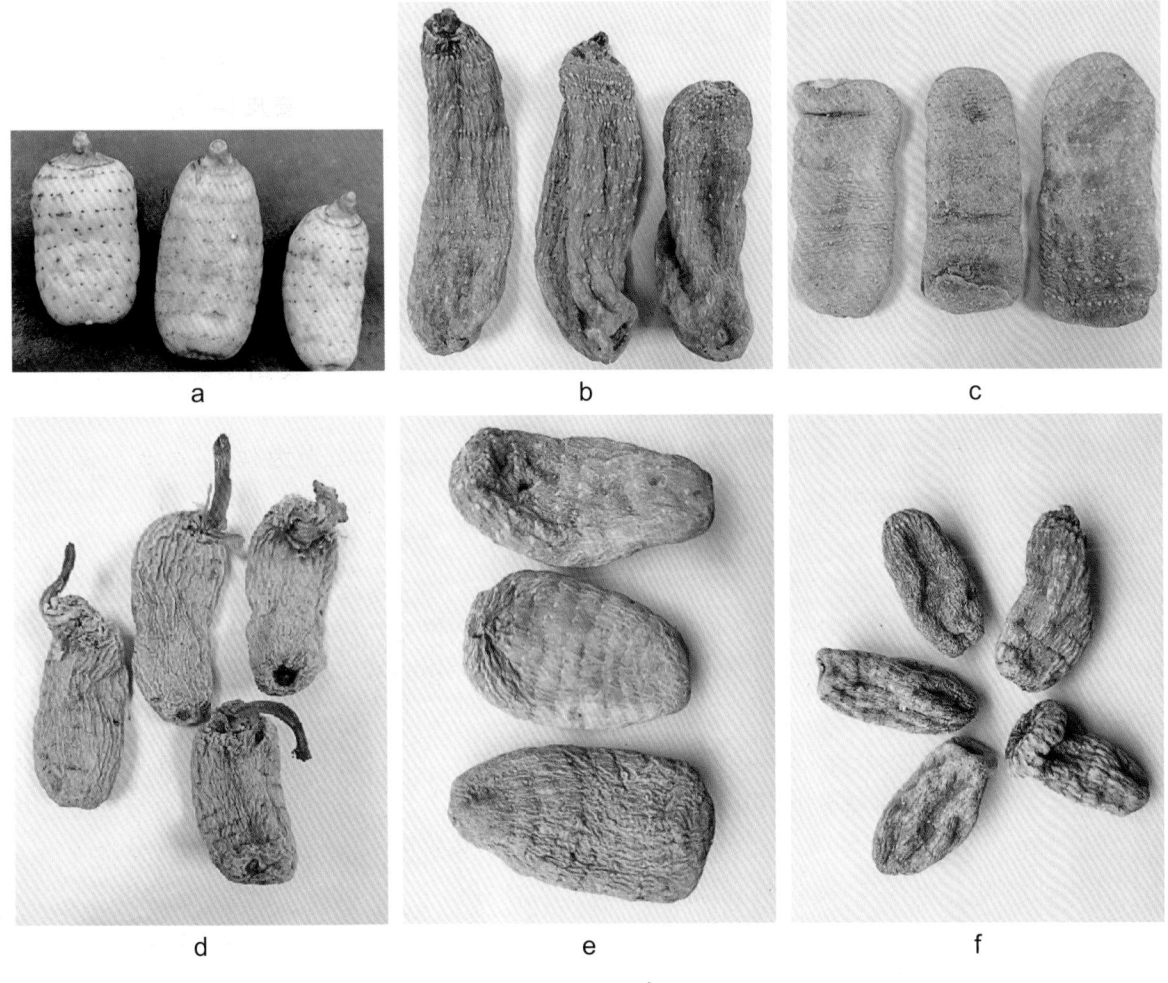

图 44　天麻

a. 仿野生种植鲜天麻（贵州大方产）　b. 春麻（云南昭通产）　c. 冬麻（湖北产）　d. 野生天麻（春麻）　e. 仿野生红天麻（贵州大方产）　f. 仿野生乌天麻（贵州大方产）

【功能主治】平肝息风，定惊止痉。用于头痛眩晕，肢体麻木，惊风癫痫，半身不遂，腰膝酸痛，破伤风等症。

【用法用量】3~9g。水煎服。或研末吞服，每次2g，一日2次。

【主要成分】含天麻素（对羟甲基苯-β-D-葡萄吡喃糖苷）、天麻苷元（对羟基苯甲醇）、香荚兰醇、香荚兰醛、苷类、结晶性中性物质及微量生物碱、天麻多糖、维生素A及铬、锰、铁、铜等。

【药理作用】①镇静安神作用。②抗惊厥作用。③对损伤的脑神经细胞有修复保护作用。④对心血管系统的作用：能缩小动物模型心梗面积，增加脑血流量及冠脉流量；对血管神经性头痛有止痛和调节脑血管功能的作用。⑤增强耐力、智力及抗衰老作用。⑥抗炎、镇痛作用。⑦增强免疫功能。⑧抑菌作用。⑨抗缺血再灌注损伤作用。⑩防治阿尔茨海默病，对预防老年痴呆症有一定作用。⑪保肝作用。⑫兴奋呼吸中枢、镇咳祛痰，抑制血小板聚集。

· 五指毛桃《生草药性备要》·
Wuzhimaotao
FICI RADIX
Hispid Fig Root

【来　　源】为桑科植物粗叶榕 *Ficus hirta* Vahl. 的干燥根。

【产　　地】主产于贵州、云南、福建、台湾、广东、海南、广西、湖南、江西等省、自治区。缅甸、泰国、越南、尼泊尔等国亦产。

【采收加工】野生品全年可采挖，栽培者2~3年秋季采挖。挖取根，洗净，切段或原条扎成小把晒干。

【性状鉴别】根呈圆柱状，直径0.2~2.5cm，有分枝，表面灰棕色或棕黄色，有纵纹和横向皮孔及须根痕，栓皮脱落后可见黄色皮部。质坚硬，不易折断，断面纤维性，皮薄，木质部宽广，淡黄白色，可见放射性纹理。气微，有清香气，味辛、甘。

以外皮棕黄色，粗细适中，有淡淡的清香似椰香气者为佳。

【炮　　制】取原药拣除杂质，洗净，小条者切段，大条粗块者切片，晒干。

【性味归经】辛、甘、平。归脾、肺、肝经。

【功能主治】健脾补肺，行气利湿，舒筋活络。用于脾虚浮肿，食少无力，肺痨咳嗽，盗汗，带下，产后少乳，风湿痹痛，水肿，肝硬化腹水，肝炎，跌打损伤。

【用法用量】水煎服，15~30g（鲜品加倍）。

【主要成分】主要成分为补骨脂素、黄酮类、香豆素类、萜类、佛手柑内酯、β-谷甾醇、邻苯二甲酸二异丁酯和Ca、Mn、Fe、Zn、Cu等。

【药理作用】①提高免疫力：五指毛桃能显著

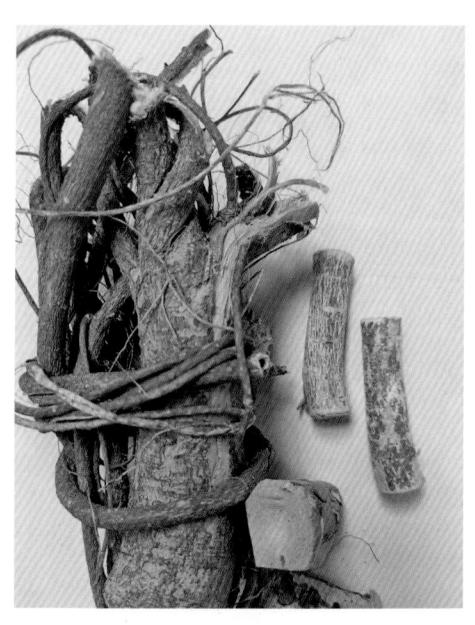

图45　五指毛桃（广东产）

提高环磷酰胺所致免疫功能低下小鼠的碳粒廓清指数，胸腺、脾脏重量指数及血清溶血素水平；②对金黄色葡萄球菌、甲型链球菌有较好的抑菌作用；③祛痰止咳；④耐氧缺血、抗氧化；⑤护肝作用；⑥抗炎镇痛；⑦对平滑肌舒缓作用。

·太子参《本草从新》·
Taizishen
PSEUDOSTELLARIAE RADIX
Heterophylly Falsestarwort Root

【来　　源】为石竹科植物孩儿参 *Pseudostellaria heterophylla*（Miq.）Pax ex Pax et Hoffm. 的干燥块根。

【产　　地】野生或栽培。主产于江苏镇江句容县，常州溧阳市，无锡宜兴市，连云港赣榆区，南京市江宁区、浦口区，安徽宣州、郎溪、广德，山东临沂，福建柘荣、福安等地。

【采收加工】栽培品种植2~3年可以采挖。夏季植株大部分枯萎时即可采挖。选晴天将块根挖起，洗净泥土，在沸水中烫3分钟左右取出，晒至须根已干主根尚软时搓去须根，晒至全干。也有不经水烫直接晒干。

【性状鉴别】呈细长纺锤形或条形，长3~10cm，直径0.2~0.6cm。稍弯曲，全体有细皱纹及凹下的须根痕，上部稍钝圆有残存的茎痕，下端渐细长如鼠尾。表面淡黄白色，质脆，易折断，断面黄白色，微呈角质样，直接晒干者断面呈灰白色。气微，味甘，稍有青草气。

以肥壮饱满，细长纺锤形，表面淡黄白色，无须根者为佳。

【显微鉴别】

（1）本品横切面：木栓层为2~4列类方形木栓细胞。皮层薄，仅数列薄壁细胞，切向延长。韧皮部窄，射线宽广。形成层成环。木质部占根的大部分，导管稀疏排列成放射状，初生木质部3~4原型。薄壁细胞充满淀粉粒和草酸钙簇晶。

（2）取本品粉末1g，加甲醇10mL，温浸，振摇30分钟，滤过，滤液浓缩至1mL，作为供试品溶液。另取太子参对照药材1g，同法制成对照药材溶液。照薄层色谱法试验，吸取上述两种溶液各1μL，分别点于同一以羧甲基纤维素钠为黏合剂的硅胶G薄层板上，以正丁醇-冰醋酸-水（4∶1∶1）为展开剂，置于用展开剂预饱和15分钟的展开缸内，展开，取出，晾干，喷以0.2%茚三酮乙醇溶液，在105℃加热至斑点显色清晰。供试品色谱中，在与对照药材色谱相应的位置上，显相同颜色的斑点。

【规格等级】统货。干货，以身干、肥润、表面淡黄白色、无须根者为佳。

【炮　　制】取原药，除去杂质，筛净灰硝后入药。

【性味归经】甘、微苦，平。归心、脾、肺经。

【功能主治】益气健脾，生津润肺。用于脾虚体倦，食欲不振，病后虚弱，肺虚咳嗽，气阴不足，心悸自汗，津亏消渴等。

【用法用量】6~15g。水煎服。

【主要成分】主要含氨基酸、多糖或糖苷、酚酸或鞣质、黄酮、香豆精甾醇或三萜、磷脂类、环肽类、挥发油类、微量元素等。如组氨酸、亮氨酸、异亮氨酸、赖氨酸、蛋氨酸、苯丙氨酸、苏氨酸、缬氨酸等8种人体必需氨基酸；太子参皂苷A、尖叶丝石竹皂苷

D、溶磷脂酰胆碱、磷脂酰肌醇、磷脂酰丝氨酸、脂酰乙醇胺、磷脂酰甘油及磷脂酸、棕榈酸、亚油酸、亚油酸-1-单甘油酯、β-谷甾醇、2-吡咯甲酸-3-呋喃甲酯、肌醇-3-甲醚、太子参环肽、苯甲酸、乌苏酸、木犀草素、刺槐苷及微量元素 Cu、Zn、Mn、Fe、Mg 和 Ca 等。

【药理作用】①抗疲劳、抗应激作用；②免疫增强作用；③过氧化物歧化酶（SOD）样作用；④镇咳作用；⑤抗菌抗病毒作用；⑥改善胰岛素抵抗；⑦延缓肾小球硬化作用；⑧其他：提高机体免疫功能，保护细胞完整，降低血脂，延缓衰老，健脑强精和防止脑血管疾病等作用。

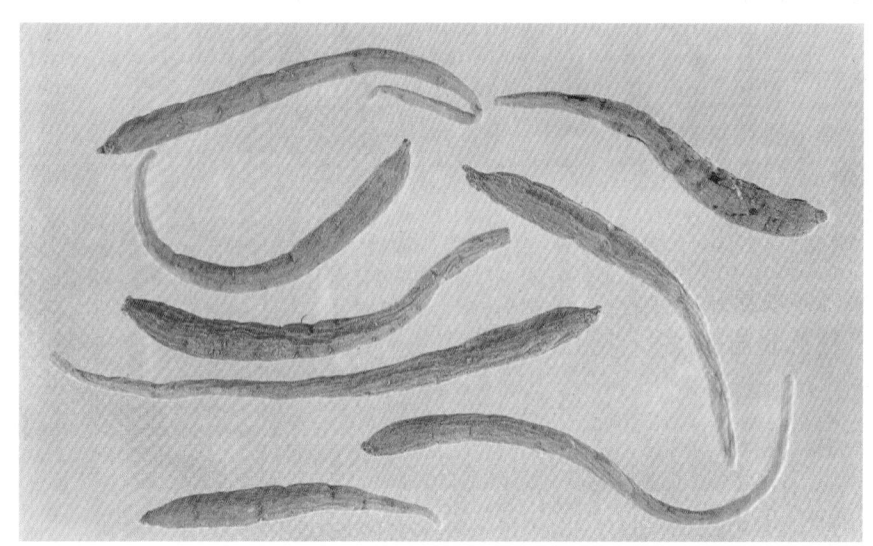

图 46　太子参（江苏产）

·巴戟天《神农本草经》·
Bajitian
MORINDAE OFFICINALIS RADIX
Medicinal Indianmulberry Root

【来　　源】为茜草科植物巴戟天 *Morinda officinalis* How 的干燥根。

【产　　地】主产于广东高要、德庆、郁南、五华、河源。广西百色、梧州，福建、江西、四川等地亦产。为"十大广药"之一。

【采收加工】全年均可挖，选生长 5 年以上的巴戟天，挖出后除去地上茎及须根，洗净，用沸水略烫，立即捞起，晒至六七成干，用木槌轻轻捶扁，切成 7~15cm 的长段，晒干。

【性状鉴别】呈弯曲的扁圆柱形或呈连珠状，稍扁，长短不一，多截成 7~15cm 长段，表面灰色或灰黄色，粗糙，有皱纹。常见皮肉分成小段，横向断裂成 1~3cm 节段，形似鸡肠。质坚硬，肉厚，易剥落，中央具木质心。韧皮部呈淡紫色或紫色，木部齿轮状，圆柱形，坚韧，黄白色，皮部宽度为木部 2 倍左右。气无，味甜而略涩。

巴戟天以条粗壮、连珠状、肉厚色紫、木心细者为佳。

【显微鉴别】本品横切面：木栓层为数列细胞。皮层外侧石细胞单个或数个成群，断续排列成环；薄壁细胞含有草酸钙针晶束，切向排列。韧皮部宽广，内侧薄壁细胞含草酸钙针晶束，轴向排列。形成层明显。木质部导管单个散在或 2~3 个相聚，呈放射状排列，直径至 105μm；木纤维较发达；木射线宽 1~3 列细胞；偶见非木化的木薄壁细胞群。

粉末淡紫色或紫褐色。石细胞淡黄色，类圆形、类方形、类长方形、长条形或不规则形，有的一端尖，直径 21~96μm，壁厚至 39μm，有的层纹明显，纹孔及孔沟明显，有的石细胞形大，壁稍厚。草酸钙针晶多成束存在于薄壁细胞中，针晶长至 184μm。具缘纹孔导管淡黄色，直径至 105μm，具缘纹孔细密。纤维管胞长梭形，具缘纹孔较大，纹孔口斜缝状或相交成人字形、十字形。

【规格等级】商品分三个等级：

一等：除净芦头及须根，原条有肉，连珠状、圆柱状或压扁。表面灰色或灰黄色，间有脱落的肉质块。味甘微涩。长不超过 16cm，中部围径 3cm 以上。无虫蛀、霉变。

二等：中部围径 2cm 以上。余同一等。

三等：中部围径 0.7cm 以上。余同一等。

【炮　　制】

（1）巴戟肉：取原药材，洗净，润透，抽去木心，切段，晒干。

（2）盐巴戟：取巴戟肉，喷淋盐水（每 100kg 巴戟肉用食盐 2kg，加适量清水溶化）拌匀，至巴戟天吸尽盐水，蒸 2 小时，干燥。或将吸尽盐水的巴戟肉用文火炒干。

（3）甘草制巴戟：取巴戟肉，加入甘草水拌匀（每 100kg 巴戟肉用甘草 6kg 加水适量，加热煎煮 1 小时，过滤去渣），至甘草水被吸尽，蒸 2 小时，干燥，或用文火炒干。

（4）酒巴戟：每 100kg 巴戟肉，用 10kg 黄酒拌匀，至酒吸尽，蒸 2 小时，晒干，或用文火炒干。

【炮制作用】巴戟天主要用于肾阳不足和寒湿困于下焦，盐炙后入肾，温而不燥，增强其补肾作用，多服久服无碍；经甘草水制后可协同其补脾益气的作用（如补肝肾益气血的中成药"参茸卫生丸"）；酒制能增强其祛风湿，强筋骨的作用。

【性味归经】甘、辛，微温。归肾、肝经。

【功能主治】补肾壮阳，强筋健骨，祛风湿。用于腰膝无力，风湿痹痛，筋骨痿软，阳痿遗精，宫冷不孕，月经不调，少腹冷痛，脚气等。

【用法用量】5~15g。水煎服。

【主要成分】主要含糖类（5~7 年生巴戟天总糖的含量可超过 50%），尤其是还原糖及其苷（耐斯糖、葡萄糖、甘露糖、巴戟素、1F-果呋喃糖基耐斯糖、菊淀粉等），还含黄酮、甾体三萜、氨基酸、有机酸及其酯（龙脑、棕榈酸等）、强心苷及微量蒽醌类、维生素 C、树脂和环烯醚萜苷、微量元素（钙、镁、钠、钾、锰、铁）等。从巴戟天乙醇提取物中分离得到 β-谷甾醇、水晶兰苷、四乙酰车叶草苷。另外，巴戟天还含棕榈酸十九烷、大黄素甲醚、甲基异茜草素-1-甲醚、甲基异茜草素及 2-羟基-3-甲氧基蒽醌等。

【药理作用】①对下丘脑-垂体-性腺轴功能的影响：通过提高垂体对 LRH 的反应性及卵巢对 LH 的反应性，来增强下丘脑-垂体-卵巢促黄体的功能；②皮质酮分泌促进作用；③对甲状腺功能低下动物模型的作用：巴戟天水煎液口服，能增加甲状腺功能低下小鼠的耗氧量；④抗疲劳作用；⑤对血液系统的作用：巴戟天水煎液能升高幼鼠血中白细胞数，并有促进小鼠粒系祖细胞生长的功效；⑥免疫促进作用：能够促进细胞免疫；⑦对神经系统的作用：有抗抑郁及增强学习记忆能力与抗衰老的作用；⑧抗癌作用：通过调控机体的免疫功能，激发淋巴细胞和各种抗癌因子活性而实现；⑨补血作用；⑩促进骨细胞生长作用；⑪抗心肌缺血再灌注损伤作用；⑫对进行性肌肉萎缩有一定作用。

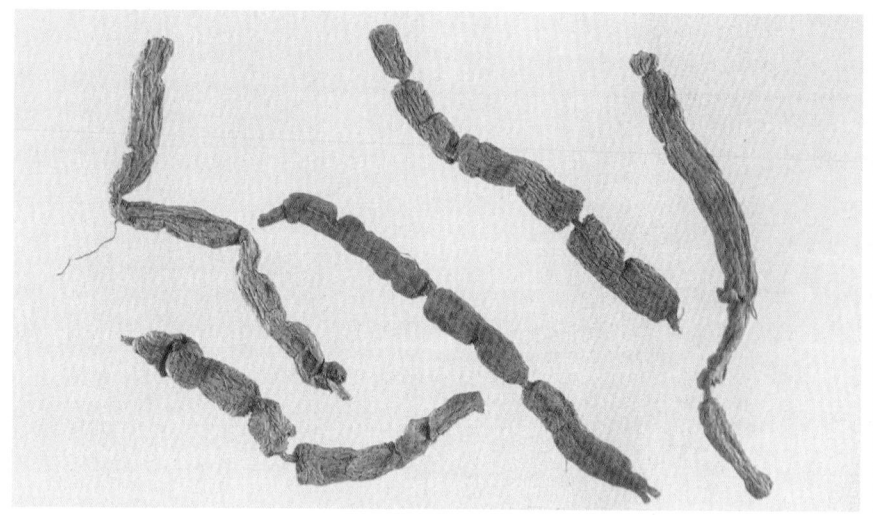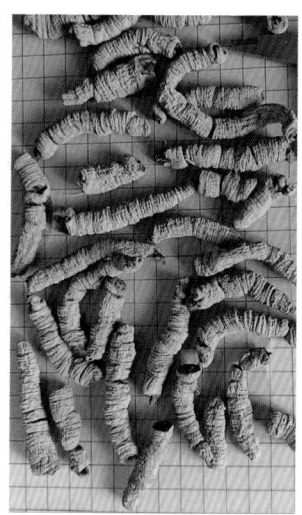

图 47　巴戟天（广东产）、巴戟肉

·木香《神农本草经》·
Muxiang
AUCKLANDIAE RADIX
Common Aucklandia Root

【来　　源】为菊科植物木香 *Aucklandia lappa* Decne. 的干燥根。本品原产于印度、巴基斯坦、缅甸等国，过去都由广东口岸进口，行销国内各地，故称"广木香"。在 20 世纪 30 年代，云南丽江将广木香引种成功，商品称"云木香"。

【产　　地】主产于云南丽江、维西、大理、中甸，重庆开州，湖南湘西、常德、怀化地区，甘肃文县、武都、康县及湖北、陕西、广西、广东等地。

【采收加工】秋冬两季采挖种植 3 年以上的根，除去泥土、须根，稍晒后，切成 5~12cm 长的段块，粗大者纵剖为 2~4 块，晒干或用微火烘干后，放于撞篓内撞去外皮即得。烘烤时不宜用大火，否则油分挥发，成为"老油条"；同时不能沾到水，否则会引起木香腐烂，均应注意。

【性状鉴别】略呈圆柱形或圆锥形、枯骨形或纵剖半圆柱形。长 5~12cm，直径 1.5~2.5cm，表面黄棕至灰棕色，有明显的皱纹、纵沟及侧根痕。有时可见网状皱纹。质坚，不易折断，断面略平坦，黄绿至棕黄色。皮部小，木部宽有环状形成层，中央有放射状菊花心纹理，并可见散在的棕色光亮的油点（朱砂点），老根中央常枯朽成空洞。气芳香浓烈而特异，味苦辛。

以身干条匀、质坚韧、香气浓、油性足者为佳。

【显微鉴别】

（1）本品粉末黄绿色。菊糖多见，表面现放射状纹理。木纤维多成束，长梭形，直径 16~24μm，纹孔口横裂缝状、十字状或人字状。网纹导管多见，也有具缘纹孔导管，直径 30~90μm。油室碎片有时可见，内含黄色或棕色分泌物。

（2）取本品粉末 0.5g，加三氯甲烷 10mL，超声处理 30 分钟，滤过，滤液作为供试品溶液。另取去氢木香内酯、木香烃内酯对照品，分别加三氯甲烷制成每 1mL 含 0.5mg 的溶液，作为对照品溶液。照薄层色谱法试验，吸取供试品溶液和对照品溶液各 5μL，分别点于同一以羧甲基纤维素钠为黏合剂的硅胶 G 薄层板上，以三氯甲烷-环己烷（5:1）为展开剂，展开，取出，晾干，喷以 1% 香草醛硫酸溶液，加热至斑点显色清晰。供试品色谱中，在与对照品色谱相应的位置上，显相同颜色的斑点。

【规格等级】

1. 云木香　按《七十六种药材商品规格标准》规定，云木香分两个等级：

一等：干货。呈圆柱形或半圆柱形，表面棕黄色或灰棕色。体实。断面黄棕色或黄绿色，具油性。气香浓，味苦而辣。根条均匀，长 8~12cm，最细的一端直径在 2cm 以上。不空，不泡，不朽。无芦头、根尾、焦枯、油条、杂质、虫蛀、霉变。

二等：呈不规则条状或块状。表面棕黄色或灰棕色，体实。断面黄棕色或黄绿色，具油性。气香浓，味苦而辣。长 3~10cm，最细一端直径在 0.8cm 以上。间有根头根尾、碎节、破块。无须根、焦枯、杂质、虫蛀、霉变。

2. 进口木香商品　分为"老山木香"和"新山木香"两种：

（1）老山木香：主产于印度、巴基斯坦、克什米尔等国或地区。性状：呈破裂块状、骷骨状或板块状，间有呈圆柱形的。长 3~10cm，直径 2~3cm。表面灰褐色或深褐色。有较深的扭曲深沟，表面较光洁。质坚，难折断。断面略平坦，呈灰黄色或浅棕色，形成层环状，有放射状纹理，油室细而密，色较深，油性较大。气浓香而幽雅，味苦辛，嚼之黏牙。习惯认为老山木香是木香中的最佳品别。

（2）新山木香：主产于印度旁遮普等地区。呈圆柱形或圆锥形，稍弯曲。长 5~15cm，直径 1.5~3.0cm，表面灰黄色，有纵皱纹和深沟，表面粗糙，质较松，断面黄白色或灰白色，有环状浅棕色形成层，油室较少。气香浓而浊，味苦。习惯认为，新山木香质量不及老山木香。

【炮　　制】

（1）木香：除去杂质，洗净，稍泡捞起，闷透，切厚片，晾干。

（2）煨木香：取木香片用湿草纸包裹三层，置炭火灰中煨至纸干，表层纸焦黄时取出，去纸放凉。或取净木香片，平铺在垫有吸油草纸的铁丝网上，上面再平摊一层草纸，一层木香片，间隔平铺数层，上面盖一铁丝网，用绳捆扎紧，置烘干箱内，用低温烘至木香油分渗至草纸上，取出放凉，除去草纸。

【炮制作用】经煨制后油分减少，有增强涩肠止泄泻作用。药理研究表明，煨木香有抑制肠蠕动的作用。如临床常用的消导剂香砂平胃丸、木香顺气丸、香连丸、久痢丹等成药处方中均有煨木香。

【性味归经】辛、苦，温。归脾、胃、肺、肝、大肠、三焦、胆经。

【功能主治】行气止痛，温中和胃，健脾消食。用于胸脘胀痛，泻痢里急后重，食积不消，不思饮食等。

煨木香涩肠止泻，用于泄泻腹痛，寒疝等。

【用法用量】1.5~6g，水煎服。宜后下。

【主要成分】含挥发油 0.3%~3%，其中主要成分为单紫杉烯、α-紫罗兰酮、4-氧代-β-紫罗兰酮、β-芹子烯、凤毛菊内酯、去氢木香内酯、木香烯内酯、土木香内酯、木香酸、木香醇、大黄酚、α-木香烃、β-木香烃、木香内酯、莰烯、水芹烯、脱氢木香内酯、三氢脱氢木香内酯等。此外，尚含豆甾醇、树脂、菊糖及木香碱等。

【药理作用】①对呼吸系统的作用：木香的提取液能对抗组织胺与乙酰胆碱对气管与支气管的致痉作用；②对胃肠道的作用：木香提取液对大鼠离体小肠有轻度兴奋作用，对乙酰胆碱、组织胺与氯化钡所致的肠痉挛有对抗作用，较大剂量时可使大肠停止蠕动，对肠运动的影响类似罂粟碱，有直接松弛作用；③对心血管的作用：低浓度时能不同程度地抑制动物离体心脏的活动，大剂量有不同程度的降压作用；④抑制血小板聚集作用；⑤抗菌作用；⑥降血糖作用；⑦抗肿瘤作用：本品配佛手、八月札组成复方，对小鼠肿瘤（S180、Lewis肺癌）生长有抑制作用，并能抑制小鼠Lewis肺癌转移，是通过改善荷瘤机体的高凝状态和提高荷瘤机体的免疫功能而达到抗肿瘤效应的；⑧抗消化性溃疡作用；⑨促进胆囊收缩作用；⑩抗炎作用。

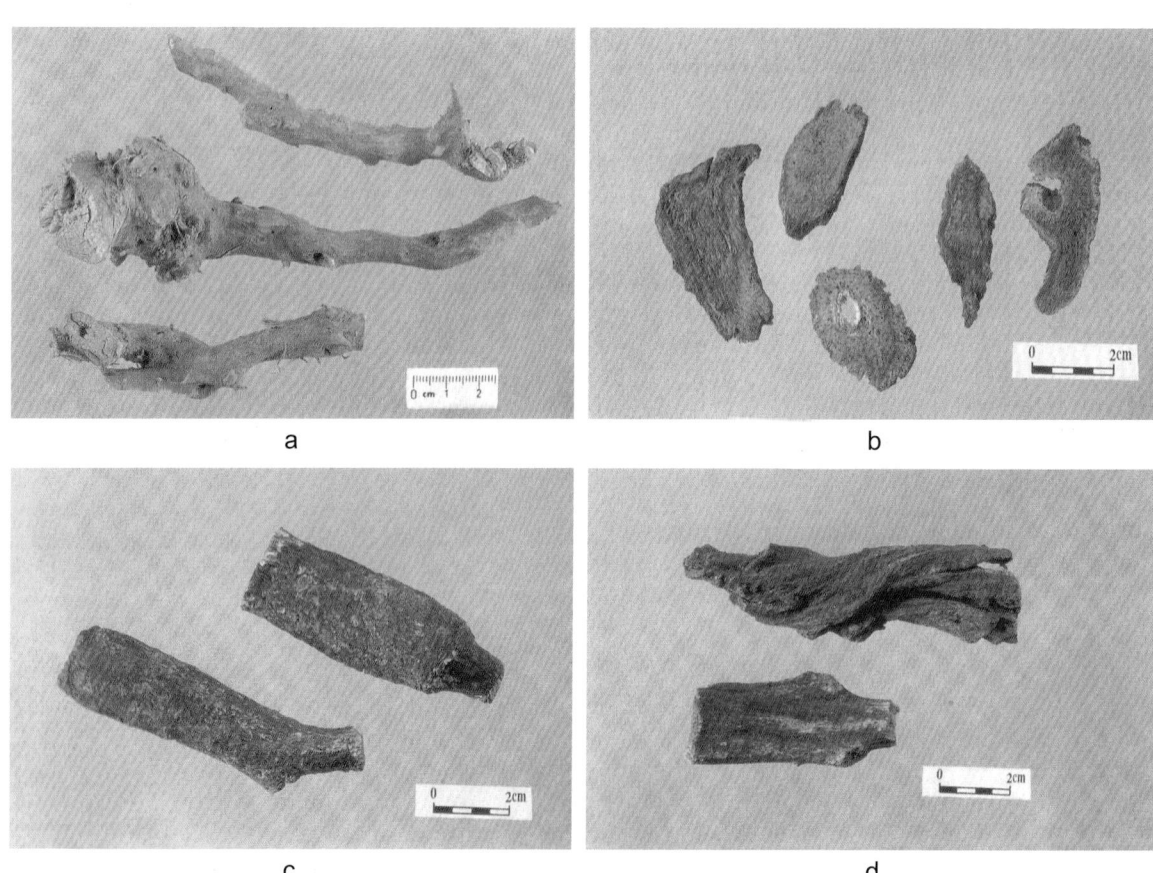

a

b

c

d

图 48　木香

a.云木香（云南产）　b.云木香片　c.新山木香　d.老山木香

·牛膝《神农本草经》·
Niuxi

商品按来源和用药习惯的不同，分为怀牛膝、川牛膝和味牛膝三个品别。

· 怀牛膝《证类本草》·

Huainiuxi

ACHYRANTHIS BIDENTATAE RADIX

Twotoothed Achyranthes Root

【来　　源】为苋科植物牛膝 *Achyranthes bidentate* Bl. 的干燥根。

【产　　地】主产于河南省武陟县、温县、辉县、孟州市及博爱县、沁阳市。此外，河北、山东、山西、江苏、辽宁亦有产。

怀牛膝以河南产量大、质佳，是河南省道地药材，"四大怀药"之一。

【采收加工】夏季栽种，当年冬季茎叶枯萎时至翌年春季植株萌芽前采挖。除去须根及泥沙，理顺根条捆成小把，晒至八成干时堆积在通风干燥处，上盖草席使其发汗后，摊开晒至全干，切去顶端芦头。

【性状鉴别】呈长条圆柱形，多顺直，有时稍弯曲，头尾粗细相差不大，长 15~50cm，直径 0.4~1.0cm。表面呈黄白色或淡棕色，具细微的纵皱纹和稀疏的侧根痕，质坚脆，受潮则变柔软。易折断，断面平坦，浅棕色，微呈角质状而油润，中间有明显的黄白色木心，周围有多数浅色小点状维管束断续排列成 2~3 圈。气特异，味微甜而稍苦涩。

以条粗长，除净芦头，皮细，黄白色至淡棕色，身干，质坚脆，味微甜者为佳。

【显微鉴别】

（1）本品横切面：木栓层为数列细胞。皮层较窄。维管束断续排列成 2~4 轮；最外轮维管束较小，有时仅 1 至数个导管；形成层近连接成环；向内维管束较大，木质部由导管、木纤维及木薄壁细胞组成；中心木质部集成 2~3 群。薄壁细胞含草酸钙砂晶。

（2）取本品粉末 2g，加乙醇 20mL，加热回流 40 分钟，静置，取上清液 10mL，加盐酸 1mL，加热回流 1 小时后浓缩至约 5mL，加水 10mL，用石油醚（60~90℃）20mL 提取，提取液蒸干，残渣加乙醇 2mL 使溶解，作为供试品溶液。另取齐墩果酸对照品，加乙醇制成每 1mL 含 1mg 的溶液，作为对照品溶液。照薄层色谱法试验，吸取供试品溶液 10~20μL、对照品溶液 10μL，分别点于同一以羧甲基纤维素钠为黏合剂的硅胶 H 薄层板上，以三氯甲烷-甲醇（40：1）为展开剂，展开，取出，晾干，喷以磷钼酸试液，在 110℃加热至斑点显色清晰。供试品色谱中，在与对照品色谱相应的位置上，显相同的蓝色斑点。

【规格等级】按《七十六种药材商品规格标准》规定，怀牛膝商品分成三等：

一等（俗称"头肥"）：干货。呈长条圆柱形，内外黄白色或浅棕色，味淡微甜。中部直径 0.6cm 以上，长 50cm 以上。根条均匀。无冻条、油条、破条、杂质、虫蛀、霉变。

二等（俗称"二肥"）：中部直径 0.4cm 以上，长 35cm 以上。余同一等。

三等（俗称"平条"）：中部直径 0.4cm 以下，但不小于 0.2cm，长短不分。间有冻条、油条、破条。余同一等。

【炮　　制】

（1）怀牛膝：取原药材，除去杂质，洗净，润软，切去硬质残茎，横切成约 2.5cm 长段，晒干。

（2）酒怀牛膝：取怀牛膝段，每 100kg 用黄酒 10kg 拌匀，使怀牛膝段吸尽酒，置锅内用文火炒至干。

（3）盐怀牛膝：取怀牛膝段，每 100kg 用 2kg 食盐，加水适量溶解，喷洒拌匀，闷至吸尽盐水，置锅内用文火炒干。

【炮制作用】酒制能增强活血通络作用；盐制引药入肾，增强补肝肾的作用。

【性味归经】苦、酸，平。归肝、肾经。

【功能主治】生品散瘀血，消痈肿，逐瘀通经，引血下行。用于咽喉肿痛，经闭，癥瘕，肝阳上亢眩晕，淋病，尿血，难产，胞衣不下，跌打损伤等。

炮制品补肝肾，强筋骨。用于肝肾亏虚，腰膝酸痛，四肢无力，风湿痹痛等。

【用法用量】4.5~15g，水煎服。孕妇慎用。

【主要成分】主要的活性成分为三萜皂苷类和甾酮类化合物，含牛膝皂苷、竹节参皂苷，尚含促蜕皮甾酮、牛膝甾酮、旌节花甾酮、正丁基-β-D-吡喃果糖苷、β-谷甾醇、琥珀酸、黏液质、多糖、钾盐及多种无机元素。

【药理作用】①抗肿瘤活性及免疫增强作用：其抗肿瘤作用与其增强宿主免疫功能有关；②对心血管系统的作用：对离体蛙心有抑制作用，短暂的降压作用，可使血液黏度下降，血流加快，过量能引起心脏骤停；③对子宫的作用：对子宫有明显的兴奋作用，促进其收缩；④抗菌抗炎及镇痛作用；⑤对实验动物的胃有抑制作用，对肠则有兴奋作用；⑥蛋白质同化作用；⑦降血糖作用；⑧降血脂及抗动脉粥样硬化作用；⑨护肝作用；⑩抗生育作用；⑪抗骨质疏松作用；⑫保护神经作用。

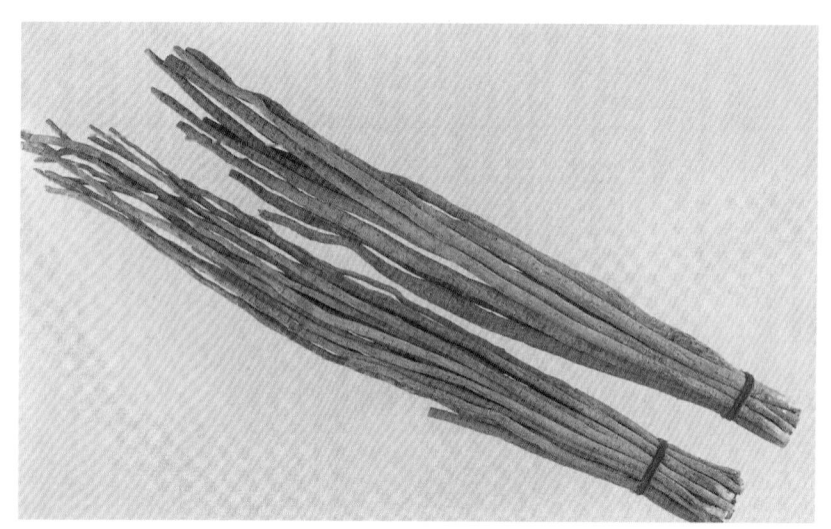

图 49　怀牛膝（河南产）

· 川牛膝《滇南本草》·
Chuanniuxi
CYATHULAE RADIX
Medicinal Cyathula Root

【来　　源】为苋科植物川牛膝 *Cyathula officinalis* Kuan 的干燥根。

【产　　地】野生在海拔1 500m 以上山区，主产于贵州、云南、湖北。栽培者主产于四川雅安天全、温江、乐山、金口河及贵州、云南。陕西、湖北、湖南亦产。

【采收加工】栽培3~4年后于秋、冬二季茎叶枯萎时采挖，除去芦头、须根及泥沙，烘或晒至半干时，堆放回润，再烘或晒，反复数次，至九成干时扎成小把，晒至足干。

【性状鉴别】根条肥壮，近圆柱形，微扭曲如拐杖形或牛尾状，单支或间有分枝，30~60cm，直径0.5~2.5cm。表面黄棕色或灰褐色，具纵皱纹、支根痕和多数横向突起的皮孔。质韧，不易折断，断面浅黄色或棕黄色，可见多数浅黄色维管束点状排列成数轮同心环。气微，味甘、微苦。

以根条粗壮，质坚韧，分枝少，断面浅黄色，味微甜者为佳。

【显微鉴别】本品横切面：木栓细胞数列。皮层窄。中柱大，维管束外韧型，断续排列成4~11轮，内侧维管束的束内形成层可见；木质部导管多单个，常径向排列，木化；木纤维较发达，有的切向延伸或断续连接成环。中央次生构造维管系统常分成2~9股，有的根中心可见稀疏导管分布。薄壁细胞含草酸钙砂晶、方晶。

粉末棕色。草酸钙砂晶、方晶散在，或充塞于薄壁细胞中。具缘纹孔导管直径10~80μm，纹孔圆形或横向延长呈长圆形，互列，排列紧密，有的导管分子末端呈梭形。纤维长条形，弯曲，末端渐尖，直径8~25μm，壁厚3~5μm，纹孔呈单斜纹孔或人字形，也可见具缘纹孔，纹孔口交叉成十字形，孔沟明显，疏密不一。

【规格等级】按《七十六种药材商品规格标准》规定，川牛膝分三个等级：

一等：干货。呈曲直不一长圆柱形，单支。表面灰黄色或灰褐色。质柔，断面棕色或黄白色，有筋脉点。味甘，微苦。上中部直径1.8cm以上。无芦头、毛须、杂质、虫蛀、霉变。

二等：上中部直径1cm以上。余同一等。

三等：上中部直径1cm以下，但不小于0.4cm。长短不限。余同一等。

【炮　　制】同怀牛膝。

【性味归经】甘、微苦，平。归肝、肾经。

【功能主治】逐瘀通经，通利关节，利尿通淋。用于血瘀经闭，胞衣不下，产后瘀血腹痛，尿血，血淋，腰膝疼痛，脚痿筋挛，跌打损伤等。

【用法用量】4.5~15g，水煎服。孕妇忌服。

【主要成分】川牛膝含常春藤皂苷及丝石竹皂苷、昆虫变态激素，如促蜕皮甾酮、红甾酮、怀苋甾、紫苋甾酮A等。此外，本品显生物碱反应。

【药理作用】①抗生育作用；②蛋白同化作用；③降血糖作用；④川牛膝对子宫的

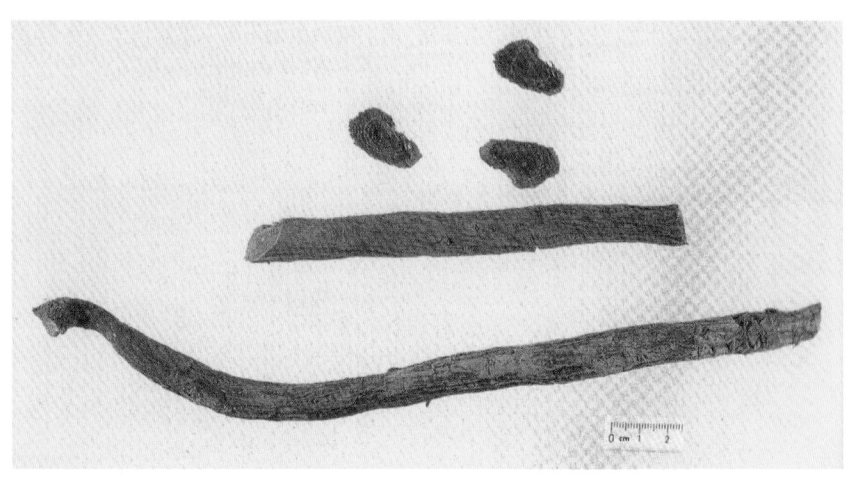

图50　川牛膝（四川产）

作用，因物种不同和是否怀孕而异，其对子宫的作用可能与直接刺激腹下神经末梢有关；⑤抗氧化作用；⑥对血管紧张素 I 受体有显著的阻滞作用。

·味牛膝·
Weiniuxi
STROBILANTHIS RHIZOMA ET RADIX
Nemoros Conehead Rhizome and Root

【来　　源】为爵床科植物琴叶马蓝 *Strobilanthes nemorosa* R.Ben. 的干燥根茎及根。

【产　　地】主产于湖北省恩施土家族苗族自治州及四川。

【采收加工】全年可采。挖出根及根茎，去净泥土毛须，晒干或烘干。

【性状鉴别】根茎粗大，具不规则的结节块状，长 4~12cm，直径 1.5~4.0cm，一端有痕，多有分枝。根丛生，长如马尾状，呈圆柱形，长约 40cm，直径 1~4cm。表面灰褐色，光滑，多有横裂痕，横断面皮部占木部 1/3，皮部灰白色，常剥落而露出木部，木部质甚坚韧，灰色，不易折断。气微，味淡。

以根茎粗大，根长而多马尾状者为佳。

【规格等级】统货。

【性味归经】苦，温。归肝经。

【功能主治】能行瘀血，消肿痛，强筋骨。用于经闭、淋痛、难产、腰膝痹痛。

【用法用量】3~9g，水煎服。

【药理作用】为地方性药材，现代药理研究少见报道，一般认为其具有祛风湿、散瘀止痛、止血的功效，治疗跌打损伤，外伤出血，崩漏，咽喉肿痛，白喉等。

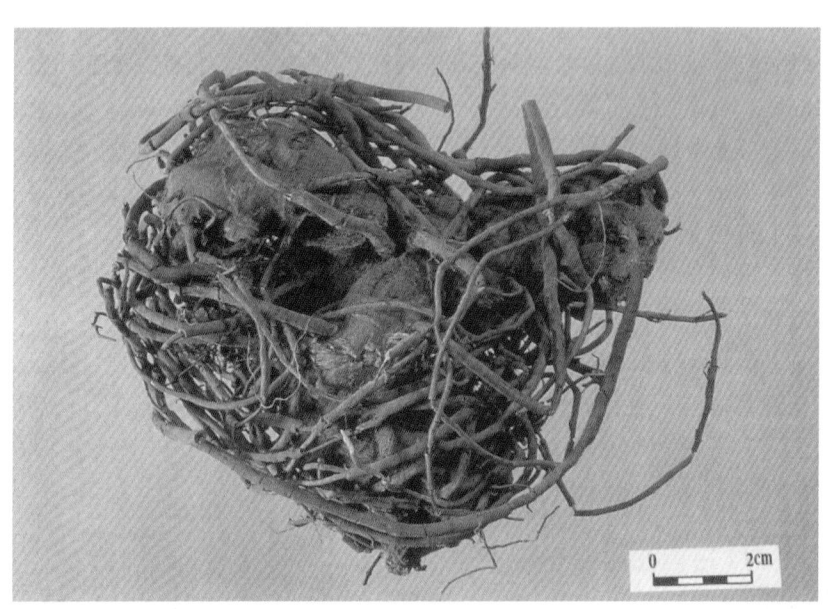

图 51　味牛膝（湖北产）

· 贝母《神农本草经》·
Beimu

商品按来源和产地不同及其性状特点，主要分为川贝母、伊贝母、平贝母、浙贝母、湖北贝母、皖贝母六个品别。

· 川贝母《神农本草经》·
Chuanbeimu
FRITILLARIAE CIRRHOSAE BULBUS
Tendrilleaf Fritillary，Unibract Fritillary or Przewalsk Fritfillary Bulb

川贝母商品按来源和性状的不同分为松贝、青贝、岷贝和炉贝母四个品别。

· 松贝　青贝　岷贝·
Songbei　Qingbei　Minbei

【来　　源】为百合科植物暗紫贝母 *Fritillaria unibracteata* Hsiao et K.C.Hsia、川贝母 *Fritillaria cirrhosa* D.Don 或甘肃贝母 *Fritillaria przewalskii* Maxin. 的干燥鳞茎。

暗紫贝母商品称为"松贝"，鳞茎的外层两片鳞叶大小悬殊，大鳞叶紧抱小鳞叶。川贝母商品称为"青贝"，鳞茎的外层两片鳞叶大小相近。后者称为"岷贝"，外形极似松贝。传统习惯认为松贝质最佳。但在实际经营的商品中这三种贝母常有少量互相混合，即松贝中有极少数是青贝，岷贝中有极少数是松贝或青贝。

【产　　地】松贝野生在海拔 3 200~4 500m 的高原草地上。主产于四川松潘、麦洼、若尔盖、毛尔盖、金川、小金、茂汶、南川、甘孜、红原等地。云南、甘肃、西藏等地亦产。习惯以四川大渡河以东的松潘地区所产者为正松贝母，质佳，故称为"松贝"。

青贝主产于青海的玉树、果洛，四川凉山、甘孜、雅安宝兴、阿坝，云南北部高原等地。

岷贝主产于甘肃、四川、青海等地。

【采收加工】栽培 3~5 年采挖。四川、青海在夏、秋二季，云南地区在 5~6 月采挖，挖出后除去须根、粗皮及泥沙，晒干或低温烘干。按外观性状分开为松贝、青贝、岷贝等品别。

【性状鉴别】

（1）松贝：呈桃形、类圆锥形或近球形，顶端钝尖，紧密无裂隙，基部平或近似平，大小均匀，完整，高 0.4~0.8cm，直径大致相等。表面类白色或微黄色，色不浮，平滑而具光泽，外层两鳞叶大小悬殊，大鳞叶约占全体 80%，近心形，小鳞叶近披针形，大鳞叶紧抱小鳞叶，未抱部分呈新月形在外，习称"怀中抱月"。剥开大鳞叶，可见小鳞叶和 1~2 枚圆柱形顶端稍尖的心芽。底部平，微凹入，中心有一灰褐色的鳞茎盘，偶有残存须根。质坚而脆，细腻，断面粉白色，富粉性。气微，味微甘、苦。

（2）青贝：类圆形或类圆锥形，略似桃形。体较高长，高 0.8~1.4cm，直径 0.6~1.0cm。表面灰白色或黄白色。微有光泽，两鳞叶大小相近，相对抱合，偶有悬殊。顶端尖或稍平，多开口有裂隙或闭口，两鳞叶裂离后可见内有心芽。基部钝圆形而不能平放，常有须根或须根痕。质坚实，断面白色，富粉性。气微，味微甘、苦。

（3）岷贝：呈圆锥形、长圆形或心形。商品中规格好的外形极似松贝，不易区分，但其质稍松色浮。类似青贝的较多，但其鳞叶色泽较暗，不如青贝色白。质坚实，断面粉白色，气无，味微甘、苦。

松贝、青贝和岷贝均以质坚实，粒小，均匀，整齐，顶端闭合，色洁白，粉性足者为佳。

在实际商品经营中，三种贝母常有极少量互相混合，如松贝中有极少量青贝，岷贝中有极少量松贝或青贝。

【显微鉴别】本品粉末类白色。

松贝、青贝：淀粉粒甚多，广卵形、长圆形或不规则圆形，有的边缘不平整或略做分枝状，直径 5~64μm，脐点短缝状、点状、人字状或马蹄状，层纹隐约可见。表皮细胞类长方形，垂周壁微波状弯曲，偶见不定式气孔，圆形或扁圆形。螺纹导管直径 5~26μm。

【规格等级】按《七十六种药材商品规格标准》规定，松贝分两个等级，青贝分四个等级。

1. 松贝

一等：干货。呈类圆锥形或近球形，鳞瓣 2 片，大瓣紧抱小瓣，未抱部分呈新月形，顶端闭口，基部平。表面白色，质结实、细腻。断面粉白色。味甘微苦。每 50g 在 240 粒以上。无黄贝、油贝、碎贝、破贝、杂质、虫蛀、霉变。

二等：每 50g 在 240 粒以内。余同一等。

2. 青贝

一等：干货。呈扁球形或类圆形，两鳞瓣大小相似，顶端闭口或微开口，基部较平或圆形。表面白色，细腻、体结。断面粉白色。味淡微苦。每 50g 在 190 粒以上，对开瓣不超过 20%。无黄贝、油贝、碎贝、杂质、虫蛀、霉变。

二等：每 50g 在 130 粒以上，对开瓣不超过 25%。间有花油贝、花黄贝，但不超过 5%，无全黄贝、油贝、碎贝。余同一等。

三等：每 50g 在 100 粒以上，对开瓣不超过 30%。间有黄贝、油贝、碎贝，但不超过 5%。余同一等。

四等：顶端闭口或开口较多，表面牙白色或黄白色，大小粒不分。兼有油粒、碎贝、黄贝。余同一等。

3. 岷贝　统货。

【炮　　制】取原药材，除去杂质，快速洗净，干燥，用时打碎或研粉。

【性味归经】甘、苦，微寒。归肺、心经。

【功能主治】清热润肺，化痰止咳。用于肺热燥咳，干咳少痰，阴虚劳嗽，咯痰带血，肺痈、瘰疬、乳痈等。

【用法用量】3~9g，水煎服；或研粉冲服，一次 1~2g。不宜与乌头类中药同用。

【主要成分】主要为生物碱、皂苷和核苷等：包括西贝素、川贝碱、青贝碱、川贝酮、松贝辛、松贝甲素、炉贝碱、松贝碱、岷贝碱、新贝甲素、代拉文、贝母辛、华贝辛、琼贝酮、代拉文酮、代拉夫林、无机元素（Ca、Mg、K、Fe、Co、Ni、Mn、Ba、Zn、Cr、Sr）以及硬脂酸、软脂酸、嘌呤等。

【药理作用】①对呼吸系统的作用：祛痰作用，镇咳作用，平喘作用，松弛气管平滑肌作用；②对循环系统的作用：动物实验中可产生持久性血压下降，伴短暂的呼吸抑制；

③对消化系统的作用：对豚鼠离体回肠收缩有明显的松弛作用，其作用比川贝母、浙贝母略强，湖北贝母也有此作用；④对中枢神经系统的作用：主要是抑制作用，抗乙酰胆碱活性，能显著减少小鼠自发活动，提高小鼠耐受缺氧的能力，降低组织对氧的需要；⑤能使豚鼠离体子宫张力增加；⑥扩大瞳孔；⑦抑菌作用。

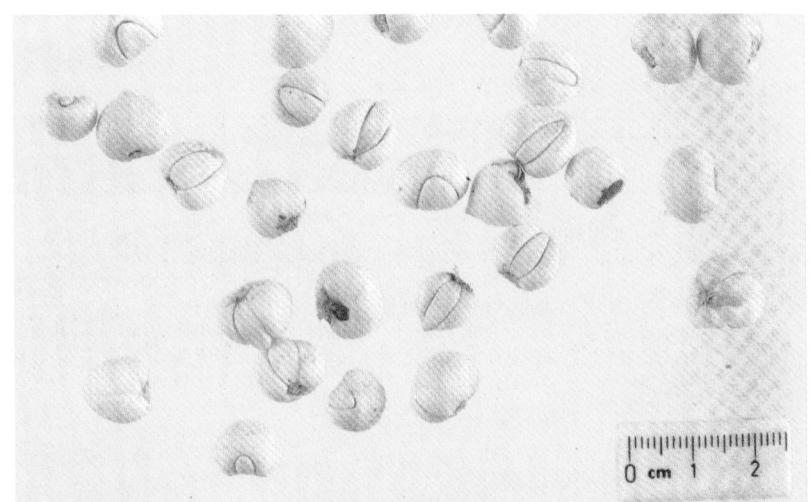

a

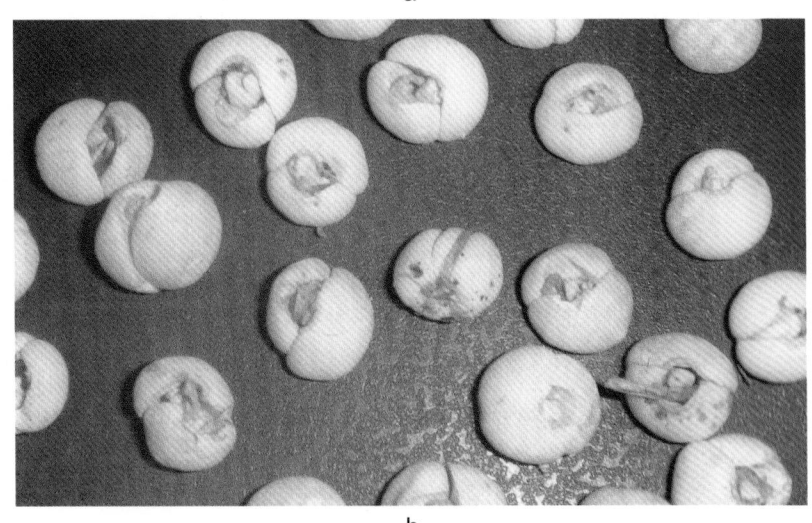

b

图 52　贝母
a.松贝（四川产）　b.青贝（青海产）

· 炉贝 ·

Lubei

FRITILLARIAE

Delavay Fritillary Bulb

【来　　源】为百合科植物梭砂贝母 *Fritillaria delavayi* Franch. 的干燥鳞茎。

【产　　地】野生于海拔 2 800~4 400m 的灌木丛中或草地上。主产于青海，四川甘孜、石渠，西藏昌都，云南大理、德钦、中甸、贡山等地。

【采收加工】同松贝。

【性状鉴别】鳞茎呈棱形或心形，个粒较大，体较高，高 1.2~2.5cm，直径 1~2cm，外层两鳞叶几乎相等，单鳞叶呈马牙或卵圆形。表面淡黄白色或浅棕黄色，或黄褐色白色相兼，粗糙，形如虎皮（习称"虎皮贝"）。顶部常开裂（习称"喇叭嘴"）。基部略平或圆。剥开两鳞叶可见 2~3 枚幼稚鳞叶及茎芽 1 枚，质硬而脆，断面粉白色或黄白色，略显粗糙，粉性。气微，味微苦。

以完整，均匀，色白，有粉性者为佳。

【显微鉴别】本品粉末类白色。淀粉粒广卵形、贝壳形、肾形或椭圆形，直径约至 60μm，脐点人字状、星状或点状，层纹明显。螺纹及网纹导管直径可达 64μm。

【规格等级】按《七十六种药材商品规格标准》规定，炉贝商品分两个等级：

一等：干货。呈长锥形，贝瓣略似马牙，表面白色至黄白色。体结实。断面粉白色。味苦。大小粒不分。间有油贝及白色破瓣。无杂质、虫蛀、霉变。

二等：大小粒不分，表面黄白色或淡棕黄色，有的具棕色斑点。间有油贝及破瓣。余同一等。

【性味归经】同松贝。

【功能主治】同松贝。

【用法用量】同松贝。

【主要成分】与松贝同，还含有棱砂贝母碱、棱砂贝母酮碱、棱砂贝母芬碱、棱砂贝母芬酮碱等。

【药理作用】同松贝。

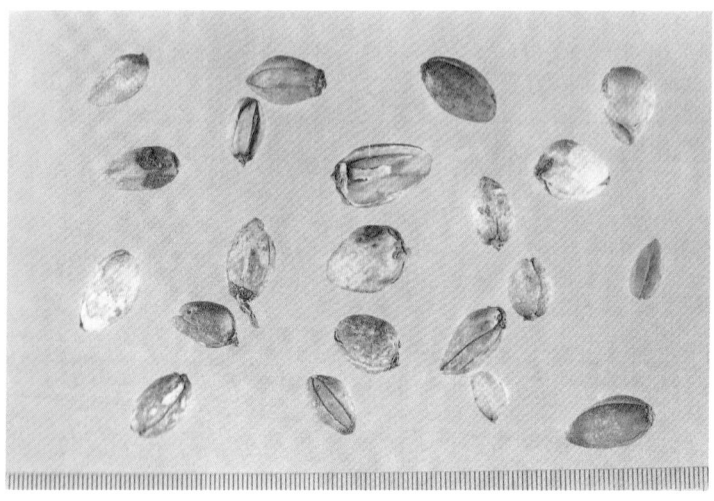

a

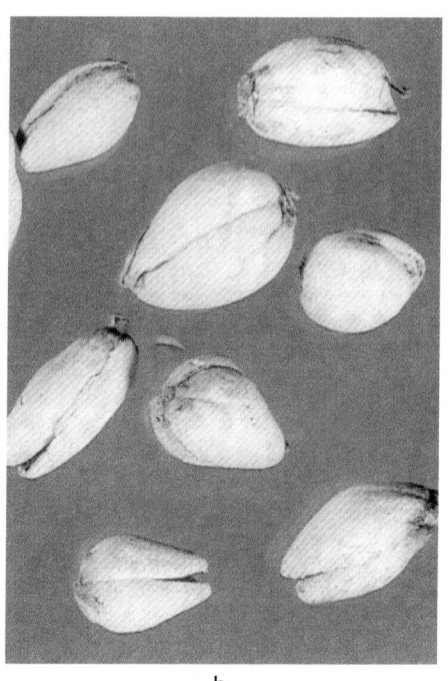

b

图 53　炉贝（云南产）
a.黄炉贝　b.白炉贝

·伊贝母《新疆中草药手册》·
Yibeimu
FRITILLARIAE PALLIDIFLORAE BULBUS
Sinkiang Fritillary or Siberian Fritillary Bulb

【来　　源】为百合科植物新疆贝母 *Fritillaria walujewii* Regel 或伊犁贝母 *Fritillaria pallidiflora* Schrenk. 的干燥鳞茎。

【产　　地】新疆贝母主产于新疆天山地区。伊犁贝母主产于新疆西北部伊犁、惠远、博乐州、昌吉州、塔城、阿勒泰地区。野生栽培均有。

【采收加工】春季采挖后，洗净，应连同外皮一起晒干，然后搓去外皮簸净皮屑。或用淡盐水稍泡后晒干。在加工过程中切忌让鲜贝受闷热，洗净后应及时晾晒，否则商品成僵贝或虎皮贝。

【性状鉴别】

（1）新疆贝母：呈扁球形或圆锥形，大小形态不一，高 0.5~2.0cm，直径 0.8~2.5cm。表面类白色或淡黄白色，光滑。外层鳞叶 2 瓣，月牙形，肥厚，大小相近而相对抱合。顶端平展而开口状、孔形或开裂，内有较大的鳞片及残茎，心芽各 1 枚。基部圆钝，质硬而脆，断面白色，富粉性。气微，味微苦。

（2）伊犁贝母：呈卵圆锥形，较大。表面稍粗糙，淡黄白色。外层鳞叶心脏形或月牙形，肥大，一片较大或近等大，抱合。顶端稍尖，少有开裂，基部微凹陷，亦有微外突者。

【显微鉴别】

（1）本品粉末类白色，以淀粉粒为主。淀粉粒单粒广卵形、卵形或贝壳形，直径 5~54μm，脐点点状、人字状或短缝状，层纹明显；复粒少，由 2 分粒组成。表皮细胞类长方形，垂周壁微波状弯曲，细胞内含细小草酸钙方晶。气孔不定式，副卫细胞 4~6 个。螺纹及环纹导管直径 9~56μm。

（2）取本品粉末 5g，加浓氨试液 2mL 与三氯甲烷 20mL，振摇，放置过夜，滤过，滤液蒸干，残渣加三氯甲烷 0.5mL 使溶解，作为供试品溶液。另取伊贝母对照药材 5g，同法制成对照药材溶液。再取西贝母碱对照品，加三氯甲烷制成每 1mL 含 0.5mg 的溶液，作为对照品溶液。照薄层色谱法（附录Ⅵ B）实验，吸取上述三种溶液各 2~4μL，分别点于同一用 2% 氢氧化钠溶液制备的硅胶 G 薄层板上，以三氯甲烷-醋酸乙酯-甲醇-水（8：8：3：2）10℃以下放置的下层溶液为展开剂，展开，取出，晾干，依次喷以稀碘化铋钾试液和亚硝酸钠试液。供试品色谱中，在对照药材色谱相应的位置上，显相同颜色的斑点；在与对照品色谱相应的位置上，显相同的棕色斑点。

【规格等级】按《七十六种药材商品规格标准》规定，商品伊贝母不分等级，为统货。干货。呈扁圆形，顶端略尖，闭口或开口，基部平形。表面白色或黄白色。体坚质实。断面粉白色。味苦。间有黄斑、油贝、碎贝。无杂质、虫蛀、霉变。

按产地将伊贝母分两个等级：

一等：呈扁圆形，顶端略尖，闭口或开口，基部平形。表面白色或黄白色。体坚质实。断面粉白色。味苦。每 100g 60 粒以上。间有黄斑、油贝、碎贝。无杂质、虫蛀、霉变。

二等：每 100g 30 粒以上。余同一等。

【炮　　制】洗净，切片，晒干。或用时打碎或研细粉。

【性味归经】甘、苦，微寒。归肺、心经。

【功能主治】能化痰，清肺，散结。用于肺热咳嗽，痰郁胸闷，痈肿，淋巴结结核。

【用法用量】3~9g，水煎服。不能与乌头同用。

【主要成分】主要含有贝母碱苷、西贝母碱、贝母素乙、β-胸苷、腺苷等。

【药理作用】①降压作用：动物实验中能扩张外周血管而呈现明显降压作用；②解痉作用：解痉作用类似罂粟碱，能对抗氯乙酰胆碱、二磷酸组胺和氯化钡引起的痉挛。

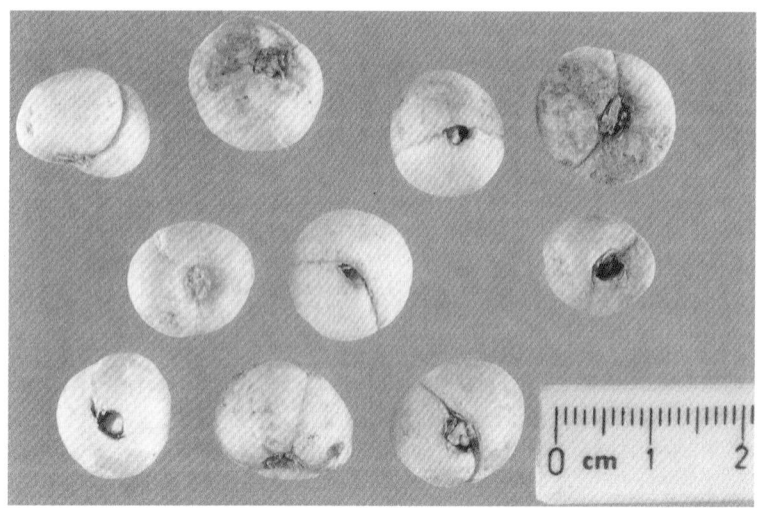

a

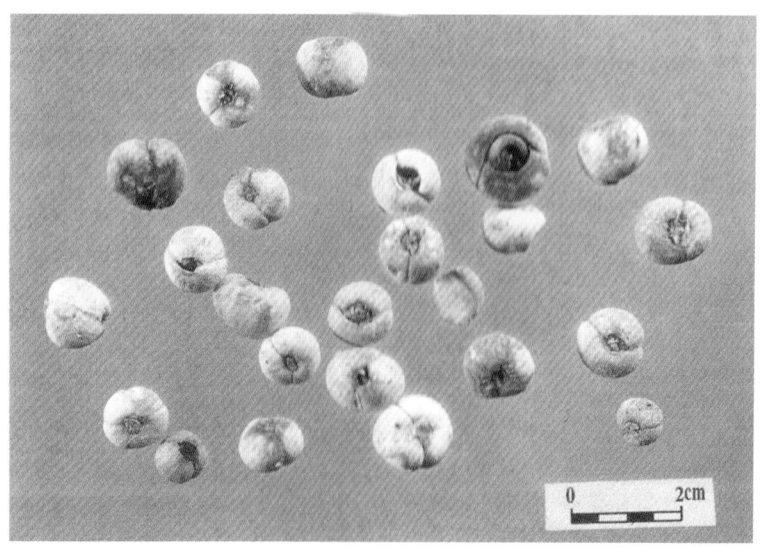

b

图 54　伊贝母（新疆产）

a. 伊犁贝母　b. 新疆贝母

·平贝母《神农本草经》·
Pingbeimu
FRITILLARIAE USSURIENSIS BULBUS
Ussuri Fritillary Bulb

【来　　源】为百合科植物平贝母 *Fritillaria ussuriensis* Maxim. 的干燥鳞茎。

【产　　地】主产于黑龙江五常、尚志、阿城、宾县、方正、通河、延寿、伊春铁力，吉林抚松、临江、桦甸等地。以尚志、铁力产量较大。野生、家种均有。黑龙江五常、桦甸、尚志所产质佳。

【采收加工】种子繁殖一般 5~6 年采挖，无性繁殖一般 2~4 年采挖。夏季（5月下旬至6月上旬）地上植株将要枯萎变黄时收获，过早采收影响产量，挖出后除去杂物，分筛出小贝母作种。大贝母作商品，搓去外皮和须根。加工方法：

（1）土炕加工：先在炕上铺一层小灰或生石灰。然后将鲜贝母按大小分别铺好，再撒上一层小灰，使炕温达到 50~60℃，经 24 小时即可干透，筛去小灰即可。

（2）日晒法：将平贝母放在席子上，薄薄铺上一层，拌生石灰吸水，直到晒干为止，需 3~4 天。

（3）烘干法：可利用人参烘干设备进行加工，在 50~60℃下进行烘干，定量包装，置阴凉干燥处保管。

【性状鉴别】呈扁圆形，高 0.5~1.0cm，直径 0.6~2.0cm。表面乳白色或淡黄色，常有黄色斑痕。外层由大小相近的两瓣肥厚鳞片相对抱合，顶端略平，微突起，中央基本凹入，基部扁平，有须根痕，常稍开裂，中央的鳞片小。体实质脆，断面粉性，白色。气微，味苦。

【显微鉴别】

（1）本品粉末类白色。淀粉粒单粒多为圆三角形、卵形、圆贝壳形、三角状卵形、长茧形，直径 6~58（74）μm，长约至 67μm，脐点裂缝状、点状或人字状，多位于较小端，层纹细密；半复粒稀少，脐点 2 个；多脐点单粒可见，脐点 2~4 个。气孔类圆形或扁圆形，直径 40~48（50）μm，副卫细胞 4~6 个。

（2）取本品粉末 5g，加 0.5% 盐酸乙醇溶液 35mL，加热回流 10 分钟，趁热滤过，取滤液 15mL，加 5% 氨溶液使成中性，蒸干，残渣加 5% 硫酸溶液 3mL 使溶解，滤过。滤液分置 3 支试管中：一管加硅钨酸试液 2 滴，生成灰白色沉淀；一管加碘化铋钾试液 2 滴，生成红棕色沉淀；另一管加碘化汞钾试液 2 滴，生成类白色沉淀。

（3）取本品粉末 10g，加浓氨试液 10mL、三氯甲烷 30mL，超声处理 30 分钟，滤过，滤液蒸干，残渣加甲醇 0.5mL 使溶解，作为供试品溶液。另取平贝碱甲对照品，加甲醇制成每 1mL 含 1mg 的溶液，作为对照品溶液。照薄层色谱法（附录Ⅵ B）实验，吸取供试品溶液 12μL、对照品溶液 5μL，分别于同一硅胶 G 薄层板上，以醋酸乙酯-甲醇-浓氨试液（6：1：0.5）为展开剂，展开，取出，晾干，依次喷以稀碘化铋钾试液和 5% 亚硝酸钠试液。供试品色谱中，在与对照品色谱相应的位置上，显相同颜色的斑点。

【规格等级】按《七十六种药材商品规格标准》规定，平贝母商品为统货。干货。呈扁圆形，表面白色或黄白色，细腻，光滑，顶端闭口或开口。质坚实。断面白色，味苦微酸。大小粒不分。间有里脐、碎贝，油贝、焦粒，无全黑枯贝、杂质、虫蛀、霉变。

【炮　　制】除去杂质，快速洗净，干燥，用时捣碎或研粉。

【性味归经】甘、苦，微寒。归肺、心经。

【功能主治】润肺除痰，清热止咳。用于肺热咳嗽，干咳少痰，阴虚劳嗽，咯痰带血，痰黏胸闷等。

【用法用量】3~9g，水煎服；研末冲服，一次1~2g，不宜与乌头类药同用。

【主要成分】主要含有生物碱（西贝素、贝母辛、平贝母碱甲、平贝母碱乙、平贝母碱丙、平贝母碱苷、平贝母酮、乌苏里酮、甾体皂苷等）、核苷类（胸苷和腺苷），尚含有平贝母多糖、氨基酸、棕榈酸、曼陀罗酸等。

【药理作用】①抗溃疡作用：对动物模型中结扎型溃疡、消炎痛型溃疡及应激性溃疡均有一定的抑制作用，这些作用可能与其抑制胃蛋白酶活性有关；②其他作用：对实验性动物具有中枢抑制作用，有明显的祛痰和降血压作用。

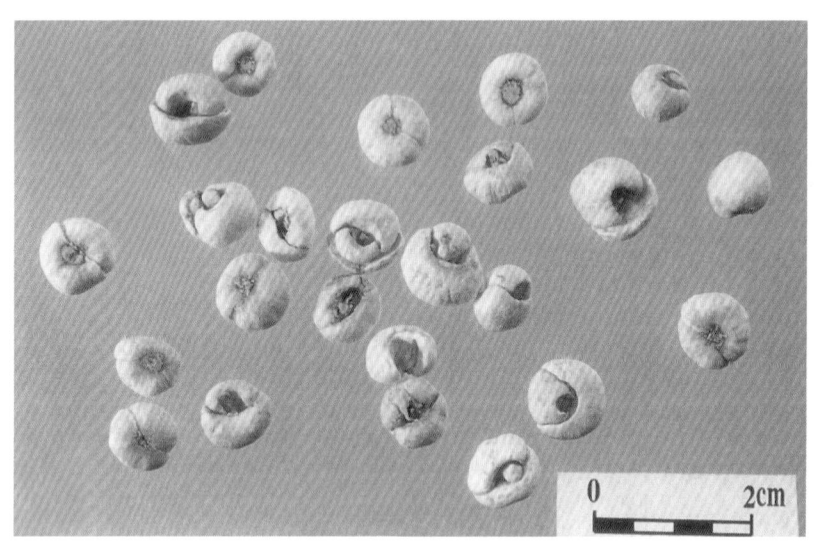

图 55　平贝母（黑龙江产）

· 浙贝母《图经本草》·

Zhebeimu

FRITILLARIAE THUNBERGII BULBUS

Thunber Fritillary Bulb

商品因加工方法不同分宝贝、珠贝和浙贝片。

【来　　源】为百合科植物浙贝母 *Fritillaria thunbergii* Miq 的干燥鳞茎。

【产　　地】主产于浙江鄞州、余姚、象山、奉化、镇海，杭州笕桥等地。江苏、上海等地皆有引种。浙江鄞州是浙贝母的道地产区，产量大、质量佳。为浙江省道地药材，"浙八味"之一。

【采收加工】浙贝母系"冬种夏收"药材。产地有"立夏开耙"之谚，即立夏后（5月中旬）视地面植株全部枯萎、茎秆与鳞茎已显脱离，鳞茎表面呈浅黄色时，择晴天及时采挖。将挖取的鲜贝母按大小拣开，分盛于竹箩内，置流水中洗净泥沙，进行加工。大只的将其相对切开，挖去心芽，商品称为"宝贝"（习称"元宝贝"），挖出的心芽习称"贝母芯"；小只的原个不去芯芽，商品称为"珠贝"。然后再分别按以下四个步骤继续进行加工：

（1）擦皮：将浙贝母置于特制木箱中撞擦去外皮。

（2）上粉：用适量煅贝壳细粉，倒入箱中与已擦去外皮的浙贝母一起继续拌撞，使浙贝母均匀粘上细粉。

（3）吸浆：将上粉后的浙贝母放入箩内过夜，使浆液被贝壳粉吸收，加快干燥。

（4）干燥：将上粉后的浙贝母取出，晒干。如遇久雨，不得已时，用火焙干。

浙贝片：将鳞茎，大小分开，洗净，去芯芽，趁鲜切成厚片，经高温（蒸汽）处理后干燥而成。

【性状鉴别】

（1）元宝贝：或称"大贝"，鳞茎外层为单瓣鳞叶，呈半圆形，两头翘，中间凹，形如元宝，习称"元宝贝"，高1~2cm，直径2.0~3.5cm，外表面类白色至淡黄色，残留淡黄褐色斑块及白色壳粉附着，略呈粗糙状，时有粉尘飞扬。质硬而脆，易折断，断面白色至黄白色，偶有淡棕色。富粉性，气微，味微苦。

（2）珠贝：为完整的鳞茎，呈扁圆形，高1.0~1.5cm，直径1.0~2.5cm。表面类白色至淡黄白色，外层鳞叶2瓣，肥厚，略呈肾形，互相抱合，中有芯芽2~3枚及干缩的残茎。

（3）浙贝片：椭圆形至类圆形片状，边缘表皮淡黄色，切面平坦，粉白色。质脆易断，富粉性。

以鳞叶肥厚，粉性足，质坚实，断面色白者为佳。

【显微鉴别】

（1）本品粉末淡黄白色。淀粉粒甚多，单粒卵形、广卵形或椭圆形，直径6~56μm，脐点点状、裂缝状、人字形或马蹄状，位于较小端，层纹大多明显；偶见半复粒及复粒，复粒由2分粒组成。表皮细胞类多角形或长方形，垂周壁连珠状增厚；有时可见气孔，副卫细胞4~5个，草酸钙结晶细小，多呈颗粒状，有的呈棱形、方形或细杆状。导管多为螺纹，直径至18μm。

（2）取本品横切片，加碘试液2~3滴，即显蓝紫色，但边缘一圈仍为类白色。

（3）取本品粗粉1g，加70%乙醇20mL，加热回流30分钟，滤过，滤液蒸干，残渣加1%盐酸溶液5mL使溶解，滤过，取滤液分置两支试管中，一管中加碘化铋钾试液3滴，生成橘红色沉淀；另一管中加硅钨酸试液1~3滴，生成白色絮状沉淀。

（4）取本品粉末，置紫外光灯（365nm）下观察，显亮淡绿色荧光。

（5）取本品粉末5g，加浓氨试液2mL与苯20mL，放置过夜，滤过，取滤液8mL，蒸干，残渣加三氯甲烷1mL使溶解，作为供试品溶液。另取贝母素甲与贝母素乙对照品，加三氯甲烷制成每1mL含2mg的混合溶液，作为对照品溶液。照薄层色谱法（附录ⅥB）试验，吸取上述供试品溶液10~20μL、对照品溶液10μL，分别点于同一以羧甲基纤维素钠为黏合剂的硅胶G薄层板上，以醋酸乙酯-甲醇-浓氨试液（17：2：1）为展开剂，展开，取出，晾干，喷以稀碘化铋钾试液。供试品色谱中，在与对照品色谱相应的位置上，显相同颜色的斑点。

【规格等级】

1. 元宝贝　统货。干货。半圆形单瓣鳞片，表面白色或黄白色。质坚实，断面粉白色。味微苦。无僵个、杂质、虫蛀、霉变。

2. 珠贝　统货。干货。为完整的鳞茎，呈扁圆球形，表面白色或黄白色。质坚实，断面粉白色，味微苦，大小不分，间有松块、僵个、次贝。无杂质、虫蛀、霉变。

3. 浙贝片　呈椭圆形或类圆形片状，边缘表皮淡黄色，切面平坦，粉白色，质脆，易折断，富粉性。

以干燥、个大、色白、坚实、无屑为佳。

【炮　　制】取原药材，除去杂质，用清水洗净，润透，切片，晒干。或原个整理洁净，用时打碎。

【性味归经】苦，微寒。归肺、心、肝、胃经。

【功能主治】清热化痰，开郁散结。用于风热、燥热、痰火咳嗽、心胸郁闷、肺痈、乳痈、瘰疬、疮毒等。

【用法用量】5~10g，水煎服；研末冲服，一次1~2g。不宜与乌头类药同用。

【主要成分】从浙贝母中共分得十余种生物碱：包括浙贝母碱、去氢浙贝母碱、贝母甲素、贝母乙素、贝母辛、浙贝宁、浙贝素、贝母丁碱、贝母辛碱、丁香脂素以及西藜芦碱类生物碱、3种茄碱类生物碱等。尚含胆碱、脂肪酸、β-谷甾醇、贝母醇及大量淀粉。

【药理作用】①对呼吸系统的作用：祛痰作用，镇咳作用，一定平喘作用，但较川贝和湖北贝母弱。②对循环系统的作用：对离体的兔心、蛙心有抑制作用，有中度的升高血压的作用。③对消化系统的作用：能短暂抑制犬的唾液分泌。④对中枢神经系统作用：能显著减少小鼠的自发活动。⑤抗肿瘤作用：通过2种肿瘤病理模型考察了鄂贝总碱等对小鼠的抗肿瘤活性，提示鄂贝总碱在10mg/kg×8d时具显著抗肿瘤活性，活性与氟尿嘧啶（FU）相当。⑥抗菌作用。⑦对子宫的兴奋作用：与兴奋肾上腺素受体有关。⑧扩瞳作用。⑨其他作用：逆转白血病细胞多药耐药的活性，动物实验中可出现中度的血糖升高。

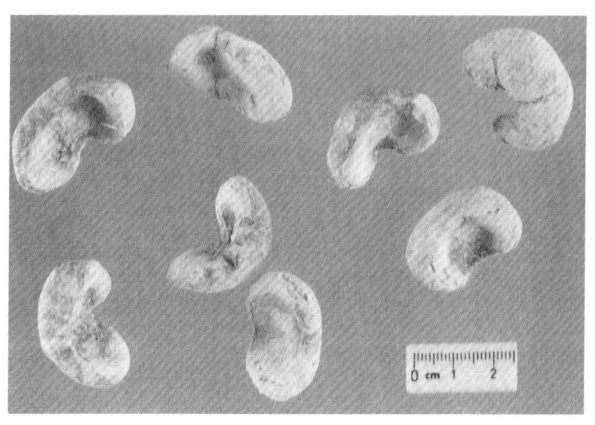
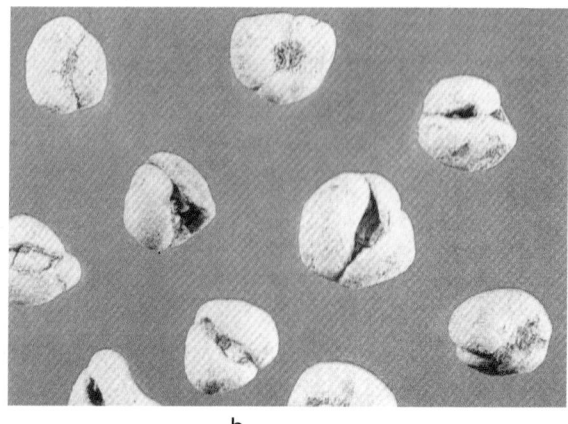

a　　　　　　　　　　　　　　b

图56　浙贝母（浙江产）

a. 宝贝　b. 珠贝

· 湖北贝母《湖北省药品标准》·
Hubeibeimu
FRITILLARIAE HUPEHENSIS BULBUS
Hubei Fritillary Bulb

【来　　源】为百合科植物湖北贝母 *Fitillaria hupehensis* Hsiao et K.C.Hsia 的干燥鳞茎。

【产　　地】主产于湖北恩施（建使、宣恩、利川）、五峰、宜昌等地。

【采收加工】湖北贝母倒苗后 6 月初开始采挖，以芒种至夏至为宜。鳞茎挖出后，去掉泥土，按鲜贝母 50kg 用水 100kg，加生石灰 7.5kg，溶化搅匀后将鲜贝母浸泡 24 小时，并经常搅动。然后捞出加生石灰 5kg 与贝母混合拌匀，再放入炕中，用均匀无烟火炕，当炕至七成干取出筛去石灰，再炕至全干。然后装入麻袋，来回撞击，见贝母色白有宝光即可。

另一种加工方法：将贝母采收回后，洗净，放入明矾水（每 100kg 加 0.5 斤明矾）中漂洗半日，经常搅动，然后捞出，沥干水分，取出曝晒，或用火炕干。炕干后装入麻袋来回撞击，撞去外皮，见表面色白呈宝光即可。

【性状鉴别】呈扁圆球形，高 0.5~2.2cm，直径 0.8~3.5cm，表面类白色至淡黄棕色，有时可见黄棕色斑点。外层两枚鳞叶肥厚，通常一瓣较小被紧裹于大瓣之中，少数 2 瓣大小相等，顶端闭合或开裂，内有鳞叶 2~6 枚及残存的茎。内表面类白色至淡黄色，基部凹陷呈窝状（习称灯盏窝），残留少数须根。单瓣鳞叶呈元宝状，长 2.5~3.2cm，直径 1.8~2.0cm。质脆，断面类白色呈颗粒状。气微，味微苦。

【显微鉴别】

（1）本品粉末淡棕黄色，淀粉粒多，广卵形、长椭圆形或类圆形，直径 7~54μm，脐点明显，呈点状、人字形、裂缝状或双分叉马尾状，层纹明显而细密。偶见复粒，形小，由 2~3 分粒组成。表皮细胞方形或多角形，垂周壁呈不整齐的连珠状增厚；有时可见气孔，扁圆形，直径 54~62μm，副卫细胞 4~5 个。草酸钙结晶棱形、方形、颗粒状或簇状，直径可达 50μm。导管螺纹状或环纹状，直径 6~20μm。

（2）取本品粉末 10g，加乙醇 50mL 回流提取 1 小时过滤，溶液蒸干，残渣加稀盐酸 10mL，搅拌使溶解，过滤，滤液加 40% 氢氧化钠溶液调节 pH 值至 10 以上，用氯仿振摇萃取两次，每次 10mL，合并氯仿提取液，蒸干，残渣加无水乙醇 1mL，使溶解，作为供试品溶液。另取湖北贝母对照药材，同法制成对照药材溶液。照薄层色谱法（2015 版《中国药典》附录 57 页）试验，吸取上述两种溶液各 10μL，分别点于同一含有 0.8% 羧甲基纤维钠为黏合剂的硅胶 G 薄层板上，以苯-醋酸乙酯-二乙胺（30：20：3.8）为开展剂，展开，取出，晾干，喷以稀碘化铋钾试液。供试品色谱中在与对照药材色谱相应的位置上显相同颜色的斑点。

【规格等级】商品分四个等级，均应无僵个、熟子、杂质、虫蛀、霉变。

一等：直径在 1cm 以内，无散瓣。

二等：直径在 2cm 以内，无散瓣。

三等：直径在 3cm 以内，自然散瓣（不是粉末）在 5% 以下。

四等：直径在 3cm 以上，包括自然散瓣。

均以色白、质坚、粉性足者为佳。

【炮　　制】洗净，干燥，用时打碎。

【性味归经】同川贝。

【功能主治】同川贝。

【用法用量】同川贝。

【主要成分】含多种甾体类生物碱，主要有贝母碱、去氢贝母碱、湖贝甲素、湖贝甲素苷、湖贝乙素、湖贝辛、湖贝啶、湖贝嗪等。

【药理作用】①镇咳作用。②祛痰作用。③平喘作用。④其他作用：a.扩瞳作用；b.对血管有明显的扩张作用；c.有短时中等程度的降压作用；d.耐缺氧作用；e.有弱抑制金黄葡萄球菌作用。

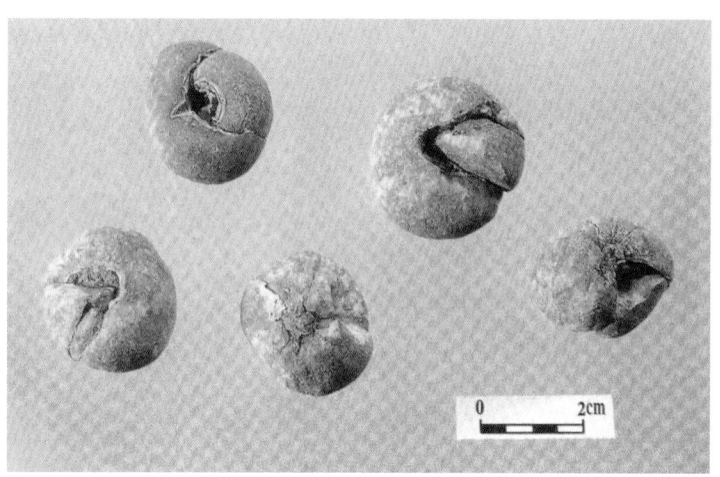

图 57　湖北贝母（湖北产）

·皖贝母·
Wanbeimu
FRITILLARIAE ANHUIENSIS BULBUS
Anhui Fritillary Bulb

【来　　源】为百合科植物安徽贝母 *Fritillaria anhuiensis* S.C. Chen et S.F.Yin 的干燥鳞茎。

【产　　地】主产于安徽大别山区、皖南山区舒城、霍山、霍邱、金寨县。为安徽省道地药材。

【采收加工】皖贝母无性繁殖栽培 2 年生，种子繁殖栽培 4~5 年收获。以 5 月下旬至 6 月上旬挖取为宜，待地上茎全部枯死后，选晴天挖。将挖取的鳞茎洗净泥土，除去须根，按大小分档，拌细砂轻揉或撞去外皮，清水冲洗，晒至六七成干时，用硫黄蒸 8~12 小时使其色白，然后再晒干，或 40~70℃烘干。

【性状鉴别】完整的鳞茎呈扁球形、类圆球形或心形，高 0.8~1.8cm，直径 0.6~1.7m。表面类白色或微黄色，顶端钝或突起，基部凹入，有鳞茎及须根痕，外层鳞叶 2 瓣，大小悬殊，有的内有小鳞叶 2~3 枚，商品多为单瓣。质坚而脆，断面白色，富粉性。气微，味苦。

【规格等级】商品分为三等，均应身干，无杂质、虫蛀、霉变，水分为 12%~13%。

一等：高 0.8~1.4cm，直径 0.6~1.4cm，每 100g 不少于 240 粒，心芽率不超过 3%。无僵子、破碎。

二等：高 1.4~18cm，直径 1.4~1.7cm，每 100g 不少于 120 粒，心芽率不超过 6%。破碎率不超过 3%。

三等：断面粉白色，高和直径均在 2.2cm 以下，大小不均。心芽率不超过 2%，破碎率不超过 5%，僵子不超过 5%。

以身干、色白、粉性足、质坚、不松泡、个完整、均匀、不碎、无僵子者为佳。

【性味归经】同川贝。

【功能主治】同川贝。

【用法用量】同川贝。

【主要成分】同川贝。

【药理作用】基本同川贝。

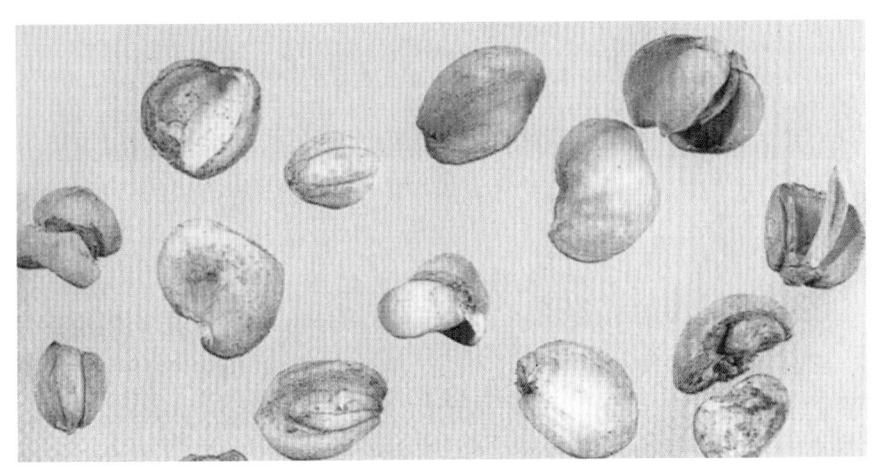

图 58　皖贝母（安徽产）

· 毛冬青《中华本草》·
Maodongqing
ILICIS PUBESCENTIS RADIX ET CAULIS
Pubescent Holly Root

【来　　源】为冬青科植物毛冬青 *Ilex pubescens* Hook.et Arn. 的干燥根。

【产　　地】主产于广东、广西、安徽、福建、浙江、江西、台湾等地。

【采收加工】夏、秋采收，洗净，切片，晒干。

【性状鉴别】呈不规则片块状，长短不一，表皮薄，灰褐色或棕褐色，粗糙，有纵向细皱纹及横向皮孔。质坚实，不易折断，切断面皮部菲薄，木部坚实致密，土黄色至灰白色，有致密的放射状纹理及环纹。气微，味苦涩，后微甘。

以片块均匀，质坚实切面土黄色，味微苦后微甘者为佳。

【规格等级】统货。

【炮　　制】除去杂质，洗净，润透切薄片，干燥。

【性味归经】苦、涩，寒。归心、肺经。

第一章　根及根茎类

99

【功能主治】清热解毒，活血通络，止咳平喘。用于风热感冒，肺热喘咳，咽痛，乳蛾，牙龈肿痛，胸痹心痛，中风偏瘫，血栓闭塞性脉管炎，丹毒，烧烫伤，痈疽，中心性视网膜炎。

【用法用量】水煎服，10~30g；外用适量，煎汁涂或浸泡。

【主要成分】根含黄酮苷类、酚类、三萜类化合物及鞣质、氨基酸和糖类。叶含叶绿素、熊果酸、齐墩果酸、蜡质等。

【药理作用】①抗菌作用；②扩张冠状动脉作用；③降血压作用；④抑制血小板聚集作用；⑤抗炎作用；⑥降血脂作用；⑦预防急性肾衰竭作用；⑧镇咳、祛痰作用。

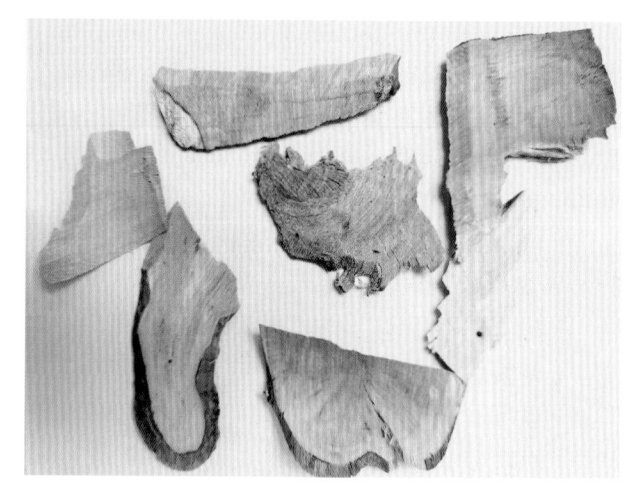

图59　毛冬青

·仙茅《雷公炮炙论》·
Xianmao
CURCULIGINIS RHIZOMA
Common Curculigo Rhizome

【来　　源】为石蒜科植物仙茅 Curculigo orchioides Gaertn. 的干燥根茎。

【产　　地】主产福建、台湾、湖南、湖北、江苏、浙江、广东、广西、四川、云南、贵州等省、自治区。

【采收加工】多为野生。夏、秋挖取根茎，除去须根，洗净，略蒸后晒干，亦可直接晒干，但干后较易虫蛀。

【性状鉴别】为圆柱形，两端近于平截，略弯曲，长3~10cm，直径0.4~0.8cm。表面黑褐色或棕褐色，粗糙，有纵沟、横皱纹及细孔状的皮孔和须根痕。质硬而脆，易折断，断面不平坦，经蒸熟者断面呈淡褐色或棕褐色，略呈角质状。直接晒干者断面为灰白色、粉性，近中心处色较深。气微香，味微苦、辛。

以身干、条粗、质坚、表面黑褐色者为佳。

【显微鉴别】

（1）本品横切面：木栓细胞3~10列。皮层宽广，偶见根迹维管束，皮层外缘有的细胞含草酸钙方晶。内皮层明显。中柱维管束周木型及外韧型，散列。薄壁组织中散有多数黏液细胞，类圆形，直径60~200μm，内含草酸钙针晶束，长50~180μm。薄壁细胞充满淀粉粒。

（2）取本品粉末2g，加乙醇20mL，加热回流30分钟，滤过，滤液蒸干，残渣加醋酸乙酯1mL使溶解，取上清液作为供试品溶液。另取仙茅苷对照品，加醋酸乙酯制成每1mL含0.1mg的溶液，作为对照品溶液。照薄层色谱法试验，吸取上述两种溶液各2μL，分别点于同一硅胶G薄层板上，以醋酸乙酯-甲醇-甲酸（10∶1∶0.1）为展开剂，展开，取出，晾干，喷以2%铁氰化钾溶液-2%三氯化铁溶液（1∶1）。供试品色谱中，在与对照品色谱相应的位置上，显相同的蓝色斑点。

【规格等级】统货。

【炮　　制】

（1）仙茅：除去杂质，洗净，切段，干燥。

（2）制仙茅：取仙茅段，用米泔水浸漂一夜，捞出，用清水漂洗，晒干。

（3）酒炙仙茅：取仙茅段，每100kg用25kg米酒拌匀，润透，至吸尽酒，蒸2~4小时，取出，晒干。

【炮制作用】米泔水浸漂可降低其燥性，并助胃吸收，同时去小毒；酒制后能增强温补肾阳、壮筋骨的功效。

【性味归经】辛、苦，温。有小毒。归肾、肝、脾经。

【功能主治】补肾阳，强筋骨，祛寒湿。用于阳痿精冷，遗精，小便失禁，心腹冷痛，阳虚冷泻，慢性肾炎，筋骨痿软，腰膝冷痹，风湿性关节炎。

【用法用量】3~9g。水煎服。

【主要成分】含仙茅素A、仙茅苷、鞣质、树脂、脂肪、淀粉、β-谷甾醇；尚含石蒜碱、丝兰皂苷元等生物碱及由甘露醇、葡萄糖、葡萄糖醛酸（6∶9∶10）组成的黏液质等。

【药理作用】①有增强免疫功能的作用；②抗衰老作用；③对神经系统的作用：动物实验中有一定的镇静、抗惊厥作用，并有显著的镇痛和解热作用；④对生殖系统的作用：有兴奋性机能的功效；⑤抗癌作用；⑥抗骨质疏松作用；⑦降血糖作用：其作用与降血糖药物格列苯脲相似；⑧其他作用：可以扩张冠脉、强心，可显著增加心率，有轻度的降压及抗实验性关节炎的作用，有明显的抗缺氧及抗高温的作用。

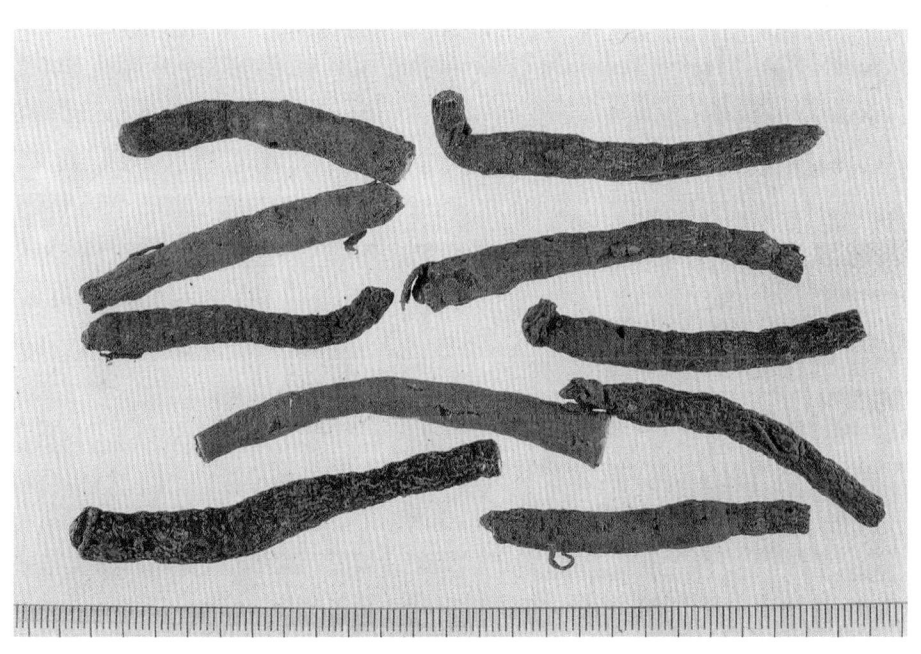

图60　仙茅（福建产）

·北沙参《本经逢原》·
Beishashen
GLEHNIAE RADIX
Coastal Glehnia Root

【来　　源】为伞形科植物珊瑚菜 *Glehnia littoralis* Fr. Schmidt ex Miq. 的干燥根。

【产　　地】野生或栽培。主产于山东莱阳、牟平、文登、海阳和辽东湾周围的沿海地区。山东省产者为道地药材，尤以莱阳胡城村产者最佳。

【采收加工】栽培一年生北沙参在播后第二年"白露"到"秋分"，参叶微黄时采收。两年生北沙参在播后第三年"入伏"前后采收。挖出后去茎叶，洗净，按粗细分档，捆成约重 2kg 小把放入沸水中稍煮，能剥去外皮时，立即捞出除去外皮。晒干或烘干，即成"毛参"（或称毛条）。如将毛参置笼内蒸软，取出在木板上搓直，用小刀刮去须根痕，再按长短、粗细、色泽挑选，捆成大小把，此为"净参"（或称"光条"）。

【性状鉴别】呈细长条形，长 15~45cm，中部直径 0.3~1.2cm。顶端略细，具茎残基，中部略粗，下部渐细，表面淡黄白色，粗糙，偶有残存外皮，全体有细纵皱纹、纵沟及未去净栓皮的棕黄色点状根痕。质脆，易折断，断面角质，黄白色，皮部浅黄色，木部黄色，放射状，形成层环状。气微，略带油腻。味微甘。

莱阳沙参呈圆柱长条形，单枝，细长顺直，头尾大小无异，皮纹细嫩。长 30cm 以上，直径 0.3~0.4cm。体坚质脆，表面黄白色。约 20 条扎成一把，商品称"小子沙参"。

均以条均匀，色白，无栓皮者为佳。

【显微鉴别】本品横切面：皮层为数列薄壁细胞，有分泌道散在。不去外皮的可见木栓层。韧皮部宽广，射线明显；外侧筛管群颓废作条状；分泌道散列，直径 20~65μm，内含黄棕色分泌物，周围分泌细胞 5~8 个。形成层成环。木质部射线宽 2~5 列细胞；导管大多成"V"形排列；薄壁细胞含糊化淀粉粒。

【规格等级】

1. 北沙参　按《七十六种药材商品规格标准》规定，北沙参商品分三等：

一等：干货。呈细条长柱形，去净栓皮。表面黄白色。体坚质脆，断面皮部淡黄白色，有黄色木质心。微有香气，味微甘。条长 34cm 以上，上中部直径 0.3~0.6cm。无芦头、细尾须、油条、杂质、虫蛀、霉变。

二等：条长 23cm 以上，上中部直径 0.3~0.6cm。余同一等。

三等：条长 22cm 以下，粗细不分，间有破碎。余同一等。

2. 出口规格　分为特面参、天面参、二面参，将北沙参经过拣、蒸、提、刮等工序，并用线绳扎成一定规格的小捆（习称把子），然后按比例，分层次装入特制的木箱，木箱内按层次分为上、中、下三种规格，依次习称特面参、头面参、二面参：

（1）特面参：参体光滑，细长，每支上中部直径不超过 0.4cm，形似卫生香，习称"香条参"，用红线扎成上中部直径约 2cm 粗（约 20 条沙参）的小把，中间夹有加工沙参时留下的细粉末。外商习称"小子沙参"。

（2）头面参：参体较光滑，以有刮痕为标准，条粗细均可，用白线绳扎成上中部直径约 5cm 粗的中把，中间有时夹有加工沙参时刮下的粗粉及碎参，外商习称"中子沙参"。

（3）二面参：参体经过蒸、搓，使之条直，条粗细均可，用白线绳扎成上中部直径

8~10cm 粗的大把，外商习称"大子沙参"。

上述三种规格俱全的称"小把"，价高。仅有头面参、二面参两种规格的称"大把"，价低。

【炮　　制】除去残茎及杂质，洗净，略润，切段，晒干。

【性味归经】甘、微苦，微寒。归肺、胃经。

【功能主治】养阴清肺，益胃生津。用于肺热燥咳，虚劳久咳，劳嗽痰血，热病伤津，口渴等。

【用法用量】4.5~15g，水煎服。

【主要成分】根含生物碱和丰富的淀粉、挥发油、三萜酸、豆甾醇、β-谷甾醇及多糖类物质。果实含珊瑚菜素。

【药理作用】①对免疫功能的影响：对实验小鼠有增强巨噬细胞吞噬功能的作用，对 B 细胞增殖有显著的抑制作用，能够调节实验动物的免疫作用；②解热镇痛作用；③对心脏的作用：对离体蟾蜍心脏有加强收缩的作用；④对血压的作用：可以使实验兔的血压稍上升，呼吸加强；⑤具有一定的祛痰作用；⑥抗突变作用；⑦其他作用：体外能抑制人淋巴细胞转化，对奥杜盎小孢子菌等皮肤真菌有不同程度的抑制作用。

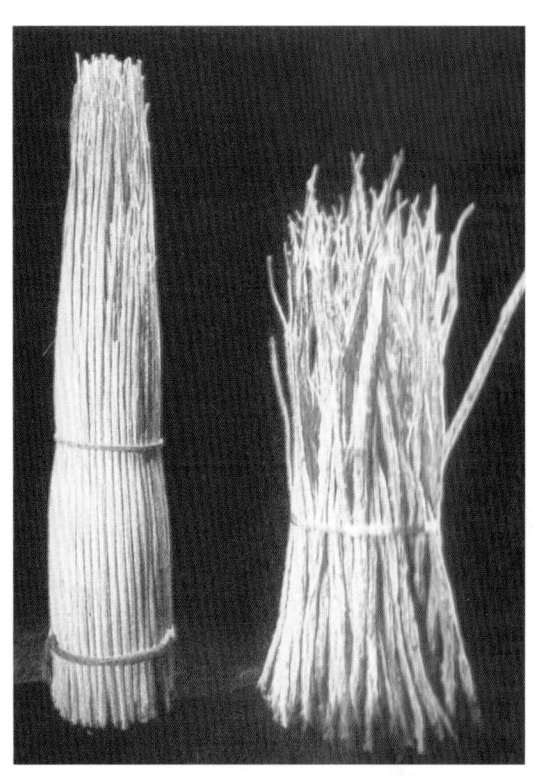

图 61　北沙参（山东产）
左：一等北沙参

· 南沙参《神农本草经》·
Nanshashen
ADENOPHORAE RADIX
Fourleaf Ladybell or Upright Ladybell Root

【来　　源】为桔梗科植物轮叶沙参 *Adenophora tetraphylla*（Thunb.）Fisch. 或沙参 *Adenophora stricta* Miq. 的干燥根。

【产　　地】多为野生。主产于江苏镇江、南京，浙江金华，安徽安庆、芜湖、六安、黄山，贵州黔西南州、黔东南州、铜仁，四川成都，重庆，云南保山等地。以安徽、江苏所产质量好，贵州产量大。

【采收加工】春秋季采挖，以秋季采者质佳，除去须根、茎叶，洗后趁鲜刮去粗皮，洗净，干燥。

【性状鉴别】呈圆锥形或圆柱形，略弯曲，长 7~27cm，直径 0.8~3.0cm。顶端具 1 或 2 个根茎（芦头）。表面黄白色或淡棕黄色，凹陷处常有残留粗皮，上部多有深陷横纹，呈断续的环状，下部有纵皱纹及纵沟。体轻，质松泡，易折断，断面不平坦，白色或黄白色，多裂隙。气微，味微甘。

以条粗长，去净外皮，饱满，表面黄白色，断面白色，味甘者为佳。

【显微鉴别】轮叶沙参：取本品粗粉 2g，加水 20mL，置水浴中加热 10 分钟，滤过。取滤液 2mL，加 5%α-萘酚乙醇溶液 2~3 滴，摇匀，沿管壁缓缓加入硫酸 0.5mL，两液接界处即显紫红色环。另取滤液 2mL，加碱性酒石酸铜试液 4~5 滴，置水浴中加热 5 分钟，生成红棕色沉淀。

【规　　格】统货。

【炮　　制】

（1）南沙参：除去根茎，洗净，润透，切厚片，干燥。

（2）蜜炙南沙参：取南沙参片，每 100kg 用 25kg 炼蜜，用适量开水稀释，喷淋药材，拌匀，闷润至蜜水吸尽，用文火炒至颜色加深、不粘手为度，取出，摊凉。

（3）米炒南沙参：取南沙参片，每 100kg 用糙米 20kg，先将米炒热，加入南沙参片，翻炒至米呈黄色，取出，筛去米，摊凉。

【炮制作用】南沙参蜜炙和米炒后，其性由微寒转温，蜜炙增强祛痰止咳作用，米炒后益脾胃，止泄泻。

【性味归经】甘，微寒。归肺、胃经。

【功能主治】养阴清肺，生津，益胃气。用于肺热燥咳，阴虚劳嗽，干咳痰黏，气阴不足，烦热口干。

【用法用量】9~15g，水煎服。

【主要成分】本品主要含欧前胡素、补骨脂内酯、佛手内酯、圆当归内酯-7-O-β-龙胆二糖苷等多种香豆素，并含生物碱、淀粉、微量挥发油等。

【药理作用】①祛痰；②免疫调节；③抗辐射；④抗衰老；⑤清除自由基；⑥保肝。

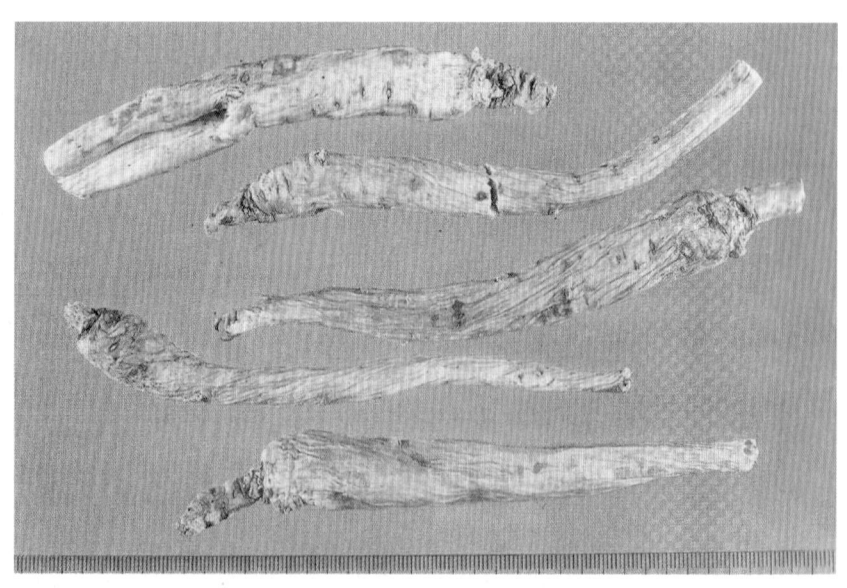

图 62　南沙参（贵州产）

· 半夏《神农本草经》·
Banxia
PINELLIAE RHIZOMA
Ternate Pinellia Tuber

【来　　源】为天南星科植物半夏 *Pinellia ternata*（Thunb.）Breit. 的干燥块茎。

【产　　地】野生或栽培。全国各地均产。主产于四川、河南、湖北、山东、云南、贵州、甘肃等地。以四川、安徽、河南等处产量较大。云南昭通所产质优，有"珍珠半夏"之称。江苏产质优者称"苏半夏"，产于邳州者称"邳半夏"，产于泰州者称"泰半夏"。安徽的阜南、颍上所产称"颍半夏"，贵池、殷汇所产者称"汇半夏"，产于舒城者称"舒半夏"。均为江苏省优质道地药材。安徽、甘肃等地已有大量家种，甘肃的西和、礼县已成西北地区半夏的集散地。

【采收加工】块茎和珠芽繁殖的半夏，当年或第二年即可收获，种子繁殖的第三、四年才能收获。一般在夏至前后或秋季采挖。挖后除去外皮及须根，洗净，晒干。

去外皮方法：将半夏放入竹筐内，浸入水中，以能翻动为度，用木棒捆稻草，在水中反复搓揉，或加谷壳或玉米芯碎块拌匀后，用木棒反复搅拌，以除去外皮，冲洗干净，晒干。

【性状鉴别】呈类球形、半球形，有的稍偏斜，直径 0.8~1.5cm，去净外皮，表面白色或淡黄色，顶端有凹陷的茎痕，周围密布麻点状根痕，下端钝圆，较光滑。质坚实，断面洁白色，富粉性。气微，味辛、麻舌而刺喉。

以个大、圆形、皮净、质坚实、色白、粉性足者为佳。

【显微鉴别】

（1）本品粉末类白色。淀粉粒甚多，单粒类圆形、半圆形或圆多角形，直径 2~20μm，脐点裂缝状、人字状或星状；复粒由 2~6 分粒组成。草酸钙针晶束存在于椭圆形黏液细胞中，或随处散在，针晶长 20~110μm。螺纹导管直径 10~24μm。

（2）取本品粉末 1g，加甲醇 10mL，加热回流 30 分钟，滤过，滤液挥至约 0.5mL，作为供试品溶液。另取精氨酸、丙氨酸、缬氨酸、亮氨酸对照品，加 70% 甲醇制成每 1mL 含 1mg 的混合溶液，作为对照品溶液。照薄层色谱法试验，吸取供试品溶液 5μL、对照品溶液 1μL，分别点于同一以羧甲基纤维素钠为黏合剂的硅胶 G 薄层板上，以正丁醇-冰醋酸-水（8：3：1）为展开剂，展开，取出，晾干，喷以茚三酮试液，在 105℃加热至斑点显色清晰。供试品色谱中，在与对照品色谱相应的位置上，显相同颜色的斑点。

【规格等级】按《七十六种药材商品规格标准》规定，半夏商品分三个等级：

一等：干货。呈圆球形、半圆球形或偏斜形不等，表面白色或浅黄白色，上面圆平，中心凹陷（茎痕），周围有棕色点状根痕，下面钝圆，较平滑。质坚，难折断。断面洁白或白色，粉质，细腻。气微，味辛、麻舌而刺喉。每公斤 800 粒以内。无包壳、杂质、虫蛀、霉变。

二等：每公斤 1 200 粒以内。余同一等。

三等：每公斤 3 000 粒以内。余同一等。

【炮　　制】根据不同的临床需要，半夏有不同的炮制方法：

（1）生半夏：除去杂质，用时捣碎。

第一章　根及根茎类

（2）清半夏：取净半夏，大小分开，用8%白矾溶液浸泡至内无干心，口尝微有麻舌感，取出，洗净，切厚片，干燥。每100kg半夏用白矾20kg。

（3）姜半夏：取净半夏，大小分开，用水浸泡至内无干心时；另取生姜切片（每100kg半夏用生姜25kg）煎汤，加白矾（每100kg半夏用白矾12.5kg）与半夏共煮透，口尝微有麻舌感时取出，晾至半干，切薄片，干燥（《中国药典》制法）。

（4）法半夏：取净半夏，大小分开，用水浸泡至内无干心，取出；另取甘草，每100kg净半夏用甘草15kg，加水煎煮2次，合并煎液后倒入用适量水制成的石灰液中（每100kg净半夏用生石灰10kg），搅匀，加入上述已浸透的半夏，浸泡，每日搅拌1~2次，并保持浸液pH值12以上，浸4~5天，至剖面黄色均匀，内无白心，口尝微有麻舌感时捞出，洗净，阴干或烘干。用时捣碎。

（5）苏半夏：取洁净、大小均匀的半夏，用清水浸泡3天，每天换水3次，第4天开始用2%白矾水浸泡10天，每2天换水一次，第11天开始改用1%白矾水浸泡15~20天，每2天换水一次。最后，再用清水浸6天，每天换水2次，至口尝微有麻舌感时取出，晒干，用时打碎（《广东省中药饮片加工炮制手册》）。

（6）制半夏：取半夏洗净，置瓦缸内，加入清水过药面30cm，浸泡3天，每天换水2~3次（闷热天气换3次），然后改用0.5%白矾水浸泡4天，每天换白矾水一次，每天搅拌1~2次，取出冲洗干净，晒至五成干，置缸内，倒入预先制好的姜汤（每100kg半夏用生姜30kg，捣烂榨汁，姜渣加适量清水煮浓汤，兑入姜汁）拌匀，闷半天至姜汁吸尽，置木甑中蒸约6小时，至切开口尝无麻舌或微有麻舌感时取出，切片，晒干。或直接晒干，用时打碎（《广东省中药饮片加工炮制手册》）。

【炮制作用】清半夏经矾水浸泡后降低毒性，长于化痰；姜制后增强止呕、化痰、止咳作用；苏半夏经矾水多天浸泡，毒性已除，辛燥性亦减，适用于阴虚咳嗽痰多患者。

【性味归经】辛，温。有毒。归脾、胃、肺经。

【功能主治】燥湿化痰，降逆止呕，消痞散结。用于痰多咳喘，痰饮眩悸，风痰眩晕，痰厥头痛，呕吐反胃，胸脘痞闷，梅核气。生用外治痈肿痰核。姜半夏多用于降逆止呕。

【用法用量】遵医嘱。一般炮制后使用，3~9g，水煎服。外用适量，磨汁涂或研末以酒调敷患处。中山大学附属肿瘤医院中医科张蓓教授临床用于食道癌患者的治疗时常用生半夏60g/d，久煎，毒副作用小。

【主要成分】含半夏淀粉（75.74%）、生物碱、半夏蛋白、β-谷甾醇及其葡萄糖苷、胡萝卜苷、草酸钙、氨基酸、脂肪酸、无机元素、半夏胰蛋白酶抑制物、胆碱等。其中，氨基酸16种，包括天门冬氨酸、苏氨酸、丝氨酸、谷氨酸、甘氨酸、丙氨酸、精氨酸、赖氨酸等；多种脂肪酸，包括棕榈酸、硬脂酸油酸、α-亚麻酸、β-亚麻酸等；无机元素18种，包括Al、Fe、Ca、Mg、K、Na、Mn、Zn等；生物碱类，如左旋盐酸麻黄碱等；挥发油成分如茴香脑等。

【药理作用】①对呼吸系统的作用：a.镇咳作用；b.祛痰作用；c.抗硅肺作用。②对消化系统的作用：a.镇吐与催吐作用：镇吐作用较确切，催吐作用与黏膜刺激有关；b.可使唾液分泌先增加后降低，能够保护胃黏膜，促进胃黏膜的修复，能够明显抑制小鼠的胃肠蠕动，还能使胃液中的 PGE_2 的含量增加；c.对肝胆的影响：能够升高肝脏内酪氨酸转氨酶的活性，促进胆汁分泌。③对循环系统的作用：a.抗心律失常作用；b.降血脂作用；c.抑制心率和短暂的降压作用。④抗肿瘤作用：半夏蛋白能凝集人肝癌细胞（QGY7703-3，7402）、艾氏腹水癌和腹水型肝癌细胞，而对正常细胞无影响。⑤抗早孕作用。⑥对中枢神经系统具有一定程度的镇痛镇静和催眠作用。⑦其他作用：a.有解毒作用；b.对肾上腺皮质功能有轻度的刺激，持续给药则引起功能抑制；c.抗菌作用；d.降低眼内压的作用。

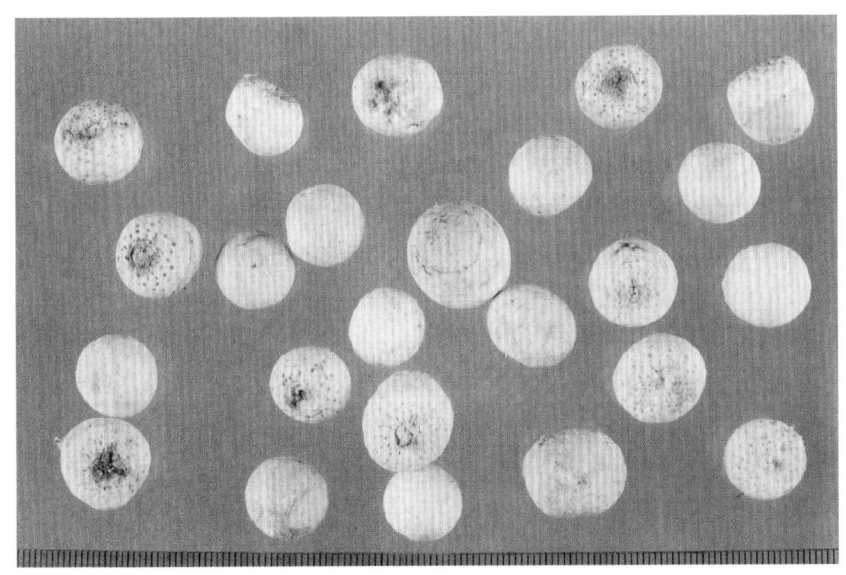

图 63　半夏

· 水半夏《广西本草选编》·
Shuibanxia
TYPHONII FLAGELLIFORMIS RHIZOMA
Whipformed Typhonium Tuber

【来　　源】为天南星科植物鞭檐犁头尖 *Typhonium flagelliforme*（Lodd.）Bl. 的干燥块茎。

【产　　地】主产于广东，广西贵县、横县，贵州，安徽，浙江，江西，湖北，湖南，台湾，福建等地。

【采收加工】冬末春初采挖。挖取后，抖去泥土，洗净，除去外皮及须根，晒干。

【性状鉴别】块茎略呈椭圆形、圆锥形或半圆形。表面类白灰色或淡黄色，直径0.5~1.5cm，长 0.8~3.0cm，不平滑，有多数隐约可见的细小点状根痕。上端类圆形，常有偏斜面凸起的叶痕或芽痕，呈黄棕色。有的下端略尖。质坚实，断面白色，粉性。气微，味辛辣，麻舌而刺喉。

以粒大、均匀、饱满，去净外皮，白色、粉性足者为佳。

【规格等级】按《七十六种药材商品规格标准》规定，商品水半夏为统货。干货。无杂质、虫蛀、霉变。

【炮　　制】同半夏。

【性味归经】辛，温。有毒。归脾、胃、肺经。

【功能主治】燥湿，化痰止咳，解毒消肿。用于咳嗽痰多，支气管炎，痈疮肿毒，毒虫咬伤。

【用法用量】应遵医嘱，炮制后用。水煎服，6~12g。外用鲜品适量，捣敷，或干品研末敷患处。

【主要成分】含有氨基酸、无机元素和挥发油，分离鉴定出 13-苯基十三烷酸等脂肪酸和十六烷等烃类化合物，还有 coniferin、β-谷甾醇、β-胡萝卜苷、酚类化合物、鞣质、生物碱。

【药理作用】①镇咳作用；②祛痰作用；③平喘作用；④镇痛作用；⑤外用有抗炎作用；⑥抗过敏、镇静作用。

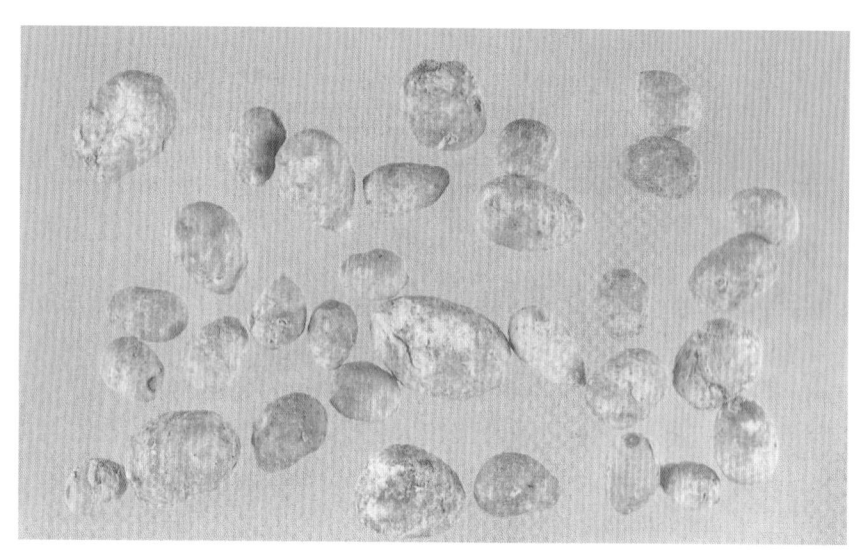

图 64　水半夏（广西产）

· 玄参《神农本草经》·
Xuanshen
SCROPHULARIAE RADIX
Ningpo Figwort Root

【来　　源】为玄参科植物玄参 *Scrophularia ningpoensis* Hemsl. 的干燥根。

【产　　地】主产于浙江磐安、东阳、仙居、杭州，河南，湖南，四川等地。以浙江产量大，质量好，为浙江省道地药材"浙八味"之一。

【采收加工】立冬前后茎叶枯萎时采挖，除净残枝茎叶、芦头、须根及泥沙，曝晒 5~6 天，堆放 3~4 天，如此反复堆晒至内色转黑色油润，坚韧，晒干或烘干。

【性状鉴别】呈类纺锤形或长条形，中粗头尾细或上粗下细，有的微弯曲，条肥壮。长 6~25cm，直径 2.0~3.5cm。表面灰褐色，有明显的纵皱纹和稀疏的横裂放、须根痕及横向皮孔样突起，顶端有去芦头的切痕。质坚韧，断面黑褐色或黄褐色，微有光泽，中间可见不明显的菊花纹。略有焦糖气，味甘，微苦，嚼之柔润。

以条大肥壮、皮细，断面黑褐色，质坚实，焦糖气浓，无芦头、须根者为佳。

【显微鉴别】

（1）本品横切面：皮层较宽，石细胞单个散在或 2~5 个成群，多角形、类圆形或类方形，壁较厚，层纹明显；韧皮射线多裂隙。形成层成环。木质部射线宽广，亦多裂隙；导管少数，类多角形，直径约至 113μm，伴有木纤维。薄壁细胞含核状物。

（2）取本品粉末 1g，加水饱和的正丁醇 20mL，超声处理 30 分钟，滤过，滤液蒸干，残渣加甲醇 2mL 使溶解，作为供试品溶液。另取玄参对照药材 1g，同法制成对照药材溶液。照薄层色谱法试验，吸取上述两种溶液各 2μL，分别点于同一硅胶 G 薄层板上，以正丁醇-冰醋酸-水（7∶1∶2）为展开剂，展开，取出，晾干，喷以香草醛硫酸试液，105℃加热至斑点显色清晰。供试品色谱中，在与对照药材色谱相应的位置上，显相同的两个红色主斑点。

【规格等级】按《七十六种药材商品规格标准》规定，玄参商品分三个等级：

一等：干货。呈类纺锤形或长条形，表面灰褐色，有纵皱纹及抽沟。质坚韧，断面黑褐色或黄褐色，有光泽。味甘，微苦咸。每公斤 36 支以内，支头均匀，无芦头、须根、空泡、杂质、虫蛀、霉变。

二等：每公斤 72 支以内，余同一等。

三等：每公斤 72 支以外，个头最小的在 5g 以上。间有破块。余同一等。

【炮　　制】除去残留根茎及杂质，洗净，润透，切薄片，晒干；或微浸泡，捞起蒸透，稍晾，切薄片，晒干。

【性味归经】甘、苦、咸，微寒。归肺、胃、肾经。

【功能主治】凉血滋阴，泻火解毒。用于热病伤阴，舌绛烦渴，温毒发斑，津伤便秘，骨蒸劳嗽，目赤，咽痛，瘰疬，白喉，痈肿疮毒。

【用法用量】9~15g。水煎服。

【主要成分】含生物碱、糖类、甾醇、氨基酸（为 L-天门冬氨酸等）、脂肪酸（为油酸、亚油酸、硬脂酸等）、环烯醚萜类、苯丙素类、甾醇类（β-谷甾醇、胡萝卜苷）、4-羟基-3-甲氧基苯甲酸、阿魏酸、对甲氧基肉桂酸、琥珀酸、5-羟甲基糖醛及微量挥发油等。

【药理作用】① 抗炎和抗氧化作用；② 降压作用；③ 强心作用；④ 降血糖作用；⑤ 解热作用；⑥ 抗血栓作用；⑦ 对脑的保护作用；⑧ 保肝作用；⑨ 对高尿酸血症的抑制作用；⑩ 抗菌作用；⑪ 其他：抗疲劳、镇痛、增强免疫、抗肿瘤、抗抑郁、保护神经等作用。

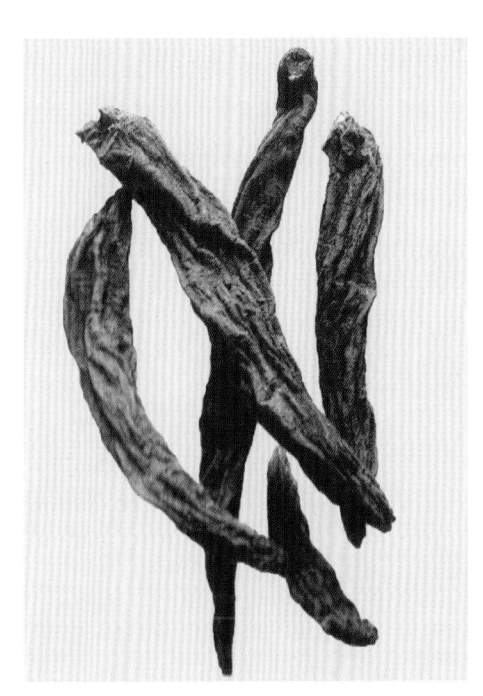

图 65　玄参（浙江产）

· 玉竹《神农本草经》·
Yuzhu
POLYGONATI ODORATI RHIZOMA
Fragrant Solomonseal Rhizome

商品按来源不同分玉竹和海玉竹。

·玉竹·

Yuzhu

POLYGONATI ODORATI RHIZOMA

Fragrant Solomonseal Rhizome

【来　　源】为百合科植物玉竹 *Polygonatum modoratum*（Mill.）Druce 的干燥根茎。

【产　　地】野生或栽培。主产于湖南邵东、祁阳、邵阳，广东省连州、乐昌，河南洛阳，江苏海门，浙江新昌以及广西、辽宁、吉林等地。

【采收加工】栽培的玉竹一般种植 3 年采挖，8~9 月地上部分枯萎时采挖根茎，除净须根，洗净，用沸水稍煮片刻捞出，晒至半干，反复用手揉搓，至柔软顺直，呈半透明状时，晒干或烘至足干。

【性状鉴别】商品有玉竹面和玉竹头两种：

（1）玉竹面：呈长条形，略扁，顺直，单支，少有分支。表面金黄色。长 10~20cm，直径约 1cm，有明显的环节，可见点状须根痕，有细纵皱纹。呈半透明状。干燥时质坚脆，易折断，断面颗粒性、黄白色。容易吸潮变柔软，富糖性，味微甜，嚼之黏性强。广东、江苏、浙江所产玉竹条较丰满，质量好。东北所产玉竹条细瘦，糖性少，质较差。

（2）玉竹头：多产湖南。外观与玉竹条类似。但条较粗大，长 10~20cm，直径 1.5cm 左右。常见在节间分出 1~2 条子根。表面黄色至棕黄色，不透明，体重，糖性较大。

【显微鉴别】本品横切面：表皮细胞扁圆形或扁长方形，外壁稍厚，角质化。薄壁组织中散有多数黏液细胞，直径 80~140μm，内含草酸钙针晶束。维管束外韧型，稀有周木型，散列。

【规格等级】

1. 玉竹面　广东省将玉竹面分成两个等级。

一等：干货。除净芦头及须根，呈扁圆柱形，表面金黄色，断面黄白色，半透明，质柔软。富糖质，味清甜，嚼之有黏性。支条均匀，中部围径 2.3cm 以上。无油条、虫蛀、霉变。

二等：中部围径 1cm 以上。余同一等。

2. 玉竹头　统货。干货。除净芦头及须根，呈扁圆柱条形，断面黄白色，半透明，质柔软，富糖质，味甜。中部围径 2cm 以上。无油条、虫蛀、霉变。

【炮　　制】取原药材，除去杂质，洗净，润透，切厚片或段，干燥。

【性味归经】甘，微寒。归肺、胃经。

【功能主治】养阴润燥，生津止渴。用于热病伤津，虚劳发热，骨蒸盗汗，心烦心悸，肺胃阴伤，燥热咳嗽，咽干口渴，内热消渴等。

【用法用量】6~12g。水煎服。

【主要成分】玉竹果聚糖、D-甘露糖、D-果糖、白屈菜酸（Chelidonic acid）、铃兰苦苷（Convallamarin）、铃兰苷（Convallarin）以及槲皮醇苷（Quercitol）和维生素 A，尚含 25.6%~30.6% 淀粉及黏液质、环氮丙烷-2-羟酸、多种氨基酸、微量元素、维生素、生物碱等。

【药理作用】①对心脏的作用：强心作用，对改善心功能有一定作用。②对血压的作用：因物种不同而不同，可引起兔血压缓慢上升，可引起犬血压暂时下降和呼吸暂时兴奋。

③对平滑肌的作用：对小鼠离体子宫有缓和的兴奋作用，可使小鼠肠管活动暂时增强之后逐渐迟缓，蠕动减低。④有降血糖、降血脂作用。⑤抗结核作用。⑥抗菌作用。⑦免疫功能增强作用。⑧抗氧化抗衰老作用。⑨抗肿瘤作用。⑩对酪氨酸酶的激活作用。⑪其他作用：a.对内毒素血症的小鼠有保护作用；b.能抑制子宫内膜细胞的增生；c.抑制子宫内膜异位症患者在位子宫内膜间质细胞分泌 IL-6，减弱上皮细胞 CA-125 的表达。

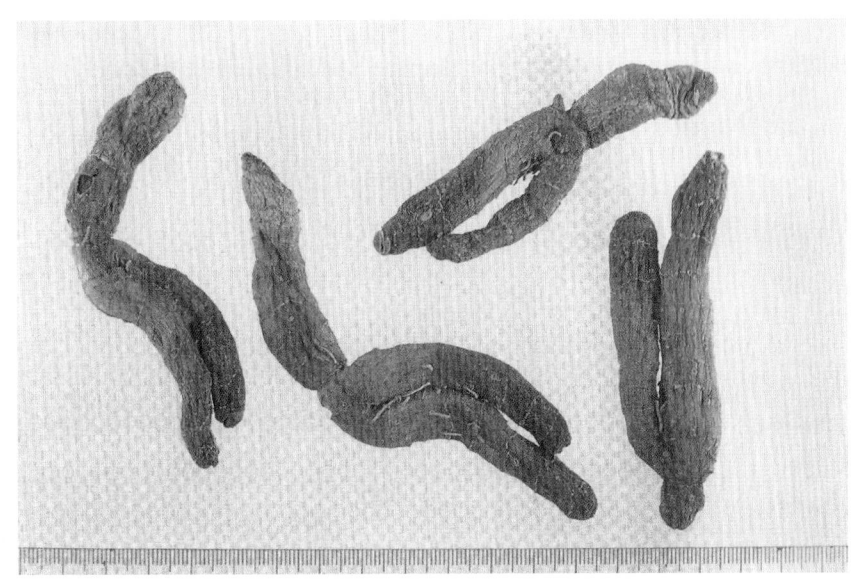

图 66　玉竹（湖南产）

·海玉竹·
Haiyuzhu
POLYGONATI MACROPODII RHIZOMA
Macropodous Solomonseal Rhizome

【来　　源】为百合科植物多花黄精（热河黄精）*Polygonatum macropodium* Turcz. 的干燥根茎。

【产　　地】多为野生。主产于河北张家口、承德以及河南、甘肃、山西、内蒙古等地。以河北产量大、质量佳。

【采收加工】同玉竹。

【性状鉴别】呈圆柱形或纺锤形，常一头特别膨大，另一头则细小，长 3~10cm，直径 2~4cm。表面淡黄色或棕黄色，节较疏或不明显。体坚质重，有糖性，干燥时较易折断，稍潮则柔软。折断面颗粒性，黄白色。气微，味微甜，嚼之有黏性。

以条粗，淡黄色，质柔，味清甜者为佳。

【规格等级】统货。干货。

【炮　　制】取原药材，除去杂质，洗净，取出，稍润，切片，晒干。

【性味归经】甘，平。归肺、胃、脾、肾经。

【功能主治】滋肾润肺，补脾益气。用于阴虚肺燥，干咳少痰，及肺肾阴虚的劳嗽久咳等。用于脾胃虚弱，既补脾阴，又益脾气。用于肾虚精亏的头晕，腰膝酸软，须发早白及消渴等。

【用法用量】同玉竹。

【主要成分】根茎含烟酸、黏液质、醌类。并含黄精多糖甲、乙、丙（均由葡萄糖、甘露糖、半乳糖醛酸结合而成），黄精低聚糖甲、乙、丙（均由葡萄糖和果糖结合而成）。此外，含赖氨酸等 11 种氨基酸。

【药理作用】基本同玉竹。

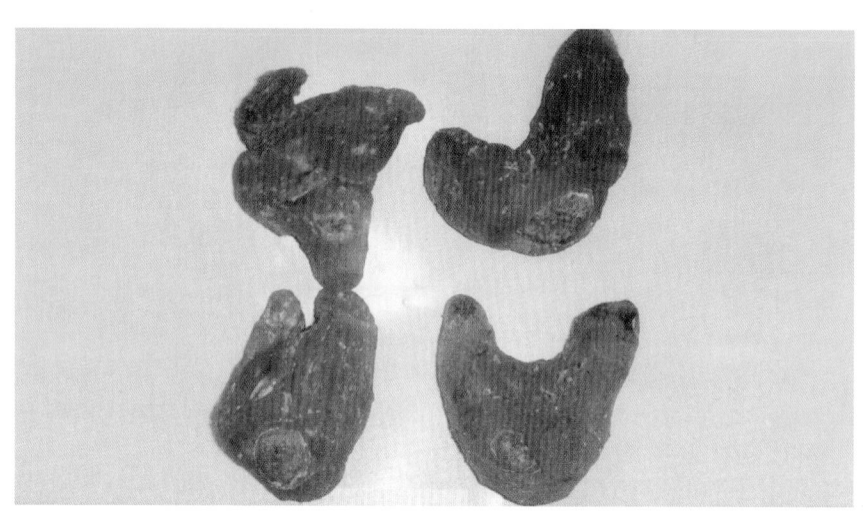

图 67　海玉竹（河北产）

·甘松《开宝本草》·
Gansong
NARDOSTACHYOS RADIX ET RHIZOMA
Chinese Nardostachys or Spoonleaf Nardostachys Root and Rhizome

【来　源】为败酱科植物甘松 *Nardostachys chinensis* Batal. 或匙叶甘松 *Nardostachys jatamansi* DC. 的干燥根及根茎。

【产　地】野生于海拔 3 500~4 500m 的高原草地。主产于四川松潘阿坝、石渠、色达县，青海河南县、泽库、久治、班玛、达日、甘德、玛沁，甘肃及西藏等地。

【采收加工】春、秋季采挖。以秋季采者质佳。采挖时全株拔起，抖净泥沙（不能用水洗，以免损失香气），除去残茎及枯叶，置通风处阴干。

【性状鉴别】呈扭曲的条块状，上粗下细，似虾形，长 5~15cm。根茎短，周围残存多数紫棕色或棕褐色的膜质松散状的叶残痕。根单一，偶数条交错，表面粗糙皱缩，紫棕色，内心松泡，常呈腐木状，内有黄棕色或棕褐色纤维，体轻质脆，手捻易碎。断面呈裂片状，深棕色。气香浓特异，味微甜而辛，嚼之有清凉感。

以根条粗长，紫棕色，气香浓者为佳。

【显微鉴别】甘松粉末暗棕色。石细胞类圆形或不规则多角形，偶见长条形，单个或成群，直径 33~64μm，长可至 200μm 或更长，壁甚厚，无色，胞腔狭小。梯纹或网纹导管，直径 7~40μm，小型梯纹导管成束，其旁有时可见细长的木纤维。木栓细胞多为不规则多角形，壁暗棕色，较薄，内含黄色至棕黄色挥发油。基生叶残基碎片较多，细胞呈长方形或长多角形，淡黄色至棕色，直径 20~31μm，长 50~90μm，壁呈念珠状增厚。另一种碎片细胞呈长条形，长可达 200μm，壁有时呈念珠状增厚。

【规格等级】过去商品经营分为条松、副松、原装三种规格。现在商品只有统货。以条长根粗，香气浓，紫棕色，无杂质、虫蛀、霉变者为佳。

（1）条松：根条完整较长，扎成把者，香味浓，品质较好。

（2）副松：形状伸曲不等，有细根、泥沙多者，品质较次。

（3）原装：未经挑选者，为统货。

【性味归经】甘、辛，温。归脾、胃经。

【功能主治】理气止痛，醒脾健胃，开郁散寒。用于寒郁气滞致胸闷腹胀，食欲不振，呕吐等。外用治脱发，牙痛，脚气等。

【用法用量】3~6g，水煎服。外用适量，泡汁漱口，煎汤熏洗脚部或研末敷患处。

【炮　　制】取原药拌净泥土，拣除杂质，整理洁净入药。忌水洗。

【主要成分】甘松的根和根茎含挥发油 1% 以上。油中含多种倍半萜类，如马兜铃烯-1（10）-2 酮、甘松酮、土青木香酮、缬草酮、甘松新酮、广藿香醇、异甘松香酮、甘松醇 A、去氧甘松醇、β-橄榄醇、β-橄榄烯、甘松香醇、马兜铃酮等；三萜类主要是 β-谷甾醇和齐墩果酸、菖蒲烯、菖蒲醇等；尚含甘松奥醇、α-蒎烯及 β-蒎烯、正二十六烷醇、β-谷甾醇等。匙叶甘松的根主要含呋喃香豆精化合物甘松素、甘松醇、白芷素等。

【药理作用】①中枢镇静作用，大剂量则有毒性；②抗心律不齐作用，且较安全，对异位性室性节律的抑制强于奎尼丁，但对洋地黄引起的室性心律不齐则无保护作用；③对平滑肌的作用：可使支气管扩张，拮抗组织胺、五羟色胺及乙酰胆碱的痉挛作用，临床上用于治哮喘、咳嗽、腹泻、腹痛可能与此解痉作用有关；④抗心肌缺血、抗缺氧作用；⑤抗溃疡作用；⑥抑菌作用；⑦抗抑郁作用；⑧其他作用：有祛风解痉作用，对皮肤黏膜无局部刺激性，还有调节血压、抗惊厥及细胞毒活性的抗癌作用。

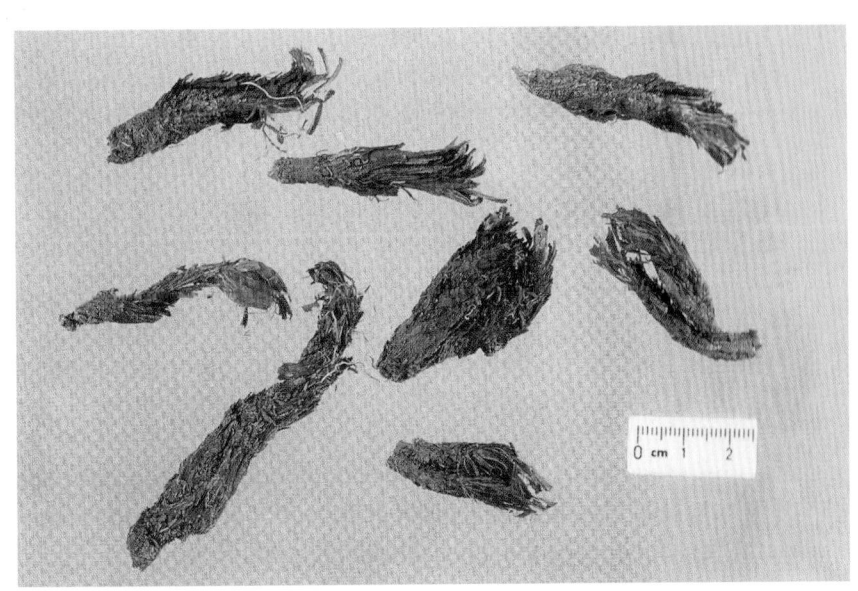

图 68　甘松（青海产）

· 甘草《神农本草经》·
Gancao
GLYCYRRHIZAE RADIX ET RHIZOME
Licore Root and Rhizome

商品按产地和来源不同，分为西甘草（西草）、东甘草（东草）和新疆甘草三个品别。商品质量以西甘草最好，东甘草次之，新疆甘草又次之。

· 西甘草（西草）·
Xigancao
GLYCYRRHIZAE RADIX ET RHIZOMA
Ural Licorice Root and Rhizome

【来　　源】为豆科植物甘草 *Glycyrrhiza uralensis* Fisch. 的干燥根及根茎。为野生。商品又称"西草"。

【产　　地】主产于内蒙古西部、青海、甘肃、宁夏、陕西、新疆等地。以内蒙古伊盟产量大、质量佳。

【采收加工】春秋两季均可采挖，春季由清明至夏至采挖，秋季由白露至地冻采挖，以秋季采挖者质最佳，春季采挖者质次之，夏季采挖者质最次。采挖到的鲜甘草应趁湿加工，否则待干后加工，口面多毛头，不能保持光亮，而且费工多、损耗大，收进鲜货后，用刀切去中条、枝头、须根，切掉疙瘩头，捆扎成小把，把疙瘩头切圆而光滑，分垫于枕木上，将小把堆垛成"井"字形，易于通风，并要经常倒垛，以免起霉变质。要注意防雨，甘草淋湿后易发霉变质。

【性状鉴别】根呈长圆柱形。两端切口平齐，一端较粗，一端渐细。长 25~50cm，顶端直径 0.7~3.0cm，有的切口面中央有下陷的小凹窝，习称"胡椒眼"。皮紧细而有抽沟或不规则的纵皱纹及横长皮孔，表面红棕色、暗棕色或灰棕色。体重，质坚实，不易折断。折断时有黄色粉尘飞出，断面纤维性，外层为红棕色的栓皮层，内层呈黄色或淡黄色，粉性足，形成层环状，有明显的放射状纹理，髓部少见，根茎部则可见髓，射线自中心向四周射出略弯曲，往往形成裂隙。气微，味甘甜而特别。

以条粗壮均匀、体重质坚、皮纹细结、枣红色、断面紧密、色黄白、味甜、粉性足者为佳。

【显微鉴别】

（1）本品横切面：木栓层为数列棕色细胞。皮层较窄。韧皮部射线宽广，多弯曲，常现裂隙；纤维多成束，非木化或微木化，周围薄壁细胞常含草酸钙方晶；筛管群常因压缩而变形。束内形成层明显。木质部射线宽 3~5 列细胞；导管较多，直径约至 160μm；木纤维成束，周围薄壁细胞亦含草酸钙方晶。根中心无髓；根茎中心有髓。

粉末淡棕黄色。纤维成束，直径 8~14μm，壁厚，微木化，周围薄壁细胞含草酸钙方晶，形成晶纤维。草酸钙方晶多见。具缘纹孔导管较大，稀有网纹导管。木栓细胞红棕色，多角形，微木化。

（2）取本品粉末 1g，加乙醚 40mL，加热回流 1 小时，滤过，药渣加甲醇 30mL，加热回流 1 小时，滤过，滤液蒸干，残渣加水 40mL 使溶解，用正丁醇提取 3 次，每次 20mL，合并正丁醇液，用水洗涤 3 次，蒸干，残渣加甲醇 5mL 使溶解，作为供试品溶液。另取甘草对照药材 1g，同法制成对照药材溶液。再取甘草酸铵对照品，加甲醇制成每 1mL 含 2mg 的溶液，作为对照品溶液。照薄层色谱法试验，吸取上述三种溶液各 1~2μL，分别点于同一用 1% 氢氧化钠溶液制备的硅胶 G 薄层板上，以醋酸乙酯 - 甲酸 - 冰醋酸 - 水（15：1：1：2）为展开剂，展开，取出，晾干，喷以 10% 硫酸乙醇溶液，在 105℃加热至斑点显色清晰，置紫外光灯（365nm）下检视。供试品色谱中，在与对照药材色谱相应的位置上，显相同颜色的荧光斑点；在与对照品色谱相应的位置上，显相同的橙黄色荧光斑点。

【规格等级】按《七十六种药材商品规格标准》规定，西草商品分为大草、条草、毛草、草节、疙瘩头五种规格。

1. 大草　统货。干货。呈圆柱形，表面红棕色、棕黄色或灰棕色，皮紧细，有纵皱纹。斩去头尾，切口整齐。质坚体重。断面黄白色，粉性足，味甜甘。长 25~50cm，顶端直径 2.5~4.0cm。黑心草不超过总重量的 5%。无须根、杂质、虫蛀、霉变。

2. 条草　分三个等级。

一等：干货。呈圆柱形，单枝，顺直。表面红棕色、棕黄色或灰棕色，皮细紧，有纵纹，斩去头尾，口面整齐。质坚体重。断面黄白色，粉性足。味甜甘。长 25~50cm，顶端直径 1.5cm 以上，间有黑心。无须根、杂质、虫蛀、霉变。

二等：顶端直径 1cm 以上。余同一等。

三等：顶端直径 0.7cm 以上。余同一等。

3. 毛草　统货。干货。呈圆柱形弯曲的小草，去残茎，不分长短，表面红棕色、棕黄色或灰棕色。断面黄白色。味甜甘。顶端直径 0.5cm 以上。无杂质、虫蛀、霉变。

4. 草节　分两个等级。

一等：干货。呈圆柱形，单枝。表面红棕色、棕黄色或灰棕色，皮细，有纵纹。质坚体重。断面黄白色，粉性足。味甜甘。长均 6cm 以上。顶端直径 1.5cm 以上。无须根、疙瘩头、杂质、虫蛀、霉变。

二等：顶端直径 0.7cm 以上。余同一等。

5. 疙瘩头　统货。系加工条草时砍下的根头，呈疙瘩头状，去净残茎及须根。表面棕黄色或灰黄色。断面黄白色。味甜甘。大小长短不分，间有黑心。无杂质、虫蛀、霉变。

注：凡不符合以上标准的西草可列为东草。

【炮　　制】

（1）甘草：除去杂质，洗净，润透，切厚片，干燥。

（2）蜜炙甘草：取甘草片，每 100kg 用炼蜜 25~30kg，加入适量开水稀释，与甘草片拌匀，闷至吸尽炼蜜水，用文火炒至深黄色，不粘手、有焦香气时取出放凉，密封收贮。

【炮制作用】蜜制后使药性转温，增强补脾益气作用。

【性味归经】甘，平。归心、肺、脾、胃经。

【功能主治】补脾益气，清热解毒，祛痰止咳，缓急止痛，调和诸药。用于脾胃虚弱，倦怠乏力，心悸气短，咳嗽痰多，脘腹、四肢挛急疼痛，痈肿疮毒，药物、食物中毒等。

【用法用量】2~9g。水煎服。

【主要成分】主要含甘草甜素 6%~14%，是甘草酸的铵钙或钾盐，经水解后可产生葡萄糖醛酸和甘草次酸，后者是甘草甜素中的主要活性成分。甘草还含多种黄酮类化合物，主要有甘草黄苷、异甘草黄苷、甘草素、异甘草素等。从甘草皮质部分分离得到异黄酮类成分。此外，甘草尚含甘草多糖（α-D-吡喃多糖）、人体必需的多种微量元素（如锌、钙、铁、镁）等。

【药理作用】①肾上腺皮质激素样作用：a.糖皮质激素样作用；b.盐皮质激素样作用。②有抗炎及抗变态反应作用。③对免疫功能的影响：免疫调节剂，增强网状内皮系统功能，增强机体抵抗力。④有解毒作用。⑤对消化系统的作用：抗溃疡，护肝，解痉，抑制胃酸分泌，促进溃疡愈合。⑥有抗病毒作用：抗艾滋病病毒，抗单纯性疱疹病毒，抗带状疱疹病毒，抗水疱性口炎病毒。⑦对脂代谢影响：甘草对正常人的脂代谢无影响，但大多数高血压患者使用甘草酸后，血脂会相应下降。⑧有抗心律失常作用。⑨具镇痛、抗惊厥作用。⑩其他作用：a.镇咳祛痰作用；b.干扰素诱导作用；c.对酶的抑制作用；d.抗肿瘤作用；e.抗利尿作用；f.抗病原体作用；g.解热作用；h.抗衰老作用。

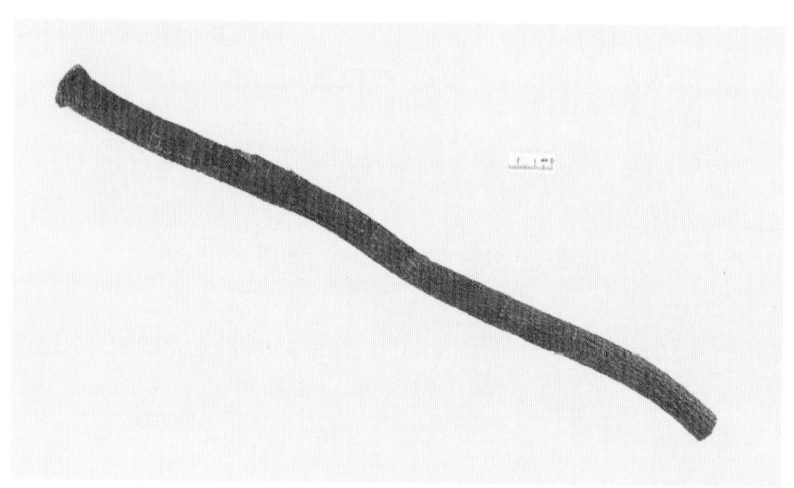

图 69　西甘草（内蒙古产）

·东甘草（东草）·
Donggancao
GLYCYRRHIZAE RADIX ET RHIZOMA
Ural Licorice Root and Rhizome

【来　　源】为豆科植物甘草 *Glycyrrhiza uralensis* Fisch. 的干燥根及根茎。为野生。

【产　　地】主产于内蒙古东部，以乌拉尔分布广、产量大、质量佳，为传统标准的东草。此外，赤峰市、通辽市、呼伦贝尔市产量也大，质量好。东北三省、新疆北部亦产。

【采收加工】同西甘草。

【性状鉴别】根呈圆柱形，上粗下细，单枝或间有分枝。长 40~100cm，一般未斩去头尾，顶端有疙瘩头。表面紫红色或灰褐色。皮粗糙，质松体轻，折断面纤维状，粉性小，裂隙大而松弛，易纵向开裂，断面黄色，气微，味甜甘而特别，但比西甘草稍逊。

【规格等级】按《七十六种药材商品规格标准》规定，东草商品分为条草和毛草两种规格。

1. 条草　商品分三个等级。

一等：干货。呈圆柱形，上粗下细。表面紫红色或灰褐色。皮粗糙，质松体轻，断面黄白色，有粉性。味甜甘。不斩头尾，长60cm以上，芦下3cm处直径1.5cm以上。间有5%20cm以上的草头。无杂质、虫蛀、霉变。

二等：长50cm以上，芦下3cm处直径1cm以上。余同一等。

三等：不斩头尾，长40cm以上，芦下3cm处直径0.5cm以上。间有弯曲分叉的细根，无细小须子。余同一等。

2. 毛草　统货，干货。呈圆柱形弯曲的小草。去净残茎，间有疙瘩头。表面紫红色或灰褐色。皮粗糙，质松体轻，断面黄白色，味甜甘。不分长短，芦下直径0.5cm以上。无杂质、虫蛀、霉变。

注：东草如外表皮色好，又斩去头尾者，可列为西草。

【炮　　制】同西甘草。

【性味归经】同西甘草。

【功能主治】同西甘草。

【用法用量】同西甘草。

【主要成分】同西甘草。

【药理作用】同西甘草。

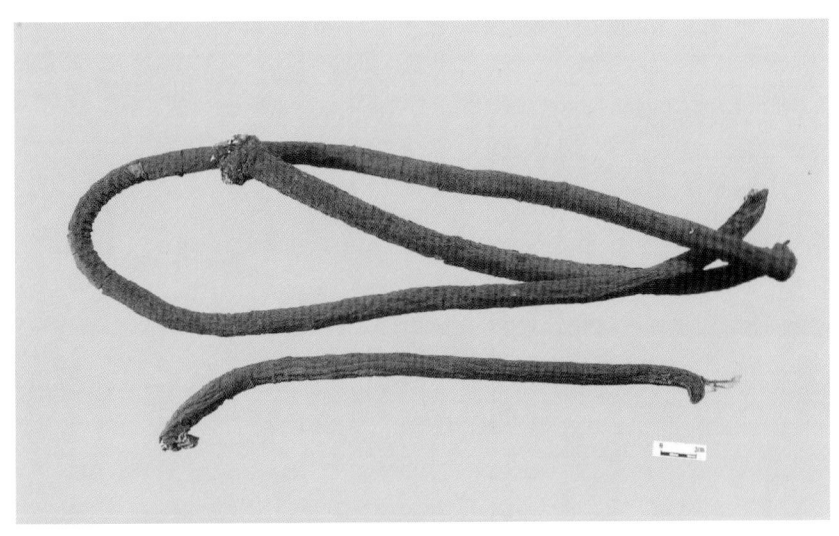

图70　东甘草（内蒙古产）

·新疆甘草·

Xinjianggancao

GLYCYRRHIZAE RADIX ET RHIZOMA

Inflata Licorice or Glabra Licorice Root and Rhizome

【来　　源】为豆科植物胀果甘草 *Glycyrrhiza inflata* Bat. 或光果甘草 *Glycyrrhiza glabra* L. 的干燥根及根茎。为野生。

【产　　地】主产于新疆南部及东部和甘肃酒泉等地。

【采收加工】同西甘草。

【性状鉴别】

（1）胀果甘草：呈长条圆柱状，单枝间有分枝，长 20~50cm，直径 1~3cm，外皮粗糙，表面多为灰棕色至灰褐色。两端有切口，间有下陷的凹窝，根多粗大。质坚实，断面淡黄色或黄青色，纤维性，木质化，粉性小。味甜中带苦涩。根茎不定芽多而粗大。

（2）光果甘草：呈长条圆柱形，单枝间有分枝，长 40~100cm，两端无切口，顶端有疙瘩头，根茎及根质地较坚实。表皮粗糙，灰棕色至灰褐色，大部挂白霜（习称"碱皮"），体质松坚不一。断面纤维性，裂隙大而松弛，易纵向开裂，粉性差，切面黄色或老黄色。气微，甘甜味比西草逊。

【规格等级】新疆甘草分条草和草节两个规格，均为统货。均应无虫蛀、霉变。

（1）条草：单枝条，长 28~50cm，粗头直径 0.6~2.4cm。

（2）草节：长 10cm 左右，粗头直径 0.6~3.5cm

【炮　　制】同西甘草。

【性味归经】同西甘草。

【功能主治】同西甘草。

【用法用量】同西甘草。

【主要成分】同西甘草。

【药理作用】同西甘草。

注：除西草、东草和新疆草外，内蒙古、甘肃和宁夏等地还有所谓梁外甘草、王爷地甘草、西镇甘草、上河川甘草、下河川甘草等。

梁外甘草：主产于内蒙古伊盟黄河以南杭锦旗的甘草称为"梁外草"，体坚质实，皮紧细，枣红色，切面光滑，断面中心凹陷，习称"胡椒眼"，粉性足，淡黄色。但根条两端粗细不匀，且显支根痕。

王爷地甘草：主产内蒙古阿拉善盟阿拉善左旗的甘草称为"王爷地草"，其体质较梁外草柔韧，外皮和断面颜色均较梁外草深，根条两端粗细均匀，枝根较少。

传统认为"梁外草"和"王爷地草"质量最佳，深受国内外市场欢迎。

西镇甘草：主产于内蒙古伊盟鄂托克旗及宁夏等地的甘草称为"西镇草"。

上河川甘草：主产于内蒙古伊盟达拉特旗的甘草称为"上河川草"。

下河川甘草：主产于内蒙古土默特旗、托克托和林格尔县等地的甘草称为"下河川草"。

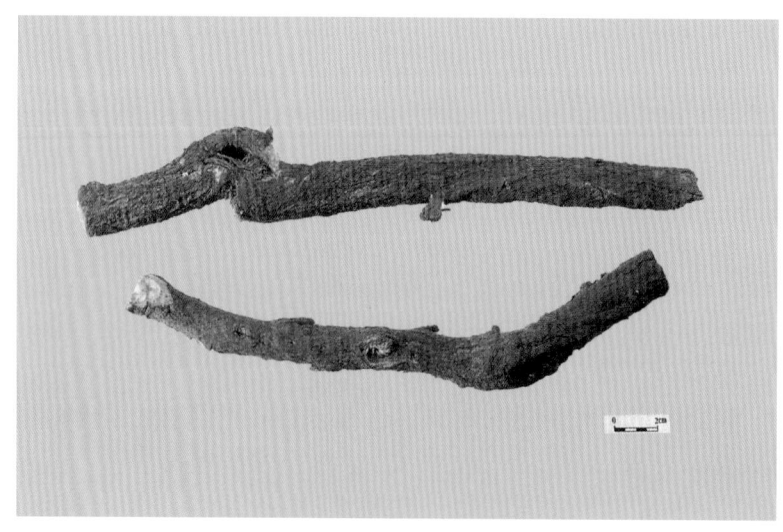

图 71　新疆甘草（新疆产）

另外，陕北定边一带所产的"边草"和甘肃民勤等地所产的"西北草"，它们共同点是皮色红褐、棕红或黑褐，断面老黄色，体轻质松，粉性小，口面显裂纹。习惯认为"边草"和"西北草"质量较"梁外草"次之，但优于"河川草"。

· 甘遂《神农本草经》·
Gansui
KANSUI RADIX
Kansui Root

【来　　源】为大戟科植物甘遂 *Euphorbia kansui* T.N. Liou ex T.P.Wang 的干燥块根。

【产　　地】野生。主产于陕西渭南、咸阳，河南洛阳，山西运城、临汾，湖北，甘肃等地。以陕西产者质量最好。

【采收加工】春季开花前或秋末茎叶枯萎后采挖，放在竹篮中加谷壳或石渣等，在水里反复撞擦，去净外皮，晒干。

【性状鉴别】呈椭圆形、长圆柱形或连珠状（俗称"田鸡腿"），长 1~5cm，直径 0.5~2.5cm，小根呈条状。表面类白色或黄白色，凹陷处有棕色外皮残留。质脆，易折断，断面粉性、白色，皮部较厚，约占半径的一半，木部浅黄色，微显放射状纹理；长圆柱状者纤维性较强。气微，味先甜后辣，有持久的刺激性辣味。有毒，口尝鉴别时要特别注意。

以粗壮连珠状、色白、粉性足、无纤维者为佳。

【显微鉴别】本品粉末类白色。淀粉粒甚多，单粒球形或半球形，直径 5~34μm，脐点点状、裂缝状或星状；复粒由 2~8 分粒组成。无节乳管含淡黄色微细颗粒状物。厚壁细胞长方形、梭形、类三角形或多角形，壁微木化或非木化。具缘纹孔导管多见，常伴有纤维束。

【规格等级】统货。以粗壮连珠状、色白、粉性足、无纤维者为佳。

注：过去甘遂分为甘遂王、提甘遂和统甘遂三等。

【炮　　制】

（1）生甘遂：除去杂质，洗净，晒干。

（2）醋制甘遂：取整理洁净的生甘遂置瓦盆内（忌铁器），每100kg甘遂用米醋30kg拌润放一夜，置锅内以文火炒至微干，取出，晒或焙至足干。或醋润一夜后，置锅内加水适量煮至醋尽。取出晒干。

（3）甘草制甘遂：每100kg净甘遂用甘草浓汤（用甘草20kg加适量清水煎汤，过滤去渣）拌匀，闷至甘草汤吸尽，取出，蒸4小时，取出，晾至半干，切片，干燥。

【炮制作用】经醋制、甘草制后可降低毒性、缓和峻泻作用。

【性味归经】苦，寒。有毒。归肺、肾、大肠经。

【功能主治】泻水逐饮，消肿散结。用于水肿胀满，胸腹积水，痰饮积聚，气逆喘咳，二便不利，风痰癫痫，外用治痈肿疮毒等。

【用法用量】0.5~1.5g，炮制后用，多入丸散用。

【主要成分】含甘遂醇、γ-大戟醇、大戟二烯醇、α-大戟醇，大戟酮、20-去氧巨大戟萜醇、巨大戟萜醇、甘遂萜酯 A、甘遂萜酯 B 及甘遂大戟萜酯（A、B、C、D）、7-羟基-6-甲氧基香豆素、异东莨菪素、腺苷、7-三羟基异黄酮等。尚含维生素、柠檬酸、棕榈酸、鞣酸、草酸、鞣质、树脂、葡萄糖、蔗糖、淀粉等。

第一章　根及根茎类

119

【药理作用】①对消化系统的作用：对肠黏膜有强烈刺激作用，引起炎症性充血及肠蠕动增加，造成峻泻；可以减少内毒素吸收入血，使腹腔内毒素从肠道排出。②有利尿作用。③有抗生育作用。④有抗病毒作用。⑤有抗菌作用。⑥有抗肿瘤作用：甘遂浸膏对肺鳞癌、未分化癌及恶性黑色素瘤有杀伤作用，肿瘤细胞多呈急性坏死。⑦其他作用：有一定的镇痛作用。

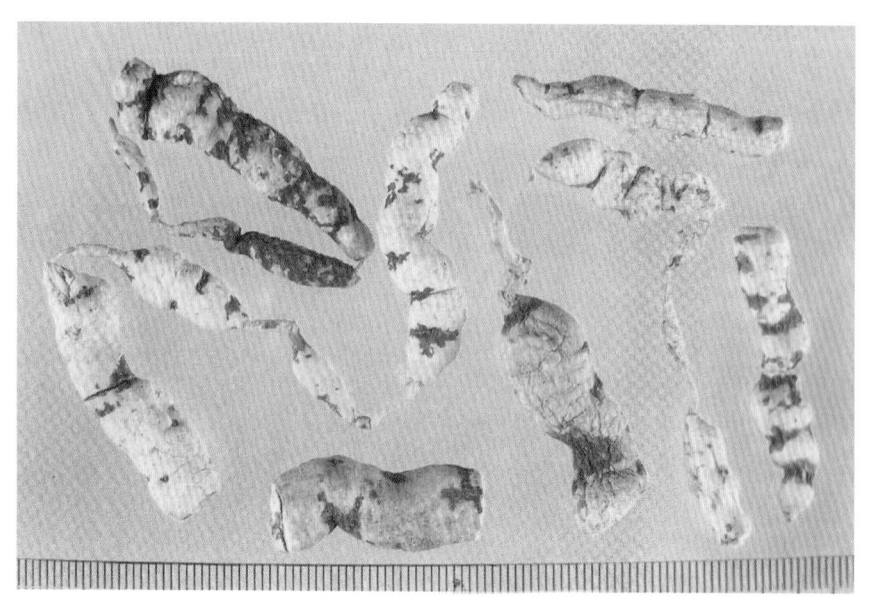

图 72　甘遂（陕西产）

· 白及 《神农本草经》 ·
Baiji
BLETILLAE RHIZOMA
Common Bletilla Tuber

【来　　源】为兰科植物白及 *Bletilla striata*（Thunb.）Reichb.f. 的干燥块茎。

【产　　地】野生或栽培。主产于贵州安龙、兴义、独山、贵定、道真，以及四川、云南、安徽、江苏、湖南、湖北、浙江、陕西、江西、广西、广东北部等地。以贵州产量大，四川产质佳。

【采收加工】人工栽培的白及一般在种植后的第四年（地下块茎已长至8~12个）秋末至冬季挖起块茎，除去须根，立即用谷壳搓洗去掉衣皮，淘净，大小分开，放入沸水中煮或蒸至透心，捞起，晾干水气，烘干，然后用竹制撞篮，撞净残留衣被。

【性状鉴别】呈不规则扁圆形，有2~3个爪状分叉，分叉似菱角状，长2~5cm，厚0.5~1.0cm。表面灰白色或黄白色，有细纵皱纹，上面有凸起的茎痕，下面有连接另一块茎的痕迹，均为疙瘩状，周围有数圈棕红色同心环节和点状须根痕。体重质坚实，不易折断，断面类白色，半透明，角质样。气微，味苦，嚼之有黏性。

以个大饱满均匀，色白，半透明，去净粗皮，质坚实者为佳。

【显微鉴别】本品粉末淡黄白色。表皮细胞表面观垂周壁波状弯曲，略增厚，木化，孔沟明显。草酸钙针晶束存在于大的类圆形黏液细胞中，或随处散在，针晶长 18~88μm。

纤维成束，直径 11~30μm，壁木化，具人字形或椭圆形纹孔。梯纹、具缘纹孔及螺纹导管直径 10~32μm。糊化淀粉粒团块无色。

【规格等级】商品经营史上白及商品规格等级有多种区分标准，主要以个体大小和颜色为指标分为一、二、三等及统货：一等每公斤 200 粒以内；二等每公斤 320 粒以内，三等每公斤 400 粒以内，统货为混合品。亦有以大小色泽分等级：一等称白及王，颜色白而明亮，外形肥大，也有称"明白及"；二等称提白及；三等称拣白及，四等称统白及；各级的体积依次减小，颜色渐深。另外，商品还有白及小籽、白及粉等规格等级。

目前白及商品分为两个等级或统货。

一等：个大饱满，去净外皮，无须根，无焦斑，色白，半透明，每公斤 300 粒以内。

二等：每公斤 400 粒以内。余同一等。

【炮　　制】取原药拣除杂质，用清水浸约 5 小时，捞起，闷润至透心，切片，晒干。

【性味归经】苦、甘、涩，微寒。归肺、肝、胃经。

【功能主治】收敛止血，消肿化瘀生肌。用于肺虚久咳，痨伤咳血，干咳咯血，肺结核咳血，溃疡病出血，便血。外伤出血，烫伤，疮疡肿毒，皮肤皲裂。

【用法用量】6~15g，水煎服。研粉吞服，一次 3~6g；外用适量。研粉调敷患处。不宜与乌头、附子、川乌、草乌同用。

【主要成分】含淀粉（30.5%）、白及胶（黏液质）、挥发油、白及甘露聚糖、菲类、联菲类、联菲醚类、联苄类以及甾体和三萜类等化合物。

【药理作用】①止血作用。②抗溃疡作用。③抗癌作用：白及对小鼠艾氏腹水癌、子宫颈癌、肉瘤 S180、大鼠瓦克癌、肝癌有一定抑制作用。对于二甲氨基偶氮苯诱发的肝癌，用 2% 白及葡萄糖液腹腔注射进行防治，经与葡萄糖及生理盐水对照组比较，能非常显著地降低肝癌的发生率，且只发生胆管细胞性肝癌，未发生肝细胞性肝癌，癌结节较少，细胞的超微结构大多基本正常。将白及作为血管栓塞剂用于肿瘤介入治疗，除能大面积阻断肿瘤有效血供外还能阻止肿瘤再血管化的形成，明显延长肿瘤患者生存时间。④抗菌作用。

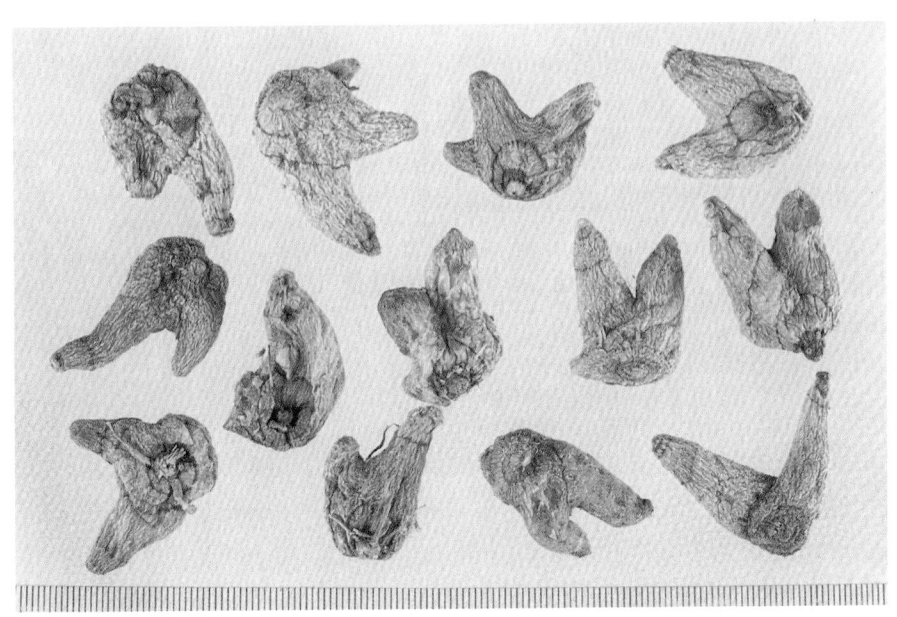

图 73　白及（贵州产）

⑤促进角质细胞游走的形成。⑥替代血液作用。⑦抗氧化作用。⑧促进血管内皮细胞黏附生长。⑨其他作用：对小鼠非特异性免疫和特异性免疫功能均有显著的增强作用。⑩可以预防和延缓肺组织纤维化的作用。

· 白头翁 《神农本草经》·
Baitouweng
PULSATILLAE RADIX
Chinese Pulsatilla Root

【来　　源】为毛茛科植物白头翁 *Pulsatilla chinensis*（Bge.）Regel 的干燥根。

【产　　地】野生。主产于安徽、黑龙江、吉林、辽宁、河南、河北、山东、山西、陕西、内蒙古等省、自治区。

【采收加工】春季或秋季挖根，除去叶及残留的花、茎和须根，保留根头白绒毛，去净泥土，晒干。

【性状鉴别】呈类圆锥形或圆柱形，稍扭曲，根头稍膨大，多带有丛生的白色绒毛，有的则呈朽状凹洞，有的可见鞘状叶柄残基。长 6~20cm，直径 0.5~2.0cm。表面黄棕色或棕褐色，具不规则纵皱纹或纵沟，皮部易脱落，皮破处露出黄色的木部，有的有网状裂纹或裂隙，质硬而脆，断面皮部黄白色或淡黄棕色，木部淡黄色。气微，味微苦、涩。

以条粗长，质硬脆，根头部带白色绒毛者为佳。

【显微鉴别】

（1）本品粉末灰棕色。韧皮纤维梭形或纺锤形，长 100~390μm，直径 16~42μm，壁木化。非腺毛单细胞，直径 13~33μm，基部稍膨大，壁大多木化，有的可见螺状或双螺状纹理。具缘纹孔、网纹及螺纹导管，直径 10~72μm。

（2）取本品粉末 4g，加乙醇 20mL，加热回流 1 小时，滤过，滤液浓缩至约 6mL，放冷，加丙酮适量，则生成沉淀，滤过，速取沉淀少量（约 5mg），置试管中，加醋酐 1mL 使溶解，沿管壁加硫酸 1mL，两液接界处显红色或红紫色环。

【规格等级】商品一般不分等级，均为统货。应无残留的叶、花、茎、须根等杂质，无虫蛀、霉变。

以根条粗长、整齐、均匀、质坚实、顶端丛生灰白色毛绒者为佳；粗大有枯心或根细小，顶端无毛绒者质次。

【炮　　制】除去杂质，洗净，润透，切薄片，干燥。

【性味归经】苦，寒。归胃、大肠经。

【功能主治】清热解毒，凉血止痢。用于热毒血痢，阴痒带下，阿米巴病，鼻衄，痔疮出血等。

【用法用量】9~15g，水煎服。

【主要成分】主要含有原白头翁素、白头翁素，后者为前者的二聚体，而前者则是由毛茛苷水解而产生的；还有白头翁灵、白头翁英；大量的三萜皂苷：白头翁酸、常春藤酮酸、齐墩果酸、常春藤皂苷元；两种木脂素类：（+)-松脂素、β-足叶草脂素；香豆素：6,7-二甲氧基香豆素、5,6,7-三甲氧基香豆素、4,7-二甲氧基-5-甲基香豆素、5,7-二甲氧基-6-羟基香豆素；黄酮：（4S，5R)-4-羟基-5-羟甲基-呋喃-2-酮等。

【药理作用】①抗腹泻作用；②抗寄生虫作用；③抗菌作用；④抗肿瘤作用：白头翁醇提物（PAE）和水煎液（PWE）能够降低二甲基肼诱发小鼠大肠癌发生率及大肠黏膜增殖细胞核抗原表达水平，抑制肠黏膜细胞的增殖活性，减少黏膜细胞发生突变的机率，其机制与 SOD、GSH-Px 活性及抑制肠黏膜细胞的增殖活性有关；⑤增强免疫功能作用；⑥抗氧化作用；⑦抗炎作用；⑧镇咳平喘作用；⑨保肝作用；⑩杀精子作用；⑪其他作用：有类似洋地黄的强心作用，有镇静、镇痛及抗痉挛作用。

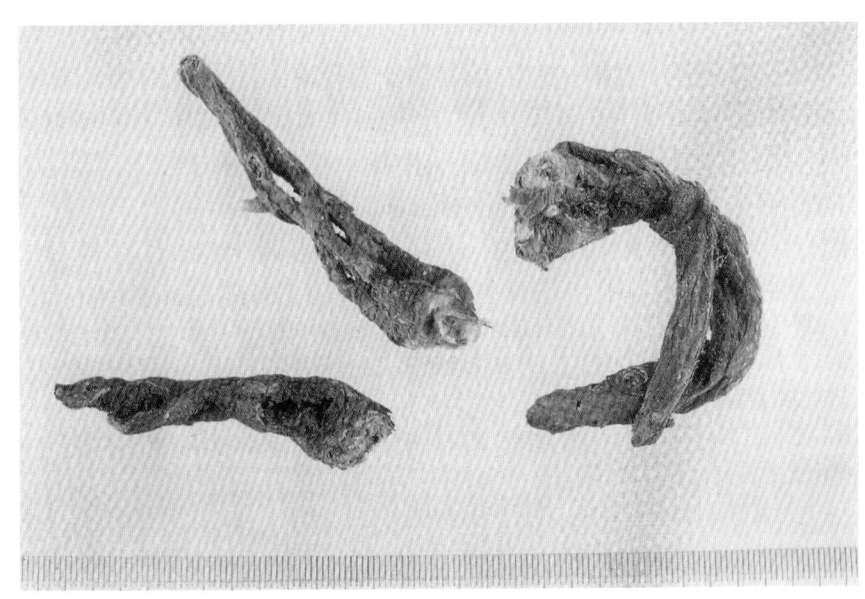

图 74 白头翁（安徽产）

· 白术《神农本草经》·
Baizhu
ATRACTYLODIS MACROCEPHALAE RHIZOMA
Largehead Atractylodes Rhizome

【来　　源】为菊科植物白术 *Atractylodes macrocephala* Koidz. 的干燥根茎。

【产　　地】为浙江省道地药材"浙八味"之一。主产于浙江省东阳、新昌、嵊州、磐安、仙居、天台，安徽黄山歙县、宁国。此外，湖南省平江、衡阳、隆回、龙山，以及湖北、江西、福建及四川等省亦产。

【采收加工】栽培 2~3 年即可采收。在立冬前待下部叶枯黄，上部叶变脆时采挖，除去茎叶、泥土和须根，置通风干燥处，晾至 5~6 成干再用微火烘至全干者称"白术"或"烘术"。直接晒干者称为"生晒术"。挑选肥壮、纤维性少的鲜术，洗净，略蒸后晒干，则为"天生术"。产于浙江于潜天目山一带的天生术称为"于术"。

【性状鉴别】

（1）白术根茎呈不规则的拳状，长 3~13cm，直径 1.5~7.0cm，顶端有残留茎基和芽痕，表面棕黄色或灰棕色，有瘤状突起及断续的纵皱和沟纹，并有须根痕。下部彭大似如意头（习称"云头"），向上渐细，有的留有一段粗短木质地下茎（习称"术腿"）。质坚硬，不易折断，断面不平坦或有裂隙，外圈黄白色，中间较深，有棕色点状油室散在，略呈菊花纹理。气清香，味微辛，嚼之带黏性。

（2）生晒术：表面灰黄色，质较柔软，断面灰白色，有油润性。

（3）天生术：地上茎稍长，形如鹤颈，向上渐细，形如鹤嘴，下部饱满如鹅臀状，俗称"鹤颈鹅臀"。表皮黄棕色，有皱纹，体较柔软，断面质油润，有朱砂点。气香，味微苦微甜。

以肥大丰满，形似"如意头"，体坚质重，无空心，气清香者为佳。

【显微鉴别】

（1）本品粉末淡黄棕色。草酸钙针晶细小，长 10~32μm，不规则地聚集于薄壁细胞中，少数针晶直径至 4μm。纤维黄色，大多成束，长梭形，直径约至 40μm，壁甚厚，木化，孔沟明显。石细胞淡黄色，类圆形、多角形、长方形或少数纺锤形，直径 37~64μm。薄壁细胞含菊糖，表面显放射状纹理。导管分子短小，为网纹及具缘纹孔。

（2）取本品粉末 2g，置具塞锥形瓶中，加乙醚 20mL，振摇 10 分钟，滤过。取滤液 10mL 挥干，加 10% 香草醛硫酸溶液，显紫色；另取滤液 1 滴，点于滤纸上，挥干，喷洒 1% 香草醛硫酸溶液，显桃红色。

（3）取本品粉末 0.5g，加正己烷 2mL，超声处理 15 分钟，滤过，滤液作为供试品溶液。另取白术对照药材 0.5g，同法制成对照药材溶液。照薄层色谱法试验，吸取上述新制备的两种溶液各 10μL，分别点于同一硅胶 G 薄层板上，以石油醚（60~90℃）-醋酸乙酯（50∶1）为展开剂，展开，取出，晾干，喷以 5% 香草醛硫酸溶液，加热至斑点显色清晰。供试品色谱中，在与对照品色谱相应的位置上，显相同颜色的斑点，并应有一桃红色主斑点（苍术酮）。

【规格等级】白术商品分烘术和生晒术两种规格。烘术分四个等级，生晒术分三个等级，天生术不分等级。

1. 烘术　按《七十六种药材商品规格标准》规定，商品分四个等级：

一等：干货。呈不规则团块状，体形完整。表面灰棕色或黄褐色，断面黄白色或灰白色。味甘，微辛苦。每公斤 40 只以内。无焦枯、油个、坑泡、杂质、虫蛀、霉变。

二等：每公斤 100 只以内。其余同一等。

三等：每公斤 200 只以内。其余同一等。

四等（料术）：体形不计，但需全体是肉（包括武子、花子），每公斤 200 只以外。间有程度不严重的碎块、油个、焦枯、虚泡。其余同一等。

2. 生晒术　商品分三个等级：

一等：呈不规则拳状团块，体形完整，皮黄肉白，断面有棕色点状油室散在，体软，气香味甘，微辛苦，每公斤 70 只以内。

二等：每公斤 140 只以内，破碎率小于 3%。其余同一等。

三等：体形不计，但需全体是肉（包括武子、花子）。每公斤 140 只以外。间有程度不同的碎块，以及尚能药用的油术、地枯术。

以个大、体重、断面黄白色、有黄色放射状纹理、无地上茎、外皮细、香气浓、甜味浓而辣味少者为佳。

【炮　　制】

（1）白术：除去杂质，洗净，清水浸泡 2~3 小时，润透，切厚片，干燥。

（2）土炒白术：取伏龙肝（灶心土）或煅赤石脂细粉，置锅内炒至土呈灵活状态时倒入白术片，不断翻炒至白术片颜色加深，表面如伏龙肝土色时，筛去土。伏龙肝粉用量以能淹过白术片为度。

（3）麸炒白术：将锅加热，倒入麦麸，炒至冒烟时加入白术片，不断翻动炒至白术片呈黄褐色时取出，筛去麦麸。

（4）焦白术：将锅加热，倒入麦麸，炒至冒烟时加入白术片，用武火炒至焦黄色、逸出焦香气时取出，筛去麸皮。

【炮制作用】白术生用健脾燥湿，麸炒增强健脾作用，缓和燥性，土炒可增强补脾止泄泻作用；炒焦可治久痢和加强醒脾功能。

【性味归经】甘、苦，温。归脾、胃经。

【功能主治】健脾益气，燥湿利水，止汗，安胎。用于脾虚食少，腹胀泄泻，痰饮眩悸，水肿，自汗，胎动不安。土炒白术健脾，和胃，安胎。用于脾虚食少，泄泻便溏，胎动不安。天生术的健脾作用大于白术。

【用法用量】6~15g。水煎服。

【主要成分】主要有效成分为挥发油，其含量约为1.4%。油中主要成分为苍术酮、白术内酯A、白术内酯B、白术内酰胺、杜松脑、β-谷甾醇、γ-菠甾醇，另含苍术苷A、苍术苷B等苷类成分和甘露糖、果糖等多糖成分。此外，还含有氨基酸、维生素A、树脂和Mn、Cu等微量元素。

【药理作用】①利尿作用；②降血糖作用；③抗血凝作用；④增强免疫功能作用；⑤抗氧化作用；⑥调节胃肠蠕动；⑦安胎作用；⑧抗肿瘤作用；⑨对神经系统有双向调节作用，可以调节植物神经功能，抗胆碱及Ca^{2+}拮抗作用，有镇痛作用；⑩调节血脂作用；⑪肝保护作用；⑫抗炎作用；⑬其他作用：强壮作用，升高白细胞，对细菌真菌有一定抑制作用，还有扩血管、防止放射线损害的作用。

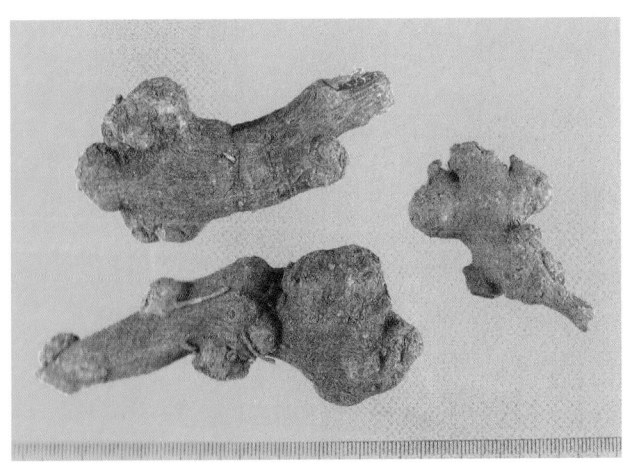

a

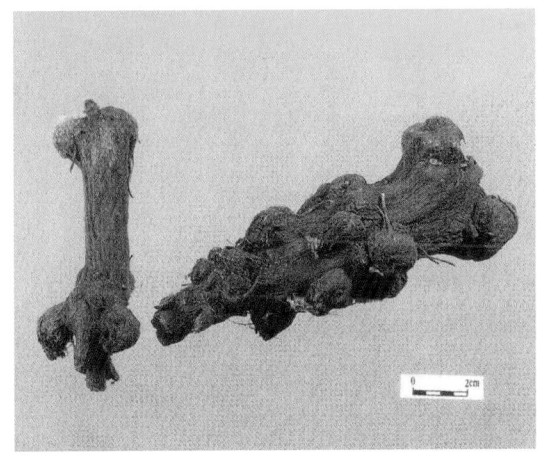

b

图 75　白术（浙江产）

a. 白术　b. 生晒术

· 白芍《神农本草经》·
Baishao

　　白芍商品按产地和来源的不同，主要分为亳白芍、杭白芍、川白芍及云白芍四个品别，其中杭白芍、亳白芍、川白芍（中江芍）来源于同种植物，临床使用均以"白芍"为名。

· 亳白芍 ·
Bobaishao
PAEONIAE RADIX ALBA
Common Peony Root

　　【来　　源】为毛茛科植物芍药 *Paeonia lactiflora* Pall. 的干燥根。

　　【产　　地】主产于安徽亳州、临泉、凤台、界首、岳西，以及湖南，山东，河南等地。

　　【采收加工】种植 3~4 年即可采挖。多在"立秋"至"寒露"采挖。将采挖的白芍根洗净，除去头尾及须根，用竹刀刮去外皮，切齐两端，大小分开，置微沸水中煮至微有黏性，两头起泡，立即捞出放冷水中冷却，再取出晒干。

　　【性状鉴别】呈圆柱形，常弯曲，一端粗一端略细，长 5~18cm，直径 1~3cm，两端切齐，两端切面略凹入。外表面淡粉白色或微黄色，外皮已除去故表面光滑，纵皱纹及须根痕不明显，隐约可见横长皮孔及纵皱纹，皮肉易分离，间见裂隙。体重质坚，略脆，断面平坦，灰白色或微黄色，细腻，粉性大，形成层纹明显，放射状纹理（俗称"菊花纹"）不明显，皮肉易分离。气微，味微苦酸。

　　以条粗壮均匀，皮肉不分离，两端切面凹入，外皮光洁，体重质坚，断面平坦粉性足，色灰白，无空心者为佳。

　　【显微鉴别】

　　（1）本品粉末黄白色。糊化淀粉团块甚多。草酸钙簇晶直径 11~35μm，存在于薄壁细胞中，常排列成行，或一个细胞中含数个簇晶。具缘纹孔及网纹导管直径 20~65μm。纤维长梭形，直径 15~40μm，壁厚，微木化，具大的圆形纹孔。

　　（2）取本品粉末 5g，加乙醚 50mL，加热回流 10 分钟，滤过。取滤液 10mL，蒸干，加醋酐 1mL 与硫酸 4~5 滴，先显黄色，渐变成红色、紫色，最后呈绿色。

　　（3）取本品粉末 0.5g，加乙醇 10mL，振摇 5 分钟，滤过，滤液蒸干，残渣加乙醇 1mL 使溶解，作为供试品溶液。另取芍药苷对照品，加乙醇制成每 1mL 含 1mg 溶液，作为对照品溶液。照薄层色谱法试验，吸取上述两种溶液各 10μL，分别点于同一硅胶 G 薄层板上，以三氯甲烷-醋酸乙酯-甲醇-甲酸（40：5：10：0.2）为展开剂，展开，取出，晾干，喷以 5% 香草醛硫酸溶液，加热至斑点显色清晰。供试品色谱中，在与对照品色谱相应的位置上，显相同的蓝紫色斑点。

　　【规格等级】商品分白芍个、白药片、花芍个、花芍片、狗头、花帽等规格。其中白芍个分四个等级，白芍片分两个等级，其余不分等级，均为统货。

　　1. 白芍个（亳白芍）　按《七十六种药材商品规格标准》规定商品分四个等级：

　　一等：干货。呈圆柱形，直或稍弯曲，去净栓皮，两端齐平。表面类白色或淡红棕色，质坚实体重。断面类白色或白色。味微苦酸。长 8cm 以上，中部直径 1.7cm 以上。无芦头、麻花点、破皮、裂口、夹生、杂质、虫蛀、霉变。

二等：长 6cm 以上，中部直径 1.3cm 以上。间有麻花点。余同一等。

三等：长 4cm 以上，中部直径 0.8cm 以上。其余同一等。

四等：干货。呈圆柱形。表面类白色或淡红棕色。断面类白色或白色。味微苦酸。长短粗细不分，间有夹生、破条、麻花点、头尾、碎节或未去净栓皮。无枯芍、芦头、杂质、虫蛀、霉变。

2. 白芍片　分两个等级。

一等（大片）：色白，片薄，刮净外皮，直径 1.2cm 以上，无炸心、炸边、碎片。无杂质、虫蛀、霉变。

二等（大片）：色白，片薄不碎，刮净外皮，直径 0.5cm 以上。间有炸心、炸边、碎片。无杂质、虫蛀、霉变。

3. 花芍个　身干，色白，刮净外皮。间有炸心，夹生，疤痕，无杂质、虫蛀、霉变。

4. 花芍片　身干，色白，刮净外皮。片薄不碎，无杂质、虫蛀、霉变。

5. 狗头　身干，色白，刮净外皮。无杂质、黑心、虫蛀、霉变。

6. 花帽　身干，色白。无杂质、碎末、黑皮、虫蛀、霉变。

【炮　　制】

（1）白芍：取原药拣去杂质，粗细分档，用清水浸 3~4 小时，取出，润透，切薄片，晒干。

（2）炒白芍：取白芍片置锅内用文火炒至微黄色为度，取出放凉。

（3）酒白芍：取白芍片，每 100kg 用米酒 10kg 拌匀润透，置锅中用中火炒至微黄色、身干，取出放凉。

【炮制作用】白芍经炒后，药性稍缓，并能增强养血敛阴作用，多用于肝旺脾虚证；酒制可增强活血止痛作用，善于和中缓急，多用于产后腹痛。

【性味归经】苦、微酸，微寒。归肝、脾经。

【功能主治】柔肝止痛，平抑肝阳，养血调经，敛阴止汗。用于血虚有热，头痛眩晕，胸胁疼痛，脘腹痛，四肢挛痛，血虚萎黄，痛经，崩漏，月经不调，自汗，盗汗。

【用法用量】6~15g。水煎服。

【主要成分】含有芍药苷（Paeoniforin）、牡丹酚、芍药花苷、羟基芍药苷、芍药内酯苷、乙酰芍药苷、芍药酮、苯甲酸。还含有 1,2,3,4,6-黄倍酰单宁、倍单宁、没食子鞣质、没食子酸、没食子酸乙酯、d-儿茶素、Pedunculagin、1-O-Galoydunculagin 和 Eugeniin 等成分。此外，尚含有挥发油、脂肪油、树脂、鞣质、糖、淀粉、蛋白质、β-谷甾醇、三萜类成分以及金属元素 Mn、Fe、Cu、Cd 和 17 种氨基酸等。

【药理作用】①抗炎作用；②免疫调节作用；③镇静、镇痛、抗惊厥作用；④抗病毒、抗菌作用；⑤对胃肠道的作用：对肠管过度兴奋的自发性收缩有抑制作用，对刺激性溃疡有抑制作用；⑥护肝作用；⑦能扩张离体心脏冠脉，对抗急性缺血，增加血流量，对心脏具有保护性作用；⑧保护肾脏作用；⑨抗细胞增殖作用；⑩抗氧化作用，解热作用；⑪抗缺氧作用；⑫强壮作用；⑬增强记忆作用；⑭抗抑郁作用；⑮调节钙浓度；⑯调节血脂；⑰抗变态反应。

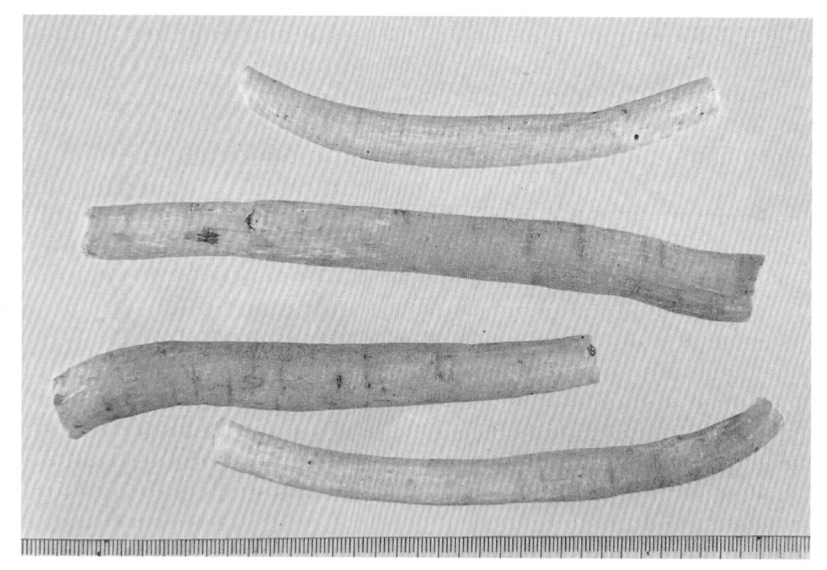

图 76　亳白芍（安徽产）

· 杭白芍 ·

Hangbaishao

PAEONIAE RADIX ALBA

Common Peony Root

【来　　源】为毛茛科植物芍药 *Paeonia lactiflora* Pall . 的干燥根。

【产　　地】主产于浙江东阳、临安、磐安、缙云、永康、余姚、临海、仙居等地。又称"东芍"。

【加工采收】采挖生长 4~5 年的根，"夏至"后采挖到的根用砂子搓去栓皮，再用水煮至两端冒泡，然后捞起捆在木板上干燥，以防弯曲，晒至干燥为止。

【性状鉴别】圆柱形，多顺直，两端粗细相等，两头切面平坦而不凹入，表面棕色或浅棕色，偶见残存的棕褐色外皮，全体具细密纵皱纹及须根痕。体重质坚，体比亳芍重，不易折断，断面平坦，粉性足，灰白色或米黄色，菊花心纹理明显。气微，味微苦酸。

【显微鉴别】同亳白芍。

【规格等级】按《七十六种药材商品规格标准》规定，杭白芍商品分为七个等级：

一等：干货。呈圆柱形，条顺直，两端切平。表面棕红色或微黄色。质坚体重。断面米黄色。味微苦酸。长 8cm 以上，中部直径 2.2cm 以上。无枯芍、芦头、栓皮、空心、杂质、虫蛀、霉蛀。

二等：长 8cm 以上，中部直径 1.8cm 以上。断面米白色。余同一等。

三等：长 8cm 以上，中部直径 1.5cm 以上。余同二等。

四等：长 7cm 以上，中部直径 1.2cm 以上。余同二等。

五等：长 7cm 以上，中部直径 0.9cm 以上。余同二等。

六等：呈圆柱形，表面棕红色或微黄色。质坚体重，断面米白色。味微苦酸。长短不分，中部直径 0.8cm 以上。无枯芍、芦头、栓皮、杂质、虫蛀、霉变。

七等：干货。呈圆柱形。表面棕红色或微黄色，质坚体重。断面米白色。味微苦酸。

长短不分，中部直径 0.5cm 以上。间有夹生、伤疤，无梢尾、枯心、芦头、栓皮、杂质、虫蛀、霉变。

【炮　　制】同毫白芍。

【性味归经】同毫白芍。

【功能主治】同毫白芍。

【用法用量】同毫白芍。

【药理作用】同毫白芍。

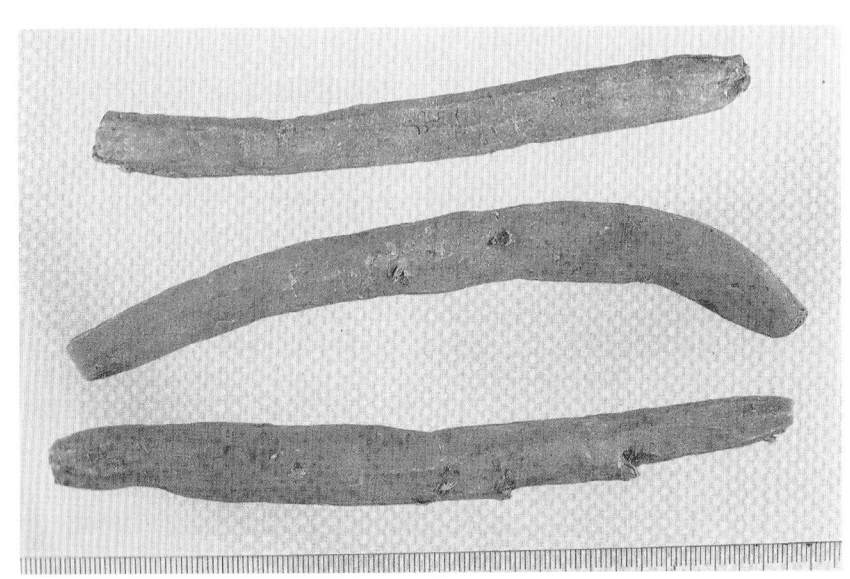

图 77　杭白芍（浙江产）

·川白芍·
Chuanbaishao
PAEONIAE RADIX ALBA
Common Peony Root

【来　　源】为毛茛科植物芍药 *Paeonia lactiflora* Pall. 的干燥根。

【产　　地】主产于四川中江、渠县，以及贵州湄潭、遵义、黄平等县。以四川中江产质优。商品义称"中江芍"。

【采收加工】采挖栽培 3~4 年的芍药，以 7 月下旬采挖最好。挖起后用清水洗去泥沙，然后用竹刀把外层粗皮刮去，立即按条粗细分别放入用白芍须根舂烂后加水制成的"种子水"中浸漂半天，取出放入沸水中煮至芍药根发软并能弯曲至半弓形时即可捞起，在芍药根粗细相近处切断，两端切齐。然后放晒席上曝晒，每晒 1~2 小时当芍药根发烫时即将晒席折拢盖住芍药根，晾后再晒（以免起裂纹）。晒时要经常翻动，以免皱皮。晒 3~4 天敲击发出清脆声时即可。

【性状鉴别】呈长圆柱形，通常一端粗一端细。体较粗短。两端平整，表面粉红色或浅棕色，较光滑，有明显的横向皮孔及细根痕。质坚体重，不易折断，断面浅棕色或粉红色，细腻而有光泽，菊花心明显。气微，味微苦酸。

川白芍以条粗壮，两端齐平，表面色粉红而鲜明，光滑，质坚实，无白心、空心者为佳。

【显微鉴别】同亳白芍。

【规格等级】商品分四个等级：

一等：干货。呈长圆柱形，两端平整，表面粉红色或浅棕色，较光滑，有明显的横向皮孔及细根痕。质坚体重，不易折断，断面浅棕色或黄白色，细腻而有光泽，显菊花纹理。气微，味微苦酸。长8cm以上，中部直径1.7cm以上。无白心、裂隙、杂质、虫蛀、霉变。

二等：长8cm以上，中部直径1.3cm以上。余同一等。

三等：长4cm以上，中部直径0.8cm以上，间有麻花点。余同一等。

四等：长短粗细不分，间有白心、破条、花麻点、头尾、碎节或未去净栓皮。余同一等。

【炮　　制】同亳白芍。

【性味归经】同亳白芍。

【功能主治】同亳白芍。

【用法用量】同亳白芍。

【主要成分】同亳白芍。

【药理作用】同亳白芍。

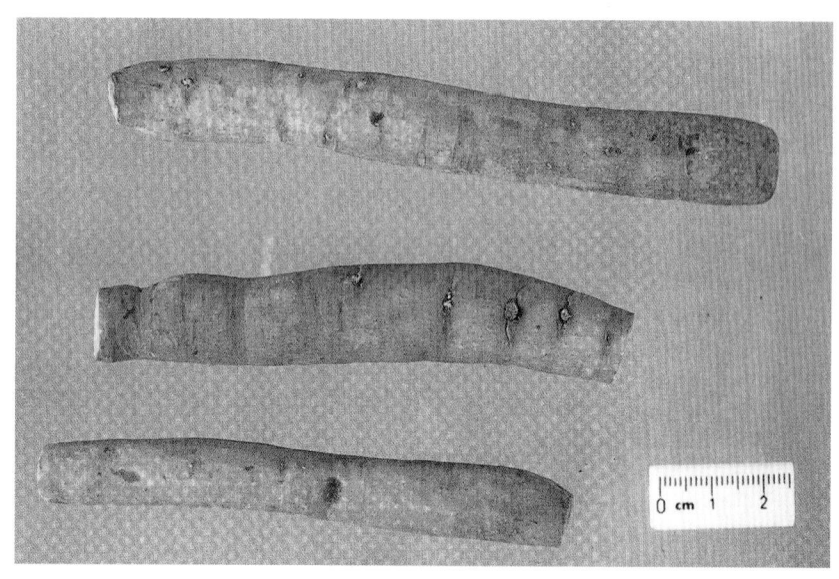

图78　川白芍（四川产）

· 云白芍 ·

Yunbaishao

PAEONIAE RADIX

Lutea Peony, Delavay Peoney or Potanini Peony Root

【来　　源】为毛茛科植物黄牡丹 *Paeonia lutea* Delavay ex Franch.、紫牡丹 *Paeonia delavayi* Franch. 或窄叶牡丹 *Paeonia potanini* Kom. 等去粗皮干燥肥大的根部。

【产　　地】主产于云南曲靖、大理、丽江等地。

【采收加工】夏、秋季采挖，挖出后洗净，经煮透心后用竹刀刮去粗皮，切成长约15cm 的短节，晒干。

【性状鉴别】呈圆柱形，长 10~18cm，直径 1.0~2.5cm，两端常齐平，外表灰黄色至棕黄色，有明显纵纹及须根痕。质坚实，不易折断；断面不甚平坦，浅黄色，角质样，木部呈菊花心纹。气微香，味微苦酸。

【规格等级】商品分为三个等级，均应无杂质、虫蛀、霉变、枯芍、木质老根，去净栓皮。

一等：每条粗 1.0~2.5cm，长 10~13cm。

二等：每条粗 0.8cm，长 10~13cm。

三等：不符合以上两等者均属之。

云白芍以根条粗壮坚实、色白、断面角质、肉细嫩者为佳。

【炮　　制】同亳白芍。

【性味归经】同亳白芍。

【功能主治】同亳白芍。

【用法用量】同亳白芍。

【主要成分】同亳白芍。

【药理作用】同亳白芍。

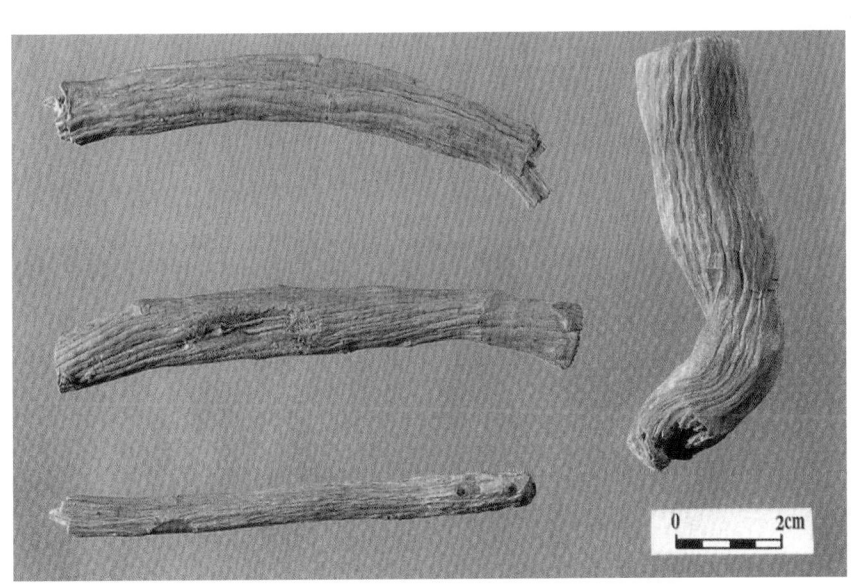

图 79　云白芍（云南产）

· 白芷《神农本草经》·
Baizhi
ANGELICAE DAHURICAE RADIX
Angelica Root

商品按来源不同分为杭白芷和白芷。按产地不同分为杭白芷、川白芷、禹白芷、祁白芷四个品别。前两者来源于伞形科植物杭白芷，后两者来源于伞形科植物白芷。

·杭白芷·
Hangbaizhi
ANGELICAE DAHURICAE RADIX
Taiwan Angelica Root

【来　　源】为伞形科植物杭白芷 *Angelica dahurica*（Fisch.ex Hoffm.）Benth. et Hook.f.var. *formosana*（Boiss.）Shan et Yuan 的干燥根。商品按产地不同分为杭白芷、川白芷。

【产　　地】杭白芷：主产于浙江笕桥、余杭、临海、永康、余姚等地。川白芷：主产于四川遂宁、温江、崇庆等地。以遂宁产者质最佳。

【采收加工】白芷栽培 1 年左右即可采收，春播的白芷在大暑至立秋期间叶片变黄色时采挖，秋播的白芷在第二年 8 月下旬采挖。传统认为秋播者质佳。选晴天，挖取杭白芷根，除去茎叶，去净泥土，晒干或微火烘干。杭州地区则将处理干净的白芷放入缸内，加石灰拌匀，放置一周后，取出，晒干。

【性状鉴别】

（1）杭白芷：呈长圆锥形，顶端有凹陷的茎基残痕，根头部钝四棱形。长 10~25cm，直径 1.5~2.5cm。表面灰棕色，具支根痕及纵皱纹，可见明显的四纵列皮孔样横向突起，俗称"疙瘩丁"。质坚实，断面白色或灰白色，粉性，可见近方形或近圆形棕色形成层，有棕黄色的油点，木质部约占断面的 1/2。气芳香浓郁，味辛微苦。

（2）川白芷：呈圆锥形，顶端有凹陷的茎基残痕及数圈环状纹理，根头部膨大，下端渐细顺直胡萝卜状。直径 2~5cm，长 10~23cm。表面黄白色或棕黄色，具纵皱纹及皮孔样的横向突起。质坚硬，断面白色或灰白色，粉性，密布棕黄色油点，灰棕色形成层类圆形，木质部约占断面的 1/3。气香浓烈，味苦而辛。

杭白芷和川白芷均以根肥壮均匀，质坚实，粉性足，断面皮层棕黄色油点多，气香浓者为佳。

【显微鉴别】

（1）取本品粉末 0.5g，加乙醚 3mL，振摇 5 分钟后，静置 20 分钟，分取上清液 1mL，加 7% 盐酸羟胺甲醇溶液与 20% 氢氧化钾甲醇溶液各 2~3 滴，摇匀，置水浴上加热，冷却后，加稀盐酸调节 pH 值至 3~4，再加 1% 三氯化铁乙醇溶液 1~2 滴，显紫红色。

（2）取本品粉末 0.5g，加水 3mL，振摇，滤过。取滤液 2 滴，点于滤纸上，置紫外光灯（365nm）下观察，显蓝色荧光。

（3）取本品粉末 0.5g，加乙醚 10mL，浸泡 1 小时，时时振摇，滤过，滤液挥干乙醚，残渣加醋酸乙酯 1mL 使溶解，作为供试品溶液。另取欧前胡素、异欧前胡素对照品，加醋酸乙酯制成每 1mL 含 1mg 的混合溶液，作为对照品溶液。照薄层色谱法试验，吸取上述两种溶液各 4μL，分别点于同一以羧甲基纤维素钠为黏合剂的硅胶 G 薄层板上，以石油醚（30~60℃）-乙醚（3∶2）为展开剂，在 25℃以下展开，取出，晾干，置紫外光灯（365nm）下检视。供试品色谱中，在与对照品色谱相应的位置上，显相同颜色的荧光斑点。

【规格等级】按《七十六种药材商品规格标准》规定，杭白芷商品分三个等级：

一等：干货。呈圆锥形或具四棱，表面灰棕色或黄白色，质坚，断面白色或灰白色，具粉性，皮层油点多。气香浓，味辛、微苦。每公斤 36 支以内。无空心、黑心、芦头、油条，无杂质、虫蛀、霉变。

二等：每公斤 60 支以内。余同一等。

三等：每公斤 60 支以外，顶端直径不小于 0.7cm，间有白芷尾、黑心、异状、油条，但总数不得超过 20%。余同一等。

【炮　　制】除去杂质，分开大小个，洗净，略浸捞起，润透，切薄片，干燥。

【性味归经】辛，温。归胃、大肠、肺经。

【功能主治】解表散寒，祛风止痛，宣通鼻窍，燥湿止带，消肿排脓。用于感冒头痛，眉棱骨痛，鼻塞流涕，鼻衄，鼻渊，牙痛，带下，疮疡肿痛等。

【用法用量】3~10g。水煎服。

【主要成分】主要有香豆素类、挥发油类、苷类及微量元素等，其中香豆素类化合物约 55 种，主要有氧化前胡素、欧前胡素、异欧前胡素、白当归素、花椒毒素、香柑内酯、佛手柑内酯、比克白芷素等；挥发油主要成分为有机酸类、碳烯类以及醇类化合物，占总挥发油的 60%~85%；还含有 β-谷甾醇、棕榈酸、硬脂酸、豆甾醇、胡萝卜苷、佛手酚、广金钱草碱及 P、Ca、Cu、Fe、Zn 等元素。

【药理作用】①解热、镇痛、抗炎作用；②对中枢神经系统有兴奋作用，使血压上升，脉搏变慢，呼吸加深，能引起流涎呕吐；③抗菌作用；④光敏作用；⑤止血作用；⑥对平滑肌有解痉作用；⑦对皮肤作用：防止黑色素形成，达到美白的作用；⑧扩张冠脉血管作用；⑨抑制淋巴细胞 DNA 的合成；⑩抗肿瘤和保肝作用。

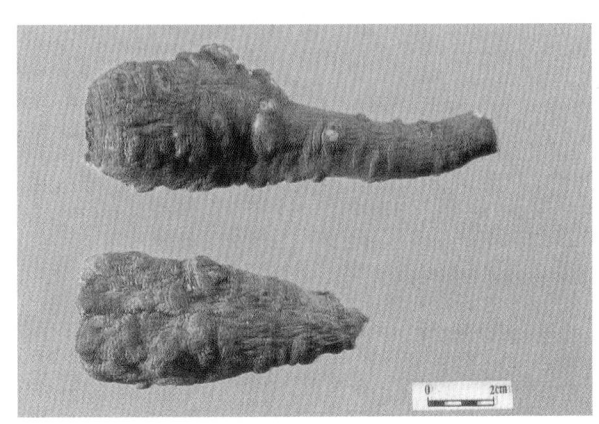 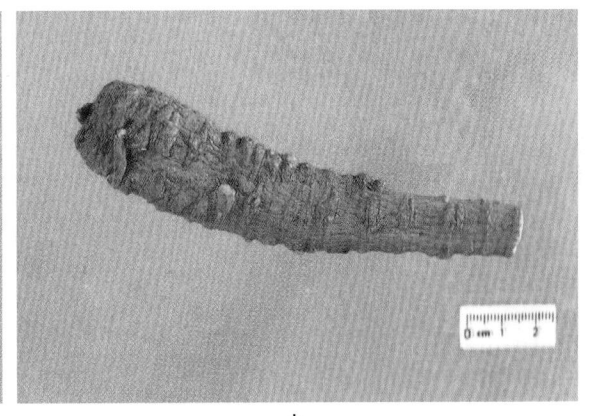

a　　　　　　　　　　　b

图 80　白芷
a.杭白芷（浙江产）　b.川白芷（四川产）

·禹白芷（祁白芷）·
Yubaizhi（Qi bai zhi）
ANGELICAE DAHURICAE RADIX
Dahurica Angelica Root

【来　　源】为伞形科植物白芷 *Angelica dahurica*（Fisch. ex Hoffm.）Benth. et Hook.f. 的干燥根。

【产　　地】禹白芷：主产于河南禹州、长葛等地。祁白芷：主产于河北安国（祁州）

等地。另外，陕西、内蒙古、甘肃等地亦产。

【采收加工】夏、秋间叶片变黄时采收，除去须根及泥沙，晒干或低温烘干。

【性状鉴别】禹白芷和祁白芷形态基本相同。呈类圆锥形，无明显的棱脊，胡萝卜状，长 7~24cm，直径 1.5~2.0cm。少数有分枝，附有支根，顶端有凹陷的茎痕和多数同心环状纹理。外皮黄白色，有众多皱纹，分布有少数长 0.5~1.0cm 的皮孔样横向突起，突起处色较深。质略轻泡，断面粉质，全部淡棕色，随处密布棕色油点，形成层环状，棕色而明显。木部占横断面 1/3，射线紧密，自中心向四周辐射，呈"菊花心"状。气味芳香浓郁，味辛，微苦。

以表面灰棕色或黄白色，质坚，断面白色或灰白色，具粉性，皮层油点多，气香浓者为佳。

【规格等级】按《七十六种药材商品规格标准》规定，白芷商品分三个等级：

一等：干货。呈圆锥形，表面灰棕色或黄白色，质坚，断面白色或灰白色，具粉性，皮层油点多。气香浓，味辛、微苦。每公斤 36 支以内。无空心、黑心，芦头、油条、杂质、虫蛀、霉变。

二等：每公斤 60 支以内。余同一等。

三等：每公斤 60 支以外，顶端直径不小于 0.7cm。间有白芷尾、黑心、异状、油条，但总数不得超过 20%。无杂质、霉变。

【炮　　制】同杭白芷。

【性味归经】同杭白芷。

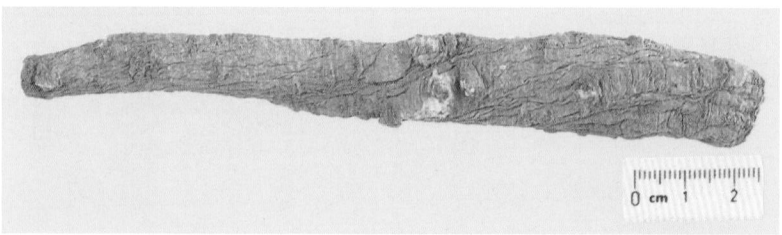

a

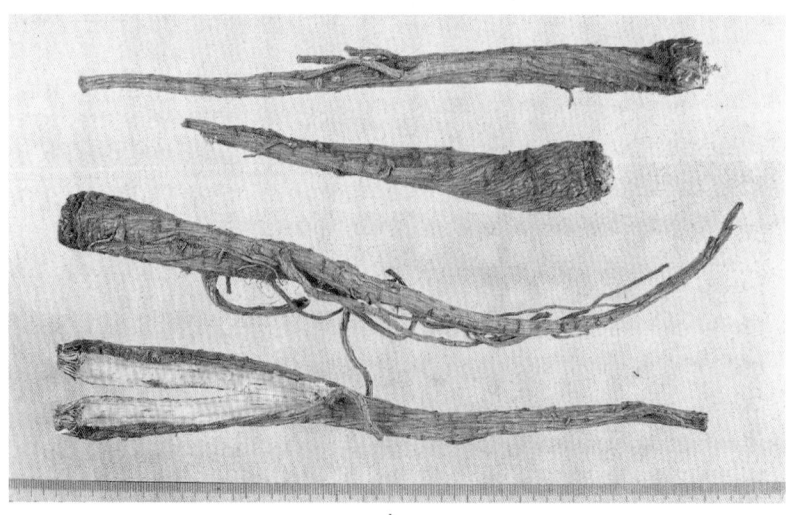

b

图 81　白芷
a. 禹白芷（河南产）　b. 祁白芷（河北产）

【功能主治】同杭白芷。

【用法用量】同杭白芷。

【主要成分】同杭白芷。

【药理作用】同杭白芷。

· 白附子《名医别录》·
Baifuzi

商品按来源不同分为禹白附和关白附两个品别。

· 禹白附 ·
Yubaifu
TYPHONII RHIZOMA
Giant Typhonium Tuber

【来　　源】为天南星科植物独角莲 *Typhonium giganteum* Engl. 的干燥块茎。

【产　　地】野生或栽培。主产于河南禹州、长葛、栾川，甘肃，湖北，山西，河北，陕西，四川等地。以河南禹州产量大质量好，故称"禹白附"。

【采收加工】禹白附栽培 1~2 年采挖。秋季采挖，除去残茎、须根，撞去或用竹刀刮去粗皮，洗净，晒干。

【性状鉴别】呈椭圆形或卵圆形或腰鼓形，长 2~5cm，直径 1~3cm，表面白色或黄白色，略粗糙，有环纹及小麻点状的须根痕。顶端有浅棕色的茎痕或芽痕，下端稍平滑。质坚硬，难折断，断面白色，略呈颗粒状，富粉性。气微，味淡，麻舌刺喉。本品有毒，口尝时勿量大和吞咽。

以个大，表面白色，质坚实，富粉性者为佳。

【显微鉴别】本品横切面：木栓细胞有时残存。内皮层不明显。薄壁组织中散有大型黏液腔，外侧较大，常环状排列，向中心渐小而少，黏液细胞随处可见，内含草酸钙针晶束。维管束散列，外韧型及周木型。薄壁细胞含众多淀粉粒。

粉末黄白色。淀粉粒甚多，单粒球形或类球形，直径 2~29μm，脐点点状、裂缝状或人字状；复粒由 2~12 分粒组成，以 2~4 分粒者为多见。草酸钙针晶散在或成束存在于黏液细胞中，针晶长约至 97（136）μm，螺纹、环纹导管直径 9~45μm。

【规格等级】统货。干货。应无杂质、虫蛀、霉变。以个大，肥壮，去皮，表面色白，粉性大者为佳。

【炮　　制】

（1）生白附子：除去杂质，洗净，润透，切片晒干。

（2）制白附子方法一：取净白附子，分开大小个，浸泡，每日换水 2~3 次，数日后如起黏沫，换水后加白矾（每 100kg 白附子，用白矾 2kg），泡 1 日后再进行换水，至口尝微有麻舌感为度，取出。将生姜片、白矾粉（每 100kg 白附子用生姜、白矾各 12.5kg）置锅内加适量水，煮沸后，倒入白附子共煮至无白心，捞出，除去生姜片，晾至六七成干，切厚片，干燥（2000 年版《中国药典》白附子制法）。

制白附子方法二：取原药拣除杂质，大小分档炮制，用清水浸泡 8~10 天，头两天每天换水 2~3 次，第三天起加入 3% 白矾同浸，每天换矾水 2~3 次。每次换水或换矾水，均须去净残水，用清水冲洗后再注入清水或矾水。浸足时间后捞起，用 20% 老生姜打烂同置锅内，加水适量，煮 4~6 小时，至切开无白心，口尝微有麻舌感为度，取出，放凉，切片，晒干（《中药商品知识》1988 年）。

【炮制作用】经浸泡及姜制后降低毒性，增强祛风逐痰作用。

【性味归经】辛，温。有毒。归胃、肝经。

【功能主治】祛风痰，定惊搐，解毒散结，解痉止痛。用于中风痰壅，口眼㖞斜，关节冷痛，语言謇涩，痰厥头痛，偏正头痛，喉痹咽痛，破伤风，神经麻痹，外用治瘰疬痰核，毒蛇咬伤。

【用法用量】一般炮制后用，3~6g，水煎服。孕妇忌服。外用生品适量捣烂熬膏或研末以酒调敷患处。

【主要成分】块茎中含琥珀酸、棕榈酸、亚油酸、油酸、亚麻酯、棕榈酸甘油酯、单癸酸甘油酯、胆碱、松柏苷、5-松脂素、羟甲基-2-呋喃甲醛、尿嘧啶、缬氨酸、酪氨酸、谷氨酸、亮氨酸、β-谷甾醇、胡萝卜苷、d-肌醇、糖蛋白凝集素（TGL）、桂皮酸、β-谷甾醇-3-O-葡萄糖苷、黏液质和蔗糖。

【药理作用】①对呼吸系统：有镇咳祛痰作用，但无平喘作用；②镇静、抗惊厥、抗破伤风作用；③血球凝集作用：对兔红细胞有凝集作用，对人红细胞无此作用；④抗炎作用；⑤抗结核杆菌作用；⑥抗肿瘤作用：通过免疫调节功能，调节肿瘤细胞生命周期，抑制肿瘤血管的生成，调节凋亡信号传导途径。

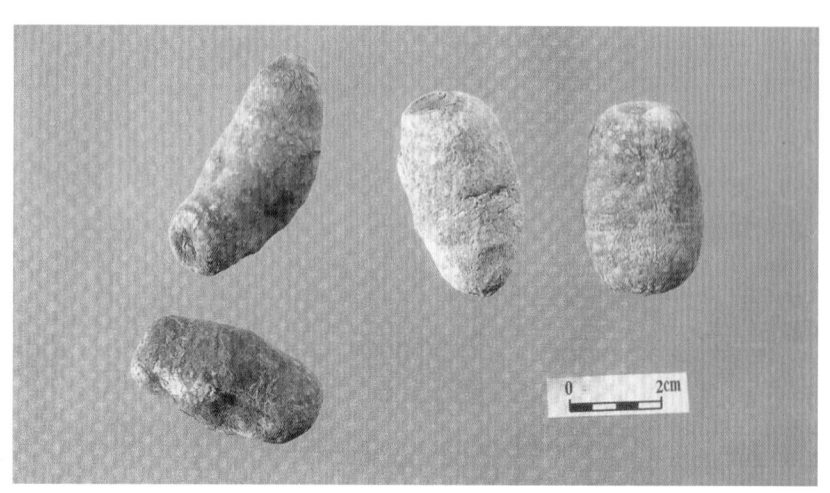

图 82　禹白附（河南产）

· 关白附 ·

Guanbaifu

ACONITI COREANI RADIX

Korean Monkshood Root

【来　　源】为毛茛科植物黄花乌头 *Aconitum coreanum*（Levl.）Raipaics 的干燥母根和子根。

【产　　地】主产于辽宁桓仁、凤城、海城及吉林、黑龙江、河北、河南、山东、内蒙古等地。

【采收加工】9~10月间，挖取母根及子根，洗净，晒干。

【性状鉴别】母根圆锥形，略弯曲，长3~6cm，直径1~2cm。顶端有黄白色的地上残茎，质硬中空。表面粗糙，暗棕色至棕褐色，有明显的横向突起的根痕，呈层节状（故称"竹节白附""番塔白附"），全体有较深的纵皱纹。子根圆锥形或长椭圆形，较光滑，长1.5~3.0cm，直径1cm左右，表面灰棕色，有细纵皱纹及突起的从母根摘下的芽痕和侧根痕。质坚硬，难折断，断面类白色。母根断面有蜂窝状空隙；子根断面充实呈颗粒状，均可见点状维管束排列成环状。气微，粉尘有呛鼻感，味辛辣而麻舌。有毒。口尝鉴别时宜谨慎，要量极少，勿吞咽。

以个大肥壮，粉性足，质坚实者为佳。

【规格等级】统货。

【炮　　制】

（1）生白附子：除去杂质，洗净，润透，切片晒干。

（2）制关白附子：取原药拣除杂质，大小分档炮制，浸泡10~14天。先用清水浸泡4~5天，每天换水3次，5天后改用矾水（每100kg原药材用3kg白矾）浸泡，每天换矾水1次。换水时要去净残水，用清水冲漂后再浸。浸足时日，取出，以清水漂净，用25%老生姜打碎，用25%黑米醋加入适量水，置锅内共煮4~6小时，煮至切开无白心、口尝有轻微的麻舌感为度。取出，放凉，纵切成片，晒干（《中药商品知识》1988年）。

【炮制作用】经浸泡及姜制后可降低毒性，增强祛风散寒止痛作用。

【性味归经】辛，温。有毒（毒性比禹白附大）。归肝、胃经。

【功能主治】搜风痰，逐寒湿，解痉止痛。用于半身不遂，中风痰壅，口眼歪斜，腰膝关节冷痛，头痛。外用治面部皮肤黧黑枯槁、暗淡无光，冻疮，疮疡疥癣，皮肤湿痒等。

【用法用量】炮制后用，1.5~4.5g，水煎服。孕妇忌服。

【主要成分】主要有二萜类生物碱，如关附甲、乙、丙、丁、戊、辛素，次乌头碱，还含有β-谷甾醇、油酸、亚油酸、棕榈酸和2,4-乙基胆甾醇等。

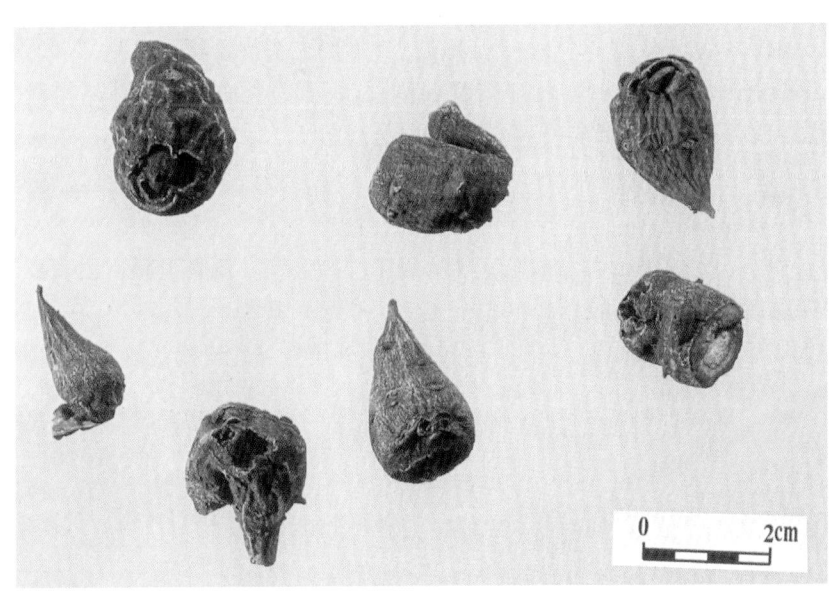

图83　关白附（子根　辽宁产）

【药理作用】①抗心律失常；②抗炎、镇痛；③可提高小鼠对缺氧的耐受能力，对红细胞膜有保护作用。

· 白茅根《本草经集注》·
Baimaogen
IMPERATAE RHIZOMA
Lalang Grass Rhizome

【来　　源】为禾本科植物白茅 Imperata cylindrica Beauv. var. major（Nees）C.E.Hubb. 的干燥根茎。

【产　　地】野生。全国大部分地区均产。

【采收加工】春秋两季采挖，洗净，晒干，除去须根及膜质叶鞘，捆成小把。

【性状鉴别】细长圆柱形条状，长 30~60cm，直径 0.2~0.4cm。表面黄白色或淡黄色，微有光泽，具纵皱纹，节明显，稍突起，节间长短不一，通常长 1.5~3.0cm。体轻，质略脆，断面皮部白色，有裂隙放射状排列，中柱淡黄色，易与皮部剥离。气微，味微甜。

以条粗长肥壮，无须根，节间长，黄白色，味甜者为佳。

【显微鉴别】

（1）取本品粗粉 5g，加苯 30mL，加热回流 1 小时，滤过。取滤液 5mL，蒸干，残渣加醋酐 1mL 使溶解，再加硫酸 1~2 滴，即显红色，后渐变成紫红色、蓝紫色，最后变为污绿色。

（2）取本品粗粉 1g，加水 10mL，煮沸 5~10 分钟，滤过，滤液浓缩成 1mL，加碱性酒石酸铜试液 1mL，置水浴中加热，生成棕红色沉淀。

【规格等级】统货。色白、条粗肥、质润、须根少、味甜。

【性味归经】甘，寒。归肺、胃、膀胱经。

【功能主治】凉血止血，清热利尿。用于血热吐血，衄血，尿血，热病烦渴，黄疸，水肿，热淋涩痛，急性肾炎水肿等。

【用法用量】9~30g，鲜品 30~60g。水煎服。

【炮　　制】

（1）白茅根：洗净，微润，切段，干燥，除去碎屑。

（2）茅根炭：取白茅根段用武火炒至焦黑色，存性，取出，放凉。

【炮制作用】制炭后能增强止血作用。

【主要成分】根茎含三萜类：以芦竹素、白茅素为主，还含羊齿烯醇、西米杜鹃醇、乔木萜醇、异乔木萜醇、异山柑子醇、乔木萜酮等；黄酮及色原酮类：麦黄酮、六羟黄酮-3,6,3'-三甲基醚、5-羟基-2-苯乙基色原酮等；甾醇类：豆甾醇、β-谷甾醇、菜油甾醇；内酯类：白头翁素、薏苡素、4,7-二甲氧基-5-甲基香豆素；糖类：大量蔗糖、葡萄糖及少量果糖、木糖；简单酸类：包括枸橼酸、草酸及苹果酸等；还含有可溶性钙及多量钾盐。

【药理作用】①止血作用；②利尿作用；③免疫增强作用；④镇痛、抗炎作用；⑤抗菌抗病毒作用；⑥抗肿瘤作用：采用 MTT 法研究白茅根水提物对人肝癌细胞株 SMMC-7721 的影响，结果表明，白茅根水提物对人肝癌细胞株 SMMC-7721 具有明显的增殖抑制作用并可诱导其凋亡；⑦其他作用：能抑制小鼠的自发活动，提高机体抗氧化能力；⑧对酒精中毒所致的肝和脑损伤具有保护作用；⑨可明显减少血尿、蛋白尿，改善肾功能。

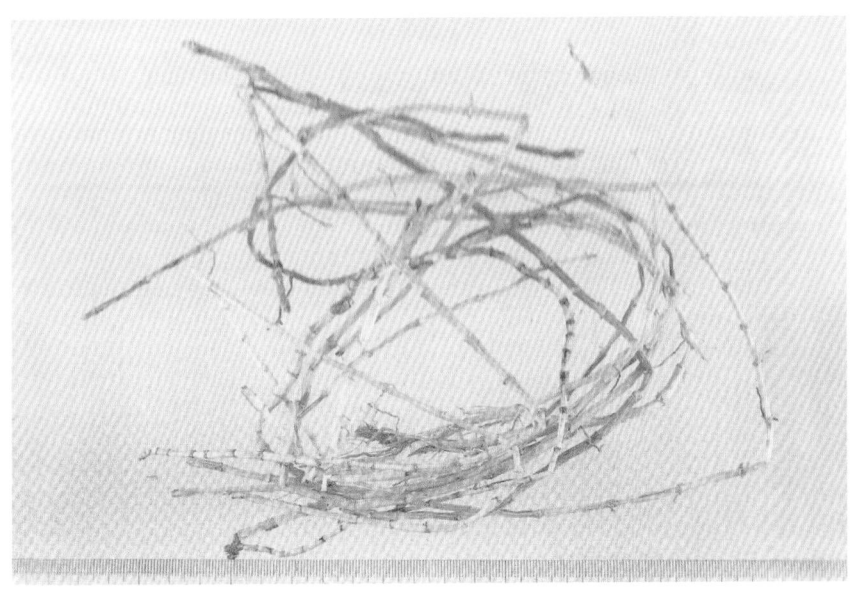

图 84　白茅根

· 白前《名医别录》·
Baiqian
CYNANCHI STAUNTONII RHIZOMA ET RADIX
Willowleaf Swallowwort or Glaucescent Swallowwort Rhizome and Root

商品分为白前、鹅管白前两种规格。

【来　　源】为萝藦科植物柳叶白前 *Cynanchum stauntonii*（Decne.）Schltr. ex Levl. 或芫花叶白前 *Cynanchum glaucescens*（Decne.）Hand.-Mazz. 的干燥根茎及根。

【产　　地】主产于浙江富阳、金华，江西吉安、抚州、九江。此外，河南、湖北、湖南、广西、安徽、山西、福建亦产。

【采收加工】野生。秋季采挖，拔起全株，除去地上部分，洗净，晒干，即柳叶白前。如除净须根，只留根茎，则称"鹅管白前"。

【性状鉴别】

（1）柳叶白前：根茎呈细长圆柱形，有分枝，长 4~15cm，直径约 0.5cm。表面黄白色或灰黄色、节明显，节间长 1.5~4.5cm，顶端有残茎。质脆，折断面中空，丛生多数纤细弯曲的根。须根多而细（直径不及 1mm），多分枝，先端弯曲，常交织成团。颜色较暗，多呈灰黄色。气微，味甜。

（2）芫花叶白前：根茎呈细小或略呈块状，表面灰绿色或灰黄色，节间长 1~2cm，质较硬。根稍弯曲，直径约 1mm，少分枝。

均以根茎粗壮，色鲜者为佳。

【显微鉴别】柳叶白前取本品粗粉 1g，加 70% 乙醇 10mL，加热回流 1 小时，滤过。取

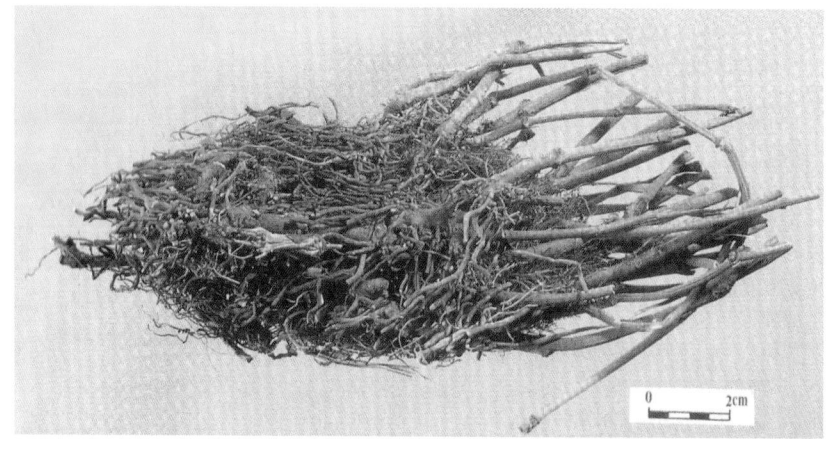

a

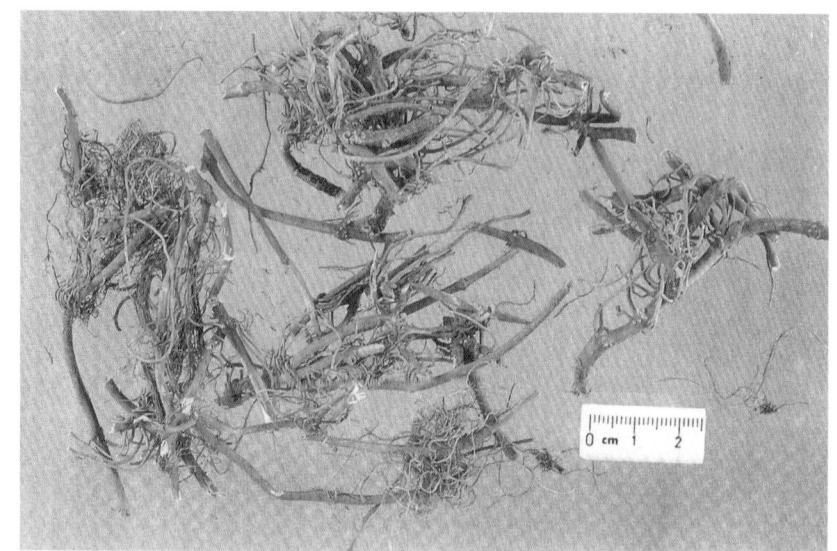

b

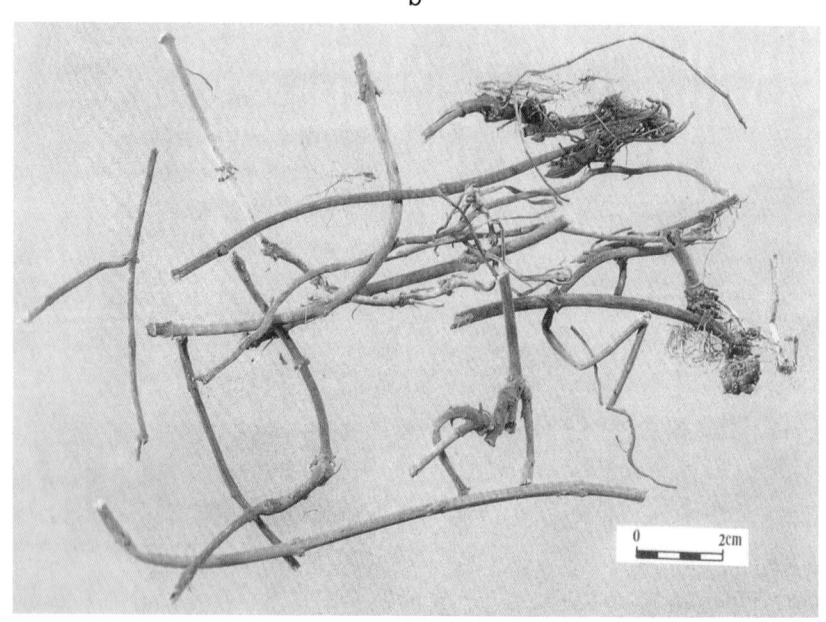

c

图 85　白前

a. 柳叶白前　　b. 芫花叶白前　　c. 鹅管白前

滤液 1mL，蒸干，残渣加醋酐 1mL 使溶解，再加硫酸 1 滴，柳叶白前显红紫色，放置后变为污绿色；芫花叶白前显棕红色，放置后不变色。

【规格等级】统装，不分等级。以根茎粗壮、断面粉白、粉性足者为佳。

【炮　　制】

（1）白前：取原药拣除杂质，洗净，润透，切段，晒干。

（2）蜜炙白前：取白前片，每 100kg 用 25kg 炼蜜加适量开水稀释，拌匀，使吸尽蜜汁，置锅中用文火炒至老黄色，以不粘手为度，取出，放凉。

【炮制作用】蜜制后可缓和对胃的刺激，增强润肺止咳作用。

【性味归经】辛、苦，微温。归肺经。

【功能主治】润肺降气，消痰止咳。用于肺气壅实，咳嗽痰多，气逆喘促，支气管炎等。

【用法用量】5~10g，水煎服。

【主要成分】柳叶白前根茎中含有华北白前醇、β-谷甾醇、三萜华北白前醇和 C_{24}~C_{30} 高级脂肪酸。芫花叶白前根中含有白前皂苷（A、B、C、D、E、F、G、H、I、J），并含有白前皂苷元（A、B、C、D）、白前皂苷元 C-单-D-黄花夹竹桃糖苷及白前二糖。

【药理作用】①对呼吸系统的作用：镇咳和祛痰、平喘作用。②抗炎镇痛作用。③对消化系统的作用：能显著抑制小鼠水浸应激性溃疡；对抗蓖麻油及番泻叶引起的小鼠腹泻；使大鼠胆汁分泌量短暂增加。④抗血栓形成作用。⑤诱导白血病细胞分化的作用。

· 白药子《新修本草》·
Baiyaozi
STEPHANIAE CEPHARANTHAE RADIX
Oriental Stephania Root

【来　　源】为防己科植物头花千金藤属植物金线吊乌龟 *Stephania cepharantha* Hayata. 的干燥块根。

【产　　地】野生。主产于湖南邵阳、衡阳、郴州地区。其他地区亦有分布。

【采收加工】7~8 月挖取块根，洗净，横切成约 1cm 厚的圆形片子，晒干或炕干。

【性状鉴别】呈不规则的块片，直径 2~7cm，厚 0.2~1.0cm，外皮黄褐色，有皱纹及须根痕。切面类白色或灰白色，有许多凹凸不平的筋脉及形成层状环纹。质硬而脆，断面白色，粉性。气微，味苦。

以片大、粉性足、断面色白者为佳。

【规格等级】统货。

【炮　　制】取药材，除去杂质，快速洗净，晒干。

【性味归经】苦、辛，微寒。归脾、肺、肾经。

【功能主治】散瘀消肿，止痛。用于痈疽肿毒，腮腺炎，毒蛇咬伤，跌仆肿痛。

【用法用量】9~15g，水煎服；外用适量，酒泡治跌仆肿痛，或研末涂敷患处。

【主要成分】白药子所含化学成分主要为生物碱，可以分为 7 类：原小檗碱型（轮环藤酚碱、stecepharine、异千金藤碱），阿朴啡型（斯蒂芬诺宁、莲碱、荷包牡丹碱、克班宁、木兰碱、蝙蝠葛任碱），原阿朴啡型（pronuciferine），吗啡型（cephamorphinanine、sinococuline、FK-3000），苄基异喹啉型（tetradehydroreticuline），双苄基异喹啉型（头花千金藤碱、轮环藤宁、小檗胺、异粉防己碱），其中双苄基异喹啉型含量最丰富。

【药理作用】①对心血管系统的作用：降压作用的产生是心脏抑制、血管扩张的结果。②对免疫系统的作用：小剂量时能促进蟾蜍网状内皮细胞的功能，大剂量则抑制；与抗原性物质一样，它能刺激淋巴结，引起浆母细胞及浆细胞增多并使此等细胞的核糖核酸重量及浓度增加，对某些过敏性休克有一定的抑制作用。③在试管内有中度抑制结核杆菌的作用，但对小白鼠的实验性结核无确实疗效；在临床治疗结核病时，因其毒性较大而被禁用。④对小鼠的四氯化碳中毒的作用（延迟死亡）较甲硫氨酸或葡萄糖醛酸为优，对酒精中毒有良好的解毒作用。

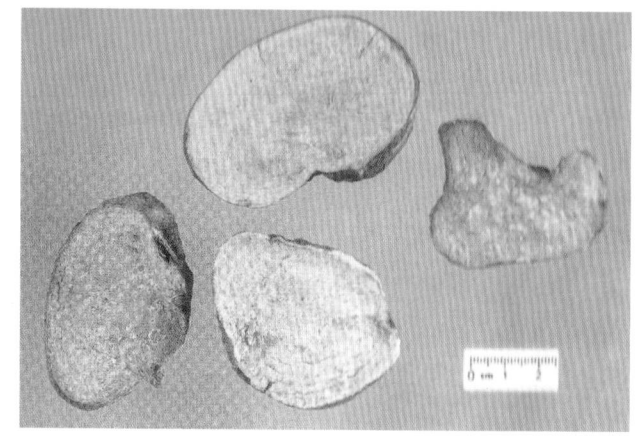

图 86　白药子（湖南产）

· 白首乌《救荒本草》·
Baishouwu
CYNANCHI BUNGEI RADIX
Bunge Swallowwort Root

【来　　源】为萝藦科植物白首乌 Cynanchum bungei Decne. 的干燥块根。

【产　　地】野生或栽培。主产于山东泰安、新泰等地。

【采收加工】栽培白首乌种植 1~2 年可采挖。于 4~5 月或 10~11 月采挖块根，洗净，切片或原个，晒干。

【性状鉴别】呈块状或圆柱形或类圆形，长 5~10cm，直径 1.5~3.5cm。表面黄褐色，多皱缩，栓皮易层层剥落，质坚硬，断面白色，粉性。气微，味苦、甘、涩。

以块大、断面色白、粉性足者为佳。

【规格等级】统货。应无杂质、虫蛀、霉变。

【炮　　制】除去杂质，洗净，润透，切片，晒干。

【性味归经】甘、微苦，平。归肝、肾、脾、胃经。

【功能主治】补肝肾，强筋骨，益精血，健脾消食，解毒疗疮。用于腰膝酸痛，阳痿遗精，头晕耳鸣，心悸失眠，食欲不振，小儿疳积，产后乳汁稀少，疮痈肿痛，毒蛇咬伤。

【用法用量】水煎服，6~15g，鲜品加倍；煎汤，研末，每次 1~3g。外用适量，鲜品捣敷患处。

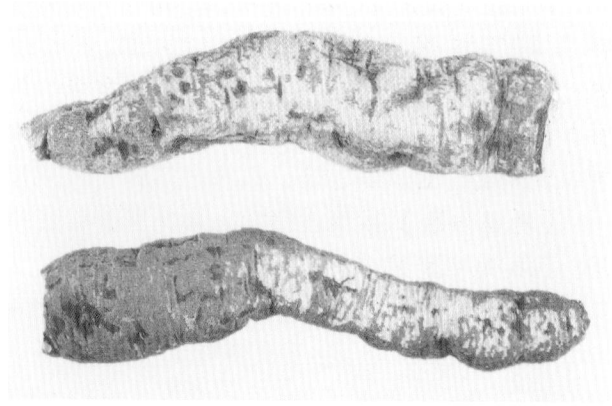

图 87　白首乌（山东产）

【主要成分】从根中分离得到隔山消苷、告达庭、萝苷元、白首乌苷A、琥珀酸、壬二酸、wilforibiose、蔗糖、棕榈酸甘油酯、β-香树脂醇乙酸酯、白首乌二苯酮、奎乙酰苯、β-谷甾醇、胡萝卜苷等。

【药理作用】①增强长春碱对多药耐药细胞株KB-V$_1$的细胞毒性；②逆转多药耐药性作用；③抑制醛氧化酶的活性及脂质过氧化作用；④降低大鼠胃窦NO含量和升高大鼠血清GAS和MTL水平；⑤对小鼠学习记忆障碍的改善有一定的作用；⑥抑龋作用；⑦促进小肠运动；⑧抗肿瘤作用；⑨抗菌作用。

· 白背叶根《岭南草药志》·
Baibeiyegen
MALLOTI APELTAE RADIX
Whitebackleaf Mallotus Root

【来　　源】为大戟科野桐属植物白背叶 *Mallotus apelta* (Lour.) Muell.Arg. 的干燥根。

【产　　地】野生。主产于云南、广东、广西、湖南、河南、浙江、江西、福建、海南、台湾等省、自治区。

【采收加工】全年可采，挖取根部，除去须根及泥沙，洗净，切成块、片，晒干。

【性状鉴别】不规则块状或圆柱形短段。表皮黑褐色或黄褐色，皮薄，可撕离，略带纤维性。质坚硬，难折断，断面纤维性，木部淡黄白色，密布小孔。气微，味微苦。

以质坚实，无地上茎为佳。

【规格等级】统货。

【性味归经】微涩、微苦，平。归肝经。

【功能主治】清热利湿，益气固脱，舒肝活血。用于慢性肝炎，肝脾肿大，脱肛，肠炎，淋浊，疝气，目赤痛，子宫下垂，白带，妊娠水肿。外用治脓耳。

【用法用量】内服：煎汤，15~30g。外用：研末撒或煎水洗，或以酒浸泡，取浓液滴耳。

【主要成分】乙醇提取物中含有β-香树脂醇乙酸酯、高根二醇、对羟基苯甲酸-2α-羟基油桐酸酯、α-香树脂醇乙酸酯、油桐酸、槲皮素、3-甲氧基-4-O-β-D-葡萄糖基苯甲酸、勾儿茶素等。

【药理作用】①保肝作用；②抗病毒作用：可抑制乙肝病毒复制。

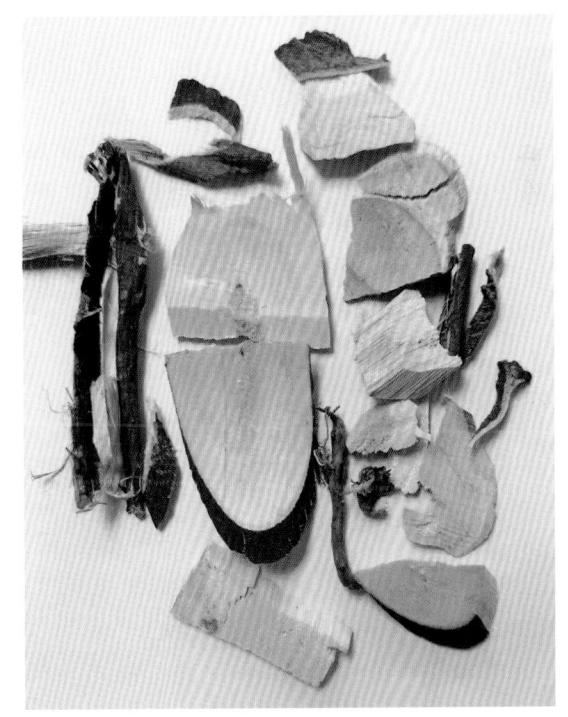

图88　白背叶根

· 白蔹《神农本草经》·
Bailian
AMPELOPSIS RADIX
Japanese Ampelopsis Root

【来　　源】为葡萄科植物白蔹 *Ampelopsis japonica*（Thunb.）Makino 的干燥块根。

【产　　地】野生或栽培。全国大部分地区有产。主产于山东、河南、河北、江苏、浙江、安徽、湖北等地。

【采收加工】种植 2~3 年采挖。春、秋季挖块根，除去茎叶和细根须，洗净泥土，纵切成瓣或斜切成薄片，晒干。

【性状鉴别】呈纺锤形，长 3~15cm，直径 1~3cm。商品通常切成对半两瓣或四瓣，切面周边常向内卷曲，中间有一凸起的棱线；表皮棕色至紫棕色，有纵皱纹、细横纹、横长皮孔似伤疤，易层层脱落，脱落处呈淡红棕色。斜片呈卵圆形，长 2.5~5.0cm，宽 2~3cm。切面粉白色或浅红棕色，可见浅红棕色形成层环纹及放射状纹理，周边较厚，微翘起或略弯曲。体轻，质硬脆，易折断，略具粉性。气微臭，味淡微苦。

以个大或片大，粉性足，切面粉白色者为佳。

【显微鉴别】本品粉末木栓细胞黄棕色。石细胞单个散在或 2~3 个相连，淡黄色，孔沟稀疏，胞腔内含黄棕色物。草酸钙簇晶散在或存在于薄壁细胞中，棱角宽大，有的似方晶，或有簇晶与方晶合生。黏液细胞呈类圆形或椭圆形，含针晶束。淀粉粒极多，单粒圆球形，有的两端尖，有的一端平截或一端狭尖，脐点不明显，少数呈裂缝状，层纹不明显；复粒少数，2 分粒长轴平行。

【规格等级】统货。以片块大、断面色粉白、粉性足者为佳。

【炮　　制】除去杂质，洗净，润透，切厚片，晒干。

【性味归经】甘、苦，微寒。归心、脾、肝经。

【功能主治】清热解毒，泻火散结，敛疮生肌，消痈止痛。用于痈疽发背，疔疮，瘰疬，血痢，痔漏，赤白带下。外用治水火烫伤，扭挫伤。

【用法用量】4.5~9g，水煎服；外用适量，煎汤洗或研成极细粉敷患处，或用鲜品捣烂加白酒调敷患处。

【主要成分】含有黄酮类、甾醇类、蒽醌类、酚酸类及其糖苷、三萜类、木脂素类等多种成分。黄酮类成分主要为槲皮素；甾醇类成分主要为 α-菠甾醇、β-谷甾醇、豆甾醇、豆甾醇-β-D 葡萄糖苷等；蒽醌类主要为大黄酚、大黄素、大黄素甲醚等；酚酸类及糖苷主要为 α-生育酚、没食子酸、棕榈酸、酒石酸、龙胆酸、白藜芦醇等；三萜类为齐

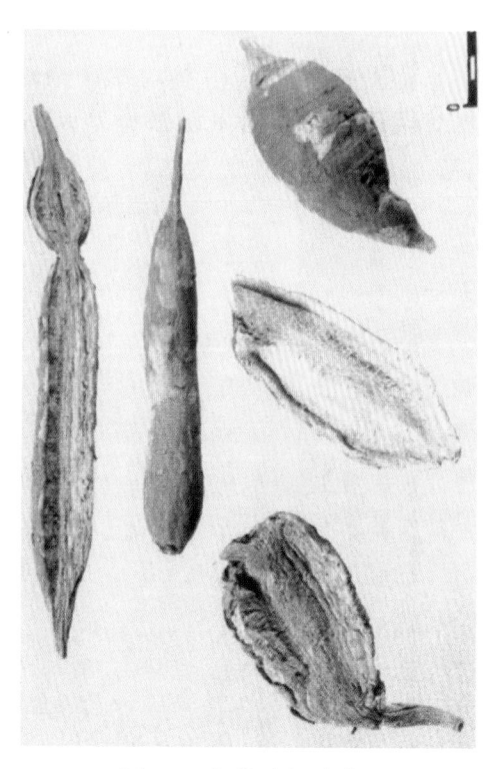

图 89　白蔹（福建产）

墩果酸、羽扇豆醇；木脂素类为五味子苷、胡萝卜苷、富马酸、卫茅醇、正二十五烷等。

【药理作用】①抗菌作用；②抗癌作用；③对免疫功能的增强作用；④对离体蛙心收缩强度，在高浓度下有较强的抑制作用，低浓度时抑制作用不明显；⑤其他作用：本身无镇痛作用，但可显著增强黑附片和制川乌的镇痛作用。

· 白薇《神农本草经》·
Baiwei
CYNANCHI ATRATI RADIX ET RHIZOMA
Blackend Swallowwort or Versicolorous Swallowwort
Root and Rhizome

【来　　源】为萝藦科植物白薇 Cynanchum atratum Bge. 或蔓生白薇 Cynanchum versicolor Bge. 的干燥根及根茎。

【产　　地】野生，主产于河北、安徽、湖北、辽宁、山东、山西、河南、黑龙江、吉林、陕西、广东等地。

【采收加工】春、秋季采挖，除去地上部分，洗净，晒干。

【性状鉴别】根茎粗短，呈不规则圆柱形结节，多弯曲，横生或斜生。上端有 2~5 个圆形凹陷茎痕，下部及两侧簇生多数细长如马尾的根，根长 5~20cm，直径 0.1~0.2cm。表面黄白色至黄棕色，质脆，易折断，断面皮部类白色，中央小木心黄色。气微，味微苦。

以根条粗长、心实、色黄白、有粉性者为佳。

【显微鉴别】

（1）白薇：本品根茎横切面皮层中有乳汁管，有的可见石细胞。维管束双韧型，形成层成环。粉末草酸钙簇晶较多。根茎表皮黄色或淡黄色。细胞表面观呈类多角形或长多角形，壁稍厚，表皮组织间布有分泌细胞，呈多角形，内含黄色分泌物。

（2）蔓生白薇：皮层中无乳汁管，有的有纤维束，断续排列成环。石细胞明显存在。

（3）取本品粉末 1g，加 70% 乙醇 10mL，加热回流 1 小时，滤过。取滤液 1mL 置蒸发皿中蒸干，残渣加醋酐 0.5mL 溶解，滴加浓硫酸 1 滴，显蓝黑色。

【规格等级】为统货。以根粗长、心实、色黄白、有粉性者为佳。

【炮　　制】除去杂质，洗净，润透，切段，干燥。

【性味归经】苦、咸，寒。归胃、肝、肾经。

【功能主治】清热凉血，利尿通淋，解毒消肿。用于温邪伤营发热，阴虚潮热，骨蒸劳热，产后血虚发热，热淋，血淋，痈疽肿毒，咽喉肿痛等。

【用法用量】5~15g。水煎服。

【主要成分】含 C_{21} 甾体皂苷类、白薇素、挥发油、强心苷、微量元素等。

【药理作用】①退热作用；②抗炎作用；③祛痰平喘作用；④强心作用：含有强心苷，可直接加强心肌收缩；⑤抗肿瘤作用：从蔓生白薇中分离出来的蔓生白薇苷 A 具有良好的抗肿瘤作用，抑制黑色素瘤细胞作用；⑥促进肝血管再生作用；⑦抑制糖尿病神经病变，对糖尿病周围神经病变有较好的防治作用。

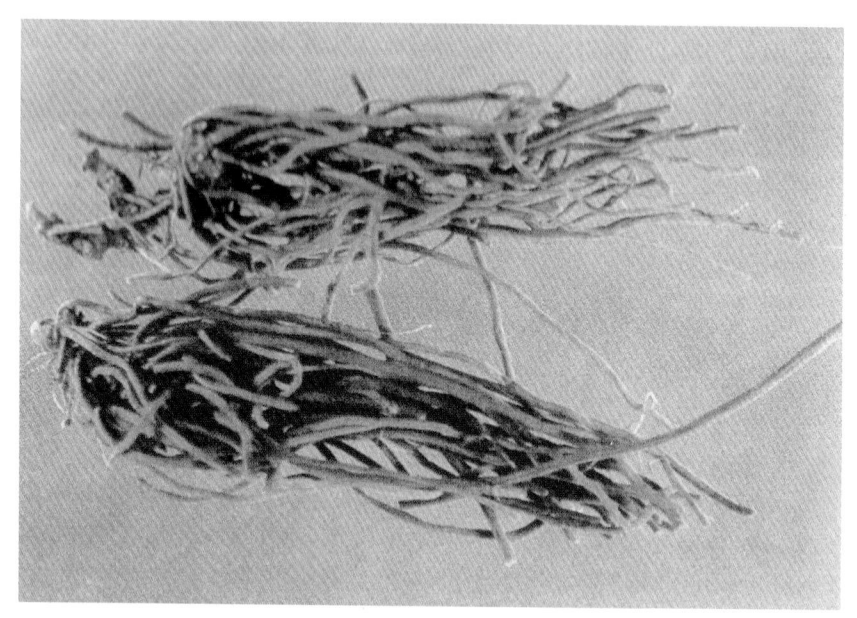

图 90　白薇（安徽产）

·龙胆《神农本草经》·
Longdan

　　龙胆商品按来源不同和产地不同主要分为北胆草（又称"关龙胆""山龙胆"）、贵州胆草（"川龙胆""坚龙胆"）和苏龙胆草三个品别。以北胆草质佳。

·北胆草·
Beidancao
GENTIANAE RADIX ET RHIZOMA
Linearleaf Gentian，Rough Gentian or Threeflower Gentian Root and Rhizome

　　【来　　源】为龙胆科植物龙胆 *Gentiana scabra* Bge. 或三花龙胆 *Gentiana triflora* Pall. 的干燥根及根茎。

　　【产　　地】野生。主产于黑龙江、吉林、辽宁、内蒙古等省、自治区。

　　【采收加工】春、秋季均可采挖，以秋季采收者质量较好。采挖后，除去杂质，洗净，晒干，或切段后干燥。

　　【性状鉴别】根茎呈不规则的块状，长 1~3cm，直径 0.3~1.0cm。表面暗灰棕色或黄棕色，上端有茎痕或残留茎基，周围和下端丛生几条至十几条细长的根，顺直或略扭曲，根长 8~18cm，直径 0.2~0.5cm。表面灰黄白色至黄棕色，上部多有显著的横皱纹，下部较细，全体有纵皱纹，根下部有支根痕。质脆，易折断，断面略平坦，皮部黄白色或淡黄棕色，木心细小类白色，呈点状环列，髓明显。有的已剥去外皮。质稍柔。气微，味极苦。

　　以根条粗长，黄白色至黄棕色，味极苦者为佳。

【显微鉴别】

（1）本品横切面：龙胆表皮细胞有时残存，外壁较厚。皮层窄；外皮层细胞类方形，壁稍厚，木栓化；内皮层细胞切向延长，每一细胞由纵向壁分隔成数个类方形小细胞。韧皮部宽广，有裂隙。形成层不甚明显。木质部导管 3~10 个群束。髓部明显。薄壁细胞含细小草酸钙针晶。

（2）取本品粉末 0.5g，加甲醇 5mL，浸渍 4~5 小时，滤过，滤液浓缩至约 2mL，作为供试品溶液。另取龙胆苦对照品，加甲醇制成每 1mL 含 2mg 的溶液，作为对照品溶液。照薄层色谱法试验，吸取上述两种溶液各 5μL，分别点于同一以羧甲基纤维素钠为黏合剂的硅胶 GF_{254} 薄层板上，以醋酸乙酯-甲醇-水（20：2：1）为展开剂，二次展开，取出，晾干，置紫外光灯（254nm）下检视。供试品色谱中，在与对照品色谱相应的位置上，显相同颜色的斑点。

【规格等级】统货。干货。呈不规则块状，顶端有突起的茎基，下端有多数细长的根。表面淡黄色或黄棕色，上部有横纹。质脆，易折断，断面淡花点。味极苦。长短大小不分。无茎叶、杂质、霉变。

【炮　　制】除去杂质，洗净，润透，切段，干燥。

【性味归经】苦，寒。归肝、胆经。

【功能主治】清热燥湿，泻肝胆火。用于湿热黄疸，阴肿阴痒，带下，湿疹瘙痒，目赤，耳聋，胁痛，小便淋痛，口苦，惊风抽搐，脑膜炎，中耳炎，胆囊炎，尿道感染等。

【用法用量】3~6g。水煎服。

【主要成分】根及根茎含有多种化合物，大致分为三萜类、黄酮类、环烯醚萜类、生物碱类。具体有龙胆苦苷、獐牙菜苷、獐牙菜苦苷、龙胆碱、齐墩果酸、熊果酸、马钱子苷酸、胆醛碱、龙胆次碱等。

【药理作用】①抗菌作用；②抗疟作用；③保肝、利胆作用；④抗炎作用；⑤健胃作用；⑥利尿、降压作用；⑦增强免疫功能；⑧镇静解热作用；⑨抗病毒作用；⑩降血脂作用；⑪抗凝血作用；⑫对尿液代谢有一定的影响。

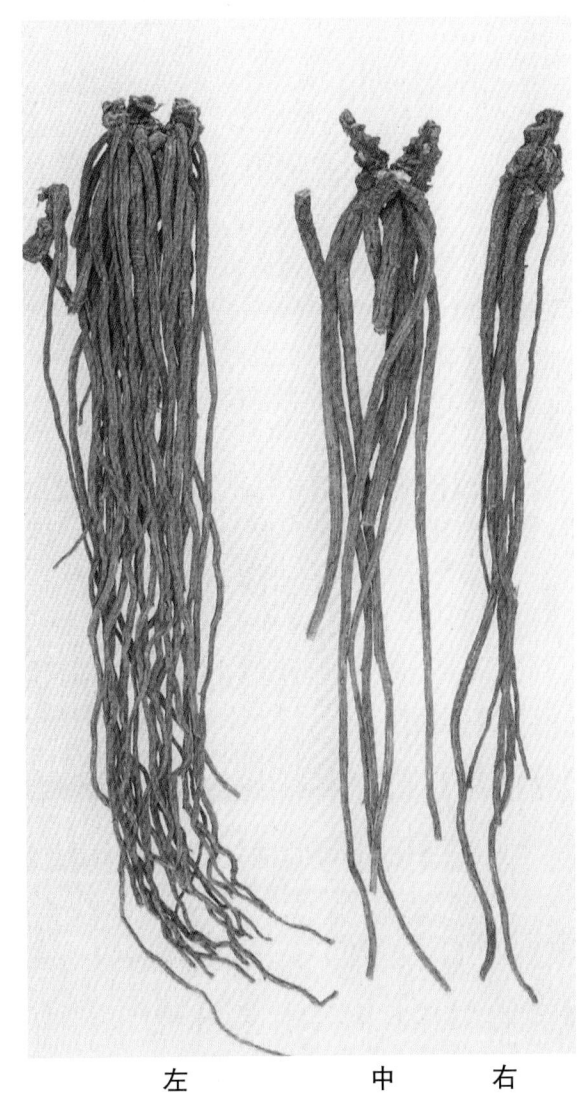

左　　　中　　　右

图 91　北胆草（吉林产）

左：三花龙胆　中：条叶龙胆　右：龙胆

·贵州胆草·
Guizhoudancao
GENTIANAE RADIX ET RHIZOMA
Rigescent Gentian Root and Rhizome

【来　　源】为龙胆科植物坚龙胆 *Gentiana rigescens* Franch. 的干燥根及根茎。

【产　　地】主产于贵州、云南、四川等省。

【采收加工】同北胆草。

【性状鉴别】根茎较大，呈不规则结节状，顶端残留硬茎较长，达 2~5cm，其下端疏生细长的根，稍弯曲，粗细不一，长 8~15cm，直径 0.1~0.3cm。表面黄棕色或红棕色，有细纵皱纹而无横皱纹。外皮膜质，易脱落。质硬脆，角质，易折断，断面棕色，中央木质部呈黄白色圆心，易与皮部分离，无髓。气微，味极苦。

以根条粗长，残茎短，黄色或黄棕色，质柔软者为佳。

【显微鉴别】

（1）本品横切面：坚龙胆内皮层以外组织多已脱落。木质部导管发达，均匀密布。无髓部。

粉末淡黄棕色。坚龙胆无外皮层细胞。内皮层细胞类方形或类长方形，平周壁的横向纹理较粗而密，有的粗达 3μm，每一细胞分隔成多数栅状小细胞，隔壁稍增厚或呈连珠状。

（2）取本品粉末 0.5g，加甲醇 5mL，浸渍 4~5 小时，滤过，滤液浓缩至约 2mL，作为供试品溶液。另取龙胆苦苷对照品，加甲醇制成每 1mL 含 2mg 的溶液，作为对照品溶液。照薄层色谱法试验，吸取上述两种溶液各 5μL，分别点于同一以羧甲基纤维素钠为黏合剂的硅胶 G 薄层板上，以醋酸乙酯 - 甲醇 - 水（20∶2∶1）为展开剂，二次展开，取出，晾干，置紫外光灯（254nm）下检视。供试品色谱中，在与对照品色谱相应的位置上，显相同颜色的斑点。

【规格等级】统货。干货。呈不规则结节状，顶端有木质茎秆，下端有若干条细根，粗细不一。表面红棕色，多纵皱纹。质坚脆，角质样。折断面中央有黄白色木心。味极苦。无茎叶、杂质、霉变。

【炮　　制】同北胆草。

【性味归经】同北胆草。

【功能主治】同北胆草。

【用法用量】同北胆草。

【主要成分】基本同北胆草。

【药理作用】同北胆草。

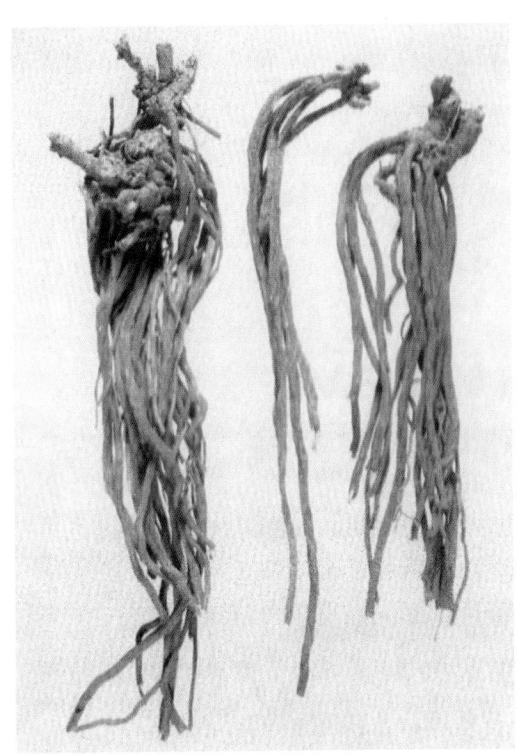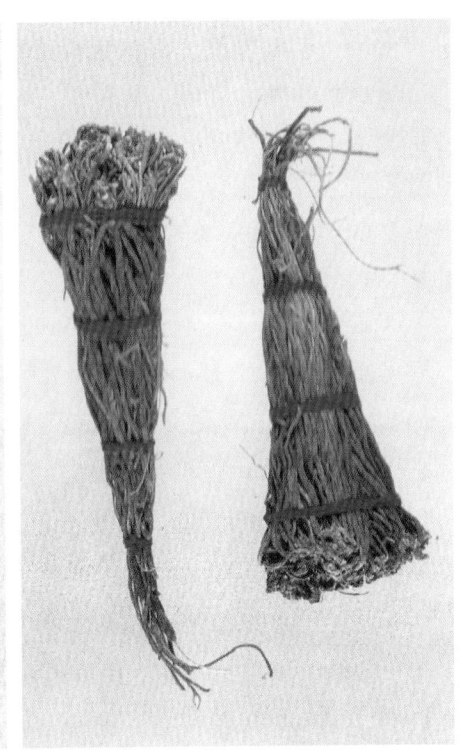

图 92 贵州胆草（坚龙胆 贵州产）

·苏龙胆·

Sulongdan

GENTIANAE RADIX ET RHIZOMA

Linearleaf Gentian Root and Rhizome

【来　　源】为龙胆科植物条叶龙胆 *Gentiana manshurica* Kitag. 的干燥根及根茎。

【产　　地】主产于江苏等地。

【性状鉴别】根茎呈不规块状。长 1~3cm，直径 0.3~1.0cm。表面暗灰棕色或深棕色，上端有茎痕或残留茎基。

【采收加工】同北胆草。

【性状鉴别】根茎呈不规则状。长 1~3cm，直径 0.3~1.0cm。表面暗灰棕色或深棕色，上端有茎痕或残留茎基，周围和下端着生多数细长的根。根圆柱形，略扭曲。长 10~20cm，直径 0.2~0.5cm；表面淡黄色或黄棕色，上部多有显著的横皱纹，下部较细，有纵皱及支根痕。质脆，易吸潮变软，断面略平坦，皮部黄白色或淡黄棕色，木部色较浅，呈点状环列。气微，味极苦。

【显微鉴别】见北胆草。

【规格等级】统货。干货。呈不规则块状，顶端有突起的茎基，下端有多数细长的根。表面淡黄色或黄棕色，上部有横纹。质脆，易折断，断面有淡花点。味极苦。长短大小不分。无茎叶、杂质、霉变。以根条粗长，黄色或黄棕色，味极苦者为佳。

【炮　　制】同北胆草。

【性味归经】同北胆草。

【功能主治】同北胆草。

【用法用量】同北胆草。

【主要成分】基本同北胆草。

【药理作用】同北胆草。

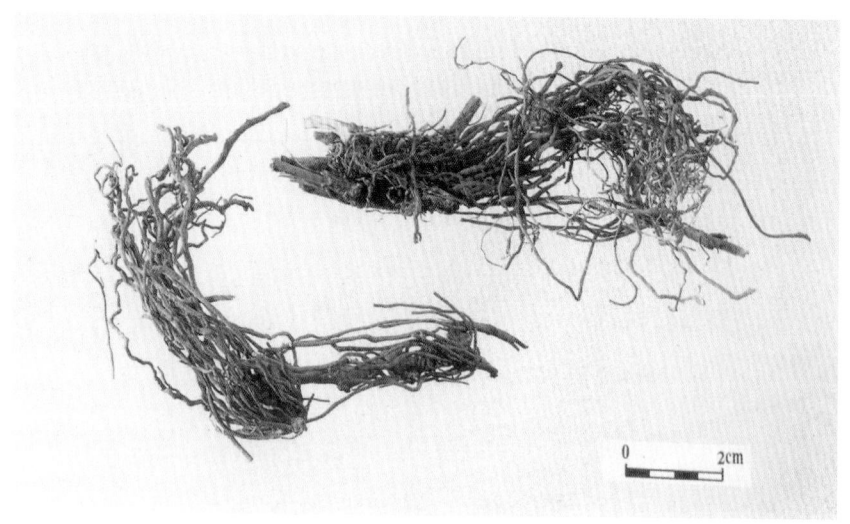

图 93　苏龙胆（江苏产）

· 光慈菇《植物名实图考》·
Guangcigu
TULIPAE BULBUS
Edibee Tulip Bulb

【来　　源】为百合科植物老鸦瓣 *Tulipa edulis*（Miq）Baker. 的干燥鳞茎。

【产　　地】主产于安徽、河南、河北、陕西、新疆、江苏、山东等地。均为野生。

【采收加工】春、夏秋季挖取鳞茎。洗净，除去外皮及须根，沸水焯或稍蒸软后晒干。

【性状鉴别】呈卵状圆锥形，高 1~2cm，直径 0.6~1.5m。顶端尖或具茎痕，形如桃，基部钝圆形稍凹脐状。表面光滑，粉白色、黄白色或淡棕色，一侧有一条纵沟，自基部伸向顶端。质硬而脆，断面白色，粉质，内有一圆锥形心芽。气微，味淡。经过加工蒸煮后表面呈浅黄色或浅棕色，断面呈角质。

以身干、个粒均匀、色白净光洁、无棕色斑、粉性足者为佳。

【规格等级】统货。

【加工炮制】取原药材整理洁净，用时打碎。

【性味归经】甘、微辛，寒。归肝、肺、胃经。有小毒。

【功能主治】消肿散结，清热解毒。用于淋巴结结核、痈疽疔肿、乳腺癌肿、蛇虫咬伤。

【用法用量】应遵医嘱。3~6g，水煎服。

【主要成分】主要含秋水仙碱等多种生物碱，另含大量淀粉、多糖。

【药理作用】①抗肿瘤作用：能抑制细胞的有丝分裂，使之停滞于中期，类似放射线照射的效果，分裂较快的胚胎及肿瘤细胞对之最为敏感。但用于治疗肿瘤毒性太大。②抗痛风作用：在用药的几小时内关节的红肿热痛全部消失，但不能防止复发。对一般疼痛、炎症及慢性痛风均无效。③对人体皮肤瘢痕增殖有明显的防治作用。④防止粘连形成。⑤护肝作用。

注：新疆地区将同属植物伊犁山慈菇 *Tulipa illiensis* regel 作光慈菇用，功效同光慈菇。

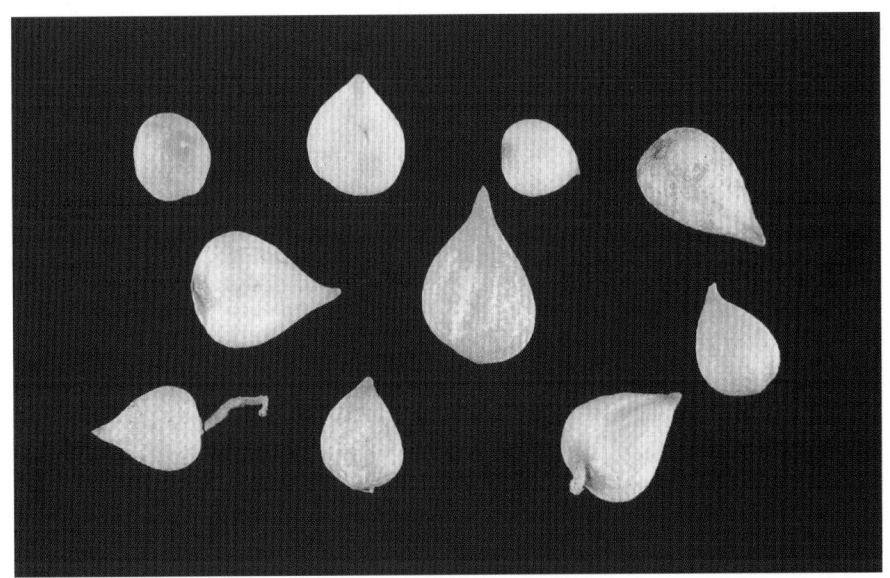

图 94　光慈菇（山东产）

· 地黄《神农本草经》·
Dihuang
REHMANNIAE RADIX
Adhesive Rehmannia Root

商品按加工方法不同，分为生地黄、熟地黄两个品别。

·生地黄·
Shengdihuang
REHMANNIAE RADIX

【来　　源】为玄参科植物地黄 *Rehmannia glutinosa* Libosch. 的干燥块根。

【产　　地】主产于河南温县、博爱、沁阳、武陟、孟州。山西、湖北、陕西、河北、山东、浙江、江苏等地亦产。以河南产量大、质佳，为河南省道地药材，"四大怀药"之一。

【采收加工】种植半年或 1 年可采挖。以每年 9~11 月采收为主，春季亦可采收。将采挖的鲜地黄，除去芦头、须根及泥沙，放在特制的火炕上，上盖席被，先以微火焙到大部分出汗，再逐渐加大火力，至五六成干时堆放压闷 1~2 天，使地黄内心变黑，再烘焙至八成干时，捏成圆形块状，再上炕烘至内部逐渐干燥而颜色全变黑油润，全身柔软，外皮变硬时即可取出；习称"元身地黄"。不捏成团块的称"干地黄"。

【性状鉴别】呈不规则圆形或长圆形块状，中部大，两端稍细，有长条状，稍扁而扭曲，大小不一，长5~12cm，直径2~6cm。表面灰黑色或棕灰色。全体皱扁不平，具有不规则的弯曲纹。体重，质柔而韧，能折断。断面平坦，呈棕黑色或乌黑色，中间菊花心不太明显，肉质肥厚，油润，有光泽，具黏性，气微香，味微甜。

以个大身圆，体重皮细，质柔韧，断面乌黑色有光泽，味甜者为佳。

【显微鉴别】

（1）本品横切面：木栓细胞数列。皮层薄壁细胞排列疏松；散有较多分泌细胞，含橘黄色油滴；偶有石细胞。韧皮部较宽，分泌细胞较少。形成层成环。木质部射线宽广；导管稀疏，排列成放射状。

生地黄粉末深棕色。木栓细胞淡棕色，断面观类长方形，排列整齐。薄壁细胞类圆形，内含类圆形细胞核。分泌细胞形状与一般薄壁细胞相似，内含橙黄色或橙红色油滴状物。具缘纹孔及网纹导管直径约至92μm。

（2）取本品粉末2g，加甲醇20mL，加热回流1小时，放冷，滤过，滤液回收甲醇至5mL，作为供试品溶液。另取梓醇对照品加甲醇制成每1mL含0.5mg的溶液，作为对照品溶液。照薄层色谱法试验，吸取上述两种溶液各5μL，分别点于同一硅胶G薄层板上，以三氯甲烷-甲醇-水（14:6:1）为展开剂，展开，取出，晾干，喷以茴香醛试液，105℃加热至斑点显色清晰。供试品色谱中，在与对照品色谱相应的位置上，显相同颜色的斑点。

【规格等级】按《七十六种药材商品规格标准》规定生地黄商品分五个等级：

一等：干货。呈纺锤形或条形块状。体重质柔润。表面灰白色或灰褐色，断面黑褐色或黄褐色，具有油性。味微甜。每公斤16支以内。无芦头、老母、生心、焦枯、杂质、虫蛀、霉变。

二等：每公斤32支以内。余同一等。

三等：每公斤60支以内。余同一等。

四等：每公斤100支以内。余同一等。

五等：每公斤100支以外，最小货直径1cm以上。油润较小，支根瘦小。余同一等。

【炮　　制】

（1）生地黄：取原药拣去杂质、洗净，捞起，沥干，闷润切片，晒干或烘干。

（2）生地黄炭：取净地黄置瓦器内，外用盐泥密封口，以武火煅至在瓦器盖上滴水即干为度停火24小时，待凉后取出使用。或将地黄置锅中，用武火炒至外表黑褐色、发泡，取出放凉。

【炮制作用】生地黄制炭后入血分，功能凉血止血。

【性味归经】甘，寒。归心、肝、肾经。

【功能主治】清热凉血，养阴，生津。用于温病发热，舌绛烦渴，阴虚内热，骨蒸劳热，吐血，衄血，发斑发疹，月经不调等。

【用法用量】生地黄9~15g。水煎服。

【主要成分】含β-谷甾醇与甘露醇、微量菜油甾醇、微量梓醇、地黄素、地黄低聚糖、麦角甾苷、地黄苷、异地黄苷，还有生物碱、脂肪酸、氨基酸、多糖、环烯醚萜苷类、紫罗兰酮类等。

【药理作用】①降血糖作用；②强心利尿作用；③抗炎及免疫调节作用；④抗菌作

用；⑤造血作用；⑥止血作用；⑦血压双向调节作用，稳定血压作用；⑧升高白细胞作用；⑨肾线粒体的保护作用；⑩保护心肌作用；⑪"滋阴"作用：拮抗肾上腺素反应，调节肾脏β受体数目，对人红细胞泵有抑制作用，这些是它滋阴作用的重要药理学基础；⑫神经保护作用；⑬抑制肺纤维化；⑭增强学习记忆能力；⑮雌激素样作用；⑯抗肿瘤；⑰胃黏膜保护；⑱其他作用：抗氧化、抗衰老、促进细胞增殖、保肝及血管内皮的保护等作用。

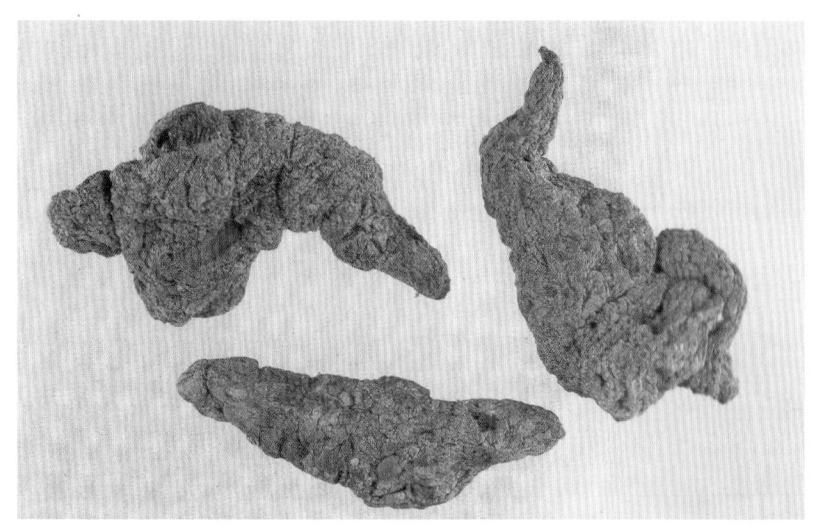

图 95　生地黄（河南产）

·熟地黄·
Shudihuang
REHMANNIAE RADIX PRAEPARATA

【来　　源】为玄参科植物地黄 *Rehmannia glutinosa* Libosch. 块根的炮制品。

【产　　地】同生地黄。

【加工方法】熟地黄：取原个地黄，洗净，润软，置木甑中蒸 8~12 小时，停火闷焗一夜，取出晒至八成干，每 100kg 地黄加入 25kg 黄酒拌匀，闷一夜至黄酒吸尽，再蒸 8~12 小时，取出，晒至八成干，将蒸锅中所得原汁拌入，待吸尽后，再蒸 2 小时，取出，晒或烘至八成干，切厚片，晒或烘至足干。

【性状鉴别】呈不规则的团块状，表面乌黑色，有光泽，质柔软带韧性。难折断，断面乌黑色，柔润有光泽，具黏性。气微香，味甜。

【炮　　制】整理洁净，切片，晒干。

【性味归经】甘，微温。归肝、肾经

【规格等级】参见生地黄。以色黑发亮，软而柔润，味甜明显者为佳。

【功能主治】滋阴补血，益精填髓。用于肝肾阴虚，腰膝酸软，骨蒸潮热，精亏劳损，盗汗遗精，内热消渴，阴虚血少，面色萎黄，心悸怔忡，伤阴便秘，月经不调，崩漏下血，眩晕，耳鸣，须发早白等。

【用法用量】10~15g。水煎服。

【主要成分】含梓醇（此成分在生地黄晒或蒸的加工过程中大量产生）、糖类（单糖和多糖，熟地黄单糖含量为生地黄的 3 倍）、地黄素、β-谷甾醇及氨基酸类等。

【药理作用】①对心血管系统的作用：有正性肌力作用，有轻度降压作用，提高脑啡肽含量和降低心肌羟脯氨酸浓度，对防止心血管损害是有利的。②对免疫系统的作用：对巨噬细胞功能有明显的保护作用，对抗体形成细胞有明显的抑制作用；促进骨髓干细胞和淋巴组织增生，对脾淋巴样细胞对瘤细胞的杀伤力有一定促进趋势；对昆明种小鼠粒细胞的生长有促进作用。③对记忆功能的作用：能明显改善学习能力。④对中枢神经系统作用：能抑制小鼠的自发活动，对中枢神经系统有抑制作用。⑤抗血栓形成作用。⑥抗肿瘤作用：临床上有人用六味地黄汤治疗食管癌早期，有较好疗效。⑦抗氧化、抗衰老作用。⑧能抑制肾上腺素所致大鼠脂肪细胞的脂肪分解。⑨具有较好的滋阴作用，使阴虚模型小鼠耐缺氧能力提高。⑩还有利尿、抗炎作用。

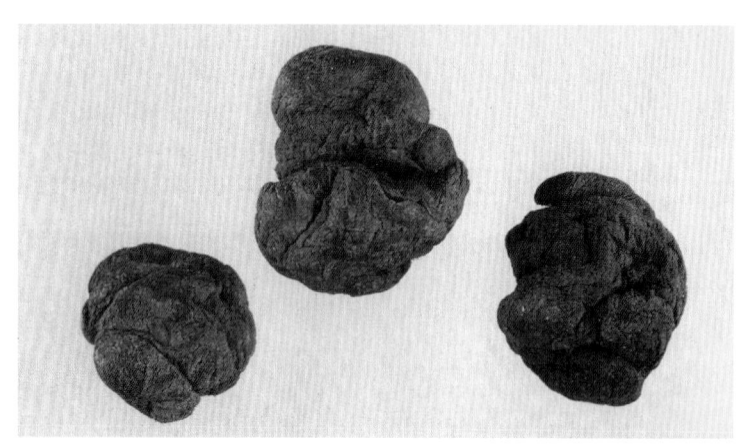

图 96　熟地黄（河南产）

·地榆《神农本草经》·
Diyu
SANGUISORBAE RADIX
Garden Burnet Root

【品　　别】商品按来源及性状的不同，分为地榆和绵地榆两个品别。

·地榆·
Diyu
SANGUISORBAE RADIX
Garden Burnet Root

【来　　源】为蔷薇科植物地榆 *Sanguisorba officinalis* L. 的干燥根。

【产　　地】野生。主产于辽宁、吉林、黑龙江、安徽、江苏、浙江、河南、河北、广东、山西、山东、贵州、云南、四川等省。

【采收加工】春季植株将发芽时或秋季枝叶枯萎后采挖多年生根部，除去须根及泥沙，晒干。

【性状鉴别】呈圆柱形或不规则的纺锤形，稍弯曲。长5~26cm，中部直径0.5~2.0cm，表面暗紫色或棕黄色，具纵皱纹或横皱纹。质坚硬，不易折断。断面粉红色，较平坦，中心木质部黄白色，略呈放射状纹，切片呈不规则圆形或椭圆形。气微，味微苦涩。

以根条粗大、切面粉红色、味苦涩者为佳。习惯认为东北产者为佳。

【显微鉴别】

（1）取本品粉末2g，加乙醇20mL，加热回流约10分钟，滤过，滤液滴加氨试液调节pH值至8~9，滤过，滤渣备用，滤液蒸干，残渣加水10mL使溶解，滤过，取滤液5mL，蒸干，加醋酐1mL与硫酸2滴，溶液显红紫色，放置后变为棕褐色。

（2）取（1）项下的备用滤渣少量，加水2mL，加三氯化铁试液2滴，显蓝黑色。

（3）取本品粉末2g，加水50mL，煮沸30分钟，放冷，离心10分钟，取上清液，用盐酸饱和的乙醚振摇提取2次，每次15mL，合并乙醚液，挥干，残渣加甲醇1mL使溶解，作为供试品溶液。另取没食子酸对照品，加甲醇制成每1mL含0.5mg的溶液，作为对照品溶液。照薄层色谱法试验，吸取供试品溶液2~4μL、对照品溶液2μL，分别点于同一以羧甲基纤维素钠为黏合剂的硅胶G薄层板上，以甲苯（用水饱和）-醋酸乙酯-甲酸（6:3:1）为展开剂，展开，取出，晾干，喷以1%三氯化铁乙醇溶液。供试品色谱中，在与对照品色谱相应的位置上，显相同颜色的斑点。

【规格等级】统货。应无杂质、虫蛀、霉变。

【炮制】

（1）地榆：除去杂质；未切片者，洗净，除去残茎，润透，切厚片，干燥。

（2）地榆炭：取净地榆片，用武火炒至表面焦黑色、内部棕褐色，喷洒清水灭尽火星，取出摊晾晒干。

【炮制作用】制炭后可增强止血、收敛、止痢作用。

【性味归经】苦、酸、涩，微寒。归肝、大肠经。

【功能主治】凉血止血，解毒敛疮。用于咳血，衄血，吐血，尿血，便血，痔疮出血，血痢，崩漏，肠痈，水火烫伤，痈肿疮毒。

【用法用量】9~15g，水煎服。外用适量，研末涂敷患处。

【主要成分】根含鞣质约17%，三萜皂苷2.5%~4.0%以及黄酮类等多酚性化合物。从本品中分离出的皂苷有地榆糖苷 I、地榆糖苷 II，其苷元为19α-羟基熊果酸、3β-O-α-L-阿拉伯糖基，还有地榆苷A、B及E等；鞣质类化合物有3,3',4'-O-三甲基逆没食子酸及糖苷结合物、阿魏酸等。

【药理作用】①抗炎及收敛作用；②止血作用；③止吐作用；④抗菌作用；⑤抗氧化作用；⑥抗肿瘤作用：地榆水提液可使肝癌细胞HepG$_2$、胃癌细胞BGC$_{823}$、人宫颈癌细胞Hela等细胞形态上发生皱缩、脱壁、碎裂等变化，且具有一定的体内抗肿瘤血管生成作用；⑦其他作用：能显著

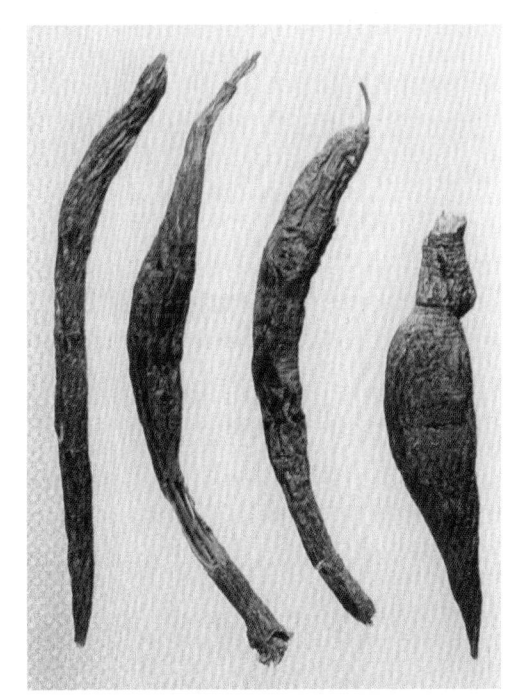

图97　地榆（云南产）

增强小鼠对蛋白质的消化作用，对兔有暂时性的轻度降压作用，有增强免疫、止泻和抗溃疡、抗过敏的作用，可抑制紫外线导致的大鼠皮肤光损伤，降尿酸和减少肾损害。

· 绵地榆 ·

Miandiyu

SANGUISORBAE RADIX

Longleaf Garden Burnet Root

【来　　源】为蔷薇科植物长叶地榆 *Sanguisorba officinalis* L.var.*longifolia*（Bert.）Yu.et Li. 的干燥根。

【产　　地】主产于江苏、安徽、湖南、湖北等地，辽宁、黑龙江、河北、山东、甘肃、河南等省亦产。

【采收加工】同地榆。

【性状鉴别】呈圆柱形，根上部常带有根茎，有数个茎基残痕，根长 9~35cm，直径 5~13cm。表面棕褐色，有明显纵皱纹和横裂纹。质坚实，不易折断，断面外部皮层有众多的黄白色至黄棕色纤维，中部木质部略平坦，黄色。气微，味苦涩。

以根条粗，断面平坦，木质部黄色者为佳。

【规格等级】统货。

【炮　　制】同地榆。

【功能主治】同地榆。

【性味归经】同地榆。

【用法用量】同地榆。

【主要成分】同地榆。

【药理作用】同地榆。

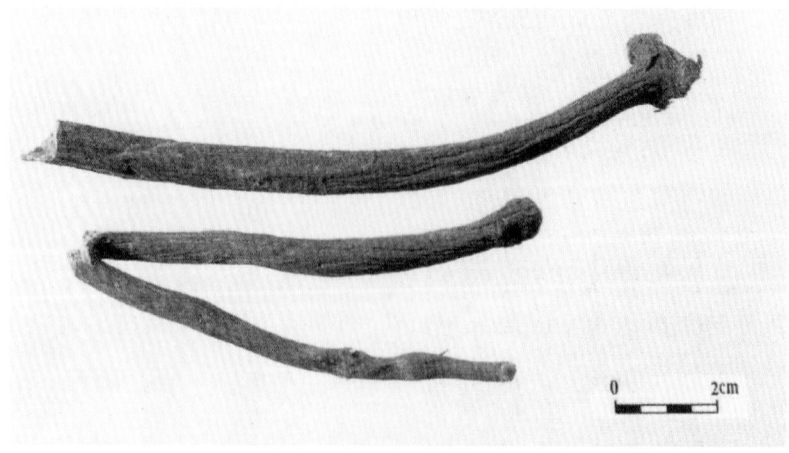

图 98　绵地榆（江苏产）

· 延胡索《开宝本草》·
Yanhusuo
CORYDALIS RHIZOMA
Yanhusuo Tuber

【来　　源】为罂粟科植物延胡索 Corydalis yanhusuo W.T.Wang 的干燥块茎。

【产　　地】主产于浙江东阳、衢江、磐安、永康以及吉林、黑龙江等地。湖北、湖南、江苏有大面积栽培。为浙江省道地药材"浙八味之一"。

【采收加工】种植当年即可采挖。立夏前后，茎叶枯萎时采挖，挖起块茎后，除去地上部分，洗净，按大、中、小分档，装篓内，置沸水中煮 3~6 分钟，至中心尚有芝麻样小白点为度，捞出，晒干。

【性状鉴别】块茎呈不规则的扁球形，直径 0.5~2cm，高 0.4~0.8cm。表面黄色或黄棕色或灰黄色，有不规则网状皱纹，表皮脱落处呈灰棕色。顶端有略凹陷的茎痕，底部常有疙瘩状的小突起（根痕）。质硬而脆，断面金黄色或黄绿色，角质样，有蜡样光泽。偶有中心黄白色，无光泽。气微，味苦。

以个大、饱满、色黄、皮细、质坚、断面金黄色为佳。

【显微鉴别】

（1）本品粉末绿黄色。糊化淀粉粒团块淡黄色或近无色。下皮厚壁细胞绿黄色，细胞多角形、类方形或长条形，壁稍弯曲，木化，有的成连珠状增厚，纹孔细密。石细胞淡黄色，类圆形或长圆形，直径约至 60μm，壁较厚，纹孔细密。螺纹导管直径 16~32μm。

（2）取本品粉末 2g，加 0.25mol/L 硫酸溶液 20mL，振摇片刻，滤过。取滤液 2mL，加 1% 铁氰化钾溶液 0.4mL 与 1% 三氯化铁溶液 0.3mL 的混合液，即显深绿色，渐变为深蓝色，放置后底部有较多深蓝色沉淀。另取滤液 2mL，加重铬酸钾试液 1 滴，即生成黄色沉淀。

（3）取本品粉末 1g，加甲醇 50mL，超声处理 30 分钟，滤过，滤液蒸干，残渣加水溶解，加浓氨试液调至碱性，用乙醚提取 3 次，每次 10mL，合并乙醚液，蒸干，残渣加甲醇 1mL 使溶解，作为供试品溶液。另取延胡索对照药材 1g，制成对照药材溶液。再取延胡索乙素对照品，加甲醇制成每 1mL 含 1mg 的溶液，作为对照品溶液。照薄层色谱法试验，吸取上述三种溶液各 2~3μL，分别点于同一用 1% 氢氧化钠溶液制备的硅胶 G 薄层板上，以正己烷-三氯甲烷-甲醇（7.5：4：1）为展开剂，置以展开剂预饱和的展开缸内，展开，取出，晾干，以碘蒸气熏至斑点显色清晰。日光下检视，供试品色谱中，在与对照药材和对照品色谱相应的位置上，显相同颜色的斑点；在空气中挥尽板上吸附的碘后，置紫外光灯（365nm）下检视，供试品色谱中，在与对照药材和对照品色谱相应的位置上，显相同颜色的荧光斑点。

【规格等级】按《七十六种药材商品规格标准》规定，商品分两个等级。

一等：干货。呈不规则扁球形。表面黄棕色或灰黄色，多皱缩。质硬而脆，断面金黄色或黄褐色，有蜡样光泽。气微，味苦、微辛。每 100g 90 粒以内。无杂质，虫蛀，霉变。

二等：每 100g 90 粒以外。余同一等。

【炮　　制】

（1）延胡索：除去杂质，洗净，干燥，切厚片或用时捣碎。

（2）醋制延胡索：取原药拣去杂质，洗净。每 100kg 药材用 20~30kg 米醋拌匀，闷润，待醋吸尽后，置锅中用文火炒至足干，或置锅中蒸至透心，取出放凉后切成薄片晒干，或原粒晒干，用时打碎。

【炮制作用】醋制后易于煎出有效成分，引药入肝，增强活血止痛作用。

【性味归经】辛、苦，温。归心包、肝、脾、肺经。

【功能主治】活血散瘀，利气止痛。用于气滞血瘀诸痛，胸胁痛、胃脘痛、腹痛、疝痛、经闭痛经、产后瘀痛、跌仆肿痛等症。

【用法用量】3~9g，水煎服。研末吞服，每次1.5~3g。

【主要成分】含多种生物碱，包括延胡索甲素、延胡索乙素、延胡索丙素（原阿片碱）、延胡索丁素（1-四氢黄连碱）、延胡索戊素、延胡索己素、延胡索庚素（延胡素球碱）、延胡索辛素、延胡索壬素、延胡索癸素、延胡索子素、延胡索丑素、延胡索寅素（a-别隐品碱）、黄连碱、去氢延胡索甲素、延胡索胺碱、去氢延胡索胺碱（去氢紫堇达明碱）、古伦胺碱等。

【药理作用】①对中枢神经系统的作用：镇痛作用；催眠、镇静与安定作用；有轻度中枢性镇吐作用。②对心血管系统的作用：a.对心脏的影响：能够减少大鼠急性心肌梗死的面积，改善心肌损伤，降低室性心律失常的发生，有对抗缺血再灌注心律失常的作用；b.对外周血管及血压的影响：对股动脉有一定的扩张作用，可使大鼠血压明显降低，呈剂量依赖关系，可明显降低血瘀模型大鼠的全血比黏度，改善高凝状态，对血瘀证的"浓、黏、凝、聚"等血液流变学特征，具有显著的改善作用。③对内分泌腺的作用：能够促进大鼠垂体分泌促肾上腺皮质激素，有兴奋肾上腺素系统的作用；对小鼠动情周期有明显抑制作用。④对胃肠道的作用：延胡索乙素有明显的抗五羟色胺作用，能明显抑制离体大鼠胃黏膜基础胃酸分泌，减少胃蛋白酶的量，其作用可能通过中枢神经-脑下垂体-肾上腺素系统实现。⑤其他作用：对肌肉有松弛作用，延缓输卵管内卵子运行的作用；⑥可明显提高动物对常压或减压缺氧的耐受能力。

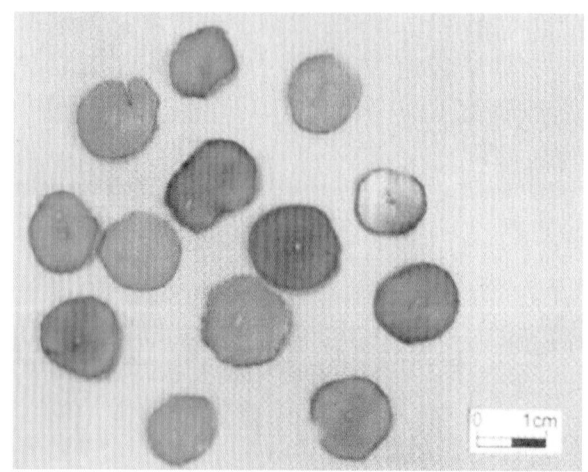
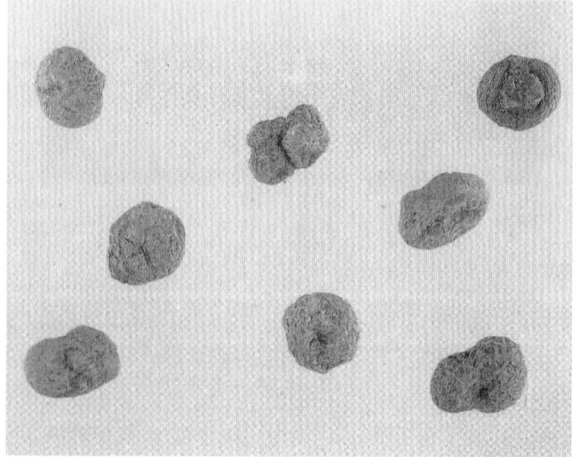

a   b

图99　延胡索（浙江产）
a.延胡索饮片　b.延胡索药材

·当归《神农本草经》·
Danggui
ANGELICAE SINENSIS RADIX
Chinese Angelica Root

【来　　源】为伞形科植物当归 *Angelica sinensis*（Oliv.）Diels 的干燥根。

【产　　地】主产于甘肃岷县、宕县、漳县、渭源、武都、临兆、陇西、临潭、卓尼、舟曲、武山等县，云南丽江、大理、怒江、迪庆。此外，四川、陕西、湖北、贵州等地也产。以甘肃、云南产量大，质优。

商品以甘肃、陕西产者称为"西当归"，云南产者称"云当归"。习惯认为"西当归"质佳。

【采收加工】当归需要生长 2 年以上才能采挖。"西当归"在霜降霜冻前采挖。不能过早也不能过迟采挖，因过早采挖，当归生长时间不够，产量和质量降低。过迟采挖则因土壤冻结，根条变脆，易折断，损失较大。采挖前 10 天，先割去植株地上茎叶，促进后熟，挖回后，顺序排列成堆，置通风处晾 7~10 天，待水分稍蒸发、根条变软后，捆成小把上棚架，先以湿木材烧火，用火烟烘熏当归上色，再用文火烘熏，其间要几次翻棚，使当归表面色泽均匀。烘至七八成干，停火，晾干后下棚。然后按不同要求加工成不同规格的商品。"西当归"不能用太阳晒，否则易枯硬如木柴样，也不宜用煤火熏，否则外表色泽发黑。

"云当归"于立冬前采挖，挖出后去净泥土，用微火缓烘，稍去水分后，取出摊晒。注意翻动，勿沾水受潮以免变黑腐烂。每晚收进屋内，晾于通风处，以免霜冻，晒至足干后根据根部的形态及大小划分等级，加工晒干成"全归"和"归头"两种商品。

全归：除去根部的细须根，抖净泥土，边晒边捏边理顺，晒至半干时用木板压一夜，继续晒至全干。

归头：待晒至七八成干时，掰净归膀、须根、岔枝，只剩主根。继续晒干，然后分等撞去粗皮。

【性状鉴别】

（1）西当归：主根略呈圆柱形，全长 10~25cm。表面黄棕色或黄褐色，全体有紧密的纵皱纹及微突起的横长皮孔。根头膨大，直径 1.5~5.0cm，顶端平，具残留叶鞘和茎基。主根粗短，长 2~5cm，直径 1.5~3.0cm。下部有支根 2~10 多条，直径 0.3~1.0cm，上粗下细，多扭曲，有横长皮孔和须根痕。质坚实柔韧，断面白色或淡黄棕色，具棕色放射状纹理（习称"菊花心"）。韧皮部和木质部有棕色油点散在，中心有时具白色髓心，质松者则现裂隙，形成层呈黄棕色环状。气清香浓郁，味微甘，稍苦辛。

西当归以主根粗长，支根少而粗，质柔韧，表面黄棕色，断面白色或淡黄色，气香浓，味甜者为佳。

（2）云当归：外观与西当归类似。不同的是：主根较粗短，体形丰满，但质不及西当归结实柔韧，较虚泡。表面灰黄色或黄白色，皮纹粗糙。根头残留叶鞘和茎基明显突起，呈鳞片层塔状。支根较少且粗短。粉性足，含糖少。口尝先甜后有刺喉的麻舌感。

云当归以主根粗长、油润、外皮色黄棕、断面黄白色、气香味浓者为佳。主根短小，支根多，断面色黄棕，气味较弱者质次；柴性大、松泡虚软、干枯油少或断面呈绿褐色者

第一章　根及根茎类

159

不可供药用。

【显微鉴别】本品横切面：木栓层为数列细胞。皮层窄，有少数油室。韧皮部宽广，多裂隙，油室及油管类圆形，直径 25~160μm，外侧较大，向内渐小，周围分泌细胞 6~9 个。形成层成环。木质部射线宽 3~5 列细胞；导管单个散在或 2~3 个相聚，成放射状排列；薄壁细胞含淀粉粒。

粉末淡黄棕色。韧皮薄壁细胞纺锤形，壁略厚，表面有极微细的斜向交错纹理，有时可见菲薄的横隔。梯纹及网纹导管多见，直径约至 80μm。有时可见油室碎片。

【规格等级】当归商品分全归（当归全根）、归头（除净支根后的纯主根部分）、归尾（纯支根）。国内销规格分全归、归头、归尾。出口外销主要为"通底归"和"箱归"两种规格。

1. 内销品　按《七十六种药材商品规格标准》规定，当归商品分为全归和归头两个规格：

（1）全归：分五个等级。

一等：干货。上部主根呈圆柱形，下部有多条支根，根梢不细于 0.2cm。表面棕黄色或黄褐色。断面黄白色或淡黄色，具油性。气芳香，味甘、微苦。每公斤 40 支以内。无松泡虚软的根、杂质、虫蛀、霉变。

二等：每公斤 70 支以内。其余同一等。

三等：每公斤 110 支以内。其余同一等。

四等：每公斤 110 支以外。其余同一等

五等：又称"常行归"，凡不符合以上分等的小货，全归占 30%，腿渣占 70%，具油性，无松泡的根、杂质、虫蛀、霉变。

（2）归头：分四个等级。

一等：干货。纯主根，呈长圆形或拳状。表面棕黄色或黄褐色。断面黄白色或淡黄色，具油性。气芳香，味甘、微苦。每公斤在 40 支以内。无油个、枯干、杂质、虫蛀、霉变。

二等：每公斤 80 支以内。余同一等。

三等：每公斤 120 支以内。余同一等。

四等：每公斤 160 支以内。余同一等。

2. 出口外销当归　主要分通底归和箱归两种规格。通底归不分等级，箱归分三个等级。

（1）通底归：干货。头身肥大，归腿粗壮。皮细，断面粉白色。支头均匀。每支当归腿 5~6 条，身长不超过 13cm，每公斤平均 72~76 支。锈皮面不超过归头面的三分之一。无毛须、枯死株，无霉变、虫蛀。

（2）箱归：分三个等级。

特等箱归：干货。头身肥大，归腿粗壮，皮细。断面粉白色。稍有芦头，支头均匀。每支当归腿 4~5 条，身长不超过 13cm，平均每公斤 32~36 支。自然水分不超过 16%。每箱净重 25kg。无毛须和尾须，无头股，无枯死梗、虫蛀、霉变。

一等箱归：平均每公斤 52~56 支。余同特等。

二等箱归：平均每公斤 60~64 支。余同特等。

3. 甘肃省当归　经营部门根据客商需求，又加工成"小面归""拔毛归"和"归腿"等规格。

（1）小面归：干货。达不到箱归、通底归标准要求的当归为"小面归"，每箱净重25kg，归腿 5~7 股，每公斤 110 支以内。

（2）拔毛归：统货。干货。主根已去掉须根，保留支根，每箱净重 25kg，每公斤 150 支以内。无虫蛀、霉变、杂质。

（3）归腿：统货。干货。归腿粗壮，皮细，断面粉白。去净毛须和尾须。上端直径 0.7cm 以上，尾部直径 0.5cm 以上，长 11cm 以上。无虫蛀、霉变、杂质。

【炮　　制】

（1）当归：除去杂质，洗净，润透，切薄片，晒干或低温干燥。

（2）酒当归：取当归片，每 100kg 当归片用 10kg 黄酒拌匀，使之吸尽酒，置锅中用文火炒至微黄色，取出放凉。

（3）土炒当归：取当归片，每 100kg 用灶心土或赤石脂粉 30kg，置锅中炒热，然后投入当归片不断翻炒，炒至当归微呈焦黄色，取出筛去土粉，放凉。

（4）当归炭：取当归厚片，用武火炒至表面黑褐色、内部棕褐色，喷少许清水灭净火星，取出摊晾晒干。

【炮制作用】酒制后增强活血散瘀作用；土制既能补血又不致滑肠，用于血虚便溏的患者；炒炭有止血作用，可用于崩漏下血。

【性味归经】甘、辛，温。归肝、心、脾经。

【功能主治】补血活血，调经止痛，润肠通便。用于血虚萎黄，眩晕心悸，月经不调，经闭痛经，虚寒腹痛，肠燥便秘，风湿痹痛，跌仆损伤，痈疽疮疡等症。

【用法用量】5~15g。水煎服。脾湿中满及泄泻者忌用。

【主要成分】水溶性成分中含阿魏酸、丁二酸、烟酸、尿嘧啶、腺嘌呤等。挥发油中含正丁烯基酰内酯、藁本内酯等。当归尚含有 β-谷甾醇、维生素 A、维生素 E 和铁、钙、硒、锌、锰、铬等 20 余种微量元素，还含有当归多糖及 19 种氨基酸。

【药理作用】①对血液及造血系统的作用：抗血小板聚集，抗血栓，抗贫血与造血。②对心血管系统的作用：有一定的抗心肌缺血的作用，扩血管作用，对微循环有改善作用。③降血脂作用。④免疫增强作用：对非特异性免疫和特异性免疫均有增强作用。⑤对平滑肌的作用：a.含有兴奋子宫和抑制子宫平滑肌两种成分，也具有双向调节的作用，兴奋或抑制取决于子宫的状态，这是治疗痛经、催产及治疗崩中漏下的药理学基础；b.对支气管平滑肌有松弛作用；c.对胃肠平滑肌有舒张及降低张力的作用；d.能抑制主动脉平滑肌收缩；⑥对脏器的保护作用：护肝利胆作用；肺纤维化损伤修复作用；肾缺血再灌注损伤的修复作用。⑦抗菌作用。⑧抗辐射损伤作用。⑨镇痛作用。⑩抗氧化作用。⑪降血糖作用。⑫抗肿瘤作用：阿魏酸是当归抗肿瘤的主要活性成分，其体内外实验研究均显示抗肿瘤活性；在体内，阿魏酸的抗肿瘤作用主要是通过增强机体的免疫功能来间接抑制或杀死肿瘤细胞；当归通过降低 MMP-2、MMP-9、TIMP-1 和增加 TIMP-2 来抑制肺癌细胞的增殖和转移；此外，阿魏酸不仅在体内对大鼠 S_{180} 肉瘤细胞、白血病细胞、Ehrlich 腹水癌细胞具有抑制作用，而且在体外可抑制肝癌细胞的侵袭和转移。⑬其他作用：具有抗辐射、抗银屑病作用，还有抗炎、抗缺氧及抗维生素 E 缺乏等作用。

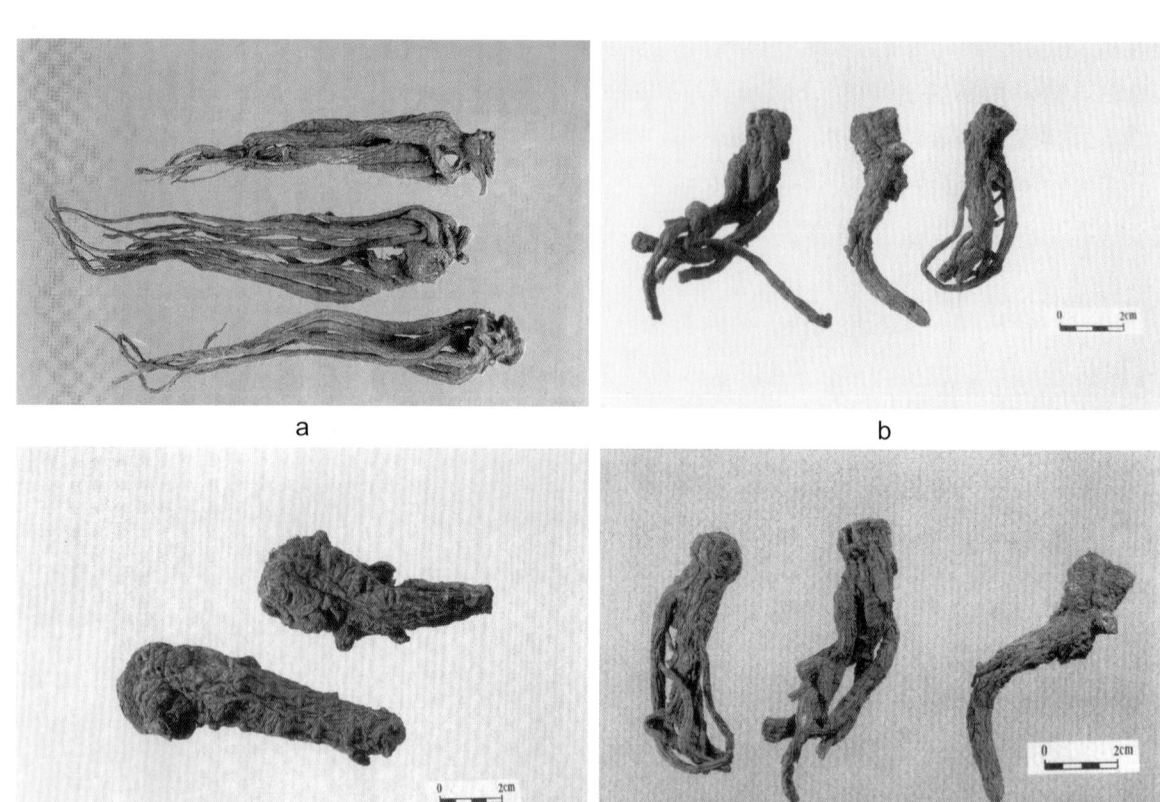

图 100　当归（甘肃产）
a. 全归　b. 归腿　c. 归头　d. 通底归

·朱砂莲《蜀本草》·
Zhushalian
ARISTOLOCHIAE CINNABARINAE RADIX
Cinnabarina Dutchmanspipe Root

【来　　源】为马兜铃科植物四川朱砂莲 *Aristolochia cinnabarina* C.Y. Cheng et J.L.Wu 的干燥块根。

【产　　地】主产于四川峨眉山、云南、广东、广西、浙江、江苏等地。

【采收加工】野生。夏季苗枯时采挖，洗净，蒸至透心，干燥。

【性状鉴别】呈不规则结节状。表面黄褐色至红褐色，粗糙，有不规则瘤状突起和深皱纹。体重，质坚实。断面棕红色或朱红色（习称"朱砂岔"），角质样。微具臭气，味极苦。

以个大，体重质实，断面"朱砂岔"者为佳。

【规格等级】统货。

【炮　　制】去除杂质，洗净，闷透，切片晒干，或研末。

【性味归经】苦、辛，寒。归心、肺、肝经。

【功能主治】清热解毒，散血止痛，解蛇毒。用于痈疡肿毒，暑邪痧气，腹泻痢疾，胸腹疼痛，牙痛，喉痛，吐血，毒蛇咬伤。

【用法用量】水煎服，5~10g，鲜品量酌加；或研末，每次 0.5~1g，每日 2 次。外用：适量，磨粉，酒或醋调涂。

【主要成分】主要含马兜铃酸、α-马兜铃苷、N-β-D 马兜铃内酰胺葡萄糖苷、β-D-马兜铃内酰胺葡萄糖苷、朱砂莲素、朱砂莲苷和 6-O-香豆酸葡萄糖苷。

【药理作用】①煎剂能缩短家兔出血、凝血时间，有类似血小板的促凝作用；②煎剂及酊剂对离体小鼠子宫有兴奋作用；③在体外对金黄色葡萄球菌、痢疾杆菌均有抑制作用；④镇痛作用；⑤护肝作用。

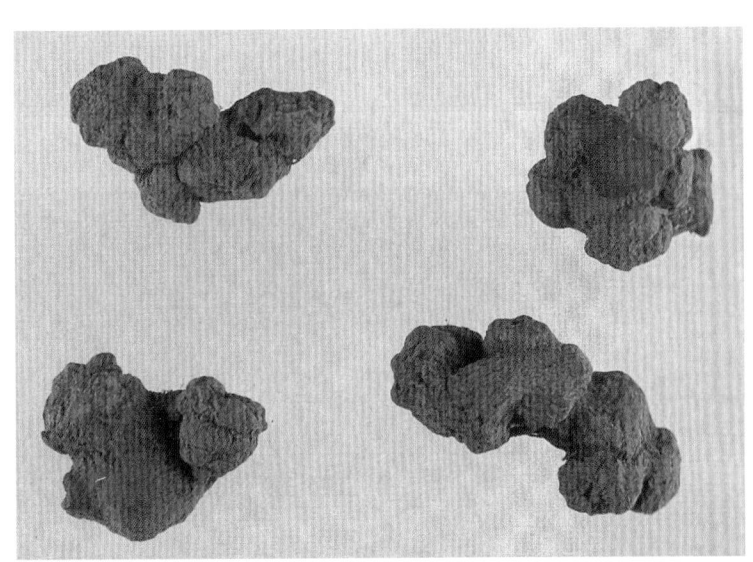

图 101　朱砂莲（广东产）

· 百合《神农本草经》·
Baihe
LILII BULBUS
Lanceleaf Lily，Brown Lily or Low Lily Fleshy Scale Leaf

【来　　源】为百合科植物卷丹 *Lilium lancifolium* Thunb.、百合 *Lilium brownii* F.E. Brown 和细叶百合 *Lilium pumilum* DC. 的干燥肉质鳞叶。

【产　　地】龙牙百合主产于湖南黔阳、湘西、邵阳，浙江等地，质佳。

苏百合全国大部分地区均有栽培。主产于浙江、江苏、安徽。

川百合主产于四川、贵州、陕西、云南、河南、湖北、甘肃、青海、安徽、黑龙江、吉林、辽宁、河北、河南、山东、山西、陕西、甘肃、青海、内蒙古等省、自治区，野生或家种，以四川、贵州产量大。

【采收加工】百合一般在定植后第二年秋季采挖，挖取鳞茎，除去地上残茎，洗净，剥取鳞叶，置沸水中略烫后，取出晒干或烘干。

【性状鉴别】

（1）龙牙百合：鳞片呈长椭圆形或类三角形的龙牙状，顶端稍尖，基部较宽，中部较厚，边缘薄，微波状，略向内弯曲，长 2.5~3.5cm，宽 1~2cm，中部厚 1.3~4.0mm。表面类白色、淡黄棕色或微带紫色，光洁细腻、半透明状，背面有纵直平行的白色脉纹 3~8 条，腹面偶见有纵裂纹。质硬而脆，易折断，断面较平坦，角质样，气微，味甘，微苦。

（2）苏百合：与龙牙百合类似，但鳞叶比龙牙百合稍细而均匀，略薄。表面类白色或浅黄棕色。背面有 3~5 条脉纹，有的不太明显。

（3）川百合：呈不规则的椭圆形片状，鳞叶较大而薄，长可达 5.5cm，宽 2.5cm，瓣片常扭曲翻卷。表面粗糙，黄棕色或棕褐色。背面脉纹不明显。质坚而不脆。味微甘苦。

百合均以鳞叶肥厚，均匀，白色或微黄色，半透明，质细腻，味微甘、苦者为佳。传统认为龙牙百合质佳。

【显微鉴别】取本品粗粉 3g，加 90% 酸性乙醇（用稀硫酸调 pH 值至 2~3）50mL，加热回流 1 小时，滤过，滤液蒸至近干，加水 30mL，加热使溶解，放冷，滴加氢氧化钠试液调节 pH 值至 9~10，用三氯甲烷振摇提取 4 次，每次 15mL，合并三氯甲烷液，加适量无水硫酸钠搅拌滤过，滤液蒸干，残渣加三氯甲烷 0.5mL 使溶解，作为供试品溶液。另取百合对照药材 1g，同法制成对照药材溶液。照薄层色谱法试验，吸取供试品溶液 15μL、对照药材溶液 10μL，分别点于同一硅胶 G 薄层板上，以三氯甲烷-甲醇-醋酸乙酯（22∶5∶6）为展开剂，置氨蒸气预饱和的展开缸内，展开，取出，晾干，置紫外光灯（254nm）下检视。供试品色谱中，在与对照药材色谱相应的位置上，显相同颜色的斑点。

【规格等级】统货。干货。以肉厚、质硬、色白、味甘、微苦，无虫蛀、霉变者为佳。

【炮　　制】

（1）百合：除去杂质，整理洁净后入药。

（2）蜜炙百合：取净百合，每 100kg 用炼蜜 20kg 加适量开水稀释，喷洒百合，拌匀，闷至蜜水吸尽，用文火炒至微黄褐色、不粘手，取出，摊晾。

【炮制作用】蜜炙能增强润肺止咳的功效。

【性味归经】甘、微苦，微寒。归心、肺经。

【功能主治】润肺止咳，清心安神，养阴益志，养五脏。用于阴虚干咳久咳，肺热咳嗽，肺痿，肺痈喉痹，劳嗽咳血，虚烦惊悸，失眠多梦，神志恍惚，脚气浮肿，通身疼痛，热病后余热未清等症。

【用法用量】10~15g。水煎服。

【主要成分】百合含有甾体皂苷、多糖、酚酸、生物碱、黄酮、氨基酸、磷脂及其他烷烃等成分，主要为多糖及甾体皂苷。

【药理作用】①镇咳作用；②祛痰作用；③平喘、抗组胺作用；④镇静作用；⑤保护肾上腺皮质功能及抗过敏作用；⑥抗疲劳、耐缺氧作用；⑦抗氧化作用；⑧抗抑郁作用；⑨抗炎作用；⑩抗肿瘤作用；⑪免疫调节作用；⑫对脑肠轴的作用：改善大脑和胃肠不适症状；⑬降血糖作用；⑭其他作用：对多种细菌和真菌均有抑制作用。

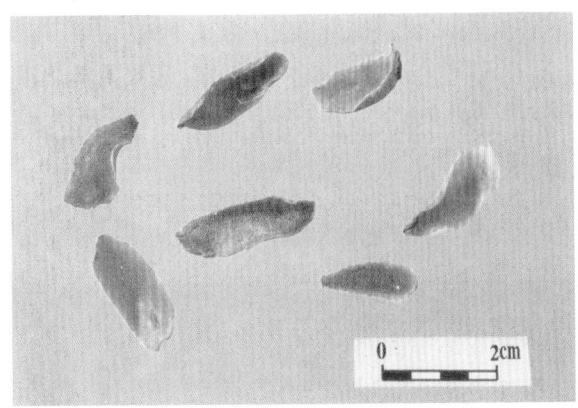

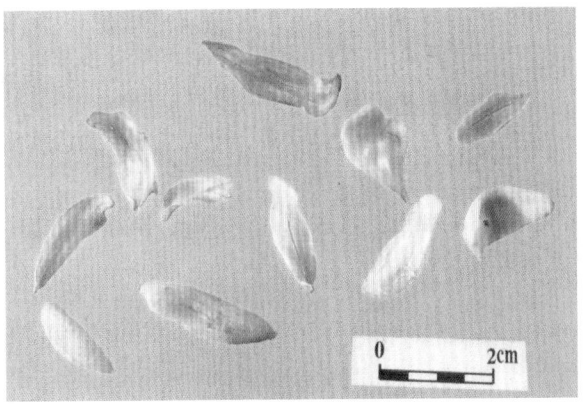

a

b

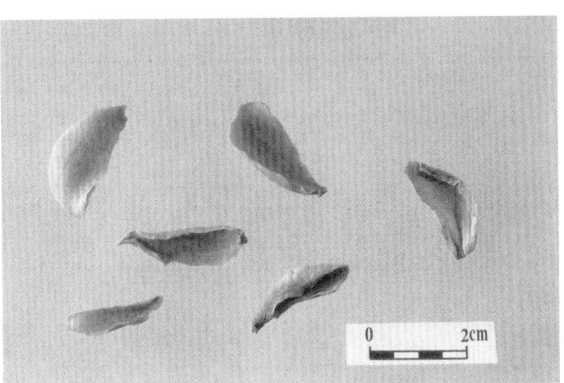

c

图 102　百合

a. 卷丹（龙牙百合）（湖南产）　b. 百合（苏百合）（江苏产）　c. 细叶百合（川百合）（四川产）

· 百部《名医别录》·
Baibu
STEMONAE RADIX
Stemona Root

商品按来源不同分为直立百部、蔓生百部和对叶百部三个品别。

· 直立百部 ·
Zhilibaibu
STEMONAE RADIX
Sessile Stemona Root

【来　　源】为百部科植物直立百部 *Stemona sessilifolia*（Miq.）Miq. 的干燥块根。商品称为"小百部"。

【产　　地】主产于河南、浙江、江苏、河北、安徽、江西、四川等地。

【采收加工】野生或家种。家种种子繁殖 2~3 年，分株繁殖 2 年可采挖。春、秋季采挖，除去须根，洗净，置沸水中略烫或蒸至无白心，取出，晒干。

【性状鉴别】呈类纺锤形，上端较细长，皱缩弯曲，长 5~12cm，中部直径 0.5~1.0cm。表面黄白色或淡棕黄色，有不规则深纵沟，间或有横皱纹。质稍硬，体轻，断面平坦，角质样，淡黄棕色或黄白色，皮部较宽，中柱扁缩。气微，味甘、苦。

以根条肥壮，不带芦头，质稍柔，表面和断面黄白色，无泛油。微甜带苦者为佳。

【显微鉴别】

（1）直立百部横切面：根被为 3~4 列细胞，壁木栓化及木化，具致密的细条纹。皮层较宽。中柱韧皮部束与木质部束各 19~27 个，间隔排列，韧皮部束内侧有少数非木化纤维；木质部束导管 2~5 个，并有木纤维及管胞，导管类多角形，径向直径约至 48μm，偶有导管深入至髓部。髓部散有少数细小纤维。

蔓生百部：根被为 3~6 列细胞。韧皮部纤维木化。导管径向直径约至 184μm，通常深入至髓部，与外侧导管束作 2~3 轮状排列。

对叶百部：根被为 3 列细胞，细胞壁无细条纹，其内层细胞的内壁特厚。皮层外侧散有纤维，类方形，壁微木化。中柱韧皮部束 36~40 个。木质部束导管圆多角形，直径至 107μm，其内侧与木纤维及微木化的薄壁细胞连接成环层。

（2）取本品粉末 5g，加 70% 乙醇 50mL，加热回流 1 小时，滤过，滤液蒸去乙醇，残渣加浓氨试液调节 pH 值至 10~11，再加三氯甲烷 5mL 振摇提取，分取三氯甲烷层，蒸干，残渣加 1% 盐酸溶液 5mL 使溶解，滤过。滤液分为两份：一份中滴加碘化铋钾试液，生成橙红色沉淀；另一份中滴加硅钨酸试液，生成乳白色沉淀。

【规格等级】统货。干货。

【炮　　制】

（1）百部：除去杂质，洗净，润透，切厚片，干燥。

（2）蜜百部：取百部片，每 100kg 用炼蜜 12.5kg 以适量开水稀释，润透，用文火炒至不粘手，取出放凉。

【炮制作用】蜜炙增强润肺止咳作用。

【性味归经】甘、苦，微温。归肺经。

【功能主治】润肺下气，止咳，灭虱杀虫。用于新久咳嗽，百日咳，蛔虫、蛲虫病等。外用于头虱，体虱，阴痒症。蜜制百部润肺止咳，用于阴虚劳嗽。

【用法用量】5~10g，水煎服。外用适量，水煎或酒浸洗，或取鲜品切开擦患处。

【主要成分】主要含近 60 种生物碱。斯替宁碱型：包括对叶百部碱、对叶百部碱 B、对叶百部碱 C、对叶百部醇碱、双脱氢对叶百部碱、异脱氢对叶百部碱、双去氢对叶百部碱 B、双去氢对叶百部碱 C、新对叶百部碱等；原百部碱型：包括原百部碱、双去氢新百部碱、百部碱、新百部碱、异原百部碱；对叶百部螺碱型：包括百部定碱、对叶百部螺碱、对叶百部新碱、异对叶百部新碱；蔓生百部碱型：包括蔓生百部碱、异蔓生百部碱、蔓生百部酰胺、异蔓生百部酰胺、原百部新碱、异丽江百部碱等；细花百部碱型：包括细花百部碱、双去氢细花百部碱和细花百部次碱等。此外尚含糖类、脂类、蛋白质，以及乙酸、甲酸、苹果酸、琥珀酸、草酸等。对叶百部还含 3,5-二羟基-4-甲基联苯、3,5-二羟基-2'-甲基-4-甲基联苯和 3-羟基-2',5-二甲氧基-2-甲基联苯。直立百部根还含有芝麻素、26-羟基-正三十六烷酸-3'-甘油单酯等。

【药理作用】①对呼吸系统作用：中枢性镇咳作用；松弛支气管平滑肌；改善肺部气道重塑；②抗菌作用；③抗病毒作用；④抗寄生虫和杀虫作用；⑤其他作用：具有一定的中枢镇静、镇痛作用；对肝细胞株具有抑制作用。

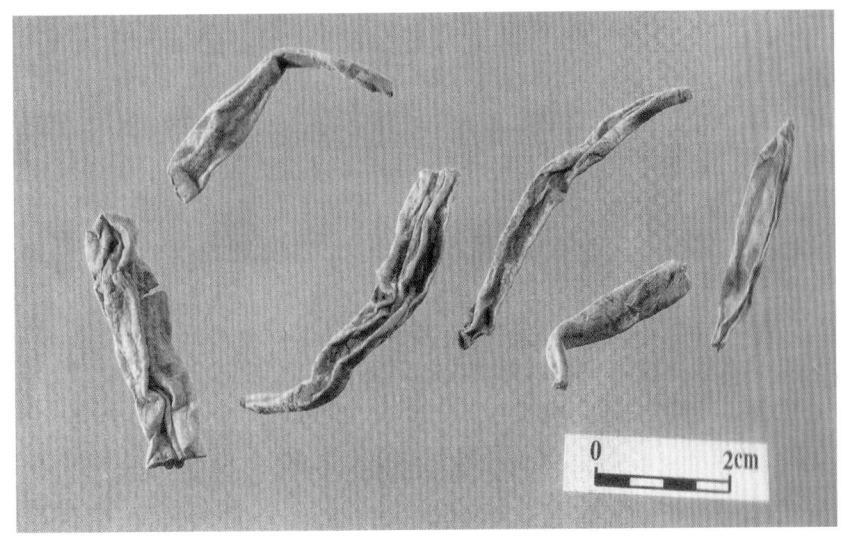

图 103　直立百部（小百部）（江西产）

· 蔓生百部 ·
Manshengbaibu
STEMONAE RADIX
Japanese Stemona Root

【来　　源】为百部科植物蔓生百部 *Stemona japonica*（Bl.）Miq. 的干燥块根。

【产　　地】主产于江苏、安徽、浙江、江西、福建、湖北、湖南等地。

【采收加工】同直立百部。

【性状鉴别】与直立百部类似。两端稍狭细，表面淡灰白色，多有不规则皱褶及横皱纹。气微，味较苦。

【规格等级】统货。以里外皆淡灰白色者为佳。

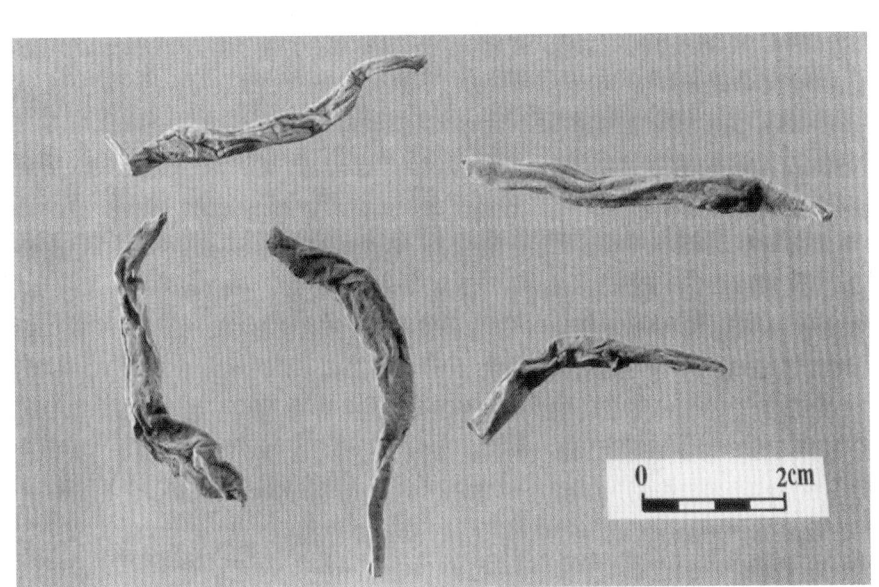

图 104　蔓生百部（湖北产）

【炮　　制】同直立百部。

【性味归经】同直立百部。

【功能主治】同直立百部。

【用法用量】同直立百部。

【主要成分】同直立百部。

【药理作用】同直立百部。

· 对叶百部 ·
Duiyebaibu
STEMONAE RADIX
Tuber Stemona Root

【来　　源】为百部科植物对叶百部 *Stemona tuberosa* Lour. 的干燥块根。商品又称"大百部"。

【产　　地】主产于湖北、湖南、广东、广西、福建、海南、台湾、四川、贵州等省、自治区。

【采收加工】同直立百部。

【性状鉴别】呈类长纺锤形或长条形，略弯曲，上端狭细，往下渐大，下端渐尖。长 8~24cm，直径 0.8~2.0cm。表面淡黄色或棕黄色，具浅纵皱纹或不规则纵沟。质稍韧，肉质，略具糖性，断面淡黄棕色或黄白色，皮部厚，微透明，中央有黄白色小木质心。气微，味微甜苦。

以根条肥壮，不带芦头，质稍柔，表面和断面黄白色，无泛油，微甜带苦者为佳。

【规格等级】统货。

【炮　　制】同直立百部。

【性味归经】同直立百部。

【功能主治】同直立百部。

【用法用量】同直立百部。

【主要成分】同直立百部。

【药理作用】同直立百部。

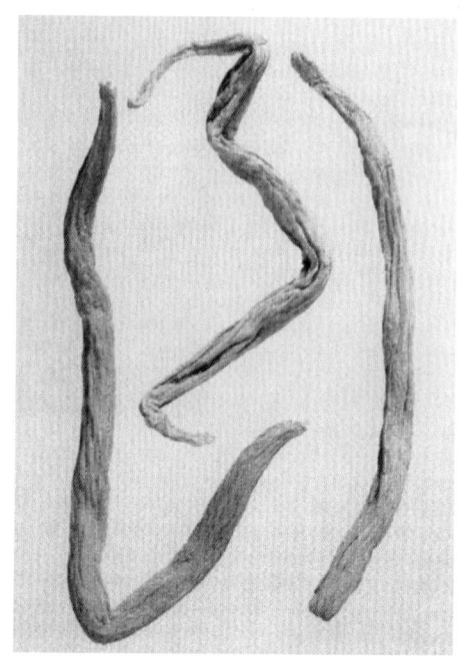

图 105　对叶百部（大百部　四川产）

· 红大戟《药物出产辨》·
Hongdaji
KNOXIAE RADIX
Valerianoides Knoxia Root

【来　　源】为茜草科植物红大戟 *Knoxia valerianoides* Thorel et Pitard. 的干燥块根。

【产　　地】主产于广西石龙、梧州、贺州，云南大理，广东阳江、电白及贵州、福建、台湾等地。

【采收加工】秋末冬初采挖，除去须根，洗净，晒干。或洗净后用开水略烫至身软，取出晒干。

【性状鉴别】略呈纺锤形、圆锥形或圆柱形，偶有分枝，稍弯曲，长3~10cm，直径0.6~1.2cm。表面红褐色或红棕色，粗糙，有扭曲的纵皱纹；顶端可见茎痕。质坚实，断面皮部红褐色，木部棕黄色。气微，味甘、微辛。

以根长肥壮、表面红褐色、质坚实略带柔软感者为佳。

【显微鉴别】

（1）本品横切面：木栓细胞数列。韧皮部宽广。形成层成环。木质部导管束断续径向排列，近形成层处由数列导管组成，渐向内呈单列或单个散在。射线较宽。薄壁组织中散存含草酸钙针晶束的黏液细胞及含红棕色物的分泌细胞。

（2）取本品粉末1g，置试管中，加水10mL，煮沸10分钟，滤过，滤液加氢氧化钠试液1滴，显樱红色，再滴加盐酸酸化后，变为橙黄色。

（3）取本品粉末3g，加甲醇30mL，浸渍1小时，滤过，滤液蒸干，加水10mL使溶解，再加盐酸1mL，加热回流30分钟，立即冷却，用三氯甲烷振摇提取2次，每次20mL，合并三氯甲烷液，蒸干，残渣加无水乙醇1mL使溶解，作为供试品溶液。另取红大戟对照药材3g，同法制成对照药材溶液。照薄层色谱法试验，吸取上述两种溶液各5μL，分别点于同一以羧甲基纤维素钠为黏合剂的硅胶G薄层板上，以石油醚（30~60℃)-甲酸乙酯-甲酸（15：5：1）的上层溶液为展开剂，展开，取出，晾干，置氨蒸气中熏后，日光下检视。供试品色谱中，在与对照药材色谱相应的位置上，显相同颜色的主斑点。

【规格等级】商品按长短、粗细分为两个等级，均应无芦头、须根、杂质、虫蛀、霉变。

【炮　　制】

（1）红大戟：取原药拣除杂质，洗净，润透，切片，晒干。

（2）醋红大戟：取红大戟片，每100kg用米醋30kg喷淋，拌匀闷润，待醋被吸尽后用文火炒干，取出放凉。

【炮制作用】降低毒性，缓和峻泻作用。

【性味归经】苦，寒。有小毒。归肺、脾、肾经。

【功能主治】泻水逐饮，攻毒消肿散结。用于胸腹积水，痰饮积聚，二便不利，痈肿疮毒，瘰疬痰核。

【用法用量】1.5~3g，水煎服。散剂每次1g。

【主要成分】含大戟素甲、乙、丙，根含游离蒽醌类化合物0.56%和结合性蒽醌类化合物0.25%。从醇提物中分离得到虎刺醛、甲基异茜草素、3-羟基巴戟醌、红大戟素。还分离出丁香酸、黄酮醇苷成分及1,3-二羟基-2-乙氧甲基蒽醌，还有乌苏酸、齐墩果酸、马斯里酸等三萜类、豆甾酮类、香豆素及木脂素类。

【药理作用】①抗菌作用：红大戟对金黄色葡萄球菌和绿脓杆菌有较强的抑制作用，对结核杆菌有一定程度的抑制作用；②泻下作用：能刺激肠平滑肌，增加肠蠕动，产生泻下作用；③利尿作用。

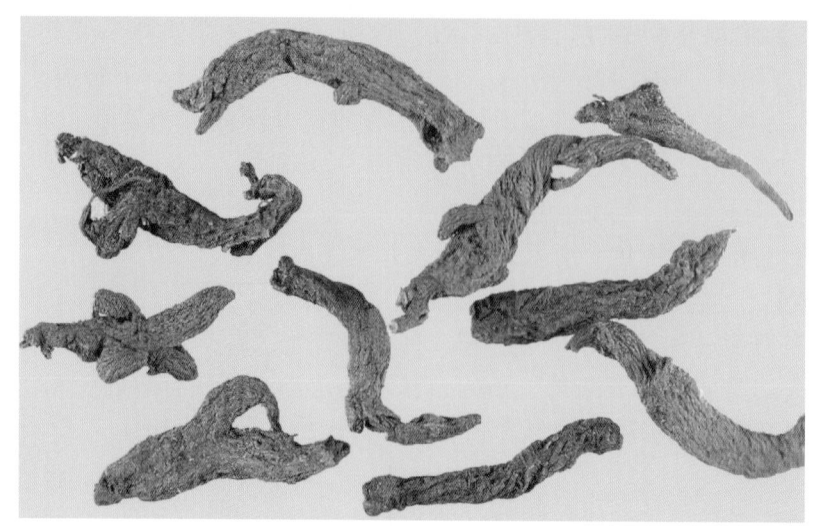

图 106　红大戟（南宁产）

·红景天《神农本草经》·
Hongjingtian
RHODIOLAE CRENULATAE RADIX ET RHIZOMA
Bigflower Rhodiola Root and Rhizome

【来　　源】为景天科植物大花红景天 *Rhodiola crenulata*（Hook.f.et Thoms.）H.Ohba 的干燥根及根茎。

【产　　地】主产于宁夏、甘肃、青海、四川、西藏等地。

【采收加工】野生在海拔 4 000m 以上的高原。秋季采收，先除去地上枯萎茎叶，然后将地下部分挖出，去掉泥土，洗净，除去粗皮，晾干或低温烘干。或者将洗干净的红景天蒸 7~10 分钟之后，在阳光下晒干或在干燥室内烘干，待药材达到七八成干时，将根和根茎整顺直，顶部对齐，数个根茎捆成小把，再低温烘至全干。

【性状鉴别】根茎呈圆柱状，根较粗壮，略弯曲，有较多须根。少分枝，先端被三角形或卵形膜质鳞片，表面粗糙，棕色至褐色，有环状凸起，剥开外表皮可见一层膜质黄色表皮，有粉红色花纹。质轻疏松。断面粉红色至紫红色，形成层环纹明显。气芳香，味先微苦涩后甜。

以粗壮，少分枝，断面粉红色，气香浓者为佳。

【炮　　制】

（1）红景天：取原药材，去除杂质洗净，稍润，切片，晒干。

（2）炙红景天：取红景天片，每 100kg 用炼蜜 25~30kg 加适量开水稀释，喷匀，闷至蜜水吸尽，用文火炒至颜色加深、不粘手为度。取出，晾干。

【炮制作用】增强益气活血作用。

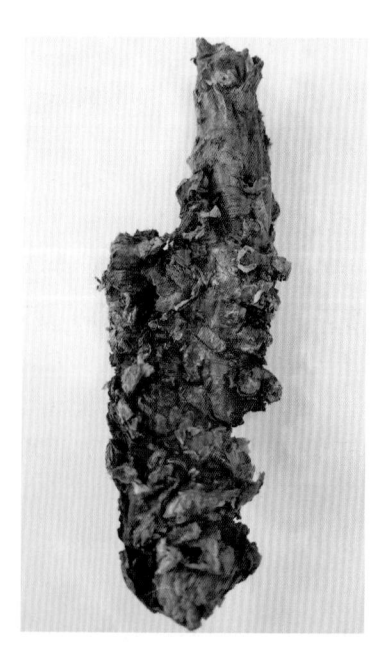

图 107　红景天

【性味归经】味微苦、涩而后甜，性平。归肺、心经。

【功能主治】益气活血，通脉平喘，清肺止咳，活血止血，散瘀消肿。用于气虚血瘀，胸痹心痛，气短乏力，中风偏瘫，白带，腹泻，吐血，跌打损伤等。还可预防高原反应。

【用法用量】3~9g。水煎服。外用适量，研末调敷。

【主要成分】本品主要含红景天苷、琥珀酸、没食子酸、小麦黄素、小麦黄素-7-O-β-D-葡萄糖苷、胡萝卜苷、丰富的微量元素等。

【药理作用】①抗应激；②抗缺氧，保护心血管；③抗氧化；④抗肿瘤：红景天苷对肝癌细胞、胃癌细胞等多种肿瘤细胞具有不同的抑制作用；⑤抗抑郁；⑥增强免疫力；⑦抗疲劳。

·西洋参《本草纲目拾遗》·
Xiyangshen
PANACIS QUINQUEFOLII RADIX
American Ginseng Root

【来　　源】为五加科植物西洋参 *Panax quinquefolium* L. 的干燥根。按野生或家种分为"野参"和"种参"。国产的称为"种洋参"。

【产　　地】西洋参原产于美国和加拿大，有野生，大多为栽培。

我国于1975年引种成功，主产于吉林的抚松、集安、靖宇、长白山及陕西等地。

【采收加工】栽培5~6年采挖，于秋季枝叶枯萎或春季出芽前采挖，去净泥沙，除净芦茎、须根，晒干或烘干，即成"原皮参"或"面参"。晒干后撞去外皮，即成"去皮参"或称"粉光参"。

【性状鉴别】种洋参主根呈不规则圆柱状、长纺锤状，长4~8cm，直径0.8~1.6cm，无芦头或偶有芦头残存，无须根，少有分枝。原皮参表面黄白色或黄棕色，去皮参为白色。参体上部环纹细密，有较多小疣状须根痕，下部纵皱纹较多，侧根少或无。质坚体重，断面粉白色或淡黄白色，略显粉质，形成层环纹明显，韧皮部有棕色树脂道散在。气味较淡。

"野生西洋参"的支条较细小，长2~6cm，直径0.5~1.0cm。参体似蚕蛹形，皮纹细结，环状横纹细密，顶端环纹深密、黑线状，体轻而松泡，质硬，嚼之有黏性。气微香，味微甘甜带苦。

以条匀，表皮黄褐色，横纹细密，断面黄白色，体轻质硬，气清香，味甘甜带苦者为佳。

【显微鉴别】取本品粉末1g，加甲醇25mL，加热回流1小时，放冷，滤过，滤液蒸干，残渣加水20mL使溶解，用乙醚振摇提取2次，每次10mL，弃去乙醚液，水层用水饱和的正丁醇振摇提取3次，每次15mL，合并正丁醇提取液，用水洗涤2次，每次10mL，分取正丁醇液，蒸干，残渣加甲醇1mL使溶解，作为供试品溶液。另取西洋参对照药材1g，同法制成对照药材溶液。再取拟人参皂苷 F_{11}、人参皂苷 Rb_1、Re、Rg_1 对照品，加甲醇制成每1mL含2mg的溶液，作为对照品溶液。照薄层色谱法试验，吸取上述六种溶液各2μL，分别点于同一硅胶G薄层板上，以三氯甲烷-醋酸乙酯-甲醇-水（15：40：22：10）5~10℃放置12小时的下层溶液为展开剂，展开，取出，晾干，喷以10%硫酸乙醇溶液，在105℃加热至斑点显色清晰，分别置日光及紫外光灯（365nm）下检视。供试品色谱中，在与对照药材色谱及对照品色谱相应的位置上，分别显相同颜色的斑点或荧光斑点。

【规格等级】目前无统一规格等级标准，经营者根据参体长短分为长支和短支，又把长枝、短枝按大小分别细分为若干等级。

【炮　　制】去芦，润透，切薄片，干燥。或用时捣碎或磨粉。

【性味归经】甘、微苦，凉。归肺、心、胃经。

【功能主治】补肺养阴，降虚火，养胃生津。用于气虚阴亏，内热，虚热烦倦，消渴，口燥咽干，久咳肺痿，咳喘痰血。

【用法用量】3~10g，另煎和服。或磨粉冲服，1~3g。

【主要成分】皂苷类成分根据其母体结构主要分为 3 类：达玛烷型、齐墩果酸型、奥克梯隆醇型；糖类有多糖、单糖，总含量为 22.9%~34.7%；氨基酸类：含有 16 种以上氨基酸，其中 10 种为人体必需、半必需的氨基酸；脂肪酸类化合物：己酸、庚酸、辛酸、壬酸、8-甲基癸酸、十四碳酸、12-甲基-十四碳酸、十五碳酸、十六碳酸、十七碳酸、十八碳酸、十八碳烯酸、9,12-十八碳二烯酸、9,12,15-十八碳三烯酸及棕榈酸；聚炔类具有挥发性，有 10-甲氧-1-烯-4,6-二炔-3,9-二醇、十七烷-1-烯-9,10-环氧-4,6-二炔-3,8-二醇、3-氧代-9,10-环氧-十七烷-1-烯-4,6-二炔（3-氧代人参炔）；尚含有挥发油类、甾醇类、黄酮类、V_A、V_B、V_{B2}、V_{B6} 以及酶、活性多酚类（如咖啡酸和绿原酸）等成分。

【药理作用】①中枢抑制作用：对生命中枢有兴奋和保护作用，还有镇痛作用；②增强记忆力作用；③增强心肌收缩功能，抗心肌缺血作用，抗心律失常作用；④提高免疫力

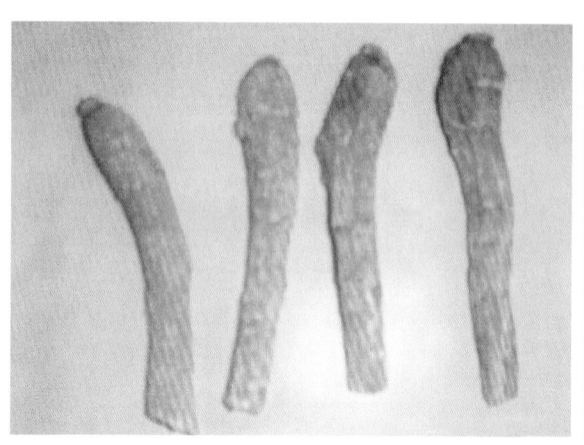
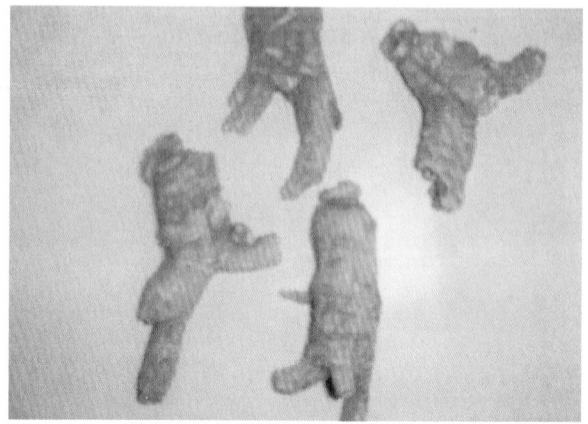

a

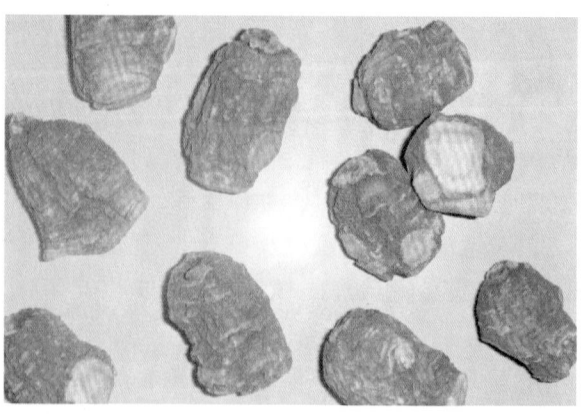

b　　　　　　　　　　　　　c

图 108　西洋参

a. 种洋参（吉林产）　b. 野生洋参　c. 进口短枝洋参

作用；⑤降血脂作用，辅助降血压；⑥对血液系统的作用：对抗环磷酰胺引起的白细胞总数减少，抑制血瘀大鼠血栓形成，降低血黏度，增强血瘀动物红细胞膜的流动性；⑦对机体抗应激能力的影响：抗疲劳作用，抗缺氧作用，抗休克作用；⑧保肝作用；⑨抗肿瘤作用：西洋参总皂苷有抗致突变作用，给小鼠腹腔注射 DNA 损伤剂环磷酰胺 15mg/kg，共 7 天，可使小鼠睾丸和脾脏中 ^{3}H-TDR 掺入明显减少，抑制了这些器官 DNA 的合成，当同时注射西洋参总皂苷时，^{3}H-TDR 掺入增加，表明西洋参总皂苷有非常明显的抗 DNA 损伤作用；⑩抗病毒作用；⑪抗细胞毒作用；⑫调节糖脂代谢作用，降血糖。

· 防己《神农本草经》·
Fangji
STEPHANIAE TETRANDRAE RADIX
Stephania Root

商品按来源不同和产地不同分为粉防己与广防己两个品别。

· 粉防己 ·
Fenfangji
STEPHANIAE TETRANDRAE RADIX
Fourstamem Stephania Root

【来　　源】为防己科植物粉防己 Stephania tetrandra S.Moore 的干燥根。

【产　　地】野生。主产于浙江开化、淳安，安徽安庆、休宁、广德，江西彭泽、瑞昌以及湖北、湖南、福建、台湾、广东等地。又称汉防己。

【采收加工】秋冬季采挖根部，洗净，刮去外层栓皮，切段，个大者剖成纵块，晒干或焙干。

【性状鉴别】呈不规则圆柱形、半圆柱形或纵切块状，常弯曲不直，两端稍细，中部肥满，弯曲处有深陷的横沟而呈结节状。长 5~10cm，直径 1.5~3.5cm。表面灰褐色，切开面浅黄棕色或黄白色，可见不规则纵走的木质条纹。体重，质坚实，不易折断，断面平坦，灰白色或黄白色，富粉性，可见排列较稀疏的浅棕色导管放射状。气微，味苦。

以条粗均匀，体重质坚，粉性足，色粉白者为佳。

【显微鉴别】

（1）本品横切面：木栓层有时残存。皮层散有石细胞群，常切向排列。韧皮部较宽。形成层成环。木质部占大部分，射线较宽；导管稀少，呈放射状排列；导管旁有木纤维。薄壁细胞充满淀粉粒，并可见细小杆状草酸钙结晶。

（2）取本品粉末 2g，加 0.5mol/L 硫酸溶液 20mL，加热 10 分钟，滤过，滤液加氨试液调节 pH 值至 9，移置分液漏斗中，加苯 25mL，振摇提取，分取苯液 5mL，置瓷蒸发皿中，蒸干，残渣加钼硫酸试液数滴，即显紫色，渐变绿色至污绿色，放置，色渐加深。

（3）取本品粉末 1g，加乙醇 15mL，加热回流 1 小时，放冷，滤过，滤液蒸干，残渣加乙醇 5mL 使溶解，作为供试品溶液。另取粉防己碱与防己诺林碱对照品，加三氯甲烷制成每 1mL 含 1mg 的混合溶液，作为对照品溶液。照薄层色谱法试验，吸取上述两种溶液各 5μL，分别点于同一硅胶 G 薄层板上，以三氯甲烷-丙酮-甲醇（6：1：1）为展开剂，展开，取出，晾干，喷以稀碘化铋钾试液。供试品色谱中，在与对照品色谱相应的位置上，显相同颜色的斑点。

【规格等级】统货。

【炮　　制】除去杂质，刮净残存栓皮，大小分档，洗净，稍浸，润透，切片，干燥。

【性味归经】苦、辛，寒。归膀胱、肺经。

【功能主治】利水消肿，祛风止痛。用于水肿脚气，小便不利，湿疹疮毒，风湿痹痛，高血压等。

【用法用量】4.5~9g。水煎服。

【主要成分】主要含生物碱，尚含黄酮苷、酚类、有机酸、挥发油等。生物碱有粉防己碱、防己诺林碱、轮环藤酚碱、2-N-甲基粉防己碱、2′-N-甲基粉防己碱、2-N-甲基防己诺林碱、粉防己素（甲、乙、丙、丁）、轮环藤碱、防己菲碱、防己 AA-1、木兰碱等。

【药理作用】①对中枢神经系统的作用：神经元保护作用，兴奋中枢神经系统作用，解热作用。②对循环系统的作用：a.对心脏功能的影响，对离体兔心的收缩力有不同程度的抑制作用，浓度愈大，灌注时间愈长，作用越明显，可减少心肌收缩指数，明显降低心输出量、心脏指数、心搏出量及每搏指数；b.对冠脉的影响：明显增加冠脉流量的作用，浓度高时作用发生快、持续时间短，浓度低时作用发生慢、持续时间长；c.对心肌缺血缺氧的保护作用；d.抗心律失常作用；e.降压作用。③对血液系统的作用：能抑制血小板的聚集反应，对 TAX_2 合成有明显的抑制作用。④镇痛作用。⑤抗炎及抗过敏作用。⑥对平滑肌作用：对离体兔肠先兴奋，后抑制作用，对大鼠离体子宫的收缩有明显松弛作用，可引起豚鼠、猫的支气管平滑肌收缩。⑦对横纹肌的作用：松弛横纹肌的作用。⑧抗肿瘤作用。⑨抗硅肺作用。⑩抗菌、抗原虫的作用。⑪可有效抑制患有骨骼疾病小鼠的骨质疏松，具有显著的抗炎消肿与促进骨骼肌细胞修复的作用。

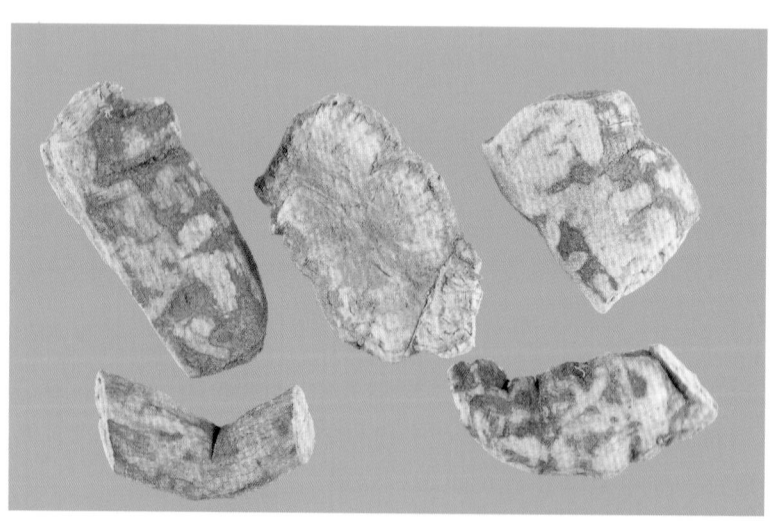

图 109　粉防己（江西产）

·广防己·
Guangfangji
ARISTOLOCHIAE FANGCHI RADIX
Fangchi Root

【来　　　源】为马兜铃科植物广防己 *Aristolochia fangchi* Y.C. Wu 的干燥根。

【产　　　地】主产于广东高要、罗定、云浮、肇庆广宁，广西邕宁、武鸣、百色、桂平、平南。

【采收加工】全年可采挖，但以秋、冬两季采挖者质佳。采挖根部，洗净，刮净栓皮，切成约 15cm 长段，直径 3cm 以上者纵剖成两片，晒干或烘干。

【性状鉴别】根呈圆柱形或纵切成半圆柱形，略弯曲，弯曲处有深陷的横沟，长 8~18cm，直径 1.5~4.5cm。未去净粗皮的表面灰棕色，粗糙，有明显纵沟纹；去净粗皮的呈淡黄色，有刀刮切的痕迹。质坚实，不易折断，横切面类白色，粉性，有明显的浅棕色维管束排列成放射状（习称"车轮纹"）。纵剖面可见纵向排列的黄棕色维管束呈弯曲条状散在。气微，味苦涩。

以条粗均匀，体重质坚，粉性足，色粉白者为佳。

【显微鉴别】

（1）本品横切面：木栓层为 10~15 列细胞。栓内层为 3~5 列细胞。石细胞环带与栓内层连接，其下有多列薄壁细胞。韧皮部射线宽广；筛管群皱缩；有少数石细胞散在。形成层环不甚明显。木质部射线宽 20~30 列细胞；导管较大，直径 45~220μm；木纤维束位于导管旁，纤维直径约 20μm，壁较厚。薄壁细胞含淀粉粒，有的含草酸钙簇晶。

（2）取本品粉末 3g，加乙醇 50mL，加热回流 1 小时，滤过，滤液蒸干，残渣加乙醇 5mL 使溶解，作为供试品溶液。另取广防己对照药材，同法制成对照药材溶液。再取马兜铃酸对照品，加甲醇-丙酮（9：1）的混合溶液，超声处理 15 分钟，制成每 1mL 含 0.2mg 的溶液，作为对照品溶液。照薄层色谱法试验，吸取上述三种溶液各 3μL，分别点于同一硅胶 G 薄层板上使成条状，以甲苯-醋酸乙酯-甲醇-甲酸（20：10：1：1）的上层溶液为展开剂，展开，取出，晾干，分别置日光及紫外光灯（365nm）下检视。供试品色谱中，在与对照药材和对照品色谱相应的位置上，分别显相同颜色的条斑。

【规格等级】商品分为两个等级。

一级：干货。去净芦头、细根、栓皮，纵剖两片，直径 3cm 以上，长 15cm 左右，粉性足。无虫蛀、霉变。

二级：干货。去净芦头、细根、栓皮，圆柱形，直径 1.5cm 以上，长 15cm 左右，有粉性。无虫蛀、霉变。

【用法用量】同粉防己。

【炮　　　制】除去杂质及粗皮，洗净，稍浸，润透，切片，晒干。

【性味归经】同粉防己。

【功能主治】同粉防己。

【用法用量】同粉防己。

【主要成分】同粉防己。

【药理作用】①增强吞噬细胞的吞噬功能和提高细胞免疫作用；②抑制大鼠腹水型癌

的生长，对小鼠肉瘤 37、肉瘤 AK 的生长亦有一定的抑制作用。

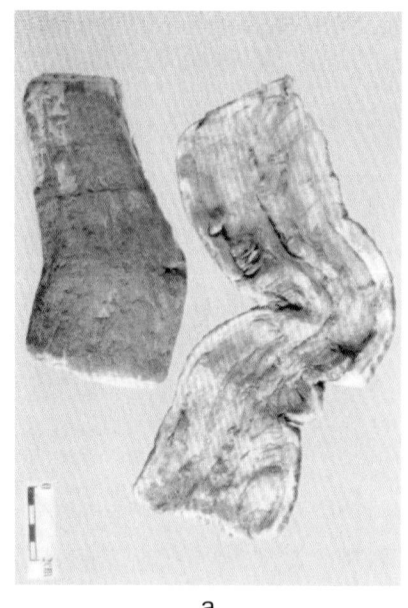

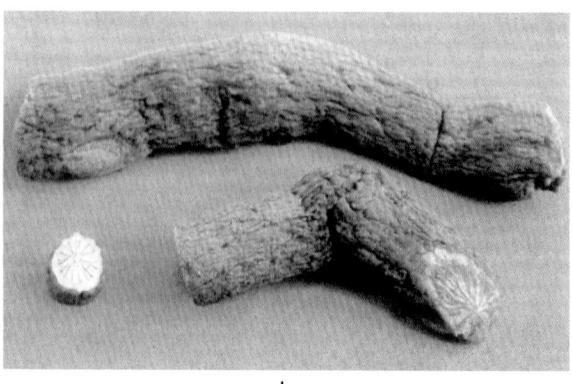

图 110　广防己（广东产）
a. 去栓皮广防己　b. 未去栓皮广防己

·防风《神农本草经》·
Fangfeng
SAPOSHNIKOVIEE RADIX
Saposhnikovia Root

　　商品来源相同，但产地不同且性状不同，分为东防风（关防风）、西防风、水防风三个品别。临床使用均以"防风"为名。

·东防风（关防风）·
Dongfangfeng
SAPOSHNIKOVIAE RADIX
Divaricate Saposhnikovia Root

　　【来　　源】为伞形科植物防风 *Saposhnikovia divaricata*（Turcz.）Schischk. 的干燥根。

　　【产　　地】野生。主产于内蒙古东部、黑龙江、辽宁、吉林等地。以内蒙古呼伦贝尔、黑龙江齐齐哈尔等地产量最大，在防风品别中质量最好。

　　【采收加工】野生或家种，种子繁殖当年播种翌年即可采挖，于春、秋季末抽花茎前采挖，除去残留须根及泥土，晒至八九成干，捆成小把，晒干。

　　【性状鉴别】呈长条圆柱形或圆锥形，下部渐细，有的稍弯曲，长 15~30cm，直径 0.5~1.0cm，根头直径可达 1.5cm。表面棕色或灰棕色，根头部有许多密集的环节纹（习称"旗杆顶"或"蚯蚓头"）。顶端及节上有棕色粗毛，全株粗糙，有纵皱纹或抽皱，并有一侧根痕及横长皮孔。质松软，可折断。断面不平坦，中间有淡黄色圆心，外有棕色环，最外层浅黄白色（习称"菊花心"），有裂隙。气微香特异，味微甘。

以条粗，均匀，表皮棕色或灰棕色，根头部粗、毛少，质松软，气微香者为佳。

【显微鉴别】

（1）本品横切面：木栓层为5~30列细胞。皮层窄，有较大的椭圆形油管。韧皮部较宽，有多数类圆形油管，周围分泌细胞4~8个，管内可见金黄色分泌物；射线多弯曲，外侧常成裂隙。形成层明显。木质部导管甚多，呈放射状排列。根头处有髓，薄壁组织中偶见石细胞。

粉末淡棕色。油管直径17~60μm，充满金黄色分泌物。叶基维管束常伴有纤维束。网纹导管直径14~85μm。石细胞少见，黄绿色，长圆形或类长方形，壁较厚。

（2）取本品粉末1g，加丙酮20mL，超声处理20分钟，滤过，滤液蒸干，残渣加乙醇1mL使溶解，作为供试品溶液。另取防风对照药材1g，同法制成对照药材溶液。再取升麻苷和5-甲基维斯阿米醇苷对照品，加乙醇制成每1mL含1mg的混合溶液，作为对照品溶液。照薄层色谱法试验，吸取上述三种溶液各10μL，分别点于同一硅胶G薄层板上，以三氯甲烷-甲醇（4:1）为展开剂，展开，取出，晾干，置紫外光灯（254nm）下检视。供试品色谱中，在与对照药材和对照品色谱相应的位置上，显相同颜色的斑点。

【规格等级】按《七十六种药材商品规格标准》规定，东防风商品分两个等级：

一等：干货。根呈长条圆柱形。表面有皱纹，顶端带有毛须。外皮黄褐色或灰黄色。质松，较柔软。断面棕黄色或黄白色，中间淡黄色。味微甜。根长15cm以上，芦下直径0.6cm以上。无杂质、虫蛀、霉变。

二等：芦下直径0.4cm以上。其余同一等。

【炮　　制】除去杂质，洗净，润透，切厚片，干燥。

【性味归经】辛、甘，温。归膀胱、肝、脾经。

【功能主治】解表祛风，胜湿，止痛解痉。用于风寒感冒头痛，伤湿感冒，发热，偏头痛，四肢痉挛，风湿痹痛，肠鸣腹痛，风疹瘙痒，荨麻疹，破伤风等症。

【用法用量】4.5~9g。水煎服。

【主要成分】含挥发油、色原酮、香豆素、有机酸、杂多糖、丁醇等化合物，具体有辛醛、β-没药烯、壬醛、7-辛烯-4-醇、己醛、花侧柏烯、β-桉叶醇、防风色原酮、升麻素、升麻苷、杨芽黄素、3-O-当归酰亥茅酚、异香柑内酯、欧前胡素、二十五烷酸、川白芷内

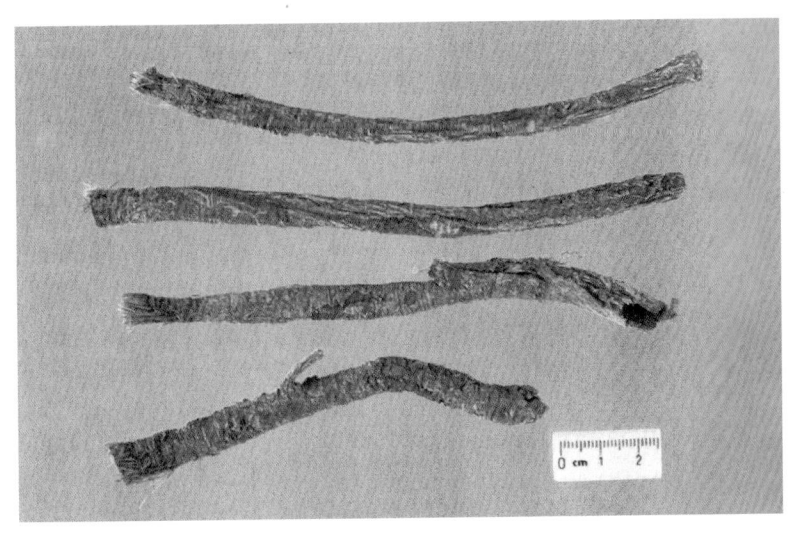

图111　东防风（内蒙古产）

酯、紫花前胡素、防风嘧啶、亥茅酚苷等。

【药理作用】①解热镇痛作用；②抗炎抗过敏作用；③抗菌、抗病毒作用；④对免疫功能的影响：能对抗氢化可的松引起的巨噬细胞抑制作用；⑤镇静抗惊厥作用；⑥抗凝血作用；⑦抗肿瘤作用：防风多糖体内应用能明显抑制 S_{180} 实体瘤的生长，提高 S_{180} 瘤免疫小鼠腹腔巨噬细胞的吞噬活性（$P<0.01$），研究表明防风多糖的抗肿瘤活性依赖于巨噬细胞；⑧肝脏保护作用；⑨抗氧化作用；⑩对兔离体小肠蠕动有兴奋作用，对小鼠应激性溃疡及酒精所致的胃黏膜损伤均有抑制作用。

·西防风·
Xifangfeng
SAPOSHNIKOVIAE RADIX
Divaricate Saposhnikovia Root

【来　　源】同东防风。

【产　　地】主产于内蒙古西部、中部，以及河北、山西、山东等地。质量稍次于东防风。

【采收加工】同东防风。

【性状鉴别】呈长条圆柱形或圆锥形，稍扭曲，有分枝，身较长且上粗下细。根头较东防风短，环节较少，残存维管束较东防风多（俗称扫帚头）。纵皱纹较东防风多，外皮色较东防风浅，质较东防风稍硬，断面不平坦。中间有淡黄色圆心，外有棕色环，最外层浅黄白色（习称"菊花心"），有裂隙。稍有香气，味先微甘，后微苦。

以条粗，均匀，表皮棕色或灰棕色，根头部粗毛少，质松软，气微香者为佳。

【规格等级】商品分两个等级：

一等：干货。根呈长条圆柱形或圆锥形。表面有皱纹，顶端带毛须。外皮黄褐色或灰黄色。质松较柔软。断面棕黄色或黄白色，中心淡黄色。味微甜。根长 15cm 以上，芦下直径 0.6cm 以上。无杂质、虫蛀、霉变。

二等：芦下直径 0.4cm 以上。其余同一等。

【炮　　制】同东防风。

【性味归经】同东防风。

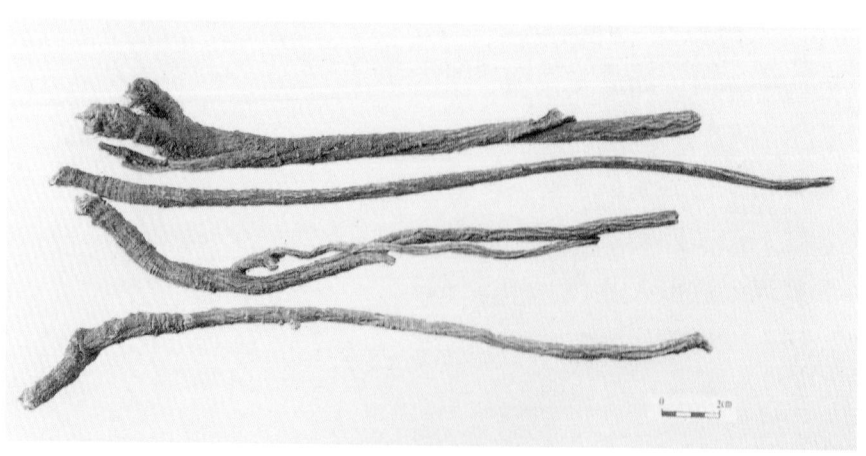

图 112　西防风（山西产）

【功能主治】同东防风。

【用法用量】同东防风。

【主要成分】同东防风。

【药理作用】同东防风。

· 水防风 ·
Shuifangfeng
SAPSHNIKOVIAE RADIX
Divaricate Saposhnikovia Root

【来　　源】同东防风。

【产　　地】主产于河南郑州、洛阳、汜水，陕西等地。又称汜水防风。

【采收加工】同东防风。

【性状鉴别】呈细条圆柱形，表皮棕黄色，根头部常有残茎，环层少，毛须较多，微扭曲，上粗下细，下多纵皱纹，分枝较多，体轻肉质少，条细。气味稍平淡，余与西防风同。

以条粗均匀、皮细、灰黄棕色、根头部粗毛少、质松软者为佳。

【规格等级】为统货。无杂质、虫蛀、霉变。

【炮　　制】同东防风。

【性味归经】同东防风。

【功能主治】同东防风。

【用法用量】同东防风。

【主要成分】同东防风。

【药理作用】同东防风。

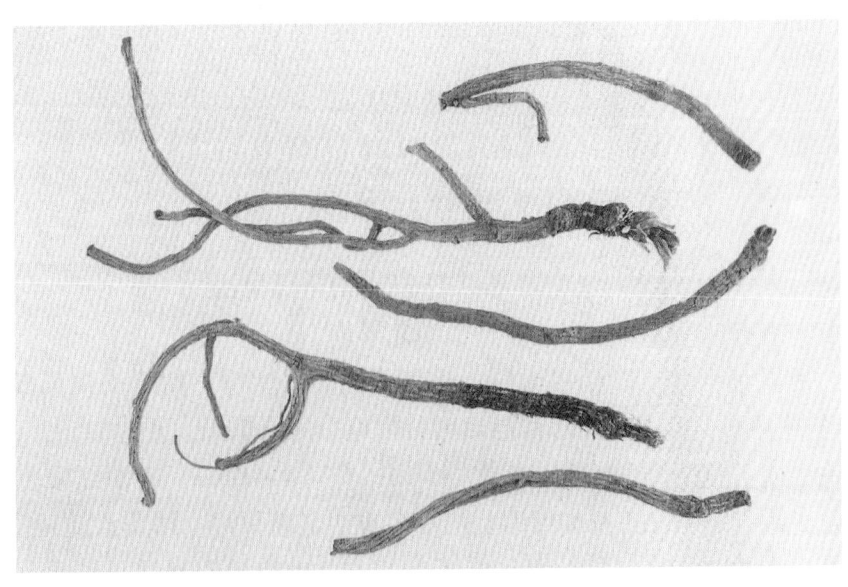

图 113　水防风（陕西产）

· 两面针《神农本草经》·
Liangmianzhen
ZANTHOXYLI RADIX
Shinyleaf Pricklyash Root

【来　　源】为芸香科植物两面针 *Zanthoxylum nitidum*（Roxb.）DC. 的干燥根或根皮。亦有根连主茎入药。

【产　　地】主产于广西邕宁、龙州、防城、博白、容县、桂平、平南、凌云、乐业，以及广东、福建、台湾、浙江、湖南、贵州等省。

【采收加工】野生。全年均可采挖，去除泥、杂质，洗净，切成片段，晒干。

【性状鉴别】为厚片或圆柱形短段，长 2~3cm，厚 0.5~2.0cm。表面淡棕色或淡黄色，有鲜黄色或黄褐色类圆形皮孔样斑痕，表面较光滑，皮部淡棕色，木部淡黄色，可见同心性环纹和密集的小孔。质硬。气微香，味苦而辛辣、麻舌。

以根皮厚，片厚薄均匀，香辣气味浓者为佳。

【显微鉴别】本品横切面：木栓层为 10~15 列木栓细胞。韧皮部有少数草酸钙方晶及油细胞散在，油细胞长径 52~122μm，短径 28~87μm；韧皮部外缘有木化的纤维，单个或 2~5 个成群。木质部导管直径 35~98μm，周围有纤维束；木射线宽 1~3 列细胞，有单纹孔。薄壁细胞充满淀粉粒。

【规格等级】统货。干货。

【炮　　制】如未切片者，除去杂质，洗净，润透，切薄片，晒干。

【性味归经】苦、辛，温。有小毒。归肝、胃经。

【功能主治】活血散瘀，消肿止痛，通络祛风。用于跌打损伤，风湿痹痛，胃痛、牙痛，毒蛇咬伤。外用治汤火烫伤。

【用法用量】5~10g。水煎服。外用适量，研末调敷或煎水洗患处。

【主要成分】两面针的根和皮富含多种活性成分，其中生物碱类物质有两面针碱、氯化两面针碱、双氢两面针碱、白屈菜红碱、氧化白屈菜红碱、A-别隐品碱、菌芋碱、6-甲氧基-5,6-双氢白屈菜红碱、6-乙氧基-5,6-双氢白屈菜红碱、木兰花碱、白鲜碱、氧化刺椒碱、α-别隐品碱等；黄酮类成分含地明奥、牡荆素；木脂素类成分含两面针结晶-8；含有挥发油，油中主要成分为柠檬烯和糠醛等；β-谷甾醇、马栗树皮素二甲醚等。

【药理作用】①解痉镇痛作用；②抗癌作用；③对心血管的作用：增加心率、心输出量和呼吸频率；④抗菌作用；⑤麻醉作用；⑥对肝损伤的保护作用；⑦抗氧化作用；⑧钙调素的拮抗作用；⑨对组织肿胀有显著抑制作用，可明显缩短凝血时间，对胃溃疡有保护作用。

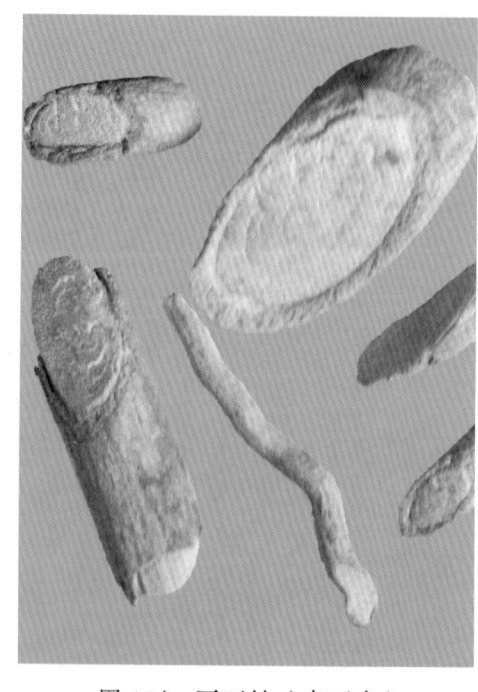

图 114　两面针（广西产）

·岗梅根《神农本草经》·
Gangmeigen
ILICISASPRELLAE RADIX ET RHIZOMA
Roughhaired Holly Root and Rhizome

【来　　源】为冬青科植物梅叶冬青 *Ilex asprella*（Hook. et Arn.）Champ.ex Benth. 的干燥根及根茎。

【产　　地】主产于广东、广西、湖南。此外浙江、江西、福建、台湾亦产。

【采收加工】野生。于秋季采挖为佳，洗净，鲜用或趁鲜切片，晒干。

【性状鉴别】根圆柱形，直径 1.5~3.0cm，稍弯曲，有分枝。商品多为大小不等、斜砍的块片或短段。表面灰黄至灰褐色，有纵皱纹及支根痕；有的具类圆形或裂隙状皮孔样突起。皮部较薄，内表面浅黄色或浅棕色，木部宽阔，类白色或淡黄色，可见致密的放射状纹理及不规则环纹。质坚硬，气微，味先苦而后甘。

以片块厚薄均匀，切面黄白色者为佳。

【规格等级】统货。

【性味归经】苦、甘，凉。入肺、胃经。

【功能主治】清热解毒，生津止渴，利咽，活血散瘀止痛。用于感冒发热，口苦咽干，扁桃体炎，咽喉肿痛，气管炎，肠炎，百日咳，头痛眩晕，热病燥渴，外伤瘀血肿痛，痈疖肿痛等症。

【用法用量】15~30g。水煎服。

【炮　　制】除去杂质，洗净，润透，切片，干燥。

【主要成分】本品主要含酮甾醇、酮甾醇 3-O-β-D-葡萄糖苷、丁香脂素、丁香脂素-O-β-D-葡萄糖苷和 19-去氢乌索酸。

【药理作用】①抗炎；②抗病毒；③抗菌。

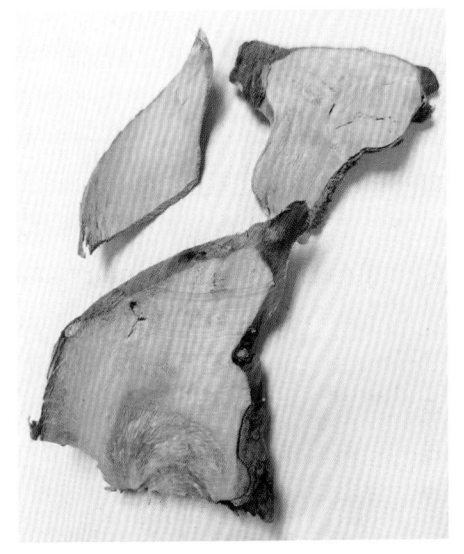

图 115　岗梅根

·何首乌《开宝本草》·
Heshouwu
POLYGONI MULTIFLORI RADIX
Fleeceflower Root

【来　　源】为蓼科植物何首乌 *Polygonum multiflorum* Thunb. 的干燥块根。

【产　　地】全国大部分地区有产，野生或栽培。主产于广东德庆、高要及河南、江苏、四川、浙江、安徽、广西、云南、贵州、湖南、湖北等地。广东德庆栽培何首乌历史悠久，德庆产的何首乌虽个头较小，但因质优而远销国外已有近百年历史，为广东道地药材之一。

【采收加工】种植 3 年可以采挖，秋末至春初均可采挖，以秋季为好。将根挖出后，洗净，切除头尾两端，稍晾干，大的趁鲜横切 1.5~2.0cm 厚的圆片，小的不切片，蒸熟，晒干。或不切片，晒干或用小火烘干。广西大多数习惯不切片，将鲜首乌洗净后原个用微火烘干，称"拳首乌"。生晒的易虫蛀，蒸制的不易虫蛀。

【性状鉴别】原个何首乌呈不规则的纺锤形，长6~15cm，直径4~12cm。表面红棕色或红褐色，凹凸不平，有不整齐的皱纹及纵沟纹，并有横长皮孔及细根痕。两端各有明显断根痕。体重，质坚实，不易折断。如商品已横切成片，切面浅黄棕色或浅红棕色，显粉性，皮部有4~11个类圆形异型维管束环列形成"云锦花纹"，中央木部较大，有的显木质心。气微，味微苦而甘涩。

蒸熟的何首乌片横切面呈黄棕色或棕褐色，有角质样光泽，"云锦花纹"明显。气微香，味涩微甘。

以个均匀，体重质坚实，断面无裂隙，切片的以切面黄棕色，有胶状光泽者为佳。

【显微鉴别】

（1）本品横切面：木栓层为数列细胞，充满棕色物。韧皮部较宽，散有类圆形异型维管束4~11个，为外韧型，导管稀少。根的中央形成层成环；木质部导管较少，周围有管胞及少数木纤维。薄壁细胞含草酸钙簇晶及淀粉粒。

粉末黄棕色。淀粉粒单粒类圆形，直径4~50μm，脐点人字形、星状或三叉状，大粒者隐约可见层纹；复粒由2~9分粒组成。草酸钙簇晶直径10~80（160）μm，偶见簇晶与较大的方形结晶合生。棕色细胞类圆形或椭圆形，壁稍厚，胞腔内充满淡黄棕色、棕色或红棕色物质，并含淀粉粒。具缘纹孔导管直径17~178μm。棕色块散在，形状、大小及颜色深浅不一。

（2）取本品粉末0.25g，加乙醇50mL，加热回流1小时，滤过，滤液浓缩至3mL，作为供试品溶液。另取何首乌对照药材0.25g，同法制成对照药材溶液。照薄层色谱法试验，吸取上述两种溶液各2μL，分别点于同一以羧甲基纤维素钠为黏合剂的硅胶H薄层板上使呈条状，以苯-乙醇（2∶1）为展开剂，展至约3.5cm，取出，晾干，再以苯-乙醇（4∶1）为展开剂，展至约7cm，取出，晾干，置紫外光灯（365nm）下检视。供试品色谱中，在与对照药材色谱相应的位置上，显相同颜色的荧光条斑；再喷以磷钼酸硫酸溶液（取磷钼酸2g，加水20mL使溶解，再缓缓加入硫酸30mL，摇匀），稍加热，立即置紫外光灯（365nm）下检视，供试品色谱中，在与对照药材色谱相应的位置上，显相同颜色的条斑。

【规格等级】

（1）何首乌片：为统货。以切片整齐，体重质坚，粉性足，无杂质、虫蛀、霉变者为佳。

（2）何首乌个：广西称为"拳首乌"，是广西习用规格，呈拳状，个形均匀，体坚质重，内部棕红色，无焦枯、空心。

【炮　　制】

（1）生首乌：除去杂质，洗净，稍浸，润透，切厚片或块，干燥。

（2）黑豆制首乌：取生首乌片，置盆内加入黑豆汁、黄酒液（首乌片100kg用黑豆10kg，黄酒25kg，先将黑豆加适量水煮4小时，煎汁约10kg，豆渣再加水煮3小时，煎汁约5kg，合并所得黑豆汁约15kg与黄酒混合均匀）拌匀，润透，至吸尽黑豆汁，置木甑内（忌用铁器锅具装载），隔水蒸至黑褐色，闷一夜取出，晒干或烘干。

（3）制首乌：将生首乌片洗净，润透，放入木甑内，用武火蒸30小时至棕褐色，在锅中闷一宿后取出晒至五成干，将蒸制时所得原汁倒入，拌匀，待吸尽液汁后再晒干或烘干即得。

【炮制作用】经蒸制后，降低原药材的副作用，消除其滑肠致泻作用，经黑豆黄酒制后增强滋阴补肾，养肝益血，乌须发，强筋作用。

【性味归经】辛、甘、涩，微温。归肝、心、肾经。

【功能主治】生首乌：润肠通便，解疮毒。用于肠燥便秘，痈疽，淋巴结核，风疹瘙痒等。制首乌：补肝肾益精血，强筋骨，乌须发。用于精血亏虚，须发早白，腰膝痹痛，瘰疬疮痈，风疹瘙痒，肠燥便秘；高血脂等症。

【用法用量】6~30g。水煎服。

【主要成分】含蒽醌类化合物，主要为大黄素、大黄酚、大黄酸、大黄酚蒽酮、大黄素甲醚、大黄素-1,6-二甲醚、大黄素-8-甲醚、橘红青霉素等。尚含二苯乙烯苷类化合物（其中二苯乙烯苷为何首乌的水溶性主要成分）、磷脂类化合物（主要有磷脂酰胆碱、乙酰胆碱、磷脂酰甘油、磷脂酰丝氨酸和磷脂酰肌醇等），还有五味子素、胡萝卜苷、没食子酸、儿茶精、淀粉、鞣质及多种微量元素等。

【药理作用】①对心血管的作用：对离体蛙心有减慢心率的作用；对心肌缺血有一定保护作用；增加冠脉血流量。②对血脂及动脉粥样硬化的作用：抗高脂血症及改善肝功能障碍的作用，促进胆固醇的代谢，阻止脂类在血清滞留或渗透到动脉内，故减轻动脉硬化程度。③抗衰老作用。④对造血功能的影响：对小鼠粒系祖细胞的生长有促进作用，使血虚小鼠血红蛋白含量及红细胞数量增加。⑤增强免疫功能的作用。⑥抗菌作用。⑦促进肾上腺皮质功能的作用。⑧保肝作用。⑨对神经系统的作用：能对抗记忆障碍，能促进神经兴奋；能减少动物的自发活动和对抗苯丙胺的中枢兴奋作用。⑩抗炎镇痛作用。⑪其他作

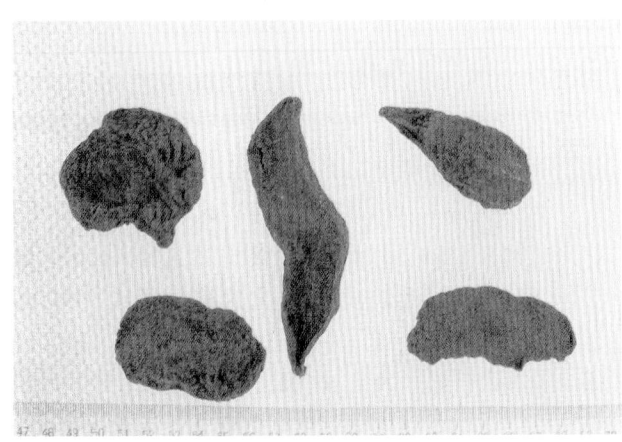

a

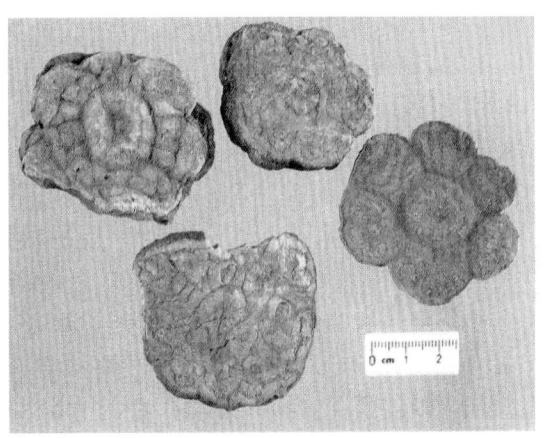

b

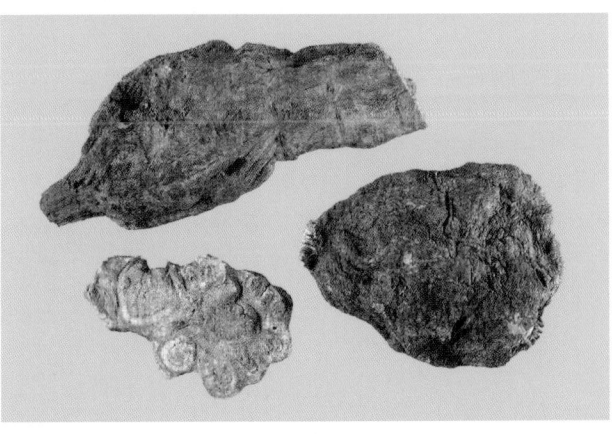

c

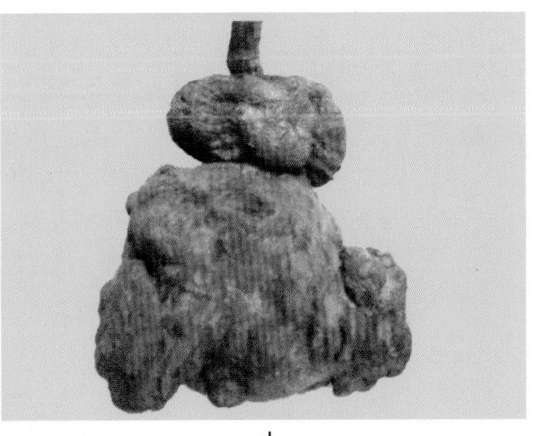

d

图 116 何首乌

a.制何首乌（广东德庆产） b.何首乌块（湖南产） c.何首乌个（广西产） d.野生何首乌

用：能促进肠蠕动，而有轻度致泻作用；提高小鼠抗寒能力；抑制骨胶原、骨钙、骨磷的丢失；具有抗肿瘤作用；有抗纤维化；抗氧化；抗菌；防治糖尿病肾病；抗抑郁。

· 羌活《神农本草经》·
Qianghuo
NOTOPERYGLL RHIZOMA ET RADIX
Notoperygium Rhizome and Root

商品按来源和产地的不同分为川羌活、西羌活两个品别。均以"羌活"为名。习惯认为川羌活质量优于西羌活。

· 川羌活 ·
Chuanqianghuo
NOTOPTERYGII RHIZOMA ET RADIX
Incised Notopterygium Rhizome and Root

【来　　源】为伞形科植物羌活 *Notopterygium incisum* Ting ex H.T. Chang 的干燥根茎及根。

【产　　地】野生或栽培。主产于四川小金、理县、马尔康市、泸定县，云南腾冲、兰坪，青海等地。

【采收加工】春、秋季采挖，野生者以秋季采挖者质佳。家种者多在移栽后第三年采挖。除去须根及泥沙，洗净，晒干或烘干。

【性状鉴别】呈圆柱形或纺锤形，略弯曲，长 4~13cm，直径 1.0~2.5cm。顶端具茎痕。表面棕黑色至黑褐色，外皮脱落处呈黄色。节间短，呈紧密隆起的环状，形似蚕（俗称"蚕羌"）或节间较长，形如竹节状（俗称"竹节羌"）。体轻，质脆，易折断。节上有瘤状突起的根痕及残存棕色鳞片。断面不平，有紧密分层，呈棕紫、黄白相间的纹理且有多数裂隙。皮部黄棕色至暗棕色，油润，有棕色油点，木部黄白色，有明显射线纹理，髓部黄色至黄棕色。气香，味微苦而辛。

川羌活以条粗壮、断面质紧密而分层，朱砂点多，香气浓郁者为佳。

【规格等级】按《七十六种药材商品规格标准》规定，川羌活商品分两个等级：

一等（蚕羌）：干货。呈圆柱形。全体环节紧密，形似蚕。表面棕黑色。体轻质松脆，断面分层，呈棕、紫、黄白色相间的纹理。气清香纯正，味微苦辛。长 3.5cm 以上，顶端直径 1cm 以上。无须根、杂质、虫蛀、霉变。

二等（条羌）：干货。呈长条竹节形，大小长短不分，间有破碎。余同一等。

【炮　　制】除去杂质，洗净，忌浸泡，润透，切厚片，晒干。

【性味归经】辛、苦，温。归膀胱、肾经。

【功能主治】解表散寒，祛风，除湿，止痛。用于风寒感冒头疼，风湿痹痛，肩背酸痛。

【用法用量】3~9g。水煎服。

【主要成分】主要含有香豆素类、挥发油类、聚烯炔类、酚酸类，除此之外还含有糖类、氨基酸、有机酸、甾醇等。挥发油主要有 α-蒎烯、β-蒎烯、柠檬烯、萜品烯醇-4 等成分; 香豆素类有异欧芹素乙、佛手酚、羌活酚等; 糖类有鼠李糖、果糖、葡萄糖和蔗糖等; 根皮含皂苷 Elatoside(A、B、D) 及 Elatoside(E、F) 及脱氧鬼臼素、Notopterol 等; 还有 β-谷甾醇、油酸、亚油酸和阿魏酸、羌活醇、紫花前苷、香草酸等。

【药理作用】①解热镇痛, 抗炎作用; ②抗心律失常作用; ③抗心肌缺血作用; ④抗血栓形成作用; ⑤抗休克作用; ⑥对脑循环作用: 能选择性地增加动物的脑血流量, 而不增加外周血流量, 且不加快心率、不升高血压; ⑦抗过敏作用; ⑧对免疫系统的作用: 能显著促进佐剂性关节炎模型大鼠全血白细胞的吞噬功能和全血淋巴细胞的转化力, 并提高其红细胞免疫功能; ⑨抗病原微生物作用; ⑩对消化系统的作用: 可抑制溃疡形成和腹泻, 对渗出性腹泻的止泻效果显著, 对小肠蠕动紊乱所致的腹泻作用不显著。

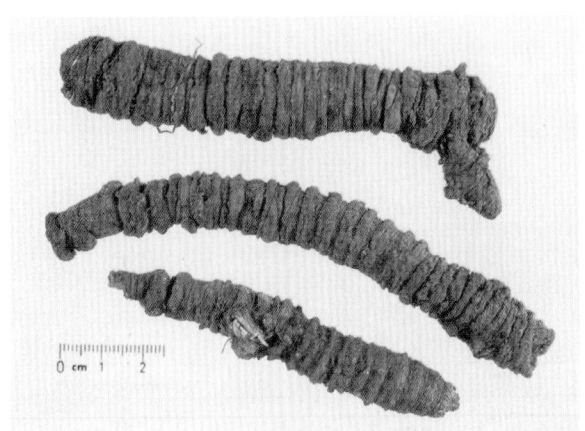
a

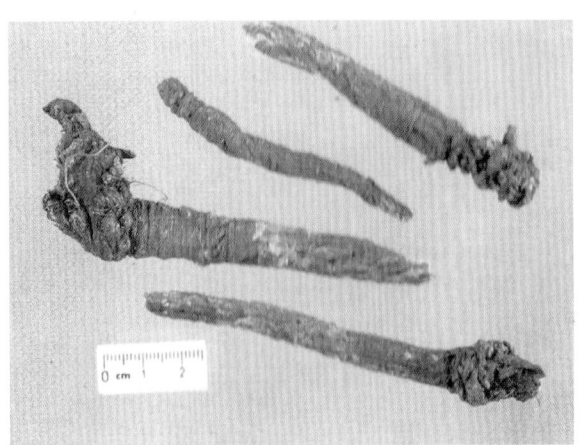
b

c

图 117　川羌活(四川产)
a.蚕羌　b.条羌　c.竹节羌

· 西羌活 ·
Xiqianghuo
NOTOPTERYGII RHIZOMA ET RADIX
Forbes Notopterygium Rhizome and Root

【来　　源】为伞形科植物宽叶羌活 *Notopterygium franchetii* H.de Boiss. 的干燥根茎

及根。

【产　　地】主产于甘肃的甘南、祁连山地带；青海的海北、海南、黄南、互助、大通等地。

【采收加工】同川羌。

【性状鉴别】呈类圆柱形，略弯曲，长4~12cm，直径1~2cm。顶端残留茎痕及叶梢残基，表面棕褐色至棕黑色，节间很短，呈紧密隆起的环节，节上密生疣状突起的须根痕，形似蚕（习称"蚕羌"）。根条稍粗而节间长条状，近根茎处有较密环纹，长8~17cm，直径1.0~3.5cm，习称条羌。根茎粗大结节状，顶部有数个茎基，而根部较小，习称大头羌。体轻质松脆，易折断，断面不齐，有菊花纹的裂隙。皮部黄棕色至棕黑色，油润，有棕色油点，木部黄白色，射线明显，髓部黄棕色。气香而稍膻浊，气味较淡。

西羌活以香气浓的蚕羌为佳。

【规格等级】按《七十六种药材商品规格标准》规定，西羌活商品分为三个等级：

一等（蚕羌）：干货。呈圆柱形，全体环节紧密，形似蚕。表面棕黑色，体轻质松脆。断面有紧密分层，呈棕紫白色相间的纹理。气微膻，味微苦辛。无须根、杂质、虫蛀、霉变。

二等（大头羌）：干货。呈瘤状突起，不规则的块状。表面棕黑色。体轻质松脆，断面具棕黄色白色相间的纹理。气膻浊，无须根、杂质、虫蛀、霉变。

三等（条羌）：干货。呈长条形。表面暗棕色，多纵纹，香气较淡，味微辛、苦。间有破碎。无须根、杂质、虫蛀、霉变。

【炮　　制】取原药拣去杂质，洗净，忌浸泡，闷润，切片，晒干。

【性味归经】同川羌活。

【功能主治】同川羌活。

【用法用量】同川羌活。

【主要成分】同川羌活。

【药理作用】同川羌活。

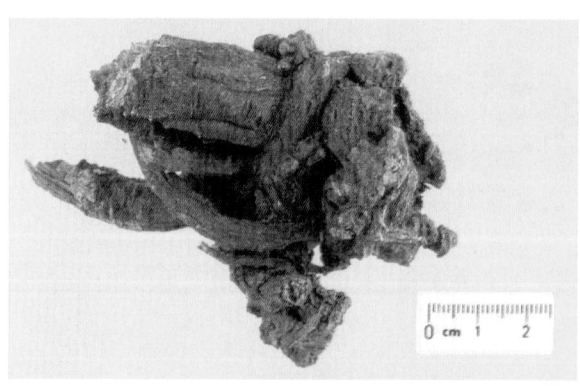
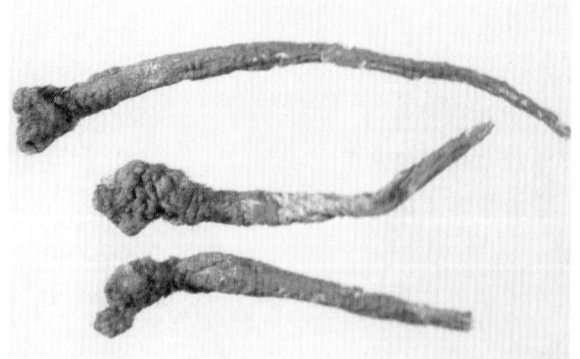

a　　　　　　　　　　　　　　　b

图118　西羌活（青海产）

a.西羌活　b.大头羌

·芦根《神农本草经》·
Lugen
PHRAGMITIS RHIZOMA
Common Reed Rhizome

【来　　源】为禾本科植物芦苇 *Phragmites communis* Trin. 的新鲜或干燥根茎。

【产　　地】野生。全国各地均产。主产于湖北孝感、黄冈、荆州，安徽安庆、蚌埠，江苏扬州、张家港、太仓、启东，浙江杭州、宁波，上海崇明等地。

【采收加工】春秋季采挖。除去泥土，剪去残根、芽和节上的须根，剥去膜质叶，晒干或埋于湿沙中供鲜用。

【性状鉴别】

（1）鲜芦根：呈长圆柱形，表面黄白色，有光泽，长短不一，直径 1~2cm，全体有节，节上具残根及芽痕。质轻而韧，不易折断，断面黄白色，中空。壁厚 1~2mm，有小孔排列成环。气微，味甘。

（2）干芦根：呈扁长圆柱形，表面有光泽，节处较硬，节间有纵皱纹。沼泽地生长者质轻而柔韧，旱地生长者质稍硬，不易折断。气无，味微甘。海滩生长者带咸味，色灰暗。

【显微鉴别】取本品粉末 1g，加三氯甲烷 10mL，超声处理 20 分钟，滤过，滤液作为供试品溶液。另取芦根对照药材 1g，同法制成对照药材溶液。照薄层色谱法试验，吸取上述两种溶液各 10μL，分别点于同一以羧甲基纤维素钠为黏合剂的硅胶 G 薄层板上，以石油醚（30~60℃）-甲酸乙酯-甲酸（15：5：1）的上层溶液为展开剂，展开，取出，晾干，置紫外光灯（365nm）下检视。供试品色谱中，在与对照药材色谱相应的位置上，显相同颜色的荧光斑点。

【规格等级】商品分干货和鲜货两种。均为统货。鲜芦根以色白、质嫩、有光泽、圆条较硬、无细根者为佳。

干芦根以色黄白、扁条柔韧、有光泽、无芦头、杂质者为佳。

【炮　　制】除去杂质，洗净，切段，晒干。

【性味归经】甘，寒。归肺、胃经。

【功能主治】清热生津，除烦，止呕，利尿。用于热病烦渴，胃热呕哕，肺热咳嗽，肺痈吐脓，热淋涩痛。

【用法用量】15~30g，水煎服。鲜品用量加倍，或捣汁用。

【主要成分】其中多糖类成分占的比例较大（其中芦根多糖约51%），还有氨基酸、脂肪酸、甾醇、生育酚、多元酚。尚含一定量的二烷木质素、2,5-二甲氧基-对-苯醌、对-羟基苯甲醛、丁香醛、香草酸、阿魏酸、对香豆酸、另含有薏苡素、天门冬酰胺、苜蓿素、糠醛、棕榈酸、亚油酸甲酯、邻苯二甲酸二辛酯等。芦根的表皮硅质细胞中主要含硅，其次为钾、氯、钙、

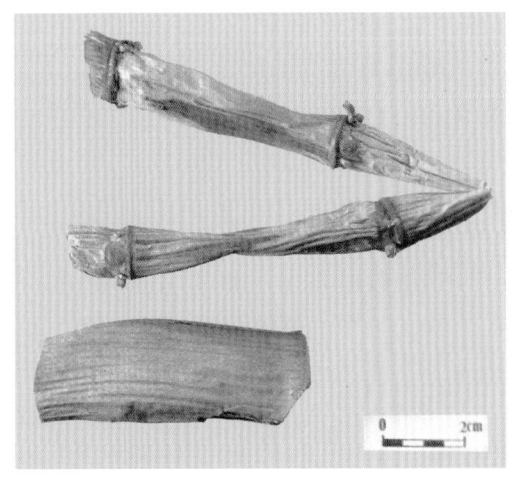

图 119　芦根（湖北产）

硫、铁、铜、锌、硼等。

【药理作用】①镇痛、解热作用；②中枢抑制作用，镇静作用；③松弛肠管平滑肌作用；④抗菌作用；⑤保肝作用；⑥抗炎作用；⑦抗肿瘤作用；⑧改善脂质代谢；⑨对糖尿病的影响：对糖尿病小鼠微量元素代谢紊乱具有一定的改善作用，能改善葡萄糖耐受力，降低血糖；⑩溶解胆结石；⑪解蟹、河豚毒；⑫其他作用：长期用药，可使大鼠血中甲状腺素升高，并有轻度抗氧化作用，可防止肾上腺素的氧化。尚有镇吐、抗癌作用。

·苍术《神农本草经》·
Cangzhu

商品按来源不同分为茅苍术（汉苍术）和北苍术（津苍术）两个品别。均以"苍术"为名。习惯认为江苏茅山、安徽太平、河南桐柏所产茅苍术质量较好，久负盛誉。

·茅苍术·
Maocangzhu
ATRACTYLODIS RHIZOMA
Swordlike Atractylodes Rhizome

【来　　源】为菊科植物茅苍术 Atractylodes lancea（Thunb.）DC. 的干燥根茎。

【产　　地】主产于江苏句容茅山、镇江，安徽皖南、皖东及大别山区各县，河南信阳、南阳，湖北襄阳等地。江苏茅山一带产者质佳，故称"茅苍术"。

【采收加工】野生或栽培。栽培品种植 2~4 年可采挖。春秋季挖取根茎，除去茎叶、细根、泥土，晒干，撞去须根。以秋后采收的质量较佳。

【性状鉴别】呈不规则连珠状或结节状圆柱形，略弯曲，偶有分枝，长 3~10cm，直径 1~2cm。表面灰黑色或灰褐色，凹凸不平，有隆起横槽沟及残留的须根和残留茎基。体坚质实，断面黄白色或灰白色，露出细韧纤维，有多数橙黄色或棕红色油点（习称"朱砂点"），暴露稍久会析出白毛状结晶（习称"起霜"，故又称"毛苍术"）。香气浓郁特异，味微甜、辛，微苦。

以粗壮，质实，断面黄白色，有棕红色油点多，香气浓郁者为佳。

【规格等级】按《七十六种药材商品规格标准》规定，茅苍术商品为统货。干货。呈不规则连珠状的圆柱形，略弯曲。表面灰黑色或灰褐色。质坚。断面黄白色，有朱砂点，露出稍久后有白毛状结晶体，气浓香，味微甜而辛。中部直径 0.8cm 以上。无须根、杂质、虫蛀、霉变。

【炮　　制】

（1）苍术片：除去杂质，洗净，润透，切厚片，干燥。

（2）麸炒苍术：取苍术片每 100kg 用麦麸 15kg，先将炒锅加热，撒进麦麸冒烟时倒入苍术片，用中火炒至深黄色，取出，筛去麦麸，放凉。

（3）泡苍术：取苍术片，倒入煮沸的米泔水中，浸泡透心，取出用清水洗净，晒干。

（4）焦苍术：取苍术片，用中火炒至褐色，取出，放凉。

【炮制作用】苍术含油分较多，辛温苦燥，米泔水浸泡和麸炒制能缓和燥性，增强燥湿健脾作用，炒焦能增强除湿止泻作用。

【性味归经】辛、苦，温。归脾、胃、肝经。

【功能主治】燥湿健脾，祛风，散寒，明目。用于脾为湿困引起的运化失调，食欲不振，呕恶烦闷，脘腹胀满，泄泻，水肿，脚气痿躄，风湿痹痛，风寒感冒，雀目夜盲，关节肢体疼痛等症。

【用法用量】3~9g。水煎服。

【主要成分】苍术中化学成分类型主要为倍半萜类、烯炔类、三萜类及甾体类、芳香苷类等。茅苍术根茎挥发油含量5%~9%，北苍术根茎含挥发油1.5%。挥发油的主要成分为苍术醇，是β-桉叶醇和茅术醇的混合物。此外，还含有苍术酮、苍术素、蛇床子素、呋喃甲醛、氨基酸、香豆素衍生物等。

【药理作用】①对胃肠运动机能的影响：有双向调节作用，即在胃肠运动功能正常或低下时，它能促进胃肠蠕动，脾虚泄泻或胃肠功能亢进时，它则显示出明显的抑制作用。可以抑制脾虚证大鼠胃黏膜损害，保护和修复损伤的黏膜组织，改善体虚大鼠的免疫功能。②抗溃疡作用：对胃黏膜有保护作用。③保肝抗毒作用。④抑菌作用。⑤促进胆汁分泌作用。⑥对子宫平滑肌的作用：对未孕大鼠子宫平滑肌有显著抑制作用。⑦抗氧化作用。⑧对血糖的影响：具双向调节作用。⑨抗缺氧作用。⑩中枢抑制作用。⑪抗肿瘤作用。⑫促进骨骼钙化。⑬对心血管系统的影响：对蟾蜍心脏有轻度的抑制作用，小剂量时可使家兔血压轻度上升，大剂量则血压下降。

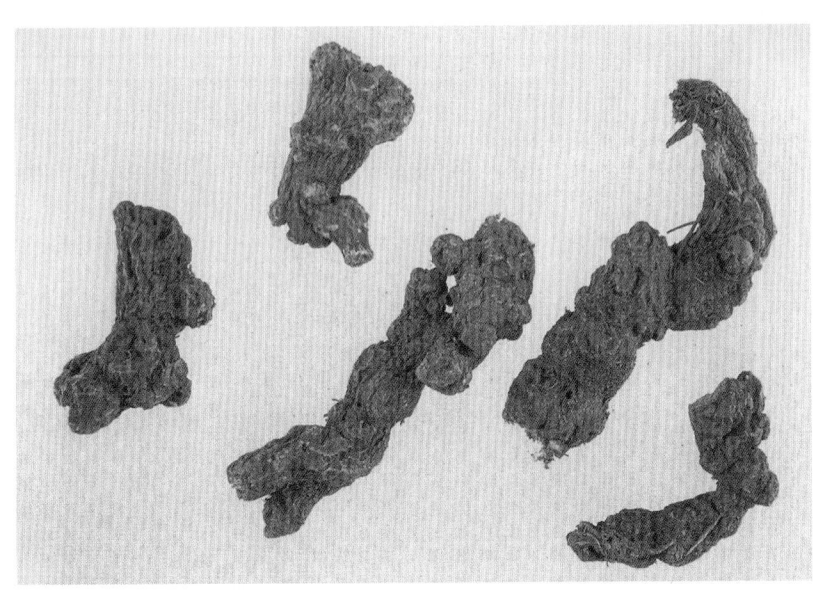

图120　茅苍术（江苏产）

·北苍术·
Beicangzhu
ATRACTYLODIS RHIZOMA
Chinese Atractylodes Rhizome

【来　　源】为菊科植物北苍术 *Atractylodes chinensis*（DC.）Koidz. 的干燥根茎。

【产　　地】主产于河北、山西、陕西、甘肃、山东及东北各省。安徽安庆、铜陵等地有引种栽培。

【采收加工】同茅苍术。

【性状鉴别】外观性状与茅苍术相近，不同点是体较茅苍术粗大，常有分枝，呈不规则的疙瘩状或结节状，长4~15cm，直径1~3cm。表面黑棕色或棕褐色，有圆形根痕，撞去外皮者表面呈黄棕色。质较疏松略轻，折断面带纤维性，浅黄白色或灰白色，散有棕黄色朱砂点，久置无白毛状结晶析出。香气较茅苍术淡，味微辛、苦。

注：东北地区使用的关苍术为菊科植物关苍术 *Atractylodes japonica* Koidz ex Kitam. 的干燥根茎。气微味淡，质较差。

【规格等级】按《七十六种药材商品规格标准》规定，北苍术商品为统货。干货。呈不规则的疙瘩状或结节状，表面黑棕色或棕褐色，质较疏松。断面黄白色或灰白色，散有棕黄色朱砂点。气香，味微甜而辛。中部直径1cm以上。无须根、杂质、虫蛀、霉变。

【炮　　制】同茅苍术。

【性味归经】同茅苍术。

【功能主治】同茅苍术。

【用法用量】同茅苍术。

【主要成分】同茅苍术。

【药理作用】同茅苍术。

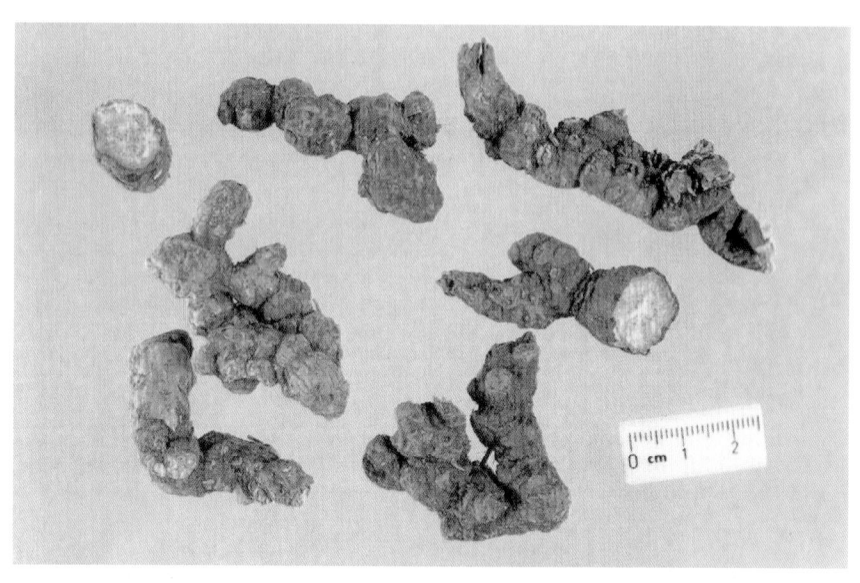

图 121　北苍术（山西产）

·赤芍《神农本草经》·
Chishao
PAEONIAE RADIX RUBRA
Peony Root

商品按药材来源不同、产地不同分为赤芍、川赤芍两个品别。均以"赤芍"为名。

·赤芍·
Chishao
PAEONIAE RADIX RUBRA
Common Peony Root

【来　　源】为毛茛科植物芍药 *Paeonia lactiflora* Pall. 的干燥根，野生。

【产　　地】野生或栽培。主产于内蒙古、安徽、河北、辽宁、黑龙江、吉林、河南、山东、山西等地。以内蒙古锡林郭勒盟多伦县产者质量最佳，在国内外市场久负盛誉。

【采收加工】栽培品采用种子繁殖者 4~5 年采挖，采用芽头分株繁殖者 3 年可采挖，但不能超过 5 年采挖，因超过 5 年根皮变黑或有空洞，影响质量。多在春、秋季采挖。采挖后，去净茎叶、须根及泥土，晒至半干，顺直，捆成小把，再晒至足干。

【性状鉴别】呈圆柱形，稍弯曲，长 10~40cm，直径 0.6~3.0cm。表面暗棕色，粗糙，有数条纵皱纹及微突起的横向皮孔，皮松薄易剥落，习称"糟皮"。质较轻松，易折断，断面略显粉性，粉白色至粉红色，习称"粉碴"，具射线纹理（菊花心）及裂隙。气微香，味微苦涩，略酸。

以枝条粗长、质较轻松，粉碴白者为佳。传统认为内蒙古锡林郭勒盟多伦县产赤芍质量最佳。

【显微鉴别】

（1）本品横切面：木栓层为数列棕色细胞。皮层薄壁细胞切向延长。韧皮部较窄。形成层成环。木质部射线较宽，导管群做放射状排列，导管旁有木纤维。薄壁细胞含草酸钙簇晶，并含淀粉粒。

（2）取本品粉末 0.5g，加乙醇 10mL，振摇 5 分钟，滤过，滤液蒸干，残渣加乙醇 2mL使溶解，作为供试品溶液。另取芍药苷对照品，加乙醇制成每 1mL 含 2mg 的溶液，作为对照品溶液。照薄层色谱法试验，吸取上述两种溶液各 4μL，分别点于同一硅胶 G 薄层板上，以三氯甲烷-醋酸乙酯-甲醇-甲酸（40：5：10：0.2）为展开剂，展开，取出，晾干，喷以5% 香草醛硫酸溶液，加热至斑点显色清晰。供试品色谱中，在与对照品色谱相应的位置上，显相同的蓝紫色斑点。

【规格等级】按《七十六种药材商品规格标准》规定赤芍分为两个等级：

一等：干货。呈圆柱形，稍弯曲，外表有纵沟或皱纹，皮较粗糙。表面暗棕色或紫褐色。体轻质脆。断面粉白色或粉红色，中间有放射状纹理，粉性足。气特异，味微苦酸。长 16cm以上，两端粗细均匀。中部直径 1.2cm 以上，无疙瘩头、空心、须根、杂质、虫蛀、霉变。

二等：长 15.9cm 以下，中部直径 0.5cm 以上。余同一等。

【炮　　制】

（1）赤芍：取原药除去杂质，大小分档，用清水润软，取出，切片，晒干。

（2）酒赤芍：取赤芍片，每 100kg 赤芍片用白酒 10~15kg 拌匀，闷润至酒吸尽，置锅内用文火炒至微黄色，取出，放凉。

【炮制作用】酒炒后能增强活血祛瘀作用。

【性味归经】苦、微酸，微寒。归肝、脾经。

【功能主治】清热凉血，活血散瘀止痛。用于温毒发斑，吐血衄血，目赤肿痛，肝郁胁痛，经闭痛经，癥瘕腹痛，跌仆损伤，肠风下血，痈肿疮疡；慢性前列腺炎、脑震荡后遗症瘀血头痛、冠心病心绞痛。凡因瘀血而引起的疼痛或烦热都可用本品。

【用法用量】6~12g，水煎服。

【主要成分】赤芍含有多种成分，主要为萜类及其苷、黄酮类及其苷、鞣质类、挥发油类、酚酸及其苷，还含有多糖类、醇类、酚类、腺苷类、棕榈酸类、氨基酸、生物碱及微量元素等成分。苷类为其主要有效成分，总称为赤芍总苷，其中单萜及其苷类化合物主要分为蒎烷结构（如芍药苷、氧化芍药苷）、内酯结构（如芍药二酮）的单萜及其苷两类。

【药理作用】①对血液系统的作用：a.抑制血小板聚集，抗凝和抗血栓作用；b.对红细胞的作用：能明显改善红细胞通透性，增加红细胞对低渗张力的抗性，有一定稳定红细胞膜结构的作用。c.抑制红细胞聚集，改善血液流变学指标。②对心血管的作用：a.抗动脉粥样硬化作用；b.对心脏的作用：对心功能具有保护作用，能扩张冠脉血管，增加冠脉血流量，从而增加心肌营养性血流量，保护缺血性心肌，提高心肌对缺氧的耐受性，降低肺血管阻力，减轻后负荷；c.对微循环的影响：对微循环有一定的稳定作用，能够减轻微循环内红细胞的聚集；d.降低门脉高压。③对神经系统的作用：保护神经细胞作用；抗抑郁作用；改善学习记忆能力。④对缺血性损伤的保护作用：可阻止脑缺血梗死面积的扩大。⑤对肿瘤的作用：对吞噬细胞的吞噬功能有促进作用，可能与其影响肿瘤细胞内 cAMP 的含量有关。⑥对肝脏的作用：在适当浓度范围内能促进肝细胞 DNA 的合成，超过一定浓度时反而减弱；可刺激大鼠产生血浆纤维连接蛋白，进而促进网状内皮系统的功能，对保护肝细胞有一定意义。⑦抗内毒素作用：对内毒素急性肺损伤有一定保护作用。⑧抗炎、抗病毒作用。⑨降血糖作用：能增加血液中葡萄糖的利用度。⑩具有清除活性氧自由基的作用。⑪滋补强壮作用。

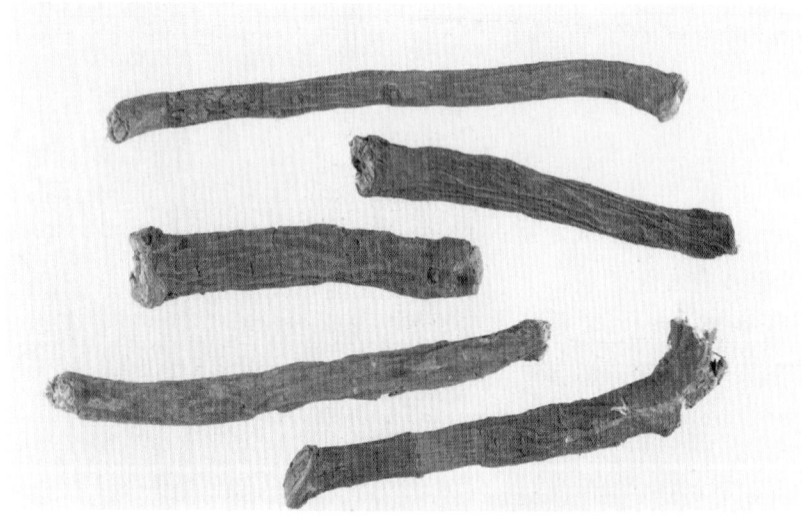

图 122　赤芍（内蒙古产）

·川赤芍·

Chuanchishao

PAEONIAE RADIX RUBRA

Veitch Peony Root

【来　　源】为毛茛科植物川芍药 *Paeonia veitchii* Lynch. 的干燥根。野生。

【产　　地】野生或家种。主产于四川阿坝、甘孜、凉山等自治州以及甘肃、陕西、青海、西藏、云南、贵州等地。

【采收加工】同赤芍。

【性状鉴别】呈圆柱形或长圆锥形，长 10~25cm，直径 1~4cm。表皮棕色或棕褐色，有纵顺皱纹及横向皮孔。质坚实，断面显粉性，黄白色或带紫色，有射线纹理。气微香，味苦涩。

【规格等级】商品分为两个等级：

一等：干货。呈圆柱形或长圆锥形，表皮棕色或棕褐色，有纵顺皱纹及横向皮孔。质坚实，断面显粉性，黄白色或带紫色，有射线纹理。气香，味微苦涩。长 16cm 以上，两端粗细均匀，中部直径 1.2cm 以上。无疙瘩头、空心、须根、杂质、虫蛀、霉变。

二等：中部直径 0.5cm 以上。余同一等。

【炮　　制】同赤芍。

【性味归经】同赤芍。

【功能主治】同赤芍。

【用法用量】同赤芍。

【主要成分】同赤芍。

【药理作用】同赤芍。

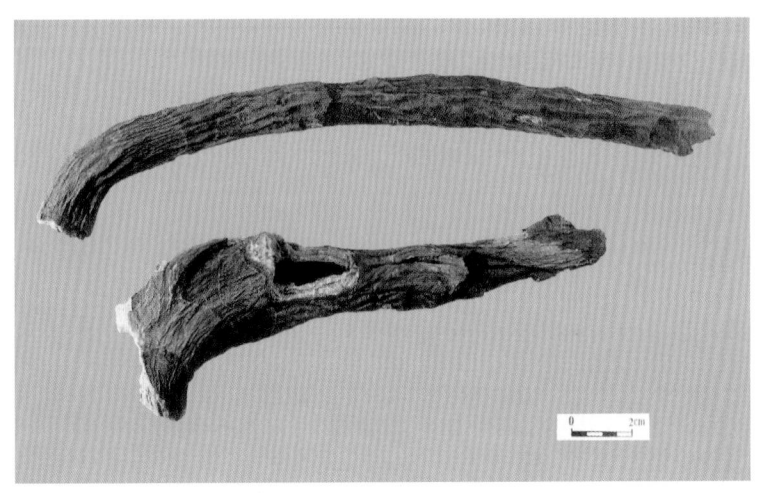

图 123　川赤芍（四川产）

· 远志《神农本草经》·
Yuanzhi
POLYGALAE RADIX
Thinleaf Milkwort or Siberian Milkwort Root

【来　　源】为远志科植物远志 *Polygala tenuifolia* Willd. 或卵叶远志 *Polygala sibirica* L. 的干燥根皮或根。

【产　　地】野生家种均有。主产于山西、陕西、河南、河北。为山西省道地药材之一。此外，山东、内蒙古、辽宁、吉林、黑龙江亦产。以山西、陕西产者质量佳，以河南、山东产量大。

【采收加工】家种远志种植 3 年采收，秋后叶片变黄时或春季出苗前，挖取根部，除去泥土，洗净，大中小分档，将细条的根切成长 15cm 左右的段，晒干，即为"远志棍"。或放置 1~2 天待水分稍干、外皮发皱时，选取枝条较大的用手搓揉，使皮与木心分离，抽去木心，晒干，即为"远志筒"。将枝条较小的根用木棒捶裂，抽去木心，即为"远志肉"。将远志的地上苗（枝叶）晒干，即为商品"小草"，有安心神，治失眠的功效。

【性状鉴别】

（1）远志：呈圆柱形，略弯曲，长 3~15cm，直径 0.3~0.8cm。表面灰黄色至灰棕色，有较密并深陷的横皱纹、纵皱纹及裂纹，老根的横皱纹较密更深陷，略呈结节状。质硬而脆，易折断，断面皮部棕黄色，木部黄白色，皮部易与木部剥离。气微，味苦、微辛，嚼之有刺喉感。

（2）远志筒：呈圆筒状，中空。长 4~6cm，直径 0.3~0.5cm。表面浅灰棕色或灰黄色，全体有较密并深陷的横皱纹、纵皱纹及裂纹，老根的横皱纹较密更深陷，略呈结节状。质稍柔，易折断，断面黄白色。气微，味苦、微辛。嚼之有刺喉感。

以条大，中空筒状，肉厚质柔，表面灰黄色或棕黄色，气浓者为佳。

（3）远志肉：碎片状。余同远志筒。

【显微鉴别】

（1）本品横切面：木栓细胞 10 余列。皮层为 20 余列薄壁细胞，有切向裂隙。韧皮部较宽广，常现径向裂隙。形成层成环。木质部发达，均木化，射线宽 1~3 列细胞。薄壁细胞大多含脂肪油滴；有的含草酸钙簇晶及方晶。

（2）取本品粉末 1g，加盐酸无水乙醇溶液（10 → 100）20mL，加热回流 30 分钟，放冷，滤过，滤液加水 30mL，用三氯甲烷振摇提取 2 次，每次 20mL，合并三氯甲烷液，蒸干，残渣加醋酸乙酯 1mL 使溶解，离心，取上清液作为供试品溶液。另取远志对照药材 1g，同法制成对照药材溶液。照薄层色谱法试验，吸取上述两种溶液各 2μL，分别点于同一硅胶 G 薄层板上，以甲苯-醋酸乙酯-甲酸（14∶4∶0.5）为展开剂，展开，取出，晾干，喷以 10% 硫酸乙醇溶液，在 105℃加热至斑点显色清晰。供试品色谱中，在与对照药材色谱相应的位置上，显相同颜色的主斑点。

【规格等级】商品分为远志棍、远志筒和远志肉三种规格。

1. 远志棍　统货，干货。为细条的不便去木心的根。一般直径在 0.2cm 以下。

2. 远志筒　按《七十六种药材商品规格标准》规定，远志筒分两个等级。

一等：干货。呈筒状，中空。表面浅棕色或灰黄色，全体有较密并深陷的横皱纹，皮细肉厚。质脆易断，断面黄白色。气特殊，味苦微辛。长 7cm，中部直径 0.5cm 以上。无木心、杂质、虫蛀、霉变。

二等：长 5cm，中部直径 0.3cm 以上。余同一等。

3. 远志肉　统货。干货。多为破裂断碎的肉质根皮。表面棕黄色或灰黄色，全体横皱纹，皮粗细厚薄不等。质脆易断。断面黄白色。气特殊，味苦微辛。无芦茎、木心、须根、杂质、虫蛀、霉变。

【炮　　制】

（1）远志：除去杂质，略洗，润透，切段，干燥。

（2）制远志：取远志筒或远志肉，每 100kg 用 6kg 甘草，拌匀，用文火煮至甘草水被吸尽，取出放凉。

（3）蜜炙远志：取制远志，每100kg用20kg炼蜜，加开水适量稀释均匀，喷淋远志，拌匀，稍闷，待吸尽蜜水后，置锅内用文火炒至深黄色，以不粘手为度，取出，放凉。

【炮制作用】甘草水制后能减轻燥性及降低刺喉副作用，蜜炙能增强化痰止咳功能。

【性味归经】苦、辛，温。归心、肾、肺经。

【功能主治】安神益智，祛痰，消肿。用于心肾不交、心气郁结引起的失眠多梦，健忘惊悸，神志恍惚，咳痰不爽，疮疡肿毒，乳房肿痛等。

【用法用量】5~10g。水煎服。

【主要成分】本品主要含皂苷，其主要成分为远志皂苷A、B、E、F、G等。尚含远志酮、远志醇、生物碱、脂肪油、树脂和糖分。

【药理作用】①镇静、抗惊厥、抗抑郁作用；②祛痰镇咳作用；③有抗老年痴呆症作用；④保护心脑血管作用；⑤抑菌作用；⑥降血压作用。

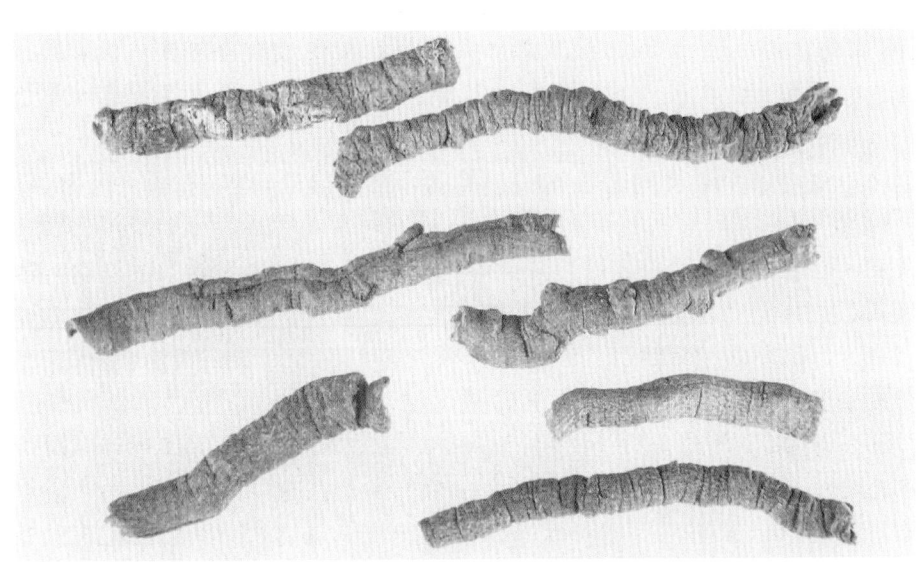

图124 远志筒（陕西产）

· 附子《神农本草经》·
Fuzi
ACONITI LATERALIS RADIX PR AEPARATA
Prepared Common Monkshood Lateral Root

商品按加工的方法不同分为盐附子、附片、炮天雄三个品别。附片分为黑顺片、白片（又称"明附片"）、黄片、熟片、挂片等五个规格。均属同一植物来源。

【来　　源】为毛茛科植物乌头 Aconitum carmichaeli Debx. 的子根及加工品。

【产　　地】主产于四川的江油县、彰明、平武、安县。此外，陕西、山西、湖北、湖南、云南等省亦产。

【采收加工】11月左右种植，次年7~8月即可采挖，早期采挖的附子质佳。挖取地下根，将附子与母根（乌头）分开，除去须根及泥沙，即得"泥附子"。采收季节因天气炎热，鲜货易变质，必须及时加工成盐附子、附片。

盐附子加工方法：选较大的泥附子，洗净泥土，放入胆巴盐水中（每100kg附子用氯化镁 40kg，食盐 25kg，加水 60kg 溶解混合均匀）浸泡 10 天左右，捞起曝晒，初晒时只晒几十分钟，晒后又浸入缸中浸泡，反复 3~4 天，然后延长至每日白天晒 4~5 小时，夜间放入缸中浸泡，3 日后改为全天晒（白天晒，晚上浸泡），使盐分充分渗入附子内部，直至表面出现大量结晶盐粒（盐霜）全身变硬。即得"盐附子"。

附片产地加工方法：

（1）黑顺片：选二、三等的"泥附子"，洗净，不去外皮，置胆巴盐水溶液（每 100kg 附子用氯化镁 40kg，食盐 25kg，加水 60kg 溶解）中，浸泡 4~5 天，然后连同胆巴盐水溶液置锅中，加热煮至透心，捞出，用清水漂净，略晾后纵切成 0.3~0.4cm 的厚片，再浸入稀胆巴盐水中并加入调色剂（每 100kg 附子用黄糖 20kg，菜籽油 5kg 同煎而成），煮至附子片油面光泽染成浓茶色，取出用清水漂至切开口尝无麻舌感时取出蒸至透心，晾至半干后再晒至足干（先晾后晒，成品不易开裂）。

（2）白片（明附片）：选择一、二、三等的泥附子去净外皮，分别置胆巴盐水溶液（每 100kg 附子用氯化镁 40kg，食盐 25kg，加水 60kg 溶解）中浸泡 4~5 天，然后连同浸液放入锅中，煮至透心，捞出，剥去外皮，纵切成厚 0.2~0.3cm 薄片，用水漂洗至切开口尝无麻舌感时取出，蒸至透心，取出，晾至半干后再晒至足干。

（3）黄片：选一、二等泥附子各 50%，置胆巴盐水溶液（每 100kg 附子用氯化镁 40kg，食盐 25kg，加水 60kg 溶解）中浸泡 4~5 天，然后连同胆巴盐水溶液置锅中，煮至透心，捞出，剥去外皮，横切成 0.3~0.5cm 的厚片，用水浸漂洗 3 次，捞起，用甘草、栀子、红花、生姜煎汁浸泡约 10 小时，取出用猛火蒸约 8 小时，至切开口尝无麻舌感时取出，晒干或炕干。

（4）熟片：选一等的泥附子，置胆巴盐水溶液（每 100kg 附子用氯化镁 40kg，食盐 25kg，加水 60kg 溶解）中 4~5 天，捞起，去皮去头去尾，横切成 0.3~0.5cm 的厚片，用水浸泡至口尝无麻辣感时取出，以猛火蒸约 8 小时，晒或炕干。

（5）挂片：将二、三等泥附子各 50%，刮去外皮，纵切成两半，置胆巴盐水溶液（每 100kg 泥附子用氯化镁 40kg，食盐 25kg，加水 60kg 溶解）中 4~5 天捞起，置缸中用水浸泡至口尝无麻辣感时取出，以猛火蒸约 8 小时，至透心。取出，晒干或炕干。

【性状鉴别】

（1）盐附子：呈圆锥形，长 5~6cm，直径 2.5~3.5cm，无芦头，顶端宽大肥满，中部有凹陷的芽痕，下部有支根痕，周围生有瘤状隆起的分枝（习称"钉角"）或支根痕，下端渐尖细，"钉角"少。表面灰黑色，披满盐霜。体重而坚硬，难折断，夏季潮解变软，横切面灰褐色，可见充满盐霜的小空隙和多角状的形成层环。气微，味咸而麻感刺舌。有剧毒，口尝慎重。盐附子以个大，色泽鲜亮，质地坚实不裂，有盐霜者为佳。

（2）黑顺片：呈不规则的纵顺切片，上宽下窄，长 1.7~5.0cm，宽 0.9~3.0cm，厚 0.2~0.5cm，周边略翘起，外皮黑褐色，切面棕黄色，略平坦，半透明状，可见纵向稍突起的维管束纹理。质坚硬，难折断，断面角质样。气微，味淡。黑顺片以片大，均匀，切面棕黄色，质坚硬者为佳。

（3）白片：外形与黑顺片类似，为不规则的片状，去净外皮，全体黄白色，半透明，质硬而脆，断面角质样。气微，味淡。白片以片大、色白、半透明者为佳。

（4）黄片：为类圆形横切片，周边稍隆起，鲜黄色，无光泽。质硬而脆，断面角质样。气微，味淡。黄片以片大、色鲜黄者为佳。

（5）熟片：类圆形的横切片，周边稍隆起，切面淡黄白色，具油润光泽，半透明，可见一多边形的筋脉环纹。质硬而脆，断面角质样。气微，味淡。熟附片以片大、切面油润光泽者为佳。

（6）挂片：半圆锥形，一端宽大，一端尖小，如卦形，片面冰糖色或褐色，半透明，油面光泽。质硬而脆，断面角质样。气微，味淡或微有麻舌感。挂片以片大、半透明、断面角质样为佳。

【显微鉴别】取黑顺片或白片粗粉4g，加乙醚30mL与氨试液5mL，振摇20分钟，滤过。滤液置分液漏斗中，加0.25mol/L硫酸溶液20mL，振摇提取，分取酸液，照分光光度法测定，在231nm与274nm的波长处有最大吸收。

【规格等级】附子的规格等级比较复杂，按《七十六种药材商品规格标准》规定，盐附子不分规格，分三个等级，附片分五个规格。

1. 盐附子　不分规格，分为三个等级。

一等：呈圆锥形，上部肥满有芽痕，下部有支根痕。表面黄褐色或黑褐色，附有结晶盐粒。体质沉重。断面黄褐色。味咸而麻、刺舌。每公斤16个以内。无空心、腐烂、霉变。

二等：每公斤24个以内。余同一等。

三等：每公斤80个以内，间有"小药扒耳"，但直径不小于2.5cm。余同一等。

2. 附片　分五个规格。

（1）黑顺片：统货。干货。为二、三等附子不去外皮，顺切成0.2~0.3cm的薄片。片边黑褐色。片面暗黄色。油面光滑。片张大小不一，厚薄均匀。味淡。无盐软片、霉变。

（2）白片：分三个等级。

一等：干货。为一等附子去净外皮，纵切成厚0.2~0.3cm的薄片。片面白色，呈半透明状。片张大，均匀。味淡，无盐软片、霉变。

二等：为二等生附子去净外皮，片张较小。余同一等。

三等：为三等生附子去净外皮，片张小。余同一等。

（3）黄片：统货。干货。为一、二等附子各50%，去皮去尾，横切成0.3~0.5cm的厚片。片面黄色，厚薄均匀。味淡。无白心、尾片、盐软片、霉变。

（4）熟片：统货。干货。为一等附子去皮去尾，横切成0.3~0.5cm的圆形厚片。片面冰糖色，油面光泽。呈半透明体。无盐软片、霉变。

（5）挂片：统货。干货。为二、三等附子各50%，去皮纵切两瓣。片面冰糖色或褐色，油面光泽，呈半透明状。块瓣均匀。味淡或微带麻辣。每500g 80瓣左右。无白心、盐软瓣、霉变。

【炮　　制】在产地已加工成黑顺片、白片、黄片、熟片、挂片的，进货后应仔细检查口尝有无麻舌感，若有麻舌感应依法复制至无麻舌感。若无麻舌感或微有麻舌感则不必加工，经整理洁净可直接入药。购进的如果是盐附子则必须依法加工炮制。方法如下：

（1）淡附片：取盐附子，用清水浸漂，每天换水2~3次，至盐分漂尽，与定量的甘草、黑豆（每100kg盐附子用甘草5kg，黑豆10kg）一起加适量水共煮至透心，切开口尝无麻舌感时取出，除去甘草、黑豆，晾至七成干切薄片，晒干（《中国药典》2000版）。

（2）熟附片：取盐附子，除去杂质，洗净，用清水浸12小时，除去皮、脐，顺切成0.5cm厚片，再用清水浸泡3天，每天换水3次，换水时用木棒轻轻搅动，泻清旧水，注入清水，至附子的盐分漂净，捞起，晾晒至六成干，加入姜汁水（每100kg盐附子用

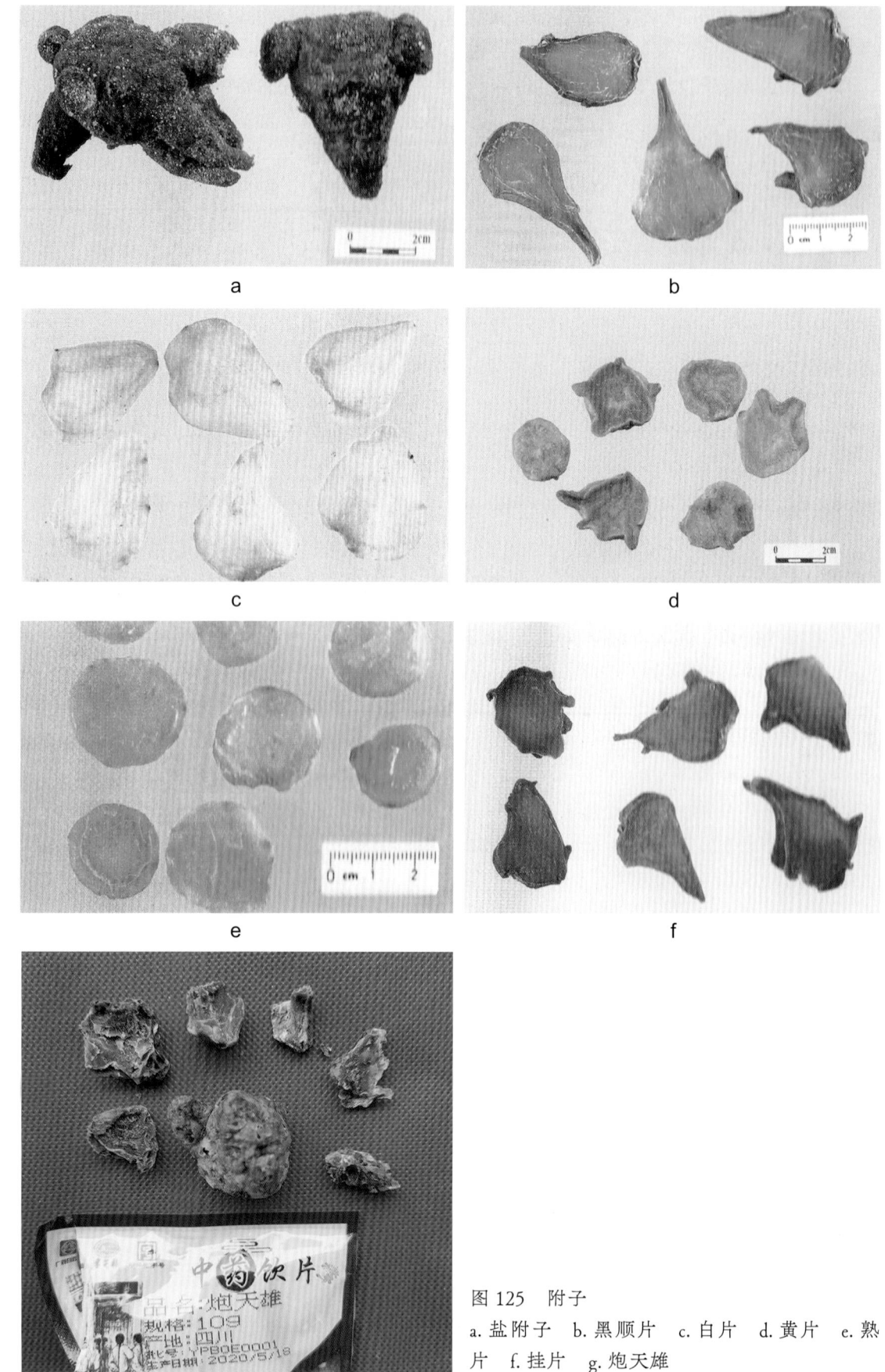

图 125　附子
a.盐附子　b.黑顺片　c.白片　d.黄片　e.熟片　f.挂片　g.炮天雄

老生姜10kg捣烂榨汁，渣加适量清水，加热煎取浓汤，与姜汁混合）拌匀，润渍约8小时，使吸尽姜汁，上气蒸4~6小时至熟透，取大个附子切开口尝无麻舌感或微有麻舌感时，取出晾至七成干时切片，晒干（《广东省中药饮片加工炮制手册》）。

（3）炮附片（又称"炮天雄"）：取中等大小的盐附子，按前述"熟附片"加工至取大个附子切开口尝无麻舌感或微有麻舌感时，取出，晾至七成干时取原个熟附子或横切成0.7cm厚的熟附片，置烫热河沙中快速翻炒至鼓起胀大，表面呈焦黄色，取出，放凉，用时敲碎。

【炮制作用】经浸泡煮制可降低附子毒性而功能仍保存，姜制增强温里作用。

【性味归经】辛，大热。生品有大毒。归心、肾、脾经。

【功能主治】回阳救逆，补火助阳，逐风寒湿邪。用于阳虚阴盛，全身功能衰退，亡阳虚脱，肢冷脉微，阳痿，宫冷，心腹冷痛，虚寒吐泻，寒湿痹痛，阴寒水肿，心力衰竭，慢性肾炎水肿，阳虚外感等。

【用法用量】应炮制后使用。3~15g，水煎服。生者入药必须先煎1小时。孕妇禁用。不宜与半夏、瓜蒌、天花粉、贝母、白蔹、白及同用。

【主要成分】本品主要含剧毒的二萜双酯类生物碱、次乌头碱、乌头碱、新乌头碱、川乌碱甲、川乌碱乙，以及消旋去甲基乌药碱。尚有8-甲氧基-苯甲酸美沙乌头碱和脱氧乌头碱。

【药理作用】①强心作用；②抗心律失常作用；③扩张血管作用；④抗休克作用；⑤镇静镇痛作用；⑥增强免疫功能；⑦抗肿瘤：附子多糖能增强机体的细胞免疫功能，通过诱导肿瘤细胞凋亡和上调抑癌基因的表达等途径抗肿瘤；⑧抗过敏作用；⑨抗氧化作用。

注：附子中毒症状：四肢麻木（从手指开始）、眩晕和衰弱感、出汗、流涎、恶心。更严重者为心悸、心律不齐、血压下降、抽搐、昏迷。

· 麦冬《神农本草经》·
Maidong
OPHIOPOGONIS RADIX
Dwarf Lilyturf Root

又称麦门冬。商品按产地和来源不同分为浙麦冬（杭麦冬）、川麦冬（绵麦冬）、湖北麦冬三个品别。其中浙麦冬和川麦冬以"麦冬"为名。习惯认为浙麦冬比川麦冬质优。

· 浙麦冬（杭麦冬）·
Zhemaidong
OPHIOPOGONIS RADIX
Dwarf Lilyturf Root

【来　　源】为百合科植物麦冬 *Ophiopogon japonicas*（L.f.）Ker-Gawl. 的干燥块根。

【产　　地】主产于浙江慈溪、杭州、余姚、余杭等地。为浙江省道地药材"浙八味"之一。

【采收加工】"立夏"后"芒种"前（5月间）用长齿耙掘取种植2~3年的麦冬，除去地上部分，将连须根的麦冬以竹箩为盛具，用力在清水中淘净泥土，晒于竹帘上，经三晒三堆（每次晒 3~5 天，堆 3~4 天）至八成干时，用手搓揉使变软，剪取麦冬（两头留须约0.8cm），再晒至足干。

【性状鉴别】呈纺锤形，两头钝尖，间有扭曲或中部稍细，长 2~3cm，直径 0.4~0.6cm，表面黄白色或土黄色，质柔韧，足干后质坚硬，半透明。断面牙白色，角质状，中有细木质心贯穿两端。气微香，味微甜，嚼之有黏性。

以粒大肥满、表面色黄白、质柔韧、气香味甜、嚼之黏性多者为佳。

【显微鉴别】

（1）本品横切面：表皮细胞 1 列，根被为 3~5 列木化细胞。皮层宽广，散有含草酸钙针晶束的黏液细胞，有的针晶直径至 10μm；内皮层细胞壁均匀增厚，木化，有通道细胞，外侧为 1 列石细胞，其内壁及侧壁增厚，纹孔细密。中柱较小，韧皮部束 16~22 个，各位于木质部束的星角间，木质部由导管、管胞、木纤维以及内侧的木化细胞连接成环层。髓小，薄壁细胞类圆形。

（2）取本品的薄片，置紫外光灯（365nm）下观察，显浅蓝色荧光。

【规格等级】按《七十六种药材商品规格标准》规定，浙麦冬商品分三个等级：

一等：干货。呈纺锤形半透明体。表面黄白色。质柔韧。断面牙白色，有细木质心。味微甜，嚼之有黏性。每 50g 150 只以内。无须根、油粒、烂头、枯子、杂质、霉变。

二等：每 50g 280 只以内。余同一等。

三等：每 50g 280 只以外，最小不小于麦粒大，油粒、烂头不超过 10%。余同一等。

【炮　　制】除去杂质，洗净，润透，轧扁，晒干。

【性味归经】甘、微苦，微寒。归心、肺、胃经。

【功能主治】养阴生津，润肺清心。用于肺燥干咳，虚痨咳嗽，津伤口渴，心烦失眠，内热消渴，肠燥便秘，慢性支气管炎，慢性咽炎等症。

【用法用量】6~15g。水煎服。

【主要成分】本品主要含多种甾体皂苷，如麦冬皂苷 A、B、C、D，以及黄酮、谷甾醇、豆甾醇、多种氨基酸、糖类、微量元素等。

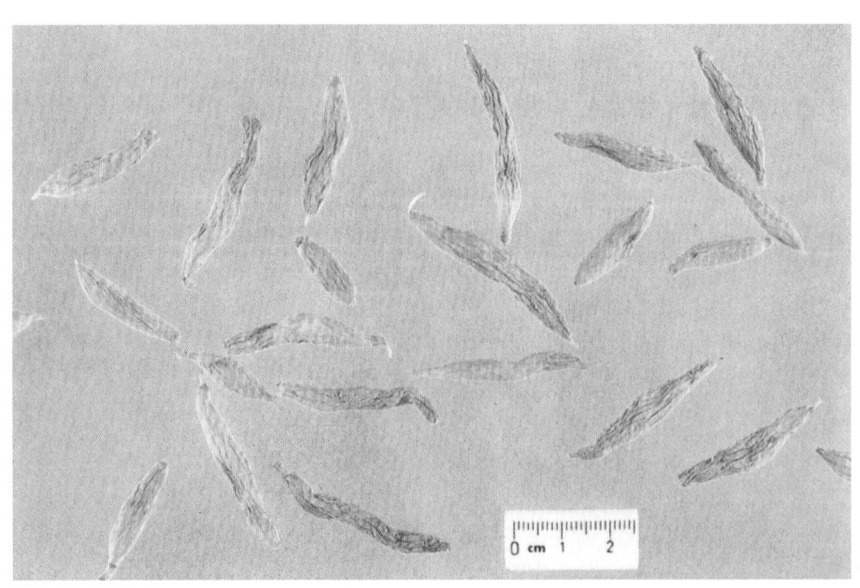

图 126　浙麦冬（杭麦冬，浙江产）

【药理作用】①抗心肌缺血作用；②抗血栓形成作用；③抗炎作用；④降血糖作用；⑤抗氧化作用；⑥增强免疫功能作用；⑦镇咳作用。

·川麦冬（绵麦冬）·
Chuanmaidong
OPHIOPOGONIS RADIX
Dwarf Lilyturf Root

【来　　源】为百合科植物麦冬 *Ophiopogon japonicus*（L.f.）Ker-Gawl . 的干燥块根。

【产　　地】主产于四川绵阳市三台县及贵州、云南、广西、湖南等地。

【采收加工】夏季采挖种植 2 年的麦冬，除去地上部分，洗净，用手搓至白色，置晒席上曝晒至五成干（须根能折断时），立即用手搓揉，即"短水"。此后每 1~2 天搓揉 1 次，约揉 4 次，除净须根，晒至全干，按规格要求筛选出不同等级。将选好的麦冬剪去两端须根，放竹席上或簸箕内曝晒。每晒 1~2 小时即用手搓揉，然后垒成堆，盖上席子放置 1~2 小时，再摊开晒，如此反复晒至全干。

【性状鉴别】呈长梭形、纺锤形或长椭圆形，两端尖，中间大，半透明。体较浙麦冬略小，长 1.0~1.8cm，直径 0.3~0.4cm。表面黄白色或淡白色，有细皱纹。质柔韧，断面淡白色。中心有一白色的木质心，较浙麦冬细弱。嚼之黏性较浙麦冬小。气微香，味微甜。

以粒大、饱满、皮细、体重质柔、表面淡黄白色、气香、味甜、嚼之发黏者为佳。

【规格等级】按《七十六种药材商品规格标准》规定，川麦冬商品分三个等级：

一等：干货。呈纺锤形，半透明体。表面淡白色。断面牙白色，木质心细软，味微甜，嚼之少黏性。每 50g 190 粒以内。无须根、乌花、油粒、杂质、霉变。

二等：每 50g 300 粒以内。余同一等。

三等：每 50g 300 粒以外，最小不小于麦粒大，间有乌花、油粒不超过 10%。余同一等。

【性味归经】同浙麦冬。

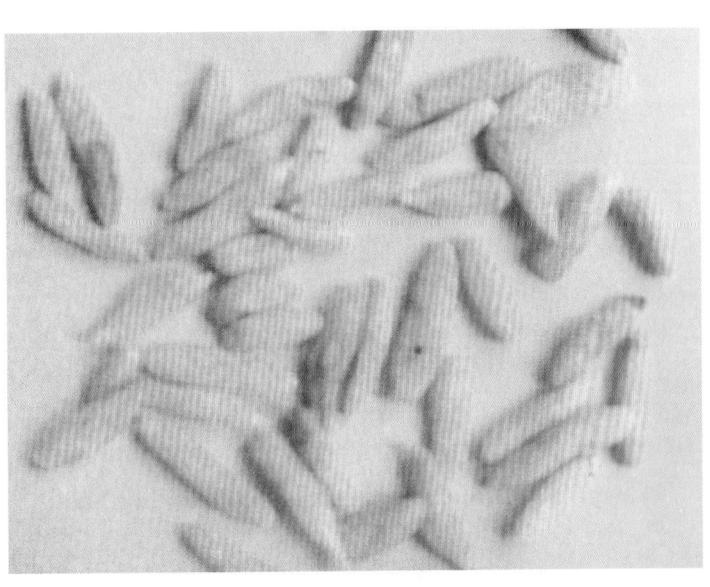

图 127　川麦冬（绵麦冬，四川产）

【功能主治】同浙麦冬。

【用法用量】同浙麦冬。

【炮　　制】同浙麦冬。

【主要成分】同浙麦冬。

【药理作用】同浙麦冬。

·湖北麦冬·
Hubeimaidong
LIRIOPES RADIX
Prolitera Liriope Root

【来　　源】为百合科植物湖北麦冬 *Liriope spicata*（Thunb.）Lour.var.*prolitera* Y. T.Ma 的干燥块根。

【产　　地】主产于湖北襄阳老河口、谷城等地。

【采收加工】春季采挖种植 2 年生的麦冬，除去地上部分，洗净，炕干或反复曝晒，堆置至干，除去须根。

【性状鉴别】呈纺锤形或长椭圆形，两端略尖或钝圆，长 1.5~3.5cm，直径 0.4~0.7cm。表面淡黄白色或淡黄色，有不规则的细纵纹。质柔韧，干后硬脆，易折断，断面平坦，淡黄白色，角质样，中柱细小。气微，味甜，嚼之发黏。

以粒大、饱满、皮细、中柱小、体重质柔、表面淡黄白色、气香、味甜、嚼之发黏者为佳。

【规格等级】统货。每 50g 280 粒左右，无须根、油粒、枯子、烂头、杂质、霉变。

【炮　　制】同浙麦冬。

【性味归经】同浙麦冬。

【功能主治】同浙麦冬。

【用法用量】同浙麦冬。

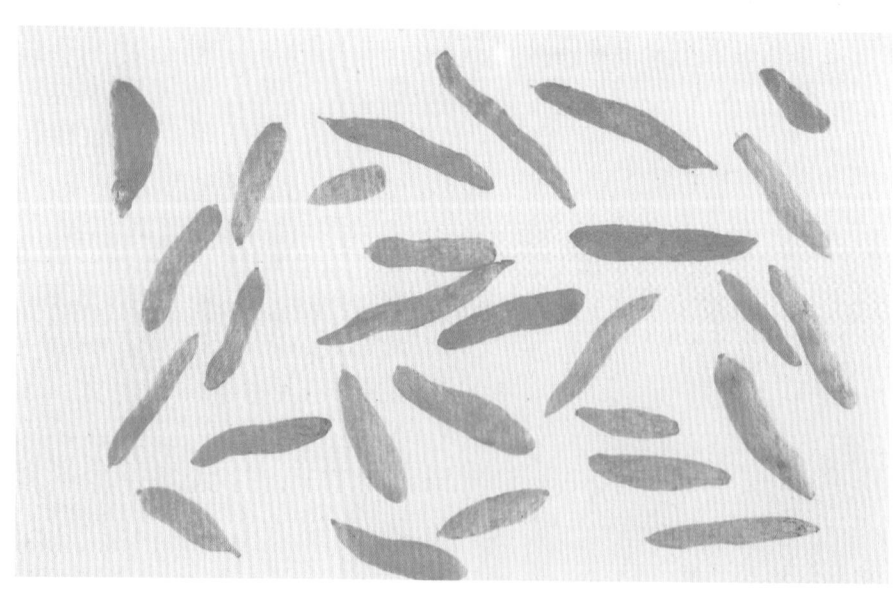

图 128　湖北麦冬（湖北产）

【主要成分】同浙麦冬。

【药理作用】同浙麦冬。

· 刺五加《神农本草经》·
Ciwujia
ACANTHOPANACIS SENTICOSI RADIX ET RHIZOMA SEU CAULIS
Manyprickle Acanthopanax Root，Rhizome or Stem

【来　　源】为五加科植物刺五加 *Acanthopanax senticosus*（Rupr.et Maxim.）Harms. 的干燥根、根茎或茎。

【产　　地】主产于黑龙江、吉林、辽宁及华北、西南各省、自治区。

【采收加工】春末植株长出叶片前，或秋季落叶后采挖，洗净，切成小段，干燥。

【性状鉴别】根茎呈结节状不规则圆柱形，直径 1.4~4.2cm。根呈圆柱形，多扭曲不直，长 3.5~12.0cm，直径 0.3~1.5cm。表面灰褐色或黑褐色，粗糙，有细纵沟及皱纹，皮较薄，有的剥落，剥落处呈灰黄色。质硬，断面黄白色，纤维性。有特异香气。味微辛，稍苦、涩。

茎呈长圆柱形，多分枝，长短不一，直径 0.5~2.0cm。表面浅灰色，老枝灰褐色，具纵裂沟，无刺。幼嫩枝黄褐色，密生细刺。质坚硬，不易折断，皮部薄，黄白色，木质部宽广，淡黄色，中心有髓。气微，味微辛。

以质坚硬，气香，无泥土、杂质、虫蛀、霉变者为佳。

【显微鉴别】

（1）本品根的横切面：木栓细胞数十列。皮层菲薄，散有分泌道；薄壁细胞大多含草酸钙簇晶，直径 11~64μm。韧皮部外侧散有较多纤维束，向内渐稀少；分泌道类圆形或椭圆形，径向 25~51μm，切向 48~97μm；薄壁细胞含簇晶。形成层成环。木质部占大部分，射线宽 1~3 列细胞；导管壁较薄，多数个相聚；木纤维发达。

根茎的横切面：韧皮部纤维束较根为多；有髓。

茎的横切面：髓部较发达。

（2）取本品粉末约 5g，加 75% 乙醇 50mL，加热回流 1 小时，滤过，滤液蒸干，残渣加水 10mL 使溶解，置分液漏斗中，用三氯甲烷提取 2 次，每次 5mL，合并三氯甲烷液，蒸干，残渣加甲醇 1mL 使溶解，作为供试品溶液。另取刺五加对照药材 5g，同法制成对照药材溶液。再取异秦皮啶对照品，加甲醇制成每 1mL 含 1mg 的溶液，作为对照品溶液。照薄层色谱法试验，吸取上述三种溶液各 10μL，分别点于同一以羧甲基纤维素钠为黏合剂的硅胶 G 薄层板上，以氯仿-甲醇（19∶1）为展开剂，展开，取出，晾干，置紫外光灯（254nm）下检视。供试品色谱中，在与对照药材色谱相应的位置上，显相同颜色的斑点；在与对照品色谱相应的位置上，显相同的蓝色斑点。

【规格等级】统货。

【性味归经】辛、微苦，温。归脾、肾、心经。

【功能主治】益气健脾，补肾安神。用于脾肾阳虚，体虚乏力，食欲不振，腰膝酸痛，心悸、失眠多梦，高血压，慢性支气管炎等。

【用法用量】9~27g，水煎服。

【主要成分】本品主要含刺五加苷（A、B、C、D、E、F、G）等多种糖苷。尚含多糖

203

及异秦皮素、绿原酸、苦杏仁苷、维生素、微量元素等。

【药理作用】①镇静作用；②保护心脑血管作用；③抗肿瘤：刺五加对药物诱发瘤、肿瘤生长和转移以及小鼠白血病都有一定抑制作用，可抑制小鼠自发乳腺癌及自发白血病的形成过程；④抗炎作用；⑤增强免疫力作用；⑥抗氧化作用；⑦祛痰、止咳作用。

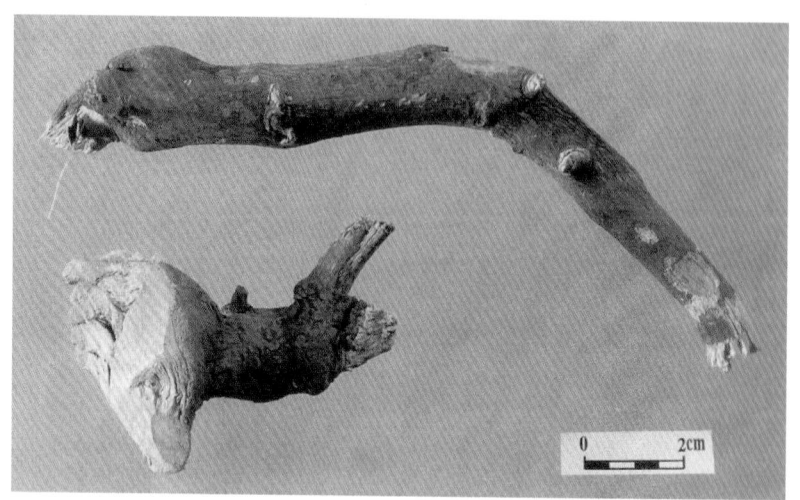

图 129　刺五加（黑龙江产）

·岩白菜《植物名实图考》·
Yanbaicai
BERGENIAE RHIZOMA
Purple Bergenia Rhizome

【来　　源】为虎耳草科植物岩白菜 *Bergenia purpurascens*（Hook.f. et Thoms.）Engl. 的干燥根茎。

【产　　地】主产于西藏、云南、四川、贵州等地。

【采收加工】秋、冬季采挖根茎，除去泥土、杂质，晒干。

【性状鉴别】根茎呈类圆柱形而稍扁，略弯曲，长 10~30cm，直径 1~2cm。表面棕灰色至棕黑色，具密集而稍隆起的环节，节间长 1~6（11）mm，节上有的有棕黑色叶基残存，并有皱缩条纹及凹点状突起的根痕。质坚实而脆，易折断，折断面类白色或粉红色，粉性，近边缘有类白色点状维管束环列，一侧点稍大，另一侧点较小，有的折断面可见部分组织枯朽，多成棕黑色。气微，味苦涩。

以根茎粗壮，表面棕灰色，质坚实者为佳。

【规格等级】商品为统货。

【性味归经】味甘、涩，性凉。归肺、肝、脾经。

【功能主治】滋补强壮，止咳止血。主治虚弱头晕，肺虚咳喘，劳伤咯血、吐血，淋浊，白带。

【用法用量】6~12g，水煎服。外用适量，鲜品捣敷；或研末调敷。

【主要成分】本品全草含岩白菜素。另含 6-O-没食子酰熊果酚苷、4,6-二-O-没食子酰熊果酚苷、2,4,6-三-O-没食子酰熊果酚苷等。

【药理作用】①祛痰止咳作用；②抗菌、抗炎作用；③抗消化道溃疡作用；④增强免疫力作用；⑤抗氧化作用；⑥降尿酸作用。

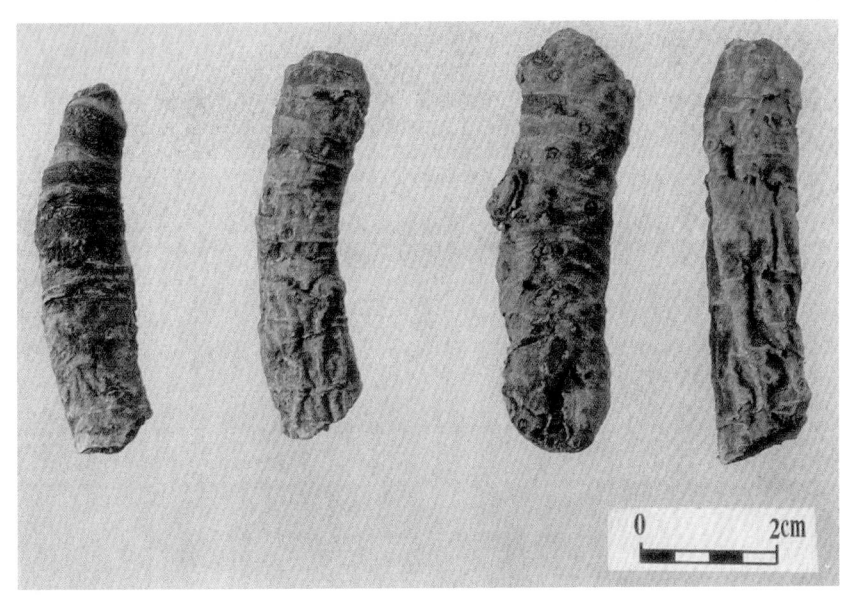

图 130　岩白菜（云南产）

· 明党参《本草从新》·
Mingdangshen
CHANGII RADIX
Medicinal Changium Root

【来　　源】为伞形科植物明党参 *Changium smyrnioides* Wolff. 的干燥根。

【产　　地】野生或栽培。主产于江苏省镇江市句容区、丹徒区，南京市溧水区、江宁区，无锡市，宜兴市，常州市金坛区；安徽省庐江、滁州、芜湖；浙江省吴兴、临安；四川省绵阳地区等均有产。

【采收加工】栽培品种植后第 3 年 5 月中旬采挖，初夏选晴天采挖，洗净泥土，除去须根。按根的粗细分档次放在沸水中煮 3~10 分钟，至内无白心，捞出放在清水中冷却，并及时用竹片或瓷碗片刮去外皮，再放入 0.3% 明矾液中浸漂 2~3 小时，捞出用清水洗净明矾水，晒干或烘干。

【性状鉴别】本品有两种性状：一种呈细长条圆柱形，两头细尖。商品称为"银牙党"或"黄牙党"，长 6~20cm，中部直径 0.6~1.5cm。表面淡黄白色至牙黄色，细腻光滑明亮。另一种呈纺锤形，商品称"匀条党"。长 6~15cm，中部直径 1.0~1.8cm。表面淡黄棕色或黄白色，偶有红棕色斑点，有蜡样光泽，有抽沟及细顺纹，有明显的支根痕。质坚而脆，细长条状的易折断，粗者不易折断，断面不平坦，半透明，呈角质状，外围有一圈黄白色表皮，皮部与木质部易剥离，内皮有白色膜状物，中部有黄色木质心。气微，味甘、淡。

以长条圆柱形，两头渐细而尖，无白心，去净外皮，有粉性，无黑点者为佳。

【规格等级】商品分四个等级：

第一章　根及根茎类

205

　　一等：干货。呈长条圆柱形，两头渐细而尖，称"银牙"。无白心，去净外皮。有粉性，无黑点。身长 10~20cm，腰段直径 0.8~1.0cm。无空心、杂质、虫蛀、霉变。

　　二等：干货。呈纺锤形，两头渐尖，偶有烛形者，称"匀条"。身长 8~15cm，腰段直径 1.2~1.5cm，无空心、杂质、虫蛀、霉变。

　　三等：干货。两头圆柱形，称"大头"。身长 6~8cm，腰段直径 0.6~0.8cm，无空心、杂质、虫蛀、霉变。

　　等外：三等以外，粗细长短不一，称"破子"，又称"破头"。

【炮　　制】洗净，润透，切厚片，干燥。

【性味归经】甘、微苦，微寒。归肺、脾、肝经。

【功能主治】润肺化痰，养阴和胃，平肝，解毒。用于肺热咳嗽，呕吐反胃，食少口干，目赤，眩晕，白带，经闭，疔毒疮疡。

【用法用量】6~12g，水煎服。

【主要成分】本品主要含甾醇、党参苷、党参多糖、党参内酯、生物碱、氨基酸、微量元素等。

【药理作用】①祛痰、止咳、平喘作用；②降血脂作用；③抗氧化作用；④抗应激作用。

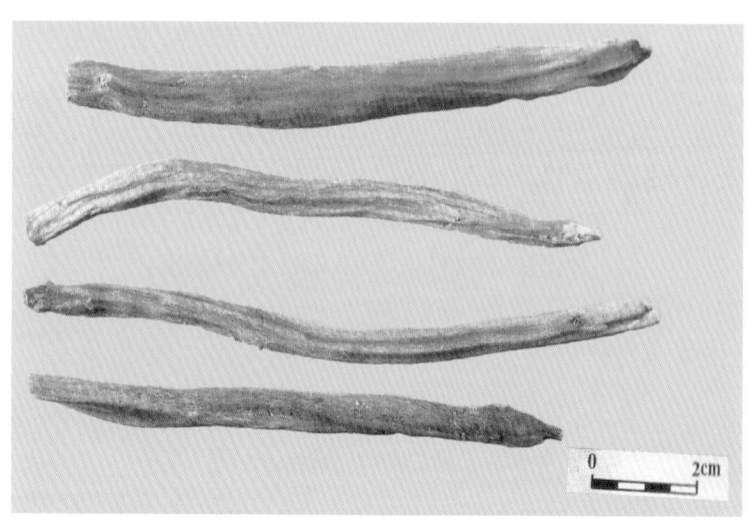

图 131　明党参（江苏产）

· 川明参《四川中药志》·
Chuanmingshen
CHUANMINSHEN VIOLACEII RADIX
Chuanminshen Root

【来　　源】为伞形科植物川明参 *Chuanminshen violaceum* Sheh et Shan. 的干燥根。

【产　　地】主产于四川金堂、巴中、简阳。

【采收加工】栽培品种植 3 年可采挖，以 4~5 月选择晴天采挖，洗净，刮除外皮，置沸水中煮至透心，取出，干燥。

【性状鉴别】长圆柱形，微弯曲。外表黄白色或淡棕色，较光滑，有棕色或浅棕色细长横向皮孔样痕迹。质硬脆，易折断，断面淡黄色，半透明，具烛样光泽。皮部约占半径的1/2，具2~3个白色断续同心环纹；木部显白色放射性纹理（菊花心）。气微，味甘淡，嚼之发黏。

以个头均匀，色白，质坚脆，碎断少，味微甜，不涩嘴者为佳。

【规格等级】统货。应无杂质、虫蛀、霉变。

【性味归经】甘、微苦，性凉。归肺、胃经。

【功能主治】养阴益胃，润肺止咳。用于体虚食少，口干，肺燥咳嗽。

【用法用量】6~15g，水煎服。

【主要成分】同明党参。

【药理作用】同明党参。

注：川明参习销于广东、广西、湖南、江西、福建、贵州及云南等地。

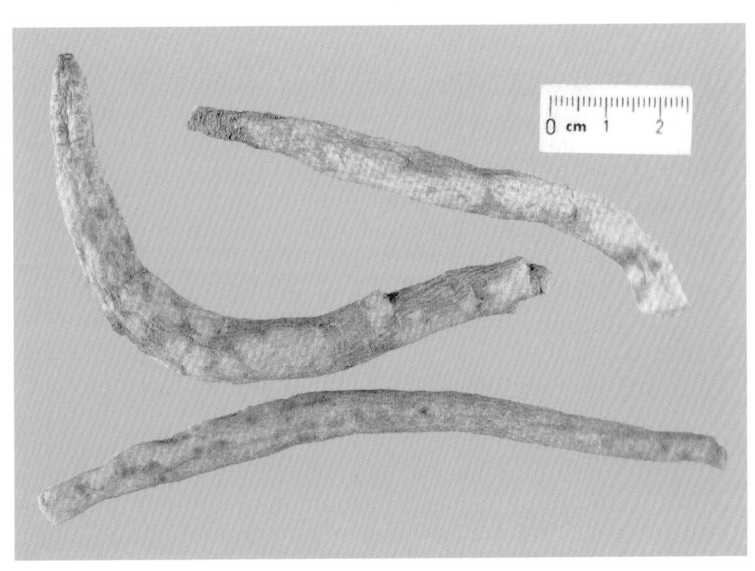

图 132　川明参（四川产）

·板蓝根《神农本草经》·
Banlangen
ISATIDIS RADIX
Indigotic Woad Root

【来　　源】为十字花科植物菘蓝 *Isatis indigotica* Fort. 的干燥根。

【产　　地】主产于河北、江苏、安徽、河南、浙江、陕西、山东、山西、甘肃、黑龙江等地。

【采收加工】种植当年秋季待地上部分枯萎时即可采挖，除去茎叶，去净泥土，晒至七八成干时，捆成小把，晒至足干。

【性状鉴别】呈细长圆柱形，稍扭曲，长 10~20cm，直径 0.3~1.2cm。表面灰黄色，有纵皱纹及支根痕，皮孔横长。根头略膨大，可见轮状排列的暗绿色叶柄残基和密集的疣状突起。质略软而实，易折断，断面皮部黄白色，木部黄色。气微，味微甜而后苦涩。

以条长、粗大、色白、体实、粉性足者为佳。

【显微鉴别】

（1）本品横切面：木栓层为数列细胞。皮层狭。韧皮部宽广，射线明显。形成层成环。木质部导管黄色，类圆形，直径约至 80μm；有木纤维束。薄壁细胞含淀粉粒。

（2）取本品水煎液，置紫外光灯（365nm）下观察，显蓝色荧光。

（3）取本品粉末 0.5g，加稀乙醇 20mL，超声处理 20 分钟，滤过，滤液蒸干，残渣加稀乙醇 1mL 使溶解，作为供试品溶液。另取精氨酸对照品，加稀乙醇制成每 1mL 含 0.5mg 的溶液，作为对照品溶液。照薄层色谱法试验，吸取上述两种溶液各 1~2μL，分别点于同一以羧甲基纤维素钠为黏合剂的硅胶 G 薄层板上（自然干燥），以正丁醇-冰醋酸-水（19：5：5）为展开剂，展开，取出，热风吹干，喷以茚三酮试液，在 105℃加热至斑点显色清晰。供试品色谱中，在与对照品色谱相应的位置上，显相同颜色的斑点。

【规格等级】商品分为两个等级：

一等：干货。长 17cm 以上，芦下 2cm 处直径 1cm 以上。无苗茎、须根、杂质、虫蛀、霉变。

二等：干货。芦下 2cm 处直径 0.5cm 以上。无苗茎、须根、杂质、虫蛀、霉变。

【炮　　制】除去杂质，洗净，润透，切厚片，干燥。

【性味功能】苦，寒。归心、胃经。

【功能主治】清热解毒，凉血利咽。用于温毒发斑，舌绛紫暗，痄腮，喉痹，烂喉丹痧，大头瘟疫，丹毒，痈肿；流感，风热感冒，肝炎，流行性乙型脑炎，肠炎，菌痢等。

【用法用量】9~30g。水煎服。

【主要成分】本品含靛蓝、靛玉红、板蓝根乙素等。尚含植物性蛋白、芥子苷和多种氨基酸等。

【药理作用】①抗菌作用；②抗病毒作用；③抗内毒素作用；④免疫调节；⑤抗癌：实验研究表明，板蓝根二酮 B 对人肝癌细胞、卵巢癌细胞具有抑制作用，并具有诱导分化、降低端粒酶活性的表达和促进肿瘤细胞向正常细胞转化的能力；⑥解毒作用。

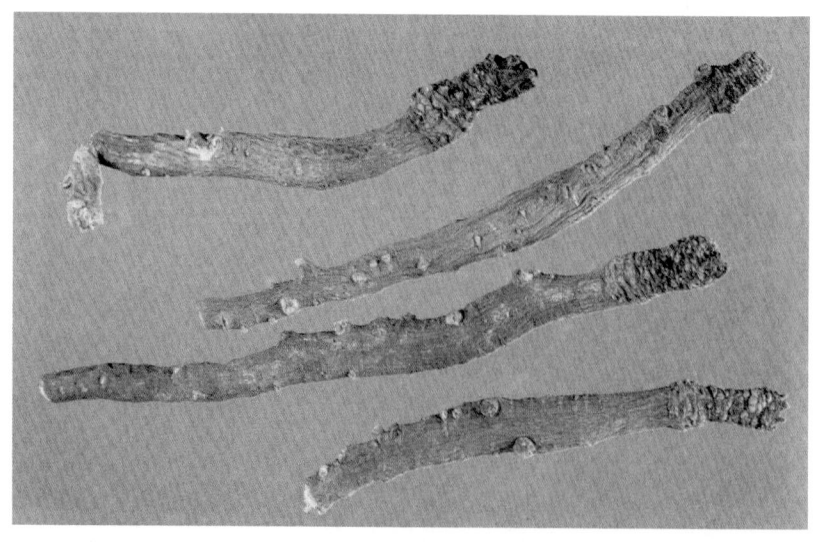

图 133　板蓝根（河北产）

·南板蓝根《本草图经》·
Nanbanlangen
BAPHICACANTHIS CUSTAE RHIZOMA ET RADIX
Common Baphicacanthus Rhizome and Root

【来　　源】为爵床科植物马蓝 *Baphicacanthus cusia*（Nees）Bremek. 的干燥根茎及根。

【产　　地】主产于四川、福建、台湾等地。湖南、广东、广西、云南、贵州等地亦产。

【采收加工】种植当年秋季采挖，除去茎叶、细根及泥沙，晒干。

【性状鉴别】根及根茎呈类方形或类圆柱形，多弯曲，有时分枝。长 10~25cm，直径 0.5~1.0cm。表面灰褐色，节膨大。质硬，可折断，断面不平坦，略显纤维状。髓部较大，灰蓝色或淡棕色，支根细长而弯曲，稍柔韧。气微，味淡。

以条长，表面灰褐色，粗细均匀者为佳。

【显微鉴别】

（1）本品根茎的横切面：木栓层为数列细胞，内含棕色物。皮层宽广，外侧为数列厚角细胞；内皮层明显；可见石细胞。韧皮部较窄，韧皮纤维众多。木质部宽广，细胞均木化；导管单个或 2~4 个径向排列，木射线宽广。髓部细胞类圆形或多角形，偶见石细胞。薄壁细胞中含有椭圆形的钟乳体。

（2）取本品粉末2g，加乙醇20mL，加热回流1小时，滤过。取滤液点于滤纸上，晾干，置紫外光灯（365nm）下观察，显紫红色荧光。另取剩余滤液，蒸干，残渣加冰醋酸 1mL 使溶解，加醋酐 1mL 及硫酸 1 滴，溶液渐变为黄、红、紫、蓝、墨绿色。

（3）取本品粉末2g，加三氯甲烷20mL，加热回流1小时，滤过，滤液浓缩至2mL，作为供试品溶液。另取靛蓝、靛玉红对照品，加三氯甲烷制成每1mL含靛蓝和靛玉红分别为 1mg 和 0.5mg 的混合溶液，作为对照品溶液。照薄层色谱法试验，吸取上述两种溶液各10μL，分别点于同一硅胶 G 薄层板上，以苯-三氯甲烷-丙酮（5:4:1）为展开剂，展开，取出，晾干，立即在日光下检视。供试品色谱中，在与对照品色谱相应的位置上，显相同的蓝色和紫红色斑点。

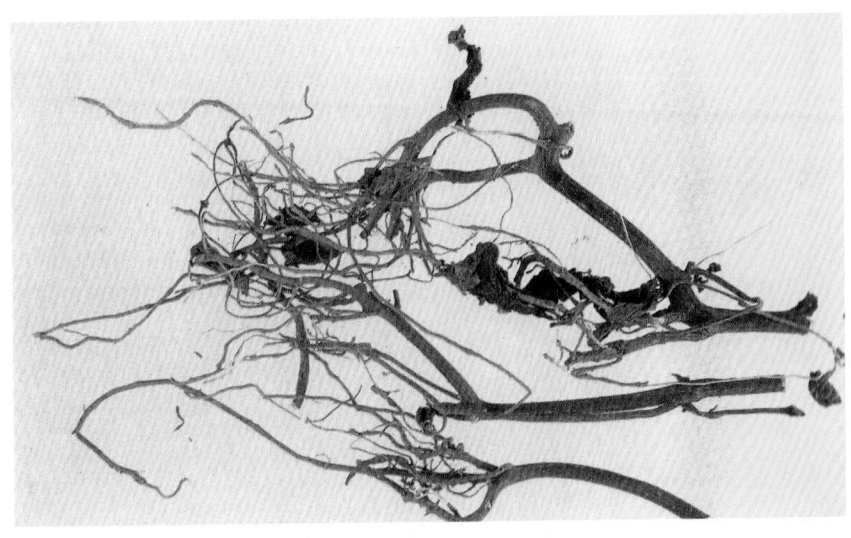

图 134　南板蓝根（广西产）

【规格等级】统货。

【炮　　制】除去杂质，洗净，润透，切厚片，干燥。

【性味功能】苦，寒。归心、胃经。

【功能主治】同板蓝根。

【用法用量】同板蓝根。

【主要成分】同板蓝根。

【药理作用】同板蓝根。

·法罗海《滇南本草》·
Faluohai
ANGELICAE APAENSIS RADIX
Ahpa Angelica Root

【来　　源】为伞形科植物阿坝当归 *Angelica apaensis* Shan et Yuan 的干燥根。

【产　　地】主产于云南东川、巧家，四川阿坝藏族羌族自治州等地。

【采收加工】秋末冬初地上茎苗枯黄时采挖根部，去净泥土，洗净，干燥。

【性状鉴别】根略呈圆柱形或圆锥形，长 7~25cm，直径 2~4cm。表面棕褐色或黄褐色，芦头常残留茎基，周围常包被紫红色膜状叶鞘，习称红缨；近芦头一端外表具环纹，中下部有不规则纵皱纹；支根稍弯曲，棕色，有显著突起的横向皮孔；外皮脱落后显白色。质较松脆，折断面不平坦，有放射状纹理及裂隙，显菊花状纹理；韧皮部类白色，具多数褐色油点；木质部棕黄色。具浓烈特异香气。味苦、辛，有麻舌感。

以根条粗壮、气味浓，握之香气染手久留不散者为佳。

【规格等级】统货。

【炮　　制】取药材，除去杂质，洗净，润透，切片，晒干。

【性味归经】辛、苦，温。归脾、肝、肺经。

【功能主治】理气止痛，止咳平喘。用于胸胁脘腹疼痛，头痛，咳喘等。

【用法用量】水煎服，6~15g；或入丸、散。

【主要成分】主要含有氧化前胡素、异欧前胡内酯、水合氧化前胡素、白当归脑、白

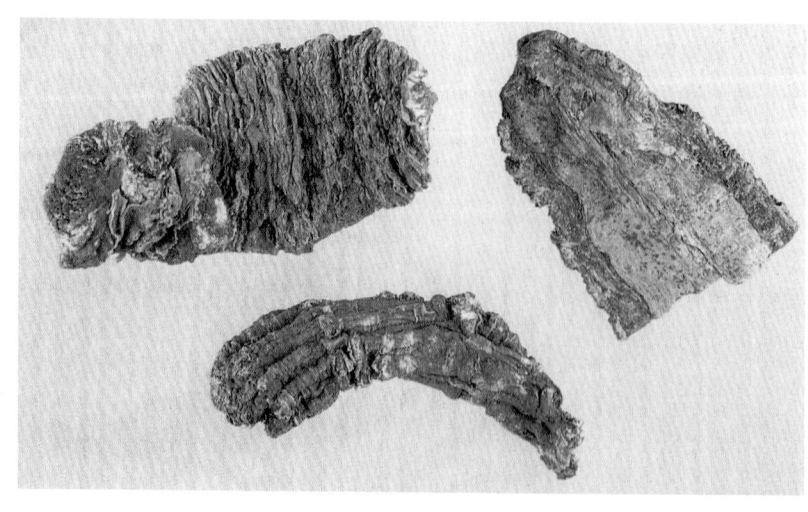

图 135　法罗海（云南产）

当归素、栓翅芹烯醇、阿坝当归素、木蜡酸、β-谷甾醇、γ-谷甾醇。

【药理作用】①镇痛作用；②镇咳、平喘作用；③解痉作用；④抗菌作用。

· 泽泻《神农本草经》·
Zexie
ALISMATIS RHIZOMA
Oriental Waterplantain Tuber

商品按产地不同，分为建泽泻、川泽泻两个品别。

【来　　源】为泽泻科植物泽泻 *Alisma orientale*（Sam.）Juzep. 的干燥块茎。

【产　　地】主产于福建建瓯、龙海、同安、福州等地者，习称"建泽泻"，产于四川灌县、重庆、眉山等地者，习称"川泽泻"。此外，江西、湖南、湖北、广东亦产。习惯认为"建泽泻"质优。

【采收加工】当年春季种植冬季采收，或冬季种植春季采收，茎叶开始枯萎时采挖，洗净，置烘干炉中，经 12~14 小时须根已干燥时，用摇撼机撞去须根，取出，再用文火烘 1~2 小时，再用摇撞机撞去残留须根和粗皮，反复几次，直至须根、粗皮全部除去，烘至足干。

【性状鉴别】

（1）建泽泻：个大，呈鹅卵状、椭圆形，中间膨大，两端渐细，长 2~7cm，直径 2~6cm。表面黄白色或淡黄棕色，有不规则的横向环状沟纹，及多数细小突起的须根痕，底部有的有瘤状芽痕。

（2）川泽泻：呈类圆球形，上部大，下部渐细，底部有乳头状小疙瘩。质坚实，富粉性，断面浅黄白色，有多数细孔。气微，味微苦。

泽泻均以个大、质坚、色黄白、粉性足者为佳。

【显微鉴别】本品粉末淡黄棕色。淀粉粒甚多，单粒长卵形、类球形或椭圆形，直径 3~14μm，脐点人字状、短缝状或三叉状；复粒由 2~3 分粒组成。薄壁细胞类圆形，具多数椭圆形纹孔，集成纹孔群。内皮层细胞垂周壁波状弯曲，较厚，木化，有稀疏细孔沟。油室大多破碎，完整者类圆形，直径 54~110μm，分泌细胞中有时可见油滴。

【规格等级】

1. 建泽泻　按《七十六种药材商品规格标准》建泽泻分三个等级。

一等：干货。呈椭圆形，撞净外皮、须根。表面黄白色，有细小突起的须根痕。质坚硬。断面浅黄白色，细腻有粉性。味甘、微苦。每公斤 32 个以内，无双花、焦枯、杂质、虫蛀、霉变。

二等：每公斤 56 个以内。余同一等。

三等：每公斤 56 个以外，最小直径不小于 2.5cm，间有双花，轻微焦枯，但不超过 10%。余同一等。

2. 川泽泻　分两个等级。

一等：干货。呈卵圆形，去净粗皮及须根，底部有乳头状小疙瘩。表面灰黄色。质坚硬。断面淡黄白色。味甘、微苦。每公斤 50 个以内，无焦枯、碎块、杂质、虫蛀、霉变。

二等：每公斤 50 个以外，最小直径不小于 2cm，间有少量焦枯、碎块，但不超过 10%。余同一等。

【炮　　制】

（1）泽泻片：除去杂质，洗净，浸3~5小时，润透，切厚片，干燥。

（2）盐泽泻：取泽泻片，每100kg用2kg食盐，用适量清水溶解，喷淋均匀，闷润，待吸尽盐水后，置锅中用文火炒至表面略呈黄色，取出放凉。

【炮制作用】盐制后能引药下行，增强利水泄热作用。

【性味归经】甘，寒。归肾、膀胱经。

【功能主治】利小便，清湿热。用于小便不利，水肿胀满，泄泻尿少，湿热痰饮、眩晕，热淋涩痛、尿血，高脂血症，脚气。

【用法用量】9~12g，水煎服。

【主要成分】本品含泽泻醇（A、B、C、D）等四环三萜酮醇衍生物。还含有二萜、植物甾醇、挥发油、生物碱、天门冬素、甾醇苷、脂肪酸、蛋白质及淀粉等化学成分。

【药理作用】①利尿作用；②降血脂作用；③护肝、抗脂肪肝作用；④抗动脉粥样硬化作用；⑤免疫调节作用；⑥抗炎作用。

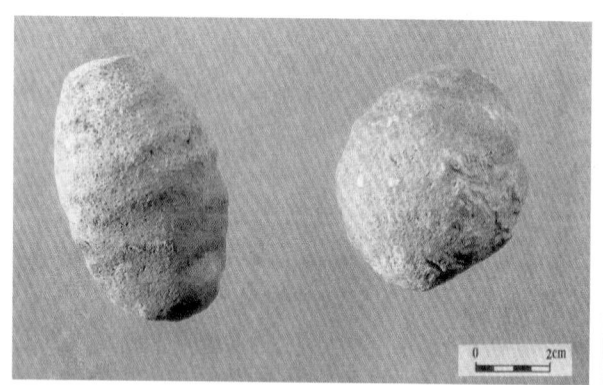
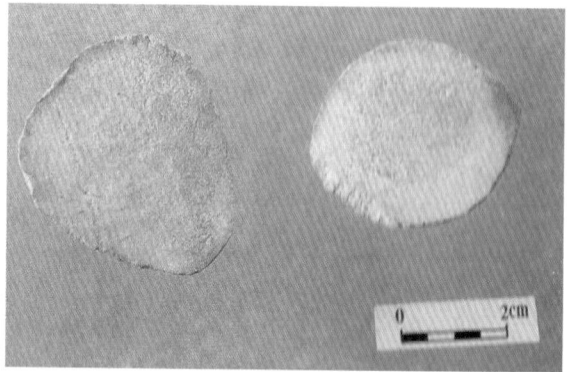

a

b

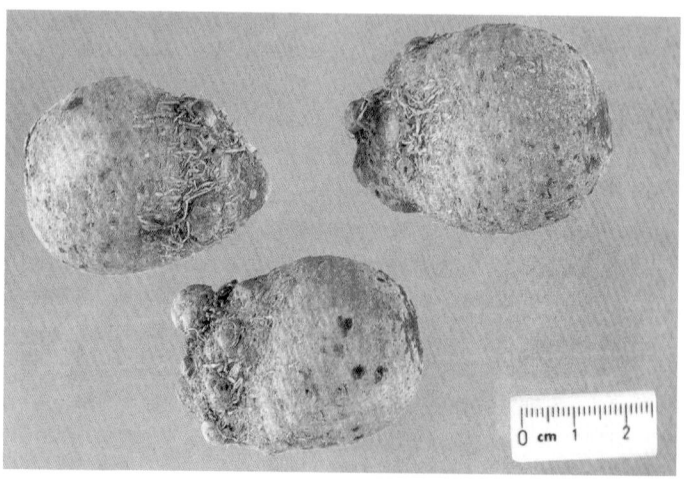

c

图 136　泽泻

a.建泽泻　b.建泽泻片　c.川泽泻

狗脊《神农本草经》

Gouji
CIBOTII RHIZOMA
East Asian Tree Fern Rhizome

【来　　源】为蚌壳蕨科植物金毛狗脊 *Cibotium barometz*（L.）J. Sm. 的干燥根茎。

【产　　地】主产于广东、海南、广西、四川、贵州、浙江、江西、湖北、湖南、福建、台湾等地。

【采收加工】野生。全年可采，以秋、冬季采者质佳。挖取根茎，除去叶柄、须根及黄色柔毛，晒干，商品规格称为"狗脊条"。趁鲜时斩成 0.5~1.0cm 的块片，晒干，商品规格称"生狗脊片"或"厚狗脊片"。鲜时用沸水烫煮过，刨成薄片，晒干，商品规格称"熟狗脊片"或"薄狗脊片"。

【性状鉴别】呈不规则长条状，长 10~30cm，直径 4~8cm。表面黄棕色至深黄棕色，全体有数个至十余个凹陷呈酒盏状叶柄脱落后的残基，常见刀削痕，凹陷处可见黄棕色有光泽的柔毛存在。质坚硬，不易折断。已斩成块片的片面浅棕黄色，较粗糙，宽 3~5cm，厚 0.5~1.0cm。边缘不整齐，有未完全去净的黄棕色柔毛，近外皮处有一棕黄色凸起的木质部圈，中央为宽广的髓部。熟狗脊片片面较光滑，棕红色。气无或微香，味微涩。

狗脊原条以条粗长，去净柔毛，质坚实者为佳。切片者以无柔毛，片大而薄，切面红棕色，气微香者为佳。

【显微鉴别】本品横切面：表皮细胞 1 列，残存金黄色的非腺毛。其内有 10 余列棕黄色厚壁细胞，壁孔明显。木质部排列成环，由管胞组成，其内外均有韧皮部及内皮层。皮层及髓均由薄壁细胞组成，细胞充满淀粉粒，有的含黄棕色物。

【规格等级】统货。干货。原条者条粗长，去净柔毛，质坚实。切片者片大而薄，厚度不超过 0.1cm，无柔毛，切面红棕色。

【炮　　制】

（1）净狗脊片：取狗脊条拣用火燎去或刮去残留柔毛者，洗净，浸润闷透，切或刨片，晒干。商品已切成片者，则整理洁净入药。

（2）盐狗脊：取净狗脊片，每100kg用2kg食盐加适量温水溶化，拌匀，润至吸尽盐水，蒸 2~3 小时，取出，晒干

【炮制作用】经盐制后能增强补益肝肾、强壮筋骨的功效。

【性味归经】苦、甘，温。归肝、肾经。

【功能主治】补肝肾，强筋骨，壮腰膝，祛风湿。用于腰脊酸痛，足膝软弱，下肢无力，肝肾不足之寒湿、风湿痹痛，老人尿频、寒湿膝痛、腰痛，尤其腰脊僵硬疼痛、伸屈不便等症。

【用法用量】9~12g，水煎服。

【主要成分】主要含萜类成分、挥发油、香荚兰己酮、香草醛、胡萝卜苷、β-谷甾醇、原儿茶酸等。

【药理作用】①防治骨质疏松；②抑制血小板聚集；③止血作用；④抗炎、抗风湿作用；⑤保肝作用；⑥抗氧化作用；⑦镇痛作用；⑧抑菌作用。

第一章　根及根茎类

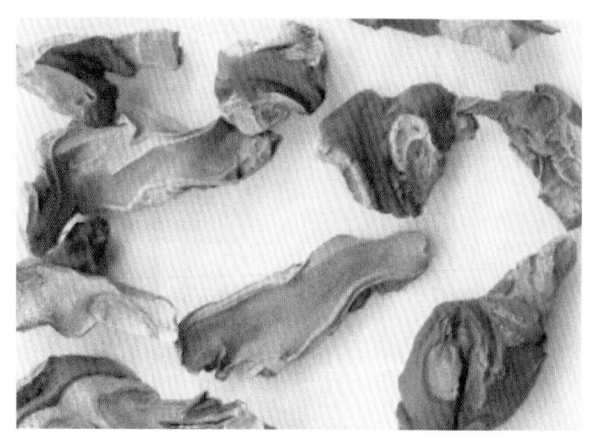
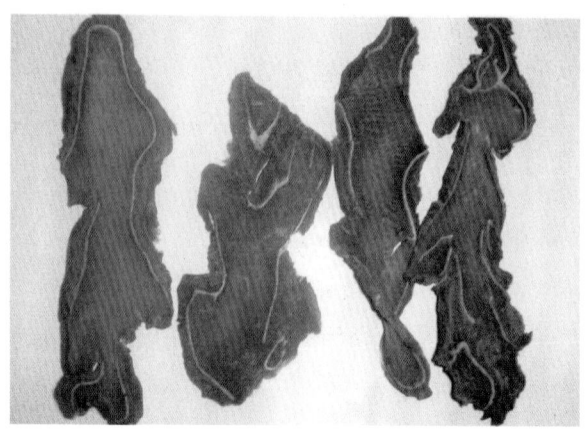

a

b

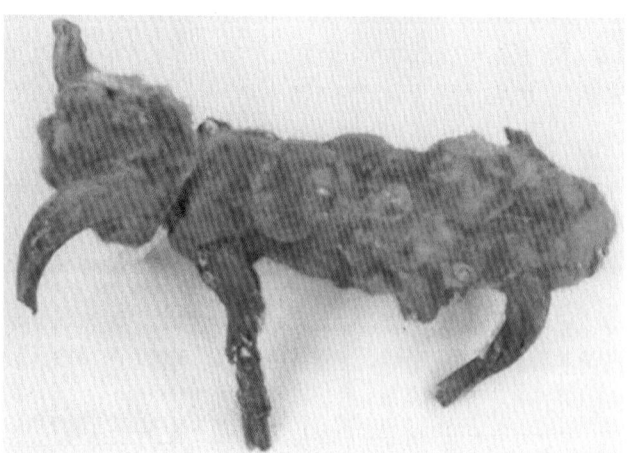

c

图 137 狗脊
a. 生狗脊片　b. 熟狗脊片　c. 狗脊原药材

· 知母《神农本草经》·
Zhimu
ANEMARRHENAE RHIZOMA
Common Anemarrhena Rhizome

【来　　源】为百合科植物知母 *Anemarrhena asphodeloides* Bge. 的干燥根茎。

【产　　地】主产于河北易县、张家口，天津蓟州区以及山西、河南、甘肃、内蒙古等地。以河北易县产者质佳，称"西陵知母"。

【采收加工】种子繁殖4~5年，生长3~4年采挖，秋末地上茎叶枯萎时或春天出苗前均可采收，但以秋季采挖者质佳。挖出根茎，抖去泥土，除去地上部分和须根，洗净，趁鲜用刀刮净外皮毛须或用机械脱毛，晒干或烘干，即为"知母肉"。未除去须毛直接晒干或烘干为"毛知母"。

【性状鉴别】

（1）毛知母：呈略扁圆长条状，微弯曲，间有分枝，长3~15cm，直径0.8~1.5cm。一端较粗一端较细，间有分枝，表面黄棕色至棕色，头部有残留的浅黄色的茎痕及叶痕（习称"金包头")。上面有一凹下的纵沟，具紧密排列的环节，节上密生黄棕色的残存叶基和柔毛，由两侧向根茎上方集中，下面较皱缩，并有凹陷或突起的点状根痕。质坚实柔润细腻，断面黄白色，较平坦，可见散状筋脉点。气微，味甘而微苦，略苦。嚼之带黏性，水浸后有黏液感。

毛知母以根条肥大，质坚实柔润细腻，断面黄白色，味甜者为佳。

（2）知母肉：已去净外皮，表面黄白色或淡棕黄色，有扭曲的沟纹，可见多数不规则散在的圆形叶痕及根痕。质坚实柔润细腻，可折断，断面黄白色或白色，有筋脉点散在。气微，味微甜，略苦。嚼之有黏性。

知母肉以条肥大、肉厚、质柔润细腻，内外黄白色，味甜者为佳。

【显微鉴别】

（1）取本品粉末2g，加乙醇10mL，振摇后放置20分钟，吸取上清液1mL，蒸干，残渣加硫酸1滴，初显黄色，继变红色、紫堇色，最后显棕色。

（2）取本品粉末2g，加乙醇20mL，加热回流40分钟，取上清液10mL，加盐酸1mL，加热回流1小时后浓缩至约5mL，加水10mL，用苯20mL振摇提取，将提取液蒸干，残渣加苯2mL使溶解，作为供试品溶液。另取菝葜皂苷元对照品，加苯制成每1mL含5mg的溶液，作为对照品溶液。照薄层色谱法试验，吸取上述两种溶液各7μL，分别点于同一硅胶G薄层板上，以苯-丙酮（9∶1）为展开剂，展开，取出，晾干，喷以8%香草醛无水乙醇溶液与硫酸溶液（7→10）的混合液（0.5∶5），在100℃加热至斑点显色清晰。供试品色谱中，在与对照品色谱相应的位置上，显相同颜色的斑点。

【规格等级】按《七十六种药材商品规格标准》规定，商品分毛知母、知母肉两种规格。

1. 毛知母 统货。干货。呈扁圆长条状，略弯曲，偶有分枝，体表上面有一凹沟，具环节，节上密生黄棕色或棕色柔毛，下面有须根痕。头部有浅黄色的叶痕、茎痕（习称"金包头"）。质坚实柔润。可折断，断面淡黄白色，略显颗粒状。气特异，味微甜略苦。长6cm以上，宽0.6cm以上。无杂质、虫蛀、霉变。

2. 知母肉 统货。干货。呈扁圆条形，去净外皮。表面黄白色或棕黄色。质坚。可折断，断面淡黄白色，略显颗粒状。气特异，味微甜略苦。长短不分，宽0.5cm以上。无烂头、杂质、虫蛀、霉变。

【炮　　制】

（1）知母：取药材，如是毛知母，除去杂质，用火燎去或用刀刮去表皮柔毛，洗净，润透，切厚片，干燥。如是知母肉，除去杂质，洗净，润透，切厚片，干燥。

（2）盐知母：取净知母片，每100kg用食盐2kg，加适量温水溶化，喷洒知母片，拌匀，稍润使吸尽盐水，用文火炒至微黄色，取出放凉。

（3）酒知母：取净知母片，每100kg用黄酒20kg，喷淋，拌匀，闷至黄酒吸尽，用文火加热炒至微黄色，取出摊凉。

【炮制作用】盐制可导药下行，引药入肾，增强滋阴降火功效；酒制可缓减寒性，适用于体虚患者。

【性味归经】苦、甘，寒。归肺、胃、肾经。

【功能主治】清热泻火，生津润燥。用于外感热病，高热烦渴，肺热燥咳，骨蒸潮热，内热消渴，肠燥便秘，小便不利，肾火亢盛的梦遗、口腔溃疡、咽炎等症。加醋磨汁外搽，可治紫斑和过敏性皮炎，促进退疹。

【用法用量】9~12g，水煎服。

【主要成分】本品主要含皂苷，其主要成分为知母皂苷A-I、A-II等。尚含芒果苷等黄酮类、知母多糖等多糖以及生物碱、有机酸、糖类、微量元素等。

【药理作用】①抗菌作用；②降血糖、降血脂作用；③保护脑缺血损伤作用；④抗凝血作用；⑤抗骨质疏松作用；⑥抗炎作用；⑦抗氧化作用；⑧抗肿瘤：体外实验表明，知母对人子宫颈癌细胞、肝癌细胞生长有一定抑制作用。

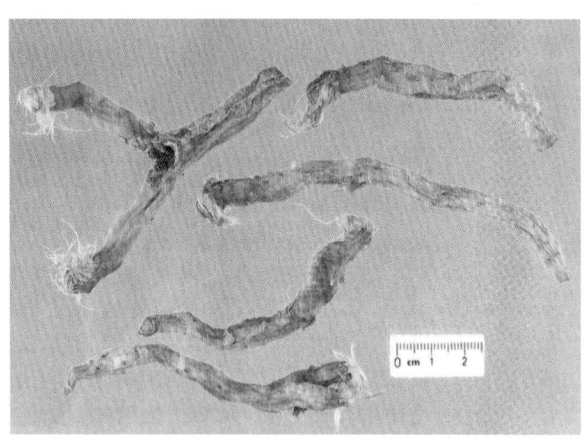
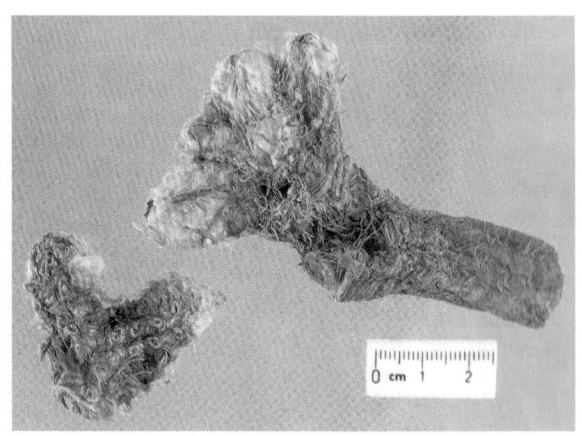

a   b

图 138　知母（山西产）
a. 知母肉　b. 毛知母

·苦参《神农本草经》·
Kushen
SOPHORAE FLAVESCENTIS RADIX
Lightyellow Sophora Root

【来　　源】为豆科植物苦参 *Sophora flavescens* Ait. 的干燥根。

【产　　地】全国大部分地区有产。主产于贵州、福建、台湾、山西、山东、河南、河北、湖南、湖北、江西、广东、广西等地。

【采收加工】野生。春、秋二季采挖，除去根头及小支根，洗净，干燥或趁鲜切片，干燥。

【性状鉴别】呈长圆柱形，下部常有分枝，长10~30cm，直径1~2cm。表面灰棕色或棕黄色，具纵皱纹及横长皮孔。外皮薄，多破裂反卷，易剥落，剥落处显黄色，光滑。质硬，不易折断，断面纤维性。切片者厚0.3~0.6cm，切面黄白色，具放射状纹理及裂隙，有的可见同心环纹。气微，味极苦。

以条粗或片大，质结实，切面色黄白，味极苦者为佳。

【显微鉴别】

（1）取本品横切片，加氢氧化钠试液数滴，栓皮即显橙红色，渐变为血红色，久置不消失。木质部不呈现颜色反应。

（2）取本品粗粉1g，加含0.5%盐酸乙醇溶液20mL，加热回流1小时，滤过，滤液加氨试液使呈中性，蒸干，残渣加1%盐酸溶液10mL使溶解，滤过，取滤液分置3支试管中，一管中加碘化铋钾试液，生成红棕色沉淀；一管中加碘化汞钾试液，生成黄白色沉淀；另一管中加碘化钾碘试液，生成棕褐色沉淀。

（3）取本品粉末0.5g，加甲醇10mL，加热回流10分钟，滤过。取滤液1mL，置试管中，加镁粉少量与盐酸3~4滴，加热，显红色；另取滤液点于滤纸上，喷以5%三氯化铝乙醇溶液，晾干，置紫外光灯（254nm）下观察，显黄绿色荧光。

（4）取本品粉末0.5g，加三氯甲烷25mL，浓氨试液0.3mL，放置过夜，滤过，滤液蒸干，残渣加三氯甲烷0.5mL使溶解，作为供试品溶液。另取氧化苦参碱和槐定碱对照品，加乙醇制成每1mL含0.2mg的混合溶液，作为对照品溶液。照薄层色谱法试验，吸取上述两种溶液各4μL，分别点于同一用2%氢氧化钠溶液制备的硅胶G薄层板上，以苯-丙酮-甲醇（8∶3∶0.5）为展开剂，展开，展距约8cm，取出，晾干，再以甲苯-醋酸乙酯-甲醇-水（2∶4∶2∶1）10℃以下放置后的上层溶液为展开剂，展开，展距同上，取出，晾干，依次喷以碘化铋钾试液和亚硝酸钠乙醇试液。供试品色谱中，在与对照品色谱相应的位置上，显相同的两个橙色斑点。

【规格等级】统货。

【炮　　制】除去根头，大小分开，洗净，浸泡至约六成透时，切薄片，干燥。产地已加工成片者，可筛净碎屑，整理洁净入药。

【性味归经】苦，寒。归心、肝、胃、大肠、膀胱经。

【功能主治】清热燥湿，杀虫，利尿。用于热痢，便血，黄疸，尿闭，赤白带下，阴肿阴痒，湿疹，湿疮，皮肤瘙痒，疥癣麻风；外治滴虫性阴道炎。

【用法用量】5~10g，水煎服。外用适量，煎汤洗患处。

【主要成分】本品主要含多种生物碱，其主要成分为苦参碱、氧化苦参碱等22种。尚含苦参醇等黄酮类、醌类及三萜皂苷等。

【药理作用】①抗病原微生物作用；②抗炎作用；③抗肿瘤：苦参的生理活性物质在抗肿瘤功效方面作用广泛，能够抑制白血病细胞、肺癌细胞、子宫颈癌细胞、肝癌细胞、乳腺癌细胞、食管癌细胞、卵巢癌细胞等多种肿瘤细胞；④抗心律失常作用；⑤降血脂作用；⑥降血压作用；⑦调节免疫作用；⑧祛痰平喘作用；⑨保肝。

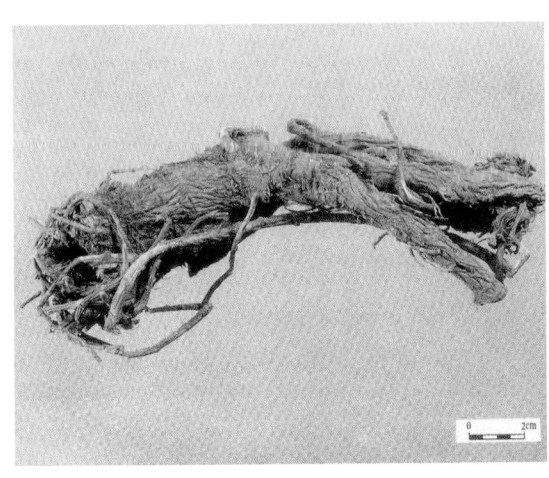
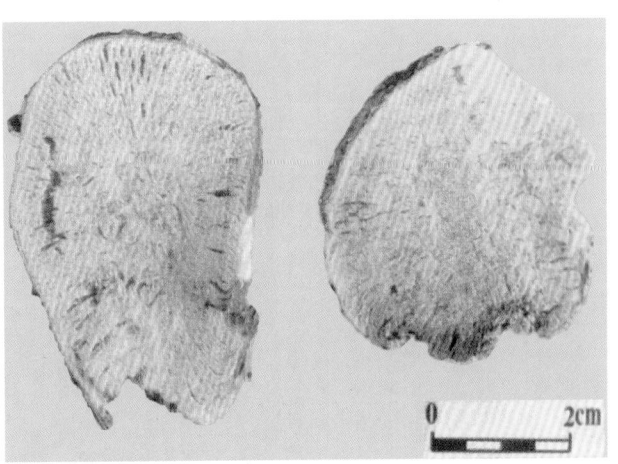

a　　　　　　　　　　　　　　　b

图139　苦参（贵州产）

a.苦参原条　b.苦参片

·贯众《神农本草经》·
Guanzhong

　　贯众商品来源和使用比较复杂多样。据不完全统计，全国各地使用不同品种有五科 29 种植物来源，多是习惯以本地区或邻近地区所产物品种供本地区药用：东北地区历史上使用的是鳞毛蕨科植物绵马鳞毛蕨 *Dryopteris crassirhizoma* Naka.（绵马贯众），华北及西北地区多使用蹄盖蕨科峨眉蕨 *Lunathyrium acrostichoides*（Sw.）Ching 和球子蕨科植物荚果蕨 *Matteuccia strthiopteris*（L.）Todaro，华东及西南地区使用紫萁科植物紫萁 *Osmunda japonica* Thunb. 的干燥叶柄残基及根茎，而中南及华南地区主要使用乌毛蕨科植物乌毛蕨 *Blechnum orientale* L. 的干燥根茎，广东部分地区还使用同科植物苏铁蕨的干燥根茎入药。本书重点介绍绵马贯众、紫萁贯众、荚果蕨贯众和乌毛蕨贯众四种。

·绵马贯众·
Mianmaguanzhong
DRYOPTERIDIS CRASSIRHIZOMATIS RHIZOMA
Male Fern Rhizome With Residual Petiole Base

　　【来　　源】为鳞毛蕨科植物绵马鳞毛蕨（粗茎鳞毛蕨）*Dryopteris crassirhizoma* Naka. 的干燥带叶柄残基及根茎。

　　【产　　地】主产于辽宁、吉林、黑龙江、河北、山西、内蒙古等省、自治区。

　　【采收加工】野生。夏秋季采挖，以秋季采挖者为佳。挖取根茎，削去叶柄及须根，除去泥土，整个或剖成两半，晒干。

　　【性状鉴别】呈倒卵形或倒圆锥形的块状，略弯曲，上端钝圆或截形，下端渐尖，有的纵切为两半，长 10~20cm，直径 5~8cm。表面黄棕色至黑棕色，密被排列整齐的叶柄残基及膜质鳞片，叶柄残基呈扁圆柱形，略弯曲，质硬，折断面棕色，有 5~13 个黄白色小点环状排列。散生弯曲的黑棕色须根。剥去叶柄残基可见根茎，质坚硬，切断面深绿色至棕色，有点状或条状维管束 5~13 个，黄白色环状排列。气特异，味初淡而微涩，后渐苦辛。

　　以个大，质坚实，叶柄残基断面深绿色，无杂质，无虫蛀，无霉变者为佳。

　　【显微鉴别】

　　（1）本品叶柄基部横切面：表皮为 1 列外壁增厚的小型细胞，常脱落。下皮为 10 列多角形厚壁细胞，棕色至褐色，基本组织细胞排列疏松，细胞间隙中有单细胞的间隙腺毛，头部呈球形或梨形，内含棕色分泌物；周韧维管束 5~13 个，环列，每个维管束周围有 1 列扁小的内皮层细胞，凯氏点明显，有油滴散在，其外有 1~2 列中柱鞘薄壁细胞，薄壁细胞中含棕色物与淀粉粒。

　　（2）取本品粉末 0.5g，加苯 20mL，超声处理 30 分钟，取上清液，作为供试品溶液。另取绵马贯众对照药材 0.5g，同法制成对照药材溶液。照薄层色谱法试验，吸取上述两种溶液各 2~4μL，分别点于同一硅胶 G 薄层板上（取硅胶 G10g，pH 值 7 的磷酸氢二钠-枸橼酸缓冲溶液 10mL，维生素 C60mg，羧甲基纤维素钠溶液 20mL，调匀，铺板，室温避光晾干，50℃活化 2 小时后备用），以正己烷-三氯甲烷-甲醇（30：15：1）饱和 2 小时后展开，取出，立即喷以 0.1% 坚牢蓝 BB 盐的稀乙醇溶液，在 40℃放置 1 小时。供试品色谱中，在与对照药材色谱相应的位置上，显相同颜色的斑点。

【规　　格】统货。干货。

【炮　　制】

（1）贯众片：取原药拣除杂质，洗净，浸润，捞起润透，切片，晒干。

（2）贯众炭：取贯众片，置锅内用武火炒至有浓烟冒起，外表焦黑色、内部呈棕褐色时取出，密封闷烟，或喷水灭火星，放凉晒干。

【炮制作用】制炭后能增强止血作用。

【性味归经】苦、涩，微寒，有小毒。归肝、胃经。

【功能主治】清热解毒，止血，止泻，驱虫。用于温热斑疹，吐血，咳血，衄血，便血，崩漏，血痢，带下，钩虫、蛔虫、绦虫等肠道寄生虫病。预防和治疗流行性感冒、乙型脑炎、流行性腮腺炎、病毒性肺炎、产后出血等症。

【用法用量】内服：煎汤，5~15g；止血炒炭用；或入丸、散。外用：适量，研末调涂。

【主要成分】本品含绵马酸、黄绵马酸以及白绵马素。还含东北贯众素、α-D-葡辛糖-δ-内脂-烯二醇、异戊烯腺苷。又含三萜成分：里白烯、铁线蕨酮、里白醇、雁齿烯等。

【药理作用】①抗病毒：对流感病毒有较强的抑制作用；②抗菌：对细菌性痢疾有一定治疗作用；③驱虫：能杀灭绦虫、钩虫、蛔虫；④止血。

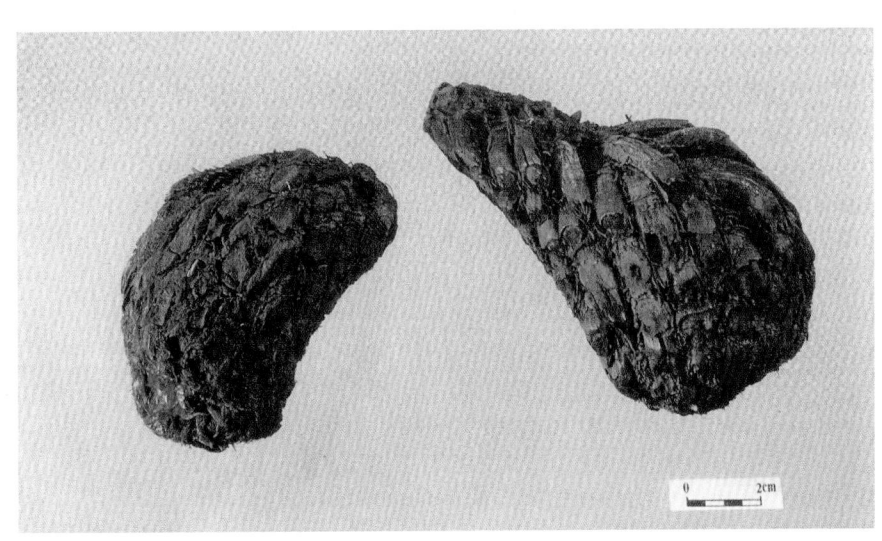

图 140　绵马贯众（河北产）

·紫萁贯众·

Ziqiguanzhong

OSMUNDAE RHIZOMA

Osmunda Fern Rhizome With Petiole Base

【来　　源】为紫萁科植物紫萁 *Osmunda japonica* Thunb. 的干燥叶柄残基及根茎。

【产　　地】主产于湖南、湖北、江苏、浙江、福建、台湾、安徽、贵州、江西、陕西等省。

【采收加工】野生。夏秋二季采挖，削去叶柄及须根，除去泥土，晒干。

【性状鉴别】呈圆锥形或近纺锤形，稍弯曲。长 5~20cm，直径 2~8cm。先端偶有分枝，下端渐尖，中下部着生多数黑而硬的须根。表面棕褐色，根茎横生或斜生，密被斜生的叶柄基部，无鳞片，叶柄基长 3~8cm，直径 3~7mm，多扁圆形，外表棕色，背部微隆起，边缘钝圆，叶柄基部具耳状翅，易剥落，质硬，断面呈新月形或扁圆形，维管束呈"U"字形，与皮部易分离。根茎断面棕色，有数个点状叶柄基维管束环列。中央较大维管束棕色，髓小，耳状翅的厚壁组织连续成狭长三角形，断面呈一条黑线。气微，味淡，微涩。

以个大，断面棕色，无杂质、虫蛀、霉变者为佳。

【规　　格】统货。

【炮　　制】同绵马贯众。

【性味归经】同绵马贯众。

【功能主治】同绵马贯众。

【用法用量】同绵马贯众。

【炮制作用】同绵马贯众。

【主要成分】同绵马贯众。

【药理作用】同绵马贯众。

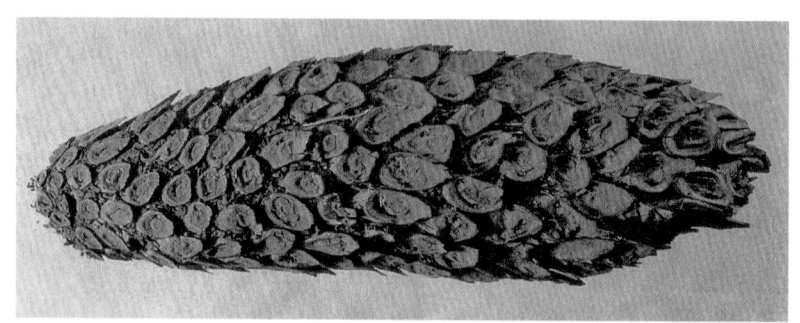

图 141　紫萁贯众（浙江产）

·荚果蕨贯众·

Jiaguojueguanzhong

MATTEUCCIAE RHIZOMA

Struthiopteris Matteuccia Fern Rhizome With Petiole Base

【来　　源】为球子蕨科植物荚果蕨 *Matteuccia struthiopteris*（L.）Todaro 的干燥叶柄残基及根茎。

【产　　地】主产于东北三省及河北、陕西等省。

【采收加工】野生。夏秋二季采挖，削去叶柄及须根，除去泥土，晒干。

【性状鉴别】呈椭圆形、倒卵形或长卵形，上端钝圆，下端渐尖，稍弯曲，长 10~16cm，直径 4~8cm。表面棕褐色，密被叶柄基、须根及少数鳞片。叶柄基上部扁平，下部较狭，背部微隆起，中央有一条纵棱，近上端有皱纹，腹面稍向内凹，折断面可见分体中柱 2 条，呈"八"字形排列。除去叶柄基，可见根茎，质坚硬，断面略平坦。气微而特异，味微涩。

以个大，表面棕褐色，无杂质、虫蛀、霉变为佳。

【规格等级】统货。

【炮　　制】同绵马贯众。

【性味归经】同绵马贯众。

【功能主治】同绵马贯众。

【用法用量】同绵马贯众。

【炮制作用】同绵马贯众。

【主要成分】同绵马贯众。

【药理作用】同绵马贯众。

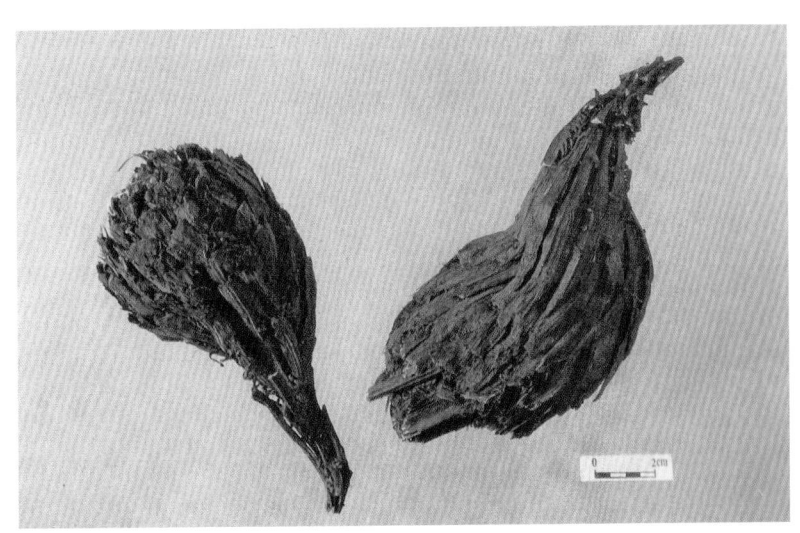

图 142　荚果蕨贯众（陕西产）

·乌毛蕨贯众·
Wumaojueguanzhong

【来　　源】为乌毛蕨科植物乌毛蕨 *Blechnum orientale* L. 的干燥根茎。广东、广西、海南、湖南习惯使用。

【产　　地】广东、广西、湖南、湖北、福建、台湾、海南、贵州、云南、四川、陕西、山西、江苏等地。

【采收加工】野生。全年可采挖。挖取根茎，除去叶柄及须根，洗净，晒干，或趁鲜斩成厚块，晒干。

【性状鉴别】呈圆柱形或棱柱形，稍弯曲，上端稍大下端略细尖。长 10~30cm，直径 4~8cm。表面棕色或暗棕褐色。叶柄残基扁圆形，坚硬如小竹枝，空洞样，周围密生棕褐色鳞毛。质坚硬，难折断。斩成块片者切面不平坦。横切面棕黄色，有黑点，带粉性。气微，味微苦、涩。

以个大，表面棕色，无杂质、虫蛀、霉变者为佳。

【炮　　制】同绵马贯众。

【炮制作用】同绵马贯众。

【性味归经】同绵马贯众。

【功能主治】同绵马贯众。

【用法用量】同绵马贯众。

【主要成分】同绵马贯众。

【药理作用】同绵马贯众。

注：《名医别录》收载，将贯众"浸入水罐中，常饮则不染时疫""井中沉一枚，不患百毒，则解毒之功尤为独著，不得以轻贱而忽之"。在普及自来水以前，广东珠江三角洲民间以江水饮用，在洪水泛滥时，习惯将少量贯众浸入水缸中，以防饮水中毒。故在洪水期间当地药店贯众销量大增。

· 郁金《药性论》·
Yujin
CURCUMAE RADIX
Turmeric Root

商品按来源、性状不同分为温郁金、川郁金、桂郁金三个品别。习惯认为四川产的郁金质佳。

· 温郁金 ·
Wenyujin
CURCUMAE RADIX
Wenyujin Turmeric Root

【来　　源】为姜科植物温郁金 *Curcuma wenyujin* Y.H.Chen et C.Ling 的干燥块根。

【产　　地】主产于浙江温州瑞安市等地。

【采收加工】种植当年冬末至次年春初采挖，挖取块根，除去枯苗、细根及根茎，洗净泥土，入沸水中煮约 2 小时，以粉质略为熟透为度，取出放于竹帘上晒干。

【性状鉴别】呈长圆形或长纺锤形，稍扁，两端尖。长 3~6cm，直径 1.0~1.5cm。表面暗灰色或灰棕色，具不规则的纵皱纹，纵纹隆起处色较浅。质坚实，断面平滑，角质样，有光泽，淡棕黑色或浅褐色，内皮层环明显，层圈分明，与皮部结合紧密。微带姜香气，味淡。

以个大，粒匀，皱纹少，质坚实，断面淡棕色、平滑有光泽者为佳。

【显微鉴别】本品横切面：表皮细胞有时残存，外壁稍厚。根被狭窄，为 4~8 列细胞，壁薄，略呈波状，排列整齐。皮层宽约为根直径的 1/2，油细胞难察见，内皮层明显。中柱韧皮部束与木质部束各 40~55 个，间隔排列，木质部束导管 2~4 个，并有微木化的纤维，导管多角形，壁薄，直径 20~90μm。薄壁细胞中的淀粉粒均糊化。

【规格等级】温郁金分两个等级：

一等：干货。呈长纺锤形，稍扁，多弯曲，不肥满。表面灰褐色，具纵直或杂乱皱纹。质坚实。断面角质状，多为灰黑色。略有姜气，味辛苦。每公斤 280 粒以内，无刀口、破碎。无须根、杂质、虫蛀、霉变。

二等：每公斤 280 粒以上，但直径不小于 0.5cm，间有刀口、破碎。余同一等。

【炮　　制】

（1）郁金：取原药材，除去杂质，洗净，润透，切薄片，干燥。或洗净，干燥，用时打碎。

（2）醋郁金：取净郁金个，每100kg用20kg食醋，加清水适量，拌匀，使吸尽醋水，并润至透心，蒸2小时至透心，取出，切片，晒干。

【炮制作用】醋制增强行气化瘀、止痛解郁作用。

【性味归经】辛、苦，寒。归肝、心、肺、胆经。

【功能主治】活血止痛，行气解郁，清心凉血，利胆退黄。用于胸胁刺痛，胸痹心痛，热病神昏，癫痫发狂，经闭痛经，乳房胀痛，月经倒行，吐血衄血，食欲不振，湿热黄疸，尿赤。

【用法用量】5~10g，水煎服。

【主要成分】本品含挥发油，其中有莰烯、樟脑、姜黄烯，姜黄素、脱甲氧基姜黄素、双脱甲氧基姜黄素、姜黄酮和芳基姜黄酮。尚含有淀粉、脂肪油、橡胶、葛缕酮及水芹烯。

【药理作用】①抗血栓形成；②保肝利胆：姜黄素能促进胆汁分泌和排泄；③抗肿瘤：郁金提取物对胃癌细胞、食管癌细胞生长有抑制作用；④抗炎、止痛：如慢性肝炎和肝硬化所致的肝区疼痛、肾结石引起的肾区疼痛；⑤抗氧化。

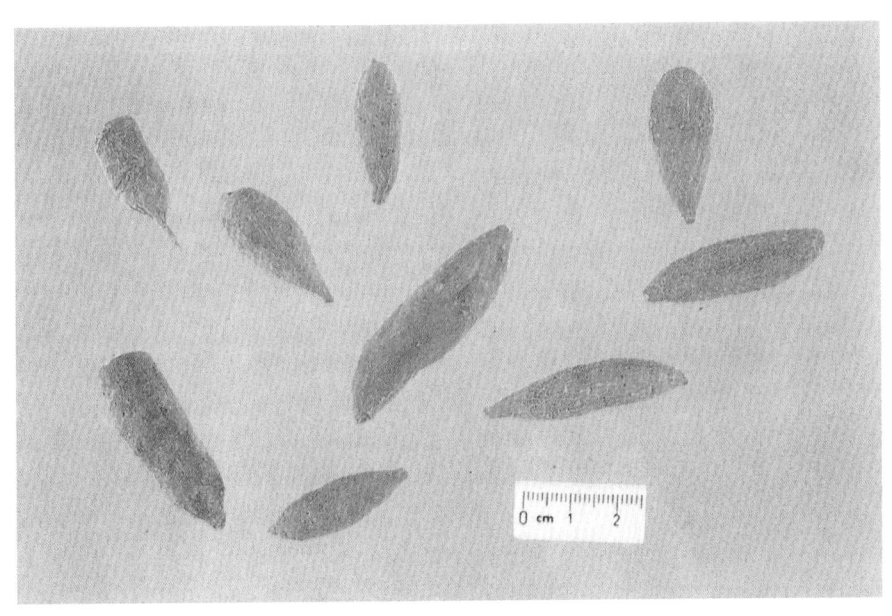

图143　温郁金（浙江产）

·川郁金·
Chuanyujin
CURCUMAE RADIX
Common Turmeric Root

【来　　源】为姜科植物姜黄 *Curcuma longa* L 的干燥块根（其根茎为姜黄）。

【产　　地】主产于四川崇州、双流、犍为、新津、宜宾等地。此外福建、台湾、广东、广西、云南等地亦产。

【采收加工】种植当年冬末至翌年春初挖取块根，除去细根及根茎（根茎干燥后为"姜黄"），洗净泥土，入沸水中煮约2小时，以粉质略为熟透为度，取出放于竹帘上晒干。

【性状鉴别】呈类卵圆形或长卵圆形，两端稍尖，有的一端细长，中部肥满。长

1.5~4.5cm，直径 0.8~1.5cm。表面灰棕色或灰黄色、灰白色，皮细，具细密皱纹，近于光滑。质坚实，不易折断，断面平坦，角质样，外层黄色或橙黄色，中部有一圆心，约占直径的 1/3~1/2 以上，中心金黄色，外周棕黄色至棕红色，层圈分明，易与皮部剥离。有浓厚姜香气，味辛苦。

以粒大丰满，均匀，皮皱纹细，质坚实，断面橙黄色者为佳。

【显微鉴别】本品横切面：川郁金根被最内层细胞壁增厚，有的木质部导管与纤维连接成环，油细胞众多，薄壁组织中随处散有色素细胞。

【规格等级】按《七十六种药材商品规格标准》规定，川郁金商品分黄丝和绿白丝两个规格，每个规格分两个等级：

1. 黄丝　分两个等级。

一等：干货。呈类卵圆形。表面灰黄色或灰棕色。皮细，略现细皱纹。质坚实。断面角质状，有光泽，外层黄色，内心金黄色。有姜气，味辛香。每公斤 600 粒以内，剪尽残蒂。无刀口、破瓣、杂质、虫蛀、霉变。

二等：每公斤 600 粒以外，直径不小于 0.5cm，间有刀口、破瓣。余同一等。

2. 绿白丝　分两个等级。

一等：干货。呈纺锤形、卵圆形或长椭圆形。表面灰黄色或灰白色，有较细的皱纹。质坚实而稍松脆。断面角质状，淡黄白色。微有姜气，味辛苦。每公斤 600 粒以内，剪尽残蒂。无刀口、破瓣、杂质、虫蛀、霉变。

二等：每公斤 600 粒以外，直径不小于 0.5cm。间有刀口、破瓣。余同一等。

【炮　　制】同温郁金。

【炮制作用】同温郁金。

【性味归经】同温郁金。

【功能主治】同温郁金。

【用法用量】同温郁金。

【主要成分】同温郁金。

【药理作用】同温郁金。

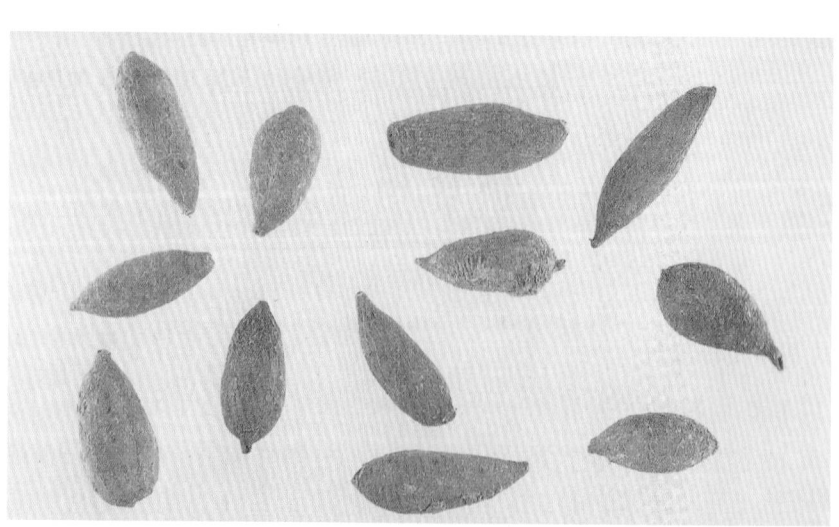

图 144　川郁金（黄丝郁金）（四川产）

· 桂郁金（广郁金）·
Guiyujin
CURCUMAE RADIX
Kwangsi Turmeric Root

【来　　源】为姜科植物广西莪术 *Curcuma kwangsiensis* S. G. Lee et C. F. Liang 的干燥块根。

【产　　地】主产于广西上思、横县、合浦，广东高要、四会以及云南、四川等地。

【采收加工】种植当年冬末至翌年春初挖取块根，除去细根及根茎，洗净泥土，入沸水中煮约 2 小时，以粉质略为熟透为度，取出放于竹帘上晒干。

【性状鉴别】呈长纺锤形、长圆锥形，有的稍扁弯曲，大小相差悬殊，长 2~7cm，直径 1.0~1.8cm。表面灰白色或淡棕色，具疏纵皱纹或较粗网状皱纹。质坚实，断面淡白色或黄白色，角质样发亮，内皮层明显。气微，味微辛苦。

以个大，饱满，断面黄白色，味浓者为佳。

【显微鉴别】本品横切面：桂郁金根被细胞偶有增厚，根被内方有 1~2 列厚壁细胞，成环，层纹明显。导管类圆形，直径可达 160μm。

【规格等级】按《七十六种药材商品规格标准》规定，桂郁金不分等级。为统货。干货。应符合如下标准：呈纺锤形或不规则的弯曲形，体坚实。表面灰白色，断面淡白色或黄白色，角质样发亮。略有姜气，味微辛、苦。大小不分，但直径不得小于 0.6cm。无杂质、虫蛀、霉变。

【炮　　制】同温郁金。

【炮制作用】醋制后可增强舒肝理气止痛作用。

【性味归经】同温郁金。

【功能主治】同温郁金。

【用法用量】同温郁金。

【主要成分】同温郁金。

【药理作用】同温郁金。

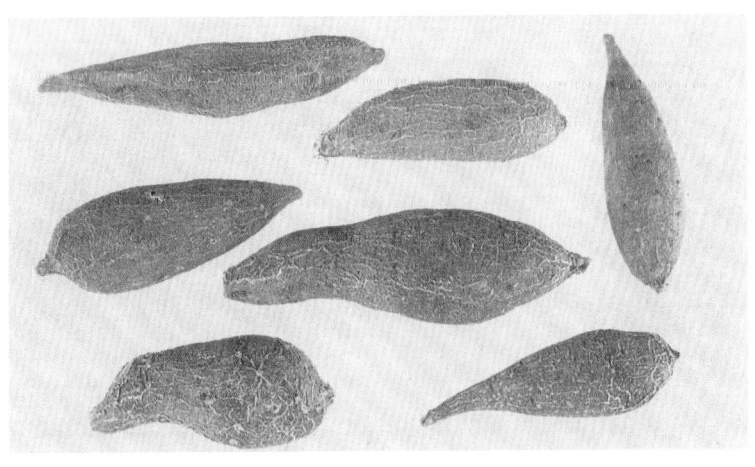

图 145　桂郁金（广西产）

·绿丝郁金·

Lusiyujin
CURCUMAE RADIX
Phaeocaulis Turmeric Root

【来　　源】为姜科植物蓬莪术 *Curcuma phaeocaulis* Val. 的干燥块根。

【产　　地】产于四川、云南、广东、广西等地。

【采收加工】同温郁金。

【性状鉴别】呈长椭圆形，稍扁，长 1.5~3.5cm，直径 1.0~1.2cm。外表灰黄色或灰白色，有较细皱纹，坚实质稍松脆，断面半角质，淡黄色至灰褐色，半透明。气微，有姜气，味淡，微辛。

【显微鉴别】绿丝郁金横切面：根被细胞无增厚。中柱外侧的皮层处常有色素细胞。韧皮部皱缩，木质部束较多，64~72 个，导管扁平。

【规格等级】商品分两个等级：

一等：每公斤 600 粒以内，无残蒂、刀口、破瓣、杂质、虫蛀、霉变。

二等：每公斤 600 粒以外，直径不小于 0.5cm，间有刀口、破瓣。余同一等。

【炮　　制】同温郁金。

【炮制作用】醋制后可增强舒肝理气止痛作用。

【性味归经】同温郁金。

【功能主治】同温郁金。

【用法用量】同温郁金。

【主要成分】同温郁金。

【药理作用】同温郁金。

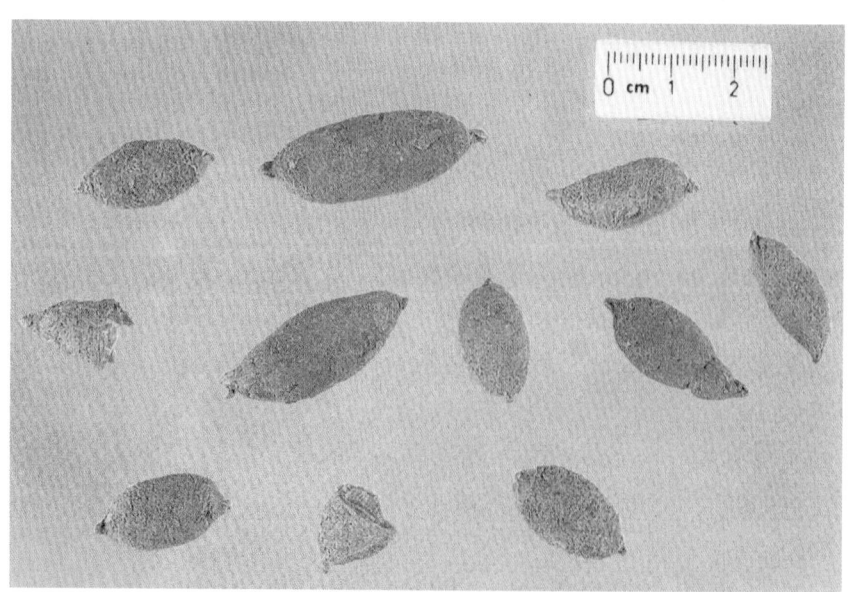

图 146　绿丝郁金（四川产）

· 金果榄《本草纲目拾遗》·
Jinguolan
TINOSPORAE RADIX
Arrowshaped Tinospora or Hairystalk Tinospora Root

【来　　源】为防己科植物青牛胆 *Tinospora sagittata*（Oliv.）Gagnep. 或金果榄 *Tinospora capillipes* Gagnep. 的干燥块根。又称"青牛胆"。

【产　　地】野生。主产于四川、云南、贵州、湖南、湖北、江西、广西、广东等地。

【采收加工】秋冬二季采挖块根，除去须根，洗净，大个的切开两瓣或四瓣，晒干。

【性状鉴别】呈类球形或不规则圆块状。表面棕黄青色或绿黄褐色，粗糙不平，有一条皱纹。质坚硬，不易击碎，破开断面淡黄白色，显粉性，有淡棕色细车轮纹。气微，味苦。

以个大，均匀，饱满，表面黄青色，断面黄白色，粉性足，味极苦者为佳。

【显微鉴别】取盐酸巴马汀、盐酸药根碱对照品，分别加甲醇制成每 1mL 含 0.5mg 的溶液，作为对照品溶液。取本品粉末 1g，加甲醇 40mL，加热回流 1 小时，滤过，用甲醇 10mL 洗涤药渣，合并洗液与滤液，蒸干，残渣用适量甲醇溶解，转移至 5mL 量瓶中，加甲醇至刻度，摇匀，作为供试品溶液。照薄层色谱法试验，吸取上述两种对照品溶液及供试品溶液各 4μL，分别点于同一硅胶 G 薄层板上，以苯-醋酸乙酯-甲醇-异丙醇-浓氨试液（12∶6∶3∶3∶1）为展开剂，置氨蒸气预饱和的展开缸内，展开，取出，晾干，置紫外光灯（365nm）下检视。供试品色谱中，在与对照品色谱相应的位置上，显相同颜色的荧光斑点。

【规格等级】统货。干货。应无杂质、虫蛀、霉变。以个大，均匀，饱满，表面黄青色，断面黄白色，粉性足，味极苦者为佳。

【炮　　制】取原药大小分档，洗净后稍浸，捞出，闷润透心，切片，晒干。

【性味归经】苦，寒。归心、肺、胃、大肠经。

【功能主治】清热解毒，利咽，止痛。用于急性咽炎，扁桃体炎，热咳声嘶，咽喉肿痛，口舌生疮，痈疽疔毒，急性胃肠炎，痢疾，脘腹热痛。

【用法用量】3~9g，水煎服。外用适量，研末吹喉，或研粉醋调涂敷患处。急性咽炎、

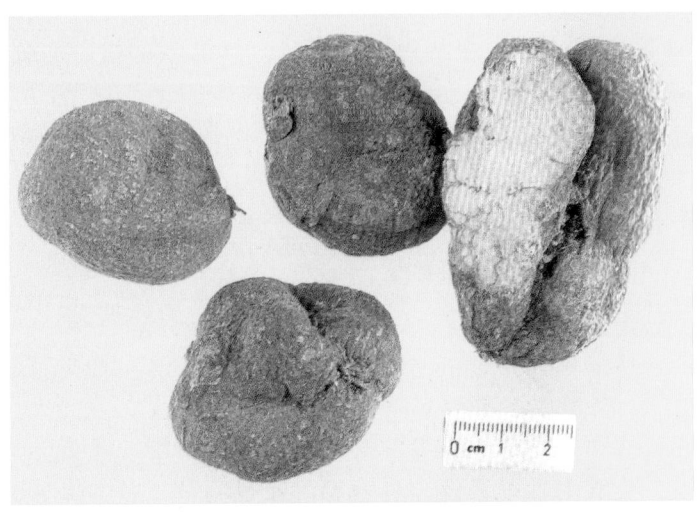

图 147　金果榄（湖南产）

扁桃体炎、热咳声嘶、咽喉肿痛有吞咽困难者，用本品磨汁，慢慢吞服。对咽部化脓性炎症，可用金果榄 6g 研末加冰片 6.3g 混匀，喷患部，效果亦好。

【主要成分】本品含青牛胆苦素、金果榄苷、掌叶防己碱等。

【药理作用】①抗炎、镇痛；②抗菌；③抗应激；④抗消化道溃疡；⑤降血糖。

·青木香《名医别录》·
Qingmuxiang
ARISTOLOCHIAE RADIX
Slender Dutchmanspipe Root

【来　　源】为马兜铃科植物马兜铃 *Arostolochia debilis* Sieb. et Zucc. 的干燥根。

【产　　地】主产于江苏、安徽、浙江。此外，河南、山东、江西、四川亦产。江苏南京已栽培成功。

【采收加工】种植后第二年春季出苗前或秋季叶枯时采挖。除去须根及泥沙，洗净，晒干。

【性状鉴别】呈圆柱形或扁圆柱形，略弯曲，长 3~15cm，直径 0.5~1.5cm。表面黄褐色或灰棕色，粗糙不平，有纵皱纹及须根痕。质脆，易折断，折断时有粉尘飞出，断面不平坦，皮部淡黄色，木部宽广，射线类白色，放射状排列，形成层环明显，黄棕色。气香特异，味苦。

以条长、粗壮、质坚实、粉性足、气香浓者为佳。

【显微鉴别】

（1）本品横切面：木栓层为数列棕色木栓细胞。皮层中散有油细胞，内含黄棕色油滴。韧皮部较宽，亦有油细胞。形成层成环。木射线宽广，薄壁组织较发达；木质部常有数个较长大，自中央向外成放射状排列的维管束，由导管、管胞、木纤维组成。

（2）取本品粉末约 3g，加乙醇 50mL，加热回流 1 小时，滤过，滤液蒸干，残渣加乙醇 5mL 使溶解，作为供试品溶液。另取青木香对照药材 3g，同法制成对照药材溶液。再取马兜铃酸对照品，加乙醇制成每 1mL 含 0.5mg 的溶液，作为对照品溶液。照薄层色谱法试验，吸取上述三种溶液各 5μL，分别点于同一以羧甲基纤维素钠为黏合剂的硅胶 H 薄层板上，以苯-甲醇-冰醋酸（5∶0.8∶0.1）为展开剂，展开，取出，晾干，分别置日光及紫外光灯（365nm）下检视。供试品色谱中，在与对照药材和对照品色谱相应的位置上，分别显相同颜色的斑点或荧光斑点。

【规格等级】商品多为统货。干货。条粗匀、坚实、少弯曲、粉性足、香气浓者为佳。

【炮　　制】除去杂质，洗净，润透，切厚片，晒干。

【性味归经】辛、苦，寒。归肝、胃经。

【功能主治】平肝止痛，解毒消肿。用于眩晕头痛，胸腹胀痛，疝气痛，痈肿疔疮，皮肤瘙痒，蛇虫咬伤，高血压等症。

【用法用量】3~9g，水煎服。外用适量，研末敷患处。

【主要成分】本品主要含挥发油，其主要成分为马兜铃酮。尚含马兜铃酸、青木香酸、木兰花酸、木兰花碱、土青木香甲素及土青木香丙素等。

【药理作用】①扩张支气管平滑肌；②抑制血小板聚集；③抗菌；④降血糖；⑤抗溃

疡；⑥抗肿瘤：木香对小鼠 Lewis 肺癌转移有抑制作用，是通过改善荷瘤机体的高凝状态和提高机体的免疫功能而达到抗肿瘤作用的。

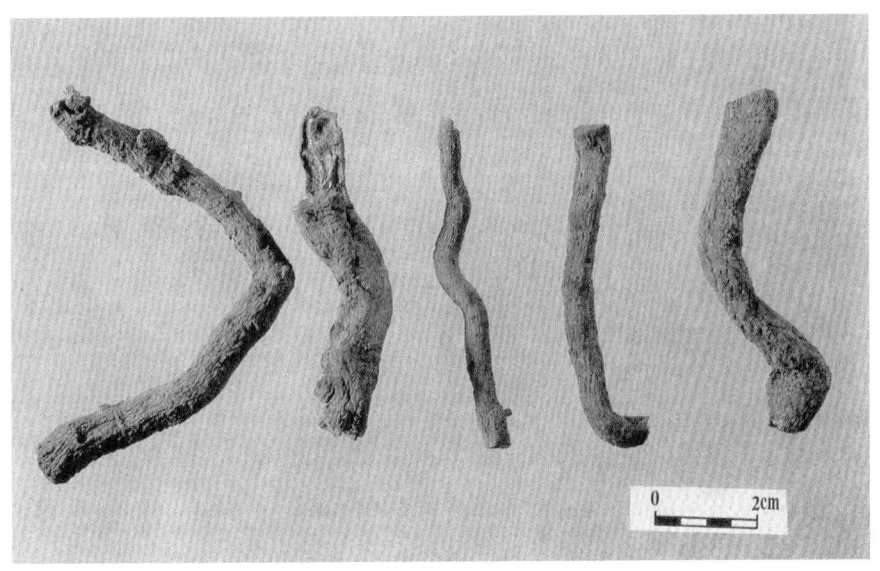

图 148　青木香（江苏产）

· 虎杖《神农本草经》·
Huzhang
POLYGONI CUSPIDATI RHIZOMA ET RADIX
Giant Knotweed Rhizome and Root

【来　　源】为蓼科植物虎杖 *Polygonum cuspidatum* Sieb.et Zucc. 的干燥根茎和根。

【产　　地】野生或种植。主产于陕西、山西、云南、贵州、四川、广东、广西、海南、台湾、福建、江西、江苏、河南、河北、山东等省、自治区。

【采收加工】种植 2~4 年采挖，春季出苗前或秋季枝叶枯萎时采挖，除去须根，洗净，趁鲜切短段或厚片，晒干。

【性状鉴别】本品多为圆柱形短段或不规则厚片，外皮棕褐色或棕红色，有明显的纵皱纹和须根或须根痕，根茎有节，节间长 2~3cm，质坚硬，不易折断，切面皮部较薄，木部宽广，棕黄色，纤维性，射线放射状，皮部与木部较易分离。根茎断面中间有髓或呈空洞状。质坚硬。气微，味微苦、涩。

以根茎少，根条多，无须根，外皮棕红色，

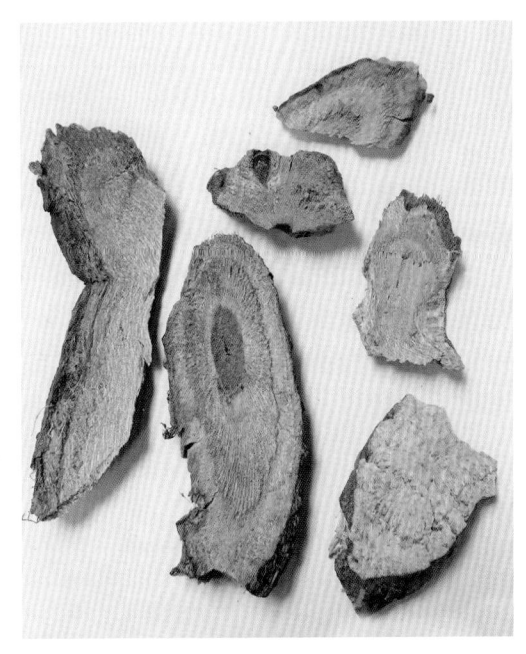

图 149　虎杖

断面棕黄色者为佳。

【性味归经】微苦，微寒。归肝、胆、肺经。

【功能主治】祛风利湿退黄，清热解毒，散瘀止痛，止咳化痰。用于湿热黄疸，淋浊，带下，经闭，癥瘕，风湿痹痛，肺热咳嗽，痈肿疮毒，水火烫伤，跌打损伤等。

【用法用量】9~15g。水煎服。

【炮　　制】除去杂质，洗净，润透，切厚片，干燥。

【主要成分】本品主要含大黄素、大黄酚、大黄素甲醚、大黄素-D-葡萄糖苷、白藜芦醇、白藜芦醇葡萄糖苷、β-谷甾醇等。

【药理作用】①抗菌；②抗病毒；③保肝、利胆；④通便；⑤镇咳、平喘；⑥降血脂；⑦降血糖；⑧抗肿瘤：大黄素对小鼠肉瘤、小鼠肝瘤、小鼠乳腺癌、小鼠艾氏腹水癌、小鼠淋巴肉瘤、小鼠黑色素瘤及大白鼠瓦克癌等7个癌株有抑制作用；⑨解热、镇痛。

· 前胡《名医别录》·
Qianhu
PEUCEDA RADIX
Hogfennnel Root

商品按品种不同分白花前胡、紫花前胡两个品别。商品经营上白花前胡称为"淮前胡"，紫花前胡称为"信前胡"。使用上均以"前胡"为名。习惯认为淮前胡质佳。

· 白花前胡 ·
Baihuaqianhu
PEUCEDANI RADIX
Whiteflower Hogfennel Root

【来　　源】为伞形科植物白花前胡 *Peucedanum praeruptorum* Dunn 的干燥根。

【产　　地】大部分种植，主产于安徽皖南地区和大别山地区，以宣城地区产量大。浙江淳安、临安、东阳、磐安、开化及江苏、湖北、湖南、四川、广西、江西亦产。

【采收加工】播种 2~3 年春、秋、冬季均可采挖，春季采者肉虚而瘦，秋季采者质硬肉少，以深秋及冬季前采挖最佳。挖取未抽薹植株的根，除去茎叶泥沙，洗净，晒或烘至须根干脆而主根未干时，擦去须根及主根尾梢，再晒干或烘干。

【性状鉴别】主根形状不一，呈不规则圆柱形、圆锥状或纺锤形，稍略弯曲，有 1~2 个支根或支根痕。长 3~13cm，根头部直径 0.5~2.0cm。表面灰棕色或灰褐色。有不规则的纵皱纹，主根粗壮，根头部顶端密集细环纹，俗称"蚯蚓头"，常有纤维状叶鞘残基。根中下部有纵皱纹和横向皮孔样突起及须根痕。质坚性糯，易折断，断面周围乳白色，散有多数棕黄色油点，形成层环黄棕色，有放射状纹理，呈菊花心，中心木质部较窄，金黄色，俗称"金镶白玉嵌"。气香，味微苦、辛。

以条粗，枝根少，肉质饱满，横断面木质部金黄色、油点多，体柔软，气香浓者为佳。

【显微鉴别】

（1）取本品粉末 1g，加乙醚 10mL，浸渍 2 小时后，取乙醚液 2 滴，分别点于两张小滤纸片上，置紫外光灯（365nm）下观察，显淡天蓝色荧光。然后滴加 15% 氢氧化钠溶液数滴，2分钟后荧光消失。将一张滤纸片避光保存，另一张滤纸片曝光，约3小时后，置紫外光灯（365nm）下观察，曝光者天蓝色荧光加强，避光者不显荧光。

（2）取本品粉末5g，加甲醇30mL，加热回流10分钟，滤过。取滤液2mL，蒸干，残渣加冰醋酸1mL使溶解，再加乙酰氯5滴和氯化锌数粒，置水浴中加热1~2分钟，溶液显红色。

【规格等级】商品分为前胡条和统货前胡条两个等级，均应无空心、杂质、虫蛀、霉变。

前胡条：主根13cm以上，无侧根和细尾。

统货前胡条：不分大小。

以身干，条粗壮，枝条整齐，肉质厚，质柔软，断面油点多，香气浓者为佳。

【炮　　制】

（1）前胡：除去杂质，洗净，润透，切薄片，晒干。

（2）蜜炙前胡：取前胡片，每100kg用炼蜜20kg，加开水适量稀释，与前胡片拌匀，闷润至蜜水吸尽，置锅内用文火翻炒至深黄色、不粘手为度，取出，放凉。

【炮制作用】经蜜制后增强前胡润肺止咳的作用。

【性味归经】苦、辛，微寒。归肺经。

【功能主治】散风清热，降气化痰。用于风热咳嗽痰多，痰热喘满，咯痰黄稠及风热感冒、头痛、发热、鼻塞、流涕、咳嗽者。

【用法用量】9~12g，水煎服。

【主要成分】本品主要含多种类型的香豆素及其苷类，其主要成分为前胡醇、紫花前胡素、前胡苷、白花前胡素甲等。尚含柠檬烯等挥发油、紫花前胡皂苷I等三萜多糖苷、糖醇、鞣质等。

【药理作用】①祛痰、镇咳、平喘：能显著增加呼吸道分泌物；②抗炎；③抗心脑缺血、抗心衰　能增加冠脉流量，但不影响心率和收缩力；④扩张血管、降血压；⑤抗血小板聚集；⑥解痉；⑦镇静。

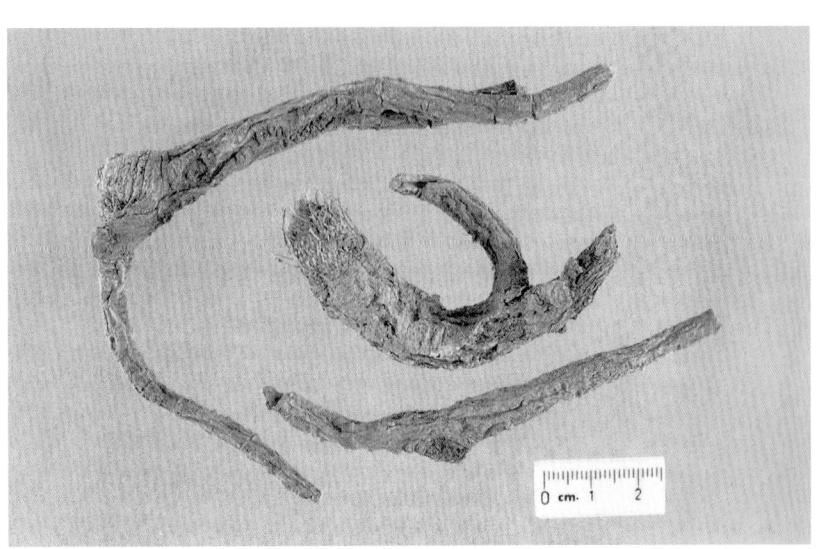

图150　白花前胡

·紫花前胡·
Zihuaqianhu
PEUCEDANI RADIX
Common Hogfennel Root

【来　　源】为伞形科植物紫花前胡 *Peucedanum decursiva*（Miq）Franch.et Sav. 的干燥根。

【产　　地】主产于河南、湖北、安徽、江西、山东、山西、陕西、江苏、湖南、广东、广西等地。

【采收加工】同白花前胡。

【性状鉴别】主根较长，通常 7~25cm，下部常有支根。外表灰褐色或灰棕色。有不规则纵皱纹。根头顶端有残留茎基，无纤维毛状物，茎基周围常有膜状叶鞘基部残留。断面类白色，皮部较窄，油点少，放射状纹理不明显，木质部占横断面积 1/2 或更多。气微香带腥，味淡而后苦辛。

以条粗，枝根少，肉质饱满，横断面木质部金黄色、油点多，体柔软，气香浓者为佳。

【显微鉴别】同白花前胡。

【规格等级】同白花前胡。

【炮　　制】同白花前胡。

【炮制作用】同白花前胡。

【性味归经】同白花前胡。

【功能主治】同白花前胡。

【用法用量】同白花前胡。

【主要成分】同白花前胡。

【药理作用】同白花前胡。

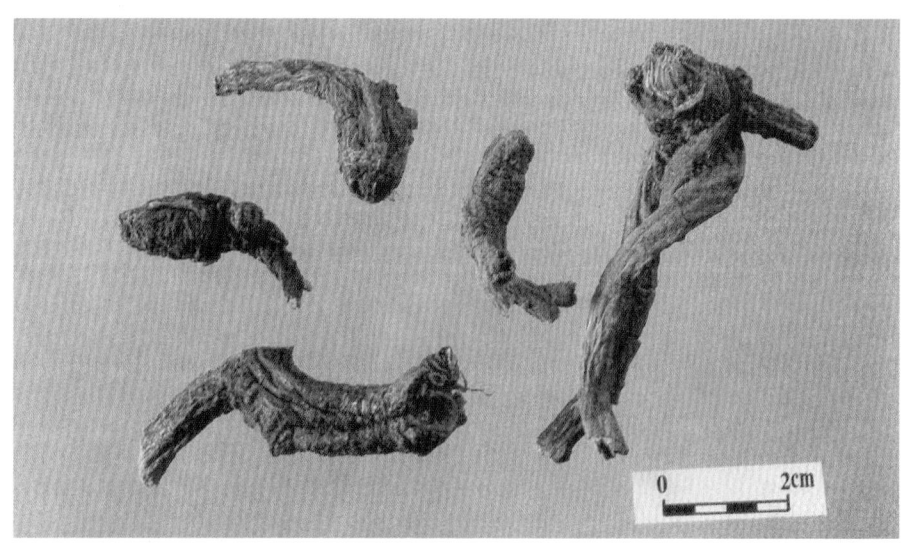

图 151　紫花前胡（安徽产）

· 姜黄《新修本草》·
Jianghuang
CURCUMAE LONGAE RHIZOMA
Common Turmeric Rhizome

【来　　源】为姜科植物姜黄 *Curcuma longa* L. 的干燥根茎。

【产　　地】主产于四川、广东、浙江、福建、江西、广西、台湾、湖北、陕西、云南、贵州等地。

【采收加工】种植当年冬末至翌年春初挖取块根，冬至前后采挖最佳，挖起后将根茎和块根分开，洗净，煮透，取出，晒干，再撞去粗皮。主根茎部商品称"姜头"，侧生根茎部商品称"子姜"。块根为"广郁金"。

【性状鉴别】主根（姜头）呈卵圆形或椭圆形，单个，长 2~5cm，直径 1.5~3.0cm。表面深黄色，粗糙，具明显的环节纹及皱缩纹，状如蝉，俗称"蝉肚姜黄"。经加工撞擦皮者较光滑，棕黄色。侧生根茎（子姜）呈圆柱形，略弯曲，常有指状分枝，两端钝尖，长 2.2~5.5cm，直径 1cm 左右，俗称"长条姜黄"。表面黄色至棕色。质坚实，不易折断，断面棕黄色至金黄色，角质状，有蜡样光泽，内皮层环纹显著，可见点状维管束散在。气辛香，味苦微、辛。嚼之唾液染成黄色。

以个均匀，去净粗皮，表面黄色，断面棕黄色，体重质坚，气香辛者为佳。

【显微鉴别】

（1）本品横切面：表皮细胞为 1 列，细胞扁平，壁薄，皮层宽广，有叶迹维管束；外侧近表皮处有 6~8 列木栓细胞，扁平，壁薄，排列较整齐；内皮层细胞凯氏点明显。中柱鞘为 1~2 列薄壁细胞；维管束有限外韧型，散列，近中柱鞘处较多，向内渐减少。薄壁细胞含油滴、淀粉粒及红棕色素。

（2）取本品粉末少量，置滤纸上，滴加乙醇与乙醚各 1 滴，待干，除去粉末，滤纸染成黄色，加热硼酸饱和溶液 1 滴，则渐变为橙红色，再加氨试液 1 滴，则变成蓝黑色，后渐变为褐色，久置，则又变为橙红色。

【规格等级】统货。干货。以个均匀、撞擦去粗皮、表面黄色、断面棕黄色、质坚体重、气味辛香者为佳。商品以"子姜"质好。

【炮　　制】取原药拣除杂质，大小分档，稍浸，闷透，切片，晒干。

【性味归经】辛、苦，温。归脾、肝经。

【功能主治】行气破瘀，通经止痛。用于胸胁刺痛，闭经，癥瘕，风湿肩臂疼痛，跌仆肿痛。

【用法用量】3~9g，水煎服。外用适量。

【主要成分】本品主要含 5-羟基没药酮、环姜黄素、环去甲氧基姜黄素、异环去甲氧基姜黄素、姜黄素、去氧姜黄素、阿魏酸甲酯、香草醛、对羟基苯甲酸等。

【药理作用】①抗心肌缺血；②保肝，促进胆汁排出；③抗溃疡；④降血脂；⑤抗氧化；⑥兴奋收缩子宫；⑦抗肿瘤：姜黄素可抑制胰腺癌、肝癌、白血病等；⑧改善记忆力。

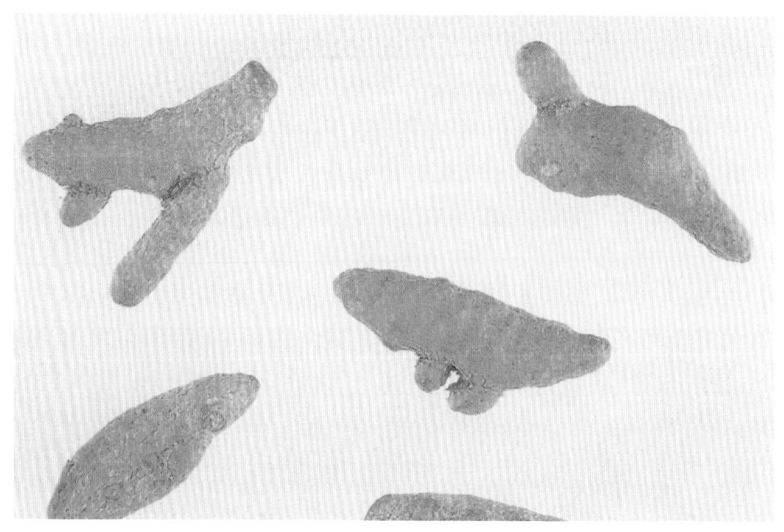

图 152　姜黄（广东产）

·威灵仙《开宝本草》·
Weilingxian
CLEMATIDIS RADIX　ET RHIZOMA
Chinese Clematis Root and Rhizome

　　商品按来源与性状不同分为粉灵仙、铁灵仙两个品别。均以"威灵仙"为名。传统认为粉灵仙质佳。

·粉灵仙·
Fenlingxian
CLEMATIDIS RADIX　ET RHIZOMA
Chinese Clematis Root and Rhizome

　　【来　　源】为毛茛科植物威灵仙 *Clematis chinensis* Osbeck. 的干燥根及根茎。

　　【产　　地】大部分野生。主产于安徽滁州、蚌埠，浙江温州、临海、金华，江苏镇江、淮阴。此外，山东、湖南、湖北、四川、广东、广西、福建、台湾均有产。

　　【采收加工】全年可采挖，以秋季采挖者质量较好。挖取根茎后，除去地上部分及泥土，洗净，晒干。

　　【性状鉴别】根茎不规则圆柱形，长 1.5~10.0cm，直径 0.3~1.5cm。表面淡棕黄色至棕褐色，顶端残留茎基，其两侧及下面着生多数细长圆柱形的细根，稍弯曲，长 7~15cm，直径 0.2~0.3cm。表面黑棕色，具细纵皱纹。质硬脆，易折断，断面平坦，有粉性，皮部约占横断面的 1/3，皮部灰白色，中心的木部淡黄色，略呈方形。气微，味淡、微苦。

　　以根条粗壮，表面黑棕色，断面白色，粉性，质坚实，无地上茎者为佳。

　　【显微鉴别】本品根的横切面：威灵仙表皮细胞外壁增厚，棕黑色。皮层宽，均为薄壁细胞，外皮层切向延长；内皮层明显。韧皮部外侧常有纤维束及石细胞，纤维直径 18~43μm。形成层明显。木质部全部木化。薄壁细胞含淀粉粒。

【规格等级】统货。干货。除净地上茎，根条粗壮，表面黑棕色，断面白色，粉性，质坚实。无虫蛀、霉变。

【炮　　制】除去杂质，洗净，润透，切段，干燥。

【性味归经】辛、咸，温。归膀胱经。

【功能主治】祛风除湿，通络止痛。用于风湿痹痛，肢体麻木，瘫痪，筋脉拘挛，屈伸不利，骨鲠咽喉。

【用法用量】6~9g，水煎服。骨鲠取威灵仙 30g 煎浓汁，与 30mL 醋、适量砂糖搅匀，缓缓含服咽下。

【主要成分】本品主要含原白头翁素及其聚合物白头翁素，尚含甾醇、糖类、皂苷、内酯、酚类、氨基酸。

【药理作用】①利胆；②引产；③抗菌；④松弛平滑肌；⑤利尿；⑥镇痛；⑦抗肿瘤：威灵仙对胃癌、肠癌、皮肤癌、肺癌、恶性黑色素瘤有一定疗效。

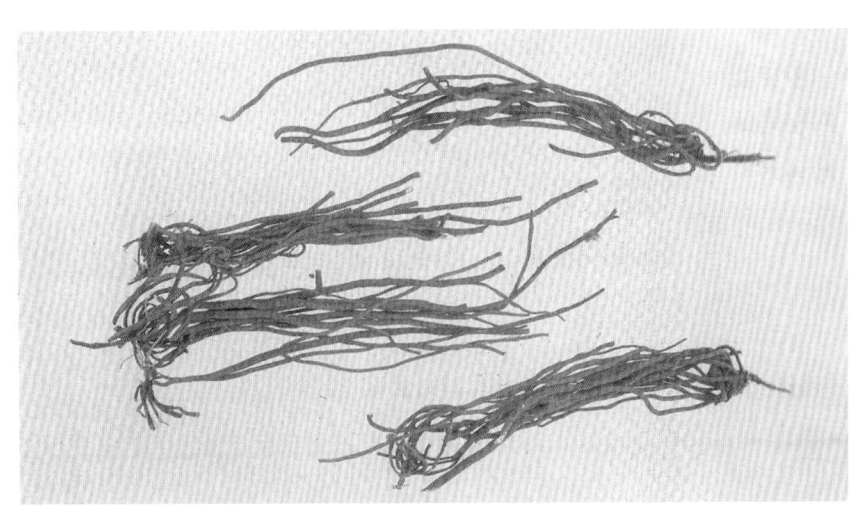

图 153　粉灵仙（广东产）

·铁灵仙·
Tielingxian
CLEMATIDIS RADIX ET RHIZOMA
Sixpetal Clematis or Manshurica Clematis Root and Rhizome

【来　　源】为毛茛科植物棉团铁线莲 *Clematis hexapetala* Pall. 或东北铁线莲 *Clematis manshurica* Rupr. 的干燥根及根茎。

【产　　地】多为野生。主产于黑龙江、吉林、辽宁、河北、山东、山西、内蒙古。

【采收加工】全年可采挖，以秋季采挖者质量较好。挖取根茎后，除去地上部分及泥土，洗净，晒干。

【性状鉴别】

（1）棉团铁线莲：根茎呈短柱形，长 1~4cm，直径 0.5~1.0cm，下面丛生多数须根。须根比粉灵仙的细，须长而密集弯曲，长 4~20cm，直径 0.1~0.4cm。表面呈棕褐色或棕黑色，有许多明显的细皱纹。断面皮部白色，木心较细小近圆形。味咸，辛辣。

以根条粗长，断面白色，无地上茎者为佳。

（2）东北铁线莲：根茎呈柱状，长 1~11cm，直径 0.5~2.5cm。根较密集，长 5~23cm，直径 0.1~0.4cm。表面棕黑色，断面木质部近圆形。味辛辣。

【显微鉴别】

（1）棉团铁线莲根的横切面：外皮层细胞多径向延长，紧接外皮层的 1~2 列细胞壁稍增厚。韧皮部外侧无纤维束及石细胞。

（2）东北铁线莲根的横切面：外皮层细胞径向延长，老根略切向延长。韧皮部外侧偶有纤维及石细胞。

【规格等级】统货，干货。以根条粗壮，表面黑棕色，断面白色，粉性足，无地上茎、虫蛀、霉变。

【炮　　制】同粉灵仙。

【性味归经】同粉灵仙。

【功能主治】同粉灵仙。

【用法用量】同粉灵仙。

【主要成分】同粉灵仙。

【药理作用】同粉灵仙。

注：百合科植物短梗菝葜 Smilax scobinicaulis C. H. Wright 的根及根茎。在我国西北部地区作威灵仙使用，称为"铁丝威灵仙"。

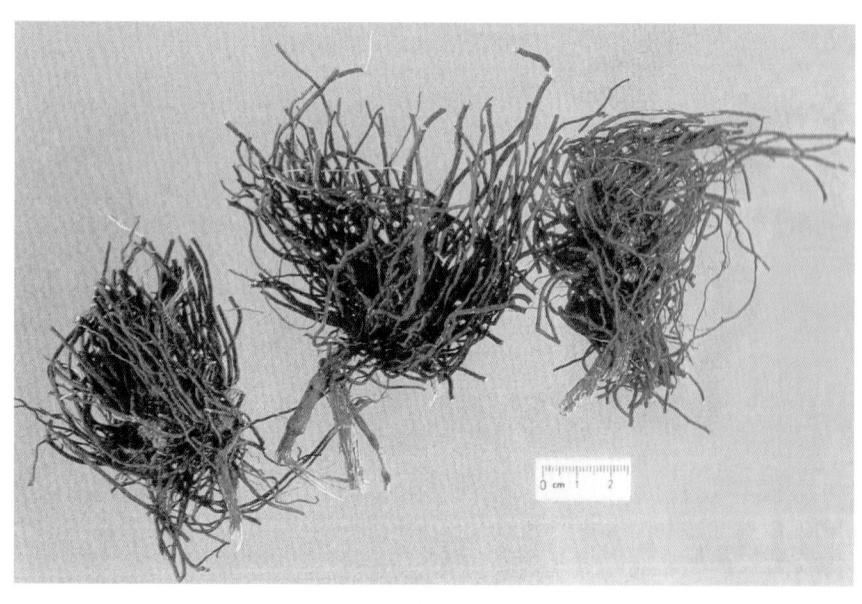

图 154　铁灵仙（棉团铁线莲　黑龙江产）

· 独活《神农本草经》·
Duhuo
ANGELICAE PUBESCENTIS RADIX
Doubleteeth Pubescent Angelica Root

商品按来源不同分为独活（川独活）、牛尾独活和九眼独活三个品别。

·独活（川独活）·
Duhuo
ANGELICAE PUBESCENTIS RADIX
Doubleteeth Pubescent Angelica Root

【来　　源】为伞形科植物重齿毛当归 Angelica pubescens Maxim. f. biserrata Shan et Yuan 的干燥根。

【产　　地】主产于湖北巴东、资丘、恩施、五峰，四川巫山、巫溪，重庆奉节等地。此外陕西、甘肃等地亦产。产于巴东者称为"巴东独活"，产于资丘者称"资丘独活"。以巴东产量大。多数地区习惯认为"资丘独活"质优，但广东习惯认为"巴东独活"质优。

【采收加工】种植 3 年可采挖，于春初刚发芽或秋末茎叶枯萎时采挖，除去残茎须根及泥沙，洗净，晒或烘至半干，堆置 2~3 天，发汗后再晒或烘至全干。

【性状鉴别】根头及主根粗短，略呈圆柱形，下部分出数条弯曲的支根（巴东产的分枝少，资丘产的多分枝）。全长 10~20cm，主根长 4~10cm，根头部膨大，呈圆锥状，直径 2~4cm。顶端有残留茎叶痕或凹陷窝。表面灰褐色至黄棕褐色，有纵皱纹和横长皮孔及稍突起的细根痕。巴东产独活体柔软，资丘产独活体重质硬，断面类白色至暗棕黄色，有多数散在的棕色油室，木质部灰黄色至黄棕色，形成层棕色环状。香气特异而浊，味苦、辛，微麻舌。

以条粗壮，少分枝，油润，香气浓者为佳。

【显微鉴别】

（1）本品横切面：木栓细胞数列。皮层窄，有少数油室。韧皮部宽广，约占根的 1/2；油室较多，排成数轮，切向约至 153μm，周围分泌细胞 6~10 个。形成层成环。木质部射线宽 1~2 列细胞；导管稀少，直径约至 84μm，常单个径向排列。薄壁细胞含淀粉粒。

（2）取本品粉末 2g，加乙醚 10mL，浸渍过夜，滤过，滤液蒸干，残渣加三氯甲烷 2mL 使溶解，作为供试品溶液。另取独活对照药材 2g，同法制成对照药材溶液。照薄层色谱法试验，吸取上述两种溶液各 2μL，分别点于同一硅胶 G 薄层板上，以正己烷-苯-醋酸乙酯（2∶1∶1）为展开剂，展开，取出，晾干，置紫外光灯（365nm）下检视，供试品色谱中，在与对照药材色谱相应的位置上，显相同颜色的荧光斑点。

【规　　格】统货。

【炮　　制】除去杂质，洗净，润透，切薄片，晒干或低温干燥。

【性味归经】辛、苦，微温。归肝、肾、膀胱经。

【功能主治】祛风除湿，通痹止痛，解表。用于风寒湿痹，腰膝疼痛，少阴伏风头痛等。

【用法用量】3~10g，水煎服。

【主要成分】本品根中主要含干香豆精类化合物、二氢山芹醇及其乙酸酯、欧芹酚甲醚、异欧前胡内酯、毛当归醇、佛手柑内酯、当归醇、花椒毒素、γ-氨基丁酸及挥发油等。

【药理作用】①镇静、催眠；②抗炎、镇痛；③降血压；④兴奋呼吸；⑤抑制血小板聚集；⑥解痉。

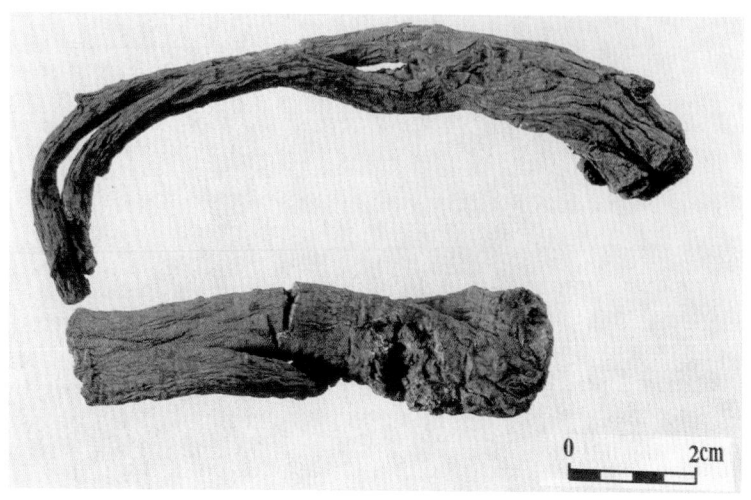

图 155　川独活（四川产）

· 牛尾独活 ·

Niuweiduhuo

HERACLEI RADIX ET RHIZOMA

Moellendorffii Cowparsnip，Acuminate Cowparsnip or Hemsley
Cowparsnip Root and Rhizome

【来　　源】为伞形科植物短毛独活 *Heracleum moellendorffii* Hance.、渐尖叶独活 *Heracleum acuminatum* Fr. 或独活 *Heracleum hemsleyanum* Diels. 的干燥根及根茎。

【产　　地】主产于四川甘孜、阿坝、凉山等地。湖北、云南亦产。

【采收加工】同独活。

【性状鉴别】呈长圆锥形，稍弯曲。根茎近圆柱形。表面灰黄色至灰棕色，顶端周围有密集而粗糙的环状叶痕及环纹。根多分支或单一，表面浅灰棕色至灰棕色，中下部具不规则皱缩沟纹。质坚韧，折断面不平整，断面黄白色，中心有黄色小木心，有散在棕色油点，内心呈菊花纹理。香特异，味微苦麻。

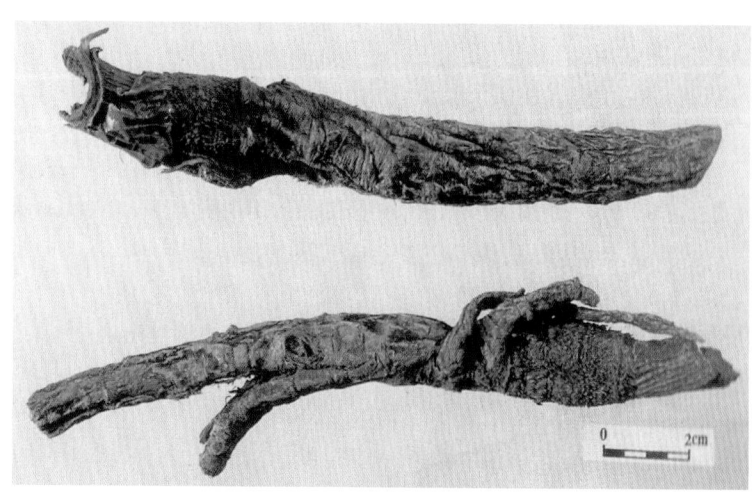

图 156　牛尾独活（四川产）

以主根粗壮，分枝少，无须根，表面灰黄色，断面类白色至黄白色，散在棕色油点多，气香浓者为佳。

【规　　格】统货。条粗壮、分枝少、气香浓。无虫蛀、霉变。

【炮　　制】同独活。

【性味归经】同独活。

【功能主治】同独活。

【用法用量】同独活。

【主要成分】同独活。

【药理作用】同独活。

·九眼独活·
Jiuyanduhuo
ARALIAE RADIX ET RHIZOMA
Cordata Aralia or Henry Aralia Root and Rhizome

【来　　源】为五加科植物土当归 *Aralia cordata* Thunb. 或柔毛龙眼独活 *Aralia henryi* Harms. 的干燥根及根茎。

【产　　地】野生。主产于四川甘孜、阿坝、凉山等地。湖北、云南、贵州等地亦产。

【采收加工】同独活。

【性状鉴别】根茎粗壮，弯曲扭转。表面棕褐色至黄褐色，粗糙。上面有 6~9 个凹窝，如眼眶，故称"九眼独活"，成串排成结节状。体稍轻，质硬脆，断面黄白色，有裂隙，显纤维性。气微香，味微苦、辛，麻舌。

以主根粗壮，分枝少，无须根，表面灰黄色，断面类白色至黄白色，散在棕色油点多，气香浓者为佳。

【规　　格】统货。条粗壮，分枝少，气香浓。无杂质、虫蛀、霉变。

【炮　　制】同独活。

【性味归经】同独活。

【功能主治】同独活。

【用法用量】同独活。

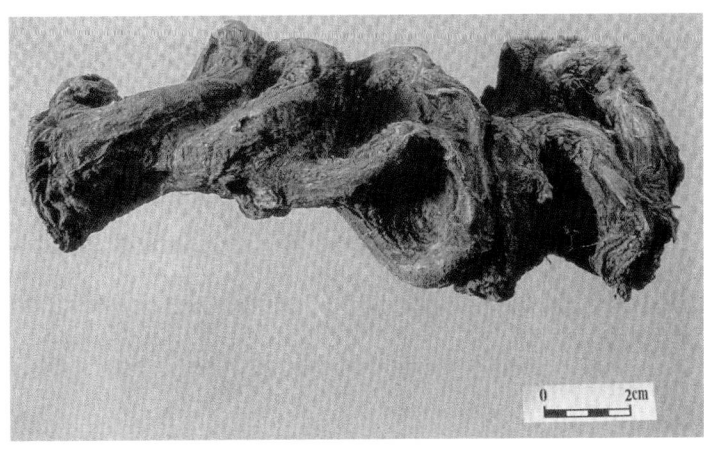

图 157　九眼独活（四川产）

【主要成分】同独活。

【药理作用】同独活。

· 胡黄连《开宝本草》·
Huhuanglian
PICRORHIZAE RHIZOMA
Figwortflower Picrorhiza Rhizome

【来　　源】为玄参科植物胡黄连 *Picrorhiza scrophulariiflora* Pennell 的干燥根茎。

【产　　地】野生。过去为进口，故商品称为"胡连""胡黄连"。主产于印度、尼泊尔、马来西亚、印度尼西亚等国。1960 年在我国西藏、云南、四川等地发现，商品称"西藏胡黄连"。主产于我国西藏聂拉木、吉隆、亚东、错那、洛扎等地。云南西北部、四川西部亦产。

【采收加工】以秋季采挖质量较好。挖取根茎，除去泥土及须根，洗净，晒干。

【性状鉴别】

（1）胡黄连：呈圆柱形，平直或略弯曲，多不分枝，长 3~9cm，直径 0.3~0.8cm。表面灰黄棕色至黄棕色，粗糙，有光泽，有纵皱纹及横环纹，栓皮时有脱落，露出褐色的皮部。顶端有暗红棕色密集的鳞片状叶柄残基，或已脱落而呈残留半环状的节痕，近节处有较多圆点状的根痕。体轻，质坚而脆，易折断，折断时有粉尘飞出。断面略平坦，皮部灰褐色，木部黄白色，有点状维管束 4~7 个，排列成环，中央髓部灰黑色。气微，味极苦而持久。以条粗壮，断面皮部灰黑色，木部黄白色，折断时有粉尘，无须根者为佳。

（2）西藏胡黄连：呈圆柱形，稍弯曲，偶有分枝长 3~12cm，直径 0.2~1.4cm，表面灰棕色至暗棕色，有纵皱纹及横环纹，有突起芽或芽痕和小圆形的根痕或细根残基，顶端密被灰棕色或黄棕色至暗棕色的叶柄残基，革质。质硬脆，易折断，断面略平坦，木栓层灰棕色，皮部淡棕色至暗棕色，占半径的 1/3~1/2，有多数裂痕，木质部黄白色，通常有 9 个维管束，排列成环状，髓部暗棕色，有裂隙。有的在节部带有少数灰棕色的根，有纵皱纹。气微，味极苦而持久。以条粗壮，无须根者为佳。

【显微鉴别】

（1）取本品粉末 0.5g，置适宜器皿中，60~80℃升华 4 小时，置显微镜下观察，可见针状、针簇状、棒状、板状结晶及黄色球状物。

（2）取本品粉末 5g，加水 50mL，置 60℃水浴中温浸 20 分钟，滤过。取滤液 1mL，加三氯化铁乙醇溶液 2 滴，生成暗绿色沉淀；另取滤液 1mL，加 5% α-萘酚乙醇溶液 2 滴，摇匀，生成黄白色浑浊，缓缓沿管壁加硫酸 0.5mL，两液接界处显紫色环，振摇后颜色变深，加水稀释生成暗紫色沉淀。

（3）取（1）项下的升华物，加三氯甲烷数滴使溶解，作为供试品溶液。另取香草酸、肉桂酸对照品，加三氯甲烷制成每 1mL 含 1mg 的混合溶液，作为对照品溶液。照薄层色谱法试验，吸取上述两种溶液各 5μL，分别点于同一硅胶 G 薄层板上，以正己烷-乙醚-冰醋酸（5：5：0.1）为展开剂，展开，取出，晾干，置紫外光灯（254nm）下检视。供试品色谱中，在与对照品色谱相应的位置上，显相同颜色的斑点。

【规格等级】商品有胡连王、厚胡连、统胡连三个规格。

【炮　　制】除去杂质，洗净，润透，切薄片干燥或用时捣碎。

【性味归经】苦，寒。归肝、胃、大肠经。

【功能主治】清湿热，除骨蒸，退虚热，清疳热。用于阴虚发热，湿热泻痢，骨蒸潮热，小儿疳积，黄疸，痔疮肿痛等。

【用法用量】1.5~9g，水煎服。

【主要成分】本品含梓醇、胡黄连苷、胡黄连素、桃叶珊瑚苷、环烯醚萜苷、生物碱、酚酸、糖苷、甾醇等。

【药理作用】①保肝利胆；②抗菌，抗炎；③抗哮喘；④降血糖，降血脂；⑤止血；⑥抗肿瘤：胡黄连提取物的抗癌作用可能与其清除氧自由基的功能有关；⑦保护心脏及脑组织；⑧抗抑郁。

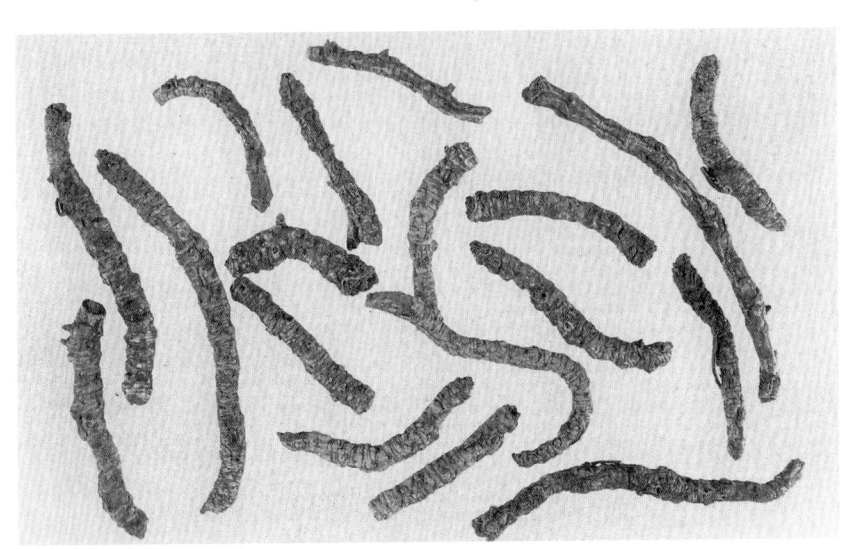

图 158　胡黄连（云南产）

· 茜草《神农本草经》·
Qiancao
RUBIAE RADIX ET RHIZOMA
Indian Madder Root and Rhizome

【来　　源】为茜草科植物茜草 *Rubia cordifolia* L. 的干燥根及根茎。

【产　　地】野生。主产于河南、河北、陕西、安徽、山东等省。此外，湖北、江苏、浙江、甘肃、辽宁、山西、广东、广西、四川等省、自治区也产。

【采收加工】春、秋季采挖。一般每年在"清明"前后或 8~10 月采挖。秋季采者质优。挖出根后，除去茎苗，洗净泥土，洗净，晒干。

【性状鉴别】根茎呈结节状丛生。根粗细不等，呈圆柱形，略弯曲，长 10~25cm，直径 0.2~1.0cm。表面红棕色或暗棕色，具细纵皱纹及少数细须根。外皮易剥落，皮部脱落处呈黄红色。质脆，易折断。断面平坦，皮部狭窄，紫红色。木部宽广，浅红黄色，导管孔多数。气微，味微苦，久嚼麻舌。

以根条粗大，去净芦头，断面平坦，内外红棕色者为佳。

【显微鉴别】

（1）本品根横切面：木栓细胞6~12列，含棕色物。皮层薄壁细胞有的含红棕色颗粒。韧皮部细胞较小。形成层不甚明显。木质部占根的主要部分，全部木化，射线不明显。薄壁细胞含草酸钙针晶束。

（2）取本品粉末0.2g，加乙醚5mL，振摇数分钟，滤过。滤液加氢氧化钠试液1mL，振摇，静置使分层，水层显红色；醚层无色，置紫外光灯（365nm）下观察，显天蓝色荧光。

（3）取本品粉末0.5g，置锥形瓶中，加甲醇10mL，超声处理30分钟，滤过，滤液浓缩至约1mL，作为供试品溶液。另取茜草对照药材0.5g，同法制成对照药材溶液。再取大叶茜草素对照品，加甲醇制成每1mL含2.5mg的溶液，作为对照品溶液。照薄层色谱法试验，吸取上述三种溶液各5μL，分别点于同一以羧甲基纤维素钠为黏合剂的硅胶G薄层板上，以石油醚（60~90℃）-丙酮（4∶1）为展开剂，展开，取出，晾干，置紫外光灯（365nm）下检视。供试品色谱中，在与对照药材和对照品色谱相应的位置上，显相同颜色的荧光斑点。

【规格等级】商品分为三个等级：

一等：根长15~20cm，直径0.7cm以上。

二等：根长10~20cm，直径0.7cm以下。

三等：根长10cm以下，直径不小于0.4cm。

【炮　　制】

（1）茜草：除去杂质，洗净，润透，切厚片或段，晒干。

（2）茜草炭：先将炒锅加热，取茜草段置锅内用武火炒至表面焦黑色，里面焦褐色，如现火星喷洒清水灭尽火星，取出，晒干。

【炮制作用】制炭后增强止血作用。

【性味归经】苦，寒。归肝经。

【功能主治】凉血止血，活血祛瘀，通经。用于热证吐血、衄血、崩漏，外伤出血，经闭瘀阻，关节痹痛，跌仆肿痛等。

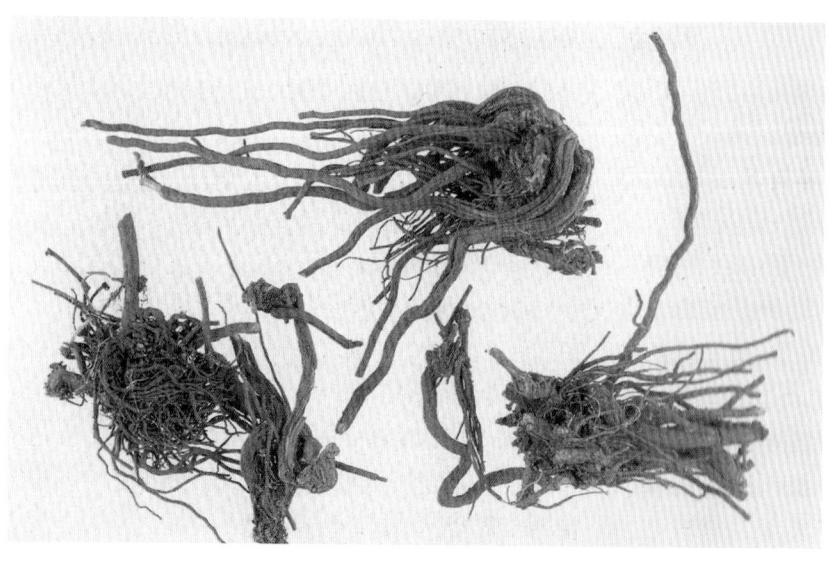

图159　茜草（河南产）

【用法用量】6~15g，水煎服。

【主要成分】本品主要含水溶性的环己肽类、脂溶性的蒽醌及其糖苷类、还原萘醌及其糖苷类，还含有多糖类、萜类、微量元素、谷甾醇、茜草素、茜草酸等。

【药理作用】①止血；②升白细胞；③抗肿瘤：茜草提取物对肺癌、白血病、结肠癌、黑色素瘤、宫颈癌均有抑制作用；④抗心肌缺血；⑤祛痰镇咳；⑥抗菌；⑦抗氧化；⑧保肝。

· 草乌《本草纲目》·
Caowu
ACONITI KUSNEZOFFII RADIX
Kusnezoff Monkshood Root

【来　　源】为毛茛科植物北乌头 *Aconitum kusnezoffii* Reichb 及华乌头 *Aconitum chinesis* pbxt 的干燥主根。

【产　　地】野生或栽培。主产于四川、陕西、云南、贵州、湖南、广西、浙江、湖北、安徽、河北、山西和东北地区。

【采收加工】栽培 1~2 年秋季采挖。挖取后，除去地上部分，洗净，晒干。

【性状鉴别】呈不规则长圆锥形，略弯曲，长 2~7cm，直径 0.6~1.8cm。顶端常有残茎和少数不定根残基，有的顶端一侧有一枯萎的芽，一侧有一圆形或扁圆形的不定根残基。表面灰褐色或黑棕褐色，皱缩，有纵皱纹，点状须根痕和数个瘤状侧根。质硬，断面灰白色或暗灰色，有裂隙，形成层环纹多角形或类圆形，髓部较大或中空。气微，味辛辣、麻舌。个大毒性大，其粉尘可呛鼻发痒，口尝宜少，勿咽下。

以个大饱满、质硬、断面白色有粉性者为佳。

【显微鉴别】

（1）本品横切面：后生皮层为 7~8 列棕黄色栓化细胞；皮层有石细胞，单个散在或 2~5 个成群，类长方形、方形或长圆形，胞腔大；内皮层明显。韧皮部宽广，常有不规则裂隙，筛管群随处可见。形成层环呈不规则多角形或类圆形。木质部导管 1~4 列或数个相聚，位于形成层角隅的内侧，有的内含棕黄色物。髓部较大。薄壁细胞充满淀粉粒。

粉末灰棕色。淀粉粒单粒类圆形，直径 2~23μm；复粒由 2~16 粒组成。石细胞无色，与后生皮层连接的显棕色，呈类方形、类长方形、类圆形、梭形或长条形，直径 20~133（234）μm，长至 465μm，壁厚薄不一，壁厚者层纹明显，纹孔细，有的含棕色物。后生皮层细胞棕色，表面观呈类方形或长多角形，壁不均匀增厚，有的呈瘤状突入细胞腔。

（2）取本品粉末 0.5g，加乙醚 10mL 与氨试液 0.5mL，振摇 10 分钟，滤过，滤液置分液漏斗中，加 0.25mol/L 硫酸溶液 20mL，振摇提取，分取酸液适量，用水稀释后，照分光光度法测定，在 231nm 与 275nm 的波长处有最大吸收。

（3）取本品粗粉 1g，加乙醚 15mL 与氨试液 1mL，浸渍 1 小时，时时振摇，滤过，取滤液 5mL，蒸干，残渣加 7% 盐酸羟胺甲醇溶液 5 滴与 0.1% 麝香草酚酞甲醇溶液 1 滴，滴加氢氧化钾饱和的甲醇溶液至显蓝色后，再多加 2 滴，置 60℃水浴上加热 1~2 分钟，用冷水冷却，滴加稀盐酸调节 pH 值至 2~3，加三氯化铁试液和三氯甲烷各 1 滴，振摇，上层液显紫色。

【规格等级】统货。以个大饱满、质硬、断面白色有粉性者为佳。

【炮　　制】

（1）生草乌：除去杂质，洗净，切片，干燥。

（2）制草乌炮制方法一：取净草乌，大小个分开，洗净，用清水浸泡至内无干心，取出，置锅中加水煮至切开内无白心、口尝微有麻舌感时取出，晾至七成干时切薄片，晒干。

（3）制草乌炮制方法二：取原药去杂质，大小分档，洗净，用清水浸泡10~14天，头四天每天换水三次，第五天起加3%白矾粉末同浸，每天换矾水一次。换水时必须搅拌到底，去清残液，注入清水时要浸过药面，浸足时日后，捞起，冲洗干净，每100kg生草乌用35kg老生姜打烂、35kg黑米醋并加适量水，拌匀，共煮4~6小时，煮至切开无白心、口尝微有麻舌感为度，取出，冷却后，纵切片，晒干（《中药商品知识》1988年）。

【炮制作用】经浸泡煮制及姜、醋制后，可降低乌头碱毒性，并能增强散寒止痛作用。

【性味归经】辛、苦，热。有大毒。归心、肝、肾、脾经。

【功能主治】祛风除湿，温经止痛。用于风寒湿痹，手足拘挛，半身不遂，关节疼痛，心腹冷痛，寒疝作痛，麻醉止痛等。

【用法用量】一般炮制后用，3~9g；作散剂或酒剂1~2g。生用必须遵医嘱。孕妇忌服。

【主要成分】本品主要含多种生物碱，主要是乌头碱、异乌头碱、次乌头碱等。

【药理作用】①镇痛；②解热；③抗炎；④抗肿瘤：生草乌提取物对小鼠肝癌有抑制作用。

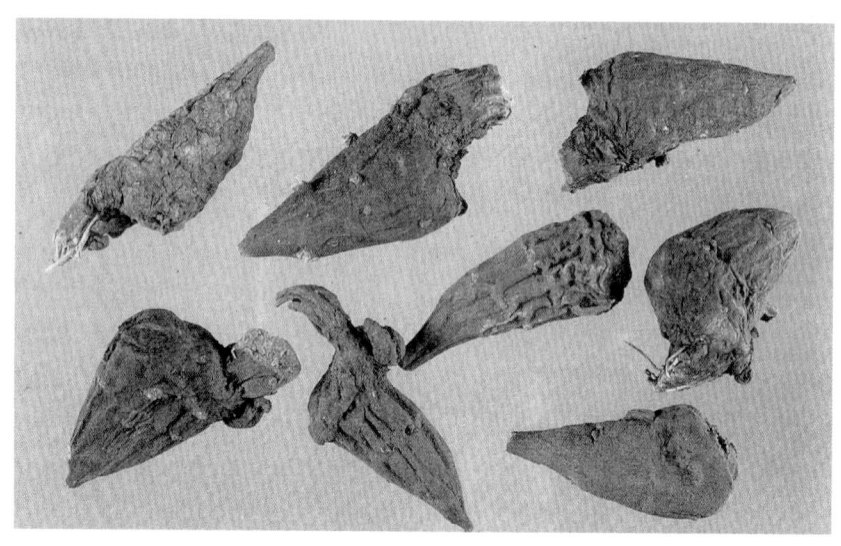

图160　草乌（贵州产）

· 重楼《神农本草经》·
Chonglou
PARIDIS RHIZOMA
Yunnan Manyleaf Paris or Chinese Paris Rhizome

【来　　源】为百合科植物云南重楼 *Paris polyphylla* Smith var. *yunnanensis*（Franch.）Hand.-Mazz. 或七叶一枝花 *Paris polyphylla* Smith var. *chinensis*（Franch.）Hara. 的干燥根茎。

【产　　地】主产于云南、四川、广西、陕西、江西、贵州等地。此外，湖北、广东、河南、湖南、安徽、福建、台湾等省亦产。

【采收加工】重楼生长时间较长，用种子播种栽培 7~10 年，种苗移栽 5~7 年，于秋季采挖，除去须根，洗净，晒干。

【性状鉴别】呈结节状扁圆柱形，长 3~10cm，直径 1~4cm。常有弯曲，单枝，少有分枝。表面黄棕色或灰褐色，表皮擦破处呈白色。一面有茎脱落后呈密集的半圆形深陷的疤痕，另一面有须根痕。顶端有圆形稍凹陷的茎残基及鳞叶。质坚实，断面白色至浅棕色，维管束细点状散列成环，粉性或胶质。气微，味微苦、辛。

以粗壮，无须根，质坚实，表面黄棕色，断面白色、粉性足者为佳。

【显微鉴别】

（1）本品粉末白色。淀粉粒甚多，类圆形、长椭圆形或肾形，直径 3~18μm。草酸钙针晶成束或散在，长 80~250μm。梯纹及网纹导管直径 10~25μm。

（2）取本品细粉 0.5g，加水 3mL，浸渍 10 分钟后，剧烈振摇，发生持久性泡沫。

（3）取本品粗粉 2g，加乙醚 20mL，置水浴上回流 10 分钟，滤过。滤液分为 2 份，挥干，一份加醋酐 1mL 使溶解，加硫酸 2 滴，显黄色，渐变红色、紫色、青色、污绿色；另一份加冰醋酸 1mL 使溶解，加乙酰氯 5 滴与氯化锌少量，稍加热，显淡红色或紫红色。

【规格等级】统货。

【炮　　制】取原药拣除杂质，大小分档，略浸，闷润透心，切片，晒干。

【性味功能】苦，微寒。有小毒。归心、肝经。

【功能主治】清热解毒，消肿止痛散结，凉肝定惊。用于咽喉肿痛，小儿惊风，惊痫，惊风抽搐，外用疗疮痈肿，毒蛇咬伤，跌仆伤痛，腮腺炎。

【用法用量】3~9g，水煎服。外用适量，研末调敷。

【主要成分】主要含有甾体皂苷。苷元主要为薯蓣皂苷元和偏诺皂苷元。尚含有黄酮、微量元素等。

【药理作用】①抗肿瘤：重楼提取物对肺癌细胞、乳腺癌细胞、结肠癌细胞、肾癌细胞、胰腺癌细胞、前列腺癌细胞具有明显的抑制作用，其抗肿瘤作用机制主要通过直接杀伤肿瘤细胞、调节机体免疫功能、抑制 RNA 癌瘤病毒逆转录酶等。②收缩子宫。③抗菌。④抗炎、镇静、镇痛。⑤止血。

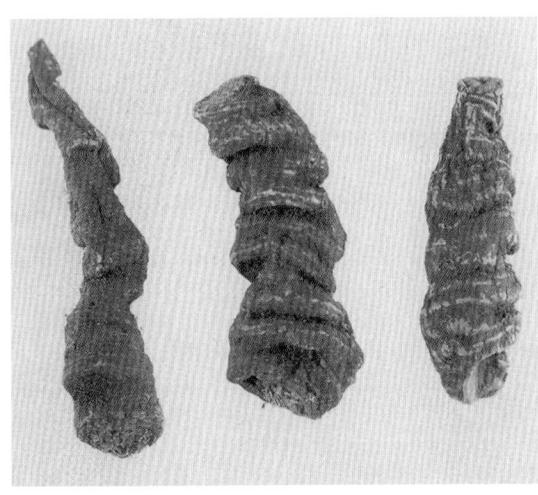 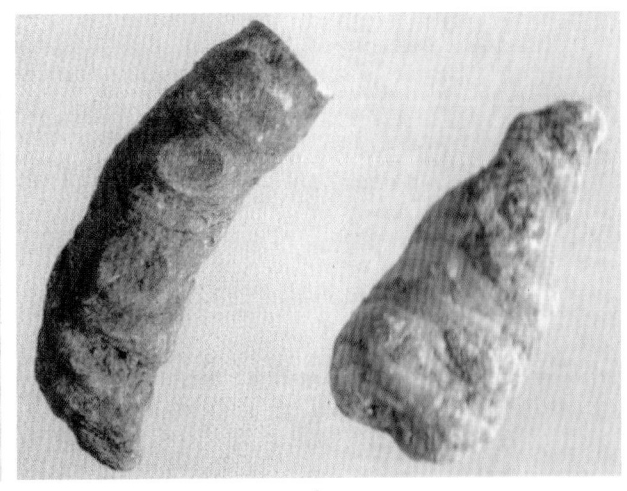

a　　　　　　　　　　　　　　　b

图 161　重楼（云南产）

a. 云南重楼　b. 七叶一枝花

· 穿破石《千金要方》·
Chuanposhi
MACLURAE RADIX
Ventilago leiocarpa Benth.

【来　　源】为桑科植物构棘 *Maclura cochinchinensis*（Lour.）Corner 或柘树 *Maclura tircuspidata* Carriere. 的干燥根。

【产　　地】主产于台湾、福建、浙江、广东、广西、湖北、湖南、安徽、云南等省、自治区。印度、缅甸、越南亦有分布。

【采收加工】全年可采。挖出根后，削去支根，洗净，斩长段，晒干，或切片晒干。

【性状鉴别】根呈圆柱形，极少分枝，粗细不一，直径多为 1.5~3.0cm，粗者可达 5~6cm。外表栓皮橙黄色或橙红色，有细密横皱纹，菲薄如纸，极易脱落；栓皮脱落后，表面现灰黄色，并有棕黄色或橙黄色斑块。质坚硬体稍轻，不易折断。横切面淡黄色或黄棕色，皮部薄，纤维性，木质部发达，满布细小密集的针孔状导管，中心有小的髓。气无，味淡。新鲜树干砍伤后会流出白色乳状黏液，具豆腥味。

以根条均匀，外皮橙黄色，切面淡黄色，无须根者为佳。

【规格等级】统货。

【性味归经】淡，微苦，凉。归心、肝经。

【功能主治】祛风利湿，活血通经，止咳化痰，散瘀止痛，解毒消肿。用于风湿性腰腿痛，劳伤咳血，流行性腮腺炎，急慢性肝炎，脾虚泄泻，肝脾肿大，胃及十二指肠溃疡疼痛，淋浊，结石，结核病，卵巢囊肿，乳腺增生，闭经、子宫肌瘤，体虚白带，前列腺肥大等；外用治骨折，跌打损伤，挫伤，疮疡疥癣，疔疮痈肿等。

【用法用量】内服：煎汤，9~30g，鲜者可用至120g；或浸酒。外用：适量，捣敷。

【主要成分】含柘树异黄酮A、3′-O-甲基香豌豆苷元、去氢木香内酯、亚油酸甲酯、氨基酸、有机酸、糖类等。

【药理作用】①抗炎；②镇痛；③保护肝脏；④抗结核。

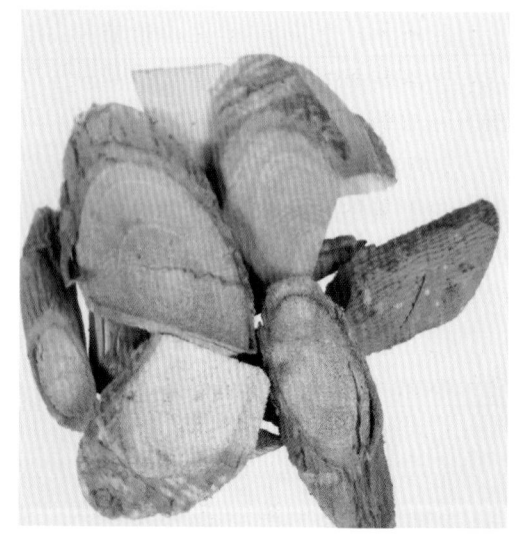

图 162　穿破石（湖南产）

· 香附《名医别录》·
Xiangfu
CYPERI RHIZOMA
Nutgrass Galingale Rhizome

【来　　源】为莎草科植物莎草 *Cyperus rotundus* L. 的干燥根茎。

【产　　地】主产于湖南、广东、广西、福建、台湾、海南、山东、浙江、四川、贵州等地。

【采收加工】野生。秋季采挖。洗净泥土，晒至八成干，用火燎去毛须，晒至足干。或烘干置锅内炒去毛须，筛净灰须即可。

【性状鉴别】根茎多呈纺锤形，有的略弯曲。表面棕褐色或黑褐色，有纵皱纹，并有6~10个隆起的环节，节上有棕黄色的毛须及残留根痕和芽痕。产地经加工去毛须的外表较光滑。质坚硬，折断面类白色或淡棕色，中柱呈淡棕色或深棕色。气芳香，味苦，微辛。

以粒大，质坚实，无毛须，棕褐色，香气浓郁者为佳。

【显微鉴别】

（1）本品粉末浅棕色。分泌细胞类圆形，直径35~72μm，内含淡黄棕色至红棕色分泌物，其周围5~8个细胞呈放射状环列。表皮细胞多角形，常带有下皮纤维及厚壁细胞。下皮纤维成束，深棕色或红棕色，直径7~22μL，壁厚。厚壁细胞类方形、类圆形或形状不规则，壁稍厚，纹孔明显。石细胞少数，类方形、类圆形或类多角形，壁较厚。

（2）取本品粉末1g，加乙醚5mL，放置1小时，时时振摇，滤过，滤液挥干，残渣加醋酸乙酯0.5mL使溶解，作为供试品溶液。另取α-香附酮对照品，加醋酸乙酯制成每1mL含1mg的溶液，作为对照品溶液。照薄层色谱法试验，吸取上述两种溶液各10μL，分别点于同一硅胶G薄层板上，以苯-醋酸乙酯-冰醋酸（92:5:5）为展开剂，展开，取出，晾干，置紫外光灯（254nm）下检视。供试品色谱中，在与对照品色谱相应的位置上，显相同的深蓝色斑点；喷以二硝基苯肼试液，放置片刻，斑点渐变为橙红色。

【规格等级】商品原分为光香附和毛香附两个规格，现在只有光香附规格。

光香附：统货。干货。呈纺锤形，有的略弯曲，去净毛须。表面棕褐色至紫褐色，具光泽，有纵皱纹，通常有数个隆起的环节及残留的根痕。质坚硬、粉性足。断面灰白色、淡褐色或棕黄色。气芳香，味微苦。大小不分。无杂质、虫蛀、霉变。

【炮　制】

（1）香附：除去毛须及杂质，洗净，碾碎或切薄片，晒干。

（2）醋制香附：取净香附片，每100kg用20kg食醋，拌匀，润至醋吸尽，用文火炒至微黄色，取出放凉。

（3）四制香附：每100kg净香附用白酒、食醋、生姜各6kg（生姜捣烂榨汁，其残渣加适量水煎汤与姜汁合并）、食盐2kg（用适量水溶化），四液混合，倒入净香附中，拌匀，每小时搅拌两次，闷润一宿，置蒸锅中蒸3~4时，取出切片，晒干。

（4）香附炭：取净香附置锅内用武火炒至表面焦黑色，内部焦黄色为度，取出，放凉。

【炮制作用】醋制后有散瘀消积聚作用；四制后能增强通经止痛作用，对崩漏、痛经等疗效较好；制炭后能温经止血。

【性味归经】辛、微苦、微甘，平。归肝、脾、胃、三焦经。

【功能主治】理气解郁，调经止痛。用于肝郁气滞，胸腹胀痛，消化不良，胸脘痞闷，寒疝腹痛，乳房胀痛，月经不调，经闭痛经等。

【用法用量】6~12g，水煎服。

【主要成分】本品主要含挥发油，其主要成分为多种单萜、倍半萜及其氧化物。尚含有糖类、生物碱、黄酮类等。

【药理作用】①镇痛、镇静、解热；②抗菌、抗炎；③强心、减慢心率；④降血糖；⑤抗抑郁；⑥抗氧化。

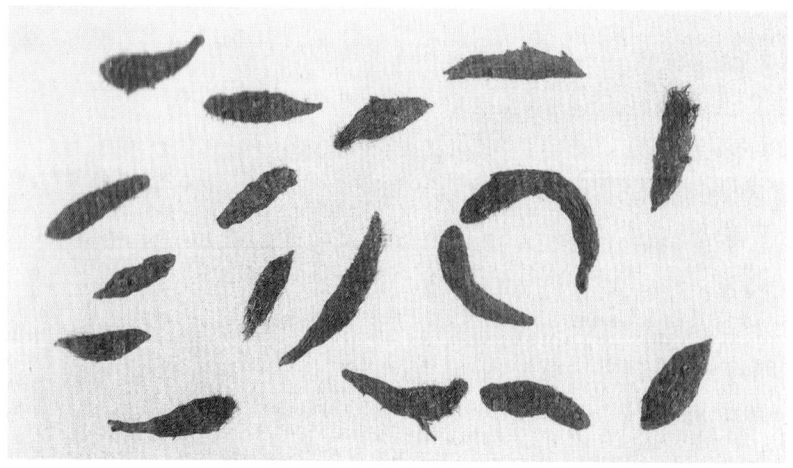

a

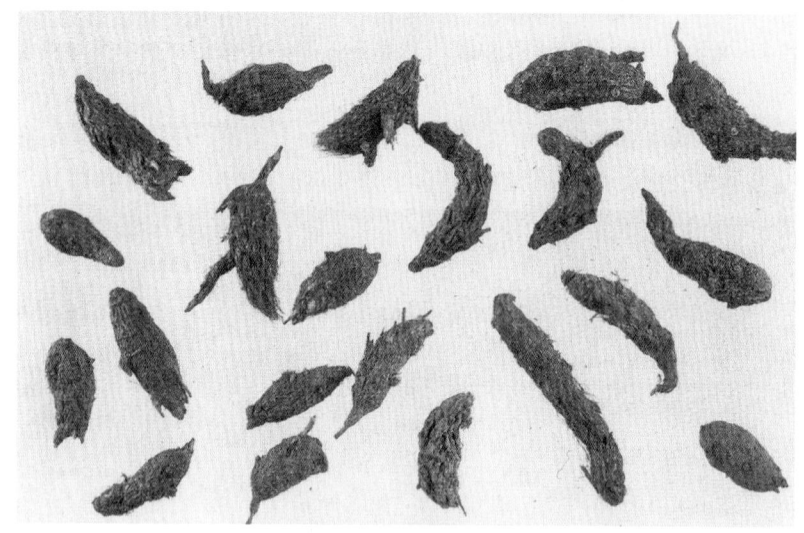

b

图 163　香附（福建产）
a. 光香附　b. 毛香附

·骨碎补《本草拾遗》·
Gusuibu
DRYNARIAE RHIZOMA
Fortune Drynaria Fern Rhizome

商品按来源不同分为骨碎补、中华槲蕨、大碎补和硬碎补四个品别。

·骨碎补·
Gusuibu
DRYNARIAE RHIZOMA
Fortune Drynaria Fern Rhizome

【来　　源】为水龙骨科植物槲蕨 *Drynaria fortunei*（Kunze）J. Sm. 的干燥根茎。商品

经营上称为"软碎补"。

【产　地】主产于湖北、浙江。此外，江西、广东、广西、四川、云南、贵州、湖南、海南、福建、台湾等地。

【采收加工】野生。附生于深山林内树干或岩石上，全年可采，以冬季和初春采为佳。采后去净茎叶刮净鳞片，洗净，晒干或蒸熟后再晒干，燎去鳞片即可。

【性状鉴别】根茎呈扁形长条状，中部稍膨大，多弯曲，有分枝，长 5~15cm，宽 1.0~1.5cm，厚 0.2~0.5cm。表面密被深棕褐色的细小鳞片，柔软如毛，经火燎者呈褐色或暗褐色，两侧及上表面具凸起或凹下的圆形叶痕，少数有叶柄基及须根残留。体轻，质脆，易折断，断面红棕色，微呈颗粒状，有多数黄色纤维束小点排列成环状。气微，味淡，微涩。

以条粗大，除尽叶柄，刮净毛绒，质坚实切面红棕色，无虫蛀、霉变者为佳。

【显微鉴别】

取本品粉末 0.5g，加甲醇 30mL，加热回流 1 小时，放冷，滤过，滤液蒸干，残渣加甲醇 1mL 使溶解，作为供试品溶液。另取柚皮苷对照品，加甲醇制成每 1mL 含 0.5mg 的溶液，作为对照品溶液。照薄层色谱法试验，吸取上述两种溶液各 4μL，分别点于同一硅胶 G 薄层板上，以苯-醋酸乙酯-甲酸-水（1：12：2.5：3）的上层溶液为展开剂，展开，取出，晾干，喷以三氯化铝试液，置紫外光灯（365nm）下检视。供试品色谱中，在与对照品色谱相应的位置上，显相同颜色的荧光斑点。

【规格等级】统货。

【炮　制】除去杂质，洗净，润透，切厚片，干燥。

【性味归经】苦，温。归肾、肝经。

【功能主治】补肝肾，强筋骨，止血活血，续伤止痛。用于肾虚腰痛，膝软，风湿，肾虚久泻，耳鸣耳聋，齿龈出血（牙周病），坏牙松动，跌仆闪挫，筋骨折伤。外用治斑秃，白癜风等。

【用法用量】5~15g，鲜品 10~20g，水煎服。外用适量，研粉末调敷或浸酒搽涂。

【主要成分】本品含骨碎补二氢黄酮、柚皮苷等异黄酮，尚含 β-谷甾醇、豆甾醇及四环三萜类化合物等。

【药理作用】①促进骨折愈合、抗骨质疏松；②降血脂；③抗炎；④强心。

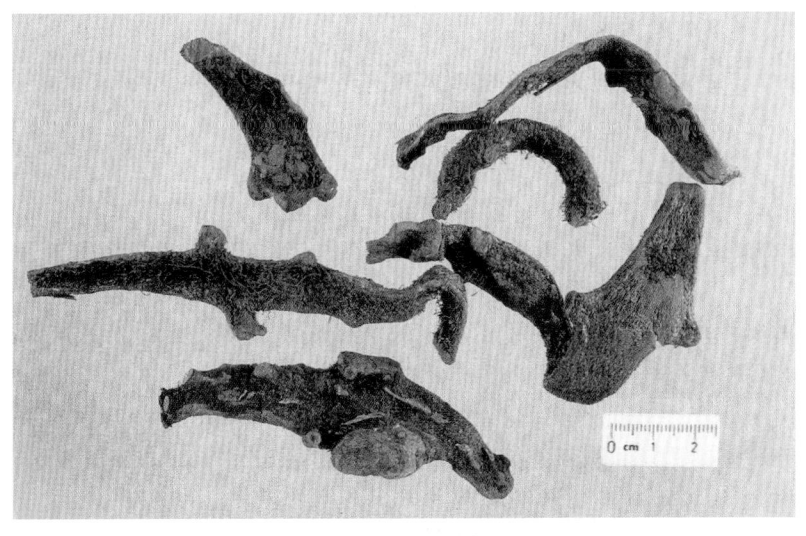

图 164　骨碎补（湖南产）

·中华槲蕨·
Zhonghuahujue
DRYNARIAE RHIZPMA
Baroni Drynaria Fern Rhizome

【来　　源】为水龙骨科植物中华槲蕨 *Drynaria baronii*（Christ）Diels 的干燥根茎。

【产　　地】主产于青海、甘肃等地。

【采收加工】同骨碎补。

【性状鉴别】根茎呈扁形长条状，多弯曲，有分枝，长 5~15cm，宽 1.0~1.5cm，厚 0.2~0.5cm。表面密被深棕褐色的细小鳞片，柔软如毛，经火燎者呈褐色或暗褐色，两侧及上表面具凸起或凹下的圆形叶痕，少数有叶柄残基及须根残留。体轻，质脆，易折断，断面红棕色，微呈颗粒状，有多数黄色纤维束小点排列成环状。气微，味淡，微涩。

以条粗大，除尽叶柄，刮净毛绒，质坚实，切面红棕色，无虫蛀、霉变者为佳。

【显微鉴别】取本品粉末 0.5g，加甲醇 30mL，加热回流 1 小时，放冷，滤过，滤液蒸干，残渣加甲醇 1mL 使溶解，作为供试品溶液。另取柚皮苷对照品，加甲醇制成每 1mL 含 0.5mg 的溶液，作为对照品溶液。照薄层色谱法试验，吸取上述两种溶液各 4μL，分别点于同一硅胶 G 薄层板上，以苯-醋酸乙酯-甲酸-水（1∶12∶2.5∶3）的上层溶液为展开剂，展开，取出，晾干，喷以三氯化铝试液，置紫外光灯（365nm）下检视。供试品色谱中，在与对照品色谱相应的位置上，显相同颜色的荧光斑点。

【规格等级】同骨碎补。

【炮　　制】同骨碎补。

【性味归经】同骨碎补。

【功能主治】同骨碎补。

【用法用量】同骨碎补。

【主要成分】同骨碎补。

【药理作用】同骨碎补。

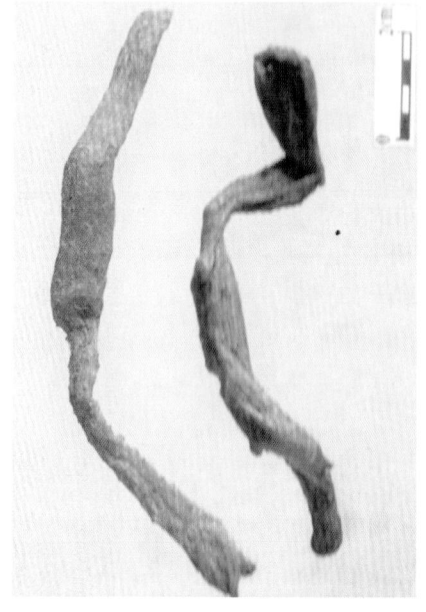

图 165　中华槲蕨（青海产）

·大骨碎补·
Dagusuibu
DRYNARIAE RHIZOMA
Coronans Pseudodrynaria Fern Rhizome

【来　　源】为水龙骨科植物崖姜蕨 *Pseudodrynaria coronans*（Wall.ex Mett.）Ching 的干燥根茎。商品经营上称为"大碎补""肉碎补"。

【产　　地】主产于广东、海南、广西、台湾。

【采收加工】同骨碎补。

【性状鉴别】根茎呈圆柱形或扁条形，略弯曲或扭曲，较粗大而少分枝。长 10~30cm，直径 1.5~3.0cm。表面黑棕色或灰褐色，一侧具突起的圆形叶痕，其周围有残存的黄棕色细密鳞片。质坚实，断面不平坦，红棕色。横切面边缘波状弯曲，近边缘处有黄白色维管束小点排列成环状，中部有两小圈维管束。气微，味微涩。

以条粗大除净毛茸，质坚实，切面红棕色者为佳。

【规格等级】同骨碎补。

【炮　　制】同骨碎补。

【性味归经】同骨碎补。

【功能主治】同骨碎补。

【用法用量】同骨碎补。

【主要成分】同骨碎补。

【药理作用】同骨碎补。

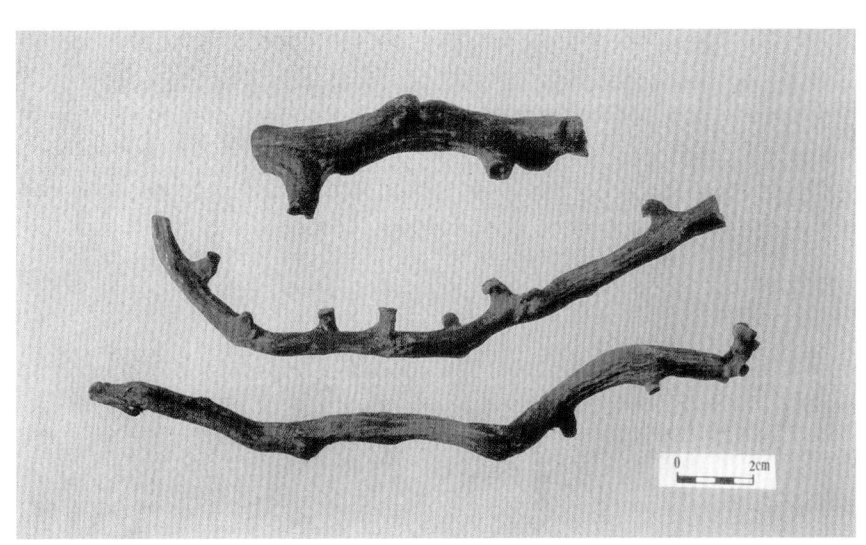

图 166　大骨碎补（广西产）

·硬碎补（华南骨碎补）·
Yingsuibu
DAVALLIAE RHIZOMA
Taiwan Davallia Fern Rhizome

【来　　源】为骨碎补科植物华南骨碎补 *Davallia formosana* Hayata. 的干燥根茎。

【产　　地】主产于广东、海南、台湾、广西、云南等地。

【采收加工】同骨碎补。

【性状鉴别】根茎长条形或不规则方柱形，弯曲较大，间有分枝。长 10~25cm，直径 1~2cm，表面密被红棕色或棕褐色茸毛，经火灼后显深褐色，但凹陷处仍残留茸毛。一侧及上面排列有数个圆疤形叶痕，叶痕处呈宽大的结节。质坚实，不易折断，断面平坦，黄棕色，可见黄色小点维管束成环状排列。气微，味淡而涩。

以条粗大，去净毛茸，质坚实，断面黄棕色，无霉变者为佳。

251

【规格等级】同骨碎补。

【炮　　制】同骨碎补。

【性味归经】同骨碎补。

【功能主治】同骨碎补。

【用法用量】同骨碎补。

【主要成分】同骨碎补。

【药理作用】同骨碎补。

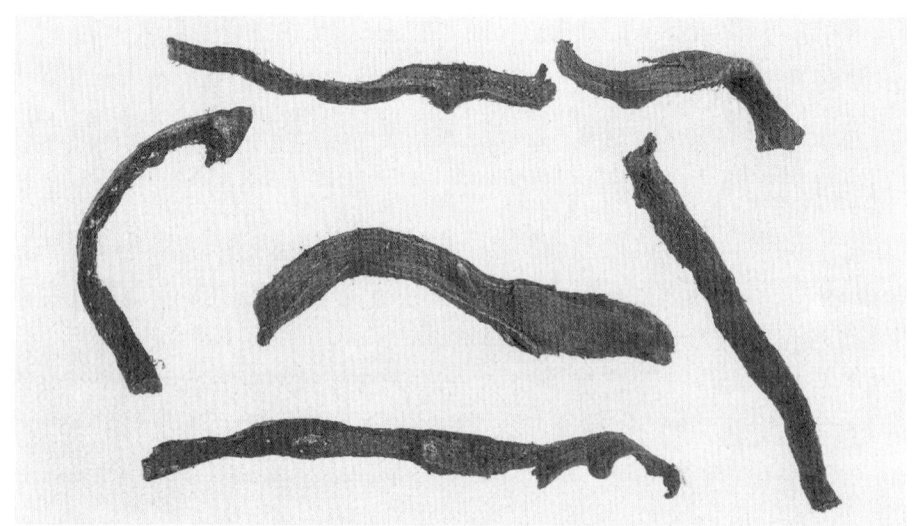

图 167　硬碎补（华南骨碎补）

· 党参《本草从新》·

Dangshen
CODONOPSIS RADIX
Tangshen Root

商品按产地、来源不同，主要分为潞党、东党、防党、西党、条党、白党六个品别。均称"党参"。前三者原植物为同一来源党参 Codonopsis pilosula（Franch..）Nannf，西党来源为素花党参 Codonopsis modesta Nannf，条党来源为川党参 Codonopsis tangshen Olivo，白党来源为管花党参 Codonopsis tubulosa Kom。

传统认为潞党质最佳。

· 潞党　东党 ·

Ludang Dongdang
CODONOPSIS RADIX
Tangshen Root

【来　　源】为桔梗科植物党参 Codonopsis pilosula（Franch.）Nannf. 的干燥根。因产地不同，商品分为"潞党"和"东党"。

【产　　地】"潞党"主产于山西长治潞城、长子、壶关、平顺、陵川、壶关、五台、天镇、大同、黎城、武乡，甘肃武都、岷县，陕西等地。以山西潞城（古称潞安州）所产质佳，故称"潞党参"。

"东党"主产于黑龙江、吉林、辽宁等省。

【采收加工】栽培2~4年采收，秋季采挖，洗净泥土，按其大小分等，晒至半干时，用手或木板顺搓，使皮部与木质部贴紧，再晒再搓，反复3~4次，晒干即可。

【性状鉴别】"潞党"呈长圆柱形，单枝，间有分枝，芦头较小，疣状突起较少，"狮子盘头"略细。横纹少或无，稍弯曲，长10~35cm，直径0.4~1.5cm。表面黄白色至灰黄色，皮细嫩，质紧密而柔润，全体有纵皱纹，横向皮孔较明显，支根断落处常有黑褐色胶状物。质柔软或带韧性，富糖性，断面皮部白色，环状形成层明显，呈"菊花心"纹，木质部黄色。有特殊香气，味甜。以条粗大，皮肉紧，质柔润，味甜者为佳。

"东党"呈圆锥形，芦头较大，"狮子盘头"较明显，芦下有横纹，表面灰黄色或土黄色，粗糙，体较松质较硬。

【显微鉴别】本品横切面：木栓细胞数列至10数列，外侧有石细胞，单个或成群。皮层窄。韧皮部宽广，外侧常现裂隙，散有淡黄色乳管群，并常与筛管群交互排列。形成层成环。木质部导管单个散在或数个相聚，呈放射状排列。薄壁细胞含菊糖。

【规格等级】按《七十六种药材商品规格标准》规定，潞党商品分为三个等级，东党商品分两个等级。

1. 潞党　商品分为三个等级。

一等：干货。呈圆柱形，芦头较小。表面黄褐色至灰黄色。体结而柔。断面黄白色至棕黄色，糖质多，味甜。芦下直径1cm以上。无油条、杂质、虫蛀、霉变。

二等：芦下直径0.8cm以上。余同一等。

三等：芦下直径0.4cm以上。油条不超过10%。余同一等。

2. 东党　商品分两个等级。

一等：干货。呈圆锥形，芦头较大，芦下有横皱纹。体较松质硬。表面土黄色至灰黄色，粗糙。断面黄白色，中心淡黄色，显裂隙。味甜。长20cm以上，芦下直径1cm以上。无毛须、杂质、虫蛀、霉变。

二等：长20cm以下，芦下直径0.5cm以上。余同一等。

【炮　　制】

（1）党参片：除去杂质，洗净，润透，切厚片，干燥。

（2）米炒党参：先将锅加热至撒入湿润的糯米冒白烟时倒入党参段，不断翻炒至党参呈老黄色时取出，筛去米，摊凉即得。每100kg党参用米20kg。

（3）蒸党参：取党参段，置蒸桶中蒸透，取出烘干或晒干。

（4）蜜炙党参：取党参片，每100kg用炼蜜25kg，加适量开水稀释，或用10kg黄酒，不加开水，搅匀后加入党参片，拌匀，闷润一夜，至蜜汁或黄酒吸尽，用文火炒至表面金黄色，不粘手，取出摊凉，密封贮存。

【炮制作用】米炒后，增强健脾止泻作用，蒸制后有补肺作用，蜜炙增强补中益气作用。

【性味归经】甘，平。归脾、肺经。

【功能主治】补中益气，健脾益肺。用于脾肺虚弱，气短心悸，食少便溏，虚喘咳嗽，内热消渴。血小板减少症，慢性肾炎，溃疡病，贫血。

第一章　根及根茎类

【用法用量】9~30g，水煎服。

【主要成分】本品主要含多糖、党参苷、甾醇、党参内酯、生物碱、氨基酸等。

【药理作用】①增强免疫力；②提高机体应激能力；③抗血小板聚集；④升高红细胞计数；⑤抗癌：动物实验表明，党参与环磷酰胺合用可使小鼠 Lewis 肺癌及肺转移病灶得到控制；⑥抗氧化；⑦抗炎；⑧降血脂、降血糖；⑨降血压：通过扩张周围血管和抑制肾上腺素的作用而降低血压。

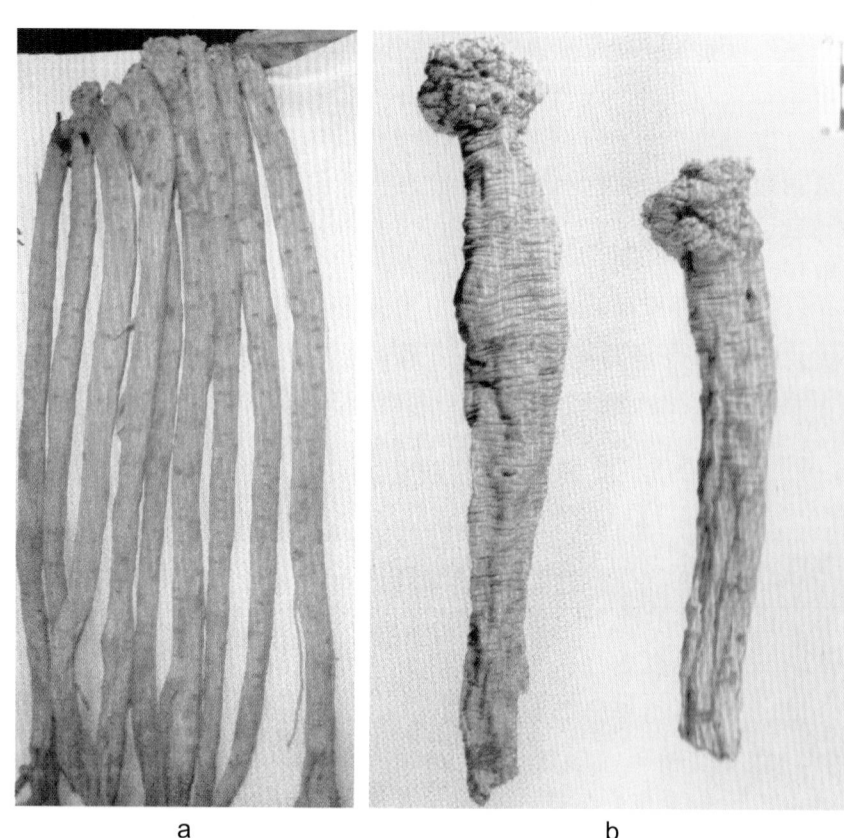

图 168　党参
a.潞党参（山西产）　b.东党参（黑龙江产）

·西党·

Xidang

CODONOPSIS RADIX

Moderate Asiabell Root

【来　　源】为桔梗科植物素花党参 *Codonopsis pilosula* Nannf. var. *modesta*（Nannf.）L. T. Shen 的干燥根。过去称"纹党""晶党"。

【产　　地】野生或家种。主产于甘肃文县、岷县、舟曲、武都、天水，陕西汉中、安康、西凤、商洛，四川南坪、松潘。出产在文县的西党习称"纹党"。以文县、南坪、松潘所产质佳。

【采收加工】同潞党。

【性状鉴别】呈圆柱形或圆锥形，上粗下细，稍扁，稍弯曲，多为单枝，长 8~18cm，直径 0.6~1.2cm。表面灰褐色至棕褐色。顶端有许多瘤状突起，密集成蜂窝状茎痕（习称"狮子盘头"），根头部有明显紧密的环状横纹（习称"蚯蚓头"），下部渐疏，环状横纹约占全体 1/2 以上。外皮粗糙，有时呈半分离状。尾端及枝根脱落处常有黑褐色胶状物（习称"豆豉尾"）。质松体略轻而有弹性。折断面韧皮部黄白色，木质部淡棕色，有裂隙，形成层环状明显。气香浓，味甜，嚼之无渣。

【规格等级】按《七十六种药材商品规格标准》规定，西党商品分为三个等级：

一等：干货。呈圆锥形，头大尾小，上端多横纹。外皮粗松，表面米黄色至灰褐色。断面黄白色，有放射状纹理。糖质多、味甜。芦下直径 1.5cm 以上。无油条、杂质、虫蛀、霉变。

二等：芦下直径 1cm 以上。余同一等。

三等：芦下直径 0.6cm 以上。油条不超过 15%。余同一等。

【炮　　制】同潞党。

【炮制作用】同潞党。

【性味归经】同潞党。

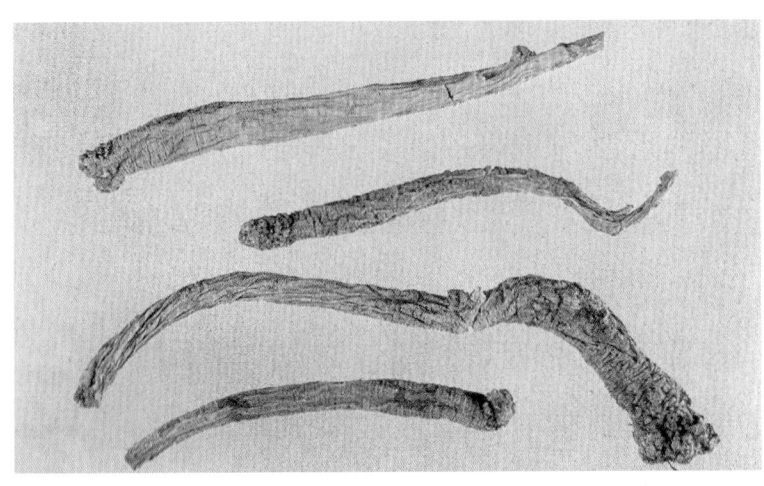

a

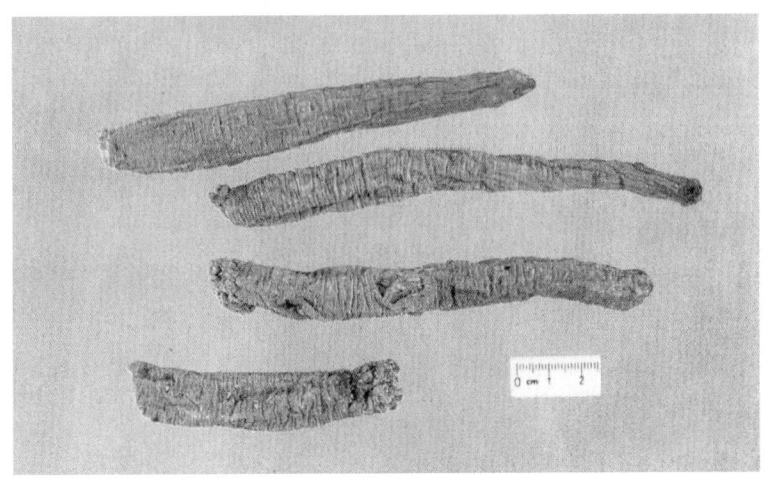

b

图 169

a. 西党（陕西产，野生）　b. 纹党（甘肃产）

【功能主治】同潞党。

【用法用量】同潞党。

【主要成分】同潞党。

【药理作用】同潞党。

·条党·
Tiaodang
CODONOPSIS RADIX
Szechwan Tangshen Root

【来　　源】为桔梗科植物川党参 *Codonopsis tangshen* Oliv. 的干燥根。

【产　　地】主产于四川奉节、巫山，湖北恩施利川，陕西安康等地。

【采收加工】同潞党。

【性状鉴别】呈圆锥形至圆柱形条状，单枝，顺直条状，故称"条党"，很少有分枝，细尾已剪除。长 10~45cm，直径 0.5~2.0cm。芦头较少且小，芦下横纹少或全无，表面灰黄色至黄棕色，下端有明显不规则的纵沟。质较软而结实，断面白色至黄白色，裂隙较少，皮部黄白色，木部淡黄色。气香，味甜。

【规格等级】按《七十六种药材商品规格标准》规定，条党商品分为三个等级：

一等：干货。呈圆锥形，头上茎痕较少而小，条较长，上端有横纹或无，下端有纵皱纹。表面糙米色。断面白色或黄白色，有放射状纹理。有糖质，味甜。芦下直径 1.2cm 以上。无油条、杂质、虫蛀、霉变。

二等：芦下直径 0.8cm 以上。余同一等。

三等：芦下直径 0.5cm 以上。油条不超过 10%。无参秧。余同一等。

【炮　　制】同潞党。

【炮制作用】同潞党。

【性味归经】同潞党。

【功能主治】同潞党。

【用法用量】同潞党。

【主要成分】同潞党。

【药理作用】同潞党。

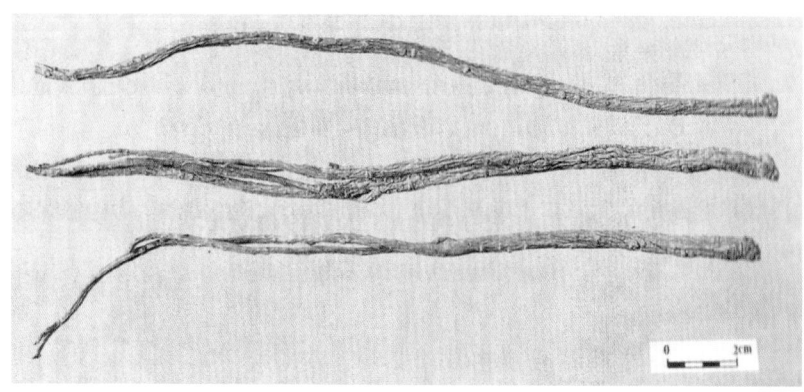

图 170　条党（川党参，四川产）

·白党·
Baidang
CODONOPSIS RADIX
Tubularflower Asiabell Root

【来　　源】为桔梗科植物管花党参 *Codonopsis tubulosa* Kom. 的干燥根。又称"叙党"。

【产　　地】贵州毕节、安顺，云南昭通、丽江、大理，四川凉山等地。古代以宜宾市（古代称叙府）为白党集散地，故称"叙党"。

【采收加工】同潞党参。

【性状鉴别】呈圆柱状至圆锥状，表面白色至灰褐色或黄棕色，故习称"白党"。长8~20cm，直径0.5~1.0cm。头大尾细，"狮子盘头"粗大，上部有不明显的环状横纹，皮纹粗糙，中部以下常有分枝，全身有突出的纵棱、纵皱纹和散在点状凸起皮孔。质较硬，易折断，断面皮部黄白色，木质部黄色。糖分少。气微，味微甜。

【规格等级】按《七十六种药材商品规格标准》规定，白党商品分两个等级：

一等：干货。呈圆锥形，具芦头。表面白色、灰褐色至黄褐色。体较硬。断面黄白色，糖质少，味微甜。芦下直径1cm以上。无油条、短节、杂质、虫蛀、霉变。

二等：芦下直径0.5cm以上，间有油条、短节。余同一等。

【炮　　制】同潞党

【炮制作用】同潞党。

【性味归经】同潞党。

【功能主治】同潞党。

【用法用量】同潞党。

【主要成分】同潞党。

【药理作用】同潞党。

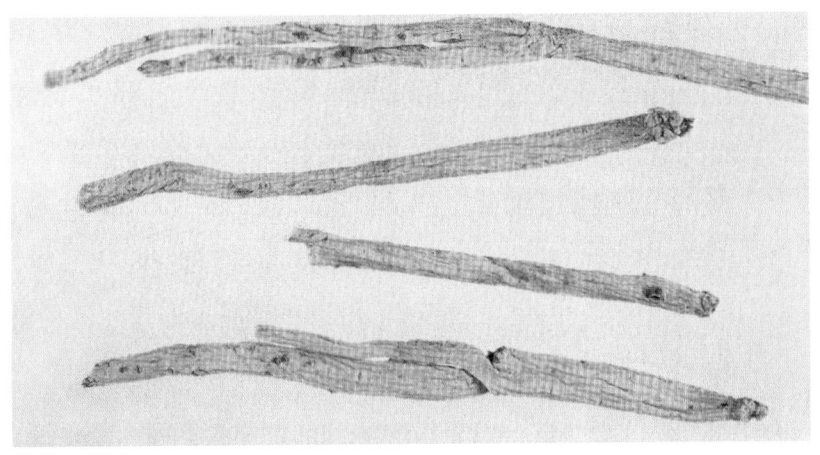

图 171　白党（贵州产）

·射干《神农本草经》·
Shegan
BELAMCANDAE RHIZOMA
Blackberrylily Rhizome

【来　　源】为鸢尾科植物射干 *Belamcanda chinensis*（L.）DC. 的干燥根茎。

【产　　地】野生。主产于河南信阳、南阳、泌阳，湖北孝感、黄冈，江苏镇江，安徽芜湖。其次，湖南、陕西、浙江、云南、广西、广东等省、自治区亦产。以河南产量大，湖北产者质量好。

【采收加工】春初刚发芽或秋末茎叶枯萎时采挖，以秋季采挖者质佳，挖取根茎，除去须根及泥沙，洗净，晒干；或趁鲜切成薄片，晒干。

【性状鉴别】呈不规则结节状，偶有分枝，长 3~10cm，直径 1~2cm，表面黄棕色、棕色或黑褐色，皱缩，有排列较密的环纹。上面有数个圆盘状凹陷的茎痕，偶有茎基残存，下面有残留细根及根痕。质硬。不易折断，断面黄白色，近皮部有一淡黄色环，稍呈颗粒性。气微，味苦、微辛。嚼之唾液呈淡黄色。

以色黄棕、质坚、肥壮、无须根、无泥沙者为佳。

【显微鉴别】

（1）本品横切面：表皮有时残存。木栓细胞多列。皮层稀有叶迹维管束；内皮层不明显。中柱维管束为周木型及外韧型，靠外侧排列较紧密。薄壁组织中有草酸钙柱晶，并含淀粉粒及油滴。

粉末橙黄色。草酸钙柱晶较多，棱柱形，多已破碎，完整者长 49~240（315）μm，直径约至 49μm。淀粉粒单粒圆形或椭圆形，直径 2~17μm，脐点点状；复粒极少，由 2~5 分粒组成。薄壁细胞类圆形或椭圆形，壁稍厚或连珠状增厚，有单纹孔。木栓细胞棕色，表面观多角形，壁薄，微波状弯曲，有的含棕色物。

（2）取本品粉末 1g，加甲醇 10mL，超声处理 30 分钟，滤过，滤液浓缩至 1.5mL，作为供试品溶液。另取射干对照药材 1g，同法制成对照药材溶液。照薄层色谱法试验，吸取上述两种溶液各 1μL，分别点于同一聚酰胺薄膜上，以三氯甲烷 - 丁酮 - 甲醇（3∶1∶1）为展开剂，展开，取出，晾干，喷以三氯化铝试液，置紫外光灯（365nm）下检视。供试品色谱中，在与对照药材色谱相应的位置上，显相同颜色的荧光斑点。

【规格等级】统货。干货。

【炮　　制】除去杂质，洗净，润透，切薄片，干燥。

【性味归经】苦，寒。归肺、肝经。

【功能主治】清热解毒，利咽消痰，散结消肿。用于热毒痰火郁结，咽喉肿痛，痰涎壅盛，痰咳气喘，胸胁胀闷，乳蛾，瘰疬结核，痈肿疮毒等。

【用法用量】3~9g，水煎服。

【主要成分】本品含鸢尾黄酮、紫檀素、鸢尾黄酮苷、乙酰异黄酮、射干酮等成分。

【药理作用】①抗炎；②抗菌；③抗病毒；④降血压；⑤抗血栓；⑥清除自由基；⑦利尿。

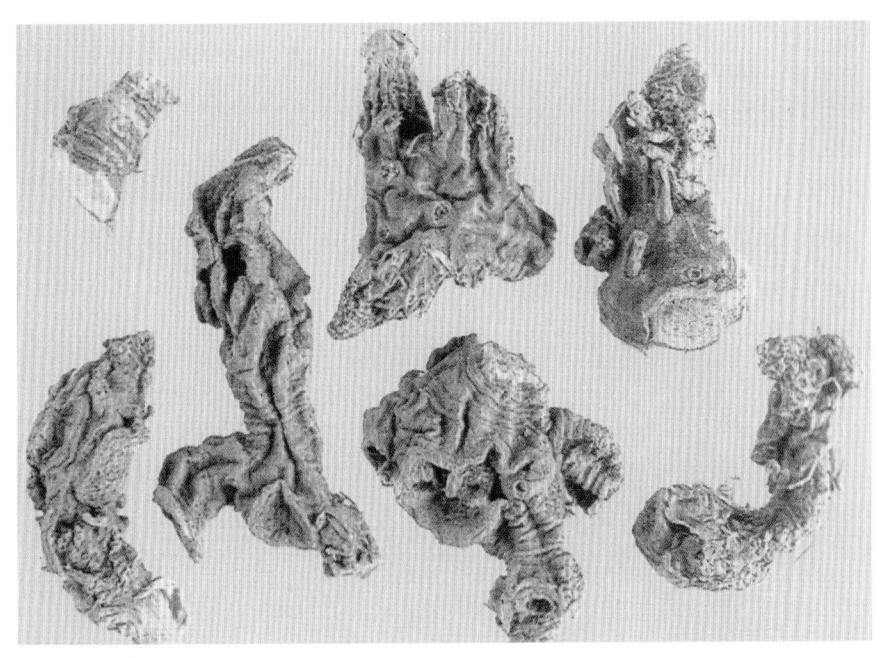

图 172　射干（广东产）

·徐长卿《神农本草经》·
Xuchangqing
CYNANCH PANICULATI RADIX ET RHIZOMA
Paniculate Swallowwort Root and Rhizome

【来　　源】为萝藦科植物徐长卿 *Cynanchum paniculatum*（Bge.）Kitag. 的干燥根及根茎，或带根全草。

【产　　地】主产于江苏、河北、河南、浙江、安徽等地。吉林、山东、甘肃、浙江、江西药用其根及根茎。其他地区大多用带根全草。

【采收加工】野生或栽培。种子种植 2 年秋季采挖根和根茎，或带根全草，扎成小把，除去杂质，晾干或晒干。药用根及根茎者除去地上部分。

【性状鉴别】根茎呈不规则圆柱形，有盘节，长 0.5~3.5cm，直径 0.2~0.4cm。有的根端带有残茎，细圆柱形，长约 2cm，直径 0.1~0.2cm，断面中空。根茎节处周围着生多数细长的根，圆柱形，弯曲，长 10~16cm，直径 0.1~0.5cm。表面淡黄白色至浅棕黄色或棕色，具微细的纵皱纹。质脆，易折断，断面粉性，皮部类白色或黄白色，形成层环淡棕色，木质部细小。气香，微辛凉。

以根粗长，色棕黄，香气浓者为佳。

【显微鉴别】

（1）取本品粉末 0.5g，置试管中，加水 2mL，管口盖一块用水湿润的滤纸，滤纸上加氯亚氨基-2,6-二氯醌 1 份与四硼酸钠 32 份的混合粉末少量，铺匀，将试管加热至微沸，滤纸即显蓝色。

（2）取本品粉末 1g，加乙醚 10mL，密塞，振摇 10 分钟，滤过，滤液挥干，残渣加丙酮 1mL 使溶解，作为供试品溶液。另取丹皮酚对照品，加丙酮制成每 1mL 含 2mg 的溶液，作为对照溶液。照薄层色谱法试验，吸取供试品溶液 5μL、对照品溶液 10μL，分别点于同一硅胶 G 薄层板上，以环己烷-醋酸乙酯（3∶1）为展开剂，展开，取出，晾干，喷以盐酸酸性 5% 的三氯化铁乙醇溶液，加热至斑点显色清晰。供试品色谱中，在与对照品色谱相应的位置上，显相同的蓝褐色斑点。

【规格等级】统货。根及根茎或全草入药（地方习惯）。

【炮　　制】除去杂质，迅速洗净，切段，阴干。

【性味归经】辛，温。归肝、胃经。

【功能用法】祛风化湿，止痛止痒。用于风湿痹痛，胃痛胀满，牙痛，腰痛，跌仆损伤，荨麻疹，湿疹。

【用法用量】3~12g，水煎服。不宜久煎。

【主要成分】徐长卿根的主要成分是丹皮酚（牡丹酚）、黄酮苷、氨基酸、糖类，并含微量生物碱等成分。

【药理作用】①镇静；②镇痛；③解痉；④降血压；⑤改善心肌代谢；⑥降血脂；⑦抗菌。

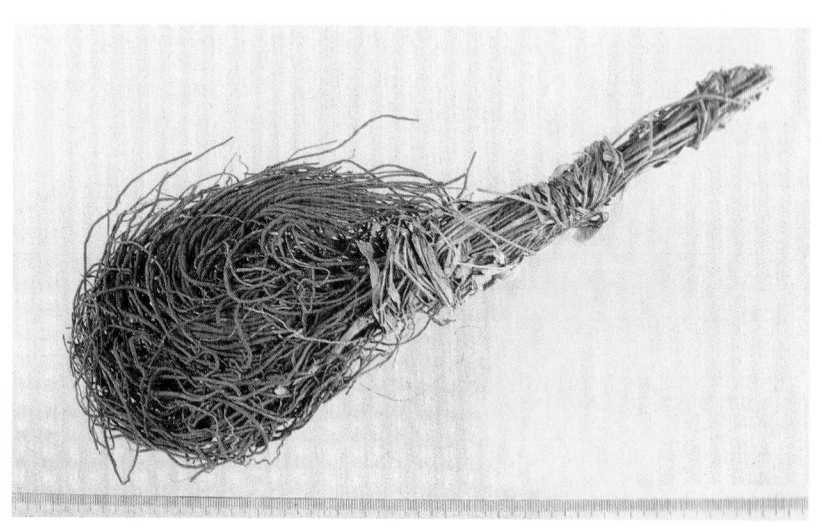

图 173　徐长卿（江苏产）

· 拳参《本草图经》·
Quanshen
BISTORTAE RHIZOMA
Bistort Rhizome

【来　　源】为蓼科植物拳参 *Polygonum bistorta* L. 的干燥根茎。

【产　　地】野生。主产于山东沂水、沂源、蒙阴、平邑、费县、栖霞、海阳、文登、临朐、泰安、章丘、长清及贵州等地。

【采收加工】春、秋两季采挖，除去须根、泥土，晒干。

【性状鉴别】呈扁圆柱形如拳掌，常弯曲似海虾状（故又名"虾参"），长 3~10cm，直径 1.0~1.8cm。外表紫褐色或紫黑色，粗糙，一面隆起，一面稍平坦或略具凹槽，全体具细密环纹，有残留须根和根痕。质坚硬而脆，易折断，断面浅棕红色或棕红色，近边缘有一圈维管束，呈黄白色小点状排列成环。气微，味苦涩。

以粗肥，质坚，断面棕红色，无须根者为佳。

【显微鉴别】

（1）本品粉末淡棕红色。木栓细胞多角形，含棕红色物。草酸钙簇晶甚多，直径 15~65μm。具缘纹孔导管直径 20~55μm，亦有网纹及螺纹导管。纤维长梭形，直径 10~20μm，壁较厚，木化，孔沟明显。淀粉粒椭圆形、卵形或类圆形，直径 5~12μm。

（2）取本品 1 薄片（或粉末少量），加乙醇 2 滴与 1% 三氯化铁乙醇溶液 1 滴，显蓝黑色。

【规格等级】商品为统货。应去净须毛，除去沙土及杂质。

【炮　　制】取药材，除去杂质，洗净，稍润，切片，晒干。

【性味归经】苦、涩，微寒。归肺、肝、大肠经。

【功能主治】清热解毒，消肿，收敛止血。用于赤痢，热泻，肝炎，肺热咳嗽，痈肿，瘰疬，口舌生疮，吐血，衄血，痔疮出血，毒蛇咬伤。

【用法用量】5~10g，水煎服。外用适量，研末调敷患处。

【主要成分】本品含没食子酸以及可水解鞣质和缩合鞣质。还含右旋儿茶酚、左旋表茶酚、6-没食子酰葡萄糖、3,6-二没食子酸葡萄糖等。

【药理作用】①止血；②抗菌；③抗肿瘤：拳参水浸对动物移植性肿瘤（小白鼠子宫颈癌 U14 细胞）有抑制作用；④止泻；⑤镇痛；⑥中枢抑制；⑦增强免疫；⑧抗氧化。

注：本品常与百合科的重楼混淆误用，两药来源、性味、功效不同，在收购、加工、销售、配方时必须鉴别清楚。

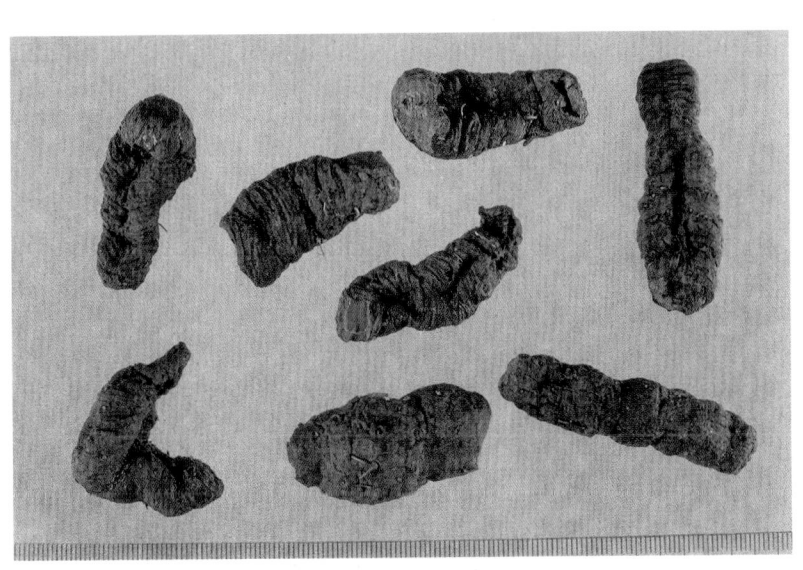

图 174　拳参（山东产）

· 柴胡《神农本草经》·

Chaihu

BUPLEURI RADIX

CineseThorowaxRoot

商品按照来源及性状的不同分北柴胡、南柴胡两个品别。

·北柴胡·
Beichaihu
BUPLEURI CHINENSIS RADIX
Chinese Thorowax Root

【来　　源】为伞形科植物柴胡 *Bupleurum chinense* DC. 的干燥根。

【产　　地】野生或栽培。主产于河北、河南、陕西、山西、甘肃、湖北、辽宁、内蒙古、山东、安徽等地。以河北易县紫荆关地区、河南西部伏牛山地区、嵩山、洛阳、洛宁等地所产北柴胡习称王范柴胡，习惯认为质量最佳。

【采收加工】栽培 2 年可采挖，于春季新苗未长出前、秋季枝叶枯萎时采挖。挖出根后，除去茎叶，抖净泥土，晒干。

【性状鉴别】呈长圆锥形，上粗下细，顺直或弯曲，多分枝，长 6~20cm，上端直径 0.3~1.5cm。根头膨大，顶端常有数个茎基或短纤维状叶基。表面灰褐色至土棕色，有纵皱纹、支根痕及横向突起的皮孔。质硬而韧，不易折断。断面呈片状纤维性，皮部灰黄色至浅棕色，木质部类白色至黄白色。气微香，味微苦、辛。

以主根粗壮，支根少，皮细，表面灰褐色者为佳。

【显微鉴别】

（1）取本品粉末 0.5g，加水 10mL，用力振摇，产生持久性泡沫。

（2）取本品粉末 0.5g，加甲醇 20mL，置 80℃水浴回流 1 小时，放冷，滤过，滤液浓缩至 5mL，滤过，滤液作为供试品溶液。另取柴胡皂苷 a、柴胡皂苷 d 对照品，加甲醇制成每 1mL 含 0.5mg 的混合溶液，作为对照品溶液。照薄层色谱法试验，吸取上述两种溶液各 5μL，分别点于同一硅胶 G 薄层板上，以醋酸乙酯-乙醇-水（8∶2∶1）为展开剂，展开，取出，晾干，喷以 2% 对二甲氨基苯甲醛的 40% 硫酸溶液，60℃加热至斑点显色清晰，分别置日光及紫外光灯（365nm）下检视。供试品色谱中，在与对照品色谱相应的位置上，显相同颜色的斑点或黄色荧光斑点。

【规格等级】按《七十六种药材商品规格标准》规定，北柴胡为统货。干货。呈圆锥形，上粗下细，顺直或弯曲，多分枝。头部膨大，呈疙瘩状，残茎不超过 1cm，表面灰褐色至土棕色，有纵皱纹。质硬而韧，断面黄白色。显纤维性。微有香气，味微苦、辛。无须毛、杂质、虫蛀、霉变。

【炮　　制】

（1）柴胡片：除去杂质及残茎，洗净，润透，切厚片，干燥。

（2）醋柴胡：取柴胡片，每 100kg 用米醋 20kg，喷洒拌匀，闷润至醋吸尽，用中火炒至颜色加深，取出放凉。

（3）鳖血制柴胡：取柴胡片，每 100kg 用新鲜鳖血 6~7kg，拌匀，闷透，用文火炒干，取出摊凉。

【炮制作用】醋制能缓和升散之性，增强疏肝止痛作用，适用于肝郁气滞的胁痛、腹痛和月经不调等症。用鳖血炙后能抑制升浮之性，增强清肝退热、截疟的功效，可用于骨蒸劳热及疟疾。

【性味归经】苦，微寒。归肝、胆、心包络、三焦经。

【功能主治】和解退热，舒肝，升阳。用于感冒发热，寒热往来，流感，疟疾，胸胁胀痛，肝炎，胆道感染，月经不调，子宫脱垂，脱肛。

【用法用量】3~9g，水煎服。

【主要成分】本品主要含柴胡皂苷（a、b、c、d）、甾醇、挥发油（柴胡醇、丁香酚）、脂肪酸（油酸、亚麻油酸、棕榈酸、硬脂酸）和多糖等。尚含黄酮、多元醇、香豆素和微量元素等。

【药理作用】①解热、退热作用平稳可靠，但效力不及黄芩；②镇静、镇痛；③抗病毒、抗菌，对流感病毒有强烈的抑制作用；④抗炎；⑤降血脂；⑥护肝利胆；⑦抗过敏；⑧调节免疫；⑨抗肿瘤：柴胡提取物对人肝癌 SMMC-7721 细胞线粒体代谢活性、细胞增殖以及小鼠移植 S_{180} 实体肿瘤有明显抑制作用；⑩促酶分泌；⑪抗惊厥；⑫抗内毒素；⑬减轻蛋白尿；⑭抗抑郁。

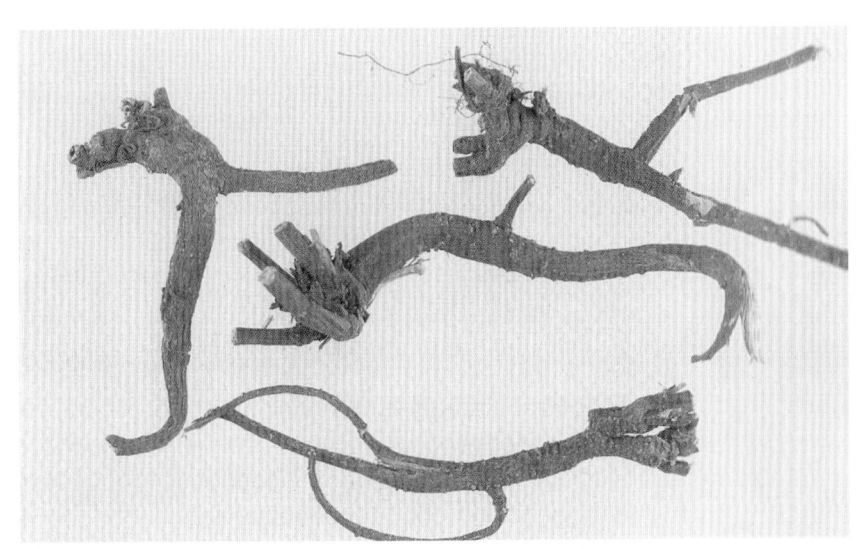

图 175　北柴胡（野生　河南产）

·南柴胡·
Nanchaihu
BUPLEURI SCORZONERIFOLII RADIX
Red Thorowax Root

【来　　源】为伞形科植物狭叶柴胡 *Bupleurum scorzonerifolium* Willd. 及同属数种植物的干燥根。

【产　　地】野生。主产于湖北、四川、江苏、安徽、山东、陕西、甘肃、宁夏等地。产于陕西西部、甘肃、宁夏者曾称"银州柴胡"。

【采收加工】春、秋二季采挖。挖出根后，除去茎叶，抖净泥土，晒干。

【性状鉴别】较北柴胡细，呈长圆锥形，表面土棕色或红褐色。长 5~14cm，直径 0.3~1.0cm，少有分支，多弯曲。头部膨大无疙瘩头，簇生毛状棕黑色纤维，近头部有细而紧密的环纹，有纵皱纹及须根痕，疣状皮孔明显。质较软，易折断，断面略平坦，淡黄色至淡棕色，不显纤维性，中间有油点。气微香，有败油气，味微苦、辛。

以根条粗长、顶端无纤维状枯叶残基、红棕色、无须根者为佳。

【显微鉴别】同北柴胡。

【规格等级】按《七十六种药材商品规格标准》规定，南柴胡为统货。干货。类圆锥形，少有分枝，略弯曲。头部膨大，有残留苗茎。表面土棕色或红褐色，有纵皱纹及须根痕。质较软。断面淡棕色。微有香气。味微苦、辛。大小不分。残留苗茎不超过 1.5cm。无须根、杂质、虫蛀、霉变。

【炮　　制】同北柴胡。

【炮制作用】同北柴胡。

【性味归经】同北柴胡。

【功能主治】同北柴胡。

【用法用量】同北柴胡。

【主要成分】同北柴胡。

【药理作用】同北柴胡。

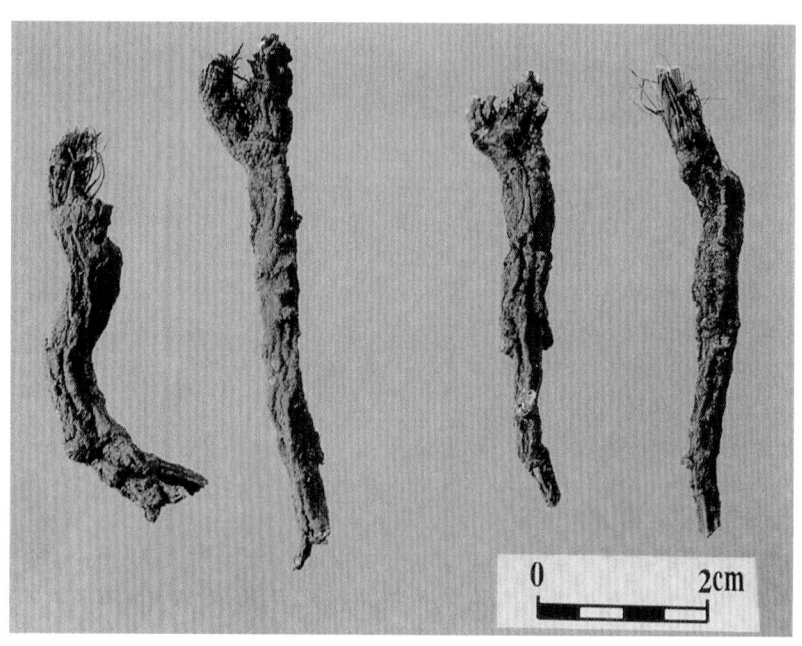

图 176　南柴胡（江苏产）

·春柴胡·
Chunchaihu
BUPLEURI SCORZONERIFOLII HERBA
Spring Thorowax Root

【来　　源】为伞形科植物狭叶柴胡 *Bupleurum scorzonerifolium* Willd. 的干燥嫩苗全草。

【产　　地】主产于安徽滁州、五河、巢湖、和县、含山、无为，江苏淮阴、盱眙、南京、镇江、无锡、连云港。

【采收加工】4 月初采挖嫩苗全草，除去泥土、须根，晒干，扎把。

【性状鉴别】全长 30~45cm。根及根头部性状同南柴胡。茎圆柱形，直径 1~3mm，表面黄绿色，节明显，易折断，断面中央髓部类白色。叶微卷曲，叶片展平后呈披针形或线形披针形，宽 2~6mm，具 5~7（9）条平行脉，全缘，淡绿色至绿色。气微香，味淡。

以叶绿色、根棕红色、根叶完整者为佳。习惯认为 4 月采收的芽胡质量优于长胡。

【规格等级】商品分为芽胡和长胡。均为统货。

1. 芽胡　色绿，长 33cm 以内。

2. 长胡　色绿，长 66cm 以内。

【炮　　制】同北柴胡。

【炮制作用】同北柴胡。

【性味归经】同北柴胡。

【功能主治】同北柴胡。

【用法用量】同北柴胡。

【主要成分】同北柴胡。

【药理作用】同北柴胡。

· 桃儿七《中药志》·
Taoerqi
PODOPHYLLI RADIX ET RHIZOMA
Common Sinopdophyllum Root and Rhizome

【来　　源】为小檗科植物桃儿七 *Podophyllum emodi* Wall. 的干燥根及根茎。

【产　　地】主产于甘肃、陕西、西藏等地。

【采收加工】秋季采挖。洗净，晒干。

【性状鉴别】根茎呈横走结节状，长 0.5~3.0cm，直径 0.5~1.0cm。表面淡黄色或暗灰棕色，上端具茎痕或残留茎基，质硬。须根数十条丛生于根茎上，呈圆柱形，长 10~30cm，直径 0.2~0.4cm。表面褐棕色或褐黄色，具纵皱纹及须根痕，质脆，易折断，断面平坦，类白色或黄白色，粉性，木部淡黄色或黄色。气微，味苦，微辛。

【规格等级】统货。以色棕褐，断面白色，粉性足，身干，无霉变、无泥、无杂质者为佳。

【性味功能】苦、微辛，微温。有小毒。

【功能主治】祛风除湿，活血止痛，祛痰止咳。用于风湿痹痛，跌打损伤，月经不调，痛经，脘腹疼痛，风寒咳嗽，肿瘤。

【用法用量】遵医嘱，内服：煎汤，1.5~3g；外用适量研末外敷；或浸酒外搽。

【主要成分】根、根茎分离得到鬼臼毒素、4-去甲基鬼臼毒素、α-盾叶鬼臼素、β-盾叶鬼臼素、去氧鬼臼毒素、鬼臼毒酮、异鬼臼苦素酮、4-去甲基-去氧鬼臼毒素、4-去甲基鬼臼毒酮、4-去甲基异鬼臼苦素酮；还含鬼臼苦素、去氢鬼臼毒素、山荷叶素、山奈酚及槲皮素等。

【药理作用】①祛痰止咳；②抗炎；③抗病毒；④抗癌：对乳腺癌、宫颈癌、膀胱癌、皮肤癌和耳、鼻、咽肿瘤有治疗作用。

中国基本药材（增订本）

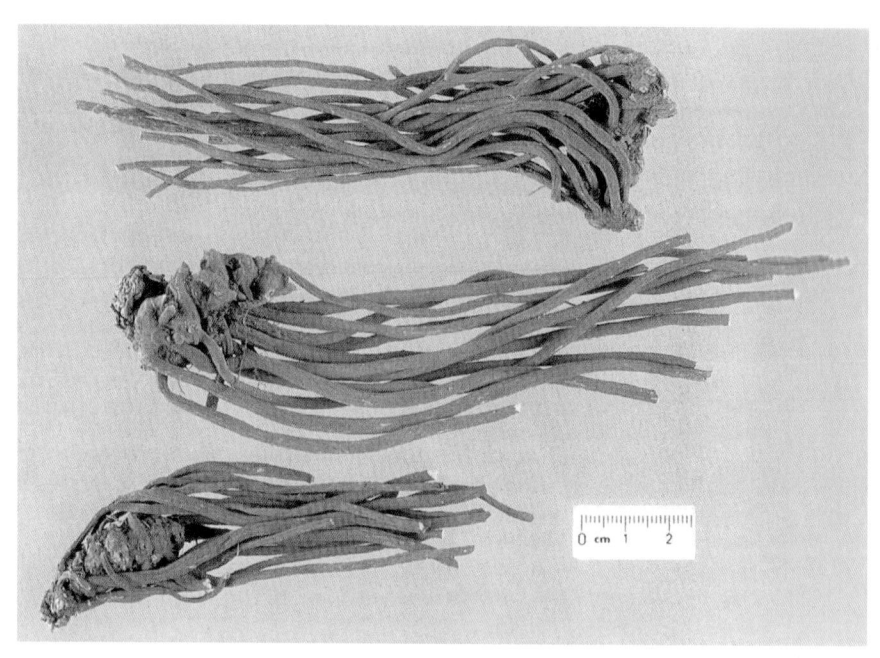

图 177　桃儿七（兰州产）

· 桔梗《神农本草经》·
Jiegeng
PLATYCODONIS RADIX
Balloonflower Root

商品因产地不同，分为南桔梗和北桔梗两个品别。

【来　　源】为桔梗科植物桔梗 *Platycodon grandiflorum*（Jacq.）A.DC. 的干燥根。

【产　　地】全国大部分地区都有产，南桔梗主产于安徽、江苏、湖北、湖南等省，以江苏、安徽所产质优。北桔梗主产于辽宁、吉林、黑龙江、内蒙古、河北等省、自治区。

【采收加工】多为栽培，种植 1~2 年采挖，于春季萌发前或秋季茎叶枯萎时采挖。洗净泥土，去掉苗茎、须根，用碗刀或竹刀刮去外面灰黄色粗皮后，晒干。春季采收者体轻质松，秋季采收者体重质实，质量较佳。

【性状鉴别】

（1）南桔梗：呈长圆柱形，顶端有较短的根茎（芦头），上生数个半月形茎痕（芦碗）下部渐细，间有分支，长 7~20cm，直径 0.5~2.0cm。表面白色或淡黄白色，上部有微细横纹，全体有略扭曲的纵皱纹，并有微凸起的横长皮孔样斑痕及支根痕。体坚实，干燥时质稍脆，易折断，断面不平坦，略带颗粒状，皮层白色或类白色，形成层环浅棕色，有放射状裂隙，习称"菊花心"，木部淡黄色，俗称"金心玉栏"。气微，味微甘、苦、微辛（又称"苦桔梗"）。

（2）北桔梗：呈纺锤形或圆柱形，多细长弯曲，有分枝，体松泡，心肉之间多有间隙，皱缩较甚。味甘（又称"甜桔梗"）。其余同南桔梗。

栽培品芦头多短小，无半月形的茎痕，根多为单枝，质柔软，皮孔不明显，味比野生品稍甜，存放稍久肉色易变黄黑。

以根条粗长均匀，表面白色，质坚实，断面白肉黄心者为佳。南桔梗质佳。

【显微鉴别】

（1）本品横切面：木栓细胞有时残存，不去外皮者有栓皮层，细胞中含草酸钙小棱晶。皮层窄，常见裂隙。韧皮部乳管群散在，壁略厚，内含微细颗粒状黄棕色物。形成层成环。木质部导管单个散在或数个相聚，呈放射状排列。薄壁细胞含菊糖。

（2）取本品切片，用稀甘油装片，置显微镜下观察，可见扇形或类圆形的菊糖结晶。

（3）取本品粉末1g，加7%硫酸乙醇-水（1∶3）混合液20mL，加热回流3小时，放冷，用三氯甲烷振摇提取2次，每次20mL，合并三氯甲烷液，加水30mL洗涤，弃去洗液，三氯甲烷液用无水硫酸钠脱水，滤过，滤液蒸干，残渣加甲醇1mL使溶解，作为供试品溶液。另取桔梗对照药材1g，同法制成对照药材溶液。照薄层色谱法试验，吸取上述两种溶液各10μL，分别点于同一硅胶G薄层板上，以三氯甲烷-乙醚（1∶1）为展开剂，展开，取出，晾干，喷以10%硫酸乙醇溶液，在105℃加热至斑点显色清晰。供试品色谱中，在与对照药材色谱相应的位置上，显相同颜色的斑点。

【规格等级】按《七十六种药材商品规格标准》规定，南桔梗分三个等级。

1. 南桔梗　商品分三个等级。

一等：干货。呈顺直的长条形，去净粗皮和细梢。表面白色。体坚实。断面皮层白色，

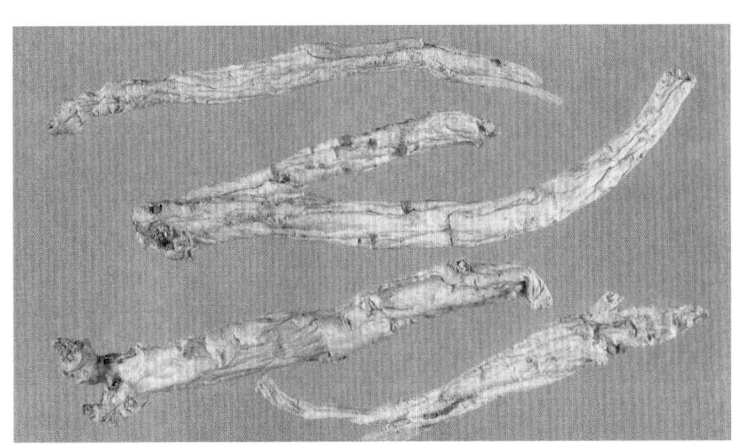

a

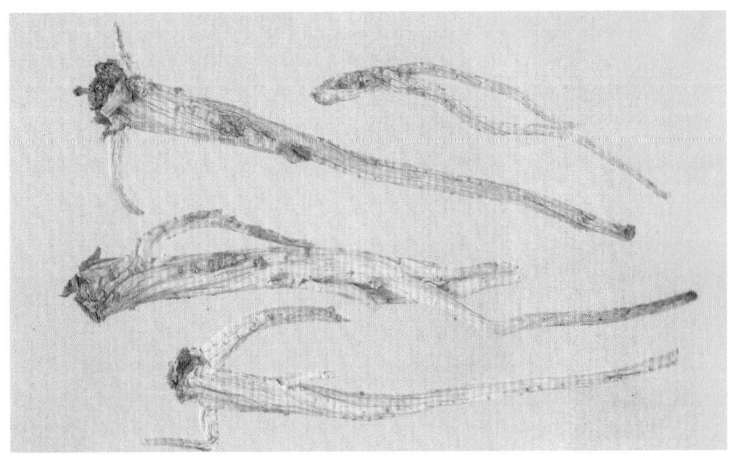

b

图178　桔梗

a. 南桔梗（江苏产）　b. 北桔梗（河北产）

中间淡黄色。味甘、苦、辛。上部直径 1.4cm 以上，长 14cm 以上。无杂质、虫蛀、霉变。

二等：上部直径 1cm 以上，长 12cm 以上。余同一等。

三等：上部直径不低于 0.5cm，长度不小于 7cm。余同一等。

2. 北桔梗　统货。干货。呈纺锤形或圆柱形，多细长、弯曲，有分枝。去净粗皮。表面白色或淡黄白色。体松泡。断面皮层白色，中间淡黄白色。味甘。大小长短不分，上部直径不低于 0.5cm。无杂质、虫蛀、霉变。

【炮　　制】除去杂质，洗净，润透，切厚片，干燥。

【性味归经】苦、辛，平。归肺经。

【功能主治】宣肺解表，散发风寒，利咽，祛痰止咳，消肿排脓。用于咳嗽痰多，胸闷不畅，咽痛音哑，肺痈吐脓，疮疡脓肿不溃等。

【用法用量】3~9g，水煎服。

【主要成分】本品主要含有三萜皂苷，其主要成分为桔梗皂苷元、昆布双糖苷等。尚含黄酮类化合物、酚类化合物、聚炔类化合物、脂肪酸类、无机元素、挥发油等成分。

【药理作用】①祛痰、镇咳、平喘；②抗炎；③免疫调节；④抗溃疡；⑤保肝；⑥保护心血管；⑦镇静、解热、镇痛；⑧降血糖；⑨抗菌。

· 狼毒《神农本草经》·
Langdu
EUPHORBIAE EBRACTEOLATAE RADIX
Euphorbia Root

商品按来源和产地的不同分为狼毒和广东狼毒。

· 狼毒 ·
Langdu
EUPHORBIAE EBRACTEOLATAE RADIX
Ebracteolata Euphorbia or Fischer Euphorbia Root

【来　　源】为大戟科植物月腺大戟 *Euphorbia ebracteclata* Hayata 或狼毒大戟 *Euphorbia fischeriana* Steud. 的干燥根。

【产　　地】月腺大戟：主产于安徽皖南、江淮之间各地。此外，河南、江苏、山东、湖北等地亦产。狼毒大戟：主产于安徽东部等地。此外，黑龙江、吉林、辽宁、河北、河南、山西、内蒙古等地亦产。

【采收加工】春、秋二季采收，以秋季产者为佳。将根挖出后，除去苗茎、泥土及粗皮，切成厚约 1cm 的横片、斜片或纵片，晒干即可。新鲜根破皮处有黄豆色毒汁，应注意勿沾手，以免中毒。

【性状鉴别】

（1）月腺大戟：多为横、斜或纵切片，呈类圆形、长圆形或块状，直径 1.5~6.0cm，厚 0.5~1.5cm。栓皮灰褐色或淡棕红色，呈重叠的薄片状，易剥落而呈黄棕色。切断面黄白色，有异型维管束，形成黄褐色或黄色大理石样纹理或环纹，黄褐色或黄色部分常有凝聚的分泌物。质轻，折断面有粉性。气微，味甘，有刺激性辣味。

（2）狼毒大戟：栓皮灰棕色，易剥落而呈棕黄色或棕红色。切面黄白色，可见异型维管束形成明显的同心环纹。水浸后有黏性，撕开可见黏丝。

以身干、片大、肥厚、整齐、有粉性、质轻，有黄白相间之筋脉，无杂质、虫蛀、霉变为佳。

【显微鉴别】

（1）本品粉末淀粉粒单粒直径 2~14（31）μm，长至 37μm，复粒由 2~7 分粒组成；半复粒少见。网状具缘纹孔导管直径至 102μm。乳汁管无色。

（2）取粉末 1g，加乙醇 10mL，冷浸 24 小时，滤过，滤液做以下试验。取滤液 2mL，加三氯化铁乙醇试液 2 滴，月腺大戟根显深蓝色，狼毒大戟根显暗绿色（检查酚性物质）。取滤液 2mL，置蒸发皿中，在水浴上蒸干，加醋酐 1mL 溶解，将溶液置试管中，沿管壁加

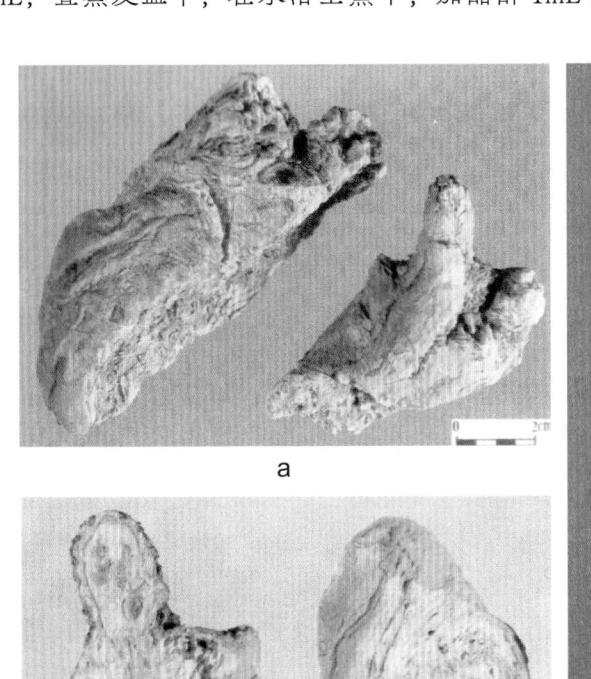

a

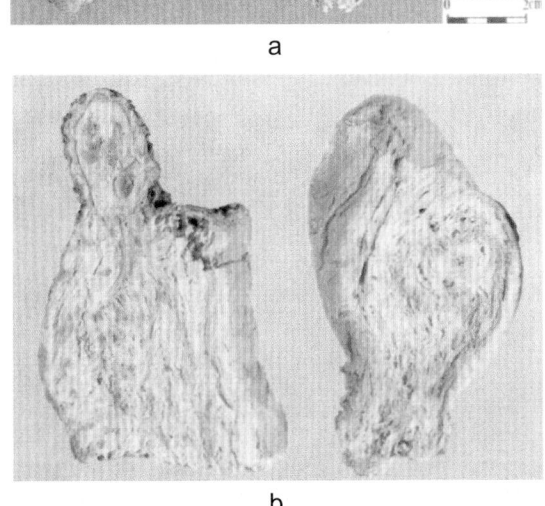

b

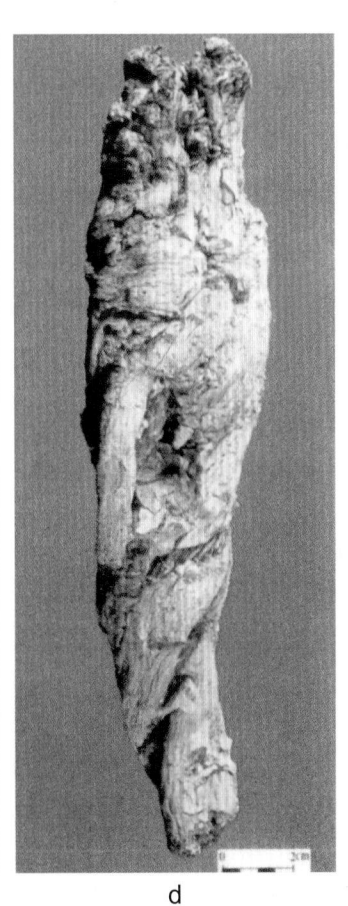

d

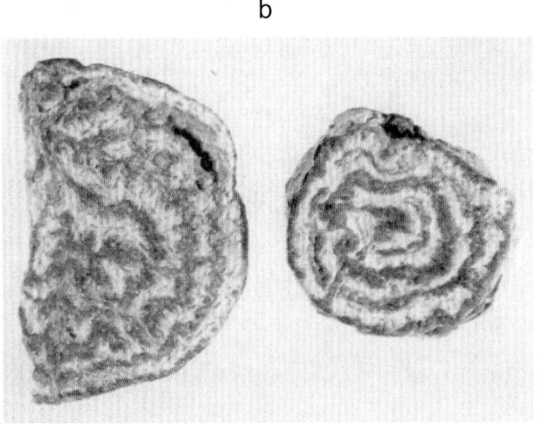

c

图 179　狼毒（安徽产）
a. 月腺大戟　b. 月腺大戟片
c. 月腺大戟横切片　d. 狼毒
大戟

浓硫酸 1mL，二液界面均出现紫红色环（检查植物甾醇）。

（3）取粉末 5g，加乙醇 50mL，加热回流 1 小时，滤过。取滤液 2mL，加 3% 碳酸钠溶液 1mL，置水浴中加热 3 分钟，冷却后，加入新制的重氮对硝基苯胺试液 2 滴，显红色。

（4）照薄层色谱法试验，取粉末 1g，加乙醇 5mL 冷浸 24 小时，滤过，滤液浓缩至 1mL，供点样。用大戟醇纯品作为对照，在硅胶 G 薄层板上展开。第一次展开剂为苯-乙醇（40：10），第二次展开剂为正庚烷-苯（50：50），醋酐-硫酸（1：1）喷雾显色，显紫色斑点。

【规格等级】统货。

【炮　　制】

（1）狼毒：产地已加工为片块者，整理洁净入药作外用。

（2）醋制狼毒：取狼毒片，每 100kg 用 30~50kg 米醋拌匀，使吸尽醋，用文火炒至微干，取出，晒干。

【炮制作用】醋制后可降低毒性，供内服用。

【性味归经】辛，平，有毒。归肺、心、肾经。

【功能主治】逐水祛痰，破积杀虫。用于水肿腹胀、胸腹积水，心腹疼痛，慢性气管炎，痰饮喘咳，虫积腹痛，瘰疬，疥癣，痔瘘，淋巴结、皮肤、骨、附睾等结核。

【用法用量】本品有毒，应遵医嘱，1~3g，水煎服；或入丸散用。外用适量，研末调敷。孕妇禁用。

【主要成分】本品主要含二萜、黄酮、木脂素、香豆精类成分。

【药理作用】①抗癌；②抗菌；③抗病毒；④治疗痛风；⑤杀虫；⑥抗氧化。

· 广东狼毒 ·

Guangdonglangdu

ALOCASIAE MACRORRHIZAE RHIZOMA

Common Alocasia Rhizome

【来　　源】为南星科植物海芋 *Alocasia macrorrhiza*（L.）Schott 的干燥根茎。

【产　　地】主产于广东、广西、云南、台湾等省、自治区。

【采收加工】全年可采，以秋冬季采者质佳。将根挖出后，除去须根及茎叶残基，切片，晒干。

【性状鉴别】饮片呈不规则圆形或条形块状，表皮棕黄色，菲薄，间见有残存深棕色的鳞叶。片面黄白色，富淀粉质，满布粒状点及纤维纹。体轻，质稍韧。气微，味淡，嚼之麻舌。

以横切圆片或长方形薄片，厚不超过 0.4cm，片大、黄白色、粉性足者为佳。

【规格等级】统货。

【炮　　制】同狼毒。

【炮制作用】同狼毒。

【性味归经】辛，寒，有毒。归脾、胃、大肠经。

【功能主治】清热解毒，消肿散结。用于斑疹；发热；绞肠痧，腹痛吐泻。外用治痈疽肿毒，瘰疬痰核，疥癣，蛇犬咬伤。

【用法用量】本品有毒，应遵医嘱，6~9g，先将本品置锅中加少许大米用武火炒至焦黄色冒白烟时，然后趁热加水适量，煮 2 小时以上，除去毒性才能服用。鲜用要先煎 5 小时以上。外用时切勿接触到眼睛及健康皮肤。

【主要成分】同狼毒。

【药理作用】同狼毒。

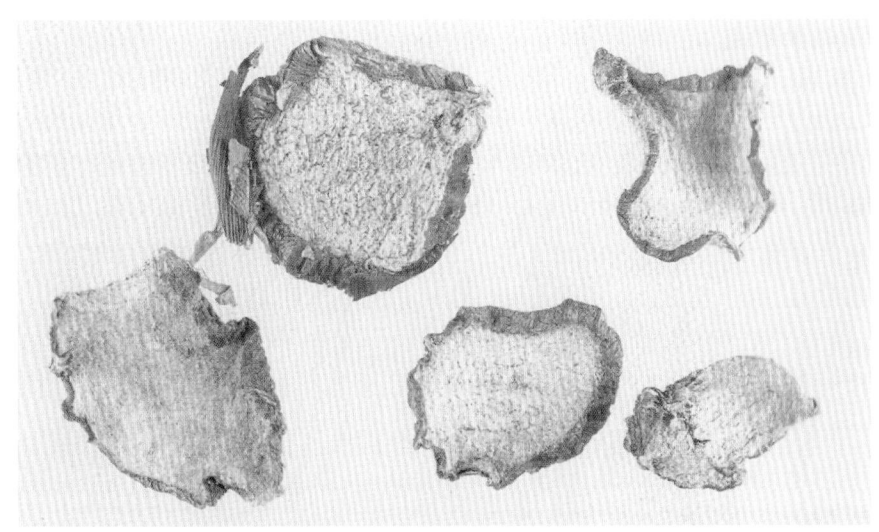

图 180　广东狼毒（广东产）

·珠子参《本草纲目拾遗》·
Zhuzishen
PANACIS MAJORIS RHIZOMA
Largeleaf Japanese Ginseng Rhizome

【来　　源】为五加科植物珠子参 *Panax japonicus* C. A. Mey.var. *major*（Burk.）C. Y. Wu et K. M. Feng 或羽叶三七 *Panax japonicus* C. A. Mey. var. *bipinnatifidus*（Seem.）C. Y. Wu et K. M. Feng 的干燥根茎。

【产　　地】主产于云南丽江、迪庆、怒江、大理、楚雄、昭通等地。此外，甘肃、陕西、四川、西藏、湖北、贵州等省、自治区亦产。

【采收加工】野生。秋季采挖，除去粗皮及须根，晒干，或蒸（煮）透心后晒干。

【性状鉴别】根茎节膨大部分呈类球形、扁球形或不规则菱角形，偶呈连珠状，直径 1.0~2.5cm。表面棕黄色至棕褐色，粗糙，有明显的纵皱纹，中部有略呈环列的疣状突起及细根痕，有的可见圆形略凹陷的茎痕。质坚硬，不易折断，断面黄白色，不平坦，颗粒性。经蒸煮者呈淡红色至棕色，半透明，角质。气微，味苦、微甘。生者嚼之稍有刺喉感。

以个大，饱满，色鲜，无粗皮及竹节纹者为佳。

【显微鉴别】

（1）本品横切面：木栓层为数列木栓细胞。皮层稍窄，有分泌道，呈圆形至长圆形，直径 32~500μm，周围分泌细胞 5~18 个。韧皮部分泌道较小。形成层断续可见。木质部导管呈放射状或"V"字形排列，导管类多角形，直径约至 76μm，射线宽广。中心有髓。薄壁细胞含淀粉粒，有的含草酸钙簇晶。

（2）取本品粉末 1g，加水 10mL，浸泡过夜，热浸 10 分钟，立即过滤，取具塞试管两支，各加入滤液 1mL，分别加氢氧化钠试液与盐酸溶液（1→20）各 10mL，用力振摇 1 分钟，加酸管生成的泡沫比加碱管高出约 1 倍。

（3）取本品粉末约 0.5g，加乙醇 5mL，振摇 30 分钟，过滤，将滤液蒸干，滴加三氯化锑饱和的氯仿溶液，再蒸干，即显紫红色。

（4）取本品粉末 1g，加水 5~10 滴，搅匀，再加水饱和的正丁醇 10mL，密塞，振摇约 10 分钟，放置过夜，过滤，滤液蒸干，残渣加硫酸与 30% 乙醇的混合溶液（1→20）10mL，加热回流 2 小时，用氯仿 20mL 提取，分取氯仿层，用水 10mL 洗涤（必要时离心，使分层），弃去洗液，蒸干，残渣加甲醇 1mL，使溶解，作为供试品溶液。另取齐墩果酸与人参二醇对照品，加甲醇制成每 1mL 含齐墩果酸 1.5mg 和人参二醇 0.5mg 的混合溶液，作为对照品溶液。照薄层色谱法（中国药典附录 Ⅵ B）试验，吸取上述两种溶液各 10μm，分别点于同一硅胶 G 薄层板上，以苯-醋酸乙酯（1:1）为开展剂，展开，取出晾干，喷以硫酸溶液（1→10），于 105℃加热至斑点显色清晰，置紫外光灯（365nm）下检视。供试品色谱中，在与对照品色谱相应的位置上，显相同颜色的荧光斑点。

【规格等级】商品分为四个等级。均应无粗皮、僵子、竹节、破碎和霉变。

一等：每 500g 60 个以内。

二等：每 500g 120 个以内。

三等：每 500g 200 个以内。

四等：凡不属于一、二、三等者均属之。

【性味归经】苦、甘，微寒。归肝、肺、胃经。

【功能主治】养阴清肺，散瘀活络，止血。用于气阴两虚，烦热口渴，虚劳咳嗽，跌打损伤，风湿性关节疼痛，咳血，吐血，外伤出血。

【用法用量】3~30g，水煎服。外用适量，研末敷患处。

【主要成分】本品含有多种皂苷，如以竹节人参皂苷等为代表的齐墩果烷型的皂苷；以人参皂苷等为代表的达玛烷型皂苷；以珠子参苷为代表的奥寇梯木型皂苷等。

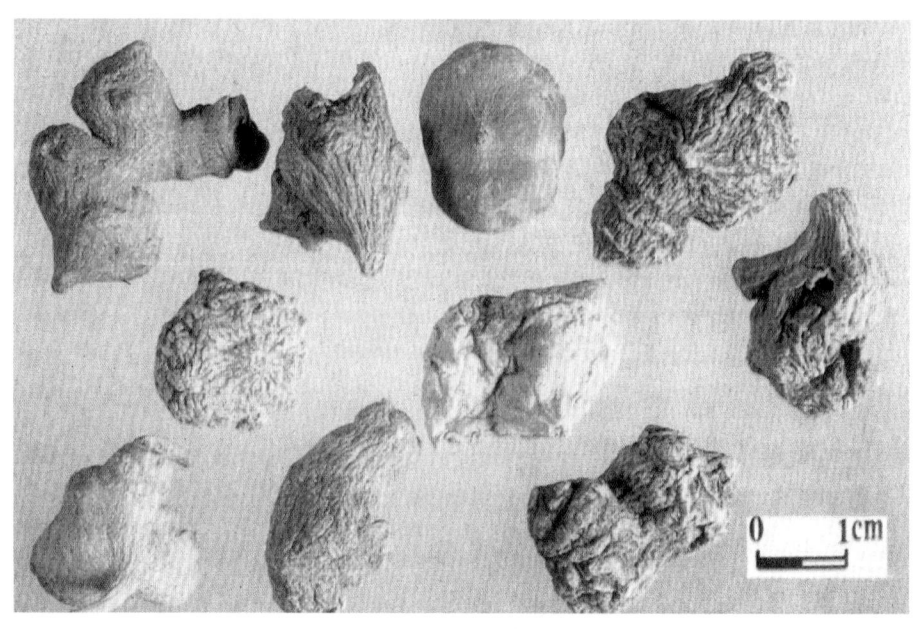

图 181　珠子参（云南产）

【药理作用】①抗肿瘤：珠子参对肝癌细胞、白血病细胞有抑制作用；②改善缺血性损伤；③免疫调节；④抗氧化；⑤抗炎。

· 秦艽《神农本草经》·
Qinjiao
GENTIANAE RADIX
Gentian Root

商品按来源和性状的不同，分为大秦艽、麻花秦艽、小秦艽三个品别。三者均以"秦艽"为名。

· 大秦艽 ·
Daqinjiao
GENTIANAE MACROPHYLLAE RADIX
Largeleaf Gentian Root

【来　　源】为龙胆科植物秦艽 *Gentiana macrophylla* Pall. 的干燥根。商品又称"西秦艽""左秦艽"。

【产　　地】主产于甘肃玛曲、夏河、渭源、临夏、定西、武都，青海同仁、同德、泽库，四川黑水、色达、石渠，陕西汉中、韩城、宜川、黄龙等地。此外，山西、云南、西藏、河北等地亦产。以甘肃、陕西产者质佳。

【采收加工】播种移栽后 2 年可采挖，于春季枝叶萌发前或秋季茎叶枯萎时采挖。除去苗茎、须根和泥沙，晒至半干，堆闷"发汗"1~2 天，至表面呈棕黄色或灰黄色时，摊开晒干，或者直接晒干。以秋季采挖者质佳。

【性状鉴别】呈类圆柱形或圆锥形，全体向左螺旋状扭曲，上粗下细，根头部常特别膨大，由一个或数个根茎连合一起，顶端残存茎基及黄色纤维状残叶，中部有螺旋状扭曲的皱纹及须根痕，尾端较细如鸡腿形，扭曲不直。长 10~30cm，直径 1~3m。表面棕黄色或灰黄色，有纵向或扭曲的纵皱纹。质坚而脆，易折断，断面不平坦，略显油性，皮部黄色或棕黄色，木部土黄色。气特异，味苦、微涩。

以根条粗壮、均匀、质实、断面棕黄白色、气味浓郁者为佳。

【显微鉴别】

（1）取本品粗粉 2g，加氯仿-甲醇-浓氨试液（75：25：5）混合液 30mL，浸泡 2 小时，滤过，滤液置水浴上浓缩至约 1mL，加 1mol/L 盐酸溶液 2mL，继续蒸去三氯甲烷，放冷，滤过。取滤液分置 2 支试管中，一管加碘化汞钾试液，即生成淡黄白色沉淀；另一管加碘化铋钾试液，即生成棕红色沉淀。

（2）取本品横断面，置紫外光灯（365nm）下观察，显黄白色或金黄色荧光。

【规格等级】按《七十六种药材商品规格标准》规定，大秦艽商品分两个等级：

一等：干货。呈圆锥形或圆柱形，有纵向皱纹，主根粗大似鸡腿、萝卜、牛尾。表面灰黄色或棕色。质坚而脆。断面棕红色或棕黄色，中心土黄色。气特殊，味苦涩。芦下直径 1.2cm 以上。无芦头、须根、朽根、杂质、霉变。

二等：芦下直径 1.2cm 以下，不小于 0.6cm。余同一等。

【炮　　制】

（1）秦艽片：除去杂质，洗净，润透，切厚片，晒干。

（2）酒秦艽：取秦艽片，每 100kg 用黄酒 20kg 喷洒拌匀，闷至酒吸尽，倒入锅内用中火炒至略见焦斑时取出，放凉。

【炮制作用】酒炒增强和血舒筋作用。

【性味归经】苦、辛，平。归胃、肝、胆经。

【功能主治】祛风湿，清湿热，止痹痛。用于风湿痹痛，筋脉拘挛，骨节酸痛，日晡潮热，小儿疳积发热，湿热黄疸，小便不利，大便秘结等。

【用法用量】3~9g，水煎服。

【主要成分】本品主要含秦艽碱甲、秦艽碱乙、秦艽碱丙、龙胆苦苷、当药苦苷、α-香树脂醇、β-谷甾醇、β-谷甾醇-β-D 葡萄糖苷等。

【药理作用】①解热；②抗炎；③镇静、镇痛；④免疫抑制；⑤降血压；⑥抗菌。

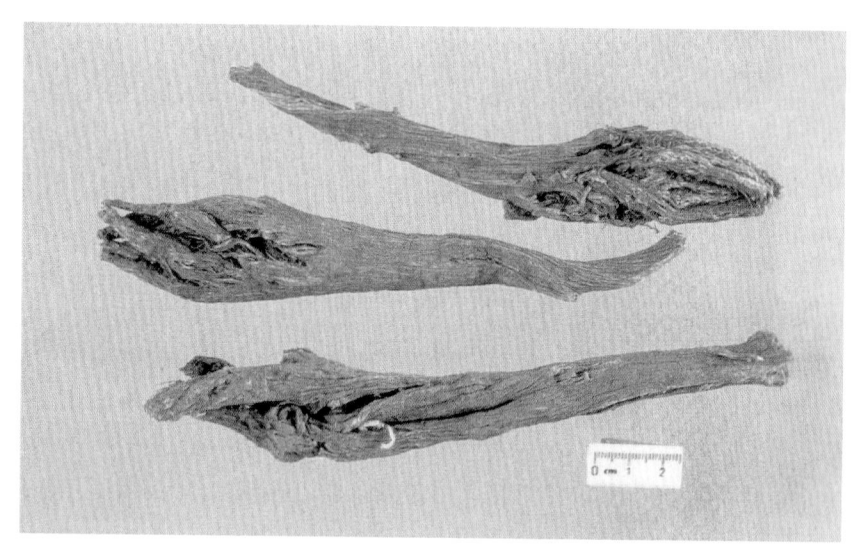

图 182　秦艽（青海产）

·麻花秦艽·
Mahuaqinjiao
GENTIANE STRAMINEA RADIX
Straw-coloured Gentian Root

【来　　源】为龙胆科植物麻花秦艽 *Gentiana straminea* Maxim. 的干燥根。

【产　　地】主产于河北张家口地区，山西灵丘、五台、忻县、宁武、五寨，青海同仁、循化、化隆，甘肃玛曲、夏河、临夏，四川若尔盖、色达、甘孜。此外，陕西、西藏等地亦产。以河北产量大。

【采收加工】同大秦艽。

【性状鉴别】呈圆柱形、类圆锥形，顶端毛须状的茎叶残存纤维状物较长，多由数个小根聚绞交错缠绕成辫子状，或主根下部分离成网状裂隙呈麻花状。长 8~20cm，直径 3~7cm。未去皮的表面呈黑色或棕色，已去皮的表面呈黄白色。质松而硬，易折断，断面黄白色，呈裂片状或枯朽状。气味特异，味苦、微涩。

以根条粗大、质实、色黄棕、气味浓郁者为佳。

【显微鉴别】同大秦艽。

【规格等级】按《七十六种药材商品规格标准》规定，麻花艽商品为统货。干货。常由数个小根聚集交错缠绕呈发辫状或麻花状。全体有显著的向左扭曲的纵皱纹。表面棕褐色或黄褐色、粗糙，有裂隙显网状纹，体轻而疏松。断面常有腐朽的空心。气特殊，味苦涩。大小不分，但芦下直径不小于0.3cm。无芦头、须根、杂质、虫蛀、霉变。

【炮　　制】同大秦艽。

【性味归经】同大秦艽。

【功能主治】同大秦艽。

【用法用量】同大秦艽。

【主要成分】同大秦艽。

【药理作用】同大秦艽。

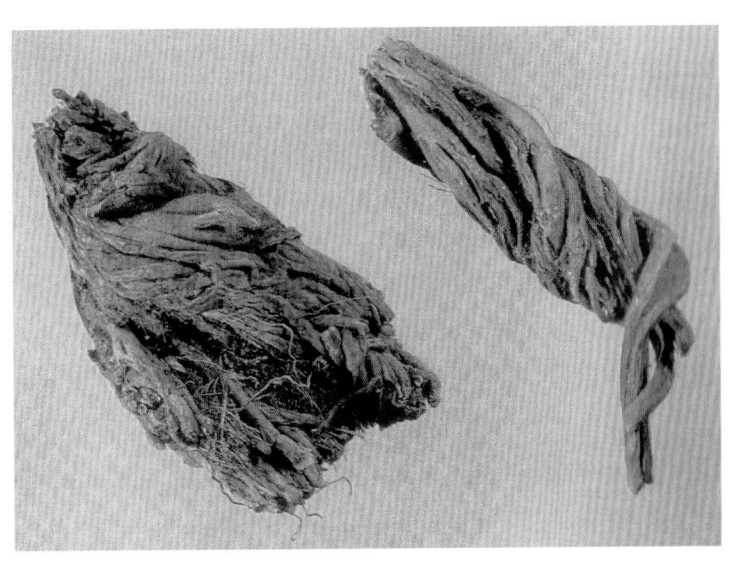

图183　麻花艽（青海产）

· 小秦艽 ·
Xiaoqinjiao
GENTIANAE DAHURICAE RADIX
Dahuria Gentian Root

【来　　源】为龙胆科植物小秦艽 *Gentiana dahurica* Fisch. 的干燥根。

【产　　地】野生。主产于山西、河北、青海、甘肃、内蒙古及陕西等省、自治区。

【采收加工】同大秦艽。

【性状鉴别】呈圆柱形或长纺锤形，长8~14cm，直径0.4~1.0cm。表面黑棕色或棕黄色，主根通常1个，有的数个分枝纠合在一起，向左扭曲，俗称"左拧根"。体轻，疏松，断面黄白色。气微弱，味苦。

【显微鉴别】同大秦艽。

【规格等级】按《七十六种药材商品规格标准》规定，小秦艽商品分两个等级或统货：

一等：干货。呈圆锥形或圆柱形。常有数个分枝绞合在一起，扭曲，有纵向皱纹。表面黄色或黄白色。体轻，疏松。断面黄白色或黄棕色。气特殊，味苦。条长20cm以上，芦下直径1cm以上。无残茎、杂质、虫蛀、霉变。

二等：长短大小不分，芦下直径最小不低于0.3cm。余同一等。

统货：大小不分，包括不够独根艽、麻花艽规格的，无苗茎。

【炮　　制】同大秦艽。

【性味归经】同大秦艽。

【功能主治】同大秦艽。

【用法用量】同大秦艽。

【主要成分】同大秦艽。

【药理作用】同大秦艽。

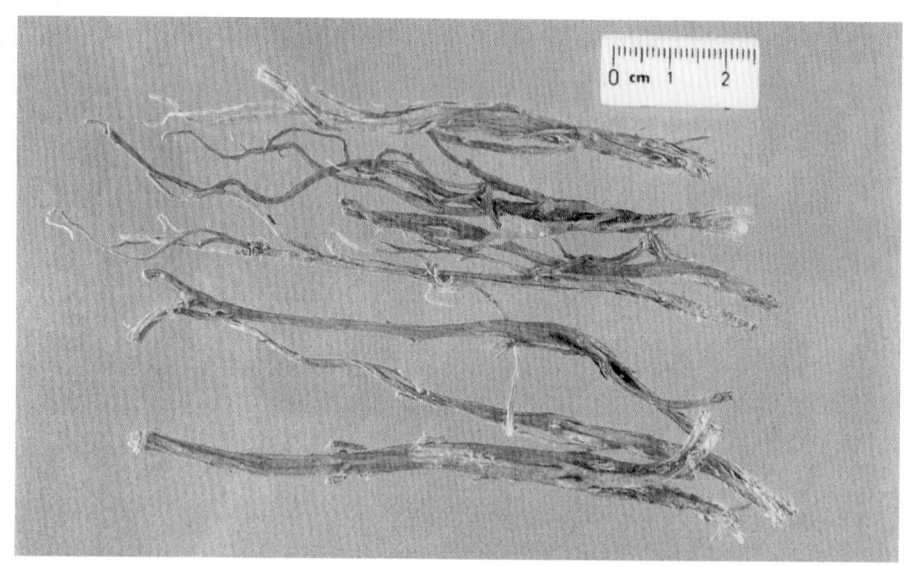

图184　小秦艽（山西产）

· 莪术《药性论》·
Ezhu
CURCUMAE RHIZOMA
Turmeric Rhizome

商品按来源和性状不同分为广西莪术、温莪术、川莪术（蓬莪术）。

· 广西莪术 ·
Guangxi'ezhu
CURCUMAE KWANGSIENSIS RHIZOMA
Kwangsi Turmeric Rhizome

【来　　源】为姜科植物广西莪术 *Curcuma kwangsiensis* S. G. Lee et C. F. Liang 的干燥

根茎。其块根为商品"广郁金"。

【产　　地】多为栽培。主产于广西南宁横县、上思、柳州、梧州、玉林，广东高要、四会。

【采收加工】栽培1~2年可采挖，冬末春初挖取主根茎，除去地上部分和须根、鳞叶，将块根分开，去净泥土，洗净，煮至透心，晒干。

【性状鉴别】呈长圆形、纺锤形或长卵圆形，基部钝圆，顶端钝尖。长3~6cm，直径1.2~3.0cm，大者可达5cm。表面黄棕色至灰棕色，环节明显，中部稀尾端密，节上有点状须根痕或残留须根，两侧各有一列下陷的芽痕和侧生根茎痕。位于下部的侧生根茎痕较大。质坚实，难折断，横断面浅棕色或带黄绿色，角质样，有光泽，常附有黄白色粉末，皮层与中柱易分离，近皮部处有一浅棕色的环纹。气微香，味微苦、辛。

以个匀，体重，质坚实，皮纹细结，气香，无须根者为佳。

【显微鉴别】本品横切面：木栓细胞数列，有时已除去。皮层散有叶迹维管束；内皮层明显。中柱较宽，维管束外韧型，散在，沿中柱鞘部位的维管束较小，排列较密。薄壁细胞充满糊化的淀粉粒团块，薄壁组织中有金黄色油状物的细胞散在。

【规格等级】统货，不分等级。

【炮　　制】

（1）莪术片：除去杂质，略泡，洗净，蒸软，切薄片，干燥。

（2）醋莪术：方法一：取净莪术，洗净，稍润，置锅中，每100kg莪术加20kg食醋，加适量清水淹过药面，加热煮至透心醋水被吸尽，取出摊凉，切薄片，晒干。方法二：取莪术片，每100kg用食醋20kg，拌匀闷透，用文火炒至微黄色，取出摊凉。

【炮制作用】莪术生用行气止痛、破血祛瘀，为气分中血药；醋制后则重在入肝经血分，增强散瘀止痛作用。

【性味归经】辛、苦，温。归肝、脾经。

【功能主治】行气破血，消积止痛。用于癥瘕痞块，气血凝聚，食积，瘀血经闭，脘腹胀痛，跌打损伤，早期宫颈癌等。

【用法用量】6~9g，水煎服，孕妇禁用。

【主要成分】本品主要含挥发油，其主要成分为莪术醇、β-榄香烯、蓬莪术环氧酮、姜黄醇酮等半萜烯类。尚含棕榈酸、姜黄素等。

【药理作用】①抗肿瘤：莪术油溶剂在体外对艾氏腹水癌细胞、白血病细胞等多种肿瘤细胞有明显的抑制和杀伤作用，对肺癌和肝癌也有一定疗效；②抗血小板聚集；③抗菌、抗病毒；④抗炎；⑤护肝；⑥抗氧化；⑦抗癫痫。

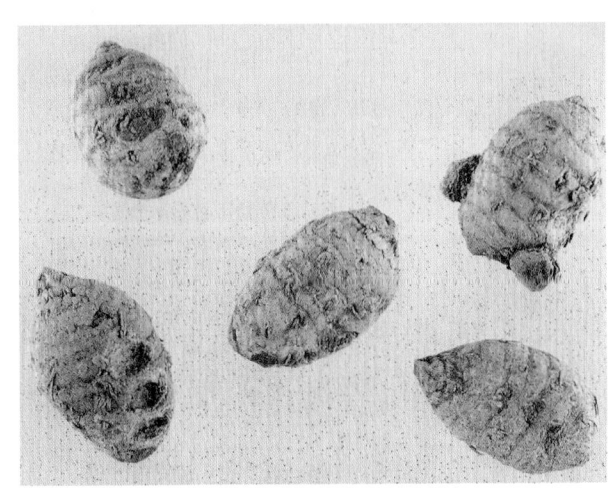

图185　广西莪术（广西产）

·温莪术·
Wen'ezhu
CURCUMAE WENYUJIN RHIZOMA
Wenyujin Turmeric Rhizome

【来　　源】为姜科植物温郁金 *Curcuma wenyujin* Y. H. Chen et C. Ling 的干燥根茎。

【产　　地】主产于浙江温州、瑞安、台州等地。

【采收加工】同广西莪术。

【性状鉴别】呈长卵形、卵形或纺锤形，个头一般不及广西莪术均匀。表面比广西莪术粗糙，呈深棕色至灰棕色，基部有下陷的须根痕。质坚重，横断面呈黄棕色或黄棕色，角质样，有点状或条纹状维管束。气微香，味辛、微苦。

以个匀，体重，质坚实，无须根者为佳。

【显微鉴别】同广西莪术。

【规格等级】同广西莪术。

【炮　　制】同广西莪术。

【炮制作用】同广西莪术。

【性味归经】同广西莪术。

【功能主治】同广西莪术。

【用法用量】同广西莪术。

【主要成分】同广西莪术。

【药理作用】同广西莪术。

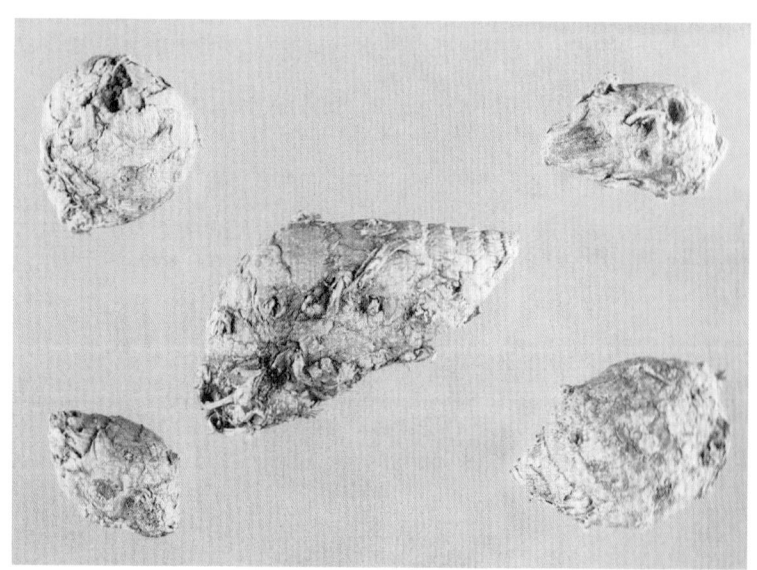

图 186　温莪术（浙江产）

·川莪术·
Chuan'ezhu
CURCUMAE PHAEOCAULIS RHIZOMA
Pnaeocaulis Turmeric Rnizome

【来　　源】为姜科植物蓬莪术 *Curcuma phaeocaulis* Val. 的干燥根茎。

【产　　地】主产于四川温江和乐山地区。

【采收加工】同广西莪术。

【性状鉴别】呈长圆形或卵圆形，顶端钝尖，基部近圆形。表面颜色比广西莪术要深些，呈土黄色至灰黄色，稍平滑，环节明显，两侧各有一列下陷的芽痕和侧生根茎痕。质坚实，横断面可见木部呈深黄绿色，皮部呈青绿色，常附有棕黄色粉末，皮层与中柱易分离。气微香，味辛。

以个匀，体重，质坚实，气香，无须根者为佳。

【显微鉴别】同广西莪术。

【规格等级】同广西莪术。

【炮　　制】同广西莪术。

【炮制作用】同广西莪术。

【性味归经】同广西莪术。

【功能主治】同广西莪术。

【用法用量】同广西莪术。

【主要成分】同广西莪术。

【药理作用】同广西莪术。

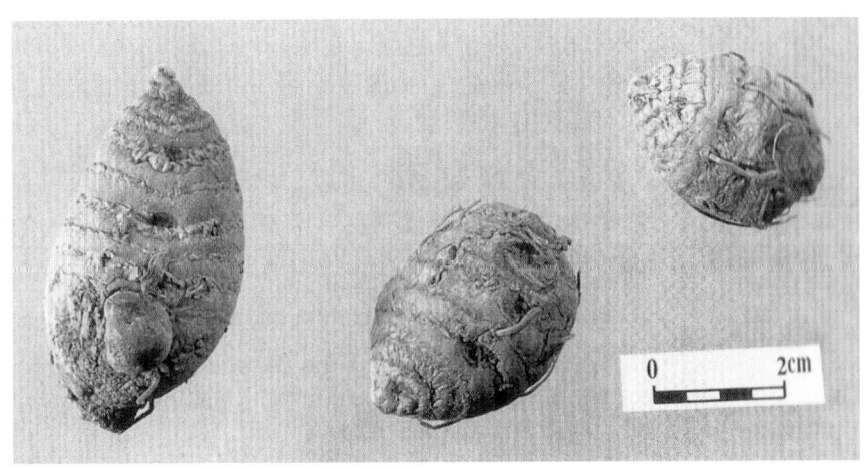

图 187　川莪术（蓬莪术）

· 高良姜《名医别录》·
Gaoliangjiang
ALPINIAE OFFICINARUM RHOZOMA
Lesser galangal Rhizome

【来　　源】为姜科植物高良姜 *Alpinia officinarum* Hance 的干燥根茎。

【产　　地】主产于广东湛江、茂名等地。此外，广西钦州、防城、灵山、百色及海南、台湾、云南等省、自治区亦产。为广东省道地药材"十大广药"之一。

【采收加工】栽培 4~6 年，于秋、冬季采挖，除去茎叶、须根、泥沙，洗净，切成 5~7cm 短段，晒至七成干，堆闷 2 天，再晒至足干。这种方法加工，成品皮皱肉凸，表皮红棕，质佳。或原个洗净后用开水稍煮，取出，晒干。

【性状鉴别】根茎呈圆柱形，多弯曲，常有分枝，长 5~9cm，直径 1.0~1.5cm。表面棕红色至暗褐色，具灰棕色波状环节，节间长 0.5~1.0cm，可见细密的纵皱纹。根茎的下侧面有圆形根痕。质坚韧，不易折断，断面纤维性，灰棕色至红棕色，纤维性，中心有环纹，中柱占直径的 1/2~1/3。采收时已切段者皮皱肉凸，表面红棕色。气香，味辛辣。

野生品根茎较瘦小，上粗下细，分枝多。表面灰褐色。质坚实。

以根茎丰满，皮皱肉凸，有粉性，外表红棕色，分枝少，气香浓，味辛辣者为佳。

【显微鉴别】本品横切面：表皮细胞外壁增厚，有的含红棕色非晶形物。皮层中叶迹维管束较多，外韧型。内皮层明显。中柱外韧型维管束甚多，束鞘纤维成环，木化。皮层及中柱薄壁组织中散有多数分泌细胞，内含黄色或红棕色树脂状物；薄壁细胞充满淀粉粒。

【规格等级】统货。足干，坚实，肥壮，有粉性，气香，味辛辣，无虫蛀、霉变者为佳。

【炮　　制】除去杂质，洗净，润透，切薄片，晒干。

【性味归经】辛，热。归脾、胃经。

【功能主治】温胃散寒，行气止痛，消食。用于脾胃中寒，脘腹冷痛，胃寒呕吐，嗳

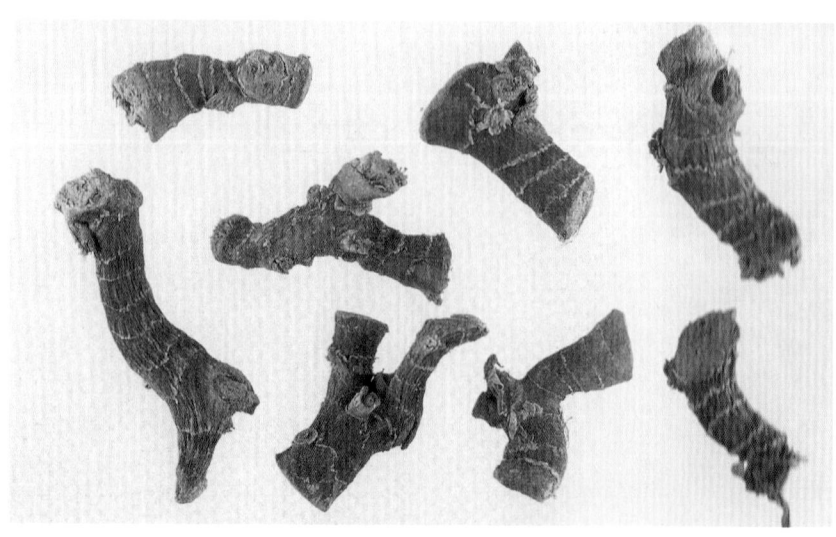

图 188　高良姜（广东产）

气吞酸，霍乱腹痛，消化不良，泄泻等。

【用法用量】3~9g，水煎服。

【主要成分】本品主要含挥发油，油中主要成分为1,8-桉叶素、桂皮酸甲酯、丁香油酚、蒎烯、荜澄茄烯等。尚含高良姜酚、高良姜素、山奈素、山奈酚、槲皮素、异鼠李素、高良姜-3-甲醚、槲皮素-3-甲醚等。

【药理作用】①抗溃疡；②止呕、止泻；③抗氧化；④降血糖；⑤抗癌：高良姜对鼻咽癌细胞、乳腺癌细胞、肝癌细胞、胃癌细胞有显著抑制作用；⑥促进渗透性；⑦镇痛、抗炎；⑧抗凝血、抗血栓形成。

· 商陆《神农本草经》·
Shanglu

商品按来源不同分为商陆和姜商陆。

· 商陆 ·
Shanglu
PHYTOLACCAE RADIX
Indian Pokeweed or American Pokeweed Root

【来　　源】为商陆科植物商陆 *Phytolacca acinosa* Roxb. 或垂序商陆 *Phytolacca americana* L. 的干燥根。

【产　　地】野生。主产于安徽、河南、湖北、陕西、甘肃、河北、江苏、湖北、湖南、福建、台湾、贵州、四川、广东、广西等地。

【采收加工】秋季至次春采挖根部，除去地上部分、须根、泥土，洗净，趁鲜切成块或片（纵片或横片），晒干。

【性状鉴别】为横切或纵切的不规则块片，厚薄不一。外皮灰黄色或灰棕色。横切片弯曲不平，边缘皱缩，直径2~8cm，切断面浅黄棕色或黄白色，有凹凸不平的同心环纹，俗称"罗盘纹"。纵切片弯曲或卷曲，长5~8cm，宽1~2cm，有显著的纵行筋脉，均带粉性。质坚，不易折断。老者断面色深，呈纤维性，粉性小，质松。气微，味稍甜，久嚼麻舌。

以片块均匀、色灰黄色、粉性足者为佳。

【显微鉴别】

（1）商陆横切面：木栓细胞数列至10余列。皮层较窄。维管组织为三生构造，有数层同心性形成层环，每环有几十个维管束。维管束外侧为韧皮部，内侧为木质部；木纤维较多，常数个相连或围于导管周围。薄壁细胞含草酸钙针晶束，有少数草酸钙方晶或簇晶，并含淀粉粒。粉末灰白色。草酸钙针晶成束或散在，针晶束长40~72μm，尚可见草酸钙方晶或簇晶。木纤维多成束，直径10~20μm，壁厚或稍厚，有多数十字形纹孔。木栓细胞棕黄色，长方形或多角形，有的含颗粒状物。淀粉粒单粒类圆形或长圆形，直径3~28μm，脐点短缝状、点状、星状和人字形，层纹不明显；复粒少数，由2~3分粒组成。

（2）垂序商陆横切面：草酸钙针晶束稍长，约至96μm；无方晶和簇晶。

【规格等级】统货。以身干、片大、色白、粉性足、两面环纹明显者为佳。

【炮　　制】

（1）生商陆片：除去杂质，洗净，润透，切厚片或块，干燥。

（2）醋制商陆：取商陆片，每100kg用30~50kg米醋拌匀，使吸尽醋，置锅内用文火炒干，取出。

【炮制作用】醋制后能降低毒性、缓和其泻下作用。

【性味归经】苦，寒。有毒。归肺、脾、肾、大肠经。

【功能主治】逐水消肿，通利二便，解毒散结。用于水肿胀满，二便不通，脚气，喉痹，肾炎水肿，慢性气管炎，乳腺增生，血小板减少性紫癜，宫颈糜烂，银屑病。外治痈肿疮毒。

【用法用量】应遵医嘱，3~9g，水煎服。外用鲜品捣烂或干品研末涂敷。

【主要成分】本品含商陆碱及淀粉。尚含商陆酸、商陆皂苷元（A、B、C）、商陆皂苷（甲、乙、丙、丁、戊、己）。

【药理作用】①利尿；②抗菌、抗病毒；③抗炎；④抗肿瘤：商陆皂苷对肺癌细胞、宫颈癌细胞、肝癌细胞、白血病细胞有不同程度的细胞毒作用；⑤增强免疫；⑥镇咳、平喘、祛痰；⑦抗生育；⑧抗胃溃疡。

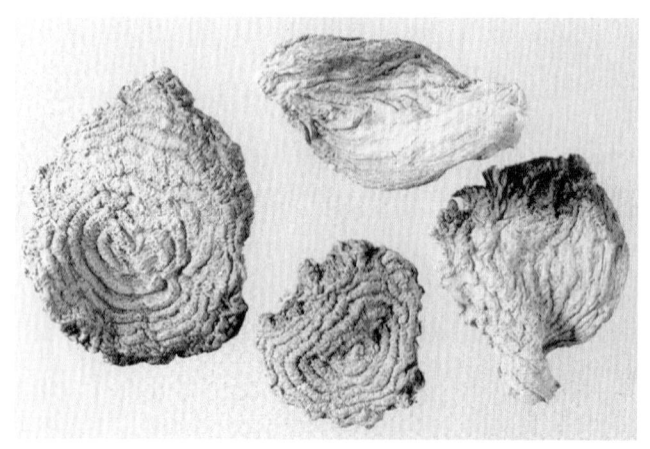 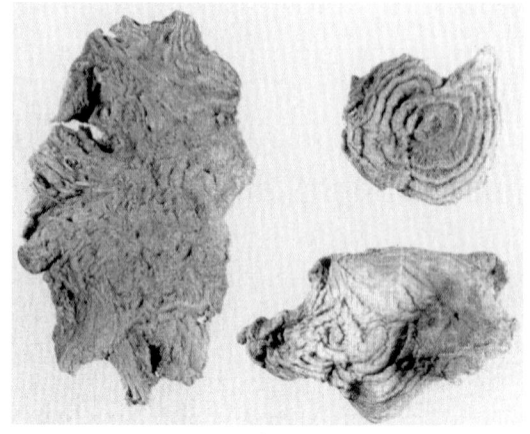

a b

图 189　商陆（安徽产）
a. 商陆片　b. 垂序商陆片（纵切和横切）

· 姜商陆 ·
Jiangshanglu
COSTI RHIZOMA
Canereed Spiralflag Rhizome

【来　　源】为姜科植物闭鞘姜 *Costus speciosus*（Koen.）Smith 的干燥根茎。

【产　　地】主产于广东、广西、云南、台湾等地。

【采收加工】全年可采，以秋冬季为好。挖取根茎，除去须根及茎叶，洗净，趁鲜切薄片，晒干。

【性状鉴别】根茎块状，似姜形。商品为纵切、斜切或横切片，弯曲不平。表皮灰黄色，具纵皱纹，可见疏的环节及细根的残痕。片面灰黄色，散列众多条状粗纤维及维管束，十分明显。体轻，质软而韧，不易折断。气微，味微苦。

以片块均匀，灰黄色者为佳。

【规格等级】统货。薄片不超过 3mm。以片块均匀，黄白色者为佳。

【性味归经】辛，寒。有小毒。归脾、肾经。

【功能主治】利水消肿，拔疮毒。用于水肿腹满实证见二便闭结者，外用治痈疮肿毒。

【用法用量】应遵医嘱，9~15g，水煎服。外用鲜品适量，捣烂敷患处。

【炮　　制】同商陆。

【炮制作用】同商陆。

【主要成分】同商陆。

【药理作用】同商陆。

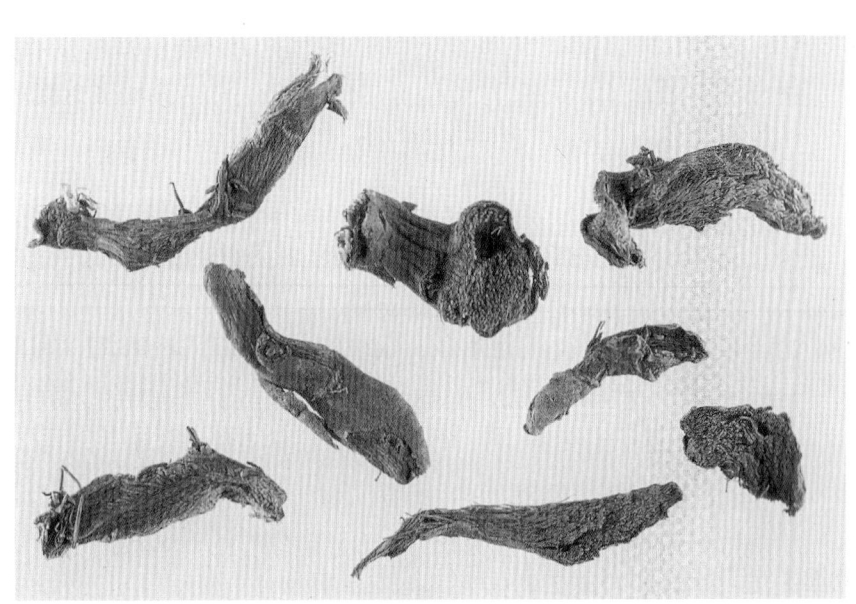

图 190　姜商陆（广西产）

· 常山《神农本草经》·
Changshan
DICHROAE RADIX
Antifebrile Dichroa Root

【来　　源】为虎耳草科植物常山 *Dichroa febrifuga* Lour. 的干燥根。

【产　　地】野生。主产于四川的峨眉、广安、纳溪，重庆南川等县以及贵州、湖北。此外，湖南、广西、福建、江西、云南等地亦产。以四川产量大质量好。

【采收加工】秋季采挖，除去须根，洗净，晒干。

【性状鉴别】呈圆柱形，常弯曲扭转，常有分枝。长 8~15cm，直径 0.5~2.0cm，表面黄色至棕黄色，有细纵纹，外皮易剥落露出光滑细结的淡黄色木部，形如鸡骨。质坚硬，不易折断，折断时有粉尘飞扬，横切面黄白色，有放射状纹理，用水湿润可见明显的类白色射线。水浸液显天蓝色荧光。气微，味苦。

以条均匀，质坚体重，淡黄色者为佳。

【显微鉴别】

（1）本品横切面：木栓细胞数列。皮层窄，少数细胞内含树脂块或草酸钙针晶束。切皮部较窄，草酸钙针晶束较多。形成层显不规则波状环。木质部占主要部分，均木化，射线宽窄不一；导管多角形，单个散在或数个相聚，有的含黄色侵填体。薄壁细胞含淀粉粒。

（2）取本品粉末约 2g，加 70% 乙醇 10mL，加热回流 15 分钟，放冷，滤过，滤液蒸干，残渣加 1% 盐酸溶液 2mL，搅拌，滤过。取滤液，加碘化铋钾试液 2 滴，即生成棕红色沉淀。

【规格等级】统货。应无杂质、虫蛀、霉变。以质坚实而重，表面及断面淡黄色，光滑者为佳。

【炮　　制】

（1）常山片：除去杂质，分开大小，浸泡，润透，切薄片，晒干。

（2）酒常山：取常山片，每 100kg 用 20kg 白酒拌匀，使吸尽酒，置锅中用文火炒干。

【炮制作用】酒制后可减轻呕吐的副作用。

【性味归经】苦、辛，寒。有小毒。归肺、肝、心经。

【功能主治】截疟，涌吐，劫痰。用于疟疾，胸中痰饮，欲吐不能，胸腹胀满等。

【用法用量】应遵医嘱，5~9g，水煎服。

【主要成分】本品主要含生物碱，其主要成分为常山碱甲、常山碱乙、小檗碱、胡萝卜苷、β-谷甾醇和豆甾醇的混合物、4-喹唑酮等。

【药理作用】① 抗疟；② 催吐；③ 解热；④ 降血压；⑤ 抗阿米巴原虫；⑥ 抗肿瘤：常山碱的衍生物常山酮对肝癌、肉瘤、脑癌、膀胱癌及前列腺癌等诸多癌症模型有显著抑制作用，其抗肿瘤作用机制有抑制肿瘤细胞增殖、诱导肿瘤细胞凋亡、抑制肿瘤血管新生、抑制纤维母细胞活化、抑制 TH_{12} 细胞分化等；⑦ 抗艾滋病病毒。

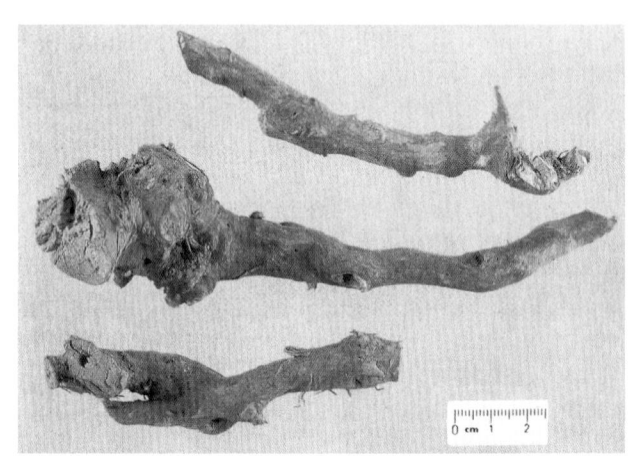

图 191　常山（四川产）

· 猫爪草《中药材手册》·
Maozhuacao
RANUNCULI TERNATI RADIX
Catclaw Buttercup Root

【来　　源】为毛茛科植物小毛茛 *Ranunculus ternatus* Thunb. 的干燥块根。

【产　　地】主产于河南信阳地区，江苏苏州等地。此外，安徽、浙江、江西、福建、湖南、湖北、广东北部等地亦产。

【采收加工】用块茎繁殖 1 年可采挖，用种子繁殖 2~3 年采挖。春秋二季采挖，除去须根及泥土，洗净，晒干。

【性状鉴别】呈纺锤形，多 5~6 个簇生在一起，形似猫爪，长约 0.8cm，单一块根直径

0.15~0.35cm，顶端有黄褐色残留茎基或茎痕，表面黄褐色或灰褐色，微有纵皱纹，并有点状须根痕或残留须根。质坚实，断面白色或黄白色，空心或实心。粉性，气微，味微甘。

以根粗，黄褐色，体重，质坚实者为佳。

【显微鉴别】本品横切面：表皮细胞切向延长，黄棕色，有的分化为表皮毛，微木化。皮层由 20~30 列细胞组成，壁稍厚，有纹孔；内皮层明显。中柱小，中柱鞘为 1~2 列薄壁细胞；木质部、韧皮部各 2 束，间隔排列。薄壁细胞充满淀粉粒。

【规格等级】统货。应身干，表面黄褐色或灰褐色，去净须根。无杂质，无霉变。

【炮　　制】取原药拣除杂质，洗净，晒干。

【性味归经】甘、辛，温。归肝、肺经。

【功能主治】散结，消肿，解毒。用于瘰疬，肺结核，淋巴结核，甲状腺结节，咽喉炎，瘰疬等。

【用法用量】15~30g，水煎服。单味药可用至 120g。

【主要成分】本品主要含有黄酮类及苷类，包括粗贝壳杉黄酮-4-甲醚、榧双黄酮、罗汉松双黄酮 A、白果素、异银杏素、穗花杉双黄酮，尚含有挥发油、有机酸等化合物。

【药理作用】①抗结核；②抗肿瘤：猫爪草皂苷及多糖对肉瘤、艾氏腹水瘤及乳腺癌细胞、结肠癌细胞有不同程度的抑制作用；③抗微生物；④镇咳、祛痰；⑤抗炎；⑥免疫调节；⑦抗氧化；⑧保肝。

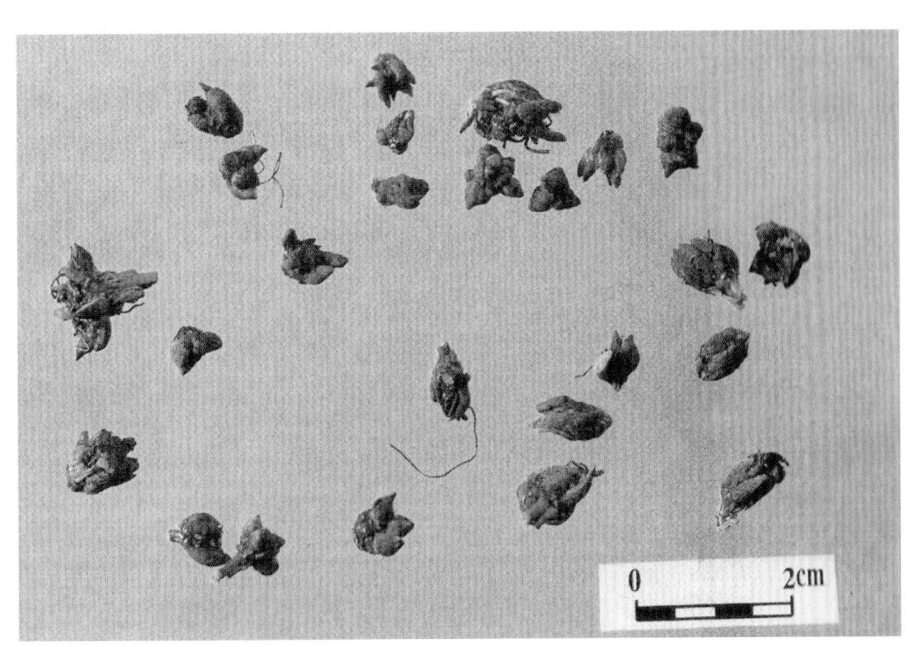

图 192　猫爪草（河南产）

· **续断**《神农本草经》·
Xuduan
DIPSACI RADIX
Teasel Root

【来　　源】为续断科植物川续断 *Dipsacus asperoides* wall.ex Henry. 的干燥根。

【产　　地】主产于湖北恩施、鹤峰、巴东、长阳、宜昌兴山、鄂西，四川涪陵、凉山彝族自治州、万县地区，贵州铜仁、威宁、松桃、毕节。此外，湖南石门、慈利、桑植、云南红河及陕西、广西等省、自治区亦产。四川、贵州、湖北多野生品。以湖北产量大，质量好，尤以鹤峰产的质量最佳。

【采收加工】栽培2年以上才可采挖，于秋季枝叶枯萎时采挖根部，除去茎叶、须根及泥土，晒至半干或以微火烘至半干，堆放架上，上面覆盖青草使其"发汗"，下面用烟火熏3~4天，期间经常翻动，熏至内部变暗绿后烘至足干，撞去须根。加工时不宜日晒，否则成品质硬色白，质量差。

【性状鉴别】呈长圆柱形，上端顺直，略扁，微弯曲，长6~15cm，直径0.5~1.5cm。外表灰褐色或棕褐色，全体有明显扭曲的纵皱纹及沟纹，可见到横长皮孔及少数须根痕。质柔韧，不易折断；久置干燥后变硬，易折断。断面不平坦，皮部外缘呈褐色，内呈墨绿色或棕色，木部黄褐色，呈放射状导管束花纹。气微香，味苦、微甜而涩。

以条粗，质柔，表面灰褐色，断面绿褐色者为佳。

【显微鉴别】

（1）本品横切面：木栓细胞数列。皮层较窄。韧皮部筛管群稀疏散在。形成层环明显或不甚明显。木质部射线宽广，导管近形成层处分布较密，向内渐稀少，常单个散在或2~4个相聚。髓部小，细根多无髓。薄壁细胞含草酸钙簇晶。

粉末黄棕色。草酸钙簇晶甚多，直径15~50μm，散在或存在于皱缩的薄壁细胞中，有时数个排列成紧密的条状。纺锤形薄壁细胞壁稍厚，有斜向交错的细纹理。具缘纹孔及网纹导管直径约至72（90）μm。木栓细胞淡棕色，表面观类长方形、类方形、多角形或长多角形，壁薄。

（2）取本品粉末5g，加氨试液2mL，搅拌均匀，加三氯甲烷50mL，加热回流1小时，滤过。滤液加盐酸溶液（1→100）10mL，振摇，分取酸液，加氨试液使呈碱性，加三氯甲烷10mL，振摇，分取三氯甲烷液，加盐酸溶液（1→100）5mL振摇，取酸液分置三支试管中：一管中加碘化铋试液，生成橘黄色沉淀；一管中加碘化汞钾试液，生成黄色浑浊；另一管中加硅钨酸试液，生成灰白色浑浊。

（3）取本品粉末3g，加浓氨试液4mL，拌匀，放置1小时，加三氯甲烷30mL，超声处理30分钟，滤过，滤液用盐酸溶液（4→100）30mL分次提取，提取液用浓氨试液调节pH值至10，再用三氯甲烷20mL分次提取，合并三氯甲烷液，浓缩至约0.5mL，作为供试品溶液。另取续断对照药材3g，同法制成对照药材溶液。吸取上述两种溶液各10μL，分别点于同一以2%氢氧化钠溶液制备的硅胶G薄层板上，以苯-无水乙醇（9∶2）为展开剂，展开，取出，晾干，先喷以稀碘化铋钾试液，再喷以5%亚硝酸钠的70%乙醇溶液，放置片刻，在日光下检视。供试品色谱中，在与对照药材色谱相应的位置上，显相同颜色的斑点。

【规格等级】商品分为四个等级：

一等：干货。呈长圆柱形，上端顺直，略扁，微弯曲，外表灰褐色或棕褐色，全体有明显扭曲的纵皱纹及沟纹。质柔韧，不易折断，久置干燥后变硬，易折断，断面不平坦，皮部外缘呈褐色，内呈墨绿色或棕色，木部黄褐色，呈放射状导管束花纹。气微香，味苦，微甜而后涩。长7cm以上，直径1.5cm以上。无虫蛀、发霉。

二等：长7cm以上，直径1cm以上。余同一等。

三等：长7cm以上，直径0.7cm以上。余同一等。

四等：长 7cm 以上，直径 0.2cm 以上。余同一等。

【炮　　制】

（1）续断片：洗净，润透，切薄片，干燥。

（2）盐续断：取续断片，每 100kg 用食盐 1.5~2kg 加适量清水溶解，拌匀闷透，用文火炒至黄黑色，取出摊凉。

（3）酒续断：取续断片，每 100kg 用黄酒 10~15kg 拌匀闷透，用文火炒至微黑色，取出摊凉。

【炮制作用】续断生用补肝肾通血脉，盐制后引药下行，增强补肝肾的作用，多用于肝肾不足、腰膝酸软或胎动漏血；酒制后能增强活血通络的作用，多用于跌打损伤、筋骨疼。

【性味归经】苦、辛，微温。归肝、肾经。

【功能主治】补肝益肾，续筋骨，疗折伤，活络止痛，安胎，固经止崩。用于腰腿酸软，风湿痹痛，崩漏经多，胎动不安，胎漏下血，跌仆损伤。

【用法用量】9~15g，水煎服。

【主要成分】本品主要含三萜皂苷，其主要成分为川续断皂苷（A、C、E、F）等。尚含挥发油、甾醇类、生物碱、黄酮等。

【药理作用】①抗骨质疏松、促进骨损伤愈合；②增强免疫功能；③抗衰老、增强记忆；④抗菌、抗炎。

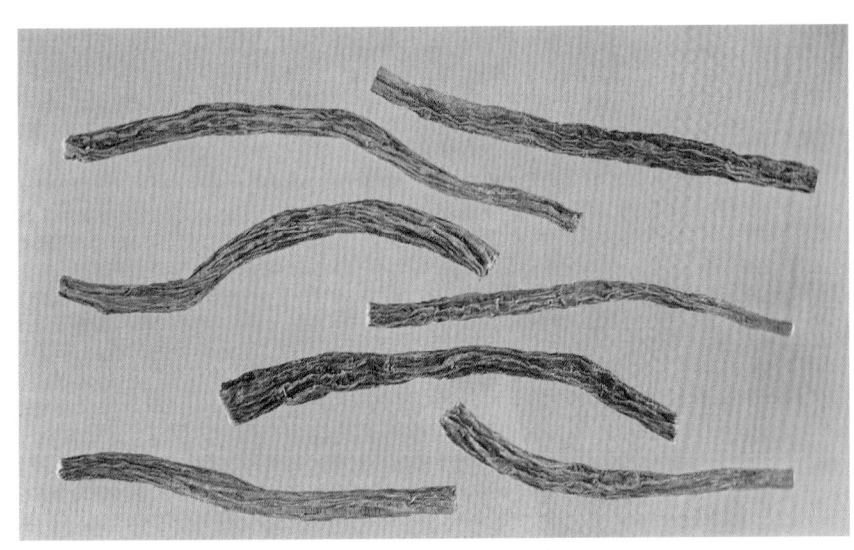

图 193　续断（四川产）

· 菖蒲《神农本草经》·
Changpu
ACORI RHIZOMA
Sweetflag Rhizome

商品按来源、性状不同分为石菖蒲和藏菖蒲。藏菖蒲为藏族同胞习用药材。

·石菖蒲·
Shichangpu
ACORI TATARINOWII RHIZOMA
Tararinowii Sweetflag Rhizome

【来　　源】为天南星科植物石菖蒲 *Acorus tatarinowii* Schott 的干燥根茎。

【产　　地】野生。主产于江苏南京，安徽黄山，浙江金华，湖南湘西，四川沐川、峨眉，贵州道真、黔西，福建仙游、蒲田等地。南京产的俗称"京菖蒲"。此外，江苏苏州、镇江，福建、贵州、云南等部分地区亦产。

【采收加工】秋、冬二季采挖，除去茎叶、须根及泥土，晒干。

【性状鉴别】呈扁圆柱形，多弯曲，常有分支，长 3~20cm，直径 0.3~1.0cm。表面棕褐色、灰棕色或棕红色，粗糙，有疏密不均的环节和"鳞甲"。节间长 0.2~0.8cm，具细纵皱纹，一面残留须根或圆点状根痕，另一面具叶痕，略呈扁三角形，左右交互排列，有的其上有毛鳞状的叶基残余。质硬脆，易折断，断面纤维性，类白色或淡红色，内皮层环明显，可见多数维管束小点及棕色油细胞。气芳香，味苦微辛。

以条粗壮，无须根，断面类白色，香气浓者为佳。

【显微鉴别】本品横切面：表皮细胞外壁增厚，棕色，有的含红棕色物。皮层宽广，散有纤维束及叶迹维管束；叶迹维管束外韧型，维管束鞘纤维成环，木化；内皮层明显。中柱维管束周木型及外韧型，维管束鞘纤维较少。纤维束及维管束鞘纤维周围细胞中含草酸钙方晶，形成晶纤维。薄壁组织中散有类圆形油细胞，并含淀粉粒。

【规格等级】统货。应无杂质、细须根、霉变。

【性味归经】辛、苦，温。归心、胃经。

【功能主治】化湿开胃，开窍豁痰，醒神益智。主治脘痞不饥，痰厥，健忘耳聋，耳鸣，脘腹胀痛，噤口下痢，神昏癫痫，风湿痹痛，跌打损伤，痈疽疥癣。

【用法用量】水煎服，3~9g，鲜品加倍；或入丸、散。外用：适量，煎水洗；或研末调敷。

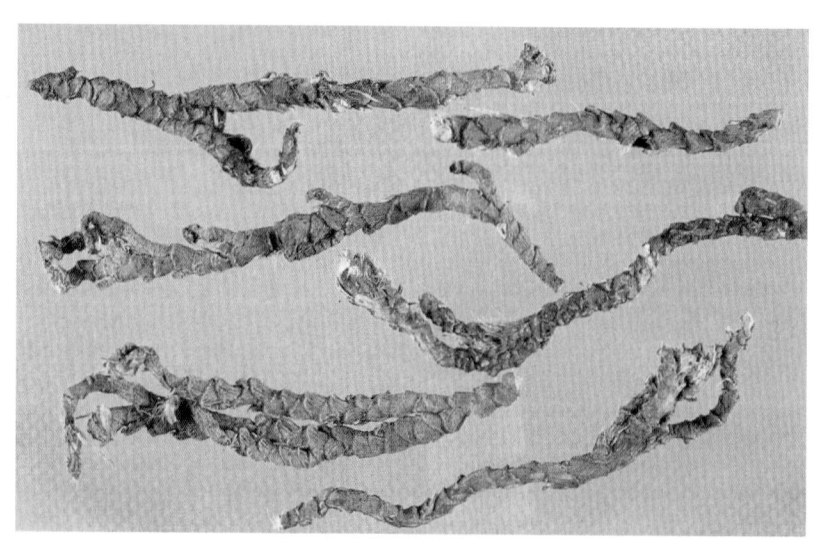

图 194　石菖蒲（四川产）

【炮　　制】除去杂质，洗净，润透，切厚片，晒干。

【主要成分】石菖蒲主要含挥发油，其中主要为 α-细辛醚、β-细辛醚、γ-细辛醚，其次为石竹烯、细辛醛、百里香酚、石菖醚等。尚含有氨基酸、有机酸和糖类。

【药理作用】①促进消化；②镇静、抗惊厥；③祛痰、镇咳；④保护心血管；⑤免疫调节；⑥抗菌、杀虫；⑦抗肿瘤：对宫颈癌细胞、肺转移癌、胃癌细胞均有抑制作用。

· 藏菖蒲（水菖蒲）·
Zangchangpu
ACORI CALAMI RHIZOMA
Drug sweetflag Rhizome

【来　　源】为天南星科植物藏菖蒲 *Acorus calamus* L. 的干燥根茎。又称"水菖蒲"。

【产　　地】我国大部分地区有产。主产于四川甘孜与西藏接壤地区及新疆、湖北、湖南、辽宁等地。

【采收加工】秋冬季采挖，除去茎叶、须根及泥土，晒干。

【性状鉴别】呈略扁圆柱形，稍弯曲。长 5~20cm，直径 0.8~2.5cm。表面灰棕色或棕褐色，粗糙，多环节，节间长 0.2~1.5cm，节上有细须残存。上侧有扁三角形叶痕，下侧有较多凹陷的圆点状根痕，有纵皱纹。质硬脆，易折断，断面淡红色或淡棕色，纤维少，可见明显的环状内皮层，可见众多棕色油细胞小点。气香浓烈，味辛。

以条匀，肥大，质重，气香浓者为佳。

【显微鉴别】

（1）本品横切面：表皮细胞类方形，外壁增厚，棕褐色。皮层宽广，薄壁细胞作圈链状排列，有大型的细胞间隙，散有纤维束及叶迹维管束，叶迹维管束外韧型；内皮层明显。中柱散列多数维管束，周木型及外韧型。薄壁组织中散有棕色油细胞及淀粉粒。

（2）取本品粉末 2g，加乙醇 5mL，加热回流 20 分钟，放冷，取上清液作为供试品溶液。另取藏菖蒲对照药材 2g，同法制成对照药材溶液。照薄层色谱法（《中国药典》一部附录 VI B）试验，吸取上述两种溶液各 5μL，分别点于同一硅胶 G 薄层板上，以氯仿为展开剂，

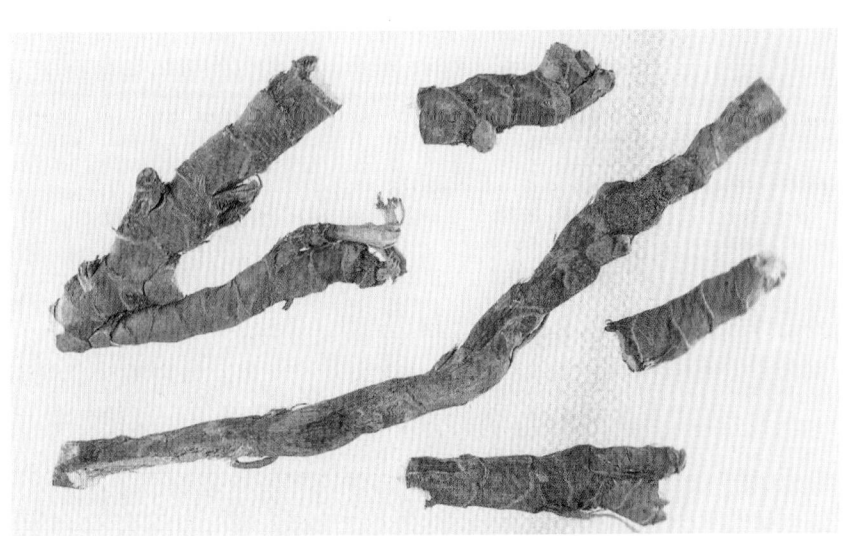

图 195　藏菖蒲（水菖蒲　四川产）

展开，取出，晾干，喷以 10% 硫酸乙醇溶液，在 105℃加热至斑点显色清晰。供试品色谱中，在与对照药材色谱相应的位置上，显相同颜色的主斑点。

【规格等级】统货。以条长，粗壮，坚实者为佳。

【炮　　制】除去杂质，切片，晒干。

【性味归经】辛、苦，温。归心、胃经。

【功能主治】温胃，消炎止痛。用于补胃阳，消化不良，食物积滞，白喉，炭疽等。

【用法用量】水煎服，3~6g。

· 萆薢《名医别录》·
Bixie
DIOSCOREAE RHIZOMA
Yam Rhizome

商品按来源不同分为粉萆薢和绵萆薢两个品别。

· 粉萆薢 ·
Fenbixie
DIOSCOREAE HYPOGLAUCAE RHIZOMA
Hypoglauca Yam Rhizome

【来　　源】为薯蓣科植物粉背薯蓣 *Dioscorea hypoglauca* Palibin. 的干燥根茎。

【产　　地】主产于安徽大别山区，重庆丰都、酉阳、彭水、秀山。此外，浙江、江西、湖北等省亦产。

【采收加工】秋冬二季挖取根茎，除去须根，洗净，切片，晒干。

【性状鉴别】为不规则薄片，大小不等，周边不整齐，厚约 0.5cm。有的有棕黑色或灰棕色的外皮。切片黄白色或淡灰棕色，平坦，细腻，有粉性，维管束散在。质松，略有弹性，易折断。气微，味辛微苦。

以片大而薄、色黄白、有弹性、整齐不碎者为佳。

【显微鉴别】

（1）本品横切面：外层为多列木栓化细胞。皮层较窄，细胞多切向延长，壁略增厚，壁孔明显；黏液细胞散在，内含草酸钙针晶束。中柱散有有限外韧型及类周木型维管束；薄壁细胞壁略增厚，具壁孔，细胞中含淀粉粒。

本品粉末黄白色。淀粉粒单粒圆形、卵圆形或长椭圆形，直径 5~32μm，长至 40μm，脐点点状或裂缝状；复粒少数，多由 2 分粒组成。厚壁细胞众多，壁木化，孔沟明显，有的类似石细胞，多角形、梭形或类长方形，直径 40~80μm，长至 224μm。草酸钙针晶束长 64~84μm。

（2）取本品粉末 10g，加水 100mL，浸泡过夜，置 60℃水浴中加热 10 分钟，趁热滤过，取滤液各 2mL，分置两支试管中，一管加氢氧化钠试液 2mL，另一管加盐酸溶液（1 → 20）2mL，密塞，用力振摇 1 分钟，含碱液管的泡沫比含酸液管高达数倍。

【规格等级】商品为统货。

【炮　　制】采收加工时已切片，除去杂质即可配方。

【性味归经】苦，平。归肾、胃、膀胱经。

【功能主治】利湿去浊，祛风除痹。用于风寒湿痹，关节不利，腰膝疼痛，膏淋，白浊，带下，疮疡，湿疹等。

【用法用量】水煎服，10~15g；或入丸、散。

【主要成分】本品主要含薯蓣皂苷，尚含纤细薯蓣苷、薯蓣皂素毒苷A、棕榈酸、β-谷甾醇。此外，还含鞣质、蛋白质等。

【药理作用】①抗炎、镇痛；②抗心肌缺血；③降尿酸；④预防动脉粥样硬化。

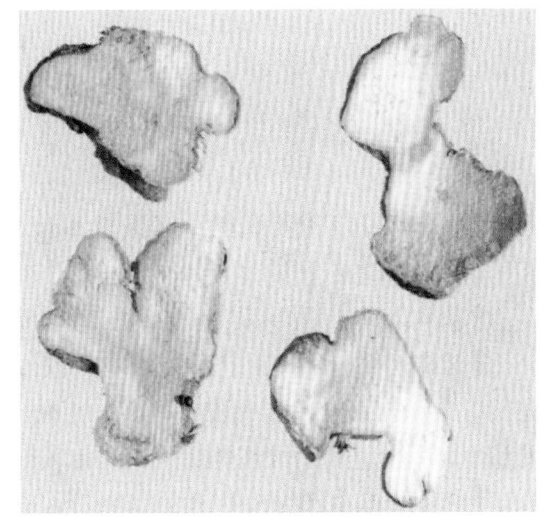

图 196　粉萆薢（安徽产）

· 绵萆薢 ·

Mianbixie

DIOSCOREAE SPONGIOSAEAE RHIZOMA

Seveneobed Yam or Foochow Yam Rhizome

【来　　源】为薯蓣科植物绵萆薢 *Dioscorea spongiosaa* J.Q.Xi，M. Mizuno et W.L.zhao. 或福州薯蓣 *Dioscorea futschauensis* Uline ex R. Kunth. 的干燥根茎。

【产　　地】主产于湖南衡阳、郴州、湘潭、邵阳、岳阳，福建泰宁、浦城；浙江、江西亦产。

【采收加工】秋冬二季采挖。挖取根茎，除去须根，洗净，切片，晒干。

【性状鉴别】为不规则薄片，大小不一，周边不整齐，厚2~5mm，边缘常有剥离。外皮黄棕色至黄褐色，有稀疏的须根残基呈圆锥状突起。切面灰白色至浅灰棕色，散布着黄棕色点状维管束，显粗糙状。质松软，略呈海绵状。气微，味微苦。

以片大而薄、切面色灰白、有弹性、不破碎、无杂质者为佳。

【显微鉴别】本品粉末淡黄棕色。淀粉粒众多，单粒卵圆形、椭圆形、类圆形、类三角形或不规则形，有的一端尖突，有的呈瘤状，直径10~70μm，脐裂裂缝状、人字状、点状，层纹大多不明显。草酸钙针晶多成束，长90~210μm。薄壁细胞多角形、椭圆形或长方形，壁略增厚，纹孔明显。木栓细胞棕黄色，多角形，壁平直。

【规格等级】同粉萆薢。

【炮　　制】同粉萆薢。

【性味归经】同粉萆薢。

【功能主治】同粉萆薢。

【用法用量】同粉萆薢。

【药理作用】同粉萆薢。

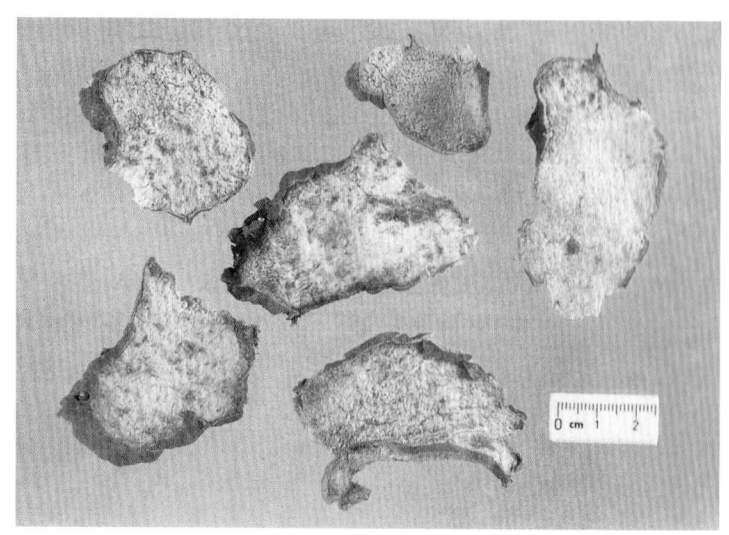

图 197　绵萆薢（湖南产）

· 银柴胡《本草纲目》·
Yinchaihu
STELLARIAE RADIX
Lanceolate Starwort Root

【来　　源】为石竹科植物银柴胡 *Stellaria dichotoma* L.var. *lanceolata* Bge. 的干燥根。

【产　　地】主产于宁夏银川、内蒙古鄂托克前旗、巴盟潮格旗，以及陕西、甘肃等地。

【采收加工】栽培 3~4 年采挖，春夏间植株萌发前或秋后茎叶枯萎时采挖，除去残茎及须根、泥土，洗净，晾晒至七成干时理顺，扎成小把晒至全干。干燥前防止受冻，以防"爆皮"，影响成品质量。

【性状鉴别】呈类圆柱形或圆锥形，偶有分枝，长 15~40cm，直径 1.0~2.5cm。根头部有众多密集的疣状突起的茎痕（习称"珍珠盘"）。表面淡黄色或棕黄白色，有明显向左扭曲的纵皱纹及支根痕，呈凹陷的棕色小窝孔（习称"砂眼"），近根头部尤多，从砂眼处折断有粉粒散出，并可见棕色裂隙。质硬而脆，易折断，断面不平坦，疏松，有裂隙，皮部甚薄，射线乳白色，与黄白色的木部相间形成放射状纹理。气微，味微甜。

以单枝，条匀而粗长，具"珍珠盘"，皮细，质略柔者为佳。

【显微鉴别】

（1）本品横切面：木栓细胞数列至 10 余列。皮层较窄。韧皮部筛管群明显。形成层成环。木质部发达。射线宽至 10 余列细胞。薄壁细胞含草酸钙砂晶，以射线细胞中为多见。

（2）取本品粉末 1g，加无水乙醇 10mL，浸渍 15 分钟，滤过。取滤液 2mL，置紫外光灯（365nm）下观察，显亮蓝微紫色的

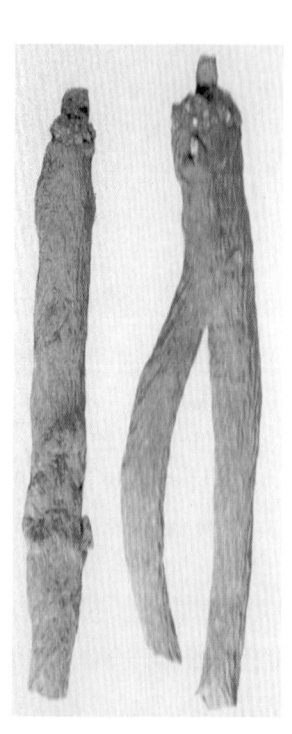

图 198　银柴胡
（野生　内蒙古产）

荧光。

（3）取本品粉末 0.1g，加甲醇 25mL，超声处理 10 分钟，滤过，滤液置 50mL 量瓶中，加甲醇至刻度。照分光光度法测定，在 270nm±2nm 波长处有最大吸收。

【规格等级】统货。干货。无杂质、虫蛀、霉变。出口规格，要求长 18cm 以上，中间横断面直径 0.8cm 以上。

【炮　　制】除去杂质，洗净，润透，切厚片，干燥。

【性味归经】甘，微寒。归肝、胃经。

【功能主治】清虚热，凉血，除疳热。用于阴虚发热，虚劳骨蒸，小儿疳热，低热不退等。

【用法用量】3~9g，水煎服。

【主要成分】本品含 α-菠甾醇类、汉黄芩素、邻-二苯甲酸异丁双酯及银柴胡环肽等。

【药理作用】①解热；②抗炎；③抗过敏反应；④抗肿瘤：银柴胡提取物能抑制肿瘤细胞生长。

· 雪上一枝蒿《中药志》·
Xueshangyizhihao
ACONITI BRACHYPODI RADIX
Shortstalk Monkshood Root

【来　　源】为毛茛科植物雪上一枝蒿 Aconitum brachypodum Diels 的干燥块根。

【产　　地】主产于云南东川、会泽、寻甸、陆良、富源、宣威，以及四川西部等地。

【采收加工】秋末、冬初采挖地下块根，除去须根及泥土，晒干。

【性状鉴别】呈长圆柱形或圆锥形，长 2.5~7.5cm，粗 0.8~1.5cm。表面黑褐色或黄褐色，有细纵皱纹及须根痕，有的呈网状皱纹突起。体重，质硬而脆，易折断，断面白色，有粉性，中心有黑褐色环。气微，味麻、苦。有大毒。

以条粗匀，体重质坚，断面白色粉性者为佳。

【显微鉴别】

（1）本品横切面：后生皮层为棕色薄壁细胞，皮层窄，有少数石细胞，内皮层明显，韧皮部宽广，形成层环近圆形或五角形。木质部束略弯曲，成对排列成八字形，位于五角形环的角隅处，中央有髓。母根皮层较宽，有裂隙，外围石细胞散在，内皮层为 1 列细胞，韧皮部狭窄，形成层不明显，髓部也有裂隙。

（2）取细粉约 2g，置分液漏斗中，加三氯甲烷 30mL，摇匀后，加氨试液 1.5mL，振摇 30 分钟，加水 1mL，再强烈振摇 10 分钟，分离氯仿液，再加三氯甲烷 10mL 提取 1 次，合并三氯甲烷液，滤入分液漏斗中，加 0.05mol/L 盐酸液 4mL，充分振摇，分离三氯甲烷液，依法再用酸液提取 1 次，合并 2 次酸液，加氨试液调节 pH 值至 9~11，用三氯甲烷液 10mL，置瓷皿中，徐徐挥尽三氯甲烷，残渣加磷酸 1~2mL，小火加热，由红色变成紫色。

（3）取（2）项下剩下的三氯甲烷液，置瓷皿中，徐徐挥尽三氯甲烷，残渣加硫酸数滴，加热，显微红色，再加间苯二酚结晶数粒，继续加热，先呈黄色，渐变红色。照薄层色谱法试验，取粉末 1g，滴加稀氨水 1mL 湿润，再加三氯甲烷 1mL，强烈振摇后，放置过夜，滤过。取滤液点于碱性氧化铝（200 目，加煅石膏，湿法制板，在 120℃活化 1.5 小时）薄层板上，以石油醚-乙醚（1:10）展开，展距 16cm，用碘蒸气显色，均现紫污色斑点。

【规格等级】统货。以质硬而脆，断面白色，粉性足者为佳。

【炮　　制】据《中药大辞典》记载：用清水浸漂7日，每日换水2次，冬春季漂10~14天，每天换水1次，待中心软透后切片，置蒸笼中蒸2~3小时，取出晒干，再用熟猪油拌和炒透后入药，或用湿纸包裹，置炭火中煨透，去纸，浸入童便中一昼夜，取出，漂净晒干。

【炮制作用】降低毒性，增强疗效。

【性味归经】苦、辛，温。有大毒。归肝经。

【功能主治】祛风止痛，活血消肿。用于风湿骨痛，跌打损伤，骨折，肢体疼痛，牙痛，疮疡肿毒，癌性疼痛，蛇伤。

【用法用量】医生处方用药，因本品有剧毒，治疗量与中毒量相近，所以多为外用。内服须在医生指导下使用。内服：研末，每次剂量不超过0.02g，1天剂量不能超过0.04g。外用：适量，浸酒涂搽；或研末调敷；或煎汤熏洗。

【主要成分】本品含雪上一枝蒿素（甲、乙、丙、丁、戊、己、庚）、乌头碱、次乌头碱、3-去氧乌头碱、3-乙酰乌头碱、雪乌碱、丽鲁碱、准噶尔乌头碱、欧乌头碱等。

【药理作用】①镇痛；②抗炎；③抗肿瘤：本品所含乌头碱有抑制肿瘤生长和癌细胞自发转移作用；④杀虫；⑤有局部麻醉作用；⑥致心功能障碍；⑦抗生育。

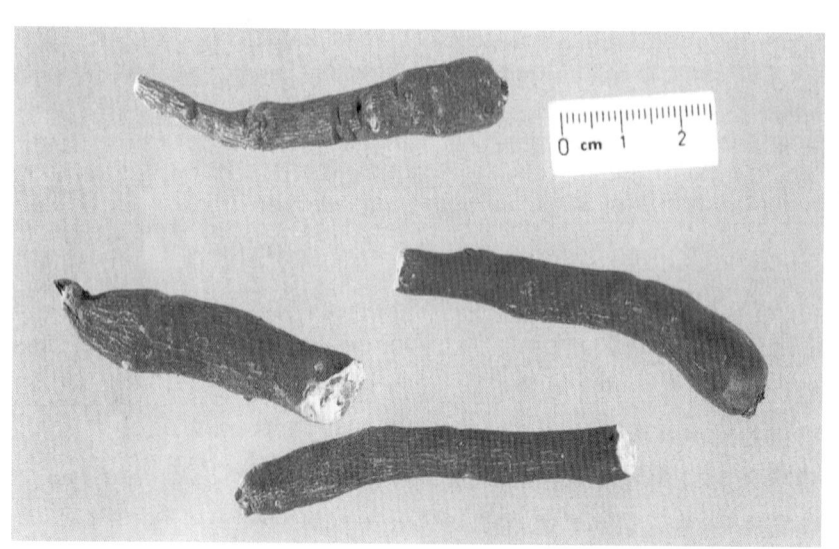

图 199　雪上一枝蒿（云南产）

· 雪胆《草木便方》·
Xuedan
HEMSLEYAE RADIX
Lovely Hemsleya or Largeseed Hemsleya Root

【来　　源】为葫芦科植物雪胆 *Hemsleya amabilis* Diels 或大籽雪胆 *Hemsleya macrosperma* C. Y. Wu ex C.Y.Wu et C.L.Chen 的干燥块根。

【产　　地】主产于云南、四川、贵州、湖北等地。

【采收加工】秋末叶黄时采挖，除去泥土，洗净，切片，晒干。

【性状鉴别】为类圆形或不规则的厚片，稍卷曲，直径 3~10cm，厚 4~8mm。表面棕褐色或灰褐色，有的有凹陷的茎基痕，切面淡黄色或灰白色。质坚实，粉性。气微，味极苦。以切面淡黄、质坚实、粉性足、味极苦者为佳。

【规格等级】统货。干货。无虫蛀、霉变。

【炮　　制】采收加工时已切片，整理干净后配方。

【性味归经】苦，寒。有小毒。归胃、大肠经。

【功能主治】清热解毒，利湿消肿，健胃止痛，清心火。用于心烦气躁，咽喉肿痛，扁桃体炎，支气管炎，中耳炎，牙痛，目赤肿痛，胃炎胃痛，肠炎菌痢，肝炎，尿路感染，前列腺炎，痔疮，子宫颈炎，附件炎，痈肿疔疮，外伤出血。

【用法用量】应遵医嘱，水煎服，6~9g；研末，0.6~0.9g。外用：适量，捣敷；或研末调敷。

【主要成分】本品含雪胆甲素、雪胆乙素、竹节人参皂苷 Iva、齐墩果酸-β-葡萄糖酯、雪胆苷、苦味素等。

【药理作用】①抗菌，对痢疾杆菌、溶血性链球菌、金黄色葡萄球菌等有不同程度的抑制作用，对伤寒杆菌、大肠杆菌有抑制作用；②所含总皂苷对心血管作用：增加冠状动脉流量、降低心肌耗氧量；③所含苦味素能抑制心肌；④溶血作用。

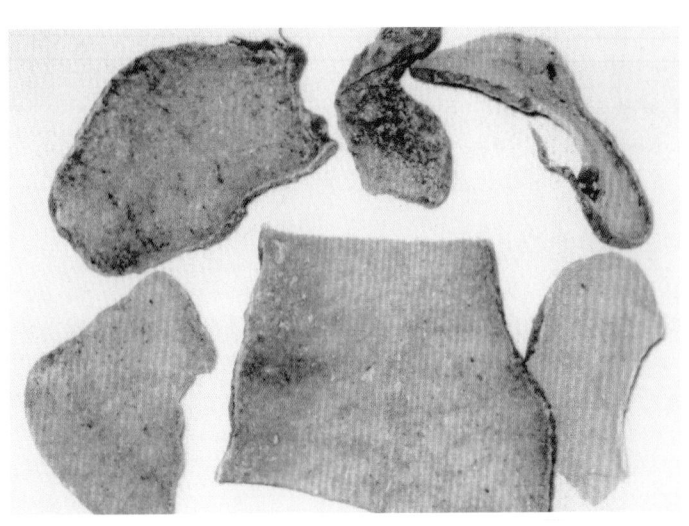

图 200　雪胆（云南产）

· 麻黄根《神农本草经》·
Mahuanggen
EPHEDRAE RADIX ET RHIZOMA
Chinese Ephedra or Intermediate Ephedra Root and Rhizome

【来　　源】为麻黄科植物草麻黄 *Ephedra sinica* Stapf 或中麻黄 *Ephedra intermedia* Schrenk et C. A. Mey. 的干燥根及根茎。

【产　　地】主产于内蒙古赤峰市阿鲁科尔沁旗、巴林左旗、巴林右旗、宁城县、喀喇沁旗、敖汉旗等地；通辽市开鲁县、扎鲁特旗、科尔沁左翼中旗、科尔沁左翼后旗、奈曼旗、库伦旗；锡林郭勒盟的苏尼特右旗、苏尼特左旗、阿巴嘎旗；鄂尔多斯市鄂托克旗、乌审旗、鄂托克前旗、达拉特旗，辽宁、河北、山西、新疆、甘肃等地。

【采收加工】秋末采挖。除去残茎、须根及泥土，晒干。

【性状鉴别】呈长圆柱形或圆锥形，稍扭曲，根头部膨大，长约 20cm，直径约 2cm。外表面红棕色，有明显的纵沟，根茎有突起的节。栓皮较厚，常呈片状脱落。质坚硬，木质，难折断，纵劈成片状，内部有众多的纵向纤维。横切面木质部有很多空隙，从中心向外放射。呈淡黄色。气微，味苦。

以表皮细腻，红棕色，内皮粉红色者为佳。

【显微鉴别】草麻黄根的横切面：木栓细胞 10 余列，其外有落皮层。皮层为数列薄壁细胞，含草酸钙砂晶。中柱鞘由纤维及石细胞组成。韧皮部窄。形成层成环。木质部发达，由导管、管胞及木纤维组成；射线宽广，含草酸钙砂晶。有的髓部有纤维；薄壁细胞具纹孔。根茎的射线较窄。粉末棕红色或棕黄色。木栓细胞呈长方形，棕色，含草酸钙砂晶。纤维多单个散在，直径 20~25μm，壁厚，木化，斜纹孔明显。螺纹、网纹导管直径 30~50μm，导管分子具多数圆形孔。有的可见石细胞，呈长圆形，类纤维状或有分枝，直径 20~50μm，壁厚。髓部薄壁细胞类方形、类长方形或类圆形，壁稍厚，具纹孔。薄壁细胞含草酸钙砂晶。

【规格等级】商品为统货。应无须根、黑心、杂质及泥土。

【炮　　制】除去杂质，洗净，润透，切厚片，干燥。

【性味归经】甘、微涩，平。归心、肺经。

【功能主治】固表止汗、利尿。用于体虚多汗，自汗，盗汗。

【用法用量】水煎服，3~9g；或入丸、散。外用：适量，研粉扑。

【主要成分】本品含多种生物碱，其主要成分为麻黄碱（A、B、C、D）、阿魏酰组胺、酪氨酸、甜菜碱，尚含麻黄双酮（A、B、C、D）和麻黄根素 A 等。

【药理作用】①利尿消肿；②止汗；③降压、降低心率、扩张末梢血管；④抗肿瘤：麻黄根素 B 具有较强的体外抗肿瘤活性，对宫颈癌细胞、胃癌细胞、肝癌细胞的生长均有一定的抑制作用。

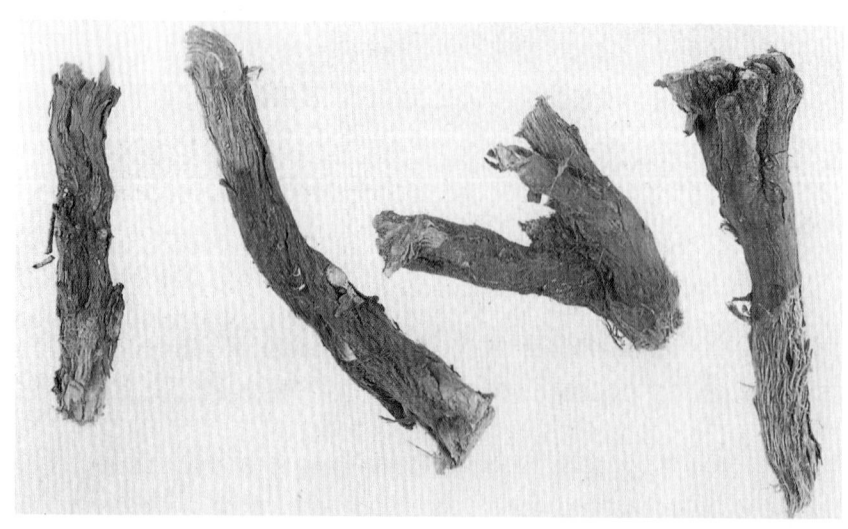

图 201　麻黄根（内蒙古产）

· 黄芩《神农本草经》·
Huangqin
SCUTELLARIAE RADIX
Baikal Skullcap Root

【来　　源】为唇形科植物黄芩 *Scutellaria baicalensis* Georgi 的干燥根。

【产　　地】主产于河北、内蒙古、山东、山西、黑龙江、吉林、辽宁、陕西、河南、甘肃等地。以山西、河北产量较大。习惯认为河北、内蒙古产者质佳，但江苏、浙江地区认为山东产者质佳。

【采收加工】一般栽后 3 年采挖，春季萌芽前或秋季茎叶枯萎后采挖。挖出后除去地上茎及泥土，晒至半干，撞去粗皮，再迅速晒至全干。河南加工方法是除去地上部分和泥土后，先堆放在一起闷 1~2 天，待外皮稍干，再撞皮，晒干。

【性状鉴别】呈圆锥形，常扭曲不直，长 5~25cm，直径 1~3cm。表面黄色至棕黄色，有扭曲的纵纹或不规则网状纹，根头部粗大，向下渐细，具侧根残痕。顶端有茎痕或残留茎基。质坚脆，易折断。断面黄色，中间红棕色。老根木部枯槁，棕黑色或中空者称"枯芩"，根条壮实，断面无空心者称"枝芩"（又称"子芩"）。润水后，顺直刨成薄片则可见有明显的网状青黄色彩脉纹。气微，味苦。

以条匀、粗长、质坚、色黄者为佳。

【显微鉴别】

（1）本品粉末黄色。韧皮纤维单个散在或数个成束，梭形，长 60~250μm，直径 9~33μm，壁厚，孔沟细。石细胞类圆形、类方形或长方形，壁较厚或甚厚。木栓细胞棕黄色，多角形。网纹导管多见，直径 24~72μm。木纤维多碎断，直径约 12μm，有稀疏斜纹孔。淀粉粒甚多，单粒类球形，直径 2~10μm，脐点明显，复粒由 2~3 分粒组成。

（2）取本品粉末 1g，加甲醇 20mL，超声处理 20 分钟，滤过，滤液蒸干，残渣加甲醇 1mL 使溶解，作为供试品溶液。另取黄芩对照药材 1g，同法制成对照药材溶液。再取黄芩苷对照品，加甲醇制成每 1mL 含 1mg 的溶液，作为对照溶液。照薄层色谱法试验，吸取上述三种溶液各 5μL，分别点于同一以含 4% 醋酸钠的羧甲基纤维素钠溶液为黏合剂的硅胶 G 薄层板上，以醋酸乙酯 - 丁酮 - 甲酸 - 水（5：3：1：1）为展开剂，预平衡 30 分钟，展开，取出，晾干，喷以 1% 三氯化铁乙醇溶液。供试品色谱中，在与对照药材色谱相应的位置上，显相同颜色的斑点；在与对照品色谱相应的位置上，显相同的暗绿色斑点。

【规格等级】按《七十六种药材商品规格标准》规定，黄芩商品分条芩、枯碎芩两个规格。条芩分两个等级，枯碎芩不分等级，为统货。

1. 条芩　分为两个等级。

一等：干货。呈圆锥形，上部皮较粗糙，有明显的网纹及扭曲的纵皱纹。下部皮细，有顺纹或皱纹。表面黄色或黄棕色。质坚脆。断面深黄色，上端中央间有黄绿色或棕褐色的枯心。气微、味苦。条长 10cm 以上，中部直径在 1cm 以上。去净粗皮，无杂质、虫蛀、霉变。

二等：条长 4cm 以上，中部直径在 1cm 以下，但不小于 0.4cm。余同一等。

2. 枯碎芩　统货。干货。即老根，多为中空的枯芩和块片碎芩，破断尾芩。表面黄色或浅黄色。质坚脆。断面黄色。气微、味苦。无粗皮、茎芦、碎渣、杂质、虫蛀、霉变。

【炮　制】

（1）黄芩片：除去杂质，置沸水中煮10分钟，取出，闷透，切薄片，干燥；或蒸半小时，取出，切薄片，干燥（注意避免暴晒）。

（2）酒炒黄芩：取黄芩片，每100kg用10kg黄酒拌匀，闷润至酒吸尽，用文火炒至足干，取出放凉。

（3）黄芩炭：取黄芩片用武火炒至外表焦褐色，内部老黄色，取出放凉。

【炮制作用】经加热蒸煮后，酶被破坏，可防止黄芩苷分解，保存有效成分；酒制后可借黄酒升腾之力，用于治上焦肺热及四肢皮肤之湿热，并缓和黄芩之苦寒性，以免伤害脾阳，导致腹痛；制炭后能清热止血。

【性味归经】苦，寒。归肺、胆、脾、大肠、小肠经。

【功能主治】清热燥湿，泻火解毒，止血，安胎。用于湿温、暑温胸闷呕恶，湿热痞满，泻痢，便血，尿血，黄疸，肺热咳嗽，发热烦渴，血热吐衄，痈肿疮毒，胎动不安，以及肝阳亢盛之头痛、耳赤、口苦、面红、心烦等。

【用法用量】5~10g，水煎服。一般治热痢，清内热多用条芩；泻肺热，清肌表之热多用枯芩。

【主要成分】本品含黄酮类成分，其主要成分为黄芩苷元、黄芩苷、白杨黄素、汉黄芩苷、黄芩新素等。并含倍半萜木脂素苷、微量元素、β-谷甾醇、苯甲酸、黄芩酶等。

【药理作用】①抑菌；②抗炎；③免疫调节；④镇静解痉；⑤降血压；⑥保护心血管；⑦保肝利胆；⑧解热；⑨利尿；⑩抗肿瘤：黄芩提取物对鼻咽癌细胞、乳腺癌细胞、前列腺癌细胞、白血病细胞、卵巢癌细胞有一定抑制作用。

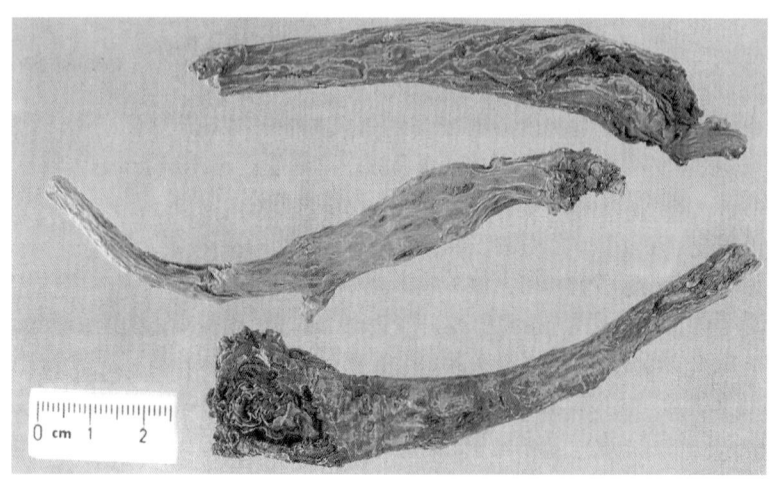

图 202　黄芩（山西产）

· 黄芪《神农本草经》·
Huangqi
ASTRAGALI RADIX
Mongolian Milkvetch or Membranous Milkvetch Root

按来源不同分为蒙古黄芪和膜荚黄芪两个品别。

蒙古黄芪在商品经营上习称为"原生芪"（又称为"白皮芪"）、绵黄芪、箭芪，将质好条粗的原生芪称为"正炮台芪""副炮台芪"。

膜荚黄芪在商品经营上习称为"关芪"（又称为"正口芪""正芪""黑皮芪"）。

【来　　源】为豆科植物蒙古黄芪 *Astragalus membranaceus*（Fisch.）Bge.var.*mongholicus*（Bge.）Hsiao 或膜荚黄芪 *Astragalus membranaceus*（Frisch.）Bge. 的干燥根。

【产　　地】蒙古黄芪：主产于山西浑源、繁峙、应县、代县、广灵等地，多为栽培。内蒙古武川、卓资、兴和、固阳、正蓝旗、土默特右旗等地，多为野生。此外，吉林、辽宁、黑龙江等省亦产。

膜荚黄芪：主产于黑龙江牡丹江、宁安、海林、伊春、齐齐哈尔，内蒙古左鄂伦春以及吉林蛟河、延边自治州等地，野生或栽培。

传统认为以内蒙古武川、固阳，山西繁峙、浑源所产黄芪质量最佳，号称正北芪，堪称道地药材。

【采收加工】栽培3年可采挖。春秋二季均可采挖，以秋季采挖者为佳。挖出后，除去芦头、须根、泥土，分等，顺直，捆把，晒至七八成干时，修剪分等，捆成5kg左右一把，架起晒干。商品称为"原生芪"。

加工时将质好条粗的原生芪用木板搓直、两端切齐，按粗细分档、捆把，分别称为"正炮台芪""副炮台芪"。

【性状鉴别】

1. 蒙古黄芪

（1）原生芪：山西浑源一带产者根呈圆柱形，顶端带芦头，根头部略膨大，多具空心，尾部渐细，多单枝，间有分枝，带须根，根条粗细较均匀，长30~80cm，直径0.5~4.0cm。表面灰黄色或黄白色，较光滑，有少数横向皮孔及细纵皱纹。质柔韧，体较绵软，具粉性。断面纤维性，皮肉紧贴，皮部黄白色，木部黄色（习称"金心玉木兰"），具放射状纹理（习称"菊花心"）。有豆腥香气，味甜。嚼之渣较多。内蒙古产者芦头小，头尾粗细较匀称，支根和须根较少，长40~80cm，直径0.6~2.0cm。外皮灰褐色，断面菊花心明显。味甜，微有豆腥味。

（2）炮台芪：性状与原生芪相同，枝条粗壮均匀，顺直，两端齐平。正炮台芪枝条较粗，无"空头"，副炮台芪条个稍细，间有少数"空头"。

习惯认为"炮台芪"质量比"原生芪"佳。

2. 膜荚黄芪

关芪：根呈圆柱形，略扭曲，少分支。上端带芦头，芦头中央常有黑褐色的洞，习称"空头"。主根粗壮，下端稍细，长30~70cm，直径1~3cm。表面较粗糙，灰褐色，有不规则的纵皱纹，间有横向皮孔和圆形疤痕及须根痕。质坚，稍韧，皮松，习称"皮松肉紧"，不易折断，断面纤维性较蒙古黄芪质坚，粉性小，韧皮部白色或淡灰白色，中央木质部黄色，习称"金盏银盘"，具放射状纹理，习称"菊花心"气香味甜，嚼之有"葛凉"味，渣少。

膜荚黄芪以条粗长，"空头"，粉性足，气香味甜，"葛凉"味浓者为佳。

【显微鉴别】

（1）本品横切面：木栓细胞多列。栓内层为3~5列厚角细胞。韧皮部射线外侧常弯曲，有裂隙；纤维成束，壁厚，木化或微木化，与筛管群交互排列；近栓内层处有时可见石细胞。形成层成环。木质部导管单个散在或2~3个相聚；导管间有木纤维；射线中有时可见单个或 2~4 个成群的石细胞。薄壁细胞含淀粉粒。

粉末黄白色。纤维成束或散离，直径 8~30μm，壁厚，表面有纵裂纹，初生壁常与次生壁分离，两端常断裂成须状，或较平截。具缘纹孔导管无色或橙黄色，具缘纹孔排列紧密。石细胞少见，圆形、长圆形或形状不规则，壁较厚。

（2）取本品粉末 3g，加甲醇 20mL，加热回流 1 小时，滤过，滤液加于中性氧化铝柱（100~120 目，5g，内径 10~15mm）上，用 40% 甲醇 100mL 洗脱，收集洗脱液，蒸干，残渣加水 30mL 使溶解，用水饱和的正丁醇提取 2 次，每次 20mL，合并正丁醇液；用水洗涤 2 次，每次 20mL；弃去水液，正丁醇蒸干，残渣加甲醇 0.5mL 使溶解，作为供试品溶液。另取黄芪甲苷对照品，加甲醇制成每 1mL 含 1mg 的溶液，作为对照品溶液。照薄层色谱法试验，吸取上述两种溶液各 2μL，分别点于同一硅胶 G 薄层板上，以三氯甲烷-甲醇-水（13:7:2）的下层溶液为展开剂，展开，取出，晾干，喷以 10% 硫酸乙醇溶液，在 105℃加热至斑点显色清晰。供试品色谱中，在与对照品色谱相应的位置上，日光下显相同的棕褐色斑点；紫外光灯（365nm）下显相同的橙黄色荧光斑点。

【规格等级】按《七十六种药材商品规格标准》规定，商品黄芪分为特等、一等、二等、三等四个等级：

特等：干货。圆柱形的单条，斩去疙瘩头或喇叭头，顶端间有空心，表面灰白色或淡褐色，质硬而韧。断面外层白色，中间淡黄色或黄色，有粉性。味甘，有生豆气。长 70cm以上，上中部直径 2cm 以上，末端直径不小于 0.6cm。无"空头"，无须根、老皮、虫蛀、霉变。

一等：长 50cm 以上，上中部直径 1.5cm 以上，末端直径不小于 0.5cm。余同特等。

二等：长 40cm 以上，上中部直径 1cm 以上，末端直径不小于 0.4cm。间有老皮。余同一等。

三等：不分长短，上中部直径 0.7cm 以上，末端直径不小于 0.3cm。间有破短节子。余同特等。

【炮　制】

（1）黄芪片：除去杂质，大小分开，洗净，润透，切厚片，干燥。

（2）蜜炙黄芪：取黄芪片，每 100kg 用炼蜜 20~25kg 用开水适量稀释，喷淋黄芪片，拌匀，闷透，用文火炒至金黄色，不粘手，取出放凉。

【炮制作用】蜜制后增强补气和中的作用。

【性味归经】甘，微温。归肺、脾经。

【功能主治】补气固表，利尿，托毒排脓，敛疮生肌。用于气虚乏力，食少便溏，中气下陷，久泻脱肛，便血崩漏，表虚自汗，气虚水肿，痈疽难溃，久溃不敛，血虚萎黄，内热消渴；慢性肾炎蛋白尿，糖尿病。蜜制黄芪益气补中，用于气虚乏力，食少便溏。

【用法用量】9~30g，水煎服。

【主要成分】本品主要含皂苷、黄酮、多糖以及氨基酸等。皂苷主要成分为黄芪皂苷（Ⅰ、Ⅱ），膜荚黄芪另含膜荚黄芪皂苷（A、B）；黄酮中主要成分为芒柄花黄素和毛蕊异黄酮等。

【药理作用】①增强免疫力；②促进造血功能；③抗血小板聚集；④降血脂、降血压；⑤改善心功能；⑥利尿；⑦抗衰老；⑧改善记忆和脑保护；⑨护肝；⑩抗病毒；⑪抗肿瘤：黄芪提取物对肺癌细胞、肝癌细胞、肉瘤有抑制作用；⑫抗肾炎、镇痛。

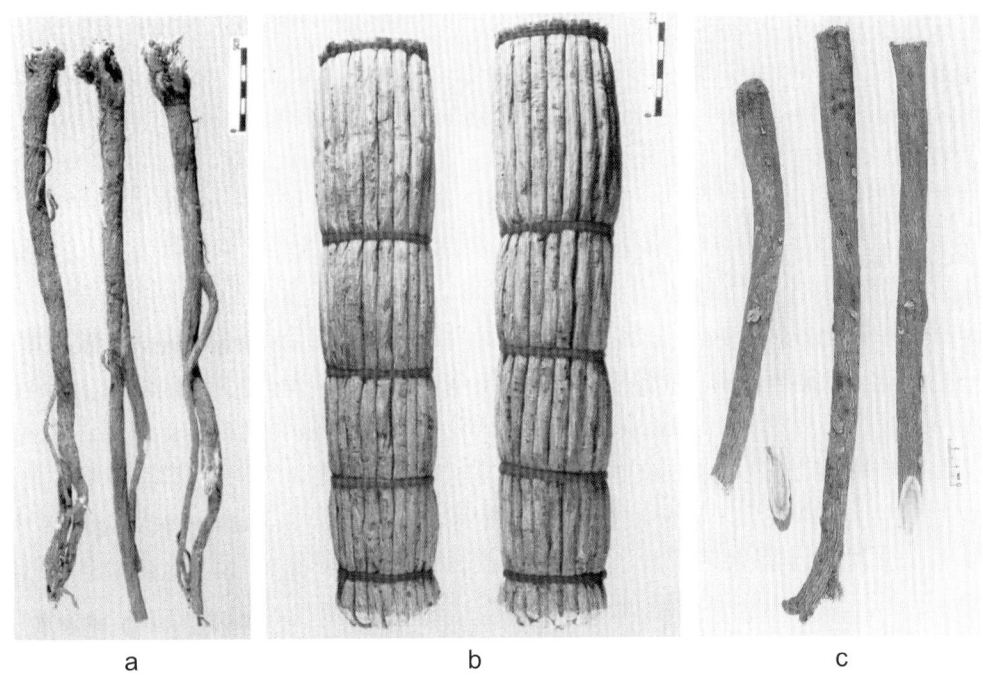

图 203　黄芪（内蒙古产）

a.膜荚黄芪　　b.蒙古黄芪（炮台芪）　　c.蒙古黄芪（原生芪）

·红芪·
Hongqi
HEDYSARI RADIX
Manyinflorescened Sweetvetch Root

【来　　源】为豆科植物多序岩黄芪 *Hedysaru polybotrys* Hand.-Mazz. 的干燥根。本品在 1984 年之前为黄芪的一个品别，商品称为"晋芪"，1985 版及以后版《中国药典》将其以"红芪"单列为一个品种收载。

【产　　地】原为野生，现有栽培。主产于甘肃岷县、临潭、武都、宕昌、舟曲、德乌鲁市、西和、礼县、会川等地。四川西北部亦产。

【采收加工】种植 3 年可采挖，春、秋两季均采挖，挖取根部，抖去泥土，堆起发热1~2 天，然后剪去根头和须根，晒至身软后用木板搓揉顺直，晒几天后再搓再晒，如此反复 3~4 次，然后晒至全干。

【性状鉴别】呈圆柱形，少分枝，多为单条，上端略粗，长 10~50cm，上中部直径0.6~2.0cm，表皮红褐色或灰红棕色，皮紧，有纵皱纹、横长皮孔，栓皮易剥落，剥落处显浅黄色。质硬而韧，不易折断，断面纤维显粉性，断面皮部黄白色，木质部淡黄棕色，形成层呈浅棕色，可见类白色放射状纹理。气微，味微甜，嚼之有微豆腥味。

以条粗，质坚，粉性足，表皮红褐色，味甜，豆腥味明显者为佳。

【显微鉴别】

（1）本品横切面：木栓层为 6~8 列木栓细胞。皮层狭窄，外侧有 2~4 列厚角细胞。韧皮部较宽，外侧有裂隙，纤维成束散在，纤维壁厚，微木化，韧皮射线外侧常弯曲。形成层成环状。木质部导管单个散在或 2~3 个相聚，其周围有木纤维。纤维束周围的薄壁细胞含草酸钙方晶。

粉末黄棕色。纤维成束，直径 5~22μm，厚，微木化，周围细胞含草酸钙方晶，形成晶纤维，含晶细胞壁不均匀增厚。草酸钙方晶直径 7~14μm，长约至 22um。具缘纹孔导管直径至 145μm。淀粉粒单粒类圆形或卵圆形，直径 2~19μm，复粒由 2~8 分粒组成。

（2）取本品粉末 5g，置索氏提取器中，加石油醚（60~90℃）80mL，加热回流 4 小时，提取液移置分液漏斗中，用 1% 碳酸钾溶液振摇提取 3 次（20mL、20mL、10mL），合并碳酸钾液，用稀盐酸调节 pH 值至 1~2，再用乙醚振摇提取 3 次，每次 20mL，合并乙醚液，挥干，残渣加甲醇 1mL 使溶解，作为供试品溶液。另取红芪对照药材 5g，同法制成对照药材溶液。照薄层色谱法（《中国药典》附录 VI）试验。取上述两种溶液各 10μL，分别点于同一硅胶 G 薄层板上，以石油醚（30~60℃）-醋酸乙酯-苯（3：2：2）为开展剂，展开，取出，晾干，喷以 1% 香草醛硫酸溶液。供试品色谱中，在与对照药材色谱相应的位置上，显相同颜色的桃红色斑点。

【规格等级】按《七十六种药材商品规格标准》规定，红芪商品分为三个等级：

一等：干货。呈圆柱形、单条，斩去疙瘩头。表面红褐色，断面外层白色，中间黄白色。质坚皮紧，粉性足，味甜。上中部直径 1.3cm 以上，长度 33cm 以上。无须根、杂质、虫蛀、霉变。

二等：上中部直径 1cm 以上，长度 23cm 以上。余同一等。

三等：上中部直径 0.7cm 以上，长短不分，间有破短节子。余同一等。

【炮　　制】同黄芪。

【炮制作用】同黄芪。

【性味归经】同黄芪。

【功能主治】同黄芪。

【用法用量】同黄芪。

【主要成分】同黄芪。

【药理作用】同黄芪。

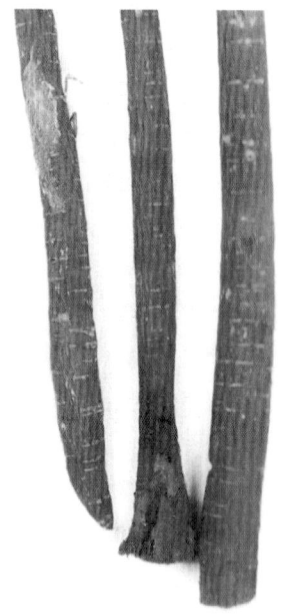

图 204　红芪（甘肃产）

· 黄连《神农本草经》·
Huanglian
COPTIDIS RHIZOMA
Goldthread Rhizome

商品按来源及产地不同分为味连、雅连和云连三个品别。

· 味连 ·
Weilian
COPTIDIS CHINENSIS RHIZOMA
Chinese Goldthread Rhizome

【来　　源】为毛茛科植物黄连 *Coptis chinesis* Franch. 的干燥根茎。

【产　　地】多为栽培。主产于重庆的万州、涪陵、石柱、开州、南川，湖北的来凤、利川、巴东、竹溪、宣恩、郧阳等区县。以湖北产量大。

味连商品分为南岸连和北岸连：产于重庆石柱、南川及湖北来凤、建始、利川等地的黄连称为"南岸西连"。产于重庆城口、巫山、巫溪及湖北房县、巴东、竹溪、秭归等地的黄连称为"北岸西连"。两者性状略有差异。北岸西连种植时间较长，质量好。

【采收加工】黄连栽5~6年后于"立冬"前后即可采挖。挖取后用剪刀将须根和叶齐芽苞处剪掉，去净泥土，加工分两步进行：

（1）粗炕：将剪好的黄连根茎略晒1~2天，置炕上，火候由小到大，炕半天后（至七成干），堆积半天，再将根茎大小分级，进行细炕。

（2）细炕：把分好等级的根茎复炕，火候要均匀，勤翻动，待全干后，取出放入特制的撞笼内撞去须根，筛去灰屑，即成。

【性状鉴别】多分支成簇状，弯曲或稍直，粗细不一，形似鸡爪，故称"鸡爪连"。单枝根茎长3~6cm，直径0.3~0.8cm，外皮黄褐色，剥落处黄棕色，每分枝上有间断横纹，粗糙不一，有不规则的结节状隆起，形如连珠，有须根及须根残基，触之刺手。有的节间表面无横纹平滑如杆，习称"过桥杆"。上部多有残留的褐色鳞叶。质坚实而硬，断面不整齐，皮部橙红色或暗棕色，木部鲜黄色或橙黄色，可见放射状的纹理，中央有红棕色的髓。气微，味极苦。

商品分北岸连和南岸连，北岸连种植时间较长，质量好，根条较粗壮，簇状分枝较少，多为3~5条，较光洁，体实，断面黄中带红，"过桥杆"不明显。南岸连根条较瘦小，簇状分枝较多较短，常为5~8条，断面黄色，体松，"黄蜂腰"样"过桥"明显。

以根条粗壮，"过桥杆"少，质坚实，断面红黄色者为佳。

【显微鉴别】

（1）本品横切面：味连木栓层为数列细胞。皮层较宽，石细胞单个或成群散在。中柱鞘纤维成束，或伴有少数石细胞，均显黄色。维管束外韧型，环列。束间形成层不明显。木质部黄色，均木化，木纤维较发达。髓部均为薄壁细胞，无石细胞。雅连髓部有石细胞。云连皮层、中柱鞘及髓部均无石细胞。

（2）取本品粗粉约1g，加乙醇10mL，加热至沸腾，放冷，滤过。取滤液5滴，加稀盐酸1mL与含氯石灰少量，即显樱红色；另取滤液5滴，加5%没食子酸乙醇溶液2~3滴，蒸干，趁热加硫酸数滴，即显深绿色。

（3）取本品粉末50mg，加甲醇5mL，加热回流15分钟，滤过，滤液补加甲醇使成5mL，作为供试品溶液，另取黄连对照药材，同法制成对照药材溶液。再取盐酸小檗碱对照品，加甲醇制成每1mL含0.5mg的溶液，作为对照品溶液。照薄层色谱法试验，吸取上述三种溶液各1μL，分别点于同一硅胶G薄层板上，以苯-醋酸乙酯-异丙醇-甲醇-水（6∶3∶1.5∶1.5∶0.3）为展开剂，置氨蒸气饱和的展开缸内，展开，取出，晾干，置紫外光灯（365nm）下检视。供试品色谱中，在与对照药材色谱相应的位置上，显相同的黄色荧光斑点；在与对照品色谱相应的位置上，显相同的一个黄色荧光斑点。

【规格等级】按《七十六种药材商品规格标准》规定，味连商品分两个等级：

一等：干货。多聚集成簇，分枝多弯曲，形如鸡爪或单支，肥壮坚实，间有"过桥杆"，杆长不超过2cm。表面黄褐色，簇面无毛须。断面金黄色或黄色。味极苦。无不到1.5cm的碎节，无残茎、焦枯、杂质、霉变。

二等：条较一等瘦小，有"过桥杆"。间有碎节、碎渣、焦枯。余同一等。

【炮　　制】

（1）黄连片：除去杂质，润透后切薄片，晾干，或用时捣碎。

（2）炒黄连：取黄连片，置锅中，用文火炒至焦黄色，取出放凉。

（3）酒黄连：取黄连片，每100kg用黄酒12.5kg喷淋，拌匀，闷透至黄酒被吸尽，用文火炒至深黄褐色，取出放凉。

（4）吴茱萸制黄连：黄连片，每100kg用10kg净吴茱萸置锅内，加25~35kg清水煮一小时，取汤液去渣，倒入净黄连片，拌匀，闷至汤吸尽，用文火炒至手触微干，取出，摊晾干燥。

（5）姜制黄连：黄连片，每100kg取鲜老生姜12.5kg，打烂，榨汁，姜渣加适量水榨汁，混合两次姜汁，喷淋黄连片，拌匀，闷透至姜汁吸尽，置锅内用文火炒至手触微干，取出，晾干。

（6）猪胆汁制黄连：取净黄连片，每100kg用净猪胆汁10kg，用适量清水稀释，喷淋黄连片，拌匀，闷润至胆汁吸尽，至锅内用文火炒干，取出放凉。

（7）黄连炭：取原枝黄连，去除杂质，置锅内用武火炒至表面呈焦黑色、内部焦黄褐色，取出放凉。如出现火星，喷淋少许清水灭尽火星，取出，晒干。

【炮制作用】炒制后降低苦寒之性，适用于虚寒体弱者。酒制后降低寒性，引药上行清上焦热证，常用于目赤、口疮。吴茱萸制可缓和寒性，增强清热燥湿、舒肝和胃止呕之功效，用于肝胃不和，呕吐吞酸。经姜制后缓和寒性，增强清胃和胃止呕的功效，用于寒热互结，湿热中阻，痞满呕吐。猪胆汁制后增强苦寒之性，适用于治肝胆实火、胆囊炎之症。制炭后消除寒性，适用于止血并治泻痢下血。

【性味归经】苦，寒。归心、脾、胃、肝、胆、大肠经。

【功能主治】清热燥湿，泻火解毒。用于湿热痞满，呕吐，泻痢，黄疸，高热神昏，心火亢盛，心烦不寐，血热吐衄，目赤吞酸，牙痛，消渴，痈肿疔疮；外治湿疹，湿疮，耳道流脓。酒制黄连善清上焦火热，用于目赤，口疮。姜制黄连清胃和胃、止呕，用于寒热互结，湿热中阻，痞满呕吐。萸制黄连舒肝和胃止呕，用于肝胃不和，呕吐吞酸。

【用法用量】2~9g，水煎服。外用适量。

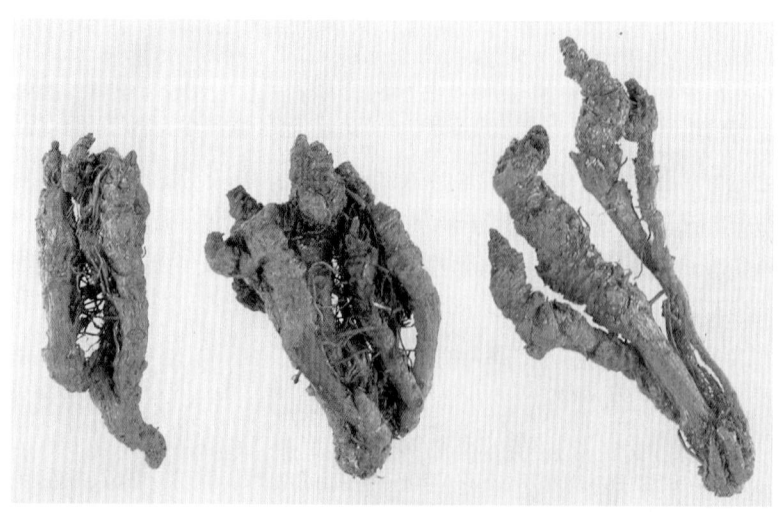

图 205　味连（湖北产）

【主要成分】本品主要含异喹啉类生物碱，尚含黄连碱、甲基黄连碱、巴马亭、药根碱、表小檗碱及木兰花碱等。

【药理作用】①抗病原微生物、抗原虫，对溶血性链球菌、脑膜炎球菌、肺炎双球菌、痢疾杆菌、白喉杆菌、百日咳杆菌、破伤风杆菌等有抑制作用，对各型流感病毒有一定抑制作用；②抗炎；③镇痛；④抗心律失常、降血压；⑤降血糖；⑥抗氧化；⑦抗溃疡；⑧增强免疫；⑨抗焦虑；⑩抗癫痫。

·雅连·
Yalian
COPTIDIS DELTOIDEAE RHIZOMA
Deltoidea Goldthread Rhizome

【来　　源】为毛茛科植物三角叶黄连 *Coptis deltoidea* C. Y. Cheng et Hsiao 的干燥根茎。

【产　　地】多为栽培。主产于四川峨眉、洪雅、雷波乐山、雅安等地，贵州毕节市及黔南布依族苗族自治州等地亦产。

【采收加工】同味连。

【性状鉴别】根茎分枝少，多为单枝，略呈圆柱形而弯曲，如蚕状。长 5~10cm，直径 0.3~1.0cm。表面灰棕色至黄褐色，节段横纹多，连珠明显，形似蚕状或鸡腿状。"过桥杆"较长但较味连少，断面黄色，菊花心明显，常有空心。全体附有须根或须根痕，顶端有少许残茎。但川西产雅连多留有 7~10cm 长的地上茎，作为雅连的记号。表面黄褐色，断面金黄色，质坚硬，味极苦。

以根茎条匀粗壮，如蚕状，断面金黄色，少残茎和须根者为佳。

【显微鉴别】见味连。

【规格等级】按《七十六种药材商品规格标准》规定，雅连商品分两个等级：

一等：干货。单枝，呈圆柱形，略弯曲，条多肥壮，"过桥"少，长不超过 2.5cm。质坚硬。表面黄褐色，断面金黄色。味极苦。无碎节、毛须、焦枯、杂质、霉变。

二等：条较一等瘦小，"过桥杆"稍多，间有碎节、毛须、焦枯。余同一等。

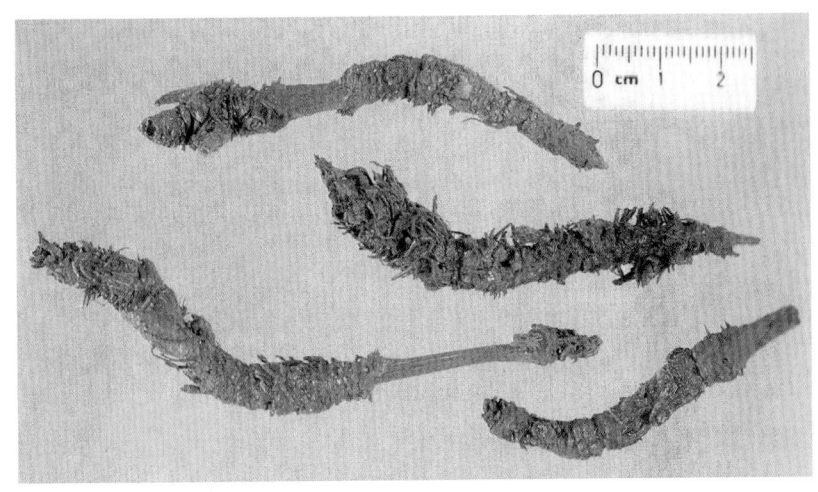

图 206　雅连（四川产）

【性味归经】同味连。

【功能主治】同味连。

【用法用量】同味连。

【炮　　制】同味连。

【炮制作用】同味连。

【主要成分】同味连。

【药理作用】同味连。

· 云连 ·

Yunlian

COPTIDIS TEETAE RHIZOMA

Yunnan Goldthred Rhizome

【来　　源】为毛茛科植物云连 *Coptis teeta* Wall. 的干燥根茎。

【产　　地】野生和栽培均有。主产于云南德钦、维西、腾冲、怒江和西藏察隅等地。

【采收加工】同味连。

【性状鉴别】根茎多单枝，较小，弯曲成钩状，形如蝎尾。长 2~5cm，直径 0.2~0.4cm。表面黄绿色或棕黄色，有须根痕，质轻而脆，易折断，断面平坦，黄棕色。气微，味极苦。

【显微鉴别】同味连。

【规格等级】按《七十六种药材商品规格标准》规定，云连商品分两个等级：

一等：干货。单枝，呈圆柱形，微弯曲，顶端微有褐绿色鳞片、叶残留。条粗壮，质坚实，直径在 0.3cm 以上。表面黄棕色，断面金黄色，味极苦。无毛须、过桥、杂质、霉变。

二等：条较瘦小，间有过桥。直径在 0.3cm 以下。表面深黄色，断面金黄色，味极苦。无毛须、杂质、霉变。

【性味归经】同味连。

【功能主治】同味连。

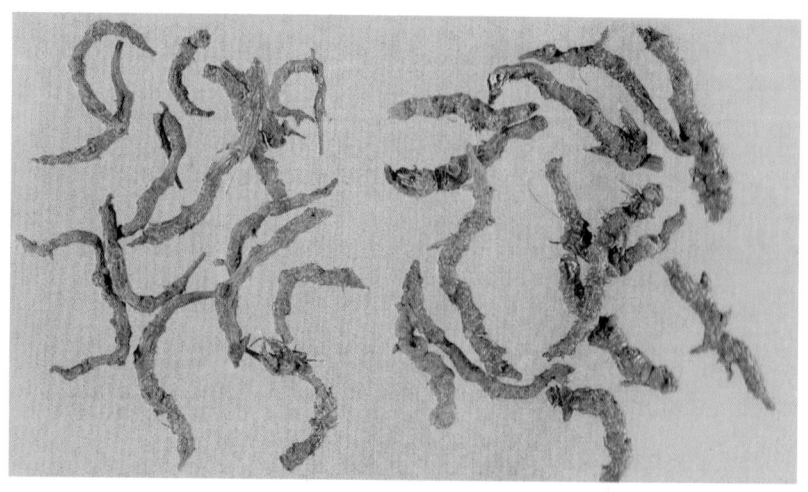

图 207　云连（云南产）

【用法用量】同味连。

【炮　　制】同味连。

【炮制作用】同味连。

【主要成分】同味连。

【药理作用】同味连。

· 黄药子《开宝本草》·
Huangyaozi
DIOSCOREAE BULBIFERAE RHIZOMA
Airpotato Yan Root

【来　　源】为薯蓣科植物黄独 *Dioscorea bulbifera* L. 的干燥块茎。

【产　　地】多为野生。主产于湖北咸宁地区和湖南、江苏等地。此外，河南、山东、浙江、安徽、福建、云南、四川、江西等省亦产。

【采收加工】夏、秋两季采挖，以秋季采挖质佳。挖出块根后除去茎叶、须根，洗净，切成 0.5~1cm 的厚圆片，晒干或烘干。

【性状鉴别】呈圆形或椭圆形的厚片，直径 2~7cm，厚 0.5~1.0cm，外皮棕褐色，有皱纹，并有多数黄色圆形须根痕或残留少数小硬须根。切面淡黄色或棕黄色，密布橙黄色麻点，凹凸不平，质脆，易折断，断面黄白色，粉性。气微，味苦。

【规格等级】统货。片块整齐，无须根、杂质。

【性味归经】苦，平。有小毒。归肺、心经。

【功能主治】凉血，止血，降火，消瘿，解毒。用于甲状腺肿，咳血，吐血，子宫出血，疮毒，喉痹，瘿瘤，蛇犬咬伤等。

【用法用量】5~10g，水煎服。外用适量，研末涂敷患处。本品不能多服久服，否则可引起消化道反应（呕吐、腹泻、腹痛），对肝功能有一定损害。

【炮　　制】取原药材，除去杂质，洗净，润透，切片，晒干。

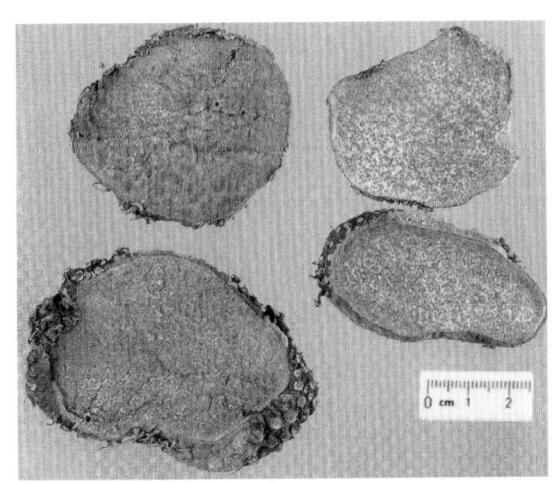
a

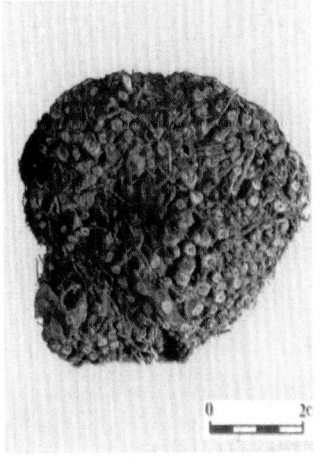
b

图 208　黄药子（湖北产）
a. 黄药子片　b. 黄药子个

【主要成分】本品含蔗糖、还原糖、淀粉、藻苷、鞣质，尚含黄独素（B、C）与薯蓣皂苷元。野生的含黄独素（A、B、C）。

【药理作用】①抗甲状腺亢进；②抗肿瘤：黄药子提取物对肝癌细胞、肌肉瘤、神经纤维瘤、甲状腺癌、子宫颈癌、白血病细胞、胃癌细胞有不同程度的抑制作用；③抗病毒、抗菌；④抗炎；⑤抗氧化。

· 黄精《雷公炮炙论》·
Huangjing
POLYGONATI RHIZOMA
Solomonseal Rhizome

商品按来源不同、性状不同分姜形黄精、鸡头黄精、蝶形黄精三个品别。

· 姜形黄精 ·
Jiangxinghuangjing
POLYGONATI CYRTONEMAE RHIZOMA
Manyflower Solomonseal Rhizome

【来　　源】为百合科植物多花黄精 *Polygonatum cyrtonema* Hua 的干燥根茎。

【产　　地】野生或家种。主产于贵州、湖南、湖北、四川、云南、安徽、浙江、广东、广西、江西、河南、甘肃、青海等地。以贵州、湖南、湖北、广东、广西产量大，质量好。

【采收加工】栽培者无性繁殖 2 年，有性繁殖 3~4 年可以采挖，于春季出苗前或秋季地上部分枯萎时采挖。挖出后除去茎叶、须根，洗净，用开水略煮或蒸后晒干，或晒 2~3 天，至表面稍干内部变软时用特制的笼筐轻撞一遍，撞去外层薄皮，取出，白天晒晚上用手搓揉 3~5 遍，使之柔软呈半透明状，然后晒干，再撞一遍，使之表皮光亮即成。

【性状鉴别】呈不规则长块或结块状，分枝粗短，肥厚肉质，大小不一，常数个块状结节相连，略平扁似姜形，长 2~18cm，宽 2~4cm，厚 1~2cm。表面有明显的呈圆盘状（习称"鸡眼"）的地上茎痕，常凹陷，节明显，隆起似竹节，节距长短不一，全体分布疣状突起的根痕。未煮或蒸的生品表面黄棕色至暗棕色，断面淡棕色，稍带角质，有筋脉点。气微，味微甜（苦味者不可药用），嚼之有黏性。经蒸煮后，表面乌黑色，断面黑褐色，气香，味纯甜。

以个大、身结、饱满体重者为佳。蒸制品以内外乌黑色、气香、味纯甜者为佳。

【显微鉴别】本品横切面：姜形黄精、鸡头黄精维管束多为外韧型。蝶形黄精（大黄精）表皮细胞外壁较厚，薄壁组织间散有多数大的黏液细胞，内含草酸钙针晶束。维管束散列，大多数为周木型。

【规格等级】统货。

【炮　　制】

（1）黄精片：除去杂质，洗净，略润，切厚片，干燥。

（2）蒸黄精：取黄精，去除杂质，洗净，取出，闷润一宿至透心，置木甑内蒸 8 小时，口尝无麻舌感时停火，在锅中闷 12 小时，取出，晒至半干，与蒸制时滴至锅中的黄精汁拌匀，闷至汁被吸尽，置木甑中再蒸 8 小时停火，在锅中闷 12 小时，至黑色透心，显黑色油亮，取出，晒至六成干，将锅中的黄精汁与之拌匀，晒至七成干，切厚片，晒干。如此蒸晒重复 9 次谓之"九蒸九晒黄精"。

（3）酒黄精：取熟黄精个，每 100kg 用 20kg 黄酒，拌匀，闷润，待酒被吸尽后，蒸 8~12 小时，在锅内闷 12 小时，至内外呈黑色油亮，取出，晒至六成干，将锅中的黄精汁与之拌匀，晒至七成干，切厚片，晒干。

【炮制作用】蒸制增强补脾润肺益肾的作用，去麻舌感，以免刺激咽喉。酒制能使黄精滋而不腻，更好地发挥补益作用。

【性味归经】甘，平。归脾、肺、肾经。

【功能主治】益气养阴，补脾润肺，益肾，补精髓。用于脾胃虚弱，体倦乏力，口干食少，肺虚燥咳，精血不足，内热消渴；冠心病、高血压、白细胞减少症、再生障碍性贫血、肺结核。外用治股癣、足癣。

【用法用量】水煎服，9~15g，鲜用 30~60g。外用适量，煎汁局部涂布。

【主要成分】本品主要含甾体皂苷、黄精多糖（A、B、C）、低聚糖、甘露糖、黏液质、淀粉及多种氨基酸。

【药理作用】①改善心血管功能；②增强免疫；③降血脂、降血糖；④延缓衰老；⑤抗病毒；⑥抗肿瘤：黄精多糖对 H_{22} 实体瘤有显著抑制作用，其机制可能是通过影响细胞周期分布，将肿瘤细胞阻滞于 G_0/G_1 期，抑制细胞增殖，并可通过激活 caspase 系统诱导肿瘤细胞凋亡；⑦抗抑郁。

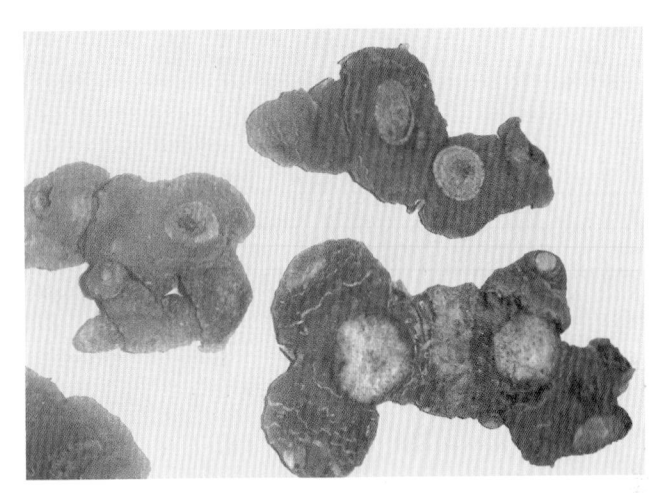

图 209 姜形黄精（湖南产）

· 鸡头黄精 ·

Jitouhuangjing

POLYGONATI SIBIRICI RHIZOMA

Siberian Solomonseal Rhizome

【来　　源】为百合科植物黄精 *Polygonatum sibiricum* Red. 的干燥根茎。

【产　　地】野生。主产于河北、内蒙古、辽宁、黑龙江、河南、山东等地。

【采收加工】同姜形黄精。

【性状鉴别】呈结节状弯柱形，长 3~10cm，直径 0.5~1.5cm，结节长 2~4cm，略呈圆锥形，一端膨大，常有 1 个或数个粗短的突起或小分枝，形似鸡头，有节（生品似玉竹，故又称"玉竹黄精"）。未蒸制的生品表面黄白色或灰黄色，半透明，有纵皱纹，有波状环节，地上茎痕呈圆盘状，中间凹入，有多数根痕突起。断面淡黄色，半透明，呈角质样，有深黄色的点状维管束。气微，味甜，嚼之有黏性。蒸制品表面乌黑色，味甜。

以个大、身结、饱满体重者为佳。蒸制品以内外乌黑色、气香、味纯甜者为佳。

【显微鉴别】见姜形黄精。

【规格等级】统货。

【炮　　制】同姜形黄精。

【性味归经】同姜形黄精。

【功能主治】同姜形黄精。

【用法用量】同姜形黄精。

【炮制作用】同姜形黄精。

【主要成分】同姜形黄精。

【药理作用】同姜形黄精。

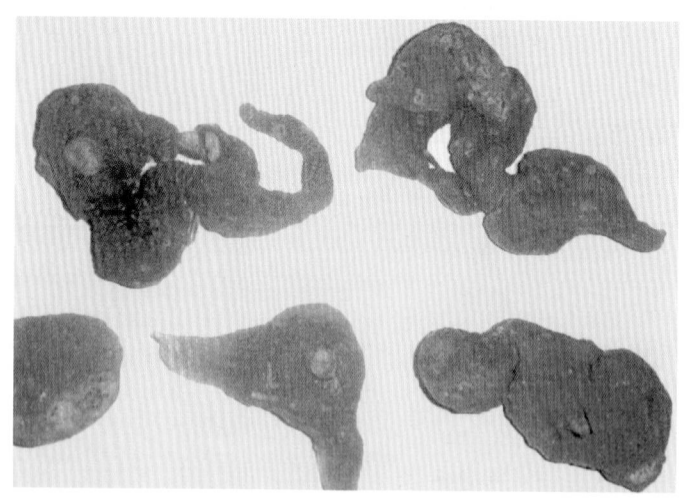

图 210　鸡头黄精（河北产）

·蝶形黄精·

Diexinghuangjing
POLYGONATI KINGIANI RHIZOMA
King Solomonseal Rhizome

【来　　源】为百合科植物滇黄精 *Polygonatum kingianum* Coll.et Hemsl. 的干燥根茎。

【产　　地】主产于贵州、云南、广西、湖北等省、自治区。

【采收加工】同姜形黄精。

【性状鉴别】肉质肥厚，呈蝶形块状。结节长可达 10cm 以上，宽 3~6cm，厚 2~3cm，未蒸制的生品表面淡黄色至深棕色，呈半透明状。顶端正中有一个圆盆状疤痕，疤痕表面浅黄棕色，带有许多小点。蝶块两翼有明显皱纹状环节，其一侧常为未发育的侧芽，另一侧呈折断状，为与另一块根茎相连接处。质略硬而韧，不易折断，断面黄色至棕色，角质，呈微带焦糖气，味甜，嚼之有黏性。蒸制后内外呈黄褐色至黑色，味甜。

以个大、身结、饱满体重者为佳。蒸制品以内外乌黑色、气香、味纯甜者为佳。

【显微鉴别】见姜形黄精。

【规格等级】统货。

【炮　　制】同姜形黄精。

【性味归经】同姜形黄精。

【功能主治】同姜形黄精。

【用法用量】同姜形黄精。

【炮制作用】同姜形黄精。

【主要成分】同姜形黄精。

【药理作用】同姜形黄精。

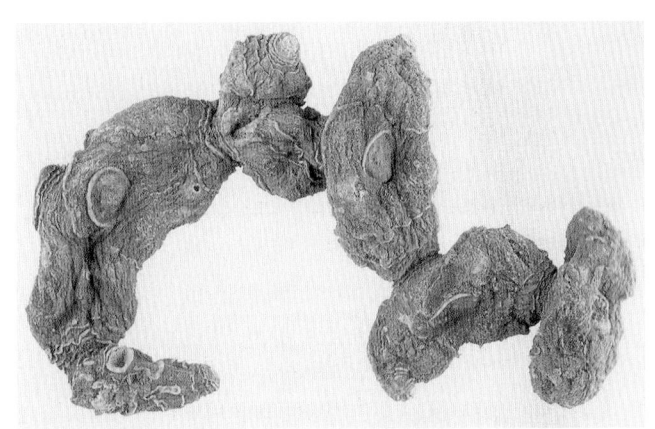

图 211　蝶形黄精（云南产）

· 紫菀《神农本草经》·
Ziwan
ASTERIS RADIX ET RHIZOMA
Tatarian Aster Root and Rhizome

【来　　源】为菊科植物紫菀 *Aster tataricus* L. f. 的干燥根及根茎。

【产　　地】主产于河北安国，安徽亳州，河南周口、商丘地区，以及山东、黑龙江、吉林、辽宁、内蒙古、江苏、浙江、湖北、陕西、甘肃、青海等地。以亳州产量大。安国产者根条长，质优。

【采收加工】栽培后第一年秋季"霜降"前后枝叶枯萎时或在翌年 2 月份新芽萌发前采挖，挖出根后除去茎苗及有节的根茎（习称"母根"）、泥土，洗净，晒干。安国习惯在晒至半干时将根条梳编成辫状再晒干，称为"辫紫菀"。

【性状鉴别】呈马尾状，根茎顶端有残茎，根茎部呈不规则的疙瘩头状，大小不一，长 2~6cm，直径 1~3cm。顶端有多数茎基及扁形叶柄残痕，底部常带一条未除净的母根，淡黄色，纤维性，质稍硬。下部簇生多数须状细根，根长 5~14cm，直径 0.1~0.2cm，上部略扁，往下渐细，松散弯曲或编成辫状，表面紫红色或灰棕色，有纵皱纹。质较柔软稍韧，断面灰白色。气微，味先甜后微苦。

以根条长，质柔润，表面紫褐色，去净茎叶者为佳。

【显微鉴别】

（1）本品根横切面：表皮细胞多萎缩或有时脱落，内含紫红色色素。下皮细胞 1 列，略切向延长，侧壁及内壁稍厚，有的含紫红色色素。皮层宽广，有细胞间隙；分泌道 4~6 个，位于皮层内侧；内皮层明显。中柱小，木质部略呈多角形；韧皮部束位于木质部弧角间；中央通常有髓。

根茎表皮有腺毛，皮层散有石细胞及厚壁细胞。根及根茎薄壁细胞含菊糖，有的含草酸钙簇晶。

（2）取本品粉末 2g，加水 20mL，置 60℃水浴上加热 10 分钟，趁热滤过，放冷。取滤液 2mL，置具塞管中，用力振摇 1 分钟，产生持久性泡沫，10 分钟内不消失。

（3）取本品粉末 1g，加石油醚（60~90℃）30mL，加热回流 30 分钟，滤过，浓缩至 1mL，作为供试品溶液。另取紫菀酮对照品，加三氯甲烷制成每 1mL 含 1mg 的溶液，作为对照品溶液。照薄层色谱法试验，吸取上述两种溶液各 2μL，分别点于同一硅胶 G 薄层板上，以石油醚（60~90℃）-醋酸乙酯（9:1）为展开剂，展开，取出，晾干，喷以二硝基苯肼试液，日光下检视。供试品色谱中，在与对照品色谱相应的位置上，显相同的黄色斑点。

【规格等级】统货。干货。呈马尾状，根茎顶端有茎、叶残基，呈不规则的疙瘩头状，下簇生多数细根，松散弯曲或编成辫子状。表面紫红色或灰棕色。质较柔韧。断面灰白色。气微香，味甜微苦。大小不一。无苗芦、杂质、虫蛀、霉变。

【炮　　制】

（1）紫菀片：取原药拣除杂质、洗净、取出，闷润，将头部切片，须根切段，混合，晒干。

（2）蜜炙紫菀：取紫菀片，每 100kg 用 30kg 炼蜜以适量开水稀释，拌匀，闷润，至蜜水吸尽，置锅内用文火炒至深黄色，不粘手为度，取出，放凉。

【炮制作用】蜜炙可增强润肺止咳作用。

【性味归经】辛、苦，温。归肺经。

【功能主治】润肺下气，祛痰止咳。用于风寒咳嗽，痰多咳喘，肺虚新久咳嗽，虚劳咳嗽吐血，喉痹，小便短赤不利等。

【用法用量】水煎服，5~10g。

【主要成分】本品含紫菀皂苷、紫菀酮、表无羁萜醇、紫菀酮苷、槲皮素、无羁萜、紫菀苷。尚含挥发油、芳香族酸、脂肪酸等。

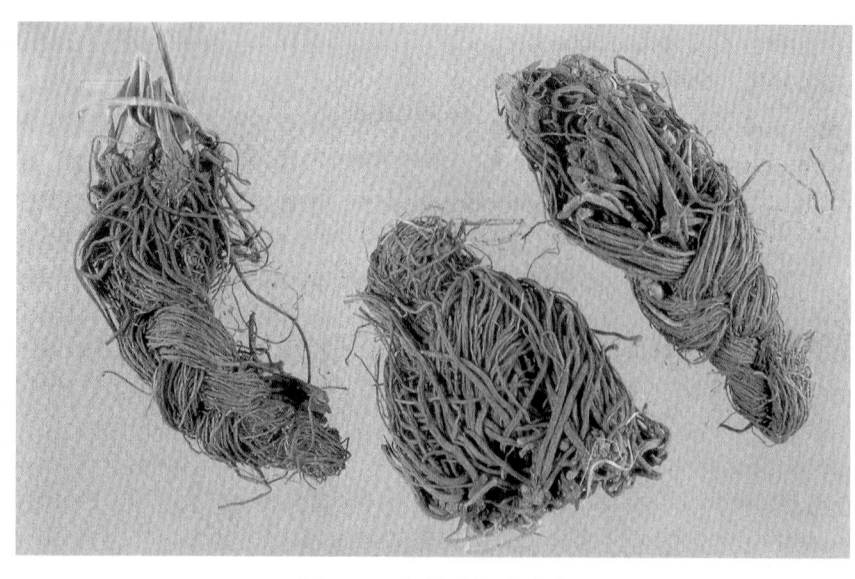

图 212　紫菀（河北产）

【药理作用】①镇咳、平喘、祛痰；②抗菌、抗病毒；③抗肿瘤：紫菀提取物对艾氏腹水癌细胞、肉瘤细胞有一定抑制作用；④抗氧化；⑤利尿通便。

· 紫金龙《云南中草药》·
Zijinlong
DACTYLICAPNOTIS RADIX
Scandenous Dactylicapnos Root

【来　　源】为罂粟科植物紫金龙 *Dactylicapnos scandens*（D. Don）Hutch. 的干燥根。

【产　　地】主产于云南、广西等地，是白族地区的传统用药。

【采收加工】秋季挖取根部，除去地上部分及泥土，洗净，切片，晒干。

【性状鉴别】根呈圆柱形，略弯曲，有的有分枝，长 5~30cm，直径 0.5~4.0cm。根头部稍粗大而扭曲，有数个茎基残留。表面暗灰棕色至暗紫褐色，有明显沟纹。质硬而脆，折断时有粉尘，断面浅灰棕色至暗紫褐色，可见放射状纹理。气微，味苦、微麻。以条粗长，味苦浓者为佳。

【规格等级】统货。

【炮　　制】产地已切片，除去杂质。

【性味归经】辛、微苦，凉。有毒。归肾、胃、肝经。

【功能主治】镇痛，解痉，降压，止血。用于神经性头痛，风湿性关节痛、牙痛、胃痛等各种疼痛，跌打损伤，内外伤出血，产后出血不止，崩漏下血及高血压病。

【用法用量】遵医嘱，水煎服，1~1.5g；或切片，开水泡服，每次 1~1.5g；内伤出血，研粉冲服，每次 1.5~2g；或泡酒服。不可超量、久服。孕妇忌服。

【主要成分】紫金龙的根含右旋紫堇定、右旋海罂粟碱等。

【药理作用】①镇痛、镇静；②抗炎；③止血；④保肝；⑤降血压。

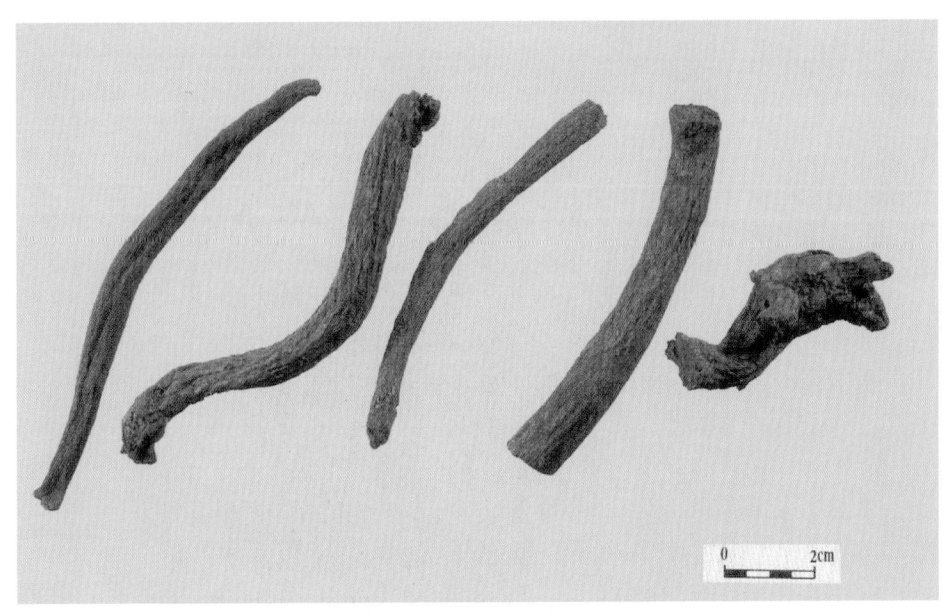

图 213　紫金龙（云南产）

· 紫草《神农本草经》·
Zicao
ARNEBIAE RADIX
Arnebia Root

按产地不同，商品分为硬紫草、软紫草和黄花紫草三个品别。

·硬紫草·
Yingzicao
LITHOSPERMI RADIX
Redroot Gromwell Root

【来　　源】为紫草科植物紫草 *Lithospermum erythrorhizon* Sieb. et Zucc. 的干燥根。

【产　　地】野生或栽培。主产于黑龙江、吉林、辽宁、河北、内蒙古等地，以黑龙江五大连池、德都等地产量为多。此外，河南、山西、江苏、安徽、江西、湖南、湖北、贵州、四川、广西、广东等地亦产。以广西桂林产质佳，称为"老紫草"，但产量少。

【采收加工】播种后 1~2 年可采挖，春季或秋季采挖根部，除去茎苗及泥土（勿用水洗，以防褪色），晒干或微火烘干。

【性状鉴别】呈扭曲不直的圆锥形或略呈纺锤形，有分枝，长 7~15cm，直径 0.5~2.0cm，根头较大，常有分歧的茎残基，下端间有分枝和侧根，形似硬柴胡。表面紫红色或暗紫色，粗糙，有不规则纵沟和纵皱纹。皮部薄呈鳞片状，易脱落。质硬而清脆，易折断，断面边缘深紫色，木质部较大，类白色或暗紫色，有放射状纹理，射线色较深。老根木质部间有枯朽状。气特殊，味微甘而酸。

以条粗长，肥大，色紫红，质软，皮厚，木质心小者为佳。

【显微鉴别】

（1）取本品粉末 0.5g，置试管中，将试管底部加热，生成紫色气体，并于试管壁凝结成红褐色油滴。

（2）取本品粉末 0.5g，加乙醇 5mL，浸渍 1 小时，滤过，残渣用 2mL 乙醇洗涤，洗涤液加入滤液中，浓缩至约 1mL，作为供试品溶液。另取左旋紫草素对照品，加乙醇制成每 1mL 含 0.5mg 的溶液，作为对照品溶液。照薄层色谱法（《中国药典》附录Ⅵ B）试验，吸取上述两种溶液各 4μL，分别点于同一以羧甲基纤维素钠为黏合剂的硅胶 G 薄层板上，以甲苯-醋酸乙酯-甲酸（5∶1∶0.1）为展开剂，展开，取出，晾干。供试品色谱中，在与对照品色谱相应的位置上，显相同的紫红色斑点，再喷以 10% 氢氧化钠甲醇溶液，斑点变为蓝色。

【规格等级】商品为统货，干货。长 7~15cm，直径 0.5~2.0cm。无杂质、虫蛀、霉变。以根条粗长，色紫，皮厚，木心小者为佳。

【炮　　制】取原药材，去除杂质，抢水洗净，润透，切厚片，晒干。

【性味归经】甘、咸，寒。归心、肝经。

【功能主治】清热凉血，解毒透疹。用于血热毒盛，斑疹紫黑，麻疹，尿血，血淋，血痢，热结便秘。外治丹毒疮疡，皮肤湿疹，水火烫伤等。

【用法用量】水煎服，5~9g。外用适量，研末调敷或用茶油浸涂擦。

【主要成分】本品主要含蒽醌类，其主要成分为紫草素、去氧紫草素、β-羟基-异戊酰紫草素、异丁酰紫草素、异戊酰紫草素、紫草烷、β-二甲基丙烯酰阿卡宁、乙酰紫草素、α-甲基-正-异戊酰紫草素等。尚含亚油酸、软脂酸等。

【药理作用】①抗菌、抗病毒；②抗炎；③免疫调节；④抗生育；⑤解热；⑥抗肿瘤：紫草对绒毛膜上皮细胞癌、恶性葡萄胎、恶性淋巴瘤、子宫颈癌有抑制作用。

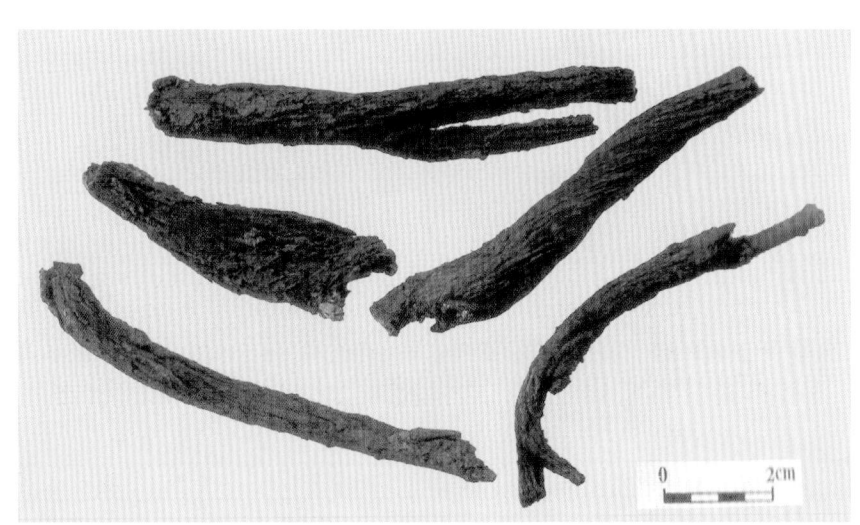

图 214　硬紫草（黑龙江产）

·软紫草·
Ruanzicao
ARNEBIAE EUCHROMAE RADIX
Sinkinang Arnebia Root

【来　　源】为紫草科植物新疆紫草 *Arnebia euchroma*（Royle）Johnst. 的干燥根。

【产　　地】主产于新疆克孜勒苏柯尔克孜自治州、巴音郭楞蒙古自治州、伊犁、博尔塔拉蒙古自治州、昌吉州和甘肃等地。

【采收加工】同硬紫草。

【性状鉴别】呈不规则长圆柱形，多扭曲不直，有时数个老根扭集在一起，长7~20cm，直径1.0~2.5cm，根头上有残留茎基。表面紫红色或紫褐色，皮部极疏松，呈条形或鳞片状多层相叠，极易脱落。体轻质松软，易折断成碎片状，断面皮部紫色，木质部不明显，有的可见黄白色环状细木心，中心有暗紫色的髓。气特异，味微酸而带苦涩。以根条粗长质松软，色紫，外皮能成层剥离者为佳。

【显微鉴别】同硬紫草。

【规格等级】同硬紫草。

【炮　　制】同硬紫草。

【性味归经】同硬紫草。

【功能主治】同硬紫草。

【用法用量】 同硬紫草。

【主要成分】 同硬紫草。

【药理作用】 同硬紫草。

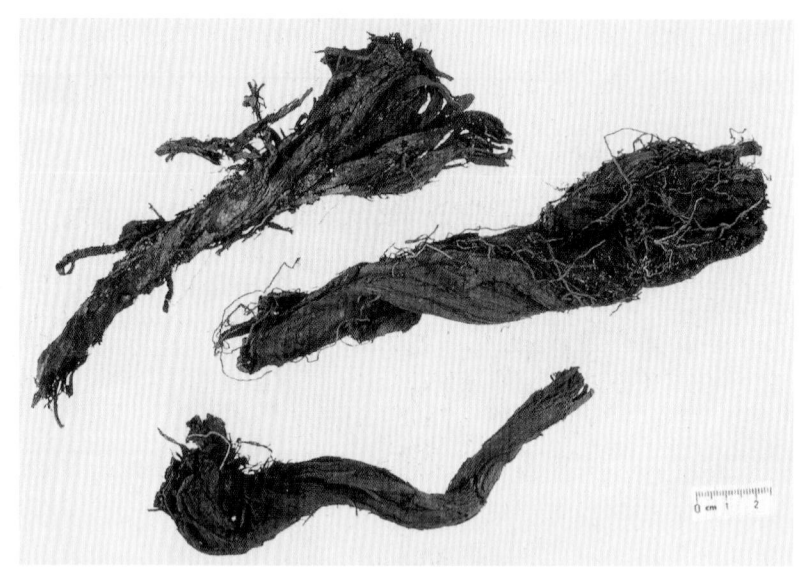

图 215　软紫草（新疆产）

·黄花紫草·
Honghuazicao
ARNEBIAE GUTTATAE RADIX
Common Arnebia Root

【来　　源】 为紫草科植物内蒙紫草 *Arnebia guttata* Bunge 的干燥根。

【产　　地】 主产于内蒙古、甘肃。新疆亦产。

【采收加工】 同硬紫草。

【性状鉴别】 根呈锥形或圆柱形，扭曲。根头部略粗大，顶端有茎残基 1 或多个，亦被短硬毛。长 6~20cm，直径 0.5~4.0cm。表面紫红色或暗紫色，皮部略薄，常数层相叠，易剥落。质硬而脆，易折断，断面较整齐，皮部紫红色，木部黄白色。气特异，味涩。以根条粗长，色紫，皮厚，木心小者为佳。

【显微鉴别】 同硬紫草。

【规格等级】 同硬紫草。

【炮　　制】 同硬紫草。

【性味归经】 同硬紫草。

【功能主治】 同硬紫草。

【用法用量】 同硬紫草。

【主要成分】 同硬紫草。

【药理作用】 同硬紫草。

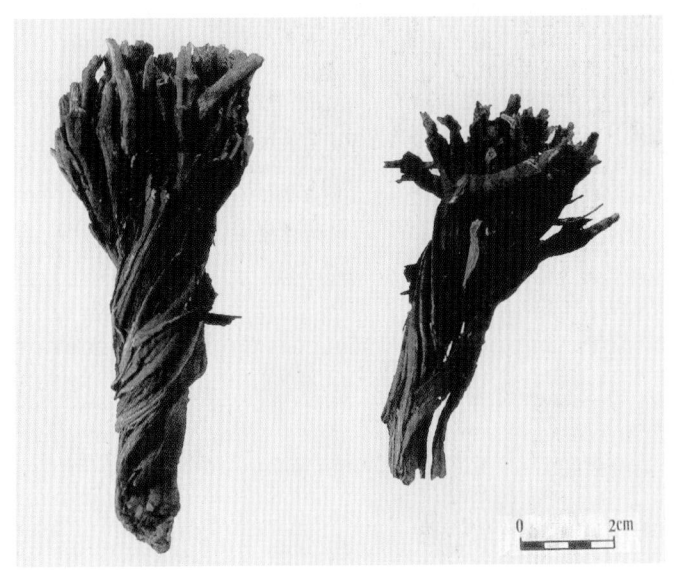

图 216　黄花紫草（内蒙古产）

· 萱草根《嘉祐本草》·
Xuancaogen
HEMERCALLIS RADIX ET RHIZOMA
Orange Daylily，Citron Daylily or Small Yellow Daylily Root and Rhizome

【来　　源】为百合科植物萱草 *Hemerocallis fulva*（L.）L.、金针菜 *Hemerocallis citrina* Baroni 或小萱草 *Hemerocallis minor* Mill. 的干燥根及根茎。

【产　　地】萱草全国各地均有产。金针菜主产于黑龙江、辽宁、河北、江苏、浙江、山东、安徽、湖南、山西等地。小萱草主产于黑龙江、吉林、辽宁、山东、河北、江苏、江西、山西、陕西等地。

【采收加工】秋、冬两季挖取根部，除去地上部分，洗净泥土，置沸水中稍烫，取出，晒干。

【性状鉴别】

萱草：根茎呈圆柱形，顶端留有叶基。根簇生，干瘪皱缩，长 3 20cm，直径 0.3~0.5cm，末端或中部常膨大呈纺锤形。体轻，质松软，易折断，断面灰黄色或灰棕色。气微，味淡。

金针菜：根长 8~20cm，偶呈纺锤形小块状，表面灰棕色或灰褐色。

小萱草：根细小，直径 0.2~0.3cm，无纺锤形的块根。

均以根条粗大，表面色灰黄，质充实，无残茎者为佳。

【规格等级】统货。

【性味归经】甘，凉。有小毒。归肝、脾、膀胱经。

【功能主治】清热利湿，凉血止血，解毒消肿。用于黄疸，水肿，淋浊，带下，便血，崩漏，瘰疬，乳痈，乳汁不通等。

【用法用量】水煎服，6~9g，不可大剂量使用。外用适量，捣烂调敷。

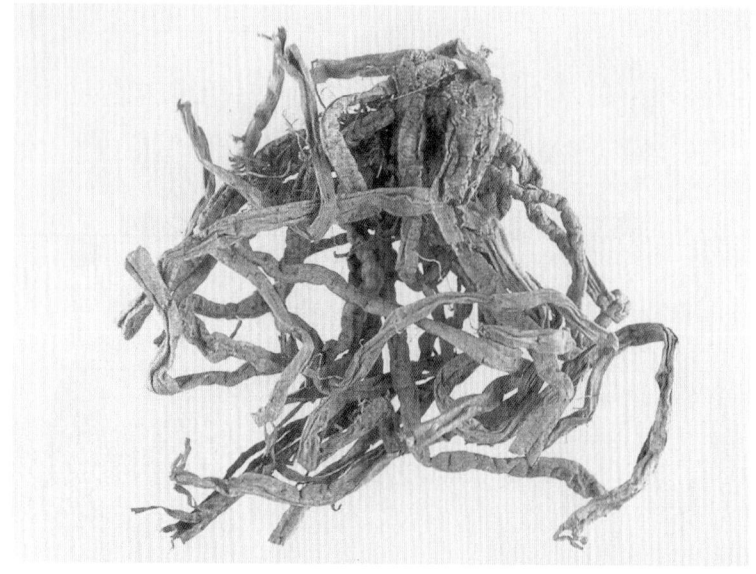

a

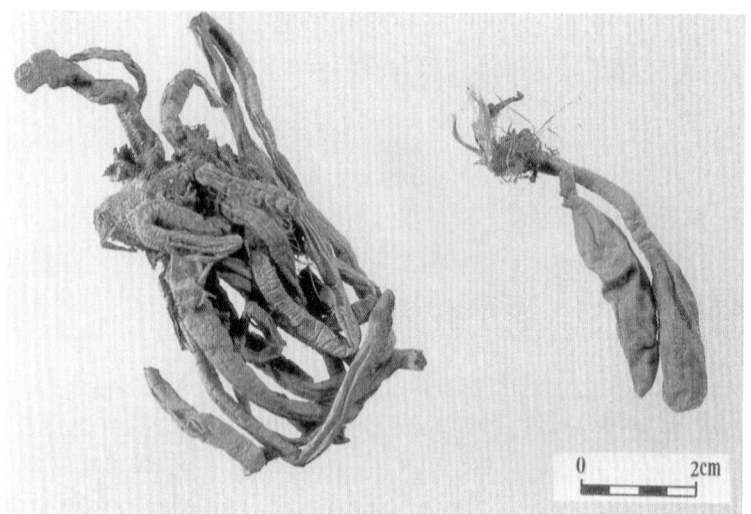

b

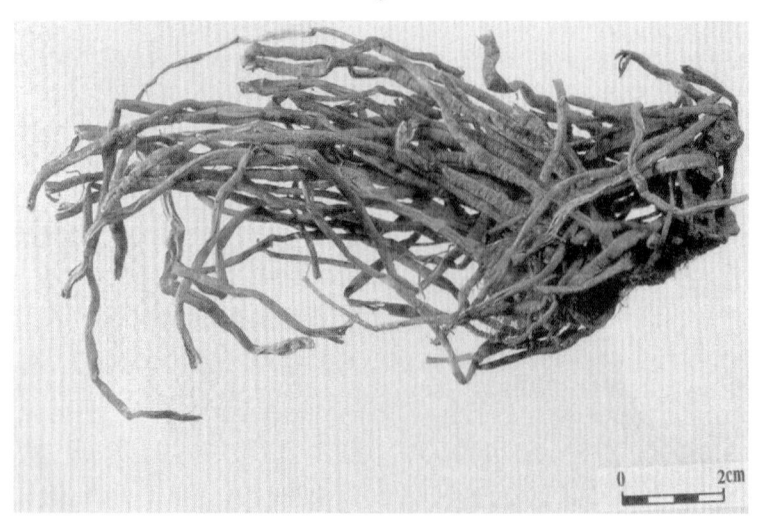

c

图 217　萱草根（江苏产）
a. 萱草根　b. 金针菜根　c. 小萱草根

【主要成分】大花萱草根含 γ-羟基谷氨酸、天门冬素、酪氨酸、赖氨酸、精氨酸、琥珀酸、乳酸、无羁萜、β-谷甾醇葡糖苷、苯甲酸乙酯。

【药理作用】①抗抑郁；②抗氧化；③保肝。

· 葛根《神农本草经》·
Gegen
PUERARIAE RADIX
Lobed Kudzuvine or Thomson Kudzvvuine Root

【来　　源】为豆科植物野葛 *Pueraria lobata*（Willd.）Ohwi 或甘葛藤 *Pueraria thomsonii* Benth. 的干燥根。前者习称"野葛"或"柴葛"，后者习称"粉葛"或"家葛"。

【产　　地】野葛主产于湖南、湖北、河南、浙江、四川、台湾。粉葛主产于广西、广东、四川、云南等地。

【采收加工】秋、冬两季采挖，除去须根，切去头尾，洗净。野葛根趁新鲜切成厚片或葛方小块，晒干或烘干。家葛刮去外皮，稍干，切成长 13~17cm 的段，大条的纵切 2 瓣或切成约 4cm 长宽，厚 0.5cm 的片，晒干或烘干。

【性状鉴别】

（1）野葛：完整者多呈圆柱形。常为斜切、纵切或横切的片块。表面黄白色或淡棕色，有时可见横长的皮孔及残存淡棕色外皮。切面粗糙，纤维性强。横切片可见纤维及导管所形成的同心环层。质轻松。气微，味淡。

（2）家葛：呈圆柱形，类纺锤形或半圆柱形，长 13~17cm，中部直径 1.5~8.0cm 以上，或纵切成大小不一的厚片。表面黄白色，切面粉白色，横切面可见由纤维形成的浅棕色同心环纹。体重质坚硬，富粉性。气微，味甘。

以片大，质坚实，色白，粉性足，纤维少者为佳。

【显微鉴别】

（1）本品粉末淡棕色、黄白色或淡黄色。淀粉粒甚多，单粒球形、半圆形或多角形，直径 3~37μm。脐点点状、裂缝状或星状；复粒由 2~10 分粒组成。纤维多成束，壁厚，木化，周围细胞大多含草酸钙方晶，形成晶纤维，含晶细胞壁木化增厚。石细胞少见，类圆形或多角形，直径 38~70μm。具缘纹孔导管较大，六角形或椭圆形，排列极为紧密。

（2）取本品粉末 0.8g，加甲醇 10mL，放置 2 小时，滤过，滤液蒸干，残渣加甲醇 0.5mL 使溶解，作为供试品溶液。另取葛根素对照品，加甲醇成每 1mL 含 1mg 的溶液，作为对照品溶液。照薄层色谱法试验，吸取上述两种溶液各 10μL，分别点于同一以羧甲基纤维素钠为黏合剂的硅胶 H 薄层板上，使成条状，以氯仿-甲醇-水（7∶2.5∶0.25）展开剂，展开，取出，晾干，置紫外光灯（365nm）下检视。供试品色谱中，在与对照品色谱相应的位置上，显相同颜色的荧光条斑。

【规格等级】按《七十六种药材商品规格标准》规定，葛根商品分为野葛和家葛两个品别：

1. 野葛　分为葛方和葛片两个规格。

（1）葛方：统货。干货。鲜时纵横切 1cm 的骰形方块。切面粉白色或淡黄色，有粉性，质坚实。气微，味甘平。无杂质、虫蛀、霉变。

（2）葛片：统货。干货。类圆柱形，鲜时横切成 0.6~0.8cm 的厚片。表皮多黄白色，切面粉白色或黄白色，有粉性，有较少纤维和环状纹理。质坚实。间有破碎小片。无杂质、虫蛀、霉变。

2. 家葛　规格为广葛，分为两个等级。

一等：干货。鲜时去皮切去两端后，纵剖两瓣。全体粉白色，断面显环纹，粉性足，纤维很少。气微，味甘。剖瓣长13~17cm，中部宽5cm以上。无杂质、虫蛀、霉变。

二等：干货。鲜时刮去外皮，不剖瓣。表面黄白色，断面白色，有环纹，纤维多，有粉性。中部直径1.5cm以上。间有断根、碎破、小块。无茎蒂、杂质、虫蛀、霉变。

【炮　　制】

（1）葛根片：取原药稍浸泡，取出，闷润，切片，晒干。

（2）煨葛根：取鲜葛根片，用湿草纸包裹三层，埋入火炭灰中，煨至湿纸焦黑时，取出，放凉。

【炮制作用】煨制后可减轻发汗作用。

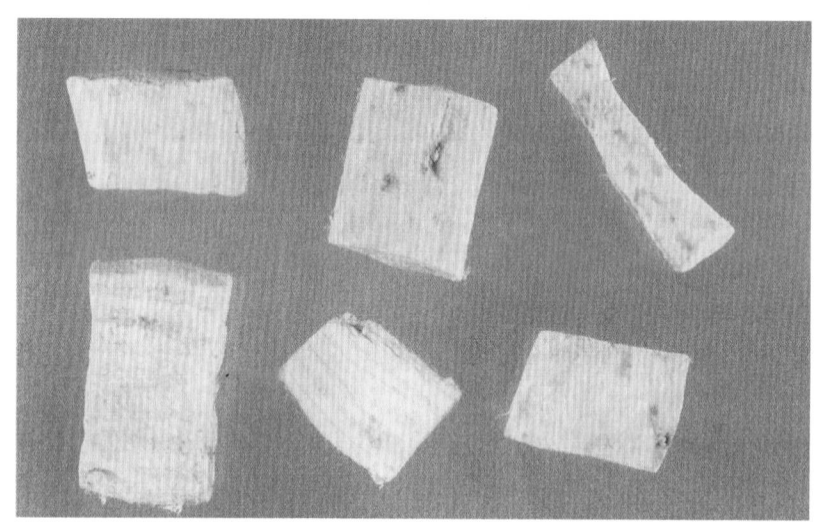

a

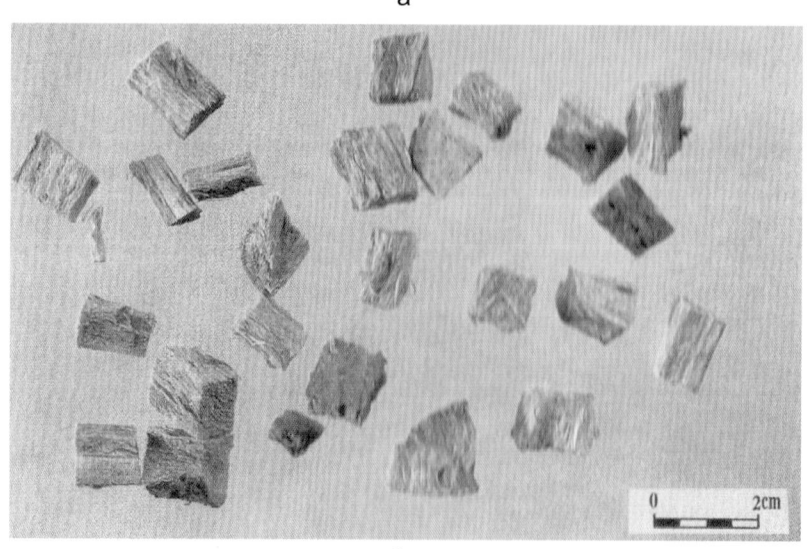

b

图218　葛根（广西产）

a. 家葛　b. 野葛

【性味归经】甘、辛，凉。归脾、胃经。

【功能主治】解肌退热，生津，透疹，升阳止泻。用于外感发热头痛，缓解肌肉痉挛，项背强痛，热病口渴，消渴，斑疹不透，热痢泄泻，高血压，肢体麻木，反胃吐食，早期突发性耳鸣、耳聋等。

【用法用量】水煎服，9~15g。

【主要成分】本品含12%黄酮类化合物，如异黄酮类物质葛根素、大豆黄酮、大豆黄酮苷等，以及β-谷甾醇和人体必需的铁、钙、铜、硒等元素。

【药理作用】①改善心肌氧代谢，扩张脑血管，可改善冠状动脉、脑动脉血循环，改善微循环，防治和改善心肌缺血、心肌梗死、心律失常、高血压、动脉硬化；②保护脑神经，改善记忆力；③降血糖、降血脂；④调节体温：葛根总黄酮对毒素导致的体温升高有明显降温作用，可有效控制体温；⑤生精助育，提高精液质量；⑥防止肝肾损伤；⑦改善代谢；⑧免疫调节。

· 黑老虎 《岭南采药录》·
Heilaohu
KADSURAE RADIX ET LIANA
Scarlet Kadsura Root or Vine

【来　　源】为木兰科植物厚叶五味子 *Kadsura coccinea* (Lem.) A. C. Smith 的干燥根。

【产　　地】野生。主产于广西大新、龙州、德保、马山、武鸣、上思、平南、贺州、昭平、金秀、三江、融水、融安。云南、四川、江西、湖南、贵州、广东、海南、福建、台湾等省亦产。

【采收加工】全年可采，挖取根部，除去须根，切段或切片，晒干。

【性状鉴别】根呈圆柱形，弯曲不直，直径2~4cm。表面深棕色至黑褐色，具纵皱纹，弯曲处裂成横沟。质坚硬，不易折断，断面栓皮深棕色至黑色，皮部厚，约占半径的四分之一，棕色，粉质，易剥离，嚼之有生番石榴味，渣少。木质部淡棕色，韧性，密布针孔状导管，中央有褐色圆形的髓。气微香，味微涩。

以根条均匀，皮厚，表面黑褐色，无须根者为佳。

【规格等级】商品为统货。应足干，无虫蛀，无霉变。

【炮　　制】取原药拣除杂质，浸泡，闷润，切片，晒干。

【性味归经】辛、微苦，温。归胃、肾经。

【功能主治】祛风散寒，行气活血，消肿止痛，舒筋活络。用于风湿痹痛，跌打损伤，骨折，胃痛，十二指肠溃疡，慢性胃炎，急性胃肠炎，痛经，产后瘀血腹痛，疝气痛等。

【用法用量】水煎服，10~20g；或研粉冲服，每次0.9~1.5g；或浸酒。外用适量，研末或捣烂调敷，或煎水洗。

【主要成分】根中含有新南五味子木脂宁、乙酰基日本南五味子木脂素A、丙酰基氧代南五味子烷、乙酰基氧代南五味子烷、苯甲酰氧代南五味子烷、异戊酰氧代南五味子醇、24-亚甲基环木菠萝烯酮、南五味子酸、黑老虎酸、3-甲氧基-4-羟基-3',4'-亚甲二氧基木脂素、异南五味子木脂宁、冷饭团素、去氧五味子素、R-五味子丙素、戈米辛（J、D、E）及苯甲酰异戈米辛、南五味子木脂宁。

【药理作用】①抗肿瘤：黑老虎对肺癌细胞、乳腺癌细胞、肠癌细胞有一定抑制作用；

②抗病毒，抗 HIV；③抗炎。

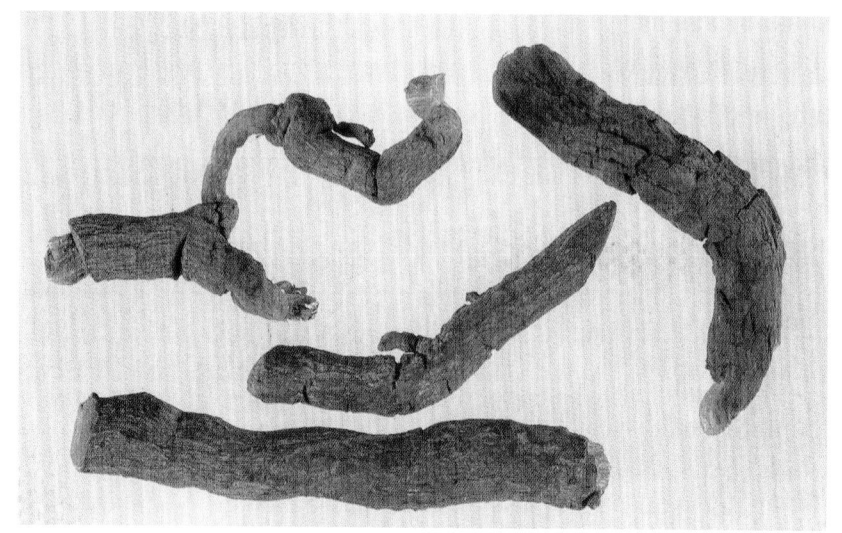

图 219　黑老虎（广西产）

· 雷公藤《本草纲目拾遗》·
Leigongteng
TRIPTERYGII WILFORDII RADIX ET RHIZOMA
Common Threewingnut Root and Rhizome

【来　　源】为卫矛科植物雷公藤 *Tripterygium wilfordii* Hook. f. 的干燥根及根茎。

【产　　地】野生，主产于福建、浙江、江西、安徽、湖南、广东、台湾等省。

【采收加工】春、秋两季采挖，除去杂质，洗净，晒干。

【性状鉴别】根呈长圆柱形，常弯曲或扭曲。通常长 5~15cm，直径 0.2~2.0cm，根的顶端留有茎的残留部分。表面灰褐黄色，木栓层易剥落，新鲜剖落面呈棕黄色至棕褐色，皮部厚 0.1~0.3cm，断面呈颗粒状，木质部淡褐黄色，纹理细腻。质坚硬，断面维管束孔肉眼可见。气微，味微苦。本品有大毒，口尝时须特别注意。

【性味归经】苦、辛，凉。有大毒。归肝、肾经。

【功能主治】祛风、解毒、杀虫，活血通络，消肿止痛。用于类风湿关节炎，风湿性关节炎，肾小球肾炎，肾病综合征，白血病等；外治湿疹，烧伤，皮肤瘙痒，天疱疮，红斑狼疮，结节性红斑，皮炎，干燥综合征，银屑病，疥疮，牛皮癣，顽癣等。

【用法用量】本品有大毒，须遵医嘱，不能擅自服用。水煎服，去皮根木质部分 15~25g；带皮根 10~12g，均需文火煎 1~2 小时。亦可制成糖浆、浸膏片等。研末装胶囊服，每次 0.5~1.5g，每日 3 次。外用适量，研粉或捣烂敷；或制成酊剂、软膏涂擦。

【主要成分】本品的根主要含雷公藤定碱、雷公藤杨碱、雷公藤晋碱、雷公藤春碱等生物碱。此外，雷公藤还含有南蛇藤醇、卫矛醇、雷公藤甲素及葡萄糖、鞣质等。

【药理作用】①抗炎；②免疫调节；③抗肿瘤：雷公藤对白血病细胞、鼻咽癌细胞有抑制作用；④抗生育；⑤降尿蛋白；⑥抗菌、杀虫。

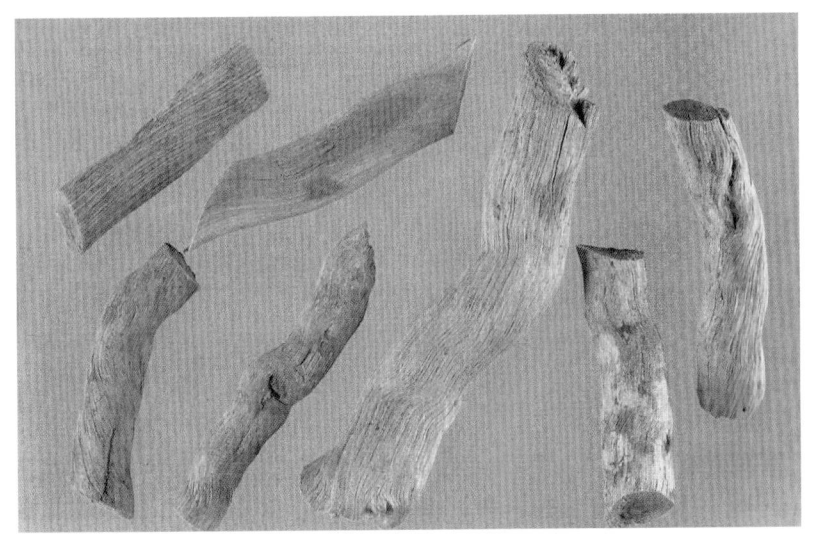

图220　雷公藤（福建产）

· 漏芦《神农本草经》·
Loulu

商品按来源、产地和使用习惯的不同，分为祁州漏芦和禹州漏芦两个品别。

· 祁州漏芦 ·
Qizhouloulu
RHAPONTICI RADIX
Uniflower Swisscentaury Root

【来　　源】为菊科植物祁州漏芦 *Rhaponticum uniflorum*（L.）DC. 的干燥根。

【产　　地】野生。主产于河北唐山、辽宁绥中、山西榆次等地。陕西、甘肃、山东、吉林、黑龙江等地亦产。

【采收加工】春、秋两季采挖，洗净泥土，除去须根及残茎。晒干。

【性状鉴别】呈圆锥形或破裂成片块状。多扭曲，长短不一，在10~30cm之间，中部直径1~2cm，表面灰褐色或棕黑色，粗糙，表皮易脱落，具纵沟及菱形的网状裂纹，根头部膨大，有残茎及鳞片状叶基，顶端有灰白色绒毛（习称"白头漏芦"）。质轻而脆，易折断，断面不整齐，木部与皮部易分离，木部灰黄色，有菊花心状裂隙，中心棕黑色或灰褐色。气微香，味微苦。

以根条粗长，无残茎、枯根，质坚实不破碎，表皮棕黑色者为佳。

【显微鉴别】取本品粉末1g，加甲醇20mL，超声处理20分钟，滤过，滤液蒸干，残渣加醋酸乙酯1mL使溶解，作为供试品溶液。另取漏芦对照药材1g，同法制成对照药材溶液，照薄层色谱法试验，吸取上述两种溶液各5μL，分别点于同一硅胶G薄层板上，以环己烷-丁酮（4:1）为展开剂，展开，取出，晾干，置紫外光灯（365nm）下检视。供试品色谱中，在与对照药材色谱相应的位置上，显相同的荧光斑点。

【规格等级】商品为统货。

【炮　　制】取原药拣除杂质，洗净，润闷，切片，晒干，筛去毛屑。

【性味归经】苦，寒。归胃经。

【功能主治】清热解毒，消痈排脓，通乳，舒筋通脉。用于乳痈肿痛，乳疮，痈疽发背，瘰疬疮毒，乳汁不通，湿痹拘挛等。

【用法用量】水煎服，5~12g。

【主要成分】含有牛蒡子醛、牛蒡子醇、棕榈酸、β-谷甾醇、漏芦甾酮、蜕皮甾酮及挥发油等。

【药理作用】①对皮肤真菌有抑制作用；②抗氧化、抗衰老、促进免疫；③降血脂、抗动脉粥样硬化；④保肝、保肾。

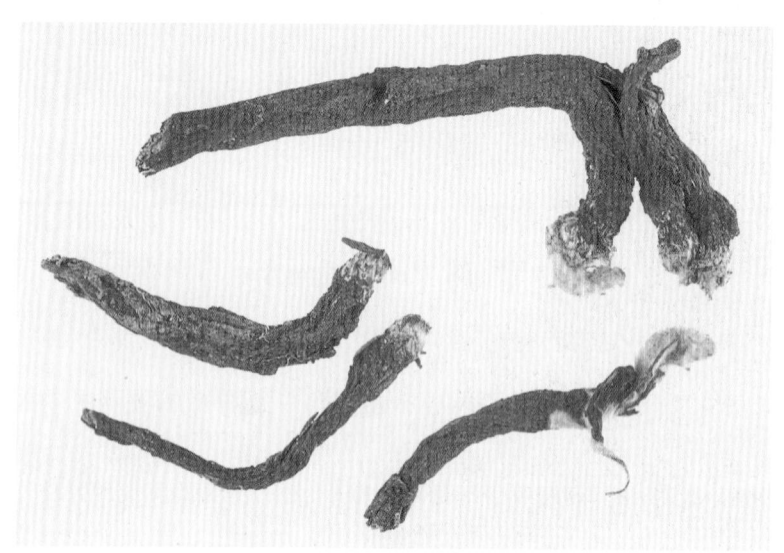

图 221　祁州漏芦（河北产）

·禹州漏芦·

Yuzhouloulu

ECHINOPSIS RADIX

Broadleaf Globethistle Root

【来　　源】为菊科植物禹州漏芦即蓝刺头 *Echinops latifolius* Tausch. 的干燥根。

【产　　地】主产于山东，河南新乡，江苏徐州，安徽徽州，浙江，湖北，内蒙古等地。

【采收加工】将根采挖出后，除去残茎及须根，晒干即可。

【性状鉴别】呈圆柱形，稍扭曲，根头部丛生棕色丝状硬毛。下端偶有分支。大小与禹州漏芦相差无几。外皮灰棕色或灰黄色，粗糙，有纵皱纹。质坚不易折断，断面外圈褐色，内有黄、黑相间菊花纹。气微，味微涩。

以根条粗长，无残茎，枯根，表面灰棕色，质坚实不裂者为佳。

【显微鉴别】本品粉末棕黄色。韧皮纤维多成束，直径 20~42μm，壁厚。细胞间隙有棕褐色树脂状物。木纤维细长，两端渐尖，直径 12~30μm，壁较厚。具缘纹孔导管较多见，直径 20~120μm。石细胞少见，类圆形、长方形或方形，直径 35~150μm，层纹及孔沟明显，细胞间隙有棕褐树脂状物。可见菊糖。

　　【规格等级】　同祁州漏芦。

　　【炮　　制】　同祁州漏芦。

　　【性味归经】　同祁州漏芦。

　　【功能主治】　同祁州漏芦。

　　【用法用量】　同祁州漏芦。

　　【主要成分】　本品含5-(丁烯-3-炔-1)联噻吩、2-三联噻吩、卡多帕亭及兰刺头碱、牛蒡子醛、牛蒡子醇、棕榈酸、β-谷甾醇、漏芦甾酮、蜕皮甾酮及挥发油等。

　　【药理作用】　同祁州漏芦。

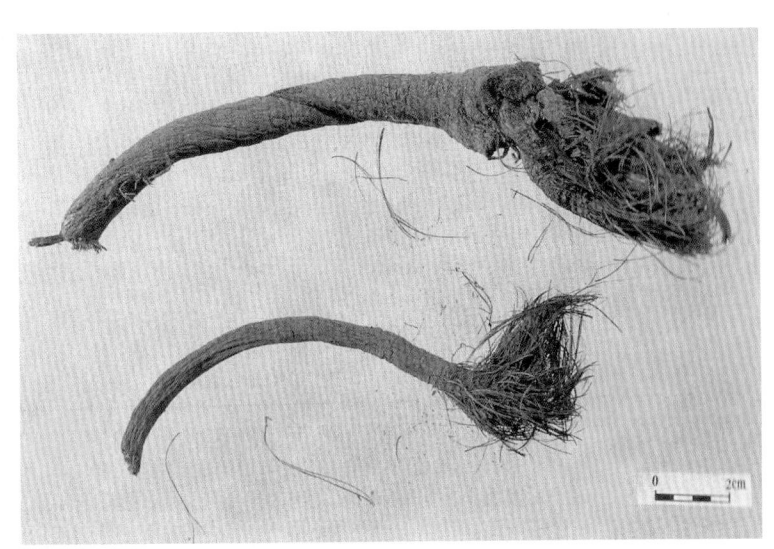

图 222　禹州漏芦（河南产）

· 薤白《神农本草经》·
Xiebai
ALLII MACROSTEMONIS BULBUS
Longstamen Onion or Chinese Onion Bulb

　　【来　　源】　为百合科植物小根蒜 *Allium macrostemon* Bge. 或薤 *Allium chinense* G. Don 的干燥鳞茎。

　　【产　　地】　野生。全国大多地区有产。主产于浙江、江苏、湖北、黑龙江、吉林、辽宁、河北、贵州、四川、云南、河南、湖南、安徽、山东、陕西等省。

　　以浙江产品质好。以湖北、江苏产量大。

　　【采收加工】　春、夏两季采挖，挖取鳞茎，除去残叶及须根，洗净，蒸透或沸水中烫透心，取出，晒干。炒薤白：将净薤白入锅内，以文火炒至外表面呈现焦斑为度。

　　【性状鉴别】　呈不规则卵圆形或圆锥形，大小不一，高 0.5~1.5cm，直径 0.5~1.8cm。表面黄白色或淡黄棕色，皱缩，半透明，有时鳞茎上附以 1~3 个小鳞茎，外有类白色有纵条纹理的膜质鳞片包被，揉之即脱。基部钝圆，有一突起的鳞茎盘，表面粗糙，可见须根痕，顶端具截断的叶痕。质硬，角质样，不易粉碎，断面黄白色。有蒜臭气，味微辛辣，嚼之黏牙。

以粒大，饱满均匀，质坚，表面黄白色、半透明，无外层鳞片，气浓味辛者为佳。

【显微鉴别】小根蒜：取本品粉末4g，加正己烷20mL，超声处理20分钟，滤过，滤液挥干，残渣加正己烷1mL使溶解，作为供试品溶液。另取薤白对照药材4g，同法制成对照药材溶液。照薄层色谱法试验，吸取上述两种溶液各10μL，分别点于同一硅胶H薄层板上，以正己烷-醋酸乙酯（10∶1）为展开剂，展开，取出，晾干，用碘蒸气熏至斑点显色清晰。供试品色谱中，在与对照药材色谱相应的位置上，显相同颜色斑点。

【规　　格】统货。无须根、茎叶，无杂质，不霉变。以粒大，均匀整齐，质坚，色黄白，半透明，无外层膜质鳞叶，无黑褐色个体夹杂其中，味辛者为佳。

【炮　　制】取原药，除去杂质及黑色变质的根，整理洁净入药。

【性味归经】辛、苦，温。归肺、胃、大肠经。

【功能主治】行气导滞，通阳，散结止痛。用于胸痹疼痛（心绞痛），痰饮咳嗽，滞痢里急后重等。

【用法用量】水煎服，5~10g。

【主要成分】本品主要含挥发油，其中主要包括二甲基二硫、二甲基三硫等。尚含多种甾体皂苷、前列腺素、有机酸以及大蒜氨酸、甲基大蒜氨酸、大蒜糖等。

【药理作用】①抗动脉粥样硬化，对胸痹（胸膜炎、心绞痛）有一定的作用；②抑制血小板聚集；③抗菌：能缓解肺部炎症引起的胸痛；④抗氧化；⑤止咳、祛痰、平喘；⑥增强免疫力。

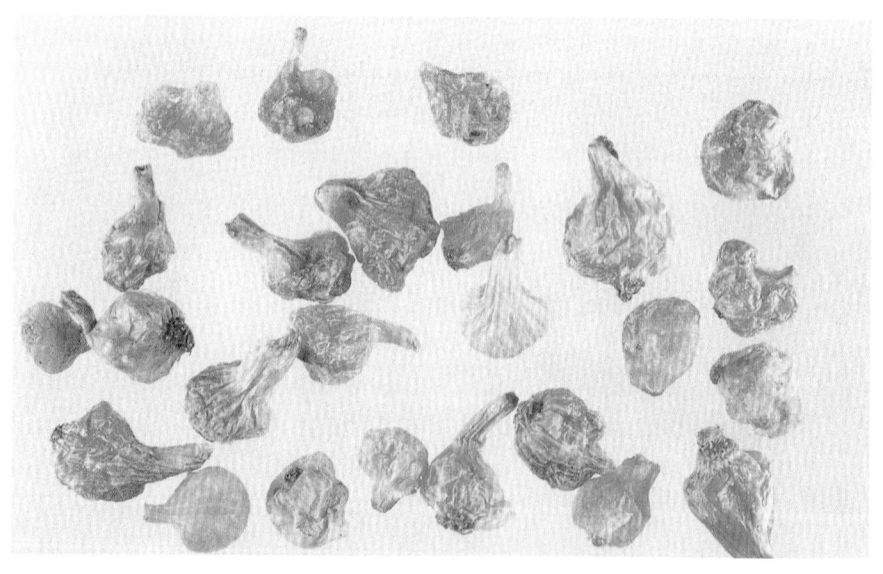

图223　薤白（贵州产）

· 藁本《神农本草经》·
Gaoben
LIGUSTICI RHIZOMA ET RADIX
Chinese Lovage Rhizome and Root

商品按植物来源和性状不同，分西芎藁本、北藁本两个品别。

·西芎藁本·
Xixionggaoben
LIGUSTICI SINENSIS RHIZOMA ET RADIX
Chinese Lovage Rhizome and Root

【来　　源】为伞形科植物藁本 *Ligusticum sinense* Oliv. 的干燥根茎及根。

【产　　地】野生。主产于四川、湖北、陕西、甘肃、湖南、广东、广西等省、自治区。

【采收加工】春、秋季采挖。取根及根茎，除去茎叶及泥土，洗净，晒干。

【性状鉴别】根茎呈不规则结节状拳形，稍弯曲。有支根和须根痕。表面土黄色至黄棕色，皱缩而凹凸不平，形近似小个川芎，故又称"西芎"。上端有一至数个紫红色的残茎基，残茎基中央下凹，呈窟窿状，下端有点状须根残痕呈瘤状。体略重，质较硬。折断间有裂隙，微呈纤维状。断面淡黄色或黄白色。气芳香，味微苦、辛，微有麻舌感。

以结节块状大小均匀，残茎短，表面黄棕色，气香浓者为佳。

【显微鉴别】取本品粉末 1g，加乙醚 10mL，冷浸 1 小时后，超声处理 20 分钟，滤过，滤液浓缩至 1mL，作为供试品溶液。另取藁本对照药材 1g，同法制成对照药材溶液。照薄层色谱法试验，吸取上述两种溶液各 1μL，分别点于同一硅胶 G 薄层板上，以石油醚（60~90℃）-丙酮（95∶5）为展开剂，展开，展距 10cm，取出，晾干，置紫外光灯（365nm）下检视。供试品色谱中，在与对照药材色谱相应的位置上，显相同颜色的荧光主斑点。

【规格等级】统货。商品以根茎粗，个均匀，香气浓者为佳。

【炮　　制】除去杂质，洗净，润透，切厚片，晒干。

【性味归经】辛，温。归膀胱经。

【功能主治】散风寒，祛风湿，止痛。用于风寒感冒，头顶疼痛，偏头痛，身痛，因鼻炎、鼻窦炎引起的头痛，风湿肢节痹疼，寒湿腹痛泄泻等。

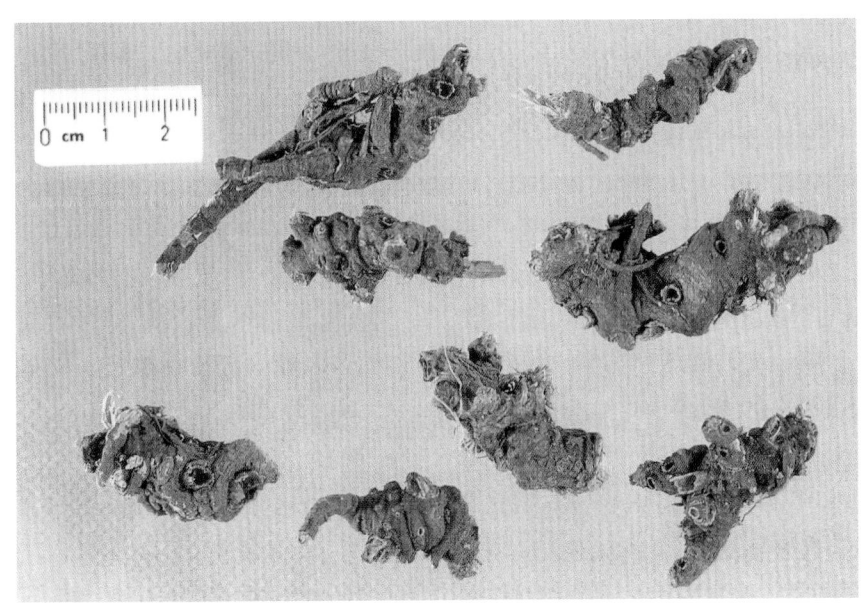

图 224　西芎藁本（四川产）

【用法用量】水煎服，3~10g。

【主要成分】本品主要含挥发油，其中主要成分是丁基苯酞和蛇床酞内酯等。非挥发成分有内酯化合物，如藁本酚、藁本酮、佛手柑内酯、藁本内酯、藁本内酯二聚体等。

【药理作用】①保护神经；②舒张血管；③抗菌、抗病毒；④抗炎；⑤利胆、抗溃疡；⑥抗血栓；⑦镇痛。

·北藁本·
Beigaoben
LIGUSTICI JEHOLENSIS RHIZOMA ET RADIX
Jehol Lovage Rhizome and Root

【来　　源】为伞形科植物辽藁本 *Ligusticum jeholense* Nakai et Kitag. 的干燥根茎及根。

【产　　地】主产于河北龙关、蔚县、承德及辽宁、吉林、内蒙古、山西、山东等地。

【采收加工】春、秋季采挖。取根及根茎，除去茎叶及泥土，洗净，晒干。

【性状鉴别】个比藁本较小。根茎呈不规则的圆柱状或团块状，略膨大。表面棕褐色，上端有1至数支残茎基，略呈突起节状，下端有3~5条较粗的支根，四周密生多数细长弯曲的须根。体轻质松，较易折断。断面呈纤维状，黄色或淡棕色。气特异而芳香，味辛而微苦。

以根茎粗，残茎短少，质坚，气香浓者为佳。

【显微鉴别】同西芎藁本。

【规格等级】同西芎藁本。

【炮　　制】同西芎藁本。

【性味归经】同西芎藁本。

【功能主治】同西芎藁本。

【用法用量】同西芎藁本。

【主要成分】同西芎藁本。

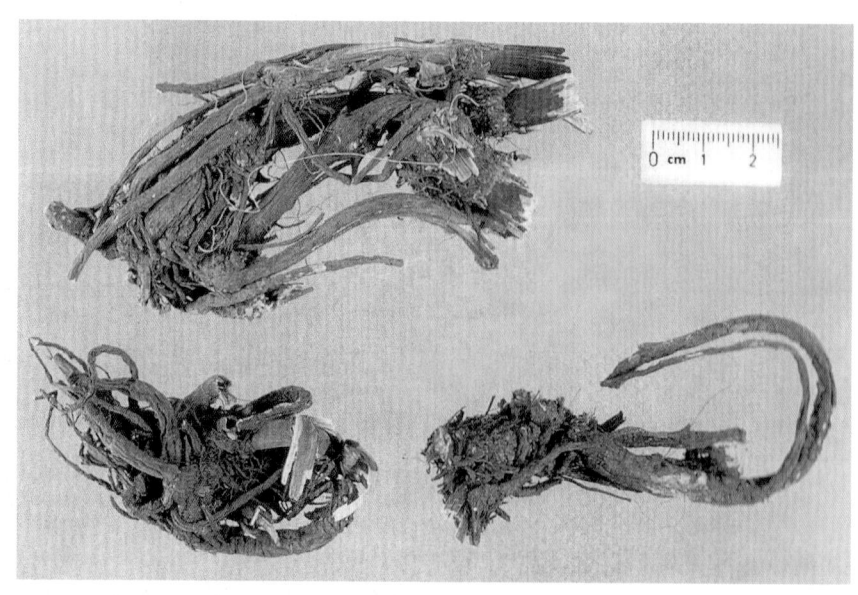

图 225　北藁本（山西产）

【药理作用】同西芎藁本。

· 藕节《药性论》·
Oujie
NELUMBINIS RHIZOMATIS NODUS
Lotus Rhizome Node

【来　　源】为睡莲科植物莲 *Nelumbo nucifera* Gaertn. 的干燥根茎节部。

【产　　地】主产于福建、湖南、湖北、山东等地。

【采收加工】秋、冬两季采挖根茎（藕），切取节部，洗净，晒干，除去须根。

【性状鉴别】呈短圆柱形，中部稍膨大，长 2~4cm，直径约 2cm。表面灰黄色至灰棕色，有残存须根及须根痕，偶见暗红棕色的鳞叶残基。两端有残留的藕，表面皱缩有纵纹。质硬，断面具多数类圆形的孔。气微，味微甘、涩。

以节部黑褐色，两头白色，干燥，无须根，无泥土者为佳。

【显微鉴别】

（1）本品粉末淀粉粒较多，单粒类圆形、长卵圆形、长椭圆形、肾形，大粒脐点明显，呈点状、人字状、星状，多位于一端，层纹明显。复粒由 2~6 分粒组成。草酸钙簇晶棱角较钝或短尖。导管主为梯纹，少数为网纹和螺纹。

（2）取粉末 2g，加乙醇 20mL，加热回流 10 分钟，滤过，滤液滴加氨试液调节 pH 值至 8~9，得少量沉淀，加水 2mL，使溶解，加 1% 三氯化铁试液 2 滴，呈蓝紫色。

【规格等级】统货。

【炮　　制】

（1）藕节：除去杂质，切去两端藕肉，除去毛须，洗净，干燥。

（2）藕节炭：取净藕节，用武火炒至外表黑色内呈老黄色，喷淋清水灭尽火星，取出晒干。

【炮制作用】制炭增强止血作用。

【性味归经】甘、涩，平。归肝、肺、胃经。

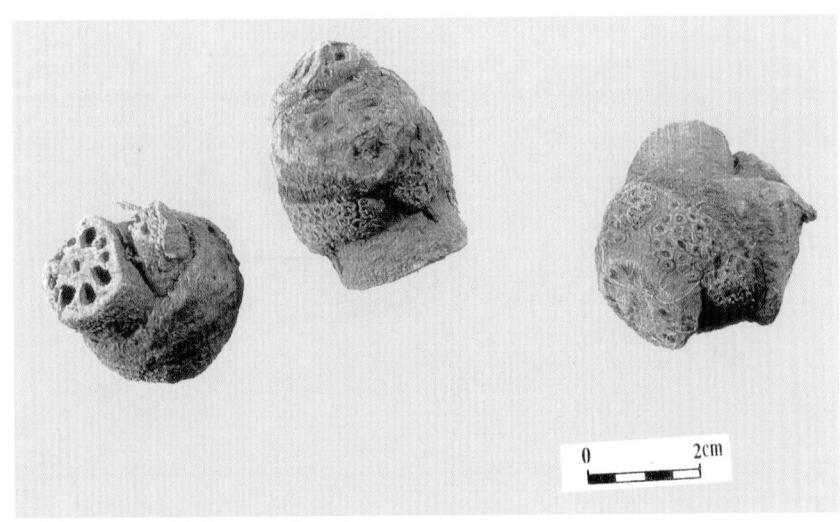

图 226　藕节（湖南产）

【功能主治】收敛，止血，散瘀。用于肺胃燥热出血，鼻衄，肺热咳血，吐血，尿血，便血，血痢，崩漏等。

【用法用量】水煎服，9~15g。

【主要成分】本品主要含淀粉、蛋白质、天门冬素、维生素C。还含焦性儿茶酚、d-没食子儿茶精、新绿原酸、无色矢车菊素、无色飞燕草素等。

【药理作用】止血、缩短出血时间。

· 藜芦《神农本草经》·
Lilu
VERATRI NIGRI RADIX ET RHIZOMA
Black Falsehellebore Root and Rhizome

【来　　源】为百合科植物藜芦 *Veratrum nigrum* L. 的干燥根及根茎。

【产　　地】野生。主产于黑龙江、吉林、辽宁、河北、河南、山东、山西、内蒙古、江西、陕西、甘肃、新疆、四川等地。

【采收加工】在夏季未抽花茎前采挖。挖取根及根茎，除去茎叶，洗净，晒干。

【性状鉴别】根茎粗短，长2~4cm，直径0.7~1.0cm。外被残留的棕色叶茎维管束，形如蓑衣。下部簇生众多细根，根细长略弯曲，类似龙胆样。长8~20cm，直径0.1~0.3cm。表面黄白色或灰褐色，有较密的横皱纹，下端多纵皱纹。质轻易断。断面类白色，中心有淡黄色的中柱。气微，味极苦。

以根粗长，表面黄白色者为佳。

【规格等级】统货。以根粗长、黄白色者为佳。

【炮　　制】取原药拣除杂质，洗净，闷润，切段，晒干。

【性味归经】苦、辛，寒。有毒。归肝、肺、胃经。

【功能主治】涌吐风痰，杀虫。用于中风痰壅，喉痹不通，癫痫，黄疸，泻痢，疟疾等。外治疥癣，恶疮等。

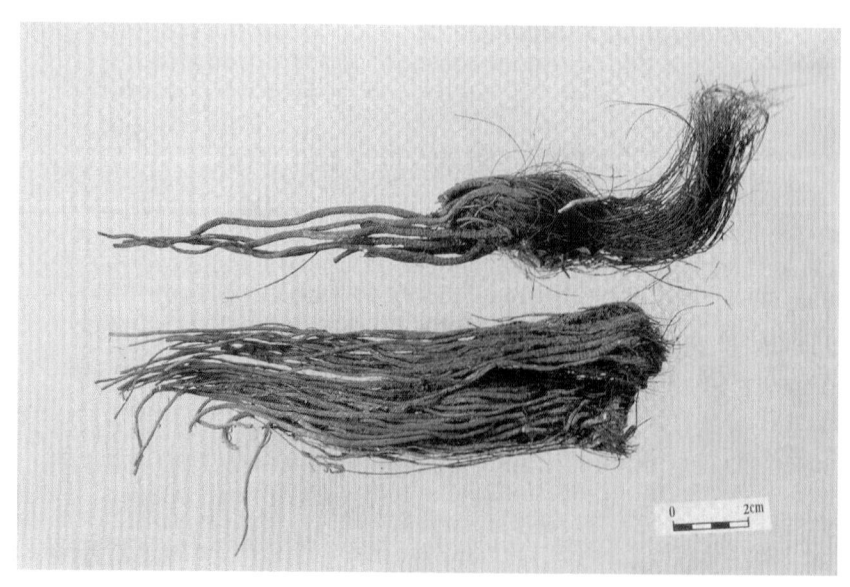

图227　藜芦（山东产）

【用法用量】遵医嘱。内服：入丸、散，0.3~0.9g。外用适量，研末，用油或水调匀外敷。

【主要成分】本品含原藜芦碱、藜芦碱、伪藜芦碱、红藜芦碱等多种甾体生物碱。

【药理作用】①催吐；②降血压；③抗真菌；④杀虫。

· 糯稻根《本草再新》·
Nuodaogen
ORYZAE GLUTINOSAE RADIX
Glutinous Rice Root

【来　　源】为禾本科稻属植物糯稻 *Oryza sativa* L. var. *glutinosa* Matsum. 的带短茎的干燥根及根茎。

【产　　地】我国有水稻种植的地区均产。

【采收加工】夏、秋两季，糯稻收割后，挖取根部，除去残茎，洗净，晒干。

【性状鉴别】本品呈集结松散的束状，上端有多数分离残茎。茎圆柱形，中空，长 2.5~6.5cm，外包数层灰白色至黄白色叶鞘。下端簇生多数细长弯曲的须根，须根长 6~12cm，直径 0.1cm 以下，黄白色至棕黄色，略具纵皱纹。根柔韧，断面黄白色。体轻质软。气微，味淡。

以茎秆短，须根长而多者为佳。

【规格等级】统货。

【炮　　制】取原药，除去残茎，抖净泥沙，洗净，晒干。

【性味归经】甘，平。归肺、肝、肾经。

【功能主治】补肺健脾，益胃生津，退虚热，止盗汗。用于阴虚发热，久热不退，小儿脾虚发热，自汗，盗汗，口渴咽干，慢性肝炎，糖尿病，丝虫病等。

【用法用量】水煎服。15~30g。

【主要成分】含有氨基酸、糖类及黄酮类成分。

【药理作用】①保肝作用；②调脂作用；③驱虫作用。

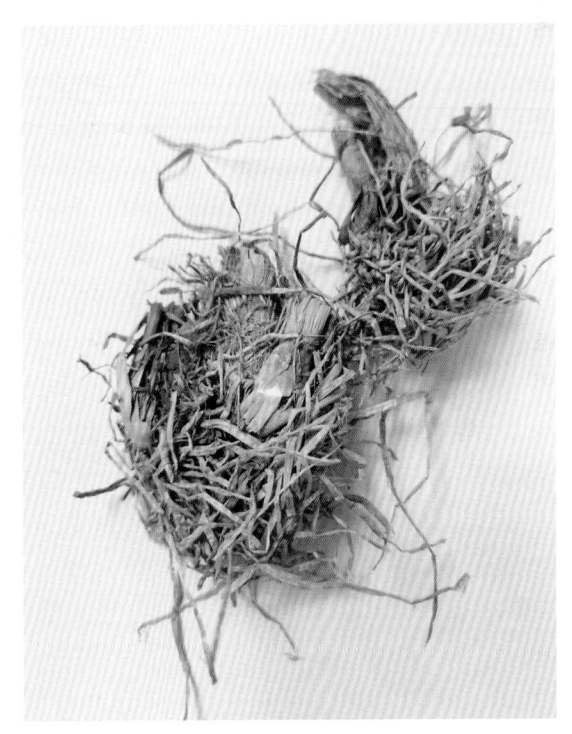

图 228　糯稻根

第二章　种子及果实类

·八角茴香《新修本草》·
Bajiaohuixiang
ANISI STELLATI FRUCTUS
Chinese Star Anise Fruit

【来　　源】为木兰科植物八角茴香 *Illicium verum* Hook.f. 的干燥成熟果实。

【产　　地】主产于广西防城、宁明、龙州、德保、靖西、凌云、上思、田阳及广东。此外，福建、台湾、贵州、云南等地亦产。

【采收加工】春秋两季果实成熟黄色时采摘，以秋季采摘质佳。采收后置沸水中略烫，果实转红棕色时取出，干燥或晒干。或采摘后直接晒干或烘干，但成品质量、颜色和香气不及前者。

【性状鉴别】为聚合果，多由 8 个蓇葖果组成（间有 5~13 个蓇葖果）放射状排列于中轴上。单个蓇葖果呈艇形，长 1~2cm，宽约 1cm，肥厚，先端钝或钝尖如鸟啄状，果皮厚，外表面红棕色，内表面淡棕色。背面粗糙，有不规则皱纹。腹面常开裂，微露内含种子 1个，种子扁卵圆形，种皮硬，红棕色，平滑有光泽，果柄较粗，弯曲呈钩状，长 1~3cm。质硬而脆。气香浓郁特异，味辛、甜。

以果大，饱满、完整、红棕色、气香浓者为佳。

【显微鉴别】

（1）本品粉末红棕色。内果皮栅状细胞长柱形，长 200~546μm，壁稍厚，纹孔口十字状或人字状。种皮石细胞黄色，表面观类多角形，壁极厚，波状弯曲，胞腔分枝状，内含棕黑色物；断面观长方形，壁不均匀增厚。果皮石细胞类长方形、长圆形或分枝状，壁厚。纤维长，单个散在或成束，直径 29~60μm，壁木化，有纹孔。中果皮细胞红棕色，散有油细胞。内胚乳细胞多角形，含脂肪油滴和糊粉粒。

（2）取本品粗粉 1g，加石油醚（60~90℃）-乙醚（1∶1）混合液 15mL，密塞，振摇 15分钟，滤过，滤液于热水浴上挥干，残渣加无水乙醇 2mL 使溶解，作为供试品溶液。吸取供试品溶液 2μL，点于以羧甲基纤维素钠为黏合剂的硅胶 G 薄层板上，挥干，再点加间苯三酚盐酸试液约 2μL，即显粉红色的圆环。

（3）精密吸取（2）项下的供试品溶液 10μL，置 10mL 量瓶中，加无水乙醇至刻度，摇匀，照分光光度法测定，在 259nm 波长处有最大吸收。

【规格等级】商品分为大红八角、角花八角、干枝八角三个规格。

1. 大红八角　分三个等级。

一级：干货。呈红棕色，瓣肥厚，成朵，大朵，均匀。气香浓。碎口不超过 5%，瘦果不超过 5%。无枝梗、黑子、霉变。

二级：干货。呈红棕色，瓣肥厚，成朵，中朵，均匀。气香浓。碎口不超过 10%，瘦果不超过 10%。无枝梗、黑子、霉变。

三级：干货。呈红棕色，瓣肥厚，成朵，中小朵，不均匀，碎口不超过 20%，瘦果不超过 20%。无枝梗、黑子、霉变。

2. 角花八角　呈暗红色，分三个等级。

一级：干货。呈暗红色。大朵，均匀，碎口不超过15%。

二级：干货。呈暗红色。大朵，均匀，碎口不超过20%。

三级：干货。呈暗红色。中小朵，不均匀，碎口不超过30%。

3. 干枝八角　统货。干货。呈黑红色。大小朵不分。

【性味归经】辛，温。归肝、肾、脾、胃经。

【功能主治】温阳散寒，理气止痛。用于寒疝腹痛，肾虚腰痛，胃寒呕吐，脘腹冷痛，脚气等。

【用法用量】水煎服，3~6g。

【主要成分】本品含挥发油，主要成分为反式茴香脑、柠檬烯、茚酮、γ-松油烯、月桂烯等。还含亚油酸、油酸、棕榈酸、花生酸、豆甾醇、谷甾醇、7-羟基香豆精，6,7-二羟基香豆素等。

【药理作用】①抗菌、抗病毒；②镇痛；③雌激素样作用；④升白细胞；⑤抗氧化。

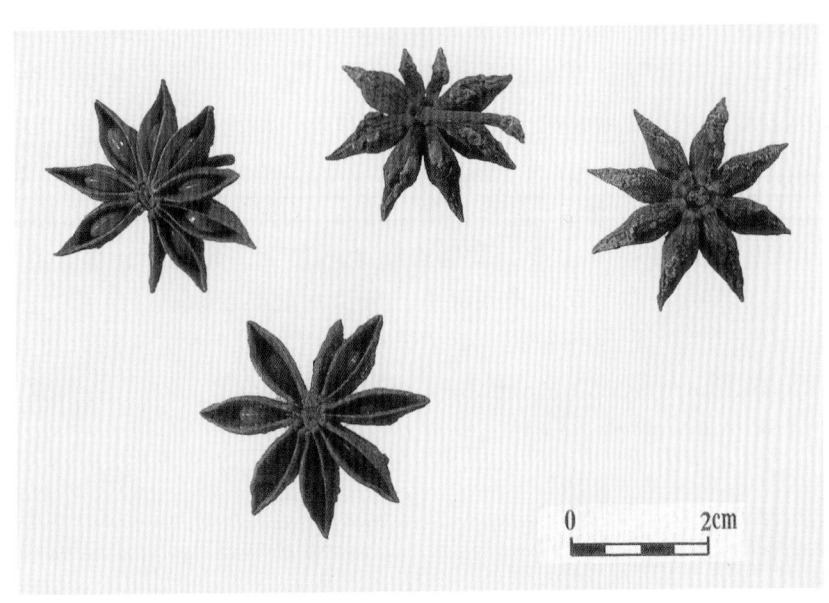

图 229　八角茴香（广西产）

·千金子《开宝本草》·
Qianjinzi
EUPHORBIAE SEMEN
Caper Euphorbia Seed

【来　　源】为大戟科植物续随子 *Euphorbia lathyris* L. 的干燥成熟种子。

【产　　地】野生或栽培。主产于河北、河南、浙江。此外，四川、辽宁、吉林等地亦产。

【采收加工】夏、秋季种子成熟时，割取全草，晒干，打下种子，去净杂质。

【性状鉴别】呈倒卵状椭圆形或卵圆形。长0.5~0.6cm，直径约0.4cm。表面灰棕色，有网状皱纹。一侧具纵沟纹（种脊），顶端有小圆形微突起点（合点），基部偏向种脊处有类白色突起（种阜），通常已脱落而显一个小白点。种皮薄而硬脆，内有白色或黄白色的油质的胚乳及子叶2片，手指压之即可渗出透明的油脂。气微，味辛。有毒。

以颗粒饱满，内含种仁，油性足者为佳。

【显微鉴别】

（1）本品横切面：种皮表皮细胞波齿状，外壁较厚，细胞内含棕色物质；下方为1~3列薄壁细胞组成的下皮；内表皮为1列类方形栅状细胞，其侧壁内方及内壁明显增厚。内种皮栅状细胞1列，棕色，细长柱状，壁厚，木化，有时可见壁孔。外胚乳为数列类方形薄壁细胞；内胚乳细胞类圆形；子叶细胞方形或长方形；均含糊粉粒。

（2）取本品2g，置索氏提取器中，加石油醚（30~60℃）80mL，加热回流30分钟，滤过，弃去石油醚液，药渣加乙醇80mL，加热回流1小时，放冷，滤过，滤液蒸干，残渣加乙醇10mL，使溶解，作为供试品溶液。另取秦皮乙素对照品，乙醇制成每1mL含1mg的溶液，作为对照品溶液。照薄层色谱法试验，吸取上述供试品溶液5μL及对照品溶液1μL，分别点于同一以羧甲基纤维素钠为黏合剂的硅胶G薄层板上，以甲苯-醋酸乙酯-甲酸（5：4：1）为展开剂，展开，取出，晾干，置紫外光灯（365nm）下检视。供试品色谱中，在与对照品色谱相应的位置上，显相同的亮蓝色荧光斑点。

【规格等级】统货。以颗粒饱满、内含种仁，油性足者为佳。

【炮　　制】

（1）千金子：取原药拣除杂质，整理洁净，用时轻轻打碎。

（2）千金子霜：取洁净的千金子，置锅内炒至爆裂时，取出，搓去外壳，将种仁捣烂如泥，用草纸包裹，压榨去油，反复换纸再压，压至油尽成粉末状，研细，过筛。

千金子霜成品性状为淡黄白色粉末，微显油性，味辛辣。多为临用时加工炮制。

【炮制作用】制霜后可降低毒性、缓和峻泻作用。

【性味归经】辛，温；有毒。归肝、肾、大肠经。

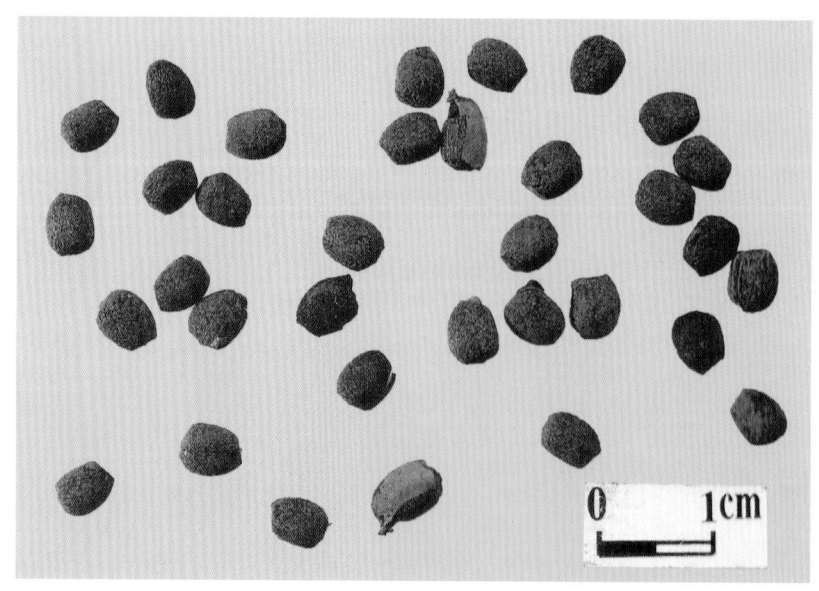

图230　千金子（河南产）

【功能主治】逐水消肿，破血散瘀。用于水肿，痰饮，积滞胀满，二便不通，血瘀经闭；外用治顽癣，疣赘，肿毒，毒蛇咬伤。

【用法用量】遵医嘱，1~2g；去壳，去油用，多入丸散服。外用适量，捣烂敷患处。本品毒性较大，不可过量或长期服用，体弱者也不要用。过量服用易中毒，中毒症状为剧烈呕吐、腹泻、头晕、躁狂、体温升高、出汗等。

【主要成分】本品含脂肪油40%~50%，其主要成分为千金子甾醇、巨大戟萜醇-20-棕榈酸酯等。尚含有芸香素、秦皮素、千金子素及异千金子素等。

【药理作用】①抗肿瘤：其提取物对白血病细胞、急性淋巴细胞性白血病细胞、肝癌细胞有抑制作用；②致泻；③抗炎；④抑制黑色素生成；⑤镇痛；⑥利尿。

· 土花椒《广西中草药》·
Tuhuajiao
ZANTHOXYLI AVICENNAE PERICARPIUM
Avicennae Pricklyash Pericarp

【来　　源】为芸香科植物勒党 *Zanthoxylum avicennae*（Lam.）DC. 的干燥成熟带种子果皮。

【产　　地】主产于广东、广西。

【采收加工】秋季果实成熟时采收，除去枝叶，晒干。

【性状鉴别】球形蓇葖果，自顶端沿腹缝线开裂呈基部相连的瓣状。表面多为青色，散有明显的半圆形突起的油腺。内果皮光滑。气香浓，味辛辣。

以表面红色或青黄色，除净果枝，皮厚，气味辛辣者为佳。

【规格等级】统货。

【性味归经】味辛、微苦，性温，小毒。归脾、胃经。

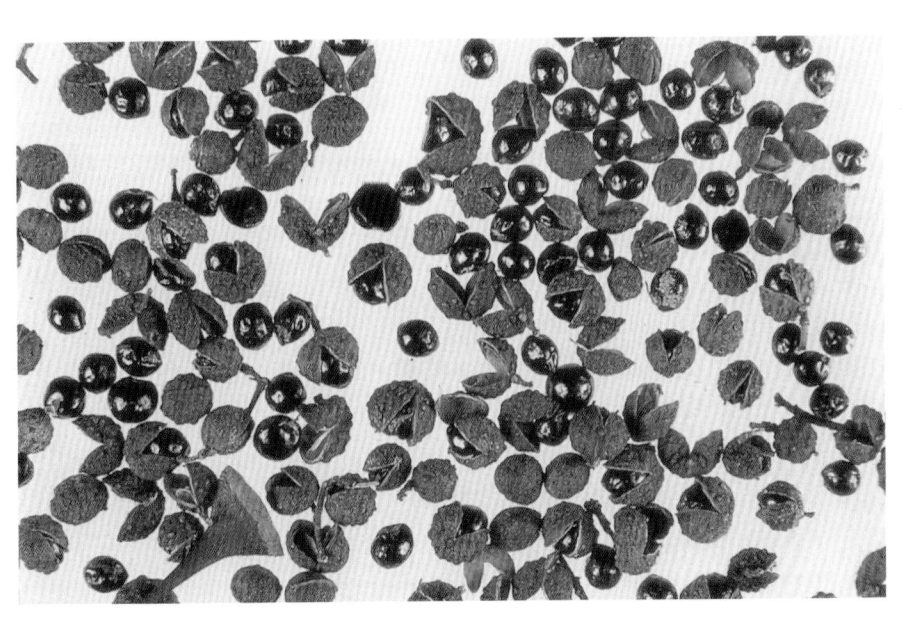

图 231　土花椒（广西产）

【功能主治】温中燥湿，散寒止痛，驱虫止痒。用于脘腹冷痛，寒湿吐泻，蛔厥腹痛，龋齿牙痛，湿疹，疥癣痒疮。

【用法用量】水煎服，6~9g；研末，每次1~3g。外用：适量，煎水洗或含漱；或酒精浸泡外搽；或研粉末塞入龋齿洞中；或鲜品捣敷。

【主要成分】本品主要含有挥发油、生物碱、木脂素、香豆素和脂肪酸等，青花椒中含香柑内酯、伞形花内脂、青花椒碱。另含三萜、甾醇、酮苷类。

【药理作用】①麻醉；②镇痛；③抗菌；④杀虫；⑤抗氧化。

· 大枣《神农本草经》·
Dazao
JUJUBAE FRUCTUS
Chinese Date

【来　　源】为鼠李科植物枣 *Zizipbus jujuba* Mill. 的干燥成熟果实。又称"红枣"。广东习惯用的"大枣"不是红枣，而是在采收加工时将个大肉厚的鲜果经煮烫、柴火烟熏、炕焙等一系列工艺制作而成的表面乌黑色油亮的黑枣，或称"乌枣"。

【产　　地】主产于河南新郑、灵宝、内黄，浙江金华、兰溪，以及河北、山东、陕西、山西、新疆、甘肃等地。以山东、浙江产者质优。

【采收加工】秋季果实成熟时采收，晒干。或选择个大肉厚的鲜果经煮烫、柴火烟熏、炕焙等一系列制作工艺，制成的表面乌黑色油亮的黑枣。

【性状鉴别】呈椭圆形或长球形，表面暗红色，略带光泽，有不规则皱纹。基部凹陷或有短果梗，外果皮薄，中果皮棕黄色或淡褐色，肉质，柔软。富糖性而油润。果核纺锤形，两端尖锐，质坚硬。气微香，味甜。

以身干、个大、色紫红、肉厚、甜味而油润者为佳。

【显微鉴别】取本品粉末2g，加石油醚（60~90℃）10mL浸泡10分钟，超声处理约10分钟，滤过，弃去石油醚液，药渣晾干，加乙醚20mL，浸泡1小时，超声处理约15分钟，滤过，滤液浓缩至2mL，作为供试品溶液。另取齐墩果酸对照品，加乙醇制成每1mL含1mg的溶液，作为对照品溶液。照薄层色谱法试验，吸取供试品溶液10μL、对照品溶液3μL，分别点于同一硅胶G薄层板上，以甲苯-醋酸乙酯-冰醋酸（14：4：0.5）为展开剂，展开，取出，晾干，喷以10%硫酸乙醇溶液，加热至斑点显色清晰。供试品色谱中，在与对照品色谱相应位置上，显相同颜色的斑点。

【规格等级】统货。应色鲜，无烂，无霉，无杂质。

【炮　　制】取原药整理洁净，洗净，略蒸，取出晒干。

【性味归经】甘，温。归脾、胃经。

【功能主治】补中益气，补脾和胃，养血安神。用于脾虚食少，乏力便溏，心悸怔忡，妇人脏躁等。

【用法用量】水煎服，6~15g。

【主要成分】本品主要含三萜类、皂苷类、生物碱类、黄酮类、糖苷类、核苷类、糖类、氨基酸类、维生素类、酰胺类、有机酸类、甾体类等。

【药理作用】①增强免疫能力、抗过敏；②补血；③抗氧化、抗衰老；④抗疲劳；⑤镇静；⑥降压；⑦抗肿瘤：其提取物对胃癌细胞、白血病细胞有抑制作用；⑧保肝；⑨降胆固醇。

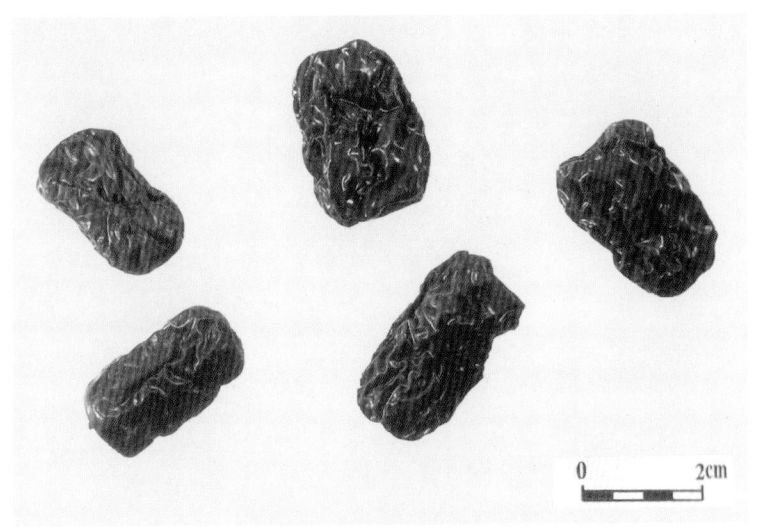

图 232　大枣（山东产）

· 大腹皮《开宝本草》·
Dafupi
ARECAE PERICARPIUM
Areca Pericarp

【来　　源】　为棕榈科植物槟榔 *Areca catechu* L. 的干燥果皮。

【产　　地】　国内主产于海南、广东、云南、台湾等地。国外产于菲律宾、印度尼西亚、印度、缅甸、斯里兰卡等国。

【采收加工】　大腹皮从榔干（榔软干或榔硬干）加工而得。榔软干于农历 10~12 月产，采下之槟榔果实，置大木甑中，隔水蒸透（约 4 小时），取出，置炕炉上，燃烧半干湿木柴炕焙，熏焙时要经常翻转，熏 10~12 天才能干，或用水煮（可加入糖）3~4 小时，再用火烘干，得"榔软干"；将"榔软干"纵剖成两瓣，种子称"枣肉"，其果皮称"大腹皮"。

于农历 1~2 月采下之槟榔果实，用加工榔软干的方法制得"榔硬干"，剖开后，种子称"京槟"，其果皮称"大腹皮"。

于农历四月采下已成熟槟榔，将果皮纵剖两瓣，种子称"白槟"。

将果皮用木槌打松，放入水池中浸泡约 10 天，取出，用清水漂洗，晒干，再用木槌打松，为"大腹毛"。

【性状鉴别】

（1）大腹皮：略呈椭圆形或长卵瓢状，长 4~7cm，厚 0.2~0.5cm。外果皮黄白色至灰黄色或深棕色至近黑色，具不规则的纵皱及隆起的横纹，顶端有花柱残痕，基部有果柄及残存萼片。内果皮凹陷，褐色或深棕色，光滑，呈硬壳状。体轻，质硬，纵向撕裂后可见棕色中果皮，纤维质。有特殊气味，味微涩。以质坚，不松散者为佳。

（2）大腹毛：剖成瓣，似瓢状。外果皮大部分除去或残存，中果皮纤维毛状，多纵向松开，质较柔软。内果皮硬壳，多呈纵向破裂，黄棕色至深棕色，内表面光滑，或仅有少数内果皮碎块残存。气微，味淡。

【显微鉴别】　本品粉末黄白色或黄棕色。中果皮纤维成束，细长，直径 8~15μm，微木化，纹孔明显，周围细胞中含有圆簇状硅质块，直径约 8μm。内果皮细胞呈不规则多角形、类圆形或椭圆形，直径 48~88μm，纹孔明显。

【规格等级】商品分大腹皮和大腹毛两个规格：

1. 大腹皮　深褐色、长椭圆形或长卵形瓢状、结坚。无杂质、虫蛀、发霉。

2. 大腹毛　淡黄色，硬壳少，毛松绵软。无杂质、虫蛀、发霉。

【炮　　制】

（1）大腹皮：除去杂质，洗净，切段，干燥。

（2）大腹毛：除去杂质，洗净，干燥。

【性味归经】辛，微温。归脾、胃、大肠、小肠经。

【功能主治】下气宽中，利水消肿，健胃，利尿，止泻。用于湿阻气滞，脘腹胀闷，大便不爽，水肿胀满，脚气浮肿，小便不利等症。

【用法用量】水煎服，4.5~9g。

【主要成分】本品主要含大量鞣质及儿茶素等。

【药理作用】①调节免疫；②抗凝；③兴奋胃肠道。

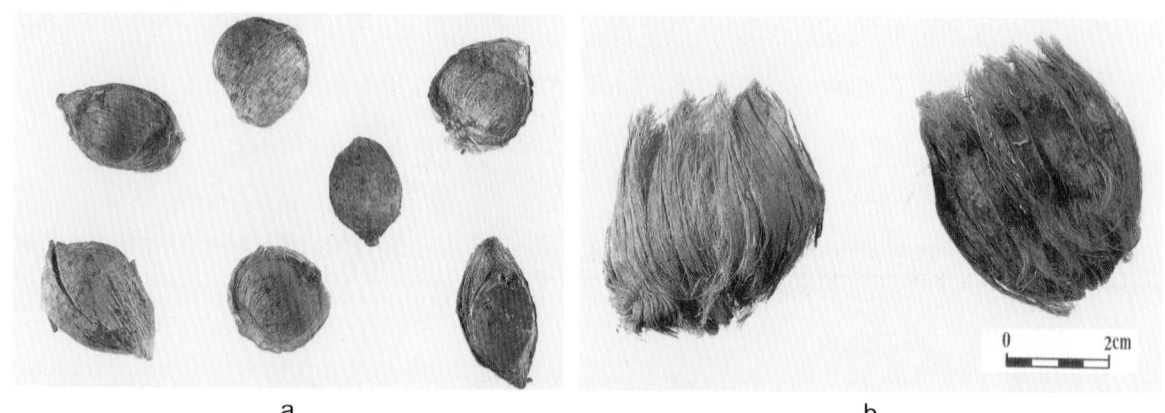

图 233　大腹皮（海南产）

a. 大腹皮　　b. 大腹毛

·女贞子《神农本草经》·
Nüzhenzi
LIGUSTRI LUCIDI FRUCTUS
Glossy Privet Fruit

【来　　源】为木犀科植物女贞 *Ligustrum lucidum* Ait. 的干燥成熟果实。

【产　　地】主产于浙江、江苏、云南、贵州。此外，湖北、湖南、四川、山西、广东、广西等地亦产。

【采收加工】冬至前后（10~12月间）当果实呈紫褐色，多数成熟时采收。加工一般多采用煮烫或蒸煮以利晒干。将鲜女贞子放入沸水锅中，稍烫捞出（入锅至捞出约 5 分钟），沥去水，晒干。或用蒸汽蒸透后，取出，晒干，筛去叶、柄、杂质。

【性状鉴别】呈椭圆卵形或肾形，长 0.5~0.8cm，直径 0.3~0.4cm，略弯曲。表面蓝黑色至棕紫色，皱缩，基部有果柄痕。外皮薄，中果皮疏松，内果皮近木质，有纵棱，色棕黄，内含种仁多为1枚，少数2枚，略呈肾状，红棕色，两端稍尖，中间有隔囊分开。种皮紫褐色，有纵棱。质坚硬，断面灰白色，有油性如蜡质。气微，味甘、微苦涩。

以粒大，饱满，表面蓝紫色，外形呈肾状，不带果梗者为佳。

【显微鉴别】取本品粉末0.5g，加甲醇20mL，加热回流30分钟，滤过，滤液蒸干，残渣加无水乙醇-三氯甲烷（3∶2）混合液1mL使溶解，作为供试品溶液。另取齐墩果酸对照品，加乙醇制成每1mL含1mg的溶液，作为对照品溶液。照薄层色谱法试验，吸取供试品溶液3~5μL、对照品溶液5μL，分别点于同一硅胶G薄层板上，以环己烷-丙酮-醋酸乙酯（5∶2∶1）为展开剂，展开，取出，晾干，喷以10%硫酸乙醇溶液，在110℃加热至斑点显色清晰。供试品色谱中，在与对照品色谱相应的位置上，显相同颜色的斑点。

【规格等级】统货。干货，粒大饱满，蓝黑色。质实而轻。无杂质、虫蛀、霉变。

【炮　　制】

（1）女贞子：除去杂质，洗净，晒干。

（2）酒女贞子：取净女贞子，每100kg用20kg黄酒，拌匀，闷2~4小时，置炖药罐内，密封，用武火隔水炖12~24小时待酒吸尽，取出，晒干。

（3）盐女贞子：取净女贞子，每100kg用2kg食盐，加水适量溶解，拌匀，闷至吸尽盐水，蒸2~4小时，取出，晒干。

【炮制作用】酒制后增强滋肾、强腰膝的作用，适用于血虚阴亏者。如中成药"二至丸""健身宁片"配方中的女贞子。盐制后能增强滋阴补肾作用，适用于阴虚火旺病者。

【性味归经】甘、苦，平。归肝、肾经。

【功能主治】滋补肝肾，强腰膝，明耳目，乌须发。用于肝肾阴虚眩晕耳鸣，腰膝酸软，心悸失眠，须发早白，耳聋目暗，视力减退，视网膜炎，早期老年性白内障等。

【用法用量】水煎服，6~15g。

【主要成分】主要含女贞子苷、洋橄榄苦苷、齐墩果酸、桦木醇等。

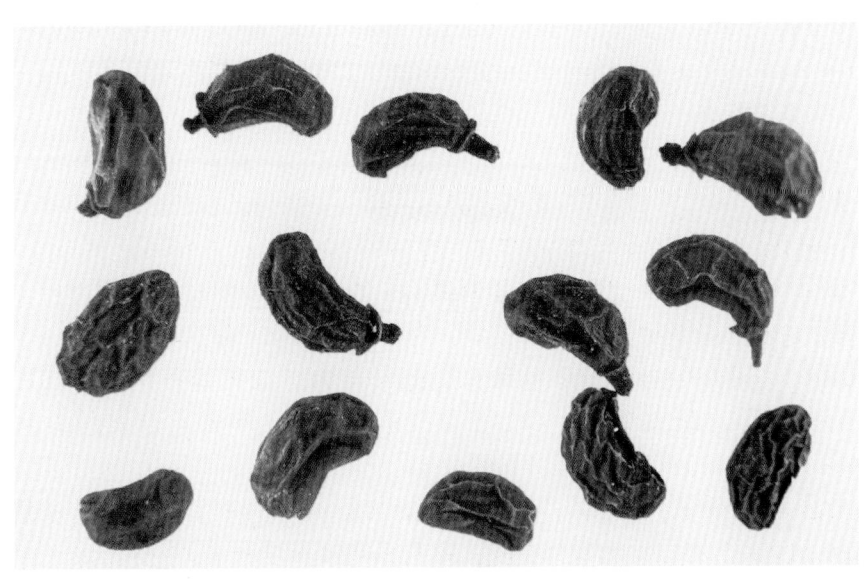

图234　女贞子（湖北产）

【药理作用】①升高白细胞，增强免疫功能；②增加冠状动脉流量；③降血糖、降血脂；④抗肿瘤：女贞子对宫颈癌细胞、腺癌细胞、膀胱肿瘤细胞有抑制作用；⑤促进造血机能；⑥保肝；⑦抗衰老；⑧激素性双向调节。

·小茴香《本草图经》·
Xiaohuixiang
FOENICULI FRUCTUS
Fennel Fruit

【来　　源】为伞形科植物茴香 *Foeniculum vulgare* Mill. 的干燥成熟果实。

【产　　地】全国各地均产。主产于内蒙古、甘肃、山西、四川、陕西、河北、河南、山东等省、自治区。

【采收加工】立秋后白露前采收。果实初熟时采割植株，晒干，打下果实，除去杂质。

【性状鉴别】为双悬果。干燥后多分离，完整者长椭圆形或广椭圆形，稍弯曲。表面黄绿色或淡黄色，两端尖，一端有细小的小果柄，另一端有花柱残痕。背面隆起，有5条明显的纵棱。横切面略呈五边形，内含种子1枚，灰白色，微呈肾形。富油性。有特异香气，味微甜，辛。

以颗粒均匀，饱满，表面黄绿色，香气浓者为佳。

【显微鉴别】

（1）本品分果横切面：外果皮为1列扁平细胞，外被角质层。中果皮纵棱处有维管束，其周围有多数木化网纹细胞；背面纵棱间各有大的椭圆形棕色油管1个，接合面有油管2个，共6个。内果皮为1列扁平薄壁细胞，细胞长短不一。种皮细胞扁长，含棕色物。胚乳细胞多角形，含多数糊粉粒，每个糊粉粒中含有细小草酸钙簇晶。

（2）取本品粉末2g，加乙醚20mL，超声处理10分钟，滤过，滤液挥干，残渣加三氯甲烷1mL使溶解，作为供试品溶液。另取茴香醛对照品，加乙醇制成每1mL含1μL的溶液，作为对照品溶液。照薄层色谱法试验，吸取供试品溶液5μL、对照品溶液1μL，分别点于同一以羧甲基纤维素钠为黏合剂的硅胶G薄层板上，以石油醚（60~90℃)-醋酸乙酯（17：2.5）为展开剂，展至8cm，取出，晾干，喷以二硝基苯肼试液。供试品色谱中，在与对照品色谱相应的位置上，显相同的橙红色斑点。

【规格等级】统货。

【炮　　制】

（1）小茴香：除去杂质。

（2）盐制小茴香：取洁净小茴香，每100kg用2kg食盐加水适量溶解，拌匀，肉至吸尽盐水，置锅内用文火炒至鼓起，表面微黄色，有香气时，取出，晾凉。

【炮制作用】小茴香生用长于理气调中，开胃进食。盐制后可缓和辛散之性，专走下焦，温肾暖肝，增强理气止痛作用。多用于胃气疼痛，疝气疼痛。

【性味归经】辛，温。归肾、脾、胃经。

【功能主治】补阳散寒，止痛，理气和胃，止呕。主要用于胃寒胀痛，下腰冷痛，食少呕吐，睾丸偏坠，痛经，寒疝，肠绞痛，睾丸、附睾鞘膜积液肿痛，阴囊冰冷而有抽紧痛等。

【用法用量】3~6g，水煎服。外用适量，研末调敷或炒热温熨。

【主要成分】本品主要含挥发油，主要成分为反式茴香脑、柠檬烯、茴酮、爱草脑、

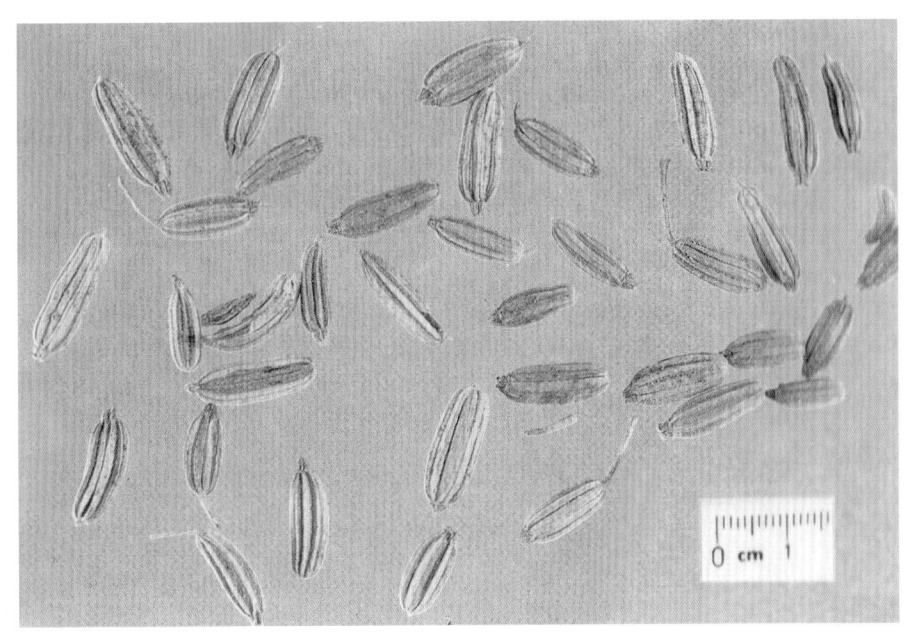

图 235 小茴香（广西产）

γ-松油烯、月桂烯等。还含亚油酸、油酸、棕榈酸、花生酸，并含豆甾醇、谷甾醇、7-羟基香豆精，6,7-二羟基香豆素等。

【药理作用】①调节胃肠机能，增加胃肠蠕动；②抗溃疡；③保肝；④性激素样作用；⑤抗菌；⑥抗氧化。

· 山茱萸《神农本草经》·
Shanzhuyu
CORNI FRUCTUS
Common Macrocarpium Pulp

【来　　源】为山茱萸科植物山茱萸 Cornus officinalis Sieb.et Zucc. 的干燥成熟果肉。

【产　　地】野生。主产于浙江杭州、临安、淳安、桐庐；河南南阳、西峡、内乡、嵩县、济源、巩义；陕西丹凤、太白、汉中；安徽歙县、石台；四川通江、安州；重庆南川、涪陵；甘肃、山东等地。

以浙江杭州、临安、淳安产者品质最佳，习称"杭萸肉"或"淳萸肉"，为浙江省道地药材之一。

【采收加工】秋末霜降后果实成熟呈鲜红色时采摘。果实经霜后质佳。去掉枝梗及果柄，用文火烘至果皮膨胀，或置沸水中略烫至皮软，或将鲜果置木甑内隔水蒸，见上气约5分钟，取出待稍凉，挤出果核取肉，晒干或烘干。以火烘法加工的产品肉厚、色鲜，质佳。

【性状鉴别】呈不规则的皱缩扁片状或囊状，长约1.5cm，宽约1cm，厚约0.1cm。新货表面紫红色，有光泽，陈货暗红色，有光泽，顶端有的有圆形的宿萼痕，基部有果梗痕。质柔软。气微，味微酸、微苦涩。

以身干、无核、皮肉肥厚、色紫红、柔润者为佳。

【显微鉴别】本品粉末红褐色，果皮表皮细胞表面观多角形或类长方形，直径16~30μm，垂周壁连珠状增厚，外平周壁颗粒状角质增厚，胞腔含淡橙黄色物。中果皮细胞橙棕色，多皱缩。草酸钙簇晶少数，直径12~32μm。石细胞类方形、卵圆形或长方形，纹孔明显，胞腔大。

【规格等级】统货。干货。果肉呈不规则的皱缩片状或囊状。表面鲜红、紫红至暗红色，皱缩，有光泽。味酸涩。果核不超过3%，无杂质、虫蛀、霉变。

【炮　　制】

（1）净山茱肉：除去杂质和残留果核。

（2）酒山茱肉：取净山茱肉，每100kg黄酒20kg，与山茱肉拌匀，闷透待酒吸尽，置炖药罐内封闭，用武火隔水炖12~24小时，取出，晒干。

（3）盐山茱肉：取净山茱肉，每100kg用2kg食盐，加适量水溶化，与山茱肉拌匀，至盐水吸尽隔水蒸3小时，取出，晒干。

【炮制作用】盐制后能增强补肾固涩功能；酒制降低酸性，增强补肝肾作用。同时增强通络作用，多用于腰膝酸痛患者。

【性味归经】酸、涩，微温。归肝、肾经。

【功能主治】补益肝肾，涩精固脱。用于肾阳虚，肾阴虚，眩晕耳鸣，腰膝酸痛，阳痿遗精，早泄，夜尿多、遗尿、尿频、崩漏、带下、自汗、盗汗、亡阳大汗虚脱，内热消渴。

【用法用量】6~12g，救治虚脱时60~120g。水煎服。

【主要成分】挥发性成分及黄酮、环烯醚萜类、鞣质、氨基酸、维生素、矿物质、皂苷、多糖、有机酸等。

【药理作用】具有免疫调节作用，降血糖、降血脂，强心，抗肿瘤，抗艾滋病。

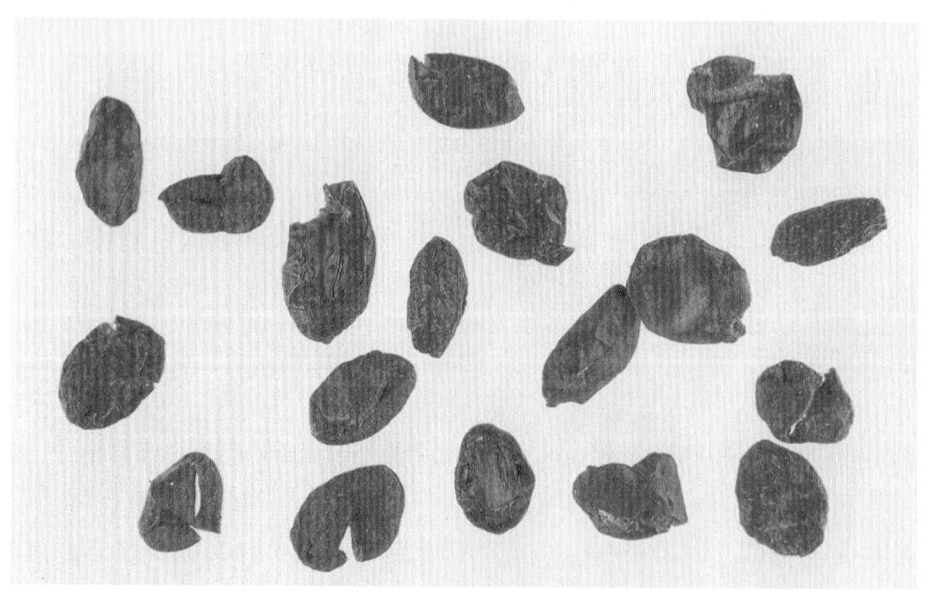

图236　山茱萸（河南产）

·山楂《新修本草》·
Shanzha
CRATAEGI FRUCTUS
Chinese Hawthorn Fruit

商品按来源和产地的不同分为北山楂、南山楂两个品别。北山楂以"山楂"为名，南山楂以"南山楂"为名。

·北山楂·
Beishanzha
CRATAEGI PINNATIFIDAE FRUCTUS
Chinese Hawthorn Fruit

【来　　源】为蔷薇科植物山里红 *Crataegus pinnatifida* Bge.var.*major* N.E.Br. 或山楂 *Crataegus pinnatifida* Bge. 的干燥成熟果实。

【产　　地】主产于河南、山东、河北等地。辽宁、山西、江苏、陕西亦产。

【采收加工】秋季果实成熟时采收，横切成厚 3~5mm 的薄片，晒干。

【性状鉴别】呈圆形横切片，多卷缩不平，果皮鲜红或深红色，密布灰白色细斑点。果肉深黄色至浅棕色，切面可见 5~6 粒淡黄色果核，但核多脱落而中空。有的片上可见短果柄或下凹的花萼残迹。气微清香，味酸微甜。

以个大、皮红、肉厚者为佳。

【显微鉴别】取本品粉末 1g，加醋酸乙酯 4mL，超声处理 15 分钟，滤过，滤液作为供试品溶液。另取熊果酸对照品，加甲醇制成每 1mL 含 1mg 的溶液，作为对照品溶液。照薄层色谱法试验，吸取上述两种溶液各 4μL，分别点于同一硅胶 G 薄层板上，以甲苯-醋酸乙酯-甲酸（20∶4∶0.5）为展开剂，展开，取出，晾干，喷以硫酸乙醇溶液（3→10），在 80℃加热至斑点显色清晰，分别置日光及紫外光灯（365nm）下检视。供试品色谱中，在与对照品色谱相应的位置上，日光下显紫红色斑点；紫外光灯（365nm）下，显橙黄色荧光斑点。

【规格等级】统货。干货，无枝梗、杂质、虫蛀、霉变。

【炮　　制】

（1）净山楂：除去杂质及脱落的核。

（2）炒山楂：取净山楂，用中火炒至色变深，取出放凉。

（3）焦山楂：取净山楂，用武火炒至表面黄褐色，内部黄褐色，取出放凉。

（4）山楂炭：取山楂或原个山楂，用武火炒至表面炭黑色内部焦褐色，喷淋少许清水灭净火星，取出，晒干。

【炮制作用】炒制后降低酸味，增强消积化滞、健脾开胃的作用，临床多用于和中消导。焦山楂消食导滞作用增强，用于肉食积滞，泻痢不爽等。山楂炭有消食理气，化瘀止血作用。

【性味归经】酸，甘，微温。归脾、胃、肝经。

【功能主治】消食积健胃，行气散瘀血。用于食滞或肉积不消所致之胃脘胀满，嗳气吞酸，腹痛泄泻，心腹刺痛，疝气疼痛，瘀血经闭，产后瘀阻腹痛，还可用于高血压病、冠心病、高脂血症等。焦山楂消食导滞作用增强，用于肉食积滞，泻痢不爽等。

【用法用量】水煎服，9~15g。

【主要成分】主要含有机酸、60余种黄酮类化合物及三萜类化合物。有机酸主要有草酸、苹果酸、柠檬酸及其甲酯、绿原酸等；黄酮类化合物主要有黄酮聚合物、3',4',5,7-四羟基黄酮-7-葡萄苷和芦丁、金丝桃苷等；三萜类化合物有山楂酸、科罗索酸、齐墩果酸、熊果酸等。此外，还含有核黄素、磷脂、氨基酸、B族维生素、维生素C、维生素E、胡萝卜素、多种微量元素等。

【药理作用】①降血压，调节血脂；②扩张冠状动脉，抗心肌缺血，抗心律失常；③抗脑缺血；④对血液流变学的作用；⑤保护血管内皮细胞；⑥消化系统作用：促进肉食分解，调节胃肠道运动功能，消食止泻；⑦调节糖代谢及抗氧化；⑧保护肝功能；⑨收缩子宫作用；⑩抗菌；⑪抗肿瘤：抑制黄曲霉素诱导的致突变作用，抑制肿瘤细胞DNA的生物合成，使肿瘤细胞内Ca^{2+}浓度升高，通过钙超载，导致肿瘤细胞凋亡；⑫抗疲劳；⑬止痛止血；⑭改善精子运动功能；⑮保护视网膜。

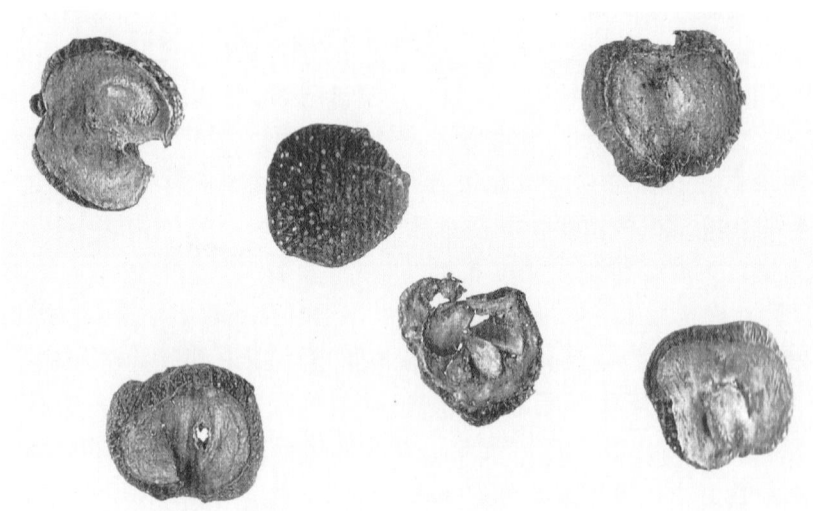

图237　北山楂（山东产）

·南山楂·

Nanshanzha

CRATAEGI FRUCTUS CUNEATAE

Nippon Hawthorn Fruit

【来　　源】为蔷薇科植物野山楂 *Crataegus cuneata* Sieb.et Zucc. 的干燥成熟果实。

【产　　地】主产于河南、湖北、江西、安徽、陕西等省，广东、广西、浙江亦产。

【采收加工】秋季果实成熟时采收，晒干，或压成饼状后再晒干。

【性状鉴别】类圆球形。直径0.8~1.4cm，间有压扁成饼状。表面棕红至黄棕色，有细皱纹及小斑点，顶端有凹窝，其边缘略突出，基部有果柄残痕。质坚硬，核大，含果核

4~6粒，淡黄色，果肉薄，棕红色，气微，味酸微涩。

以个匀，色棕红，质坚者为佳。

【规格等级】统货。

【炮　　制】同北山楂。

【炮制作用】同北山楂。

【性味归经】同北山楂。

【功能主治】同北山楂。

【用法用量】同北山楂。

【主要成分】同北山楂。

【药理作用】同北山楂。

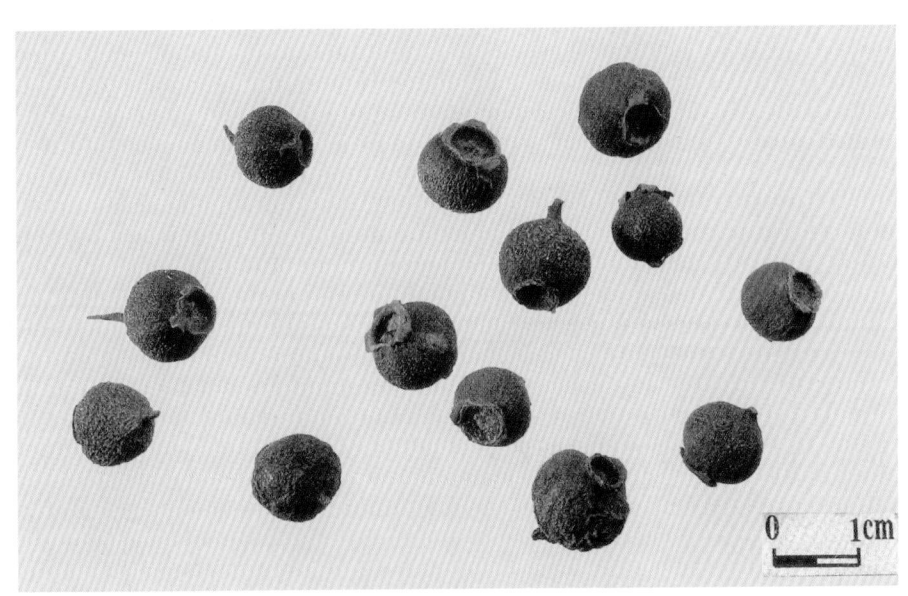

图 238　南山楂（河南产）

·川楝子《神农本草经》·
Chuanlianzi
TOOSENDAN FRUCTUS
Szechwan Chinaberry Fruit

【来　　源】为楝科植物川楝 *Melia toosendan* Sieb.et Zucc. 的干燥成熟果实。

【产　　地】主产于四川乐山、绵阳、宜宾、涪陵、万县、南充地区；贵州兴义、安龙，以及云南、甘肃、贵州、湖北、湖南、河南、广东等地。

【采收加工】秋冬季果实成熟、外表呈黄色时采摘，除去杂质，晒干或烘干。

【性状鉴别】呈类球形，似马脖子上挂的金铃，故有"金铃子"之称。外表金黄色至棕黄色，微有光泽，具深棕色小点，少数有凹陷或皱缩。外果皮革质，与果肉间常成空隙，果肉松软，淡黄色，湿润后显黏性。果核球形或卵圆形，质坚硬，两端平截，有 6~8 条纵棱，内分 6~8 室，每室含长圆形、黑棕色的种子 1 粒。气特异，味酸、苦。

以表面金黄色、个大、肉厚而虚软、完整无破裂者为佳。

【显微鉴别】取本品粉末 1g，加乙醚 5mL，浸泡过夜，滤过。取滤液 1mL，置蒸发皿中，挥散后，残渣加 0.125％对二甲氨基苯甲醛硫酸溶液（50％，V/V）6 滴，呈紫红色。照薄层色谱法试验，取粗粉 1g，加乙醚 4mL，浸泡过夜，滤过，点样于硅胶 G 薄层板上。以苯-丙酮（9∶1）为展开剂，展距 18cm。用 0.125％对二甲氨基苯甲醛硫酸溶液喷雾，加热，呈现 11 个斑点。

【规格等级】统货。以表面金黄色、个大、肉厚而虚软、完整无破裂者为佳。

【炮　　制】

（1）川楝子：取原药拣除杂质，整理洁净，用时捣碎。

（2）炒川楝子：取净川楝子，置锅内用文火炒至深黄色，取出，放凉。

（3）煨川楝子：将鲜川楝子用湿纸包裹数层，置炭火中煨，至嗅到川楝子固有香气时，取出，放凉。用时捣碎。

【炮制作用】炒（煨）制后，可缓和苦寒之性，适用于体弱患者及小儿虫积腹痛。

【性味归经】苦，寒。有小毒。归肝、小肠、膀胱经。

【功能主治】舒肝，行气，止痛，驱虫，疗癣。用于胸胁、脘腹胀痛，疝气痛，因睾丸鞘膜积液、附睾炎、小肠疝气引起的局部疼痛，虫积腹痛。外用治头癣、秃疮。

【用法用量】水煎服，5~10g。外用适量，用火焙酥研末，以麻油调匀涂敷患处。

【主要成分】含黄酮、挥发油、萜、多糖等化合物。其中挥发油主要成分有己酸（19.63％）、亚麻酸乙酯（6.45％）、棕榈酸（6.44％）、棕榈酸乙酯（4.61％）、亚油烯酸乙酯（4.28％）、亚麻酸（2.93％）、油酸（2.72％）、异龙脑（2.32％）、龙脑（1.16％）等。

【药理作用】①阻断神经肌肉接头传递；②抑制呼吸中枢；③抗肉毒素；④心血管系统作用：影响心肌收缩节律，正性肌力；⑤消化系统作用：治疗胃溃疡，松弛奥狄括约肌，收缩胆囊，促进胆汁排泄；⑥驱虫；⑦抗菌、抗炎；⑧抗病毒；⑨抗肿瘤：对宫颈癌 JTC-26 细胞有明显抑制作用，控制率在 90％ 以上；⑩其他作用：抑制色素沉着，抗氧化。

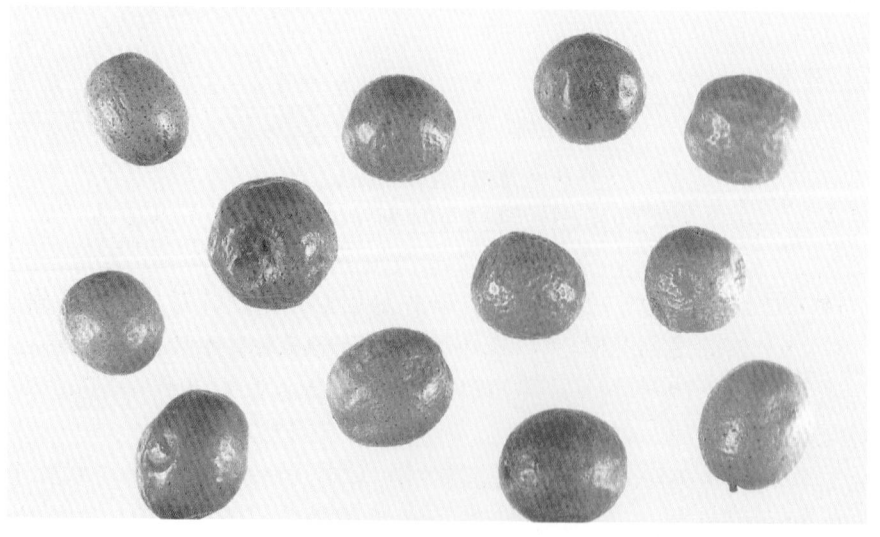

图 239　川楝子（云南产）

· 马钱子《本草纲目》·
Maqianzi
STRYCHNI SEMEN
Nut-vomitive Poisonnut or Pierriana Poisonnut Seed

【来　　源】为马钱科植物马钱 *Strychnos nux-vomica* L. 或云南马钱 *Strychnos pierriana* A.W.Hill 的干燥成熟种子。

【产　　地】野生。马钱主产于印度，越南，缅甸，泰国，斯里兰卡等国。云南马钱主产于云南麻栗坡，广东、云南、海南及广西等地有栽培。

【采收加工】秋冬季摘下成熟果实，取出种子，去净果肉，洗净晒干。

【性状鉴别】

（1）马钱：呈扁圆形纽扣状，常一面隆起如龟背状，另一面稍凹下，直径1~3cm，厚0.3~0.5cm。表面密被灰棕色或灰绿色绢状绒毛，自中心向四周呈辐射状排列，有丝样光泽。边缘稍隆起，较厚，有微尖突起的珠孔，底面中心有突起的圆点状种脐。质坚硬，纵剖面可见两片心形子叶，叶脉5~7条。气微，味极苦。有大毒，不能随便口尝。

（2）云南马钱：呈扁椭圆形或扁圆形，龟背状隆起较少，边缘较薄而微翘起，表面灰黄色，丝绢状毛茸较疏松而粗糙。子叶卵形，有微凸起的叶脉3条。

两者均以个大、肉厚饱满、表面灰棕色微带绿、有细密毛茸、质坚硬无破碎者为佳。

【显微鉴别】

（1）本品粉末灰黄色。非腺毛单细胞，基部膨大似石细胞，壁极厚，多碎断，木化。胚乳细胞多角形，壁厚，内含脂肪油及糊粉粒。

（2）取本品干燥种子的胚乳部分作切片，加1%钒酸铵的硫酸溶液1滴，胚乳即显紫色；另取胚乳切片，加发烟硝酸1滴，即显橙红色。

（3）取本品粉末0.5g，加三氯甲烷-乙醇（10：1）混合液5mL与浓氨试液0.5mL，密塞，振摇5分钟，放置2小时，滤过，滤液作为供试品溶液。另取士的宁和马钱子碱对照品，加三氯甲烷制成每1mL含2mg的混合溶液，作为对照品溶液。照薄层色谱法试验，吸取上述两种溶液各10μL，分别点于同一硅胶G薄层板上，以甲苯-丙酮-乙醇-浓氨试液（4：5：0.6：0.4）为展开剂，展开，取出，晾干，喷以稀碘化铋钾试液。供试品色谱中，在与对照品色谱相应的位置上，显相同颜色的斑点。

【规格等级】商品有马钱和云南马钱两种，前者是进口品，后者是国产品。

【炮　　制】

（1）生马钱子：除去杂质，用时打碎，供外用制剂，如中成药"伤湿止痛膏"。

（2）制马钱子：取原药除去杂质，洗净，清水浸泡5天，水要浸过药面30cm以上；每天换水两次，取出，置锅内水煮4小时，煮时保持水浸过药面，并不断翻动；煮至马钱子膨胀，取出，用刀刮去种皮，对切剖开，除去胚芽；用清水浸漂3天，每天换水两次，取出，晒干。然后将净河沙炒至大热，放入马钱子，不断翻炒，炒至马钱子呈深黄色、松酥时，取出，筛去河沙，放凉。

（3）马钱子粉：将洁净粗河沙置锅内，用武火加热炒至230~240℃，投入洁净马钱子，迅速不断翻炒，炒至马钱子被烫至体积膨胀鼓起，表面绒毛转焦黑色，并有爆裂痕，内呈棕褐色时，取出，筛去河沙，放凉，研成细粉。

（4）油炸马钱子按两个工序进行

①取马钱子，拣除杂质，洗净，用清水浸泡3天，每天换水2次，取出，置锅中加水煮4小时，取出，用清水冲洗干净，刮去皮毛，纵向剖开，除去胚芽，再用清水浸泡4天，每天换水3次，取出；

②将取出的马钱子晾至半干，放在煮沸的芝麻油中炸至黄褐色、松酥透为度，取出，用草纸或麸皮吸去油，放凉。

（5）醋制马钱子：将马钱子按油炸法第一个工序处理之后（不用晾干水分），置瓦锅内，加六倍量的黑米醋，用文火煮6~8小时，取出，晾至八成干，放进炒至大热的河沙内，不断翻炒至膨胀鼓起，取出，筛去河沙，放凉。

【炮制作用】经高温炮制和醋制后，可以降低其毒性。

【性味归经】苦，寒。有大毒。归肝、脾经。

【功能主治】通络止痛，散结消肿。用于风湿顽痹，麻木瘫痪，跌仆损伤，骨折，痈疽肿痛；小儿麻痹后遗症，类风湿关节痛。有兴奋中枢神经、镇咳、祛痰、抗菌作用。

【用法用量】应遵医嘱使用，0.3~0.6g，炮制后入丸散用。

【主要成分】含马钱子碱、马钱子新碱、伪马钱子碱、异马钱子碱、异马钱子碱氮氧化物、α-香树脂醇、β-谷甾醇、硬脂酸、香草醛、没食子酸甲酯、没食子酸乙酯、奴弗新、京尼平苷、马钱素、士的宁、异士的宁氮氧化物、番木鳖次碱、伪番木鳖碱、α及β-可鲁勃林等；另外，还有番木鳖苷、绿原酸、脂肪油、蛋白质等。

【药理作用】①兴奋中枢神经系统；②消化系统作用：反射性增加胃液分泌，促进消化机能和食欲；③镇咳、祛痰、平喘；④抗菌、抗炎；⑤镇痛；⑥对心血管系统的作用：抗血栓、保护心肌细胞、抗心律失常、改善微循环；⑦免疫调节；⑧影响软骨细胞的增殖和凋亡；⑨抗肿瘤：对肿瘤细胞有抑制生长作用，其机制可能是抑制肿瘤细胞的蛋白质合成；⑩其他作用：提高横纹肌、平滑肌和心肌张力，麻痹感觉神经末梢。

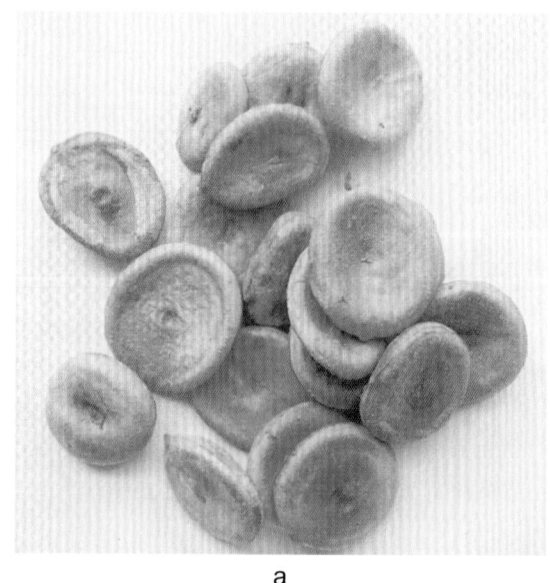

a

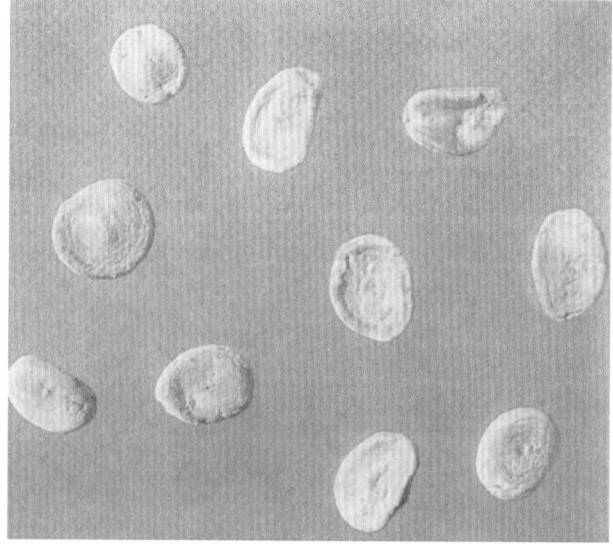

b

图 240　马钱子

a. 马钱　b. 云南马钱

·马兜铃《开宝本草》·
Madouling
ARISTOLOCHIAE FRUCTUS
Northern Dutchmanspipe or Slender Dutchmanspipe Fruit

【来　　源】为马兜铃科植物北马兜铃 *Aristolochia contorta* Bge. 或马兜铃 *Aristolochia debilis* Sieb.et Zucc. 的干燥成熟果实。北马兜铃或马兜铃的干燥根为"青木香"，其带叶干燥茎藤为"天仙藤"。

【产　　地】野生。北马兜铃主产于吉林、辽宁、黑龙江、河北、内蒙古、山东、山西、陕西、河南等省、自治区。

马兜铃主产于陕西、浙江、安徽、江苏、江西、湖北、湖南、广东等省。

【采收加工】9~10月果实由绿变黄时采收。将果实从果柄基部剪下，晒干。

【性状鉴别】

（1）北马兜铃：呈卵圆形，长3~7cm，直径2~4cm，表面黄绿色、灰绿色或棕褐色，有纵棱线12条，其中6条作波状弯曲，为背缝线，其余6条平直为腹缝线，两者交互间隔排列，由棱线分出多数横向平行的细脉纹。顶端平钝，基部有细长的果梗，果皮轻而脆，易裂为6瓣，果梗也分为6条。果皮内表面平滑而带光泽，有较密的横向脉纹。果实分6室，每室种子多数，平叠整齐排列。种子扁平而薄，呈钝三角形、梯形或扇形，长0.6~1.0cm，宽0.8~1.2cm，边缘有翅，淡棕色中心棕色。种仁乳白色，有油性。气特异，味微苦。

（2）马兜铃：呈球形或长圆形，基部钝圆，长2.0~2.5cm，直径2~3cm，果柄长2.5~4.5cm，背缝线的纵棱较平直。果实少开裂，种子略宽大，种仁心形。其余似北马兜铃。

以个大，饱满，表面黄绿色，不破裂者为佳。

【显微鉴别】取本品粉末3g，加乙醇50mL，加热回流1小时，滤过，滤液蒸干，残渣加乙醇5mL使溶解，作为供试品溶液。另取马兜铃对照药材3g，同法制成对照药材溶液。再取马兜铃酸对照品，加乙醇制成每1mL含0.5mg的溶液，作为对照品溶液。照薄层色谱法试验，吸取上述三种溶液各5μL，分别点于同一硅胶G薄层板上，使成条状，以甲苯-醋酸乙酯-水-甲酸（20：10：1：1）的上层溶液为展开剂，展开，取出，晾干，置紫外光灯（365nm）下检视。供试品色谱中，在与对照药材和对照品色谱相应的位置上，分别显相同颜色的荧光条斑。

【规格等级】因植物来源不同，商品分北马兜铃和马兜铃两种，以北马兜铃为主流商品。均以身干，个大，黄绿色，不破裂者为佳，一般不分等级，均为统货。

【炮　　制】

（1）马兜铃：除去杂质，筛去灰屑，搓碎。

（2）蜜炙马兜铃：取洁净马兜铃，用25%炼蜜加水适量稀释，拌匀，闷润至吸尽蜜汁，置锅内用文火炒至不粘手为度，取出，放凉。

【炮制作用】蜜制后能缓和苦寒性能，增强润肺止咳的功效，并可矫味，避免服后呕吐副作用。

【性味归经】苦，微寒。归肺、大肠经。

【功能主治】清肺降气，止咳平喘，清肠消痔。用于肺热喘咳，失音，声音嘶哑，痰中带血，肠热痔血，痔疮肿痛等。

【用法用量】水煎服，3~9g。

【主要成分】含马兜铃酸、马兜铃次酸、马兜铃碱、木蓝碱、尿囊素、马兜铃内酰胺等；尚含丁香酸、香草酸等酚酸类化合物；并含二十五烷酸、β-谷甾醇、胡萝卜苷。

【药理作用】①镇痛；②抗炎；③抗病原微生物；④呼吸系统作用：祛痰、舒张支气管平滑肌；⑤抗肿瘤：对小白鼠腹水瘤有抑制作用，可抑制大鼠移植性肉瘤和肝癌的生长，对宫颈癌 HeLa 细胞也有抑制作用；⑥增强吞噬细胞的活性；⑦升白细胞；⑧对血压的影响；⑨促进造血。

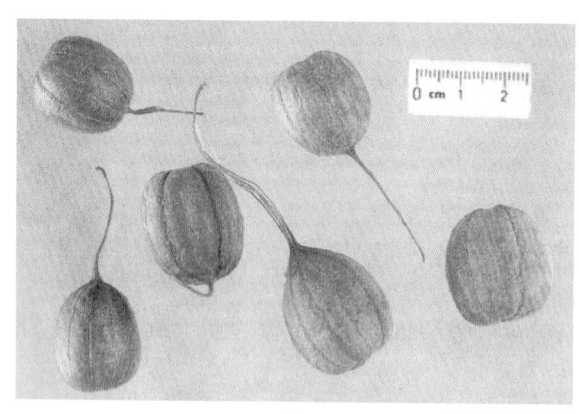 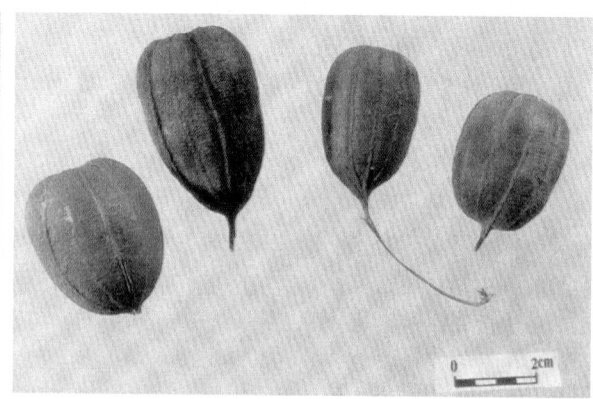
a   b

图 241　马兜铃
a. 北马兜铃（山东产）　b. 马兜铃（陕西产）

·马槟榔《本草品汇精要》·
Mabinglang
CAPPARIS SEMEN
Masaikai Caper Seed

【来　　源】为白花菜科植物马槟榔 *Capparis masaikai* Levl. 的干燥成熟种子。

【产　　地】主产于云南文山、红河等地。广西、广东、贵州等省、自治区亦产。

【采收加工】8~12月果实成熟时采摘，闷3~4日，使其皮变软，击破外壳，取出种子，去肉渣（勿用水洗），晒干。

【性状鉴别】呈不规则扁圆形，直径 1~2cm。表面棕褐色，常有黑褐色果肉残留，边缘有鸟嘴状突出，其凹入处可见类三角形的种脐。外种皮质硬而脆，种仁黄白色；子叶交叉重叠，盘旋卷曲如蜗牛状。气微，味微涩而甜。

【规格等级】统货，以个大，饱满，种仁色黄白，味甜者为佳。

【性味归经】味甘，性寒。归肺、脾经。

【功能主治】清热利咽，解毒，生津，消积。用于热病伤津，暑热口渴，喉炎喉痛，食滞胀满，麻疹、肿毒。

【用法用量】内服，生嚼1~2枚；或水煎服，3~9g。外用适量，捣敷。

【主要成分】主要含生物碱、脂肪酸、鞣质和氨基酸等化学成分。生物碱主要为槟榔碱、槟榔次碱、槟榔副碱、高槟榔碱、去甲基槟榔碱、去甲基槟榔次碱；脂肪酸含亚油酸、油酸、棕榈酸、苯甲酸、五十五烷酸；另含缩合鞣质、多聚糖、黄酮类、皂苷、槟榔红色素及多种无机元素等。

【药理作用】①抗菌：对葡萄球菌、大肠埃希菌、枯草杆菌和霍乱弧菌等均有作用，但无抗真菌作用；②致泻；③抗血小板聚集；④抗超氧自由基、负离子自由基活性。

注：广东习惯将白花菜科植物华南槌果藤 *Capparis versicolor* Griff. 的干燥种子作为马槟榔（其果实称为"屈头鸡"）。其性状：果呈卵圆形，长 3.5~6cm，直径 3~4cm。表面黄褐色，有点状突起。一端有黄白色果柄脱落残痕，质坚硬。击碎内有种子 2 枚，种子肾形或扁圆形，一端凸出如鸟嘴状，直径 1.5~2cm，种皮暗灰褐色，多与果皮分离，种仁黄白色，胚根在外圈，子叶在中心盘旋状，形如鸡胚胎，故称"屈头鸡"。剥除果皮取其种子，称为马槟榔。具臭油气，味微苦后甜。

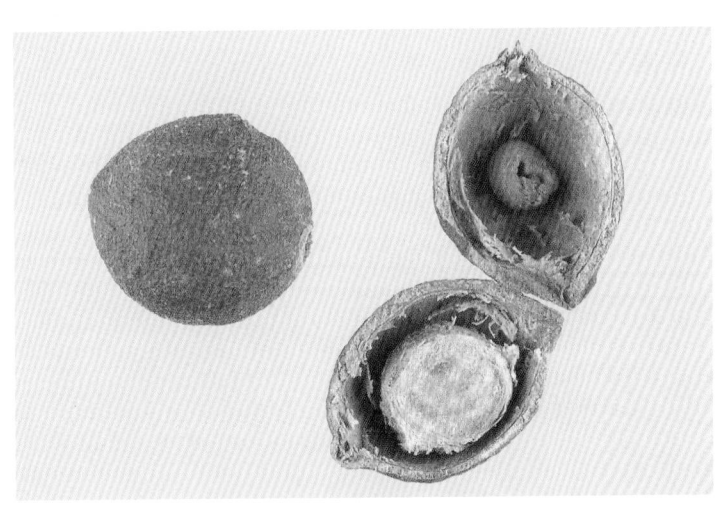

图 242　马槟榔（云南产）

· 乌梅《本草经集注》·
Wumei
MUME FRUCTUS
Smoked Plum Fruit

【来　　源】为蔷薇科植物梅 *Prunus mume*（Sieb.）Sieb.et Zucc. 的干燥近成熟果实。

【产　　地】主产于四川、福建、台湾、贵州、浙江等省。此外，广东、湖南、湖北、陕西、安徽、江苏、广西、江西、河南等省、自治区亦产。

【采收加工】夏季果实近成熟时采收，按大小分档分别用松树叶烟熏烤至色变黑，温度保持在 40℃左右。熏焙至六成干时要翻动，但不能弄破外皮。一般需要熏焙 2~3 昼夜，至果皮起皱皮，再闷 2~3 天至其变成黑色即可。

【性状鉴别】呈类球形或扁球形。表面乌黑色或棕黑色，皱缩不平。基部有圆形果梗痕。果核坚硬，椭圆形，棕黄黑色，表面有凹点；种子扁卵形，淡黄色。气微，味极酸。

以个大，肉厚，核小，乌黑色，完整，不破裂露核，柔润，味极酸者为佳。

【显微鉴别】

（1）本品粉末内果皮石细胞极多，单个散在或数个成群，淡绿色或几无色；呈类多角形、类三角形、三角卵形、类圆形、长圆形或梭形，边缘稍不平整，有的一边或末端有凹凸。种皮石细胞较多，单个散在或数个相集，也有与表皮细胞相连，棕黄色、金黄色或淡黄色；侧面观呈贝壳形、盔帽形、类长方形、类方形、类梭形或长条形，外壁呈半月形或圆拱形，层纹细密，孔沟无或甚短，底部壁层纹无或少见，孔沟明显；表面观呈类多角形、类圆形、类梭形、长圆形或长梭形，壁稍厚薄不匀，纹孔较稀，有的孔沟稍粗。种皮外表皮薄壁细胞黄色或棕红色。中果皮薄壁组织淡黄色或黄棕色，极皱缩，壁薄，有的细胞含草酸钙簇晶。

（2）取干燥果肉 1.5g，加乙醇 15mL，研磨后滤过。取滤液 2mL，于水浴上蒸干，加入新鲜配制的吡啶-醋酐（3：1）液 3mL，显紫檀色。取上述乙醇提取液 1mL，加浓盐酸 4~5 滴及少量锌粉，在沸水中加热 3 分钟，无颜色反应。

【规格等级】商品分三个等级：

一等（耳梅）：果肉肥厚，似耳形，每公斤 300~400 粒。

二等（肉梅）：果肉质滋润。每公斤 400~500 粒。

三等（骨梅）：果肉薄。每公斤 500 粒以上。

注：中药材经营历史上，乌梅分档规格尚有：

①合溪梅：产于浙江合溪，又名吉梅、玉梅，经蒸晒，外表黑褐色，个大，肉厚，皱缩柔软，味极酸。

②圆建梅：产于福建，个大，味酸。

③广东梅：个小，酸味稍差。

④川梅：又名红梅，产于四川綦江、江津、合川，带红色，个小，肉薄，味微酸。

【炮　　制】

（1）乌梅：除去杂质，洗净，干燥。

（2）乌梅肉：取净乌梅，水润使软或蒸软，去核，干燥。

（3）乌梅炭：取洁净乌梅置锅中用武火炒至冒青烟，外皮发泡，呈焦黑色，取出，放凉。

【炮制作用】制炭后具有收敛止血作用。

【性味归经】酸、涩，平。归肝、脾、肺、大肠经。

【功能主治】敛肺，涩肠，生津，安蛔。用于肺虚久咳，久痢滑肠，虚热消渴，蛔厥呕吐、腹痛，便血，崩漏等。外用治胬肉，头疮，牛皮癣等。

【用法用量】水煎服，6~12g。外用适量，取汁涂敷。

【主要成分】含有机酸、萜类、甾醇、挥发性成分、氨基酸类、糖类、脂类、黄酮类、生物碱等。有机酸主要为柠檬酸、苹果酸、琥珀酸、枸橼酸、乙醇酸、草酸、乳酸、延胡索酸、酒石酸、谷氨酸、绿原酸等；三萜类成分为熊果酸和齐墩果酸；甾醇含 β-谷甾醇、菜油甾醇、豆谷甾醇、$\triangle$5-燕麦甾醇、胆甾醇、$\triangle$7-豆谷甾醇和甾醇酯；挥发性成分含糠醛、硬脂酸、2-甲基丁酸、缬草酸、己酸、庚酸、辛酸、壬酸、癸酸、月桂酸、豆蔻酸、硬脂酸等；氨基酸含天门氨酸、天门冬酰胺、天冬氨酸等；脂类含游离甾醇酯、甘油酸二酯及游离脂肪酸等；黄酮类含有柠檬素-3-O-鼠李糖苷、山柰酚-3-O-鼠李糖苷、鼠李素-3-O-鼠李糖苷、槲皮素-3-O-鼠李糖苷、山柰酚和染料木素等；并含 2,2,6,6-四甲基哌啶酮等。

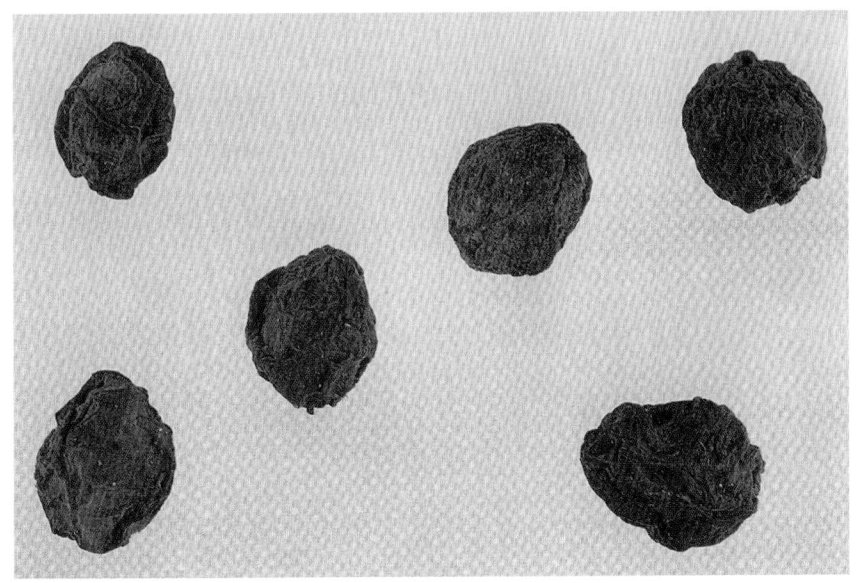

图 243　乌梅（福建产）

【药理作用】①抗菌；②驱蛔；③抗过敏；④抗肿瘤：抑制人原始巨核白血病细胞和人早幼粒白血病细胞的生长，对宫颈癌细胞 JTC26 株也有抑制作用；⑤抗变异原性；⑥抑制平滑肌收缩；⑦增强免疫功能；⑧抗生育；⑨解毒；⑩抗氧化；⑪镇咳。

· 五味子《神农本草经》·
Wuweizi
SCHISANDRAE FRUCTUS
Chinese Magnoliavine or Southern Magnoliavine Fruit

　　商品按来源不同分为北五味子和南五味子两种。质量以北五味子为优。《神农本草经》列为上品。

　　【来　　源】为木兰科植物五味子 *Schisandra chinensis* (Turcz.) Baill. 或华中五味子 *Schisandra sphenanthera* Rehd.et Wils. 的干燥成熟果实，前者称"北五味子"，后者称"南五味子"。

　　【产　　地】北五味子主产于辽宁本溪、桓仁、凤城、宽甸及吉林、黑龙江等地。此外，内蒙古、河北、山西小产。南五味子主产于河南、湖北、云南、江西、陕西、山西等省。

　　【采收加工】秋季 8~10 月果实完全成熟时采摘，除去果梗及杂质，晒干。多用麻袋包装，储藏于干燥、通风、凉爽处。

　　【性状鉴别】

　　（1）北五味子：呈不规则球形或扁球形，直径 0.5~0.8cm。表面红色、紫红色或红褐色，皱缩，油润，果肉柔软，有的表面呈黑红色，或出现"白霜"。内含种子 1~2 粒，多为 2 粒，肾形，表面棕黄色，有光泽，种皮坚硬而脆。果肉气微，味酸；种子破碎后，有香气，味辛，微苦。

　　以粒大、色红、肉厚、显油润者为佳。

　　（2）南五味子：类圆形，粒较小，如绿豆般大，直径 0.2~0.5cm。表面棕红色至暗棕色，干瘪且无油润性，无光泽，皱缩，果肉薄，常紧贴种子上，内含种子 1~2 粒，多为 1

粒。酸味淡。

以果皮紫红，粒大，肉厚柔润者为佳。

【显微鉴别】

（1）本品横切面：外果皮为1列方形或长方形细胞，壁稍厚，外被角质层，散有油细胞；中果皮薄壁细胞10余列，含淀粉粒，散有小型外韧型维管束；内果皮为1列小方形薄壁细胞。种皮最外层为1列径向延长的石细胞，壁厚，纹孔及孔沟细密；其下为数列类圆形、三角形或多角形石细胞，纹孔较大；石细胞层下为数列薄壁细胞，种脊部位有维管束；油细胞层为1列长方形细胞，含棕黄色油滴；再下为3~5列小型细胞；种皮内表皮为1列小细胞，壁稍厚，胚乳细胞含脂肪油滴及糊粉粒。

粉末暗紫色。种皮表皮石细胞表面观呈多角形或长多角形，直径18~50μm，壁厚，孔沟极细密，胞腔内含深棕色物。种皮内层石细胞呈多角形、类圆形或不规则形，直径约至83μm，壁稍厚，纹孔较大。果皮表皮细胞表面观类多角形，垂周壁略呈连珠状增厚，表面有角质线纹；表皮中散有油细胞。中果皮细胞皱缩，含暗棕色物，并含淀粉粒。

（2）取本品粉末1g，加氯仿20mL，加热回流30分钟，滤过，滤液蒸干，残渣加氯仿1mL使溶解，作为供试品溶液。另取五味子对照药材1g，同法制成对照药材溶液。再取五味子甲素对照品，加氯仿制成每1mL含1mg的溶液，作为对照品溶液。照薄层色谱法试验，吸取上述三种溶液各2μL，分别点于同一硅胶G薄层板上，以石油醚（30~60℃）-甲酸乙酯-甲酸（15∶5∶1）的上层溶液为展开剂，展开，取出，晾干，置紫外光灯（254nm）下检视。供试品色谱中，在与对照药材和对照品色谱相应的位置上，显相同颜色的斑点。

【规格等级】

1. 北五味子　分两个等级。

一等：干货。呈不规则球形或椭圆形。表面紫红色或红褐色，皱缩，肉厚，质柔润。内有肾形种子1~2粒。果肉味酸，种子有香气，味辛微苦。干瘪粒不超过2%，无梗枝、杂质、虫蛀、霉变。

二等：干货。呈不规则球形或椭圆形。表面黑红色、暗红色或淡红色，皱缩，肉较薄，内有肾形种子1~2粒。果肉味酸，种子有香气，味辛、微苦。干瘪粒不超过20%，无梗枝、杂质、虫蛀、霉变。

2. 南五味子　统货。干货。呈球形或椭圆形。表面棕红色或暗棕色，皱缩，肉薄。内有种子1粒。味酸，微苦、辛。干瘪粒不超过10%，无梗枝、杂质、虫蛀、霉变。

【炮　　制】

（1）五味子：除去杂质，用时捣碎。

（2）酒五味子：取净五味子，每100kg用黄酒20kg拌匀，润透，至酒吸尽，置炖药罐内，水锅中用武火隔水炖12~24小时，取出摊晾干。

（3）醋五味子：取净五味子，每100kg用米醋15kg。制法同酒五味子。

【炮制作用】酒制增强滋肾作用，醋制增强涩精、敛肺作用。

【性味归经】酸、甘，温。归肺、心、肾经。

【功能主治】收敛固涩，涩精止泻，益气生津，补肾宁心。用于虚寒咳喘，慢性支气管炎，肺气肿，肾虚咳喘，梦遗滑精，遗尿尿频，肾虚久泻久痢，自汗，盗汗，津伤口渴，气短脉虚，内热消渴，神经衰弱，心悸失眠，耳源性眩晕，慢性肝炎，过敏性、瘙痒性皮肤病，荨麻疹，血管神经性疾病等。

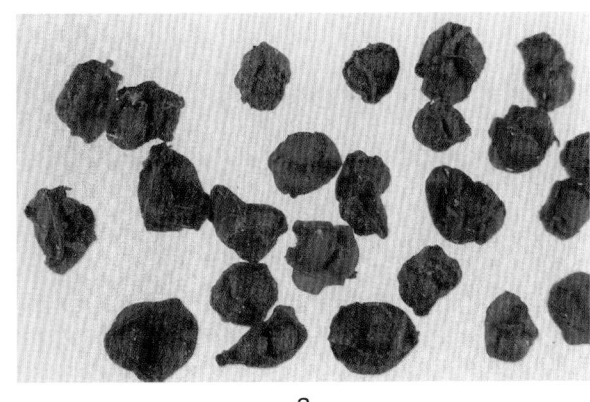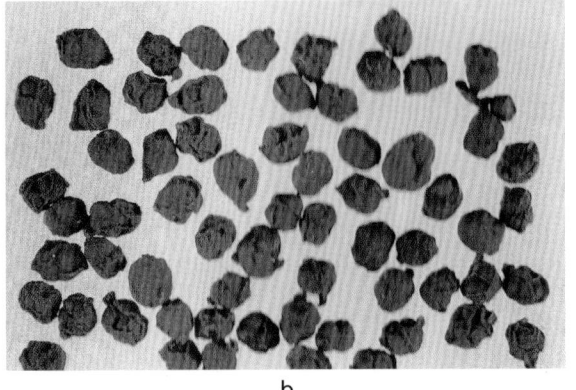

图 244　五味子
a. 北五味子（吉林产）　b. 南五味子（河南产）

【用法用量】水煎服，3~6g。

【主要成分】五味子中主要含联苯环烯类化合物木脂素，包括五味子素、五味子甲素、五味子乙素、五味子丙素、五味子醇、五味子酚等；含多种木脂类化合物，如五味子酯（甲、乙、丙、丁、戊）；尚含有挥发油、脂肪酸、有机酸、蛋白质、维生素 A、维生素 E、多糖、树脂等。

【药理作用】①调整、兴奋中枢神经系统功能作用，增强机体对非特异性刺激的防御能力，改善人的智力活动，抗疲劳，镇静，镇痛；②保肝，降低血清转氨酶；③呼吸系统作用：镇咳、祛痰；④心血管系统作用：强心，提高心脏和肾脏细胞三磷酸酯酶的活性，双向调节血压，抗休克；⑤影响代谢；⑥兴奋子宫；⑦抗病原微生物；⑧抗氧化，抗衰老，增强细胞免疫功能；⑨抗肿瘤：对白血病和 KB 细胞有细胞毒作用，对癌细胞 DNA、ATP 和核蛋白代谢均有抑制作用；⑩促进生育；⑪降血糖；⑫治疗阿尔茨海默病；⑬预防胃溃疡；⑭促进胆汁分泌；⑮杀虫。

　　附：

南五味子

【来　　源】华中五味子 *Schisandra sphenanthera* Rehd. et Wils. 的干燥成熟果实。商品称南五味子。

【产　　地】南五味子主产于河南、湖北、云南、江西、陕西、山西等省。

【性状鉴别】南五味子：类圆形，粒较小，如绿豆般大，直径 0.2~0.5cm。表面棕红色至暗棕色，干瘪且无油润性，无光泽，皱缩，果肉薄，常紧贴种子上，内含种子 1~2 粒，多为 1 粒。味酸。

以果皮紫红，粒大，肉厚柔润者为佳。

【规格等级】南五味子：统货。干货。呈球形或椭圆形。表面棕红色或暗棕色，皱缩，肉薄。内有种子 1 粒。味酸，微苦、辛。干瘪粒不超过 10%，无梗枝、杂质、虫蛀、霉变。

·化橘红《本草纲目拾遗》·
Huajuhong
CITRI GRANDIS EXOCARPIUM
Pummelo Pericarp

【来　　源】为芸香科植物化州柚 Citrus grandis Tomentosa. 的未成熟或近成熟果实的外层干燥果皮，又称"毛橘红"。其干燥幼果称"橘红胎"。

【产　　地】主产于广东化州、廉江、电白、信宜，以及广西钦州、博白等地。

传统认为以广东化州产者质量最佳，为广东省道地药材"十大广药"之一。据《化州志》记载，化橘红最早产于化州城内的宝山赖家园、李家园，质量最优，因其土壤中含有锰元素。其最早称为"化州仙橘"，产量稀少，在明朝就作为地方稀贵品进贡宫廷，远销海内外，在每片化橘红上都印有红色的标志。

【采收加工】于农历五月上旬，果实近成熟、外表茸毛茂密时采摘果实，置80℃左右的热水中烫5~10分钟，至果皮稍变软后取出晾至表面无水湿，用刀将果皮纵向均匀分割为7角星形，剥下果皮，修去大部分白色的中果皮，晾晒至五成干，对折，用木板压平，然后按外表毛茸多寡、皮块大小及色泽青黄分开，分别以 10 片为一扎，用丝线扎紧，晒干或烘干。

以上加工出来的商品规格称为"七爪"，外表茸毛茂密且青绿色者称为"正毛青七爪"，茸毛较少青绿色者称"副毛七爪"，外表无茸毛青绿者称为"光青七爪"，外表无茸毛黄色或黄棕色者称为"光黄七爪"。

【性状鉴别】

（1）正毛七爪橘红：呈七角星形，对折，两边角尖相合，直径 13~16cm，厚约 0.2cm，外表面绿褐色或灰绿色，密被茸毛及细密凹陷的油室，用手触之有柔茸样感。内表面黄白色或灰棕色，有线状筋脉。质坚而脆，易折断，断面不整齐，气香浓，味苦微辛。常以 10 个为一扎。

（2）副毛七爪橘红：形态与正毛七爪橘红基本相同，但果皮稍大，直径 15~18cm，外表面茸毛较少。青绿色或青黄色，清香气不及正毛七爪橘红浓。

（3）光青七爪橘红：形态与以上两者基本相同，但外表面光滑无毛茸，青绿色或青黄色，下凹的油室稍大而明显，直径 18~20cm，内表面较疏松，黄白色，线状筋脉明显，气微香，味苦而辛。

（4）光黄七爪橘红：与光青七爪基本相同，但外表面黄色或黄棕色。

正毛七爪、副毛七爪以茸毛细密、色青绿、皮薄者为佳。光青七爪以色青绿，皮厚薄均匀者为佳。光黄七爪以色黄，皮厚薄均匀者为佳。

【显微鉴别】

（1）中果皮薄壁细胞形状不规则，细胞壁不均匀增厚，呈连珠状，角隅处增厚。

（2）果皮表皮细胞表面观呈多角形、类方形或长方形，垂周壁增厚，气孔类圆形，直径 18~30μm，副卫细胞 5~7 个，侧面观外被角质层，靠外方的径向壁增厚。

（3）偶见非腺毛，具壁疣，或外壁光滑、内壁粗糙，胞腔内含淡黄色或棕色颗粒状物。

（4）草酸钙方晶成片或成行存在于中果皮薄壁细胞中，呈多面形、菱形、菱柱形、长方形或不规则形，直径 20μm，长约 40μm。

（5）导管为螺纹或网纹。偶见石细胞及纤维。

（6）黄酮显色反应：取本品粉末1g，加甲醇10mL，加热回流20分钟，放冷，滤过，取滤液1mL，加四氢硼钾约5mg，摇匀，加盐酸数滴，即显樱红色或紫红色。

【规格等级】分正毛七爪、副毛七爪、光青七爪、光黄七爪。按传统规格要求，每片单面厚度不超过0.2cm。出口装正毛七爪橘红加工成更薄片，50片为一扎。

【炮　　制】取原药清水洗净，闷润，切丝或块，晒干。

【性味归经】辛、苦，温。归肺、脾、胃经。

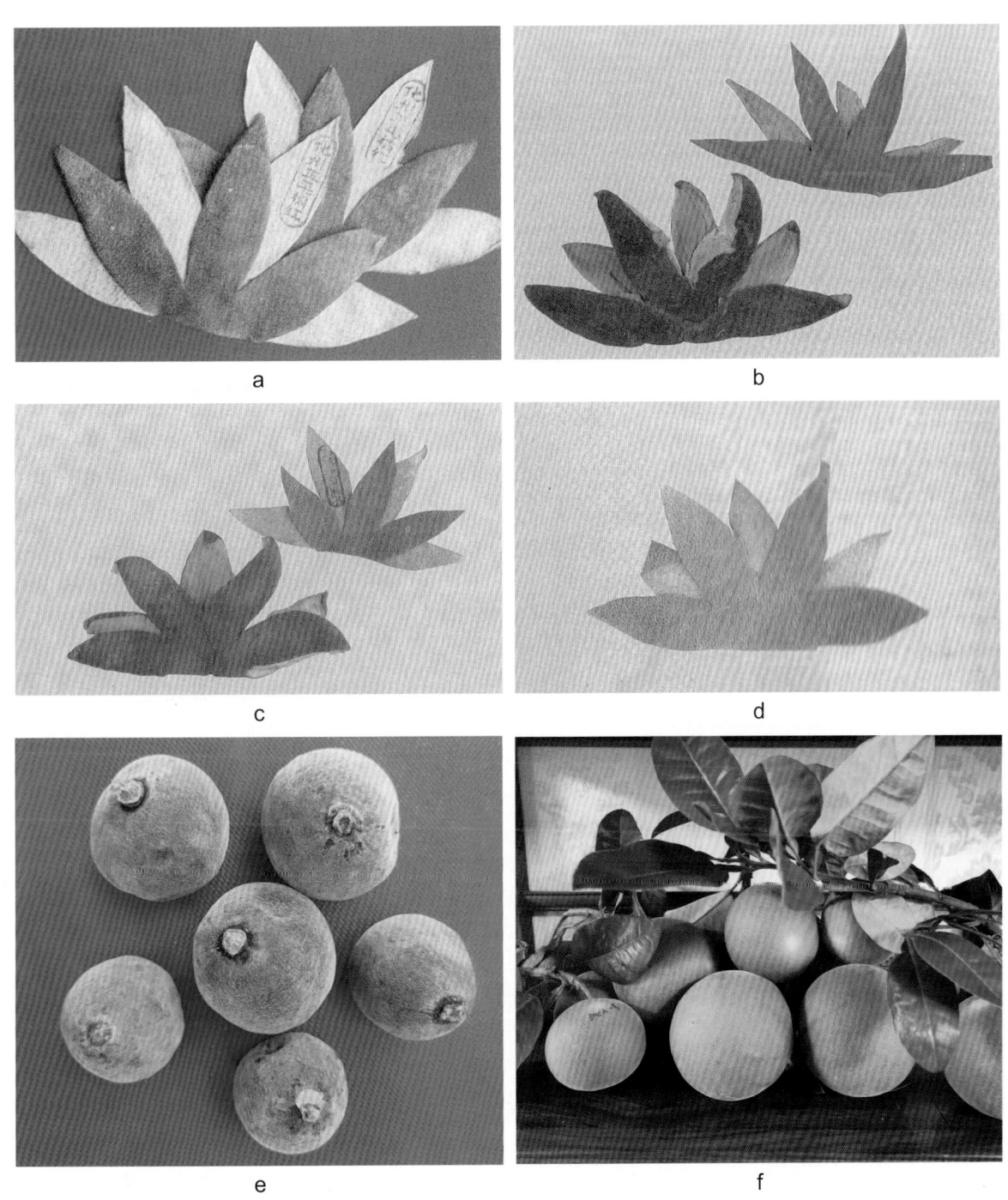

图 245　化橘红（广东产）

a. 正毛七爪　b. 副毛七爪　c. 光青七爪　d. 光黄七爪　e. 橘红胎　f. 化橘红（鲜）

【功能主治】化痰止咳，行气宽胸，消食健胃，保肝。用于风寒咳嗽，久咳，喉痒痰多，气喘，食积气逆，胃气不和，胸腹胀闷，呕吐呃逆，食积酒伤等。

【用法用量】水煎服，3~10g。

【主要成分】富含多糖、黄酮、香豆素、挥发油等多种活性成分。多糖是由 D-木糖、D-葡萄糖、D-甘露糖、D-半乳糖、L-阿拉伯糖和一个未知物等组成的杂多糖；挥发油主要成分有 α-蒎烯、α-侧柏烯、β-月桂烯、β-蒎烯、柠檬烯、辛醛、辛醇、香茅醇、香芹酚等；黄酮类成分主要为柚皮苷、少量的新橙皮苷、野漆树苷、枳属苷等；含佛手酚、5-羟基-8-(3′-甲基-2′-丁烯基) 呋喃香豆素、6-异丙氧基-7-甲氧基香豆素、紫花前胡苷、异欧前胡素、6′,7′-二羟基香柠檬素、橙皮内酯、异橙皮内酯、马尔敏等香豆素类成分；此外，尚含多种无机元素。

【药理作用】①祛痰、平喘；②抗肺纤维化及抗肺炎；③消化系统作用：抑制胃肠道平滑肌、抗胃溃疡、保肝、利胆；④抗菌、抗病毒；⑤降血脂，预防动脉粥样硬化；⑥缩短出血时间和凝血时间；⑦抑制皮脂分泌；⑧抑制人黑色素瘤细胞生成黑色素；⑨抗肿瘤：对小鼠移植性肉瘤和肝癌具有明显抑制作用，对癌细胞增殖周期 S 期细胞作用不大，但能使 G_2~M 期细胞减少，使 G_0~G_1 期细胞增多，同时具有促使癌细胞凋亡的作用；⑩心血管系统作用：抗休克、抗惊厥；⑪抗炎、抗过敏；⑫调节免疫；⑬抗氧化；⑭抑制子宫平滑肌收缩；⑮避孕。

· 橘红《本草纲目》·
Juhong
CITRI EXOCARPIUM RUBRUM
Red Tangerine Peel

【来　　源】本品为芸香科植物橘 *Citrus reticulata* Blanco. 及其栽培变种的干燥外层果皮。

【产　　地】四川、浙江、福建、广东、广西等省、自治区。

【采收加工】秋末冬初果实成熟后采收，用刀削下外果皮，晒干或阴干，除去杂质，切碎。

【性状鉴别】呈长条形或不规则薄片状，边缘皱缩向内卷曲。外表面黄棕色或橙红色，存放后呈棕褐色，密布黄白色突起或凹下的油室。内表面黄白色，密布凹下透光小圆点。质脆易碎。气芳香，味微苦、辛。

以片大、色橙红、油润者为佳。

【显微鉴别】

（1）本品粉末淡黄棕色。果皮表皮细胞表面观多角形、类方形或长方形，垂周壁增厚，气孔类圆形，直径 18~26um，副卫细胞不清晰，侧面观外被角质层，径向壁的外侧增厚。油室碎片外围薄壁细胞壁微增厚。

（2）取本品粉末 0.3g，加甲醇 10mL，加热回流 20 分钟，滤过，取滤液 5mL，浓缩至 1mL，作为供试品溶液。另取橙皮苷对照品加甲醇制成饱和溶液，作为对照品溶液。照薄层色谱法（《中国药典》附录 VIB）试验，吸取上述两种溶液各 2μm，分别点于同一用 0.5% 氢氧化钠溶液制备的硅胶 G 薄层板上，以醋酸乙酯-甲醇-水（100：17：13）为展开剂，展开约 3cm，取出，晾干，再以甲苯-醋酸乙酯-甲酸-水（20：10：1：1）的上层溶液为展开剂，展至约 8cm，取出，晾干，喷以三氯化铝试液，置紫外光灯（365nm）下检视。供试品色谱中，在与对照品色谱相应的位置上，显相同颜色的荧光斑点。

【规格等级】统货。

【炮　　制】除去杂质，抢水洗净，切丝或块，干燥。

【性味归经】辛、苦，温。归肺、脾、胃经。

【功能主治】散寒，燥湿，消痰，利气，宽中，散结。用于风寒咳嗽，喉痒痰多，恶心，吐水，食积酒伤，呕恶痞闷。

【用法用量】3~10g，水煎服。

【主要成分】含挥发油，主要成分为柠檬烯、柠檬醛、a-蒎烯、丁香烯氧化物、芳樟醇、邻氨基苯甲酸甲酯、二戊烯和荜澄茄烯等；黄酮类成分，如新橙皮苷、柚皮苷、枳属苷、川陈皮素、红橘素、5,7,4'-三甲氧基黄酮和5,7,8,4'-四甲氧基黄酮等；此外，还含β-谷甾醇、水苏碱、葡萄糖苷、伞形花内酯、橙皮油内酯、二十九烷、番茄烃和甘氨酸、蛋白质、脂肪、糖类、烟酸、胡萝卜素、维生素 B_1 和钙、磷等成分。

【药理作用】①祛痰、平喘；②抗炎、镇痛；③抗实验性胃溃疡；④舒张血管平滑肌；⑤抗房性心律失常；⑥增强免疫功能；⑦保护慢性酒精性肝损伤。

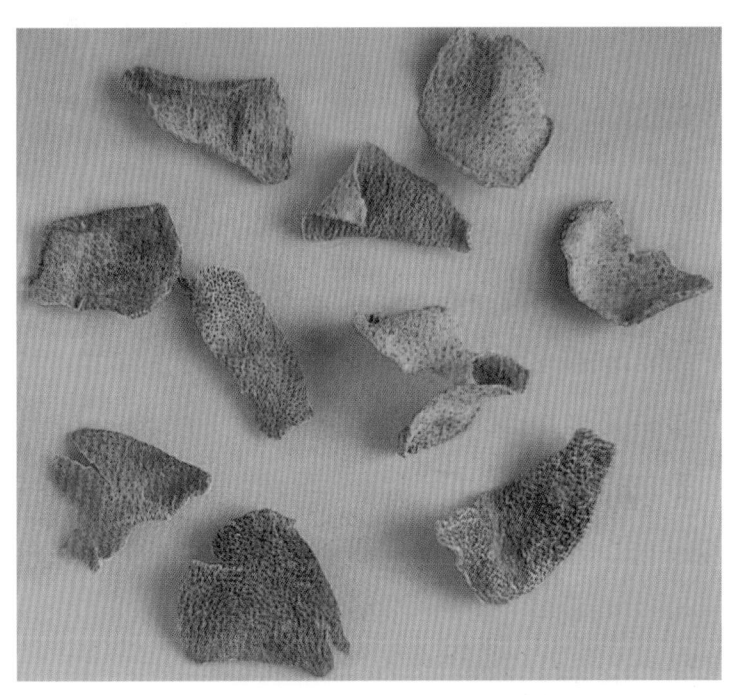

图 246　橘红

·天仙子《神农本草经》·
Tianxianzi
HYOSCYAMI SEMEN
Black Henbane Seed

【来　　源】为茄科植物莨菪 *Hyoscyamus niger* L. 的干燥成熟种子。

【产　　地】野生栽培均有。主产于河南、河北、内蒙古、甘肃、陕西、黑龙江、吉林、辽宁等省、自治区。

【采收加工】 夏、秋间果实成熟变黄时，割取全株，暴晒，打下种子，筛去果皮、枝梗，晒干。

【性状鉴别】 呈类扁肾形或扁卵形，直径约0.1cm。表面棕黄色或灰黄色，有细密的网纹，略尖的一端有点状种脐。剖面灰白色，油质，有胚乳，胚弯曲。气微，味微辛。

以身干，粒大饱满，均匀，表面棕黄色，无杂质、虫蛀、霉变者为佳。

【显微鉴别】

（1）取本品粉末0.5g，置试管中，加浓氨试液0.5mL，混匀，再加氯仿5mL，密塞，时时振摇半小时，滤过，滤液蒸干，残渣加0.5mL三氯甲烷使溶解，取溶液5滴，置水浴上蒸干，加发烟硝酸4滴，蒸干，残渣加无水乙醇1mL与氢氧化钾1小粒，显紫色。

（2）取本品粉末1g，加石油醚（30~60℃）10mL，超声处理15分钟，弃去石油醚液，同上再处理一次，药渣挥干溶剂，加浓氨试液与乙醇的等量混合溶液2mL湿润，加氯仿20mL，超声处理15分钟，滤过，滤液蒸干，残渣加无水乙醇0.5mL使溶解，作为供试品溶液。另取硫酸阿托品、氢溴酸东莨菪碱对照品，加无水乙醇制成每1mL含1mg的混合溶液，作为对照品溶液。照薄层色谱法试验，吸取上述两种溶液各5μL，分别点于同一硅胶G薄层板上，以醋酸乙酯-甲醇-浓氯试液（17:2:1）为展开剂，展开，取出，晾干，依次喷以碘化铋钾试液与亚硝酸钠乙醇试液。供试品色谱中，在与对照品色谱相应的位置上，显相同的两个棕色斑点。

【规格等级】 统货。以粒大饱满，均匀，无杂质者为佳。

【炮　　制】 取洁净天仙子，每100kg用20kg食醋拌匀，置锅中煮至醋尽，取出，晒干。

【炮制作用】 醋制后，可降低其毒性。

【性味归经】 苦、辛，温。有大毒。归心、胃、肝经。

【功能主治】 解痉止痛，安神定喘。用于胃脘挛疼痛，牙痛，喘咳，癫狂，风痫，风痹。

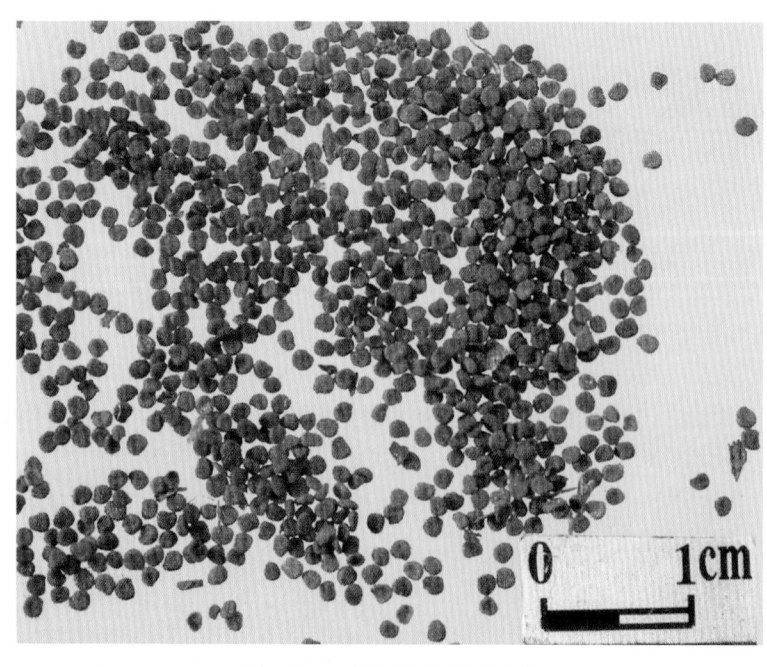

图247　天仙子（河南产）

【用法用量】水煎服，0.06~0.6g。需医生处方。凡心脏病、心动过速、青光眼患者及孕妇忌用。

【主要成分】含有生物碱类包括莨菪碱、东莨菪碱、阿托品、阿朴莨菪碱、托品碱等；尚含鞣质、蛋白质、氨基酸、酚酸类、三萜类、多肽、糖类、有机酸类、香豆素类、黄酮类等化学成分。

【药理作用】①抗肿瘤：对移植性小鼠肉瘤及肝癌的作用明显，可抑制癌细胞分裂；②抑制中枢神经、镇痛；③抑制腺体分泌、缓解平滑肌痉挛；④改善微循环；⑤心血管系统作用：解除迷走神经对心脏的抑制，加快心率，消除迷走神经机能过度导致的传导阻滞和心律失常；⑥对眼的作用：散瞳、升高眼压、调节麻痹；⑦抗菌。

· 巴豆《神农本草经》·
Badou
CROTONIS FRUCTUS
Croton Fruit

【来　　源】为大戟科植物巴豆 *Croton tiglium* L. 的干燥成熟果实。

【产　　地】主产于四川宜宾，重庆万州。云南、广西、广东、福建、贵州、湖北、浙江等省、自治区亦产。

【采收加工】秋季果实成熟，果皮未开裂时采摘，堆积 2~3 天发汗，摊开晾干、晒干或烘干，即为"壳巴豆"；取净种子弃壳晒干即为"巴米"。

【性状鉴别】

（1）壳巴豆：呈长圆形或卵圆形，一般具三棱，长 1.8~2.2cm，直径 1.4~2.0cm。表面灰黄色或稍深，粗糙，有纵线 6 条。顶端平截，基部有果梗痕。破开果壳可见 3 室，每室含种子 1 粒。本品有大毒，不宜口尝鉴别。

（2）巴米：呈略扁的椭圆形，长 1.2~1.5cm，直径 0.7~0.9cm，表面棕色或灰棕色，一端有小点状的种脐及种阜的疤痕，另一端有微凹的合点，其间有隆起的种脊；外种皮薄而脆，内种皮呈白色薄膜；种仁黄白色，油质。气微，味辛辣。本品有大毒，不宜口尝鉴别。

以粒大，饱满，种仁色黄白，不泛油者为佳。

【显微鉴别】取本品约 0.5g，研碎，加乙醚 10mL，浸泡 2 小时，并时时振摇，滤过，滤液置试管中挥干，加盐酸羟胺饱和的甲醇溶液 0.5mL 及麝香草酚酞指示液 1 滴，再加氢氧化钾饱和的甲醇溶液至显蓝色后，再多加 4 滴，加热至沸腾，冷却，加稀盐酸调节 pH 值至 2~3，加三氯化铁试液 3 滴及氯仿 1mL，振摇，上层溶液显紫红色。

【规格等级】统货。

【炮　　制】

（1）生巴豆：取原药整理洁净，外用时剥去外壳，取种仁捣碎。

（2）巴豆霜：取巴豆仁，捣烂如泥，用吸油纸数层包裹，加热微烘，压榨去油，反复换纸压榨数次，至油去净为度，再研细为粉状。多在临用时加工炮制。

【炮制作用】制霜后因除去大量油脂，可以降低毒性、缓和其峻泻作用。

【性味归经】辛，热；有大毒，归胃、大肠经。

【功能主治】峻下积滞，逐水消肿，豁痰利咽。用于寒积，便秘，下腹水肿，二便不通，喉风，喉痹等；外用治恶疮疥癣，疣痣。

【用法用量】生品外用，内服须医生处方，须炮制后使用。多入丸散，用巴豆霜0.1~0.3g。孕妇禁用。外用适量，研末涂患处，或捣烂以纱布包裹患处。孕妇禁用，不宜与牵牛子同用。

【主要成分】含二萜类、黄酮类、生物碱类、苯丙素和木脂素、羧酸及其酯类，也含有少量的三萜和甾体类成分。巴豆油中含有辅致癌物，为无色树脂状物，经水解后产生辅致癌物 A3 及致癌物 B2。

【药理作用】①消化系统作用：催吐，促进胆汁和胰液分泌，刺激肠黏膜导致的炎症反应，增强胃肠蠕动。②抑制巨噬细胞的吞噬功能。③抗病原微生物。④抗肿瘤及促肿瘤作用：巴豆提取物对肉瘤、宫颈癌、皮肤癌、胃癌、卵巢癌等肿瘤细胞具有抑制作用；巴豆油、巴豆树脂、巴豆醇酯类均有弱的致肿瘤活性，且能促进某些化学致癌剂的致癌作用。⑤抑制蛋白质合成。⑥循环和呼吸系统作用：反射性升高血压；加快呼吸频率，降低呼吸交换量。⑦凝集血小板。⑧镇痛、抗炎。⑨其他作用：增加肾上腺皮质激素分泌，刺激皮肤黏膜。

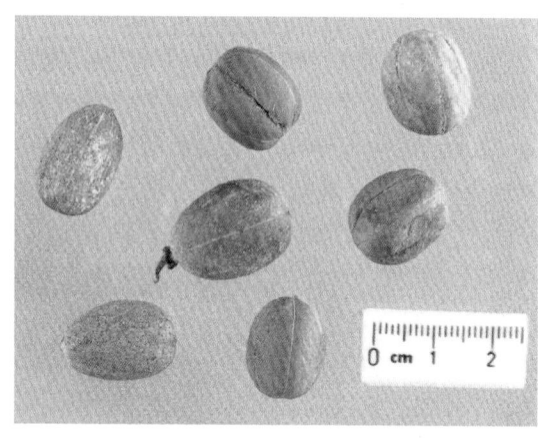 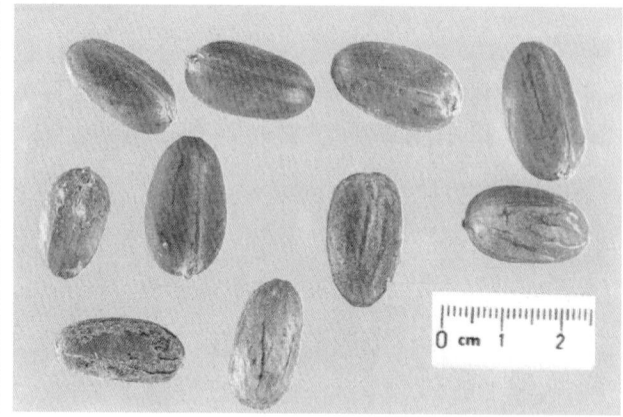

a　　　　　　　　　　　　　　　　　　　b

图 248　巴豆（四川产）
a. 壳巴豆　　b. 巴米

· 木瓜《名医别录》·
Mugua
CHAENOMELIS FRUCTUS
Common Floweringquince Fruit

商品按来源不同分为皱皮木瓜和光皮木瓜两个品别。

· 皱皮木瓜 ·
Zhoupimugua
CHAENOMELIS SPECIOSAE FRUCTUS
Speciosa Floweringquince Fruit

【来　　源】为蔷薇科植物贴梗海棠 *Chaenomeles speciosa*（Sweet）Nakai. 的干燥近成熟

果皮。

【产　　地】主产于四川都江堰市、安徽安庆市、湖北资丘、浙江淳安、湖南慈利等地。以四川产量大，质量佳，商品称"川木瓜"。此外，云南、贵州、西藏等地亦产，商品称为"云木瓜"。

【采收加工】在大暑前后，果实外皮青黄色时采摘，置沸水中烫 5~10 分钟，捞出，晒 1~2 天，待木瓜外皮稍皱时用铜刀（忌用铁器）直剖成两瓣，再晒干至枣红色。若日晒夜露经霜后晒干，其颜色更鲜艳。

【性状鉴别】川木瓜多呈纵剖对半的长圆形，长 4~9cm，宽 3~7cm，厚 1.0~2.5cm。外表面紫红色或棕红色，有不规则的深皱纹；剖面边缘向内卷曲，果肉红棕色或黄棕色，中央有凹陷的子房室及间隔壁。种子呈扁长三角形，红棕色，常已脱落，脱落处平滑光亮。质坚实，微清香，味微酸、涩。云木瓜与川木瓜相似，但体形较大、表皮皱缩不及川木瓜、质略轻泡。

以身干，质坚实，肉厚，紫红色，味酸者为佳。

【显微鉴别】取本品粉末 1g，加 70 % 乙醇 10mL，加热回流 1 小时，滤过，滤液照下述方法试验：

（1）取滤液 1mL，蒸干，残渣加醋酐 1mL 使溶解，倾入试管中，沿管壁加硫酸 1~2 滴，两液接界处显紫红色环，上层液显棕黄色。

（2）取滤液滴于滤纸上，待干，喷洒三氯化铝试液，干燥后，置紫外光灯（365nm）下观察，显蓝色荧光。

【规格等级】商品不分等级，为统货。干货。呈纵剖的半圆形，表面紫红色至棕红色，皱缩，切面边缘向内卷曲，中心凹陷，紫褐色至淡棕色，有种子或已脱落。质坚硬，肉厚。味酸而涩。无光皮、焦枯、杂质、虫蛀、霉变。

【炮　　制】洗净，润透或蒸透后切薄片，晒干。

【性味归经】酸、涩，温。归肝、脾经。

【功能主治】化湿，舒筋，和胃，平肝。用于湿痹拘挛，腰膝关节酸重疼痛，下肢肌肉无力，寒湿引起的腹痛、吐泻，转筋（肌肉痉挛），脚气水肿。

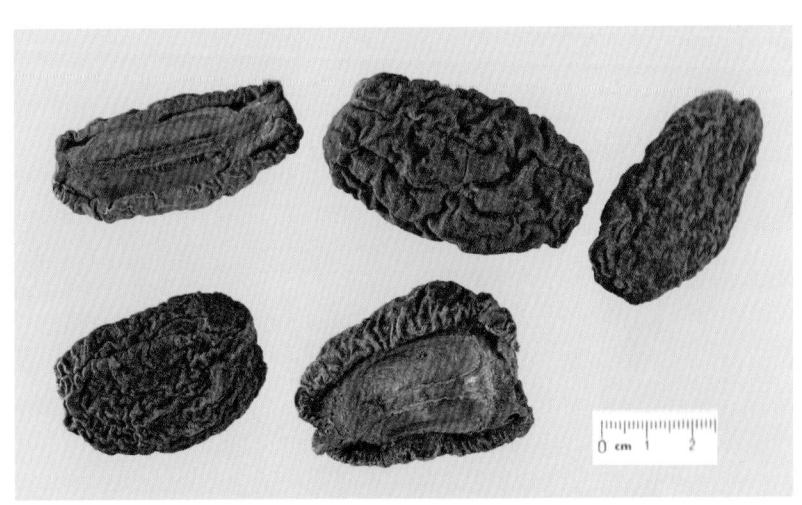

图 249　皱皮木瓜（湖北产）

【用法用量】6~9g。水煎服。

【主要成分】含黄酮类、有机酸类、三萜类、皂苷类、糖类、鞣质等。有机酸类化合物有咖啡酸、绿原酸、酒石酸、苹果酸、二元酸、三元酸、芳香酸、苯甲酸、柠檬酸、琥珀酸、抗坏血酸、反丁烯二酸等；三萜类化合物，如齐墩果酸、3-O-乙酰熊果酸、桦木酸、乌苏酸、对二苯酚及木瓜酚等。

【药理作用】①松弛胃肠平滑肌痉挛和四肢肌肉痉挛；②调节免疫；③抗肿瘤：木瓜提取液对小鼠腹水癌、小鼠淋巴肉瘤有明显抑制作用；④保肝；⑤抗利尿；⑥抗菌；⑦镇痛，消炎，去肿；⑧其他作用：抗氧化，降血脂，对恙虫病立克次体有抑制作用。

·光皮木瓜·
Guangpimugua
CHAENOMELIS SINENSIS FRUCTUS
Chinese Floweringquince Fruit

【来　　源】为蔷薇科植物木瓜 *Chaenomeles sinensis*（Thouin）Koehne. 的干燥近成熟果皮。

【产　　地】主产于陕西，山东，安徽，江苏，浙江，湖北，湖南，江西等省。此外，贵州，四川，广西，广东等省、自治区亦产。

【采收加工】同皱皮木瓜。

【性状鉴别】多呈卵形或橘瓣状，长 4~9cm，宽 3.5~4.5cm。表面红棕色，光滑无皱纹，剖面平坦，果肉呈颗粒性，剖面边缘一般不内卷，种子多数密集，呈扁平三角形。质坚硬而重。气微，味涩，微酸，嚼之有沙粒感。

【规格等级】同皱皮木瓜。

【炮　　制】同皱皮木瓜。

【性味归经】同皱皮木瓜。

【功能主治】同皱皮木瓜。

【用法用量】同皱皮木瓜。

【主要成分】同皱皮木瓜。

【药理作用】同皱皮木瓜。

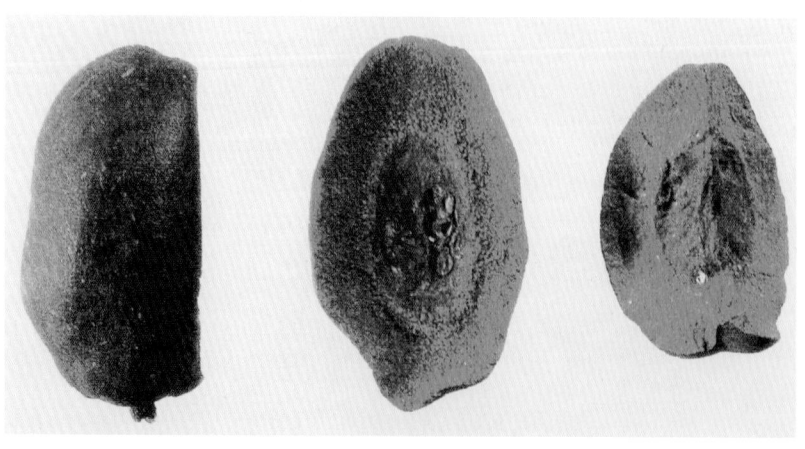

图 250　光皮木瓜（湖北产）

· **木蝴蝶**《本草纲目拾遗》·
Muhudie
OROXYLI SEMEN
Indian Trumpetflower Seed

【来　　源】为紫葳科植物木蝴蝶 *Oroxylum indicum*（L.）Vent. 的干燥成熟种子。

【产　　地】野生。主产于云南思茅、德宏、文山；广西百色、宁明、龙州；贵州安龙、望谟、罗甸等地。此外，广东、海南、福建、四川等省亦产。

【采收加工】秋、冬季采摘成熟果实，曝晒，果壳自行裂开，抖出种子，再晒干即得。

【性状鉴别】为蝴蝶翅状薄片，椭圆形片状，种皮除基部之外，三面延长成宽大而薄的翅，长 5~8cm，宽 3.5~4.5cm。表面浅黄白色，翅半透明，有绢丝样光泽，上有放射状纹理，边缘多破裂。体轻，剥去种皮可见一层薄膜状的胚乳，紧裹于子叶之外。子叶 2 枚，蝶形，黄绿色或黄色。气微，味微苦。

以色白，柔软，有光泽者为佳。

【显微鉴别】

（1）本品粉末黄色或黄绿色。种翅细胞长纤维状，壁波状增厚，直径 20~40μm。胚乳细胞多角形，壁呈链珠状增厚。

（2）取本品粉末2g，加乙醇30mL，加热回流15分钟，滤过，滤液加硼酸0.5g使溶解，滤过，滤液作为供试品溶液。另取黄芩苷对照品，加乙醇制成每1mL含1mg的溶液，作为对照品溶液。照薄层色谱法试验，吸取上述两种溶液各10μL，分别点于同一硅胶 G 薄层板上，以正丁醇-醋酸-水（6∶1.5∶2.5）为展开剂，展开，取出，晾干。供试品色谱中，在与对照品色谱相应的位置上，显相同颜色的斑点。

【规格等级】统货。

【炮　　制】整理干净入药。

【性味归经】苦、甘，凉。归心肺、肝、胃经。

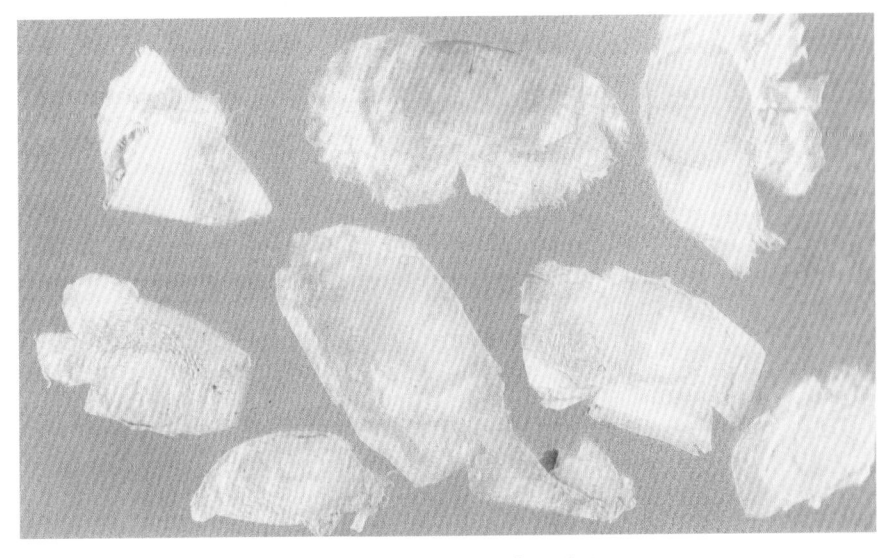

图 251　木蝴蝶（广西产）

【功能主治】清肺利咽，肝气肋痛，胃痛，疮溃不敛。用于肺热咳嗽，急性咽喉炎和急性气管炎之咽喉痛、声音嘶哑，肝胃气痛等。

【用法用量】6~9g。水煎服。

【主要成分】含木蝴蝶苷 B、白杨黄素、黄芩苷元、$2\alpha,3\beta$-二羟基羽扇豆醇、槲皮素-7-O-β-D-葡萄糖苷、槲皮素-3-O-β-D-半乳糖苷、5,6-二羟基-7-甲氧羽扇豆醇、顺式-连翘环己醇、豆甾醇、β-谷甾醇、脂肪油等。

【药理作用】①抗肺炎双球菌；②抗真菌；③抗病毒；④减轻白内障；⑤降血糖，降胆固醇；⑥保护心肌细胞；⑦镇咳祛痰；⑧抗氧化；⑨抗肿瘤：木蝴蝶种子和茎皮中含白杨素，对人体鼻咽癌细胞有细胞毒活性，木蝴蝶苷 B 可抗恶性淋巴瘤；⑩抗炎、抗诱变、抗变态反应、利尿、利胆，防治脉络膜新生血管的早期形成。

· 木鳖子《开宝本草》·
Mubiezi
MOMORDICAE SEMEN
Cochinchina Momordica seed

【来　　源】为葫芦科植物木鳖 *Momordica cochinchinensis*（Lour.）Spreng. 的干燥成熟种子。

【产　　地】野生。主产于广西、广东、四川、湖北等省、自治区。此外，贵州、云南、湖南、安徽等省亦产。

【采收加工】秋季果实成熟时采摘，剖开，晒至半干，剥取种子。或将果实放入盆钵内，拌以草木灰，待果肉腐烂时，用清水淘洗，取出种子，晒干或烘干。

【性状鉴别】呈扁平圆板状或略呈三角状，中间稍隆起或微凹陷形似鳖状。直径 2~4cm，厚约 0.5cm。表面灰棕色至棕黑色，有凹陷的网状花纹。边缘较大的一个齿状突起上有浅黄色种脐。外壳质硬而脆，内种皮甚薄，灰绿色，绒毛样，其内有两片肥大子叶，黄白色，富油性。有特殊的油腻气，味苦。

以外皮坚硬，不破裂，种子饱满，种仁黄白色，不泛油者为佳。

【显微鉴别】

（1）本品粉末黄灰色。厚壁细胞椭圆形或类圆形，边缘波状，直径 51~117μm，壁厚，木化，胞腔明显，有的狭窄。子叶薄壁细胞多角形，内含脂肪油块及糊粉粒；脂肪油块类圆形，直径 27~73μm，表面可见网状纹理。

（2）取本品粗粉 2g，加乙醚 20mL，温浸 30 分钟，滤过。取醚液 2mL，置于玻璃皿中，挥尽乙醚，残渣加无水硫酸钠少量，直接加热，产生气泡及具刺激性的浓白色气体。

（3）取本品粗粉 2g，加水 20mL，置水浴中加热 30 分钟，滤过，取滤液 2mL，置具塞试管中，塞紧，用力振摇 1 分钟，发生大量泡沫，10 分钟内不消失。

【规格等级】统货。以饱满，外壳无破裂，种仁色黄白者为佳。

【炮　　制】

（1）木鳖子：剥去壳取仁，用时捣碎。

（2）木鳖子霜：取净木鳖子仁，炒热，研末，用草纸包裹，加压去油。

【炮制作用】制霜去油，降低毒性。

【性味归经】苦、微甘，凉。有毒。归肝、脾、胃经。

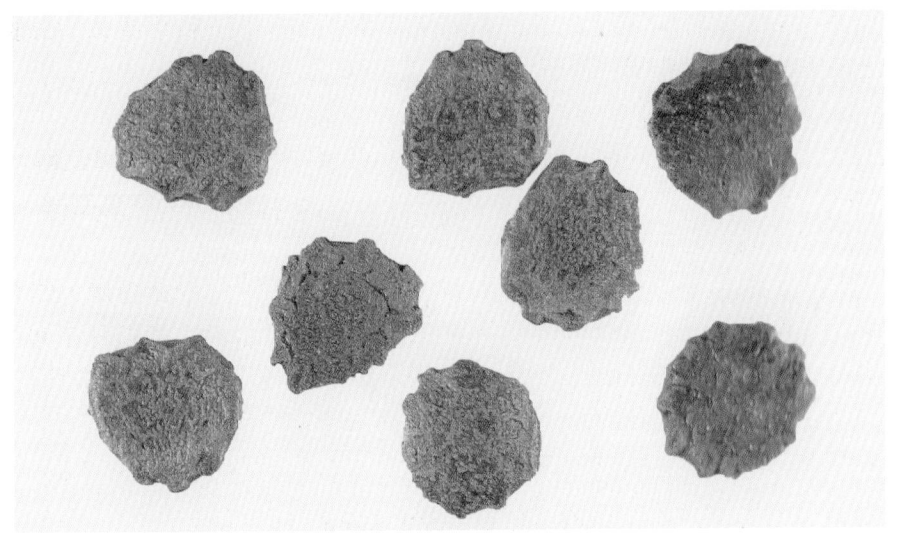

图 252　木鳖子（贵州产）

【功能主治】散结消肿，攻毒疗疮，解毒，止痛。用于疮疡肿毒，乳痈，瘰疬，疔疮，痔漏，癣疮，丹瘤，急性咽喉炎，扁桃体炎，牙痛，秃疮等。

【用法用量】应遵医嘱，0.9~1.2g，水煎服。外用适量，研细末吹喉，或煎水浸洗，或用油或醋调涂患处。

【主要成分】含多量木鳖子皂苷，被水解后生成齐墩果酸和糖；尚含脂肪油、木鳖子素、木鳖子酸、齐墩果酸、丝石竹皂苷元、甾醇、氨基酸、瓜蒌酸、α-桐酸、蛋白质、海藻糖等。

【药理作用】①解毒、消肿、止痛；②心血管系统作用：促进外周血液循环，降血压、兴奋呼吸、加快心搏；③抗炎；④抗肿瘤：木鳖子素、木鳖子皂苷均有抗肿瘤活性；⑤抗病毒；⑥抗菌杀螨。

· 毛诃子《新修本草》·
Maohezi
TERMINALIAE BELLIRICAE FRUCTUS
Bellirica Terminalia Fruit

【来　　源】为使君子科植物毗黎勒 *Terminalia bellirica*(Gaertn.)Roxb. 的干燥成熟果实。本品为藏族习用药材。

【产　　地】主产于云南西双版纳、四川、西藏等地。

【采收加工】冬季果实成熟时采摘，晒干。

【性状鉴别】呈椭圆形或卵形，长 2.0~3.8cm，直径 1.6~3.0cm。表面棕褐色，被细密红棕色绒毛，具 5 棱脊，棱脊平滑或有不规则皱纹。质坚硬，果肉厚 0.2~0.5cm，暗棕色或淡绿黄色。果核淡棕黄色。种子 1 枚，种皮棕黄色，子叶黄白色，油性。气微，味涩、苦。

以个大，表面棕褐色，质坚硬，有油性，不泛油者为佳。

【显微鉴别】

（1）本品粉末黄褐色，似维管的管状细胞，壁厚木化。非腺毛易见，为 2~3 个细胞，内

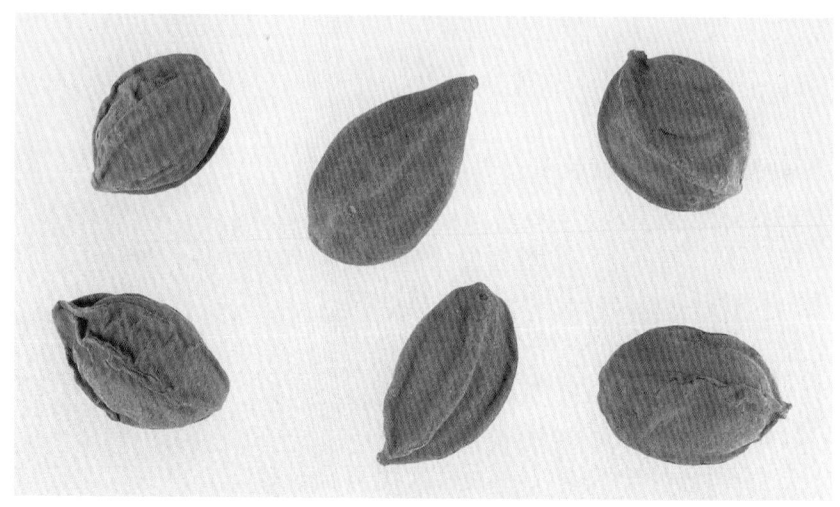

图 253　毛诃子（云南产）

含棕黄色物。草酸钙簇晶众多，直径 17~54μm。石细胞类圆形、卵圆形或长方形，孔沟明显，具层纹。内果皮纤维壁厚，木化，孔沟明显。外皮细胞具网纹。可见油滴和螺纹导管。

（2）取本品粉末 2g，加乙醚 20mL，振摇提取 10 分钟，弃去乙醚，药渣挥干，加醋酸乙酯 20mL，加热回流 1 小时，放冷，滤过，滤液蒸干，残渣加甲醇 2mL 使溶解，作为供试品溶液。另取没食子酸对照品，加甲醇制成每 1mL 含 0.5mg 的溶液，作为对照品溶液。照薄层色谱法试验，吸取上述两种溶液各 5μL，分别点于同一以羧甲基纤维素钠为黏合剂的硅胶 G 薄层板上，以甲苯（用水饱和）-甲酸乙酯-甲酸（5∶4∶1）为展开剂，展开，取出，晾干，喷以三氯化铁试液。供试品色谱中，在与对照品色谱相应的位置上，显相同颜色的斑点。

【规格等级】统货。

【性味归经】甘、涩，平。归肺、大肠经。

【功能主治】清热解毒，收敛养血，调和诸药。用于各种热证，泻痢，黄水病，肝胆病，病后虚弱。

【用法用量】3~9g，多入丸散服。

【主要成分】主要含三萜皂苷、强心苷、木脂素（榄仁木脂素、赞尼木脂素）、鞣质类（没食子酸及其衍生物、鞣花酸、诃子酸、单宁类）、脂肪酸（肉豆蔻酸、棕榈酸、硬脂酸、油酸）、维生素等。

【药理作用】①抗菌；②缓解平滑肌痉挛；③泻下与止泻；④抗氧化；⑤护肝及保护白细胞；⑥抗动脉粥样硬化；⑦强心；⑧抗心绞痛；⑨抗病毒；⑩抗炎镇痛；⑪抗肿瘤：促进癌细胞凋亡；⑫其他作用：抗胆碱酯酶活性、抗胃溃疡、抑制细胞色素 P450 酶等生物活性。

·火麻仁《神农本草经》·
Huomaren
CANNABIS FRUCTUS
Hemp Fimble Fruit

【来　　源】为桑科植物大麻 *Cannabis sativa* L. 的干燥成熟果实。

【产　　地】全国各地均产。主产于浙江、江苏、安徽、山东、河南、河北、黑龙江、吉林、辽宁等省。以河北、山东、浙江、江苏、黑龙江、吉林、辽宁等省产量较大。

【采收加工】秋季果实成熟时割取果穗或全株割下，晒干后打下果实，除去杂质。

【性状鉴别】呈卵圆形，稍扁。长 0.4~0.6mm，直径 0.3~0.4cm。表皮光滑，灰绿色或灰黄色，有细微的白色或棕黑色网纹，两侧各有 1 条浅色棱线，一端钝尖，另一端有一圆形果柄痕。外果皮薄而脆，易破碎。绿色种皮常黏附在外果皮上，不易分离，胚乳灰白色，菲薄。子叶 2 片，肥厚，乳白色，富油性。气微，味淡。

以粒大，均匀，饱满，色青黄者为佳。

【显微鉴别】取本品粉末 2g，加乙醚 50mL，加热回流 1 小时，滤过，药渣再加乙醚 20mL 洗涤，弃去乙醚液，药渣加甲醇 30mL，加热回流 1 小时，滤过，滤液蒸干，残渣加甲醇 2mL 使溶解，作为供试品溶液。另取火麻仁对照药材 2g，同法制成对照药材溶液。照薄层色谱法试验，吸取上述两种溶液各 2μL，分别点于同一硅胶 G 薄层板上，以甲苯-醋酸乙酯-甲酸（15∶1∶0.3）为展开剂，展开，取出，晾干，喷以 1% 香草醛乙醇溶液-硫酸（1∶1）混合液，在 105℃加热至斑点显色清晰。供试品色谱中，在与对照药材色谱相应的位置上，显相同颜色的斑点。

【规格等级】统货。

【炮　　制】

（1）火麻仁：取原药拣除杂质，用时捣碎；或剥取种仁入药。

（2）炒火麻仁：取净火麻仁，置锅内用文火炒至微黄色，有香气，取出，放凉。

【炮制作用】经炒制后缓和药性。

【性味归经】甘，平。归脾、胃、大肠经。

【功能主治】润燥，滑肠通便。用于血虚津亏，老年体虚，产后血虚肠燥便秘以及高血压，消渴，热淋等。

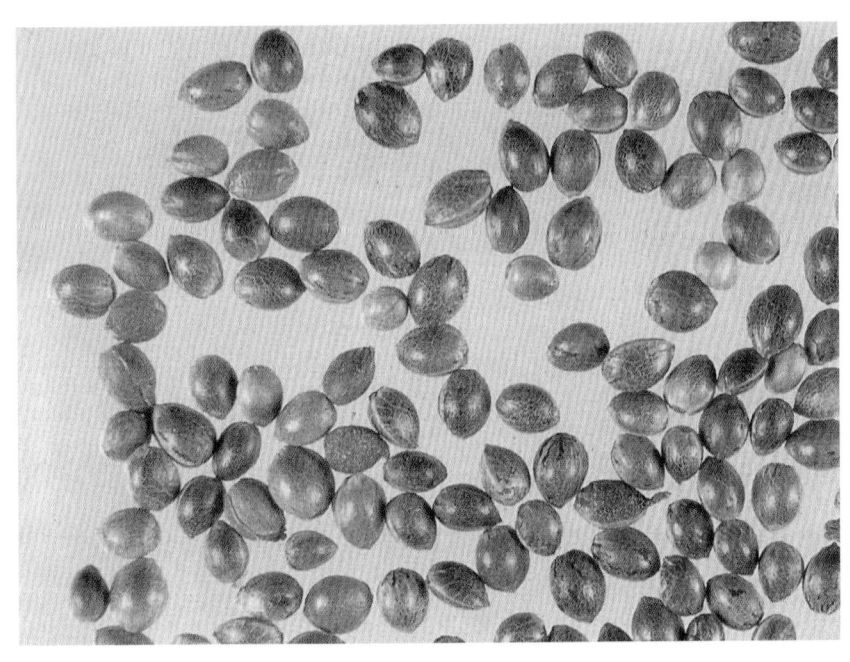

图 254　火麻仁（河北产）

第二章　种子及果实类

【用法用量】9~15g。水煎服。

【主要成分】主要含脂肪油，包括油酸、棕榈酸、亚麻酸、亚油酸、硬脂酸、花生酸、硬脂酸甲酯、棕榈酸甲酯、油酸甲酯；含大麻酰胺（A、B、C、D、E、F、G）、克罗酰胺、豆甾醇等；大麻酚类是其成瘾性和毒性成分，主要有大麻酚、大麻二酚、大麻葛酚、△9-四氢大麻酚等。尚含酯类、木脂素、酰胺类、黄酮及其苷类、生物碱、挥发油、氨基酸、维生素及微量元素。

【药理作用】①对消化道作用：双向调节便秘和腹泻；抑制溃疡形成；促进胆汁分泌；②中枢系统作用：镇痛、降低动物自发活动、抗惊厥、降低动物体温及影响动物辨别性逃避反应；③降压；④降血脂；⑤抗衰老；⑥抗生育；⑦抗肿瘤：火麻仁中所含的葫芦巴碱可治疗宫颈癌，对白血病 P388、小鼠肝癌、胃癌等肿瘤细胞也有抑制作用；⑧提高机体耐力和运动能力，抗疲劳；⑨调节免疫。

· 牛蒡子《名医别录》·
Niubangzi
ARCTII FRUCTUS
Great Burdock Fruit

【来　　源】为菊科植物牛蒡 *Arctium lappa* L. 的干燥成熟果实。

【产　　地】主产于浙江嘉兴、桐乡、湖州等地的习称"杜大力"，质最佳。主产于河北，吉林桦甸、蛟河、敦化、延吉，辽宁本溪桓仁、清原、凤城、盖州，黑龙江富锦、五常、尚志、阿城等地的习称"关大力"，产量最大。主产于四川万州、云阳等地的习称"川大力"。主产于湖北长阳等地的习称"汉大力"。

此外，湖南、江西、河南、浙江、江苏、安徽、山东、山西、陕西等省亦产。

【采收加工】白露前后（8~9月）果实陆续成熟，分批剪取果苞尖端不带有黄色绒毛者，经曝晒后碾出或敲打出种子，扬去杂质、泥沙，再晒至足干。

【性状鉴别】呈长扁卵形，长 0.5~0.7cm，中部直径 0.3cm；外表灰褐色至灰黑色，有数条微凸起的纵纹，中间 1~2 条较明显，全体有稀疏的黑色斑点，又像网纹；一端略窄，顶上有一浅色小点，另一端钝圆，稍宽，有一小凹窝，纵面隆起，边缘光圆而厚；种皮坚硬，破开后可见黄白色种仁两片，富油性。气微，味微苦。

以粒大，饱满，表面灰褐色者为佳。

【显微鉴别】

（1）本品粉末灰褐色。内果皮石细胞略扁平，表面观呈尖梭形、长椭圆形或尖卵圆形，镶嵌紧密；侧面观类长方形或长条形，稍偏弯，长 70~224μm，宽 13~70μm，壁厚约至 20μm，木化，纹孔横长。中果皮网纹细胞横断面观类多角形，垂周壁具细点状增厚；纵断面观细胞延长，壁具细密交叉的网状纹理。草酸钙方晶直径 3~9μm，成片存在于黄色的中果皮薄壁细胞中，含晶细胞界限不分明。子叶细胞充满糊粉粒，有的糊粉粒中有细小簇晶，并含脂肪油滴。

（2）取本品粉末 0.5g，加乙醇 20mL，超声处理 30 分钟，滤过，滤液蒸干，残渣加乙醇 2mL 使溶解，作为供试品溶液。另取牛蒡子对照药材 0.5g，同法制成对照药材溶液。再取牛蒡苷对照品，加乙醇制成每 1mL 含 5mg 的溶液，作为对照品溶液。照薄层色谱法试验，吸取供试品溶液 3μL、对照药材溶液 3μL、对照品溶液 5μL，分别点于同一硅胶 G 薄层板上，以三氯甲烷-甲醇-水（40：8：1）为展开剂，展开，取出，晾干，喷以 10％硫酸乙醇溶液，在 105℃加热至斑点显色清晰。供试品色谱中，在与对照药材及对照品色谱相应的位置上，分别显相同颜色的斑点。

【规格等级】统货。干货。要求呈瘦长扁卵形，稍弯曲。表面灰褐色，有数条微凸起的纵脉，散有紫黑色斑点。外皮坚脆。剥开有黄白色的种仁两瓣。气微，味微苦。粒饱满，瘦瘪粒不超过 10％。无杂质、虫蛀、霉变。

【炮　　制】

（1）牛蒡子：取原药整理洁净入药。

（2）炒牛蒡子：取净牛蒡子，用文火炒至略鼓起、微有香气，取出，放凉。

【炮制作用】炒制后能增强利咽、通经络、散结作用。

【性味归经】辛、苦，寒。归肺、胃经

【功能主治】疏散风热，宣肺透疹，解毒利咽。用于风热感冒，咳嗽痰多，麻疹，风疹，咽喉肿痛，痄腮丹毒，痈肿疮毒，风热便秘。

【用法用量】6~12g。水煎服。

【主要成分】含牛蒡子苷，水解生成牛蒡苷元及葡萄糖。又含罗汉松脂酚、络石苷元、倍半木质素、牛蒡酚（A、B、C、D、E、F、H）；又含脂肪油，其中脂肪酸成分有花生酸、硬脂酸、棕榈酸和亚油酸；此外，尚含蛋白质、维生素等。

【药理作用】①抗菌、抗病毒；②抗肿瘤：牛蒡子木脂素类成分是其抗肿瘤作用的活性成分，具有抑制肿瘤细胞增殖、直接细胞毒作用、抗肿瘤细胞转移、诱导肿瘤细胞凋亡、诱导分化、抗突变等作用；③增强免疫功能；④保护肾脏；⑤其他作用：降血糖，扩张血管、子宫、肠管，引起血压短暂降低，对运动神经及骨骼肌呈麻醉作用，并有轻度泻下作用。

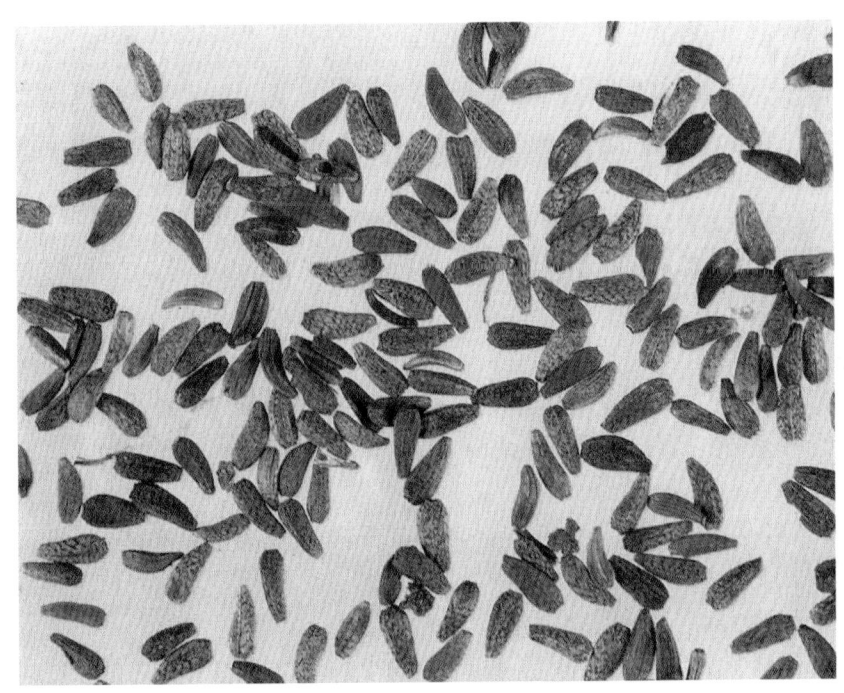

图 255　牛蒡子（浙江产）

· 王不留行《神农本草经》·
Wangbuliuxing
VACCARIAE SEMEN
Cowherb Seed

商品按来源不同分为王不留行和广东王不留行两个品别。

· 王不留行 ·
Wangbuliuxing
VACCARIAE SEMEN
Cowherb Seed

【来　　源】为石竹科植物麦蓝菜 *Vaccaria segetalis*（Neck.）Garcke. 的干燥成熟种子。

【产　　地】主产于黑龙江、河北、辽宁、河南、山东、山西、湖北、江西等省。全国其他部分地区均有分布。

【采收加工】夏秋两季果实成熟、果皮尚未裂开时割取全株，晒干，打下种子，除去杂质，晒干。

【性状鉴别】呈球形，直径约 0.2cm，表面黑色，少数红棕色（未成熟种子），略有光泽，有细密颗粒状突起，一侧有 1 条凹陷的纵沟，一端有 1 色浅的点状种脐。质坚硬，破开后可见种皮薄，胚乳白色，胚弯曲成环状，子叶 2 枚，乳白色。火炒时膨胀爆裂。气微，味微涩、苦。

以子粒均匀，饱满，表面黑色者为佳。

【显微鉴别】

（1）本品粉末淡灰褐色。种皮表皮细胞红棕色或黄棕色，表面观多角形或长多角形，直径 50~120μm，垂周壁增厚，星角状或深波状弯曲。种子内表皮细胞淡黄棕色，表面观类方形、类长方形或多角形，垂周壁呈紧密的连珠状增厚，表面可见网状增厚纹理。胚乳细胞多角形、类方形或长方形，胞腔内充满淀粉粒及糊粉粒。子叶细胞含有脂肪油滴。

（2）取本品粉末 1.5g，加甲醇 20mL，加热回流 30 分钟，放冷，滤过，滤液蒸干，残渣加甲醇 2mL 使溶解，作为供试品溶液。另取王不留行对照药材 1.5g，同法制成对照药材溶液。照薄层色谱法试验，吸取上述两种溶液各 10μL，分别点于同一硅胶 G 薄层板上，以三氯甲烷-甲醇-水（15：7：2）的下层溶液为展开剂，展开，取出，晾干，喷以改良碘化铋钾试液。供试品色谱中，在与对照药材色谱相应的位置上，显相同的橙红色斑点。

【规格等级】统货。种粒均匀，饱满，表面黑色。无杂质，无霉变。

【炮　　制】

（1）王不留行：除去杂质，整理洁净入药。

（2）炒王不留行：取净王不留行，置锅内用文火炒至爆裂，有香气时取出，放凉。

【炮制作用】炒制后有效成分易于煎出。

【性味归经】苦，平。归肝、胃经。

【功能主治】活血通经，下乳，消肿。用于乳汁不下或下乳不畅，经闭，痛经，乳痈肿痛，睾丸炎等。

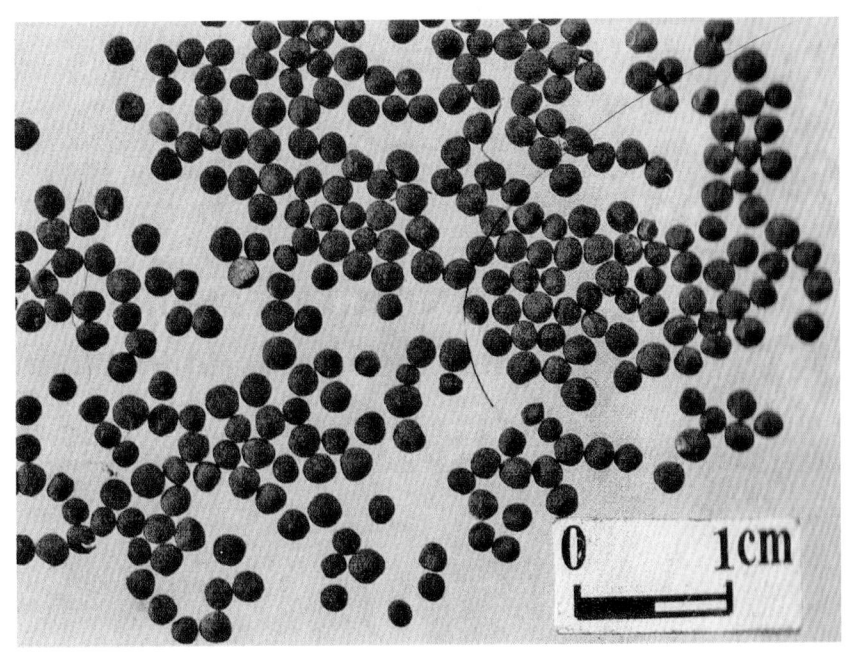

图 256 王不留行（山西产）

【用法用量】9~30g。水煎服。

【主要成分】含多种黄酮苷成分，如王不留行黄酮苷、异肥皂草苷、芦丁、异槲皮苷、槲皮苷、二氢山柰酚 5-O-β-D-葡萄糖苷；含绿原酸、咖啡酸、香草酸、原儿茶酸、对羟基苯甲酸等酚酸类化合物；尚含环肽、生物碱、磷脂、香豆精类、豆甾醇成分；氨基酸、脂肪、淀粉、无机元素等。

【药理作用】①催乳；②兴奋子宫及抗早孕；③利胆排石；④抗肿瘤：王不留行水提取液及乙醚萃取液腹腔给药具有相同的抗癌活性；⑤镇痛；⑥防治骨质疏松。

·广东王不留行·
Guangdongwangbuliuxing
FICI PUMILAE RECEPTACULUM
Climbing Fig Receptacle

【来　　源】为桑科植物薜荔 *Ficus pumila* L. 近成熟的花序托。

【产　　地】主产于福建、台湾、海南、广东、广西等省、自治区。

【采收加工】秋季花序托将近成熟时摘下，纵切成 2~4 瓣，挖去瘦果，晒干。

【性状鉴别】原个略呈圆锥形或长椭圆形，商品多已剖成四瓣或两纵瓣，呈囊状或槽状，长 4~6cm，宽 1.5~3.0cm，厚 0.2~0.5cm。表面灰黄绿色或暗绿色，略皱缩，内表面红棕色或棕褐色，常有未除净的长形小瘦果，质硬而脆，易折断，气微弱，味淡微涩。

本品有雄花托和雌花托之分，雄花托呈倒卵状圆锥形，果肉（花托壁）较厚；雌花托呈长椭圆形，果肉较薄。

【规格等级】统货。应无杂质、虫蛀、霉变。

【炮　　制】取原药整理洁净入药。

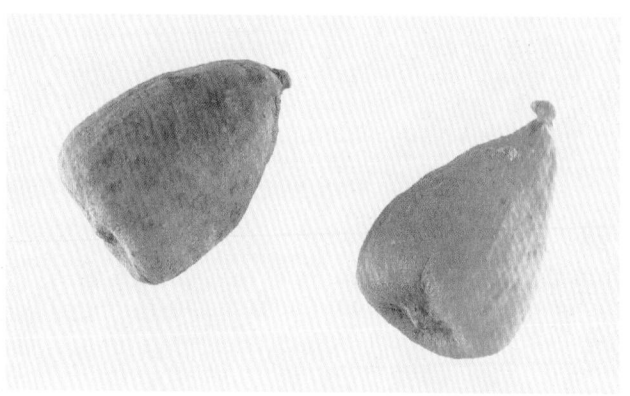

图 257　广东王不留行（广东产）

【性味归经】甘，微涩，性平。归胃、肝、大肠经。

【功能主治】活血通经，下乳，消肿。用于乳汁不下或下乳不畅，瘀滞经闭，痛经。外用治乳痈肿痛。

【用法用量】9~15g。水煎服。外用适量，煎水敷患处。

· 车前子《神农本草经》·
Cheqianzi
PLANTAGINIS SEMEN
Asiatic Plantain or Depressed plantain Seed

【来　　源】为车前科植物车前 *Plantago asiatica* L. 或平车前 *Plantago depressa* Willd. 的干燥成熟种子。前者称"大粒车前子""吉安前子"，后者称"小粒车前子""平车前子""津车前子"。

【产　　地】大粒车前主产江西吉水、河南等地。小粒车前主产于吉林、辽宁、黑龙江、河北、山西、四川等地。全国各地均有产。

【采收加工】夏、秋种子成熟时，割取果穗，晒干，搓取种子，除去皮壳及杂质。

【性状鉴别】

（1）大粒车前子：呈椭圆形或不规则长圆形，略扁，边缘较薄，长 0.15~0.25cm，宽 0.1cm。背面微隆起，腹部稍平，表面黄棕色至黑褐色，有细密皱纹，一面有灰白色凹点状种脐，习称"开眼"。质坚硬，断面灰白色，粉质。浸于水中，外表有黏液渗出覆盖。气微，味淡，嚼之发黏。

（2）小粒车前子：与大粒车前子相似，种子较小，长 0.10~0.15cm，宽不足 0.1cm。

以粒大，饱满，表面黑褐色，中央白色，种脐明显者为佳。

【显微鉴别】

（1）车前（大粒车前子）：粉末深黄棕色。种子外表皮细胞断面观类方形或略切向延长，细胞壁黏液质化。种子内表皮细胞表面观类长方形，直径 5~19μm，长约 83μm，壁薄，微波状，常作镶嵌状排列。内胚乳细胞壁甚厚，充满细小糊粉粒。

平车前（小粒车前子）：种皮内表皮细胞较小，直径 5~15μm，长 11~45μm。

（2）取本品 0.1g，加水 3mL，振摇，放置 30 分钟，滤过，滤液中加稀盐酸 3mL，煮沸

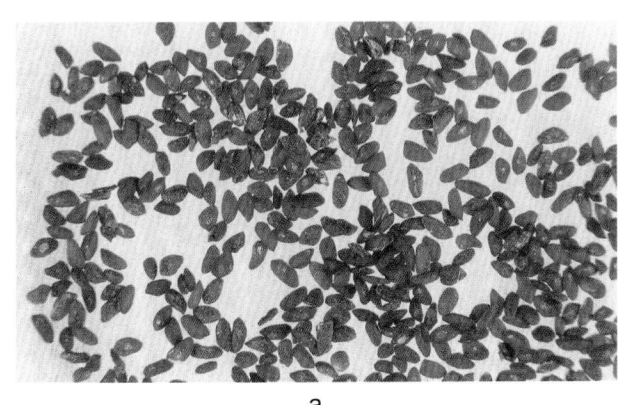
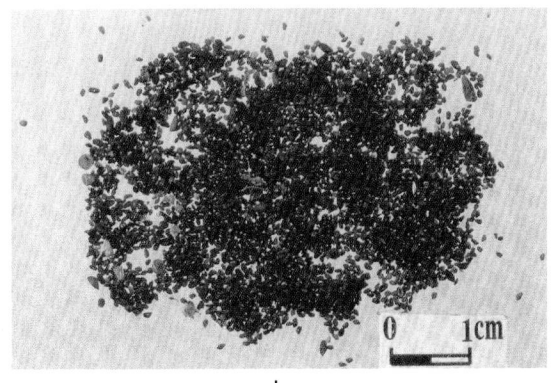

图 258　车前子
a. 大粒车前子（江西产）　b. 小粒车前子（吉林产）

1 分钟，放冷，用氢氧化钠试液调节 pH 值至中性，加碱性酒石酸铜试液 1mL，置水浴中加热，生成红色沉淀。

【规格等级】统货。不分大小粒。以成熟，子粒饱满，色黑，无杂质、霉变者为佳。

【炮　　制】

（1）车前子：除去杂质，整理洁净。

（2）炒车前子：取净车前子，用文火炒至略有爆裂声，有香气时取出，放凉。

（3）盐车前子：取净车前子，每 100kg 车前子，食盐 2~3kg，适量清水溶化。用文火炒至有爆裂声、有香气时喷洒盐水，边喷洒边炒至盐水尽，炒干，取出放凉。

【性味归经】甘，微寒。归肝、肾、肺、小肠经。

【功能主治】清热利尿，渗湿通淋，明目，祛痰。用于水肿胀满，热淋涩痛（急性尿道炎，膀胱炎），肾炎水肿，小便不利，暑湿泄泻，目赤肿痛，老年性白内障，痰热咳嗽。

【用法用量】水煎服，9~15g，入煎剂宜用纱布包煎。

【炮制作用】炒爆后易煎出有效成分，盐炙能增强清热利尿和行水、补肾阳的作用。

【主要成分】主要含多糖类、黄酮类、三萜类、环烯醚萜类、苯乙醇苷类、生物碱类及甾醇类等化合物。多糖类主要由阿拉伯糖、木糖、甘露糖和半乳糖构成；苯乙醇苷类化合物包括咖啡酸、苯乙醇苷元、糖基；甾体和三萜类化合物包括 β-谷甾醇、豆甾醇、胡萝卜苷、熊果酸、齐墩果酸；黄酮类化合物含黄酮苷、黄酮醇及二氢黄酮；并含吲哚类和胍类等生物碱。

【药理作用】①泌尿系统作用：利尿，抑制肾脏草酸钙结晶沉积；②镇咳、平喘、祛痰；③抗病原微生物；④松弛动物关节囊；⑤心血管系统作用：小剂量可使心跳变慢，血压升高；大剂量则可引起心脏停搏，血压降低；⑥抗炎；⑦抗衰老；⑧缓泻；⑨降低眼压；⑩降血脂；⑪其他作用：促进受损细胞增殖，抑制肥胖，保护急性肝损伤，对抗胃及十二指肠溃疡，抗氧化。

·丝瓜络《本草纲目》·
Sigualuo
LUFFAE FRUCTUS RETINERVUS
Suakwa Vegetablesponge Vascular Bundle

商品按来源不同分为丝瓜络和粤丝瓜络两个品别。

·丝瓜络·
Sigualuo
LUFFAE FRUCTUS RETINERVUS
Suakwa Vegetablesponge Vascular Bundle

【来　　源】为葫芦科植物丝瓜 *Luffa cylindrica*（L.）Roem. 的干燥成熟果实的维管束。

【产　　地】丝瓜络全国各地均产。

【采收加工】秋季果实成熟、果皮变黄、内部干枯时采摘，除去外皮及果肉，洗净，除去种子，晒干。

【性状鉴别】为丝状维管束交织而成，多呈长棱形或长圆筒形，略弯曲，长 30~70cm，直径 7~10cm。表面淡黄白色。体轻，质韧，有弹性，不能折断。横断面可见子房 3 室，呈空洞状。气微，味淡。

【显微鉴别】

（1）本横切面：可见有子房 3 室形成的 3 个孔腔，偶有残留的种子；

（2）粉末特征：纤维成束或单个散在，壁木化，胞腔较小，两端斜尖，常断裂。木薄壁细胞较少，两端平直，壁较厚，有壁孔。螺纹导管众多。

【规格等级】统货。以筋细，质韧，洁白轻松，无皮、种子、发霉者为佳。

【性味归经】甘，平。归肺、胃、肝经。

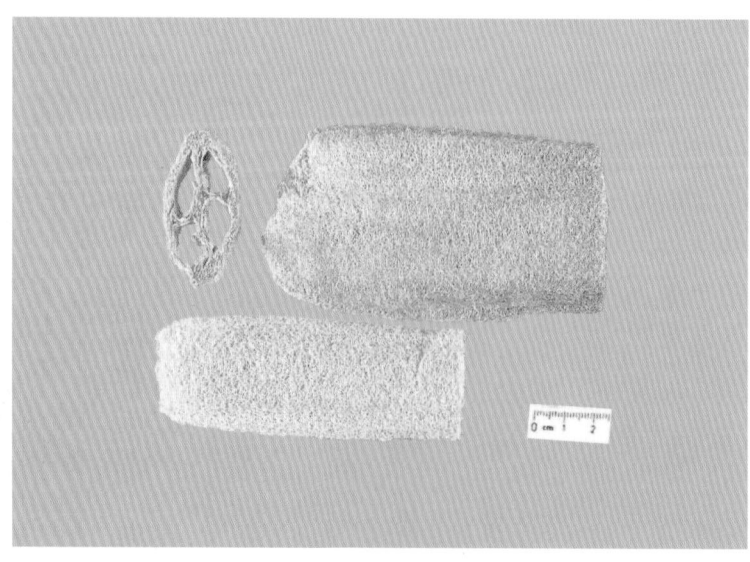

图 259　丝瓜络（江西产）

【功能主治】通络，活血，祛风，清热解毒，化痰，利尿消肿。用于痹痛拘挛，风湿关节痛，肌肉痛，跌打损伤肿痛，胸胁胀痛，肺热痰多咳嗽，气管炎，肺炎，外感暑湿四肢困倦，乳汁不通，经闭，崩漏，便血，睾丸肿痛。

【用法用量】4.5~9g。水煎服。

【炮　　制】取原药切去果蒂，除净残留种子，横切 2~3cm 厚圆形片，筛净。

【主要成分】主要含皂苷类、多糖、蛋白质、有机酸、氨基酸、蒽醌类、黄酮、香豆素、酚类、鞣质、多肽、萜内酯、多种微量元素及生物碱。皂苷类成分含丝石竹皂苷元内酯、丝石竹皂苷元、3,28-O-双-β-D-吡喃葡萄糖酰-2（β-羟基丝石竹皂苷元）、3-O-D-槐糖酰-28-β-D-吡喃葡萄糖酰丝石竹皂苷元、3-O-β-吡喃葡萄糖酰丝石竹皂苷元、3-O-6′-醋酸基-β-D-吡喃葡糖酰-28-O-β-D-吡喃葡糖酰丝石竹皂苷元、齐墩果酸等；多糖含甘露聚糖、木聚糖、半乳聚糖。

【药理作用】①降血脂；②预防心肌缺血性损伤；③镇痛、抗炎；④抗病毒；⑤抑制免疫溶血；⑥利尿；⑦其他作用：抗生育作用、镇静作用。

· 粤丝瓜络 ·
Yuesigualuo
LUFFAE ACUTANGULAE FRUCTUS RETINERVUS
Singkwa Towelgourd fruit

【来　　源】为葫芦科植物棱角丝瓜 *Luffa acutangula*（L.）Roxb. 除去种子后的干燥成熟老化瓠果。

【产　　地】主产于广东、广西。

【采收加工】秋季瓠果老熟时采摘，晒干。商品多为播种时取出种子后的瓠果囊。

【性状鉴别】呈稍弯曲的长圆筒形，上细下渐大。长 20~60cm，直径 5~7cm。表面灰黄棕色，具 10 条纵向突出的棱线，间见有 9 条。体轻泡，全体肉多呈纤维纵横交织成网络状。横切面有 3 个空洞，有时留有黑色方卵形而扁的种子。气微，味苦。

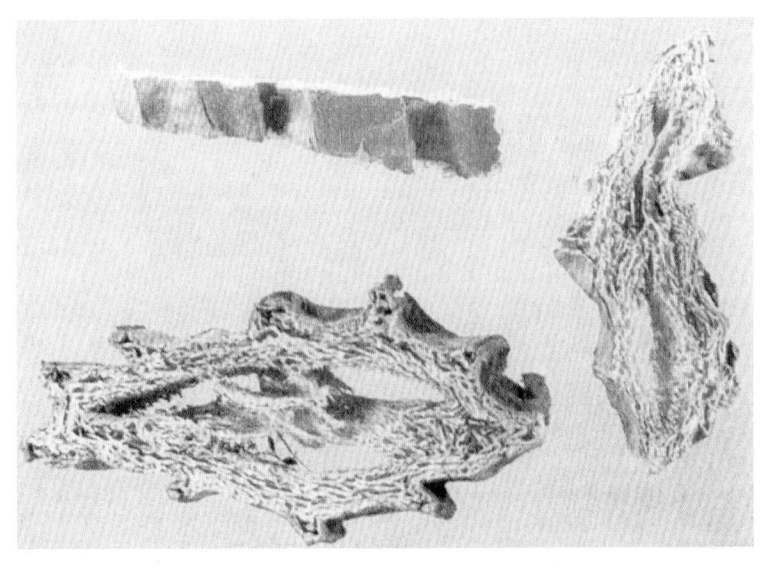

图 260　粤丝瓜络（广东产）

【规格等级】同丝瓜络。

【性味归经】同丝瓜络。

【功能主治】同丝瓜络。

【用法用量】同丝瓜络。

【炮　　制】同丝瓜络。

【主要成分】同丝瓜络。

【药理作用】同丝瓜络。

· 冬瓜子《神农本草经》·
Dongguazi
BENINCASAE SEMEN
Chinese Waxgourd Seed

【来　　源】为葫芦科植物冬瓜 *Benincasa hispida*（Thunb.）Cogn 的干燥种子。因性状不同分"单边冬瓜子"和"双边冬瓜子"。

【产　　地】全国大部分均有产。

【采收加工】收集成熟的种子，洗净，晒干。

【性状鉴别】

（1）单边冬瓜子：呈扁平等长卵形或长椭圆形，长 1.0~1.3cm，宽约 0.6cm。外表面黄白色，光滑，一端钝圆，另一端渐尖，尖端有两个小突起，一为种脐，一为珠子，边缘光滑。剥去种皮，可见乳白色种仁，有油性。气微，味微甜。

（2）双边冬瓜子：外形似单边冬瓜子，稍宽扁，但种子的两边近边缘处均有一环形边条突起，形成"双边"状。

以粒大，饱满，色白，单边者为佳。

【显微鉴别】

（1）本品横切面：种皮外表皮为 1 层类似栅栏状的细胞，壁稍厚，微木化。下皮层为 8~18 列薄壁细胞，细胞呈圆形或不规则长圆形，壁微木化，多数具纹孔。其下为 2~3 列石细胞，石细胞类圆形，直径 17~54μm，壁厚 7~17μm。紧靠石细胞为 1 层通气薄壁组织，其细胞壁向外突起呈乳头状，细胞间隙较大。种子两端各有 1 个维管束。种皮内表皮为 1 列被角质层的薄壁细胞，细胞扁平，其下为残存的珠心及胚乳。子叶 2 片，细胞中含脂肪油和糊粉粒。

（2）取粗粉 1g，加水 20mL，煮沸 10 分钟，放冷，取上清液，置于具塞试管中，激烈振摇，产生持续性泡沫（检查皂苷）。

【规格等级】统货，不分等级。以粒大饱满者为佳。

【炮　　制】

（1）净冬瓜子：取原药整理洁净，用时打碎。部分地区剥去种皮，使用种仁入药，称为"冬瓜仁"或"冬瓜子肉"。

（2）炒冬瓜子：取冬瓜子，置锅内用文火炒至微黄色，微有香气，取出放凉。

（3）冬瓜子炭：取冬瓜子，用中火炒至外呈焦黑色、内呈焦褐色，取出，喷洒清水灭净火星，晒干。

【炮制作用】炒后有健脾和胃作用，并易于煎出有效成分，炒炭有止血作用，可用于痰热咳血和淋病。

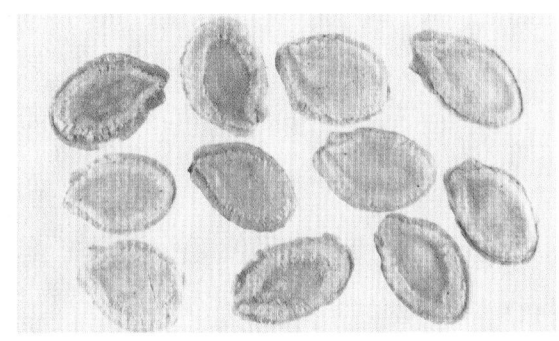
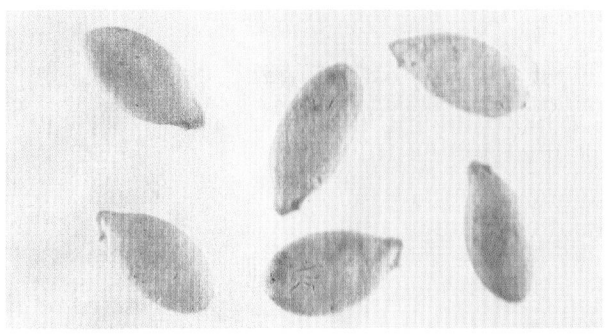

图 261　冬瓜子（福建产）
a. 双边冬瓜子　　b. 单边冬瓜子

【性味归经】味甘，性微寒。归肺、大肠经。

【功能主治】清肺化痰，消痈排脓，利湿。主治痰热咳嗽，肺痈，肠痈，白浊，带下，脚气，水肿，淋证。

【用法用量】水煎服，10~15g；或研末服。外用：适量，研膏涂敷。

【主要成分】含油14%，所含主要脂肪酸为油酸、亚油酸、硬脂酸、棕榈酸等；尚含脂类、甾醇类、三萜类化合物及少量无机元素等。

【药理作用】①抗氧化；②抗炎及镇痛、解热；③抗糖尿病；④祛痰及抑制肺纤维化；⑤抑制前列腺增生；⑥抑菌；⑦其他作用：冬瓜子油可驱虫、催眠、治疗梅毒，冬瓜子灰可止血、治疗淋病。

· 瓜蒌《神农本草经》·
Gualou
TRICHOSANTHIS FRUCTUS
Mongolian Snakegourd or Rosthorn Snakegourd Fruit

【来　源】为葫芦科植物栝楼 *Trichosanthes kirilowii* Maxim. 或双边栝楼 *Trichosanthes rosthornii* Harms. 的干燥成熟果实。前者又称"皱皮栝楼"，后者又称"光皮栝楼""糖栝楼"。其干燥根为药材天花粉。

【产　地】栝楼主产于山东肥城、长清、淄博等地，双边栝楼主产于广西、河南、安徽、山东、河北、四川、湖北、江苏、浙江、福建、台湾、海南等省、自治区。

以山东、河南产量大，广西野生的多。习惯认为山东肥城、长清以及江苏、浙江所产质优。

【采收加工】秋季采摘成熟果实，连果柄剪下，晒干或烘干。

【性状鉴别】

（1）栝楼：果实呈类球形或宽椭圆形，长7~15cm，直径6~10cm。表面橙红色至橙黄色，皱缩较均匀，顶端有圆形的花柱残基，基部略尖，具残留的果柄。果皮硬脆，剖开后内表面黄白色至淡黄棕色，附有红黄色丝络，果瓤棕黄色至棕红色，丝络状或胶质状，与多数种子粘成团状，多与果皮分离，用手抓摇之发响。具焦糖气，味微酸、甜。

（2）双边栝楼：呈类球形，直径7~10cm，外果皮黄色或棕黄色，微有光泽，不皱缩或少皱缩，果皮略厚，用手抓摇之不发响，剖开可见内含种子多数，黏结于果瓤，但多不成团状，常黏附于果皮之上，果瓤黄棕色，含糖分较多，不易干燥。有焦糖气，味甜。

【显微鉴别】

（1）栝楼皮横切面：外果皮细胞1列，紧靠外果皮为数层色素薄壁细胞，其下方为石细胞环，由数层石细胞组成。石细胞环内侧为宽广的薄壁组织，其中有多数双韧型维管束。石细胞多角形或类方形，近等径，棕黄色，壁厚4~11μm，纹孔较细密，胞腔甚大；常杂有壁不甚厚、无纹孔者。

（2）双边栝楼皮：石细胞环内侧有散生的石细胞群。维管束中木质部半圆形，不外弯。石细胞有圆形者，纹孔较疏而稍大，胞腔常甚小。

【规格等级】统货。以完整不破结，皱缩，皮厚，柔软，杏黄色或红黄色，糖性足者为佳。

【炮　　制】除去梗及杂质，压扁，切丝或切块。

【性味归经】甘、微苦，寒。归肺、胃、大肠经。

【功能主治】能清热化痰，宽胸散结，润燥滑肠通便。用于肺热咳嗽，伴有胸痛之咳嗽痰多、咳痰不爽、痰浊黄稠，急性支气管炎，胸膜炎，肺炎，胸痹心痛，乳痈、肺痈、肠痈，大便秘结，消渴。

【用法用量】9~15g，水煎服。不宜与乌头类药材同用。

【主要成分】含有油脂类、三萜类、甾醇类、氨基酸、糖类、微量元素及蛋白质等多种化学成分。油脂类以棕榈酸含量最高，其次是亚麻酸和亚油酸；生物碱：如栝楼酯碱；甾醇类和三萜类：如菠菜甾醇、栝楼仁二醇、异栝楼仁二醇、2,4-二氢-10α-葫芦二烯醇、豆甾-7烯-3β-醇、豆甾-7,22-二烯-3-O-β-D-葡萄糖苷、豆甾-7,22-二烯-3β-醇、3-苯甲酸酯等；另外，尚含香草醛结晶和11-甲氧基-去甲-洋蒿宁、蒙坦尼酸、蜡酸、香草酸、木蜡酸、蜂蜜酸、半乳糖、苜蓿素、半乳糖酸γ-内酯等。

【药理作用】①循环系统作用：扩张冠脉，降低心肌收缩力，保护心肌缺血，抗血小板聚集，降血脂、降血清总胆固醇；②抗肿瘤：全瓜蒌煎剂在体外对腹水癌细胞、宫颈癌

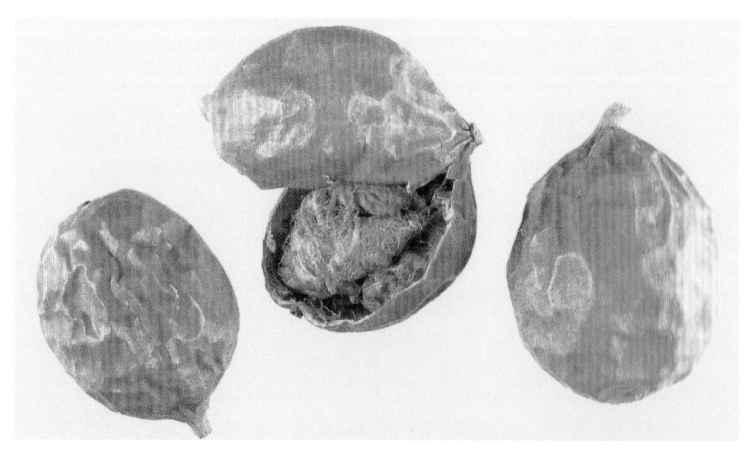

图262　瓜蒌（山东产）

细胞有直接的抑制作用，在体内对肉瘤的生长也有一定的抑制作用；③抗缺氧；④祛痰；⑤抗菌消炎；⑥抑制胃酸分泌及泻下作用；⑦调节血糖；⑧抗氧化；⑨促进免疫。

· 瓜蒌子《神农本草经》·
Gualouzi
TRICHOSANTHIS SEMEN
Mongolian Snakegourd or Rosthorn Snakegourd Seed

【来　源】为葫芦科植物栝楼 *Trichosanthes kirilowii* Maxim. 或双边栝楼 *Trichosanthes rosthornii* Harms 的干燥成熟种子。前者商品称为"海蒌子""单边瓜蒌子"，后者商品称为"西蒌子""双边瓜蒌子""宽边瓜蒌子"。

【产　地】同瓜蒌。

【采收加工】霜降至立冬时采摘成熟果实，剖取种子，洗净，晒干。

【性状鉴别】

（1）栝楼子：呈扁椭圆形，长 1.2~1.5cm，宽 0.6~1.0cm，厚 0.35~0.40cm。表面浅棕色至棕褐色，平滑，沿边缘有一圈沟纹。一端较尖，有种脐，一端钝圆或较狭。种皮坚硬。内种皮膜质灰绿色，子叶 2 枚，黄白色，富油性。气微，味淡。

（2）双边栝楼子：与栝楼子相似，但较大而扁，呈矩状椭圆形，长 1.5~1.9cm，宽 0.8~1.0cm，厚约 0.25cm。不饱满，外壳较厚。表面棕褐色至紫棕色。一端平截，另一端略尖，两面边缘均有明显的圈纹围绕，像有两条边缘，故称双边栝楼仁或宽边栝楼仁。

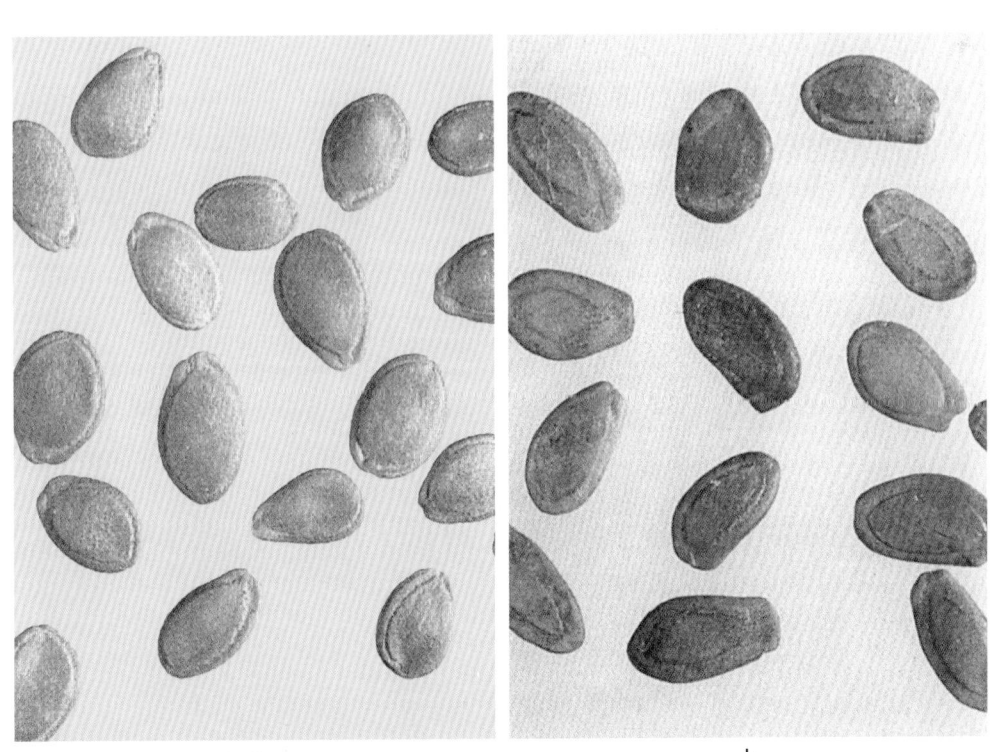

a　　　　　　　　　　　　b

图 263　瓜蒌子（山东产）

a. 瓜蒌子　b. 双边瓜蒌子

均以粒大，饱满，无白子（干瘪、无种仁），色鲜者为佳。

【规格等级】统货。应无杂质、霉变。以籽粒饱满，均匀，油性足者为佳。

【炮　　制】

（1）瓜蒌子：除去杂质及干瘪的种子，洗净，晒干。用时捣碎。

（2）炒瓜蒌子：取净瓜蒌子，用文火炒至微鼓起，有香气时取出，放凉。用时捣碎。

（3）瓜蒌霜：取瓜蒌子，去壳取仁，研细，用吸油纸数层包裹，压榨去油，如此反复数次，至吸油纸不显油迹、不粘结为度，再研成细粉。

【炮制作用】炒制降低寒性，并有利于煎出有效成分。制霜用于清热化痰，减轻滑肠作用，适用于便溏患者。

【性味归经】甘，寒。归肺、胃、大肠经。

【功能主治】润肺化痰，滑肠通便。用于燥咳痰黏，肠燥便秘。

【用法用量】9~15g，水煎服。不宜与乌头类药材同用。

【主要成分】同瓜蒌。

【药理作用】同瓜蒌。

· 瓜蒌皮《神农本草经》·
Gualoupi
TRICHOSANTHIS PERICARPIUM
Mongolian Snakegourd or Rosthorn Snakegourd Pericarp

【来　　源】为葫芦科植物栝楼 *Trichosanthes kirilowii* Maxim. 或双边栝楼 *Trichosanthes rosthornii* Harms. 的干燥成熟果皮。

【产　　地】同瓜蒌。

【采收加工】大暑前后，分批采摘呈青黄色的初熟果实。置于通风处，待皮色转鲜红色时，由脐部对开剪剖半截或横断切成两半，挖净瓤和种子，用文火烘干。

【性状鉴别】呈壳状，通常卷成筒状。外表面红黄色，有纵皱纹。内表面类白色或淡黄色，质脆易碎。具焦糖气，味淡，微酸。

【显微鉴别】取本品，置60℃烘干，粉碎，取粗粉约2g，加乙醇20mL，超声处理15分钟，滤过，滤液蒸干，残渣加甲醇2mL使溶解，作为供试品溶液。另取瓜蒌皮对照药材2g，同上法制成对照药材溶液。照薄层色谱法（《中国药典》附录VIB）试验，吸取上述两种溶液各5μL，分别点于同一硅胶 G 薄层板上，以石油醚（60~90℃）-醋酸乙酯（4∶1）为展开剂，展开，取出，晾干，喷以5%香草醛硫酸溶液，加热至斑点显色清晰。供试品色谱中，在与对照药材色谱相应的位置上，显相同颜色的斑点。

【规格等级】过去分三个等级，一般为统货。以外皮红黄色，内白色，皮厚，无瓤，身干者为佳。

【炮　　制】洗净，稍晾，切丝，晒干。

【性味归经】甘，寒。归肺、胃经。

【功能主治】清化热痰，利气宽胸。用于痰热咳嗽，胸闷胁痛。

【用法用量】6~9g。水煎服。不宜与乌头类药材同用。

【主要成分】同瓜蒌。

【药理作用】同瓜蒌。

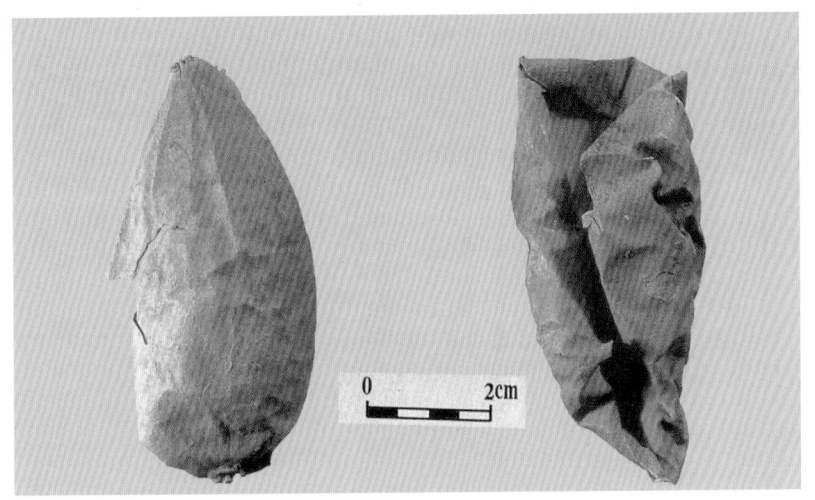

图 264　瓜蒌皮（山东产）

· 白豆蔻《开宝本草》·
Baidoukou
AMOMI FRUCTUS ROTUNDUS
Kravanh Amomum or Java Amomum Fruit

商品按产地来源不同分为原豆蔻、印尼白豆蔻（紫豆蔻）两个品别。

【来　　源】为姜科植物白豆蔻 *Amomum kravanh* Pierre ex Gagnep. 或爪哇白豆蔻 *Amomum compactum* Soland ex Maton. 的干燥成熟果实。前者习称"原豆蔻"，后者习称"印尼白豆蔻"。

【产　　地】白豆蔻（原豆蔻）主产于泰国、柬埔寨、越南、缅甸、印度尼西亚、马来西亚、巴西、危地马拉等国。我国云南、广东、广西已有引种。

爪哇白豆蔻（印尼小豆蔻）主产于印度尼西亚爪哇、泰国、柬埔寨等地。我国已引种成功，海南、云南、广西有栽培。

【采收加工】10~12 月间，果实由绿色转变成黄绿色时采收。除去顶端宿萼及基部果柄，晒干，即得商品"白豆蔻"。剥去果壳取种子团称"豆蔻仁"，不成团的散粒种子称"豆蔻米"，果皮称"豆蔻壳"。

【性状鉴别】

（1）原豆蔻：果实呈类球形，具不显著的钝三棱，直径 1.2~1.8cm。表面黄白色至淡黄棕色，有三条较深的纵向槽纹及众多纵向筋脉纹理，顶端有突起的柱基，基部有凹下的果梗痕，两端均有浅棕色绒毛。果皮质脆，体轻，易纵向裂开，内分三室，内含种子 20~30 粒，成团，种子为不规则的多面体，背面略隆起，表面暗棕色至灰棕色，有皱纹，具浅种沟。质坚硬，断面呈白色，粉质，含油性。气芳香，味辛凉，略似樟脑气。

（2）印尼白豆蔻：果实呈扁球形，比原豆蔻略小，直径 0.8~1.2cm，表面黄白色，间微显紫色或浅紫棕色，果皮较薄，果实 3 室，每室有种子 2~4 粒。种子瘦瘪，具明显种沟。气微，味淡。

【规格等级】统货。以个大，果实完整，壳薄，种仁饱满，气味浓厚者为佳。

【性味归经】辛，温。归肺、脾、胃经。

【功能主治】行气温中，散寒燥湿，健胃消食，止呕止泻，解酒毒。用于湿浊中阻，不思饮食，湿温初起，胸闷不饥，寒湿呕逆，胸腹胀痛，食积不消，胃寒腹痛、呕吐、口泛清涎，虚寒久泻（慢性菌痢、慢性结肠炎）等。

【用法用量】3~6g，水煎服。用时打碎，入煎剂宜后下。

【主要成分】含挥发油、蛋白质、淀粉。其中，挥发油主要含 d-龙脑、d-樟脑、葎草烯、1,8-桉叶油素、α-及 β-蒎烯、α-及 β-松油烯、莰烯、丁香烯、芳樟醇、香橙烯、γ-广藿香烯、α-榄香烯、γ-荜澄茄油烯、甜没药烯、樟烯、葛缕酮、香桧烯、柠檬烯及月桂烯等。

【药理作用】①抗菌；②平喘；③健胃止呕；④抗氧化；⑤抗结核。

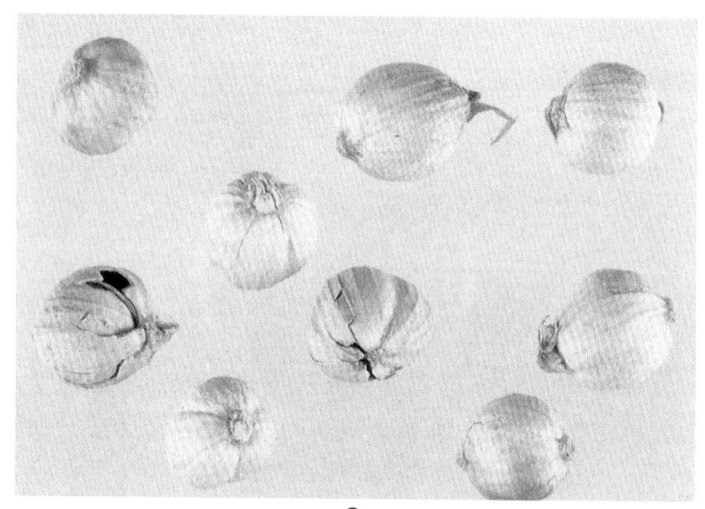

a

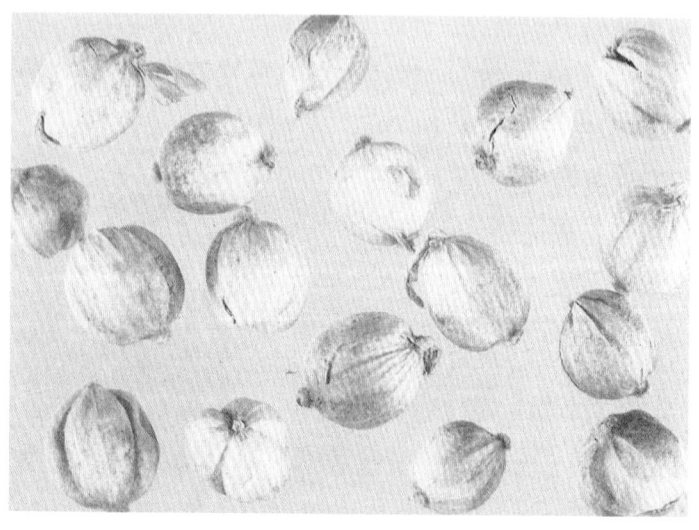

b

图 265　白豆蔻
a.原豆蔻　b.印尼白豆蔻

白果《本草纲目》

Baiguo
GINKGO SEMEN
Ginkgo Seed

【来　　源】为银杏科植物银杏 *Ginkgo biloba* L. 的干燥成熟种子。

【产　　地】为我国特产。各地均有栽培。江苏苏州、扬州；浙江嘉兴；广西桂林；四川温江、涪陵、乐山；河南信阳、南阳、许昌；山东临沂、泰安、潍坊；福建邵武；贵州黔东南；辽宁营口、丹东、旅连等地。

【采收加工】秋季种子成熟时采收，将种子堆放于地上或浸泡于水中，使外种皮腐烂，除净肉质外种皮，洗净，晒干。也有再稍蒸或略煮后，烘干或晒干。

【性状鉴别】略呈椭圆形，一端稍尖，另一端钝，长 1.5~2.5cm，宽 1~2cm，厚约 1cm。表面黄白色或淡棕黄色，平滑，边缘有 2~3 条棱线。中种皮（壳）骨质，坚硬。内种皮膜质，种仁宽卵球形或椭圆形，一端淡棕色，另一端金黄色，横断面外层黄色，胶质样，内层淡黄色或淡绿色，粉性，中间有空隙。靠近顶端有子叶 2 枚或更多。气微，味甘、微苦。

【显微鉴别】取本品粉末 10g，加甲醇 40mL，加热回流 1 小时，滤过，滤液蒸干，残渣加水 15mL 使溶解，通过少量棉花滤过，滤液通过聚酰胺小柱（80~100 目，3g，内径 10~15mm），用水 70mL 洗脱，洗脱液用醋酸乙酯振摇提取 2 次，每次 40mL，合并醋酸乙酯液，蒸干，残渣加甲醇 1mL 使溶解，作为供试品溶液。另取银杏内酯 A、C 对照品，加甲醇制成每 1mL 含 0.5mg 的混合溶液，作为对照品溶液。照薄层色谱法试验，吸取上述两种溶液各 10μL，分别点于同一以含 4% 醋酸钠的羧甲基纤维素钠溶液为黏合剂的硅胶 G 薄层板上，以甲苯-醋酸乙酯-丙酮-甲醇（10：5：5：0.6）为展开剂，展开，取出，晾干，喷以醋酐，在 140~160℃加热 30 分钟，置紫外光灯（365nm）下检视。供试品色谱中，在与对照品色谱相应的位置上，显相同颜色的荧光斑点。

【规格等级】统货。以身干，色白，粒大，无破壳，无霉蛀者为佳。

【炮　　制】

（1）净白果仁：取原药材，破壳取仁，去心。

（2）炒白果：取原药，用武火炒至爆裂，剥壳取仁。或取生仁置锅中用文火炒至微黄色，有香气时取出，放凉。多为临用时加工炮制。

【炮制作用】炒熟后能收敛除湿，可增强止带缩尿作用。

【性味归经】甘、苦、涩，平；有小毒。归肺经。

【功能主治】敛肺定喘，止带浊，缩小便。用于痰多喘咳，带下白浊，遗尿尿频。外用治鸡眼、头癣、酒渣鼻等。

【用法用量】4.5~9g。水煎服。外用适量，捣烂外敷或捣汁外涂。如食用过量中毒，出现头痛、发热、抽筋、烦躁不安、呼吸困难等症状，应尽快从医。据民间经验可立即内服鸡蛋清，或用甘草 60g 煮水内服，或用白果壳 30g 煮水服，可缓解中毒症状。

【主要成分】主要含黄酮类，其主要成分为白果素、银杏素、山柰黄素、芦丁、槲皮素、穗花双黄酮等。种子含银杏毒素、6-十三烷基-2,4-二羟基苯甲酸、6-(8-十五碳烯基)-2,4-二羟基苯甲酸、腰果酸以及多种微量元素。种仁含糖类、碳水化合物、蛋白质、脂肪等。

肉质外种皮含氢化白果亚酸、白果酸、银杏二酚（白果二酚）、白果酚、银杏黄素、异银杏黄素、白果醇。

【药理作用】①祛痰、镇咳、平喘；②对循环系统的作用：降低血压，减慢心率，提高常压耐缺氧能力，增加毛细血管通透性；③抗过敏；④抗衰老；⑤抗菌；⑥抗寄生虫；⑦抗肿瘤：具有很强的抑制 EB 病毒的活性，对致癌启动因子有很强的抑制效果，对小鼠肉瘤有较强的抗癌活性。

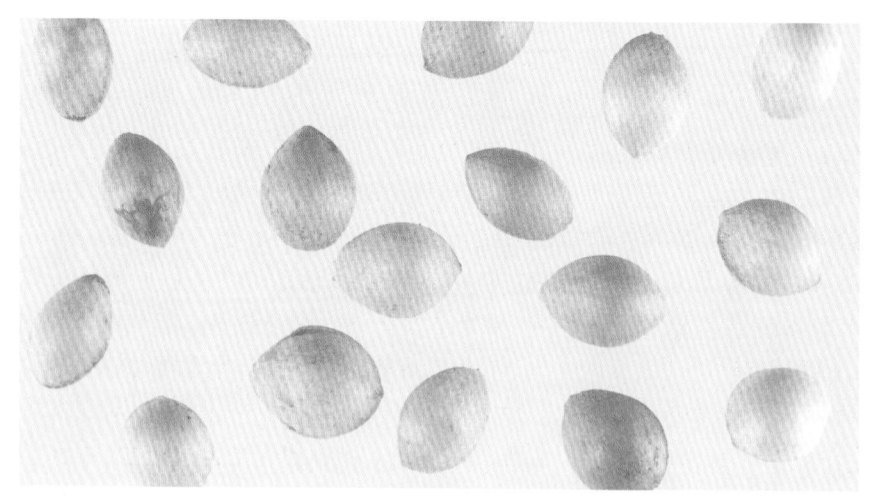

图 266　白果（江苏产）

·白扁豆《名医别录》·
Baibiandou
LABLAB SEMEN ALBUM
White Hyacinth Bean Seed

【来　　源】为豆科植物扁豆 *Dolichos lablab* L. 的成熟干燥种子。

【产　　地】全国大部分地区有产。主产于浙江、江苏、河南及安徽阜阳、宿州等地区。以江苏产品质佳。

【采收加工】立冬前后采摘成熟豆荚，晒干，打出种子，再将种子晒至足干。

【性状鉴别】呈扁椭圆形或扁卵形。长 0.8~1.3cm，宽 0.6~0.9cm，厚 0.4~0.7cm。表面黄白色，平滑而略有光泽。一侧边缘有眉状隆起的白色种阜，约占周径的 1/3 至 1/2，剥去后可见凹陷的种脐，紧接种阜的一端有一珠孔，另一端有短的种脊。质坚硬，种皮薄而脆，内有子叶 2 枚，肥厚，黄白色，角质。气微，味淡，嚼之有豆腥气。

以粒大，饱满，体重，色黄白者为佳。

【显微鉴别】本品横切面：表皮为 1 列栅状细胞，种脐处 2 列，光辉带明显。支柱细胞 1 列，呈哑铃状，种脐部位为 3~5 列。其下为 10 列薄壁细胞，内侧细胞呈颓废状。子叶细胞含众多淀粉粒。种脐部位栅状细胞的外侧有种阜，内侧有管胞岛，椭圆形，细胞壁网状增厚，其两侧为星状组织，细胞星芒状，有大型的细胞间隙，有的胞腔含棕色物。

【规格等级】商品分两个等级，均应无杂质、虫蛀、霉变。

一等：长1.0~1.3cm，宽0.8~0.9cm，厚约0.7cm，无瘦瘪粒。

二等：长0.8~1.0cm，宽0.6~0.8cm，厚约0.7cm，瘦瘪粒不超过10%。

【炮　　制】

（1）白扁豆：除去杂质，用时捣碎。

（2）炒白扁豆：取净白扁豆，用文火炒至微黄色具焦斑、有香气时取出，放凉，用时捣碎。

【炮制作用】炒制增强健脾化湿和中功能，同时有利于有效成分煎出。

【性味归经】甘，微温。归脾、胃经。

【功能主治】健脾化湿，和中消暑，利尿。用于脾胃虚弱，食欲不振，大便溏泻，白带过多，暑湿吐泻，胸闷腹胀，夏天胃肠型感冒、急性胃肠炎、消化不良、慢性腹泻，解河豚中毒、酒毒。炒扁豆健脾化湿，用于脾虚泄泻，白带过多，慢性腹泻等。

【用法用量】9~15g。水煎服。

【主要成分】含棕榈酸、油酸、反油酸、亚油酸、花生酸、硬脂酸、山嵛酸；尚含蛋氨酸、苏氨酸、亮氨酸、葫芦巴碱、胡萝卜素；尚含葡萄糖、蔗糖、水苏糖、棉籽糖、麦芽糖等糖类；含豆甾醇等甾体成分、淀粉氰苷等苷类成分、维生素和矿物质类成分。

【药理作用】①抗菌；②抗肿瘤：小扁豆凝集素对人肝癌裸鼠有靶向定位和治疗作用，能明显抑制癌细胞生长及使肿瘤出现消退、坏死；③增强细胞免疫；④保护神经细胞缺氧性凋亡坏死；⑤其他作用：提高造血功能，升高白细胞数，降低血糖，降低胆固醇等。

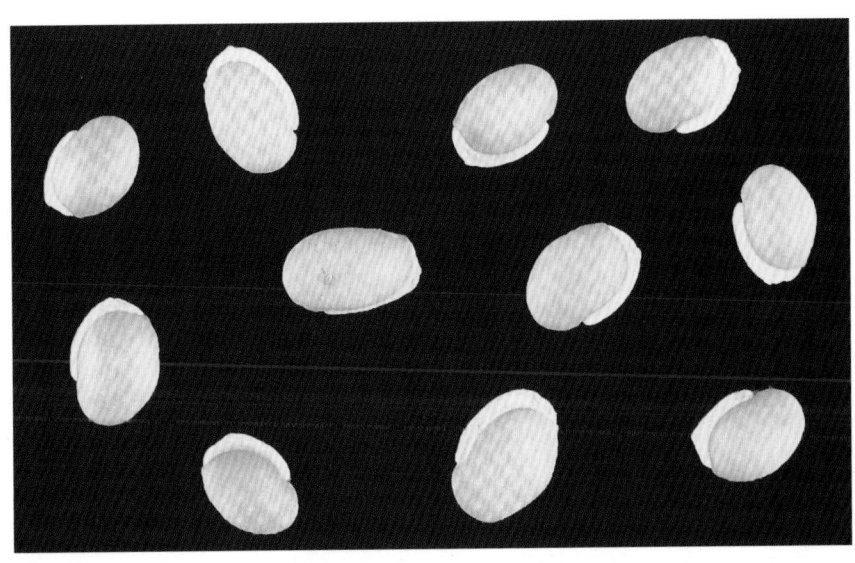

图267　白扁豆（安徽产）

· 石榴皮《名医别录》·
Shiliupi
GRANATI PERICARPIUM
Pomegranate Pericarp

【来　　源】为石榴科植物石榴 *Punica granatum* L. 的干燥果皮。

【产　　地】主产于陕西临潼及山东、河南。此外，安徽、江苏、湖南、四川、湖北、湖南、云南、广东等省亦产。

【采收加工】秋季果实呈红色成熟时采摘，除去隔瓤及种子，收集果皮，晒干。

【性状鉴别】呈不规则的片块或瓢状。大小不一，厚 0.15~0.3cm。外表面红棕色、棕黄色或暗棕色，略有光泽，粗糙，有多数疣状突起。有的有突起的筒状宿萼及粗短果梗或果梗痕。内表面黄色或红棕色，有隆起呈网状的种子脱落后的残痕。质硬而脆，断面黄色至棕黄色。气微，味苦涩。

以个大、皮厚、外表红棕色，内表黄色，无种子为佳。

【显微鉴别】

（1）本品横切面：外果皮为一列表皮细胞，排列较紧密，外被角质层。中果皮较厚，薄壁细胞内含淀粉粒及草酸钙簇晶或方晶；石细胞单个散在，类圆形、长方形或不规则形，少数呈分枝状，壁较厚；维管束散在。内果皮薄壁细胞较小，含淀粉粒及草酸钙晶体，石细胞较小。

粉末红色。石细胞类圆形、长方形或不规则形，少数分枝状，直径 27~102μm，壁较厚，胞腔大，有的含棕色物。表皮细胞类方形或类长方形，壁略厚。草酸钙簇晶直径 10~25μm，稀有方晶。螺纹及网纹导管直径 12~18μm。淀粉粒类圆形，直径 2~10μm。

（2）取本品粉末 1g，加水 10mL，置 60℃水浴中加热 10 分钟，趁热滤过。取滤液 1mL，加 1%三氯化铁乙醇溶液 1 滴，即显墨绿色。

【规格等级】统货。应身干，个大，皮厚，外表整洁。

【炮　　制】

（1）石榴皮：除去杂质，洗净，切块，干燥。

（2）石榴皮炭：取净石榴皮块，用武火炒至表面焦黑色、内部棕褐色。

【炮制作用】制炭增强止血止泻作用。

【性味归经】酸、涩，温。归胃、大肠经。

【功能主治】涩肠止泻，止血，驱虫。用于久泻，久痢，便血，尿血，脱肛，崩漏，白带，遗精，虫积腹痛，疥癣等。

【用法用量】3~9g。水煎服。

【主要成分】含大量鞣质、蜡、树脂、树胶、果胶、3-甲酰-羟基-2H-吡喃、甘露醇、糖类、黏液质、菊糖、苹果酸、草酸钙、没食子酸、石榴皮碱、苦味质、石榴皮素、异槲皮苷；尚含各类氨基酸，如天门冬氨酸、赖氨酸、亮氨酸、组氨酸、甘氨酸等。

【药理作用】①抗菌；②抗病毒；③驱虫；④抑制幽门螺旋杆菌；⑤抗生育；⑥神经系统作用：对脊髓有兴奋作用，能引起痉挛，大剂量可使运动神经末梢麻痹；⑦抗氧化；⑧降血脂；⑨保护心血管系统；⑩抗肿瘤：石榴皮中的多酚类物质具有抗肿瘤活性，对宫颈癌、乳腺癌等细胞具有不同程度的细胞毒作用。

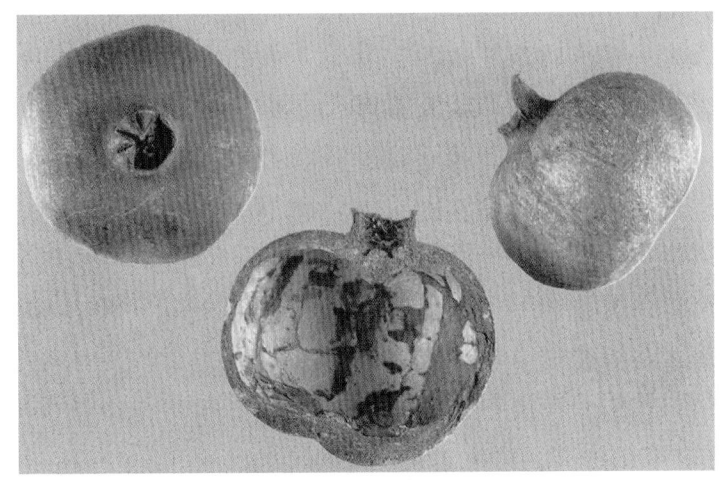

图 268 石榴皮（陕西产）

· 龙眼肉《神农本草经》·
Longyanrou
LONGAN ARILLUS
Longan Aril

【来　　源】 为无患子科植物龙眼 *Dimocarpus longan* Lour. 的假种皮。

【产　　地】 主产于广东、广西、福建、台湾、云南、四川、贵州等省、自治区。

【采收加工】 秋季果实成熟时摘下，烘干或晒干，剥取果肉，或将果实用开水稍烫10分钟，捞起，使水分蒸发，然后堆放在烤具上烘一昼夜，使果肉紧缩，放凉，剥取果肉，置竹筛上摊开晒干。

【性状鉴别】 呈不规则的片状，纵向破裂。黄棕色，半透明，近果皮的一面皱缩不平，粗糙；近种皮的一面光滑呈网状或不规则的皱缩。质柔润，有光泽，具糖性，黏性大，数块粘在一起，气香，味甜。

以身干，肉厚，油润光亮，黄棕色，味甜者为佳。

【显微鉴别】 本品横切面：外表皮细胞1列，呈类方形。内表皮细胞1列，壁稍厚，外被较厚的角质层。内外表皮间为多列大型条状薄壁细胞，直径约148μm。有的细胞中含淡黄色团块及脂肪油滴。

【规格等级】 统货。以肉厚，干结，黄棕色，半透明，质柔软，甜味浓者为佳。

【性味归经】 甘，温。归心、脾经。

【功能主治】 补益心脾，养血安神，益智。用于气血不足，心悸怔忡，健忘失眠，病后体虚，血虚萎黄，贫血，月经过多等。

【用法用量】 9~15g。水煎服。

【主要成分】 主要含糖类、脂类、皂苷类、总黄酮、多肽类、多酚类、氨基酸、蛋白质、挥发性成分及微量元素。挥发性成分主要为苯并噻唑、1,2-苯并异噻唑、2-甲基萘、新戊酸-6-烯酯、正十三烷等；龙眼干果肉主要含可溶性物质79.77%，不溶性物质19.39%。可溶性物质中，含葡萄糖24.91%、含氮物6.309%、酸类（以酒石酸计）1.26%、蔗糖0.22%等。

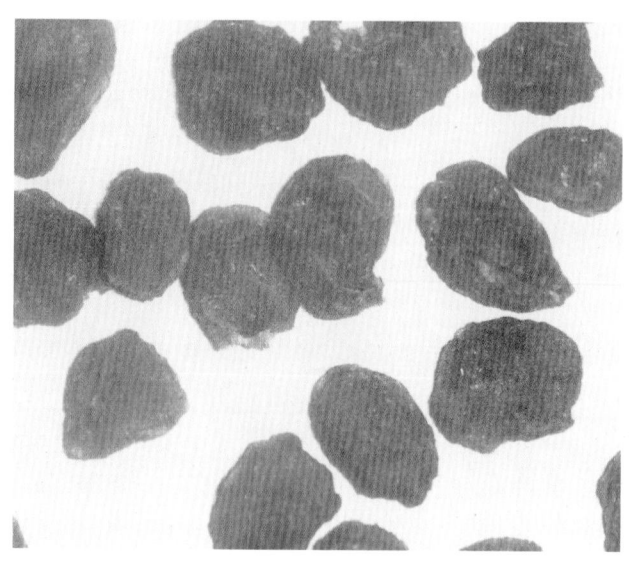

图 269　龙眼肉（广西产）

【药理作用】①抗衰老；②抗肿瘤：研究发现，龙眼肉水浸液可明显抑制宫颈癌细胞增殖，改善患者症状；③抑菌；④抗应激；⑤其他作用：促进生长发育、非特异性免疫增强作用及补血、镇静作用。

·亚麻子《本草图经》·
Yamazi
LINI SEMEN
Common Flax Seed

【来　　源】为亚麻科植物亚麻 *Linum usitatissimum* L. 的干燥成熟种子。

【产　　地】全国各地均产。主产于陕西、甘肃、内蒙古、河北、山西、云南、湖北、广西等省、自治区。

【采收加工】秋季果实成熟时收割全草，晒干，打下种子，除去杂质，晒至足干。

【性状鉴别】呈扁平卵圆形，长 0.4~0.6cm，宽 0.2~0.3cm。表面红棕色或灰褐色，平滑有光泽。一端钝圆，另一端尖而略偏斜。种脐位于尖端的凹入处，种脊浅棕色，位于一侧边缘。种皮薄，胚乳棕色，薄膜状，子叶 2 枚，黄白色，富油性。气微，味淡，嚼之有豆腥味。

【显微鉴别】

（1）取本品少量，加温水浸泡后，表皮黏液层膨胀而成一透明黏液膜，包围整个种子。

（2）本品横切面：表皮细胞较大，类长方形，壁含黏液质，遇水膨胀显层纹，外面有角质层。下皮为 1~5 列薄壁细胞，壁稍厚。纤维层为 1 列排列紧密的纤维细胞，略径向延长，直径 3~5μm，壁厚，木化，胞腔较窄，层纹隐约可见。颓废层细胞不明显。色素层为一层扁平薄壁细胞，内含棕红色物质。胚乳及子叶细胞多角形，内含脂肪油及糊粉粒。糊粉粒直径 7~14μm，含拟晶体及拟球体 1~2 个。

（3）取本品粉末 0.5g，置于试管中，加水少许，试管中悬挂一条浸有 10% 碳酸钠溶液的三硝基苯酚试纸，塞紧（试纸勿接触粉末和管壁），置热水浴中 3~5 分钟，试纸显砖红色。

【规格等级】统货。应干货、粒充实、无杂质、无虫蛀、无霉变。

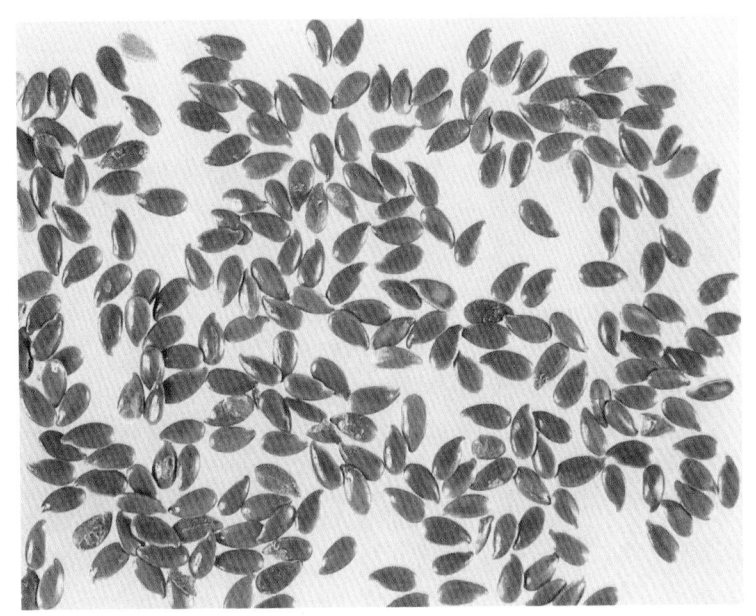

图 270　亚麻子（广西产）

【炮　　制】

（1）亚麻子：除去杂质，整理干净入药。

（2）炒亚麻子：取净亚麻子，用文火炒至爆裂，有香气时取出，放凉。

【炮制作用】　经炒制使有效成分易于煎出。

【性味归经】　甘，平。归肺、肝、大肠经。

【功能主治】　润燥，祛风，解毒，杀虫。用于肠燥便秘，麻风，皮肤干燥瘙痒，脱发，毛发枯萎脱落，肺痈等。

【用法用量】　9~15g。用时捣碎，水煎服。

【主要成分】　主要含木脂素类化合物，尚含有黄酮类、脂肪酸类等化合物。木脂素类包括：异落叶松脂素、马台树脂醇、松脂酚、异落叶松脂素、去甲氧基裂环异落叶松脂素、落叶松脂素等；黄酮类包括：草棉黄素、3,7-二甲氧基草棉黄素、草棉黄素、山奈酚；脂肪酸类包括：亚油酸、软脂酸、硬脂酸等。

【药理作用】　①抗肿瘤：亚麻子提取物能抑制肿瘤细胞生长，对治疗乳腺癌、结肠癌、黑色素瘤、骨髓瘤等具有一定作用；②免疫抑制作用；③抗氧化；④降血糖；⑤降血脂和防止动脉粥样硬化；⑥其他作用：预防妇女绝经后发生骨质疏松，治疗狼疮性肾炎。

· **决明子**《神农本草经》·
Juemingzi
CASSIAE SEMEN
Obtusifolia Senna or Sickle Senna Seed

【来　　源】　为豆科植物决明 *Cassia obtusifolia* L. 或小决明 *Cassia tora* L. 的干燥成熟种子。

【产　　地】　主产于山东、河南、河北、安徽、四川、广东、云南。

【采收加工】　秋季果实成熟时采收，晒干，打出种子，除去杂质。

【性状鉴别】

（1）决明：略呈菱状方形或短圆柱形。两端平行斜截，状如马蹄，长 0.3~0.7cm，宽 0.2~0.4cm，表面黄褐色或青绿色，平滑有光泽。一端较平坦，另一端斜尖，两面各有 1 条突起的棱线，棱线两侧各有 1 条斜向对称而色较浅的线形凹纹。质坚硬，不易破碎，种皮薄，子叶 2 枚，黄色，呈"S"形折曲并重叠。气微，味微苦。嚼之稍有豆腥味。

（2）小决明：呈短圆柱形，长 3~5mm，宽 2~3mm。表面棱线两侧各有 1 条宽广的浅黄棕色带。

【显微鉴别】

（1）取本品粉末 0.5g，加稀硫酸 20mL 与三氯甲烷 10mL，微沸回流 15 分钟，放冷后，移入分液漏斗中，分取三氯甲烷层，加氢氧化钠试液 10mL，振摇，放置，碱液层显红色。如显棕色，则分取碱液层加过氧化氢试液 1~2 滴，再置水浴中加热 4 分钟，即显红色。

（2）取本品粉末 1g，加甲醇 10mL，浸渍 1 小时，滤液蒸干，残渣加水 10mL 使溶解，再加盐酸 1mL，置水浴上加热 30 分钟，立即冷却，用乙醚分 2 次提取，每次 20mL，合并乙醚液，蒸干，残渣加三氯甲烷 1mL 使溶解，作为供试品溶液。另取大黄素、大黄酚对照品，加甲醇制成每 1mL 含 1mg 的混合溶液，作为对照品溶液。照薄层色谱法试验，吸取上述两种溶液各 2μL，分别点于同一以羧甲基纤维素钠为黏合剂的硅胶 H 薄层板上，以石油醚（30~60℃）-甲酸乙酯-甲酸（15：5：1）的上层溶液为展开剂，展开，取出，晾干，置紫外光灯（365nm）下检视。供试品色谱中，在与对照品色谱相应的位置上，显相同的橙色荧光斑点；置氨蒸气中熏后，斑点变为红色。

【规格等级】统货。以颗粒饱满，均匀，黄褐色为佳。

【炮　制】

（1）净决明子：取原药拣去杂质，洗净，晒干，用时捣碎。

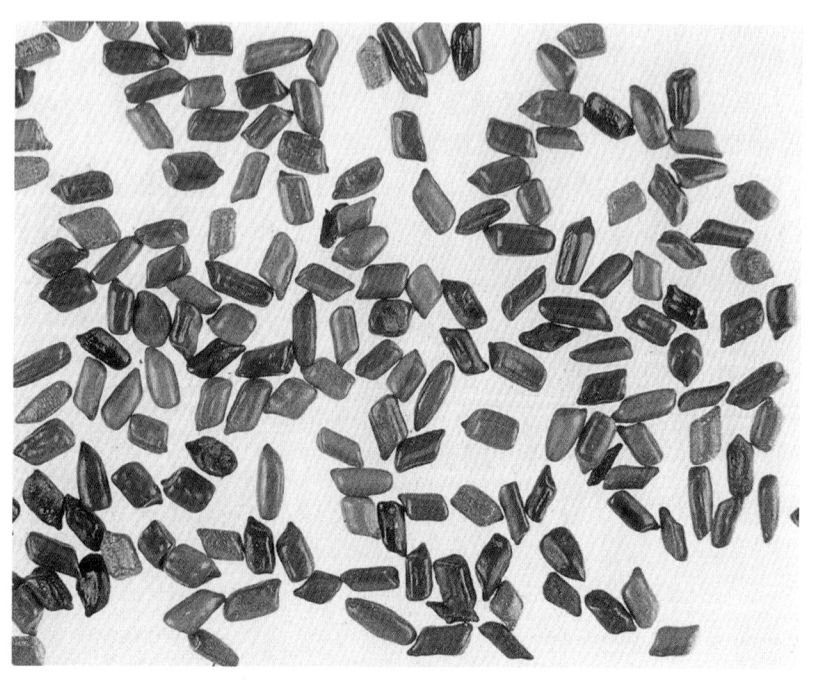

图 271　决明子（河南产）

（2）炒决明子：取净决明子，用文火炒至鼓起有香气时取出，放凉，用时打碎。

【炮制作用】炒制后便于煎出药味。

【性味归经】甘、苦、咸，微寒。归肝、大肠经。

【功能主治】清热明目，润肠通便。用于风热目赤涩痛，羞明多泪，昏暗不明，白内障，肝阳上亢头痛眩晕，肝硬化腹水，肠热便秘等。

【用法用量】9~15g。水煎服。

【主要成分】主要含有蒽醌、脂肪酸、氨基酸、萘并吡喃酮、无机元素等。蒽醌类化合物包括：决明素、大黄素、大黄酚、大黄素甲醚、芦荟大黄素、橙黄决明素、大黄素甲醚-8-O-β-D-葡萄糖苷、大黄酚-1-O-β-龙胆二糖苷、大黄素-1-O-β-龙胆二糖苷等；萘并吡喃酮类化合物包括：红镰玫素、去甲红镰玫素、决明子内酯、异决明种内酯、决明蒽酮、决明子苷 B、决明子苷 C 等；脂肪酸、亚麻酸、油酸、棕榈酸、亚油酸、亚油酸、棕榈酸甲酯、亚油酸甲酯等。

【药理作用】①降血压、降血脂；②调节免疫功能；③抑制 cAMP 磷酸二酯酶；④泻下；⑤抗菌；⑥明目；⑦抗血小板凝集；⑧减肥；⑨抗氧化；⑩防治糖尿病肾病；⑪其他作用：可能影响肌肉线粒体激酶的功能，对前列腺素合成有抑制作用。

· 地肤子《神农本草经》·
Difuzi
KOCHIAE FRUCTUS
Belvedere Fruit

【来　　源】为藜科植物地肤 *Kochia scoparia*（L.）Schrad. 的干燥成熟果实。

【产　　地】全国各地均有产。主产于江苏、浙江、山东、山西、河南、河北、安徽等省。

【采收加工】秋季果实成熟时采收全株，晒干，打下果实，除去杂质。

【性状鉴别】呈扁圆形或五角星形，直径 0.1~0.3cm，表面灰绿色或浅棕色，周围具膜质小翅 5 枚；背面中心有微突起的点状果梗痕及放射状脉纹 5~10 条，剥去果皮，有褐棕色扁卵形种子 1 枚，种仁富油性。气微，味微苦。

【显微鉴别】

（1）本品粉末棕褐色。果皮细胞呈长方形或多边形，壁薄，波状弯曲，含众多草酸钙小方晶。种皮细胞棕褐色，呈多角形或类方形，多皱缩。

（2）取本品粉末 2g，加乙醇 20mL，盐酸 1.5mL，加热回流 2 小时，滤过，滤液浓缩至约 5mL，加水 10mL，混匀，置分液漏斗中，加石油醚（60~90℃）20mL 振摇提取，分取醚液，蒸干，残渣加乙醇 2mL 使溶解，作为供试品溶液。另取齐墩果酸对照品，加乙醇制成每 1mL 含 1mg 的溶液，作为对照品溶液。照薄层色谱法试验，吸取上述供试品溶液 2μL、对照品溶液 4μL，分别点于同一以羧甲基纤维素钠为黏合剂的硅胶 H 薄层板上，以三氯甲烷-甲醇（40：1）为展开剂，展开，取出，晾干，喷以磷钼酸试液，在 105℃加热至斑点显色清晰。供试品色谱中，在与对照色谱相应的位置上，显相同颜色的斑点。

【规格等级】统货。以干燥、果实饱满、灰绿色呈红晕、无泥沙杂质为佳。

【性味归经】甘、苦、寒。归肾、膀胱经。

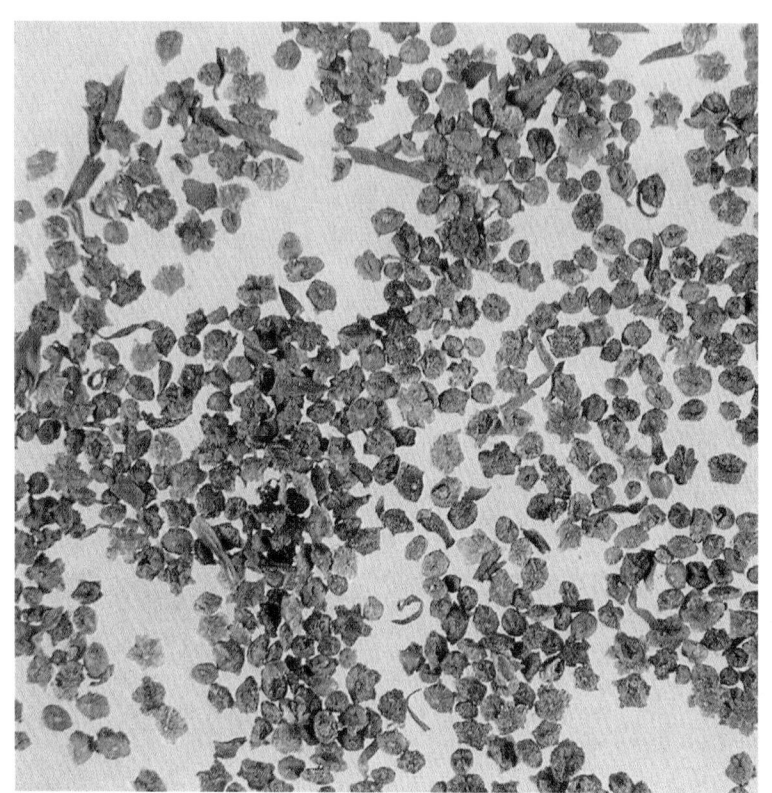

图 272　地肤子（浙江产）

【功能主治】清热利湿，祛风止痒。用于小便涩痛，淋浊，阴痒带下，风疹，湿疹，皮肤瘙痒，疝气，疮毒，疥癣，风湿性关节炎。

【用法用量】9~15g，水煎服；外用适量，煎汤熏洗。

【炮　　制】取原药拣除杂质，整理洁净入药。

【主要成分】含生物碱、脂肪油、三萜皂苷及甾类化合物、蛋白质、黄酮类、维生素A等。地肤子中可分离得到正十八烷酸、异鼠李素、齐墩果酸-8-O-β-D-吡喃葡萄糖酯苷、齐墩果酸 3-O-β-D-吡喃木糖（1→3）β-D-吡喃葡萄糖醛酸甲酯苷、β-谷甾醇、3-O-β-D-吡喃木糖（1→3）β-D-吡喃葡萄糖醛酸、齐墩果酸-8-O-β-D-吡喃葡萄糖酯苷、齐墩果酸 3-O-β-D-吡喃木糖（1→3）β-D-吡喃葡萄糖醛酸苷、槲皮素、齐墩果酸 3-O-[β-D-吡喃葡萄糖（1→2）β-D-吡喃木糖（1→3）]-β-D-吡喃葡萄糖醛酸苷、胡萝卜苷、豆甾醇 3-20-β-D-吡喃葡萄糖苷等。

【药理作用】①抗皮肤真菌；②促进小肠推进功能；③降血糖；④抗炎、抗过敏；⑤抗氧化；⑥减轻免疫反应对心肌的损害。

·红豆蔻《开宝本草》·
Hongdoukou
GALANGAE FRUCTUS
Galanga Galangal Fruit

【来　　源】为姜科植物大高良姜 *Alpinia galanga* Willd. 的干燥成熟果实。

【产　　地】主产于广东惠阳、博罗、增城、信宜；广西上林、田东、马山，云南文山、红河、德宏、思茅，福建、台湾、海南等地。

【采收加工】秋季果实变红时采收，除去杂质，晒干或阴干。

【性状鉴别】呈长圆形至椭圆形，中部略细，长0.7~1.2cm，直径0.5~0.7cm。表面红棕色或暗红色，略皱缩。果皮薄，易破碎，常与种子团分离。种子3~6粒，呈扁圆形或三角状多面形，黑棕色或红棕色，外被黄白色膜质假种皮，胚乳灰白色。气香，味辛辣。

以粒大，饱满，不破碎，气味浓者为佳。

【显微鉴别】

（1）种子横切面：假种皮细胞4~7列，圆形或切向延长，壁稍厚。种皮的外层为1~5列非木化厚壁纤维，呈圆形或多角形，直径13~45μm，其下为1列扁平的黄棕色或深棕色色素细胞；油细胞1列，方形或长方形，直径16~54μm；色素层细胞3~5列，含红棕色物；内种皮为1列栅状厚壁细胞，长约65μm，宽约30μm，黄棕色或红棕色，内壁及靠内方的侧壁极厚，胞腔偏外侧，内含硅质块。外胚乳细胞充满淀粉粒团，偶见草酸钙小方晶。内胚乳细胞含糊粉粒及脂肪油滴。

（2）取本品种子粉末1g，加乙醚20mL，超声处理10分钟，滤过，残渣再加乙醚10mL洗涤一次，滤过，合并乙醚液，蒸干，残渣加醋酸乙酯1mL使溶解，作为供试品溶液。另取红豆蔻种子对照药材1g，同法制成对照药材溶液。照薄层色谱法试验，吸取上述两种溶液各5~10μL，分别点于同一硅胶G薄层板上，以环己烷-醋酸乙酯（17：3）为展开剂，展开，取出，晾干，置紫外光灯（254nm）下检视。供试品色谱中，在与对照药材色谱相应的位置上，显三个相同的荧光斑点。喷以5%香草醛硫酸溶液。在105℃加热至斑点显色清晰。供试品色谱中，在与对照药材色谱相应的位置上，显三个相同颜色的斑点。

【规格等级】统货。

【炮　　制】除去杂质，用时捣碎。

【性味归经】辛，温。归脾、肺经。

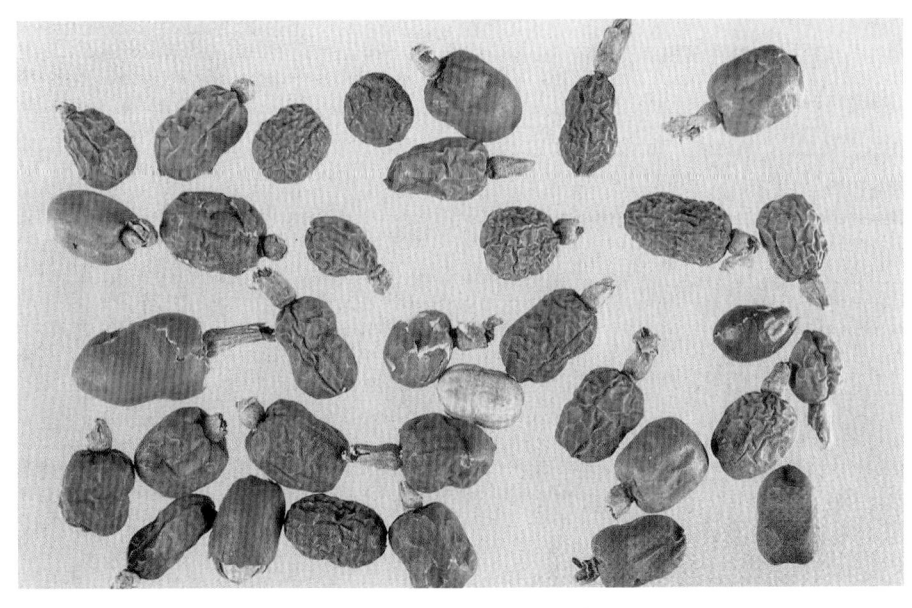

图273　红豆蔻（广东产）

【功能主治】燥湿散寒，止痛，醒脾消食解酒。用于脘腹冷痛，胃及十二指肠溃疡，慢性胃炎，食积胀满，噎膈反胃，呕吐泄泻等。

【用法用量】3~6g，水煎服。

【主要成分】主要含挥发油类、黄酮类、二苯庚烷类、黄酮苷类、氨基酸、糖（苷）类及少量鞣质。挥发油类主要含 1'-乙酰氧基丁香酚乙酯、1'-乙酰氧基胡椒酚乙；黄酮类主要含乔松素、短叶松素、3-O-乙酰基短叶松素、高良姜素、高良姜素-3-甲醚、华良姜素、山奈酚-3-甲醚。

【药理作用】①抗溃疡；②抗真菌；③抗肿瘤：对小鼠腹水型肉瘤有很强的抗癌活性，且毒性较低，作用机制与亲核攻击有关；④抑制平滑肌收缩；⑤其他作用：降血压，保护胃黏膜。

· 肉桂子《新修本草》·
Rouguizi
CINNAMOMI FRUCTUS
Cassia Fruit

【来　　源】为樟科植物肉桂 *Cinnamomum cassia* Presl. 的干燥未成熟果实。

【产　　地】主产于广西防城港、平南、容县、桂平、藤县、岑溪、钦州、灵山、苍梧、博白、陆川、北流。

【采收加工】10~11 月摘下未成熟的果实，除去枝叶，晾干。

【性状鉴别】呈椭圆形，长约 1cm，宽约 0.9cm；果托杯状，深绿色至紫褐色。成熟果实暗紫色。气香，味辛辣后微甜。

以足干，紫褐色，颗粒细结，有肉桂的香辣味，无枝梗、杂质为佳。

【规格等级】统货。

【性味归经】辛、甘，温。归脾、胃、肾、肺经。

【功能主治】温中散寒，止痛。用于胃腹冷痛，呕哕，肺寒咳喘。

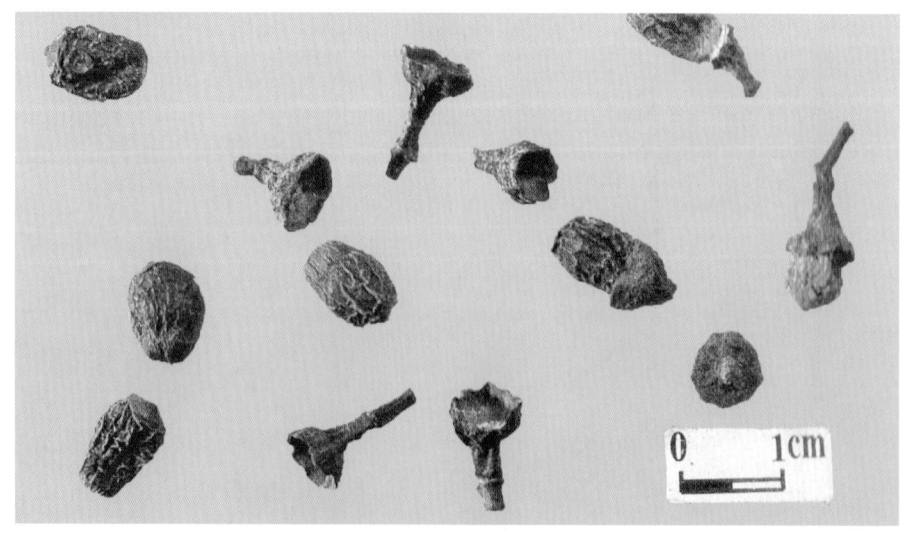

图 274　肉桂子（广西产）

【用法用量】3~6g，水煎服。或研粉冲服。

【主要成分】肉桂多酚主要为类黄酮类及其多聚体化合物，包括儿茶素、表儿茶精、肉桂鞣质、甲基羟基查耳酮、表没食子儿茶素、没食子酸酯、原花青素-A、原花青素-B、缩合单宁等；肉桂多糖由D-木糖和L-阿拉伯糖组成；此外，尚含少量黄酮类及脂类成分、肉桂皂苷、香豆素、桂皮醇、桂皮酸、色素、脂肪酸及无机元素。

【药理作用】①中枢神经系统作用：镇静、镇痛，降温，抑制下丘脑单胺氧化酶活性；②心血管系统作用：抗心肌缺血，扩张外周血管，抗血栓和抗凝血；③抗过敏；④消化系统作用：抗溃疡，促进胆汁分泌，止泻，解除胃肠平滑肌痉挛；⑤升白细胞及抗辐射；⑥抗菌、杀虫；⑦内分泌系统作用：增强胰岛素活性，抑制胸腺萎缩和肾上腺总胆固醇的升高，提高血浆睾酮并降低血浆三碘甲状腺原胺酸水平；⑧抗肿瘤：肉桂醛对体外培养的人黑色素瘤、乳腺癌、宫颈癌、食管癌、肝癌、肾癌等有直接的细胞毒作用，还可通过调节机体免疫力达到杀灭肿瘤细胞的作用；⑨平喘、祛痰。

· 芒果核《岭南采药录》·
Mangguohe
MANGIFERAE SEMEN
Mango Seed

【来　　源】为漆树科植物芒果 *Mangifera indica* L. 的干燥果核。

【产　　地】主产于广东、广西、海南、福建、台湾、云南等省、自治区。为黎族民间常用药。

【采收加工】食用芒果肉后，收集种子，洗净，晒干。

【性状鉴别】呈肾形或长卵圆形，扁平，长 6~10cm，宽 3~5cm。外表面黄白色或灰棕色，有数条略弯曲的浅沟纹，具毛绒状纤维，粗糙。两边一侧扁薄一侧较钝圆，基部有明显凹陷的果柄残痕。坚硬，不易折断。破开后，内表面平滑，淡黄色，内含种子 1 枚，种皮纸质，半透明，类白色，易脱离。种仁黄白色，子叶 2 枚，肥厚，肾形。气微，味微涩。以个均匀，黄白色洁净、干燥、饱满，核仁肉厚者为佳。

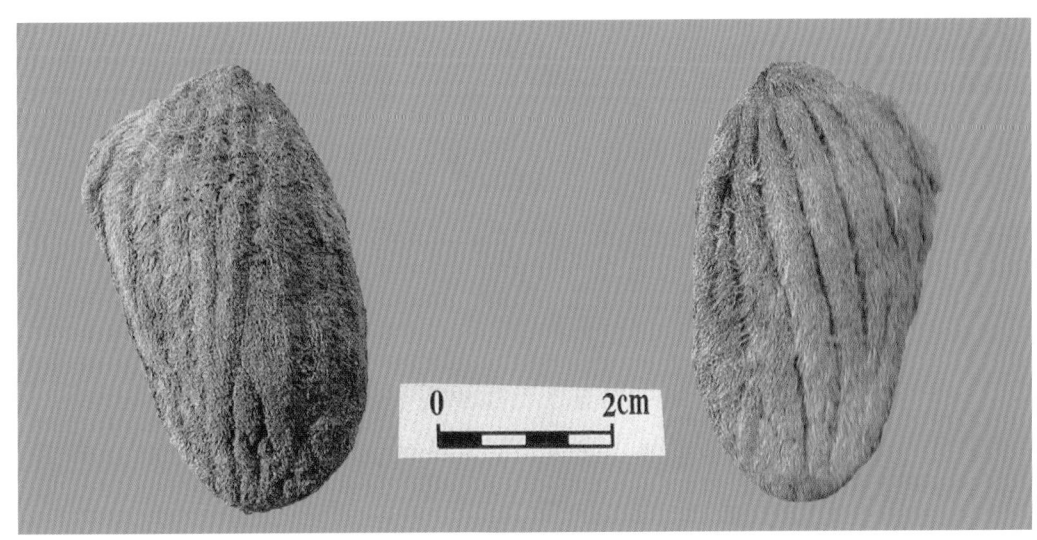

图 275　芒果核（广西产）

【规格等级】统货。

【性味归经】甘、酸、苦、涩，平。归肺，胃，脾经。

【功能主治】健胃消食，化痰行气。用于饮食积滞，食欲不振，咳嗽，疝气，睾丸肿痛等。

【用法用量】6~12g，水煎服；或研末冲服。

【炮　　制】取原药除杂质，洗净，晒干，用铡刀铡成两段。

【主要成分】含黄酮类、有机酸、香豆素类、熊果苷、饱和甘油酯、甘油一油酸酯、甘油二油酸酯、甘油三不饱和酸酯。

【药理作用】①抗菌消炎、抑菌、抗病毒、祛痰止咳；②调节免疫；③降血糖、血脂；④抗氧化；⑤抗肿瘤：芒果苷可阻滞肿瘤细胞周期，诱导肿瘤细胞凋亡，通过基质金属蛋白酶9途径抑制肿瘤细胞侵袭，通过调节免疫发挥抗肿瘤作用；⑥保护心肌细胞。

·西青果《本草图经》·
Xiqingguo
CHEBULAE IMMATURUS FRUCTUS
Medicinal Terminalia Fruit

【来　　源】为使君子科植物诃子 *Terminalia chebula* Retz. 的干燥幼果。

【产　　地】原产于印度、缅甸、尼泊尔、马来西亚等国。过去由尼泊尔进口经西藏运销国内各地，故又名藏青果。现主产于西藏，云南临沧、德宏，以及广东、广西、海南等地。以云南产量大，广东产质佳但产量少。

【采收加工】9~10月摘取未成熟的幼果或采收被风吹落者，蒸熟后晒干。

【性状鉴别】呈长卵形，略扁，似小橄榄而瘦瘪，有的稍弯曲。长1.5~3.0cm，直径0.5~1.2cm。表面黑褐色，有明显的纵皱纹。一端较大，另一端略小，下部有果梗痕。质坚硬，断面褐色，有胶质样光泽。核不明显，一般有空心，小者黑褐色，无空心。气微，味苦涩、微甘。

以个小均匀，质坚实，断面无空心者为佳。

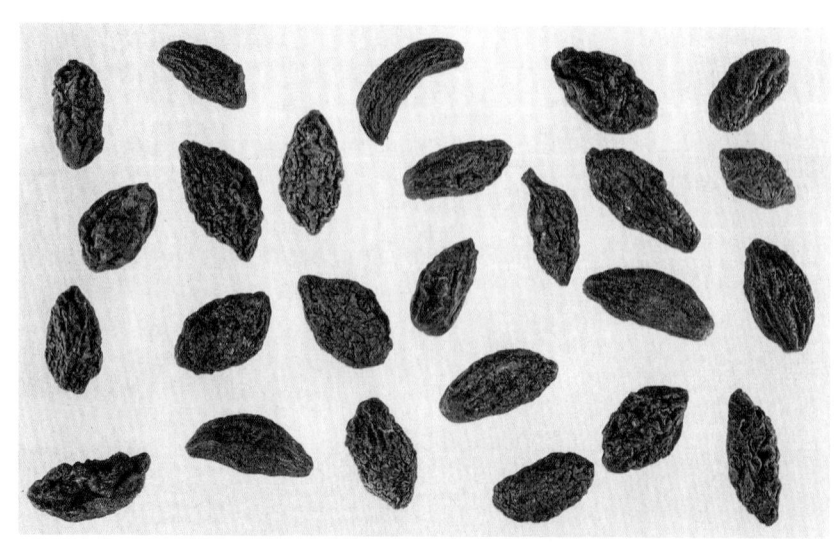

图276　西青果（云南产）

【规格等级】统货。

【性味归经】味苦、微甘、涩，性微寒。

【功能主治】清热生津，利咽解毒。用于口干声哑，阴虚白喉，咽喉肿痛，扁桃体炎，慢性咽炎，细菌性痢疾，肠炎等。

【用法用量】3~6g，水煎服；或含服。

【主要成分】西青果是诃子的幼果，主要含挥发油及香树脂醇等，种子油中含多种脂肪酸（如亚油酸、棕榈酸、亚麻酸、硬脂酸等）。

【药理作用】①调节血脂；②抗炎；③抗菌；④抗病毒；⑤增强免疫功能；⑥提高学习、记忆能力；⑦抗氧化；⑧利咽；⑨保护酒精性肝损害；⑩镇痛；⑪抗肿瘤：青果多酚对体外培养的人宫颈癌 HeLa 细胞有抑制增殖和促进凋亡的作用。

·余甘子《新修本草》·
Yuganzi
PHYLLANTHI FRUCTUS
Emblic Leafflower Fruit

【来　　源】为大戟科植物余甘子 *Phyllanthus emblica* L. 的干燥成熟果实。

【产　　地】主产于四川、云南、江西、福建、台湾、海南、广东、广西、贵州等地。

【采收加工】秋季果实成熟时采收，晒干。如果鲜用，或盐水浸渍，密装于瓶内。

【性状鉴别】呈球形或扁球形，直径 1.2~3.0cm。表面棕褐色或墨绿色，有浅黄色颗粒状突起，具皱纹及不明显的六棱，果肉厚 1~4mm，质硬而脆。内果皮黄白色，硬核样，3室，表面略具六棱，背缝线的偏上部有数条筋脉纹，干后可裂成 6 瓣。种子 6 粒，近三棱形，棕色。气微，味酸涩，回甜。

【规格等级】统货。以个大，肉厚，味酸回甘甜者为佳。

【性味归经】甘、酸、涩，凉。归胃、肺经。

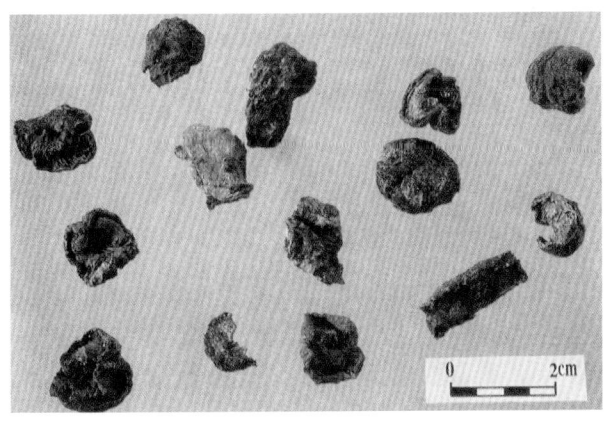
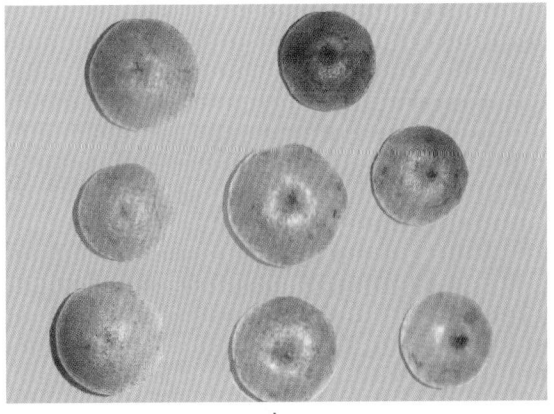

a　　　　　　　　　　　　　b

图 277　余甘子（云南产）
a. 干余甘子　b. 鲜余甘子

【功能主治】清热凉血，消食健胃，润肺、生津止渴。用于血热血瘀，肝胆病，消化不良，腹胀腹痛，咳嗽，喉痛，口干等。

【用法用量】3~9g，水煎服；或入丸散服。

【主要成分】主要含多酚（含鞣质）、黄酮、有机酸、还原糖、多糖、维生素、蛋白质、17种氨基酸等，其中以鞣质、黄酮、多糖、维生素含量较高。还含有比苹果还丰富的硒、锌、钙、磷、铁、钾等多种微量元素。种子含多种脂肪酸（亚油酸、亚麻酸、硬脂酸、棕榈酸等）。

【药理作用】①抗菌、抗病毒、抗炎；②抗动脉粥样硬化；③降血脂、降血糖、降血压；④有抑制酪氨酸酶的作用，长期服用有渐进的祛斑美白功效，对紫外线引起的色斑、内分泌失调引起的黄褐斑、妊娠斑和卵巢衰退导致的老年斑有淡化作用；⑤抗肿瘤：研究发现，余甘子果汁对胃癌高发区人群体内增强的亚硝化过程有明显的阻断作用；⑥解热镇痛；⑦保护肝细胞，抗肝纤维化；⑧所含鞣质 PutranjivainA 对 HIV-1RT 艾滋病毒有很强的抑制作用；⑨其他作用：提高坏死心肌的糖原水平，抗诱变致畸作用。

·佛手《本草纲目》·
Foshou
CITRI SARCODACTYLIS FRUCTUS
Fleshfingered Citron Fruit

【来　　源】为芸香科植物佛手 *Citrus medica* L.var.*sarcodactylis* Swingle 的干燥果实。

【产　　地】主产于广东肇庆、高要、四会、云浮、郁南，四川。此外，广西、浙江、安徽、福建、云南等地亦产。产于广东的称"广佛手"，果大质佳，为"十大广药"之一。产于四川的称为"川佛手"。

【采收加工】秋季果实近成熟尚未变黄或变微黄时采收，纵切成薄片，晒干或低温干燥。

【性状鉴别】常皱缩或卷曲，展平呈手掌状。长 6~14cm，宽 3~7cm，厚 0.2~0.4cm。顶端稍宽，常有 3~5 个手指状的裂瓣，基部略窄。有的可见果梗痕。外皮黄绿色或橙黄色，有皱纹及油点。果肉白色或浅黄白色，习称"金边白肉"，散有凹凸不平的线状或点状维管束。质柔软。气香，味微甜后苦。

川佛手片张较细而厚，质较硬。

【显微鉴别】

（1）本品粉末淡棕黄色。中果皮薄壁组织众多，细胞呈不规则或类圆形，壁不均匀增厚。果皮表皮细胞表面呈不规则多角形，偶见类圆形气孔。草酸钙方晶成片存在于多角形的薄壁细胞中，呈多面形、菱形或双锥形。

（2）取本品粉末 1g，加无水乙醇 10mL，超声处理 20 分钟，滤过浓缩至干，加无水乙醇 0.5mL 使溶解，作为供试品溶液。另取佛手对照药材 1g，同法制成对照药材溶液。照薄层色谱法试验，吸取上述两种溶液各 2μL，分别点于同一硅胶 G 薄层板上，以环己烷-醋酸乙酯（3:1）为展开剂，展开，取出，晾干，置紫外光灯（365nm）下检视。供试品色谱中，在与对照药材色谱相应的位置上，显相同颜色的荧光斑点。

【规格等级】商品分广佛手和川佛手两个规格，传统认为广佛手质优，均为统货。以片大而薄，皮青黄色肉白色，气香浓者为佳。

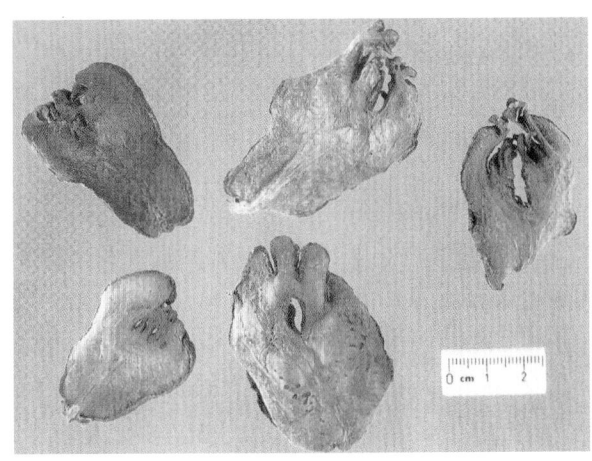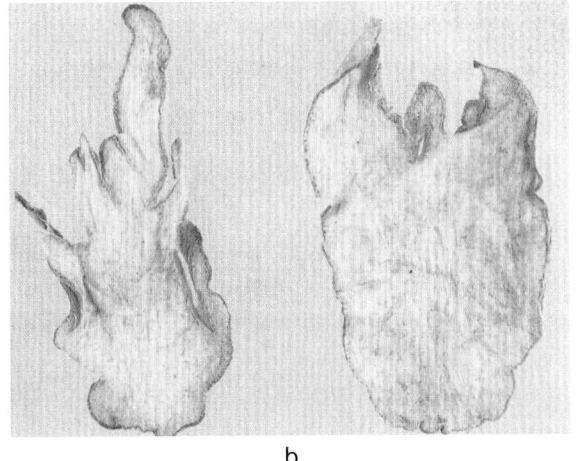

图 278 佛手
a. 川佛手（四川产） b. 广佛手（广东产）

1. 广佛手　片张较大，手指状裂瓣长而明显，青边白肉，质较柔软，气香浓郁。
2. 川佛手　片张较小，手指状裂瓣短小或不明显，质硬，色较暗。

【性味归经】辛、苦、酸，温。归肝、脾、肺、胃经。

【功能主治】疏肝理气，和胃止痛。用于肝胃气滞，胸胁胀痛，胃脘痞满，食少呕吐。

【用法用量】5~10g，水煎服。

【炮　　制】取原药隔水蒸 2~3 小时，停火闷 2~3 小时，取出，晒干。

【炮制作用】降低辛燥性，增强疗效。

【主要成分】主要含黄酮类、挥发油类、香豆素类、多糖、氨基酸和无机元素等。多糖由 D- 甘露糖、D- 木糖、D- 葡萄糖、D- 半乳糖和 L- 鼠李糖组成；黄酮类化合物包括橙皮苷、香叶木苷、3,5,6- 三羟基-3,4,7- 三甲氧基黄酮、3,5,6- 三羟基-4,7- 二甲基黄酮、胡萝卜苷等；挥发性化合物包括柠檬烯、γ- 松油烯、2,3- 丁二醇、橙花醇、α- 松油醇、香叶醇；香豆素类化合物包括 5,7- 二甲氧基香豆素、6,7- 二甲氧基香豆素、7- 羟基香豆素、7- 羟基-6- 甲氧基香豆素、7- 羟基-5- 甲氧基香豆素、柠檬苦素、香豆酸等；此外，含对羟基苯烯酸、β- 谷甾醇、22- 豆甾烯醇等。

【药理作用】①平喘、祛痰；②抑制胃、肠平滑肌收缩；③中枢抑制作用；④对心血管系统作用：扩张冠脉，高浓度时抑制心肌收缩，减慢心率，降低血压，保护心肌；⑤抗炎、抗病毒；⑥增加皮肤胶原蛋白的含量、促进毛发生长；⑦抗氧化；⑧抗肿瘤：提高血清 TNF 细胞和脾脏 NK 细胞活性，抑制荷瘤小鼠血小板聚集，抑制小鼠 Lewis 肺癌的局部肺转移；⑨增强体质、促进学习；⑩其他作用：促进消化液的分泌作用，对抗肝素的抗凝血作用和止血作用，对乙醇中毒有保护作用。

·吴茱萸《神农本草经》·
Wuzhuyu
EUODIAE FRUCTUS
Medicinal Euodia，Bodinieri Euodia or Officinalis Euodia Fruit

【来　　源】为芸香科植物吴茱萸 *Euodia rutaecarpa*（Juss.）Benth.、疏毛吴茱萸 *Euodia rutaecarpa*（Juss.）Benth. var. *bodinieri*（Dode）Huang.、石虎 *Euodia rutaecarpa*（Juss.）Benth. var. *officinalis*（Dode）Huang. 或疏毛吴茱萸 *Evodia rutaecarpa*（Juse.）Benth.var.*bodinieri*（Dode）Huang 的干燥近成熟果实。

【产　　地】长江以南有产，主产于贵州铜仁、镇远，重庆铜梁、彭水，陕西安康、汉中和广西等地，此外，浙江、江西、云南、湖南等地亦产。以贵州产者粒均匀、少开裂、色碧绿、气味浓烈，质最佳，因过去在湖南常德集散，故商品称"常吴萸"。四川、陕西产者称"川吴萸"，粒较大色较黑褐，有的顶端开裂，气味稍差，质次之。广东及出口的习惯认为广西龙州（左江）产者质佳。商品称"大花左力"或"大花吴萸"。

【采收加工】于 8~11 月果实尚未裂开时，剪下果枝，晒干或晾干，除去枝叶、果梗及杂质。

【性状鉴别】略呈五棱状扁球形或球形。直径 2~5mm，表面深绿色或暗黄绿色至褐色，粗糙，有多数点状突起或凹下的油点。顶端有五角星状的裂隙，基部有花萼和被有黄色茸毛的果梗。质硬而脆，横切面可见子房 5 室，每室有淡黄色种子 1~2 枚，富油性。果实用水浸泡有黏液渗出。气芳香浓郁，味辛辣而苦。

以粒均匀，饱满，色深绿色至黑褐色，无开口，质坚实，无枝梗，气香浓郁者为佳。

【显微鉴别】

（1）本品粉末褐色。非腺毛 2~6 细胞，长 140~350μm，壁疣明显，有的胞腔内含棕黄色至棕红色物。腺毛头部 7~14 细胞，椭圆形，常含黄棕色内含物；柄 2~5 细胞。草酸钙簇晶较多，直径 10~25μm；偶有方晶。石细胞类圆形或长方形，直径 35~70μm，胞腔大。油室碎片有时可见，淡黄色。

（2）取本品粉末 0.5g，加盐酸溶液（1→100）10mL，用力振摇数分钟，滤过。取滤液 2mL，加碘化汞钾试液 1 滴，振摇后，生成黄白色沉淀；另取滤液 1mL，缓缓加入对二甲氨基苯甲醛试液 2mL，置水浴上加热，两液接界处生成红褐色环。

【规格等级】商品分大粒、小粒两个品别，不分等级，为统货。大粒者是吴茱萸果实，小粒者多为石虎或疏毛吴茱萸的果实。

1. 大粒　统货。干货，呈五棱扁球形。表面深绿色至黑褐色，粗糙，有瘤状突起或凹陷的油点，顶点具五瓣，多裂口，气芳香浓郁，味辛辣。无枝梗、杂质、虫蛀、霉变。

2. 小粒　统货。干货，果实呈圆球形，裂瓣不明显，多闭口，饱满。表面绿色或灰绿色。香气较淡，味辛辣。无枝梗、杂质、虫蛀、霉变。

【炮　　制】

（1）净吴茱萸：除去杂质。

（2）制吴茱萸：取原药拣除杂质，用沸水泡约 5 分钟，取出，晒干。

（3）甘草制吴茱萸：每 100kg 净吴茱萸用甘草 6kg，切碎，加适量水煎汤，去渣，加入净吴茱萸，拌匀，闷至甘草水被吸尽，用中火炒至微干，取出晒干。

【炮制作用】沸水泡或甘草水制后可减轻辛燥之性。

【性味归经】辛、苦，热；有小毒。归肝、脾、胃、肾经。

【功能主治】散寒止痛，降逆止呕，燥湿助阳，止泻。用于厥阴头痛，偏头痛，寒疝腹痛，寒湿脚气，经行腹痛，脘腹胀痛，呕吐吞酸，阳虚泄泻，五更泄泻，吐泻转筋等。外治鹅口疮。在临床上为治疗虚寒胃痛、十二指肠溃疡、腹痛、疝痛、胁痛的常用药。

【用法用量】1.5~4.5g，水煎服。外用适量。以吴茱萸炒盐热敷腹部可治腹部气胀；以吴茱萸粉末用食醋调敷足心治小儿口舌生疮而致的口角流涎有一定疗效。

【主要成分】含有苦味素、生物碱、挥发油、黄酮、多糖和氨基酸等多种成分。生物碱主要包括吲哚喹唑啉类、喹诺酮类及其他类生物碱；柠檬苦素类化合物主要包括吴茱萸内酯、吴茱萸内酸醇（evodol）、吴茱萸苦素、吴茱萸苦素乙酯、黄柏酮、1-α-羟基吴茱萸内酯醇、1-α-羟基柠檬苦素、格罗苦素甲等；挥发油成分主要有β-榄香烯、δ-榄香烯、γ-榄香烯、吴茱萸烯、柠檬烯、罗勒烯、反式-石竹烯、葎草烯、别香橙烯、侧柏烯、月桂烯、α-佛手柑油烯、β-反-金合欢烯、β-甜没药烯、δ-荜澄茄烯、石竹烯氧化物等；此外，尚含有吴茱萸酸、吴茱萸精、吴茱萸啶酮、异戊烯黄酮、花色苷等黄酮类化合物及多种氨基酸。

【药理作用】①消化系统作用：止呕，健胃，抑制胃痉挛性收缩，抗溃疡，双向调节小肠的运动，止泻。②心血管系统作用：强心，调节血压；改善血液循环；抗血栓形成。③镇痛、抗炎。④收缩子宫平滑肌。⑤抗肿瘤：吴茱萸碱的抗肿瘤谱较广，能诱导多种肿瘤细胞凋亡，但诱导凋亡机制各有不同。⑥保肝。⑦抑制5-羟色胺及其受体。⑧其他作用：能利尿，使脂质代谢亢进，血糖上升，能诱生干扰素，对多种真菌有抑制作用，抗缺氧，抑制睾酮的分泌和释放。

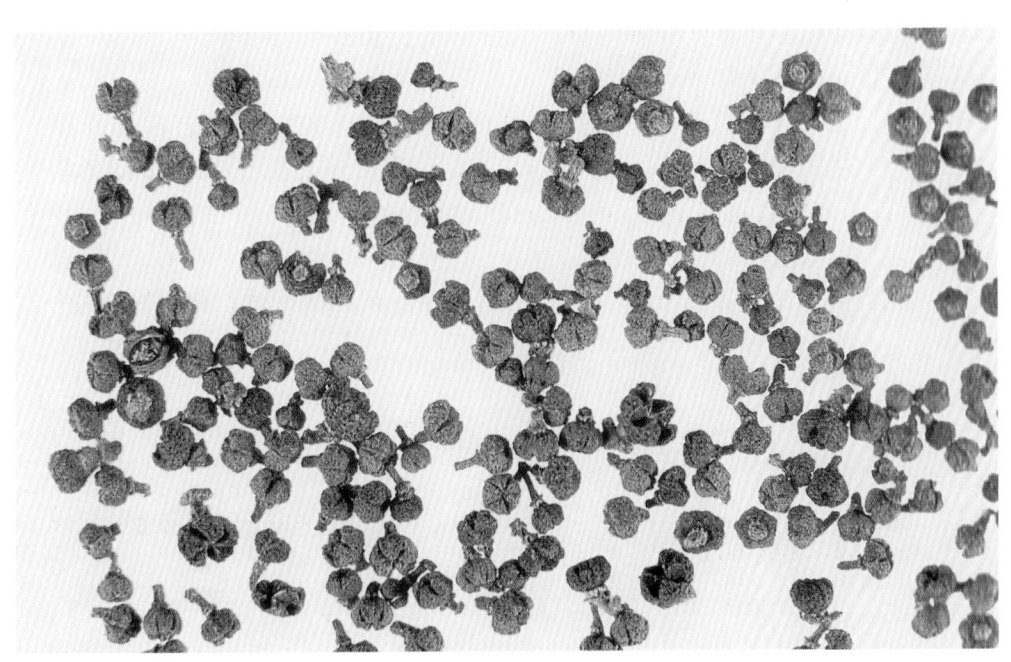

图 279　吴茱萸（湖南产）

· 沙苑子《本草图经》·
Shayuanzi
ASTRAGALI COMPLANATI SEMEN
Flatstem Milkvetch Seed

【来　　源】为豆科植物扁茎黄芪 *Astragalus complanatus* R.Br. 的干燥成熟种子。原名"白蒺藜"。

【产　　地】主产于陕西大荔（同州）、临潼、高陵、周至、兴平，山西、河北、内蒙古、甘肃、辽宁等地也产。

【采收加工】秋末冬初果实成熟尚未开裂时采割。晒干，打下种子。

【性状鉴别】略呈肾形而稍扁。长约 0.2cm，宽约 0.15cm，厚不足 0.1cm。表面光滑，绿褐色或灰褐色，边缘一侧微凹处具圆形种脐。质坚硬，不易破碎。子叶 2 片，淡黄色，胚根弯曲。气微，味淡，嚼之有豆腥味。用开水浸泡有芳香气透出。以粒大饱满绿褐色者为佳。

【显微鉴别】取本品 1g，捣碎，加乙醚 10mL，置温水浴上回流 10 分钟，滤过，弃去醚液，药渣挥尽乙醚，加甲醇 5mL，加热回流 10 分钟，滤过。取滤液 1 滴，点于色谱滤纸上，置紫外光灯（365nm）下观察，显紫红色荧光，再加甲醇 2 滴使斑点扩散，紫红色环内有一亮黄色环。

【规格等级】统货。以身干，粒大饱满，绿褐色或灰褐色，无杂质者为佳。

【炮　　制】

（1）净沙苑子：取原药拣除杂质，抢水洗净，晒干。

（2）盐沙苑子：取净沙苑子，每 100kg 用 2kg 食盐，加水适量溶解，拌匀，待至吸尽盐水，蒸 2~3 小时，取出，晒干。或用文火炒至颜色加深鼓起，有香气时取出，放凉。

【炮制作用】盐制后可增强补肾固精、缩尿止溺作用。

【性味归经】甘，温。归肝、肾经。

【功能主治】温补肝肾，固精，缩尿，明目。用于肾虚腰膝酸痛，阳痿不孕，遗精早泄，白浊带下，小便频数，遗尿余沥，肺痿，眩晕目昏。肝肾不足所致的视蒙（视力减退），翳障（早期老年性白内障）等。

【用法用量】9~15g。水煎服。

【主要成分】含多种微量元素和多种氨基酸（丝氨酸、甘氨酸、丙氨酸等）；含多种脂

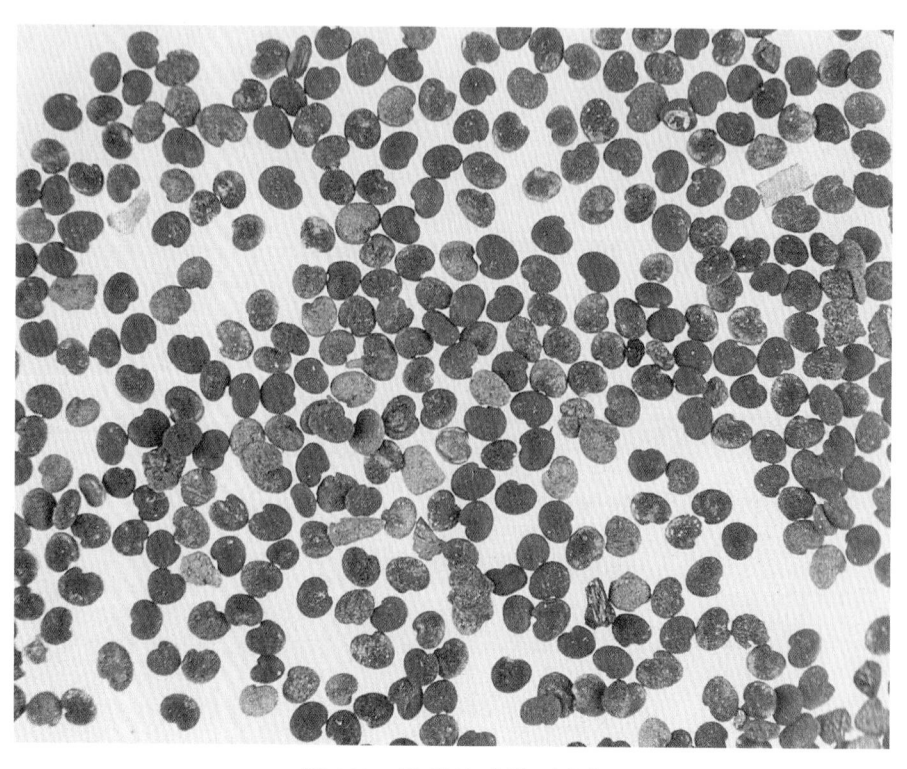

图 280　沙苑子（陕西产）

肪酸，包括：庚烯酸、肉豆蔻酸、十五酸、棕榈酸、硬脂酸、油酸、亚油酸、亚麻酸、花生酸、二十烯酸、二十二烯酸及β-谷甾醇等；另含沙苑子苷、沙苑子新苷、紫云英苷、沙苑子杨梅苷、山柰素、山柰素-3-O-α-L-阿拉伯吡喃糖苷、鼠李柠檬素-3-O-β-D-葡萄糖苷、杨梅皮素等酚类及三萜类物质；并含鞣质、卵磷脂、沙苑子胍酸、蛋白质、糖类、多肽、香豆素等。

【药理作用】①心血管系统作用：降血压、调节血脂、抑制血小板聚集、改善血液流变学；②抗炎；③保肝，明目；④增强免疫功能，抗衰老，美容；⑤抑制中枢神经系统，镇痛；⑥抗肿瘤：对癌细胞有抑制作用，下调肿瘤组织增殖细胞核抗原表达和诱导肿瘤细胞凋亡。

· 芡实《神农本草经》·
Qianshi
EURYALES SEMEN
Gordon Euryale Seed

【来　　源】为睡莲科植物芡实 *Euryale ferox* Salisb. 的干燥成熟种仁。

【产　　地】主产于黑龙江、江苏、山东、安徽、湖北、湖南、广东。

【采收加工】秋末冬初果实成熟时收摘，堆起使果皮腐烂，然后将种子洗净，置锅中用缓火炒至种子外壳焦黄色，或晒至极干脆时，趁热压磨除去硬壳，取出种仁，或趁鲜用铡刀铡开种子，去壳取仁，晒干。

【性状鉴别】干燥种仁多为圆球形，或不完整分开两片。完整者呈圆球形或长椭圆形，直径 0.5~1.0cm，表面平滑，一端附有棕红色至棕褐色的内种皮，约占全体的 2/3，有网状花纹；另一端为白色，有圆形凹下的点状种脐痕，除去内种皮显白色。质硬而脆，断面色洁白，富粉性。气微，味淡。

广东肇庆市出产的芡实，称为"肇实"，因其粒大，色红，富粉性，成为该市道地产品，而饮誉海外，多供出口。

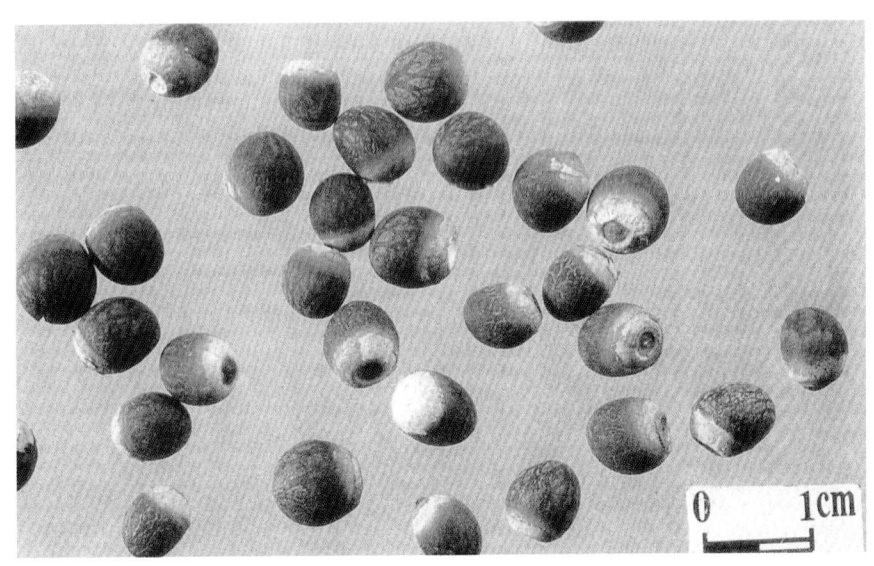

图 281　芡实（江苏产）

【显微鉴别】本品粉末类白色。主为淀粉粒，单粒类圆形，直径 1~4μm，大粒脐点隐约可见；复粒多数由百余分粒组成，类球形，直径 13~35μm，少数由 2~3 分粒组成。

【规格等级】统货。以粒大，饱满，均匀，富粉性，表皮棕红色，无破碎，无硬壳，无虫蛀霉变者为佳。

【炮　　制】取原药拣去杂质及硬壳，筛除灰屑。

【性味归经】甘、涩，平。归脾、肾经。

【功能主治】益肾固精，补脾止泻，祛湿止带。用于梦遗滑精，遗尿尿频，脾虚久泻，白浊，带下。

【用法用量】9~15g。水煎服。

【主要成分】含有甾醇类、黄酮类、脂肪酸、多酚、倍半新木脂素、脑苷脂、环二肽。甾醇类物质包括 24-甲基胆甾醇-3β-O-葡萄苷、24-乙基胆甾醇-3β-O-葡萄苷及豆甾醇-3β-O-葡萄糖苷；黄酮类物质包括 5,7,4′-三羟基-二氢黄酮、5,7,3′,4′,5′-五羟基二氢黄酮、4′,5,7-三羟基黄酮等；环肽类物质主要为环二肽和环四肽类化合物；此外，尚含棕榈酸、角鲨烯、9-十八碳烯酸、亚油酸、树脂、多种氨基酸和微量元素等。

【药理作用】①改善肾功能；②抗氧化；③抗心肌缺血；④抗疲劳；⑤降血糖；⑥其他作用：抑菌，抗衰老，改善学习记忆能力，能降低某些化学物质致癌性。

· 芥子《名医别录》·
Jiezi
SINAPIS SEMEN
White Mustard or India Mustard Seed

【品　　别】本品按来源不同分为白芥子、黄芥子两个品别。

【来　　源】为十字花科植物白芥 *Sinapis alba* L. 或芥 *Brassica juncea*（L.）Czern.et Coss. 的干燥成熟种子。前者习称"白芥子"，后者习称"黄芥子"。

【产　　地】白芥子主产于山西、山东、四川、江苏。黄芥子主产于河南商丘、许昌、南阳等地。

【采收加工】夏末秋初果实成熟时收割，晒干，打下种子，除净杂质。

【性状鉴别】

（1）白芥子：呈圆球形，直径 1.5~2.5mm，表面灰白色至淡黄白色，放大镜下观察，可见细微的网纹，一端有暗色小点状种脐。破开可见内含黄白色折叠的子叶，富油性。气微，味辛辣。

（2）黄芥子：呈圆球形，较小，直径 1~2mm，表面深黄色至棕黄色，少数呈红棕色。放大镜下观察，种子表面可见细微的网纹，点状种脐明显。可见子叶 2 片。气微，味极辛辣。粉碎、湿润后，有特殊辛烈臭气。

以粒均匀，饱满，纯净为佳。

【显微鉴别】白芥横切面：白芥子种皮表皮为黏液细胞，有黏液质纹理；下皮为 2 列厚角细胞；栅状细胞 1 列，内壁及侧壁增厚，外壁菲薄。内胚乳为 1 列类方形细胞，含糊粉粒。子叶及胚根薄壁细胞含脂肪油滴和糊粉粒。

【规格等级】统货。习惯多以白芥子入药，黄芥子多作调味食用。

【性味归经】辛，温。归肺经。

【炮　　制】

（1）净芥子：除去杂质，用时捣碎。

（2）炒芥子：取净芥子，用文火炒至颜色加深、有爆裂声并发出香辣气时取出，放凉。

【炮制作用】炒制后缓和辛温之性，以免助热伤阴，同时易于煎出有效成分。

【功能主治】温肺豁痰利气，散结通络止痛。用于寒痰喘咳，胸胁胀痛，痰滞经络，关节麻木、疼痛，痰湿流注，阴疽肿毒。

【用法用量】3~9g，水煎服；外用适量。

【主要成分】主要含多糖、挥发油、脂肪酸、生物碱、黄酮5大类成分，包括白芥子苷、芥子酶、芥子碱、胡萝卜苷、蛋白质、脂肪油、黏液质、维生素C、烟酸、β-胡萝卜素、硫胺素、核黄素、多种微量元素等。

【药理作用】①刺激作用：使唾液分泌及淀粉酶活性增加，刺激胃黏膜增加胃液及胰液的分泌，大剂量可迅速引起呕吐；②抗菌；③辐射保护和抗衰老；④抗雄激素；⑤镇咳、祛痰、平喘；⑥抗炎镇痛；⑦抗肿瘤：白芥子油可抑制肿瘤生长，其机制可能与上调Bax的表达、下调Bcl-2的表达，进而诱导细胞凋亡有关；⑧抑制前列腺增生。

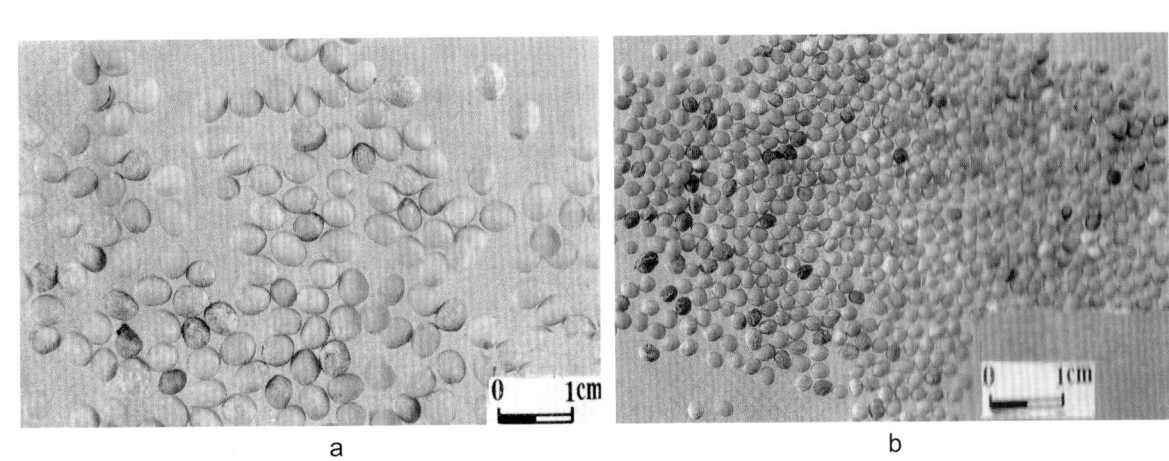

图 282　芥子
a. 白芥子（山西产）　b. 黄芥子（河南产）

· 花椒《神农本草经》·
Huajiao
ZANTHOXYLI PERICARPIUM
Peppertree Pricklyash or Bunge Pricklyash pericarp

【来　　源】为芸香科植物青椒 *Zanthoxylum schinifolium* Sieb.et Zucc. 或花椒 *Zanthoxylum bungeanum* Maxim. 的干燥成熟果皮。

【产　　地】花椒主产于四川汉源、康定，贵州，河北涉县、平山，山西平顺、黎城，陕西商洛、渭南，河南新密。青椒主产于辽宁。

【采收加工】秋季果实成熟时采收，晒干，除去种子及杂质。

【性状鉴别】

（1）青椒：多为2~3个上部离生的小蓇葖果集生于一小果柄上，蓇葖果球形，沿腹缝线开裂，直径0.3~0.4cm，外表面灰绿色或暗绿色，散有多数油点及网状隆起皱纹，内表面类白色，光滑，内果皮常由基部与外果皮分离，残存种子呈卵形，表面黑色，有光泽。气香，味微甜而辛。

以色青绿，香气浓，无细梗和椒目者为佳。

（2）花椒：蓇葖果多单生，外表面紫红色或棕红色，散有多数疣状突起的油点，对光观察半透明；内表面淡黄色。气香浓，味麻辣而持久。

以色红，皮厚，香气浓，味麻辣而持久者为佳。

【显微鉴别】青椒：取本品粉末2g，加乙醚10mL，充分振摇，浸渍过夜，滤过，滤液挥至约1mL，作为供试品溶液。另取花椒对照药材2g，同法制成对照药材溶液。照薄层色谱法试验，吸取上述两种溶液各5μL，分别点于同一硅胶G薄层板上，以正己烷-醋酸乙酯（4:1）为展开剂，展开，取出，晾干，置紫外光灯（365nm）下检视。供试品色谱中，在与对照药材色谱相应的位置上，显相同的红色荧光主斑点。

【规格等级】统货。传统分档为川花椒、广花椒两种。均应无杂质、霉变。质量以川花椒为好。以紫红，皮细，粒匀为佳。

【炮　　制】

（1）净花椒：取药材，除去椒目、果柄等杂质。

（2）炒花椒：取净花椒，用文火炒至表面油亮、红褐色，有香气，取出，摊晾。

【炮制作用】炒制后降低油分，缓和刺激性。

【性味归经】辛，温。有小毒。归脾、胃、肾经。

【功能主治】温中止痛，杀虫止痒。用于脾胃虚寒，脘腹冷痛，寒湿呕吐泄泻，虫积腹痛，蛲虫症，疝气，外治湿疹瘙痒。

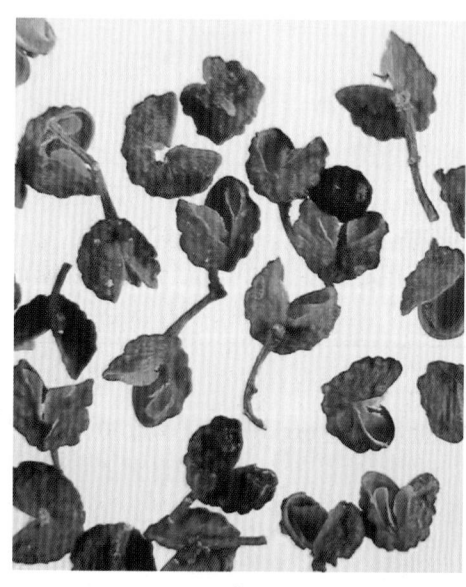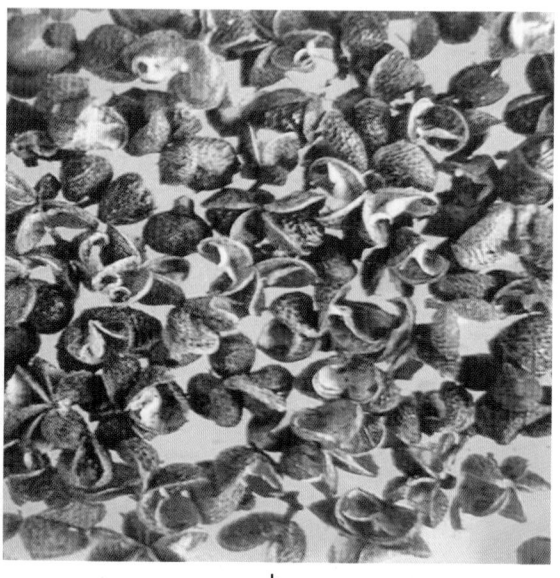

a　　　　　　　　　　　　　　　b

图283　花椒（四川产）

a. 花椒　b. 青椒

【用法用量】3~6g，水煎服，外用适量，煎汤熏洗。皮肤湿疹瘙痒可与地肤子、苦参、白矾等配伍煎水熏洗。

【主要成分】主要含挥发油、生物碱、酰胺类、黄酮类成分。挥发油成分含量约占0.7%~9.0%，含醇类、酮类、烯烃类、醛类、酯类及环氧化合物类；生物碱主要含茵芋碱、青椒碱、白鲜碱、崖椒碱、香草木宁碱、吴茱萸次碱等；酰胺类物质主要含花椒素、异花椒素、双氢花椒素、四氢花椒素、α-山椒素、脱氢-γ-山椒素、羟基-α-山椒素、羟基-β-山椒素、羟基-γ-山椒素、γ-山椒素等；黄酮类化合物含金丝桃苷、槲皮素、槲皮苷等；此外，尚含香豆素、脂肪酸、木脂素、甾醇、类化合物、烷烃类等。

【药理作用】①心血管系统作用：扩张冠状动脉，保护心肌，降低胆固醇；②对消化系统作用：抑制胃肠运动，抗溃疡，止泻；③抗病原微生物及杀虫作用；④调节凝血功能；⑤镇痛、镇静；⑥抗癌；⑦抗炎；⑧局部麻醉作用；⑨增强免疫调节功能。

· 苍耳子《神农本草经》·
Cang'erzi
XANTHII FRUCTUS
Siberian Cocklebur Fruit with Involucre

【来　　源】为菊科植物苍耳 *Xanthium sibiricum* Patr. 的干燥成熟带总苞的果实。

【产　　地】全国各地均产。主产于广东、广西、山东、江西、湖北、江苏等地。

【采收加工】秋季果实成熟时收摘，晒干。

【性状鉴别】呈纺锤形或卵圆形，两端尖，形似枣核，长 0.5~1.2cm。总苞表面黄棕色或黄绿色，全体密生坚硬的钩刺，一端有 2 根较粗大的尖刺，样似一对小喙，质坚韧。横切面可见中央有一隔膜（子房），内各有一瘦果。瘦果略呈纺锤形，一面较平坦，顶端具 1 突起的花柱基，果皮薄，灰黑色，具皱纹。种皮膜质，浅灰色，子叶 2 片，有油性。气微，味微苦。

【显微鉴别】

（1）本品粉末纤维众多，成束或单个散在。多数是细长梭形，壁较薄；少数的壁较厚，有明显纹孔。木质细胞长方形，具单孔。子叶细胞含糊粉粒及油滴。

（2）取粗粉 10g，用 0.5% 盐酸乙醇溶液 70mL，回流 10 分钟，滤过。取滤液 2mL，加三氯化铁液 1 滴，显绿色。将上述滤液用氨试液调至中性，蒸干，残渣用少量 5% 硫酸溶解，分成 2 份。1 份加硅钨酸试剂 1 滴，显浅黄色沉淀；另 1 份加碘化铋钾试剂 1 滴，显橘红色沉淀。

（3）照薄层色谱法试验，取粗粉 10g，用甲醇振摇提取 3 次，合并提取液，减压浓缩至少量，供点样用。用芸香苷作对照。分别点于同一硅胶 G 薄层板上，以正丁醇-醋酸-水（4：1：5）展开，展距 10cm。用氨蒸气熏，斑点呈黄色。

【规格等级】统货。以饱满，足干，粒大，黄褐色者为佳。

【炮　　制】

（1）净苍耳子：取原药拣除杂质，碾去钩刺，簸净。

（2）炒苍耳子：取净苍耳子，用中火炒至焦黄色取出，放凉，碾去刺，筛净碎屑，用时打碎。

【炮制作用】炒后降低毒性，去刺。

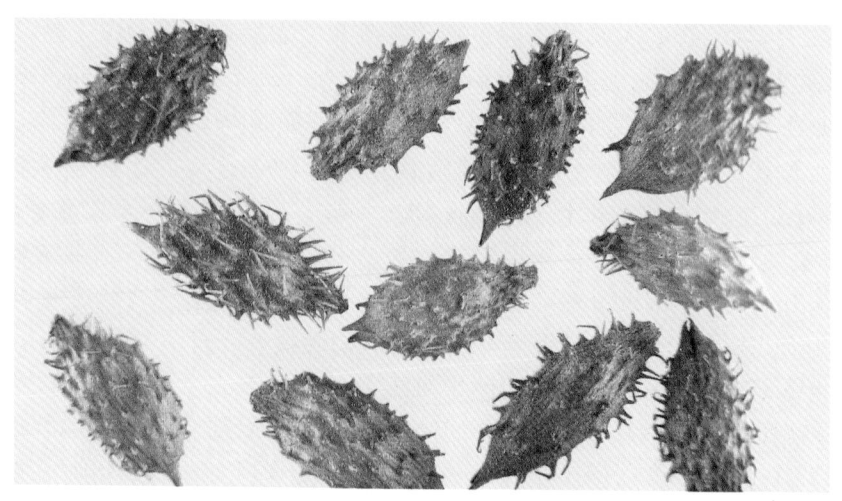

图 284　苍耳子（广西产）

【性味归经】辛、苦、温。有小毒。归肺经。

【功能主治】发汗，散风寒、通鼻窍、祛风湿。用于风寒头痛，外感风邪所致的头痛（即所谓的"头风"，头痛如劈如锥，牵及颈后，遇风更甚，常与防风、藁本、白芷等同用），鼻渊（鼻窦炎），过敏性鼻炎，风湿痹痛拘挛（关节活动不灵，痛处不定，呈游走性，常配威灵仙、肉桂、苍术、川芎等），风疹瘙痒，荨麻疹（配莲茎、莲叶水煎外洗）等。

【用法用量】3~9g，水煎服。外用适量，煎水外洗。

【主要成分】主要含水溶性苷类、倍半萜内酯类、挥发油类、脂肪油类、酚酸类及其他化合物。水溶性苷类含苍术苷、羧基苍术苷以及其他苷类衍生物；倍半萜内酯化合物含愈创木烷型、裂愈创木烷型、黄质宁、苍耳明、苍耳醇及其衍生物；挥发油含伞花烃、萜品油烯、d-柠檬烯、d-高萜醇和α-蒎烯等；脂肪油含油酸、亚油酸、硬脂酸、棕榈酸等；酚酸主要分为羟基肉桂酸和羟基苯甲酸 2 类。此外，尚含槲皮素、水飞蓟素、芒柄花素、芒柄花苷等黄酮类化合物，大黄素、大黄酚、芦荟大黄素等蒽醌类化合物，并含蔗糖、多种氨基酸、胸腺嘧啶、尿嘧啶、鸟嘌呤核苷、苍耳子凝集素等。

【药理作用】①抗菌、抗病毒；②镇痛；③抗炎；④降血糖；⑤抗氧化；⑥兴奋呼吸、止咳；⑦降压、抗凝血酶作用；⑧对免疫功能的影响：对体液免疫作用不明显，但对细胞免疫有抑制作用；⑨抗肿瘤：抑制癌细胞增长。

· 补骨脂《开宝本草》·
Buguzhi
PSORALEAE FRUCTUS
Malaytea Scurfpea Fruit

【来　　源】为豆科植物补骨脂 Psoralea corylifolia L. 的干燥成熟果实。

【产　　地】主产于重庆合川、江津、灌县；河南商丘、博爱、沁阳；安徽阜阳、六安；云南、山西、陕西、贵州、江西、广东等地。产于河南者俗称"怀故子"，产于四川者俗称"川故子"。

【采收加工】秋季果实成熟时采收，晒干，搓出果实，除去杂质。

【性状鉴别】略呈肾形或椭圆形，略扁，长 0.3~0.5cm，宽 0.2~0.4cm，厚约 0.15cm。表面黑色、黑褐色或灰褐色，具细微网状皱纹。顶端钝圆，有小突起。质硬。剥开后内有种仁 1 枚，子叶 2 片，黄白色，有油性。气香，味辛，微苦。

【显微鉴别】取本品粉末 0.5g，加醋酸乙酯 20mL，超声处理 15 分钟，滤过，滤液蒸干，残渣加醋酸乙酯 1mL 使溶解，作为供试品溶液。另取补骨脂素、异补骨脂素对照品，加醋酸乙酯制成每 1mL 含 2mg 的混合溶液，作为对照品溶液。照薄层色谱法试验，吸取上述两种溶液各 2~4μL，分别点于同一硅胶 G 薄层板上，以正己烷-醋酸乙酯（4∶1）为展开剂，展开，取出，晾干，喷以 10% 氢氧化钾甲醇溶液，置紫外光灯（365nm）下检视。供试品色谱中，在与对照品色谱相应的位置上，显相同的两个蓝白色荧光斑点。

【规格等级】按产地一般分为怀故子、川故子。怀故子多为统货，川故子一般分为两个等级：

一等饱满，富油性，每 10g 800 粒以内。

二等饱满，有油性，每 10g 900 粒以内。

均以粒大，色黑，饱满，坚实，无杂质者为佳。

【炮　　制】

（1）净补骨脂：除去杂质。

（2）盐补骨脂：取净补骨脂，每 100kg 用 2kg 食盐，加水适量溶解，拌匀，闷至吸尽盐水，蒸透，取出，晒干。

【炮制作用】盐制后能缓和辛窜温燥之性，并可引药走肾，增强温肾固精的作用。

【性味归经】辛、苦，大温。归肾、脾经。

【功能主治】温肾助阳，固精缩泉，纳气，止泻。用于肾虚阳痿，遗精，遗尿尿频，腰膝冷痛，肾虚作喘，肾虚五更泄泻，脾虚腹泻等。外用治白癜风，斑秃等。

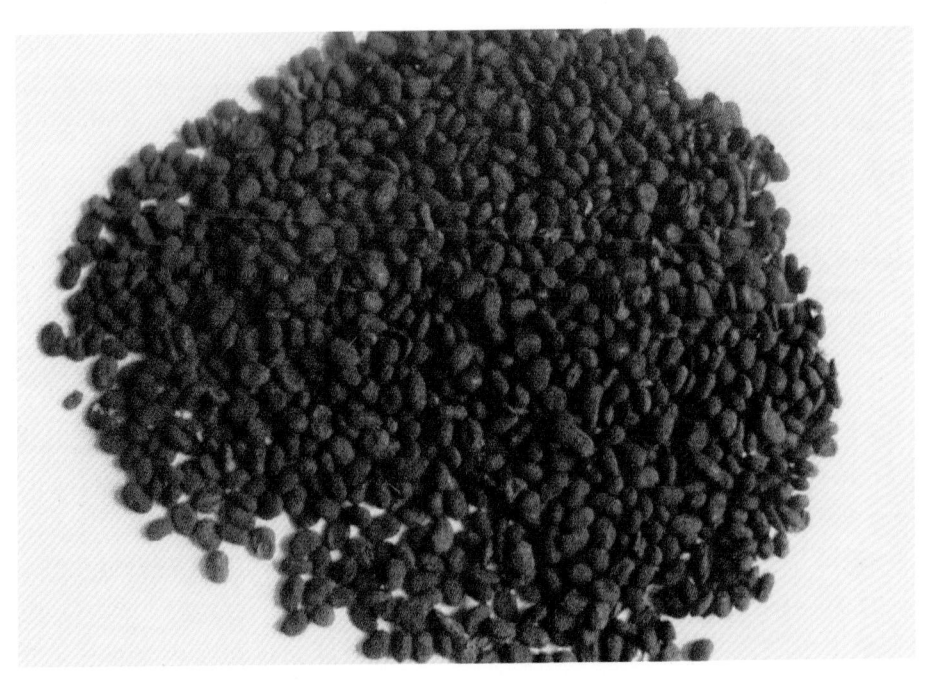

图 285　补骨脂（河南产）

【用法用量】5~9g，水煎服。对单纯性脾虚腹泻，泻下不消化食物，可用单味补骨脂微炒香后研末，每次1.5g，温开水送服。对肾虚尿频、夜尿多，可配益智仁、菟丝子等。外用治白癜风可用补骨脂130g加入95%酒精100mL，浸泡10天后搽患处。

【主要成分】除脂肪油、挥发油和树脂外，主要含香豆素类、黄酮类和单萜酚类等化合物，另外，尚含豆甾醇、谷甾醇葡萄糖苷、十三烷、棉籽糖等化合物。香豆素类化合物主要有呋喃香豆素类和拟雌内酯类两种，其中呋喃香豆素类化合物主要有补骨脂素、异补骨脂素等，拟雌内酯类化合物主要含有补骨脂定、异补骨脂定等；黄酮类化合物包括黄酮醇类、异黄酮类、查耳酮类、二氢黄酮类等；单萜酚类化合物包括补骨脂酚、2,3-环氧补骨脂酚、Δ1,3-羟基补骨脂酚和Δ1,2-羟基补骨脂。

【药理作用】①扩张冠状动脉、增强心肌收缩力；②抗光敏作用；③抗骨质疏松；④抗肿瘤：补骨脂素对小鼠肉瘤细胞有高效杀伤作用，能减轻肺部癌前病变演进的可能；⑤抗前列腺增生；⑥抗早孕和雌性激素样作用；⑦抗衰老；⑧升高白细胞；⑨调整肠管功能状态，止泻，对肠结核、局限性肠炎、慢性结肠炎有一定作用；⑩增强免疫功能；⑪舒张、收缩平滑肌；⑫杀虫；⑬抗菌；⑭护肝及清除自由基；⑮肝药酶诱导及加快经肾排泄药物的清除。

· 诃子《唐本草》·
Hezi
CHEBULAE FRUCTUS
Medicinal Terminalia or Tomentella Terminlia Fruit

【来　　源】为使君子科植物诃子 *Termialia chebula* Retz. 或绒毛诃子 *Terminalia chebula* Retz.var.*tomentella* Kurt. 的干燥成熟果实。其干燥幼果为"藏青果"。

【产　　地】原产于印度、缅甸等国，现我国大量生产，主产于云南、西藏、广东、广西等地。

【采收加工】秋末冬初果实成熟时采摘。将果实日晒夜露，晒至足干。但晒时不要翻动，否则变黑，色暗，无光泽，起泡而质次。

【性状鉴别】呈长圆形或卵圆形。长2~4cm，直径1.5~2.0cm。表面青黄色或黄棕色，微有光泽，有纵棱5~6条，具不规则皱纹，并有多数浅而密的横向皱纹，顶端钝圆，有一突起的小点，基部有一圆形果柄痕。质坚硬。外果皮与中果皮粘连；中果皮厚约0.3cm，浅黄绿色，肉质干燥，显颗粒状；内果皮呈坚硬木质核壳，钝圆形，难砸破。砸开后，内含纺锤形种子1枚，黄棕色，内有子叶2枚，白色，互相重叠成卷旋状。气微，味酸涩。

以个均匀，质坚肉厚，皮纹细腻，青黄色，有光泽者为佳。

【显微鉴别】诃子取本品去核粉末3g，加乙醇10mL，超声处理20分钟，上清液作为供试品溶液。另取没食子酸对照，加乙醇制成每1mL含0.5mg的溶液，作为对照品溶液。照薄层色谱法试验，吸取上述两种溶液各3μL，分别点于同一硅胶G薄层板上，以三氯甲烷-醋酸乙酯-甲酸（6：4：1）为展开剂，展开，取出，晾干，喷以2%三氯化铁乙醇溶液。供试品色谱中，在与对照品色谱相应的位置上，显相同颜色的斑点。

【规格等级】统货，不分等级。以粒均匀，皮纹细腻，体重，色青黄，有光泽，肉厚者为佳。

【炮　　制】

（1）净诃子：除去杂质，洗净，干燥。用时打碎。

（2）煨诃子：取净诃子，先用清水闷润透，用面粉加适量清水，揉成面团做成面皮，将诃子包好，另将净河沙用中火炒热后将包好的诃子放于热砂中间煨至面皮焦黑，取出，放凉后剥去焦面皮。

【炮制作用】煨制后增强温中涩肠止泻功效。

【性味归经】苦、酸、涩，平。归肺、大肠经。

【功能主治】涩肠敛肺，降火利咽。用于久泻久痢，便血脱肛，肺虚喘咳，久嗽不止，咽痛音哑。

【用法用量】3~9g，水煎服。

【主要成分】主要为酚酸、鞣质、三萜等化合物。酚酸类成分主要为反式苯丙烯酸、苯甲酸、原儿茶酸、没食子酸、莽草酸；鞣质含量达 23.6%~37.4%，包括 2,3-二-六羟基联苯二甲酰基-D-葡萄糖苷、3,6-二-O-没食子酰基-D-葡萄糖苷、1,6-二-O-没食子酰基-D-葡萄糖苷、6-O-没食子酰基-D-葡萄糖苷；三萜成分包括阿江榄仁酸、阿江榄仁素、诃五醇、12α-羟基马可莫酸、马斯里酸及 2α-羟基乌苏酸；尚含甘露醇、三十碳酸、软脂酸、二十四醚、果糖、蔗糖、葡萄糖、阿拉伯糖、鼠李糖。

【药理作用】①抗菌；②缓解平滑肌痉挛；③止泻，对肠黏膜有保护作用；④抗氧化；⑤护肝及保护白细胞；⑥抗动脉粥样硬化；⑦强心；⑧抗心绞痛；⑨抗病毒、抗炎镇痛；⑩抗肿瘤：诃子 70% 甲醇提取物能抑制肿瘤细胞的增殖和分化，促进细胞凋亡；⑪其他作用：抗胆碱酯酶活性、抗胃溃疡、抑制细胞色素 P450 酶等生物活性。

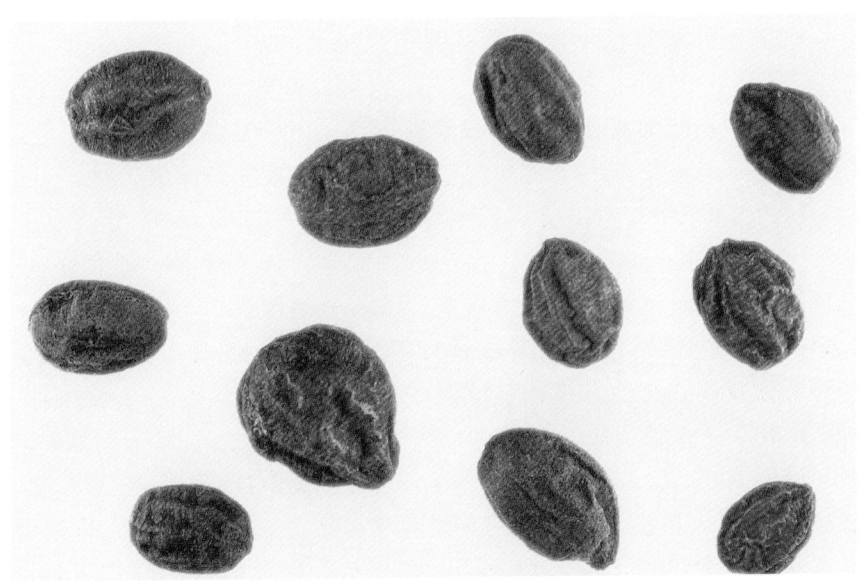

图 286　诃子（西藏产）

· 赤小豆《神农本草经》·
Chixiaodou
VIGNAE SEMEN
Rice Been or Adsuki Been Seed

【来　　源】为豆科植物赤小豆 *Vigna umbellata* Ohwi et Ohashi 或赤豆 *Vigna angularis* Ohwi et Ohashi 的干燥成熟种仁。

【产　　地】主产于广东，尤以阳春春湾所产质佳，故有"春湾豆"之称。广西、湖南、贵州等地亦产。

【采收加工】秋季种子成熟时收摘荚果，取出种子，晒干。或割取全株晒干，打下种子，筛去杂质。

【性状鉴别】

（1）赤小豆：呈长圆形而略扁，长 0.5~0.8cm，直径 0.2~0.4cm，一端稍大，另一端稍细。表面紫红色，微有光泽。种脐线形突起，位于侧缘上端，为全长的 2/3，类白色，其中间凹陷成一条小纵沟，背面有一条不明显的棱脊。质坚实，除去种皮，可见乳白色子叶 2 片。气微，味微甘，嚼之有豆腥味。

（2）赤豆：呈短圆柱形，两端较平截或钝圆，直径 4~6mm。表面暗红棕色，有光泽，种脐不突起。

【显微鉴别】

（1）赤小豆横切面：赤小豆种皮表皮 1 列栅状细胞，种脐处 2 列，细胞内含淡红棕色物，光辉带明显。支柱细胞 1 列，呈哑铃状，其下为 10 列薄壁细胞，内侧细胞呈颓废状。子叶细胞含众多淀粉粒，并含有细小草酸钙方晶和簇晶。种脐部位栅状细胞的外侧有种阜，内侧有管胞岛，椭圆形，细胞壁网状增厚，其两侧为星状组织，细胞呈星芒状，有大型细胞间隙。

（2）赤豆横切面：子叶细胞偶见细小草酸钙方晶，不含簇晶。

【规格等级】统货。以身长，饱满，体重，紫红色，微有光泽者为佳。

【性味归经】甘、酸，平。归心、小肠经。

【功能主治】利水消肿，解毒排脓。用于水肿胀满，脚气浮肿，小便不利，黄疸尿赤，肝硬化腹水，风湿热痹，疮疡肿毒，肠痈腹痛，流行性腮腺。

【用法用量】9~30g，水煎服。外用适量，研末调敷。外治流行性腮腺炎，可用赤小豆适量，研细粉与鸡蛋清调敷患处，疗效显著。

【炮　　制】取原药拣除杂质，整理洁净入药。

【主要成分】含儿茶素、表儿茶素、杨梅素-3-O-β-D-葡萄糖苷、槲皮素、槲皮素-7-O-β-D-葡萄糖苷、儿茶素-3-O-β-D-葡萄糖苷、儿茶素-5-O-β-D-葡萄糖苷、槲皮素-3'-O-α-L-鼠李糖苷、没食子酸乙酯、丙二醇等；此外，尚含脂肪酸、淀粉、色素、糖类、维生素类、核黄素、硫胺素、尼克酸及多种微量元素。

【药理作用】①抗氧化；②对金黄色葡萄球菌、福氏痢疾杆菌及伤寒杆菌有抑制作用。

注：有资料记载：赤小豆叶有治小便频数、遗尿作用。赤小豆花对疟疾、痢疾、消渴、伤酒头痛、丹毒疔疮、痔瘘下血有疗效；赤小豆芽有止血、安胎作用，用于便血、妊娠胎漏。

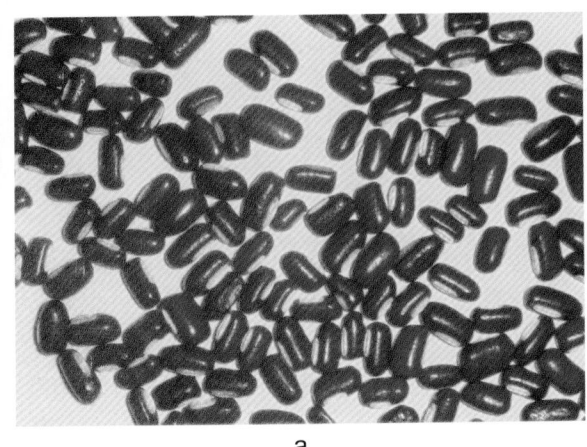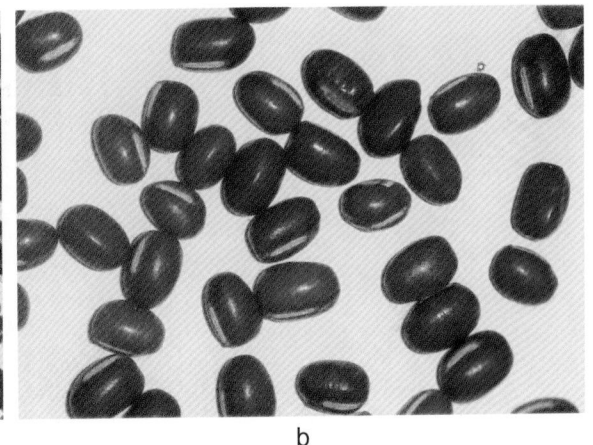

a b

图 287　赤小豆（广东产）

a. 赤小豆　b. 赤豆

·赤包《黑龙江中药》·
Chibao
THLADIANTHAE DUBIAE FRUCTUS
Manchurian Tubergourd Fruit

【来　　源】为葫芦科植物赤包 *Thladiantha dubia* Bunge 的干燥成熟果实。

【产　　地】主产于东北三省及宁夏、河北、山东、江苏、江西、广东。

【采收加工】秋季果实成熟时采摘，晒干。

【性状鉴别】呈卵圆形至椭圆形，长 3~5cm，直径 1.5~3.0cm。表面橙黄色，橙红色、红色至红棕色。表面皱缩，有极稀的白色茸毛及纵沟纹，顶端有残留花柱基，基部有细而弯曲的果柄。果皮厚 1mm 左右，内表面粘连黄色长圆形的小颗粒，系不发育的种子，中心有扁卵形、棕黑色的成熟种子，新鲜时质软而黏。气特异，味甜，微酸苦。

【规格等级】统货。以果实红色或橙红色、个整齐、无破碎、无虫蛀霉变者为佳。

【性味归经】味酸、苦，性平。归肝、肺经。

【功能主治】理气，活血，祛痰，利湿。用于反胃吐酸，肺痨咳血，黄疸，痢疾，胸胁疼痛，跌打扭伤，筋骨疼痛，闭经等。

【用法用量】内服：煎汤，5~10g；或研末冲服。

【主要成分】含棕榈酸（34.65%）、9-十六碳烯酸（11.22%）、棕榈酸乙酯（2.51%）、亚油酸乙酯（1.85%）、棕榈酸甲酯（1.47%）、9-十六碳烯酸甲酯（0.92%）、亚油酸甲酯（0.77%）、油酸乙酯（0.64%）、十四烷酸（0.43%）等挥发油成分，其中脂肪酸和脂肪酸酯为挥发油的主要成分（78.86%）；此外，尚含反式-β-紫罗兰酮等。

【药理作用】①改善皮肤血液循环，抑制皮脂分泌；②抗炎。

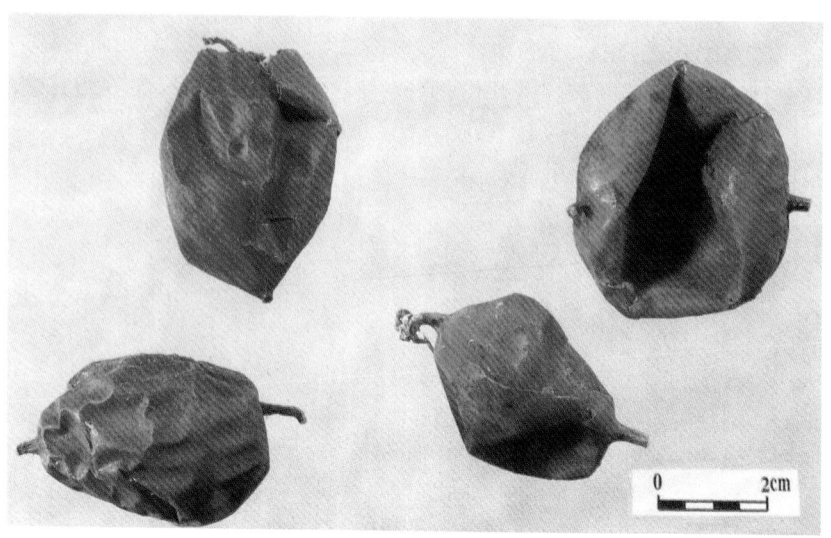

图 288　赤包（宁夏产）

·连翘《神农本草经》·
Lianqiao
FORSYTHIAE FRUCTUS
Weeping Forsythia Fruit

【来　　源】为木樨科植物连翘 *Forsythia suspensa*（Thunb.）Vahl 的干燥果实。

【产　　地】主产于山西晋城、阳城、垣曲、安泽、武乡、沁县，陕西华阴、宜川、宜君、黄龙、黄陵、商洛、山阳，河南灵宝、汝阳、沁阳、辉县、卢氏、栾州、嵩县，此外，山东淄博、莱芜，湖北郧西、广水及江苏、甘肃等地亦产。

以山西产量最大，陕西产者个大，壳厚，质佳。

【采收加工】于 8~9 月果实尚带绿色时采摘，用沸水煮沸片刻，捞出晒干，或不煮，直接晒干，习称"青翘"。于 10 月间果实成熟变黄并裂开时采收，晒干，除去杂质、习称"黄翘"或"老翘"。

广东、广西习惯使用黄翘。

【性状鉴别】

（1）黄翘：呈长卵形或卵形，两端狭尖，多分裂为两瓣，呈瓢壳状，长 1.2~1.8cm，宽 0.5~1.0cm。基部略细，常见带短果柄或脱落的残痕，表面棕黄色至灰黄色，两面各有一条明显的纵沟，具不规则的纵皱及突起的白色小斑点。内表面浅黄棕色，平滑，有一纵隔。质坚脆。种子多已脱落。气微香，味苦。

（2）青翘：果实稍细，呈长卵形或卵形，稍扁，多不开裂，表面青绿色至绿褐色，两面各有一条纵沟，突起白色小斑点较少；内有种子多枚。质坚硬。气芳香，味苦。

【显微鉴别】

（1）本品果皮横切面：外果皮为 1 列扁平细胞，外壁及侧壁增厚，被角质层。中果皮外侧薄壁组织中散有维管束；中果皮内侧为多列石细胞，长条形、类圆形或长圆形，壁厚薄不一，多切向排列成镶嵌状，并延伸至纵隔壁。内果皮为 1 列薄壁细胞。

（2）取本品粉末1g，加三氯甲烷30mL，加热回流1小时，滤过，弃去滤液，药渣挥干，加甲醇40mL，加热回流1小时，滤过，滤液浓缩至约1mL，加于聚酰胺柱（14~30目，3g，内径1~1.2cm，用水50mL预洗）上，用水50mL洗脱，弃去水液，再用乙醇100mL洗脱，收集洗脱液，蒸干，残渣加水30mL使溶解，滤过，滤液置分液漏斗中，用醋酸乙酯提取2次，每次20mL，合并提取液，蒸干，残渣加甲醇1mL使溶解，作为供试品溶液。另取连翘对照药材1g，同法制成对照药材溶液。照薄层色谱法试验，吸取上述两种溶液各2μL，分别点于同一以含5%磷酸二氢钠的羧甲基纤维素钠溶液为黏合剂的硅胶G薄层板上，置于以苯-丙酮-醋酸乙酯-甲酸-水（20：25：30：3：3）为展开剂的展开缸中饱和30分钟，展开，取出，晾干，置紫外光灯（365nm）下检视。供试品色谱中，在与对照药材色谱相应的位置上，显相同颜色的荧光斑点；再喷以香草醛硫酸试液，加热至斑点显色清晰，供试品色谱中，在与对照药材色谱相应的位置上，显相同颜色的斑点。

【规格等级】商品分黄翘、青翘两个品别。均为统货。

1. 黄翘　统货。干货。呈长卵形或卵形，两端狭尖，多分裂为两瓣。表面有一条明显的纵沟和不规则的纵皱纹及凸起的小斑点，间有残留果柄，表面棕黄色，内面浅黄棕色，平滑，内有纵隔。质坚脆。种子多已脱落。气微香，味苦。无枝梗、种子、杂质、霉变。

2. 青翘　统货。干货。呈狭卵形至卵形，两端狭长，多不开裂。表面青绿色至绿褐色，有两条纵沟和凸起小斑点，内有纵隔。质坚硬。气芳香，味苦。间有残留果柄。无枝叶及枯翘，无杂质、霉变。

【炮　　制】取原药整理洁净入药。

【性味归经】苦，微寒。归肺、心、肝、胆、小肠经。

【功能主治】清热解毒，消肿散结。用于风热感冒，流感，温病初起，温热入营，高热烦渴，烦热神昏，热淋尿闭，痈疽，瘰疬，乳痈，斑疹，丹毒。

【用法用量】6~15g。水煎服。

【主要成分】主要含α-蒎烯、β-蒎烯、萜烃醇、对伞花烃等挥发性成分；含连翘苷、连翘脂苷、连翘脂素、连翘酚、齐墩果酸、芦丁等非挥发性成分；尚含黄瑞烷酮、千里光

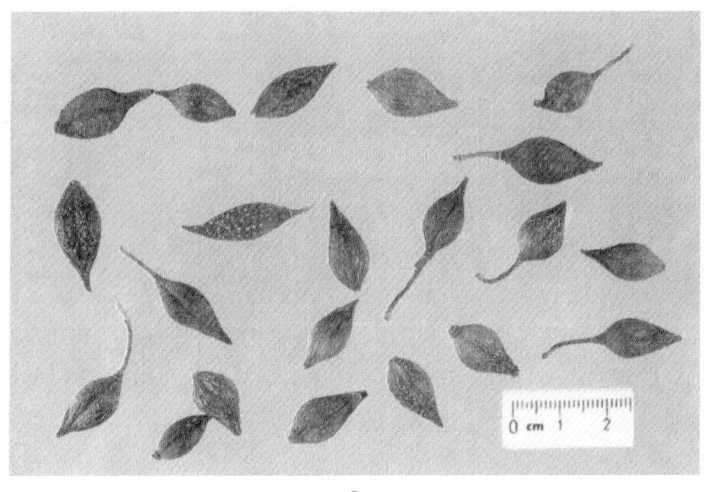 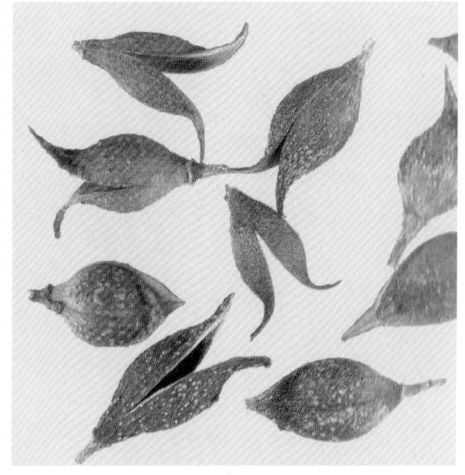

图289　连翘（陕西产）
a.青翘　b.黄翘

内酯、连翘脂素、齐墩果酸、β-谷甾醇、β-香树醇-3-乙酸酯、毛柳苷、苯乙醇苷类、木脂素类等。

【药理作用】①抗病原微生物：广谱抗菌、抗病毒、抗内毒素；②抗炎；③解热；④心血管系统作用：增强心肌收缩力、升压、扩张血管、改善毛细血管功能及微循环，抗休克；⑤抗氧化及抗衰老；⑥保肝；⑦镇吐；⑧利尿；⑨降脂减肥；⑩抗肿瘤：连翘乙醇提取物对肠癌、肝癌、胃癌细胞有明显抑制作用，对恶性胸腹腔积液中原代肿瘤细胞有较好的细胞毒作用；⑪其他作用：利胆、免疫调节、抑制弹性蛋白酶、抑制磷酸二酯酶活性等。

·陈皮《神农本草经》·
Chenpi
CITRI RETICULATAE PERICARPIUM
Satsums Orange Fruit

根据来源不同本品分为陈皮（橘皮）和广陈皮两个品别。

【来　　源】为芸香科植物橘 Citrus reticulata Blanco 及其栽培变种茶枝柑 Citrus reticulata 'Chachi'（新会陈皮）、四会柑 Citrus suhoiensis Tanaka、大红袍 Citrusreticulata 'Dahongpao'、温州蜜柑 Ctrus reticulata 'Unshiu'、福橘 Citrus reticulata 'Tangerina'、朱橘 Citrus reticulata Blanco var.ery Throsa H.H.Ha（潮柑）的干燥成熟果皮。

【产　　地】陈皮主产于广东、广西、四川、福建。此外，台湾、浙江、江西、湖南、湖北、安徽、云南、贵州等地亦产。

新会陈皮在广陈皮中质最佳，主要为茶枝柑 Citrus reticulata 'Chachi' 近成熟或成熟的干燥果皮，主产于广东新会，因新会市地处海水和淡水交汇处的地理气候环境，土地肥沃，栽培历史悠久，种植方法、采收加工方法和贮藏方法独特细腻，故所产陈皮片张大、质地柔润、油室丰富、气香浓郁而质佳。是"十大广药"之一。

【采收加工】9~11月果实成熟时采收，剥取果皮，晒干或通风干燥。

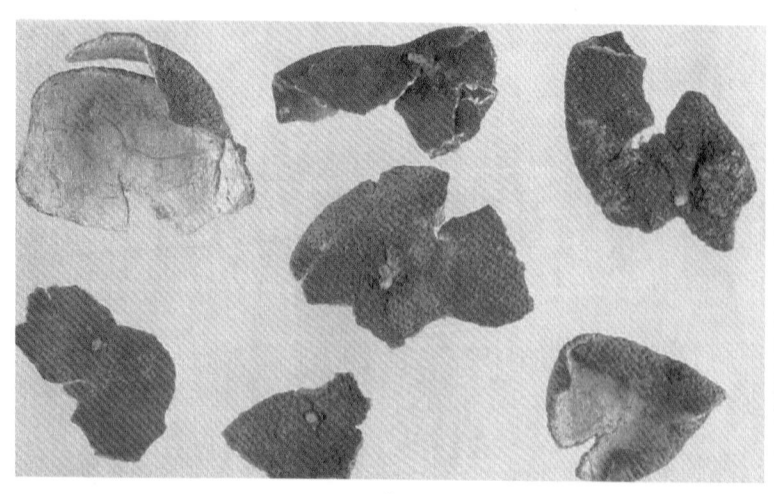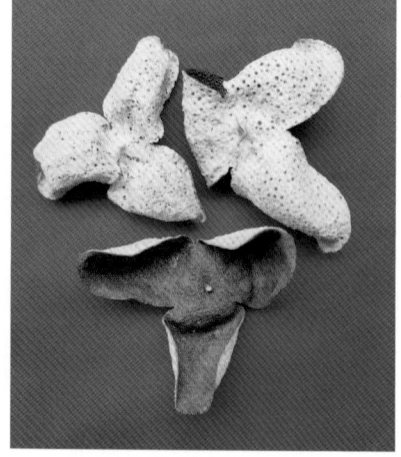

图 290　陈皮
a. 橘皮　b. 新会陈皮（广东产）

【性状鉴别】

（1）橘皮：常剥成规则数瓣，基部相连，多数为不规则的片块，多向内卷曲，厚0.05~0.3cm。外表面橙红色或红棕色，有细皱纹及粗细不均凹下的点状油室，对光照视，油室不甚明晰。内表面淡黄白色，有黄白色或黄棕色筋络状维管束。质稍硬而脆。气香较微，味微苦辛。

（2）广陈皮（新会陈皮）：呈纵开的三至四瓣状，间有单瓣，裂瓣通常向外反卷，基部相连带有短果柄，厚0.1~0.2cm，外表面青黄色、橙红色至紫棕色，稍显粗糙，密布大而深的凹陷油室。内表面淡黄白色，粗糙，较疏松，可见海绵状筋络，对光照视可见清晰透亮排列紧密的油室，质较柔软，筋络状维管束较少，富有弹性，不易折断。气清香浓郁，味甘微辛，不甚苦。

广陈皮（新会陈皮）以片大，三瓣向外反卷，完整，带短果柄，表皮紫红色，内皮黄白色，油室大而密，对光照视呈透明圆点状，质柔软，气香浓，味甘微辛者为佳。

传统认为，广陈皮质佳，新会陈皮是广陈皮中的珍品。

【显微鉴别】

（1）本品粉末黄白色至黄棕色。中果皮薄壁组织众多，细胞形状不规则，壁不均匀增厚，有的作连珠状。果皮表皮细胞表面观多角形、类方形或长方形，垂周壁增厚，气孔类圆形，直径18~26μm，副卫细胞不清晰；侧面观外被角质层，靠外方的径向壁增厚。草酸钙方晶成片存在于中果皮薄壁细胞中，呈多面形、菱形或双锥形，直径3~34μm，长5~53μm，有的一个细胞内含有由两个多面体构成的平行双晶或3~5个方晶。橙皮苷结晶大多存在于薄壁细胞中，黄色或无色，呈圆形或无定形团块，有的可见放射状条纹。螺纹、孔纹和网纹导管及管胞较小。

（2）取本品粉末0.3g，加甲醇10mL，加热回流20分钟，滤过，取滤液5mL，浓缩至约1mL，作为供试品溶液。另取橙皮苷对照品，加甲醇制成饱和溶液，作为对照品溶液。照薄层色谱法试验，吸取上述两种溶液各2μL，分别点于同一用0.5%氢氧化钠溶液制备的硅胶G薄层板上，以醋酸乙酯-甲醇-水（100：17：13）为展开剂，展至约3cm，取出，晾干，再以甲苯-醋酸乙酯-甲酸-水（20：10：1：1）的上层溶液为展开剂，展至约8cm，取出，晾干，喷以三氯化铝试液，置紫外光灯（365nm）下检视。供试品色谱中，在与对照品色谱相应的位置上，显相同颜色的荧光斑点。

【规格等级】《七十六种药材商品规格标准》规定，陈皮商品分为橘皮、广陈皮两个品别。橘皮系各地所产橘子果皮，不包括广柑皮。广陈皮系指广东的新会等地所产的大红柑的果皮。

1. 橘皮　分两个等级。

一等：呈不规则片状，片张较大。外表面橙红色或红黄色，有无数凹入的油点（鬃眼），对光照视清晰，内表面白黄色。质稍硬而脆。易折断。气香，味苦辛。无杂质、虫蛀、霉变、病斑。

二等：片张较小，间有破皮，外表面黄褐色或黄红色、暗绿色，内面类白色或灰黄色。较松泡。其余同一等。

2. 广陈皮　分三个等级。

一等：干货。呈纵开的三至四瓣，裂瓣多向外反卷，显皱缩，完整均匀。外表面橙红或棕紫色，有无数大而凹入的油室，对光照视明亮清晰，内面白色，略呈海绵状，筋络状维管束较少，片张较厚。质柔软，断面不齐。气清香浓郁，味微辛，不甚苦。无杂质、虫蛀、霉变、病斑。

二等：有不规则片张，间有单瓣，质较柔，片张较薄，气清香，味微苦辛。其余同一等。

三等：皮薄而片张小，有单瓣、碎片，表面红色或带青色，内面类白色，质坚而脆。有气香不及二等，其余同一等。

【炮　　制】

（1）陈皮丝：除去杂质，喷淋清水，润透，切丝，晒干或低温干燥。

（2）蒸陈皮：取原药拣除杂质，洗净，稍润，蒸 3~4 小时，闷一宿，取出，切丝，晒干或低温干燥。

【炮制作用】陈皮辛温性燥，宜陈久放置三年以上，使辛性缓和。经蒸制后，辛燥性减缓，气味香醇，并能缩短陈化时间并利于贮存。

【性味归经】苦、辛，温。归肺、脾经。

【功能主治】理气健脾，燥湿化痰。用于胸脘胀满，脾胃气滞食少吐泻，咳嗽痰多。新会陈皮还有疏肝利胆等作用。

【用法用量】5~10g。水煎服。

【主要成分】含亚油酸、α-蒎烯、β-蒎烯、β-月桂烯、α-侧柏烯、十八碳-9-烯酸、亚麻酸、硬脂酸、柠檬烯、香茅醇、松油醇-4、辛醛、辛醇、香芹酚等挥发油成分；含 3,5,6,7,8,3',4'-七甲氧基黄酮、5,6,7,8,3',4'-六甲氧基黄酮等黄酮类成分；尚含柑橘素、甲基橙皮苷、橙皮苷、新橙皮苷、尚含柚皮苷、柚皮芸香苷、β-谷甾醇、麝香草酸、对羟福林、川陈皮素、二氢川陈皮素、红橘素、蜜橘黄素等。

【药理作用】①对消化系统作用：抑制胃肠平滑肌、抗胃溃疡、保肝利胆；②祛痰、平喘；③抗菌、抗炎、抗病毒、抗过敏；④抗休克、抗惊厥；⑤扩张冠状动脉；⑥降血脂和防治动脉粥样硬化；⑦抑制子宫平滑肌收缩；⑧增强免疫；⑨抗氧化；⑩抗肿瘤：陈皮提取物对小鼠移植性肉瘤和肝癌具有明显抑制作用，对癌细胞增殖周期 S 期细胞作用不大，但能使 G_2~M 期细胞减少，使 G_0~G_1 期细胞增多，同时具有促使癌细胞凋亡的作用；⑪避孕；⑫抗肺纤维化及抗肺炎。

· 麦芽《名医别录》·
Maiya
HORDEI FRUCTUS GERMINATUS
Germinated Barley Fruit

【来　　源】为禾本科植物大麦 *Hordeum vulgare* L. 的成熟果实经发芽干燥而得。

【产　　地】全国各地均有栽培，以我国北方较多。

【采收加工】全年均可加工。以春季气候暖和时最好。选取近一两年收割的成熟饱满未经高温处理的大麦，洗净，用清水浸泡 4~6 小时（约七成透），捞出，置筐篓或其他排水良好的容器中，平铺，不能铺得太厚，上面用蒲席或稻草盖好，每天淋水 3~4 次保持湿润，待胚芽伸出 0.3~0.5cm 时，取出晒干，或低温烘干。

【性状鉴别】呈纺锤形，长 0.8~1.2cm，直径 0.3~0.4cm。表面淡黄色，背面有外稃包围，具 5 脉，腹面被内稃包围。除去内外稃后，腹面有一条纵沟；基部胚根处生出幼芽及须根，幼芽长披针状条形，长 0.3~0.4cm，须根数条，纤细而弯曲。质硬，断面白色，粉

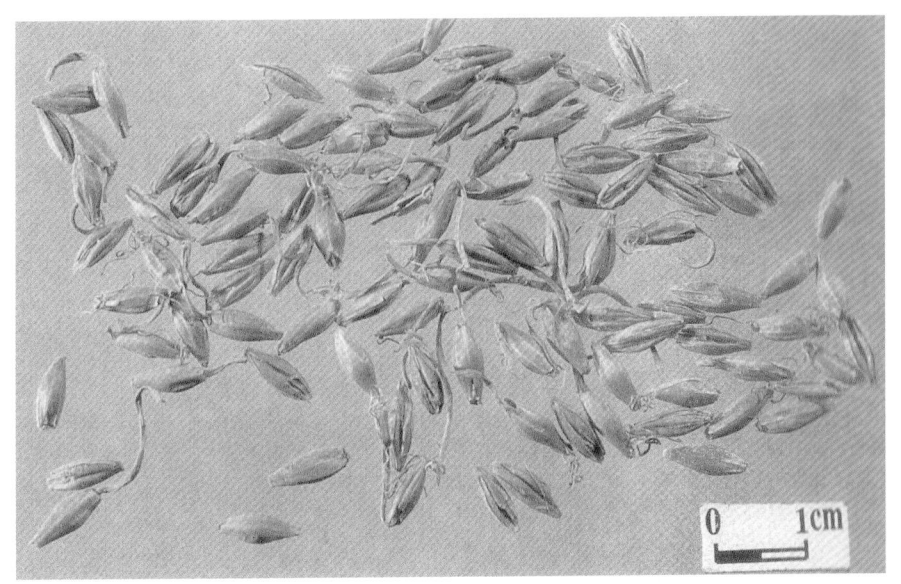

图 291　麦芽

性。气微，味微甘。

以粒大饱满，色淡黄，有胚芽者为佳。

【显微鉴别】取本品 10g，研碎，加无水乙醇 30mL，超声处理 40 分钟，滤过，滤液加 50% 氢氧化钾溶液 1mL，加热回流 15 分钟，置冰浴中冷却 5 分钟，移置分液漏斗中，用水 20mL 分次洗涤容器，洗液并入分液漏头中，用石油醚（30~60℃）振摇提取 3 次，每次 10mL，合并石油醚层，置 45℃ 水浴上挥干，残渣加醋酸乙酯 1mL 使溶解，作为供试品溶液。另取麦芽对照药材 10g，同法制成对照药材溶液。照薄层色谱法试验，吸取上述两种溶液各 10μL，分别点于同一以羧甲基纤维素钠为黏合剂的硅胶 G 薄层板上，以苯-三氯甲烷（1:1）为展开剂，展开，取出，晾干，喷以含 15% 硝酸的 50% 乙醇溶液，在 100℃ 加热至斑点显色清晰，置紫外光灯（365nm）下检视。供试品色谱中，在与对照药材色谱相应的位置上，显相同颜色的荧光斑点。

【规格等级】统货。要求出芽率 85% 以上。

【炮　　制】

（1）麦芽：除去杂质入药。

（2）炒麦芽：取洁净麦芽，置锅内用文火炒至呈深黄色，鼓起，有香气时，取出，放凉。

【炮制作用】生用消食，兼能疏肝。炒制品可增强开胃消食作用，并能回乳。

【性味归经】甘，平。归脾、胃、肝经。

【功能主治】行气消食，健脾开胃，退乳消胀，回乳。用于食积不消，脘腹胀痛，脾虚食少，呕吐泄泻，乳汁郁积，乳房胀痛，妇女断乳。

生麦芽健脾和胃，通乳，用于脾虚食少，乳汁郁积。炒麦芽行气消食，回乳，用于食积不消，肝郁气滞，产妇断乳。焦麦芽消食化滞，用于食积不消，脘腹胀痛。

【用法用量】9~15g，回乳用麦芽 60g，水煎服。产妇授乳期不宜使用。

【主要成分】含麦芽酮、腺苷、天师酸、壬二酸、烟酸、α-单棕榈酸甘油酯、胡萝卜苷、淀粉酶、氧化酶、酯酶、转化糖酶、大麦芽碱等。尚含氨基酸、蛋白质、卵磷脂、脂肪、葡萄糖、糊精、麦芽醇、麦芽糖、维生素 B、维生素 D、维生素 E 及胆碱、大麦碱 A 和 B 等。

【药理作用】①对胃蛋白酶分泌和胃酸分泌有轻度促进作用；②产后回乳；③降血糖；④降血脂；⑤清除自由基；⑥调节糖尿病糖脂代谢；⑦调节性激素水平；⑧抑制脑缺血再灌注损伤；⑨增强子宫的紧张性和运动；⑩对抗新斯的明所致的支气管痉挛；⑪对放射线损伤有防护作用；⑫抗真菌，抗结肠炎；⑬治疗高泌乳素血症及抑制乳腺组织的增生。

· 使君子《开宝本草》·
Shijunzi
QUISQUALIS FRUCTUS
Rangooncreeper Fruit

【来　　源】为使君子科植物使君子 *Quisqualis indica* L. 的干燥成熟果实。

【产　　地】主产于重庆合川，福建厦门、同安、泉州、邵武及四川、台湾、广东、广西、江西等省、自治区。以四川产量最大，广东连州所产质佳，称"连州冬君子"，为出口的品牌。

【采收加工】秋季果实成熟，果皮由绿色变紫黑色时采收，除去杂质，干燥。除去果壳即为君子仁或称君子米、君子肉。

【性状鉴别】呈椭圆形或卵圆形，具 5 条纵棱，偶有 4~9 条棱，长 2.5~4.0cm，直径约 2cm。表面黑褐色至紫褐色，平滑，微具光泽。顶端狭尖，基部钝圆，有明显圆形的果梗痕。质坚硬。横切面多呈五角星状，棱角处壳较厚，中间有种子 1 枚。种子长椭圆形或纺锤形，长约 2cm，直径约 1cm。表面棕褐色或黑褐色，有多数纵皱纹；种皮薄，易剥落；子叶 2 片，黄白色，有油性，断面有裂纹。气微香，味微甜。

以个大，颗粒饱满，种仁断面黄白色，味香甜带油性者为佳。

【规格等级】商品分为使君子和使君子仁两种规格。均为统货。

1. 使君子　呈椭圆形或卵圆形，具 5 条纵棱，偶有 4~9 条棱，长 2.5~4.0cm，直径约 2cm。表面黑褐色至紫褐色，平滑，微具光泽。顶端狭尖，基部钝圆，有明显圆形的果梗痕。质坚硬。横切面多呈五角星状，棱角处壳较厚，中间有种子 1 枚。间有瘪仁、油仁，但不得超过 20%。无空壳、虫蛀、霉变。

2. 使君子仁　种子长椭圆形或纺锤形，长约 2cm，直径约 1cm。表面棕褐色或黑褐色，有多数纵皱纹；种皮薄，易剥落；子叶 2 片，黄白色，有油性，断面有裂纹。气微香，味微甜。间有瘪仁、油仁，不超过 15%。无杂质、虫蛀、霉变。

【炮　　制】

（1）使君子：除去杂质，用时捣碎。

（2）使君子仁：取原个使君子，去外壳取仁。

（3）炒使君子仁：取使君子仁，用文火炒至黄色有香气时取出，放凉。

【炮制作用】增强疗效，炒制后降低副作用。

【性味归经】甘，温。归脾、胃经。

【功能主治】杀虫消积。用于蛔虫（排虫率 70% 左右），虫积腹痛，小儿虫积、疳积、食积，腹胀面黄等。

【用法用量】使君子 9~12g，捣碎入煎剂；使君子仁 6~9g，多入丸散用或单用 1~2 次

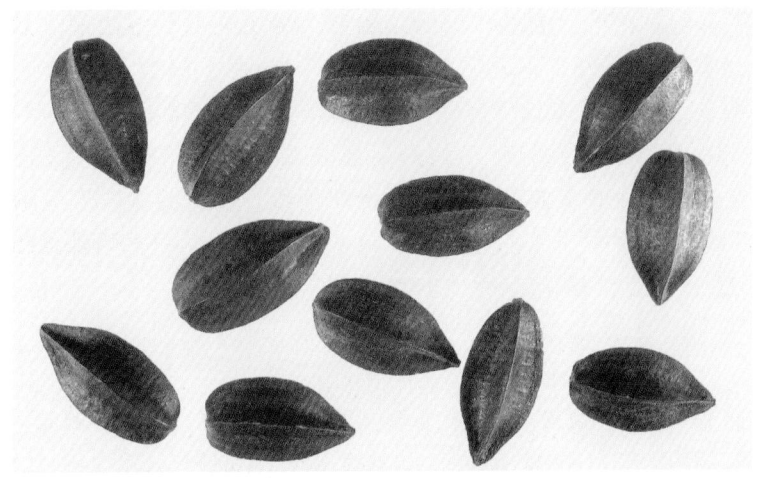

图 292　使君子（福建产）

分服。服时忌饮浓茶。超量服用有呃逆、眩晕、恶心等副作用。用壳煎水饮服可止呃逆。

【主要成分】含苯甲酸、赤桐甾醇、豆甾醇、单硬脂酸甘油酯、单棕榈酸甘油酯、1-亚油酸、棕榈酸、甘油酯、没食子酸、没食子酸乙酯；尚含使君子酸钾、使君子酸、氨基酸、苹果酸、柠檬酸、丁二酸、琥珀酸、苯甲酸、白桦脂酸，少量生物碱、吡啶、蔗糖等。

【药理作用】①杀虫；②抗菌；③中枢神经系统作用：影响海马神经元的突触传递功能，并具有致惊厥和神经毒性；④对呼吸系统作用：镇咳祛痰、过敏性哮喘、喘息性支气管炎。

· 罗汉果《岭南采药录》·
Luohanguo
SIRAITIAE FRUCTUS
Grosvenor Siraitia Fruit

【来　　源】为葫芦科植物罗汉果 Siraitia grosvenori（Swingle）C.Jeffrey ex A.M.Lu et Z.Y.Zhang 的干燥果实。

【产　　地】主产于广西永福、临桂、兴安、金秀、桂平，广东始兴等地。

【采收加工】罗汉果种植后的第二年便开花结果，8~9月间当果实由浅绿色变为深绿色或具有微黄色的斑块，果柄枯黄，用手轻捏果实有坚硬感并具有一定弹性时，便可采收。

采摘时切勿损伤果皮，将采回的果实摊放在室内阴凉通风处，待其水分蒸发，摊放7~15天，果实水分蒸发占鲜果重 10%~15%，表面呈黄色时便可以进行烘烤加工。将经过摊晾的果实按大、中、小分级，装入烘箱内或烘烤炉上。烘烤温度由低逐渐升高，以后又逐渐降低，即在开始烘烤的 20~24 小时内，温度保持 45~50℃，以后逐渐上升到 65~70℃，烘烤 48~62 小时，当果实重量明显减轻时，再将温度降到 55~60℃，再烘烤 48 小时。烘烤过程中每天早晚要换箱 1 次，将上下箱互相调换，并把中间与边缘果实位置互换，每个果上下翻动，使其受热均匀。烘烤过程中若果实发出爆裂声，应立即降低温度，烘 7 天左右，使占鲜果重 70%~75% 的水分蒸发掉，用手指轻轻弹敲果实有响声即为干燥。将果实的毛去掉，即为成品。

【性状鉴别】呈圆球形、倒卵形或长圆形，长 4.4~8.5cm，直径 3.5~6.0cm，表面黄褐色至绿褐色，光滑，有时有少数黄色绒毛及深色块斑，有的有 6~11 条纵纹。顶端有一圆形的花柱残痕，基部稍狭，有果梗痕。质轻脆，果皮薄，革质，厚约 0.5mm，易破碎，内有灰黄色海绵状的果瓤，内嵌种子多数，种子扁椭圆形或三角形，长约 1.5cm，宽约 1cm，两端钝圆，棕黄色至棕红色，中央稍下陷，四周具放射状沟纹，种皮骨质，沿边缘开裂，内含子叶 2 枚。气微香，具特异的甜味，种子更甜。

以个大，完整无破裂，摇之不响，表面黄褐色，内部黄白色，疏松海绵状无焦黑者为佳。

【显微鉴别】

（1）本品粉末棕褐色。果皮石细胞大多成群，黄色，方形或卵圆形，直径 7~38μm，壁厚，孔沟明显。种皮石细胞类长方形或不规则形，壁薄，具纹孔。纤维长梭形，直径 16~42μm，胞腔较大，壁孔明显。可见梯纹和螺纹导管。薄壁细胞不规则形，具纹孔。

（2）取本品粉末 2g，加稀乙醇 20mL，加热回流 30 分钟，滤过，滤液蒸至约 5mL，用正丁醇提取 2 次（10mL，5mL），合并正丁醇液，蒸干，残渣加甲醇 0.5mL 使溶解，作为供试品溶液。另取罗汉果对照药材 2g，同法制成对照药材溶液。照薄层色谱法试验，吸取上述两种溶液各 10μL，分别点于同一以羧甲基纤维素钠为黏合剂的硅胶 G 薄层板上，以三氯甲烷-甲醇-水（60:10:1）为展开剂，展开，取出，晾干，喷以 10% 硫酸乙醇溶液，加热至斑点显色清晰。供试品色谱中，在与对照药材色谱相应的位置上，显相同颜色的斑点。

【规格等级】商品分圆球形和长圆形两种规格，各以围径大小分为以下八个等级。均应足干，外表黄褐色，摇之不响，无烂果、虫蛀、霉变。

（1）特大果：围径 20cm 以上，直径 6.33cm 以上。

（2）大果：围径 18cm 以上，直径 5.73cm 以上。

（3）中果：围径 16.5cm 以上，直径 5.25cm 以上。

（4）小果：围径 15cm 以上，直径 4.73cm 以上。

（5）等外果：围径 13.5cm 以上，直径 4.5cm 以上。

（6）外外果：围径 13.49cm 以下，直径 3.8cm 以下。

（7）响果：按原级的下一级处理。

（8）破果：按重量计算。

【炮　　制】取原药，整理干净，用时打碎。

【性味归经】甘，凉。归肺、大肠经。

【功能主治】清热润肺，滑肠通便。用于肺火燥咳，咽痛失音，肠燥便秘。

【用法用量】9~15g，水煎服。

【主要成分】主要含罗汉果苷、黄酮类、油脂类等化合物。罗汉果苷共有 12 种之多，其中含量最高的是罗汉果苷 V；罗汉果中黄酮类的基本单元或主要成分以槲皮素和山萘酚为主；尚含 D-甘露醇、大量果糖和葡萄糖、维生素 C、蛋白质及多种无机元素；并含多种脂肪酸：棕榈酸、棕榈油酸、油酸、亚油酸、肉豆蔻酸、硬脂酸、癸酸、月桂酸等。

【药理作用】①镇咳祛痰；②对消化系统作用：促进排便及双向调节肠的运动功能，护肝作用；③抗菌、抗炎、镇痛；④抗氧化；⑤抗肿瘤：罗汉果苷 V 能延缓致癌作用，各

中国基本药材（增订本）

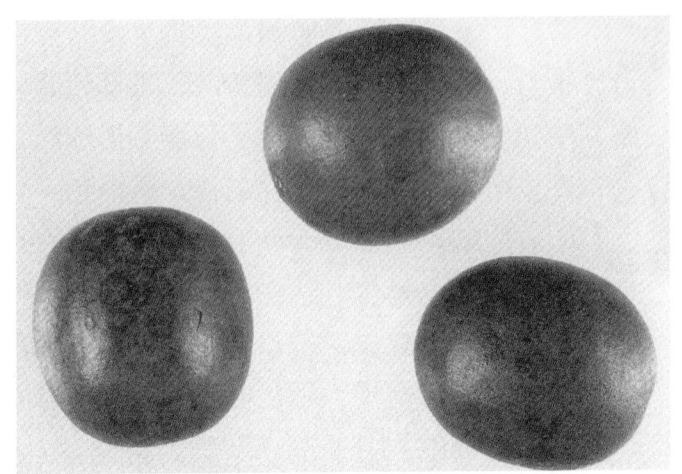

图 293　罗汉果（广西产）

皂苷成分对 TPA 诱导的 Epstein-Barr 病毒早期抗原均有不同程度的抑制作用；⑥降血脂、降血糖；⑦轻度镇静、降压作用。

·苦杏仁《名医别录》·
Kuxingren
ARMENIACAE SEMEN AMARUM
Ansu Aprioot，Siberian Apricot，
Manchurian Apricot or Apricot Seed

【来　　源】为蔷薇科植物山杏 *Prunus armeniaca* L.var.*ansu* Maxim.、西伯利亚杏 *Prunus sibirica* L.、东北杏 *Prunus mandshurica*（Maxim.）Koehne 或杏 *Prunus armeniaca* L. 的干燥成熟种子。又称"北杏仁"。

【产　　地】野生或家种。我国北方各省均有产。主产于山西、陕西、河北、内蒙古、黑龙江、辽宁、吉林、山东、宁夏、甘肃、青海、新疆等省、自治区。

【采收加工】夏季果实成熟时采摘，除去果肉，将果核晒干，打破外壳，取出种子，晒干。

【性状鉴别】呈扁心形或扁桃形，长 1.0~1.6cm，宽 0.7~1.2cm，厚 0.5~0.7cm。表面黄棕色至棕色，一端尖，另一端钝圆，肥厚，基部左右常不对称。尖端一侧有短线形种脐，圆端合点处向上具多数深棕色的脉纹。种皮薄，子叶 2 片，乳白色，富油性。气微，杏仁特殊香气较浓，味苦。

以粒均匀、完整、饱满，无泛油者为佳。

注：苦杏仁与桃仁特别是山桃仁外形极相似，区别方法：苦杏仁呈扁心脏形或扁桃形，表面较皱缩，味苦，有明显的杏仁香气。桃仁呈扁平卵形，山桃仁呈心脏形但较圆且饱满，粒较细，表面均较少皱缩纹，味亦苦但杏仁香气较淡。

【显微鉴别】

（1）取本品数粒，加水共研，即产生苯甲醛的特殊香气。

（2）取本品数粒，捣碎，即取约 0.1g，置试管中，加水数滴使湿润，试管中悬挂一条

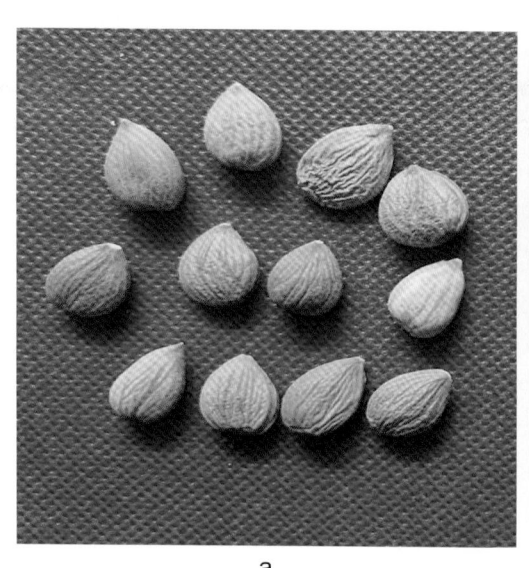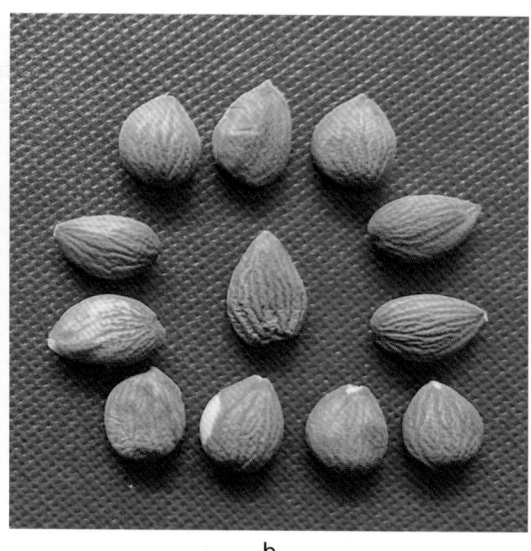

图 294　苦杏仁
a.苦杏仁（山西产）　b.甜杏仁

三硝基苯酚试纸，用软木塞塞紧，置温水浴中，10 分钟后，试纸显砖红色。

（3）取本品粉末 1g，加乙醚 50mL，加热回流 1 小时，弃去乙醚液，药渣用乙醚 25mL 洗涤后挥干，加甲醇 30mL，加热回流 30 分钟，放冷，滤过，滤液作为供试品溶液。另取苦杏仁苷对照品，加甲醇制成每 1mL 含 2mg 的溶液，作为对照品溶液。照薄层色谱法试验，吸取上述两种溶液各 5μL，分别点于同一硅胶 G 薄层板上，以氯仿-醋酸乙酯-甲醇-水（15：40：22：10）5~10℃放置 12 小时的下层溶液为展开剂，展开，取出，立即喷以磷钼酸硫酸溶液（磷钼酸 2g，加水 20mL 溶液，再缓缓加入硫酸 30mL，混匀），在 105℃加热约 10 分钟。供试品色谱中，在与对照品色谱相应的位置上，显相同的斑点。

【规格等级】统货。以身干，颗粒均匀，饱满，整齐，不破碎者为佳。

【性味归经】苦，微温；有小毒。归肺、大肠经。

【功能主治】降气止咳平喘，润肠通便，用于外感咳嗽（风寒者配紫苏叶等，风热者配桑叶等），气逆喘满，胸满痰多，血虚津枯，气虚肠燥便秘。

【用法用量】4.5~9g，入煎剂宜后下。

【炮　制】

（1）净苦杏仁：除去杂质，用时捣碎。

（2）㷖苦杏仁：取原药投入沸水中，翻动片刻，焯至种皮由皱缩至舒展，能搓去种皮时，取出，投进冷水中浸泡片刻，搓去种皮，将种仁晒干。

（3）炒苦杏仁：取㷖苦杏仁，用文火炒至黄褐色、略带焦斑、气香时取出放凉，用时打碎。

（4）苦杏仁霜：取净苦杏仁，研成粉末或捣烂如泥，用数层草纸包裹、压榨去油，反复数次，至草纸不显油迹并松散成粉、不再粘结成块时，研成细粉。此法多为遵医嘱临用时加工炮制。

【炮制作用】炒制可破坏苦杏仁酶，保存苦杏仁苷，提高杏仁药效。制霜可降低油分。除去外皮使有效成分易于煎出。

【主要成分】 主要含苦杏仁苷、苦杏仁苷酶、苦杏仁酶、樱叶酶、蛋白质、各种氨基酸、α-雌性二醇、胆甾醇、脂肪油、多种维生素及矿物质元素等；苦杏仁苷水解后生成氢氰酸及苯甲酸。

【药理作用】 ①镇咳、祛痰、平喘；②抗炎、镇痛；③调节免疫功能；④抗肿瘤：苦杏仁苷及其水解物对癌细胞呈现协同性杀伤作用，帮助体内胰蛋白酶消化癌细胞的透明样黏蛋白被膜，使体内白细胞更易接近并吞噬癌细胞；⑤预防及逆转肾间质纤维化；⑥抗肝纤维化；⑦对消化系统作用：抑制胃蛋白酶活性，抗溃疡、防治胃炎，润肠通便；⑧抗微生物、寄生虫；⑨美容；⑩抗动脉粥样硬化；⑪其他作用：降血压，扩张冠状动脉，抗凝血。

· 甜杏仁《本草从新》·
Tianxingren

【来　　源】 为蔷薇科植物杏 *Prunus armeniaca* L 栽培的味甜的干燥成熟种子。又称"南杏仁"。

【产　　地】 主产于河北、北京、山东、陕西、山西、内蒙古、新疆、甘肃等省市、自治区。

【采收加工】 夏秋果实成熟时采摘，去肉取核，置通风处自然干燥，然后去壳取仁，晾干。

【性状鉴别】 外形与苦杏仁相似。呈扁心脏形，基部左右略对称，顶端尖，有线形脐点，基部圆，体较苦杏仁大，长 1~2cm，宽 1.2~1.6cm，厚 0.4~0.6cm。表皮淡黄棕色，较细腻，暗棕色，纵皱沟纹较浅。种皮薄，断面乳白色，富油性，子叶 2 枚。气微，杏仁香气较苦杏仁淡，味甜微苦。

以粒大，均匀完整，无泛油者为佳。

【规格等级】 统货，不分等级。

【性味归经】 甘，平。归肺、大肠经。

【功能主治】 润肺止咳，通便。用于肺燥咳嗽，虚劳，便秘等。

【用法用量】 5~10g，水煎服。民间多用于煲汤或粉碎制糊食用。

【主要成分】 与苦杏仁类似，但含苦杏仁苷仅 0.11%，含氰氢酸 0.006%。故其疗效较差，作药用较少，多作食用。

· 郁李仁《神农本草经》·
Yuliren
PRUNI SEMEN
Bunge Cherry，Dwarf Flowering Cherry or Longstalk Peach Seed

【来　　源】 为蔷薇科植物欧李 *Prunus humilis* Bge.、郁李 *Prunus japonica* Thunb. 或长柄扁桃 *Prunus pedunculata* Maxim. 的干燥成熟种子。前两种习称"小李仁"，后种习称"大李仁"。多习惯使用小李仁。

【产　　地】 野生或栽培。主产于内蒙古包头市郊及固阳县、巴彦淖尔市乌拉特前旗、呼和浩特市大青山区、锡林郭勒盟东部和南部地区、兴安盟扎赉特旗及黑龙江、吉林、辽宁、河北、山东、山西、陕西、甘肃、浙江等地。

【采收加工】夏、秋季采收成熟果实，除去果肉，砸开核壳，取出种仁，晒干。

【性状鉴别】

（1）大李仁：呈长卵圆形至圆锥形，长0.7~1.0cm，宽0.4~0.7cm，表面浅棕色至黄棕色，一端渐尖，另一端钝圆，尖端一侧有线形种脐，圆端有自合点处向上具有多条纵向脉纹，种皮薄，易剥落，内含子叶2片，类白色，富油性，气微，味微苦。

（2）小李仁：外形与大李仁相似，但个粒稍小，长0.5~0.8cm，直径0.3~0.5cm。表面黄白色或浅棕色，一端尖，另一端钝圆。尖端一侧有线形种脐，圆端中央有深色合点，自合点处向上具多条维管束脉纹。种皮薄，易剥落，内含子叶2片，类白色，富油性。气微，味微苦。

以粒小，饱满，均匀完整，不泛油者为佳。

【显微鉴别】取本品粉末0.5g，置于具塞试管中，加5%硫酸溶液3mL，充分混合。试管中悬挂一条三硝基苯酚试纸（勿使滤纸条与溶液接触），塞紧，将试管置于40~50℃水浴中，10分钟后试纸条由黄色变为红色。

【规格等级】统货。以颗粒均匀，饱满，淡黄白色，整齐不碎，不泛油，无核壳者为佳。

【炮　　制】除去杂质，用时捣碎。

【性味归经】辛、苦、甘，平。归脾、大肠、小肠经。

【功能主治】润燥滑肠，下气，利水。用于津枯肠燥，食积气滞，腹胀便秘，水肿，脚气，小便不利。

【用法用量】6~9g，水煎服。

【主要成分】含脂肪油（58.3%~74.2%）、苦杏仁苷、淀粉、纤维素、挥发性有机酸、油酸、植物甾醇、皂苷、维生素B_1、郁李仁苷；尚分离出2种蛋白质成分IR-A和IR-B。

【药理作用】①泻下；②抗炎、镇痛；③镇咳、祛痰、平喘；④降血压；⑤其他作用：促进细胞代谢，增强同化作用，预防含氮残留物在血液中积聚，促进平滑肌松弛，抗惊厥，利尿。

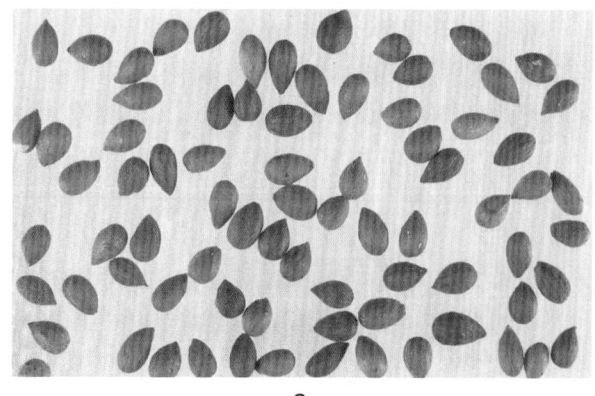 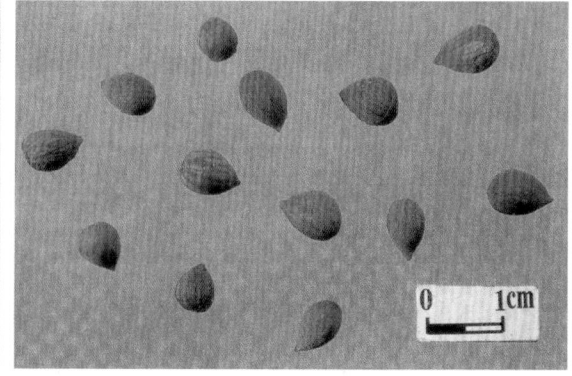

a   b

图295　郁李仁（内蒙古产）

a. 小李仁　b. 大李仁

·金樱子《蜀本草》·
Jinyingzi
ROSAE LAEVIGATAE FRUCTUS
Cherokee Rose Fruit

【来　　源】为蔷薇科植物金樱子 *Rosa laevigata* Michx. 的干燥成熟果实。

【产　　地】野生。主产于广西邕宁、武鸣、天等、百色、凌云、桂平、钟山、贺州，以及广东、湖南、四川、江西、贵州、福建、台湾、海南、云南等省。

【采收加工】秋、冬季采摘成熟果实，在沸水中烫过，除去硬刺，剖开两半，除去种子及绒毛，晒干，即为金樱肉，或将整个果实晒干，即为金樱子。

【性状鉴别】为花托发育而成的假果，呈倒卵形，略似花瓶状，长 2.0~3.5cm，直径 1~2cm。表面红棕色或红黄色，有突起的棕色小点，系毛刺脱落后的残基。顶端有盘状花萼残存，中央有黄色柱基，下部渐尖。质硬。切开后，花托壁厚 0.1~0.2cm，内有多数坚硬的小瘦果，内壁及瘦果均有淡黄色绒毛。气微，味甘、微涩。

【显微鉴别】

（1）花托壁横切面：外表皮细胞类方形或略径向延长，外壁及侧壁增厚，角质化；表皮上的刺痕纵切面细胞径向延长。皮层薄壁细胞壁稍厚，纹孔明显，含油滴，并含橙黄色物，有的含草酸钙方晶及簇晶；纤维束散列于近皮层外侧；维管束多存在于皮层中部及内侧，外韧型，韧皮部外侧有纤维束，导管散在或呈放射状排列。内表皮细胞长方形，内壁增厚，角质化；有木化的非腺毛或其残基。花托粉末淡肉红色。非腺毛单或多细胞，长 505~1 836μm，直径 16~31μm，壁木化或微木化，表面常有略弯曲的斜条纹，胞腔内含黄棕色物。表皮细胞多角形，壁厚，内含黄棕色物。草酸钙方晶多见，长方形或不规则形，直径 16~39μm；簇晶少见，直径 27~66μm。螺纹、网纹、环纹及具缘纹孔导管直径 8~20μm。薄壁细胞多角形，木化，具纹孔，含黄棕色物。纤维梭形或条形，黄色，长至 1 071μm，直径 16~20μm，壁木化。树脂块不规则形，黄棕色，半透明。

（2）取本品粉末 5g，加水 50mL，置 60℃水浴上加热 15 分钟，立即滤过。取滤液 1mL，加碱性酒石酸铜试液 4~5 滴，在水浴中加热 5 分钟，生成红棕色沉淀；另取滤液 1mL，加 1% 三氯化铁溶液 1~2 滴，即显暗紫色。

（3）取（2）项下剩余的滤液 1mL，置具塞试管中，用力振摇 1 分钟，产生大量蜂窝状泡沫，放置 10 分钟，泡沫无明显消失。

【规格等级】商品分为金樱肉和金樱子两种规格。统货。

1. 金樱肉　足干，紫红色，剖开两半，无子仁、绒毛及硬刺。

2. 金樱子　足干，紫红色，无刺。

【炮　　制】

（1）净金樱子：洗净，去净外刺，纵剖两半，除去瘦果和绒毛，整理洁净，晒干或烘干。

（2）盐炙金樱子：取净金樱子，每 100kg 用 2kg 食盐加水适量溶解，拌匀，闷至吸尽盐水，置锅中隔水蒸 2~3 小时，取出，晒干。

【炮制作用】盐制后能增强固肾涩精作用。

【性味归经】酸、甘、涩，平。归肾、膀胱、大肠经。

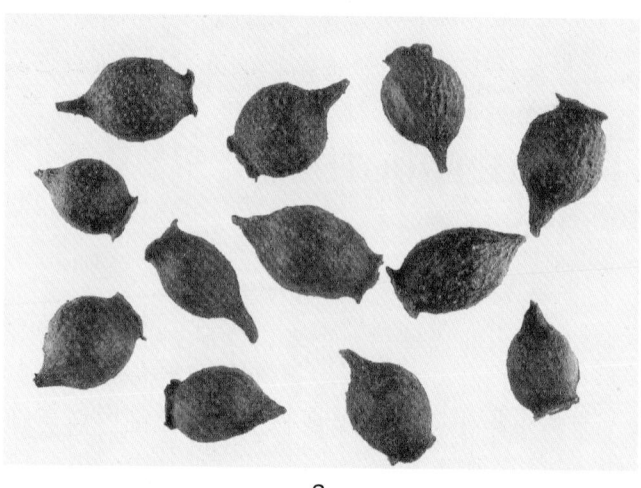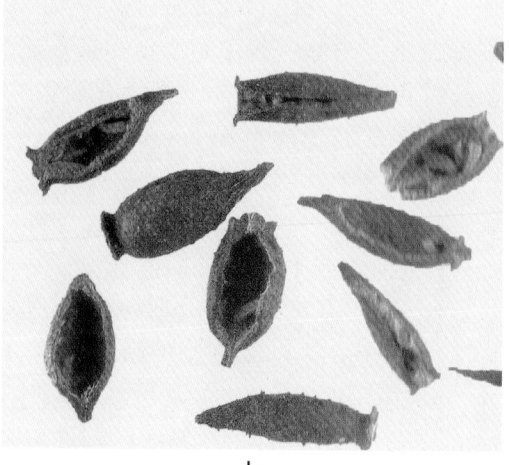

a   b

图 296　金樱子（广西产）
a. 金樱子　b. 金樱肉

【功能主治】固精缩尿，涩肠止泻。用于肝肾亏虚，腰膝酸软，遗精滑精，遗尿尿频，崩漏带下，脾虚泻痢，肺虚喘咳，自汗，盗汗等。

【用法用量】6~12g。水煎服。

【主要成分】含有鞣质、苹果酸、柠檬酸、金樱子皂苷A、2α,3α,19α,23-四羟基乌苏-12-烯-28-羧酸、2α,3β-二羟基羽扇豆-28-羧酸的二乙酰化合物、亚油酸、亚油酸乙酯、亚油酸甘油三酯、胡萝卜素、β-谷甾醇、黄酮类；尚含果糖、蔗糖、葡萄糖等丰富的糖类以及少量淀粉、维生素C。

【药理作用】①抗菌、抗病毒；②降血脂及抗动脉粥样硬化；③治疗尿频；④收敛止泻；⑤免疫调节；⑥抑制平滑肌收缩；⑦抗氧化；⑧抗肿瘤：金樱子提取物中含有的多糖类化合物具有一定的体外抗肿瘤活性；⑨其他作用：促进胃液分泌，对糖尿病患者肾脏有保护作用，对治疗轻度子宫脱垂有一定作用。

附：金樱根，为金樱子的干燥根，性味、功能、用法用量与金樱子类似。

·青皮《珍珠囊》·
Qingpi
CITRI RETICULATAE PERICARPIUM VIRIDE
Satsuma Orange Unripe Pericarp

【来　　源】为芸香科植物橘 *Citrus reticulata* Blanco 及其栽培变种的干燥幼果或未成熟果实的干燥果皮。

【产　　地】主产于四川、福建、台湾、海南、浙江、湖南、江西、广东、广西等省、自治区。

【采收加工】多在5~6月收集自落及受风吹落的幼果，晒干，习称"个青皮"。延至7~8月收集未成熟果实，小者晒干作青皮，大者经沸水稍烫，用刀将果皮纵剖4开（成十字形）切至近基部相连，除净瓤瓣，晒干，即为"四花青皮"。

【性状鉴别】

（1）个青皮：呈类球形，直径0.5~2.0cm。表面灰绿色或黑绿色，稍粗糙，有细皱纹，有细密凹下的油室，顶端有小瘤状的柱基，基部有果梗痕。质坚硬而重。横切面果皮黄白色或淡黄棕色，皮厚约0.2cm，外缘有油室1~2列，瓤囊8~10瓣，淡棕色气清香，味酸、苦，辛。

（2）四花青皮：果皮剖成4裂片，裂片长椭圆形，长3~6cm，厚0.1~0.2cm。外表皮灰绿色至黑绿色，有细密点状凹下的油室，内表面类白色至黄白色，微粗糙，附有黄白色或黄棕色小筋络。质稍硬，易折断，断面边缘有1~2列油点。气香，味苦、辛。

【显微鉴别】

（1）四花青皮：本品粉末灰绿色或淡灰棕色。中果皮薄壁组织众多，细胞形状不规则，壁稍增厚，有的作连珠状。果皮表皮细胞表面观呈多角形或类方形，垂周壁增厚，气孔长圆形，直径20~28μm，副卫细胞5~7个；侧面观外被角质层，靠外方的径向壁稍增厚。草酸钙方晶存在于近表皮的薄壁细胞中，呈多面形、菱形或方形，直径8~28μm，长24~32μm。橙皮苷结晶棕黄色，呈半圆形、类圆形或无定形团块。螺纹、网纹导管细小。

个青皮：瓤囊表皮细胞狭长，壁薄，有的呈微波状，细胞中含有草酸钙方晶，并含橙皮苷结晶。

（2）取本品粉末0.3g，加甲醇10mL，加热回流20分钟，滤过，取滤液5mL，浓缩至约1mL，作为供试品溶液。另取橙皮苷对照品，加甲醇制成饱和溶液，作为对照品溶液。照薄层色谱法试验，吸取上述两种溶液各2μL，分别点于同一用0.5%氢氧化钠溶液制备的硅胶G薄层板上，以醋酸乙酯-甲醇-水（100：17：13）为展开剂，展至约3cm，取出，晾干，再以甲苯-醋酸乙酯-甲酸-水（20：10：1：1）的上层溶液为展开剂，展至约8cm，取出，晾干，喷以三氯化铝试液，置紫外灯（365nm）下检视。供试品色谱中，在与对照品色谱相应的位置上，显相同颜色的荧光斑点。

【规格等级】商品分个青皮和四花青皮两种规格：

1. 个青皮　统货。干货。个均匀，坚实，皮厚，气香，色黑绿，无杂质。

2. 四花青皮　统货。干货。外表面黑绿色，内表面黄白色，香气浓者为佳。

【炮　　制】

（1）净青皮：除去杂质，洗净，闷润，切厚片或丝，晒干。

（2）醋青皮：取净青皮，每100kg用15kg米醋，拌匀，闷至醋吸尽后，用文火炒至微黄色，取出，放凉。

【炮制作用】青皮性烈，辛散破气，疏肝兼有发汗作用，醋制后能降低苦辛气味，消除发汗作用，增强疏肝止痛、消积化滞功效。

【性味归经】苦、辛，温。归肝、胆、胃经。

【功能主治】疏肝破气，消积化滞。用于肝气郁结，胸胁胀痛，疝气，乳房结核，乳痛，食积不化，胃脘痞满，腹痛。

【用法用量】3~9g。水煎服。

【主要成分】含橙皮苷、新橙皮苷、柑橘素、5-去甲二氢川陈皮素、二氢川陈皮等黄酮类。尚含右旋柠檬烯（53.3%）、对伞花烃（16.9%）、芳樟醇（6.4%）、α-蒎烯（2%）、β-蒎烯（1.91%）、α-萜品烯醇（1.1%）、月桂烯（1%）、柠檬醛（0.2%）等挥发油类成分及氨基酸、对羟福林、左旋对羟福林乙酸等。

【药理作用】①健胃、解痉；②祛痰、平喘；③升压；④兴奋心肌；⑤抗休克；⑥其他作用：利胆，保护肝细胞功能，抗血栓形成。

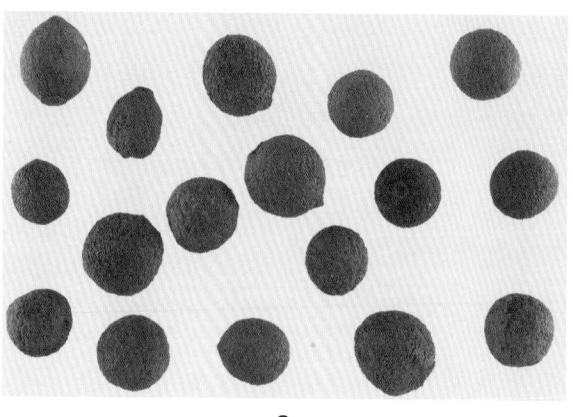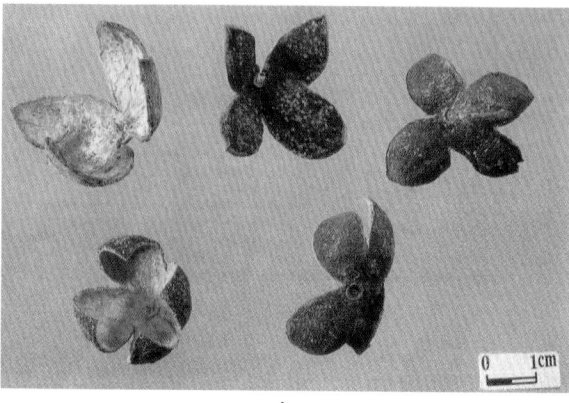

图 297　青皮（湖南产）
a. 个青皮　b. 四花青皮

· 青果《开宝本草》·
Qingguo
CANARII FRUCTUS
Whife Canarytree Fruit

【来　　源】为橄榄科植物橄榄 *Canarium album* Raeusch. 的干燥成熟果实。

【产　　地】主产于福建，台湾、海南、广东、广西、四川、云南等地。

【采收加工】秋、冬季果实成熟时采收。鲜用或晒干。

【性状鉴别】纺锤形，两端钝尖，长 2.5~4.0cm，直径 1.0~1.5cm。表面灰绿色至棕黄色或黑褐色，有不规则皱纹。果肉灰棕色或棕褐色，质硬。果核梭形，暗红棕色，具纵棱 6 条；质坚硬，横切面内分 3 室，各有种子 1 枚，呈细长梭形，种皮红棕色，种仁白色，富油性。气微，果肉味涩，久嚼微甘甜。

以个大，质坚实，外表灰绿色者为佳。

【显微鉴别】本品果皮的横切面：外果皮为 1 列厚壁细胞，含黄棕色物，外被角质层。中果皮为 10 余列薄壁细胞，有维管束散在，油室多散列于维管束的外侧。内果皮为数列石细胞。薄壁细胞含草酸钙簇晶和方晶。

【规格等级】统货。以肉厚，棕黄色，味先涩后甜者为佳。

【炮　　制】除去杂质，洗净，晒干，用时打碎。

【性味归经】甘、涩、酸，平。归肺、胃经。

【功能主治】清肺，解毒，利咽，化痰，生津止渴。用于咽喉肿痛，咳嗽，烦渴，肠炎，腹泻，阴囊湿疹，解鱼蟹、河豚中毒等。

【用法用量】5~10g。水煎服。

【主要成分】果肉含人体所需的 17 种氨基酸，以及丰富的维生素 C、维生素 E、钙、铁、磷等物质。其中维生素 C 的含量是苹果的 10 倍，梨、桃的 5 倍；含香树脂醇及挥发油、没食子酸、3,4-二羟基苯甲酸乙酯、焦性没食子酸、邻羟基苯甲酸、鞣花酸和没食子酸乙酯等多酚类物质；含 α-香树脂醇、β-香树脂醇、α-香树脂醇乙酸酯、β-香树脂酮和齐墩果

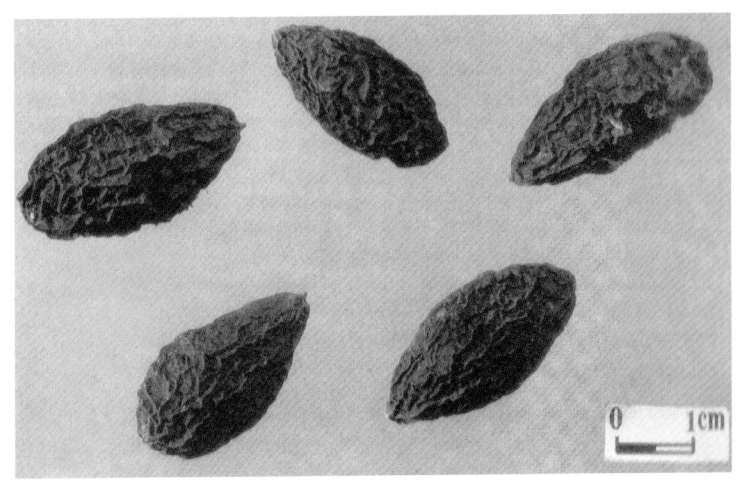

图 298　青果（福建产）

酸等三萜类化合物；含穗花杉双黄酮、槲皮素等黄酮类物质；滨蒿内酯、东莨菪内酯等香豆类素；多种蛋白质、脂肪、有机酸、糖类、微量元素等。

【用法用量】4.5~9g。水煎服。

【药理作用】①降血糖、降血脂、降血压，青果所含的植物固醇可降低血中的总胆固醇；②抗菌、抗病毒、抗炎；③增强免疫；④对大脑发育有促进作用，提高学习记忆力；⑤抗氧化；⑥利咽；⑦醒酒，保护酒精性肝损伤；⑧镇痛；⑨抗肿瘤：青果多酚对体外培养的人宫颈癌 HeLa 细胞有抑制增殖和促进凋亡的作用，可减少患直肠癌和结肠癌的风险。

· 青葙子《神农本草经》·
Qingxiangzi
CELOSIAE SEMEN
Feather Cockscomb Seed

【来　　源】为苋科植物青葙 *Celosia argentea* L. 的干燥成熟种子。

【产　　地】野生。全国各地均产。

【采收加工】秋季种子成熟时割取果穗，晒干，打下种子，簸去果壳和杂质。

【性状鉴别】呈扁圆形，少数呈圆肾形，直径 1.0~1.5mm。边缘较薄，中间微隆起，侧面微凹处有种脐。表面黑色或红黑色，光亮，在放大镜下可见网纹。种皮薄而脆，易滑动。种仁黄白色。具油性。气微，味淡。

【显微鉴别】

（1）本品粉末：种皮外表皮细胞暗棕红色，断面观呈类方形或稍径向延长，外壁色深，极厚，厚约占细胞高度的 2/3，具垂直或稍斜向的条状增厚，径向壁和内壁稍厚，径向壁弯曲；细胞表面观呈多角形或长多角形，表面具致密的网状增厚纹理。种皮内表皮细胞扁平，呈多角形，具细密平行的角质纹理，垂周壁偶见连珠状增厚。

（2）取粗粉 1g，加 95% 乙醇 5mL，水浴加热 15 分钟，滤过。取滤液 2mL，蒸干，加浓硫酸-醋酐试剂 1~2 滴，显紫色，渐变为蓝色，再转为绿色。

第二章　种子及果实类

433

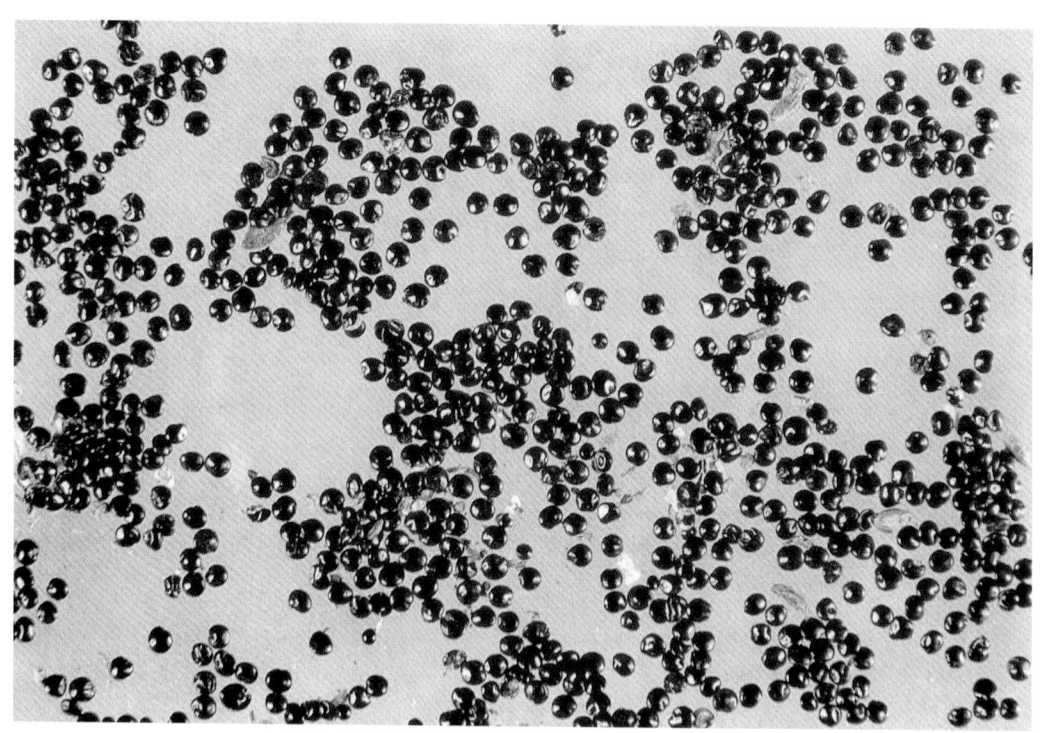

图 299 青葙子（江西产）

【规格等级】统货。以饱满、色黑、有光泽者为佳。

【炮　　制】取原药拣除杂质，整理洁净入药。

【性味归经】苦，微寒。归肝经。

【功能主治】祛风热，清肝火，明目，退翳。用于风热泪眼，目赤肿痛，翳障初起，视物昏花，肝火眩晕，肠炎，风热身痒，疮疡，高血压等。

【用法用量】9~15g。水煎服。

【主要成分】含香树脂醇及挥发油、没食子酸、3,4-二羟基苯甲酸乙酯、焦性没食子酸、邻羟基苯甲酸、鞣花酸和没食子酸乙酯等多酚类物质；含 α-香树脂醇、β-香树脂醇、α-香树脂醇乙酸酯、β-香树脂酮和齐墩果酸等三萜类化合物；含穗花杉双黄酮、槲皮素等黄酮类物质；滨蒿内酯、东莨菪内酯等香豆类素；尚含多种蛋白质、脂肪、有机酸、糖类、微量元素等。

【药理作用】①扩瞳；②降血糖；③保护肝损伤；④其他作用：对绿脓杆菌有较强的抑制作用。

注：我国有部分地区历史上习惯以同科植物鸡冠花种子作青葙子使用。两者外观性状相似，不同点是鸡冠花种子为圆球形，而青葙子有缺刻。

· 南烛子 《开宝本草》·
Nanzhuzi
VACCINII FRUCTUS
Oriental Blueberry or Sprengel Blueberry Fruit

【来　　源】为杜鹃花科植物乌饭树 *Vaccinium bracteatum* Thunb. 或米饭花 *Vaceinium*

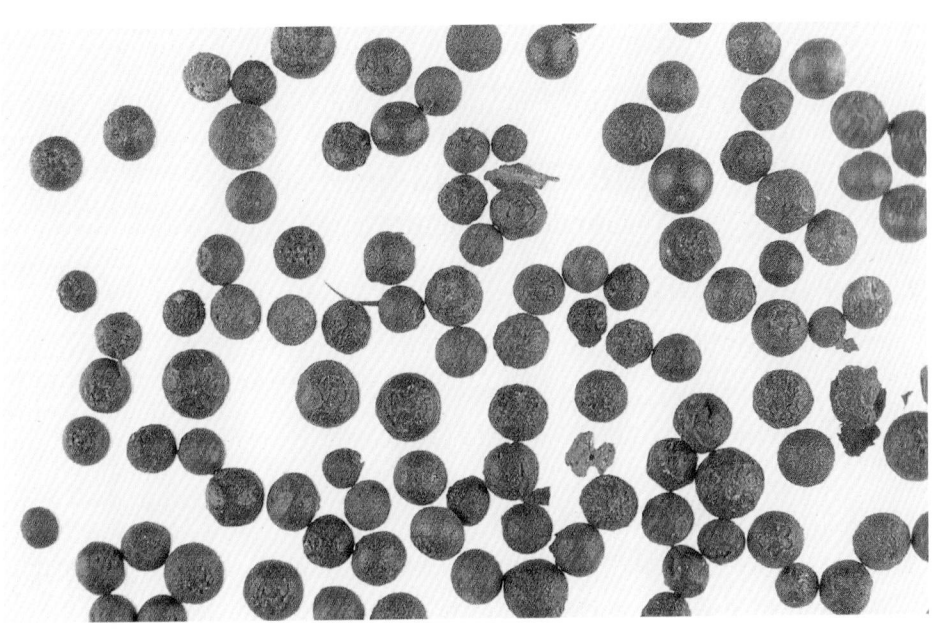

图 300　南烛子（浙江产）

sprengelii（G.Don）Sieumer 的干燥成熟果实。

【产　　地】主产于江苏，浙江开化、金华市武义县，安徽等地。

【采收加工】霜降后，采摘成熟果实，晒干。

【性状鉴别】圆形球，直径 0.3~0.6cm。表面红褐色至红棕色，有细皱纹，上部具有 5 浅裂的宿萼，裂片呈短三角形，顶端有点状突起的花柱痕迹，基部有果梗痕，萼片和果梗多已脱落。质轻而脆，断面黄白色，果肉松脆，内含多数长卵状三角形的种子。气微，味酸，微甘。

以饱满，色红褐，无杂质、果梗、虫蛀、霉变者为佳。

【规格等级】统货。

【性味归经】味酸、甘，性平。归肝、肾、脾经。

【功能主治】补肝肾，强筋骨，固精气，明目，止泻痢。用于肝肾不足，须发早白，筋骨无力，久泄梦遗，带下不止，久泻久痢。

【用法用量】水煎服，9~15g；或入丸剂。

【炮　　制】取原药拣除杂质，整理洁净，用时适当打破。

【主要成分】含三十一烷、槲皮素、无羁萜（酮）、表无羁萜醇、对-羟基桂皮酸、异荭草素、内消旋肌醇及多种微量元素。

【药理作用】①抗疲劳、改善记忆力；②抗氧化；③对心血管系统作用：抗贫血、降血糖、降血脂、降血压、抗动脉粥样硬化；④增强免疫力；⑤保护视力；⑥抗病毒、抗菌；⑦镇痛。

· 急性子《救荒本草》·
Jixingzi
IMPATIENTIS SEMEN
Garden Balsam Seed

【来　　源】为凤仙花科植物凤仙花 *Impatiens balsamina* L. 的干燥成熟种子。

【产　　地】栽培或野生。全国大多数地区有产。主产于江苏、浙江、河北、安徽、湖北等地。

【采收加工】夏、秋季果实成熟未开裂时采收，晒干，打下种子，簸去果皮，晒至足干。

【性状鉴别】略呈椭圆形、扁圆形或卵圆形，微有棱角，长 0.2~0.3cm，表面棕褐色至灰褐色，粗糙，有稀疏的白色或浅黄棕色小点。种脐位于狭端，稍突出。质坚实，种皮薄，子叶 2 片，灰白色，半透明状，略具油性。气微，味淡，微苦。

以身干，颗粒饱满，无杂质者为佳。

【显微鉴别】

（1）本品粉末：种皮细胞垂周壁波状弯曲。腺头由单细胞或 4~8 个细胞组成，顶端垂周壁常下陷，被角皮，柄为单细胞，腺头直径 20~60μm。非腺毛为单细胞毛。大型含草酸钙针晶的细胞椭圆形，内种皮细胞平周壁垂直，壁稍增厚。

（2）取粉末 1g，加乙醇 20mL，冷浸 4 小时，滤过。取滤液 1mL 置蒸发皿中蒸干，残渣加冰醋酸 1mL 溶解，再加醋酐与硫酸（19∶1）混合液 3~4 滴，显红色，渐变为紫红色、污绿色。照薄层色谱法试验，取粉末 1g，加乙醇 5mL，冷浸 4 小时，滤过，点样于硅胶 H 薄层板上，以苯-乙醇（8∶2）展开 15cm，用 20% 三氯化锑氯仿溶液喷雾，烤 7 分钟，可见灰紫色斑点。

【规格等级】统货。

【性味归经】微苦、辛，温；有小毒。归肺、肝经。

【功能主治】活血通经，软坚，消积。用于癥瘕痞块，经闭，血瘀积块，骨鲠不下，噎膈，消化道癌等。

【用法用量】3~4.5g，水煎服。治疗癌症入煎剂，15~60g。

【炮　　制】除去杂质，整理洁净入药。

【主要成分】含 α-谷甾醇、β-谷甾醇、凤仙甾醇、十八烷四烯酸等脂肪油；尚含多聚糖、皂苷、槲皮素二糖苷、槲皮素三糖苷、山奈素的衍生物；另含黄酮、挥发油、蛋白质。

【药理作用】①兴奋子宫，促进子宫收缩；②避孕；③抗菌；④抑制血栓形成；⑤改善血液流变性；⑥促透皮吸收；⑦抗肿瘤：急性子提取物对 EJ 细胞增殖有抑制作用，其机制可能与抑制细胞分裂和诱导细胞凋亡有关；⑧抗氧化。

注：据有关资料记载，凤仙花全株植物皆可入药。其花性温，味甘、微苦，活血祛风，消肿止痛，解毒功效。用于风湿偏废，腰胁疼痛，经闭腹痛，产后瘀血不尽，跌打损伤。外治疮疗肿毒，手癣。用鲜凤仙花枝叶磨汁涂敷患处可治鹅掌风、灰指甲等。李时珍曰："气味甘滑、温，无毒；治蛇伤，擂酒服即解，又治腰胁引痛不可忍者，并能活血消积。"

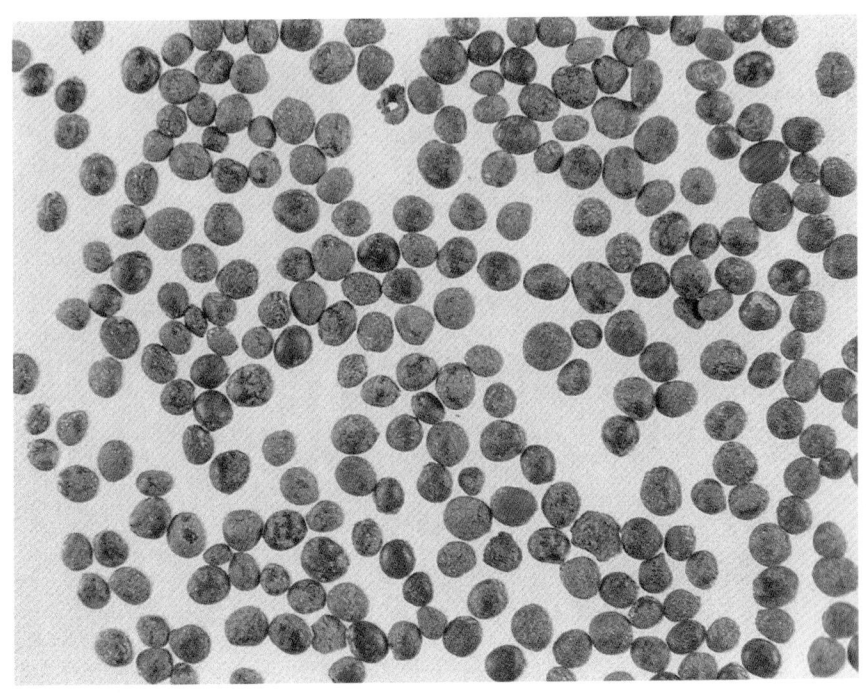

图 301　急性子（江苏产）

· 枳壳《雷公炮炙论》·
Zhiqiao
AURANTII FRUCTUS
Seville Orange Unripe Fruit

商品按不同产地分为川枳壳、江枳壳和湘枳壳三个品别。

【来　　源】为芸香科植物酸橙 *Citrus aurantium* L. 及其栽培变种黄皮酸橙 *Citursaur aurntium* 'Huangpi'、代代花 *Citrus aurantium* 'Daidai'、朱栾 *Citrus aurnatium* 'Chuluan'、溏橙 *Citrus aurantium* 'Tangcheng' 和芸香科植物枸橘 *Poncirus trifoliate*（L.）、香圆 *Citrus wilsonii* Tanaka 的干燥将近成熟果实。

酸橙枳壳和香圆枳壳商品称"川枳壳""江枳壳""湘枳壳"；代代花枳壳商品称"苏枳壳"；枸橘枳壳商品称"绿衣枳壳"。

【产　　地】川枳壳、江枳壳、湘枳壳主产于四川、江西、湖南、浙江等地；苏枳壳主产于江苏、浙江、广东、福建等地；绿衣枳壳主产于福建、陕西等地。此外，台湾、广西、海南等省、自治区亦产。

【采收加工】夏秋季采摘近成熟的果实，自中部横切为两半。晒干或烘干。

【性状鉴别】

（1）川枳壳：呈半球形，横切两半，直径 3~6cm。外皮较光滑细腻，略平滑，青绿色至绿褐色或棕褐色，散有多数的小油点。果实顶端有明显的花柱基痕，其周围常有一环状圆圈，习称"金钱环"。基部有果柄脱落残痕，质坚实。切面果皮稍隆起，黄白色，厚0.6~1.0cm，边缘呈点状凹入的油室，瓤囊 10~12 瓣，呈车轮状。气香，味酸而后苦。

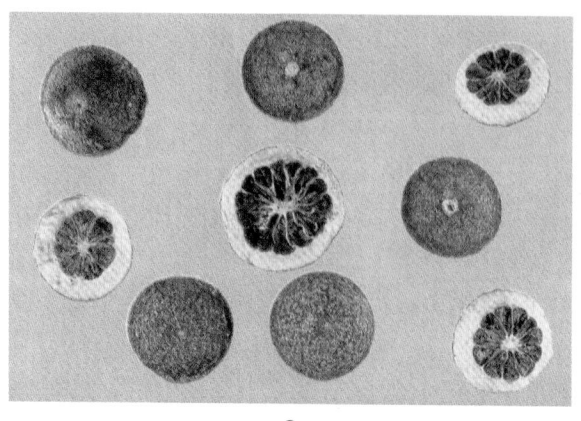
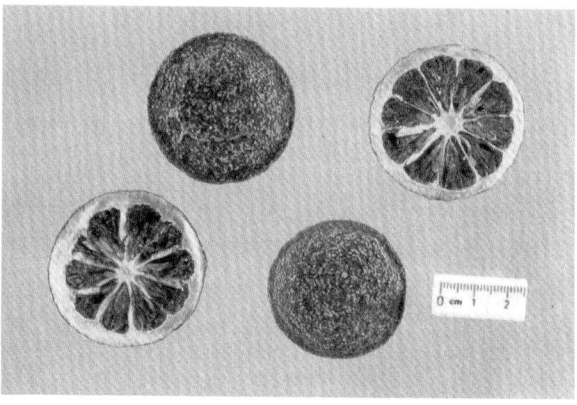

a　　　　　　　　　　b

c

图 302　枳壳
a.江枳壳　b.湘枳壳　c.川枳壳

（2）江枳壳：果形比川枳壳稍小，直径 2.5~4.5cm。外皮稍粗糙，褐色至棕褐色，有疙瘩状突起。切面果皮稍厚显粗，厚 0.7~1.3cm。余同川枳壳。

（3）湘枳壳：外形和江西枳壳类似，但表面棕色或棕红色。果皮稍薄，厚 0.6~1.0cm，体轻质松，气味略淡，余同江西枳壳。

【显微鉴别】

（1）本品粉末黄白色或棕黄色。中果皮细胞类圆形或形状不规则，壁大多呈不均匀增厚。果皮表皮细胞表面观多角形、类方形或长方形，气孔近环式，直径 16~34μm，副卫细胞 5~9 个；侧面观外被角质层。汁囊组织淡黄色或无色，薄膜状，表面观表皮细胞狭长、皱缩，并与下层细胞交错排列。草酸钙方晶存在于果皮和汁囊细胞中，呈斜方形、多面体形或双锥形，直径 3~30μm。螺纹、网纹导管和管胞细小。

（2）取本品粉末 0.5g，加甲醇 10mL，加热回流 10 分钟，滤过，取滤液 1mL，加四氢硼钾约 5mg，摇匀，加盐酸数滴，溶液显樱红色至紫红色。

【规格等级】商品分川枳壳、江枳壳、湘枳壳三种规格，均为统货，应无虫蛀、霉变。

1. 川枳壳　外皮色绿褐色而细。肉坚实而细腻，传统习惯认为川枳壳质最好。

2. 江枳壳　外皮色青褐色。肉质坚而细，肉厚而色白，口面反卷，以芳香气浓而闻名。

3. 湘枳壳 外皮色青褐色，肉较粗而虚，品质不及上两种。

【炮　制】

（1）净枳壳：除去杂质，洗净，润透，切薄片，干燥后筛去碎落的瓢核。

（2）蒸枳壳：取原药材，除去杂质，去净瓢囊，洗净，润透，闷2~4天，蒸3~4小时，停火闷4~6小时，取出，切片，晒干或烘干。

（3）麸炒枳壳：每100kg枳壳片用麦麸10~15kg，将锅烧热，撒进麦麸炒至冒白烟时投入枳壳片，用文火炒至颜色加深略呈焦色时，取出，放凉。

【炮制作用】经发酵蒸制后可减少燥性，缓和药性，起和胃消胀作用；麸炒后减少了挥发性成分，增强健胃消胀作用，同时有利于肠胃吸收。

【性味归经】苦、辛、酸，微寒。归脾、胃经。

【功能主治】理气宽中，行滞消胀。用于胸胁气滞，胀满疼痛，食积不化，痰饮内停；胃下垂，脱肛，子宫脱垂。

【用法用量】3~9g。水煎服。

【主要成分】主要含黄酮类、挥发油和生物碱类成分。黄酮类成分有柚皮苷、橙皮苷、新橙皮苷、川陈皮素、红橘素、野漆树苷、忍冬苷等；挥发油中主要含柠檬烯、α-蒎烯、β-蒎烯、芳樟醇等；生物碱中主要含N-甲基酪胺和辛弗林等。

【药理作用】①促进胃肠蠕动作用；②兴奋子宫；③强心、升压、兴奋心脏；④抑制平滑肌痉挛；⑤抗溃疡；⑥抗肿瘤：枳壳所含川陈皮素具有抗肿瘤细胞转移的作用，并可抑制基质金属蛋白酶表达，破坏微管蛋白动态平衡体系，抑制微管蛋白聚合；⑦利胆、利尿、排石；⑧镇痛。

· 枳实《神农本草经》·
Zhishi
AURANTII FRUCTUS IMMATURUS
Seville Orange or Sweet Orange Young Fruit

本品按产地不同分为川枳实、江枳实、湘枳实三个品别。

【来　源】为芸香科植物酸橙 *Citrus aurantium* L. 及其栽培变种（同枳壳）或甜橙 *Citrus sinensis* Osbeck 的干燥幼果。

【产　地】酸橙主产于四川、湖南、江西、浙江、广西等地；甜橙主产于广东、湖南、四川、江西、广西、浙江等地。

【采收加工】小暑前后，收集自落或采摘幼果，除去杂质，按大小分开，大者切成两瓣，晒至全干。特别小的如黄豆般大小者原个晒干，名为"鹅眼枳实"。

【性状鉴别】幼果呈半球形、球形或卵圆形，直径0.5~2.5cm，大多数横切成两半。外果皮黑绿色至棕黑色、暗棕绿色，有颗粒状突起，有明显的花柱残迹或果梗痕，切断面中央略隆起，黄白色或黄褐色，内体细致紧密，厚0.3~1.2cm，边缘有1~2列油点，瓢囊棕褐色，呈车轮状排列于中央。质坚硬，气清香，味苦，微辛酸。

川枳实：果皮呈黑绿色，较光滑。

江枳实：果皮呈棕黑色，较粗糙。

湘枳实：果皮呈棕褐色，皮较粗糙。

甜橙枳实：果皮黑褐色，较平滑，切面果皮占横切面的近2/3，瓢囊8~13瓣，味酸、微苦、微甘。

均以大小均匀，外皮黑绿色，果皮厚，结实体重者为佳。习惯认为川枳实质佳。

【显微鉴别】

（1）本品粉末淡黄色或棕黄色。中果皮细胞类圆形或形状不规则，壁大多呈不均匀增厚。果皮表皮细胞表面观多角形、类方形或长方形，气孔近环式，直径 18~26μm，副卫细胞 5~9 个；侧面观外被角质层。草酸钙方晶存在于果皮和汁囊细胞中，呈斜方形、多面形或双锥形，直径 2~24μm。橙皮苷结晶存在于薄壁细胞中，黄色或无色，呈圆形或无定形团块，有的显放射状纹理。油室碎片多见，分泌细胞狭长而弯曲。螺纹、网纹导管管胞细小。

（2）取本品粉末 0.5g，加甲醇 10mL，加热回流 10 分钟，滤过。取滤液 1mL，加四氢硼钾约 5mg，摇匀，加盐酸数滴，溶液显樱红色至紫红色。

（3）取本品粉末 0.5g，加甲醇 10mL，超声处理 20 分钟，滤过，滤液蒸干，残渣加甲醇 0.5mL 使溶解，作为供试品溶液。另取辛弗林对照品，加甲醇制成每 1mL 含 0.5mg 的溶液，作为对照品溶液。照薄层色谱法试验，吸取上述两种溶液各 2μL，分别点于同一以含 1% 氢氧化钠的羧甲基纤维素钠溶液为黏合剂的硅胶 G 薄层板上，以正丁醇 - 冰醋酸 - 水（4∶1∶5）的上层溶液为展开剂，展开，取出，晾干，喷以 0.5% 茚三酮乙醇溶液，在 105℃加热至斑点显色清晰。供试品色谱中，在与对照品色谱相应的位置上，显相同颜色的斑点。

【规格等级】商品分两个等级，均应无杂质，无霉变、虫蛀。

一等：直径为 1.5~2.5cm。

二等：直径为 1.5cm 以下，间有未切的个子，但不超过 30%。

以外皮黑绿色，果肉厚，色白，瓤小，质坚实，香气浓者为佳。四川、福建等地多为统货。

【性味归经】苦、辛、酸，微寒。归脾、胃经。

【功能主治】破气消积，化痰散痞。用于积滞内停，痞满胀痛，泻痢里急后重，大便不通，痰滞气阻，胸痹，胃下垂，脱肛，子宫脱垂。

【用法用量】3~9g，水煎服。

【炮　　制】麸炒枳实，制法同麸炒枳壳。

【炮制作用】生枳实破气作用较强，麸炒后缓和峻烈之性，以免损伤正气，增强消食理气的作用。

【主要成分】主要为挥发油（芳樟醇、柠檬烯、异松香烯、α-崖柏烯、α-蒎烯、莰烯、β-蒎烯、β-月桂烯等）、生物碱（N-甲基酪胺、去甲肾上腺素、喹诺啉等）、黄酮类（橙皮苷、新橙皮苷、柚皮苷橘蜜黄素、川陈皮素等）成分；尚含柠檬苦素（黄柏内酯）、柠檬苦素酸单内酯、对羟福林；并含 5,7-二羟基香豆素、5-O-β-D-吡喃葡糖苷、3,5-二羟基苯基-1-O-β-D-吡喃葡糖苷、马尔敏、东莨菪内酯、胡萝卜素、核黄素、维生素、糖类、微量元素等。

【药理作用】①心血管系统作用：强心，升血压，改善微循环，抗休克，抑制血栓形成；②抑制胃肠平滑肌收缩；③兴奋子宫；④利尿；⑤抗炎；⑥提高免疫功能；⑦抗过敏；⑧镇静、镇痛、解热；⑨抗菌；⑩其他作用：能使胆囊收缩，奥狄括约肌张力增加，抑制脂质过氧化，缓解金属螯合作用引起的氧化应激导致的肺部功能障碍。

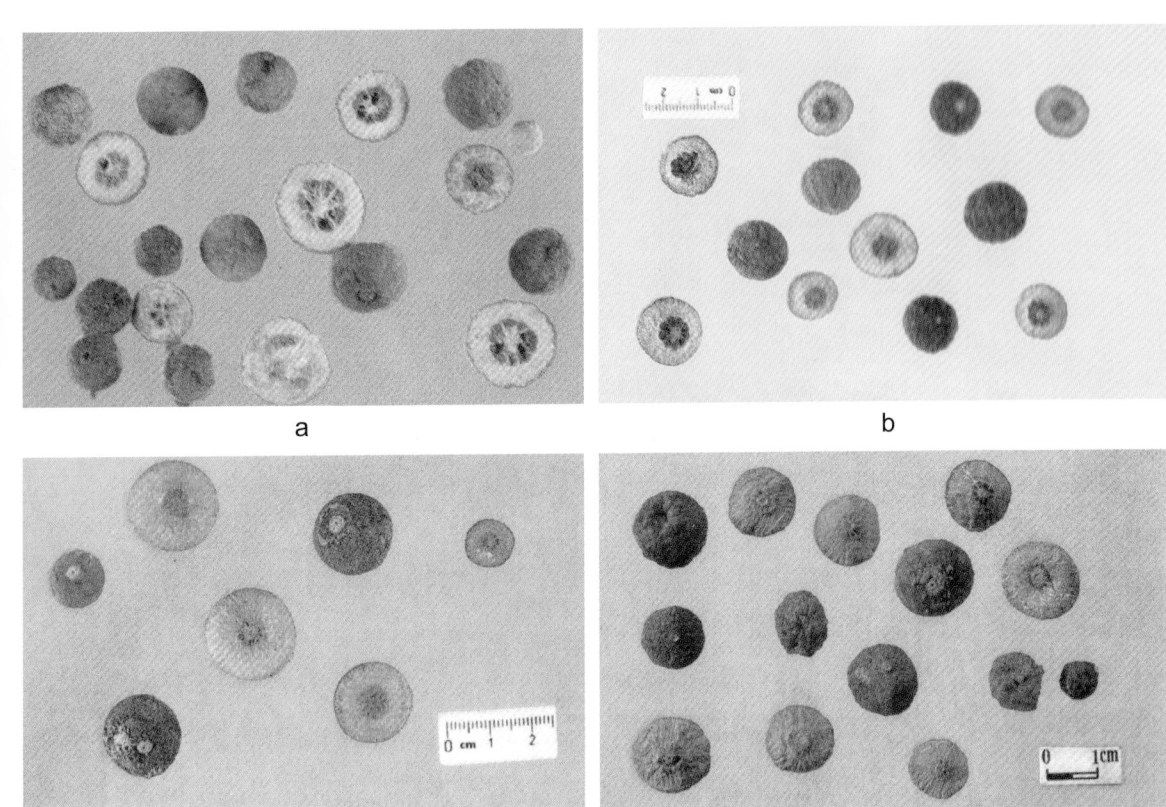

图 303　枳实

a. 鹅眼枳实（湖南产）　b. 湘枳实　c. 川枳实　d. 江枳实

· 枳椇子《新修本草》·
Zhijuzi
HOVENIAE SEMEN
Japanese Raisin Tree Seed

【来　　源】为鼠李科植物枳椇 *Hovenia dulcis* Thunb. 的干燥成熟种子。

【产　　地】全国大部分地区均有产。主产于陕西渭南、紫阳、镇坪、旬阳，湖北恩施、孝感，浙江金华、兰溪，江苏扬州、苏州，安徽安庆、六安，福建厦门、泉州，湖南，河南，四川等地。

【采收加工】10~11 月果实成熟时采收，晒干，除去果壳、果柄等杂质，收集种子。广东习惯将种子与果肉一起入药。

【性状鉴别】呈扁圆形。表面棕红色、棕黑色或绿棕色，有光泽，平滑或可见散在的小凹点，顶端有微凹的合点，基部凹陷处有椭圆形点状种脐，背面稍隆起，腹面有一条纵行隆起的种脊。种皮坚硬，不易破碎，胚乳乳白色，子叶 2 片，淡黄色至草绿色，肥厚，富油性。气微，味微涩。

以粒大，饱满，色红棕者为佳。

【规格等级】统货。

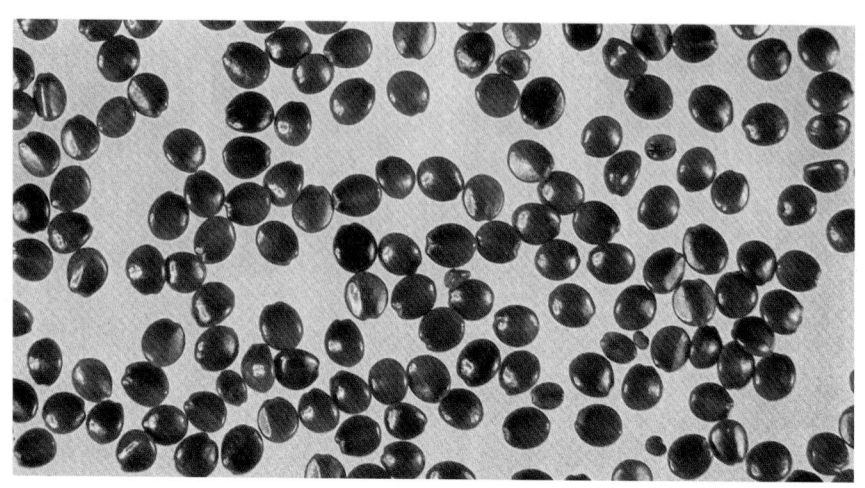

图 304　枳椇子（陕西产）

【炮　　制】

（1）净枳椇子：取药材，除去杂质，用时打碎。

（2）炒枳椇子：取净枳椇子，用文火炒至有爆裂声，有香气时取出，放凉。用时打碎。

【炮制作用】炒后有利于有效成分煎出，提高药效。

【性味归经】甘，平。归心、脾经。

【功能主治】止渴除烦，清湿热，利尿，解酒毒。用于酒醉，烦热，口渴，呕吐，酒精中毒，二便不利等。果肉兼有补血、祛头风作用，治疗眩晕、风湿麻木、手足抽搐、小儿惊风等。

【用法用量】4.5~15g，水煎服。

【主要成分】主要含 β-咔啉、黑麦草碱、双氢杨梅素、杨梅素（3,5,7,3',4',5'-六羟基黄酮）、胡萝卜苷、酸枣苷元、枳椇苷、硝酸钾、葡萄糖及苹果酸钾等。

【药理作用】①降血压；②镇静、抗惊厥；③抗脂质过氧化；④抗胃溃疡；⑤增强抗应激作用；⑥抗突变；⑦抗肿瘤：对肝癌细胞的生长有明显的抑制作用；⑧利尿；⑨抗疲劳。

·枸杞子《神农本草经》·
Gouqizi
LYCH FRUCTUS
Barbary Wolfberry Fruit

本品按产地不同分为西枸杞、血枸杞两个品别。

【来　　源】为茄科植物宁夏枸杞 *Lycium barbarum* L.、中华枸杞 *Lyciu chinensis* Mill 的干燥成熟果实。前者商品称"西枸杞"，后者商品称"血枸杞"。

【产　　地】主产于宁夏中宁、中卫、灵武；青海海西州柴达木盆地都兰、乌兰、德令哈、格尔木；内蒙古乌拉特前旗、杭锦后旗、托克托县；新疆精河、巴音郭楞蒙古自治州；河北、山西等地。

传统以宁夏中宁所产枸杞子质量好，是宁夏道地药材之一。

宁夏、甘肃、内蒙古、新疆、青海所产枸杞子商品称为"西枸杞"。

河北、山西等地所产枸杞子商品称为"血枸杞"。

【采收加工】夏、秋季果实呈红色时采摘，除去果柄，在阴凉处晾至外果皮呈皱缩时置阳光下晒干，如遇雨天用热风缓缓烘干。忌翻动、雨淋。

【性状鉴别】干果呈椭圆形或纺锤形，略扁，长0.6~1.8cm，直径0.3~1.5cm。新货表面红色、鲜红色至深红色（存放日久暗红色）。西枸杞略显光泽，血枸杞无光泽，顶端有小凸起状的花柱痕，西枸杞果柄痕处有白色小点（血枸杞白色小点较少）。质柔软滋润显糖性，肉厚，种子黄色，扁平肾形。味甜，嚼之唾液染成红黄色。

西枸杞有粒大，糖质足，肉厚，籽少，质柔润，一端多数有白色小点，味甜吞咽后略带微苦的特点。

血枸杞有粒较小，颗粒均匀，皮薄，籽多，糖质较少，色泽鲜红，不及西枸杞柔润，味甜微酸的特点。

枸杞以粒大、饱满、鲜红色、肉厚、籽少、糖足味甜、质柔软、滋润而身爽不潮者为佳。

【显微鉴别】取本品0.5g，加水35mL，加热煮沸15分钟，放冷，滤过，滤液用醋酸乙酯15mL振摇提取，提取液浓缩至约1mL，作为供试品溶液。另取枸杞子对照药材0.5g，同法制成对照药材溶液。照薄层色谱法试验，吸取上述两种溶液各5μL，分别点于同一硅胶G薄层板上，以醋酸乙酯-三氯甲烷-甲酸（3:2:1）为展开剂，展开，取出，晾干，置紫外光灯（365nm）下检视。供试品色谱中，在与对照药材色谱相应的位置上，显相同颜色的荧光斑点。

【规格等级】按《七十六种药材商品规格标准》规定，枸杞子商品分"西枸杞"和"血枸杞"两个品别。

1. 西枸杞　分为五个等级。

一等：干货，呈椭圆形或长卵形。果皮鲜红、紫红或红色，糖质多。质柔软滋润。味甜。每50g 370粒以内。无油果、杂质、虫蛀、霉变、泛糖。

二等：每50g 580粒以内。其余同一等。

三等：每50g 900粒以内。果皮红褐或淡红色，糖质较少。其余同一等。

四等：每50g 1 100粒以内。油果不超过15%。其余同三等。

五等：每50g 1 100粒以上。色泽深浅不一，破子、油果不超过30%。其余同三等。

2. 血枸杞　分为三个等级。

一等：干货，呈类纺锤形，略扁。果皮鲜红或深红色。果肉柔软，味甜、微酸。每50g 600粒以内。无油果、黑果、杂质、虫蛀、霉变。

二等：每50g 800粒以内，油果不超过10%。其余同一等。

三等：果皮紫红色或淡红色，深浅不一。每50g 800粒以外（包括油果）。其余同一等。

【性味归经】甘，平。归肝、肾经。

【功能主治】滋补肝肾，益精明目，润肺。用于肾阴虚劳，遗精，带下，腰膝酸软，虚劳咳嗽，眩晕耳鸣，内热消渴，血虚萎黄，目赤生翳，视物不明，慢性肝炎，早期老年性白内障等。

【用法用量】6~18g。水煎服。

【主要成分】含枸杞多糖、甜菜碱、玉蜀黍黄酸浆素、硫胺、烟酸、核黄素、抗坏血酸、多种氨基酸、维生素C及微量胡萝卜素、钙、磷、铁等。尚含挥发性成分：4-去甲基甾醇类和4-甲基甾醇类、4′,4-二甲基甾醇类、牛磺酸等。

【药理作用】①增强非特异性免疫功能，提高抗病能力。②抗肿瘤：枸杞多糖能增强

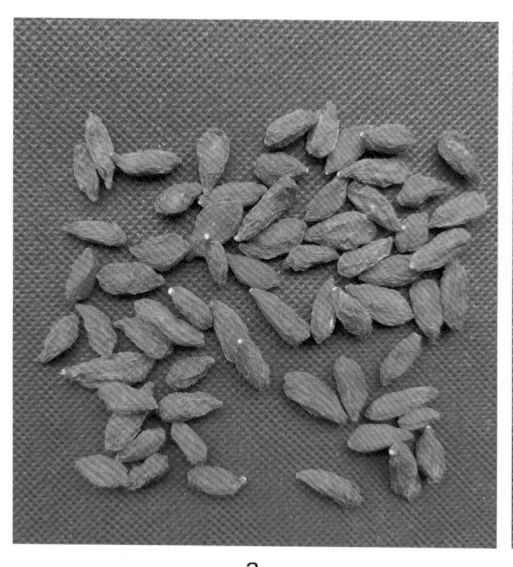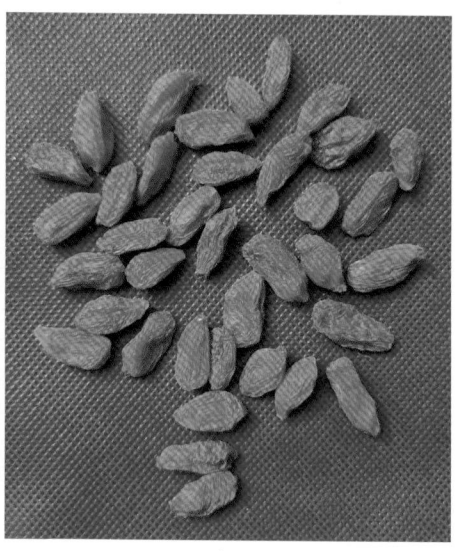

图 305 枸杞子
a. 枸杞子（宁夏产）　b. 枸杞子（青海产）

正常小鼠 ConA 处理的巨噬细胞抑制肿瘤靶细胞增殖的活性；对巨噬细胞在非特异性抗肿瘤或特异性抗肿瘤过程中有一定激活作用；通过提高 T 淋巴细胞增殖反应，与环磷酰胺合用可提高环磷酰胺的抑瘤率。③抗氧化、抗衰老、美容养颜、抗疲劳。④升白细胞，促进造血功能恢复，修复缺血性脑损伤。⑤降血糖、降血脂、降血压。⑥保护肝脏、抗脂肪肝。⑦提高视力，预防黄斑症。⑧提高呼吸系统抗病能力。⑨保护生殖系统，枸杞多糖可使睾丸受损伤大鼠的血清性激素水平升高。⑩抗辐射损伤，减轻放疗的毒副作用。⑪其他作用：加强离体子宫的收缩频率，加强张力及强度。

· 柏子仁《神农本草经》·
Baiziren
PLATYCLADI SEMEN
Chinese Arborvitae Seed

【来　　源】为柏科植物侧柏 *Platycladus orientalis*（L.）Franco 的干燥成熟种仁。

【产　　地】主产于山东泰安、莱芜、济宁、邹县、曲阜等地。此外，河南、河北、山西、辽宁等地亦产。

【采收加工】冬季种子成熟时采收。先将柏树下铺好布单或席子，用竹竿将果实打下，收集晒干，再用石磨碾碎去外壳，簸去壳皮，取净种仁。

【性状鉴别】呈长卵形或长椭圆形，长 0.4~0.7cm，直径 0.15~0.3cm。新货表面黄白色至淡黄棕色，外包膜质内种皮，顶端略尖。有深褐色的小点，基部钝圆，色较浅。质软，断面白色至黄白色，富油性。气微香，味淡、有油腻感。

【规格等级】分壳统和仁统两种。均以子粒饱满，黄白色，无皮壳，不泛油，无杂质者为佳。

【炮　　制】

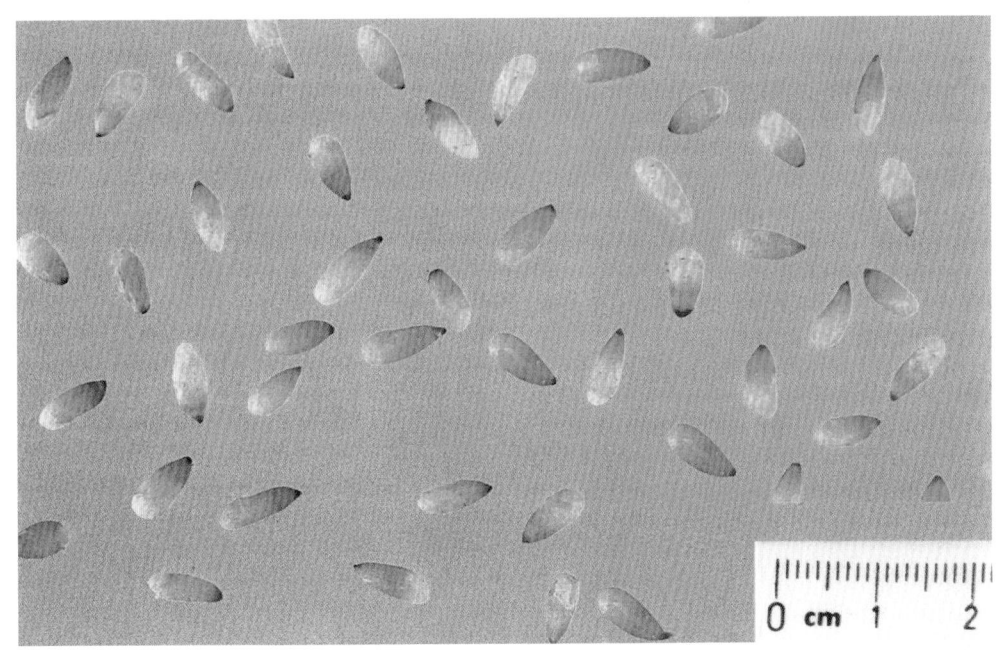

图 306　柏子仁（山东产）

（1）净柏子仁：取原药整理洁净入药。

（2）柏子仁霜：取净柏子仁，捣烂，用草纸数层包裹，压榨去油，反复换纸压榨至油尽，研细。

【炮制作用】制霜后可免滑肠致泻，用于便溏、心神不安者。

【性味归经】甘，平。归心、肾、大肠经。

【功能主治】养心安神，止汗，润肠。用于虚烦失眠，心悸怔忡，阴虚盗汗，遗精，肠燥便秘。

【用法用量】5~10g。水煎服。

【主要成分】含脂肪油及少量皂苷、挥发油；挥发油含萜类碳氢化合物、石蜡、烯烃、二烯碳氢化合物及醇、醛、酮、酯；并含维生素 A、蛋白质、氯化物、木脂素等。

【药理作用】①提高学习能力和记忆力；②镇静；③助眠；④泻下；⑤增强体质。

· 柿蒂《本草拾遗》·
Shidi
KAKI CALYX
Persimmon Persistent Calyx

【来　　源】为柿树科植物柿 *Diospyos kaki* Thunb. 的干燥宿萼。

【产　　地】主产于河南，湖北、山东、山西、四川、广西等地。

【采收加工】秋季果实成熟时采或食用时收集，洗净，晒干。

【性状鉴别】呈扁圆形，直径 1.5~2.5cm，中央较厚，微隆起。有果实脱落后的圆形疤痕，边缘较薄，4 裂，裂片多反卷，易碎。外表面黄褐色，或红棕色，内表面黄棕色，密被细绒毛。质硬而脆，气微，味微涩。

【显微鉴别】取本品粗粉2g，加 70％乙醇 10mL，温浸 2 小时，滤过，滤液蒸干，残渣

445

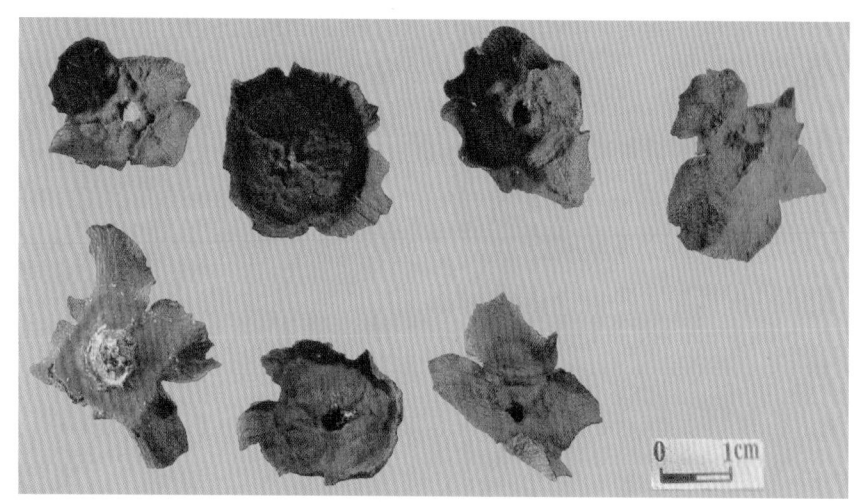

图 307　柿蒂（河南产）

加甲醇 1mL 使溶解，作为供试品溶液。另取没食子酸对照品，加甲醇制成每 1mL 含 0.5mg 的溶液，作为对照品溶液。照薄层色谱法试验，吸取上述供试品溶液 5μL，对照品溶液 2μL，分别点于同一以羧甲基纤维素钠为黏合剂的硅胶 G 薄层板上，以甲苯（用水饱和）-甲酸乙酯-甲酸（5∶4∶1）为展开剂，展开，取出，晾干，喷以 1% 三氯化铁乙醇溶液。供试品色谱中，在与对照品色谱相应的位置上，显相同颜色的斑点。

【规格等级】统货。身干无杂质、无霉变。

【炮　　制】除去杂质，洗净，去柄，干燥，用时打碎。

【性味归经】苦、涩，平。归胃经。

【功能主治】降逆下气。用于呃逆。

【用法用量】4.5~9g。水煎服。

【主要成分】主要含乌苏醇、24-羟基齐墩果酸、19α-羟基乌苏酸、19α,24-二羟基乌苏酸、白桦酸等三萜类化合物；此外，还有无羁萜、谷甾醇、山奈酚、槲皮素、葡萄糖、果糖、脂肪油、鞣质等。

【用法用量】4.5~9g。水煎服。

【药理作用】①抑制膈肌收缩；②抗氧化；③抗肿瘤：柿萼的甲醇提取物（PCE）对人类癌症细胞有细胞毒作用；④抗心律失常；⑤抗生育。

·栀子《神农本草经》·
Zhizi
GARDENIAE FRUCTUS
Cape Jasmine Fruit

【来　　源】为茜草科植物栀子 *Gardenia jasminoides* Ellis 的干燥成熟果实。

【产　　地】主产于江西、湖南、湖北、福建、浙江、四川、台湾等省。野生或家种。

【采收加工】9~11 月果实呈黄红色时采收，晒至足干，或置沸水中略烫，捞出，曝晒至八九成干时收起，置 2~3 天使内部水分向外渗出，再晒至足干。

【性状鉴别】果实呈长卵圆形或椭圆形，长 1.4~3.5cm，直径 1.0~1.5cm。表面橙红色至黄红色、暗棕色，略有光泽，具 6 条翅状纵棱，棱间常有一条明显的分枝状纵脉纹。顶端有残存如布袋抽口样的萼片，基部稍尖，有残留果柄。果皮薄而脆，革质；内表面光滑，色稍浅，有光泽，具 2~3 条隆起的假隔膜。种子扁卵圆形，多数集结成团，红黄色或深红色，密具细小疣状突起。浸入水中，水染成黄色。气微，味微酸而苦。

以粒大、种子团饱满，色红黄者为佳。

【显微鉴别】

（1）本品粉末红棕色。果皮石细胞类长方形；果皮纤维细长，梭形，直径约 10μm，长约至 110μm，常交错、斜向镶嵌状排列；含晶石细胞类圆形或多角形，直径 17~31μm，壁厚，胞腔内含草酸钙方晶，直径约 8μm。种皮石细胞黄色或淡棕色，长多角形、长方形或形状不规则，直径 60~112μm，长至 230μm，壁厚，纹孔甚大，胞腔棕红色。草酸钙簇晶直径 19~34μm。

（2）取本品粉末 0.2g，加水 5mL，置水浴中加热 3 分钟，滤过。取滤液 5 滴，置蒸发皿中，蒸干，加硫酸 1 滴，即呈蓝绿色，迅速变为褐色，继转为紫褐色。

（3）取本品粉末 1g，加 75% 乙醇 10mL，置温水浴中浸 2 小时，滤过，滤液作为供试品溶液。另取栀子苷对照品，加乙醇制成每 1mL 含 4mg 的溶液，作为对照品溶液。照薄层色谱法试验，吸取上述两种溶液各 5μL，分别点于同一硅胶 G 薄层板上，以醋酸乙酯-丙酮-甲酸-水（5：5：1：1）为展开剂，展开，取出，晾干，喷以硫酸乙醇（5→10）溶液，在 110℃加热至斑点显色清晰。供试品色谱中，在与对照品色谱相应的位置上，显相同颜色的斑点。

【规格等级】商品分为两个等级。无黑果，无烂果，无杂质、虫蛀、霉变。

一等：干货。粒饱满，表面橙红色、红黄色、淡红色、淡黄色。无破碎。

二等：干货，粒较瘦小，表面色暗棕至橙黄或带青，间有怪形果或破碎。

【炮　　制】

（1）净栀子：取原药整理洁净，用时打碎。

（2）炒栀子：取净子，用文火炒至黄褐色时，取出，放凉。

（3）栀子炭：取净栀子，用武火炒至松脆，呈焦黑色，存性，取出，放凉。

【炮制作用】炒制后能增强解郁除烦作用，缓和寒性，以免苦寒伤胃，炒炭后能增强止血作用。

【性味归经】苦，寒。归心、肺、胃、三焦经。

【功能主治】泻火除烦，清热利尿，凉血解毒，消肿止痛。用于热病心烦，黄疸尿赤，血淋涩痛，血热吐衄，目赤肿痛，火毒疮疡；外治扭挫伤痛。焦栀子凉血止血。用于血热吐衄，尿血崩漏。

【用法用量】6~9g；水煎服。外用生品适量，研末调敷。

【主要成分】特征性成分是环烯醚萜苷类，包括栀子苷、京尼平苷、京尼平-1β-龙胆双糖苷、去乙酰车叶草苷酸甲酯等；其次是二萜类化合物，包括藏红花酸、藏红花素等；还有 α-甘露醇、β-谷甾醇、欧前胡素、异欧前胡素、鸡屎藤次苷甲酯、熊果酸等成分。

【药理作用】①对消化系统作用：护肝，利胆，抑制胃液分泌及胃肠运动，保护胃黏膜；②镇静、镇痛；③对心脑血管系统作用：降压，降低心肌收缩力，减慢心率，扩张血管，抑制缺血性脑损伤，改善脑出血，减轻脑水肿；④抗炎镇痛；⑤抗菌、抗病毒；⑥治疗哮喘；⑦降血糖；⑧治疗脂肪肝；⑨保护糖尿病患者肾脏；⑩治疗白血病；⑪解毒。

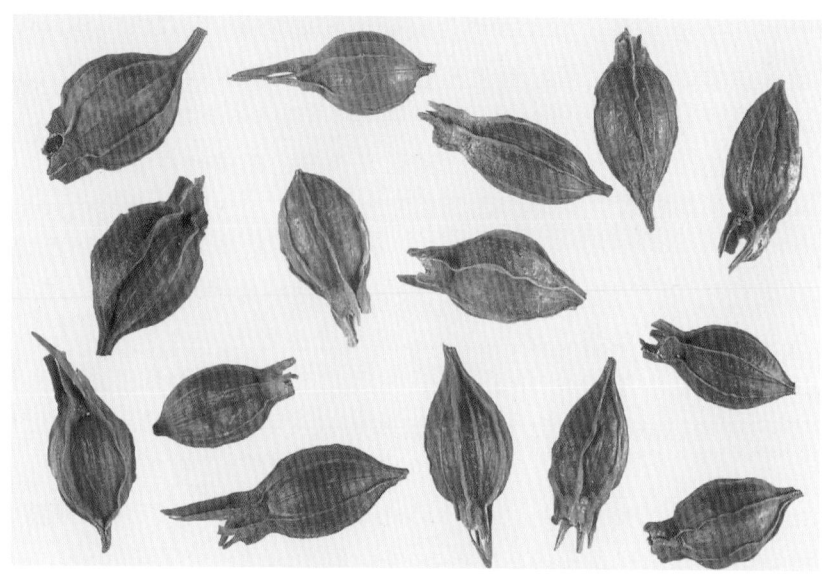

图 308　栀子（江西产）

· 牵牛子《雷公炮炙论》·
Qianniuzi
PHARBITIDIS SEMEN
Lobedleaf Pharbitis or Roundleaf Pharbitis Seed

【来　　源】为旋花科植物裂叶牵牛 *Pharbitis nil*（L.）Choisy 或圆叶牵牛 *Pharbitis purpurea*（L.）Voigt 的干燥成熟种子。

【产　　地】全国各地均产。主产于河南、河北、山东、江西、安徽、江苏、浙江等省。

【采收加工】秋季果实成熟，果壳未开裂时采割植株，晒干，打下种子，除去杂质。

【性状鉴别】呈卵状扁三棱形，似橘瓣状，长 0.4~0.8cm，宽 0.3~0.5cm。表面灰黑色或灰白色或黑白两者均有（灰黑色者习称"黑丑"，灰白色者习称"白丑"，黑白均有者习称"二丑"），背面拱状稍隆起，有一条浅纵沟，腹面棱线的下端有一点状种脐，微凹。质硬，不易砸碎。横切面可见淡黄色或黄绿色皱缩折叠的子叶 2 片，微显油性，气微，味辛、苦，有麻舌感。

以粒均匀，饱满者为佳。

【显微鉴别】

（1）取本品，加水浸泡后种皮呈龟裂状，手捻有明显的腻滑感。

（2）本品粉末淡黄棕色。种皮表皮细胞深棕色，形状不规则，壁微波状。非腺毛单细胞，黄棕色，稍弯曲，长 50~240μm。子叶碎片中有分泌腔，圆形或椭圆形，直径 35~106μm，草酸钙簇晶直径 10~25μm。栅状组织碎片及光辉带有时可见。

（3）取本品 1g，研碎，加 2mol/L 盐酸乙醇溶液 30mL，加热回流 1.5 小时，滤过，滤液加水 40mL，置水浴上蒸至无醇味，水溶液置分液漏斗中，加苯 30mL 振摇提取，分取苯层，回收溶剂，残渣加无水乙醇 1mL 使溶解，作为供试品溶液。另取牵牛子对照药材 1g，同法

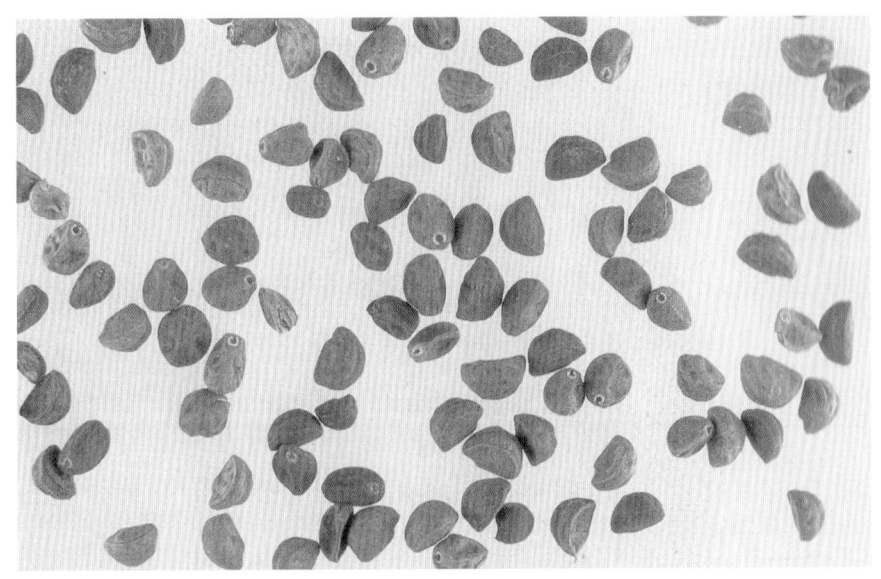

图 309　牵牛子

制成对照药材溶液。照薄层色谱法试验，吸取上述两种溶液各 4μL，分别点于同一硅胶 G 薄层上，以环己烷-醋酸乙酯（9∶1）为展开剂，展开，取出，晾干，喷以 5% 香草醛硫酸溶液，在 105℃加热至斑点显色清晰。供试品色谱中，在与对照药材色谱相应的位置上，显相同颜色的斑点。

【规格等级】统货。应子粒饱满，无果皮杂质。

【炮　　制】除去杂质，用时捣碎。

【性味归经】苦，寒；有小毒。归肺、肾、大肠经、小肠经。

【功能主治】泻水通便，消痰涤饮，杀虫攻积。用于水肿胀满，肾炎水肿，肠胃湿热积滞，二便不通，痰饮积聚，气逆喘咳，虫积腹痛，蛔虫、绦虫病。

【用法用量】遵医嘱，3~6g。水煎服。孕妇忌服。不宜与巴豆同用。

【主要成分】主要含牵牛子苷等树脂苷类化合物；尚含麦角新碱、田麦角碱、裸麦角碱、麦角醇等生物碱及氨基酸、蛋白质、多种糖类、矿物质元素和色素；并含赤霉素、大黄素、大黄酚、大黄素甲醚、咖啡酸、硬脂酸、油酸、亚麻酸、阿魏酸、肉桂酸、绿原酸等。

【药理作用】①泻下；②利尿；③驱虫；④兴奋子宫；⑤抑菌；⑥抗肿瘤：牵牛子酒提取物可促进体外培养的 Lewis 肺癌细胞凋亡，阻止细胞生长和迁移，对抗 N-亚硝基二乙胺对肝细胞的损伤，改变肝的癌变进程，促进肝癌细胞凋亡；⑦其他作用：激活腺苷酸环化酶，改善记忆障碍。

·相思子《新修本草》·
Xiangsizi
ABRI SEMEN
Love Pea Seed

【来　　源】为豆科植物相思子 *Abrus precatorius* L. 的干燥成熟种子。

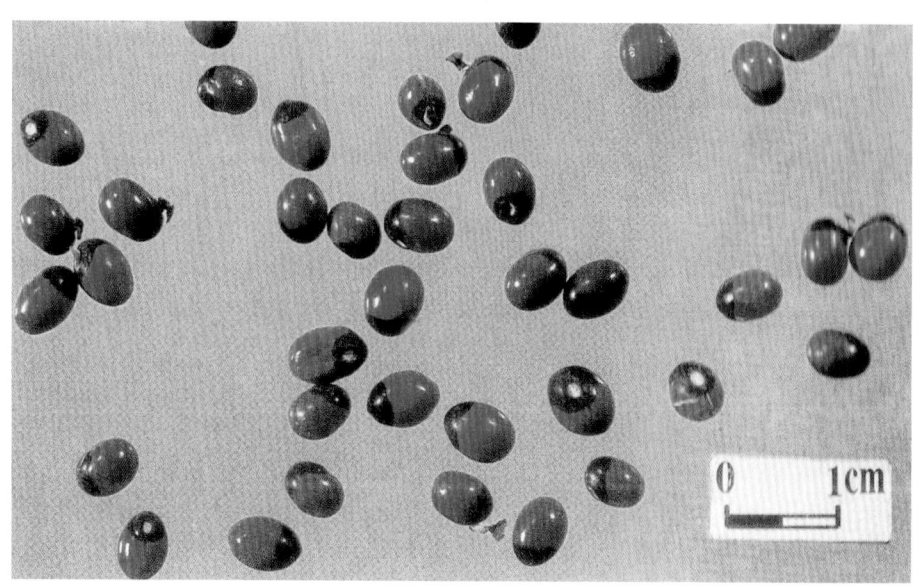

图 310　相思子（广西产）

【产　　地】野生。主产于广东、海南、广西、云南、福建、台湾等省、自治区。

【采收加工】秋季果实成熟时摘剪荚果，晒干，打下种子，去净杂质。

【性状鉴别】呈椭圆形，间有近球形，长 0.5~0.7cm，宽 0.4~0.5cm。表面一端朱红色，约占种皮的 2/3，另一端为乌黑色，可见白色凹点状的种脐，甚平滑，能溜动，具光泽。质坚硬，不易破碎，破开后可见半圆形子叶 2 片和胚根，淡黄色。气微，味微涩，有豆腥气。

【规格等级】统货。以粒大、饱满、坚实、红黑分明、色泽光亮者为佳。

【性味归经】苦，平。有小毒。归大肠、胃、心经。

【功能主治】杀虫、拔毒、排脓、祛风痰。用于疥癣、痈疮、湿疹、风疹瘰疬、头虱等。

【用法用量】不宜内服，内服须医生处方；外用适量，捣烂，涂敷患处。

【主要成分】含脂肪、脂肪酸、α-球朊、β-球朊、烟酸、植物甾醇、维生素类、糖类、色素、皂苷、淀粉及多种微量元素。

【药理作用】①抗菌、抗炎；②抗肿瘤：相思豆毒素在低浓度时表现出 DNA 氧化损伤的潜力，相思子凝集素体外对多种肿瘤细胞有选择性地抗增殖活性，且对正常细胞无毒性，对 HeLa 细胞生长的抑制机制主要为核碎裂和缩合最终导致细胞凋亡；③护肝；④杀虫；⑤避孕；⑥抗组胺、抗过敏；⑦抗氧化、抗增殖；⑧降血糖；⑨其他作用：抗抑郁、神经保护作用、利尿、增强记忆力。

·砂仁《本草拾遗》·
Sharen
AMOMI FRUCTUS
Amomum Fruit

商品按来源不同分为阳春砂、绿壳砂（缩砂仁）、海南壳砂三个品别。

·阳春砂《药物出产辨》·
Yangchunsha
AMOMI VILLOSI FRUCTUS
Villous Amomum Fruit

【来　　源】为姜科植物阳春砂 *Amomum villosum* Lour. 的干燥成熟果实。又称"阳春砂""春砂仁"。

【产　　地】主产于广东阳江阳春、罗定、广宁、信宜、高州、恩平、云浮等地。

阳春砂仁以广东省阳春市产者质佳，以阳春蟠龙镇金花坑产的质更优。是广东"十大广药"之一，为广东道地药材。

【采收加工】秋季采收成熟果实，剪下整穗果实，放于竹筛内，在特制的烘箱内，上盖一层鲜樟树叶，用文火熏烘，熏烘三次，第一次称为"杀青"，第二次称"回炉"，第三次称"复炉"，烘至六成干时取出，趁热均匀喷冷水一次，然后盖上稻草，上面用重物加压一夜，使果皮与种子紧密贴合，然后继续烘干。或烘至八成干时将砂仁倒入麻袋内，将口束紧，以重物加压，经 12 小时回潮，再用微火慢慢烘干。使砂仁的质量、颜色、气味均好。

【性状鉴别】椭圆形或卵圆形，具不明显的钝三棱，长 1.5~2.0cm，直径 1.0~1.5cm，常数个着生在一条果柄上。表面棕红色至棕褐色，密生短刺状突起，果皮薄而质柔软，易纵向撕裂。种子结集成团，具三钝棱，中有白色隔膜将种子团分成三瓣，每瓣有种子 5~26 粒，紧密排列成 2~4 行，互相黏结。种子为不规则多面体，表面棕褐色至暗褐色，有细皱纹，略有光泽，外被淡棕色膜质假种皮。质硬，胚乳灰白色。气芳香浓烈，味辛凉、微苦。

以果大、种子团完整、用手搓果皮不脱落，仁饱满，果皮薄，紧贴种子团，气味浓者为佳。

【显微鉴别】

（1）阳春砂种子横切面：假种皮有时残存。种皮表皮细胞 1 列，径向延长，壁稍厚；

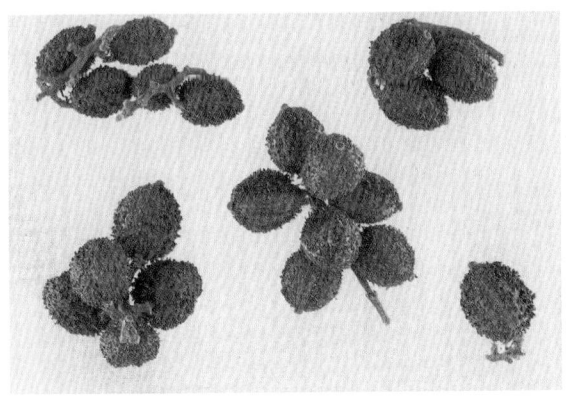 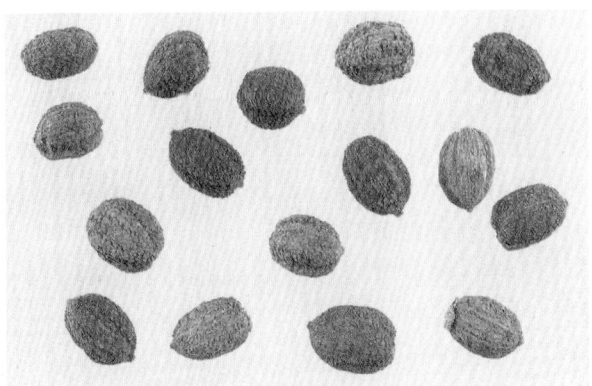

a　　　　　　　　　　b

图 311　砂仁
a. 春砂仁（广东产）　b. 云南引种的春砂仁

下皮细胞 1 列，含棕色或红棕色物。油细胞层为 1 列油细胞，长 76~106μm，宽 16~25μm，含黄色油滴。色素层为数列棕色细胞，细胞多角形，排列不规则。内种皮为 1 列栅状厚壁细胞，黄棕色，内壁及侧壁极厚，细胞小，内含硅质块。外胚乳细胞含淀粉粒，并有少数细小草酸钙方晶。内胚乳细胞含细小糊粉粒及脂肪油滴。

（2）粉末呈灰棕色。内种皮厚壁细胞红棕色或黄棕色，表面观呈多角形，壁厚，非木化，胞腔内含硅质块；断面观为 1 列栅状细胞，内壁及侧壁极厚，胞腔偏外侧，内含硅质块。种皮表皮细胞淡黄色，表面观长条形，常与下皮细胞上下层垂直排列；下皮细胞含棕色或红棕色物。色素层细胞皱缩，界限不清楚，含红棕色或深棕色物。外胚乳细胞类长方形或不规则形，充满细小淀粉粒集结成的淀粉团，有的包埋有细小草酸钙方晶。内胚乳细胞含细小糊粉粒及脂肪油滴。油细胞无色，壁薄，偶见油滴散在。

【规格等级】统货。干货。呈椭圆形或卵圆形，有不明显的三棱。表面红棕色至棕褐色。密生刺状突起，种子成团，具白色隔膜，分成三瓣。子粒饱满，棕褐色，有细皱纹。气芳香浓厚，味辛凉、微苦。果柄不超过 2cm。间有瘦瘪果，无果枝、杂质、霉变。

【性味归经】辛，温。归脾、胃、肾经。

【功能主治】化湿开胃，温脾止泻，理气安胎。用于湿浊中阻，脘痞不饥，脾胃虚寒疼痛，呕吐泄泻，急性肠炎，妊娠恶阻，胎动不安。

【用法用量】水煎服，3~6g，入药时捣碎，入煎剂时后下。

【炮　　制】除去杂质，用时捣碎。

【主要成分】主含莰烯-3β-白菖考烯、樟烯、β-蒎烯、月桂烯、柠檬烯、芳樟醇、右旋樟脑、d-龙脑、橙花叔醇、乙酸龙脑酯等挥发油及皂苷；尚含槲皮苷和异槲皮苷两种黄酮类化合物及多种微量元素。

【药理作用】①对消化系统作用：止泻，促进胃肠的机能，促进消化、排除消化道内的积气；②缓解平滑肌痉挛；③抗炎；④利胆；⑤镇痛；⑥提高免疫功能；⑦扩张血管、改善微循环、抑制血小板聚集；⑧抗氧化。

·绿壳砂《海药本草》·
Lüqiaosha
AMOMI XANTHIOIDIS FRUCTUS
Cocklebur-like Amomum Fruit

【来　　源】为姜科植物绿壳砂 Amomum villosum Lour.var. xanthioides T.L.Wu et Senjen 的干燥成熟果实。

【产　　地】国内主产于云南的西双版纳、德宏、临沧及广东、海南、云南、广西等地。国外主产于泰国、越南、印度尼西亚、缅甸。

【采收加工】同阳春砂。

【性状鉴别】外形与阳春砂略似。果实呈长圆形，略显瘪瘦，具钝三棱，顶端较尖，长 1.5~2.5cm，直径 0.8~1.5cm。果皮棕黄色或棕色，有片刺状突起，较多而明显，果皮与种子团不紧贴。种子团较小，多为长椭圆形，易散碎，表面棕色或黑棕色，有的外表被一层白霜，不易脱落。气味稍逊于阳春砂。以身干、果大、坚实、仁满为佳。

【规格等级】商品分为统货、净砂和砂壳，净砂分两个等级，砂壳为统货。

1. 统货　干货。呈棱状长圆形。果皮表面淡红棕色至棕褐色，有小柔刺。体轻质泡，

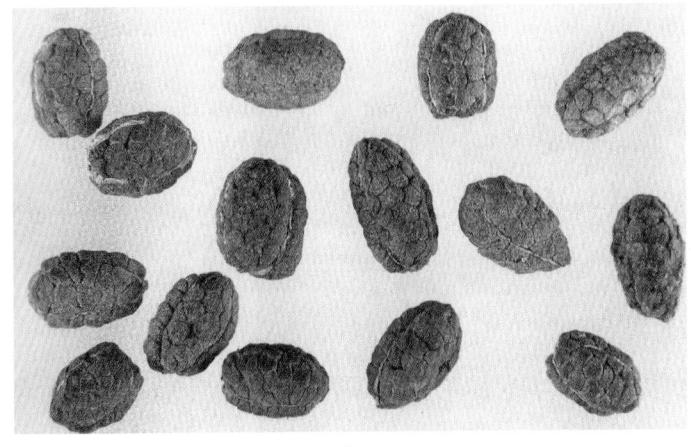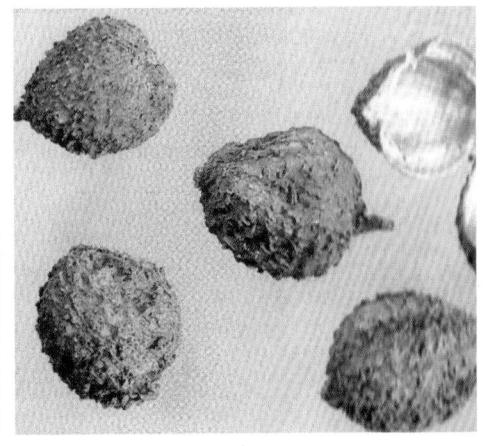

图 312　绿壳砂（云南产）
a. 原砂仁　b. 壳砂仁

种子团较小，间有瘪瘦果。无果枝、杂质、霉变。

2. 净砂

一等：除去果皮的种子团，呈钝三棱状的椭圆形或卵圆形，分成三瓣，每瓣有种子 10 余粒，饱满，表面灰褐色，种子团完整，每 50g 150 粒以内，无糖子，无果壳、杂质、霉变。

二等：种子团较小而瘪瘦，每 50g 150 粒以外，间有糖子，余同净砂一等。

3. 砂壳　统货。为砂仁剥下的果壳，呈瓢形或压缩成片状。

【炮　　制】同阳春砂。

【性味归经】同阳春砂。

【功能主治】同阳春砂。

【用法用量】同阳春砂。

【主要成分】同阳春砂。

【药理作用】同阳春砂。

· 海南砂 ·

Hainansha

AMOMI LONGILIGULARI FRUCTUS

Longiligulare Amomum Fruit

【来　　源】为姜科植物海南砂 *Amomum longiligulare* T.L.Wu 的干燥成熟果实。

【产　　地】主产于海南三亚、陵水、文昌、万宁，广东雷州半岛，广西灵山，福建诏安等地。

【采收加工】同阳春砂。

【性状鉴别】呈长椭圆形或卵圆形，有明显的三棱，长 1.5~2.0cm，直径 0.8~1.2cm。表面被片状分枝的软刺，基部具果柄痕，果皮厚而硬。种子团较瘦小，每瓣有种子 3~24 粒；种子直径 0.15~0.2cm。气味较阳春砂稍淡。

【规格等级】商品分为统货、净砂、砂壳三个规格。净砂分两个等级。

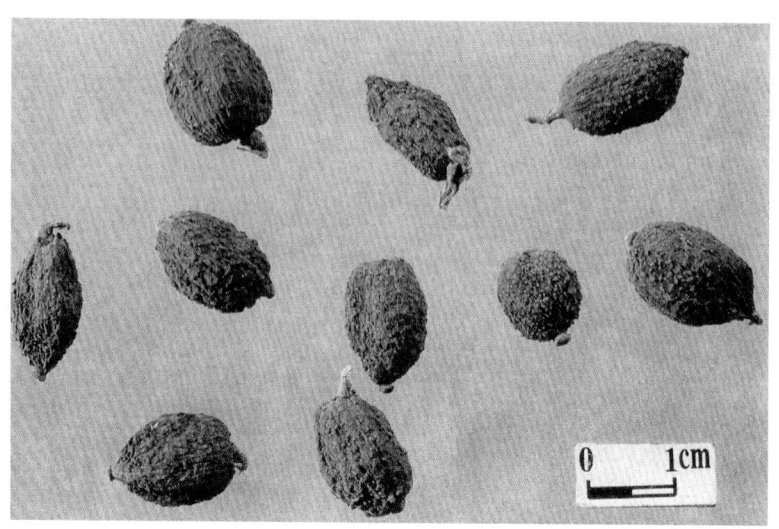

图 313　海南砂（海南产）

1. 统货　干货。呈三棱状的长圆形。表面棕褐色，有多数小柔刺。体质沉重。种子分三室，集结成团，籽粒饱满。种子呈多角形，灰褐色。气芳香。味辛凉而辣。无空壳、果柄、杂质、霉变。

2. 净砂　分两个等级：

一等：干货，为除去外果皮的种子团，呈钝三棱状的椭圆形或卵圆形，分成三瓣，每瓣约有种子十数粒。种子团完整，子粒饱满。表面灰褐色，破开后，内部灰白色。味辛凉微辣。每 50g 150 粒以内。无糖子、果壳、杂质、霉变。

二等：干货。形状气味与一等相同，唯种子团较小而瘪瘦。每 50g 150 粒以外。间有糖子，无果壳、杂质、霉变。

3. 砂壳　干货。为砂仁剥下的果壳，呈瓢形或压缩成片状，表面红棕色、棕褐色或绿褐色，有许多短柔刺，内表面光洁，色较淡。气微，味淡。无杂质、霉变。

【炮　　制】同阳春砂。

【性味归经】同阳春砂。

【功能主治】同阳春砂。

【用法用量】同阳春砂。

【主要成分】同阳春砂。

【药理作用】同阳春砂。

·胖大海《本草纲目拾遗》·
Pangdahai
STERCULIAE LYCHNOPHORAE SEMEN
Lychnophora Sterculia Seed

【来　　源】为梧桐科植物胖大海 Sterculia lychnophora Hance 的干燥成熟种子。

【产　　地】主产于越南、泰国、印度尼西亚、马来西亚、新加坡、缅甸、柬埔寨等国。我国广东、海南、广西、台湾等省、自治区亦产。

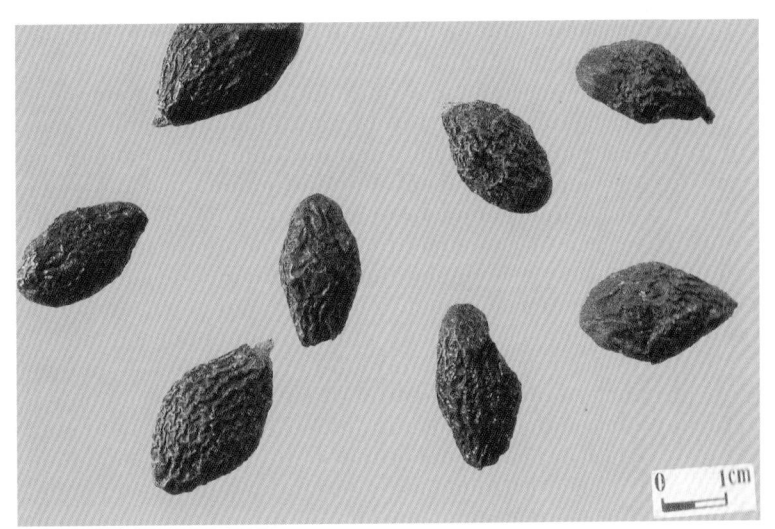

图 314 胖大海（越南产）

【采收加工】夏季采摘成熟开裂的蓇葖果，取出种子，晒干。

【性状鉴别】呈椭圆形，似橄榄状，先端钝圆，基部略尖，长 2.5~3.5cm，中部直径 1.2~1.6cm。表面黄棕色至暗棕色，微有光泽，具不规则细密皱纹。外种皮质稍疏松，水浸后迅速爆裂、发胀，可膨大 5 倍以上，呈海绵状。气微，味淡，嚼之有黏性。

【显微鉴别】

（1）取本品数粒置于烧杯中，加沸水适量，放置数分钟后即吸水膨胀成棕色半透明的海绵状物。

（2）取本品粉末 0.2g，加水 10mL，置水浴中加热 30 分钟，滤过，取滤液 4mL，加氢氧化钠试液 3mL 及碱性酒石酸钠试液 5mL，置水浴中加热，即生成红色沉淀。

【规格等级】统货。以个大、完整、结实、皮纹细皱、黄棕色者为佳。

【炮　　制】取原药整理洁净入药，用时打破。

【性味归经】甘，寒。归肺、大肠经。

【功能主治】清热润肺，利咽解毒，清肠通便。用于肺热声哑，干咳无痰，咽喉干痛，慢性咽炎，声哑，吐血、衄血，牙痛，热结便闭，头痛目赤等。

【用法用量】3~5 枚，沸水泡胀服或煎服。

【主要成分】含粗蛋白 12.36%、粗脂肪 5.89%、碳水化合物 53.23%、还原糖 29.45%。富含阿拉伯糖、半乳糖醛酸、半乳糖乙酸等戊聚糖及黏液质，以及活性成分胖大海素。种仁含 9.1% 脂肪油；此外，挥发油约 1.0%，西黄蓍黏素约 50.0%，辣味和苦味浸出物约 0.2%。

【药理作用】①收缩血管平滑肌，改善黏膜炎症，减轻痉挛性疼痛；②泻下；③降压；④抗病毒；⑤抗菌、抗炎；⑥调节特异性免疫功能；⑦利尿，镇痛，减肥。

· 茺蔚子《神农本草经》·
Chongweizi
LEONURI FRUCTUS
Japanese Mothenwort Fruit

【来　　源】 为唇形科植物益母草 *Leonurus japonicus* Houtt. 的干燥成熟果实。

【产　　地】 全国大部分地区均产。

【采收加工】 秋季果实成熟时采割地上部分，晒干，打下果实，除去杂质。

【性状鉴别】 果实呈三棱形，一端稍宽，平截状，另一端稍窄而钝尖，长 0.2~0.3cm，宽 0.1~0.15cm。表面灰棕至灰褐色，有深色斑点。横切面呈三角形，果皮薄，种仁（子叶）类白色，富油性。气微，味苦。

【显微鉴别】 本品粉末黄棕色至深棕色。外果皮细胞横断面观略径向延长，长度不一，形成多数隆起的脊，脊中央为黄色网纹细胞，壁非木化；表面观类多角形，有条状角质纹理，网状细胞具条状增厚壁。内果皮厚壁细胞断面观略切向延长，界限不甚明显，内壁极厚，外壁薄，胞腔偏靠外侧，内含草酸钙方晶；表面观呈星状或细胞界限不明显，方晶明显。中果皮细胞表面观类多角形，壁薄，细波状弯曲。种皮表皮细胞类方形，壁稍厚，略波状弯曲，胞腔内含淡黄棕色物。内胚乳细胞含脂肪油滴及糊粉粒。

【规格等级】 统货。以粒大、完整、饱满者为佳。

【炮　　制】

（1）茺蔚子：除去杂质，整理洁净入药。

（2）炒茺蔚子：取净茺蔚子，置锅中用文火炒至有爆裂声、现香气时取出，放凉。

【炮制作用】 经炒制后利于有效成分煎出，提高疗效。

【性味归经】 辛、苦，微寒。归心包、肝经。

【功能主治】 活血调经，清肝明目。用于月经不调，经闭，痛经，目赤翳障，头晕胀痛。瞳孔散大，血虚无瘀者禁用。

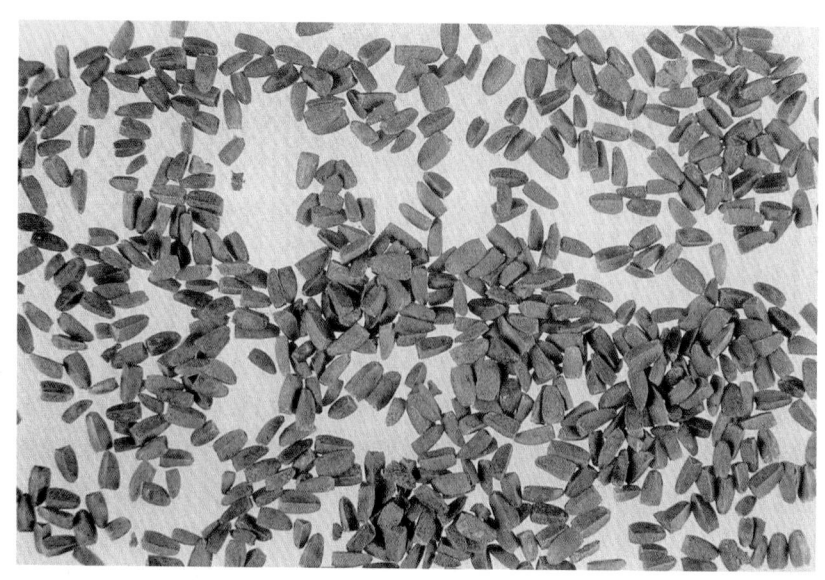

图 315　茺蔚子

【用法用量】4.5~9g。水煎服。

【主要成分】含生物碱类、黄酮类、脂肪酸类、苯丙醇苷类、二萜类、挥发油类等化学成分。生物碱类包括水苏碱、益母草定碱、益母草碱、益母草宁；黄酮类包括大豆素、汉黄芩素、槲皮素、洋芹素及苷、芫花素及苷等；脂肪酸类包括油酸、亚油酸、亚麻酸、延胡索酸、月桂酸等；苯丙醇苷类包括毛蕊花苷、薰衣草叶苷、益母草苷A、B；二萜类包括前益母草素、前益母草乙素等；挥发油类包括反式石竹烯、1-辛烯-三醇等；尚含益母草酰胺、胡萝卜苷、微量元素等。

【药理作用】①抗动脉粥样硬化，抗血凝、抗血栓形成，保护心肌，改善微循环；②兴奋子宫；③增强免疫功能；④利尿；⑤降压；⑥抗菌；⑦兴奋呼吸；⑧抗氧化；⑨抑制前列腺增生。

· 苘麻子《唐本草》·
Qingmazi
ABUTILI SEMEN
Chingma Abutilon Seed

【来　　源】为锦葵科植物苘麻 *Abutilon theophrasti* Medic. 的干燥成熟种子。

【产　　地】主产于四川、河南、江苏、湖北、安徽、山西、河北等地。

【采收加工】秋季果实成熟时，割取全株，晒干，打下种子，去净杂质。

【性状鉴别】呈类三角形或卵状扁肾形，一端较尖，长径 0.35~0.6cm，短径 0.25~0.45cm，厚 0.1~0.2cm。表面暗褐色或灰褐色。有不明显稀疏短毛。肾形凹陷处有线形的种脐，淡棕色。种皮坚硬，破开后可见胚根圆柱形，下端渐尖，黄色心形子叶折曲在白色胚乳内。富油性。气微，味淡。

【规格等级】统货。以饱满、色灰褐者为佳。

【炮　　制】

（1）苘麻子：除去杂质，整理洁净入药。

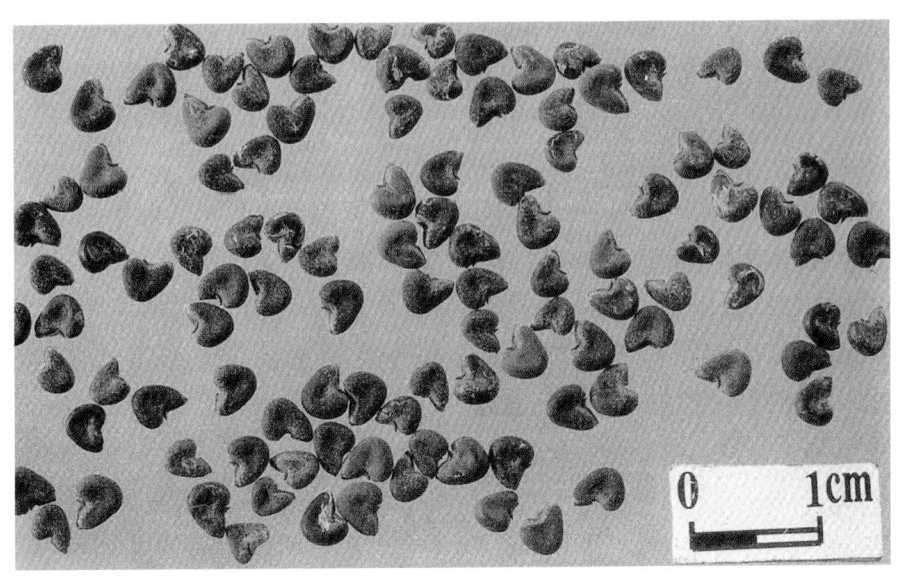

图 316　苘麻子（四川产）

（2）炒苘麻子：取净苘麻子，置锅中用文火炒至有爆裂声、现香气时取出，放凉。

【炮制作用】经炒制后有利于有效成分煎出，提高疗效。

【性味归经】苦，平。归大肠、小肠、膀胱经。

【功能主治】清热利湿，解毒，退翳。用于赤白痢疾，淋病，小便涩痛，痈肿，目翳，瘰疬，麻疹等。

【用法用量】3~9g。水煎服。

【主要成分】主要含脂肪油，油中主成分为亚油酸、亚麻酸、棕榈酸、硬脂酸、花生酸。

【药理作用】①改善动脉粥样硬化患者的脂质代谢；②治疗冠心病、心绞痛、心肌缺血等心血管疾病；③利尿。

注：有些地方习惯将苘麻子当作冬葵子使用，经有关资料考证，实际上两者的性味归经和功能主治是不同的，不能混用。

· 冬葵子《神农本草经》·

【来　　源】为锦葵科植物冬葵 *Malva verticillata* L. 的干燥成熟种子。其果实为冬葵果，是蒙古族习用药材。

【采收加工】一年生草本。夏秋果实成熟时采收。除去杂质，阴干或晒干。

【性状鉴别】冬葵子呈圆形扁平的橘瓣状，或略呈肾形，一边较厚一边较薄，直径0.15~0.2cm，较薄一边的中间凹下，外果皮呈黄绿色至黄棕色，具环形细皱纹，搓去果皮种子呈棕黄色至黑色。体坚质硬，破碎后微有香气，味涩。

冬葵果呈扁平圆盘状，直径 0.4~0.7cm，外被膜质钟状宿萼，黄绿色至黄棕色或浅紫色，先端 5 齿裂，内卷，其外有条状披针形的小苞片 3 片。果柄细短。果实由 10~12 枚分果瓣组成，略呈肾形，直径 0.14~0.25cm，在圆锥形的中轴周围排成一轮。表面黄白色至黄棕色，具隆起的环纹。气微，味涩。

【性味归经】甘，寒。归大肠、小肠、膀胱经。

【功能主治】清热利水，消肿，滑肠，下乳。用于二便不通，淋病，尿路感染，水肿，妇女乳汁不通，乳房肿痛等。

【用法用量】3~9g。水煎服

· 草豆蔻《本草纲目》·
Caodoukou
ALPININAE KATSUMADAI SEMEN
Katsumadai Galangl Blepharocalyx Galangal，
Katsumadai Galangal，Blepharocalyx Giabrous Galangal
or Platychilus Galangal Seed

【来　　源】为姜科植物草豆蔻 *Alpinia katsumadai* Hayata、云南草蔻 *Alpinia blepharocalyx* K.Schum.、光叶云南草蔻 *Alpinia blepharocalyx* K. Schum.var. *glabrior*（Hand.-Mazz.）T.L.Wu 或宽唇山姜 *Alpinia platychilus* K. Schum. 的干燥近成熟种子团。

【产　　地】野生。主产于云南红河、思茅、德宏，以及广东、海南、广西、福建、台湾等省、自治区。

【采收加工】秋季果实略变黄时采收，晒至五六成干，堆一天使其发汗（不易散碎），九成干时剥去外壳，晒干或炕干。

【性状鉴别】呈类球形、类卵圆形或椭圆形，直径 1.5~2.8cm，表面棕色至棕褐色，中间有黄白色的隔膜，将种子团分成三瓣，每瓣有种子 5~25 粒。种子为卵圆形或长圆状多面体，外被淡棕色膜质假种皮，种脊为一条纵沟。质硬。将种子沿种脊纵剖两瓣，表面观呈卵圆或卵状三角形，胚乳灰白色。气微香，味辛，微苦涩。

【显微鉴别】

（1）本品横切面：假种皮有时残存，为多角形薄壁细胞。种皮表皮细胞类圆形，壁较厚；下皮为 1~3 列薄壁细胞，略切向延长；色素层为数列棕色细胞，其间散有类圆形油细胞 1~2 列，直径约 50μm，内种皮为一列栅状厚壁细胞，棕红色，内壁与侧壁较厚，胞腔小，内含硅质块。外胚乳细胞含淀粉粒及草酸钙方晶和少数细小簇晶。内胚乳细胞含糊粉粒。粉末黄棕色。种皮表皮细胞表面观呈长条形，直径约至 30μm，壁稍厚，常与下皮细胞上下层垂直排列；下皮细胞表面观长多角形或类长方形。色素层细胞皱缩，界限不清楚，含红棕色物，易碎裂成不规则色块。油细胞散列于色素层细胞间，呈类圆形或长圆形，含黄绿色油状物。内种皮厚壁细胞黄棕色或红棕色，表面观多角形，壁厚，非木化，胞腔内含硅质块；断面观细胞 1 列，栅状，内壁及侧壁极厚，胞腔偏外侧，内含硅质块。外胚乳细胞淀粉粒集结成淀粉团，有的包埋有细小草酸钙方晶。内胚乳细胞含糊粉粒及脂肪油滴。

（2）取本品粉末 1g，加甲醇 5mL，置水浴中加热振摇 5 分钟，滤过，滤液作为供试品溶液。另取山姜素和小豆蔻素对照品，加甲醇制成每 1mL 含 2mg 的混合溶液，作为对照品溶液。照薄层色谱法试验，吸取上述两种溶液各 5μL，分别点于同一硅胶 G 薄层板上，以苯-醋酸乙酯-甲醇（15:4:1）为展开剂，展开，取出，晾干，于 100℃加热至斑点显色清晰，置紫外光灯（365nm）下检视。供试品色谱中，在与山姜素对照品色谱相应的位置上，显相同的浅蓝色荧光斑点；在与小豆蔻素对照品色谱相应的位置上，显相同的棕褐色斑点。再喷以 5% 三氯化铁乙醇溶液，日光下检视，供试品色谱中，在与小豆蔻素对照品色谱相应的位置上，显相同的褐色斑点。

【规格等级】统货。以个大、完整、饱满、无碎散、气香浓、味辛者为佳。

【性味归经】辛，温。归脾、胃经。

【功能主治】燥湿健脾，温胃止呕。用于脾胃虚弱，寒湿内阻，脘腹胀满冷痛，嗳气呕逆，胃寒腹痛呕吐，虚寒久泻（慢性痢疾、慢性结肠炎），不思饮食。

【用法用量】3~6g。水煎服。

【炮　　制】除去杂质，用时捣碎。

【主要成分】种子含挥发油，其主要成分为桉叶素和金合欢醇；还含山姜素、小豆蔻素、小豆蔻查耳酮和生松黄烷酮及微量元素铜、铁、锰等。

【药理作用】①具有抑制幽门螺杆菌、金黄色葡萄球菌等抑菌作用；②抗炎、抗脓毒症作用；③抗氧化活性；④保护胃黏膜、抗胃溃疡、促进胃肠动力、止呕；⑤抗肿瘤作用：草豆蔻中总黄酮具有抗肿瘤活性，可通过多种途径，如通过对免疫系统的调节、影响细胞有丝分裂 G_0/G_1 期、下调肿瘤细胞中抗凋亡基因蛋白以及上调拮抗促凋亡基因蛋白的表达等，最终导致肿瘤细胞的凋亡，抑制肿瘤细胞的生长和转移，对胃癌、肝癌等肿瘤细胞都有抑制作用。

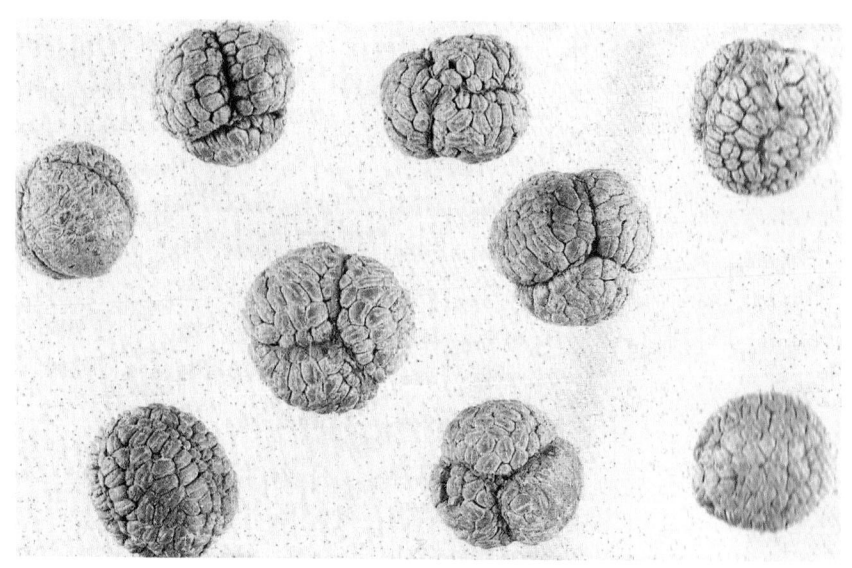

图 317　草豆蔻（云南产）

·草果《本草品汇精要》·
Caoguo
TSAOKO FRUCTUS
Tsao-ko Fruit

【来　　源】为姜科植物草果 *Amomum tsaoko* Crevost et Lemaire 的干燥近成熟果实。

【产　　地】野生或栽培。主产于云南文山，广西百色，贵州黔南等地。

【采收加工】秋季果实近成熟显灰褐色时采收，晒干。采收过晚，则果实开裂导致种子散出影响药材质量。

【性状鉴别】呈椭圆形，具三钝棱，长 2~4cm，直径 1.0~2.5cm。表面灰棕色至红棕色。果皮可纵向撕裂。子房三室，中轴胎座，每室含种子 8~11 枚。种子多面体，表面红棕色，具膜质假种皮，在较狭的一端具种脐。种子气香，味辛、苦、微辣。

以个大，饱满，色红棕，气味浓者为佳。

【显微鉴别】本品种子横切面：假种皮薄壁细胞含淀粉粒。种皮表皮细胞棕色，长方形，壁较厚，下皮为 1 列薄壁细胞，含黄色物；油细胞层为 1 列油细胞，类方形或长方形，切向 42~162μm，径向 48~68μm，含黄色油滴；色素层为数列棕色细胞，皱缩。内种皮为 1 列栅状厚壁细胞，棕红色，内壁与侧壁较厚，胞腔小，内含硅质块。外胚乳细胞含淀粉粒及少数细小草酸钙簇晶及方晶。内胚乳细胞含糊粉粒及淀粉粒。

【规格等级】统货。以个大，饱满，色红棕，气味浓者为佳。

【炮　　制】

（1）净草果：取原药整理洁净入药，用时打碎

（2）炒草果仁：取净草果，炒至焦黄色并微鼓起，去壳，取仁。用时捣碎。

（3）姜草果：每 100kg 草果仁用老生姜 10kg 捣烂取汁，取草果仁与姜汁拌匀，闷透，用文火炒至微黄色，取出放凉，用时打碎。

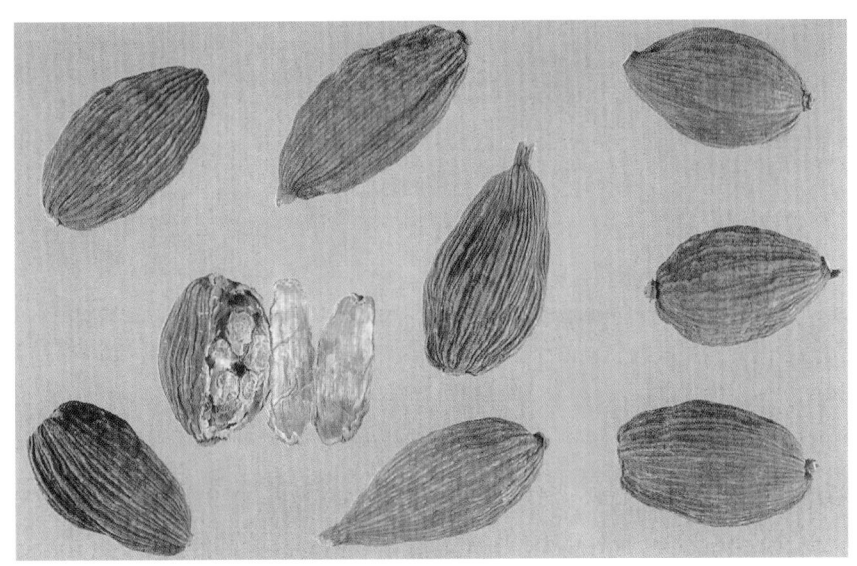

图 318　草果（广西产）

【炮制作用】姜制后增强温中止呕，化痰截疟的作用。

【性味归经】辛，温。归脾、胃经。

【功能主治】祛寒燥湿，温中，除痰截疟。用于寒湿内阻，脘腹胀痛，痞满呕吐，泄泻，痰饮痞满，疟疾寒热等。

【用法用量】3~6g。水煎服。

【主要成分】果实含挥发油，油中主要成分为 α-蒎烯、β-蒎烯、1,8-桉叶素、对聚伞花素、壬醛、癸醛、芳樟醇、樟脑、反-S-十一碳烯醛、α-松油醇、橙花醛、香叶醇、草果酮和橙花椒醇；此外还含有淀粉、油脂和微量元素锌、铜、铁等成分。

【药理作用】①镇咳、祛痰、平喘；②解热、镇痛作用；③抗炎、抗真菌作用；④抗氧化作用；⑤降血糖；⑥降脂减肥；⑦抗乙肝病毒。

· 荔枝核《开宝本草》·
Lizhihe
LITCHI SEMEN
Lychee Seed

【来　　源】为无患子科植物荔枝 *Litchi chinensis* Sonn. 的干燥成熟种子。

【产　　地】主产于广东、福建、广西。

【采收加工】夏季采摘成熟果实，除去果皮及肉质假种皮，洗净，晒干。

【性状鉴别】呈长圆形或卵圆形，略扁，长 1.5~2.2cm，直径 1.0~1.5cm。表面棕红色或紫棕色，平滑，有光泽。略有凹陷及细波纹。一端有类圆形黄棕色的种脐，直径约 0.7cm。质硬。子叶 2 片，棕黄色，气微，味微甘，苦涩。

以粒大，饱满，棕红色，光亮者为佳。

【显微鉴别】本品粉末棕黄色。镶嵌层细胞黄棕色，呈长条形，由数个细胞为一组，作不规则方向嵌列。星状细胞淡棕色呈不规则星状分枝，分枝先端平截或稍钝圆，细胞间

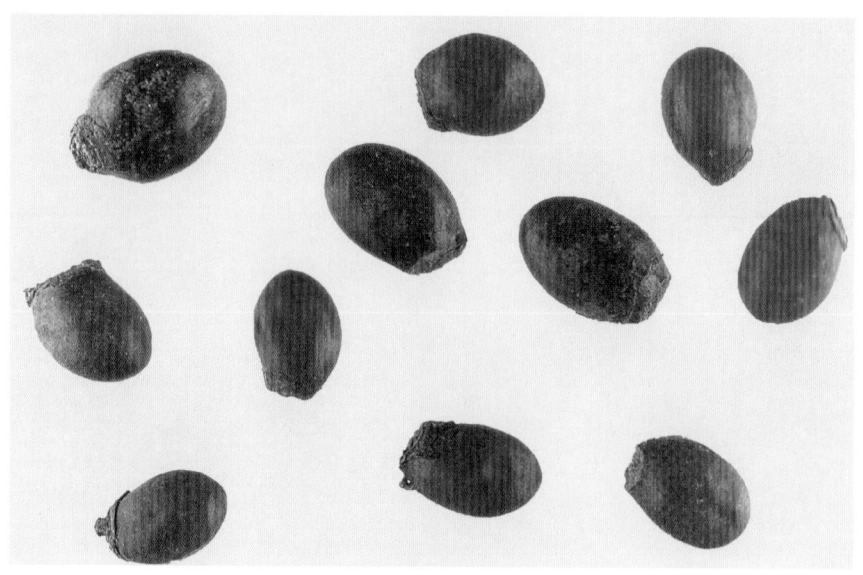

图 319　荔枝核（广东产）

隙大，壁薄。石细胞成群或单个散在，成类圆形、类方形、类多角形、长方形或长圆形，多有突起或分枝。子叶细胞呈类圆形或类圆多角形，充满淀粉粒，并可见棕色油细胞。

【规格等级】统货。以粒大，饱满，棕红色，光亮者为佳。

【炮　　制】取荔枝核，除去杂质，洗净，干燥。用时捣碎。

【性味归经】甘、微苦，温。归肝、肾经。

【功能主治】行气散结，祛寒止痛。用于寒证腹痛，睾丸肿痛。

【用法用量】4.5~9g，水煎服。

【主要成分】种子含皂苷、鞣质和 α-甘氨酸，并能分离出微量的挥发油，其中含 3-羟基丁酮、2,3-丁二醇、葎草烯、顺-丁香烯、别香橙烯、δ-荜澄茄烯、α-姜黄烯、菖蒲烯、喇叭茶醇、愈创木薁、黄根醇和棕榈酸等成分。

【药理作用】①降血糖作用；②调节血脂：降低血清总胆固醇（TC）及甘油三酯（TG）；③抗氧化作用；④抗病毒作用；⑤护肝，抑制乙肝病毒复制作用；⑥抑制乳腺增生作用；⑦抑制肿瘤作用：研究发现，荔枝核水提取物和荔枝核颗粒剂在体内、外均能抑制小鼠 S_{180}、EAC 细胞生长，荔枝核水提取物对鼻咽癌 CNE-2Z 细胞增殖具有明显抑制作用，对乳腺癌 MCF-7 也具有抑制作用；⑧其他作用：抑菌、延缓及减轻肾小球硬化作用。

· 荜茇《开宝本草》·
Biba
PIPERIS LONGI FRUCTUS
Long Pepper Fruit

【来　　源】为胡椒科植物荜茇 Piper longum L. 的干燥近成熟或成熟的果穗。

【产　　地】主产于广东、海南、云南河口等地。

【采收加工】9~10 月间，果实由黄变黑时采下果穗，晒干。

【性状鉴别】果穗呈圆柱形，稍弯曲，长 1.5~5.0cm，直径 0.3~0.8cm。外表黑褐色至深

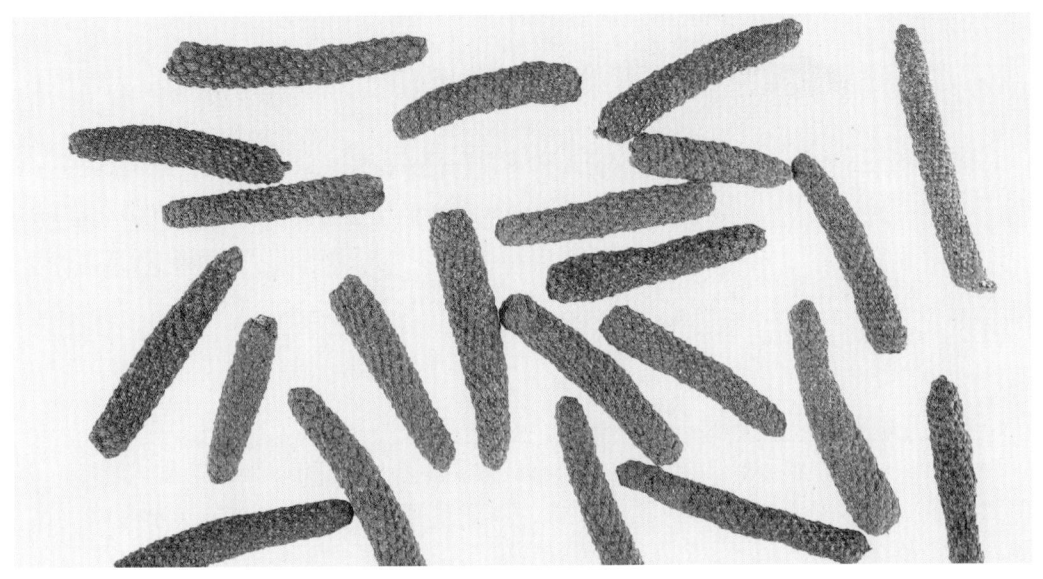
图 320　荜茇（广东产）

棕色，多数小浆果紧密交错排列。质硬而脆，易折断，断面不整齐，颗粒状。小浆果球形，直径约 0.1cm，有特异香气，味辛辣。

【显微鉴别】

（1）本品粉末灰褐色。石细胞类圆形、长卵形或多角形，直径 25~61μm，长至 170μm，壁较厚，有的层纹明显。油细胞类圆形，直径 25~66μm。种皮细胞红棕色，长多角形，壁连珠状增厚。淀粉粒细小，常聚集成团块。

（2）取本品粉末少量，加硫酸 1 滴，显鲜红色，渐变红棕色，后转棕褐色。

（3）取本品粉末 0.8g，加无水乙醇 5mL，超声处理 30 分钟，滤过，滤液作为供试品溶液。另取胡椒碱对照品，置棕色量瓶中，加无水乙醇制成每 1mL 含 4mg 的溶液，作为对照品溶液。照薄层色谱法试验，吸取上述两种溶液各 2μm，分别点于同一硅胶 G 薄层板上，以苯-醋酸乙酯-丙酮（7：2：1）为展开剂，展开，取出，晾干，置紫外光灯（365nm）下检视。供试品色谱中，在与对照品色谱相应的位置上，显相同的蓝色荧光斑点；喷以 10%硫酸乙醇溶液，加热至斑点显色清晰，供试品色谱中，在与对照品色谱相应的位置上，显相同的褐黄色斑点。

【规格等级】统货。以肥大饱满、坚实、色黑褐、气味浓者为佳。

【炮　　制】除去杂质，用时打碎。

【性味归经】辛，大温。归胃、大肠经。

【功能主治】温中散寒，下气止痛，消肿。用于脘腹冷痛，呕吐酸水，泄泻，偏头痛等。外治牙痛，副鼻窦炎。

【用法用量】1.5~5g，水煎服。外用适量，研末涂塞于龋齿孔中。

【主要成分】荜茇果实含胡椒碱、棕榈酸、四氢胡椒酸、哌啶及挥发油等。茎含荜茇明碱。种子中含长柄胡椒碱和双异桉脂素等。

【药理作用】①抗菌作用；②镇静、抗惊厥作用；③抑制胃溃疡；④心血管系统：扩张冠状动脉，增加冠脉血流量，改善心肌代谢，并有耐缺氧及抗急性心肌缺血、降血压作用；⑤促进胆固醇酯化及排泄，有降血脂作用；⑥护肝：可改善肝的谷氨酰转胺酶活性，对肝纤维化有治疗作用；⑦抑制回肠张力和收缩力。

·荜澄茄《开宝本草》·
Bichengqie
LITSEAE FRUCTUS
Mountain Spicy Tree Furit

【来　　源】为樟科植物山鸡椒 *Litsea cubeba*（Lour.）Pers. 的干燥成熟果实。

【产　　地】野生。主产于广西、广东、浙江、江苏、安徽。此外，湖南、湖北、江西、福建、台湾、海南、云南、贵州等省亦产。

【采收加工】秋季果实成熟时采收，除去杂质，晒干。

【性状鉴别】呈类球形，直径 0.4~0.6cm。表面棕褐色至黑褐色，有网状皱纹。基部偶有宿萼及细果梗。除去外皮可见硬脆的果核，破开后可见黄棕色种仁，子叶 2 片。富油性。气芳香，味稍辣而微苦。

【规格等级】统货。以富油性气芳香者为佳。

【炮　　制】除去杂质，用时捣碎。

【性味归经】辛，温。归脾、胃、肾、膀胱经。

【功能主治】温中散寒，行气止痛，健胃消食。用于胃寒呕逆，脘腹冷痛，肠鸣泄泻，寒疝腹痛，寒湿痢疾，小便浑浊。

【用法用量】1.5~5g，水煎服。

【主要成分】荜澄茄果实含挥发油、荜澄茄素、荜澄茄酸、脂肪油、树脂、淀粉、树胶和色素；挥发油的主要成分为 d-香桧烯、d-蒈烯、d-松油醇、l-杜松油烯和 1,4-桉叶素，脂肪油中含谷甾醇；此外尚含荜澄茄内酯和生物碱。陈久品中还含荜澄茄脑。

【药理作用】①抗心律失常及抗心肌缺血作用；②抗血小板凝集及抗血栓：可明显延长血浆凝血酶原时间（PT），抑制血小板聚集，抑制血栓形成；③平喘作用：可松弛气管

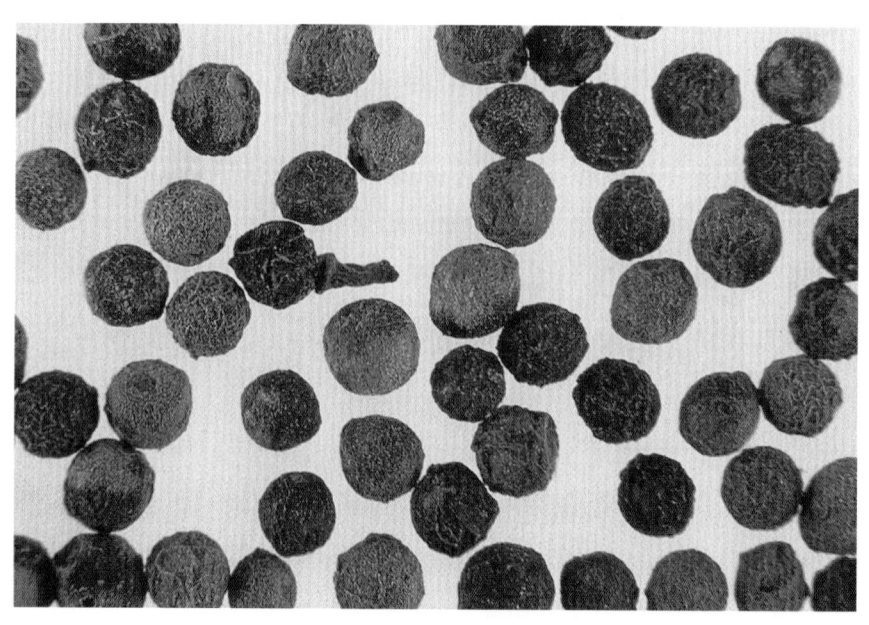

图 321　荜澄茄（广西产）

平滑肌；④抗病原微生物作用：对金黄色葡萄球菌、伤寒杆菌和痢疾杆菌，以及致病性真菌有明显抑制；⑤其他作用：祛痰镇咳、抗过敏、抗胃溃疡、抗腹泻、杀虫。

注：本品的干燥根名为豆豉姜，有祛风除湿，行气止痛作用，用于风湿骨痛，胃痛，感冒风寒，水肿脚气，产后痛风等。

· 韭菜子《本草经集注》·
Jiucaizi
ALLII TUBEROSI SEMEN
Tuber Onion Seed

【来　　源】为百合科植物韭菜 *Allium tuberosum* Rottl. ex Spreng. 的干燥成熟种子。

【产　　地】全国大部分地区均有产。

【采收加工】秋冬果实成熟时采收种子，晒干，搓出种子，除去杂质。

【性状鉴别】呈半圆形类三角形或卵圆形，略扁，长 0.2~0.4cm。表面黑色，一面凸起，粗糙，有细密的网状皱纹，另一面微凹，皱纹不明显。顶端钝，基部稍尖，有点状突起的种脐。质坚硬，气香特异，味微辛。

以粒饱满，黑色，断面种仁灰白色，气香者为佳。

【规格等级】商品为统货。

【炮　　制】

（1）净韭菜子：除去杂质，用时捣碎。

（2）盐韭菜子：取净韭菜子，每 100kg 用食盐 2kg 用适量清水溶化。取韭菜子，用文火炒至有香气、鼓起时喷洒盐水，边喷边翻炒，炒至干取出放凉。

【炮制作用】盐制引药入肾，可增强温补肝肾的作用。

【性味归经】辛、甘，温。归肝、肾经。

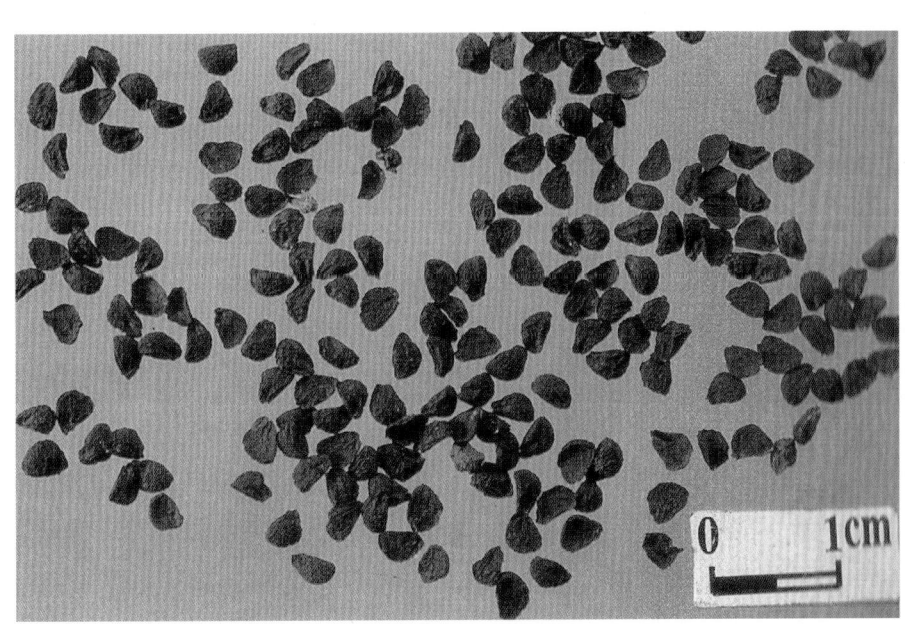

图 322　韭菜子

【功能主治】温补肝肾，壮阳固精。用于阳痿遗精，腰膝酸痛，遗尿尿频，白浊带下。

【用法用量】3~9g，水煎服。

【主要成分】含挥发油、黄酮、生物碱、氨基酸、多糖、不饱和脂肪酸和苷类等成分，挥发油中主要含硫化合物 3-(异丙基硫代)丙酸、2,2-二(甲硫基)丙烷、二烯丙基二硫醚、二烯丙基硫醚、1,3-二噻烷等。

【药理作用】①祛痰作用；②抗菌作用；③抗氧化、抗衰老作用；④其他作用：改善性功能，增强免疫，抗诱变作用。

· 香橼《本草图经》·
Xiangyuan
CITRI FRUCTUS
Medicinal Citron or Wilson Citron Friut

本品按来源不同分为枸橼和香圆两个品别。

【来　　源】为芸香科植物枸橼 *Citrus medica* L. 或香圆 *Citrus wilsonii* Tanaka 的干燥成熟果实。

【产　　地】栽培。枸橼主产于四川綦江、绵阳、乐山地区；云南玉溪、思茅；广西柳州；广东梅州、汕头等地。

香圆片又称香黄片。主产于江苏、浙江、安徽、江西、湖北等地。

【采收加工】9~10月采摘，晒或放置2~3天，待果实表面略干时，切成厚片，晒干。

【性状鉴别】

（1）枸橼：呈圆形或长圆形片，直径 4~10cm，厚 0.2~0.5cm。横切片外果皮黄色或黄绿色，边缘呈波状，散有凹入的油点；中果皮厚 1~3cm，黄白色，有不规则的网状突起维管束；瓢囊10~17室。纵切片中柱较粗壮。质柔韧。气清香，味微甜而苦辛。

（2）香圆：呈类球形、半球形或圆片，直径 4~7cm。表面灰绿色、黑绿色或黄棕色，

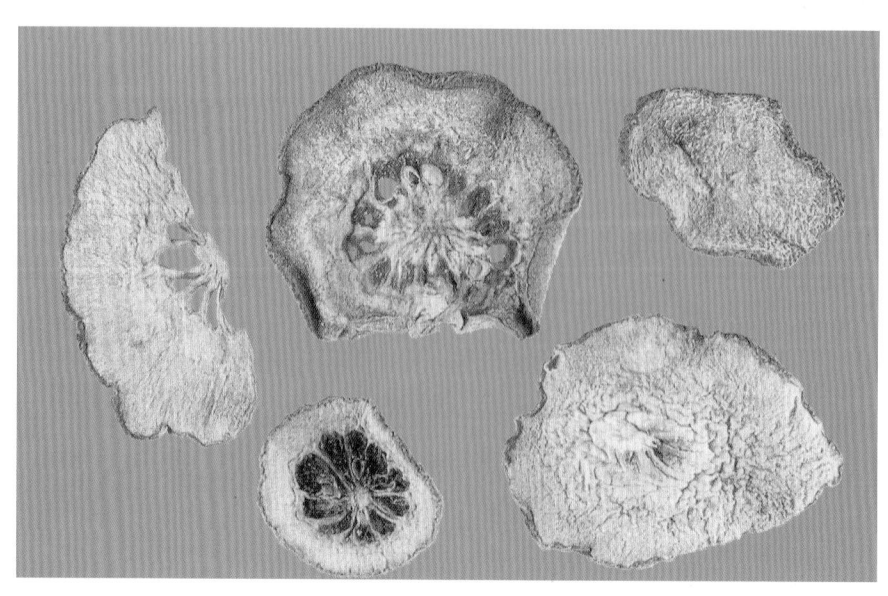

图 323　香橼（四川产）

密被凹陷的小油点及网状隆起的粗皱纹，顶端有花柱残痕及隆起的环圈（习称"金钱环"），基部有果柄残痕。质坚硬。剖面或横切薄片，边缘油点明显，中果皮厚约0.5cm，肉黄白色。瓤囊较大，常占切面的3/4，有9~11室，棕色或浅红棕色，间有黄白色种子，间有瓤囊脱落而成中空状。气香，味酸而苦。

（3）枸橼：以片张完整，果肉黄白色，气清香者为佳。

（4）香圆：以外果皮黑绿色或黄棕色，具"金钱环"，果肉黄白色，气清香者为佳。

【显微鉴别】枸橼：取本品粉末2g，加石油醚（60~90℃）30mL，浸泡1小时，超声处理20分钟，滤过，滤液挥干，残渣加石油醚（60~90℃）1mL使溶解，作为供试品溶液。另取香橼对照药材1g，同法制成对照药材溶液。照薄层色谱法试验，吸取上述两种溶液各5~10μL，分别点于同一硅胶G薄层板上，以环己烷-醋酸乙酯（5∶1）为展开剂，展开，取出，晾干，喷以3%香草醛硫酸溶液，加热至斑点显色清晰。供试品色谱中，在与对照药材色谱相应的位置上，显相同颜色的主斑点。

【规格等级】统货。干货。片薄，黄白色，质柔软，气香浓。无杂质、虫蛀、霉变。

1. 枸橼　以片张完整，果肉黄白色，气清香者为佳。

2. 香圆　以外果皮黑绿色或黄棕色，具"金钱环"，果肉黄白色，气清香者为佳。

【炮　　制】

（1）净香橼：未切片者，打成小块；切片者润透，切丝，晾干。

（2）制香橼：取净香橼用中火隔水蒸3~4小时，停火闷2~3小时，取出晒干。

【炮制作用】经蒸制后缓和药性。

【性味归经】辛、苦、酸，温。归肝、脾、肺经。

【功能主治】疏肝理气，宽中，化痰。用于肝胃气滞，胸胁腹痛，脘腹痞满，呕吐噫气，痰多咳嗽。

【用法用量】3~9g，水煎服。

【主要成分】果皮含挥发油，其中主成分为柠檬醛、柠檬油素、右旋柠檬烯和水芹烯，还含橙皮苷、枸橼酸、苹果酸、果胶、鞣质和维生素C等。果实中含β-谷甾醇、柠檬油素、胡萝卜苷、三萜苦味素和枸橼苦素。种子含黄柏酮和黄柏内酯。幼果中含琥珀酸、生物碱辛弗林和N-甲基酪胺等。

【药理作用】①抗炎作用；②可抑制反应素抗体产生的被动皮肤过敏反应；③可降低毛细血管的通透性和脆性，能治疗毛细血管脆性增加的出血性紫癜；④升高血糖；⑤对抗腹蛇毒素或溶血卵磷脂引起的血管通透性增加和出血；⑥其他作用：抗病毒，促进胃肠蠕动，健胃，祛痰，溶解胆结石作用。

·鸦胆子《本草纲目拾遗》·
Yadanzi
BRUCEAE FRUCTUS
Java Brucea Fruit

【来　　源】为苦木科植物鸦胆子 *Brucea javanica* (L.) Merr. 的干燥成熟果实。

【产　　地】野生。主产于广东、广西等省、自治区。此外，云南、福建、台湾、海南等省亦产。

【采收加工】秋季果实成熟时采收，除去杂质，晒干。

【性状鉴别】卵圆形，长 0.6~1.0cm，直径 0.4~0.7cm。表面黑色、棕黄色或青黄色，有隆起的网状皱纹，网眼呈不规则的多角形，两侧有明显的棱脊线，顶端渐尖，基部有凹陷的果梗痕。果壳质硬而脆，种子卵形，长 5~6mm，直径 3~5mm，表面类白色或黄白色，具网纹；种皮薄，子叶乳白色，富油性。气微，味极苦。

【显微鉴别】本品果皮粉末棕褐色。表皮细胞多角形，含棕色物。薄壁细胞多角形，含草酸钙簇晶及方晶，簇晶直径约至 30μm。石细胞类圆形或多角形。种子粉末黄白色。种皮细胞略呈多角形，稍延长。胚乳和子叶细胞含糊粉粒。

【规格等级】统货。以质坚，粒大、饱满，仁白，油性足者为佳。

【炮　　制】除去果壳及杂质。

【性味归经】苦，寒；有小毒。归大肠，肝经。

【功能主治】清热解毒，杀虫，截疟，止痢，腐蚀赘疣。用于阿米巴痢疾，菌痢，疟疾，早期血吸虫病；外用治赘疣，鸡眼，头虱，湿疹等。

【用法用量】需医生处方，遵医嘱，0.5~2g。本品味极苦，不宜入汤剂，用龙眼肉包裹或研粉装入胶囊吞服。外用适量，调敷。

【主要成分】主要成分是鸦胆子苦素（A、B、C、D、E、F、G、H、I），鸦胆子苦内酯和鸦胆子苦醇等；亦含生物碱，如鸦胆子碱、鸦胆宁，含糖苷，如鸦胆灵、鸦胆子苷、鸦胆子酚、鸦胆子酸、香草酸和鸦胆子毒素等；鸦胆子仁含脂肪油，包含油酸、亚油酸等成分。

【药理作用】①抗阿米巴原虫，驱逐肠内寄生虫如鞭虫、蛔虫、绦虫，驱杀钩虫、肺吸虫、血吸虫、滴虫；②降血压，抑制心脏作用；③兴奋平滑肌作用；④降血脂作用；⑤增强免疫功能；⑥抗肿瘤作用：实验表明，10% 鸦胆子油能杀伤肝癌细胞，鸦胆子及其所含抗癌成分能抑制癌细胞对氧的摄取，抑制癌细胞 DNA 合成，对部分癌细胞有直接杀伤作用，能损害癌细胞的细胞膜和细胞核；⑦其他作用：抗脂质过氧化，抗颅内压升高，抗消化道溃疡作用。

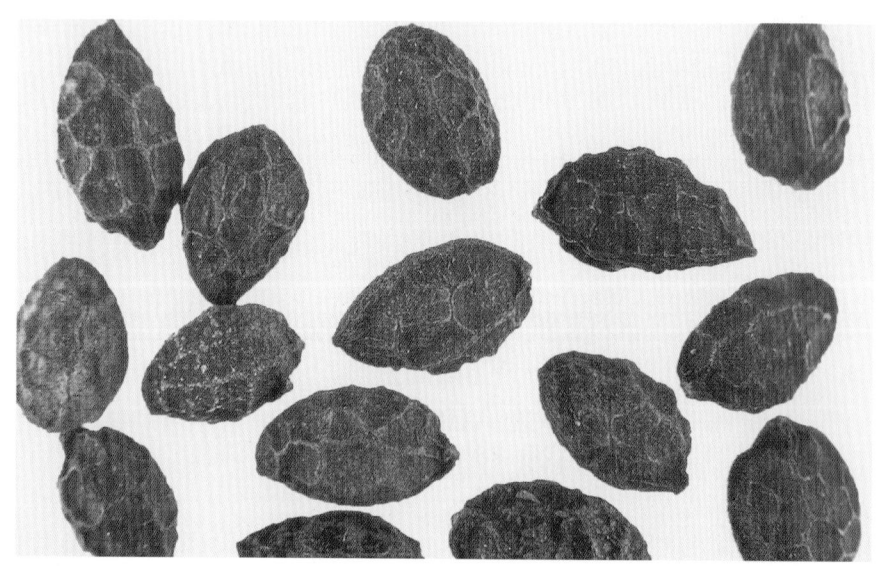

图 324　鸦胆子（广西产）

核桃仁《开宝本草》·

Hetaoren
JUGLANDIS SEMEN
English Watnut Seed

【来　　源】为胡桃科植物胡桃 *Juglans regia* L. 的干燥成熟种子。

【产　　地】全国大部分地区均产。主产于陕西商洛，河北平山、正定，北京昌平，山西汾阳、阳泉、和顺，山东泰安等地。

【采收加工】秋季种子成熟时采收，堆积放置，除去外层肉质果皮，晒干，再砸开除去硬壳及木质隔膜（习称"分心木"），取出种仁。

【性状鉴别】多破碎，为不规则块状，有皱曲的沟槽，大小不一，直径 2~3cm。种皮淡黄色或黄褐色，膜状，维管束脉纹深棕色。子叶类白色。质脆，富油性，气微，味甘。种皮味涩、微苦。

【规格等级】统货。以个肥大，不碎，不泛油者为佳。

【性味归经】甘，温。归肾、肺、大肠经。

【功能主治】补肾，温肺，润肠。用于腰膝酸软，虚寒喘嗽，遗精、阳痿，大便秘结等。

【用法用量】6~9g。水煎服。

【主要成分】果仁主要含有亚油酸、亚麻酸、油酸甘油酯等脂肪油；蛋白质、碳水化合物；少量钙、铁、磷、糖类、核黄素、胡萝卜素等；多种游离的必需氨基酸如亮氨酸、异亮氨酸、色氨酸、缬氨酸、苯丙氨酸及苏氨酸等。果皮含水杨酸、香草酸、阿魏酸、咖啡酸和对-羟基苯甲酸等成分。未成熟果实富含维生素 C。

【药理作用】①抗氧化、抗衰老作用；②健脑益智作用；③镇咳、解痉、对组织胺所致的支气管平滑肌痉挛有拮抗作用；④保肝作用；⑤溶石作用：对泌尿系统结石能促进磷酸盐镁铵结石溶解；⑥抗炎、抗过敏作用；⑦可使体重增加，使血清中白蛋白增加，并

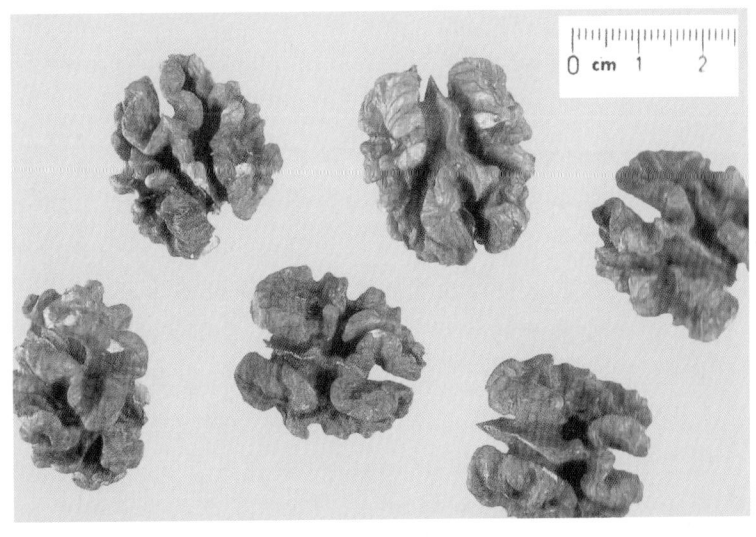

图 325　核桃仁（山西产）

影响胆甾醇的体内合成、氧化及排泄；⑧其他作用：增强免疫功能，抑制白喉杆菌及炭疽杆菌。

· 桃仁《神农本草经》·
Taoren
PERSICAE SEMEN
Peach or David Peach Seed

本品按来源不同分为桃仁和山桃仁两个品别。

【来　　源】　为蔷薇科植物桃 *Prunus persica* (L.) Batsch 或山桃 *Prunus davidiana* (Carr.) Franch. 的干燥成熟种子。

【产　　地】　全国大部分地区均产。主产于河北，陕西，河南，新疆，山东，辽宁，四川，江苏，湖南，福建等省。

【采收加工】　秋季种子成熟后，收集果核，除去果肉及核壳，取出种子，晒干。

【性状鉴别】

（1）桃仁：呈扁长卵形，长 1.2~1.8cm，宽 0.8~1.2cm，厚 0.2~0.4cm。表面黄棕色或红棕色，有细微颗粒状突起，底部散出多数脉纹，满布外皮。一端尖，其一侧有短线形种脐，中部膨大，底部钝圆稍偏斜，边缘较薄，圆端有颜色略深不甚明显的合点，自合点处散出多数纵向维管束。种皮菲薄而脆，种仁 2 片，类白色，富油性。气微，味微苦。

（2）山桃仁：卵圆形，较小而肥厚，长约 0.9cm，宽 0.7cm，厚约 0.5cm。

以颗粒饱满，扁平，破碎不超过 3%，无泛油、虫蛀、霉变者为佳。

【规格等级】　统货。颗粒饱满，扁平，破碎不超过 3%。无泛油、虫蛀、霉变。

【炮　　制】

（1）桃仁：除去杂质。用时捣碎。

（2）燀桃仁：取原药拣去杂质，置开水中浸泡 5~10 分钟，取出，搓去皮，取仁晒干，用时打碎。

（3）炒桃仁：取净桃仁，用文火炒至微黄色，取出，放凉。

【炮制作用】　燀桃仁除去非药用部分，易于有效成分煎出。炒制后增强活血祛瘀作用。

【性味归经】　苦、甘，平。归心、肝、大肠经。

【功能主治】　活血祛瘀，润肠通便。用于经闭，痛经，癥瘕痞块，跌仆损伤，肠燥便秘。

【用法用量】　4.5~9g，水煎服。

【主要成分】　主要成分为苦杏仁苷，此外尚含维生素 B_1、苦杏仁酶、乳糖酶、尿囊素酶、野樱苷和 β-谷甾醇等，还含蛋白质、绿原酸、24-亚甲基环木菠萝烷醇、3-咖啡酰奎宁酸、挥发油及脂肪油，脂肪油中主要含油酸甘油酯和亚油酸甘油酯。

【药理作用】　①对心血管系统的作用：a. 扩张血管，减少血管阻力，增加血流量，降低心肌耗氧量，改善微循环；b. 能提高血小板中 cAMP 的含量，抑制血栓形成及血液凝固；c. 抗心肌梗死；②镇痛、镇静作用；③抗炎、抗菌、抗过敏；④润肠缓泻、驱虫作用；⑤抗肿瘤，调节免疫作用：桃仁总蛋白可促进肿瘤细胞凋亡，调节机体免疫系统的失衡，并能抑制细胞周期蛋白 B1，使细胞分裂停滞于 G_2 期，从而抑制肿瘤细胞增殖，同时还通过抑制线粒体相关基因的表达，干扰肿瘤细胞的"动力站"发挥抑瘤作用；⑥其他作用：

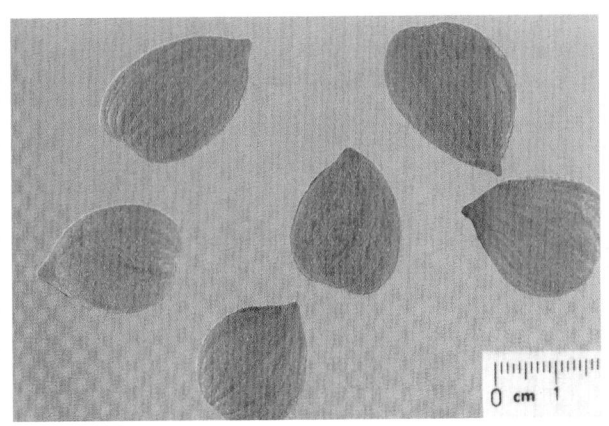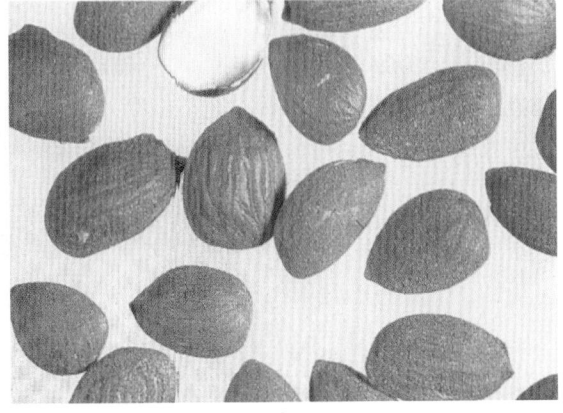

a   b

图 326 桃仁（新疆产）
a. 桃仁   b. 山桃仁

抗肝脂质过氧化损伤，抗肝纤维化及硅肺纤维化作用，兴奋子宫作用。

· 桑椹《神农本草经》·
Sangshen
MORI FRUCTUS
White Mulberry Fruit

【来　　源】为桑科植物桑 *Morus alba* L. 的干燥果穗。

【产　　地】主产于四川、江苏、浙江、安徽、河南、辽宁、山西、广东等地。

【采收加工】谷雨前后，果实由青变黄红时采收，置沸水中撩过或略蒸后，取出，晒干。

【性状鉴别】本品为聚花果，果穗由多数小瘦果集合成长圆柱形，稍弯曲，长 1~2cm，直径 0.5~0.8cm。表面黄棕色、棕红色或暗紫色，久贮色深。有短果柄。小瘦果卵圆形，稍扁，长约 0.2cm，宽约 0.1cm，外包肉质花被片 4 枚。气微，味微酸。

【规格等级】统货。干货。果大，色黄棕，无碎屑、霉变、虫蛀。

【性味归经】甘、酸，寒。归心、肝、肾经。

【功能主治】补血滋阴，生津润燥。用于眩晕耳鸣，心悸失眠，须发早白，津伤口渴，内热消渴，血虚便秘。

【用法用量】9~15g，水煎服。

【主要成分】主要含芸香苷（芦丁）、花色苷、桑葚红、糖类、胡萝卜素、维生素 A、维生素 B_1、维生素 B_2、维生素 C、维生素 D，以及油酸、亚油酸和硬脂酸等脂肪油类。此外尚含无机盐和氨基酸等成分。

【药理作用】①提高免疫功能；②抗诱变作用；③降血脂作用；④抗氧化、抗衰老作用；⑤降血糖；⑥促进血细胞的生长，升高外周白细胞；⑦增强胃的消化力，促进肠道蠕动；⑧抗乙型肝炎病毒作用。

471

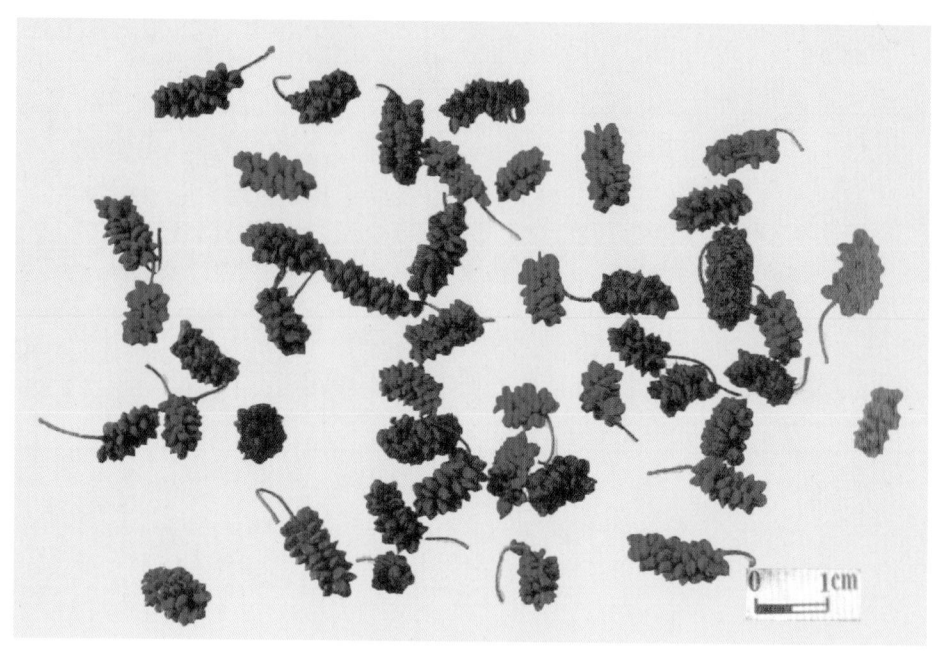

图 327 桑椹（浙江产）

·浮小麦《神农本草经》·
Fuxiaomai
TRITICI NATANTIA FRUCTUS
Blighted Wheat Caryopsis

【来　　源】为禾本科植物小麦 *Triticum aestivum* L. 轻浮、瘦瘪的干燥颖果。

【产　　地】主产于山东、河北、河南、陕西、山西、湖南等地。

【采收加工】夏季麦收脱粒后，采收未脱净皮的瘪瘦麦粒，去净皮壳，晒干。或用水淘洗小麦，收集漂浮于水面的瘦瘪麦粒，晒干。

【性状鉴别】呈长圆形，长 0.3~0.6cm，直径 0.2~0.3cm。表面黄白色，皱缩瘪瘦。中间有一深陷的纵沟，形似两瓣组成。顶端钝，带有黄色柔毛，底端呈斜尖形，有脐。断面白色，粉性。气无，味淡。

以粒均匀，轻浮，断面微有粉性者为佳。

【显微鉴别】

（1）本品粉末特征：淀粉粒主为扁平的圆形、椭圆形或圆三角状，侧面观呈双透镜状、贝壳状，两端稍尖或钝圆，脐点裂缝状；复粒少数，由 2~4 或多分粒组成。横细胞成片，细长柱形，壁连珠状增厚。果皮中层细胞细长条形或不规则形，壁连珠状增厚。非腺毛单细胞。

（2）取细粉0.1g，加70% 乙醇 1mL，冷浸过夜，取上清液 10μL 点样。并以果糖、蔗糖、棉籽糖做对照。点于硅胶 G（青岛)-1% CMC 薄层板上，室温干燥。以正丁醇-冰醋酸-水（4∶1∶5）上层液展开，展距 10cm，重复 1 次。喷 α-奈酚硫酸溶液，加热后果糖、蔗糖、棉籽糖均显蓝紫色。

【规格等级】统货。干货。粒匀、轻浮、瘪瘦、洁净，无杂质、霉变。

472

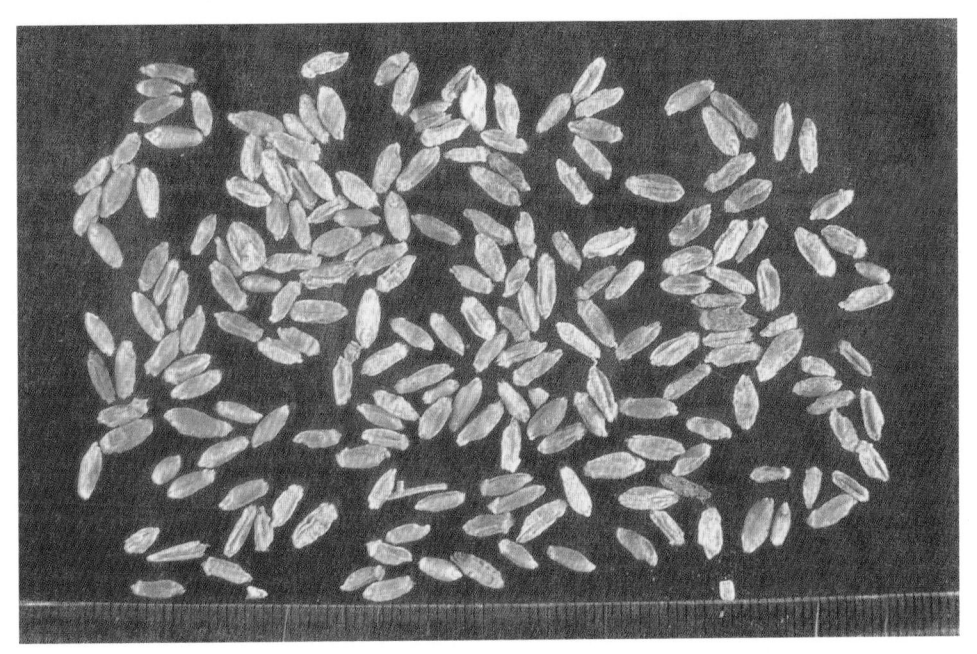

图 328　浮小麦（山东产）

【炮　　制】取原药整理洁净入药。

【性味归经】甘、咸，凉。归心经。

【功能主治】止汗，退虚热。用于自汗、盗汗，虚热不退，骨蒸劳热，心烦失眠，口干舌燥，小儿遗尿等。

【用法用量】10~30g，水煎服。

【主要成分】主要含蛋白质、脂肪、淀粉、糖、钙、磷、铁、矿物质、硫胺素、核黄素和烟酸，以及维生素 A、维生素 C 等成分。

【药理作用】①浮小麦有降血脂作用，可使血清胆固醇及甘油三酯含量显著降低；②浮小麦可使肝组织中的脂质及过氧化脂质含量显著降低，保护肝脏。

· 海金沙《嘉祐本草》·
Haijinsha
LYGODII SPORA
Japanese Climbing Fern Spore

【来　　源】为海金沙科植物海金沙 *Lygodium japonicum*（Thunb.）Sw. 的干燥成熟孢子。

【产　　地】野生。主产于广东、广西、福建、湖南、湖北、浙江等地。

【采收加工】秋季孢子成熟时割取全草，将其平铺摊放在垫有聚乙烯薄膜的地上晒干，打下孢子，除去茎叶。

【性状鉴别】呈细粉状，棕黄色至淡棕色。质稍轻，手捻之有滑溜感，撒于火焰上可燃有闪光，并发出轻微爆鸣声，然后不留灰烬，撒于冷水中浮于水面不下沉，加热后逐渐下沉。气微，味淡。

以粉细，滑溜，棕黄色，撒于火焰上燃闪不留灰烬，撒于水面不下沉者为佳。

【显微鉴别】

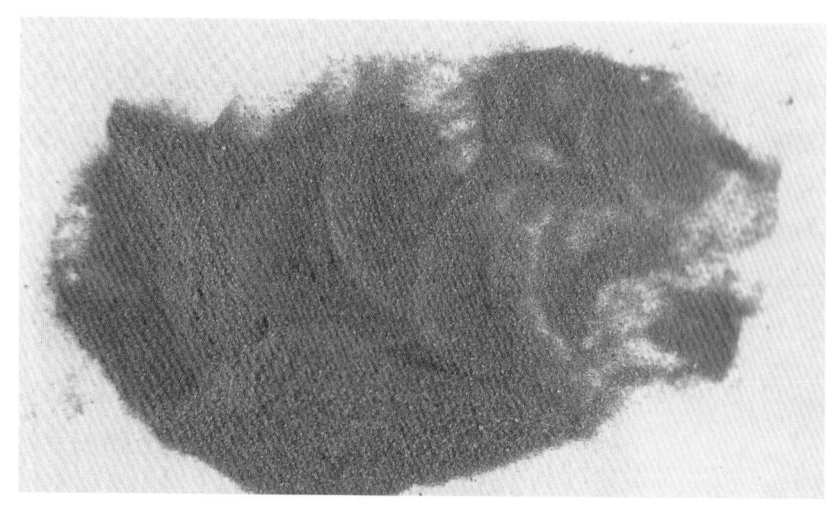

图 329　海金沙（广西产）

（1）取本品少量，撒于火上，即发出轻微爆鸣及明亮的火焰。

（2）本品粉末棕黄色或浅棕黄色。孢子为四面体、三角状圆锥体，顶面观三面锥体，可见三叉状裂隙，侧面观类三角形，底面观类圆形，直径 60~85μm，外壁有颗粒状雕纹。

【规格等级】统货。干货。细粉滑溜，棕黄色，撒于火焰上燃尽闪光，撒于冷水中浮于水面不下沉。

【炮　　制】取原药整理洁净入药。

【性味归经】甘、咸，寒。归膀胱、小肠经。

【功能主治】清利湿热，通淋止痛。用于热淋，砂淋，石淋，血淋，膏淋，小便短赤，尿道涩痛，肝炎，肾炎水肿，咽喉肿痛，痄腮，肠炎，痢疾，皮肤湿疹，带状疱疹等。

【用法用量】6~15g。水煎服。用纱布包煎。

【主要成分】含脂肪油，其中有肉豆蔻酸、棕榈酸、油酸、亚油酸、硬脂酸、十六碳烯酸、十八碳三烯酸和二十碳烷酸。另外含一种水溶性成分海金沙素。孢子中可分得反式-对-香豆酸。

【药理作用】①利尿作用；②抗菌作用：对金黄色葡萄球菌、绿脓杆菌、福氏痢疾杆菌、伤寒杆菌等均有抑制作用；③抗炎镇痛作用：对泌尿系统结石有一定的治疗作用；④利胆作用；⑤抗氧化作用；⑥其他作用：海金沙能激活毛囊，抑制雄激素睾酮活性，从而具有生发功效。

注：本品地上部分为海金沙藤、地下部分根及根茎亦可供药用。功能主治与之相似。

· 益智《开宝本草》·
Yizhi
ALPINIAE OXYPHYLLAE FRUCTUS
Sharpleaf Galangal Fruit

【来　　源】为姜科植物益智 *Alpinia oxyphyla* Miq. 的干燥成熟果实。

【产　　地】野生栽培均有。主产于广东湛江、茂名、阳江、阳春，海南，广西等地。为广东和海南的道地药材。

474

【采收加工】每年夏、秋间果实由绿色变红色成熟时采收果实，晒干或低温干燥。

【性状鉴别】呈椭圆形或纺锤形两端略尖，1.2~2.0cm，直径1.0~1.3cm。表面灰棕色或暗棕色，有纵向凹凸不平的突起棱线13~20条；顶端有花被残基，基部有残果梗或果梗痕。果皮薄而稍韧，种子集结成团，中有隔膜，将种子团分为3瓣，每瓣有种子6~12粒，种子呈不规则扁球形，直径约0.3cm；表面灰褐色或灰黄色，外披淡棕色膜质假种皮，质硬。胚乳白色。有特异香气，味辛、微苦。

以粒大，饱满，气香味浓者为佳。

【显微鉴别】本品种子横切面：假种皮薄壁细胞有时残存。种皮表皮细胞类圆形、类方形或长方形，略径向延长，壁较厚；下皮为1列薄壁细胞，含黄棕色物；油细胞1列，类方形或长方形，含黄色油滴；色素层为数列黄棕色细胞，其间散有较大的类圆形油细胞1~3列，含黄色油滴；内种皮为1列栅状厚壁细胞，黄棕色或红棕色，内壁与侧壁极厚，胞腔小，内含硅质块。外胚乳细胞充满较小淀粉粒集结成的淀粉团。内胚乳细胞含糊粉粒及脂肪油滴。

粉末黄棕色。种皮表皮细胞表面观呈长条形，直径约至29μm，壁稍厚，常与下皮细胞上下层垂直排列。色素层细胞皱缩，界限不清楚，含红棕色或深棕色物，常碎裂成不规则色素块。油细胞类方形、长方形，或散列于色素层细胞间。内种皮厚壁细胞黄棕色或棕色，表面观多角形，壁厚，非木化，胞腔内含硅质块；断面观细胞1列，栅状，内壁及侧壁极厚，胞腔偏外侧，内含硅质块。外胚乳细胞充满细小淀粉粒集结成的淀粉团。内胚乳细胞含糊粉粒及脂肪油滴。

【规格等级】商品为统货。以粒大，饱满、瘪瘦果不超10%、无果柄、杂质、霉变，表面灰黄色、气味香浓者为佳。

【炮　　制】

（1）益智仁：除去杂质及外壳。用时捣碎。

（2）盐益智：取洁净益智，每100kg用2kg食盐加适量水溶解，拌匀，吸尽盐水后置锅内用文火炒干，取出放凉。

【炮制作用】盐制后缓和辛性，并引药入肾经，增强暖肾固精、缩尿的作用。

【性味归经】辛，温。归脾、肾经。

【功能主治】温脾止泻、摄涎唾，暖肾固精、缩尿。用于脾寒泄泻，腹中冷痛，夜晚涎唾自流，肾虚遗尿，小便频数，遗精，白浊。老人尿有余沥，小儿夜尿等。

【用法用量】3~9g，水煎服。

【主要成分】含挥发油，油中主要成分为桉油精、姜醇、姜烯和益智醇等。尚含有β-榄香烯、松油醇、桃金娘醛、圆柚醇、苷类、β-谷甾醇、豆甾醇、香橙烯、蛋白质、白杨素、伊砂黄素和天竺葵酮等，还含有B族维生素、维生素C、17种氨基酸，以及微量元素钙、铁、磷、镁、锌等成分。

【药理作用】①抗利尿作用，缩尿；②增强机体免疫及记忆功能，预防老年痴呆；③增强左心房收缩力；④抗氧化、抗衰老作用；⑤抗肿瘤作用：可显著抑制人早幼粒白细胞（HL-60）的生长，抑制DNA合成，同时还能抑制人肝癌细胞HepG2的增殖，益智仁水提取物对小鼠S_{180}癌细胞增生有抑制作用；⑥消炎、抑菌作用。

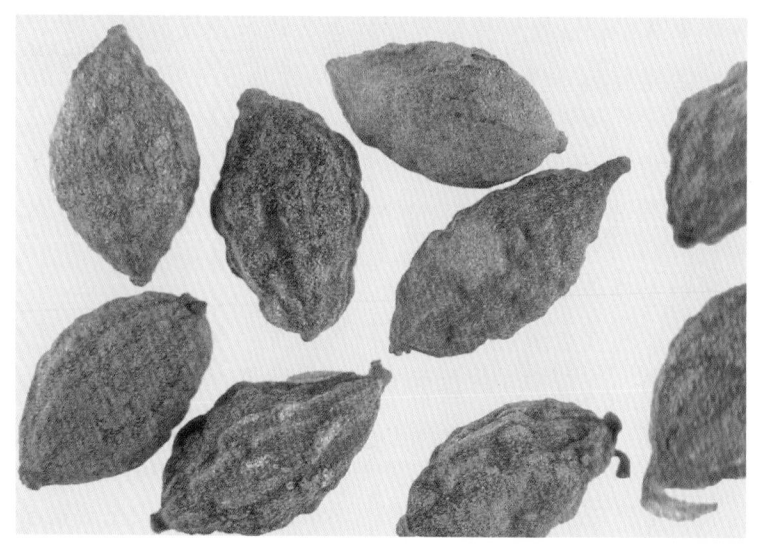

图 330　益智（广东产）

· **莱菔子**《本草衍义补遗》·

Laifuzi
RAPHANI SEMEN
Radish Seed

【来　　源】为十字花科植物萝卜 *Raphanus sativus* L. 的干燥成熟种子。

【产　　地】均为栽培，全国各地有产。

【采收加工】种子成熟时采摘角果，晒干，打下种子，去净杂质。

【性状鉴别】呈卵圆形略扁，稍具棱角，长约 0.3cm，宽约 0.2cm。表面红棕色或黄棕色，光滑，在放大镜下可见细密的网状纹理。一端有深棕色圆形种脐，一端有数条浅纵沟。气微，味微苦辛。

以粒大，饱满，表面红棕色者为佳。

【显微鉴别】

（1）取本品粉末少量，置于试管内，加氢氧化钠 1 小粒，置酒精灯上灼热，放冷，加水 2mL 使溶解，滤过。取滤液 1mL，加 5% 盐酸溶液酸化，即有硫化氢产生，遇新制的醋酸铅试纸，显有光泽的棕黑色。

（2）取亚硝基铁氰化钠 1 小粒，置白瓷板上，加水 1~2 滴使溶解，加（1）项下剩余的滤液 1~2 滴，即显紫红色。

（3）取本品粉末 1g，加乙醚 30mL，加热回流 1 小时，弃去乙醚液，药渣用乙醚 10mL 洗涤后挥干，加甲醇 20mL，加热回流 1 小时，滤过，滤液蒸干，残渣加甲醇 2mL 使溶解，作为供试品溶液。另取莱菔子对照药材 1g，同法制成对照药材溶液。照薄层色谱法试验，吸取上述两种溶液各 5μL，分别点于同一硅胶 GF$_{254}$ 薄层板上，以醋酸乙酯-甲酸-水（10：2：3）的上层溶液为展开剂，展开，取出，晾干，置紫光灯（254nm）下检视。供试品色谱中，在与对照药材色谱相应的位置上，显相同颜色的斑点；喷以 1% 香草醛的 10% 硫酸乙醇溶液，加热至斑点显色清晰，供试品色谱中，在与对照药材色谱相应的位置上，

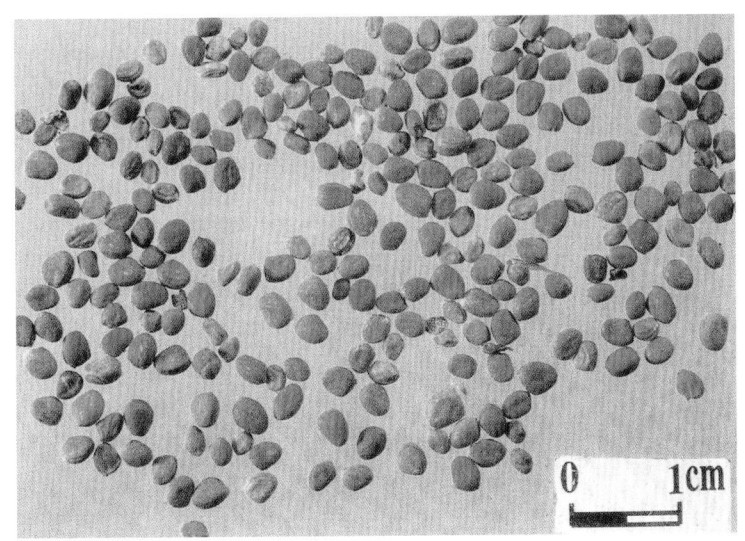

图331　莱菔子

显相同颜色的斑点。

【规格等级】统货。以粒大、饱满、表面红棕色者为佳。

【炮　　制】

（1）莱菔子：除去杂质，洗净，干燥。用时捣碎。

（2）炒莱菔子：取莱菔子置于锅内，用文火炒至微鼓起、有香气时取出，放凉。

【炮制作用】莱菔子生用可引起呕吐，具涌吐痰涎的作用，炒后缓和药性，增强降气化痰，消食除胀作用。同时有利于有效成分煎出。

【性味归经】辛、甘，平。归肺、脾、胃经。

【功能主治】消食除胀，降气化痰。用于饮食停滞，脘腹胀痛，大便秘结，积滞泻痢，痰壅喘咳等。

【用法用量】5~10g，水煎服。

【主要成分】种子含芥子碱、莱菔素、芥子碱硫酸氢盐和脂肪油，油中含大量芥酸、亚油酸和亚麻酸，还含 β-谷甾醇、多种氨基酸和糖类等成分。

【药理作用】①降血压作用；②镇咳、祛痰、平喘作用；③抗菌、抗病毒作用：莱菔子水浸剂对常见致病性皮肤真菌有抑制作用，种子中分离出来的一种芥子油能显著抑制链球菌、肺炎球菌、葡萄球菌和大肠杆菌；④解毒作用：体外能中和破伤风毒素与白喉毒素；⑤降血脂，防止动脉硬化作用；⑥抗癌作用：莱菔子含植物抗生素莱菔素等多种化学物质，莱菔子素能够对食管癌、结肠癌、乳腺癌等表现出良好的抗癌活性，具有较强的抗癌作用；⑦增强回肠节律性收缩和抑制胃排空；⑧其他作用：防止心肌重构，抗肾上腺素，改善排尿功能。

·莲子《神农本草经》·
Lianzi
NELUMBINIS SEMEN
Lotus Seed

本品按采收加工方法不同分为红莲子和白莲子两个大类。市售商品分为湘莲子、建莲子、湖莲子三种。湘莲子和湖莲子为红莲子，建莲子为白莲子。

【来　　源】为睡莲科植物莲 *Nelumbo nucifera* Gaertn. 的干燥成熟种子。

【产　　地】湘莲子：主产于湖南常德、衡阳、华容、源江、岳阳等地。产量较大，质优。建莲子：主产于福建建阳、建宁、浦城、龙岩及江西等地，产量少，质最优。湖莲子：除上述两省外，其他各省产的多为湖滨自生的莲子，习惯统称为"湖莲子"，主产于湖北、江苏、浙江等地。此外，山东、安徽、山西、河南等省亦产。

【采收加工】秋季果实成熟时，采集莲蓬，取出果实，除去果皮，干燥而成。福建产者加工时去掉种皮，习称"白莲子"；湖南等地产者加工时未去种皮，习称"红莲子"；深秋采集的莲子老而硬、入水下沉者称为"石莲子"。

【性状鉴别】

（1）湘莲子：呈圆球形，直径 1.2~1.5cm，直径 1.0~1.3cm。表面淡粉红色，有 3 条纵向深色顺纹，顶端有红棕色突起，如壶盖状，周围一圈稍下凹，种皮较薄，紧贴莲肉，不易剥离。肉质肥厚，淡黄色，不易分成两瓣，破开后中央有较大空隙，内有青绿色莲子心 1 枚。子叶 2 片。富粉性，气微，味甘。

（2）建莲子：呈圆球形，较湘莲子大，直径 1.5~1.8cm，直径 1.3~1.6cm。种皮在采收加工时已擦去，表面呈浅黄白色，故称"白莲子"。顶端稍突起，常开裂，周围一圈稍下凹，较易分为两瓣。莲子心已除去。肉质肥厚，富粉性。余同湘莲。

（3）湖莲子：稍细长，呈椭圆形至卵圆形，长 1.2~1.7cm，直径 0.8~1.2cm，表面呈浅红棕色，色泽较湘莲深，纵向纹深红棕色，破开后内色稍黄，粉性较差。余同湘莲子。

（4）石莲子：为带硬壳的湖莲子，呈椭圆形，两端略尖，长 1.8cm 左右，直径 1.2cm 左右。表面灰黑色，较平滑，一端有凹小圆点，另一端有短小果柄。壳厚约 0.1cm，质坚，硬不易破碎，内含莲子 1 粒。

以个大饱满、无抽皱、破碎、虫蛀、霉变者为佳。习惯认为，药用以白莲子佳，食用以红莲子好。

【显微鉴别】

（1）本品粉末类白色。主为淀粉粒，单粒长圆形、类圆形、卵圆形或类三角形，有的具小尖突，直径 4~25μm，脐点少数可见，裂缝状或点状；复粒稀少，由 2~3 分粒组成。色素层细胞黄棕色或红棕色，表面观呈类长方形、类长多角形或类圆形，有的可见草酸钙簇晶。子叶细胞呈长圆形，壁稍厚，有的作连珠状，隐约可见纹孔域。可见螺纹和环纹导管。

（2）取本品粉末少许，加适量水混匀，加碘试液数滴，呈蓝紫色，加热后，逐渐褪色，放冷，蓝紫色复现。

（3）取本品粉末 0.5g，加水 5mL，浸泡，滤过，滤液置试管中，加 α-萘酚试液数滴，摇匀，沿管壁缓缓滴加硫酸 1mL，两液接界处出现紫色环。

（4）取本品粗粉 5g，加三氯甲烷 30mL，振摇，放置过夜，滤过，滤液蒸干，残渣加醋酸乙酯 2mL 使溶解，作为供试品溶液。另取莲子对照药材 5g，同法制成对照药材溶液。照薄层色谱法试验，吸取上述两种溶液各 2μL，分别点于同一硅胶 G 薄层板上，以正己烷-丙酮（7∶2）为展开剂，展开，取出，晾干，喷以 5% 香草醛的 10% 硫酸乙醇溶液，在 105℃加热至斑点显示清晰。供试品色谱中，在与对照药材色谱相应的位置上，显相同颜色的斑点。

【规格等级】统货。干货。不分等级。均应无虫蛀、发霉。商品经营上习惯分为三种：湘莲子、建莲子、湖莲子。

【炮　　制】洗净，略浸，润透，纵开两瓣，挖去莲心，干燥。

【炮制作用】莲子心味苦性寒，与莲子肉性味功用不同。

【性味归经】甘、涩，平。归脾、肾、心经。

【功能主治】补脾益胃，益肾涩精，养心安神，涩肠止泻。用于脾虚久泻，食欲不振，遗精泻下，心悸失眠，夜寐多梦，淋浊，崩漏，带下等。石莲子除具莲子功用外，还具有健脾开胃，祛湿滞功能，用于脾虚呕吐，慢性痢疾，虚热久痢，噤口痢（严重的胃虚久痢，影响到饮食难以下咽）。

【用法用量】6~15g，水煎服。

【主要成分】含棉籽糖、蛋白质、脂肪、淀粉、碳水化合物、天门冬氨酸，以及微量元素钙、铁、磷；还含肉豆蔻酸、棕榈酸、油酸、亚油酸和亚麻酸等脂肪酸。果皮含有原荷叶碱、荷叶碱、氧黄心树宁碱和N-去甲亚美罂粟碱。

【药理作用】①对血流动力学有抑制作用，能够抑制心肌收缩力，减慢心率，扩张冠状动脉，松弛血管，降低血压，并有抗心律失常、抗心肌缺血作用；②抗氧化、抗衰老，延长寿命的作用；③增强免疫作用；④抗癌作用：莲子所含生物碱有抑制鼻咽癌的能力，抗癌主要成分为氧化黄心树宁碱；⑤抑菌作用。

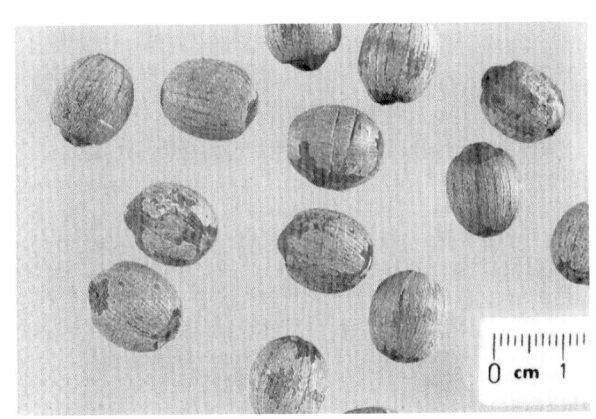
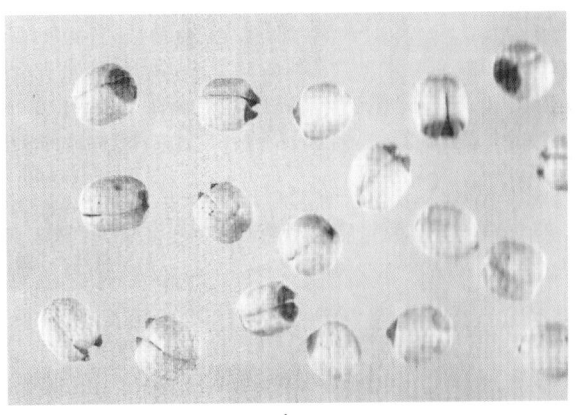

a   b

图 332　莲子
a. 红莲子（湖南产）　b. 白莲子（福建产）

· 莲子心《食疗本草》·
Lianzixin
NELUMBINIS PLUMULA
Hindu Lotus Plumule

【来　　源】为睡莲科植物莲 *Nelumbo nucifera* Gaertn. 的成熟种子中的干燥幼叶及胚根。

【产　　地】均为栽培品。全国大部分地区均产。主产于湖南常德、衡阳、沅江、岳阳华容；湖北荆州、洪湖；江苏扬州、宝应、镇江、苏州；浙江龙游、丽水；福建建阳、建瓯、建宁；江西广昌等地。

【采收加工】秋季采收莲子时，将莲子剖开，从中剥取莲心，晒干，即为"生莲心"。或在食品加工和饮食业加工莲子时收集剔除下来的莲子心，晒干。

【性状鉴别】呈细棒状，长 1.0~1.4cm，直径 0.2cm。幼叶绿色，一长一短，卷成箭形，先端向下反折，两幼叶间可见细小胚芽。胚根圆柱形，长约 3mm，黄白色。质脆，易折断，断面有数个小孔。气微，味苦。

以青绿色，完整者为佳。

【显微鉴别】

（1）本品粉末灰绿色。表皮细胞略呈长方形，壁薄。叶肉细胞壁薄，类圆形，细胞内含众多淀粉粒与绿色色素。胚根细胞呈长方形，排列整齐，壁薄，有的含脂肪油滴。幼叶组织中，细胞间隙较大。

（2）取本品粉末 2g，加三氯甲烷 15mL，再加 10% 氢氧化钠溶液 1mL，加热回流 15 分钟，滤过，滤液置水浴上蒸去三氯甲烷，残渣加稀盐酸 2mL 使溶解，滤过，取滤液 1mL，加碘化铋钾试液 1~2 滴，生成橙红色沉淀。

【规格等级】统货。以个大，干燥，色青绿，未经煮者为佳。

【炮　　制】取原药拣除杂质，整理洁净入药。

【性味归经】苦，寒。归心，肾经。

【功能主治】清心安神，交通心肾，涩精止血。用于热入心包，神昏谵语，心肾不交，失眠遗精，血热吐血，小儿口疮，产后烦热，不寐等。

【用法用量】2~5g，水煎服。

【主要成分】主要含莲心碱、甲基莲心碱、异莲心碱、荷叶碱、前荷叶碱、牛角花素、去甲基乌药碱等多种生物碱。又含金丝桃苷、木犀草苷、木犀黄酮苷和芸香苷等黄酮类，以及棕榈酸、叶绿素、不饱和酮酸和 β-谷甾醇等成分。

【药理作用】①降压作用；②抗心律失常；③抑制血小板聚集；④抗氧化，清除活性自由基作用；⑤强心，抗心肌缺血；⑥松弛平滑肌，抑制血管平滑肌增殖；⑦抗癌作用：甲基莲心碱能逆转耐阿霉素人乳腺癌细胞（MCF-7/Adr）的凋亡阻抗性，还能增强长春新碱诱导人胃癌细胞凋亡的作用，由此推测其为一种低毒高效的化疗增敏剂；⑧抗肝脏纤维化；⑨保护损伤的血管内皮。

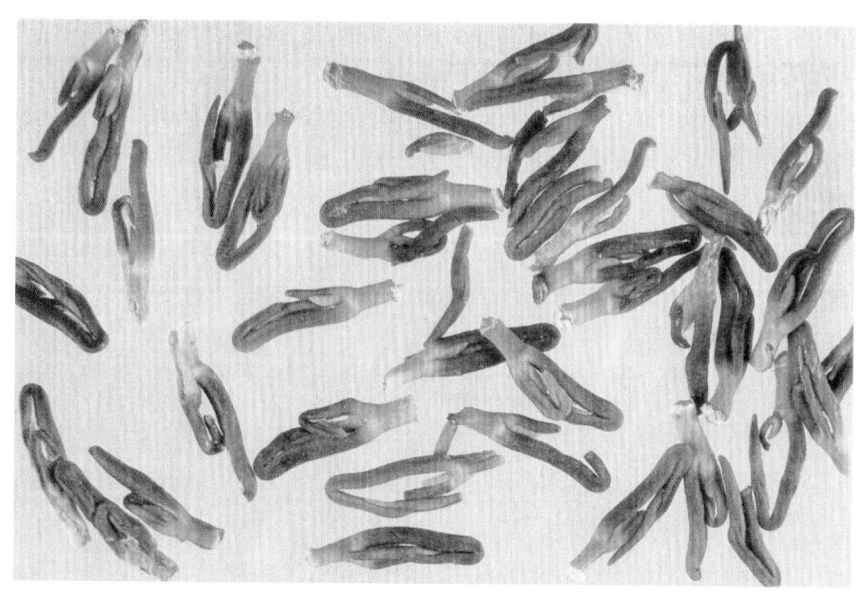

图 333　莲子心（湖南产）

· 莲房《本草纲目》·
Lianfang
NELUMBINIS RECEPTACULUM
Lotus Receptacle

【来　　源】 为睡莲科植物莲 *Nelumbo nucifera* Gaertn. 的干燥花托。

【产　　地】 主产于湖南、湖北、福建、浙江、江苏、江西等地。

【采收加工】 秋季果实成熟时采收，除去果实，晒干。

【性状鉴别】 呈倒圆锥形或漏斗状，多撕裂，直径 5~8cm，高 4.5~6.0cm。表面灰棕色至紫棕色，具细纵纹及皱纹，顶面有多数圆形孔穴，基部有花梗残基。质疏松，破碎面海绵样，棕色。气微，味微涩。

【显微鉴别】

（1）本品粉末黄棕色。表皮细胞表面观呈多角形，乳头状突起呈双圆圈状，草酸钙簇晶多见，直径 10~54μm。棕色细胞类方形或类圆形，壁稍厚，胞腔内充满红棕色物。螺纹、环纹导管，直径 8~80μm。纤维成束，直径 11~35μm，具纹孔。

（2）取本品粉末 0.5g，加乙醇 5mL，温热浸泡数分钟，滤过，滤液加镁粉少量与盐酸1~2滴，溶液渐变为红色。

【规格等级】 统货。以个大、紫棕色为佳。

【炮　　制】

（1）莲房：除去灰屑，切碎。

（2）莲房炭：取洁净莲蓬房，置锅内，装满，上盖一稍小的锅，两锅之间用湿黄泥土封好，务使不透气，用武火加热闷煅 3~4 小时，或在锅盖上贴一小湿草纸，待草纸焦黑时停火，过夜待铁锅冷却时取出。在闷煅过程中及停火时要检查有无漏气，如有漏气要及时补封湿泥。

【炮制作用】 制炭后可增强收敛止血作用。

【性味归经】 苦、涩，温。归肝经。

【功能主治】 化瘀止血。用于崩漏，尿血，痔疮出血，产后瘀阻，恶露不尽。

【用法用量】 4.5~9g，水煎服。

【主要成分】 含槲皮素二葡萄糖苷、金丝桃苷及微量莲子碱等，及莲房原花青素、胡萝卜素、维生素 B_1、维生素 B_2 和维生素 C，以及蛋白质、脂肪、碳水化合物、核黄素、硫胺素、尼克酸和抗坏血酸等成分。

【药理作用】 ①抗氧化：可以清除自由基，保护皮肤，延缓衰老。②抗肿瘤作用：a.抗肝癌：适量莲房原花青素（LSPC）可有效地拮抗乙醇诱导的 L-02 肝细胞氧化损伤作用，提高肝细胞生存率，使细胞内 MDA 水平降低，SOD、过氧化氢酶（CAT）、GSH 水平增加，有效降低细胞 DNA 损伤程度；b.抗黑色素瘤：适量 LSPC 可使黑色素瘤 B16 细胞膜破损，细胞形态改变，黑色素水平增加，S-100 蛋白阳性表达细胞数下降，黑色素瘤细胞减少，表明 LSPC 对 B16 细胞有形态上和功能上的诱导分化作用；c.预防口腔癌：适量 LSPC对人口腔表皮样癌（KB）细胞的生长有明显的抑制作用；d.抗其他肿瘤：适量 LSPC 对荷瘤小鼠腹腔巨噬细胞吞噬功能、细胞免疫功能、体液免疫功能等有明显的增强作用，抑瘤实验证实 LSPC 对小鼠 S_{180} 肉瘤具有明显的抑制作用。③保护心脑血管，改善记忆，防治老

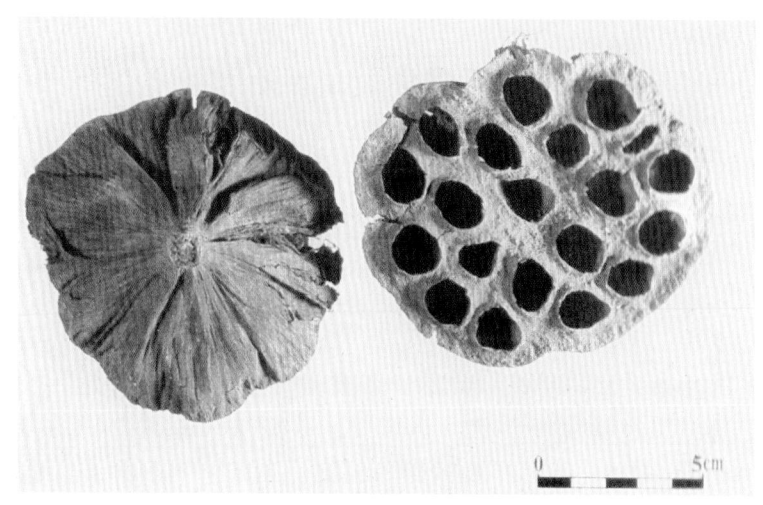

图 334　莲房（湖南产）

年痴呆。④增强免疫功能。⑤其他作用：调节血脂，抗菌作用。

· 淡豆豉《本草汇言》·
Dandouchi
SOJAE SEMEN PRAEPARATUM
Fermente Soybean

【来　　源】为豆科植物大豆 Glycine max（L.）Merr. 的成熟种子经加工发酵而成。

【制　　法】取黑豆，洗净，每100kg黑豆，用桑叶、青蒿各10kg，加水100kg，煎煮1小时，约煎成70kg汤液，过滤，滤液加入净黑大豆中，拌匀，待滤液吸尽后，置蒸笼中蒸至熟透，取出，稍晾后置竹簸箕中摊平，上面用桑叶和青蒿渣覆盖，置室内发酵至表面长出黄白色霉毛时取出，除去上盖的药渣，稍晾，置木桶内闷15~20天继续充分发酵至溢出香气时取出，稍晾，置蒸笼中蒸1小时，取出，干燥即得。

【性状鉴别】呈椭圆形，略扁，长 0.4~0.8cm，宽 0.3~0.5cm。表面黑褐色，微有皱纹及有灰黄色膜衣状物，常见种皮破烂露出灰黑色种仁。质稍松，易碎。有发酵样香气，味甘淡。

【显微鉴别】取本品1g，研碎，加水10mL，加热至沸，并保持微沸数分钟，滤过。取滤液0.5mL，点于滤纸上，待干，喷以1%吲哚醌-醋酸（10：1）的混合溶液，干后，在100~110℃加热约10分钟，显紫红色。

【规格等级】统货。以粒完整、色黑褐、质稍松者为佳。

【性味归经】苦、辛，凉。归肺、胃经。

【功能主治】解表除烦，宣发郁热。用于外感风热或寒热发热、头痛，烦躁胸闷，虚烦不眠，胃脘胀闷等。

【用法用量】6~12g，水煎服。

【主要成分】主要含大豆黄素、染料木素，还含蛋白质、脂肪、糖类、维生素 B_1、维生素 B_2、胡萝卜素、黄嘌呤、次黄嘌呤、烟酸、菸酸和胆碱，以及钙、铁、磷、多种氨基酸及酶等成分。

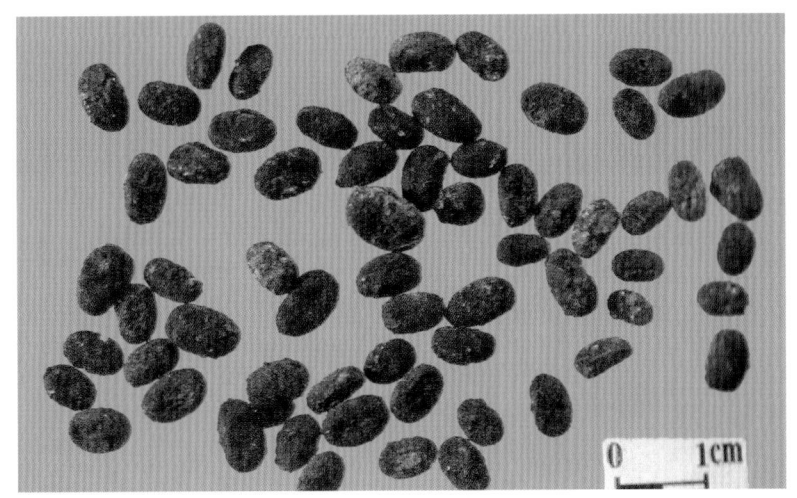

图 335 淡豆豉

【药理作用】①降血糖作用。②对心血管系统影响：a.扩张冠脉、增加心肌营养性血流量，保护缺血心肌作用；b.降低冠脉阻力及心肌收缩力、减慢心率、降低血压作用；c.抗心律失常作用。③抗肿瘤作用：淡豆豉的乙醇提取物主要含异黄酮、皂苷等，是抗肿瘤作用的主要成分，能够抑制肝癌肿瘤细胞增殖，并和时间、剂量呈正相关，淡豆豉的石油醚提取物抗肿瘤作用很弱。④体外抗凝、溶栓作用。⑤抗骨质疏松。⑥抗急性辐射损伤。

注：据有关报道，日本人喜欢食用的"纳豆"是从淡豆豉的制法中提升，经过菌种的筛选、优化、培育和制作工艺的提高发展而来的。

· 猪牙皂 《神农本草经》 ·
Zhuyazao
GLEDITSIAE FRUCTUS ABNORMALIS
Chinese Honeylocust Sterile Fruit

【来　　源】为豆科植物皂荚 *Gleditsia sinensis* Lam. 的干燥不育果实。

【产　　地】主产于山东、四川、云南、贵州、陕西、湖北、河南等地。

【采收加工】秋季采收成熟不育果实，晒至干透。

【性状鉴别】荚果呈柱形，略扁，弯曲似镰形或新月形，长 5~12cm，宽 0.7~1.5cm，形如猪獠牙，故名猪牙皂。顶端有鸟嘴状花柱残基，基部有细长的子房柄。表面紫棕色或紫褐色，被灰白色蜡质粉霜，擦去后有光泽，外果皮革质略光滑，并有细小的疣状突起及线状或网状的裂纹。质硬而脆，易折断，断面外层棕黄色，中间黄白色，中心较软，有淡绿色或淡棕黄色的络状物与斜向网纹，纵向剖开可见排列整齐的凹窝，偶有发育不全的种子。气微，有刺激性，嗅其粉末令人呛鼻打喷嚏，味先甜而辣。

以个均匀，饱满，紫棕色者为佳。

【显微鉴别】

（1）本品粉末棕黄色，石细胞众多，类圆形、长圆形或形状不规则，直径 15~53μm。纤维大多成束，直径 10~25μm，壁微木化，周围细胞含草酸钙方晶及少数簇晶，形成晶纤维；纤维束旁常伴有类方形厚壁细胞。草酸钙方晶长 6~15μm；簇晶直径 6~14μm。木化薄壁细胞甚多，纹孔及孔沟明显。果皮表皮细胞红棕色，表面观类多角形，壁较厚，表面可见颗粒状角质纹理。

（2）取本品粉末 1g，加乙醇 8mL，加热回流 5 分钟，放冷，滤过。取滤液 0.5mL，置小瓷皿中，蒸干，放冷，加醋酐 3 滴，搅匀，沿皿壁加硫酸 2 滴，渐显红紫色。

（3）取本品粉末 1g，加水 10mL，煮沸 10 分钟，滤过，滤液强烈振摇，即产生持久的泡沫（持续 15 分钟以上）。

【规格等级】统货。干货。紫棕色，有光泽，无杂质、霉变。以个均匀、饱满、色紫棕、有光泽、无果柄者为佳。

【炮　　制】取原药材，除去杂质，用时打碎。

【性味归经】辛、咸，温。有小毒。归肺，大肠经。

【功能主治】祛痰开窍，散结消肿。用于中风口噤，昏迷不醒，癫痫痰盛，关窍不通，喉痹痰阻，顽痰喘咳，咯痰不爽，大便秘结；外治痈肿。

【用法用量】遵医嘱。1~1.5g。多入丸散用。外用适量，研末吹鼻取嚏或研末调敷患处。

【主要成分】荚果主要含皂荚苷和皂荚皂苷，尚含蜡酸、鞣质、聚糖、豆固醇、谷固醇、豆甾醇、谷甾醇、果胶、纤维素、半纤维素、木质素、二十九烷及正二十七烷等成分。

【药理作用】①防治急性心肌缺血：减轻心肌缺血程度，缩小心肌梗死面积；②抗肿瘤作用：猪牙皂的皂苷成分和正丁醇提取物为其抗癌有效部位，猪牙皂具有明显的细胞毒作用，能够抑制乳腺癌细胞 MCF-7、MDA-MB-231、肝癌细胞 HepG2 和食道癌细胞 SLMT-1 等多种肿瘤细胞的增殖并诱导其凋亡；③抗过敏性鼻炎；④抗微生物作用：对大肠杆菌、伤寒及副伤寒杆菌、变形杆菌、绿脓杆菌、霍乱弧菌等病菌均有抑制作用；⑤抗寄生虫作用：皂苷能使阴道滴虫胞浆膜变薄，最后胞浆爆出，虫体死亡；⑥祛痰作用：能刺激胃黏膜而反射性地促进呼吸道黏液的分泌，从而产生祛痰作用；⑦抗过敏作用：抑制全身过敏性休克及皮肤过敏反应；⑧抗炎作用。

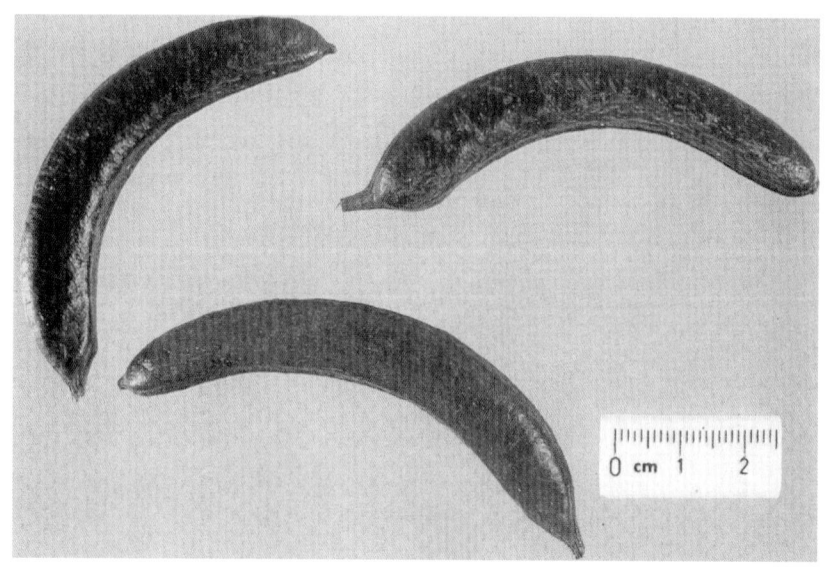

图 336　猪牙皂（山东产）

·琐琐葡萄《新疆中草药》·
Suosuoputao
VITIS FRUCTUS
European Grape Furit

【来　　源】为葡萄科植物琐琐葡萄 *Vitis vinifera* L. 的干燥果实。

【产　　地】主产于新疆吐鲁番、鄯善、和田等地。

【采收加工】秋季果实近成熟时，剪下果序，阴干。簸净果杆、杂质。

【性状鉴别】呈不规则的类圆形，表面皱缩不平。外皮棕红色或暗红色，质柔软，断面显果肉状，无核。气微，味微甜。

【规格等级】统货。应无杂质、霉变、虫蛀。

【性味归经】甘、酸，平。归肺、脾、肾经。

【功能主治】补气血，强筋骨，利小便。主治气血虚弱，肺虚咳嗽，心悸盗汗，烦渴，风湿痹痛，淋病，水肿，痘疹不透。

【用法用量】水煎服，15~30g。外用：适量，浸酒涂擦；或捣汁含咽；或研末撒敷。

【主要成分】含脂肪、蛋白质和碳水化合物，还含有果糖、葡萄糖、苹果酸、枸橼酸、维生素、胡萝卜素、氨基酸类及黄酮类，以及钠、钾等常量元素，和锌、铜、硒等微量元素。

【药理作用】①具有改善阿尔茨海默病（AD）患者的学习记忆能力，保护海马神经元的作用；②抗乙肝病毒；③调节免疫作用。

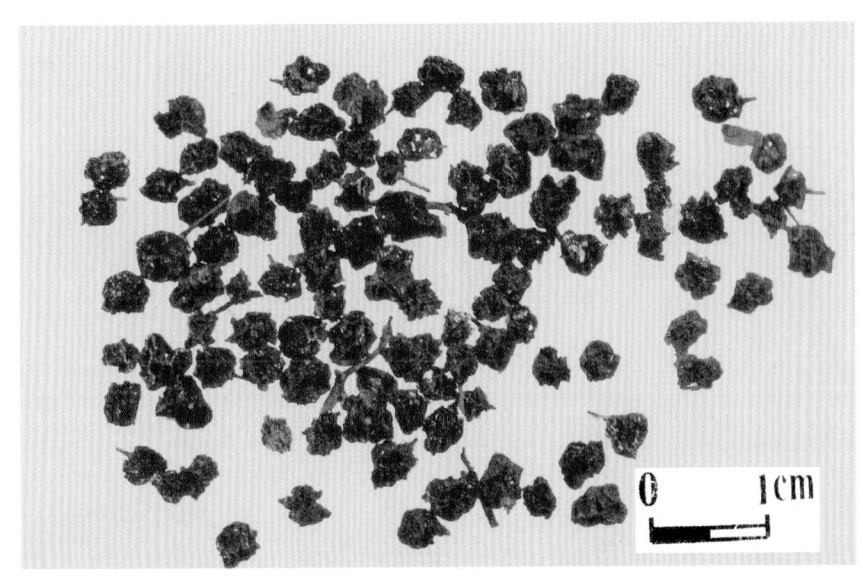

图 337　琐琐葡萄（新疆产）

· 甜石莲 《神农本草经》·
Tianshilian
NELUMBINIS FRUCTUS
Frosty Lotus Friut

【来　　源】 为睡莲科植物莲 *Nelumbo nucifera* Gaertn. 的经霜老熟干燥果实。

【产　　地】 主产于湖南常德、衡阳、岳阳、益阳；湖北荆州；江苏扬州量大。浙江、江西、福建亦产。

【采收加工】 秋末冬初莲子充分成熟，莲蓬将裂开时割取，取出果实晒干；或修整池塘时，拾取掉落于泥中的果实，洗净晒干。

【性状鉴别】 呈椭圆形或卵圆形，两端稍尖，长 1.5~1.8cm。直径 0.8~1.3cm；表面灰棕色或棕黑色，被灰白色粉霜，除去后略有光泽，放大镜下可见多数小凹点；顶端有圆孔状柱迹，基部有果柄痕，其旁边有棕色点状突起；果皮厚约 1mm，极坚硬，内表面红棕色，粗糙有纵纹，内有种子（莲子）1 粒。

【规格等级】 统货。以色黑、饱满，质重者为佳。"湘莲"最著名。

【性味归经】 甘、涩、微苦，寒。归脾、胃、心经。

【功能主治】 清湿热，开胃进食，清心宁神，涩精止泻。主治噤口痢，呕吐不食，泻痢，心烦失眠，遗精，尿浊，带下。

【用法用量】 内服：打碎煎汤，9~12g。

【主要成分】 主要有效成分为莲心碱，还含蛋白质、氨基酸、油脂、甾体、多肽类和香豆精，以及少量强心苷。

【药理作用】 ①抑菌作用：体外对细菌和真菌均有一定抑制效果；②抗病毒作用：抗 Para-3 病毒和 RSV 病毒；③抗炎作用。

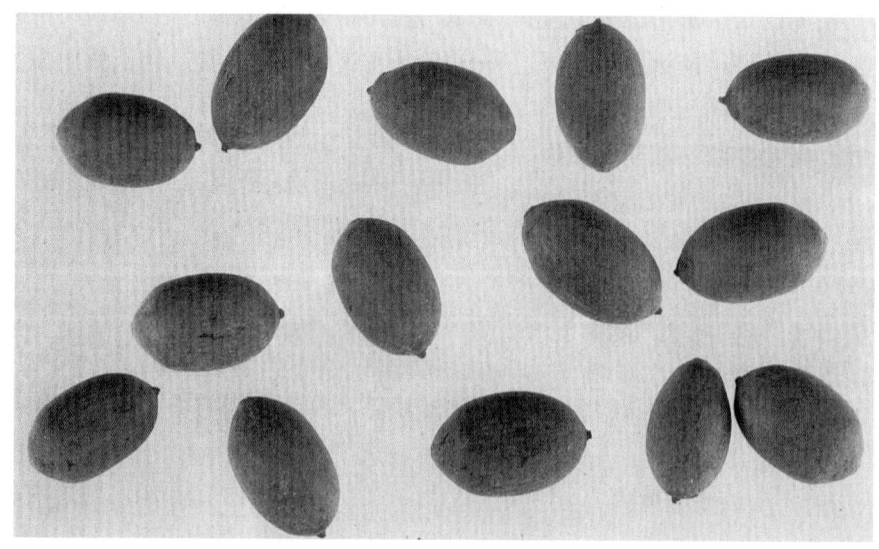

图 338　甜石莲（湖南产）

· **菟丝子**《神农本草经》·
Tusizi
CUSCUTAE SEMEN
Chinese Dodder Seed

【来　　源】为旋花科植物菟丝子 *Cuscuta chinensis* Lam. 的干燥成熟种子。

【产　　地】主产于河南、河北、陕西、江苏、山东、辽宁、吉林、黑龙江、山西、新疆等地。

【采收加工】7~9月果实成熟时与寄主同时割下，晒干，打下种子，除去杂质。

【性状鉴别】呈类球形或卵圆形，直径 0.1~0.15cm。表面灰棕色或黄棕色，具细密突起的小点，一端有微凹的线形种脐。质坚实，不易压碎。水湿后有黏液感。水煮至种皮破裂时露出黄白色卷旋丝状的胚。气微，味淡。

以粒大，均匀，饱满者为佳。

【显微鉴别】

（1）取本品少量，加沸水浸泡后，表面有黏性；加热煮至种皮破裂时，可露出黄白色卷旋状的胚，形如吐丝。

（2）本品粉末黄褐色或深褐色。种皮表皮细胞断面观呈类方形或类长方形，侧壁增厚；表面观呈圆多角形，角隅处壁明显增厚。种皮栅状细胞成片，断面观2列，具光辉带；表面观呈多角形皱缩。胚乳细胞呈多角形或类圆形，胞腔内含糊粉粒。子叶细胞含糊粉粒及脂肪油滴。

【规格等级】统货。干货、饱满，质坚实，灰棕色或黄棕色，无泥沙、杂质。

【炮　　制】

（1）菟丝子：除去杂质，洗净，晒干。

（2）盐菟丝子：取净菟丝子，每100kg用食盐2kg加适量清水溶解，菟丝子置锅中，用文火炒加热，边炒边喷洒盐水，炒至微黄色有香气，取出，放凉。

（3）酒菟丝子：取净药材置锅内，加适量清水煮至药材吐丝，煮时用铁铲不断搅拌，待水将吸尽时加入定量的黄酒和白面粉（先用清水调成糊状），搅拌均匀，取出置平板上压平，约1cm厚，切成1cm方块，烘干或晒干。每100kg净菟丝子用黄酒15kg，面粉10kg。

【炮制作用】盐制引药入肾，增强补肾作用；酒制增强温肾壮阳的作用。

【性味归经】辛、甘，温。归肝、肾、脾经。

【功能主治】滋补肝肾，固精缩尿，安胎，明目，止泻。用于肾虚体弱，阳痿遗精，尿有余沥，遗尿尿频，腰膝酸软，视蒙，眼花，耳鸣，肾虚胎漏，胎动不安，脾肾虚泻；外治白癜风。

【用法用量】6~12g，水煎服，外用适量。

【主要成分】含黄酮、甾醇、生物碱、糖类、淀粉酶、苷类、鞣酸和香豆素等。黄酮类：槲皮素、金丝桃苷、紫云英苷；甾醇类：胆甾醇、菜油甾醇、豆甾醇、β-谷甾醇、β-香树脂醇。亦含钙、镁、铁等微量元素，维生素A以及多种氨基酸等成分。

【药理作用】①保护缺血性心肌作用；②增强免疫；③改善造血功能，促进粒系祖细胞的生长；④促进生殖作用：兴奋下丘脑-垂体-性腺（卵巢）轴功能，促进卵泡发育或

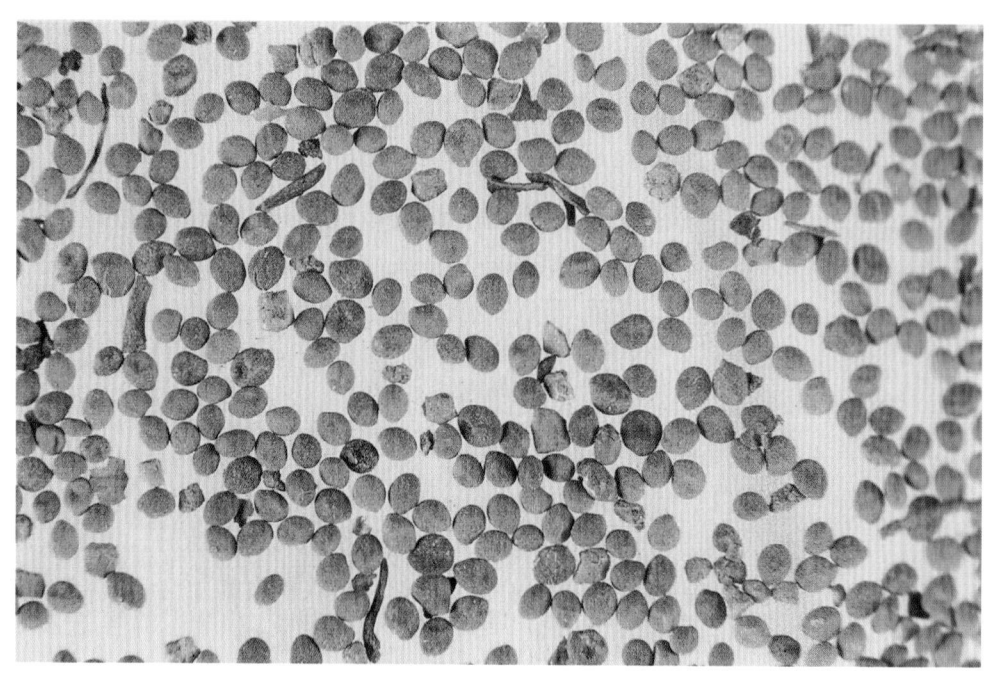

图 339　菟丝子（河北产）

精子活动；⑤抗菌作用：对金黄色葡萄球菌、福氏痢疾杆菌和伤寒杆菌等均有抑制作用；⑥具有抗氧化、抗衰老及营养神经作用；⑦延缓白内障形成，并有治疗作用；⑧抑制肠运动，对离体子宫表现出兴奋作用；⑨其他作用：保肝，明目，抗骨质疏松。

·蛇床子《神农本草经》·
Shechuangzi
CNIDII FRUCTUS
Common Cnidium Fruit

【来　　源】为伞形科植物蛇床 *Cnidium monnieri*（L.）Cuss. 的干燥成熟果实。

【产　　地】野生。主产于山东、河北、江苏、浙江等地。

【采收加工】夏末秋初果实成熟时采割果实，打下果实，晒干，除去杂质。

【性状鉴别】为双悬果，呈椭圆形。长 0.2~0.4cm，直径近 0.2cm。表面灰黄色或灰褐色，间有灰绿色。顶端有 2 个向外弯曲的宿存花柱基，基部偶有细果柄。分果略呈半球形，每个分果背面有薄而凸起的棱线 5 条，接合面平坦，有 2 条棕色略突起的纵棱线。果皮松脆，揉搓易脱落，种子细小，灰棕色，显油性。气香，味辛、凉，有麻舌感。

以粒饱满，灰黄色，气香者为佳。

【显微鉴别】

（1）本品分果横切面：外果皮为 1 列扁平细胞，外被角质层。中果皮较厚，纵棱异常突出，中部有维管束，其周围有厚壁木化网纹细胞；背面纵棱间各有椭圆形油管 1 个，接合面有油管 2 个，共有 6 个。内果皮为 1 列扁平细胞。种皮为 1 列淡棕色细胞。胚乳细胞含多数糊粉粒，每个糊粉粒中含有细小草酸钙簇晶。

（2）取本品粉末 2g，加乙醇 20mL，加热回流 30 分钟，滤过。取滤液数滴，点于白瓷

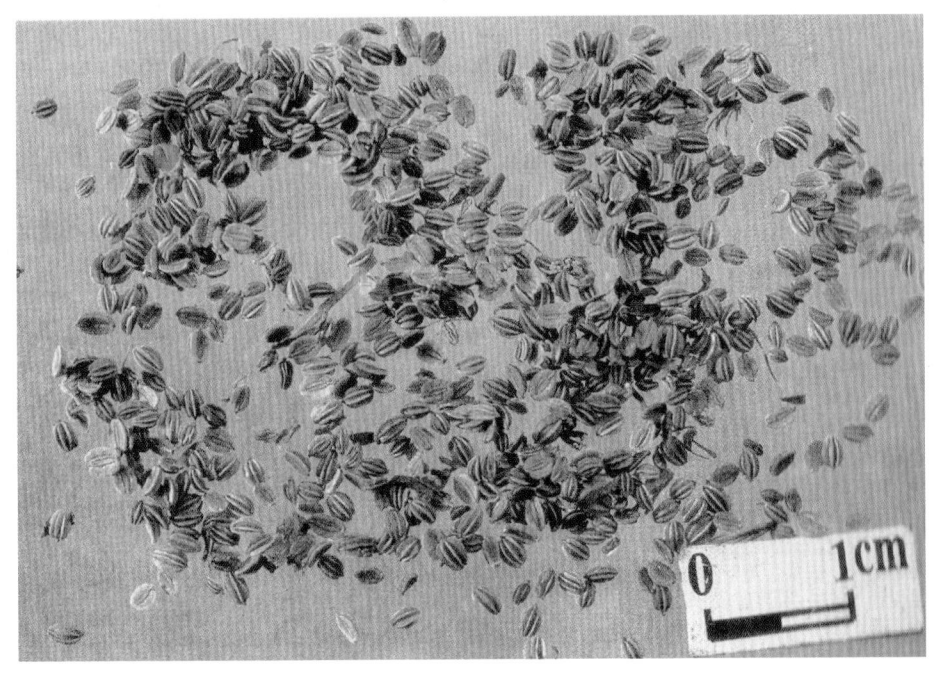

图 340　蛇床子（山东产）

板上，置紫外光灯（365nm）下观察，显蓝紫色荧光；另取滤液 2mL，加等量的 3％碳酸钠溶液，加热 5 分钟，放冷，再加新制的重氮对硝基苯胺试液 1~2 滴，即显樱红色。

（3）取本品粗粉 0.3g，加乙醇 5mL，超声处理 5 分钟，放置，取上清液作为供试品溶液。另取蛇床子素对照品，加乙醇制成每 1mL 含 1mg 的溶液，作为对照品溶液。照薄层色谱法试验，吸取上述两种溶液各 2μL，分别点于同一以羧甲基纤维素钠为黏合剂的硅胶 G 薄层板上，以苯-醋酸乙酯（30∶1）为展开剂，展开，取出，晾干，置紫外光灯（365nm）下检视。供试品色谱中，在与对照品色谱相应的位置上，显相同颜色的荧光斑点。

【规格等级】统货。干货。颗粒饱满，气浓，无泥土、杂质、霉变。

【炮　　制】取原药整理洁净入药。

【性味归经】辛、苦，温；有小毒。归肾经。

【功能主治】温肾壮阳，燥湿，祛风，杀虫，止痒。用于阳痿，宫冷，寒湿带下，阴痒，湿痹腰痛等；外用皮肤瘙痒，湿疹，疥癣，妇人阴痒，滴虫性阴道炎等。

【用法用量】3~9g，水煎服。外用适量，多煎汤、熏洗，或研末调敷。

【主要成分】含香豆素类化合物，包括蛇床子素、欧芹属素乙、佛手柑内酯和异虎耳草素等；含挥发油类成分，包括 α-蒎烯、β-蒎烯、莰烯、柠檬烯、异龙脑和醋酸龙脑酯等；含糖类成分葡萄糖、麦芽糖、蔗糖、乳糖及果糖等；含微量元素铁、锌、锰和锶等；此外还含有 β-甾醇、D-苯丙氨酸、棕榈酸、油酸、亚油酸及绿色素等成分。

【药理作用】①对心血管系统作用：a.抗心律失常：抑制心脏收缩力和收缩频率，明显降低心房肌的兴奋性和自律性；b.扩张血管，降低血压；c.抑制血栓形成：对动静脉血栓均有抑制作用。②对中枢神经系统的作用：a.镇静；b.抗焦虑；c.促进学习和记忆；d.局部麻醉。③对内分泌系统作用：a.拮抗激素引起骨质疏松；b.保护和增强腺垂体-肾上腺皮质轴的功能。④抗微生物、寄生虫作用：对耐药性金黄色葡萄球菌、绿脓杆菌及皮肤癣菌有抑制作用，杀灭阴道滴虫。⑤增强免疫功能。⑥抗诱变、抗肿瘤作用：对肺鳞癌及肺腺癌均有抑制作用；蛇床子水提取液在体内有较强的抗肿瘤作用，能抑制肿瘤生长并延长荷瘤动物的生存时间。⑦类性激素样作用。⑧其他作用：抗变态反应，抗炎，平喘祛痰，延缓衰老。

· 楮实子《名医别录》·
Chushizi
BROUSSONETIAE FRUCTUS
Common Papermulberry Fruit

【来　　源】为桑科植物构树 *Broussonetia papyrifera*（L.）Vent. 的干燥成熟果实。

【产　　地】主产于河南、江苏、湖北、湖南、山西、甘肃和贵州遵义、安顺、黔南等地。

【采收加工】秋季将成熟果实打下，洗净，晒干，除去灰白色膜状衣被及杂质。

【性状鉴别】球形或卵圆形，稍扁，直径约 0.15cm。表面红棕色或黄棕色，有网状皱纹，一侧有棱，一侧有凹沟。质硬而脆，易压碎。胚乳类白色，富油性。气微，味淡。

以个匀，饱满，红棕色者为佳。

【显微鉴别】本品粉末红棕色。果皮栅状细胞壁黏液化，残存具细齿状的条纹增厚部分，形似细芒，含晶厚壁细胞成片，棕黄色，表面观类多角形，内含草酸钙簇晶；断面观类长方形，内壁极厚，胞腔偏靠外侧，簇晶矩圆形。内果皮厚壁细胞甚扁平，常多层重叠，界限不清。种皮表皮细胞表面观多角形，壁略呈连珠状增厚，非木化，胞腔内含黄棕色物质。

【规格等级】商品为统货。干货。颗粒饱满，无衣被、杂质、虫蛀、霉变。

【炮　　制】取原药拣除杂质，整理洁净入药。

【性味归经】甘，寒。归肝，肾经。

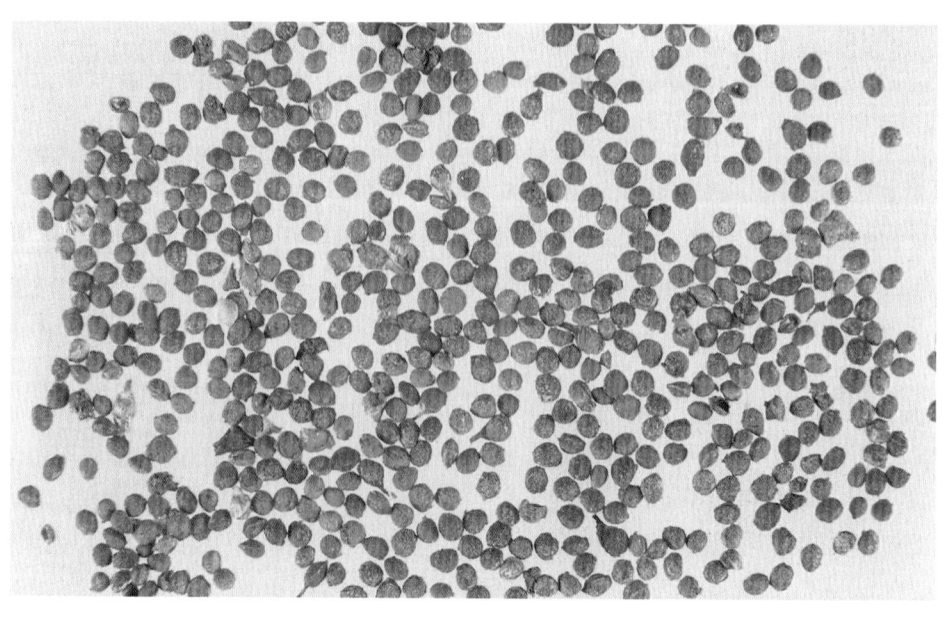

图 341　楮实子（贵州产）

【功能主治】补肾清肝，明目，利尿。用于肝肾虚弱，腰膝酸软，虚劳骨蒸，头晕目昏，目生翳膜，水肿胀满。

【用法用量】6~12g，水煎服。

【主要成分】主要含皂苷、维生素B及油脂。含脂肪油包括油酸、亚油酸、饱和脂肪酸等。此外尚含微量元素铁（Fe）、锌（Zn）、铜（Cu）等，以及天冬氨酸、谷氨酸、精氨酸等氨基酸成分。

【药理作用】①抗氧化作用；②降血脂；③增强免疫，升高外周血细胞；④抗肿瘤作用：楮实子总生物碱为抗肿瘤活性成分，其多糖成分通过活化巨噬细胞、淋巴细胞，提高NK细胞和LAK细胞的活性，促进有丝分裂作用，增强网状内皮系统，促进细胞因子分泌，增强红细胞免疫等作用而提高宿主抗肿瘤免疫功能，通过改变瘤体细胞膜的生长特性，抗突变，抗自由基，诱导分化与诱导凋亡等作用而发挥直接的抗肿瘤作用；⑤保护肝功能；⑥对毛发癣菌有抑制作用。

· 紫苏子《名医别录》·
Zisuzi
PERILLAE FRUCTUS
Common Perilla Fruit

【来　　源】为唇形科植物紫苏 *Perilla frutescens*（L.）Britt. 的干燥成熟果实。

【产　　地】多为栽培，稀有野生。全国大部分地区有产。主产于湖北黄冈、孝感；江苏镇江、淮阳；河南许昌、商丘；山东济宁、泰安；江西宜春；浙江金华；四川涪陵；河北保定；黑龙江黑河等地。湖北产量最大。

【采收加工】秋季果实成熟时采收，除去杂质，干燥。

【性状鉴别】呈卵圆形或类球形，直径约0.15cm。表面灰棕色或灰褐色，有微隆起的暗紫色网纹，基部稍尖，有灰白色点状果梗痕。果皮薄而脆，易压碎。种子黄白色，种皮膜质，子叶2片，类白色，有油性。压碎有香气，味微辛。

【显微鉴别】

（1）本品粉末特征：种皮表皮细胞表面观呈类椭圆形，壁呈致密雕花钩纹状增厚。外果皮细胞黄棕色，皱缩；内果皮组织断面观主为异形石细胞，呈不规则形，上部壁条状分枝似栅状，中、下部壁具多数短分枝似星芒状；顶面观呈类多角形，界限不清，胞腔星状。

（2）取粉末2g，加乙醚20mL，温浸30分钟后滤过，取乙醚提取液2mL，置玻璃皿上，室温挥去乙醚，将残渣与无水硫酸钠1~2粒直接加热，产生气泡并有刺激性特臭的丙烯醛白色气体（检查油脂类化合物）。

（3）薄层色谱：取粉末200g，置沙氏提取器中，用30~60℃石油醚加热回流8小时，放冷，回收石油醚得总油。取油2g，加0.5mol/L氢氧化钾乙醇液80mL，加热回流1小时，冷却回收乙醇，加水100mL，用乙醚振摇除去杂质（25mL×4次），水层加6mol/L盐酸40mL，再用乙醚提取（25mL×4次），用水洗除去杂质（25mL×4次），加无水硫酸钠脱水，回收乙醚，得总酸加2%浓硫酸-甲醇溶液（1：5）30mL回流2小时，加水60mL，用石油醚提取（25mL×4次），回收石油醚得甲酯，点样。吸附剂：硅胶G（青岛）加10%AgNO₃（3：10），湿法铺板，风干后于105℃活化1小时。以苯展开，展距18cm。喷0.2%2',7'-二氯荧光素乙醇液后，在紫外光灯（254nm）下观察，显4个黄色斑点。

【规格等级】商品为统货。以颗粒饱满，色灰棕，油性足者为佳。

【炮　　制】

（1）紫苏子：除去杂质，洗净，干燥。

（2）炒苏子：取净紫苏子，用文火炒至有爆裂声，有香气时取出，放凉。

（3）蜜炙紫苏子：取净紫苏子，每100kg用炼蜜15kg，用适量开水稀释，拌匀，闷润至蜜水被吸尽，用文火炒至有爆裂声、有香气、不粘手时取出，摊凉。

【炮制作用】炒制后易于煎出有效成分，同时减少滑肠之弊，蜜制可增强润肺降气作用。

【性味归经】辛，温。归肺、大肠经。

【功能主治】降气消痰，平喘，润肠。用于痰壅气逆，咳嗽气喘，肠燥便秘。

【用法用量】3~9g，水煎服。

【主要成分】含脂肪油、蛋白质、黄酮类、三萜类及维生素 B_1、维生素 B_2、维生素 E。其中脂肪油包含不饱和脂肪酸、棕榈酸、油酸、亚油酸和亚麻酸等。还含天冬氨酸、苏氨酸、丝氨酸等多种氨基酸，以及铁（Fe）、锰（Mn）、铜（cu）等微量元素。此外尚含有 β-谷甾醇、甾醇、糖与 β-胡萝卜素等成分。

【药理作用】①增强学习记忆功能；②抑制血小板聚集作用；③降血脂、降血压作用；④防腐、抗氧化、抗衰老；⑤抗炎、抗过敏；⑥增强免疫功能；⑦止咳、平喘、化痰作用；⑧保护肝损伤；⑨降低血浆黏度；⑩抗肿瘤作用：紫苏子中提取的紫苏子油具有抑制结肠癌、肾脏肿瘤作用，可降低乳腺癌的发生率，其作用机制可能是因为抑制了 PhIP-DNA 的形成使癌细胞增殖减少。

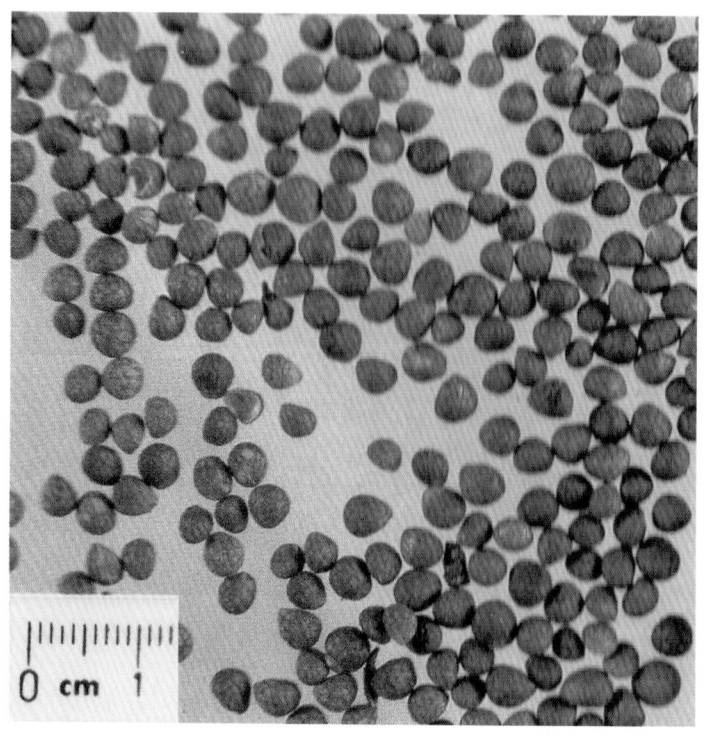

图 342　紫苏子（湖北产）

·胡芦巴《嘉祐本草》·
Huluba
TRIGONELLAE SEMEN
Common Fenugreek Seed

【来　　源】为豆科植物胡芦巴 Trigonella foenum-graecum L. 的干燥成熟种子。

【产　　地】主产于安徽亳州、阜阳等地。此外，河南、四川、甘肃等省亦产。

【采收加工】夏季果实成熟时采割植株，晒干，打下种子，除去杂质。

【性状鉴别】略呈不规则的扁斜方形或矩形，略似萝卜子，长 0.3~0.4cm，宽 0.2~0.3cm，厚约 0.2cm。表面黄绿色或黄棕色，平滑，两侧各具深斜沟一条，相交处有点状种脐。质坚硬，不易破碎。种皮薄，胚乳呈半透明状，具黏性，子叶 2 片，淡黄色，胚根弯曲，肥大而长。气香，味微苦。嚼之有豆腥气。

以粒大，均匀，饱满者为佳。

【规格等级】统货。干货。粒大、饱满。无杂质、虫蛀、霉变。

【炮　　制】

（1）胡芦巴：取原药拣除杂质，洗净泥沙，晒干，用时打碎。

（2）酒制胡芦巴：取洁净胡芦巴，每 100kg 用 20kg 黄酒拌匀，使吸尽酒，置锅中蒸 2 小时至透，取出晒干。或用文火炒至黄色，有香气时取出，放凉，用时打碎。

（3）盐制胡芦巴：取洁净胡芦巴，每 100kg 用 2kg 食盐加水适量溶解，拌匀，闷至吸尽盐水，蒸 2 小时，晒干。或用文火炒至黄色，有香气时取出，放凉，用时打碎。

【炮制作用】酒制后能增强祛寒温肾阳作用；盐制后可引药入肾，增强温肾之力。

【性味归经】苦，温。归肾、肝经。

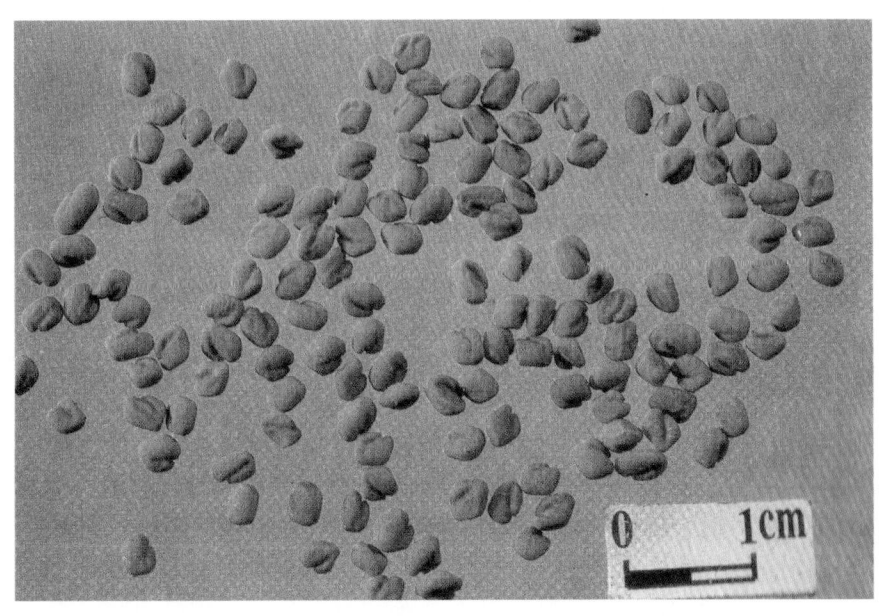

图 343　胡芦巴（安徽产）

【功能主治】温肾阳，祛寒，止痛。用于肾脏虚寒，阳痿，滑精偏坠，小腹冷痛，小肠疝气，寒湿脚气等。

【用法用量】5~10g。水煎服。

【主要成分】含薯蓣皂苷元、雅莫皂苷元等甾体皂苷类；含番木瓜碱、胆碱、龙胆碱和胡芦巴碱等生物碱类；含东莨菪内酯、莨菪内酯和胡芦巴素等香豆素类；含三萜类成分如白桦醇、白桦酸、大豆皂苷；含亚油酸、棕榈酸、亚麻酸、月桂酸、油酸和硬脂酸等有机酸和油脂；含肽酯类成分胡芦巴肽酯；还含有葡萄糖、鼠李糖、木糖等多种糖类和蛋白质成分。

【药理作用】①降血糖作用；②抑制前列腺增生；③防治脂肪肝，保护急、慢性化学性肝损伤；④治疗慢性肾功能衰竭；⑤抗溃疡；⑥抗肿瘤作用：胡芦巴种子所含的番木瓜碱对淋巴样白血病有显著的活性，葫芦巴碱能使白血病 P388 小鼠生命延长 31%，对埃利希腹水癌小鼠的癌细胞生长的抑制率超过 70%；⑦调节血脂；⑧保护缺血大脑；⑨其他作用：抗氧化，改善学习记忆，抗炎，减肥。

· 葱子《神农本草经》·
Congzi
ALLII FISTULOSI SEMEN
Fistular Onion Seed

【来　　源】为百合科植物葱 *Allium fistulosum* L. 的干燥成熟种子。

【产　　地】全国大部分地区有产。主产于山东、河北、河南等地。

【采收加工】夏秋季果实成熟时，采割果序，晒干，搓出种子，去净杂质，再晒至足干。

【性状鉴别】呈三角状扁卵形，一面微凹，另一面隆起，有棱线 1~2 条，长 3~4mm，

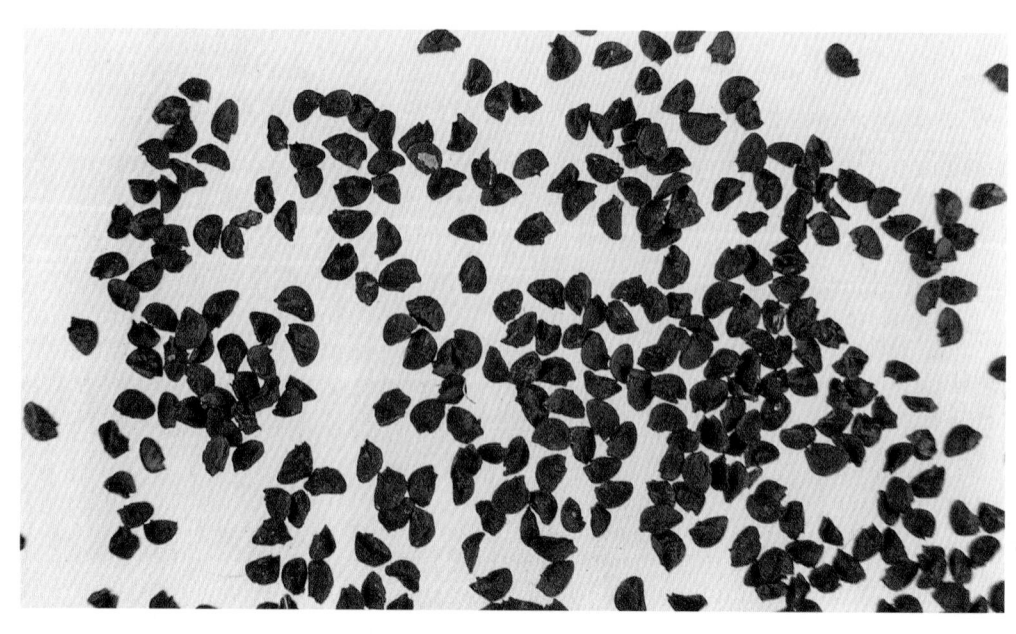

图 344　葱子（山东产）

宽 2~3mm。表面黑色，多光滑或偶有疏皱纹，凹面平滑。基部有两个突起，较短的突起顶端灰棕色或灰白色，为种脐，较长的顶端为珠孔。质坚硬。气特异，嚼之有葱味。

【规格等级】商品为统货。干货。粒饱满，色黑。无泥土、杂质、霉变。

【性味归经】辛，温。归肺、肝、胃经。

【功能主治】温肾阳，明目，散风。用于肾虚证之阳痿、目眩，风寒感冒等。

【用法用量】3~9g，水煎服。

【主要成分】含棕榈酸、花生酸、亚油酸、β-谷甾醇、腺苷、葡萄糖酸、2-甲氧基对苯二酚和 S-丙烯基-L-半胱氨酸硫氧化物等成分。

【药理作用】①抗菌作用；②抗肿瘤作用：葱子中甾体皂苷具有抗肿瘤作用，主要表现在抑制肿瘤生长和细胞毒作用，促使体内排出致癌物质的酶活性增加，相对地减少身体罹患癌症的机率；③抗氧化作用；④影响酶的活性：抑 H^+/K^+-ATP 酶活性，抑制 DNA 拓扑异构酶 I 和 II 的催化活性；⑤心血管活性：抗血小板聚集，抗心肌缺血，降血脂，延缓动脉粥样硬化作用。

· 葶苈子《神农本草经》·
Tinglizi

商品因植物来源不同，分为北葶苈子（苦葶苈子）和南葶苈子（甜葶苈子）。二者均以"葶苈子"为名。

· 北葶苈子 ·
Beitinglizi
LEPIDII SEMEN
Pepperweed Seed

【来　　源】为十字花科植物独行菜 *Lepidium apetalum* Willd. 的干燥成熟种子。

【产　　地】主产于辽宁海城、凤城、鞍山、丹东；黑龙江鹤岗、铁力、伊春、嘉荫；吉林；河北保定、沧州、承德；内蒙古乌兰浩特和甘肃、山西、青海等地。

【采收加工】夏季果实成熟时采制植株，晒干，搓出种子，除去杂质。

【性状鉴别】呈扁卵形，长 0.1~0.15cm，宽 0.05~0.1cm。表面棕色或红棕色，微有光泽，具纵沟 2 条，其中 1 条较明显。一端钝圆，另一端尖而微凹，类白色，种脐位于凹入端。气微，味微辛辣，黏性较强。

以粒均匀，黄棕色为佳。

【显微鉴别】

（1）取本品少量，加水浸泡后，用扩大镜观察，北葶苈子透明状黏液层较厚，厚度可超过种子宽度的 1/2 以上。南葶苈子透明状黏液层薄，厚度约为种子宽度的 1/5 以下。

（2）北葶苈子粉末黄棕色。种皮表皮细胞为黏液细胞，断面观略呈长方形，内壁增厚向外延伸成纤维素柱，长 24~34μm，顶端钝圆、偏斜或平截，周围可见黏液质纹理。种皮内表皮细胞为黄色，表面观呈多角形、类方形，少数长多角形，直径 15~42μm，壁厚 5~8μm。

南葶苈子种皮外表皮细胞断面观类方形，纤维素柱短，长 8~18μm，种皮内表皮细胞表面观长方多角形。

【规格等级】商品为统货，干货。粒饱满，表面红棕色，无杂质。

【炮　　制】

（1）净葶苈子：除去杂质及灰屑。

（2）炒葶苈子：取净葶苈子，用文火炒至微鼓起、有爆裂声、有香气时取出，放凉。

【炮制作用】本品性大寒沉降，药效峻烈，会耗伤肺气，炒后缓和药性，适用于虚弱患者。

【性味归经】辛、苦，大寒。归肺、膀胱经。

【功能主治】泻肺平喘，行水消肿。用于流涎壅肺，喘咳痰多，胸胁胀满，不得平卧，实证胸腹水肿，小便不利等；肺源性心脏病水肿。

【用法用量】水煎服，3~9g，包煎。

【主要成分】主要含芥子苷、白芥子苷、强心苷、糖类和异硫氰酸苄脂等；含脂肪油，如油酸甲酯、棕榈酸甲酯、11-二十碳烯酸甲酯、壬二酸二甲酯、癸二酸二甲酯、硬脂酸甲酯和十一烷二酸二甲酯等化合物成分；含挥发油，如苯乙腈、5-甲硫甲基戊腈、苯丙腈、二苯甲基二硫醚、二苯甲基三硫醚、苯甲醛、苄硫醇、硫氰酸苄酯和 9,12,15-十五碳三烯酸乙酯等化合物成分；含黄酮苷类，如槲皮素-3-O-β-D-吡喃葡萄糖苷、槲皮素-3-O-β-D-葡萄糖醛酸苷、槲皮素-3,7-二-O-β-D-葡萄糖苷、槲皮素-3-O-β-D-葡萄糖-(1→2)-β-D-葡萄糖苷和异鼠李素-3-O-β-D-[2-O-(6-O-芥子酰基)-β-D-吡喃葡萄糖基]-吡喃葡萄糖苷等化合物。

【药理作用】①对循环系统作用：a.强心和增加冠脉血流量，抑制心肌肥大和心室重构；b.调节血脂作用。②对呼吸系统作用：止咳祛痰，舒张支气管平滑肌，缓解支气管痉挛作用。③抗肿瘤作用：葶苈子对人鼻咽癌细胞和子宫颈癌细胞株有很强的抑制作用，对艾氏腹水癌小鼠的癌细胞也有明显的抑制作用，且几乎无副作用。④抗菌作用。⑤增强免疫功能。⑥利尿作用。⑦镇静作用。

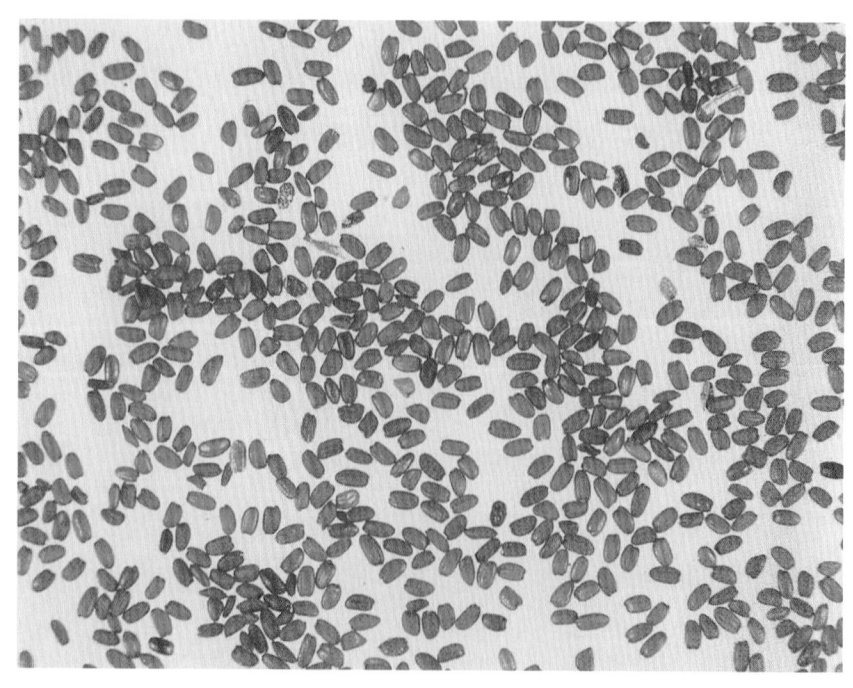

图 345　北葶苈子（河北产）

·南葶苈子·
Nantinglizi
DESCURAINIAE SEMEN
Flixweed Tansymustard Seed

【来　　源】为十字花科植物播娘蒿 *Descurainia sophia*（L.）Webb.ex Prantl. 的干燥成熟种子。

【产　　地】主产于安徽滁州、嘉山、阜阳，江苏徐州、淮阴、南通，浙江，山东济南、青岛、烟台及河南、河北、山西、陕西等地。

【采收加工】夏季果实成熟时采割植株、晒干、搓出种子，除去杂质。

【性状鉴别】比北葶苈子较小，呈长圆形，略扁，长约0.1cm，宽约0.05cm。一端钝圆，另一端微凹或较平截。味微辛、苦，略带黏性。

【显微鉴别】见北葶苈子。

【规格等级】商品为统货。干货。粒饱满，无杂质。

【炮　　制】同北葶苈子。

【炮制作用】同北葶苈子。

【性味归经】同北葶苈子。

【功能主治】同北葶苈子。

【用法用量】同北葶苈子。

【主要成分】含强心苷，其中有葶苈苷、糖芥苷、七里香苷甲、毒毛花苷元和伊夫单苷等；含挥发油，内有异硫氰酸苄酯、二烯丙基二硫化物等；含脂肪油，包括油酸、亚油酸、花生酸、棕榈酸、肉豆蔻酸和芥酸等；此外，近年研究发现，含有β-谷甾醇、胡萝卜苷、3,5-二甲氧基-4-羟基苯甲醛、芥子酸、芥子酸乙酯、芥子碱硫酸氢盐、4-甲氧基芥子酸、山奈酚、槲皮素-7-O-β-D-吡喃葡萄糖基（1→6)-β-D-吡喃葡萄糖苷、槲皮

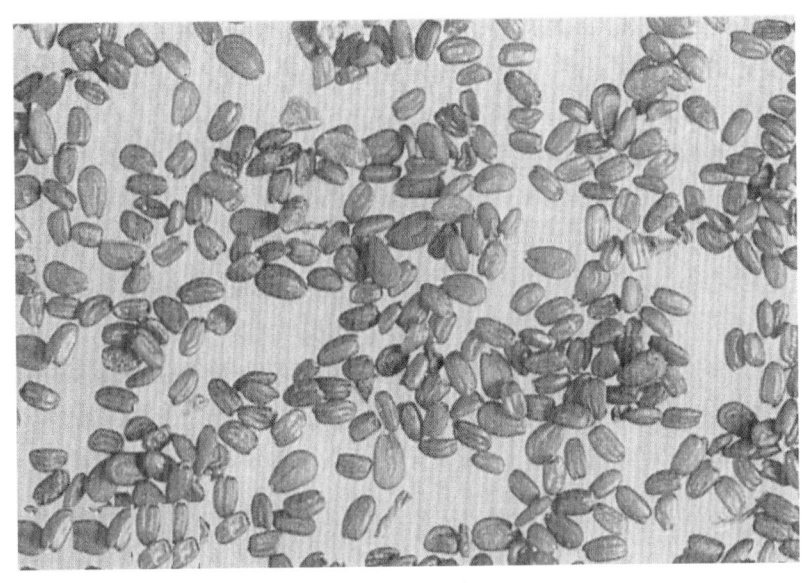

图 346　南葶苈子（江苏产）

第二章　种子及果实类

497

素-3-O-β-D-吡喃葡萄糖基-7-O-β-龙胆双糖苷、山柰酚-3-O-β-D-吡喃葡萄糖基-龙胆双糖苷、异鼠李素-3-O-β-D-吡喃葡萄糖基-7-O-β-龙胆双糖苷、槲皮素-7-O-β-龙胆双糖苷、山柰酚-7-O-β-龙胆双糖苷、异鼠李素-7-O-β-龙胆双糖苷、槲皮素-3,7-二-O-β-D-吡喃葡萄糖苷、山柰酚-3,7-二-O-β-D-吡喃葡萄糖苷和异鼠李素-3,7-二-O-β-D-吡喃葡萄糖苷等成分。

【药理作用】同北鹤虱子。

· 槐角《神农本草经》·
Huaijiao
SOPHORAE FRUCTUS
Japanese Pagodatree Fruit

【来　　源】为豆科植物槐 Sophora japonica L. 的干燥成熟果实。

【产　　地】主产于山东、山西、陕西等地。

【采收加工】冬季果实成熟后，将干燥时采摘，除去果柄、杂质，晒干。

【性状鉴别】荚果扁圆柱形，种子间缢缩成连珠状，长 1~6cm，直径 0.6~1.0cm。表面黄绿色或棕褐色，皱缩而粗糙，背缝线一侧呈黄色。顶端有突起的残留柱基；基部常有果柄。质柔润，有黏性，干后皱缩，易在皱缩处折断，断面黄绿色。内含种子 1~6 粒，肾形，长约 0.8cm，表面光滑，棕黑色，一侧有灰白色圆形种脐；质坚硬，种皮革质，子叶 2 片，黄绿色。果肉气微，种子嚼之有豆腥味。

以角长，肥大，饱满，黄棕色者为佳。

【显微鉴别】本品粉末，种皮栅状细胞多成片或单个散在，无色或棕色；横断面观细胞 1 列，窄长，上端稍扩大，壁较厚，有纵沟纹，光辉带位于顶端，顶面观呈多角形，壁厚，呈紧密连珠状，孔沟细密，胞腔甚小；底面观呈圆多角形或类圆形，壁稍厚，胞腔大，内含为棕色物。

【规格等级】统货。应成熟，无虫蛀、霉变，以角长，肥大，饱满，黄绿色者为佳。

【炮　　制】

（1）净槐角：除去杂质，用时打碎。

（2）蜜槐角：取净槐角，每 100kg 净槐角用 3~5kg 炼蜜，用适量开水稀释。将槐角用中火炒至爆裂时喷洒炼蜜水，翻炒至外表光亮疏松不粘手时取出，摊凉。

（3）槐角炭：取净槐角，用武火炒至表面焦黑色，内部老黄色时取出放凉。

【炮制作用】蜜炙缓和苦寒之性，并增强滋润肠燥的功效。炒炭增强止血功效。

【性味归经】苦，寒。归肝，大肠经。

【功能主治】清热泻火，凉血止血。用于肠热便血，痔肿出血，血痢，膀胱出血，崩漏，肝热头痛，眩晕目赤等。

【用法用量】6~15g，水煎服。

【主要成分】主要成分为黄酮类化合物，如槐花苷、染料木苷、槐属双苷、槐属苷、山柰酚、槐属黄酮苷、染料木素-7-双葡萄糖苷、山柰酚-3,7-双葡萄糖苷、山柰酚-3-鼠李糖-双葡萄糖苷、槲皮素和芦丁等；含三萜皂苷类，有豆皂苷Ⅰ、Ⅲ和大豆皂醇 B-3-吡喃葡萄糖醛酸苷等；含磷脂类，有溶血卵磷脂、磷脂酰肌醇、磷脂酰乙醇胺、N-酰基磷脂酰乙醇胺、溶血-N-酰基磷脂酰乙醇胺、磷脂酸、磷脂酰甘油和卵磷脂等；含生物碱类，如金雀花

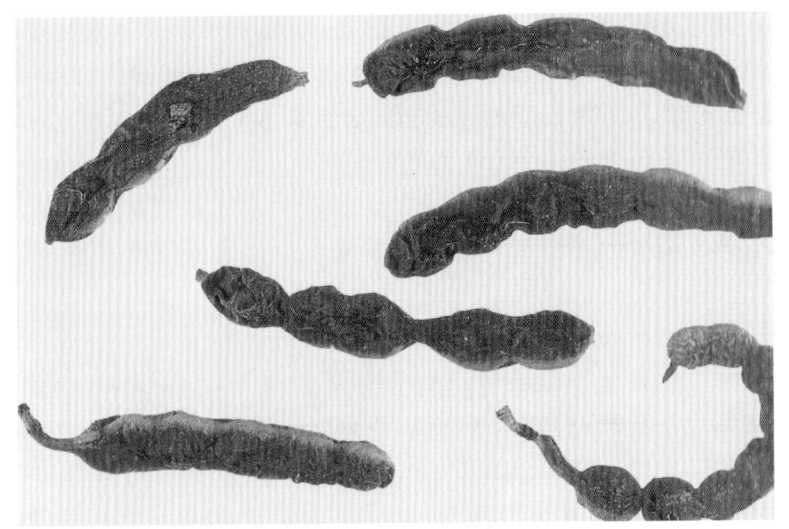

图 347　槐角（山西产）

碱、N-甲基金雀花碱、槐根碱、苦参碱、黎豆胺和白金雀儿碱等；还含有半乳甘露聚糖等多糖类、多胺类以及脂肪酸、多种氨基酸、植物凝集素和钙、镁等化学成分。

【药理作用】①具有降低血管阻力，改善冠状动脉循环，短暂降血压作用；②降低胆固醇，抗动脉粥样硬化；③升高血糖；④抗衰老；⑤促进血液凝固，降低血管壁通透性，有止血作用；⑥其他作用：降低谷丙转氨酶，抗生育、消炎抑菌作用。

· 蒺藜 《神农本草经》·
Jili
TRIBULI FRUCTUS
Puncturevine Caltrap Fruit

【来　　源】为蒺藜科植物蒺藜 *Tribulus terrestris* L. 的干燥成熟果实。

【产　　地】产于河南、河北、山东、山西、安徽、江苏、四川、陕西等地。

【采收加工】秋季果实成熟时，割取全株，晒干，打下果实，除去杂质。

【性状鉴别】多由 5 个分果瓣组成，间有 4~8 个，放射排列成五角形复果，商品多脱落成单个分果瓣，呈棱角斧状。表面黄白带绿色，有 3~4 条长短不一的硬刺，呈八字形分开。小分果两侧面较薄，粗糙，有明显网状纹理。果皮木质，坚硬刺手。小分果 1 室，内有卵圆形稍扁的种子，淡黄绿色，有油性。气微，味淡。

以粒均匀，饱满坚实，黄绿色者为佳。

【显微鉴别】本品粉末黄绿色。纤维木化，上下层纵横交错排列，少数单个散在，有时纤维束与石细胞群相连结。石细胞长椭圆形或类圆形，成群。种皮细胞多角形或类方形，直径约 30μm，壁网状增厚，木化。草酸钙方晶直径 8~20μm。

【规格等级】统货。以饱满、色鲜者为佳。

【炮　　制】

（1）净蒺藜：净取原药拣除杂质，碾去硬刺，整理洁净入药。

（2）炒蒺藜：取净蒺藜，用文火炒至微黄色取出放凉，碾去刺，筛去刺屑。

（3）盐蒺藜：用已去刺的蒺藜，每100kg用食盐2kg，加适量清水溶解，喷淋拌匀，润透，用文火炒至微黄色炒干，取出放凉。

【炮制作用】炒后缓和药性，盐制后引药入肾养肝。

【性味归经】辛、苦，平。有小毒。归肝经。

【功能主治】平肝解郁，活血祛风，明目，止痒。用于头痛眩晕，活血祛瘀，胸胁胀痛，乳汁不下，乳痈，视物模糊，目赤翳障，眼痛眼痒，风疹瘙痒，荨麻疹，神经性皮炎，慢性湿疹等。

【用法用量】6~9g，水煎服。

【主要成分】含甾体皂苷、蒺藜苷、紫云英苷和山柰酚-3-芸香糖苷、哈尔碱、哈尔醇、蒺藜多糖、黄酮、脂肪酸、无机盐及氨基酸等。

【药理作用】①抗衰老，增强免疫力，提高机体抗感染和抗肿瘤能力。②保护肾上腺皮质功能免于衰竭。③对心血管系统作用：a.保护缺氧再给氧、缺血再灌注心肌；b.扩张冠状动脉及改善冠脉循环；c.降低血液黏稠性，改善脑动脉血液循环及供血不足；d.抗血栓形成作用；e.降血脂，抗动脉粥样硬化；f.减慢心率，降低血压，降低心肌收缩力，减少心肌耗氧。④降血糖作用。⑤对性功能影响：a.促进精子产生及形成，提高性欲；b.促性腺激素分泌；c.增加精子数及活力，增加卵巢功能。⑥抑癌作用：蒺藜醇提取物中的蒺藜总皂苷可显著抑制人乳腺髓样癌 Bcap-37 细胞的增殖，蒺藜皂苷体外能抑制肝癌 BEL-7402 细胞、肾癌 786-0 细胞的增殖并诱导细胞凋亡，其诱导凋亡作用的途径之一是下调 Bcl-2 蛋白表达。⑦抗炎、抗菌作用。⑧利尿作用。⑨其他作用：保护视网膜神经细胞，保护中枢神经系统，抗过敏，解痉，祛痰作用。

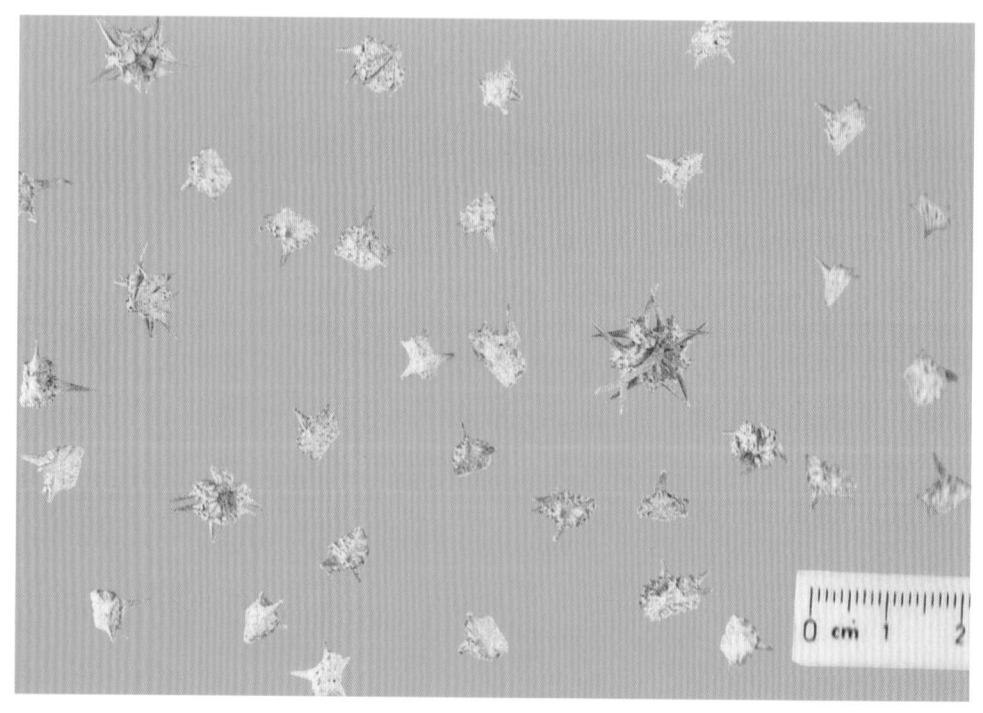

图 348　蒺藜（河南产）

· 蓖麻子《新修本草》·
Bimazi
RICINI SEMEN
Castorbean Seed

【来　　　源】为大戟科植物蓖麻 *Ricinus communis* L. 的干燥成熟种子。

【产　　　地】主产于广西邕宁、武鸣。全国大部分地区均有产。

【采收加工】秋冬采收果实，晒干，除去果壳，收集种子。

【性状鉴别】本品呈椭圆形或卵形，稍扁，长 0.9~1.8cm，宽 0.5~1.0cm。表面光滑，有灰白色与黑褐色或黄棕色与红棕色相间的花斑纹。一面较平，一面较隆起，较平的一面有 1 条隆起的种脊；一端有灰白色或浅棕突起的种阜，基部钝圆。外种皮坚硬而脆，打破后可见内种皮薄而脆，胚乳肥厚，白色，富油性。子叶 2 片，菲薄。气微，味微苦、辛。

以粒均匀，饱满，表面有光泽者为佳。

【显微鉴别】

（1）本品粉末：种皮厚壁栅状细胞（内种皮外表皮）1 列，淡黄色、黄棕色或红棕色，呈细长圆柱形，排列紧密，细胞界线有的不明显或胞间层略呈细波状弯曲，壁极厚，孔沟极细密，胞腔狭细，内含暗棕色物，表面观呈类圆形或类多角形，胞腔明显，有的呈分枝状。种皮薄壁栅状细胞 1 列，无色或淡灰色，呈类长方形。种皮表皮细胞（外种皮外表皮）无色或淡黄色，表面观呈多角形，外平周壁网状增厚，网孔不规则多角形或类长圆形，较大而密，有的细胞含灰棕色物；断面观呈类方形或类长方形，外壁增厚，约占细胞的 1/3~2/3，可见较密径向延长的纹孔。

（2）取本品（带种皮）粉末 0.5g，加 50% 乙醇 5mL，冷浸 2 小时，滤过，取滤液蒸至 0.5mL 左右，用毛细管滴于滤纸上，喷以茚三酮试液，烘至呈紫色斑点（检查氨基酸）。

（3）取粉末约 1g，加盐酸水溶液（Ph2）10mL，浸润 30 分钟，滤过，滤液浓缩至 1.5mL，分为 3 份，分别于小试管中滴加碘化铋钾、碘化汞钾、碘-碘化钾试液各 2 滴，分别产生橘红色、棕色、棕红色沉淀（检查生物碱）。

【规格等级】商品为统货。干货。粒饱满，色鲜，光滑。无泛油、杂质、虫蛀、霉变。

【炮　　　制】取原药整理洁净，用时打破外壳，取种仁入药。

【性味归经】甘、辛，平。有毒。归大肠、肺经。

【功能主治】消肿拔毒，泻下通滞。用于痈疽肿痛，喉痹，瘰疬，大便秘结。

【用法用量】应遵医嘱。内服入丸剂，不入汤剂。外用适量，捣烂敷患处。孕妇忌用。

【主要成分】种子主要含脂肪油（蓖麻油），油饼含蓖麻毒蛋白、蓖麻碱及脂肪酶，还含蛋白质、碳水化合物和酚性物质。蓖麻油主要成分为三酸甘油（甘油三酯）、甘油酯、顺蓖麻酸、硬脂酸、棕榈酸、磷脂、游离脂肪酸、亚麻酸、油酸、亚油酸及少量甾醇等。此外尚含钙、铁、硅等微量元素。

【药理作用】①抗癌作用：蓖麻种子油对小鼠 S_{180} 实体瘤具有较强抑制作用；蓖麻蛋白对小鼠艾氏腹水癌、腹水肝癌、宫颈癌 U_{14}、肉瘤 S_{180} 及 L_{120} 白血病、Lweis 肺癌等动物移植性肿瘤均有一定治疗作用；对 T 细胞白血病和淋巴瘤治疗有较好疗效；但本品有一定毒性，将其包封于脂质体中，可使毒性明显下降。②抗病毒作用：抗人类免疫缺陷病毒（HIV）

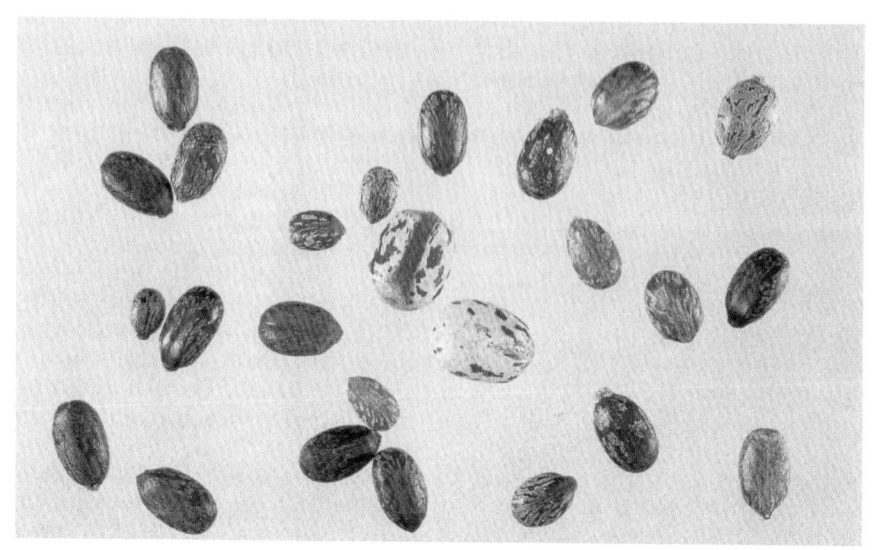

图 349　蓖麻子（广西产）

细胞及人 AIDS 病毒。③兴奋中枢神经的作用。④致泻作用。⑤抑制免疫功能。⑥致热作用。⑦对南方根结线虫具有较高的杀灭率。

· 榧子《名医别录》·
Feizi
TORREYAE SEMEN
Grand Torreya Seed

【来　　源】为红豆杉科植物榧 Torreya grandis Fort. 的干燥成熟种子。

【产　　地】主产于浙江诸暨、浦江、嵊州，以及江苏、江西、安徽、湖南、福建等地。

【采收加工】立冬前后，采集成熟果实，除去肉质假种皮，洗净，晒干。

【性状鉴别】种子呈卵圆形或长卵圆形，长 2.0~3.5cm，直径 1.2~2.0cm。表面灰黄色或淡黄棕色，有光泽，具粗浅纵纹。前端稍尖，底部钝圆，钝端可见椭圆形种脐。种皮质硬而脆，厚约 0.1cm。打破后可见内表面红棕色，有麻纹，有 1 枚卵圆形种仁，表面皱缩，外胚乳膜质，灰褐色。内胚乳（种仁）肥厚，富油性，黄白色。气微，味微甜而涩。

以个大，饱满，不破碎，种仁黄白色，不泛油者为佳。

【显微鉴别】照薄层色谱法试验，取粉末5g，用三氯甲烷10mL回流15分钟，滤过，滤液浓缩至2mL，供点样用。同时以亚油酸三氯甲烷液点样对照。吸附剂：硅胶 H-1%CMC（105℃活化30分钟）。展开剂：0.1%α-亚硝基-β-萘酚浓硫酸试剂，加热后显色，有5个荧光斑点，并有与标准品亚油酸相对应的斑点。

【规格等级】统货。干货。个大，饱满，种仁黄白色，整只，不泛油，无霉变。

【炮　　制】取原药整理洁净，用时打碎，或打破去壳取净种仁入药。

【性味归经】甘，平。归肺、胃、大肠经。

【功能主治】杀虫消积，润燥通便，润肺止咳。用于钩虫、蛔虫、绦虫病，虫积腹痛，小儿疳积，大便秘结，肺燥咳嗽等。

【用法用量】9~30g。水煎服。

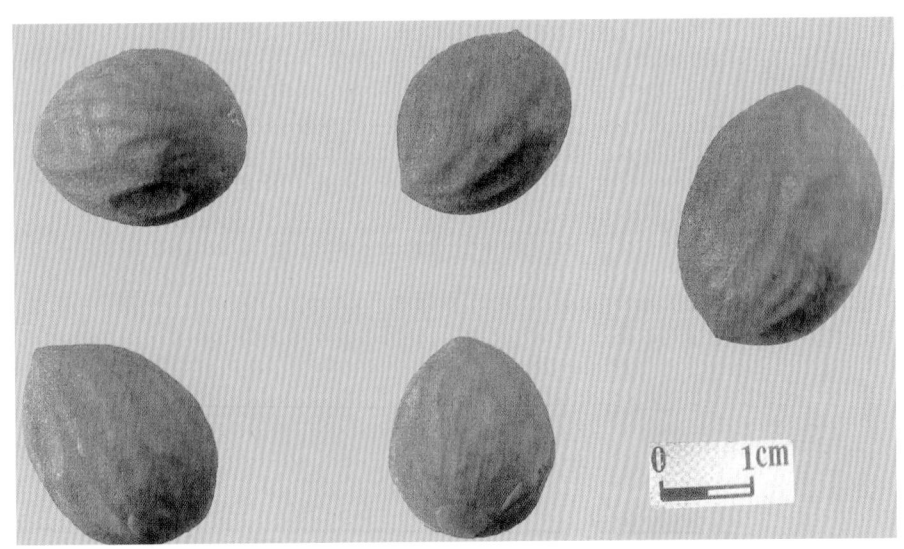

图 350　榧子（浙江产）

【主要成分】种子含脂肪油，其中含棕榈酸、硬脂酸、油酸、亚油酸，并含麦朊（Gliadin）、草酸、多糖、甾醇、鞣质、挥发油、紫杉醇、浆果乌柏菜Ⅲ和西藏红豆杉碱等成分。

【药理作用】①驱虫作用：对钩虫有抑制杀灭作用，也可治疗蛔虫病、蛲虫病、姜片虫病；②其他作用：对子宫有收缩作用，民间用来堕胎。

·槟榔《名医别录》·
Binglang
ARECAE SEMEN
Areca Seed

【来　　源】为棕榈科植物槟榔 *Areca catechu* L. 的干燥成熟种子。

【产　　地】主产于海南、广东、云南、福建、台湾等省。为海南省的道地药材之一。

【采收加工】在 6~7 月采收成熟的果实。晒 2~3 天后放在特别的灶上，用文火烘烤 7 天左右，每隔一天翻动 1~2 次，使受热均匀，烤好后破壳取种子。

【性状鉴别】本品呈扁球形或圆锥形，高 1.5~3.5cm，底部直径 1.5~3.0cm。顶部圆锥形，底部中心微凹陷，有一明显疤痕状种脐。表面淡黄色或棕黄色，具稍凹下的网状沟纹。质坚硬，不易破碎，断面可见红棕色种皮与灰白色胚乳相间的大理石样花纹。气微，味涩、微苦。

以个大，体重，质坚实，无空泡、枯烂者为佳。

【显微鉴别】

（1）本品横切面：种皮组织分内、外层，外层为数列切向延长的扁平石细胞，内含红棕色物，石细胞形状、大小不一，常有细胞间隙；内层为数列薄壁细胞，含棕红色物，并散有少数维管束。外胚乳较狭窄，种皮内层与外胚乳常插入内胚乳中，形成错入组织；内胚乳细胞白色，多角形，壁厚，纹孔大，含油滴及糊粉粒。

（2）取本品粉末 8g，加浓氨试液 4mL，加三氯甲烷 50mL，超声处理 10 分钟，滤过，残渣用三氯甲烷 10mL 洗涤一次，合并三氯甲烷液，置于分液漏斗中，加稀盐酸 5mL 及水 20mL，振摇，分取酸水层，用三氯甲烷 10mL 洗涤一次，弃去三氯甲烷液，加浓氨试液调剂 pH 值约 9，用三氯甲烷振摇提取 2 次，每次 10mL，合并三氯甲烷液，蒸干，残渣加甲醇 1mL 使溶解，作为供试品溶液。另取槟榔对照药材，同法制成对照药材溶液。照薄层色谱法试验，吸取上述两种溶液各 5μL，分别点于同一硅胶 G 薄层板上，以环己烷-醋酸乙酯-浓氨试液（7.5∶7.5∶0.2）为展开剂，置氨蒸气预饱和的展开缸内，展开，取出，热风吹干，喷以稀碘化铋钾试液。供试品色谱中，在与对照药材色谱相应的位置上，显相同的橘红色斑点。

【规格等级】商品分两个等级：

一等：干货。呈扁圆形或圆锥形。表面淡黄色或棕黄色。质坚实。断面有灰白色与红棕色交错的大理石样花纹。味涩，微苦。每公斤 160 个以内。无枯心、破碎、杂质、虫蛀、霉变。

二等：每公斤 160 个以上，间有破碎、枯心，但不超过 5%；轻度虫蛀不超过 3%。无杂质、霉变。余同一等。

【炮　　制】

（1）槟榔片：取原药浸水 6~8 小时，堆闷至透心，刨薄片，晒干。或原个临用时捣碎。

（2）炒槟榔：取槟榔片，用文火炒至微黄色，取出，放凉。

（3）焦槟榔：取槟榔片，用武火炒至焦黄色，取出，放凉。

【炮制作用】炒制后能缓和药性，用于扶虚，不致因克伐太过耗损正气，而专于消食去胀。

【性味归经】苦、辛，温。归胃，大肠经。

【功能主治】杀虫、消积，降气，行水，截疟。用于绦虫、蛔虫、姜片虫病，虫积腹痛，积滞泻痢，里急后重，水肿脚气，疟疾。

【用法用量】3~9g；驱绦虫、姜片虫 30~60g。水煎服。

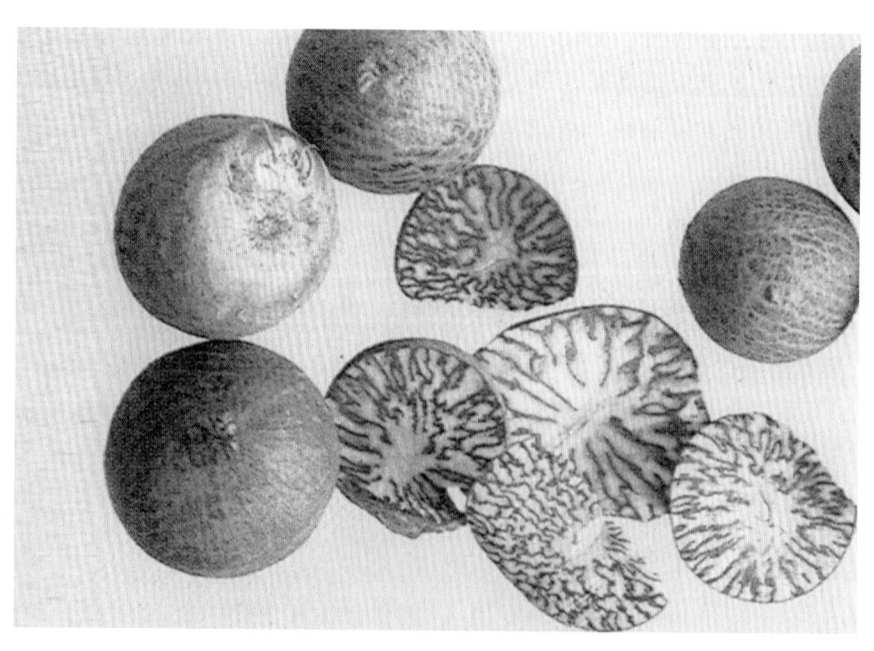

图 351　槟榔（海南产）

【主要成分】含生物碱、蛋白质、脂肪、多糖和粗纤维等成分，其中生物碱主要为槟榔碱、槟榔次碱、去甲基槟榔次碱、去甲基槟榔碱及高槟榔碱等，还含有鞣质、槟榔红色素、皂苷，以及酪氨酸、苯丙氨酸和精氨酸等氨基酸成分。

【药理作用】①驱虫、杀虫作用：驱绦虫，麻痹猪肉绦虫，抗血吸虫；②对中枢神经的作用：兴奋 M 和 N 胆碱受体；③抗菌、抗病毒作用；④刺激副交感神经，使副交感功能亢进，缩小瞳孔；⑤增强胃、十二指肠蠕动；⑥抗癌与致癌作用：体外筛选实验表明，槟榔对肿瘤细胞有抑制作用，抗噬菌体法筛选结果显示槟榔有抗噬菌体作用，水解槟榔碱或鞣质可能有致癌作用；⑦抗炎、抗过敏作用；⑧其他作用：抗血栓，降低血清总胆固醇，利胆，抗生育。

· **路路通** 《本草纲目拾遗》·
Lulutong
LIQUIDAMBARIS FRUCTUS
Beautiful Sweetgum Fruit

【来　　源】为金缕梅科植物枫香树 *Liquidambar formosana* Hance 的果序。

【产　　地】我国秦岭及淮河以南各地均产。主产于江苏，浙江，安徽，湖北等地。

【采收加工】冬季采摘，除去杂质，洗净，晒干。

【性状鉴别】本品为聚花果，由多数小蒴果聚合而成。果序圆球形，直径 2~3cm。表面灰棕色至棕褐色，有多数尖刺状宿存萼齿及鸟嘴状花柱，常折断或弯曲，除去后则现多数蜂窝小孔；基部有圆柱形果柄，长 3.0~4.5cm，常折断或仅具果柄痕。小蒴果顶部开裂形成空洞状，可见种子多数，发育不完全者细小，多角形，直径约 1mm，黄棕色或棕褐色，发育完全者少数，扁平长圆形，具翅，褐色。体轻，质硬，不易破开。气微香，味淡。

以个大、色黄、无泥、无果柄者为佳。

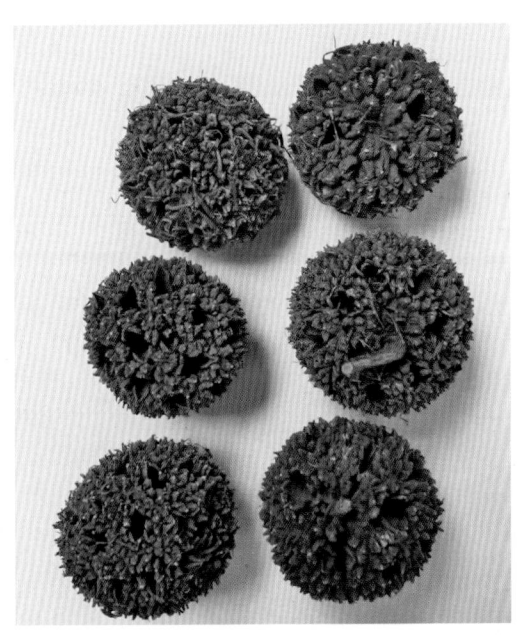

图 352　路路通

【规格等级】统货。

【炮　　制】取原药拣去杂质，整理洁净入药。

【性味归经】苦，平。归肝、肾经。

【功能主治】祛风除湿，疏肝活络，利水。用于风湿关节痹痛，肢体麻木，周身痹痛，手足拘挛，脘腹疼痛，月经不调，经闭，乳少，乳汁不通，小便不利水肿胀满，湿疹，荨麻疹，风疹，过敏性鼻炎，跌打损伤，血管神经性水肿，耳聋等。

【用法用量】水煎服，3~10g；外用：适量，研末敷或煮水泡洗。

【主要成分】主要含苏合香素、左旋肉桂酸龙脑酯、环氧苏合香素、异环氧苏合香素、氧化丁香烯、白桦脂酮酸等。

【药理作用】①外用有抗寄生虫侵入皮肤作用；②保肝作用。

· 罂粟壳《本草纲目》·
Yingsuqiao
PAPAVERIS PERICARPIUM
Poppy Capsule

【来　　源】为罂粟科植物罂粟 *Papaver somniferum* L. 的干燥果壳。

【产　　地】系由政府指定和控制种植的作物。

【采收加工】夏末果实未完全成熟时，割取乳浆后，采摘无浆果实，破开，除去种子和枝梗，干燥。

【性状鉴别】完整果实呈椭圆形或灯笼状，长 3~7cm，直径 1.5~5.0cm，多数已破碎。外表黄白色、浅棕色或淡紫色，平滑，微有光泽。外壳有纵横交错的刀割痕，顶端有 6~14 条放射状排列呈圆盘状的残留柱头，基部有果柄。果皮质脆，易破碎。内表面淡黄色，微有光泽，有 8~12 条纵向排列的褐色或棕黄色的假隔膜，上面密生棕褐色小点，为种子脱落后的残痕。气微香气，味微苦。

【显微鉴别】

（1）本品粉末黄白色。果皮外表皮细胞表面观类多角形或类方形，直径 20~50μm，壁厚，有的胞腔内含淡黄色物。果皮内表皮细胞表面观长多角形、长方形或长条形，直径 20~65μm，长 25~2 320μm，垂周壁厚，纹孔及孔沟明显，有的可见层纹。果皮薄壁细胞类圆形或长圆形，壁稍厚。导管多为网纹或螺纹，直径 10~70μm。韧皮纤维长棱形，直径 20~30μm，壁稍厚，斜纹孔明显，有的纹孔相交呈人字形或十字形。乳汁管长条形，壁厚，内含淡黄色物。

（2）取本品粉末 1g，加 5% 盐酸乙醇溶液 15mL，温浸 30 分钟，趁热滤过，滤液蒸干，残渣加 5% 盐酸溶液 5mL，使溶解，分置 2 支试管中，一管中加碘化铋钾试液，即生成橙红色沉淀；另一管中加碘化汞钾试液，即生成灰白色沉淀。

（3）取本品粉末 1g，加乙醇 10mL，温浸 30 分钟，滤过，取滤液 0.5mL 置于 25mL 量瓶中，加乙醇至刻度。照分光光度法测定，在 283nm 波长处有最大吸收。

（4）取本品粉末 2g，加甲醇 20mL，加热回流 30 分钟，趁热滤过，滤液蒸干，残渣加甲醇 1mL 使溶解，作为供试品溶液。另取盐酸吗啡、磷酸可待因和盐酸罂粟碱对照品，加甲醇制成每 1mL 含 1mg 的混合溶液，作为对照品溶液。照薄层色谱法试液，吸取上述两种溶液各 2~4μL，分别点于同一用 2% 氢氧化钠溶液制备的硅胶 G 薄层板上，以甲苯-丙酮-乙醇-浓氨试液（20∶20∶3∶1）为展开剂，展开，取出，晾干，置紫外光灯（365nm）下检视。供试品色谱中，在与对照品色谱相应的位置上，显相同颜色的荧光斑点；再依次喷以稀碘化铋钾试液和亚硝酸钠乙醇试液，日光下检视。供试品色谱中，在与对照品色谱相应的位置上显相同颜色的斑点。

【规格等级】统货。无杂质、霉变。

【炮　　制】

（1）净罂粟壳：除去杂质，洗净，润透，捣碎或切丝，晒干。

（2）蜜炙罂粟壳：取净罂粟壳，每100kg用炼蜜25kg，用适量开水稀释后与净罂粟壳拌匀，闷3~4小时至蜜水吸尽。置锅内用文火翻炒至微黄色不粘手为度。取出摊凉。

（3）醋炙罂粟壳：取净罂粟壳，每100kg用食醋20kg，用适量开水稀释后与净罂粟壳拌匀，闷3~4小时至醋水吸尽。置锅内用文火翻炒至微黄色不粘手为度。取出摊凉。

【炮制作用】蜜制可增强其润肺、祛痰止喘咳的作用。醋制可增强其涩肠止泻止痛作用。

【性味归经】酸、涩，平；有毒。归肺、大肠、肾经。

【功能主治】敛肺止咳，涩肠，止痛，固肾。用于肺虚久咳，久泻久痢，脱肛，便血，胃脘疼痛，肾虚遗精、滑精等。

【用法用量】应医生处方，3~9g，水煎服。本品不宜常服，小儿禁服。初起咳嗽、初起痢疾忌用。

【主要成分】主要含有可待因、吗啡、罂粟碱，以及那可汀、蒂巴因等生物碱类物质。

【药理作用】①对呼吸系统作用：止咳作用，小剂量可使呼吸加深，大剂量则产生明显的呼吸抑制；罂粟碱可引起反射性的呼吸兴奋。②对消化系统作用：使胃肠道及其括约肌的张力提高，消化液分泌减少，便意迟钝而起止泻作用。③对中枢神经系统作用：镇痛、催眠作用，具有成瘾性。④对心血管系统作用：罂粟碱能松弛血管平滑肌，扩张冠状动脉、肺动脉、脑动脉及外周血管，大剂量罂粟碱能抑制心肌，降低血压。

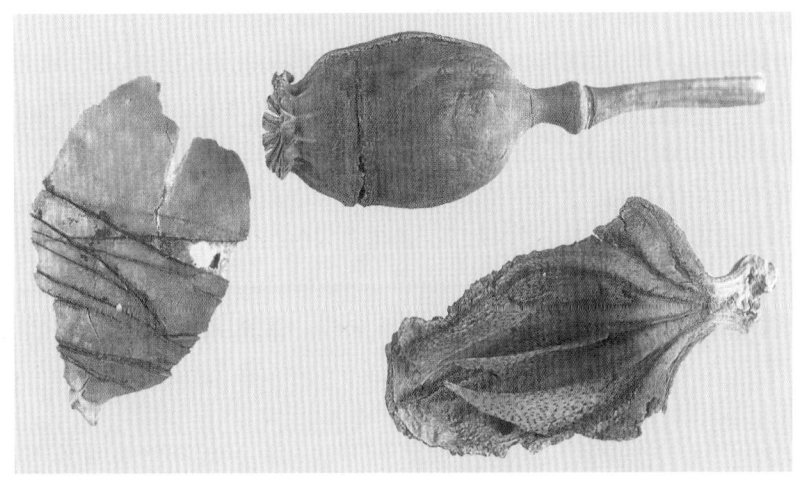

图 353　罂粟壳

· 蔓荆子《神农本草经》·
Manjingzi
VITICIS FRUCTUS
Simnpleleaf Shrub Chastetree or Shrub Chastetnec Fruit

【来　　源】为马鞭草科植物单叶蔓荆 *Vitex trifolia* L. var. *simplicifolia* Cham. 或蔓荆 *Vitex trifolia* L. 的干燥成熟果实。

【产　　地】主产于山东、江西、福建、台湾、云南、湖北、广东、海南、浙江、湖南等省。

【采收加工】秋季果实近成熟时采收（过早果实未成熟，过迟果实会脱落），除去枝梗杂质，晒干。

【性状鉴别】果实呈球形，直径 0.4~0.6cm。表面灰褐色或黑褐色，被灰白色粉霜状茸毛，有纵向浅沟 4 条，顶端微凹，基部有灰白色宿萼及短果梗。萼长为果实的 1/3~2/3，5 齿裂，其中 2 裂较深，形成两瓣，外表面密被茸毛。体轻，质坚韧，不易破碎。横切面果皮外层灰黑色，内层黄白色，两层间有棕褐色油点排列成环；内分 4 室，每室有种 1 粒。气特异而芳香，味淡微辛。

以粒大，饱满，气芳香者为佳。

【显微鉴别】

（1）本品粉末灰褐色。花萼表皮细胞类圆形，壁多弯曲；非腺毛 2~3 细胞，顶端细胞基部稍粗，有疣状突起。外果皮细胞多角形，有角质纹理和毛茸脱落后的痕迹，并有腺毛与非腺毛。腺毛分头部单细胞、柄 1~2 细胞及头部 2~6 细胞、柄单细胞两种；非腺毛 2~4 细胞，长 14~68μm，多弯曲，有壁疣。中果皮细胞长圆形或类圆形，壁微木化，纹孔明显。油管多破碎，含分泌物，周围细胞有淡黄色油滴。内果皮石细胞椭圆形或近方形，直径 10~35μm。种皮细胞圆形或类圆形，直径 42~73μm，壁有网状纹理，木化。

（2）取本品 5g，加石油醚（60~90℃）50mL，加热回流 2 小时，滤过，弃去石油醚，药渣挥干，加丙酮 80mL，加热回流 1.5 小时，滤过，滤液蒸干，残渣加甲醇 2mL 使溶解，作为供试品溶液。另取蔓荆子黄素对照品，加甲醇制成每 1mL 含 1mg 的溶液，作为对照品溶液。照薄层色谱法试验，吸取上述两种溶液各 5μL，分别点于同一用 1%氢氧化钠溶液制备的硅胶 G 薄层板上，以环己烷-醋酸乙酯-甲醇（3：2：0.2）为展开剂，展开，取出，晾干，喷以 10%三氯化铝乙醇溶液。供试品色谱中，在与对照品色谱相应的位置上，显相同颜色的斑点。

【规格等级】统货。干货。粒大、饱满、气味浓。无虫蛀、霉变。

【炮　　制】

（1）蔓荆子：取原药拣除杂质，洗净，晒干。

（2）炒蔓荆子：取净蔓荆子，置锅内用文火炒至黑色，取出，放凉。

【炮制作用】炒制后易于煎出有效成分。

【性味归经】辛、苦，微寒。归膀胱、肝、胃经。

【功能主治】疏散风热，清利头目。用于风热感冒头痛，牙龈肿痛，目赤多泪，目暗不明，头晕目眩，湿痹拘挛，风湿引起的肢体酸麻活动不便，老年人手脚抽搐等。

【用法用量】5~9g，水煎服。

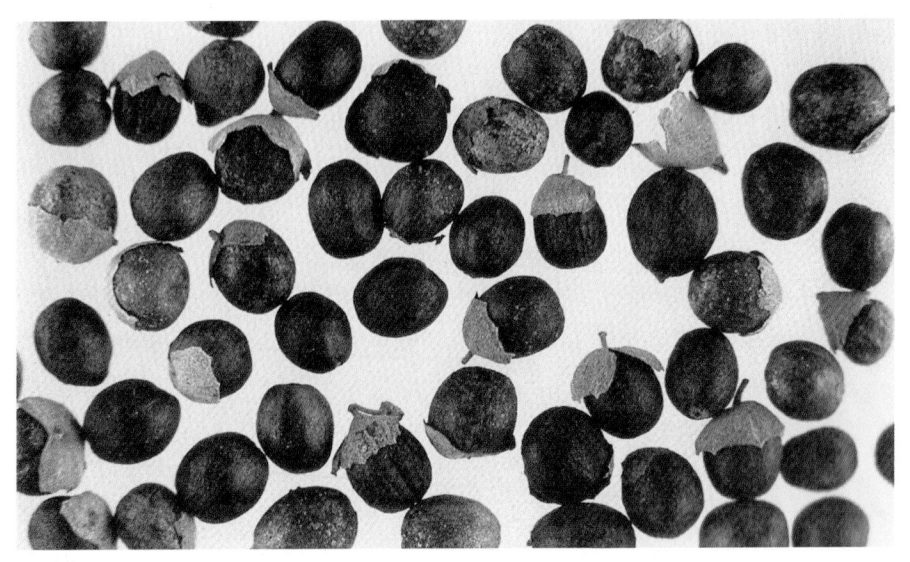

图 354　蔓荆子（江西产）

【主要成分】单叶蔓荆果实中主要含挥发油，其主要成分为莰烯和蒎烯，及少量维生素 A 和生物碱，还含牡荆子黄酮（即紫花牡荆素）、少量蔓荆子碱、脂肪油，脂肪油中主要成分是肉豆蔻酸、油酸、亚油酸、棕榈酸、棕榈油酸、硬脂酸和 β-谷甾醇等。蔓荆叶挥发油中含 α-蒎烯、β-蒎烯、α-萜醇苯酚 1 及 8-桉叶素等成分。

【药理作用】①抗炎、镇痛作用。②抗菌、抗病毒作用。③降压作用。④改善微循环、血流状态。⑤镇静、平喘、祛痰作用。⑥抗癌作用：蔓荆子的乙醇提取物能较好地抑制大鼠 Hepalclc 系细胞的增殖，对肝癌有较好的预防作用；其含有的 C_2、C_3 双键的黄酮类化合物可抑制某些癌细胞的增殖；蔓荆子总黄酮具有抑制人小细胞肺癌 NCI-H446 细胞系肺癌干细胞自我更新能力的作用。⑦其他作用：抑制黑色素形成，抗氧化，退热。

·酸枣仁《神农本草经》·
Suanzaoren
ZIZIPHI SPINOSAE SEMEN
Spine Date Seed

【来　　源】为鼠李科植物酸枣 *Ziziphus jujuba* Mill.var.*spinosa*（Bunge）Hu ex H.F.Chou. 的干燥成熟种子。

【产　　地】主产于河南新密、洛阳、三门峡、安阳；河北邢台、内丘、邯郸；山东沂源、沂水、蒙阴、莱芜、新泰、博山和陕西、山西、辽宁、内蒙古等省。以河北产量最大。

【采收加工】秋季果实变红时采收，沤烂果肉，用水淘净，将果核晒干，用机械破壳，再置水中，种仁漂浮上面，捞出晒干。

【性状鉴别】呈扁圆形或扁椭圆形，长 0.5~0.9cm，宽 0.5~0.7cm，厚约 0.03cm。表面紫红色或紫褐色，未成熟者色浅呈棕黄色。平滑有光泽，有的有裂纹。一面较平坦，中间有 1 条隆起的纵线纹；另一面稍突起。边缘较薄，一端凹陷，可见白色线形种脐；另一端有细小突起的合点。种皮较薄脆，剥开可见胚乳白色，子叶 2 片，浅黄色，富油性。气微，味甘淡。

以粒大，饱满，紫红色，有光泽，无核壳者为佳。

【显微鉴别】

（1）本品粉末棕红色。种皮栅状细胞棕红色，表面观多角形，直径约 15μm，壁厚，木化胞腔小。内种皮细胞棕黄色，表面观长方形或类长形，壁连珠状增厚，木化。子叶表皮细胞含细小草酸钙簇晶及方晶。

（2）取本品粉末 1g，加甲醇 30mL，加热回流 1 小时，滤过，滤液蒸干，残渣加甲醇0.5mL 使溶解，作为供试品溶液。另取酸枣仁皂苷 A、B 对照品，分别加甲醇制成每 1mL 含1mg 的混合溶液，作为对照品溶液。照薄层色谱法试验，吸取上述两种溶液各 5μL，分别点于同一硅胶 G 薄层板上，以水饱和的正丁醇为展开剂，展开，取出，晾干，喷以 1％香草醛硫酸溶液，立即检视。供试品色谱中，在与对照品色谱相应的位置上，显相同颜色的斑点。

【规格等级】商品分两个等级：

一等：干货。呈扁圆形或扁椭圆形，饱满。表面深红色或紫褐色，有光泽。断面内仁浅黄色，有油性。味甘淡。核壳不超过 2％，碎仁不超过 5％。无黑仁、杂质、虫蛀、霉变。

二等：种子较瘪瘦。核壳不超过 5％，碎仁不超过 10％。余同一等。

【炮　　制】

（1）酸枣仁：除去残留核壳。用时捣碎。

（2）炒枣仁：取枣仁置锅内，用文火炒至外皮鼓起，色微变深，有爆裂声并有香气时取出，放凉。

【炮制作用】炒制后能增强宁心安神作用，提高疗效，并易于煎出有效成分。

【性味归经】甘、酸，平。归肝、胆、心经。

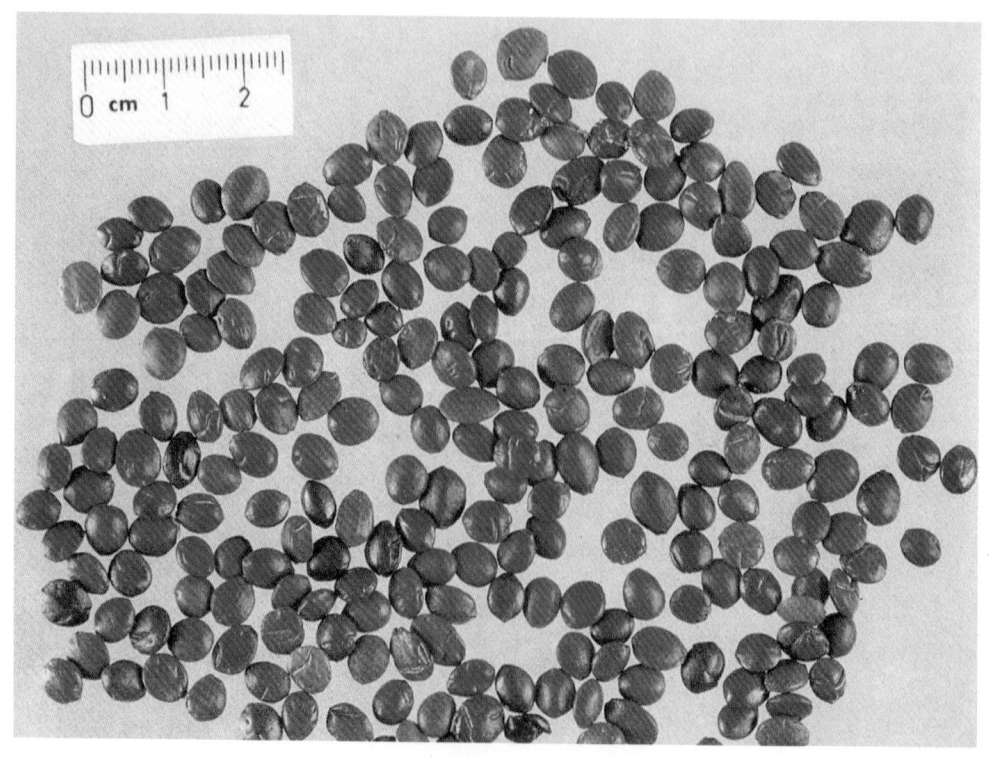

图 355　酸枣仁（河南产）

【功能主治】补肝，宁心，安神，敛汗，生津。用于虚烦失眠，惊悸多梦，健忘，体虚多汗，津伤口渴，神经衰弱，心脏神经官能症等。

【用法用量】9~15g，水煎服。

【主要成分】含生物碱，如酸枣仁碱（A、B、D、E、F、G1、G2、Ia、Ib、K）、酸枣仁环肽，三萜类如白桦脂酸、白桦脂醇、酸枣皂苷（A、B）及胡萝卜苷等；斯皮诺素、酸枣黄素等黄酮类；含17种氨基酸及钠、钾、钙等微量元素。此外尚含阿魏酸、维生素C、脂肪油、蛋白质、植物甾醇和环磷酸腺苷等成分。

【药理作用】①对中枢神经系统影响：a.镇静催眠作用；b.镇痛、抗惊厥作用；c.抗焦虑及抗抑郁作用；d.增强记忆功能。②对心血管系统影响：a.降血脂及抗血小板聚集作用；b.抗缺氧及抗心肌缺血作用；c.抗心律失常；d.降血压；e.抑制血管平滑肌细胞增殖作用。③增强免疫功能及抗炎、抗辐射作用，对放射线引起的白细胞降低有明显的保护作用。④抗氧化、抗衰老作用。⑤抗肿瘤作用：使用酸枣仁油灌胃能明显延长艾氏腹水癌小鼠的生存天数，生命延长率大于50%。⑥其他作用：减轻缺血性脑损伤，保护应激性胃溃疡，降温，兴奋子宫。

· 樟木子《本草纲目拾遗》·
Zhangmuzi
CINNAMOMI FRUCTUS
Camportree Fruit

【来　　源】为樟科植物樟树 *Cinnamomum camphora*（L.）Pre 的干燥成熟果实，或尚未成熟的果实因受虫害侵蚀而形成病变的虫瘿果，前者称为"樟木子"，后者称为"樟木扣"。

【产　　地】我国长江以南及西南地区均有产。主产于台湾、广东、海南、广西等省。

【采收加工】冬季采收虫瘿果及成熟果实，除去残枝，晒干。

【性状鉴别】

（1）樟木子：呈圆球形，直径 0.5~0.8cm。表面棕黑色至紫黑色，微有光泽，具皱缩网

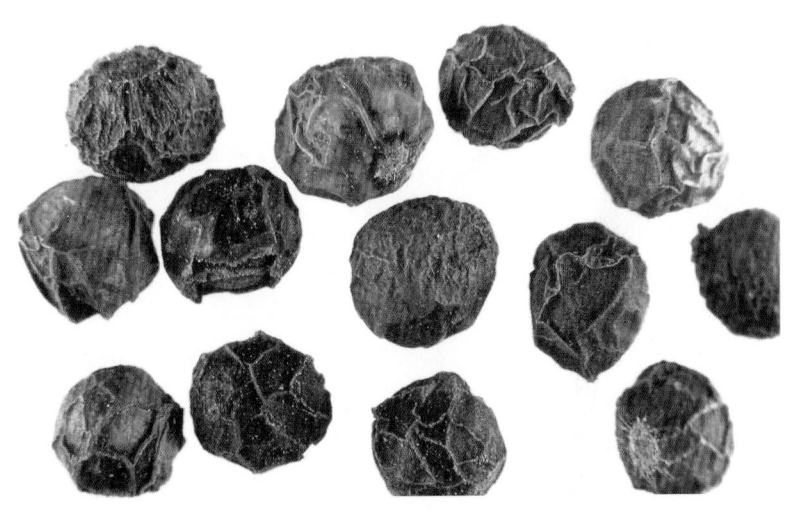

图 356　樟木子（广西产）

状纹，基部常带有短果柄，果核较厚而硬脆，打破后内有黑褐色种仁，富油性。气芳香而辛，味辛辣而带苦。

（2）樟木扣：呈不规则的类圆形或梨状，木扣状。直径 0.8~1.5cm，表面土黄灰色，基部常带有短果柄。果实的病变部位多从萼部发展扩大，呈不规则的凹凸不平的病变层将原来的小浆果包被，占表面的绝大部分，浆果表面只露出小部分或完全被包被。小浆果棕褐色，有细皱纹，质坚硬，不易打破。打破后小浆果不完整，病变虫瘿部分与非虫瘿部分无明显分界，较结实不显空隙。气芳香，味辛辣后微苦。

均以粒完整，不带果柄，气芳香者为佳。以樟木扣质量好。

【规格等级】统货。干货。粒完整，不带果柄，气芳香。以樟木扣的质量好。

【炮　　制】取原药拣除杂质，筛净灰屑，用时打碎。

【性味归经】辛，温。归心、脾、胃经。

【功能主治】祛风散寒，温胃和中，理气止痛。用于脘腹冷痛，寒湿吐泻，气滞腹胀，脚气浮肿等。

【用法用量】水煎服，10~15g。外用适量，煎汤洗或研末以水调敷患处。

【主要成分】含挥发油，如樟脑、芳樟醇、莰烯、α-蒎烯、α-松油醇、柠檬烯、黄樟醚等；含辛纳毒蛋白与克木毒蛋白等活性蛋白；以及丙酸、丁酸、戊酸、葵酸、月桂酸、肉豆蔻酸、硬脂酸油和肉豆蔻稀酸等有机酸成分。

【药理作用】①抑菌作用；②抑制肿瘤作用：辛纳毒蛋白和克木毒蛋白在体外能抑制癌细胞的生长；③兴奋中枢神经系统作用；④强心作用。

· 稻芽《本草纲目》·
Daoya
ORYZAE FRUCTUS GERMINATUS
Germinated Rice Caryopsis

【来　　源】为禾本科植物稻（粳稻）*Oryza sativa* L. 的成熟果实经加工而发芽的干燥品。我国南方又称谷芽（我国北方所称的谷芽系禾本科植物粟的成熟果实经发芽制成）。

【产　　地】全国均产。

【加工方法】选取成熟饱满的稻谷，用清水浸泡 2~3 小时，取出，置于筐篓或适宜的容器内，上盖蒲席或稻草，每日淋水 1~2 次，以保持一定湿度和一定温度，待发芽，须根长至 1cm 时，取出，晒干。

【性状鉴别】呈椭圆形，略扁，两端略尖。长 0.7~9cm，直径 0.2~0.3cm。外稃包围果实，表面黄色，坚硬，具短细毛，有脉 5 条。基部有白色线形的浆片 2 枚，其中由一个浆片的内侧伸出 1~3 条淡黄色弯曲的须根（初生根），剥去外稃，可见白色种仁一枚（白米）。气微，味微甘。

【显微鉴别】

（1）本品粉末。胚乳细胞含淀粉粒、糊粉粒和少量脂肪油滴。淀粉粒多数界限不明显，呈溶解状。不溶化的单粒淀粉呈不规则多角形，边角尖锐，层纹、脐点均不明显；复粒淀粉由多数分粒集成，全形呈圆球形或卵圆形，外稃上有单细胞非腺毛。

（2）取粉末 2g，加水 4mL，置研钵中研磨，静止片刻后，吸取上层清夜，滤过，将滤液点于滤纸上，喷洒茚三酮试剂，在 100℃左右烘箱中，放置 1~2 分钟，呈现蓝紫色。

（3）取上述水提液，点于滤纸上，喷洒苯胺-邻苯二甲酸试剂，105℃烘5分钟，呈现棕色斑点。

（4）取粉末、滤液或药材断面，滴加碘-碘化钾试液，显棕红色或蓝紫色。

【规格等级】统货。以粒大、饱满、色黄、须根完整、出芽率不低于85%为佳。

【炮　　制】

（1）净稻芽：除去杂质，整理洁净入药。

（2）炒稻芽：取净稻芽，用文火炒至深黄色有香气时，取出，放凉。

（3）焦稻芽：先将炒锅烧热，将稻芽倒入，用中火加热，不断翻炒至呈焦黄色并有焦香气时取出放凉。

【炮制作用】稻芽经炒制增强健脾消食作用；炒焦增强化积消滞作用。

【性味归经】甘，温。归脾，胃经。

【功能主治】和中消食，健脾开胃。用于食积不消，腹胀口臭，脾胃虚弱，不饥食少。炒稻芽偏于消食，用于不饥食少。焦稻芽善化积滞，用于积滞不消。

【用法用量】9~15g，水煎服。

【主要成分】含有蛋白质、脂肪、淀粉、蛋白质酶、淀粉酶、麦芽糖、维生素A、维生素B、胆碱和腺嘌呤等成分，以及甘氨酸、亮氨酸、色氨酸、天门冬氨酸、γ-氨基丁酸等18种氨基酸。

【药理作用】①稻芽所含淀粉酶能帮助消化；②可通过抑制肥大细胞组织胺释放而具有抗过敏活性。

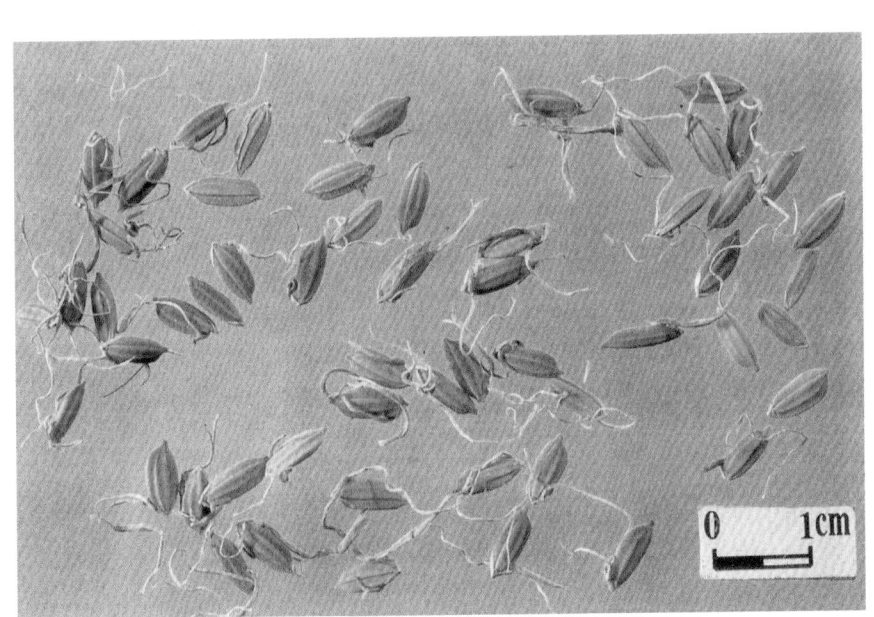

图 357　稻芽

· 蕤仁《雷公炮炙论》·
Ruiren
PRINSEPIAE NUX
Hedge Prinsepia or Serrated Prinsepia Drupe

【来　　源】为蔷薇科植物蕤核 *Prinsepia uniflora* Batal. 或齿叶扁核木 *Prinsepia uniflora* Batal.var.*serrata* Rehd. 的干燥成熟果核。

【产　　地】主产于山西，陕西，甘肃，宁夏，内蒙古，河南，河北等省、自治区。

【采收加工】夏、秋间采摘成熟果实，除去果肉，洗净，晒干。

【性状鉴别】呈类卵圆形，稍扁，长 0.7~1.0cm，宽 0.6~0.8cm，厚 0.3~0.5cm，表面淡黄棕色或深棕色，有明显的网状沟纹，间有棕褐色果肉残留，顶端尖，两侧不对称。质坚硬。种子扁平卵圆形，种皮薄，浅棕色或红棕色，易剥落。子叶 2 片，乳白色。气微，味微苦。

以颗粒大，饱满，种仁白色，富油性者为佳。

【规格等级】统货。干货。以颗粒大，饱满，种仁白色，富油性。无杂质、虫蛀、霉变。

【炮　　制】除去杂质，洗净，晒干。用时捣碎。

【性味归经】甘，微寒。归肝、心经。

【功能主治】养肝明目，疏风散热。用于肝虚多泪，目赤肿痛，睑弦赤烂，目暗羞明。

【用法用量】5~10g，水煎服。

【主要成分】主要含 β-谷甾醇、胡萝卜苷、香草酸、原儿茶酸、熊果酸及里白烯化合物，还含蛋白质、脂肪、纤维成分，种子仁含脂肪油成分。

【药理作用】可促进 NGF（神经生长因子）介导的神经突触生长活性，具有潜在的防治阿尔茨海默病患者胆碱能神经退化的作用。

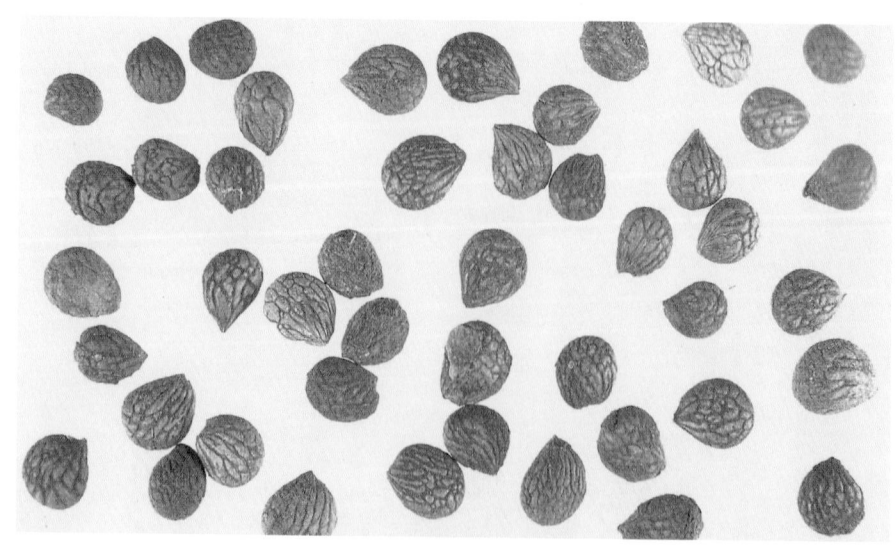

图 358　蕤仁（山西产）

· 鹤虱《新修本草》·
Heshi

商品按来源不同分为北鹤虱和南鹤虱两个品别，其中北鹤虱以"鹤虱"为名，南鹤虱以"南鹤虱"为名。

· 北鹤虱 ·
Beiheshi
CARPESII FRUCTUS
Common Carpesium Fruit

【来　　源】为菊科植物天名精 *Carpesium abrotanoides* L. 的干燥成熟果实。

【产　　地】河南、山西、陕西、贵州、甘肃、安徽等地。

【采收加工】9~10月果实成熟时采收，晒干，除去杂质。

【性状鉴别】瘦果呈细长圆柱状，长0.3~0.4cm，直径不及0.1cm。表面黄褐色，具有多数细纵棱，顶端收缩呈细喙状，扩展成灰白色圆环；另一端稍尖，有着生痕迹。果皮薄，纤维性，中种皮菲薄透明，子叶2片，类白色，稍有油性，气特异，味微苦。

【显微鉴别】本品横切面：外果皮细胞1列，均含草酸钙柱晶。中果皮薄壁细胞数列，棕色，细胞皱缩，界限不清楚，棱线处有纤维束，由数十个纤维组成，纤维壁厚，木化。内果皮细胞1列，深棕色。种皮细胞扁平，内胚乳有残存；胚薄壁细胞充满糊粉粒及脂肪油滴，子叶最外层细胞含细小的草酸钙结晶。

【规格等级】统货。身干、粒匀、饱满。无杂质，无虫蛀、霉变。

【炮　　制】除去杂质，整理洁净入药。

【性味归经】苦、辛，平；有小毒。归脾、胃经。

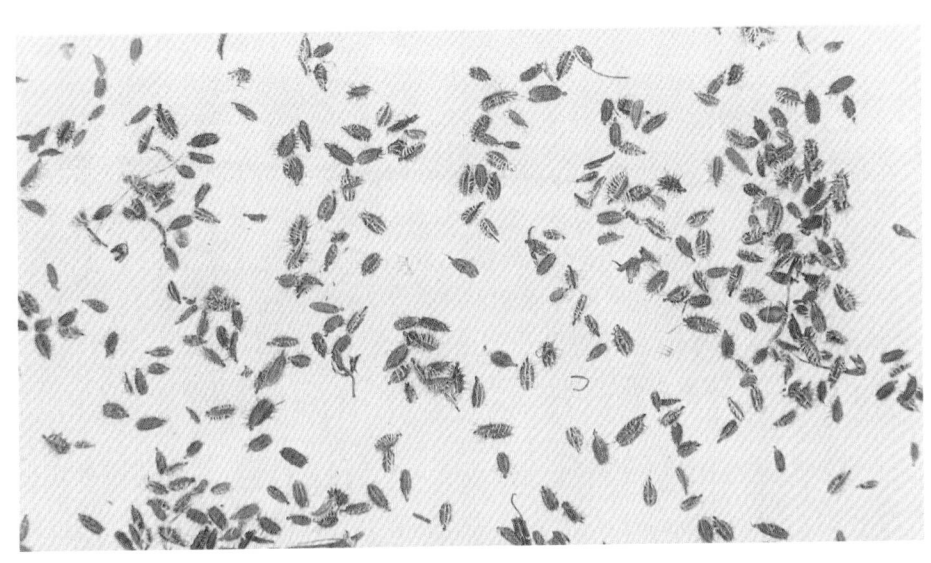

图 359　北鹤虱（陕西产）

【功能主治】杀虫消积。用于蛔虫、蛲虫、绦虫病，虫积腹痛，小儿疳积，食积腹胀痛，皮肤瘙痒等。

【用法用量】3~9g，水煎服。

【主要成分】天名精果实中主要含缬草酸、正己酸、油酸、亚油酸、右旋亚麻酸、三十一烷、豆甾醇、天名精内酯和天名精酮等内酯化合物；含挥发油，其主要成分为萜烯类及其含氧衍生物，此外还有脂肪酸、酯类及少量苯类化合物，如 α-细辛脑、β-葎草烯、β-丁香烯、大根香叶烯、δ-榄香烯和顺式-α-甜没药烯等。

【药理作用】①杀虫作用：可杀死钩虫、绦虫、蛲虫，驱除蛔虫；②抗菌作用：抑制痢疾杆菌的生长，对多种革兰氏阴性菌均有杀灭或抑制作用；③扩张冠状动脉，可引起血压下降；④抗生育：有抗着床、抗早孕、中期引产和晚期引产作用；⑤抗腹泻作用；⑥其他：短暂降压和抑制呼吸，降温作用。

· 南鹤虱 ·

Nanheshi

CAROTAE FRUCTUS

Wild Carrot Fruit

【来　　源】为伞形科植物野胡萝卜 *Daucus carota* L. 的干燥成熟果实。

【产　　地】主产于安徽、江西、江苏、浙江、湖南、湖北、四川等省。以安徽产量较大。

【采收加工】秋季果实成熟时割取果枝，晒干，打下果实，除去杂质。

【性状鉴别】双悬果，椭圆形，商品多裂为分果，长 0.3~0.4cm，宽 0.15~0.25cm。表面浅青黄色至浅棕黄色。顶端有残留花柱，基部钝圆，有时附有小果柄；背部稍隆起，有 4 条窄翅状棱线，翅上密生黄色的钩刺，刺长可达 0.15cm，次棱间的凹下处散生短柔毛；分果接合面较平坦，有 3 条弧形脉线，上有短柔毛。横切面略呈半圆形，每一棱线内有 1 个油管，接合面有 2 个油管。种仁类白色，稍有油性。体轻，搓破后有特异香气，味微辣而后苦。

【显微鉴别】

（1）本品分果横切面：外果皮细胞 1 列，主棱处有分化成单细胞的非腺毛，毛长 86~390μm。中果皮有大型油管，在次棱基部各 1 个，接合面 2 个，扁长圆形，直径 50~120μm，内含黄棕色油滴；主棱内侧有细小维管束。内果皮为 1 列扁平薄壁细胞。种皮细胞含红棕色物质。胚乳丰富，薄壁细胞多角形，壁稍厚，含脂肪油及糊粉粒，糊粉粒中含有细小草酸钙簇晶。

（2）取本品粉末 1g，加乙醚 20mL，浸渍过夜，滤过，滤液挥干，残渣加乙醚 1mL 使溶解，作为供试品溶液。另取南鹤虱对照药材 1g，同法制成对照药材溶液。照薄层色谱法（附录Ⅵ B）试验，吸取上述两种溶液各 1~2μL，分别点于同一硅胶 G 薄层板上，以苯-醋酸乙酯-甲酸（8∶1∶1）为展开剂，展开，取出，晾干，置紫外光灯（365nm）下检视。供试品色谱中，在与对照药材色谱相应的位置上，显相同颜色的荧光斑点；再喷以 5% 香草醛硫酸溶液，加热至斑点显色清晰，供试品色谱中，在与对照药材色谱相应的位置上，显相同颜色的斑点。

【规格等级】统货。身干、粒大、饱满、种仁类白色，有油性。无杂质，无虫蛀、霉变。

【功效主治】同北鹤虱。

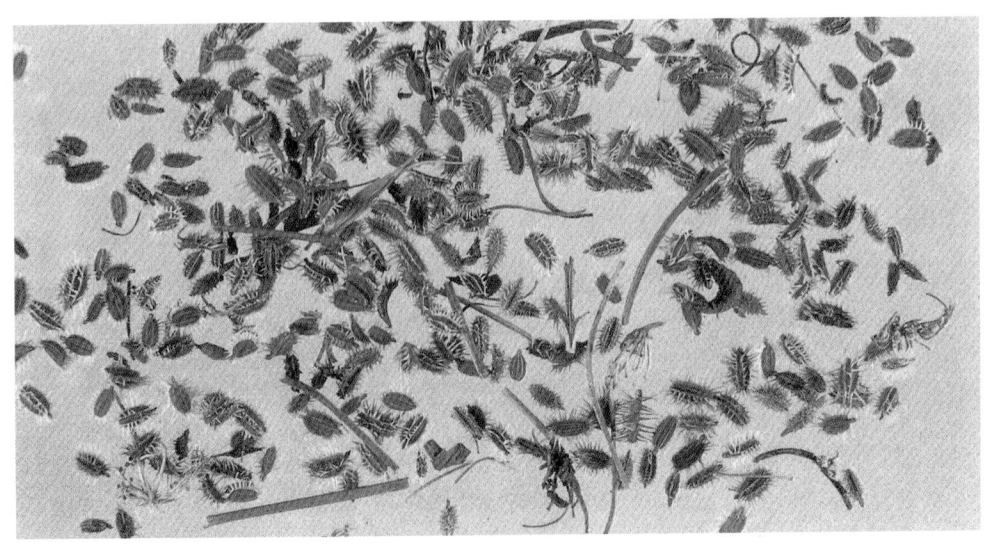

图 360　南鹤虱（安徽产）

【用法用量】同北鹤虱。

【炮　　制】同北鹤虱。

【主要成分】果实含挥发油，其中含细辛醚、甜没药烯、巴豆酸等成分，还含有胡萝卜烃、胡萝卜醇、生物碱及黄酮类等。非挥发性部分含有细辛醛和甾醇类物质。

【药理作用】同北鹤虱。

· 橘络《本经逢原》·
Juluo
CITRI RETICULATAE RETINERVUS
Satsuma Orange Vascular Bundle

【来　　源】为芸香科植物橘 *Citrus reticulata* Blanco. 及其栽培变种的成熟果实的中果皮与内果皮之间的干燥筋络（维管束群）。

【产　　地】主产于四川、福建、浙江等地。广东、广西、江西、湖南等地亦产。

【采收加工】11 月至翌年 2 月，自橘瓤或橘皮上将橘络剥下，剥取后整齐、未断、相连、下后成束者称为"凤尾橘络"或"顺棘橘络"；剥取后散乱不整齐、不成片的称为"乱筋"或"散棘橘络"；若用刀子刮下混有"橘白"者称为"铲筋"。顺棘橘络和散棘橘络均应及时干燥，否则色泽易变。

【性状鉴别】

（1）顺棘橘络：长形松散的网络状，顶端为橘络中心，呈蚨状，筋络顺下延成束状，形如凤尾，筋络稍弯曲如粗棘，淡黄白色，陈旧者为棕黄色，体轻，疏松，干后质脆易断。气香，味微苦。

（2）散棘橘络：不成束，呈乱棘状，轻泡，疏松，干脆，络短，气香，味微苦。

（3）铲络：松散，碎断，短筋络，其中夹杂有少量肉瓣、破皮及橘蒂，色白，气香，味微苦。

【规格等级】统货。应符合以下要求：

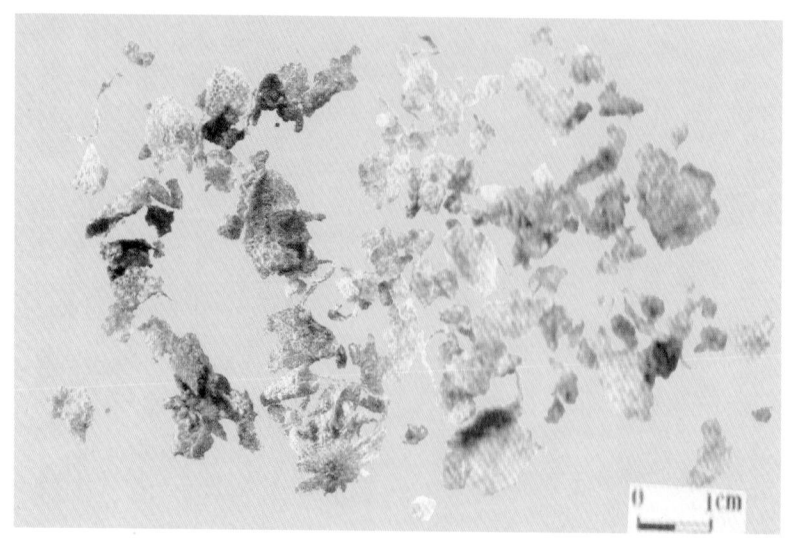

图 361　橘络

1. 顺棘橘络　以均匀整齐，棘长，无碎断，淡黄白色，气香，无霉者为佳。

2. 散棘橘络　以淡黄白色，疏松，干脆，气浓，无霉者为佳。

3. 铲络　以淡黄白色，无杂质，疏松，干脆，气浓，无霉者为佳。

【性味归经】甘、苦，平。归肝、肺、脾经。

【功能主治】通络，理气，化痰。用于痰滞经络，痰积气郁，久咳胸痛，痰中带血，酒伤口渴等。

【用法用量】水煎服，2.5~4.5g。

【主要成分】含挥发油，其主要成分为柠檬烯，还含β-月桂烯、α-蒎烯及β-蒎烯、α-侧柏烯、α-松油烯、α-水芹烯、香桧烯、辛醛、对-聚伞花素、γ-松油烯、紫苏醛、芳樟醇、橙花醛和辛酸等；含黄酮类成分，包括黄烷酮类、黄酮醇类、花青素类和橙皮苷等，如5，7，4'-三甲氧基黄酮、5,7,8,4'-四甲氧基黄酮、5,7,8,3',4'-五甲氧基黄酮、5-羟基-7,8，4'-三甲氧基黄酮、5,6,7,3',4'-五甲氧基黄酮（即甜橙素）等；此外，尚含β-谷甾醇、柠檬苦素、阿魏酸、超氧化物歧化酶、过氧化氢酶、抗坏血酸、谷胱甘肽、类胡萝卜素和可溶性蛋白等成分。

【药理作用】①抗氧化作用；②抗癌作用：橙皮苷具有抗癌活性，可抑制人鼻咽癌CNE-2Z细胞的增殖，还能很好地抑制舌癌，显著降低Tca-8113细胞的克隆效率，从而降低肿瘤的复发率；③促进胃排空；④促进乙醇分解。

· 橘核《日华子本草》·
Juhe
CITRI RETICULATAE SEMEN
Satsuma Orange Seed

【来　　源】为芸香科植物橘 *Citrus reticulata* Blanco 及其栽培变种的干燥成熟种子。

【产　　地】主产于四川、福建、浙江、广东、广西等地。

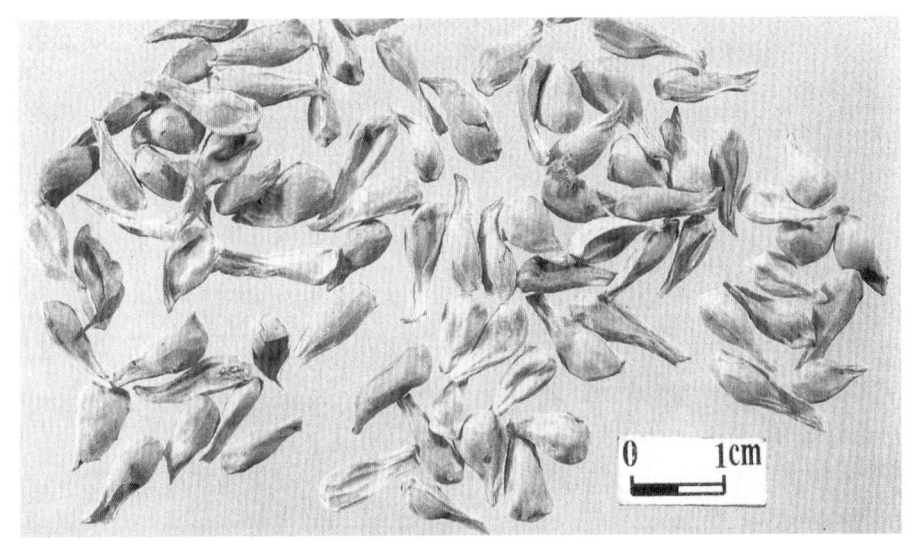

图 362　橘核

【采收加工】果实成熟后收集，多从食品厂和水果加工厂加工柑橘时收集种子，洗净，晒干。

【性状鉴别】卵形或卵圆形。表面淡黄白色或淡灰白色，光滑，一侧有一种脊棱线，一端钝圆，另一端渐尖。外种皮薄而韧，内种皮膜质，菲薄，剥去后可见黄绿色种仁，子叶 2 片，黄绿色，肥厚。有油性。气微，味苦。

【显微鉴别】本品横切面：种皮表皮细胞为黏液细胞层；其下为 1 列厚壁细胞，排列成栅状，外壁完整或上端呈尾状突起，壁厚薄不均，木化，具纹孔；色素层细胞含橙黄色或黄棕色物，并含草酸钙方晶，直径 7~16μm。胚乳细胞 3~4 列，有的壁连珠状增厚，含脂肪油滴。子叶细胞含细小草酸钙簇晶或方晶，并含脂肪油滴及针簇状橙皮苷结晶。

【规格等级】统货。干货。浅黄白色，饱满，均匀。无杂质、虫蛀、霉变。

【炮　　制】除去杂质，洗净，干燥。用时捣碎。

盐橘核：取净橘核，每 100kg 用食盐 2kg 加适量清水溶解，喷淋，拌匀，润透，用文火炒至黄白色并有香气时取出，晒干，用时打碎。

【炮制作用】本品生用除治疗疝痛外，也用于肝胃气痛；盐灸引药下行，治疗疝气疼痛和睾丸肿痛的作用更佳。

【性味归经】苦，平。归肝，肾经。

【功能主治】理气，散结，止痛。用于小肠疝气，睾丸肿痛，乳痈肿痛，肾虚寒腰痛等。

【用法用量】3~9g，水煎服。

【主要成分】含有多种油脂、脂肪酸，如亚油酸、油酸、硬脂酸、棕榈酸和不饱和脂肪酸等；含有柠檬苦素及其类似物；此外尚含蛋白质、蔗糖、钙铁等矿物元素、β-谷甾醇、香柑内酯、独活内酯和橙皮油内酯等成分。

【药理作用】①镇痛作用；②抗癌作用：从橘核中提取分离的柠檬苦素类物质具有抗癌活性；③抗炎，抵抗由寄生虫、病毒及微生物引起的感染；④提高育龄男性的生育率；⑤止咳作用。

· 薏苡仁《神农本草经》·

Yiyiren
COICIS SEMEN
Coix Seed

【来　　源】为禾本科植物薏苡 *Coix lacryma-jobi* L. var.*mayuen*（Romam.）Stapf. 的干燥成熟种仁。

【产　　地】全国大部分地区有产。主产于福建莆田，称"莆米仁"，河北安国、阜平，称"祁薏米"，辽宁辽阳、庄河，称"关米仁"、贵州黔西南州兴仁、兴义、安龙、普安、贞丰、晴隆、册亨、望谟等，称"兴仁薏苡仁"，2013年入选国家地理标志产品保护。以福建、湖南邵阳、安徽、河北、辽宁、山东、广西、广东等省产量大。以湖南、贵州产者质佳。

【采收加工】北方在秋末冬初、南方在9~10月植株中下部叶片转黄色，果实呈褐色、大部分成熟后（80%粒子成熟变色时），割取全株，打下果实，晒干，碾去外壳及种皮，去净杂质，收集种仁。

【性状鉴别】呈宽卵形或长椭圆形，长0.4~0.8cm，宽0.3~0.6cm。表面乳白色，光滑，偶有残留的淡棕色种皮。背面圆滑，腹面有1条宽而深的纵沟，沟内常残留有浅棕色种皮。基部凹入，有淡棕色圆形小点（种脐）。质坚硬，断面白色，平坦，粉性。气微，味淡、微甜。

以粒均匀，完整，饱满，腹沟适中，白色者为佳。

【显微鉴别】本品粉末类白色。主为淀粉粒，单粒类圆形或多面形，直径2~20μm，脐点星状；复粒少见，一般由2~3分粒组成，加碘试验淀粉粒显棕红色。

【规格等级】统货。干货。粒均匀，饱满，色白。无破碎、杂质、虫蛀、霉变。

【炮　　制】

（1）净薏苡仁：除去杂质，整理洁净入药。

（2）炒薏苡仁：取净薏苡仁，用文火炒至表面微黄色，有香气时取出放凉。或用麸炒，每100kg用10kg麸皮，先将炒锅加热，撒入麸皮冒白烟时加入药材，用文火加热翻炒至薏苡仁呈微黄色，取出，筛去麸皮，放凉。

【炮制作用】薏苡仁生用利水渗湿，炒制和麸炒后增强健脾利湿的作用，多用于消导健脾。

【性味归经】甘、淡，凉。归脾、胃、肺经。

【功能主治】健脾渗湿，补肺，除痹，止泻，清热排脓。用于轻证水肿脚气，慢性肾炎水肿，小便不利，湿痹拘挛，脾虚泄泻，肺痈，肠痈；皮肤扁平疣等。

【用法用量】9~30g，水煎服。

【主要成分】主要含薏苡仁酯，并含脂肪油，油中含肉豆蔻酸、棕榈酸、8-十八烯酸、芸苔甾醇和豆甾醇等成分；挥发油含己醛、己酸、棕榈酸乙酯、亚油酸甲酯、亚油酸乙酯和香草醛等；此外尚含氨基酸、蛋白质、糖类、少量维生素 B_1 和三萜化合物。

【药理作用】①抗癌作用：薏苡仁的提取物对实验动物艾氏腹水癌、肉瘤 S_{180}、吉田肉瘤、子宫颈癌等有一定抑制作用；薏苡仁酯可用于鼻咽癌放疗的辅助治疗，增强射线对人鼻咽癌 CNE-2Z 细胞的放射敏感性。②增强免疫功能。③低浓度时兴奋心脏，高浓度时抑制心脏。④镇痛、镇静、解热降温作用。⑤对肠道及子宫平滑肌低浓度呈兴奋作用，高浓度呈抑制作用。⑥抗补体活性。⑦降血压，降血糖作用。

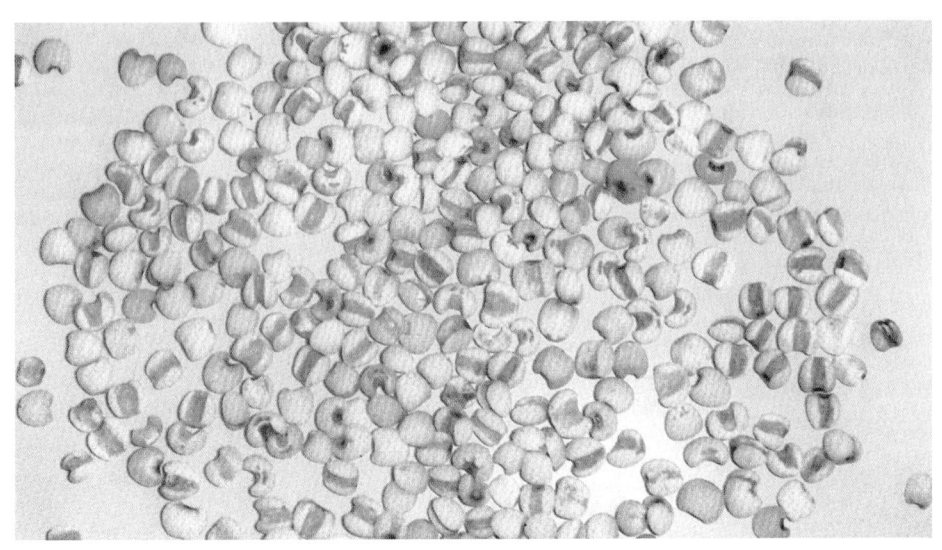

图 363　薏苡仁（山东产）

·法薏苡仁·
Fayiyiren
COICIS SEMEN PRAEPARATUM
Prepared Coix Seed

【来　　源】为禾本科植物薏苡 *Coix lacryma-jobi* L.var.*mayuen*（Romam.）Stapf. 的干燥成熟种仁的炮制品。法薏苡仁是依据其炮制方法命名的，"法薏苡仁"首次见于《法薏苡仁饮片专家共识》（2017）。

【产　　地】主产于江西。

【制　　法】取薏苡仁，洗净，稍浸，捞起润透，置蒸笼中蒸熟至透心，取出，低温干燥，再用净河砂炒至膨胀呈爆米花状为度，取出，筛去砂子，摊凉。

【性状鉴别】呈宽卵形或长椭圆形，完整者长 0.5~1.0cm，宽 0.4~0.8cm。表面淡黄白色或浅黄色，多膨胀开裂，呈"爆米花"状。一端钝圆，另一端较宽而微凹，有一黑褐色点状种脐。背面圆凸，腹面有 1 条较宽而深的纵沟。质松脆。断面淡黄白色，粉性。有焦香气，味微甜。

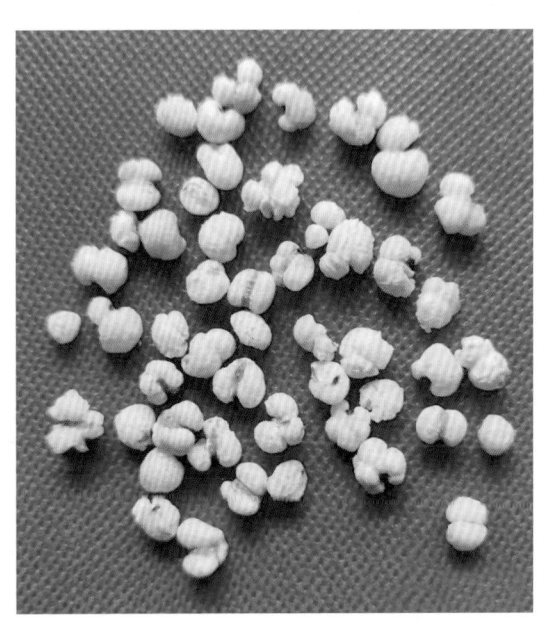

图 364　法薏苡仁（江西产）

【显微鉴别】

（1）本品粉末黄白色。主为糊化淀粉粒，单粒类圆形或多面形，直径 2~20μm，脐点星状；复粒少见，一般由 2~3 粒组成。

（2）取本品粉末 1g，加石油醚（60~90℃）10mL，超声滤过，取滤液，作为供试品溶液。另取薏苡仁油对照提取物，加石油醚（60~90℃）制每 1mL 含 2mg 的溶液，作为对照提取物溶液。照薄层色谱法（2015 版《中国药典》四部通则 0502）试验，吸取上述两种溶液各 2μl，分别点于同一硅胶 G 薄层板上，以石油醚（60~90℃）-乙醚-冰醋酸（83∶17∶1）为展开剂，展开，取出，晾干，喷以 5% 香草醛硫酸溶液，在 105℃加热至斑点显色清晰。供试品色谱中，在与对照色谱相应的位置上，显相同颜色的斑点。

【规格等级】统货。应无杂质，无虫蛀、霉变。以身干、粒大、饱满、色黄白、粉质、有焦香气、粒完整者为佳。

【炮　　制】可直接入药。

【性味归经】甘、淡，微温。归脾、胃、肺经。

【功能主治】健脾渗湿，补肺，除痹，止泻，清热排脓。用于轻证水肿脚气，慢性肾炎水肿，小便不利，湿痹拘挛，脾虚泄泻，肺痈，肠痈；皮肤扁平疣等。

【用法用量】9~30g，水煎服或直接嚼服、泡服。

【主要成分】同薏苡仁。

【药理作用】①抗肿瘤的功效，包括消化道肿瘤、宫颈癌、肺癌等；②提高免疫力；③降血糖；④镇痛抗炎；⑤抗血栓形成；⑥抗溃疡、止泻作用；⑦治疗皮肤病，常用于病毒感染性皮肤病的治疗，也用于细菌感染性皮肤病的治疗；⑧薏苡仁中的薏苡素还具有解热、镇静作用；⑨薏苡仁油的饱和脂肪酸具有降低肌肉收缩的作用；⑩甾醇类成分具有诱发排卵作用；⑪蛋白质成分具有抑制胰蛋白酶作用；⑫薏苡仁的水溶性提取物还具有抑制骨质疏松的功效。（此品种资料由江西景德中药股份有限公司徐葱茏提供）

· 覆盆子《名医别录》·
Fupenzi
RUBI FRUCTUS
Palmleaf Raspberry Fruit

【来　　源】为蔷薇科植物华东覆盆子 *Rubus chingii* Hu. 的干燥近成熟果实。

【产　　地】主产于浙江温州、临海、绍兴等地。此外福建、湖北，安徽、江苏、陕西、贵州、四川等地亦产。

【采收加工】5 月上旬当果实由青色将要转绿黄色时及时采集，因过时果实红熟，不利于采收加工，有损药效。将采集的鲜果用箩筐装盛，置沸水中烫一烫，迅速捞起，沥去水，薄摊晒干，或略蒸后晒干，或直接置烈日下曝晒使干燥，趁热撞擦，筛去细柄末屑。

【性状鉴别】果实呈圆锥形或扁圆锥形，由多数小核果聚合而成。表面黄绿色或淡棕色。高 0.6~1.3cm，直径 0.5~1.2cm，顶端钝圆，基部中心凹入。宿萼棕褐色，五裂，下有果柄痕，如小托盘。小核果易剥落，呈半月形，背面密被灰白色茸毛，两侧有明显的网纹，腹部有突起的棱线。体轻质硬。气微，味甘、微酸涩。

以果实完整，均匀，结实，不带果柄者为佳。

【显微鉴别】本品粉末棕黄色。非腺毛单细胞，长 60~450μm，直径 12~20μm，壁甚厚，木化，大多数具双螺纹，有的体部易脱落，足部残留于表皮层，表面观圆多角形或长圆形，直径约至 23μm，胞腔分枝，似石细胞状，草酸钙簇晶较多见，直径 18~50μm。果皮纤维黄色，上下层纵横或斜向交错排列。

【规格等级】统货。应干燥，色黄绿，少散粒，无杂质、虫蛀、霉变。以干燥，粒大完整而饱满，色黄绿，无细柄小叶杂质者为佳。

【炮　　制】

（1）净覆盆子：取原药拣除杂质，整理洁净入药。

（2）盐覆盆子：取洁净覆盆子，每100kg用2kg的食盐加适量水稀释，拌匀，闷至吸尽盐水，蒸1~2小时，取出，晒干。

【炮制作用】盐制后引药入肾，增强补肾作用。

【性味归经】甘、酸，温。归肾，膀胱经。

【功能主治】益肾，固精，缩尿，明目。用于肾虚遗尿，小便频数，夜尿多，阳痿早泄，遗精滑精，肾虚目暗等。

【用法用量】6~12g，水煎服。

【主要成分】含甾体类物质，有β-谷甾醇、胡萝卜苷等成分；含香豆素类化合物，有欧前胡内酯、七叶内酯及七叶内酯苷等；含生物碱类化合物，主要是喹啉、异喹啉和吲哚类生物碱等；含酚酸类，有莽草酸、鞣花酸、对羟基间甲氧基苯甲酸、对羟基苯甲酸和没食子酸；有机酸类，包括硬脂酸、三十二烷酸和棕榈酸；此外还含有糖类及少量维生素A、维生素C等成分。

【药理作用】①改善学习记忆能力和延缓衰老作用；②抗HBV病毒，抑制HBV-DNA聚合酶的活性；③增强免疫功能；④调节性腺轴，增强下丘脑-垂体-性腺轴功能，还有雌激素样作用；⑤抗菌：对葡萄球菌、霍乱弧菌有抑制作用；⑥清除自由基的作用；⑦抗肿瘤作用：覆盆子所含的毛莓总皂苷毒对直肠腺癌细胞HR6348、黑色素癌细胞A375、人皮肤T细胞淋巴瘤细胞Hut-78有良好的体外抗肿瘤活性。

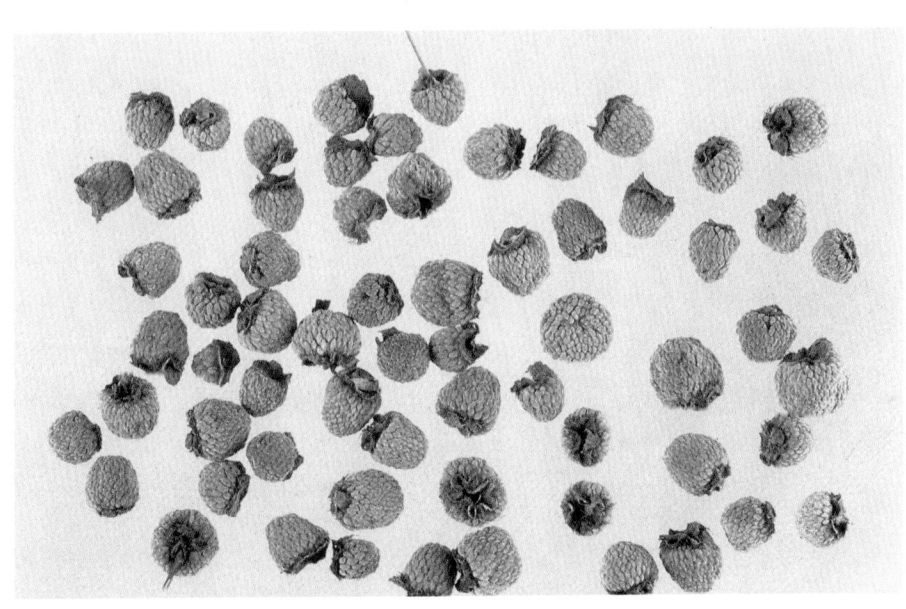

图365　覆盆子（浙江产）

第三章　全　草　类

· 广金钱草《岭南采药录》·
Guangjinqiancao
DESMODII STYRACIFOLII HERBA
Snowbellleaf Tickclover Aerial Part

【来　　源】为豆科植物广金钱 *Desmodium styracifolium*（Osk.）Merr. 的干燥地上部分。

【产　　地】主产于广东、广西、海南。此外，湖南、江西、福建等省亦产。

【采收加工】夏、秋季割取地上部分，除去杂质，扎成小把，晒干。

【性状鉴别】茎枝呈圆柱形，表面淡棕黄色，密被黄色柔毛，质稍脆，折断面中央有髓部。叶互生，小叶 1~3 片，圆形或长圆形，先端微凹入，基部心形，全缘。叶面黄绿色或灰绿色，无毛；叶背面密被灰白色紧贴的丝毛，侧脉羽状，托叶 1 对，披针形。气微香，味微甘。

【显微鉴别】

（1）取本品粗粉 2g，加水 30mL，煮沸 10 分钟，滤过，滤液蒸干，加乙醇 2mL 使溶解，再加镁粉少量与盐酸 0.5mL，即显红棕色。

（2）取本品粗粉 2g，加 1% 盐酸的 70% 乙醇溶液 20mL，加热回流 10 分钟，滤过，滤液蒸去乙醇，加水 5mL 使溶解，滤过，取滤液各 1mL，分置两支试管中，一管中加碘化铋钾试液 2 滴，生成橘红色沉淀；另一管中加三硝基苯酚试液 2 滴，生成黄色沉淀。

【规格等级】统货，不分等级。

【炮　　制】除去杂质，切段，晒干。

【性味归经】甘、淡，凉。归肝、肾、膀胱经。

【功能主治】清热除湿，利尿通淋。用于热淋，砂淋，石淋，小便涩痛，水肿，尿少，黄疸，尿赤，尿路结石等。

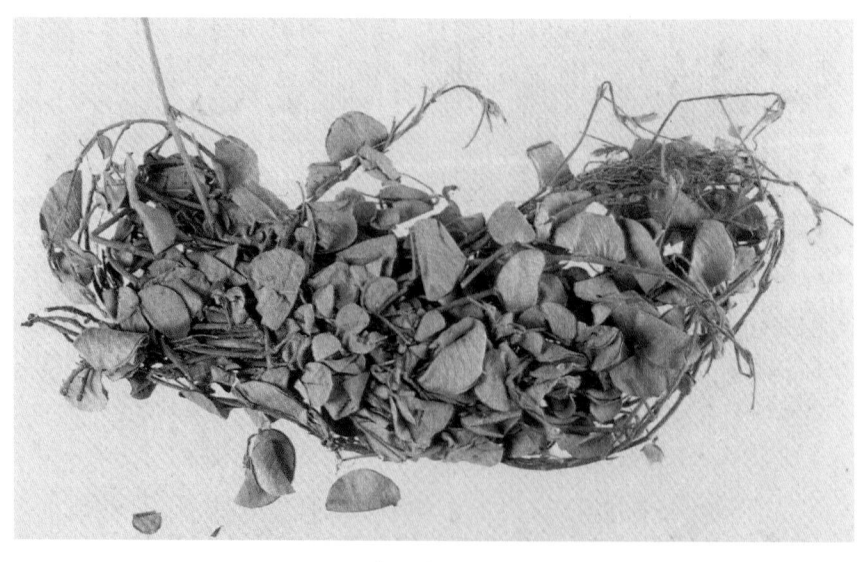

图 366　广金钱草（广西产）

【用法用量】15~30g，水煎服。

【主要成分】全草含有黄酮类、酚类、鞣质、挥发油、甾醇、胆碱、氯化钾和氨基酸等化学成分，其中黄酮类有槲皮素、槲皮素-3-O-葡萄糖苷、山奈素、山奈素-3-O-三糖苷、山奈素-3-O-半乳糖苷、异鼠李素和金丝桃苷等；还含对羟基苯甲酸、尿嘧啶、氯化钠、亚硝酸盐、多糖，以及钙、镁、铁等9种微量元素。

【药理作用】①利尿及防治结石作用；②利胆作用；③抗炎镇痛及抗菌作用；④增加冠脉及脑血流量，降低冠脉阻力、肾血管阻力，降低血压；⑤益智和提高学习记忆力；⑥其他作用：抑制血小板聚集，抗血栓形成，抗氧化作用。

· 广藿香《名医别录》·
Guanghuoxiang
POGOSTEMONIS HERBA
Cablin Potchouli Herb

广藿香按产地不同，商品分为石牌藿香、高要藿香、海南藿香（湛江藿香）三个规格。

【来　　源】为唇形科植物广藿香 *Pogostemon cablin*（Blanco）Benth. 的干燥全草。广藿香为广东道地药材，是"十大广药"之一。

【产　　地】石牌藿香产于广州石牌、棠下及邻近乡镇，但自1990年以来随着广州城区的扩张，石牌、棠下等地已无地可种藿香，故石牌藿香已濒临消失。

高要藿香主产于高要、肇庆市郊、云浮市等。

海南藿香主产于海南省万宁、澄迈。

湛江藿香主产于湛江遂溪、徐闻、吴川、茂名市电白、高州等地。

传统认为，石牌藿香是广藿香中质量最佳者，高要藿香次之，海南藿香和湛江藿香又次之。

【采收加工】石牌藿香：一般在种植后13~15个月即可收成，一般在5~6月份当枝叶甚为茂盛时采收。选择晴朗天气，把植株连根拔起，除净泥土和根，在阳光下摊晒至断片呈皱缩状时，收回分层堆叠，堆时切勿将枝叶与根部混叠，上盖稻草，压实，闷一夜，翌日摊开再晒，再闷再摊晒，摊晒至五成干时进行顺枝，捆扎成小把，再晒至足干。此过程称为"顺枝闷香"，摊晒时务必小心，保持叶片不脱落或少脱落。

高要藿香：一般在种植后8~9个月即可收成，在10~11月采收，割取植株，除去杂质，日晒夜闷，晒至五成干时进行顺枝，反复至足干。

海南（包括湛江）藿香：种植时间较短，一般在两年内采收三次或一年内采收两次，割取植株，除去杂质，晒至足干。采收加工一般没有顺枝闷香过程。

【性状鉴别】全草长30~100cm，多分枝，主茎粗短，直径1.5~2.0cm。茎枝略呈方柱形，四角钝圆，有细绒毛，具明显的节，节处略膨大。表面灰棕色或灰绿色，质脆，易折断，断面中央有白色的髓，似海绵状。老茎近圆柱形坚硬，木质，折断面有放射性纹理。叶对生，皱缩，易碎，完整的叶片展开后呈卵状椭圆形，长4~9cm，宽3~7cm，灰黄色、灰绿色、绿色或灰棕色，两面被灰白色茸毛；先端短尖或钝圆，基部楔形或钝圆，边缘具不整齐的钝齿，叶柄细，长2~5cm，被柔毛。气香特异，味微苦至微苦涩。

除以上性状特征外，石牌藿香、高要藿香、海南藿香各具以下特征：

（1）石牌藿香：又称"枝香"，全长30~80cm，主茎粗短，灰黄色至灰褐色，直径1.5~2.5cm，多分枝，老茎多呈圆柱形，中部以下被栓皮，茎节较密，嫩茎略呈方形，密被茸毛，断面白色，髓心较小。叶片较大，脱落较少，色鲜，叶质稍厚，密被茸毛，正面灰黄绿色或金黄色，背面灰绿色，俗称"金花叶"。气清香醇，味甘淡而无苦涩。

（2）高要藿香：全长约100cm，主茎粗长，枝条较顺直而细嫩，茎节较大，质稍轻泡，断面髓部略大。自中段起叶片较多，脱落稍多，叶质略薄，黄色或灰绿色。气香但不及石牌藿香醇厚，味甘淡略涩无苦。

（3）海南藿香：通常长50~80cm，有的长100cm以上，枝条较细，分枝多。质较松，断面髓部较大。叶片多脱落，叶质较薄，表面灰黄色或黄棕色。气香而浓浊，味微苦、涩。

广藿香均以茎粗壮、叶多，黄绿色，叶片厚而柔软，气香浓者为佳。其中以石牌藿香质量最佳，海南藿香挥发油含量较高。

【显微鉴别】

（1）叶片粉末显微特征：表皮细胞不规则，气孔直轴式。非腺毛1~6细胞，平直或先端弯曲，长约至590μm，壁具刺状突起，有的胞腔含黄棕色物质。腺鳞头部单细胞状。顶面观常作窗形或缝状开裂，直径37~70μm，柄单细胞，极短。间隙腺毛存在栅栏组织或薄壁组织的细胞间隙中，头部单细胞，呈不规则囊状，直径13~50μm，长约至113um。柄短，单细胞。小腺毛头部2细胞，柄1~3细胞，甚短。草酸钙针晶细小，散在叶肉细胞中，长约至27μm。

（2）挥发油检查：取本品粗粉适量，按照挥发油测定法（《中国药典》附录ⅩD）取得挥发油，进行试验。取藿香挥发油1滴，加氯仿0.5mL，滴加5%溴的三氯甲烷溶液数滴后，若先褪色，继显绿色者则为石牌藿香；若先褪色，继显紫色者则为海南藿香。

【规格等级】商品分石牌藿香、高要藿香和海南藿香三种规格，均不分等级。

1. 石牌藿香　统货。干货。除净根，枝叶相连，老茎多呈圆柱形。茎节较密，嫩茎略呈方柱形，密被毛茸。断面白色，髓心较小。叶面灰黄色或金黄色，叶背灰绿色。散叶不超过10%，气清香醇，味微苦而凉。无杂质、死香、虫蛀、霉变。

2. 高要藿香　统货。干货。除净根。枝叶相连，枝干较细，茎节较密，嫩茎方柱形，密被毛茸。断面白色，髓心较大。叶片灰绿色。散叶不超过15%。气清香，味微苦而凉。无死香、杂质、虫蛀、霉变。

3. 海南（包括湛江）藿香　统货。干货。除净根。枝叶相连，枝干较大，近方形，茎节密，嫩茎方形，具稀疏毛茸。断面白色，髓心较大，叶片灰绿色，较厚。散叶不超过20%，气香浓，味微苦而凉。无死香、杂质、虫蛀、霉变。

【炮　　制】除去残根及杂质，先抖下叶片，筛净另放；茎洗净，润透，切段，晒干，再与叶片混匀。

【性味归经】辛，微温。归脾、胃、肺经。

【功能主治】芳香化湿，和胃止呕，发表解暑。用于湿浊中阻之脘腹痞满，恶心呕吐，暑湿倦怠，胸闷不舒，少食倦怠，夏季感冒兼有胃肠症状者，急性胃炎，鼻渊头痛。

【用法用量】水煎服，6~9g。

【主要成分】含挥发油（主要是广藿香油，海南藿香含量较高，全草含量0.6%~1.5%，叶含3%~6%，不同产地的广藿香挥发油含量不同），主要有萜类化合物、醇类、酮类、醛类、稠环芳香烃类化合物，同时还含有挥发性生物碱等物质，挥发油中可分离出广藿香酮、广藿香醇、木栓酮、表木栓酮、丁香烯、丁香酚、齐墩果酸、广藿香吡啶碱和胡萝卜苷等。此外，还含有5-羟基-3,7,3'-三甲氧基黄酮、5-羟基-3,7,3',4'-四甲氧基黄酮、5,7-二羟基-3',4'-二甲氧基黄酮、甘草查尔酮A、商陆黄素和华良姜素等化合物。

石牌藿香挥发油含量虽较低（叶含 0.3%~0.4%，茎含 0.1%~0.15%），但挥发油中含广藿香酮，高要藿香和海南藿香不含广藿香酮。

【药理作用】①抗病原微生物作用；②调节消化道功能及对胃肠平滑肌解痉作用；③有抗菌和抑制钩端螺旋体作用；④抗炎作用；⑤解热作用；⑥抗肿瘤作用：从藿香中分离得到的二萜类成分，具有细胞毒活性，二萜类成分衍生后的产物也具有类似活性，这些化合物在体外能非特异性地作用于多种人源癌细胞株；⑦其他：止咳、化痰作用。

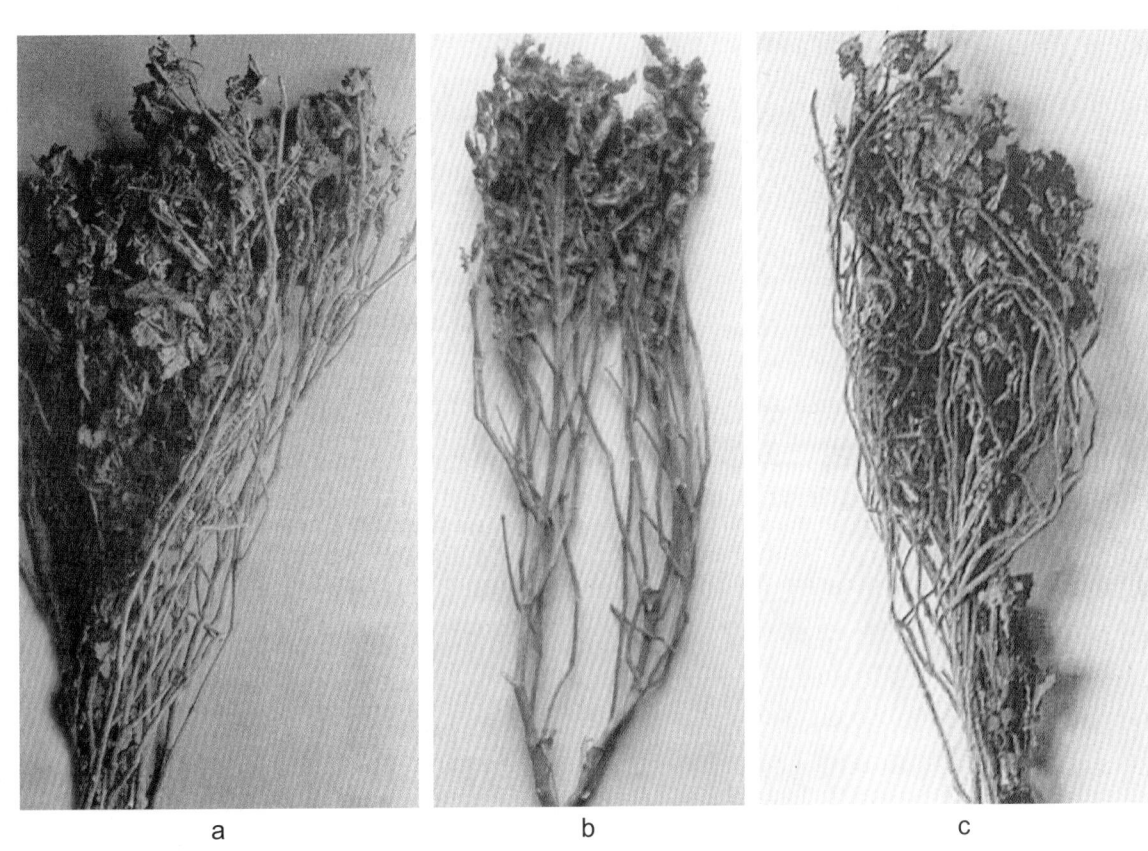

图 367　广藿香
a.石牌藿香　b.高要藿香　c.海南藿香

· 飞扬草《岭南草药志》·
Feiyangcao
EUPHORBIAE HIRTAE HERBA
Garden Euphorbia Herb

【来　　源】为大戟科大戟属植物飞扬草 *Euphorbia hirta* L. 的干燥全草。

【产　　地】分布于江西、福建、台湾、湖南、广西、广东、四川、云南等省、自治区。

【采收加工】夏、秋季采收，洗净、晒干。

【性状鉴别】全草长 20~50cm，地上部分被毛。根细长弯曲，表面土黄色。茎近圆柱形，直径 1~3mm，表面黄褐色或浅红棕色；质脆，易折断，断面白色，中空。叶对生，皱缩，纸质易碎，完整叶展平后呈披针状长圆形或长圆状卵形，长 1~3cm，宽 0.5~1.3cm，灰绿色至褐绿色，先端急尖，基部偏斜，边缘有细锯齿。杯状聚伞花序密集呈头状，腋生。气弱而特异，味微苦。

【规格等级】统货。无杂质、霉变。

【性味归经】辛、酸，凉；有小毒。归肺、膀胱、大肠经。

【功能主治】清热解毒，利湿止痒，通乳。用于肺痈，乳痈，疔疮肿毒，牙疳，痢疾，泄泻，热淋，血尿，湿疹，脚癣，皮肤瘙痒，产后少乳。脾胃虚寒者忌用。

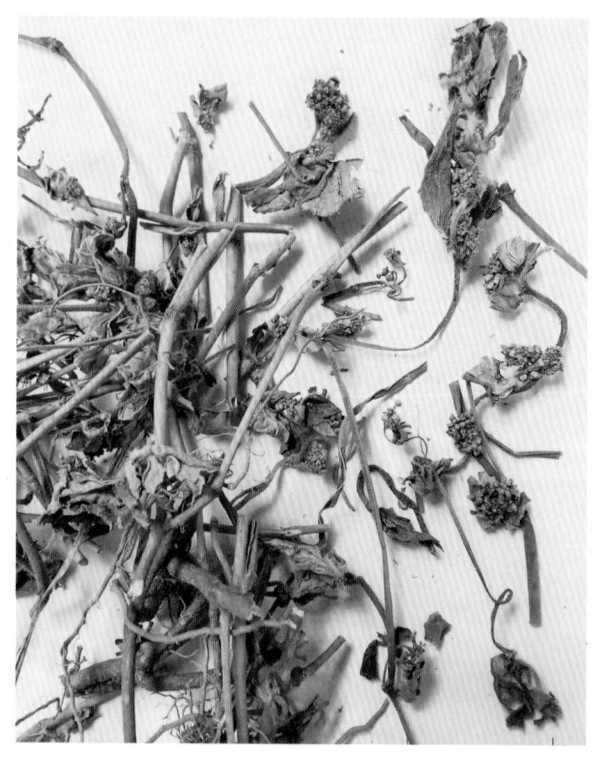

图 368　飞扬草

【用法用量】内服：煎汤，6~9g；鲜品 30~60g。外用：适量，捣敷；或煎水洗。

【主要成分】全草含有黄酮苷、没食子酸、蒲公英赛醇、蒲公英赛酮、α-香树脂醇及 β-香树脂醇、β-谷甾醇、蒲桃醇、槲皮素、蜂花酸、鼠李素-3-鼠李糖苷、微量挥发油和微量生物碱等；茎尚含三十烷醇、蜂花醇、无羁萜；鲜花含鞣花酸，最新研究结果显示尚含有 9,16-二羰基-10,12,14-三稀-十八碳酸、3-烯-十六碳酸、正二十四碳酸等。

【药理作用】①解热、镇痛、镇静作用；②对高血压、水肿的作用：利尿和降低血压的作用；③抗炎作用；④止泻作用；⑤抗阿米巴、抗疟原虫作用；⑥抗肿瘤作用。

· 木贼《嘉祐本草》·
Muzei
EQUISETI HIEMALIS HERBA
Common Scouring Rush Aerial Part

【来　　源】为木贼科植物木贼 *Equisetum hyemale* L. 的干燥地上部分。

【产　　地】主产于辽宁、吉林、黑龙江、陕西及湖北等地。以辽宁产者质量最好。

【采收加工】夏、秋季割取地上部分，及时晒干或阴干。

【性状鉴别】呈长管状，节明显，不分枝，长达 60cm，直径 0.5~0.6cm。表面灰绿色或黄绿色，棱线明显，18~30 条，全体粗糙，节间长 3~8cm，节上有鳞叶，呈筒状，先端开裂，叶鞘基部有一暗褐色的细圈，中部淡黄色，节处易拔脱。质脆易折断。断面中空，壁薄，周边有多数圆形的小空腔，排列成环状。气微，味甘淡，微涩，嚼之有砂砾感。

【显微鉴别】

（1）粉末特征：茎表皮碎片较多，几无色或淡黄色，细胞表面观呈长方形或长条形，垂周壁甚厚，约 12μm，深波状弯曲，整齐，胞间不明显或可见，纹孔稀少，胞腔内含黄棕色色素颗粒，表面常有裂隙；纵断面观呈扁长方形，壁厚，有孔沟，有的外壁凸出，并有类圆形硅质突起，深陷气孔纵行排列，类圆形或长椭圆形。

（2）取粉末 4g（20 目），加甲醇 10mL，温浸 10 分钟，滤过，取滤液 1mL，加 2% 三氯化铁试液 1 滴，溶液显蓝色至蓝黑色（检查鞣质）。

（3）取粉末 2g，加甲醇 10mL，温浸 1 小时，滤过，取滤液 1mL，加 10%α-萘酚乙醇液1~2 滴，摇均，沿管壁加浓硫酸 0.5mL，接触面显紫红色。

（4）取粉末 2g，加甲醇 20mL，温浸 1 小时，滤过，取滤液 1mL，加镁粉少量与浓盐酸3 滴，显紫红色。

【规格等级】统货，茎粗长，色绿，货干，无杂质。

【炮　　制】除去枯茎及残根，喷淋清水，稍润，切段，干燥。

【性味归经】甘、苦，平。归肺，肝经。

【功能主治】疏散风热，明目退翳，止血。用于外感风热致目赤多泪，目病风热暴翳（久翳血虚者不宜），肠风，妇人月水不断、崩中赤白。

【用法用量】水煎服，3~9g。

【主要成分】含多种黄酮及苷类化合物，如芹菜素、山奈素、槲皮素、木犀草素和山奈酚-3-β-D-(2-O-β-D-双葡萄糖)-7-β-D-葡萄糖苷等成分；含挥发油，主要有 2-甲氧基-3-(1-甲基乙基)-吡嗪、9-辛基-十七烷、十五烷、十七烷、2,6-二甲基-十七烷、3-己烯-1-醇和四十三烷等；含酚酸类成分，主要有阿魏酸、香草酸、咖啡酸、延胡索酸、对甲氧基肉桂酸、对羟基苯甲酸和戊二酸甲酯等；含脂类，如棕榈酸乙酯；此外，还含有钠、钾、钙、钴、锌、铜等矿物质，以及蛋白质、多糖、核酸、色素等成分。

【药理作用】①镇静、镇痛作用；②降血脂，抗动脉粥样硬化；③扩张血管，降压作用，并能增加冠状动脉血流量，使心率减慢；④抗血小板聚集，抗血栓；⑤抗衰老作用；⑥利尿作用；⑦抗菌、抗病毒；⑧止血与收敛作用；⑨兴奋或抑制平滑肌作用；⑩抗蛇毒作用。

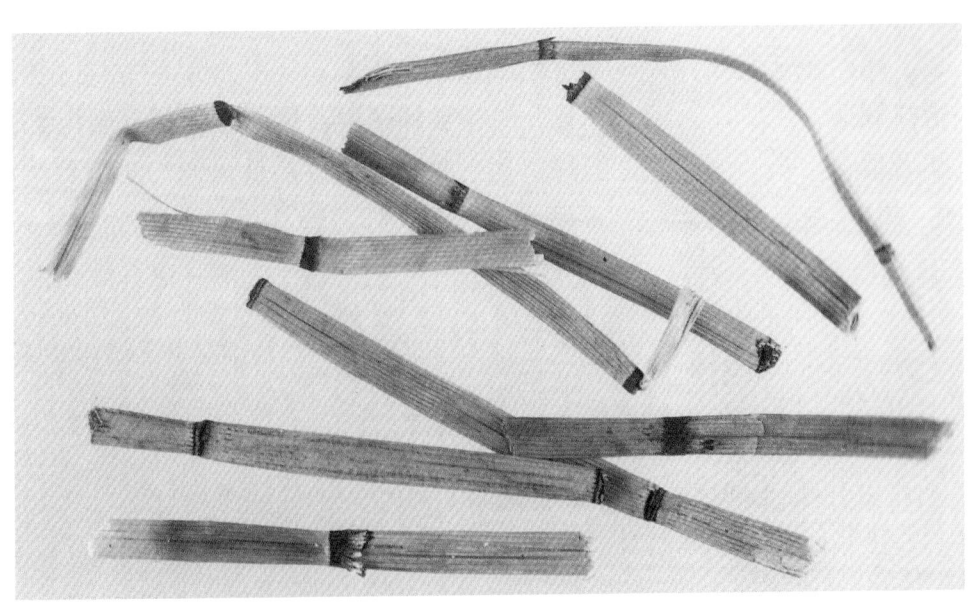

图 369　木贼（辽宁产）

· 火炭母《本草图经》·
Huotanmu
POLYGONI CHINENSIS HERBA
Chinese Knotweed Herb

【来　　源】蓼科植物火炭母 *Polygonum chinense* L. 的全草。

【产　　地】主产于广东、广西、四川、贵州、福建等地。

【采收加工】夏、秋季采收，鲜用或晒干。

【性状鉴别】根须状，褐色。茎扁圆柱形，有分枝，节稍膨大，上有须根；表面淡绿色或紫褐色，无毛，有细棱；质脆，易折断，断面灰黄色，多中空。叶互生，多卷缩，破碎，完整叶片卵状矩圆形；先端短尖，基部截形或稍圆，全缘；上表面暗绿色，下表面色较浅，两面近无毛；托叶鞘筒状，膜质，先端偏斜。无臭，味酸、微涩。

【规格等级】统货。以叶多，色黄绿者为佳。

【性味归经】微酸、微涩，凉。归肝、脾经。

【功能主治】清热解毒，利湿消滞，凉血止痒，明目退翳。用于痢疾，肠炎，消化不良，肝炎，感冒，扁桃体炎，白喉，百日咳，角膜云翳，霉菌性阴道炎，白带，乳腺炎，疖肿，小儿脓疱疮，湿疹，毒蛇咬伤。

【用法用量】15~30g，鲜用加倍。

【主要成分】主要包括黄酮、酚酸、鞣质、挥发油、甾体及其他成分。黄酮类：鼠李素、芹菜素、柚皮素、山柰酚、广寄生苷、金丝桃苷、木犀草素、槲皮素、槲皮苷、异槲皮苷和巴达薇甘菊素等；酚酸：没食子酸、没食子酸甲酯、咖啡酸、丁香酸、原儿茶酸和鞣花酸等；挥发油：邻苯二甲酸、正棕榈酸、6,10,14-三甲基-2-十五烷酮和邻苯二甲酸二异丙基酯等；甾体及其他成分：β-谷甾醇、胡萝卜苷、正三十二烷醇及对羟基苯甲酸甲酯等。

【药理作用】①抗氧化及清除自由基作用；②抗病原微生物作用：可抑制金黄色葡萄球菌、痢疾杆菌等；③抗炎、镇痛作用；④对 EB 病毒壳抗原表达的抑制作用及细胞毒作用；⑤治腹泻作用；⑥抗肝癌作用：火炭母对肝癌 HepG2 细胞增殖活性有显著抑制作用；⑦解热、退黄，改善肝功能，防止肝损伤；⑧其他作用：保护平滑肌和骨骼肌，降压及中枢抑制作用。

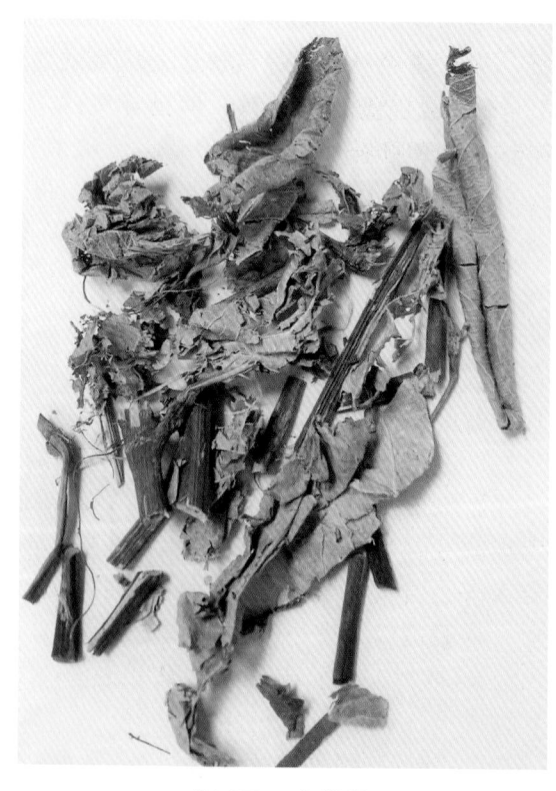

图 370　火炭母

·车前草《神农本草经》·
Cheqiancao
PLANTAGINIS HERBA
Asiatic Plantain or Depressed Plantain Herb

【来　　源】为车前科植物车前 *Plantago asiatica* L. 或平车前 *Plantago depressa* Willd. 的干燥全草。

【产　　地】野生或栽培。全国大部分省市均产。车前主产于安徽、河南、江西、江苏、陕西、山西、四川、云南、贵州等地。平车前主产于河北、山西、四川、辽宁、吉林、黑龙江、内蒙古、青海等省、自治区。

【采收加工】夏季采挖，拔取全草，除去泥沙杂质，洗净，晒干。

【性状鉴别】

（1）车前：根丛生，须状，叶基生，具长柄；叶片皱缩，展平后呈卵状椭圆形或宽卵形，长6~13cm，宽2.5~3.8cm；表面灰绿色或黄绿色，具明显弧形脉5~7条；先端钝或短尖，基部宽楔形，全缘或有不规则波状浅齿。穗状花序数条，花茎长。蒴果盖裂，萼宿存。气微香，味微苦。

（2）平车前：主根直而长。叶片较狭，长椭圆形或椭圆状披针形，长5~14cm，宽2~3cm。

【显微鉴别】

（1）车前叶的表面观：上、下表皮细胞类长方形，上表皮细胞具角质线纹。气孔不定式，副卫细胞3~4个。腺毛头部2细胞，椭圆形，柄单细胞。非腺毛少见，2~5细胞，长100~320μm，壁稍厚，微具疣状突起。

（2）平车前叶的表面观：非腺毛3~7细胞，长350~900μm。

【规格等级】统货。以叶片完整、色灰绿，气微香，无杂质，无霉变为佳。

【炮　　制】除去杂质，洗净，切段，晒干。

【性味归经】甘，寒。归肝、肾、肺、小肠经。

【功能主治】清热解毒，利尿，祛痰，消炎止血，凉血。用于水肿尿少，热淋涩痛，湿热泻痢（对金黄色葡萄球菌、痢疾杆菌有抑制作用），痰热咳嗽，慢性支气管炎，吐血衄血，痈肿疮毒。

【用法用量】9~30g，鲜品30~60g，煎服或捣汁服。外用鲜品适量，捣敷患处。

【主要成分】含黄酮类成分，如芹菜素、木犀草苷、木犀草素、高车前苷、高车前素和车前黄酮苷等；含苯乙醇苷类，如火车前苷、车前草苷（A、B、C、D、E、F）和天人草苷A等；含环烯醚萜类，如桃叶珊瑚苷、10-羟基大车前草苷、车前草苷和京尼平苷酸等；含三萜及甾醇类成分，如熊果酸、β-谷甾醇和齐墩果酸等；含挥发油，如D-苎烯、2-莰酮、桉叶油素和3-叔丁基-4-羟基茴香醚等；此外含钙、锌、铁等微量元素，以及多糖类、无机盐、可溶性膳食纤维等成分。

【药理作用】①利尿作用；②镇咳、平喘、祛痰作用；③抗病原微生物作用：对金黄色葡萄球菌高度敏感；④小剂量可使心跳变慢，血压升高，大剂量可引起心脏停搏，血压降低；⑤抗炎作用；⑥抗氧化、抗衰老作用；⑦降血脂作用；⑧抗肿瘤：车前草可通过抑制表皮生长因子受体激酶，抑制肿瘤细胞的转化而具有抗肿瘤作用；⑨其他作用：降低眼压，抑制肥胖，保护急性肝损伤、胃及十二指肠溃疡，润肠通便。

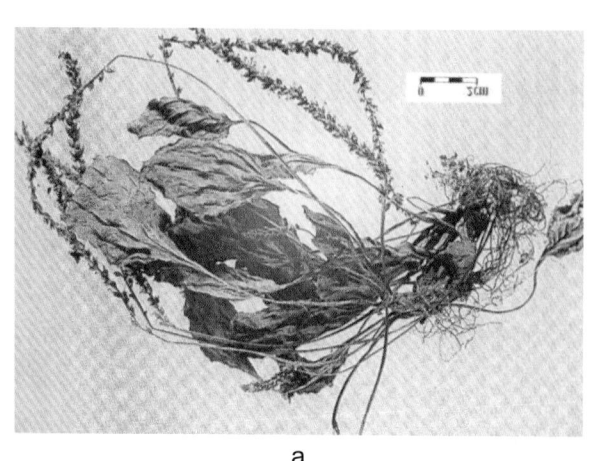
a

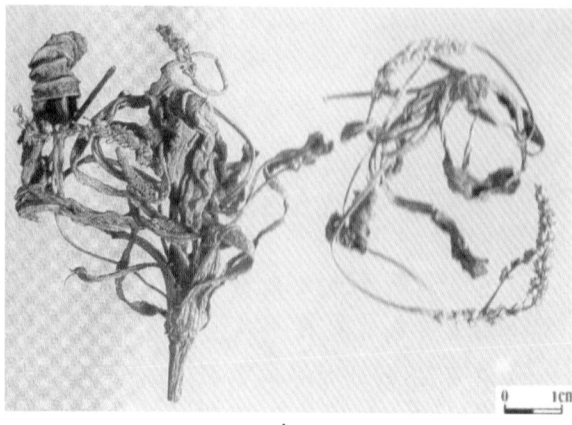
b

图 371　车前草（江西产）

a. 车前草　b. 平车前草

· 石上柏《广西本草选编》·
Shishangbai
SELAGINELLAE DOEDERLEINII HERBA
Doederleins Spikemoss Herb

【来　　源】为卷柏科植物深绿卷柏 *Selaginella doederleinii* Hieron. 的干燥全草。

【产　　地】主产于浙江、福建、台湾、广东、广西及西南各省、自治区。

【采收加工】秋季采收，拔取全草，洗净，晒干。

【性状鉴别】本品常卷曲缠结，长25~40cm。表面绿色或黄绿色，质稍柔软。茎细小，直径约 0.2cm，有棱，多回分枝，在分枝处常生有黄色的细长不定根。叶4列，侧叶细小，长约 0.5cm，宽约 0.2cm，半矩圆状披针形，微具齿牙状，密生在主茎处和小枝上，呈覆瓦状排列。孢子囊穗顶生，类圆形；常有 2 穗，4 棱形，孢子叶圆形或卵状三角形，急尖，龙骨状。气微，味甘淡。

【规格等级】统货。以叶多，表面绿色或黄绿色者为佳。

【性味归经】甘、微苦、涩，凉。归肺、肝经。

【功能主治】清热解毒，祛风除湿。用于咽喉肿痛，目赤肿痛，肺热咳嗽，乳痈，湿热黄疸，风湿痹痛，外伤出血等。

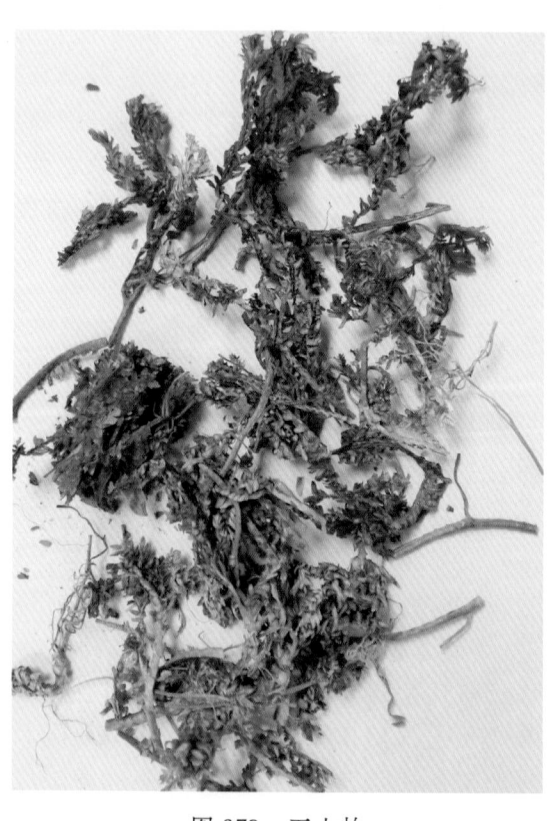

图 372　石上柏

【用法用量】15~30g，水煎服。外用适量，研粉；香油调涂患处。

【炮　　制】取原药拣去杂质，整理洁净，切段，筛去泥屑。

【主要成分】主要含有生物碱类、黄酮类、甾醇、皂苷、氨基酸等成分。生物碱类：大麦芽碱-O-α-L-吡喃鼠李糖苷、N-甲基酪胺-O-α-L-吡喃鼠李糖苷、（E）-大麦芽碱-(6-O-肉桂酰-β-D-吡喃葡萄糖基)-(1→3)-α-L-吡喃鼠李糖苷、（E）-大麦芽碱-[6-O-(4-羟基肉桂酰)-β-D-吡喃葡萄糖基]-(1→3)-α-L-吡喃鼠李糖苷。黄酮类化合物：穗花杉双黄酮、橡胶树双黄酮等。其他类成分：深绿卷柏酸、芹菜素、异茴芹素、β-谷甾醇、硬脂酸等。

【药理作用】①抗肿瘤作用：对鼻咽癌、肺癌、食管癌、胃癌、宫颈癌等有抑制作用；②抑菌及抗炎作用；③镇痛作用；④镇静作用。

· 龙葵《药性论》·
Longkui
SOLANI NIGRI HERBA
Black Nightshade Herb

【来　　源】为茄科植物龙葵 *Solanum nigrum* L. 的干燥全草或干燥果实。

【产　　地】野生或栽培。全国各地均有产。

【采收加工】夏秋采收，鲜用或晒干。

【性状鉴别】茎圆柱形，多分枝，长 30~70cm，直径 0.2~1.0cm，表面黄绿色，具纵皱纹。质硬而脆，断面黄白色，中空。叶皱缩或破碎，完整者呈卵形或椭圆形，长 2~12cm，宽 2~6cm，先端锐尖或钝，全缘或有不规则波状锯齿，绿色至暗绿色，两面光滑或疏被短柔毛；叶柄长 0.3~2.2cm。花、果少见，聚伞花序蝎尾状，腋外生，花 4~6 朵，花萼棕褐色，花冠棕黄色。浆果球形，黑色或绿色，皱缩。种子扁卵形，多数，棕色。气微味淡，果实味苦微酸。

以茎叶色绿、带果者为佳。

【规格等级】统货。

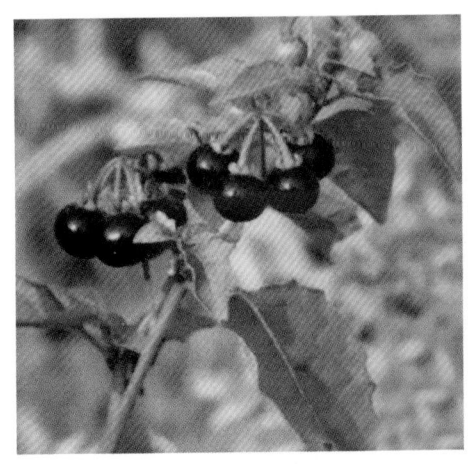

a　　　　　　　　　　　　　　b

图 373　龙葵

a. 全草　　b. 龙葵果

【性味归经】苦、微甘，寒。归肝、胃经。

【功能主治】清热解毒，活血消肿。用于感冒发热，牙痛，慢性气管炎，急性肾炎，水肿，乳腺炎，疔疮，痈肿，丹毒，跌打扭伤等。

【用法用量】水煎服：15~30g。外用：适量，捣敷或煎水洗。

【主要成分】含龙葵碱、澳茄胺、龙葵定碱、皂苷、维生素 C、树脂等成分。

【药理作用】①抗炎作用；②对中枢神经的作用：小剂量能增强动物兴奋过程，大剂量则增强抑制过程；③降压作用；④提高免疫作用；⑤镇静、降温作用；⑥镇咳、祛痰作用；⑦抑菌作用。

· 仙鹤草《本草图经》·
Xianhecao
AGRIMONIAE HERBA
Hairyvein Agrimonia Aerial Part

【来　　源】为蔷薇科植物龙牙草 *Agrimonia pilosa* Ledeb. 的干燥地上部分。

【产　　地】野生。全国各地均产。主产于浙江、江苏、湖北、安徽、辽宁、河北、山东、湖南、广东、福建、台湾等省。

【采收加工】夏、秋季茎叶茂盛时割取全草，晒干。

【性状鉴别】全体被白色柔毛，长 30~90cm，茎下部圆柱形，直径 0.4~0.6cm，红棕色，上部方柱形，四面略凹陷，绿褐色，有纵沟及棱线，有节；体轻，质硬，易折断，断面中空。单数羽状复叶，互生，无柄，暗绿色至棕褐色，皱缩卷曲；质脆易碎；叶片有大小 2 种，相间生于叶轴上，顶端小叶较大，完整小叶片展开后呈卵形或长椭圆形，先端尖，基部楔形，边缘有锯齿，托叶 2 片，抱茎，斜卵形。偶可见花果，总状花序细长，花萼下部呈筒状，萼筒上部有钩刺，先端 5 裂，花瓣黄色。气微，味微苦。

以茎红棕色、枝嫩、叶多、完整者为佳。

【显微鉴别】本品叶的粉末暗绿色。上表皮细胞多角形；下表皮细胞壁波状弯曲，气孔不定式或不等式。非腺毛单细胞，长短不一，壁厚，木化，具疣状突起，少数有螺旋纹理。小腺毛头部 1~4 细胞，卵圆形，柄 1~2 细胞；另有少数腺鳞，头部单细胞，直径约至 68μm，含油滴，柄单细胞。草酸钙簇晶甚多，直径 9~50μm。

【规格等级】不分等级，为统货。干货。茎红棕色、枝嫩、叶多。无根、杂草、枯枝、杂质、虫蛀、霉变。

【炮　　制】

（1）净仙鹤草：除去残根及杂质，洗净，稍润，切段，干燥。

（2）仙鹤草炭：取净仙鹤草，置于有铁盖的铁锅中，上盖，周边用湿黏土密封不透气，上贴 2 层湿草纸，用武火加热至草纸焦黑时停火，再用湿黏土固封，放凉后取出。

【炮制作用】制炭增强止血作用。

【性味归经】苦、涩，平。归心、肝经。

【功能主治】收敛止血，截疟，止痢，解毒。用于咳血，吐血，衄血，尿血，崩漏下血，疟疾，血痢，脱力劳伤（过度劳力导致气血不足，面色萎黄，出现头晕目眩、神疲力乏、嗜卧等症状），闪挫损伤腰痛，痈肿疮毒，阴痒带下，驱绦虫等。

【用法用量】水煎服，6~12g。外用适量，研末撒敷或用鲜品捣敷。

【主要成分】含黄酮类，主要有山奈酚 3-O-(6-P-香豆酰基)-B-D-吡喃葡萄糖苷、山奈酚 3-O-α-L-吡喃鼠李糖苷、芹菜素-7-O-β-D-吡喃葡萄糖醛酸甲酯、槲皮素 3-O-α-L-吡喃鼠李糖、山奈酚、木犀草素、芹菜素、汉黄芩素、槲皮素、银锻苷和异槲皮苷等；含酚类，有鹤草酚、去氢双儿茶素A、反式对香豆酸、异香草酸、原儿茶醛和原儿茶酸等；含挥发油成分，如 6,10,14-三甲基-2-十五烷酮、α-没药醇、棕榈酸、油酸、左旋乙酸冰片酯、柏木脑和石竹素等；含三萜类，如齐墩果酸、乌苏酸和胡萝卜苷；含鞣质，如 3,3'-二甲基鞣花酸；含醇类，如三十一烷醇、三十二烷醇；含有机酸，如委陵菜酸；含脂肪酸，如棕榈酸、十九烷酸和二十烷酸；含甾醇类，如 β-谷甾醇；此外还含有钙、磷、镁等多种微量元素成分。

【药理作用】①止血与抗凝血作用：收缩血管，可延长出血时间；②低浓度时收缩血管，高浓度扩张血管，降低或升高血压；③驱绦虫，抑杀阴道滴虫、血吸虫；④抗菌作用：对枯草杆菌、金黄色葡萄球菌、大肠杆菌、绿脓杆菌和人型结核杆菌有一定的抑制作用；⑤抗癌作用：仙鹤草水对小鼠肉瘤 S_{180}、子宫颈癌、脑瘤、艾氏腹水癌、黑色素瘤等均有较好的抑制作用，仙鹤草水溶性提取物对肝癌细胞株 $HepG_2$、肠腺癌细胞株 LS_{180}、SW 增殖有抑制作用，仙鹤草鞣酸对乳腺癌 MCF-7 有抑制作用；⑥抗病毒；⑦抗心律失常；⑧降血糖；⑨其他作用：增强免疫功能，兴奋呼吸中枢，抗氧化。

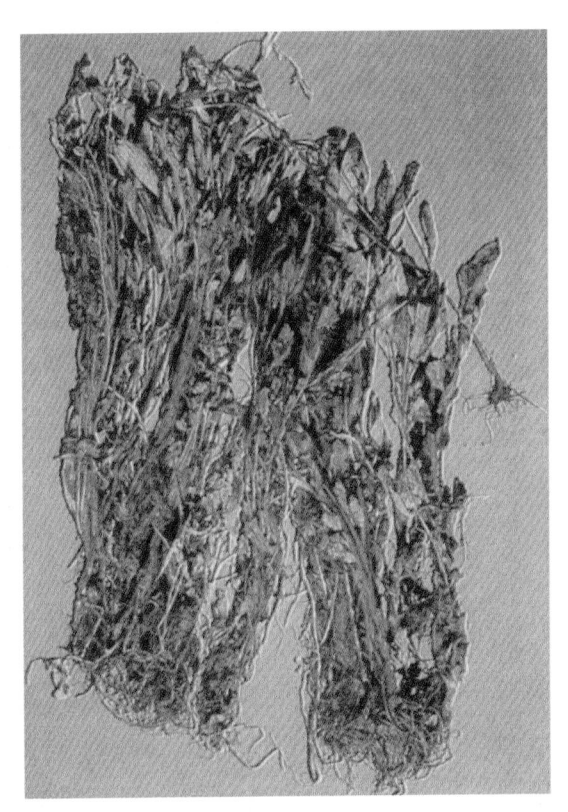

图 374　仙鹤草（湖北产）

·冬凌草《神农本草经》·
Donglingcao
RABDOSIAE RUBESCENTIS HERBA
Blushred Rabdosia Aerial Part

【来　　源】为唇形科植物碎米桠 *Robdosia rubescens*（Hemsl.）Hara 的干燥地上部分。

【产　　地】主产于河南、安徽、湖北等省。

【采收加工】夏季生长旺盛时期采收全株，晒干。

【性状鉴别】茎呈方柱形，长 30~70cm。表面红褐色，有柔毛。质硬，断面淡绿色或黄白色，对生叶有柄，叶片皱缩，展平后呈卵形或宽卵形，长 6.5~13.0cm，宽 3~6cm，先端渐尖，基部宽楔形、截形或近心形，近端下延至柄，边缘有粗糙齿，上表面绿棕色，有腺点，下表面绿色，沿叶脉被柔毛，聚伞圆锥花序顶生，花小，花萼筒状钟形，5 齿裂，花冠呈三角形，小坚果宽倒卵形，顶端无毛。气微香，味苦、甘。

【显微鉴别】

（1）本品茎横切面：表皮细胞1列，壁较厚，有角质层。皮层细胞含菊糖及少数草酸钙簇晶，内皮层细胞较明显。韧皮部散在乳管；木质部导管呈放射状排列。

（2）取本品粉末3g，置100mL分液漏斗中，加等量浓氨水浸润，放置1小时，加5倍量三氯甲烷振摇，三氯甲烷提取液用适量0.5mol/L硫酸萃取，在硫酸萃取液中加氨水碱化并加氯化钠饱和，再加5mL三氯甲烷萃取，以三氯甲烷萃取液点于氧化铝板上，以三氯甲烷-乙醇（98.75∶1.25）展开，喷以碘化铋钾试剂显色，样品由上至下共呈10个斑点。

【规格等级】统货。干货。叶多、色绿，无杂、虫蛀、霉变。

【性味归经】苦、甘，微寒。归肺、胃、肝经。

【功能主治】清热解毒，活血止痛。用于咽喉肿痛，感冒头痛，气管炎，慢性肝炎，风湿性关节痛，蛇虫咬伤。

【用法用量】水煎服，30~60g。

【主要成分】茎叶含挥发油，主要为α-蒎烯、β-蒎烯、β-榄香烯、柠檬烯、棕榈酸、7,8-棕叶素和对-聚伞花素等成分；还含有甾体、黄酮、生物碱、有机酸、氨基酸、单糖等成分，以及单萜、二萜及三萜类等化合物。此外，尚含冬凌草甲素及乙素，是主要抗癌成分。

【药理作用】①抗肿瘤作用：冬凌草煎剂及醇剂在体外对Hela细胞有明显细胞毒作用，冬凌草醇剂对人食管鳞癌细胞株$CaEs_{17}$及食管癌109细胞株也有明显细胞毒作用；对艾氏腹水癌和肉瘤S_{180}有明显抗肿瘤作用；冬凌草甲素具有明显的抗DNA突变作用，对体液免疫和细胞免疫有一定兴奋作用，与化疗药物联合应用具有相互协调和相互促进的作用，既能增强化疗药物对肿瘤细胞杀伤能力，又能降低其对正常细胞的损伤。②对血流动力学影响：负性肌力，负性频率，降血压作用。③抗菌作用：对金黄色葡萄球菌及甲型溶血性链球菌有明显抗菌作用。④抗突变、抗氧化作用。

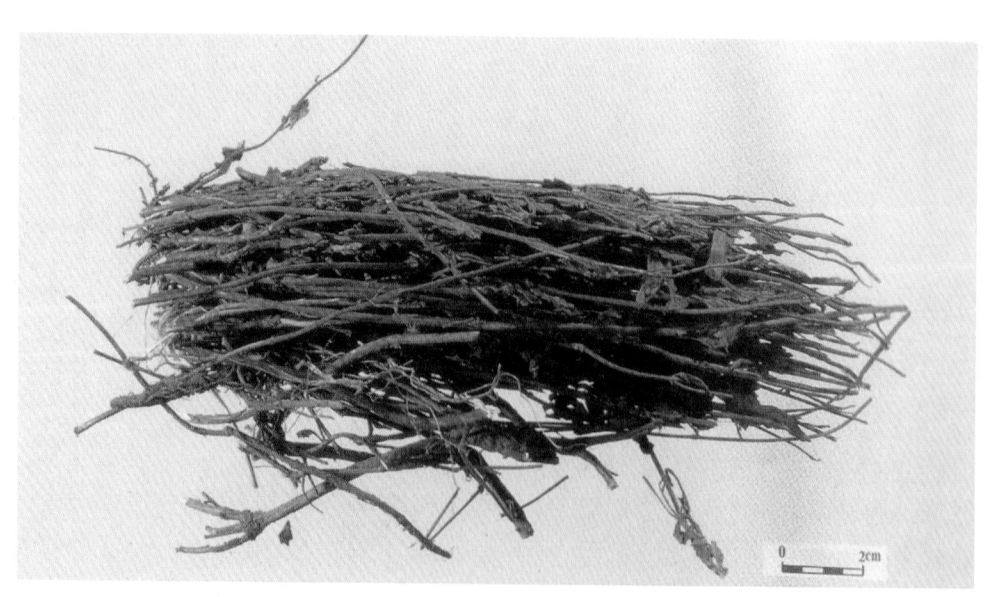

图 375　冬凌草（河南产）

·半边莲《本草纲目》·
Banbianlian
LOBELIAE CHINENSIS HERBA
Chinese Lobelia Herb

【来　　源】为桔梗科植物半边莲 *Lobelia chinensis* Lour. 的干燥全草。

【产　　地】野生。我国江南各省均有分布，主产于安徽、江苏、浙江、江西、湖南、福建、台湾、广东、广西、海南等省、自治区。

【采收加工】夏秋间采收，连根拔起，去净泥沙杂质，洗净，晒干或阴干。

【性状鉴别】鲜品全草长 15~25cm，常缠结成团。茎细长圆柱形，根茎直径 0.1~0.2cm，表面淡黄色至棕黄色，多有细纵纹。根细小，侧生纤细须根。茎细长，有分枝，灰绿色，节明显，有的可见附生的细根。叶互生，无柄，全缘或浅波状，绿色，呈狭针形或长卵圆形，长 1.0~2.5cm，宽 0.2~0.5cm。花单生于叶腋或顶枝，花小，花梗细长，花冠基部筒状，花萼 2 唇形 5 裂，偏向一边，浅紫红色。花冠 2 唇形，上唇 2 裂至基部，下唇 3 裂，均裂向一边，呈半朵花状，故称"半边莲"，筒内有白色茸毛。

干品半边莲全草已皱缩成不规则的缠结状，灰绿色或微带紫色，叶片、花果多已卷缩破碎。气微，味微咸而辛。

【规格等级】统货。干货。叶灰绿，茎黄，无杂质。

【炮　　制】除去杂质，洗净，切段，晒干。

【性味归经】辛，平。归心、小肠、肺经。

【功能主治】利尿消肿，清热解毒。用于大腹水肿，小便不利，肝硬化，面足浮肿，痈肿疔疮，蛇虫咬伤；晚期血吸虫病腹水等。

【用法用量】水煎服，15~30g，鲜品90g。外用适量，加适量食盐捣成泥状，贴敷伤口。

在缺医的情况下，遇毒蛇咬伤可用鲜半边莲120g，捣烂取汁，用热酒送服。或干品 30~60g，水煎服以缓解病情，争取时间送医院救治。

【主要成分】全草主要含黄酮类、萜类、香豆素类、生物碱化合物。黄酮类：芹菜素、芹菜素-7-O-β-D-葡萄糖苷、橙皮苷、木犀草素、香叶木素、白杨黄酮、蒙花苷和香叶木苷等；萜类：环桉烯醇、24-亚甲基环木波罗醇、植物醇和植物烯醛等；香豆素类：5,7-二甲基香豆素（柠

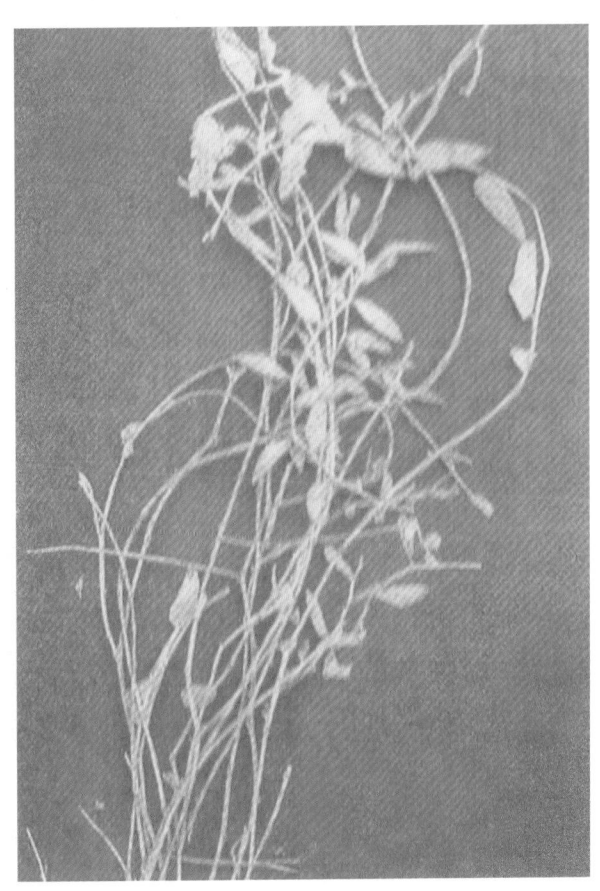

图 376　半边莲（广东产）

檬油素）、6,7-二甲氧基香豆素、5-羟基-7-甲氧基香豆素、5-羟基-6,7-甲氧基香豆素和 5,7-二甲氧基-8-羟基香豆素等；生物碱类：主要有异山梗菜酮碱、山梗菜碱、山梗菜酮碱和山梗菜醇碱等；此外还含延胡索酸、异阿魏酸、琥珀酸、硬脂酸、棕榈酸、迷迭香酸乙酯、β-谷甾醇、胡萝卜苷、水杨苷、β-香树脂醇、腺苷、5-羟甲基糠醛等和正丁基-β-D-呋喃果糖苷等成分。

【药理作用】①利尿作用。②对神经系统有先兴奋后抑制的作用。③心血管系统：小剂量时心率减慢，血压升高，大剂量则使心率加快，血压下降。④抗肿瘤作用：半边莲生物碱对 U266 细胞有明显的抑制作用，且呈现浓度依赖效应；半边莲黄酮类成分木犀草素在不同的肿瘤细胞中对抗肿瘤药的增敏作用强度不同，在 HeLa 细胞中增敏作用最显著；半边莲生物碱提取物对胃癌细胞 BG-38 也有一定的抑制作用。⑤利胆：降低胆汁中胆酸盐和胆红素的浓度。⑥抗菌、抗炎、镇痛作用：对多种球菌、杆菌及常见的致病性真菌均有抑制作用。⑦其他作用：催吐，轻泻，抗蛇毒，抗溃疡和促进凝血功能。

· 半枝莲《江苏植物志》·
Banzhilian
SCUTELLARIAE BARBATAE HERBA
Barbed Skullcap Herb

【来　　源】为唇形科植物半枝莲 *Scutellaria barbata* D. Don 的干燥全草。

【产　　地】全国大部分地区有产。主产于广东、广西、江西、福建、台湾、海南、江苏、河北、河南、山西、陕西、安徽、浙江、湖北、四川、贵州、云南等省、自治区。

【采收加工】春、夏茎叶茂盛开花期间采收。拔取全草，抖净泥土，洗净，晒干。

【性状鉴别】全草长 15~35cm，根纤细，茎丛生，较细，四棱形，上部间有分枝，叶对生，有短柄；叶片长 1.5~3.0cm，宽 0.5~1.0cm，多皱缩，展平后呈三角状卵形或披针形，先端钝，基部宽楔形，全缘或有少数不明显的钝齿，上表面深绿色至黄绿色，下表面灰绿色。花单生于茎枝上部叶腋，花萼呈耳挖状，花轴上披细毛。果实扁球形，浅棕色。气弱，味微苦咸。

以茎枝细匀，带叶，深绿色，带"耳挖"状花萼附属体者为佳。

【规格等级】统货。干货。茎枝细匀，带叶，深绿色，带"耳挖"状花萼。

【炮　　制】除去杂质，洗净，切段，晒干。

【性味归经】味辛、苦，性微寒。归肺、肾经。

【功能主治】清热解毒，活血化瘀，利尿。主治咽喉肿痛，黄疸水肿，疔疮肿毒，跌仆伤痛，毒蛇咬伤。

【用法用量】15~30g（鲜品 30~90g），水煎服。外用鲜品适量，捣烂敷患处。

【主要成分】含多种化学成分，主要有黄酮类化合物，如黄芩素、野黄芩苷、木犀草素和芹菜素等；含二萜及二萜内酯类化合物，如半枝莲二萜和半枝莲内酯；含多糖类如阿拉伯糖、木糖、甘露糖、半乳糖和葡萄糖等；含生物碱类如半枝莲碱；含有机酸类，如对香豆酸、原儿茶酸、半枝莲酸和硬脂酸；含甾醇类如植物甾醇、β-谷甾醇和植物甾醇-β-D-葡萄糖苷。此外还含对羟基苯甲醛及多种微量元素。

【药理作用】①抗癌作用：半枝莲具有良好的抗肿瘤活性，主治原发性肝癌等消化道肿瘤、肺癌及子宫颈癌等妇科肿瘤，并与其他中药联合治疗多种肿瘤，有较好疗效。众多

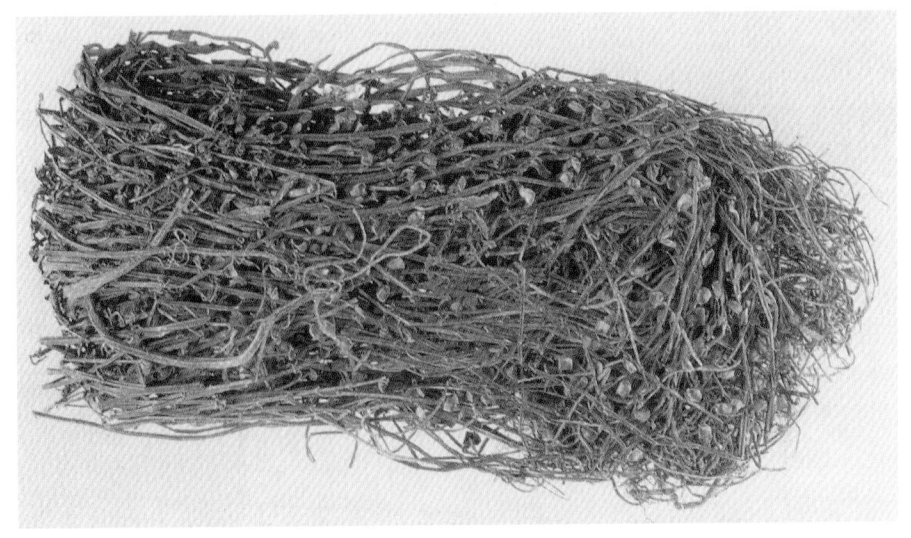

图 377　半枝莲（广东产）

药理实验表明，其抗肿瘤作用十分明显，半枝莲体外实验对小鼠肉瘤 S180、子宫颈癌、艾氏腹水癌、脑瘤、肝癌以及白血病等多种肿瘤有明显抑制作用。其抗肿瘤作用主要机理：a. 增强机体免疫力；b. 抑制细胞增殖，诱导细胞凋亡；c. 抗致突变作用；d. 抑制端粒酶活性；e. 抗氧化作用；f. 抗肿瘤血管生成。②利尿、降血压；③抗菌，中度抑制乙型肝炎病毒；④镇咳、祛痰、平喘；⑤抗衰老、抗脂质过氧化；⑥消化系统：促进胃肠蠕动，可保护 CCl_4 所致的肝损伤；⑦抗动脉粥样硬化。

·白花蛇舌草《广西中药志》·
Baihuasheshecao
HEDYOTIS DIFFUSAE HERBA
Spreading Hedyotis Herb

【来　　源】为茜草科植物白花蛇舌草 *Hedyotis diffusa* Willd. 的干燥全草。

【产　　地】野生。我国江南各省均有分布。主产于广西、福建、台湾、海南、广东、湖南、江西、四川等省、自治区。

【采收加工】夏、秋季采收，拔取全草，洗净，晒干或鲜用。

【性状鉴别】鲜品全草，全长 10~20cm，灰绿色或灰棕色。主根 1 条，粗 0.2~0.4cm，须根纤细，淡灰棕色。茎纤细而有节，节处分枝，质脆易折断，中央有白色髓。叶对生，膜质，全缘无柄，叶片呈线状披针形，长 1~4cm，宽 0.1~0.3cm，先端急尖，托叶膜质，基部合生，顶端齿裂。花冠白色，单朵或 2 朵生于叶腋，具短柄，萼筒球形，顶端 4 裂，裂片矩圆状披针形。蒴果小扁球形，灰褐色，内含种子多枚。

干品全草皱缩扭曲成团，或结扎成把，全体呈灰褐色至褐色，叶多破碎，极皱缩，易脱落。多数黄褐色小蒴果着生于节上，质脆易断碎。气微香，味淡微苦。

以叶多、色褐绿、无杂质者为佳。

【显微鉴别】本品横切面：表皮细胞 1 列，类方形或卵圆形，常有单个细胞向外强烈突起，外被角质层，有时可见微下陷的气孔。皮层较窄，细胞一般比表皮细胞小，含有少量小油滴，个别细胞内含草酸钙针晶束，晶体常顺轴排列，横切面观常呈密集点状；韧皮部较窄，2~5列细胞。木质部呈环，导管常2~6个径向单列或单个径向散列；木纤维径向排列，射线细胞1列，壁较薄，微木化。髓部宽阔，可见草酸钙针晶束及稀少的淀粉粒。

【规格等级】统货。以叶多、色褐绿、无杂质者为佳。

【性味归经】甘、淡，凉。归肺、肝、肾、大肠经。

【功能主治】清热解毒，活血利尿。用于肺热喘嗽，扁桃体炎，咽喉肿痛，急性阑尾炎，肠炎，肠痈，疖肿疮疡，尿道炎，膀胱炎，热淋涩痛，急性肾炎，盆腔炎，水肿，痢疾，湿热黄疸，肠癌，肝癌，肺癌，鼻咽癌，毒蛇咬伤等。

【用法用量】水煎服，15~30g；或捣汁服。外用：适量，捣敷。治癌可用至75~150g。

【炮　　制】取原药拣去杂质，整理洁净，切段，筛去泥屑。

【主要成分】含三十一烷、熊果酸、齐墩果酸、乌索酸、豆甾醇、β-谷甾醇、β-谷甾醇-D-葡萄糖苷和对香豆酸，以及车叶草苷、车叶草苷酸、对乙烯基苯酚、芳樟醇和鸡屎藤次苷等成分。

【药理作用】①抗肿瘤作用：本品粗制剂在体外实验中，对急性淋巴细胞型、粒细胞型、单核细胞型以及慢粒型肿瘤细胞有较强抑制作用，对吉田肉瘤和艾氏腹水癌有抑制作用；白花蛇舌草素在体外对小鼠腹水型肝癌细胞有抑制作用，在体内对小鼠肉瘤S180有抑制作用，使细胞核分裂，尤其是有丝分裂受到显著抑制，瘤组织变性坏死。②抗菌、消炎、增强免疫作用；③抑制精子生成；④保肝利胆作用；⑤抗氧化作用；⑥其他作用：镇痛、镇静、催眠，增强肾上腺皮质功能，抗化学诱变和保护神经。

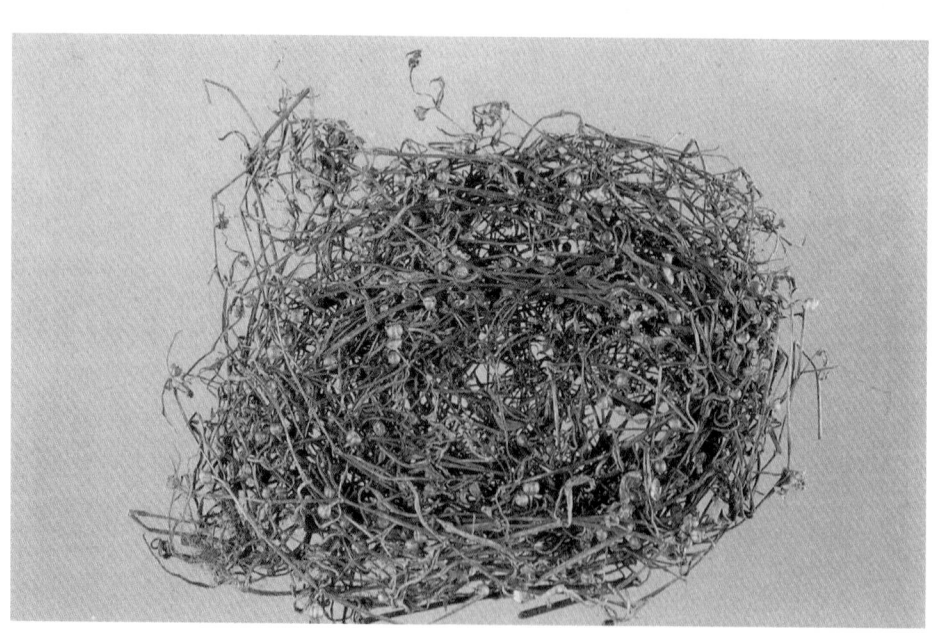

图 378　白花蛇舌草（广西产）

· 刘寄奴《新修本草》·
Liujinu

刘寄奴在全国使用情况比较复杂，据不完全统计，同称为刘寄奴的有菊科的奇蒿、甜蒿子、萎蒿，玄参科的阴行草和金丝桃科的地耳草、湖南连翘、元宝草等 3 科 7 个品种。目前使用的主流商品按来源不同分为南刘寄奴和北刘寄奴两种，前者为南方习用药材，后者为北方习用药材。

· 南刘寄奴《新修本草》·
Nanliujinu
ARTEMISIAE ANOMALAE HERBA
Diverse Wormwood Herb

【来　　源】为菊科植物奇蒿 *Artemisia anomala* S. Moore 的干燥全草。江苏、上海、浙江、江西、福建、广东、广西习惯使用。商品作刘寄奴应用。

【产　　地】野生。长江以南各省均有分布。主产于安徽皖南、皖东及大别山区各地；浙江、江西及江苏苏州、震泽亦产。

【采收加工】秋季开花或结果时采收全草，除去杂质，晒干。

【性状鉴别】茎呈圆柱形，长 60~90cm，直径 2~4mm，表面棕黄色或棕褐色，有纵条纹及细小稀疏的白毛；质硬而脆，易折断，断面黄白色，边缘有纤维，中央有疏松的髓。叶互生，干枯皱缩或脱落，完整者展平后呈卵状披针形至披针形；先端尖锐，基部楔形，叶缘有锯齿；上表面暗绿色，下表面灰绿色，密被白毛。枝稍带花穗，枯黄色。气芳香，味淡。

以身干，茎棕黄色，叶暗绿色，子多，色黄如小米者为佳。

【规格等级】统货，干货。应无杂质、虫蛀、霉变，以身干，梗红叶绿，子多，色黄如小米者为佳。

【性味归经】辛、微苦，温。归心、肝、脾经。

【功能主治】破瘀通经，止血消肿，止痛，消食化积。用于经闭，痛经，产后瘀滞腹痛，恶露不尽，癥瘕，跌打损伤，金疮出血，风湿痹痛，便血、尿血，痈疮肿毒，烧伤烫伤，食积腹痛，泄泻痢疾等。

【用法用量】水煎服，5~9g；外用：适量，捣敷或研末外敷。

【主要成分】含奇蒿黄酮、香豆精、5,7-二羟基-6,3,4-三甲氧基黄酮、小麦黄素、东莨菪素、脱肠草素、三裂鼠尾草素、伞形花内酯、奇蒿内酯、刘寄奴内酯、刘寄奴酰胺、西米杜鹃醇、伞形香青酰胺、棕榈酸、环己六醇单甲醚和挥发油等成分。此外，现代研究分析含刘寄奴醚萜、对羟基苯丙烯酸、金圣草酚、(E)-6-羟基-2,6-二甲基辛-2,7-二烯酸、木犀草素和芹菜素化合物。

【药理作用】①抗凝血、抗血栓形成及抗血小板聚集作用；②心血管系统：加速血液循环，解除平滑肌痉挛，增加冠状动脉血流量，具有抗缺氧作用；③其他作用：抗菌、抗炎、镇痛、消肿，消食化积，利胆。

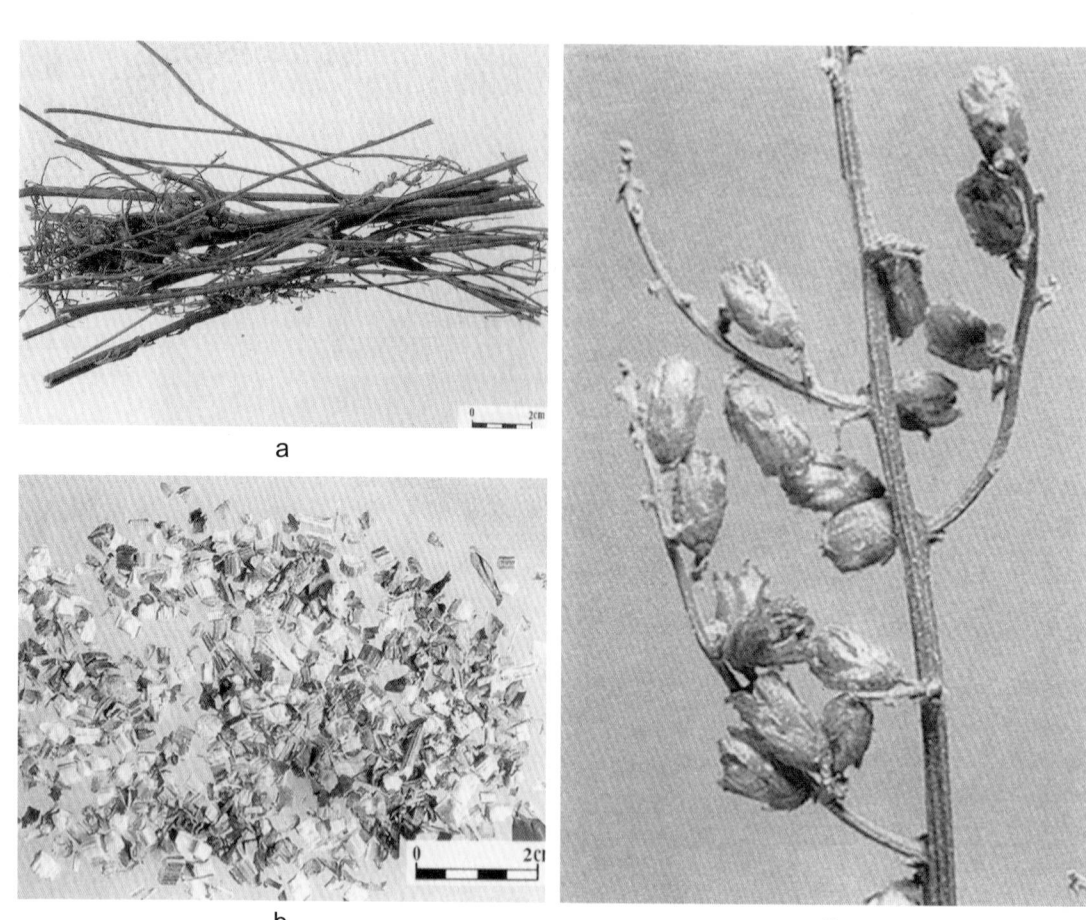

图 379　南刘寄奴（安徽产）
a. 南刘寄奴药材　b. 南刘寄奴饮片　c. 南刘寄奴花序

· 北刘寄奴《植物名实图考》·
Beiliujinu
SIPHONOSTEGIAE HERBA
Chinese Siphonostegia Aerial Part

【来　　源】为玄参科植物阴行草 *Siphonostegia chinensis* Benth. 干燥带果全草。全国大部分地区习惯使用。

【产　　地】野生。主产于吉林白城及辽宁、黑龙江等地区，河北、河南、山东、山西等地亦产。

【采收加工】7~8 月间花后结果时，选择晴天割取地上部分，除去杂质，晒干，扎成小把。如不及时干燥或干燥方法不当，色泽易变黑，影响药材质量。

【性状鉴别】为带果全草，茎挺直，圆柱形，有棱，长 30~50cm，直径 0.1~0.3cm，常从中间折断或不折断。上部有小枝，枝上有短毛，茎表面棕褐色或灰棕色，质脆易折断，断面黄白色，髓常中空。单叶对生，上部互生，叶片破碎或脱落；完整叶展平后为羽状深裂，长 2~4cm，裂片或再次羽状分裂，先端尖，全缘叶面有短硬毛，表面黑绿色。总状花序，集生枝上部，腋生，花有短柄，花萼长筒状，有 10 条纵脉纹，并有短硬毛；先端 5 齿裂，黄棕色或黑棕色；花冠常枯落或卷缩残留，展平后似唇状。有的花萼内有蒴果，长椭圆形，果实棕黑色，有纵棱，质脆，易破碎，内有多数细小长形的种子，表面皱缩，棕色。气微，味淡。

【规格等级】统货，干货。以无杂质霉变，茎叶完整，灰棕紫色，带果更佳。

【性味归经】味苦，性寒。归肝、小肠、膀胱经。

【功能主治】清利湿热，凉血止血，祛瘀止痛，消肿。用于黄疸型肝炎，胆囊炎，尿路结石，小便不利，尿血，便血，产后瘀血腹痛，跌打损伤，外伤出血，烧伤烫伤等。

【用法用量】6~9g，水煎服。

【主要成分】主要含化合物 β-谷甾醇、7-甲氧基香豆素、7-羟香豆素、异阿魏酸、1R，2R，4R-三羟基薄荷烷、反式对羟基桂皮酸和胡萝卜苷。

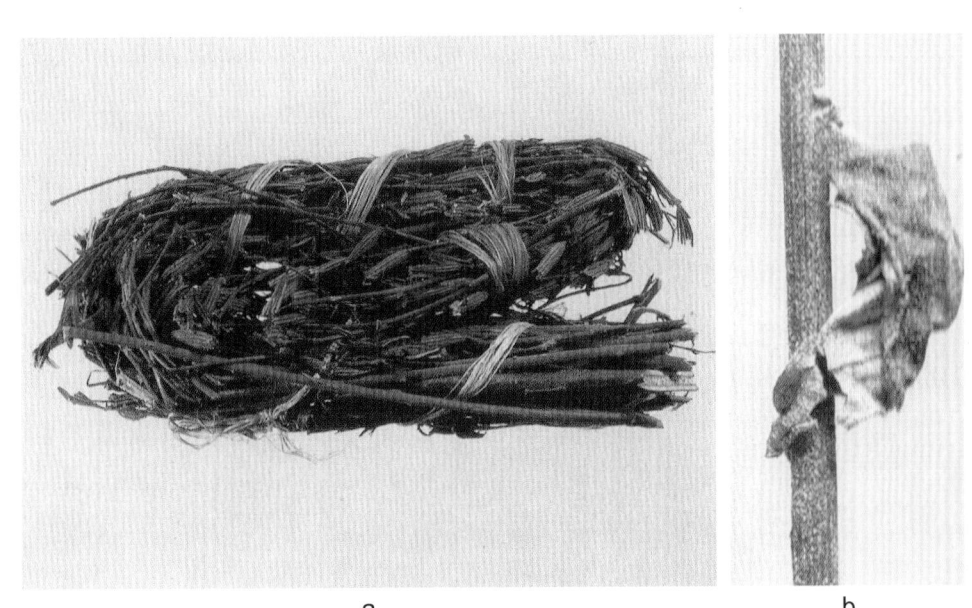

a   b

图 380　北刘寄奴（吉林产）
a.北刘寄奴药材　b.北刘寄奴茎叶

· 吉祥草《本草纲目》·
Jixiangcao
REINECKEAE HERBA
Pink Reineckea Herb

【来　　源】为百合科植物吉祥草 *Reineckea carnen*（Andr.）Kunth 的带根干燥全草。

【产　　地】主产于广西田林、隆林、乐业、南丹、河池、梧州等地。

【采收加工】全年均可采收，拔取全草，除去杂质，洗净，晒干。

【性状鉴别】根茎细长，圆柱形，长短不等，直径 0.2~0.5cm，表面黄棕色或黄绿色，节明显，节间缩短，有纵皱纹。节稍膨大，常有残留的膜质鳞叶和弯曲卷缩的须状根。根上密布白色毛状物。叶簇生于顶或节处，叶片绿褐色或浅棕褐色，多皱缩，湿润展开后呈条状披针形，全缘、无柄，脉平行，中脉明显。气微，味苦。

【规格等级】统货。干货。无黄枯叶，无泥土、杂质。以茎叶多，绿褐色者为佳。

【性味归经】凉，甘。归肺、肝、脾经。

【功能主治】清肺止咳，凉血止血，解毒利咽。用于肺热咳嗽，久咳不止，咯血，吐血，衄血，便血，咽喉肿痛，目赤翳障，痈肿疮疖，风湿痹痛，跌打损伤。

【用法用量】水煎服，9~15g。外用：适量，捣敷。

【主要成分】含多种皂苷类，如奇梯皂苷元、五羟螺皂苷元、β-谷甾醇和薯蓣皂苷元等；萜类，如熊果酸鲨烯；木脂素类，如丁香脂素-1-β-D-葡萄糖；黄酮类，如柚皮素、大豆素、7-甲氧基-8-甲基-4'-羟基-黄酮和广豆根黄酮苷B，含钾元素丰富；此外尚含棕榈酸、十四烷酸、肌糖、N-p-香豆酰酪胺、亚油酸甲酯和正三十烷等成分。

【药理作用】①溶血、止咳、化痰及镇痛抗炎作用；②能杀灭钉螺，有效控制血吸虫疾病的流行；③降血糖作用；④防治哮喘功能。

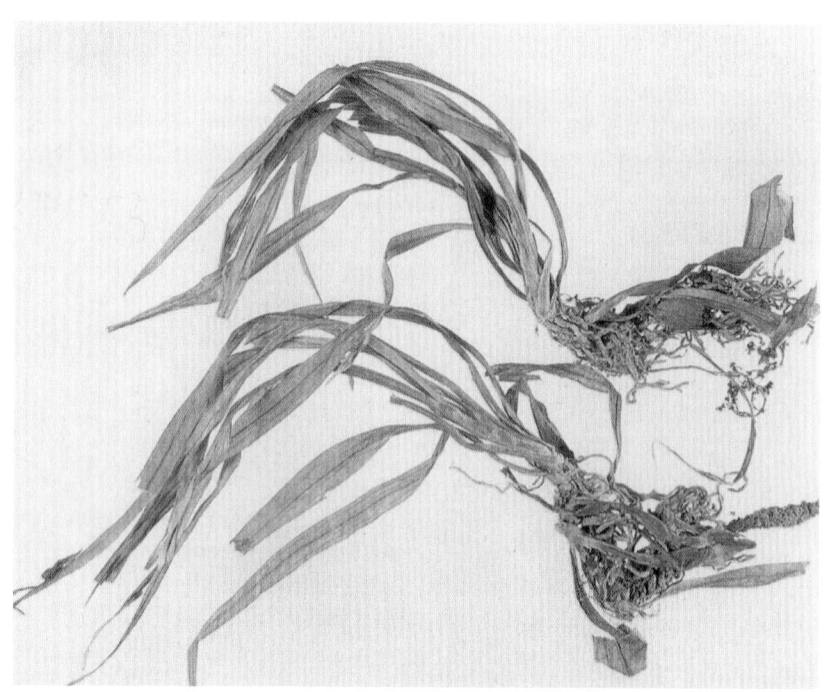

图 381　吉祥草（广西产）

·地耳草《植物名实图考》·
Di'ercao
HYPERICI JAPONICI HERBA
Japanese St. John's wort Herb

【来　　源】为金丝桃科植物地耳草 *Hypericum japonicum* Thunb. 的干燥全草。

【产　　地】主产于广西、广东、四川、湖北、湖南、福建等地。

【采收加工】夏季采挖，拔取全草，晒至半干，扎成小把，晒干。

【性状鉴别】长 20~40cm。根须状，黄褐色。茎单一或基部分枝，黄绿色或黄棕色；质脆，易折断，断面中空。叶对生，无柄；展开叶片卵形或卵圆形，长 0.4~1.6cm，全缘，具腺点及脉 3~5 条。聚伞花序顶生，花小，橙黄色。气微，味微苦。

【规格等级】统货。干货。青黄绿色或棕色，无杂质、霉变。

【炮　　制】取原药拣去杂质，洗净，切段，晒干。

【性味归经】苦、辛，平。归肝、脾经。

【功能主治】清利湿热，散瘀消肿。用于急、慢性肝炎，疮疖痈肿。

【用法用量】水煎服，9~30g。

【主要成分】含酮类化合物，包括槲皮苷、异槲皮苷、槲皮素-7-鼠李糖苷、田基黄苷等；含间苯三酚衍生物，如田基黄灵素、田基黄酸、田基黄绵马素和绵马酸等；此外还含鞣质、内酯、蒽醌、酚类和氨基酸等成分。

【药理作用】①保护肝脏作用；②抗疟作用；③抗氧化；④抗菌、抗病毒作用；⑤预防心血管疾病：具有抗凝血活性，明显降低甘油三酯、总胆固醇、低密度脂蛋白；⑥提高免疫功能；⑦改善肾功能；⑧兴奋平滑肌作用。

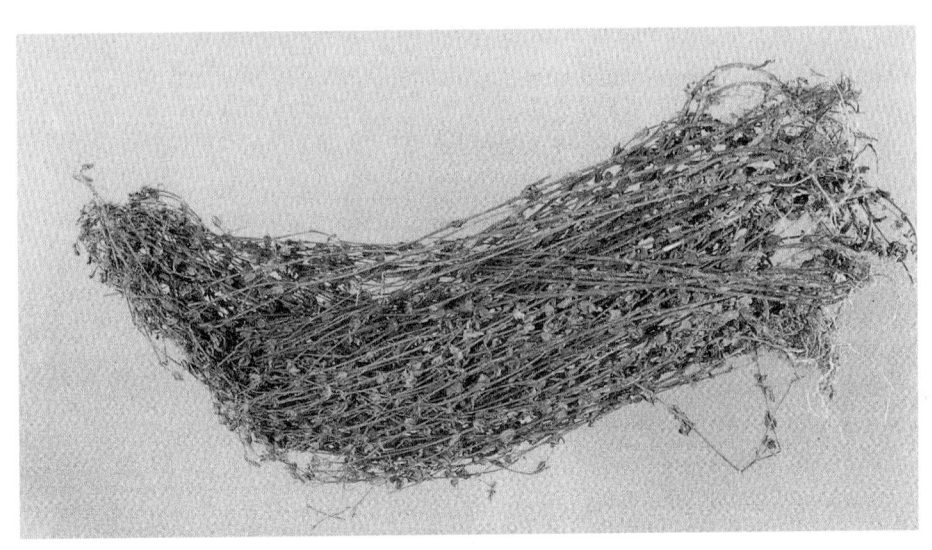

图 382　地耳草（田基黄）（广西产）

· 灯心草《开宝本草》 ·
Dengxincao
JUNCI MEDULLA
Common Rush Pith

【来　　源】为灯心草科植物灯心草 *Juncus effusus* L. 的干燥茎髓。

【产　　地】主产于江苏、云南、四川、贵州、福建等地。

【采收加工】夏末至秋季割取茎部，用刀纵向剖开皮部，将茎髓与皮部分离，取出理直，捆扎成把，晒干。

【性状鉴别】呈细长圆柱形，长达 50~90cm，直径 0.1~0.3cm。表面白色或淡黄白色，有细纵纹。体轻，质软，略有弹性，易折断，断面白色。气微，无味。

以色白，条长，粗细均匀，有弹性者为佳。

【显微鉴别】本品粉末全部为星状薄壁细胞，彼此以星芒相接，形成大的三角形或四边形气腔，星芒 4~8 个，以 5~6 个为多见。

【规格等级】统货。干货。色白，条长，粗细均匀，有弹性。

【炮　　制】

（1）净灯心草：除去杂质，切段。

（2）灯心草炭：取净灯心草，置铁锅内，装满，上覆盖一小锅，接洽处用湿黏土密封，盖上贴数层湿草纸，用中火加热至草纸焦黑停火，再用湿黏土固封，务必不通气，放至铁锅冷却后取出。

【炮制作用】制炭后可增强清热凉血的作用。如临床上用于清热剂的"古墨霜"及开窍剂的"卧龙散""通窍散"。

【性味归经】甘、淡，微寒。归心、肺、小肠经。

【功能主治】清心火，除烦，利小便。用于心烦失眠，小儿夜啼，发烧口渴，尿路感染，淋浊，尿少涩痛，咽喉疼痛，口舌生疮。

【用法用量】水煎服，1~3g。

【主要成分】含氨基酸类成分，如苯丙氨酸、色氨酸、缬氨酸和 β-丙氨酸等；含挥发油，如芳樟醇、月桂酸、香草醛等；含黄酮类成分，如槲皮素、川陈皮素、毛地黄黄酮-二甲酯和异高山黄芩素五甲基醚等；含甾体类成分，β-谷甾醇、7-氧代-β-谷甾醇、过氧化麦角甾醇及胡萝卜苷等；含萜类成分，如灯心草二酚、6-甲基灯心草二酚和灯心草酚等；还含糖类成分，如葡萄糖、木聚糖、半乳糖、甲基戊聚糖和阿拉伯糖等成分。

【药理作用】①抗肿瘤作用：灯心草水提液对人癌细胞株 JIC-26 有明显抑制作用，对癌细胞的抑制作用可能无选择性；②抗菌作用；③其他作用：利尿、止血、镇静和抗氧化作用。

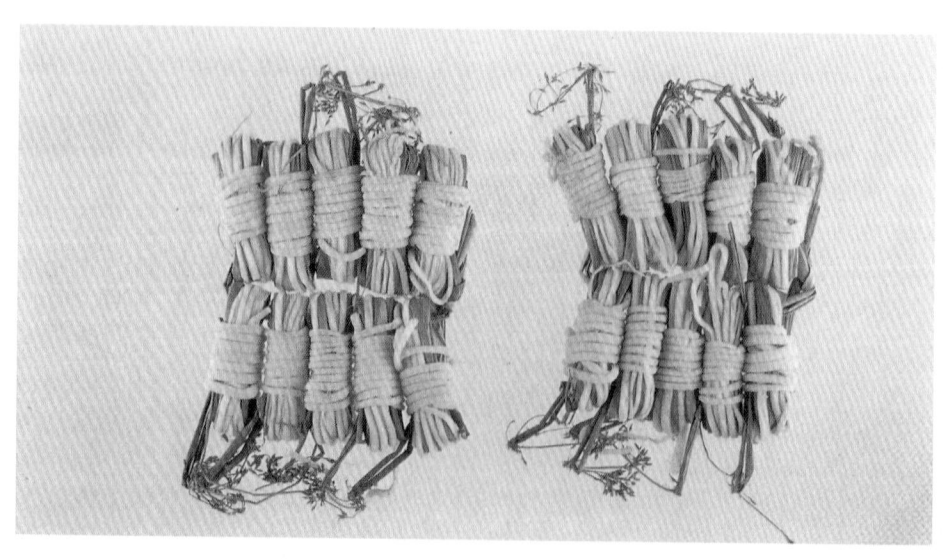

图 383　灯心草（云南产）

·灯盏细辛（灯盏花）《滇南本草》·
Dengzhanxixin
ERIGERONIS HERBA
Shortscape Fleabane Herb

【来　　源】为菊科植物短葶飞蓬 *Erigeron breviscapus*（Vant.）Hand.-Mazz. 的干燥全草。

【产　　地】主产于云南、广西、四川、贵州等地。

【采收加工】夏、秋季采挖，洗净，晒干。

【性状鉴别】全长 15~25cm。细根多，表面淡褐色或黄褐色。根茎粗短，表面不平整，易折断。茎圆柱形，直径 0.1~0.2cm，黄绿色或淡棕色，具细纵棱线，被白色短柔毛。质脆。断面黄白色，有髓或中空。叶为单叶，基生叶多数，丛生，叶片呈匙状倒披针形或匙形，长 1.5~9.0cm，宽 0.3~0.5cm；两面被白色短柔毛，无明显叶柄，常带紫红色，茎生叶互生，匙状倒披针形。头状花序顶生，常单个，多数已凋落，仅见残存的花序及部分苞片，偶见完整的花序，边缘有 2 列紫色舌状花瓣，中央为黄色管状花。瘦果扁平，有柔软的冠毛。气微香，味辛，微甘。

【规格等级】统货，不分等级。

【性味归经】辛、甘，温。归肺、肝经。

【功能主治】活血化瘀，通络止痛，散寒解表，祛风除湿，健脾消积。用于脑络瘀阻，中风偏瘫，中风后遗症，冠心病，心绞痛，胸痹心痛，风湿痹痛，小儿疳积，小儿麻痹后遗症，脑炎后遗症之瘫痪，多发性神经炎，感冒头痛，筋骨疼痛，牙痛，肋痛，跌打损伤等。

【用法用量】水煎服，9~15g。外用：鲜品适量，捣烂敷。

治小儿麻痹后遗症及脑炎后遗症瘫痪，用灯盏细辛 6~9g，研末，蒸鸡蛋吃。

治牙痛用鲜灯盏细辛适量，捣烂加红糖敷患处。

【主要成分】含黄酮及黄酮苷类成分，包括灯盏甲素、灯盏乙素、黄芩素、山奈酚和芹菜素等；含芳香酸酯类，包括肉桂酸、对甲基肉桂酸和对羟基苯甲酸等；含挥发油类，包括柠檬烯、3-甲基丁酸等；含咖啡酰类，包括咖啡酸乙酯、4,5-二咖啡酰奎宁酸和 3,4-二咖啡酰奎宁酸等；另外还含有单体类成分，如豆甾醇、胡萝卜苷等成分。

【药理作用】①抑制血小板聚集、抗血栓形成、抗凝血作用；②清除氧自由基，对抗脂质过氧化及缺血再灌注损伤；③扩张血管，改善微循环，改善心脑供血；④防治青光眼。

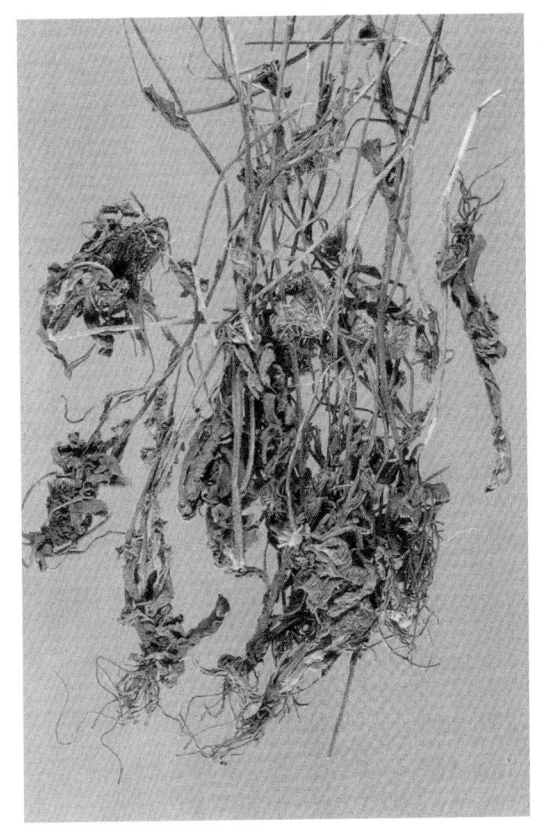

图 384　灯盏细辛（云南产）

·肉苁蓉《神农本草经》·
Roucongrong
CISTANCHES HERBA
Desertliving Cistanche Fleshy Stem

肉苁蓉，全世界约有 20 种，我国有 6 种及一个变种：肉苁蓉、管花肉苁蓉、盐生肉苁蓉、沙苁蓉、兰州肉苁蓉、迷肉苁蓉六种及一变种白花盐苁蓉。《中国药典》收载的为肉苁蓉和管花肉苁蓉两种。

【来　　源】为列当科植物肉苁蓉 *Cistanche deserticola* Y.C. Ma 或管花肉苁蓉 *Cistanche tubulosa*（Schenk）Wight 的干燥带鳞叶的肉质茎。

肉苁蓉寄生于沙漠树木梭梭树的根部。管花肉苁蓉寄生于红柳根部。

【产　　地】野生或栽培。主产于内蒙古阿拉善盟、巴彦淖尔市等地。管花肉苁蓉主产于新疆、宁夏、青海、甘肃等地。传统以内蒙古阿拉善盟所产质佳。

【采收加工】春季苗尖刚露出地面时或秋冬季冻土之前均可采收。以 3~5 月采收质量最好，过迟采收则中空，质差。

春季采挖后，将其置沙中半埋半露，待盛夏过后晒干，即成"甜苁蓉"，或称"淡苁蓉"。

秋季采收的鲜苁蓉，因含水分多，不易晒干，故将其投入盐湖中过冬，或腌制一定时间（1~3 年）后取出，晒干，即成"盐苁蓉"，或称"咸苁蓉"。

【性状鉴别】

（1）肉苁蓉：甜苁蓉呈不规则扁圆柱形，一端稍细，稍弯曲，或常截成长 10~20cm 的段，直径 2~8cm，表面灰棕色至棕褐色，密被肉质鳞叶或肉质叶残基，呈覆瓦状排列。体重质糯而有韧性，有弹性，可折断，断面暗棕色至棕褐色，具有花白点（维管束），排列成辐射状或波状环纹，中央有髓心，有时中空。气微，有豆酱气味，味甘微苦。

咸苁蓉外形与甜苁蓉类似，但形状较不整齐，黑褐色，质较软，表面有盐霜。断面黑色。气微，味极咸。

甜苁蓉以肉质肥壮，条粗长，表面棕褐色，质柔润者为佳。

（2）管花肉苁蓉：呈类纺锤形或上细下粗，或稍扁，长 4~25cm，直径 2.5~7.0cm，表面灰棕色至灰褐色，鳞叶较粗大而疏，突起明显。体重质硬或有顶手感，不柔，不易折断，断面黄棕色，颗粒状，有的近木质样或中空。气微，味苦微甘。

【显微鉴别】

（1）取本品粉末 1g，加含 0.5% 盐酸的乙醇溶液 8mL。加热回流 10 分钟，趁热滤过，滤液加氨试液调节至中性，蒸干，残渣加 1% 盐酸溶液 3mL 使溶解，滤过。取滤液 1mL，加碘化铋钾试液 1~2 滴，生成橘红色或红棕色沉淀。

（2）取本品粉末 1g，加甲醇 10mL，超声处理 10 分钟，滤过，滤液作为供试品溶液。另取麦角甾苷对照品，加甲醇制成每 1mL 含 2.5mg 的溶液，作为对照品溶液。照薄层色谱法试验，吸取上述两种溶液各 5μL，分别点于同一硅胶 G 薄层板上，醋酸乙酯-甲醇-9% 醋酸溶液（20：3：2）为展开剂，展开，取出，晾干，喷以 5% 三氯化铁乙醇溶液。供试品色谱中，在与对照品色谱相应的位置上，显相同颜色的斑点。

（3）取本品粉末 1g，加 80% 乙醇 10mL，加热回流 10 分钟，滤过，滤液作为供试品溶液。另取肉苁蓉对照药材 1g，同法制成对照药材溶液。加 80% 乙醇制成每 1mL 含 5mg 的溶液，作为对照品溶液。照薄层色谱法试验，吸取上述三种溶液各 5μL，分别点于同一羧甲基纤维素钠为黏合剂的硅胶 G 薄层板上，以甲醇-水-醋酸（9∶2∶0.5）为展开剂，展开，取出，晾干，喷以改良碘化铋钾试液。供试品色谱中，在与对照药材色谱相应的位置上，显相同颜色的斑点。

【规格等级】商品分甜苁蓉和咸苁蓉两个品别，出口和内销两种规格。

1. 品别

（1）甜苁蓉：统货。干货。呈圆柱形略扁，微弯曲。表面灰棕色至棕褐色，有多数鳞叶覆瓦状排列。体重，质坚硬或柔韧。断面棕褐色，有淡棕色斑点组成的波状环纹。气微，味微甜。枯心不超过 10%，去净芦头，无干梢、杂质、虫蛀、霉变。

（2）咸苁蓉：统货。干货。呈圆柱形或扁长条形，表面黑褐色，有多数鳞叶呈覆瓦状排列，表面有盐霜。质柔软。断面黑色或黑绿色，有光泽。味极咸。枯心不超过 10%。无干梢、杂质、霉变。

2. 规格

（1）出口规格：枯心不超过 10%，去净头，无干梢、杂质、虫蛀、霉变。

（2）内销规格：分三个等级。

一等：每株 200g 以上。去净头，无干梢、杂质、虫蛀、霉变。

二等：每株 100~200g。去净头，无干梢、杂质、虫蛀、霉变。

三等：每株 100g 以下。去净头，无干梢、杂质、虫蛀、霉变。

【炮　　制】

（1）肉苁蓉片：取原药拣去杂质洗净，用清水浸漂一夜（盐苁蓉浸漂时间要长些，漂至味淡），捞起沥干水分，蒸 3~5 小时，取出，切片，晒干。

（2）酒苁蓉：取净肉苁蓉，每 100kg 用黄酒 30kg 拌匀，闷透至黄酒吸尽，置药罐内，用武火隔水炖 24 小时，闷一夜，第二天再炖 24 小时，闷一夜。取出，切片，晒干。

【炮制作用】酒制后增强补肾助阳的作用和避免滑肠致泻的副作用。

【性味归经】甘、咸、温。归肾、大肠经。

【功能主治】补肾阳，益精血，利腰膝，润肠通便。用于男性阳痿，早泄，尿血；女性不孕，带下，血崩，腰膝酸软冷痛，筋骨无力，肾阳虚之肠燥便秘等。

【用法用量】水煎服，10~20g。

【主要成分】主要含苯乙醇苷类成分，有肉苁蓉苷（A、B、C、D、E、F）、松果菊苷、毛蕊花糖苷、类叶升麻苷和 2'-乙酰类叶升麻苷等；含挥发性成分，有邻苯二甲酸二丁酯、丁子香酚、异丁子香酚和香草醛等；含环烯醚萜类，如苁蓉素、京尼平酸、8-表马钱子酸和 8-表马钱子酸葡萄糖苷等；此外还含有多糖、生物碱、木脂素类、单萜苷、氨基酸以及微量元素等成分。

【药理作用】①具有调整内分泌及代谢作用：兴奋下丘脑-垂体-肾上腺皮质激素，并能提高免疫功能，促进生长发育；②抗寒、抗缺氧和抗疲劳；③降压作用；④抗衰老和抗氧化，延长寿命；⑤通便作用；⑥抗辐射作用；⑦具有激素样作用，改善性功能；⑧其他作用：护肝，提高智力和记忆力，保护肾功能。

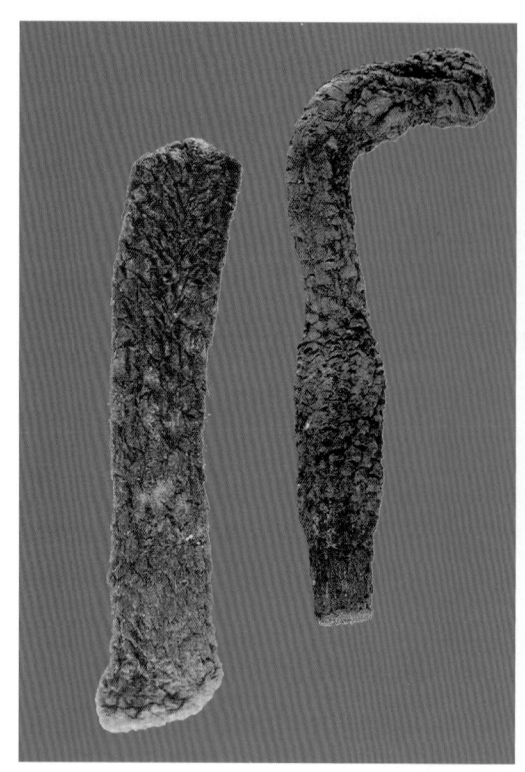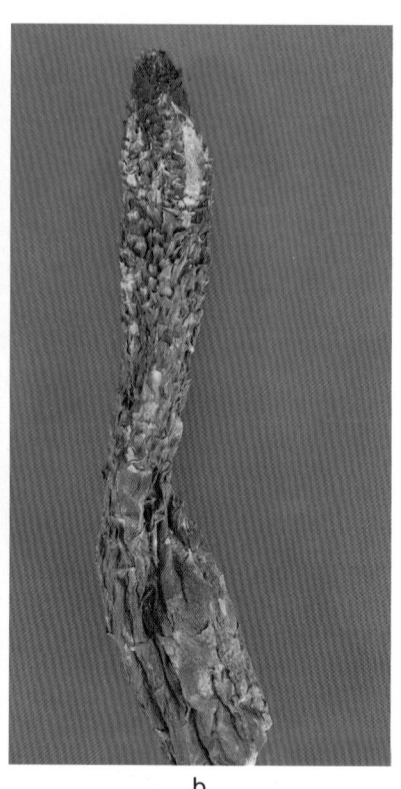

a   b

图 385　肉苁蓉
a. 肉苁蓉（内蒙古产）　b. 管花肉苁蓉（新疆产）

·阴地蕨《本草图经》·
Yindijue
BOTRYCHII HERBA
Ternate Grape Fern Herb With Root

　　【来　　源】为阴地蕨科植物阴地蕨 *Botrychium ternatum*（Thunb.）Sw. 的干燥带根全草。

　　【产　　地】主产于福建福州、沙县、浦城、光泽等地。

　　【采收加工】冬季或春季采收，连根挖取，洗净，晒干。

　　【性状鉴别】根茎粗壮，肉质，表面灰褐色或棕褐色。叶柄樱红色，有纵纹，营养叶柄较孢子叶柄细而短。叶片三角形，三回羽状分裂。孢子囊穗集成锥状，孢子囊棕褐色。气微，味淡。

　　【规格等级】统货。

　　【性味归经】甘、苦，微寒。归肺、肝经。

　　【功能主治】清热解毒，平肝息风，止咳，止血，明目去翳。用于小儿高烧惊搐，肺热咳嗽，咳血，百日咳，癫狂，痫证，疮疡肿毒，瘰疬，毒蛇咬伤，目赤火眼，目生翳障。

　　【用法用量】水煎服，6~12g（鲜品 15~30g）。外用：适量，捣烂敷患处。

　　【主要成分】主要含阴地蕨素、槲皮素和 3-O-α-L-鼠李糖-7-O-β-D-葡萄糖苷。此外，还可分离提取到皂苷、酚类、有机酸、糖类、鞣质、香豆素、蛋白质，以及内酯、黄酮类、

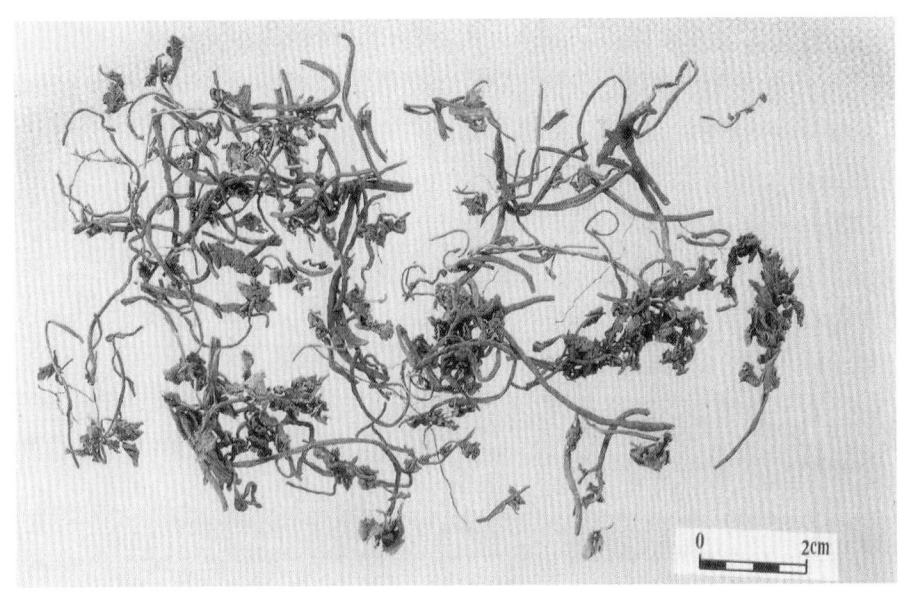

图 386　阴地蕨（福建产）

强心苷类、甾体、挥发油和三萜类等活性化学成分。

【药理作用】①利尿作用；②抗菌作用；③抗肿瘤作用：阴地蕨中的黄酮类具有良好的抗肿瘤作用，可抑制人肺癌细胞 A549 细胞增殖，主要通过抑制肿瘤细胞黏附、迁移及侵袭，抑制肿瘤的转移，阴地蕨素可对抗化学诱癌物所致的细胞增生；④祛痰作用；⑤纠正高尿酸血症；⑥增强机体非特异性免疫系统的功能；⑦其他作用：抗炎、抗过敏、抗氧化。

· 伸筋草《本草拾遗》·
Shenjincao
LYCOPODII HERBA
Common Japanese Clubmoss Herb

【来　　源】为石松科植物石松 *Lycopdium japonicum* Thunb. 的干燥全草。

【产　　地】全国大部分地区有产。主产于湖北襄阳、孝感，贵州六枝、普定，浙江、云南、安徽、江西、福建、江苏等长江以南的省、自治区。

【采收加工】夏秋季茎叶茂盛时连根拔起，除去泥沙杂质，晒干。

【性状鉴别】匍匐茎呈细圆柱形，弯曲细长，多分枝，长可达 2m，其下有黄白色细根。直立茎作二叉状分枝，形似凤尾。叶密生茎上，螺旋状排列，线形或针形，长 0.3~0.5cm，黄绿色至淡黄棕色，先端芒状，全缘。质柔软，不易折断，断面外层浅黄色，中央有一类白色木心。气微，味淡。

【显微鉴别】

（1）本品茎横切面：表皮细胞 1 列。皮层宽广，有叶迹维管束散在，表皮下方和中柱外侧各有 10~20 余列厚壁细胞，其间有 3~5 列细胞壁略增厚；内皮层不明显。中柱鞘为数列薄壁细胞组成的中柱，木质部束呈不规则的带状和分枝状，韧皮部束交错其间，有的细胞含黄棕色物。

（2）取本品粉末 1g，加乙醚 15mL，浸泡过夜，滤过，滤液挥干，残渣加无水乙醇 1mL

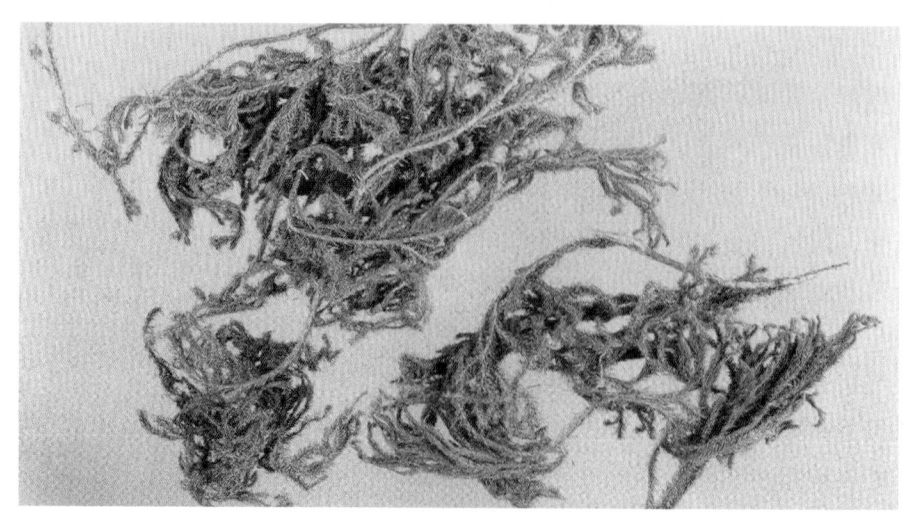

图 387　伸筋草（贵州产）

使溶解，作为供试品溶液。另取伸筋草对照药材 1g，同法制成对照药材溶液。照薄层色谱法试验，吸取上述两种溶液各 5μL，分别点于同一硅胶 G 薄层板上，以三氯甲烷-甲醇（40∶1）为展开剂，展开，取出，晾干，喷以 5％硫酸乙醇溶液，在 105℃加热至斑点显色清晰。供试品色谱中，在与对照药材色谱相应的位置上，显相同颜色的斑点。

【规格等级】统货。应无杂质、霉变。

【性味归经】微苦、辛，温。归肝、脾、肾经。

【功能主治】祛风除湿，舒筋活络。用于关节酸痛，屈伸不利等。

【用法用量】水煎服，3~12g。

【主要成分】主要含生物碱类：伸筋草碱、伸筋草宁碱、法西亭碱、石松碱和去氢石松碱等；含三萜类成分，有伸筋草醇、伸筋草萜醇、石松醇、石松宁和 α-芒柄花素等；含少量挥发油和蒽醌类成分，如癸酸、β-马榄烯、α-姜黄烯和大黄素-6-甲醚等；此外尚含有香荚兰酸、阿魏酸和杜鹃花酸等。孢子中含有脂肪油，主要是油酸、硬脂酸、肉豆蔻酸和石松子酸等成分。

【药理作用】①抗炎、抗菌、镇痛作用；②抗血小板凝集作用；③清除活性氧自由基及抗氧化作用；④对中枢神经系统特定部位有兴奋作用；⑤利尿，促进尿酸排泄。

·连钱草《本草纲目拾遗》·
Lianqiancao
GLECHOMAE HERBA
Longtube ground Ivy Aerial Part

【来　　源】为唇形科植物活血丹 *Glechoma longituba* (Nakai) Kupr. 的干燥地上部分。

【产　　地】主产于福建连城、永安、大田、福州、福清、南平、政和、泉州等地。

【采收加工】春季至秋季采收，除去杂质，晒干。

【性状鉴别】全长 10~20cm，疏被短柔毛。茎呈方柱形，细而扭曲；表面黄绿色至紫红色，节上有不定根；质脆，易折断，断面常中空。叶对生，叶片多皱缩，展平后呈肾形或近心形，长 1~3cm，宽 1.5~3.0cm，灰绿色或绿褐色，边缘具圆齿；叶柄纤细，长 4~7cm。

轮伞花序腋生，花冠二唇形，长达 2cm。搓之气芳香，味微苦。

以叶多、黄绿色、气微香、无杂质为佳。

【显微鉴别】取本品粉末 2g，加甲醇 25mL，加热回流 30 分钟，滤过，滤液蒸干，残渣加无水乙醇-氯仿（3∶2）混合液 1mL 使溶解，作为供试品溶液。另取熊果酸对照品，加无水乙醇制成 1mL 含 1mg 的溶液，作为对照品溶液。照薄层色谱法试验，吸取供试品溶液 2~4μL，对照品溶液 2μL，分别点于同一以含 0.1mol/L 磷酸二氢钠的羧甲基纤维素钠溶液为黏合剂的硅胶 H 薄层板上，以甲苯-醋酸乙酯-甲酸（20∶4∶0.5）为展开剂，展开，取出，晾干，喷以 10% 硫酸乙醇溶液，在 110℃加热至斑点显色清晰。供试品色谱中，在与对照品色谱相应的位置上，显相同颜色的斑点。

【规格等级】统货。干货。叶多、黄绿色、气微香、无杂质。

【炮　　制】除去杂质，整理干净，切段。

【性味归经】辛、微苦，微寒。归肝、胆、肾、膀胱经。

【功能主治】利湿通淋，清热解毒，散瘀消肿。用于热淋，石淋，湿热黄疸，疮痈肿痛，跌仆损伤等。

【用法用量】水煎服，15~30g。外用：适量，煎汤洗或取鲜品捣烂敷患处。

【主要成分】含黄酮及苷类，如芹菜素、槲皮素、芹菜素-7-O-葡萄糖醛酸乙酯苷、木犀草素、蒙花苷和连钱草酮等；挥发油成分含萜烯类、酮类、醇类和萘类等；含萜类成分，主要为齐墩果酸、熊果酸、熊果醇和白桦脂醇等；含有机酸类成分，包括芥子酸、咖啡酸、阿魏酸和迷迭香酸等；含甾体类，如胡萝卜苷、β-谷甾醇和豆甾醇-4-烯-3,6-二酮等；含醇类，如豆甾烯醇、正三十烷醇等成分。

【药理作用】①利尿、利胆作用：促进肝细胞胆汁分泌，胆管内胆汁增加，内压增高，胆道括约肌松弛，使胆汁排出；②利尿，溶石作用；③降血糖、降血脂作用；④抗炎、抗菌作用；⑤抗肿瘤作用：连钱草中分离的槲皮素具有广泛的抗肿瘤作用，槲皮素可以诱导细胞周期停滞和细胞凋亡而抑制肝癌 HepG2 细胞增殖，抑制胃癌 SGC-7901 细胞的生长，以及具有抗前列腺癌、卵巢癌、鼻咽癌、食管癌、肺癌、肠癌、黑色素瘤等不同肿瘤的作用，

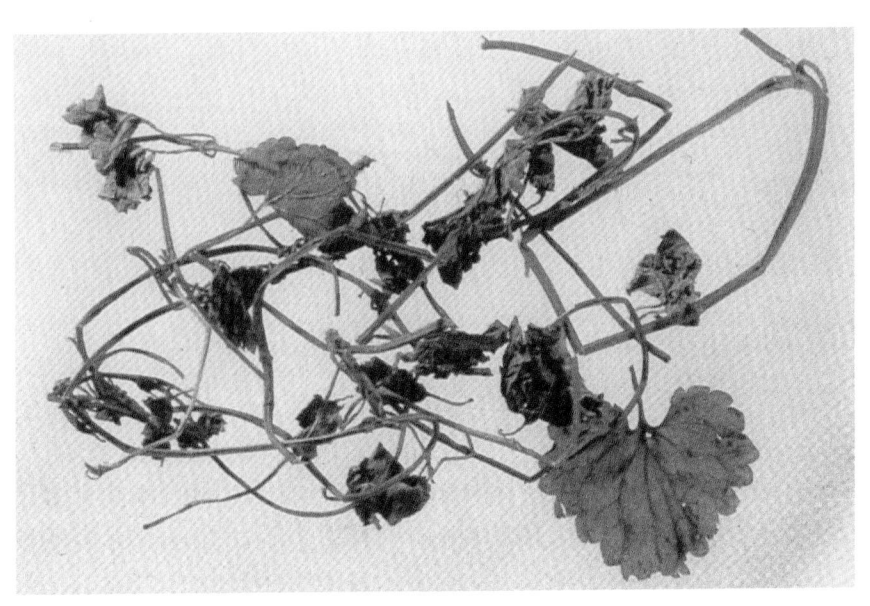

图 388　连钱草（福建产）

其他成分如熊果酸、齐墩果酸在 Raji 细胞内能降低 Epstein-Barr 病毒（EBV）活性，芹菜素具有干扰细胞信号通路、诱导细胞凋亡、抗增殖、抗侵袭及抗转移等作用；⑥抗氧化作用。

· 鸡骨草《岭南采药录》·
Jigucao
ABRI HERBA
Canton Abrus Herb

【来　　源】为豆科植物广州相思子 *Abrus cantoniensis* Hance 的干燥全株。又称小叶鸡骨草。

【产　　地】主产于广东、广西、海南等省、自治区。

【采收加工】全年可采收。拔取全草，摘除荚果（种子有毒），将藤叶缠绕成束，扎成小把，晒干。

【性状鉴别】根呈圆柱形或圆锥形，上粗下细，多弯曲，有分枝。根头部常呈结节状膨大，主根粗壮，灰褐色，质坚硬，木质，不易折断，断面淡黄色。茎丛生，茎藤长 50~100cm，直径约 0.2cm，表面灰棕色至紫褐色，光滑，有纤细分枝，有疏短柔毛。羽状复叶互生，小叶 8~11 对，易脱落，小叶片倒卵形或矩圆形，绿色至黄绿色，长 0.8~1.2cm，近无柄，先端截形，有小突尖，背面密被伏毛，叶脉突起。气微香，味淡，微苦。

以主根粗壮，根茎叶俱全，紫褐色者为佳。

【显微鉴别】

（1）本品粉末灰绿色。非腺毛单细胞，先端尖或长尖，长 60~970μm，直径 12~22μm，壁厚 3~6μm，层纹明显，有疣状突起。气孔平轴式。纤维束周围细胞含草酸钙方晶，形成晶纤维，含晶细胞壁不均匀增厚。石细胞类圆形、类方形或长圆形，直径 16~40μm，有的壁稍厚。木栓细胞黄棕色。草酸钙方晶直径 5~11μm。

（2）取本品粗粉约 10g，加 70% 乙醇 100mL，加热回流 30 分钟，滤过，滤液分成 2 份，蒸干。其中一份残渣加水 10mL 使溶解，滤过，取滤液 2mL，加 0.1% 三氯化铁冰醋酸溶液 2mL，摇匀，沿管壁缓缓加入硫酸 2mL，接界面即显红棕色。

（3）取（2）项下另一份残渣，加 1% 盐酸溶液 10mL 使溶解，滤过，残渣加 10% 氢氧化钠溶液 10mL，加热回流 30 分钟，放冷，移至分液漏斗中，加乙醚 20mL 振摇提取，分取乙醚液，蒸干，残渣加冰醋酸 1mL 使溶解，加醋酐 19 份与硫酸 1 份的混合液 1mL，即显黄色，渐变为污绿色。

【规格等级】统货。干货。主根粗壮，茎粗，表面紫褐色。

【炮　　制】取原药拣除杂质，整理洁净，茎叶切段，根条切片。

【性味归经】甘、微苦，凉。归肝、胃经。

【功能主治】清热解毒，舒肝止痛。用于黄疸，胁肋不舒，胃脘胀痛，急、慢性肝炎，肝硬化腹水，胃痛，小便刺痛，瘰疬，乳腺炎等。

【用法用量】水煎服，15~30g。

【主要成分】主要活性成分为皂苷、生物碱、黄酮类物质，全草含相思子碱、甾醇化合物、大黄素甲醚、大黄酚和氨基酸等化合物；此外还含 β-谷甾醇、槐花皂苷、大豆皂苷、羽扇豆醇、原儿茶酸乙酯、胡萝卜苷、原儿茶酸、肌醇甲醚和白桦酸等成分。

【药理作用】①护肝作用；②抗菌、抗病毒作用：可明显抑制铜绿假单胞菌，可以降

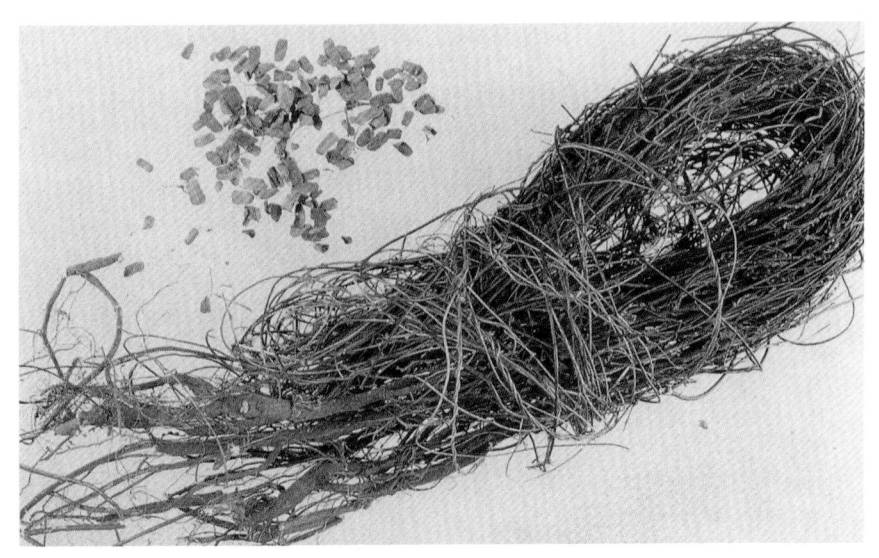

图 389　鸡骨草（广西产）

低乙型肝炎病毒患者血清 HBsAg 和 HBeAg 水平；③抗炎、免疫调节作用：增强巨噬细胞的吞噬功能和机体免疫功能；④降血脂作用；⑤清除自由基和抑制亚硝化作用。

注：广东、广西近年有使用同科植物毛相思 *Abrus mollis* Hance 的全株，民间称其为大叶鸡骨草。该品主产于广西梧州、玉林、南宁及广东。其性状与鸡骨草相似，不同点为主根较细而顺直，须根较多，根表面灰黄色至灰棕色。地上部分全株具明显柔毛，茎较粗，黄绿色，偶数羽状复叶，小叶 11~16 对，小叶片比鸡骨草大 1/3 左右。

·佩兰《神农本草经》·
Peilan
EUPATORII HERBA
Fortune Eupatorium Aerial Part

【来　　源】为菊科植物佩兰 *Eupatorium fortunei* Turcz. 的干燥地上部分。

【产　　地】野生与栽培品均有，药用多是栽培品。主产于江苏南京郊区，苏州，上海市郊，河北保定，天津，山东等地。以江苏产量最大。此外，广东、广西、安徽、河南、陕西、浙江等省、自治区亦产。

【采收加工】夏、秋季均可采，在茎叶生长茂盛，尚未开花时采割，除去杂质，晒干。

【性状鉴别】茎呈圆柱形，稍平直，偶有扭曲，少有分枝，长 30~100cm，直径 0.2~0.5cm，表面黄棕色至黄绿色，有的带紫色，有明显的节及纵棱线；节间长约 7cm，稀为 3cm，质脆，易折断，断面髓部白色或中空，中央髓部约占直径的二分之一，纤维状，木部有疏松的孔，叶对生，有柄，叶片多皱缩、破碎或脱落，绿褐色，完整叶片 3 深裂或不分裂，分裂者中间裂片较大，展平后呈披针形或长圆状披针形，基部狭窄，顶端尖，边缘有粗锯齿，上下面均光泽无毛。质薄而脆，易破碎。多不具花。气芳香，味微苦。

以干燥、叶多、色绿、未开花、无杂质、香气浓者为佳。

【显微鉴别】取本品粉末 1g，加石油醚（30~60℃）15mL，超声处理 10 分钟，滤过，滤液挥干，残渣加石油醚（30~60℃）1mL 使溶解，作为供试品溶液。另取佩兰对照药品1g，同法制成对照药材溶液。照薄层色谱法试验，吸取上述两种溶液各5μL，分别点于同一硅胶G薄层板上，以石油醚（30~60℃）-醋酸乙酯（19:1）为展开剂，展开，取出，晾干，喷以香草醛硫酸试液，加热至斑点显色清晰。供试品色谱中，在与对照药材色谱相应的位置上，显相同颜色的斑点。

【规格等级】统货。

【炮　　制】除去杂质，整理干净，切段。

【性味归经】辛，平。归脾、胃、肺经。

【功能主治】芳香化湿，醒脾开胃，发表解暑退热。用于湿浊中阻，脘痞呕恶，口中甜腻，因热性病或吃肥腻食品过多而致的消化不良，口臭，多涎，暑湿表证，头胀胸闷，发热，全身骨痛，两目刺痛，大便不畅等。

【用法用量】水煎服，3~9g。

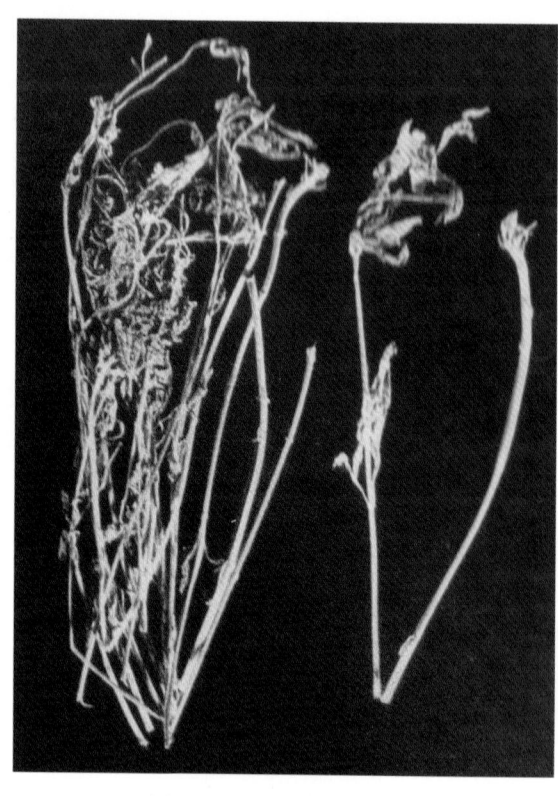

图390　佩兰（江苏产）

【主要成分】全草含挥发油，油中含有对-聚伞花烃、5-甲基麝香草醚、橙花醇乙酯、琥珀酸、延胡索酸和甘露醇等；佩兰叶中含邻-香豆酸、香豆精及麝香草氢醌；花中含棕榈酸酯、蒲公英甾醇、蒲公英甾醇醋酸酯等；佩兰地上部分和根中含宁德洛非碱、兰草素等；此外尚含荜澄茄油烯醇、棕榈酸、石竹烯、石竹烯氧化物和对-伞花烃等成分。

【药理作用】①抗炎作用；②抑菌、抗病毒作用：对白喉杆菌、金黄色葡萄球菌、变形杆菌、伤寒杆菌具有抑制作用，还可抑制流感病毒；③抗肿瘤作用：佩兰中的双稠吡咯啶类总生物碱对体外培养的HeLa细胞具有50%的抑制率，能显著杀伤HeLa细胞，腹腔注射佩兰总生物碱可显著延长腹水型S_{180}肉瘤小鼠的生存时间；④祛痰作用；⑤提高免疫力；⑥健胃，兴奋胃平滑肌；⑦促进子宫复归，增加乳汁分泌。

·卷柏《神农本草经》·
Juanbai
SELAGINELLAE HERBA
Tamarid Spikemoss or Pulvinate Spikemoss Herb

本品按来源不同分为卷柏和垫状卷柏两个品别。

【来　　源】为卷柏科植物卷柏 *Selaginella tamariscina*（Beauv.）Spring. 或垫状卷柏 *Selaginella pulvinata*（Hook.et Grev.）Maxim. 的干燥全草。

【产　　地】主产于广西资源、富川，以及广东、福建、台湾、湖北、江苏、浙江等地。

【采收加工】全年均可采收，夏、秋季更佳。除去泥土、杂质、细须根，晒干。

【性状鉴别】

（1）卷柏：卷缩似拳状，长3~10cm。枝纵生，扁而有分枝，绿色至棕黄色，向内卷曲，枝上密生片状小叶，叶片先端具长芒，中叶（腹叶）两行，卵矩圆形，斜向上排列，叶缘膜质，有不整齐的细锯齿。背叶（侧叶）背面的膜质边缘常呈棕黑色。基部残留棕色至棕褐色的须根，散生或聚生成短杆状。质脆，易折断，气微，味淡。

（2）垫状卷柏：性状与卷柏基本相同，但须根多散生。中叶（腹叶）两行，卵状披针形，直向上排列，叶片左右两侧不等，内缘较平直。外缘常因内折而加厚，呈全缘状。

以足干、色青绿、叶片完整者为佳。

【显微鉴别】卷柏：取本品粉末2g，加甲醇50mL，加热回流1小时，滤过，滤液蒸干，残渣加无水乙醇3mL使溶解，作为供试品溶液。另取卷柏对照药品2g，同法制成对照药材溶液。照薄层色谱法试验，吸取上述两种溶液各3μL，分别点于同一以羧甲基纤维素钠为黏合剂的硅胶G薄层板上，以异丙醇-浓氨试液-水（13∶1∶1）为展开剂，展开，取出，晾干，喷以2%三氯化铝甲醇溶液，置紫外光灯（365nm）下检视。供试品色谱中，在与对照品药材色谱相应的位置上，显相同颜色的荧光斑点。

【规格等级】统货。

【炮　　制】

（1）卷柏：除去残留须根，洗净，切段，晒干。

（2）卷柏炭：取洁净卷柏，置于锅中，用中火炒至外表焦黑色、内部色焦黄，取出，放凉。

【炮制作用】炒炭后能增强止血作用。

【性味归经】辛，平。归肝、心经。

【功能主治】活血通经。用于经闭痛经，癥瘕痞块，跌仆损伤。卷柏炭化瘀止血。用于吐血，崩漏，便血，脱肛。

【用法用量】水煎服，4.5~9g。生用活血，炒炭用止血。

【主要成分】主要含黄酮类成分，如芹菜素、穗花杉双黄酮、扁柏双黄酮、异柳杉素及阿曼托黄素；含有机酸类成分，如棕榈酸、硬脂酸、大叶菜酸和莽草酸；此外尚含生物碱、酚类成分，还含海藻糖等多糖类、氨基酸、异茴芹素、β-谷甾醇及少量二萜内酯等成分。

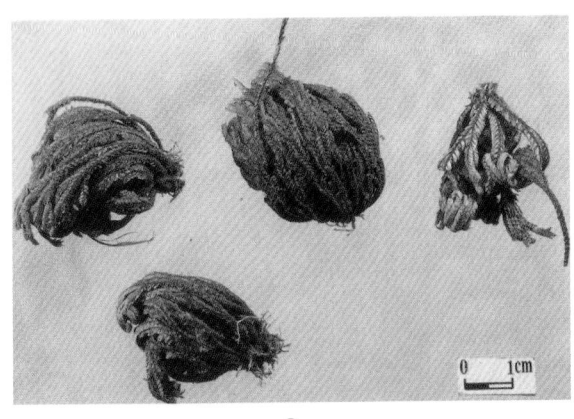
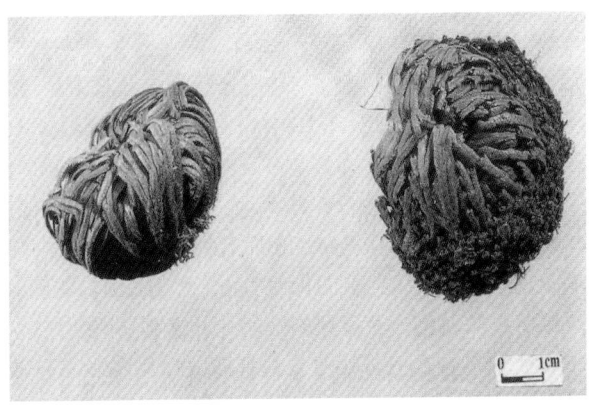

a　　　　　　　　　　　　　　　　　　　　b

图391　卷柏（广西产）
a.卷柏　b.垫状卷柏

【药理作用】①抗肿瘤作用：卷柏水提取物及各个萃取部位对小鼠肉瘤 S_{180}、肝癌细胞 H_{22} 两种瘤株均有不用程度抑制作用，并且具有一定的抗氧能力，能体外抑制人食管癌细胞的生长，某些双黄酮成分具有细胞毒活性；②降血糖、降血压作用；③止血作用：缩短出血时间，能升高血小板；④抗菌、抗炎、抗病毒作用；⑤镇静作用；⑥防护辐射作用；⑦其他：保护氧化细胞损伤。

·泽兰《神农本草经》·
Zelan
LYCOPI HERBA
Hirsute Shiny Bugleweed Aerial Part

【来　　源】为唇形科植物毛叶地瓜儿苗 *Lycopus lucidus* Turcz. var.*hirtus* Regel 的干燥地上部分。

【产　　地】全国大部分地区均产。主产于江苏、浙江、安徽等地。

【采收加工】夏、秋季茎叶茂盛时割取地上部分，除去杂质，晒干。

【性状鉴别】茎呈方柱形，少分枝，四面均有浅纵沟，长 50~100cm，直径 0.2~0.6cm；表面黄绿色或带紫色，节处紫色明显，有白色茸毛；质脆，断面黄白色，髓部中空。叶对生，有短柄；叶片多皱缩，展平后呈披针形或长圆形，长 5~10cm；上表面黑绿色，下表面灰绿色，密具腺点，两面均有短毛；先端尖，边缘有锯齿。花簇生叶腋成轮状，花冠多脱落，苞片及花萼宿存，黄褐色。气微，味淡。

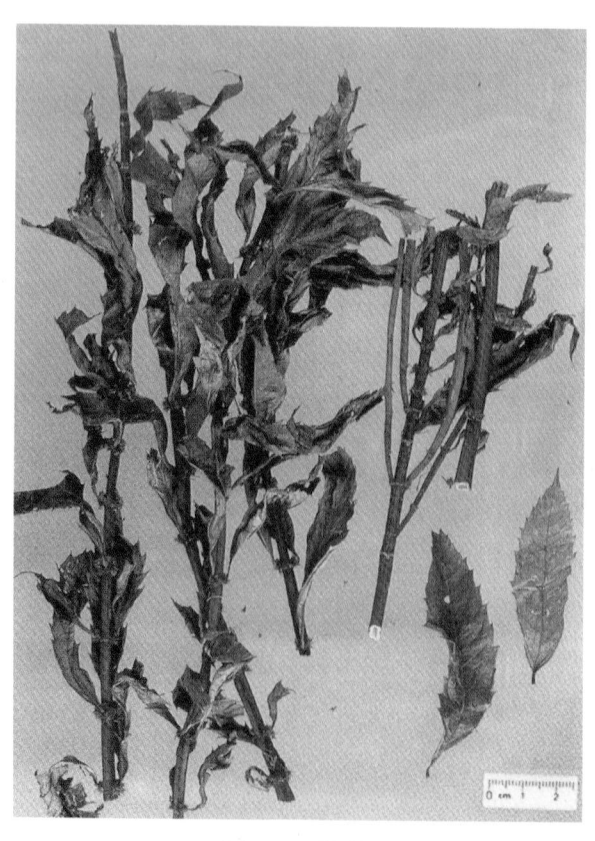

图 392　泽兰

以茎短，叶多，灰绿色，完整不碎者为佳。

【规格等级】统货。干货。茎短，叶多，灰绿色，完整不碎。无杂质、虫蛀、霉变。

【炮　　制】取原药拣除杂质，快速洗净，略润至茎软，切段，晒干。

【性味归经】苦、辛，微温。归肝、脾经。

【功能主治】活血化瘀，行水消肿。用于月经不调，经闭，痛经，产后瘀血腹痛，水肿，跌打损伤等。

【用法用量】水煎服，6~12g。

【主要成分】主要含有挥发油、鞣质、皂苷、黄酮苷、酚类、树脂、有机酸、糖类、维生素和氨基酸等。含脂肪酸有 14-甲基十五烷酸、亚油酸、亚麻酸、硬脂酸和花生酸。含无机元素钙、铁、镁等成分。

【药理作用】①抗凝血及抗血栓形成作用：可减弱血小板聚集功能，延长凝血活酶时间，降低全血黏度及抑制红细胞聚集；②强心作用；③使离体子宫平滑肌的收缩幅度、频率增加，肌张力加强；④保肝、利胆作用；⑤保护胃黏膜；⑥改善肾功能：可改善肾间质纤维化，延缓慢性肾脏病的进展。

· 细辛《神农本草经》·
Xixin
ASARI RADIX ET RHIZOMA
Manchurian Wildginger, Seoulense Wildginger or Siebold Wildginger Root and Rhizome

商品按产地、来源不同分为北细辛和华细辛两个品别。

【来　　源】为马兜铃科植物北细辛 *Asarum heterotropoides* Fr.Schmidt var.*mandshuricum*（Maxim.）Kiatg.、汉城细辛 *Asarum sieboldii* Miq. var.*seoulense* Nakai. 或华细辛 *Asarum sieboldii* Miq. 的干燥根及根茎。前两者称"辽细辛"，后者称为"华细辛"。

【产　　地】北细辛主产于吉林抚松、临江，辽宁盖州、海城、丹东和黑龙江等地。汉城细辛主产于辽宁和吉林。华细辛主产于陕西华阴、甘肃、四川、山东、山西、河南等地。

【采收加工】夏、秋季采挖，除去杂质，置阴凉通风干燥处阴干。不能用水洗和日晒，以防气味降低。

【性状鉴别】

（1）北细辛：常卷缩成团，根茎横生呈不规则圆柱形，长 1~10cm，直径 0.2~0.4cm，具短分枝。表面灰棕色，粗糙，有环形的节，节间长 0.2~0.3cm，分枝顶端有碗状的茎痕。根细长，密生节上，长 10~20cm，直径 0.1 cm，表面灰黄色，平滑或具纵皱纹，有须根及须根痕，质脆，易折断。断面黄白色。基生叶 1~3 片，具长柄，表面光滑，叶片多破碎，完整者心形至肾状，全缘，先端急尖，基部深心形，长 4~10cm，宽 6~12cm，表面淡绿色。有的具花，多皱缩，钟形，暗紫色，花被顶裂片由基部反卷，与花被筒几乎全部相贴。果实半球形。气辛香，味辛辣、麻舌。

北细辛栽培品根茎长 5~15cm，直径 0.2~0.6cm，多分枝。根长 15~40cm，直径 0.1~0.2cm。叶甚多而且叶片较厚。

（2）汉城细辛：根茎直径 0.1~0.5cm，节间长 0.1~1cm，基生叶多为 2 片，叶柄有毛，叶片较厚，花被裂片开展。果实半球形。

（3）华细辛：与辽细辛相似，区别是根茎较长，长 5~20cm，直径 0.1~0.2cm。节间长 0.2~1.0cm。茎生叶 1~2 片，叶片较薄，心形，先端渐尖，叶背密生或散生较长的毛。花被裂片开展，果实近球形，气味较北细辛弱，而麻木的烧灼感较强。

【显微鉴别】

（1）北细辛叶表面观：上下表皮气孔均为不定式，并具有类圆形石细胞。上表皮仅在叶脉上有由 1~4 个细胞组成的非腺毛，下表皮脉上和脉间均有由 3~5 个细胞组成的非腺毛。

汉城细辛叶表面观：叶的上下表皮都可以见非腺毛。上表皮毛由 1~7 细胞组成；下表皮毛由 4~7 个细胞组成，油细胞上表皮直径为 40~60μm，下表皮直径为 32~40μm。

华细辛叶表面观：油细胞周围细胞壁上可见稀疏连珠状增厚。

（2）取本品粉末1g，加乙醚5mL，振摇后浸出15分钟，滤过。取滤液1mL置蒸发皿中，待乙醚挥散后加 1% 香草醛浓硫酸试剂，溶液由浅棕色变为紫棕色（检查挥发油）。

【规格等级】北细辛分野生和家种两个规格，均为统货。以身干，完整不碎，无杂质、霉变，有浓香气，味辛辣者为佳。

【炮　　制】取原药拣去杂质，整理洁净，切段，阴干。

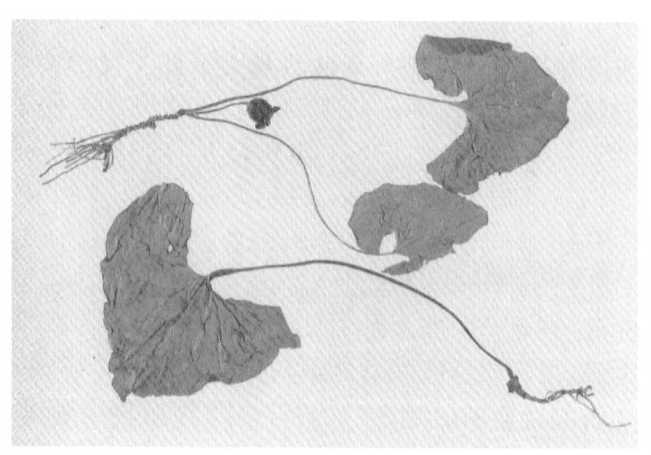
a

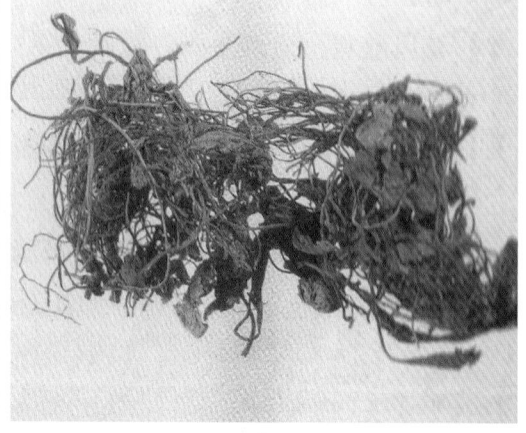
b

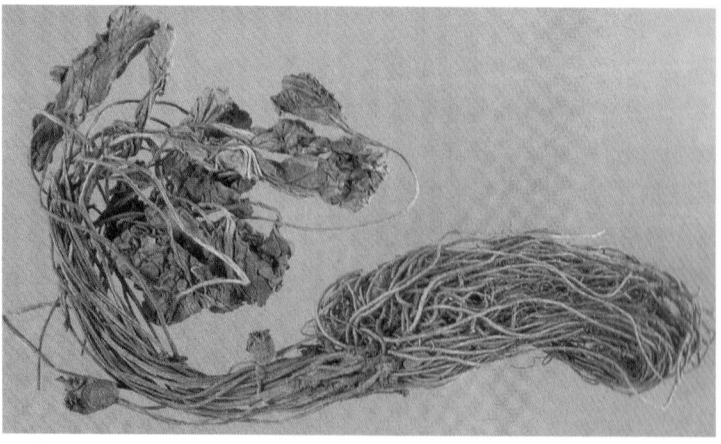
c

图 393　细辛
a. 北细辛（吉林产）　b. 汉城细辛（吉林产）　c. 华细辛（陕西产）

【性味归经】辛，温。归心、肺、肾经。

【功能主治】祛风散寒，通窍止痛，温肺化饮。用于风寒感冒，鼻塞多涕，头痛，牙痛，风湿痹痛，痰饮喘咳。

【用法用量】水煎服，1~3g。外用：适量，研末吹鼻或外敷。

【主要成分】含挥发油，主要成分是甲基丁香油酚；还含黄樟醚、β-蒎烯、细辛酮、细辛醚、多种氨基酸及无机元素等成分。根部含去甲乌药碱。

【药理作用】①镇静、镇痛作用；②解热、抗炎作用；③对心血管系统作用：能使冠脉流量增加，扩张血管，升高血压及兴奋心脏；④对呼吸系统作用：可对抗吗啡所致呼吸抑制，松弛气管平滑肌而产生平喘作用，对抗组胺及乙酰胆碱引起的支气管痉挛；⑤抗菌作用；⑥对子宫、肠管平滑肌有抑制作用；⑦抗氧化作用；⑧其他：局麻、抗过敏、抗免疫样作用。

· 苦玄参《广西本草选编》·
Kuxuanshen
PICRIAE HERBA
Common Picria Herb

【来　　源】为玄参科植物苦玄参 *Picria fel-terrae* Lour. 的干燥全草。

【产　　地】主产于广西梧州、藤县、岑溪，崇左市龙州、宁明，以及贵州、云南、广东等地。

【采收加工】秋季采收，除去杂质，晒干。

【性状鉴别】茎类方形，节稍膨大，多分枝，长 30~80cm，直径 1.5~2.5cm，黄绿色，老茎略带紫色。质稍柔韧，折断面纤维性，髓部中空。单叶对生，多皱缩，完整叶展开后呈卵形或卵圆形，长 3~5cm，宽 2~3cm，黄绿色至灰绿色，先端锐尖，基部楔形，边缘有圆钝锯齿。叶柄长 1~2cm。全体被短糙毛而略显粗糙感。总状花序顶生或腋生，有花 4~8 朵。萼裂片 4，外 2 片较大，卵圆形，内 2 片细小，条形。花冠唇形。蒴果扁卵形，包于宿存的萼片内。种子细小，多数。气微，味苦。

【规格等级】统货。干货。叶灰绿色至黄绿色。

【性味归经】苦，凉。归心、肝、胃、大肠经。

【功能主治】清热解毒，消肿止痛，开胃消食。用于风热感冒，咽喉肿痛，痄腮，疖肿，泄泻，痢疾，消化不良，胃痛，痔疮，湿疹，毒蛇咬伤，跌打损伤。

【用法用量】水煎服，6~9g。

【主要成分】主要为三萜成分和黄酮类化合物，其有效成分主要为四环三萜苷类，主要苷元有苦玄参 IA、IB。此外还含玄参素、脂肪酸、植物甾醇、生物碱、微量挥发油和维生素 A 类物质，以及芹菜素-7-O-α-L-吡喃鼠李糖基（1→2)-β-D-吡喃葡萄糖酸、芹菜素-7-O-β-D-葡萄糖酸和迷迭香酸等。

【药理作用】①抗炎、解热、镇痛作用；②对中枢有抑制作用：镇静和安定；③抗菌作用；④抗肿瘤作用：体外和在体实验发现，苦草 Picria fel-terrae 30% 乙醇洗脱部位（Pft-d）对小鼠 S_{180}、Heps 肿瘤的生长均有明显的抑制作用，在体外，高剂量的 Pft-d 对胃窦癌等人源癌细胞显示细胞毒活性，但低剂量时活性不明显。

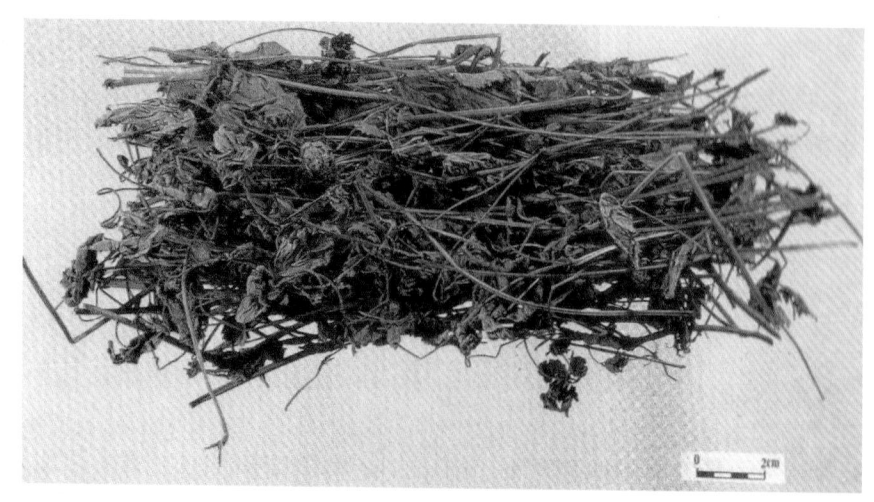

图 394　苦玄参（广西产）

·败酱草《新修本草》·
Baijiangcao
PATRINIAE HERBA
Dahurian Patrinia or Whileflower Patrinia Herb

本品按来源不同分为黄花败酱和白花败酱两个品别。

【来　　源】为败酱科植物黄花败酱 *Patrinia scabiosaefolia* Fisch. 或白花败酱 *Patrinia villosa*（Thunb.）Juss. 的干燥全草。

【产　　地】全国各地均有产。主产于河南伏牛山、大别山区。

【采收加工】夏、秋季采割，除去泥土、杂质，晒干或阴干。

【性状鉴别】

（1）黄花败酱：全长 50~100cm，根茎圆柱形，多向一侧弯曲，直径 0.3~1.0cm。表面暗棕色至紫棕色，有节，节间长多不超过 2cm。节上有细根，茎圆柱形，直径 0.2~0.8cm，表面黄绿色至黄棕色，节明显。常有侧生粗毛。质脆，断面中部有细小空洞。叶对生，片薄。多卷或破碎，上表面深绿色或棕黄色，下表面较浅，两面疏生白毛，叶柄短，茎部略抱茎。茎上部叶较小，常 3 裂，裂片狭长，有的枝端带有伞房状聚伞圆锥花序。气特异，味微苦。

（2）白花败酱：根茎节间长 3~6cm，着生数条粗壮根。茎不分枝。表面有倒生的白色长毛及纵向纹理。断面中空，茎生叶多不分裂。茎生叶常有 1~4 对侧裂片；叶柄长 1~4cm，有翼。

【规格等级】统货。干货。以色黄绿、花叶完整，带果实者为佳。

【炮　　制】取原药拣除杂质，切段，筛去泥屑。

【性味归经】辛、苦，微寒。归胃，大肠、肝经。

【功能主治】清热解毒，活血散瘀排脓。用于肠痈，肺痈，痈肿，急性咽炎，急性阑尾炎，痢疾，胰腺炎，肝炎，胃炎，产后瘀滞腹痛等。

【用法用量】水煎服，10~15g。外用：鲜品适量，捣敷患处。

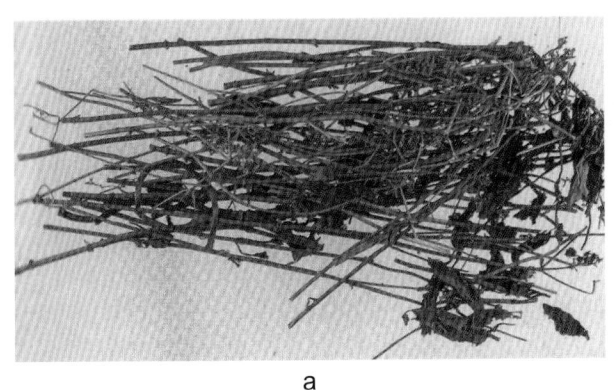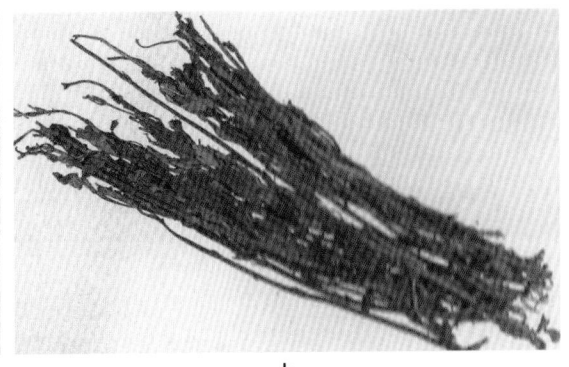

a   b

图 395　败酱草

a. 黄花败酱（河南产）　b. 白花败酱

【主要成分】含挥发油，其中含败酱烯、异败酱烯、樟脑、紫苏醇、紫苏醛和亚麻酸甲酯，还含白花败酱苷、败酱皂苷（C、D、C1、D1）和黄花败酱皂苷（A、B、C、D、E、F、G），以及黑芥子苷、莫罗忍冬苷、番木鳖苷等。此外还含有生物碱、鞣质等成分。

【药理作用】①抗菌作用：对金黄色葡萄球菌、痢疾杆菌、伤寒杆菌、绿脓杆菌和大肠埃希菌有抑制作用；②保肝利胆作用：促进肝细胞再生，防止肝细胞变性和坏死，并且具有抗肝炎病毒，疏通毛细胆管的作用；③抗肿瘤作用：可抑制 S_{180} 瘤株生长和发育，也能抑制人子宫颈癌细胞系的增殖；④镇静作用；⑤对胃肠作用：可消除局部炎症，改变微循环，促进溃疡修复，促进小肠蠕动，对便秘和腹泻有双向治疗作用；⑥抗病毒作用：抑制呼吸道合胞病毒；⑦其他：抗疲劳及耐缺氧、抗氧化、降血脂作用。

·金钱草《本草纲目拾遗》·

Jinqiancao
LYSIMACHIAE HERBA
Christina Loosestrife Herb

【来　　源】为报春花科植物过路黄 *Lysimachia christinae* Hance. 的干燥全草。

【产　　地】野生。长江流域各省和江南各省均有产。主产于四川，云南，江苏，湖南，江西等省。

【采收加工】4~6 月采收，拔取全草，除去杂质，晒干。

【性状鉴别】多皱缩成团，茎扭曲，表面棕色或暗棕红色，全体无毛或微被毛。叶对生，多褶皱，展平后呈宽卵形或心形，全缘。叶面灰绿色或棕褐色，背面色较浅，主脉一条在背面突起明显，用水浸后，对光透视，可见黑色或棕色条纹。间有残留花或果实。质脆易碎。气微，味淡。

【显微鉴别】本品茎的横切面：表皮细胞外被角质层，有时可见腺毛，头部单细胞，柄 1~2 个细胞。皮层宽广，细胞中有的含红棕色分泌物；分泌道散在，周围分泌细胞 5~10 个，内含红棕色块状分泌物；内皮层明显。中柱鞘纤维断续排列成环，壁微木化。韧皮部狭窄。形成层不明显。木质部连接成环。髓常成空腔。薄壁细胞含淀粉粒。

叶的表面观：腺毛红棕色，头部单细胞，类圆形，直径约 25μm，柄单细胞。分泌道散在于叶肉组织内，直径约 45μm，含红棕色分泌物。被疏毛者茎、叶表面可见非腺毛，1~17个细胞，平直或弯曲，有的细胞呈缢缩状，长 59~1 070μm，基部直径 13~53μm，表面可见细条纹，胞腔内含黄棕色物。

【规格等级】统货，不分等级。

【性味归经】甘、咸，微寒。归肝、胆、肾、膀胱经。

【功能主治】清热消炎，利尿通淋，排结石，消肿。用于热淋，砂淋，尿涩作痛，黄疸，尿赤，肾结石，尿道结石，膀胱结石，痈肿疔疮，毒蛇咬伤等。

【用法用量】水煎服，15~60g；鲜品加倍。

【炮　　制】除去杂质，略洗，切段，晒干。

【主要成分】全草含黄酮类成分槲皮素、三叶豆苷（即山柰酚-3-O-半乳糖苷）、异槲皮苷（即槲皮素-3-O-葡萄糖苷柰酚）、山柰酚-3-O-葡鼠李柠檬素-3,4-二葡萄糖、山柰酚-3-O-芸香糖苷和山柰酚-3-O-鼠李糖苷-7-O-鼠李糖基（1→3)-鼠李糖苷；还含尿嘧啶、氯化钾、氯化钠、亚硝酸盐、环鸟苷酸（cGMP）、环腺苷酸（cAMP）、对-羟基苯甲酸、多糖、多种氨基酸和钙、镁、铁等多种微量元素；此外，尚含胆碱、熊果酸、β-谷甾醇、琥珀酸、棕榈酸、鞣质和苦味质等成分。

【药理作用】①利胆排石：明显促进胆汁分泌，使胆管泥沙状结石易于排出；②利尿排石：有显著利尿作用，并使尿液变为酸性，溶解和排出泌尿系结石；③抗炎镇痛及抗菌作用；④抗病毒作用：可抑制乙肝病毒；⑤增加冠脉及脑血流量，降低冠脉阻力、肾血管阻力，降低血压；⑥抑制细胞免疫和体液免疫；⑦清除活性氧和抗氧化作用；⑧降低高尿酸血症中血清尿酸水平；⑨其他作用：排铅，抗突变，抑制血小板聚集和抗血栓形成。

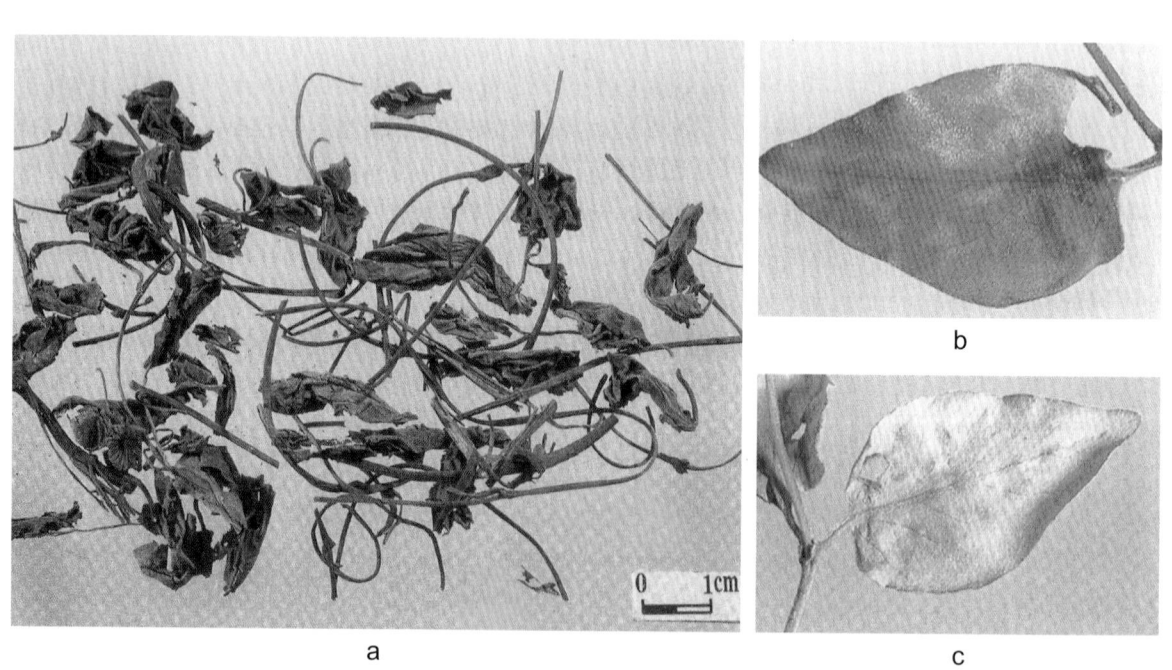

图 396　金钱草（四川产）
a.金钱草　b.金钱草叶上表面观　c.金钱草叶背表面观

·青天葵《岭南采药录》·
Qingtiankui
NERVILIAE FORDII FOLIUM
Ford Nervilia Aerial Part

【来　　源】为兰科植物毛唇芋兰 *Nervilia fordii*（Hance）Schltr. 的地上部分。

【产　　地】主产于广西马山、龙州、天等、大新、隆安、隆林、融安，广东韶关、惠阳，海南等地。

【采收加工】7月底8月上旬采地上部分，洗净泥土杂质，晒至软身（半干）用手轻搓，边晒边搓，每天搓 1~2 次，搓至晒干。

【性状鉴别】多搓卷缩成团或团丸状。完整叶片呈阔卵形，长 3~6cm，宽 5~7cm，顶端渐尖。基部心形，边缘波状，青绿色至黄绿色；两面均无毛，基出弧形脉约 22 条，伸出边缘，其中 11 条呈膜翅状突起，灰白色，完整叶柄长约 7cm。块茎与叶多数分离。气清香，味微咸苦。

【规格等级】商品分大叶、中叶、小叶三个规格。分两个等级：

一等：干货。叶细茎幼，叶片完整，不带块茎，青紫色，气清香，小叶：原叶宽不超过 6.7cm，无杂质、泥沙、虫蛀、霉变。

二等：干货。叶青紫色，叶片完整，带球茎（籽）不超过 30%。气清香，叶宽 6.7cm 以上。无杂质、泥沙、虫蛀、霉变。

【炮　　制】取原药整理洁净入药。

【性味归经】甘，凉。归心、肺、肝经。

【功能主治】润肺止咳，清热解毒，散瘀止痛。用于肺痨咯血，肺热咳嗽，口腔炎，咽喉肿痛，瘰疬，疮疡肿痛，跌打损伤等。

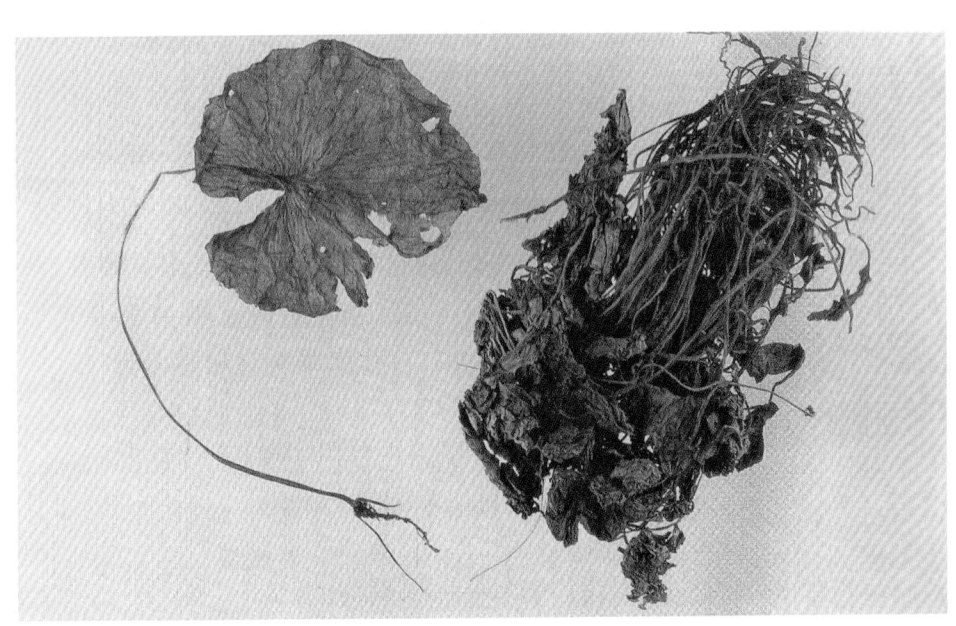

图 397　青天葵（广西产）

【用法用量】水煎服，9~15g。外用：适量，捣敷。

【主要成分】主要含有黄酮类、氨基酸类、萜类和挥发油，包括鼠李素、鼠李柠檬素、鼠李秦素、鼠李秦素-3-O-β-D-葡萄糖苷、鼠李柠檬素-4'-O-β-D-葡萄糖苷、鼠李柠檬素-3-O-β-D-葡萄糖-(1→4)-β-D-葡萄糖苷、沙苑子苷、胡萝卜苷、二十八烷酸、豆甾醇、豆甾醇-3-O-B-D-葡萄糖苷、酵母甾醇、羟基苯甲酸和多种氨基酸等成分。

【药理作用】①抗肿瘤作用：青天葵醋酸乙酯和石油醚提取物对小鼠移植性肉瘤 S_{180} 和小鼠肝癌 H_{22} 均有明显的抑瘤活性，并且对 H_{22} 荷瘤小鼠可延长其生存期，同时显示青天葵提取物可以提高机体免疫力；②抗病毒作用；③抗炎、镇痛作用；④镇咳、平喘作用。

· 青叶胆《中药志》·
Qingyedan
SWERTIAE MILEENSIS HERBA
Mile Swertia Whole Herb

【来　　源】为龙胆科植物青叶胆 *Swertia mileensis* T.N.Ho et W.L.Shi 的干燥全草。

【产　　地】主产于云南，四川，贵州等地。

【采收加工】秋季花果期拔取全株，洗净根部泥沙，晒干。

【性状鉴别】全株长 15~45cm。根圆柱形至圆锥形，长 2~7cm，有的分枝，须根少，表面黄色至黄棕色。茎呈四棱形，棱角具极狭的翅，中空，直径 0.1~0.2cm，表面黄绿色至黄棕色，下部常带红紫色。单叶，对生，无柄，多皱缩或略破碎，完整叶片展开后呈线形或披针形，长 1~4cm，宽 0.1~0.7cm。圆锥状聚伞花序，萼片 4 条，黄绿色，花冠 4，黄色，深裂，裂片卵状披针形，雄蕊 4。蒴果狭卵形。种子多数，细小，棕褐色，卵形至狭卵形。气微，味苦。

【显微鉴别】

（1）本品粉末绿色或黄绿色。石细胞类圆形、类长方形、长方形或长梭形，有的有突起或一端延长，长 100~20μm，直径 40~50μm，木化，壁厚 5~10μm，孔沟明显。纤维长梭形，长 180~220μm，直径 8~10μm，木化，壁厚约 2.5μm，孔沟明显。叶的上表皮细胞壁波状；下表皮细胞角质纹理不甚明显，气孔多数，不等式或不定式。草酸钙结晶呈杆状、针状或片状，多存在于叶肉细胞中。花粉粒圆形，直径 30~37μm，具 3 孔沟，表面有细网状纹理。

（2）取本品粉末 5g，加甲醇 45mL，加热回流 30 分钟，滤过，取滤液 1 滴，点于滤纸上，烘干，加三氯化铝试液 1 滴，待干后，置紫外光灯（365nm）下观察，显绿黄色荧光。

（3）取（2）项下的滤液 2mL，加 7% 盐酸羟胺甲醇溶液 2~3 滴，再加 10% 氢氧化钾甲醇溶液 2~3 滴，置水浴上微热，冷却后，加稀盐酸调节 pH 值至 3~4，滤过，滤液加三氯化铁试液 1~2 滴，显紫色。

（4）取（2）项下的剩余滤液浓缩至 10mL，作为供试品试液。另取齐墩果酸对照品，加甲醇制成每 1mL 含 2mg 的溶液，作为对照品溶液。照薄层色谱法试验，吸取上述两种溶液各 2μL，分别点于同一硅胶 G 薄层板上，以甲苯-醋酸乙酯-冰醋酸（12：4：0.5）为展开剂，展开，取出，晾干，喷以 10% 硫酸乙醇溶液，在 105℃加热至斑点显色清晰。供试品色谱中，在与对照品色谱相应的位置上，显相同颜色的紫红色斑点。

【规格等级】统货。以身干，黄绿色，花多，味苦者为佳。

【炮　　制】除去杂质，喷淋清水，稍润，切段，晾干。

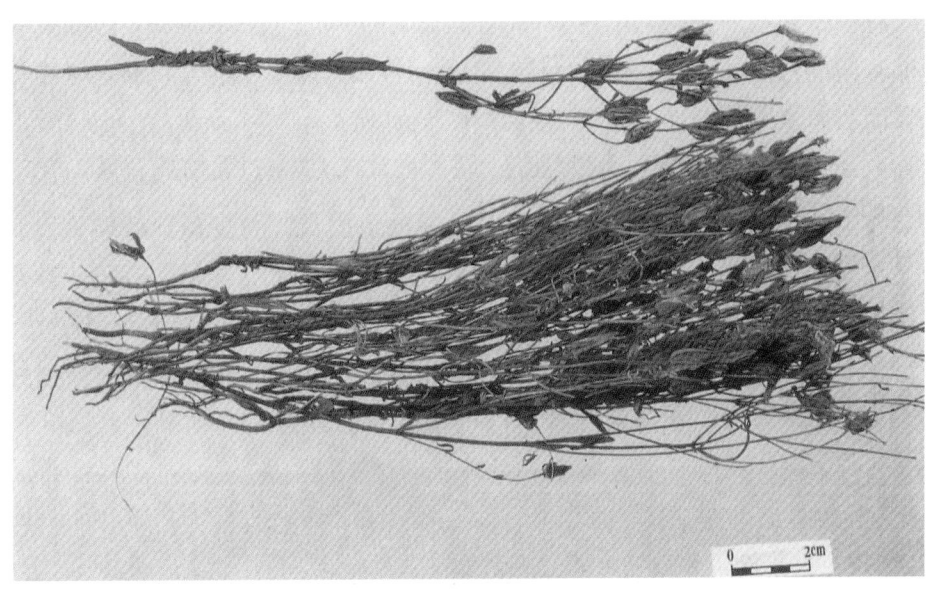

图 398　青叶胆（云南产）

【性味归经】苦、甘，寒。归肝、胆、膀胱经。

【功能主治】清热解毒，利湿退黄。用于湿热黄疸，尿赤，热淋涩痛，湿热泻痢，赤白带下，流行性感冒，疟疾发热，急性胃炎，急性咽喉炎，急性扁桃体炎等。外用可治急性结膜炎，过敏性皮炎等。

【用法用量】水煎服，10~15g。外用适量，鲜品捣敷或煎水洗。虚寒者慎用。

【主要成分】主要含黄酮、三萜、环烯醚萜苷、生物碱和香豆精等化合物。全草含青叶胆内酯、当药素、当药苷、当药苦苷、红白金花内酯、苏门树脂酸、山楂酸和齐墩果酸等成分。

【药理作用】①保肝抗炎作用：保肝降酶，减轻肝脾肿大，增强肝区巨噬细胞的吞噬作用；②抗菌：明显抑制金黄色葡萄球菌、大肠杆菌；③降血糖作用；④镇痛、镇静作用；⑤抗胆碱及解痉作用；⑥抗抑郁作用。

· 青蒿《神农本草经》·
Qinghao
ARTEMISIAE ANNUAE HERBA
Sweet Wormwood Aerial Part

【来　　源】为菊科植物黄花蒿 *Artemisia annua* L. 的干燥地上部分。

【产　　地】全国大部分地区有产。主产于广西、贵州、福建、江苏等省、自治区。

【采收加工】夏、秋季花开前采割嫩枝花叶，除去老茎，阴干或晒干。

【性状鉴别】茎呈圆柱形，上部多分枝，长 30~80cm，直径 0.2~0.6cm；表面黄绿色至棕绿色，具纵棱线；质略硬，易折断，断面中央有髓。叶互生，暗绿色至棕绿色，卷缩易碎，完整者展平后为三回羽状深裂，裂片及小裂片矩圆形或长椭圆形，两面被短毛。气香特异，味微苦。

以身干，青绿色，质嫩，未开花，香气浓郁者为佳。

【显微鉴别】取本品粉末 3g，加石油醚（60~90℃）50mL，加热回流 1 小时，滤过，滤液蒸干，残渣加正己烷 30mL 使溶解，用 20% 乙腈溶液提取 3 次，每次 10mL，合并乙腈液，蒸干，残渣加乙醇 0.5mL 使溶解，作为供试品溶液。另取青蒿素对照品，加乙醇制成每 1mL 含 1mg 的溶液，作为对照品溶液。照薄层色谱法试验，吸取上述两种溶液各 5μL，分别点于同一硅胶 G 薄层板上，以石油醚（60~90℃）-乙醚（3:2）为展开剂，展开，取出，晾干，喷以 10% 硫酸乙醇溶液，在 105℃加热至斑点显色清晰，置紫外光灯（365nm）下检视。供试品色谱中，在与对照品色谱相应的位置上，显相同颜色的荧光斑点。

【规格等级】统货。干货，青绿色，质嫩，未开花，香气浓郁。

【炮　　制】除去杂质，喷淋清水，稍润，切段，晒干。

【性味归经】苦、辛，寒。归肝、胆经。

【功能主治】清热解暑，除蒸，截疟，止血。用于暑邪发热（夏季感冒、中暑、低热），阴虚发热，胸闷头晕，夜热早凉，骨蒸劳热，疟疾寒热，原因不明的久热，湿热黄疸，鼻出血，紫斑，皮肤瘙痒等。

【用法用量】水煎服，6~12g，鲜用加倍，宜后下。或鲜用捣烂榨汁兑服。外用治疗皮肤瘙痒，适量，煎水熏洗或鲜药捣汁涂搽。

【主要成分】主要含倍半萜、挥发油、黄酮和香豆素四类化学成分，其中抗疟有效成分是倍半萜类化合物，从中可以分离出多种倍半萜内酯。地上部分含萜类，如青蒿素，青蒿素 I、II、III、IV、V、VI，含脱氧青蒿素、青蒿素 C、青蒿素 G、去氧异青蒿素 B、去氧异青蒿素 C、青蒿醇、青蒿酸、去氢青蒿酸、环氧青蒿酸、去甲黄花蒿酸、11R-左旋二氢青蒿酸、青蒿酸甲酯、黄花蒿内酯、青蒿烯和二氢去氧异青蒿素 B 等；含黄酮类，如蒿黄素、猫眼草酚、猫草黄素、槲皮素、槲皮素-3-甲醚、槲皮万寿菊素-6,7,3,4-四甲醚、槲皮素芸香糖苷、紫花牡荆素、山柰酚、中国蓟醇、鼠李素、滨蓟黄素、鼠李柠檬素、金圣草素、木犀草素、万寿菊素和木犀草素-7-O-糖苷等；含香豆精类，如东莨菪素、香豆精、蒿属香豆精、6,8-二甲氧基-7-羟基香豆精和 5,6-二甲氧基-7-羟基香豆精等；含挥发油，包括 α-蒎烯、β-蒎烯、左旋-樟脑、β-丁香烯、α-榄香烯、β-榄香烯、γ-榄香烯、异蒿属酮、乙酸乙脑酯、香苇醇、小茴香酮、蒿属酮、芳樟醇、异龙脑、α-松油醇、γ-松油醇、龙脑、樟烯、月桂烯、柠檬烯、异戊酸龙脑酯、γ-荜澄茄烯、水杨酸、β-松油烯和乙酸芳樟醇酯等；此外还含有豆甾醇、棕榈酸、β-谷甾醇、2-甲基三十烷-8-酮-23-醇、二十九醇、三十烷酸三十一醇酯、青蒿碱、维生素 A 和黄花蒿双五氧化物等成分。

【药理作用】①抗疟、抗寄生虫作用。②抗肿瘤作用：体内和体外实验证实，青蒿素及其衍生物对多种人类和动物肿瘤细胞均具有毒性作用，如黑色素瘤细胞、肾癌细胞、中枢神经系统肿瘤细胞、肺癌细胞等。而且同一种衍生物对不同类型肿瘤细胞的作用强度不同，具有选择性。在一项体外抗肿瘤实验中发现，青蒿琥酯对肠道肿瘤细胞和白血病细胞的抑制作用较强，而对肺小细胞癌细胞的杀伤作用较弱，其作用强度不到肠肿瘤细胞和白血病肿瘤细胞的 1/20。在小鼠肿瘤移植瘤模型中发现，青蒿琥酯能显著抑制人卵巢癌细胞 HO-8910 异种移植肿瘤的生长。二氢青蒿素对宫颈癌 HeLa 细胞的抑制作用较强，而青蒿素对 MCF-7 细胞增殖仅有微弱抑制作用。其抗肿瘤作用的主要机理是：a. 诱导肿瘤细胞凋亡；b. 二价铁离子介导的细胞毒作用；c. 氧自由基介导的细胞毒作用；d. 抑制血管生成；e. 增加放化疗敏感性。③抗菌、抗病毒作用。④抗炎、解热、镇痛作用。⑤抗内毒素作用。⑥抗孕作用。⑦促进机体免疫细胞的免疫作用。⑧抗心律失常作用：可减慢心率、抑制心肌收缩力、降低冠脉流量以及降低血压。⑨抗组织纤维化作用。

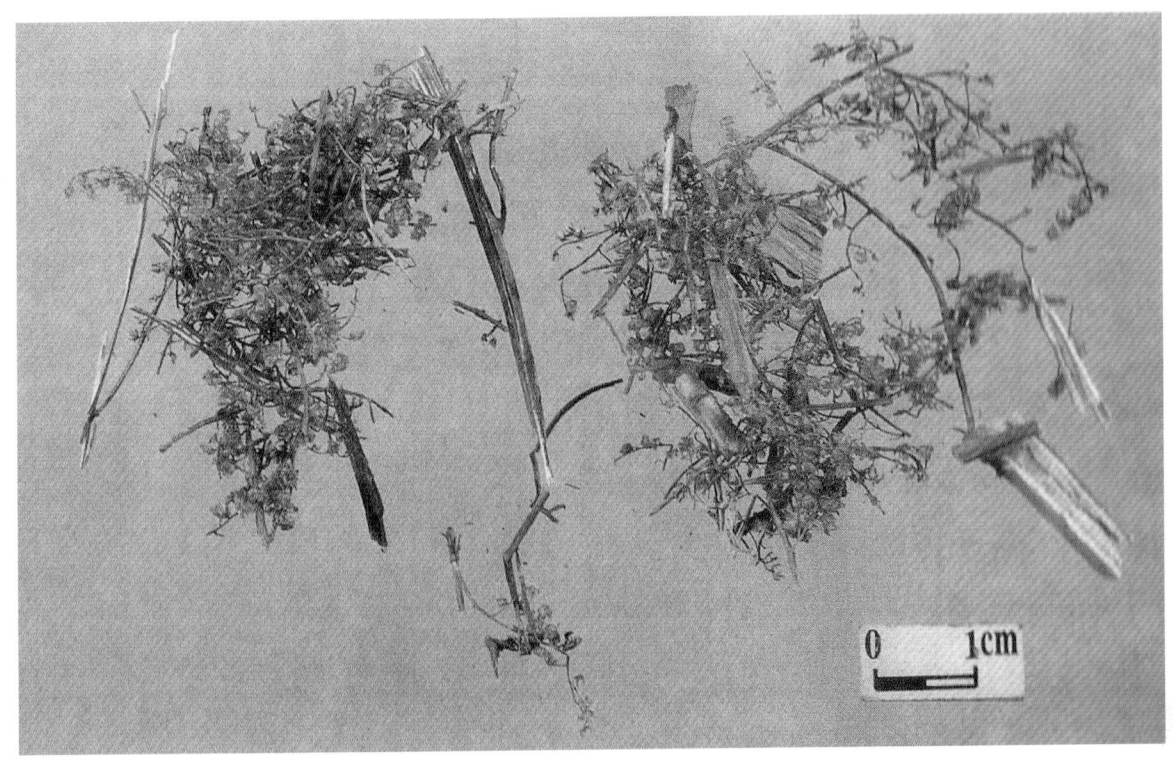

图 399　青蒿（福建产）

· 鱼腥草《名医别录》·
Yuxingcao
HOUTTUYNIAE HERBA
Heartleaf Houttuynia Aerial Part

【来　　源】为三白草科植物蕺菜 *Houttuynia cordata* Thunb. 的干燥地上部分。

【产　　地】全国大部分地区有产。主产于广西、广东、浙江、江苏、湖南、湖北、陕西、云南、贵州、安徽等省、自治区。

【采收加工】夏季茎叶茂盛花穗多时采收全草，除去杂质，洗净，晒干。

【性状鉴别】茎呈扁圆柱形，扭曲，长 20~35cm，直径 0.2~0.3cm。表面棕黄色，具数条纵棱，节明显，下部节上有残存须根，质脆，易折断。叶互生，叶片卷折皱缩，展平后呈心形，长 3~5cm，宽 3.0~4.5cm；先端渐尖，全缘；上表面暗黄绿色至暗棕色，下表面灰绿色或棕色；叶柄细长，基部与托叶合成鞘状，搓揉后有鱼腥气。穗状花序顶生，暗黄棕色。蒴果长约 1.5cm，上端残留有三个向内弯曲的柱头，内含种子数粒。鱼腥气，味微涩。

以身干，茎叶完整，鱼腥气浓者为佳。

【显微鉴别】

（1）取本品粉末适量，置小试管中，用玻璃棒压紧，滴加品红亚硫酸试液少量至上层粉末湿润，放置片刻，自侧壁观察，湿粉末显粉红色或红紫色。

（2）取本品粉末 1g，加乙醇 10mL，加热回流 10 分钟，滤过，取滤液 2mL，加镁粉少量与盐酸 3 滴，置水浴中加热，显红色。

（3）取本品 25g，切碎，置圆底烧瓶中，加水 250mL，连接挥发油测定器。自测定器上端加水使充满刻度部分，再加醋酸乙酯 1mL，连接回流冷凝管，加热回流 4 小时，停止加热，放置片刻，分取醋酸乙酯层，作为供试品试液。另取甲基正壬酮对照品，加醋酸乙酯制成每 1mL 含 10μg 的溶液，作为对照品试液。照薄层色谱法试验，吸取上述两种溶液各 5μL，分别点于同一以羧甲基纤维素钠为黏合剂的硅胶 G 薄层板上，以正己烷-醋酸乙酯（9：1）为展开剂，展开，取出，晾干，喷以二硝基苯肼试液。供试品色谱中，在与对照品色谱相应的位置上，显相同的黄色斑点。

【规格等级】统货。以叶茎齐全，鱼腥气浓，无泥土杂质者为佳。

【炮　　制】取原药拣去杂质，整理洁净，切段。

【性味归经】辛，微寒。归肺经。

【功能主治】清热解毒，消痈排脓，利尿通淋。用于肺痈吐脓，痰热喘咳，热痢，热淋，痈肿疮毒，痔疮，脱肛，呼吸道感染，尿路感染，白带，慢性宫颈炎，湿疹疥癣等。

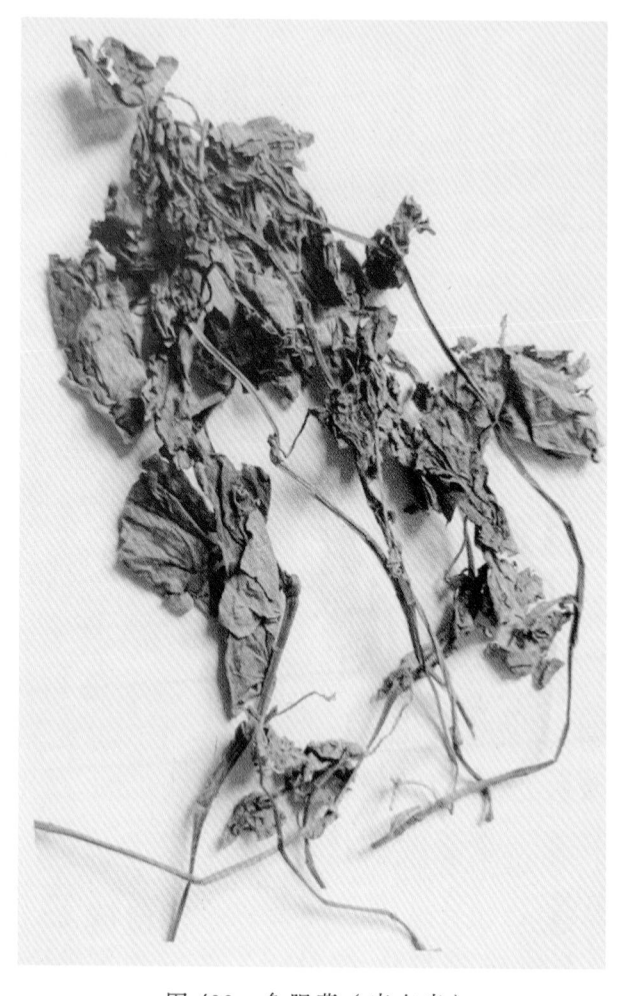

图 400　鱼腥草（广东产）

【用法用量】水煎服，15~30g，鲜品用量加倍，水煎服或捣汁服，不宜久煎；捣汁服效佳。外用适量，捣敷或煎汤熏洗患处。

【主要成分】主要含挥发油，其有效成分为癸酰乙醛、月桂烯、月桂醛、甲基正壬酮、莰烯、丁香烯等。尚含有槲皮苷、异槲皮苷、槲皮素、亚油酸、氯化钾等。

【药理作用】①解热作用；②抗菌作用；③抗病毒作用；④增强机体免疫功能作用，抗辐射；⑤抗炎、镇痛作用；⑥抗致敏和平喘作用；⑦抗肿瘤作用：新鱼腥草素对小鼠转移性肝癌有一定抑制作用，鱼腥草素对小鼠艾氏腹水肿瘤也有明显抑制作用，对肿瘤细胞有丝分裂最高抑制率为 45.7%；⑧利尿作用；⑨抗抑郁作用；⑩改善胰岛素抵抗作用；⑪其他作用：止血、抑制浆液分泌、促进组织再生。

· 独脚金《草药性备要》·
Dujiaojin
STRIGAE HERBA
Asiatic Striga Herb

【来　　源】为玄参科植物独脚金 Striga asiatica（L.）O. Kuntze 的干燥全草。

【产　　地】主产于广西各地，以玉林地区产量较大。

【采收加工】夏、秋二季采收，除去杂质，扎成小把，干燥。

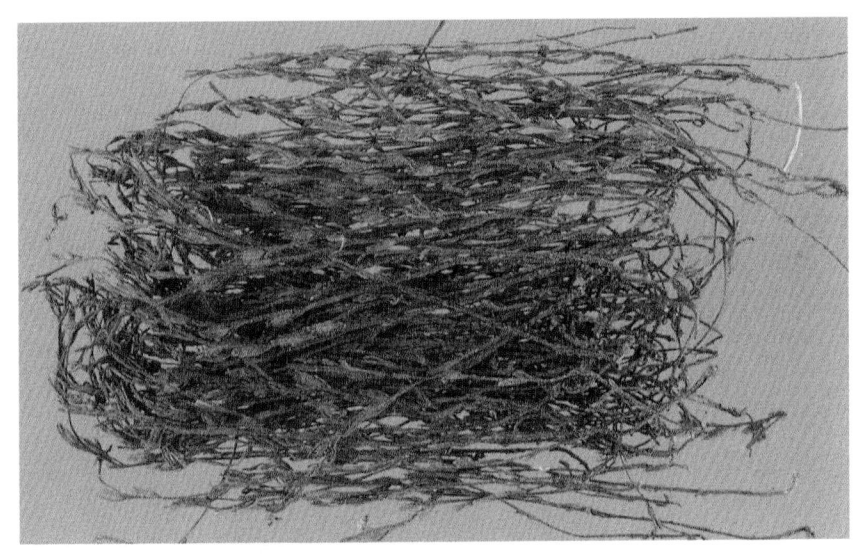

图 401 独脚金（广西产）

【性状鉴别】全长 10~25cm。根细短，分枝成须状。茎细，被灰色糙毛。叶线形或披针形，多数脱落。中部以上有稀疏的穗状花序，偶见未脱落的棕黄色或黄白色花冠。花萼管状。蒴果黑褐色，内藏于萼筒中。种子细小，黄棕色。质脆易碎。气微，味甘淡。

【规格等级】统货。应足干，褐色，无泥沙、杂质、虫蛀、霉变。

【炮　　制】取原药拣去杂质，切段。

【性味归经】甘、微苦，凉。归肝、脾、肾经。

【功能主治】健脾消积，清热杀虫。主治小儿伤食，疳积黄肿，夜盲，夏季热，腹泻，肝炎。

【用法用量】水煎服，10~15g。

【主要成分】主要含黄酮类化合物，包括芹菜素、金圣草素、金合欢素、7-甲醚金合欢素、3',4'-二甲醚木犀草素等。尚含有糖苷类、苷类和有机酸类化合物。

【药理作用】①杀虫作用；②促进胃肠蠕动；③防治骨质疏松。

· 穿心莲《中药志》·
Chuanxinlian
ANDROGRAPHIS HERBA
Common Andrographis Aerial Part

【来　　源】为爵床科植物穿心莲 *Andrographis paniculata*（Burm. f.）Ness 的干燥地上部分。

【产　　地】全国大部分地区均有产，主产于广东、广西、福建、江苏等地。

【采收加工】夏秋季初茎叶茂盛时采割，晒干。

【性状鉴别】茎方柱形，多分枝，对生，长 50~70cm，节稍膨大，质脆，易折断。单叶对生，叶柄短或近无柄，叶片皱缩，易碎，完整者展开后呈披针形或卵状披针形，长 3~12cm，宽 2~5mm。先端渐尖，基部楔形下延，全缘或波状，上表面绿色，下表面灰绿色，两面光滑。气微，味极苦。

【显微鉴别】

（1）本品叶横切面：上表皮细胞类方形或长方形，下表皮细胞较小，上、下表皮均有含圆形、长椭圆形或棒状钟乳体的晶细胞；并有腺鳞，有的可见非腺毛。栅状组织为1~2列细胞，贯穿于主脉上方；海绵组织排列疏松。主脉维管束外韧型，呈凹槽状，木质部上方也有晶细胞。

（2）取本品粉末0.5g，加乙醇30mL，浸泡30分钟，超声处理30分钟，滤过，残渣用适量乙醇洗涤3次，洗液并入滤液中，蒸干，残渣加无水乙醇使溶解，转移至5mL量瓶中，加无水乙醇至刻度，摇匀，作为供试品试液。另取穿心莲对照药材0.5g，加乙醇30mL，超声处理30分钟，滤过，滤液浓缩至约5mL，作为对照药材试液。再取脱水穿心莲内酯、穿心莲内酯对照品，加无水乙醇制成每1mL各含1mg的混合溶液，作为对照品试液。照薄层色谱法试验，吸取供试品溶液及对照药材溶液各6μL，对照品溶液4μL，分别点于同一羧甲基纤维素钠为黏合剂的硅胶G薄层板上，以三氯甲烷-醋酸乙酯-甲醇（4：3：0.4）为展开剂，展开，取出，晾干，置紫外光灯（254nm）下检视。供试品色谱中，在与对照药材色谱和对照品色谱相应的位置上，分别显相同颜色的斑点。

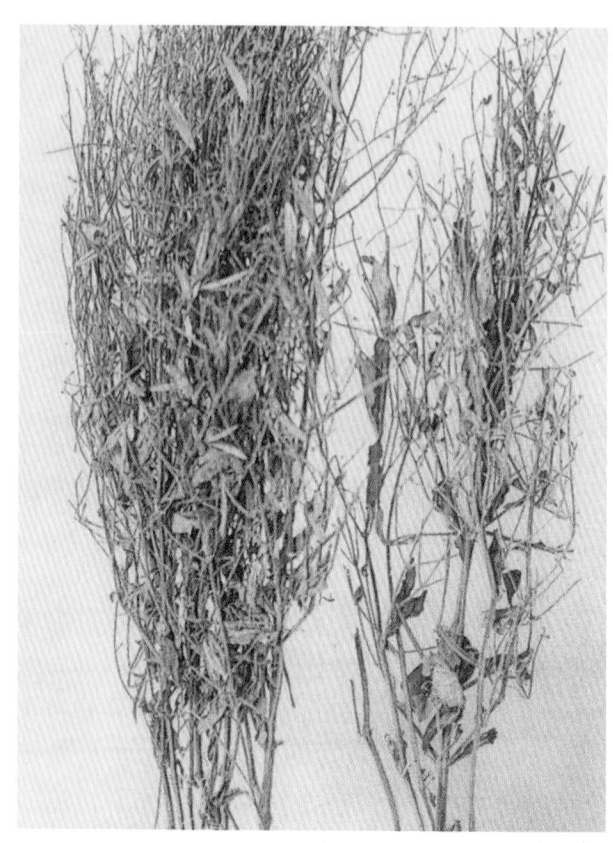

图402　穿心莲（广东产）

【规格等级】统货。以身干，全株绿色，叶多，叶片不少于35%。无杂质、虫蛀、霉变为佳。

【炮　　制】除去杂质，整理洁净，切段。

【性味归经】苦，寒。归心、肺、大肠、膀胱经。

【功能主治】清热解毒，凉血，消肿。用于感冒发热，咽喉肿痛，口舌生疮，顿咳劳嗽，泄泻痢疾，热淋涩痛，痈肿疮疡，毒蛇咬伤。

【用法用量】水煎服，6~9g。

【主要成分】主要含二萜内酯类和甲氧基黄酮类。内酯类主要包括去氧穿心莲内酯、穿心莲内酯和脱水穿心莲内酯。甲氧基黄酮类包括5-羟基-7,8-二甲氧基黄酮、5-羟基-7,8-二甲氧基二氢黄酮等。尚含有甾体皂苷、鞣质、糖类等成分。

【药理作用】①抗菌作用；②增强免疫功能；③抗炎作用；④解热作用；⑤终止妊娠作用；⑥抗肿瘤作用：对体外培养的乳腺癌细胞株、肝癌细胞株、肠癌细胞株均有不同程度的增殖抑制作用；⑦抑制血小板聚集作用；⑧保护血管内皮细胞、调脂、降血压、抗动脉粥样硬化作用；⑨保肝利胆作用；⑩抗病毒作用。

·茵陈《神农本草经》·
Yinchen
ARTEMISIAE SCOPARIAE HERBA
Virgate Wormwood or Capillary Wormwood Aerial Part

本品按采收时间不同分为绵茵陈和茵陈蒿两个品别。

【来　　源】为菊科植物滨蒿 Artemisia scoparia Waldst. et Kit. 或茵陈蒿 Artemisia capillaris Thunb. 的干燥地上部分。

【产　　地】全国大部分地区均产。以安徽、湖北、江西、江苏、河北、河南、陕西产量大，陕西产者称西茵陈，质量较好。

【采收加工】春季幼苗高 6~9cm 时采收或秋季出现花蕾时采割，除去杂质及老茎，晒干。春季采收的称"绵茵陈"，秋季采收的称"茵陈蒿"。

【性状鉴别】

（1）绵茵陈：多卷曲成团，灰白色或灰绿色，全体密被白色绒毛，绵软如绒。茎细小，除皮表面白色绒毛后可见明显的纵纹，质脆，易折断，叶具柄，展平后叶片呈 1~3 回羽状分裂。小裂片卵形或稍呈倒披针形，条形，先端锐尖，气清香，味微苦。

（2）茵陈蒿：茎呈圆柱形，多分枝，表面淡紫色或紫色，有纵条纹，被短柔毛，体轻，质脆，断面类白色。叶密集，或多脱落。下部叶 2~3 回羽状深裂，裂片条形或细条形，两面密被白色柔毛，茎生叶 1~2 回羽状全裂，基部抱茎，裂片细丝状，头状花序卵形，多数集成圆锥状，有短梗，总苞片 3~4 层，卵形，苞片 3 裂，外层雌花 6~10 个，可多达 15 个，内层两性花 2~10 个。瘦果长圆形，黄棕色，气芳香，味微苦。

【显微鉴别】

（1）茵陈蒿叶粉末：上表皮细胞壁较平直，下表皮细胞壁波状弯曲，上下表皮均有气孔，为不定式。腺毛少，顶面观呈鞋底形，由 6~8 个细胞上下成对叠合而成。T 字形非腺毛众多，大多碎断似纤维状，完整者顶端细胞极长，左右两臂不等长，壁厚，木化，基部 1~3 个细胞，极扁短。

（2）取粉末 1g，加乙醇 20mL，置水浴回流 30 分钟，滤过，滤液呈淡黄绿色，置紫外线灯下观察，显紫红色荧光。

（3）薄层色谱：取粉末 2g，置沙氏提取器中，加甲醇 60mL，回流至无色，回收甲醇，提取液置于 10mL 量瓶中，加甲醇至刻度作供试液。另取绿原酸纯品制成 1mg/mL 浓度的甲醇液作对照溶液。点于硅胶 G-CMC 薄层板上，以三氯甲烷-醋酸乙酯-甲酸（4:4:2）为展开剂，展开后，置紫外光（254nm）下检视，斑点呈强烈的蓝色荧光。

【规格等级】商品分为绵茵陈和茵陈蒿两个品别，均为统货。以身干，质嫩，灰白色或灰绿色，无杂草，质绵软如毛，气清香浓郁者为佳。

【炮　　制】除去残根及杂质，搓碎或切碎。绵茵陈筛去灰屑。

【性味归经】苦、辛，微寒。归脾、胃、肝、胆经。

【功能主治】清湿热，退黄疸。用于湿热黄疸尿少，小便不利，胆囊炎，湿疮瘙痒，传染性黄疸型肝炎。

【用法用量】水煎服，6~15g。外用适量，煎汤熏洗。

【主要成分】主要含挥发油，油中含有茵陈炔酮、茵陈烯酮、β-石竹萜烯、β-香叶烯、

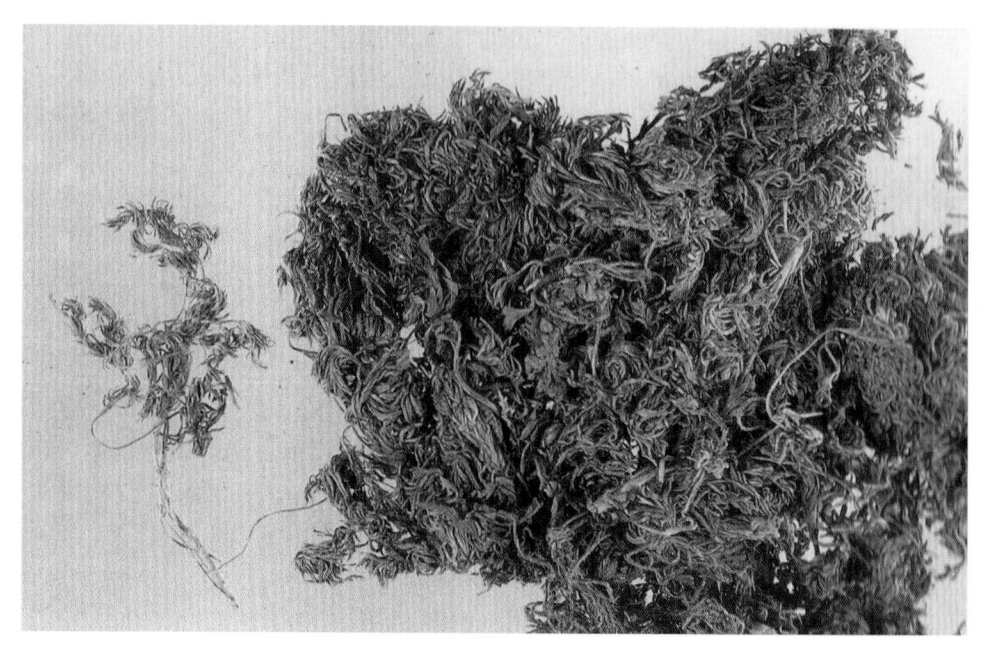

图 403　茵陈（陕西产）

d-柠檬烯等。尚含有绿原酸、茵陈素、咖啡酸、对羟基苯乙酮、甲基茵陈色原酮等。

【药理作用】①利胆护肝作用，茵陈蒿的利胆作用较强；②降压、降脂及抗凝作用；③利尿作用；④抗病原微生物作用；⑤解热作用；⑥细胞毒性作用；⑦免疫调节作用；⑧镇痛消炎作用；⑨抗氧化作用。

· 荆芥《神农本草经》·
Jingjie
SCHIZONEPETAE HERBA
Fineleaf Schizonepeta Aerial Part

本品按采收时间和采收部位不同，分为荆芥和荆芥穗两种规格。

【来　　源】为唇形科植物荆芥 Schizonepeta tenuifolia Briq. 的干燥地上部分。

【产　　地】野生与栽培均有，多为栽培品。主产于江苏、浙江、江西、河北、湖北等地。

【采收加工】夏、秋两季花开到顶，穗绿时采割地上部分，除去杂质，晒干，扎成小把，即为"荆芥"；采收时将花穗剪下，即为"荆芥穗"。江苏等地习用荆芥穗。

【性状鉴别】

（1）荆芥：茎呈方柱形，上部有分枝，长 50~80cm，直径 0.2~0.4cm，表面淡黄色或淡紫红色，被短柔毛，体轻，质脆，断面类白色，中心有白色髓部。叶对生，多已脱落，叶片 3~5 羽状分裂，裂片细长。穗状轮伞花序顶生，长 2~9cm，直径约 7mm。花冠多脱落，宿萼钟状，先端 5 齿裂，淡棕色或黄绿色，被短柔毛，小坚果棕黑色。气芳香，味涩而清凉。

荆芥以身干、黄绿色、茎细、穗多、无杂质者为佳。

（2）荆芥穗：为干燥的花穗，花冠多已脱落不全，花萼黄绿色，质脆易碎，气味与全草相似，但较浓烈。

荆芥穗以身干，黄绿色，穗长而密，气香浓郁者为佳。

【显微鉴别】

（1）本品粉末黄棕色。宿萼表皮细胞垂直壁深波状弯曲。腺鳞头部8细胞，直径96~112μm，柄单细胞，棕黄色。小腺毛头部1~2细胞，柄单细胞。非腺毛1~6细胞，大多具壁疣。外果皮细胞表面观多角形，壁黏液化，胞腔含棕色物。内果皮石细胞淡棕色，密具纹孔。纤维直径14~43μm，壁平直或微波状。

（2）取本品粗粉0.8g，加石油醚（60~90℃）20mL，密塞，时时振摇，放置过夜，滤过，滤液挥散至1mL，作为供试品试液。另取荆芥对照药材0.8g，同法制成对照药材试液。照薄层色谱法试验，吸取上述两种溶液各10μL，分别点于同一硅胶H薄层板上，以正己烷-醋酸乙酯（17:3）为展开剂，展开，取出，晾干，喷以5%香草醛的5%硫酸乙醇溶液，在105℃加热至斑点显色清晰。供试品色谱中，在与对照品色谱相应的位置上，显相同颜色的斑点。

【规格等级】荆芥、荆芥穗。皆为统货。

出口荆芥商品，要求将荆芥捆扎成1~1.5kg的小把，分装成包，每件净重50kg。

【炮　　制】

（1）净荆芥（穗）：取原药拣去杂质，整理洁净，切段。

（2）荆芥（穗）炭：取荆芥（穗）段，置锅内用武火不断翻炒至焦黑色存性，喷洒少量清水灭尽火星，取出，晒干。

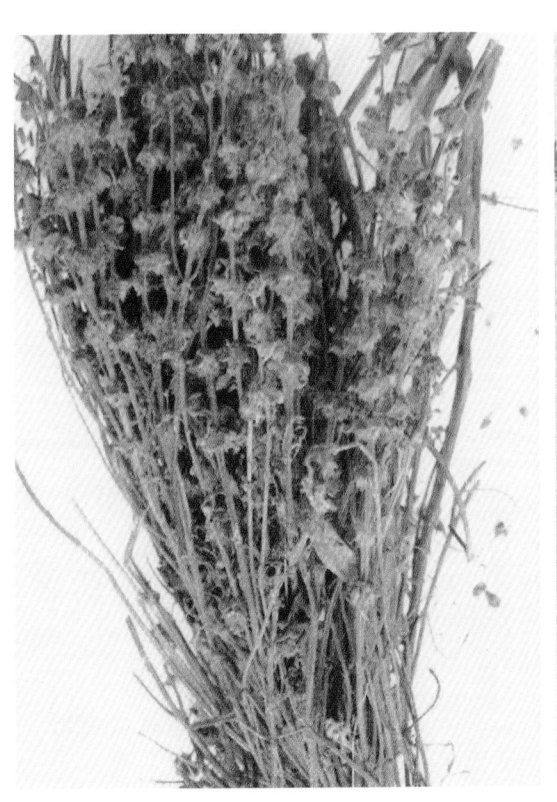
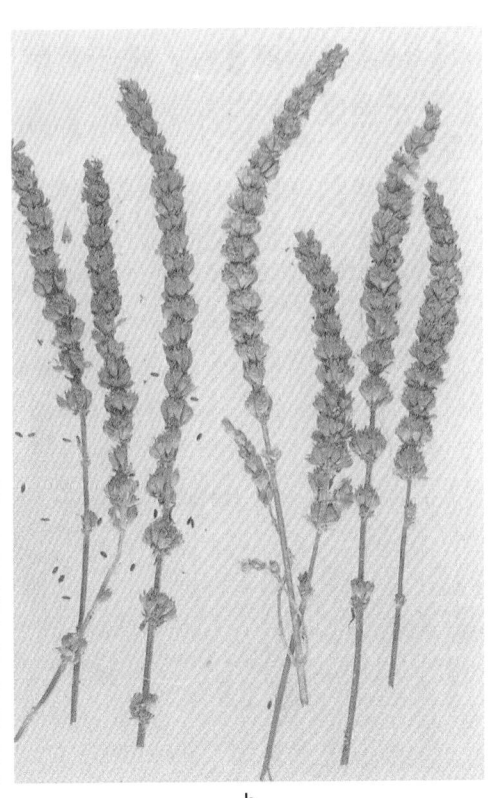

a   b

图404　荆芥（江苏产）

a. 荆芥　b. 荆芥穗

【炮制作用】炒炭后有止血作用，能缩短出血凝血的时间。

【性味归经】辛，微温。归肺、肝经。

【功能主治】解表散风，透疹，理血。用于风寒感冒，发热，头痛，咽喉肿痛，麻疹，风疹，荨麻疹初起，疔毒疥疮，中风口噤，吐血衄血，便血，崩漏，产后血晕等。

【用法用量】水煎服，6~10g。

【主要成分】主要含挥发油类，包括胡薄荷酮、消旋薄荷酮、反-柠檬醛、顺-柠檬醛等。尚含有单萜类、单萜苷类、酚酸类和黄酮类等成分。

【药理作用】①解热作用；②抗菌、抗病毒作用；③止血作用；④抗炎作用；⑤镇静、镇痛作用；⑥祛痰、平喘作用；⑦抗过敏作用；⑧抗肿瘤作用：体外试验有弱的抑制癌细胞作用。

· 香薷《开宝本草》·
Xiangru
MOSLAE HERBA
Chinese Mosla Aerial Part

【来　　源】为唇形科植物石香薷 *Mosla chinensis* Maxim. 的干燥地上部分。

【产　　地】主产于江西、江苏、贵州、广西、广东、湖南、湖北、河南、河北等地。以江西产量大，质优。

【采收加工】夏、秋季枝叶茂盛开花结果时采割地上部分，去净泥土杂质，阴干，扎成小把，晒干。

【性状鉴别】茎挺立或呈波状弯曲，基部近圆柱形，淡紫红色，上部方柱形，黄绿色至淡黄色，长 10~50cm，纤细，全体被白色疏柔毛，节明显，节间长 4~7cm，质脆，易折断。叶对生，具短柄，常皱缩或脱落，展平后呈长卵形或披针形，边缘有疏锯齿，两面均被疏短柔毛和棕色凹陷腺点，灰绿色至暗绿色。穗状花序顶生及腋生，苞片宽卵形，覆瓦状排列，脱落或宿存；花萼钟状，淡紫红色至灰绿色，先端5裂，外被白色绵毛及腺体。小坚果4，近圆球形，表面具网纹。气清香浓，味凉而微辛。

以质嫩，茎淡紫红色，叶绿色，花穗多，气清香浓烈者为佳。

【显微鉴别】本品叶的表面观：上、下表皮均有毛茸；气孔直轴式。叶肉细胞黄绿色，有的含黄色油滴，并可见细小草酸钙方晶。非腺毛有两种：一种为2~8个细胞，常有一个细胞缢缩，或下部细胞较大，顶端细胞骤细似针刺状，壁有疣状突

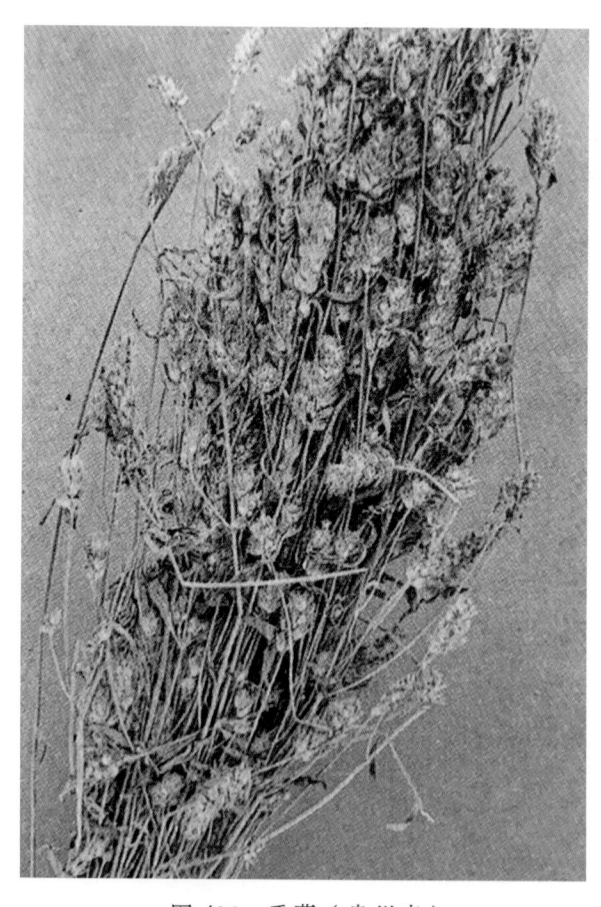

图 405　香薷（贵州产）

起或细条状纹理；另一种为单细胞，较短。腺鳞头部6个、8个或10个细胞，柄单细胞，极短；偶有头部1~2个细胞，柄1~2个细胞的小腺毛。

【规格等级】统货。应足干，枝叶幼嫩，色灰青，无根。

【炮　　制】取原药拣去杂质，切去根须，整理洁净，切段。

【性味归经】辛，微温。归肺、胃经。

【功能主治】发汗解表，和中利湿，利水消肿。用于暑湿感冒，夏月乘凉饮冷伤暑，恶寒无汗，发热头痛，胸痞腹痛，吐泻腹泻，小便不利，散水肿。

【用法用量】水煎服，3~9g。

【主要成分】主要成分为挥发油类、黄酮类和香豆素类。油中主要成分为百里香酚、萜品烯-4-醇、芳樟醇、香荆芥酚、对-聚伞花素等。黄酮类主要包含木犀草素、黄芩素-7-甲醚、槲皮素、金圣草黄素和芹菜素等。

【药理作用】①抗菌作用；②抗病毒作用；③抗炎及解热作用；④镇静、镇痛作用；⑤增强免疫作用；⑥利尿作用；⑦镇咳祛痰作用；⑧降血脂作用；⑨抗氧化作用。

· 益母草《神农本草经》·
Yimucao
LEONURI HERBA
Japanese Motherwort Aerial Part

【来　　源】为唇形科植物益母草 *Leonurus japonicus* Houtt. 的干燥地上部分。

【产　　地】全国大部分地区有产。主产于福建建阳、莆田、永泰、邵武、上杭、惠安等地。贵州、湖南、湖北、江西、广东、广西、大连等地亦产。

【采收加工】夏季茎叶茂盛，花未开或初开时采割，晒干或切段晒干。

【性状鉴别】茎呈方柱形，上部多分枝，四面凹下成纵沟，密披茸毛，长30~60cm，直径约0.5cm。表面灰绿色至黄绿色。体轻，质韧，断面中部有白色髓部。叶交互对生于节上，有柄，叶片灰绿色，多皱缩、破碎，易脱落，完整者下部叶掌状3裂，上部叶羽状深裂或浅裂成3片，裂片全缘或具少数锯齿。轮伞花序腋生，小花淡紫色，花萼筒状，花冠二唇状。气微，味辛、微苦。

以茎细、质嫩、叶多，黄绿色、无杂质者为佳。

【显微鉴别】

（1）本品茎横切面：表皮细胞外被角质层，有毛茸；腺鳞头部4个、6个或8个细胞，

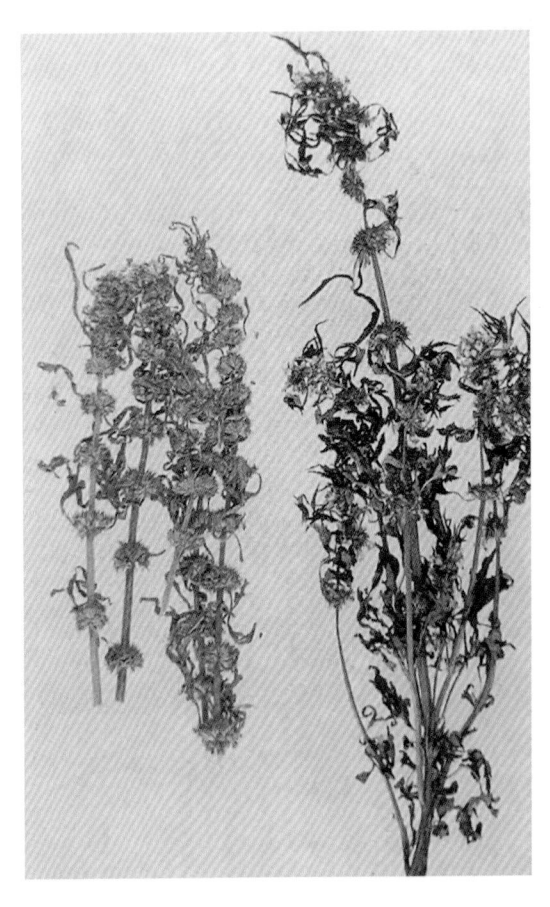

图406　益母草（福建产）

577

柄单细胞；非腺毛 1~4 个细胞。下皮厚角细胞在棱角处较多。皮层为数列薄壁细胞；内皮层明显。中柱鞘纤维束微木化。韧皮部较窄。形成层不明显。木质部在棱角处较发达，髓部薄壁细胞较大。薄壁细胞含细小草酸钙针晶及小方晶。鲜品近表皮部分皮层薄壁细胞含叶绿体。

（2）取本品粉末（鲜品干燥后粉碎）3g，加乙醇 30mL，加热回流 1 小时，放冷，滤过，滤液浓缩至约 5mL，加于活性炭-氧化铝柱（活性炭 0.5g，中性氧化铝 100~120 目，2g，内径 10mm）上，用乙醇 30mL 洗脱，收集洗脱液，蒸干，残渣加乙醇 0.5mL 使溶解，作为供试品溶液。另取盐酸水苏碱对照品，加乙醇制成每 1mL 含 5mg 的溶液，作为对照品溶液。照薄层色谱法试验，吸取上述两种溶液各 10μL，分别点于同一硅胶 G 薄层板上，以正丁醇-盐酸-水（4:1:0.5）为展开剂，展开，取出，晾干，喷以稀碘化铋钾试液。供试品色谱中，在与对照品色谱相应的位置上，显相同颜色的斑点。

【规格等级】统货。以质嫩，叶多，色黄绿者为佳。

【炮　　制】

（1）净益母草：取原药拣除杂质，整理洁净，切段。

（2）四制益母草：取益母草段，每 100kg 用生姜、米酒、米醋各 10kg，食盐 2kg，生姜捣烂榨汁，姜渣再煎浓汤，合并姜汁，盐用开水溶化，与米酒、米醋混合，与益母草段拌匀，润至吸尽，置蒸锅中蒸 2 小时取出，晒干。

【炮制作用】四制后增强去瘀生新作用。

【性味归经】苦、辛，微寒。归肝、心包经。

【功能主治】活血调经，利尿消肿。用于月经不调，痛经，经闭腹痛，产后瘀血腹痛、胞衣不下、子宫恢复不全，产后血晕，尿血，恶露不尽，水肿尿少；急性肾炎水肿等。外洗治疗肿毒疮痒等。

【用法用量】水煎服，9~15g；鲜品 12~30g。外用适量，煎汤洗患处。

【主要成分】主要含有二萜类、生物碱类、黄酮类等化合物。二萜类主要包括益母草素、益母草酮 A、益母草酮 B 等。生物碱类主要包括益母草碱、水苏碱等。尚含有月桂酸、油酸、苯甲酸等脂肪酸类。

【药理作用】①抗动脉粥样硬化作用、抗血栓形成作用；②兴奋子宫作用；③增强免疫功能；④利尿作用；⑤扩张血管，增加冠状动脉血流量，减慢心率，降血压作用；⑥抗菌作用；⑦兴奋呼吸中枢作用；⑧抗氧化作用；⑨抑制前列腺增生作用。

· 积雪草《本草经集注》·

Jixuecao
CENTELLAE HERBA
Asiatic Pennywort Herb

【来　　源】为伞形科植物积雪草 Centella asiatica（L.）Urb. 的干燥全草。

【产　　地】全国大部分地区有产。主产于福建、广东、广西、贵州、湖南、江西、浙江、安徽、江苏等地。

【采收加工】夏、秋季采收，除去泥沙，洗净，晒干。

【性状鉴别】根圆柱形，常卷缩成团。长 2~4cm，直径 1.0~1.5mm。表面淡黄色或灰黄色。茎细长弯曲，淡黄色，有细纵皱纹，节上常着生须状根。叶片多皱缩，破碎，完整

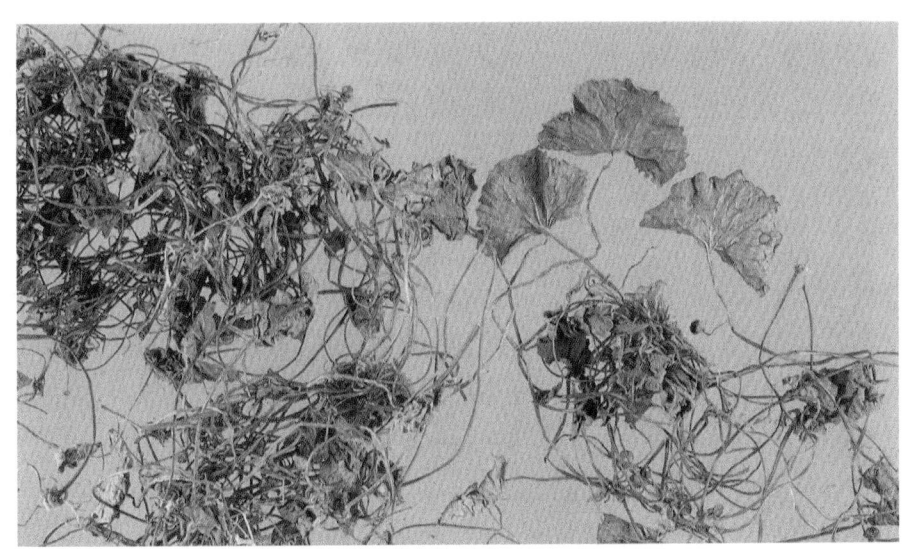

图 407 积雪草（福建产）

者展平后呈圆形或马蹄形，直径 0.1~0.4cm，淡黄绿色，边缘有粗锯齿；叶柄长 1.5~6.0cm，扭曲。伞形花序腋生，短小。双悬果扁圆形，有明显隆起的纵棱及细网纹，果梗甚短。气微，味淡。

以茎叶完整，黄绿色，无杂质者为佳。

【规格等级】统货。

【炮　　制】除去杂质，洗净，切段，晒干。

【性味归经】苦、辛，寒。归肝、脾、肾经。

【功能主治】清热利湿，解毒消肿，止血止痛。用于湿热黄疸，尿频不畅，砂淋，血淋，衄血便血，痔疮出血，崩漏，胃出血，痧气腹痛，中暑腹泻，痢疾，口舌生疮，头痛，发热，痈肿疮毒，跌仆损伤、外伤出血，金疮出血，烧伤，带状疱疹，丹毒，皮肤硬化，虫蛇咬伤等。

【用法用量】水煎服，15~30g；鲜品加倍，捣烂榨汁服效佳。

【主要成分】主要含 α-香树脂醇型皂苷及三萜酸，所含皂苷为积雪草苷、羟基积雪草苷、参枯尼苷、异参枯尼苷、积雪草酸等。尚含有叶绿素、槲皮素、消旋肌醇、迷迭香、生物碱、鞣质等。

【药理作用】①镇静、安定、抗抑郁作用；②缓解敏感，促进皮肤溃疡、顽固性皮肤伤口（如牛皮癣）愈合，促进皮肤生长；皮肤保湿、修复疤痕、祛痘作用；③抗菌作用；④提升记忆力，改善和增强智力；⑤抗肿瘤作用：积雪草甲醇提取物能杀灭体外培养的肿瘤细胞；⑥增强免疫作用；⑦抗氧化作用。

· 鸭跖草《本草拾遗》·
Yazhicao
COMMELINAE HERBA
Common Dayflower Aerial Part

【来　　源】为鸭跖草科植物鸭跖草 *Commelina communis* L. 的干燥地上部分。

【产　　地】全国各地几乎都有分布。但以南方各省较多。

【采收加工】夏、秋季采收，洗净泥沙，晒干。

【性状鉴别】长达 60cm 以上，黄绿色，茎有纵棱，直径 0.2cm，有分枝和须根。节稍膨大，节间长 3~9cm，质柔软，断面中部有髓。叶互生，多皱缩，破碎，叶卵状披针形，长 4~9cm，宽 1~2cm，先端渐尖，全缘。边缘有纤毛，基部下延成膜质鞘，鞘口有疏长毛，抱茎。叶脉平行，总苞佛焰苞状，有柄，与叶对生。聚伞花序有 1~4 花，心形，两边不相连。花瓣皱缩，深蓝色，常脱落。气微，味淡。

【显微鉴别】本品叶的表面观：非腺毛有两种，均为 2 细胞，一种短锥形，长 45~60μm，壁较厚，基部细胞直径约 45μm，顶端细胞短尖；另一种棒形，基部细胞长 45~60μm，壁稍厚，顶端细胞较长，先端钝圆，壁薄，常脱落。草酸钙针晶较多，长至 74μm。

【规格等级】统货，干货。以色青，有花，无杂质、霉变为佳。

【炮　　制】除去杂质，洗净，切 1.5cm 段，晒干。

【性味归经】甘、淡，寒。归肺、胃、膀胱经。

【功能主治】清热解毒，凉血，利水消肿。用于风热感冒，高热不退，咽喉肿痛，水肿，脚气，小便不利，热淋涩痛，痈肿疔疮等。

【用法用量】水煎服，15~30g；鲜品 60~90g。外用适量。

【主要成分】本品含花色素糖苷类，主要为飞燕草素、蓝鸭跖草苷、黄鸭跖草苷、花青素等。尚含有黏液质、氨基酸、多聚肽等成分。

【药理作用】①抗菌作用；②抗病毒作用；③解热作用；④保肝作用；⑤降血压、降血糖作用；⑥抗炎作用；⑦调节血脂代谢作用。

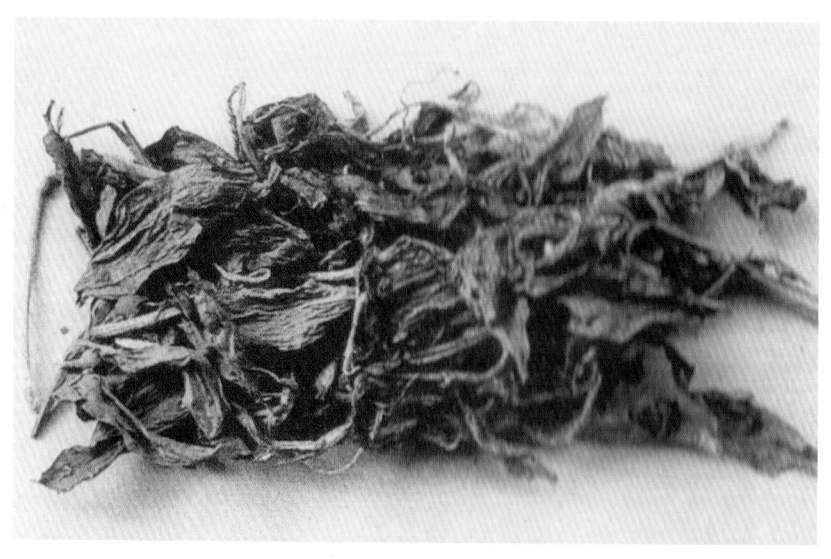

图 408　鸭跖草

·淡竹叶《本草纲目》·
Danzhuye
LOPHATHERI HERBA
Common Lophatherum Stem and Leaf

【来　　源】为禾本科植物淡竹 *Lophatherum gracile* Brongn. 的干燥茎叶。

【产　　地】主产于浙江武义、兰溪、开化；江苏苏州、无锡、常州，福建福州、三明、宁德、南平、龙岩，台湾、广东、广西、湖南、安徽、湖北、四川、云南等地。以浙江产量大，质优，俗称"杭竹叶"。

【采收加工】夏末抽出花穗前采割，薄堆晒干，扎成小把。

【性状鉴别】茎叶长 25~75cm。茎圆柱形，有节，表面淡黄绿色，断面中空。叶鞘开裂，叶片呈狭披针形，先端渐尖，基部钝形，表面浅绿色或黄绿色，有的皱缩卷曲，长 5~16cm，宽 1~2cm，叶柄长约 0.5cm，边缘一侧较平滑，另一侧具小锯齿而粗糙，叶脉平行，具横行小脉，形成长方形的网格状，下表面尤为明显，叶面无毛。体轻，质柔韧。气微，味淡。

以身干，色绿，无枝梗者为佳。

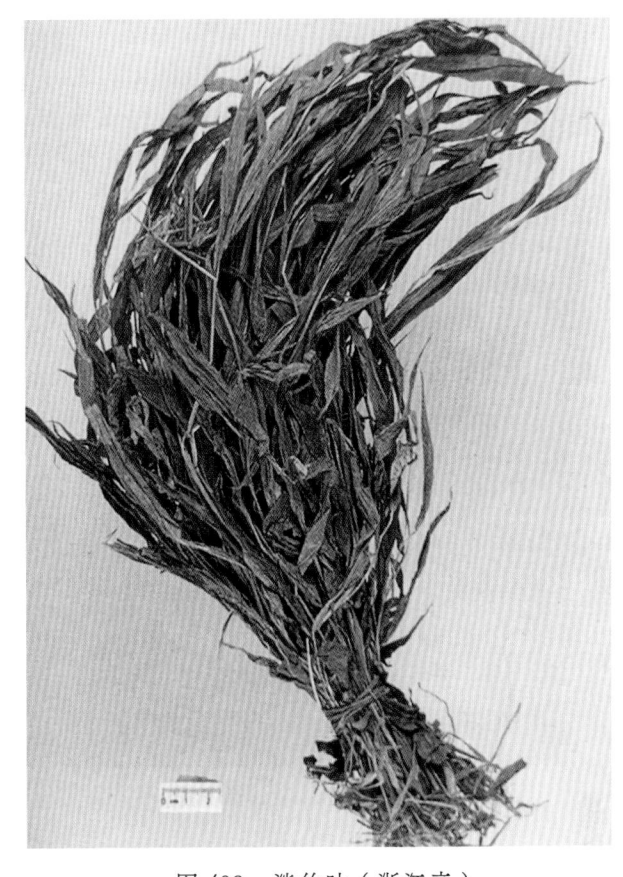

图 409　淡竹叶（浙江产）

【显微鉴别】本品叶的表面观：上表皮细胞长方形或类长方形，垂周壁薄，波状弯曲，其下可见圆形栅栏细胞。下表皮长细胞与短细胞交替排列或数个相连，长细胞长方形，垂周壁波状弯曲；短细胞为哑铃形的硅质细胞和类方形的栓质细胞，于叶脉处短细胞成串；气孔较多，保卫细胞哑铃形，副卫细胞近圆三角形，非腺毛有三种：一种单细胞长非腺毛；一种单细胞短非腺毛；另一种为双细胞短小毛茸，偶见。

【规格等级】统货。身干，梗少，色绿，叶片长，不带根及花穗等杂质。

【炮　　制】除去残根、杂质，洗净，切 1.5cm 段，晒干。

【性味归经】甘、淡，寒。归心、肺、胃、膀胱经。

【功能主治】清热除烦，利尿。用于热病烦渴，小便赤涩，淋痛，口舌生疮等。

【用法用量】水煎服，6~9g。

【主要成分】主要含三萜类成分，包括芦竹素、印白茅素、蒲公英赛醇、无羁萜及豆甾醇等。尚含有大量黄酮类化合物，如酚酸类、蒽醌类化合物；萜类内酯、氨基酸及多糖等成分。

【药理作用】①解热作用；②利尿作用；③抗肿瘤作用：淡竹叶粗提取物对 S180 的抑

制率为 43.1%~45.6%；④抗氧化，抗自由基，抗衰老作用；⑤收缩血管作用；⑥保肝作用；⑦抗病毒作用；⑧降血脂、降胆固醇作用；⑨保护心肌作用。

· 淫羊藿《神农本草经》·
Yinyanghuo
EPIMEDII FOLIUM
Shorthorned Epimedium，Sagitate Epimedium，Pubesecent Epimedium，or Korean Epimedium Leaf

本品按来源不同分为淫羊藿、箭叶淫羊藿、柔毛淫羊藿和朝鲜淫羊藿四个品别。

【来　　源】 为小檗科植物淫羊藿 *Epimedium brevicornu* Maxim、箭叶淫羊藿 *Epimedium sagittatum*（Sieb.et Zucc.）Maxim、柔毛淫羊藿 *Epimedium pubescens* Maxim. 或朝鲜淫羊藿 *Epimedium koreanum* Nakai 的干燥地上部分。

【产　　地】 主产于安徽皖南及大别山区，以及四川、贵州、陕西、辽宁、山西、甘肃、广西、湖南、湖北等省、自治区。

【采收加工】 夏秋茎叶茂盛时采割，除去粗梗及杂质，晒干或阴干。

【性状鉴别】

（1）淫羊藿：又称大叶淫羊藿，茎呈细圆柱形，长约 20cm，表面淡绿色或黄绿色，具光泽。茎生叶对生，二回三出复叶，小叶片卵圆形，长 3~8cm，宽 2~6cm，先端微尖，顶生小叶基部心形，两侧小叶较小，偏心形，外侧较大，呈耳状，边缘具黄色刺毛状细锯齿，上表面黄绿色，下表面灰绿色，主脉 7~9 条，基部有稀疏细长毛，细脉两面突起，网脉明显，小叶柄长 1~5cm。叶片近革质。气微，味微苦。

（2）箭叶淫羊藿：一回三出复叶，小叶片长卵形至卵状披针形，长 4~12cm，宽 2.5~5.0cm，先端渐尖，两侧小叶基部明显偏斜，外侧呈箭形。下表面疏被粗短伏毛或近无毛。叶片革质。

（3）柔毛淫羊藿：叶下表面及叶柄密被绒毛状柔毛。

（4）朝鲜淫羊藿：小叶较大，长 4~10cm，宽 3.5~7.0cm，先端长尖。叶片较薄。

以叶多，梗少，色黄绿，不碎者为佳。

【显微鉴别】 取本品粉末 0.5g，加乙醇 10mL，温浸 30 分钟，滤过，滤液蒸干，残渣加乙醇 1mL 使溶解，作为供试品溶液。另取淫羊藿苷对照品，加甲醇制成每 1mL 含 0.1mg 的溶液，作为对照品溶液。照薄层色谱法试验，吸取上述两种溶液各 10μL，分别点于同一羧甲基纤维素钠为黏合剂的硅胶 H 薄层板上，以醋酸乙酯-丁酮-甲酸-水（10：1：1：1）为展开剂，展开，取出，晾干，置紫外光灯（365nm）下检视。供试品色谱中，在与对照品色谱相应的位置上，显相同的暗红色斑点；喷以三氯化铝溶液，再置紫外光灯（365nm）下检视，显相同的橙红色荧光斑点。

【规格等级】 统货，不分等级。应无杂质、霉变、虫蛀。以叶多，梗少，色黄绿，不碎者为佳。

【炮　　制】

（1）淫羊藿丝：取原药材，除去杂质，喷淋清水，稍润，切丝，干燥。

（2）羊脂油炙淫羊藿：取淫羊藿丝，每 100kg 用羊脂油（炼油）20kg，先将羊脂油置锅内，用文火加热至全部溶化，倒入淫羊藿丝，翻炒至羊脂油吸尽，药材呈微黄色有光泽，取出，摊凉。

【炮制作用】经羊脂油炙后可增强温肾助阳作用，增强疗效。

【性味归经】辛、甘，温。归肝、肾经。

【功能主治】补肝肾，助阳益精，强筋骨，祛风湿。用于阳痿遗精，女子不孕，腰膝痿软，风湿痹痛，四肢麻木拘挛，小便淋沥，更年期高血压症等。

【用法用量】水煎服，6~9g。

【主要成分】主要含黄酮类，包括淫羊藿苷、淫羊藿素、朝藿定 A~C 等。尚含有木脂素、多糖、生物碱、苯酚苷、挥发油、色原酮、蒽醌、鞣质、甾醇等成分。

【药理作用】①促性腺功能作用；②抗菌、抗病毒作用；③对心血管作用：提高大鼠耐缺氧能力，减慢大鼠心率，增加冠脉流量，有降低血管的外周阻力、抗心室颤动作用，有降血压、降血糖作用；④对免疫系统有双向调节作用；⑤抗血小板聚集作用；⑥抗衰老、抗疲劳、耐缺氧作用；⑦镇咳、祛痰及平喘作用；⑧促进核酸的形成，有促进骨生长作用；⑨抗炎、抗过敏作用；⑩抗肿瘤作用：诱导肿瘤细胞分化，抑制肿瘤细胞增殖，抑制肿瘤细胞转移；⑪中枢抑制作用。

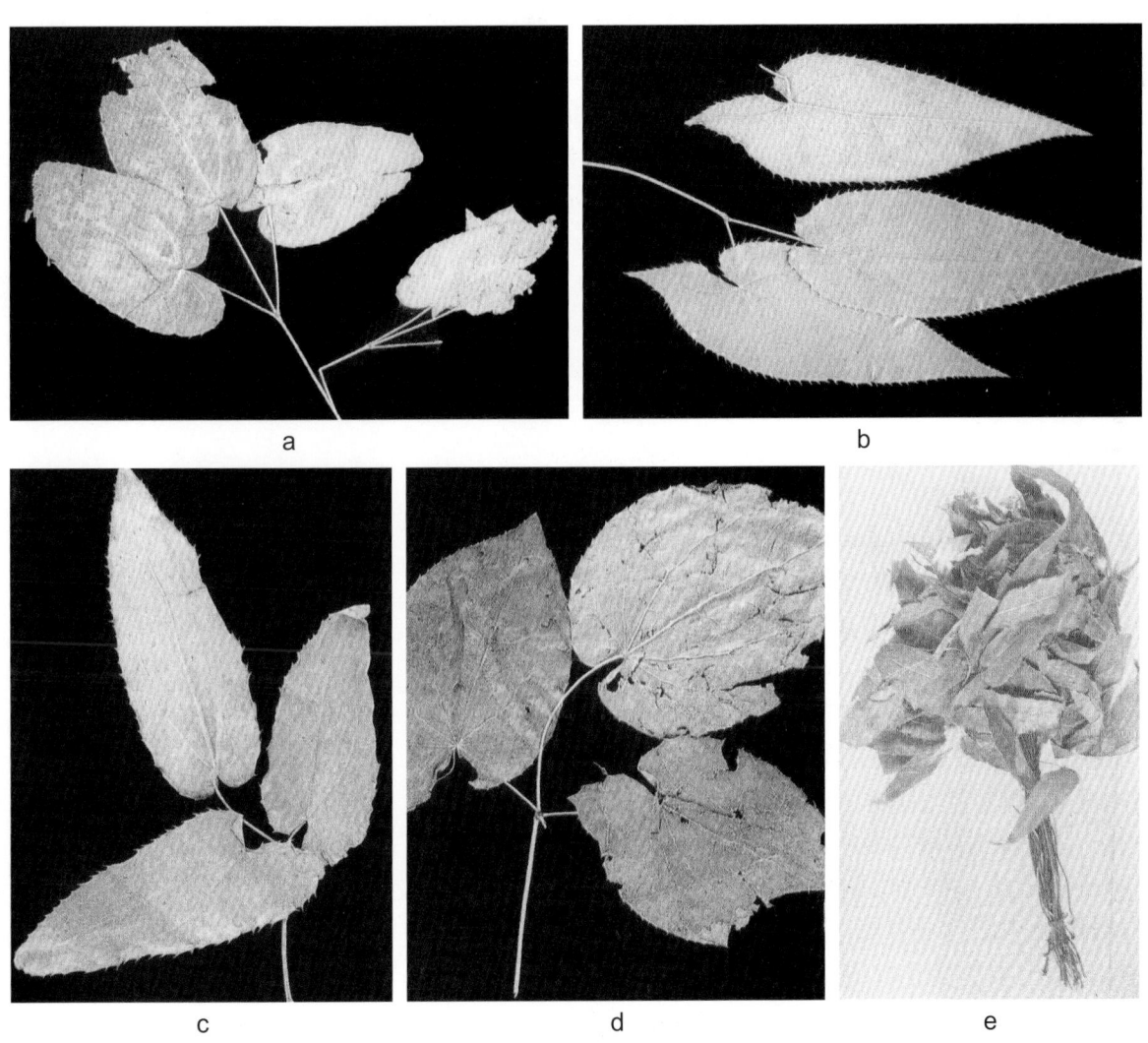

图 410　淫羊藿（安徽产）

a.淫羊藿　b.箭叶淫羊藿　c.柔毛淫羊藿　d.朝鲜淫羊藿　e.淫羊藿商品

· 巫山淫羊藿《神农本草经》·
Wushanyinyanghuo
FPIMEDII WUSHANENSIS FOLIUM
Wushan Epimedium Leaf

　　本品原是中药商品淫羊藿中的一个品别，2010 年版《中国药典》将它单独列为一个品种。

　　【来　　源】为小檗科植物巫山淫羊藿 *Epimedium wushanense* T.S.Ying 的干燥地上部分。

　　【产　　地】主产于安徽、四川、贵州、陕西、湖北等地。

　　【采收加工】夏秋间茎叶茂盛时采割，除去粗梗及杂质，晒干或阴干。

　　【性状鉴别】本品为一回三出复叶，基生或茎生，小叶片三枚，披针状至狭披针状，长 9~23cm，宽 1.8~4.5cm，先端渐尖或长渐尖，边缘具刺齿，基部心形，侧生小叶基部的裂片偏斜，内边裂片小，近圆形，外边裂片大，近三角形，渐尖。叶面无毛，叶下表面被绵毛或秃净，近革质。气微，味微苦。

　　以叶多、梗少、色黄绿、不碎者为佳。

　　【规格等级】统货，不分等级。应无杂质、虫蛀、霉变。以叶多、梗少、色黄绿者为佳。

　　【炮　　制】同淫羊藿。

　　【炮制作用】同淫羊藿。

　　【性味归经】同淫羊藿。

　　【功能主治】同淫羊藿。

　　【用法用量】水煎服，6~9g。

　　【主要成分】同淫羊藿。

　　【药理作用】同淫羊藿。

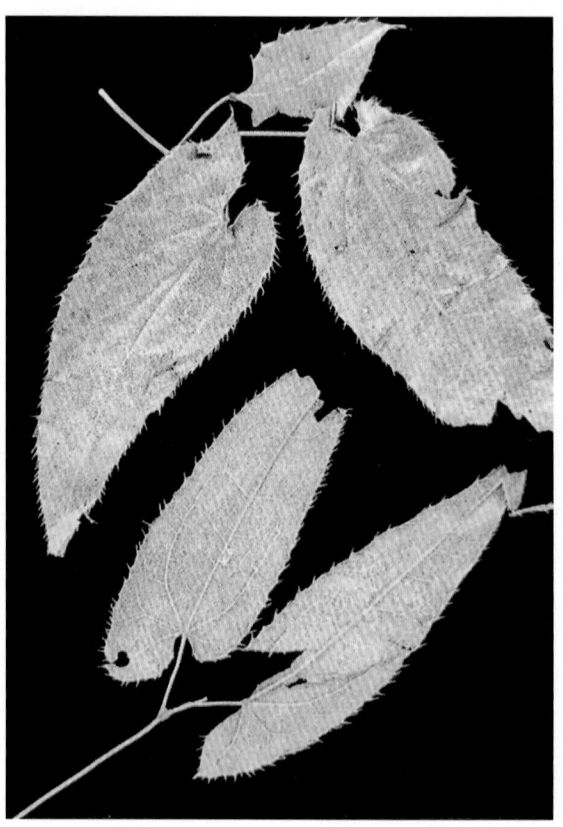

图 411　巫山淫羊藿

· 鹿衔草《滇南本草》·
Luxiancao
PYROLAE HERBA
Calliantha Pyrola or Common Pyrola Herb

　　【来　　源】为鹿蹄草科植物鹿蹄草 *Pyrola calliantha* H. Andres. 或普通鹿蹄草 *Pytola decorata* H.Andres 的干燥全草。

【产　　地】主产于浙江、安徽、云南、贵州等地。以浙江产量大，云南产者质量佳。

【采收加工】全年可采。将全草连根拔起，洗净泥土，晒至叶片较软略皱缩时，堆集在一起让其发热，至叶片变成暗绿色或紫褐色，再摊晒至足干。如不堆集直接晒干，则叶片面绿背红，质硬易碎。

【性状鉴别】根茎细长，茎圆柱形或具纵棱，茎基部具节，叶片皱缩，上表面紫褐色，背面色稍浅，长卵圆形或近圆形，全缘或有稀疏的小锯齿。总状花序，有小花 4~10 余朵，蒴果扁球形，5 纵裂，裂瓣边缘有蜘蛛丝状毛。气微，味淡、微苦。

以身干，叶多，紫红色或紫褐色者为佳。

【规格等级】统货。

【炮　　制】取原药拣去杂质，整理洁净，切段。

【性味归经】甘、苦，温。归肝、肾经。

【功能主治】祛风湿，强筋骨，止血。用于风湿痹痛，腰膝无力，月经过多，久咳劳嗽，风湿关节炎，跌打损伤，外伤出血等。

【用法用量】水煎服，9~15g。

【主要成分】主要含有黄酮类成分，包括槲皮素、金丝桃苷、儿茶素等。尚含有酚苷类、醌类、萜类、挥发油、氢醌、苦味质等成分。

【药理作用】①对心血管系统：对急性心肌缺血有保护作用，降压作用；②抗菌、抗炎作用；③抗氧化作用；④降血脂作用；⑤抗肿瘤作用：其醇提物对 HeLa 肿瘤细胞生长增殖具有显著的抑制作用；⑥促进骨细胞增殖作用；⑦避孕作用。

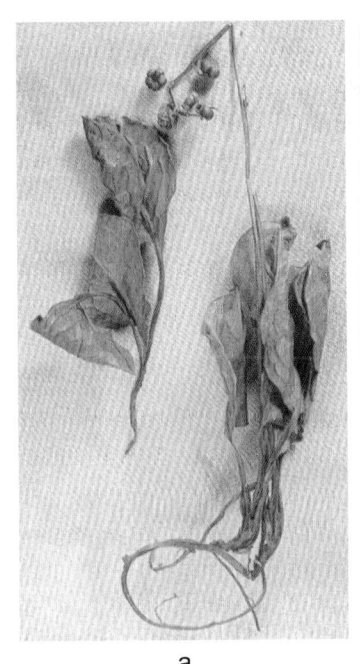
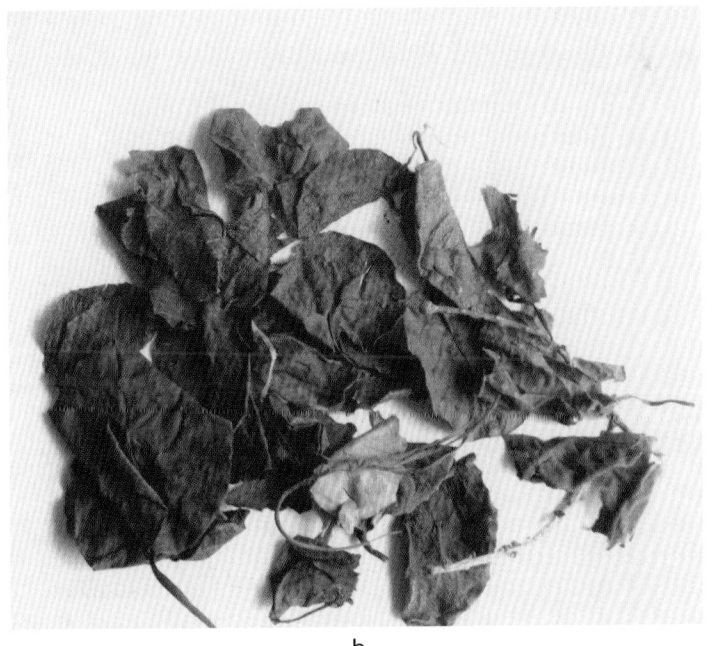

a　　　　　　　　b

图 412　鹿衔草（浙江产）

a.鹿衔草（示蒴果）　b.鹿衔草药材

· 麻黄《神农本草经》·
Mahuang
EPHEDRAE HERBA
Chinese Ephedra，Intermediate Ephedra or Mongolian Ephedra Herbaceous Stem

【来　　源】为麻黄科植物草麻黄 *Ephedra sinica* Stapf、中麻黄 *Ephedra intermedia* Schrenk et C.A.Mey. 木贼麻黄 *Ephedra equisetina* Bge. 的干燥草质茎。

【产　　地】草麻黄主产于内蒙古赤峰市阿鲁科尔沁旗、通辽、锡林郭勒盟。河北、山西等地。中麻黄主产于东北、河北、山西、甘肃、青海等地。木贼麻黄主产于陕西、甘肃、新疆等地。

【采收加工】秋季白露以后，地面冻结前采收。割取绿色细茎枝，去净根及泥土杂质，放通风干燥处晾至七八成干，再晒干。

【性状鉴别】

（1）草麻黄：少分枝，茎呈细长圆柱形而略扁，直径 0.1~0.2cm。表面淡绿色至黄绿色，有细纵棱线，手触微有粗糙感，节明显，节间长 2.5~6.0cm，节上有膜质鳞片叶 2 片，长 0.3~0.4cm，上部灰白色，锐长，三角形，尖端反曲，基部深红色，连合成肾状。茎质脆，易折断，断面略呈纤维状，外圈为黄绿色，中央髓部呈红棕色，习称"朱砂麻黄"。气微香，味微苦涩。

（2）中麻黄：多分枝，茎呈细长圆柱形，直径 0.15~3.0cm。全草呈黄绿色，节上的膜质鳞叶为 3 片轮生，长 0.2~0.3cm，灰白色，先端尖锐。节间长 2~6cm，手触微有粗糙感。其他与草麻黄相似。

（3）木贼麻黄：较多分枝，茎呈细长圆柱形，较草麻黄稍细，直径 0.1~0.15cm。表面草绿色至黄绿色，有纵皱棱线，手触无粗糙感，节间长 1.5~3.0cm，节上有膜质鳞片叶 2 片，长 0.1~0.2cm，上部为短三角形，灰白色，尖端多反曲，基部棕红色至棕黑色，连合成筒状。其他同草麻黄。

以干燥，茎粗，色黄绿，内心充实，呈棕黄色，粉足，味苦，有麻舌感，无杂质、霉变，不带根者为佳。

【显微鉴别】

（1）取本品粉末 0.2g，加水 5mL 与稀盐酸 1~2 滴，煮沸 2~3 分钟，滤过。滤液置分液漏斗中，加氨试液数滴使呈碱性，再加三氯甲烷 5mL，振摇提取。分取氯仿液，置 2 支试管中，一管加氨制氯化铜试液与二硫化碳各 5 滴，振摇，静置，氯仿层显深黄色；另一管为空白，以氯仿 5 滴代替二硫化碳 5 滴，振摇后氯仿层无色或显微黄色。

（2）取本品粉末 1g，加浓氨试液数滴，再加三氯甲烷 10mL，加热回流 1 小时，滤过，滤液蒸干，残渣加甲醇 2mL 充分振摇，滤过，滤液作为供试品溶液。另取盐酸麻黄碱对照品，加甲醇制成每 1mL 含 1mg 的溶液，作为对照品溶液。照薄层色谱法试验，吸取上述两种溶液各 5μL，分别点于同一硅胶 G 薄层板上，以三氯甲烷-甲醇-浓氨试液（20∶5∶0.5）为展开剂，展开，取出，晾干，喷以茚三酮试液，在 105℃加热至斑点显色清晰。供试品色谱中，在与对照品色谱相应的位置上，显相同的红色斑点。

【规格等级】统货。以干燥，茎粗，色黄绿，内心充实，呈棕黄色，粉足，味苦，有麻舌感，无杂质、霉变，不带根者为佳。

【炮　　制】

（1）净麻黄：除去木质茎、残根及杂质，切段。

（2）蜜炙麻黄：取净麻黄，每 100kg 用 20kg 炼蜜，加开水适量稀释，拌匀，闷至蜂蜜水吸尽，置锅内用文火炒至不粘手为度，取出，放凉。

【炮制作用】生麻黄发汗力甚强，过汗对体虚者不宜，蜜制能缓和发汗力。

【性味归经】辛、微苦，温。归肺、膀胱经。

【功能主治】发汗散寒，宣肺平喘，利水消肿。用于风寒感冒（发热、恶寒、无汗，头痛鼻塞，关节疼痛），胸闷喘咳，风水浮肿，小便不利，皮肤风疹瘙痒；支气管哮喘等。蜜炙麻黄润肺止咳，多用于表证已解，气喘咳嗽。

【用法用量】水煎服，3~9g。

【主要成分】主要含有生物碱类，包括麻黄碱、伪麻黄碱、甲基伪麻黄碱、麻黄次碱等。尚含有挥发油、有机酸类、黄酮类、鞣质、糖类等。

【药理作用】①发汗解热作用；②松弛支气管平滑肌，平喘镇咳作用；③增强心肌收缩力，增快心率，增加心输出量作用；④松弛肠道平滑肌，兴奋子宫，兴奋动物输精管平滑肌，使膀胱三角肌和括约肌张力增大；⑤兴奋中枢神经系统；⑥抗菌、抗病毒作用；⑦利尿作用；⑧降血糖作用；⑨抗过敏作用；⑩抗氧化作用；⑪免疫抑制作用。

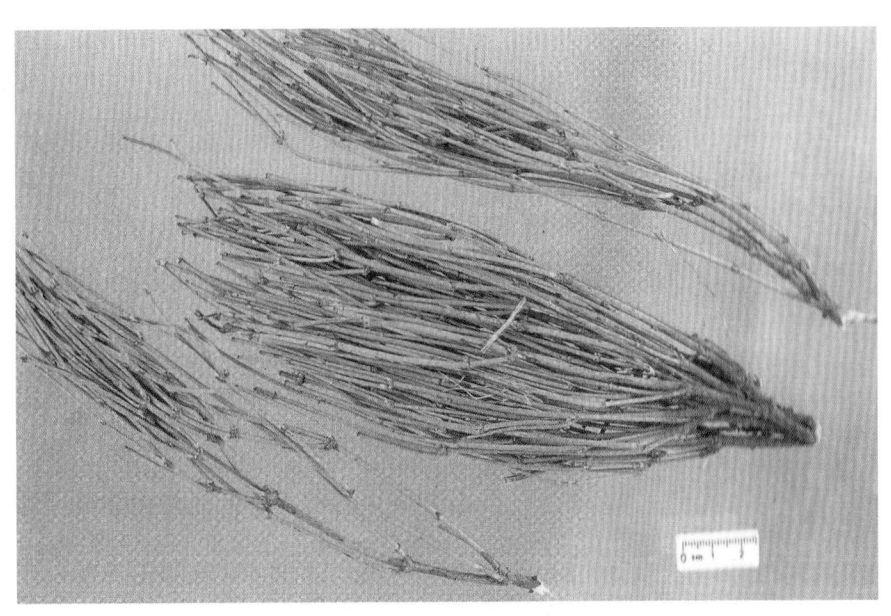

图 413　麻黄（内蒙古产）

· 紫花地丁《本草纲目》·
Zihuadiding
VIOLAE HERBA
Tokyo Violet Herb

【来　　源】为堇菜科植物紫花地丁 *Viola yedoensis* Makino 的干燥全草。

【产　　地】主产于山东、浙江、江苏、安徽、河北、湖北、辽宁等地。

【采收加工】春、秋季果实成熟时采挖带根全草。洗净，晒干。

【性状鉴别】多皱缩成团。主根长圆锥形，长 3~5cm，直径 0.1~0.3cm，淡黄棕色。叶基生，黄绿色，叶片极皱缩，湿润展平后呈披针形或卵状披针形，长 1.5~6.0cm，宽 1~2cm，叶基部截形或稍心形，边缘具钝锯齿，两面有白色短毛，叶柄细长，长 2~6cm，上部具明显狭翅。花茎细长，花瓣 5，紫色。顶端常具蒴果，3 裂，内含多数淡黄棕色长圆球形种子，质脆易碎。气微臭，味微苦而涩、稍黏。

以黄绿色，根茎叶完整，无杂质者为佳。

【显微鉴别】

（1）本品叶的横切面：上表皮细胞较大，切向延长，外壁较厚，内壁黏液化，常膨胀呈半圆形；下表皮细胞较小，偶有黏液细胞；上、下表皮有单细胞非腺毛，长 32~240um，直径 24~32um，具角质短线纹。栅栏细胞 2~3 列；海绵细胞类圆形，含草酸钙簇晶，直径 11~40um，主脉维管束外韧型，上、下表皮内方有厚角细胞 1~2 列。

（2）取本品粉末约 2g，加甲醇 20mL，超声处理 20 分钟，滤过，滤液蒸干，残渣加热水 10mL，搅拌，使溶解，滤过，滤液蒸干，残渣加甲醇 1mL 使溶解，作为供试品溶液。另取紫花地丁对照药材 2g，同法制成对照药材溶液。照薄层色谱法试验，吸取上述供试品溶液 5~10μL，对照药材溶液 5μL，分别点于同一硅胶 G 薄层板上，以甲苯 - 醋酸乙酯 - 甲酸（5：3：1）为展开剂，展开，取出，晾干，置紫外光灯（365nm）下检视。供试品色谱中，在与对照药材色谱相应的位置上，显 3 个相同颜色的荧光主斑点。

【规格等级】统货。以根茎叶整齐，色黄绿，无杂质、霉变者为佳。

【炮　　制】除去杂质，洗净，切碎，干燥。

【性味归经】苦、辛，寒。归心、肝经。

【功能主治】清热解毒，凉血消肿。用于疔疮肿毒，痈疽发背，瘰疬恶疮，丹毒，黄疸，尿路感染，毒蛇咬伤等。

【用法用量】水煎服，15~30g。外用鲜品适量，捣烂敷患处。

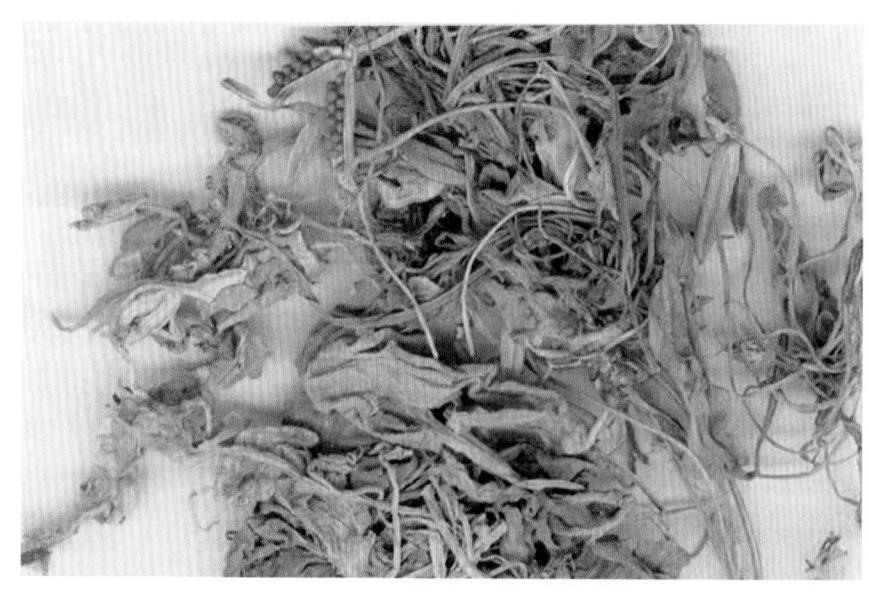

图 414　紫花地丁（山东产）

【主要成分】主要含有黄酮类和香豆素类。黄酮类主要包括芹菜素、木犀草素及其苷类。尚含有生物碱、有机酸、酚类、皂苷、多糖、氨基酸、多肽及植物甾醇等多种有效成分。

【药理作用】①抗病原微生物作用；②调节免疫作用；③清热、消肿和消炎作用。

· 萹蓄《神农本草经》·
Bianxu
POLYGONI AVICULARIS HERBA
Common Knotgrass Aerial Part

【来　　源】为蓼科植物萹蓄 *Polygonum aviculare* L. 的干燥地上部分。

【产　　地】全国大部分地区均产，以河南、四川、江苏、浙江、安徽、山东、吉林、河北等地产量较大。

【采收加工】5~7月间茎叶生长茂盛时割取地上茎叶，除去杂质，晒干。

【性状鉴别】茎呈圆柱形而略扁，有分枝，长15~40cm，直径不超过0.3cm，表面灰绿色或棕红色，有细密微突起的纵纹，节部稍膨大，有浅棕色膜质的托叶鞘，节间长0.5~4.5cm。近基部的茎质硬，顶端者则较柔软，折断面黄白色，髓部白色，有时中空。叶互生，皱缩，完整或稍破碎，柄短，叶片披针形至狭长椭圆形，全缘，两面均呈深绿色或灰绿色，无毛。叶腋间生小花，略带浅红色。气微，味清凉，微苦。

以身干，叶多，质嫩，色绿者为佳。

【显微鉴别】

（1）本品粉末灰绿色。叶上、下表皮细胞垂周壁近平直，平周壁有角质线纹。气孔主为不等式，副卫细胞3个。叶肉断面观为两面栅栏式，薄壁细胞含草酸钙簇晶，直径18~43um。

（2）取本品粉末5g，加70％乙醇100mL，盐酸5mL，加热回流3小时，滤过，滤液作为供试品溶液。另取槲皮素对照品，加乙醇制成每1mL含0.5mg的溶液，作为对照品溶液。照薄层色谱法试验，吸取供试品溶液5μL，对照品溶液1μL，分别点于同一以羧甲基纤维素钠为黏合剂的硅胶H薄层板上，以甲苯-醋酸乙酯-甲酸（5：2：1）为展开剂，展开，取出，晾干，喷以1％三氯化铝乙醇溶液，置紫外光灯（365nm）下检视。供试品色谱中，在与对照品色谱相应的位置上，显相同颜色的荧光斑点。

【规格等级】统货。以身干，色绿，叶多，质嫩，无杂质为佳。

【性味归经】苦，微寒。归膀胱经。

【功能主治】利尿通淋，清热，杀虫，止痒。用于膀胱热淋，黄疸，小便短赤，淋沥涩痛，皮肤湿疹，女子阴痒，带下，小儿蛔虫。外治疮疥湿痒等。

【用法用量】水煎服，9~15g。外用适量，煎洗患处。

【炮　　制】除去杂质，抢水洗净，稍润，切段，干燥。

【主要成分】主要含有黄酮类和酚酸类，黄酮类化合物包括山奈酚、槲皮素、杨梅素、木犀草素等。酚酸类化合物包括咖啡酸、阿魏酸、芥子酸等。尚含有苯丙素类、生物碱类、醌类、糖类化合物等。

【药理作用】①利尿作用；②抗菌作用；③降压作用；④止血作用；⑤增加平滑肌张力；⑥利胆作用。

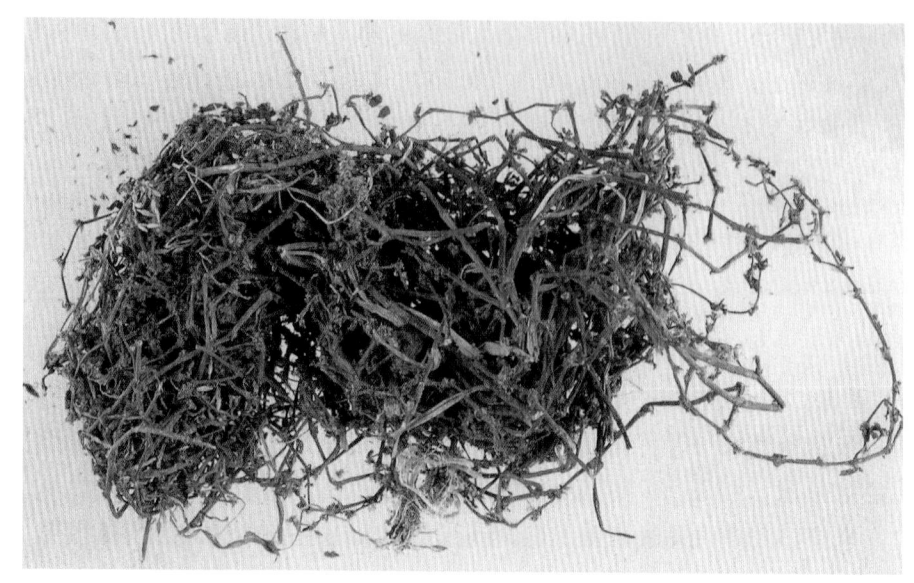

图 415　萹蓄（河南产）

· 葫芦茶《生草药性备要》·
Hulucha
DESMODII TRIQUETRI HERBA
Tirquetrous Tadehagi Herb

【来　　源】为豆科植物葫芦茶 *Desmodium triquetrum*（L.）DC. 的干燥全草。

【产　　地】全国大部分地区有产。主产于广西、贵州、云南、四川、广东、海南、台湾、福建、江西等地。

【采收加工】夏秋季采挖。晒干；或趁新鲜切段，晒干。

【性状鉴别】根呈圆柱形，扭曲，表面灰棕色或棕红色，断面黄白色。茎基部圆柱

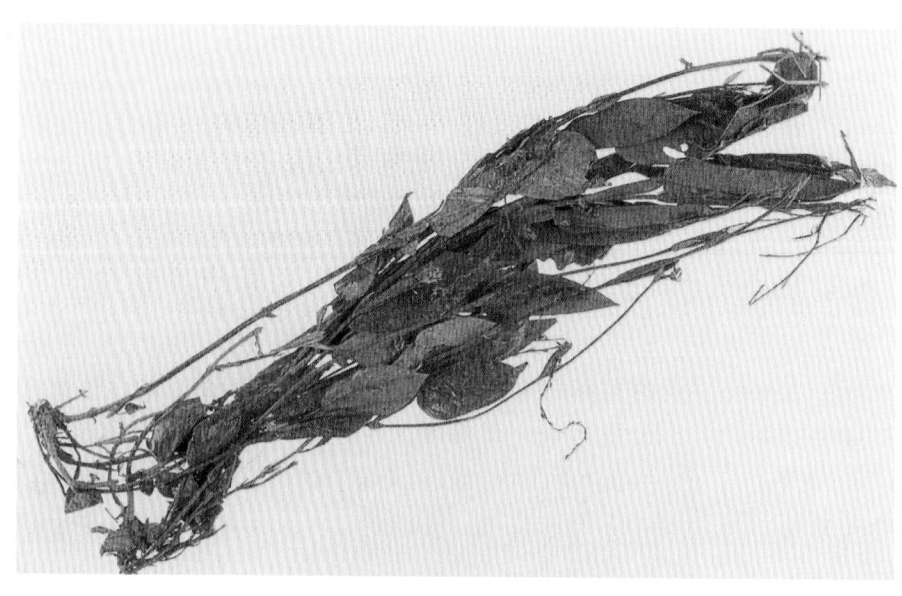

图 416　葫芦茶（广西产）

形，灰棕色或暗棕色，木质，上部三棱形，草质，疏被短毛。叶矩状披针形，薄草质，长6~15cm，宽1.5~3.0cm。有阔翅，托叶披针形，与叶柄近等长，淡棕色。有的带花、果，总苞花序腋生，蝶形，淡紫红色，荚果扁平，长2~4cm，有5~8近方形的荚节。气微，味淡。

【规格等级】统货。带根、叶多，色淡绿，无杂质、霉坏。

【性味归经】苦、涩，凉。归肺、肝、膀胱经。

【功能主治】清热解毒，利湿退黄，消积杀虫。用于中暑烦渴，感冒发热，咽喉肿痛，肺痨咳血，肾炎，黄疸，泄泻，痢疾，风湿关节痛，小儿疳积，钩虫病，疥疮。

【用法用量】水煎服，15~45g。外用：适量，捣汁涂；或煎水外洗。

【主要成分】主要含有黄酮类、酚类、三萜类、鞣质等化合物。

【药理作用】①杀虫作用；②抗炎作用；③抗氧化作用；④保肝作用；⑤抗菌作用；⑥降糖作用。

· 锁阳《本草衍义补遗》·
Suoyang
CYNOMORII HERBA
Songaria Cynomorium Fleshy Stem

【来　　源】为锁阳科植物锁阳 *Cynomorium songaricum* Rupr. 的干燥肉质茎。

【产　　地】主产于内蒙古的阿拉善盟、巴彦淖尔市、乌兰察布市。青海的乌兰、共和、都兰，新疆的阿勒泰，甘肃的民勤、张掖等地亦产。

【采收加工】春、秋季采挖，以春季为主。清明前后50天内刚刚露头或未露头的锁阳质量好。挖出后去掉头和花序，粗细分开，置沙滩中半埋半露，晒干，每天翻动一次，20天左右可以晒干。亦有少数地区采挖后趁鲜切成厚片，晒干。

【性状鉴别】呈扁圆柱形，微弯曲，长5~18cm，直径2~4cm，表面棕色或棕褐色，粗糙，具明显纵沟及不规则凹陷，有的残存三角形的黑棕色鳞片，有的有花序残存。体重质硬，难折断，断面略显颗粒性，浅棕色或棕褐色，有黄色三角状维管束。气微，味甘而涩。

以条粗肥，色棕红，体重质坚，断面肉润，粉性足为佳。

【显微鉴别】取本品粉末1g，加水10mL，浸渍30分钟，滤过，滤液作为供试品溶液。另取脯氨酸对照品，加水制成每1mL含2mg的溶液，作为对照品溶液。照薄层色谱法试验，吸取上述两种溶液各5μL，分别点于同一以羧甲基纤维素钠为黏合剂的硅胶H薄层板上，以正丙醇-冰醋酸-乙醇-水（4:1:1:2）为展开剂，展开，取出，晾干，喷以吲哚醌试液，晾干，在100℃加热至斑点显色清晰。供试品色谱中，在与对照品色谱相应的位置上，显相同颜色的斑点。

【规格等级】统货。身干，整齐，以条粗肥，体重质坚，棕红色，断面油润者为佳。

【炮　　制】

（1）锁阳片：取原药洗净，润透，切薄片，晒干。

（2）制锁阳：取药材，去除杂质，洗净，闷润3~4小时，每100kg药材用2kg食盐，3kg黄酒，先将食盐加适量水溶解，与黄酒混合，喷淋药材，拌匀，闷一宿至盐酒水吸尽，置炖药罐中隔水炖至透心，取出切薄片，晒干。

【炮制作用】经盐酒制可增强补肾助阳作用。

【性味归经】甘，温。归脾、肾、大肠经。

【功能主治】补肾阳，益精血，润肠通便。用于阳痿遗精，腰膝酸软，肠燥便秘等。

【用法用量】水煎服，6~9g。

【主要成分】主要含有机酸类和黄酮类，有机酸类包括没食子酸、原儿茶酸、琥珀酸等；黄酮类有儿茶素、吡喃葡萄糖苷等。另外本品含有三萜类、甾体类和挥发性成分以及15种氨基酸、钙、镁、锌、锰、钾、钠、钴、铬、硒等微量元素。

【药理作用】①促进精子活动率增强；②增强免疫功能，抗炎、抗肿瘤；③增强肠蠕动作用；④对糖皮质激素的双向调节作用；⑤抗缺氧、抗应激、抗疲劳作用；⑥抗氧化及抗衰老作用；⑦抑制血小板聚集；⑧抑制艾滋病毒增殖作用。

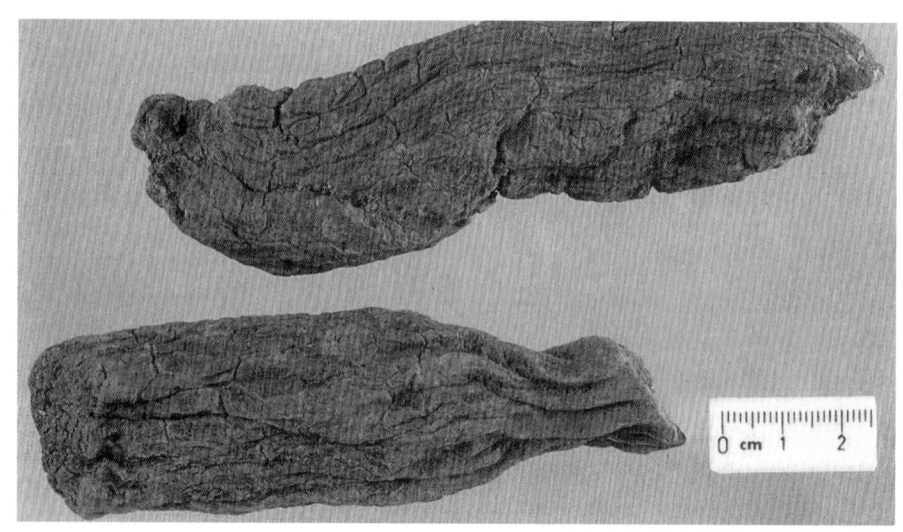

图 417　锁阳（内蒙古产）

· 蒲公英《新修本草》·
Pugongying
TARAXACI HERBA
Mongolian Dandelion or Chinese Dandelion Herb

【来　　源】为菊科植物蒲公英 *Taraxacum mongolicum* Hand.-Mazz.、碱地蒲公英 *Taraxacum borealisinense* Kitam. 或同属数种植物的干燥全草。

【产　　地】全国大部分地区有产，主产于山西、陕西、内蒙古等地。

【采收加工】春夏开花前或秋季花初开时采挖，除去杂质，洗净，晒干。

【性状鉴别】皱缩卷曲，棕褐色，根呈圆锥状，抽皱，根头部有棕褐色或黄白色的毛茸，有的已经脱落。叶基生，多皱缩破碎，完整叶片呈倒披针形，绿褐色或暗灰绿色，先端尖或钝，边缘浅裂或羽状分裂，基部渐狭，下延呈柄状，叶背主脉明显。花茎1至数条，每条顶生头状花序，总苞片多层，内面一层较长，花冠黄褐色或淡黄白色。有的可见多数具白色冠毛的长椭圆形瘦果。气微，味微苦。

以叶多，灰绿色，根完整，无白冠毛者为佳。

【显微鉴别】

（1）本品叶表面观：上下表皮细胞垂周壁波状弯曲，表面角质纹理明显或稀疏可见。上下表皮均有非腺毛，3~9个细胞，直径17~34μm，顶端细胞甚长，皱缩呈鞭状或脱落。下表皮气孔较多，不定式或不等式，副卫细胞3~6个，叶肉细胞含细小草酸钙结晶。叶脉旁可见乳汁管。

（2）取本品粉末1g，加甲醇20mL，加热回流30分钟，滤过，滤液蒸干，残渣加水10mL使溶解，滤过，滤液用醋酸乙酯振摇提取2次，每次10mL，合并醋酸乙酯液，蒸干，残渣加甲醇1mL使溶解，作为供试品溶液。另取咖啡酸对照品，加甲醇制成每1mL含0.5mg的溶液，作为对照品溶液。照薄层色谱法试验，吸取上述两种溶液各6μL，分别点于同一硅胶G薄层板上，以醋酸丁酯-甲酸-水（7∶2.5∶2.5）的上层溶液为展开剂，展开，取出，晾干，置紫外光灯（365nm）下检视。供试品色谱中，在与对照品色谱相应的位置上，显相同颜色的荧光斑点。

【规格等级】统货。以身干，叶多，绿色，根壮，质嫩者为佳。

【炮　　制】取原药拣除杂质，整理洁净入药。

【性味归经】苦、甘，寒。归肝、胃经。

【功能主治】清热解毒，消肿散结，利尿通淋。用于疔疮肿毒，急性乳腺炎，乳痈，目赤，咽痛，肺痈，肠痈，湿热黄疸，热淋涩痛，急性扁桃体炎，胆囊炎，尿路感染等。

【用法用量】水煎服，10~30g。外用鲜品适量，捣烂敷或煎汤熏洗患处。

【主要成分】主要含有黄酮类和酚酸类物质，包括木犀草素、槲皮素、香叶木素等。所含酚酸类物质包括对羟基苯甲酸、对羟基苯乙酸、原儿茶酸、香荚兰酸等。另含有萜类、色素类、植物甾醇类、倍半萜内酯类、香豆素类等物质。

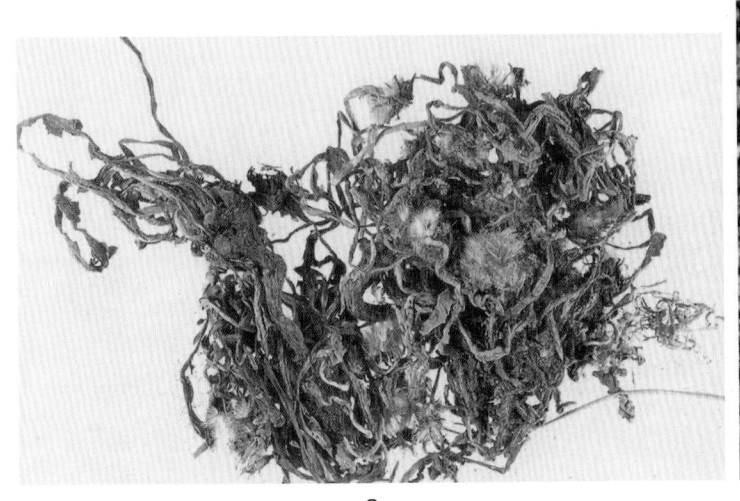

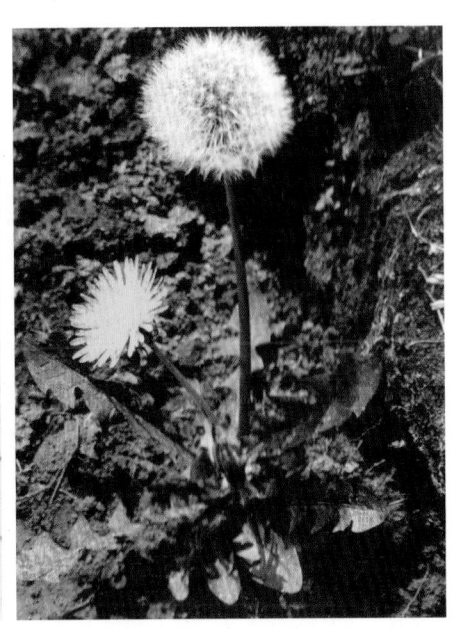

a　　　　　　　　　　　b

图418　蒲公英（山西产）

a. 蒲公英药材　b. 鲜蒲公英

【药理作用】①抗病原微生物作用；②增强免疫功能；③保肝、利胆作用；④抗内毒素作用；⑤促进乳汁分泌；⑥抗氧化、抗衰老作用；⑦抗肿瘤作用：蒲公英根的主要成分三萜类化合物具有显著抑制 Raji 细胞（取自淋巴瘤患者的培养细胞）增殖的作用；⑧降血糖作用；⑨抗疲劳作用。

· 零陵香《名医别录》·
Linglingxiang
LYSIMACHIAE FOENI-GRAECI HERBA
Strongfragrant Loosesetrife Aerial Part

【来　　源】为报春花科植物灵香草 *Lysimachis foenum-graecum* Hance 的干燥地上部分。

【产　　地】主产于广西龙胜、临桂、融水、金秀、隆林、田林、凌云，以及四川、云南、贵州、湖南等地。

【采收加工】夏、秋季茎叶茂盛时采割地上部分，除去杂质，晾干。或用微火慢慢烘烤，常翻动，烘至折断发脆时，取出摊开，回潮后，扎成小把，阴干。

【性状鉴别】全体多扭曲，呈灰绿色至紫棕绿色。茎长 7~20cm，直径不超过 0.3cm，表面有纵长线纹及 3 条棱翅，一侧常生有须状不定根，质脆，易折断，断面类黄色，三角形。叶互生，有长柄，叶片卵形至椭圆形，叶面青绿色或黄绿色，叶背面灰绿色，有羽状脉纹，多皱褶，全缘，先端渐尖，基部楔形具狭翅，纸质。有时在叶腋处有球形蒴果，类白色，直径约 0.5cm。果柄细长，长达 3.5cm。萼宿存，萼片 5 裂，果皮薄，内藏多数细小的棕黑色种子，类三角形。气芳香浓郁，味微甘。

以茎叶完整，质嫩，色灰绿，无须根，气香浓者为佳。

【规格等级】统货，应身干。叶灰绿色或紫棕绿色，气芳香浓郁，无须根、杂质。

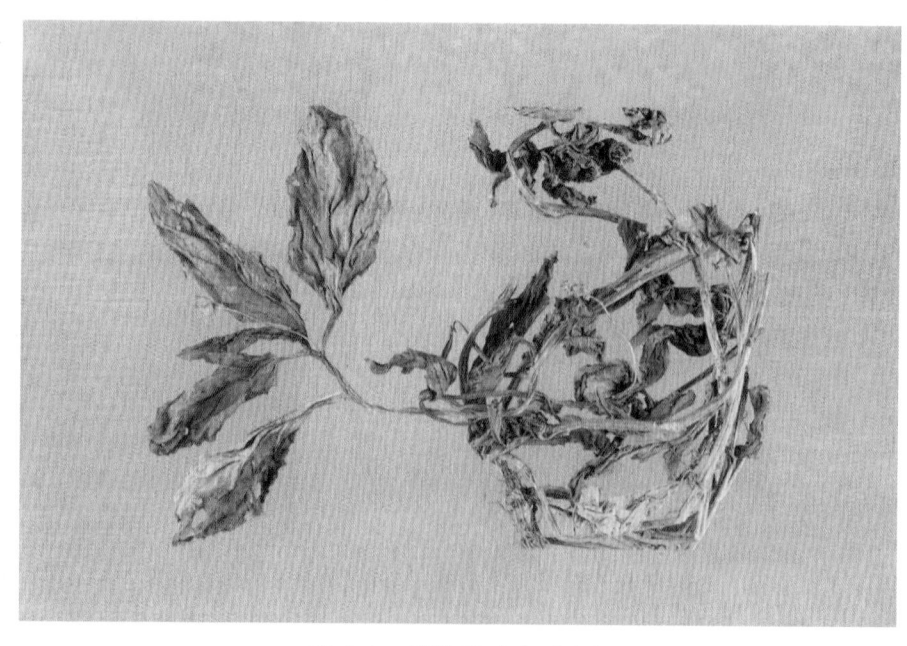

图 419　零陵香（广西产）

【炮　　制】取原药拣去杂质，整理洁净，切段，筛去泥屑。

【性味归经】辛、甘，温。归肺、胃经。

【功能主治】祛风解表，止痛，行气，驱蛔。用于感冒头痛，咽喉肿痛，牙痛，鼻塞，胸腹胀满，蛔虫病。外用驱蚊虫等。

【用法用量】水煎服，9~15g；或煎水含漱。

【主要成分】含挥发油成分，油中已分离出苯甲醛、苯酚、柠檬烯等成分。

【药理作用】①抗病毒作用；②抑制大鼠和家兔的排卵作用；③抗炎。

· 豨莶草《新修本草》·
Xixiancao
SIEGESBECKIAE HERBA
Siegesbeckia Herb

【来　　源】为菊科植物豨莶 *Siegesbeckia orientalis* L.、腺梗豨莶 *Siegesbeckia pubescens* Makino 或毛梗豨莶 *Siegesbeckia glabrescens* Makino 的干燥全草。

【产　　地】全国大部分地区有产，主产于江苏、湖北、湖南等省。

【采收加工】夏季开花前割取地上部分或全草，除去杂质，洗净，晒至半干，置通风处晾干。

【性状鉴别】全草长 30~110cm，直径 0.3~1.0cm。茎呈方柱形，略具四棱，侧面下陷成纵沟及细纵皱纹，分枝对生，表面灰绿色至黄棕色，或带紫棕色，密被灰白色细柔毛及腺毛，节明显，略彭大。嫩枝质稍轻脆，易折断，粗茎坚硬，不易折断，断面中空。叶对生，叶片多皱缩卷曲，展平后呈卵圆形至披针形，灰绿色，边缘具明显的锯齿或不规则的浅裂，两面均有柔毛，主脉 3 出。偶见头状花序黄色，顶生，有细柔毛，总苞片匙形，暗绿色。气微，味微苦。

【显微鉴别】

（1）取粗粉 2g，加水 20mL，于 60℃水浴中加热 30 分钟，滤过。取滤液 2mL置试管中，加斐林试剂 4~5 滴，置水浴上加热数分钟，出现红棕色沉淀（检查还原糖）。

（2）取粉末 2g，加 75% 乙醇 10mL，温浸 10~20 分钟，滤过。取滤液 2~3 滴，滴于滤纸上，紫外光灯下观察，显亮蓝色。

【规格等级】统货。以枝叶茂盛稍带

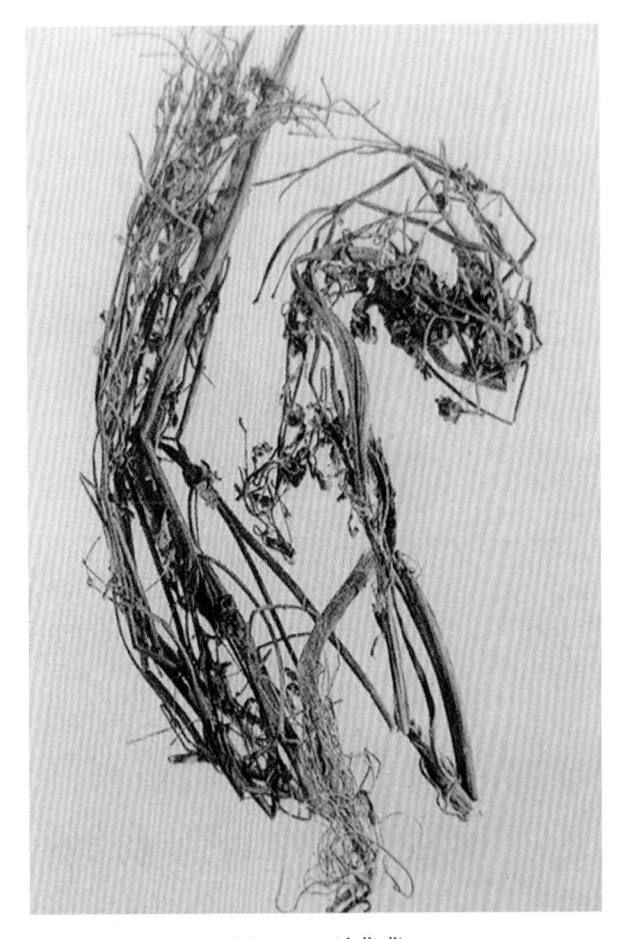

图 420　豨莶草

花枝者为佳。

【炮　　制】取原药除去杂质，切段，筛净泥屑。

【性味归经】辛、苦，寒。归肝、肾经。

【功能主治】祛风湿，利关节，解毒。用于风湿痹痛，筋骨无力，腰膝酸软，四肢麻痹，半身不遂，风疹湿疮，疟疾。

【用法用量】水煎服，9~12g。

【主要成分】主要含二萜类及其苷类，包括豨莶苷、豨莶甲素、豨莶乙素等。另外，从豨莶草中还分离到甾体、脂肪醇、脂肪酸等成分。

【药理作用】①抗炎作用；②抗菌作用；③抗疟作用；④抑制免疫作用；⑤镇痛作用；⑥扩张血管、降血压作用；⑦改善微循环及抑制血栓形成作用。

· 墨旱莲《新修本草》·
Mohanlian
ECLIPTAE HERBA
Yerbadetajo Herb

【来　　源】为菊科植物鳢肠 *Eclipta prostrata* L. 的干燥地上部分。

【产　　地】为野生。主产于江苏、浙江、湖北、湖南、江西、广东。云南、福建、山东也产。以江苏和湖北产量大。

【采收加工】夏秋花开时采割，晒干。

【性状鉴别】全体被白色茸毛。茎呈圆柱形，有纵棱，长约 30cm，直径 0.2~0.5cm。表面绿褐色或墨绿色。质脆，易折断，中央有白色疏松的髓。叶对生近无柄，叶片皱缩卷曲或破碎，完整者展平后呈长披针形，全缘或具浅齿，墨绿色。上下表面均被白色茸毛，质脆易碎。顶生头状花序，直径 0.2~0.6cm，外具苞片 2 轮，总花梗细长，0.2~0.3cm。花梗及苞片均被白毛。瘦果多数，呈黑色颗粒状。茎叶浸水后手搓呈黑色。气微，味微咸。

以身干，叶多，色墨绿，无杂质者为佳。

【显微鉴别】

（1）取本品，浸水后，搓其茎叶，显墨绿色。

（2）本品叶的表面观：非腺毛多为 3 个细胞，长 260~700μm，基部细胞稍膨大，中部细胞较长，壁增厚，有明显疣状突起，顶端细胞急尖而短，近三角形。气孔不定式，副卫细胞 3~4 个。

（3）取本品粉末 1g，加乙醇 20mL，浸泡 2 小时，超声处理 30 分钟，滤过，滤液蒸干，残渣加无水乙醇 1mL 使溶解，作为供试品溶液。另取墨旱莲对照药材 1g，同法制成对照药材溶液。照薄层色谱法试验，吸取上述两种溶液各 4μL，分别点于同一硅胶 G 薄层板上，以正己烷-醋酸乙酯（9∶1）为展开剂，展开，取出，晾干，置紫外光灯（365nm）下检视。供试品色谱中，在与对照药材色谱相应的位置上，显相同颜色的荧光斑点。

【规格等级】统货。以身干，墨绿色，叶多，无杂质，香气者为佳。

【炮　　制】除去杂质，略洗，切段，晒干。

【性味归经】甘、酸，寒。归肾、肝经。

【功能主治】滋补肝肾，凉血止血，收敛杀虫，消肿止痒。用于肝肾阴虚所致牙齿松动、须发早白、眩晕耳鸣、失眠多梦、腰膝酸软，肝肾阴虚、肝火亢盛之血热、吐血、衄

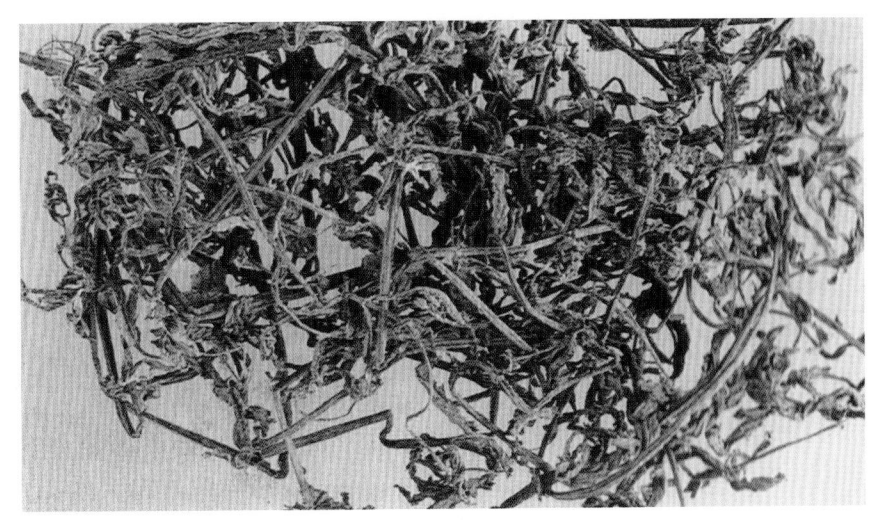

图 421　墨旱莲（江苏产）

血、尿血、血痢、崩漏，白带，女子阴痒，外伤出血等。

【用法用量】水煎服，6~12g。外用鲜品适量。

【主要成分】主要有三萜皂苷类、黄酮类，包括旱莲皂苷 A~D、刺囊酸、齐墩果酸、熊果酸等成分。尚含有香豆草醚类、噻吩类、挥发油及甾体类等成分。

【药理作用】①止血作用；②抗菌作用；③保肝作用，促进肝细胞再生；④对免疫系统有双向调节作用；⑤抗蛇毒作用；⑥抗肿瘤作用：其水提液低、中、高剂量组荷瘤小鼠肿瘤发生均受到显著抑制，抑瘤率分别为 42.90%、55.91%、52.06%，且墨旱莲水提液各组小鼠胸腺指数均高于生理盐水组和环磷酰胺组。

· 薄荷《雷公炮炙论》·
Bohe
MENTHAE HAPL OCALYCIS HERBA
Mint Aerial Part

【来　　源】为唇形科植物薄荷 *Mentha haplocalyx* Briq. 的干燥地上部分。

【产　　地】野生与栽培均有，以栽培为主。主产于江苏苏州、扬州、南通，江西吉安，湖南湘潭、零陵，浙江杭州等地。以江苏苏州地区产量大而质优。

【采收加工】大部分地区每年可采割 2 次。第 1 次（头刀）在小暑至大暑之间茎叶茂盛时，第 2 次（二刀）在寒露至霜降之间花开至三轮时，选晴天的上午，割取地上部分，摊在阳光下，当天晒至七至八成干，捆扎成小把，再晒至全干。摊晒时防止雨淋霜打，否则，茎叶变黑，影响药材质量。

【性状鉴别】茎呈方柱形，上部有对生分枝，长 15~40cm，直径 0.2~0.4cm。表面紫棕色或淡绿色，棱角处具茸毛，节间长 2~5cm，质脆，断面乳白色，髓部中空。叶对生，有短柄，叶片皱缩卷曲，完整者展平后呈宽披针形、长椭圆形或卵形，长 2~7cm，宽 1~3cm，上表面深绿色，下表面灰绿色，稀被茸毛，有凹点状腺鳞。轮伞花序腋生，花萼钟状，先端 5 齿裂，花冠淡紫色。搓揉后有特别清凉香气，味辛凉。

以身干，无根，多叶，色绿，气香浓、清凉纯正者为佳。

【显微鉴别】

（1）本品叶的表面观：腺鳞头部8个细胞，直径约至90μm，柄单细胞；小腺毛头部及柄部均为单细胞。非腺毛1~8个细胞，常弯曲，壁厚，微具疣状突起。下表皮气孔多见，直轴式。

（2）取本品叶的粉末少量，经微量升华得油状物，加硫酸2滴及香草醛结晶少量，初显黄色及橙黄色，再加水1滴，即变紫红色。

（3）取本品粉末0.5g，加石油醚（60~90℃）5mL，密塞，振摇数分钟，放置30分钟，滤过，滤液作为供试品溶液。另取薄荷脑对照品，加石油醚制成每1mL含2mg的溶液，作为对照品溶液。照薄层色谱法试验，吸取上述两种溶液各10μL，分别点于同一硅胶G薄层板上，以苯-醋酸乙酯（19:1）为展开剂，展开，取出，晾干，喷以香草醛硫酸试液-乙醇（2:8）的混合溶液，在100℃加热至斑点显色清晰。供试品色谱中，在与对照品色谱相应的位置上，显相同颜色的斑点。

【规格等级】统货。以身干，绿色，叶多，气香浓、清凉纯正，无根者为佳。

商品按产地分为苏薄荷（太仓薄荷）、杭薄荷等。苏薄荷质优。

按采收加工时间分：头刀把统货和二刀把统货两种规格。

【炮　　制】取原药拣除杂质，整理洁净，切段。

【性味归经】辛，凉。归肺、肝经。

【功能主治】宣散风热，清头目，透疹，利咽，避秽，解毒。用于风热感冒，风温初起，头痛，目赤，咽喉肿痛，食滞气胀，口疮，牙痛，风疹，麻疹，胸胁胀闷，疮疥，瘾疹等。

【用法用量】水煎服，3~6g，入煎剂宜后下。

【主要成分】主要有挥发油类、黄酮类、氨基酸类等。挥发油类成分包括薄荷脑、薄荷酮、薄荷烯酮、柠檬烯、莰烯等。其非挥发性成分有刺槐素、蒙花苷、熊果酸、齐墩果酸、β-谷甾醇和胡萝卜苷等。

【药理作用】①抗病原微生物作用；②发汗解热作用；③兴奋和抑制中枢神经系统的双重作用；④祛痰、止咳作用；⑤抗着床、抗早孕作用；⑥局部刺激作用；⑦透皮吸收作用；⑧抗肿瘤作用：薄荷醇对前列腺癌、膀胱癌、结肠癌等多种肿瘤的生长具有抑制作用，抗肿瘤的机制主要包括影响细胞分化，诱导细胞凋亡，直接杀伤肿瘤细胞以及抑制肿瘤的血管生成等；⑨其他作用：麻醉、镇痛、抗炎作用。

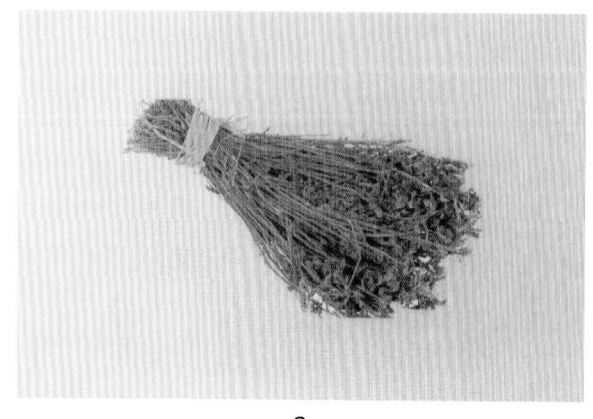
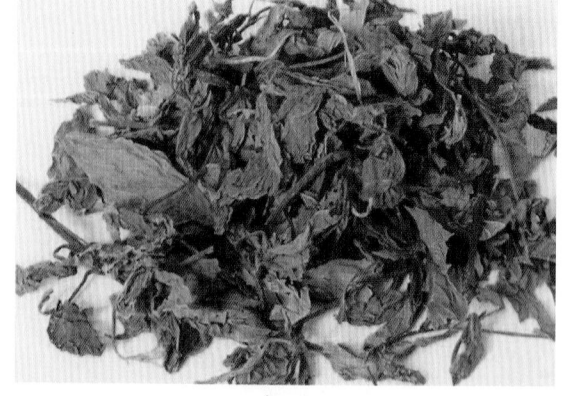

a　　　　　　　　　　　　　　　　b

图422　薄荷（江苏产）

· 瞿麦《神农本草经》·
Qumai
DIANTHI HERBA
Lilac Pink or Chinese Pink Aerial Part

本品按来源分为瞿麦和石竹两个品别。

【来　　源】为石竹科植物瞿麦 *Dianthus superbus* L. 或石竹 *Dianthus chinensis* L. 的干燥带花地上部分。

【产　　地】全国各地均产。主产于河北、四川、湖北、湖南、浙江、江苏等地。

【采收加工】栽培者每年可收割 2~3 次。夏、秋季枝叶茂盛时采割，除去杂质，晒干。

【性状鉴别】

（1）瞿麦：茎呈圆柱形，上部有分枝，长 30~60cm，表面淡绿色或黄绿色，光滑无毛，节明显，略膨大，断面中空，叶对生，多皱缩，展平后叶片呈条状披针形。枝端具花及果实，花萼筒长约为全花的 3/4，萼下小苞片 4~6，淡黄色，宽卵形，长约为萼筒的 1/4，花瓣棕紫色或棕黄色，卷曲。先端深裂成丝状。有时可见到蒴果，长筒状，外表皱缩，顶端开裂，种子褐色，细小，扁平，多数。气微，味淡。

（2）石竹：形与瞿麦相似，叶形似竹叶，狭而长，萼筒长约为全花的 1/2，苞片长约为萼筒的 1/2，花瓣先端浅裂锯齿状，紫棕色。

【显微鉴别】取本品粉末 0.5g，加水 10mL，加热 10 分钟，趁热滤过，放冷。取滤液 2mL，置具塞试管中，用力振摇 1 分钟，产生持久性泡沫，10 分钟内不消失。

【规格等级】商品分瞿麦和石竹两种，均为统货。以身干，黄绿色，无杂质，无根及花未开放者为佳。

【炮　　制】除去杂质，洗净，稍润，切段，干燥。

【性味归经】苦，寒。归心、小肠经。

【功能主治】利尿通淋，破血通经。用于热淋，血淋，石淋，小便不通、淋沥涩痛，血热瘀阻之经闭、月经不调，痈肿，毒疮等。

【用法用量】水煎服，9~15g，入煎剂宜后下。外用适量，煎汁外洗。

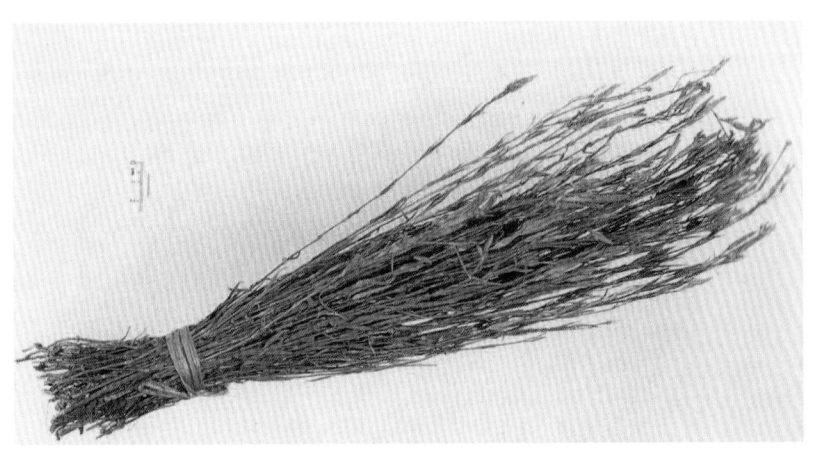

图 423　瞿麦（河北产）

【主要成分】含有多种黄酮类化合物，分离后得到异红草素、石竹皂苷元、生物碱、维生素A类物质、磷酸、糖类等成分。

【药理作用】①利尿作用；②兴奋肠管作用；③抗菌作用；④抑制心脏的作用；⑤兴奋子宫、抗早孕作用。

· 藿香《名医别录》·
Huoxiang
AGASTACHES HERBA
Wrinkled Gianthyssop Aerial Part

【来　　源】为唇形科植物藿香 *Agastache rugosa* (Fisch.et Mey.)O.Ktze. 的干燥地上部分。

【产　　地】主产于江苏、四川、浙江、湖北等地。

【采收加工】夏、秋季枝叶茂盛或花初开时采割，阴干或趁鲜时切段阴干。

【性状鉴别】茎呈方柱形，分枝对生，四面平坦或凹入成宽沟。表面淡绿色或黄绿色，枝叶无茸毛。质脆，断面中空或有白色的髓。老茎质坚硬，木质化。叶对生，灰绿色，皱缩或破碎，多已脱落。穗状轮伞花序顶生，花冠多脱落。气香特异，味淡，微凉。

以身干，黄绿色，叶多，气清香者为佳。

【显微鉴别】

（1）本品粉末，非腺毛先端长尖，稍向一侧弯曲，表面疣突细密。腺鳞头部扁圆形，4~8个细胞，内含淡黄色物。小腺毛头部圆形，1~2个细胞，直径13~27μm，柄单细胞。石细胞呈类长椭圆形，类方形或类长方形，有的胞腔内含针晶。

（2）取粉末2g，加石油醚20mL，置水浴回流30分钟，滤过，取滤液1mL，加1%香草醛盐酸试剂0.5mL，上层石油醚层显深黄色，放置后下层渐显紫褐色（检查挥发油）。

（3）取粉75g，置挥发油测定器中提取挥发油，取0.1mL油加环己烷至1mL，点于硅胶G-GMC薄层板上，以石油醚-醋酸乙酯（95∶5）为展开剂，展距15cm.喷以5%茴香醛浓硫酸试液后，于110℃加热2~3分钟显色，出现6个荧光斑点，并出现标准品溴酚蓝、苏

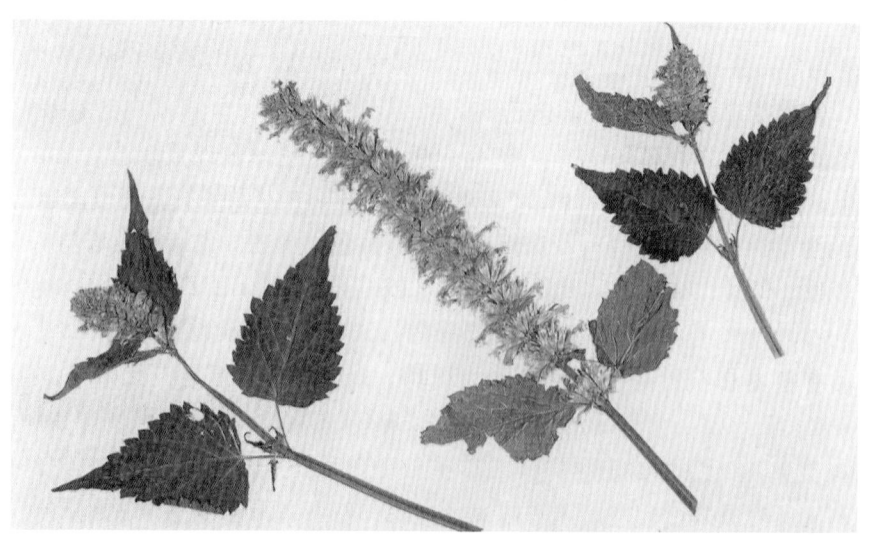

图424　藿香（江苏产）

丹Ⅲ、甲基黄相对应的斑点。

【规格等级】统货。应无杂质、虫蛀、霉变。以茎、叶绿色，老嫩适度，香气浓者为佳。

【性味归经】辛，微温。归脾、胃、肺经。

【功能主治】芳香化浊，宣透暑湿，和中止呕，发表解暑。用于湿浊中阻，感冒暑湿，脘痞呕吐，腹痛吐泻，暑湿倦怠，胸闷不舒，寒湿闭暑，鼻渊头痛。

【用法用量】水煎服，6~12g。

【主要成分】主要含挥发油，油中含有单萜烯、倍半萜烯、醇类、酮类、醛类和烷酸类化合物。

【药理作用】①扩张微血管，发汗作用；②促进胃液分泌，增强消化，解除胃肠平滑肌痉挛；③抗菌作用；④抑制、杀伤钩端螺旋体作用；⑤抗炎作用。

第四章 花 类

· 丁香《药性论》·
Dingxiang
CARYOPHYLLI FLOS
Clove Flower Bud

【来　源】本品为桃金娘科植物丁香 *Eugenia caryophyllata* Thunb. 的干燥花蕾。又称公丁香。成熟的果实称为母丁香。

【产　地】我国广东、广西等地有栽培。主产于坦桑尼亚、马来西亚、印度尼西亚等国家。

【采收加工】9月至次年3月，当花蕾由绿色转为鲜红色时采摘，除去花梗，晒干。

【性状鉴别】花蕾略呈研棒状，长 1~2cm，花冠圆球状，直径 0.3~0.5cm，花瓣 4 片，互相抱合，红棕色至暗棕色。下部为圆柱状略扁的萼筒，长 0.7~1.3cm，直径 0.3~0.6cm，上部有 4 片三角形的萼片，十字状分开，基部渐狭小，表面粗糙，红棕色至暗棕色，用指甲刻之有油渗出。将花瓣剖开，可见多数雄蕊和 1 直立的花柱，花丝向中心弯曲，搓碎后可见众多黄色的细粒状花药。质坚实而重，入水即沉；富油性，用指甲划之可见油质渗出。气芳香浓烈，味辛，有麻舌感。

以个大，粗壮，富油性，鲜紫棕色，气芳香浓烈者为佳。

【显微鉴别】

（1）本品萼筒中部横切面：表皮细胞 1 列，角质层较厚。皮层外侧散有 2~3 列径向延长的椭圆形油室，长 150~200μm，其下有 20~50 个小型双韧维管束，断续排列成环，维管束外围有少数中柱鞘纤维，壁厚，木化。内侧为数列薄壁细胞组成的通气组织，有大型细胞间隙。中心轴薄壁组织散有多数细小维管束，薄壁细胞含众多细小草酸钙簇晶。

粉末暗红棕色。纤维梭形，顶端钝圆，壁较厚，花粉粒较多，极面观三角形，赤道表面观双凸镜形，具 3 副合沟。草酸钙簇晶众多，直径 4~26μm，存在于较小的薄壁细胞中，油室多破碎，分泌细胞界限不清，含黄色油状物。

（2）取本品粉末 0.5g，加乙醚 5mL，振摇数分钟，滤过，滤液作为供试品溶液。另取丁香酚对照品，加乙醚制成每1mL中含16μL的溶液，作为对照品溶液。照薄层色谱法（《中国药典》附录Ⅵ B）试验，吸取上述两种溶液各 5μL，分别点于同一硅胶 G 薄层板上，以石油醚（60~90℃）-醋酸乙酯（9∶1）作为展开剂，展开，取出，晾干，喷以 5% 香草醛硫酸溶液，于 105℃烘干。供试品色谱中，在与对照品色谱相应位置上显相同颜色的斑点。

【规格等级】商品有公丁香、母丁香之分。通常把未开放的花蕾称为"公丁香"，把已成为果实的称为"母丁香"，其功能主治和用法与用量基本相同。现丁香商品已不分等级，均为统货。

【炮　制】取原药拣除杂质，筛去灰屑。用时捣碎。

【性味归经】辛，温。归脾、胃、肺、肾经。

【功能主治】温中降逆，温肾助阳。用于脾胃虚寒，呃逆呕吐，心腹冷痛，食少吐泻，肾虚阳痿，妇女阴冷，腰膝酸冷，疝气，痃癖，阴疽，癣症等。

【用法用量】内服，煎汤，2~5g；或入丸、散。外用：适量，研末敷贴或煎汁搽洗。

【主要成分】含β-石竹烯、苯甲醛、苄醇、间甲氧基苯甲醛、乙酸苄酯、胡椒酚、丁香烯、丁香酚、乙酸丁香酚等挥发油成分；花中含有山柰酚、齐墩果酸、鼠李素；尚含番樱桃素、番樱桃素亭、异番樱桃酚、异番樱桃素亭等苯并吡酮类化合物。

【药理作用】①抗病原微生物；②健胃作用；③驱虫；④解热镇痛；⑤止泻；⑥镇咳祛痰平喘；⑦抗氧化作用；⑧调节血糖、血脂；⑨防治肥胖。

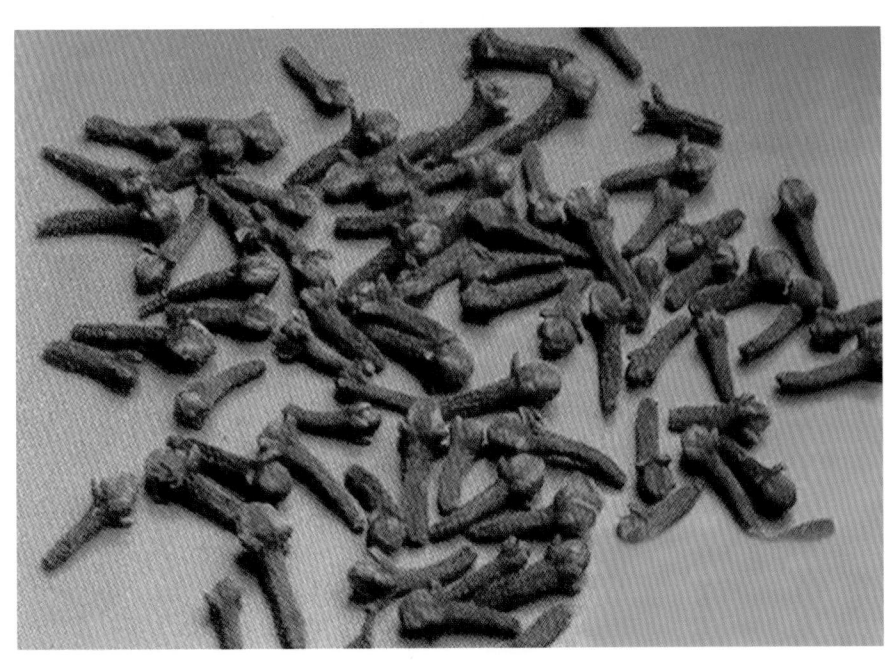

图 425　丁香

· 木棉花《本草纲目》·
Mumianhua
BOMBACIS CEIBAE FLOS
Kapok Flower

【来　　源】为木棉科植物木棉 *Bombax ceiba* L. 的干燥花朵。

【产　　地】主产于海南、台湾、广东、广西、云南、福建等地。

【采收加工】春季摘取或拾取盛开的花朵，烘干或晒干。

【性状鉴别】皱缩、不规则的块状。多不具子房和花柄。花萼杯状，长 2.5~4.0cm，直径 2~3cm，3~5 浅裂，厚革质，反卷，外表棕褐色至棕黑色，有不规则细皱纹，内表面灰黄色，被有光泽短绒毛。花瓣 5 片，皱缩或破碎，完整者展平后呈卵状椭圆形或披针状椭圆形，外表面棕黄色或深棕色，被星状毛，内表面红棕色或紫棕色，星状毛较少。雄蕊多数，卷曲，排成多列，基部合生，残留花柱较粗，稍长于雄蕊，花药肾形，卷曲。气微香，味淡、微甘。

以朵大，完整，色棕黄，无霉变者为佳。

【规格等级】统货，不分等级。以朵大完整，色棕黄色，无虫蛀、无发霉、气清香者为佳。

【性味归经】甘、淡，微寒。归胃、大肠经。

【功能主治】清热利湿，解毒。用于大肠湿热泄泻，痢疾，咳血，吐血，血崩，金疮出血，疮毒，湿疹等。

【用法用量】水煎服，9~15g，或研末服。

【主要成分】含多元酚类化合物、多糖、微量元素、鞣酸、脂肪酸、木棉胶、肉豆蔻酸、棕榈酸、油酸乙酯等成分。

【药理作用】①利尿作用；②止痛作用；③止血作用；④有抑制幽门螺杆菌生长的作用；⑤抗氧化，清除自由基，延缓衰老；⑥抑制肿瘤细胞。

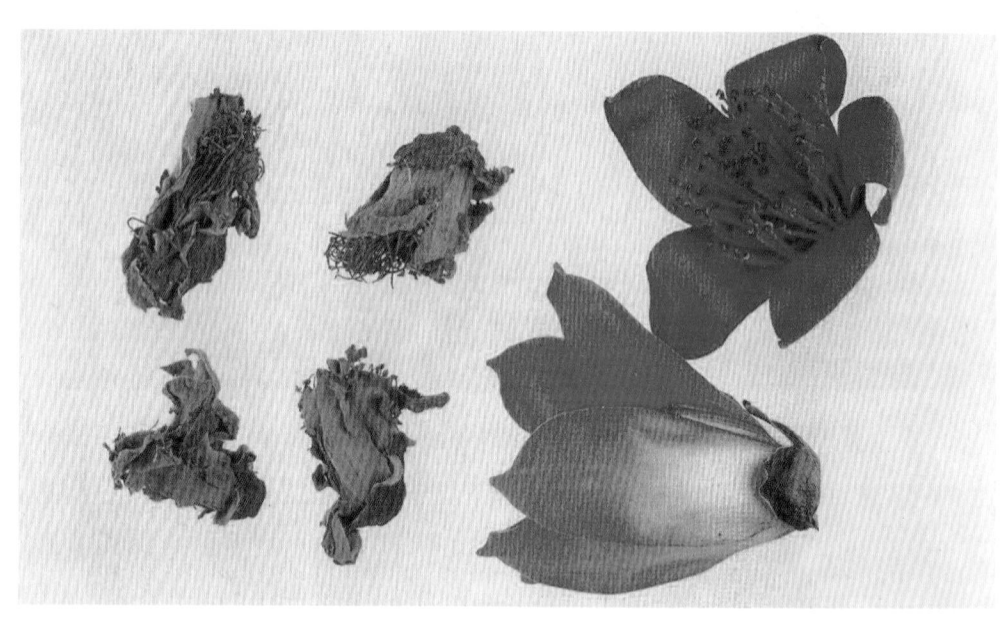

图 426　木棉花（广东产）

· 水翁花《岭外代答》·
Shuiwenghua
CLEISTOCALYCIS OPERCULATI FLOS
Operculate Cleistocalyx Flower

【来　　源】为桃金娘科植物水翁 Cleistocalyx operculatus（Roxb.）Merr.et Perry 的干燥花蕾。

【产　　地】主产于广东惠阳、肇庆、佛山，以及海南、广西、云南等地。

【采收加工】农历端午节前后摘下花蕾，晒至三成干时，堆闷发汗 1~2 天，然后日晒夜闷至足干，筛去枝梗、杂质。

【性状鉴别】呈卵形或球形，两端稍尖，长 0.4~0.6cm，直径 0.2~0.3cm，皱缩，下半部为棕色的倒钟形或杯形的萼筒，上半部浅棕黄色，呈帽状，由 5 片合生的花瓣组成。除去帽状花冠，可见重叠的雄蕊，花丝棕黑色，中央有一锥形花柱。质硬。气微香，味苦。

【规格等级】统货，不分等级。以个大，色黄黑，无枝梗者为佳。

【性味归经】苦、微甘，凉。归肺、脾、胃经。

【功能主治】 祛风解表，清热解毒，祛暑生津，消滞利湿，止痒。用于外感恶寒、发热、头痛，暑热烦渴，热毒泻痢，积滞腹胀，跌打损伤。

【用法用量】 水煎服，15~30g；泡水代茶；或煮粥喝。

【主要成分】 主要含有鞣质、熊果酸、水杨酸甲酯、水茴香烯、香叶醇及挥发油、黄酮类化合物等。

【药理作用】 ①抗炎作用；②抑制抗体形成；③中枢抑制作用；④保肝作用。

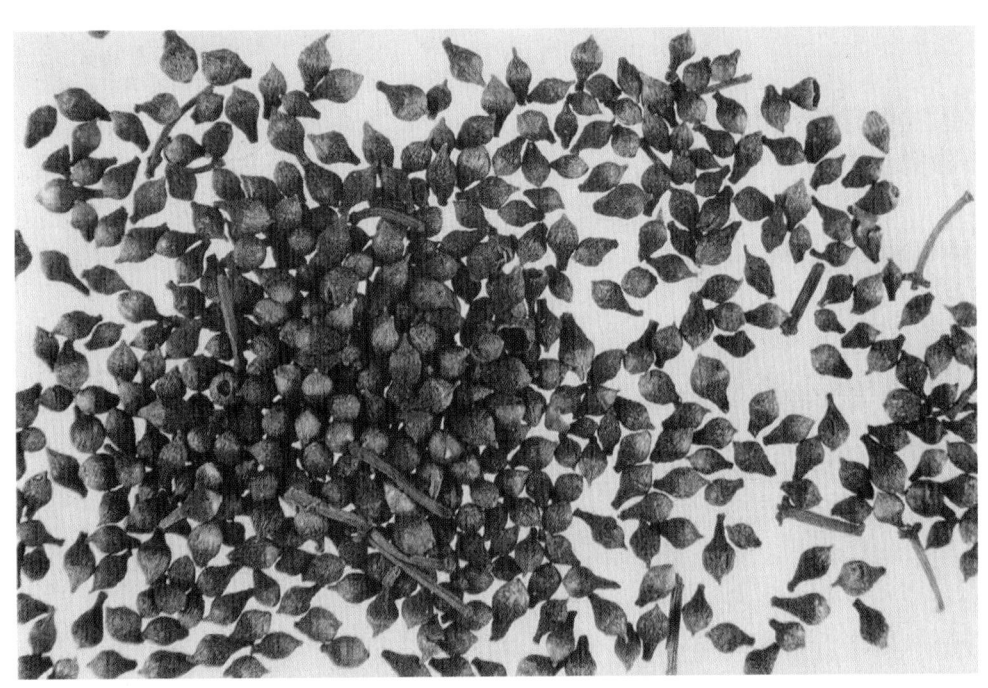

图 427　水翁花（广东产）

· 红花《开宝本草》·
Honghua
CARTHAMI FLOS
Safflower

【来　　源】 为菊科植物红花 *Carthamus tinctorius* L. 的干燥花。

【产　　地】 主产于河南、新疆、安徽、山东等省。

【采收加工】 5~6 月当花瓣由黄色变为红色时采摘管状花，早上太阳未出之前采摘，薄摊于竹席上阴干或晒干，中午翻动一次，如遇阴雨天须用文火烘干，以保持色泽鲜艳贮存。

【性状鉴别】 为细长的管状花，长约 1.5cm。表面深红黄色或鲜红色。花冠筒细长，先端 5 裂，裂片狭线形，长 0.5~0.7cm，雄蕊 5 枚，花药黄白色，聚合成管状，高出裂片之外。柱头长圆柱形，顶端微分叉。质柔软，气微香，味微苦。

以花管长，色鲜红，质柔软者为佳。

【显微鉴别】

（1）本品粉末橙黄色。花冠、花丝、柱头碎片多见，有长管道状分泌细胞，常位于导管旁，直径约至 66μm，含黄棕色至红棕色分泌物。花冠裂片顶端表皮细胞外壁突起呈短绒毛状。柱头及花柱上部表皮细胞分化成圆锥形单细胞毛。花粉粒类圆形，具 3 个萌发孔。有草酸钙方晶。

（2）取本品粉末 0.5g，加 80％丙酮溶液 5mL，密塞振摇 15 分钟。静置，吸取上清液，作为供试品溶液。另取红花对照药材 0.5g，同法制成对照药材溶液。照薄层色谱法试验，吸取上述两种溶液各 5μL，分别点于同一以羧甲基纤维素钠为黏合剂的硅胶 H 薄层板上，以醋酸乙酯 - 甲酸 - 水 - 甲醇（7：2：3：0.4）为展开剂，展开，取出，晾干。供试品色谱中，在与对照药材色谱相应的位置上，显相同颜色的斑点。

【规格等级】商品分 2 个等级。均应无杂质、虫蛀、霉变。

一等：表面深红、鲜红色，微带黄色。

二等：表面浅红、暗红或淡黄红色。

【炮　　制】除去杂质，整理洁净。

【性味归经】辛，温。归心、肝经。

【功能主治】活血通经，散瘀止痛。用于经闭，痛经，恶露不行，产后血晕，瘀滞腹痛，癥瘕痞块，跌仆瘀肿，疮疡肿痛，胸痹心痛，中风瘫痪等。

【用法用量】水煎服，3~9g。

【主要成分】主要含有黄酮类、生物碱、聚炔、亚精胺、木脂素、倍半萜、有机酸、烷基二醇和多糖等成分。

【药理作用】①抑制血小板聚集，促进血循环；②降血脂作用；③扩张冠脉，增加冠脉流量作用；④降压作用；⑤减轻脑缺血、脑水肿，减少脑卒中的发生；⑥镇静、镇痛作用；⑦抗炎作用；⑧对免疫功能有双重调节作用；⑨消除因内分泌引起的色斑作用；⑩保护肝脏；⑪兴奋子宫作用；⑫抗肿瘤作用：红花甲醇提取物可使皮肤癌小鼠的肿瘤细胞数目减少，红花多糖可通过提高 CTL 和 NK 细胞毒性抑制肿瘤细胞增殖、转移。

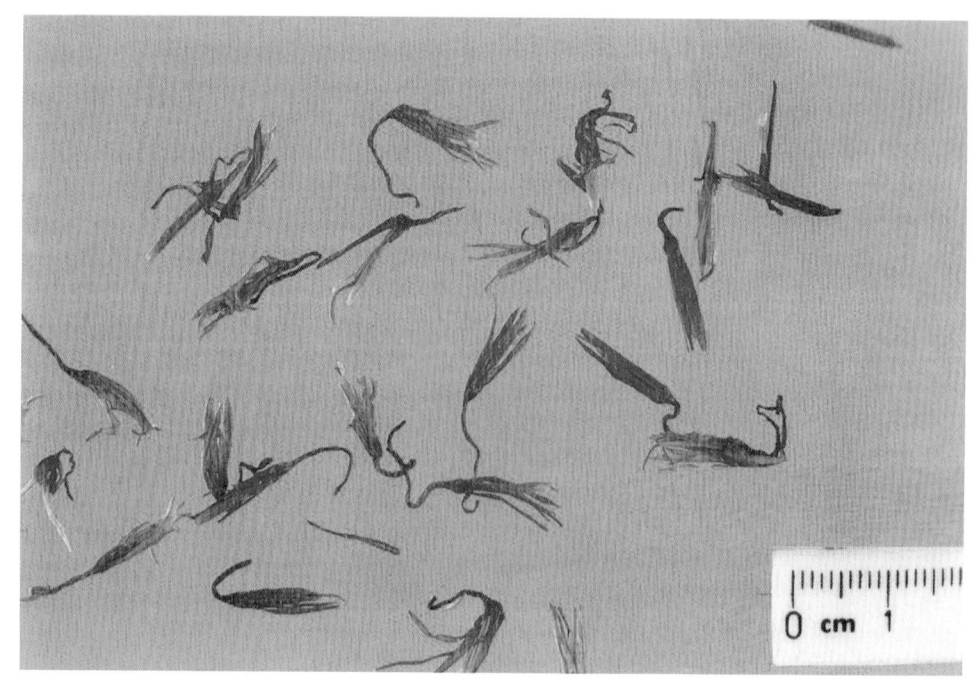

图 428　红花（新疆产）

·西红花《本草品汇精要》·
Xihonghua
CROCI STIGMA
Saffron Stigma

【来　　源】 为鸢尾科植物番红花 *Crocus sativus* L. 花的干燥柱头。

本品又称番红花，因历史上原产于伊朗等国的西红花经印度从我国西藏口岸进入中国大陆，所以习惯称为"藏红花"。

【产　　地】 主产于伊朗、希腊、西班牙、俄罗斯等国。我国主产于西藏、云南、上海、河南、安徽、浙江、江苏和山东等省市。

【采收加工】 10 月底至 11 月下旬，当花开至花冠升直时采摘，选择晴天的早上，将花朵摘下，再摘下深红色的柱头，晒干，即为"生晒西红花"或"干藏红花"。或将摘下的柱头用白蜜进行加工，使其油润光亮，即为"湿西红花"或"湿藏红花"。

柱头摘下后，如遇阴雨天，如数量较少，可用普通电烘箱低温烘干，烘干时上下经常倒换。如数量大，则用干燥机以 50℃ 左右的温度及时烘至足干。

【性状鉴别】

（1）湿西红花：由多数柱头集合成松散状，柱头线状，红棕色，单条或 3 条与一橙黄色短花柱基部相连，有油润光泽，长约 3cm，顶端较宽大、略扁平，向下渐细，顶端边缘显不整齐的齿状，并有绒毛状突起。入水浸泡，柱头膨胀呈喇叭状，水被染成金黄色。气清香，微有刺激性，味微甘苦。

以滋润而有光泽，色红棕，黄丝少为佳。

（2）干西红花：又称"生晒西红花"或"干藏红花"。呈弯曲线状，单枝或基部相连的三分枝，长约 3cm，暗红色，上部较宽略扁平，顶端边缘显不整齐的齿状，内侧有一短裂隙，向下渐细，下端偶有残留一小段黄色花柱。体轻，质松软，无油润光泽，干燥时质脆易断。入水浸泡，柱头膨胀呈喇叭状，水被染成金黄色。气香特异，微有刺激性，味微苦。

以柱头暗红色，黄色花柱少，无杂质者为佳。

【显微鉴别】

（1）本品粉末橙红色。表皮细胞表面观长条形，壁薄，微弯曲，有的外壁突出呈乳头状或绒毛状，表面隐约可见纤维纹理。柱头顶端表皮细胞绒毛状，直径 26~56μm，表面有稀疏纹理。草酸钙结晶聚集于薄壁细胞中，呈颗粒状、圆簇状、梭形或类方形，直径 2~14μm。

（2）取本品浸入水中，可见橙黄色呈直线下降，并逐渐扩散，水被染成黄色，无沉淀。柱头呈喇叭状，有短缝；在短时间内，用针拨之不破碎。

（3）取本品少量，置白瓷板上，加硫酸 1 滴，酸液显蓝色经紫色缓慢变为红褐色或棕色。

【规格等级】 商品分进口西红花和国产西红花两个品别。

1. 进口西红花　罐装或散装，分为两种规格。

（1）干燥型西红花：体轻，质柔软，暗红色，无黏性，无油润光泽，系烘干品，习称"进口生晒西红花"，品质佳，价格高。

（2）滋润型西红花：系加入白蜜或其他物质加工而成。体较重，红棕色，有黏性，呈油润光泽状，质量较次，价格比较低。

2. 国产西红花 盒装或散装，干燥型，习称"国产生晒西红花"，实际上绝大部分是烘干品，质量甚佳。

【性味归经】甘，平。归心、肝经。

【功能主治】活血化瘀，凉血解毒，解郁安神。用于经闭、癥瘕，产后瘀血腹痛，温毒发斑，心忧郁积，气闷不散，惊悸，胸膈痞闷，跌仆肿痛等。

【用法用量】水煎服，3~9g。

【主要成分】主要成分有萜类及二萜类、黄酮醇及其苷类、蒽醌类化合物。尚含有单苯环类、环己烷和环己烯衍生物，少量氨基酸及生物碱类化合物、挥发油等。

【药理作用】①兴奋子宫作用；②抗凝血作用；③利胆作用；④抗炎、镇静安神作用；⑤抗肿瘤作用：藏红花制剂对白血病、卵巢癌、结肠癌、横纹肌肉瘤、扁平细胞瘤和软组织肉瘤等有较强的抑制作用；⑥增加肾脏血流量；⑦防治骨质疏松作用；⑧调节免疫作用。

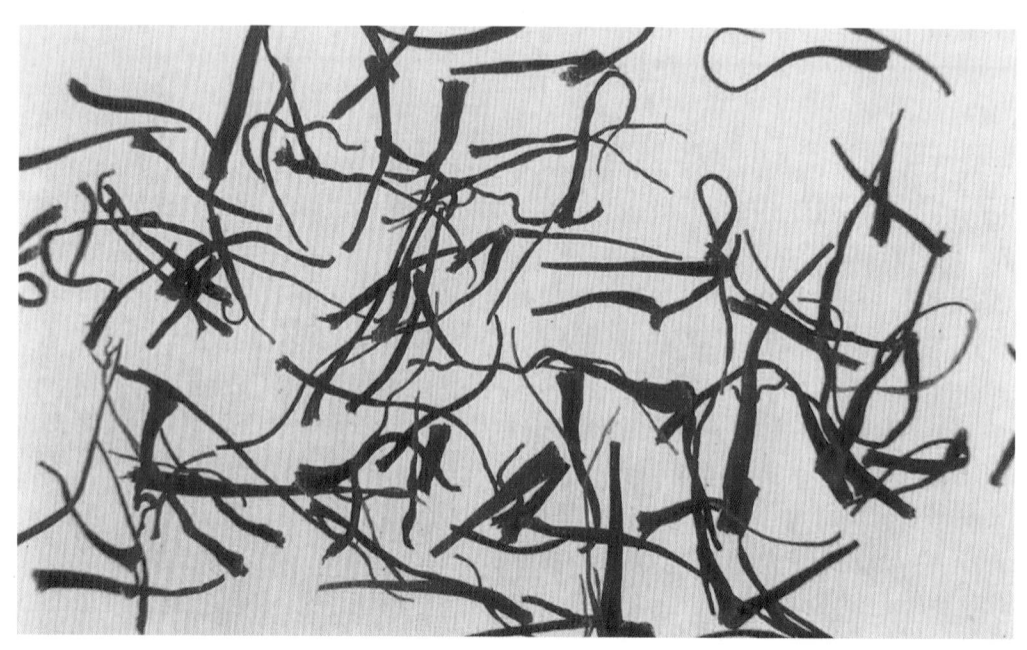

图 429　西红花（上海产）

·合欢花《神农本草经》·
Hehuanhua
ALBIZIAE FLOS
Albizia Flower

【来　　源】为豆科植物合欢 *Albizia julibrissin* Durazz. 的干燥花序及花蕾。

【产　　地】主产于浙江、安徽、江苏、江西、湖北、湖南、贵州、云南、四川、辽宁、河北、河南、陕西等地。

【采收加工】夏季花蕾形成或花开放时，择晴天采收，摊于竹匾内迅速晒干，花蕾称合欢米。

【性状鉴别】

（1）合欢花：头状花序，皱缩成团。花细长而弯曲，长0.7~1.0cm，淡绿黄色至淡黄褐色，具或不具短梗。花萼细筒状，先端有5小齿；花冠筒状，先端5裂，裂片披针形，外表面有长柔毛，花冠筒长约为萼筒的2倍；雄蕊多数，花丝细长而弯曲，黄棕色至黄褐色，下部合生，上部分离，伸出花冠筒外。气微香，味淡。

以身干，淡绿黄色，不碎者为佳。

（2）合欢米：为干燥花蕾，呈米粒状，不散瓣，青绿色至黄绿色。气微香，味淡。

以身干，黄绿色，不碎者为佳。

【显微鉴别】

（1）本品粉末灰黄色。非腺毛单细胞，微弯曲，长81~447μm，直径8~16μm，壁较厚，表面有疣状突起，有的可见1~2菲薄横隔，草酸钙方晶多存在于薄壁细胞中，呈双锥形、类方形、长方形或菱形，直径3~31μm，含晶细胞成群或数个纵行排列。复合花粉粒呈扁球形，为16合体，直径81~146μm，中央8个分体排列成上下交迭的十字形，其余8个围在四周，单个分体呈类方形或长球形，外壁几光滑。花丝表皮细胞表面观长条形或长方形，垂周壁平直，具纵向弯曲的细条状角质纹理。

（2）取本品粉末1g，加乙醚10mL，放置1小时，滤过，滤液挥干，残渣加醋酸乙酯0.5mL使溶解，作为供试品溶液。另取合欢花对照药材，同法制成对照药材溶液。照薄层色

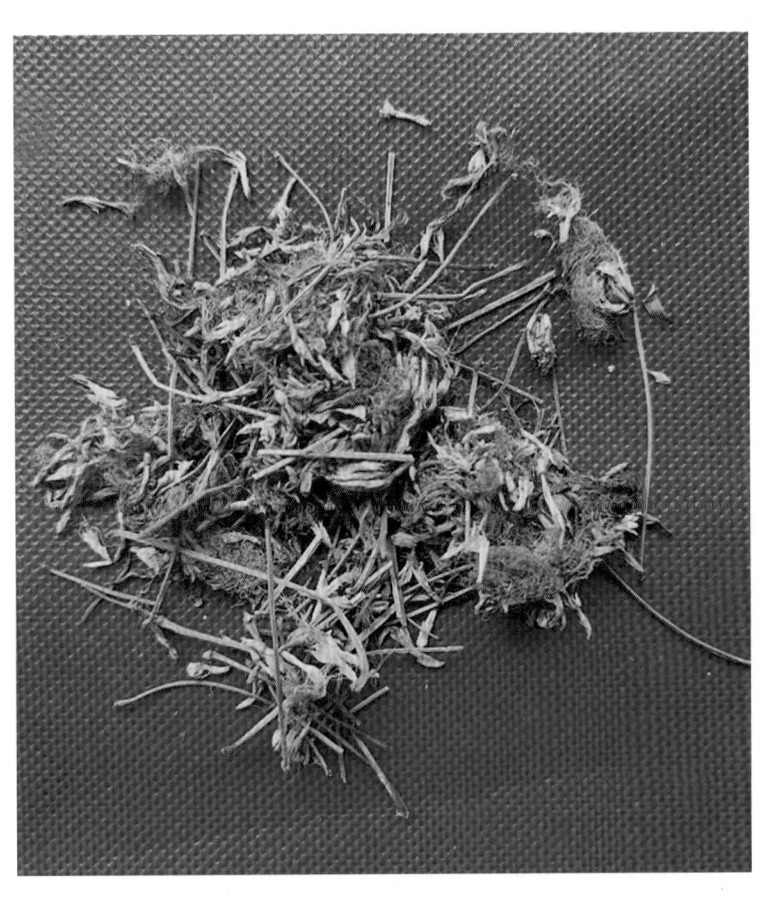

图430　合欢花

谱法（《中国药典》附录ⅥB）试验，吸取上述两种溶液各6μL分别点于同一硅胶G薄层板上，以正己烷-醋酸乙酯（8.5：1.5）为展开剂，展开，取出，晾干，喷以5%香草醛硫酸溶液，热风吹至斑点显色清晰。供试品色谱中，在与对照药材色谱相应的位置上，显相同颜色的斑点。

【炮　　制】取原药拣去杂质，整理洁净入药。

【性味归经】甘，平。入心、肝经。

【功能主治】解郁安神，理气通络，明目。用于心神不安，忧郁失眠，健忘，视物不清，跌打损伤，痈肿疼痛等。

【用法用量】5~10g。水煎服。

【主要成分】本品主要含芳香成分如反-芳樟醇氧化物，芳樟醇，异戊醇，α-罗勒烯和2,2,4-三甲基戊丁烷等。此外，还含矢车菊素-3-葡萄糖苷。

【药理作用】①抗抑郁；②镇静催眠。

·芫花《神农本草经》·
Yuanhua
GENKWA FLOS
Lilac Daphne Flower Bud

【来　　源】为瑞香科植物芫花 *Daphne genkwa Sieb.et Zucc.* 的干燥花蕾。

【产　　地】主产于安徽、江苏、浙江、山东、福建、湖北、四川、江西、河北、甘肃等省。

【采收加工】春季花含苞待放时采收，将花蕾摘下，去净梗叶，晒干或烘干。

【性状鉴别】单朵或3~7朵簇生于短花轴上，基部有苞片1~2片，多脱落为单朵。单朵呈棒槌状，多弯曲，长1.0~1.7cm，直径约1.5cm，花被筒表面淡紫色或灰绿色，密被白色短茸毛，先端4裂，裂片淡紫色或黄棕色，花心较硬，呈紫红色，花丝极短，花盘杯状。质软，气微香，久闻能致头晕，味甘，微辛，嚼之有辣味感。

以花蕾多而整齐，淡紫色为佳。

【显微鉴别】

（1）本品表面观：花粉粒黄色，类球形，直径23~45μm，表面有较明显的网状雕纹。花被下表面有非腺毛，单细胞，多弯曲，长88~780μm，直径15~23μm，壁较厚，微具疣状突起。

（2）取本品粉末1g，加石油醚（30~60℃）20mL，超声处理30分钟，滤过，滤液蒸干，残渣加乙醇1mL使溶解，作为供试品溶液。另取芫花对照药材1g，同法制成对照药材溶液。照薄层色谱法试验，吸取上述两种溶液各5μL，分别点于同一硅胶G薄层板上，以苯-醋酸乙酯（10：1）为展开剂，展开，取出，晾干，在紫外光灯（365nm）下检视。供试品色谱中，在与对照药材色谱相应的位置上，显相同的天蓝色荧光斑点。

【规格等级】统货。以花蕾淡紫色，多而整齐，无梗叶、杂质、虫蛀、霉变者为佳。花蕾开放后质差。

【炮　　制】

（1）芫花：除去杂质入药。

（2）醋芫花：取净芫花，每100kg用米醋30kg，喷淋拌匀，润透，用文火炒至醋被吸尽，取出晾干。

【炮制作用】 生芫花为峻泻逐水药，药性较猛，毒性较大，醋制可降低毒性，缓和泻下作用。

【性味归经】 苦、辛，寒。有毒。归肺、脾、肾经。

【功能主治】 泻水逐饮，涤痰，解毒杀虫。用于水肿胀满，胸腹积水，痰饮积聚，气逆喘咳，痰癖，二便不利；外治疥癣秃疮，冻疮。

【用法用量】 炮制后用。水煎服，1.5~3g。醋芫花研末吞服，一次 0.6~0.9g，一日 1 次。

【主要成分】 主要含有黄酮类、香豆素类、二萜原酸酯类、绿原酸类、木脂素类化合物等。

【药理作用】 ①镇痛、镇静、抗惊厥作用；②抗生育作用；③镇咳、祛痰作用；④利尿作用；⑤抗白血病作用；⑥抑制黄嘌呤氧化酶作用；⑦抗菌作用；⑧抗寄生虫作用；⑨降压作用。

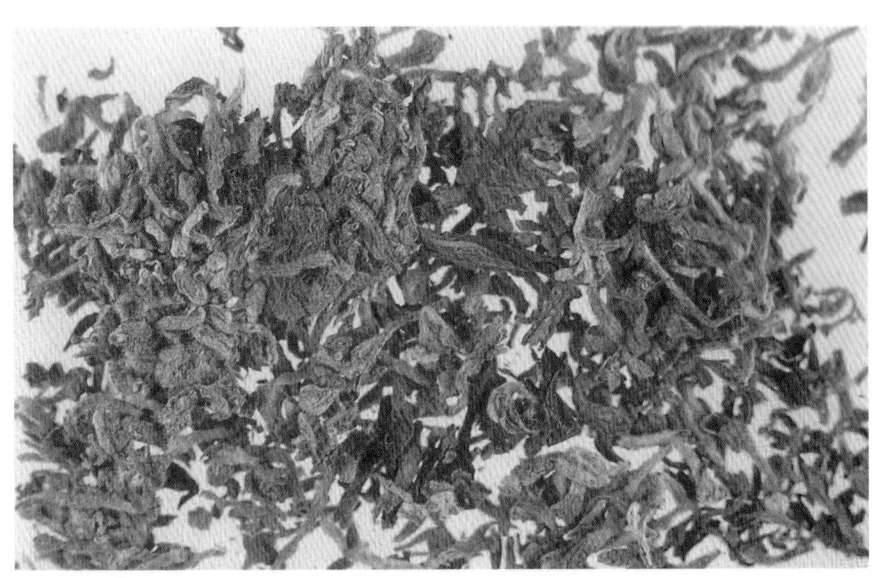

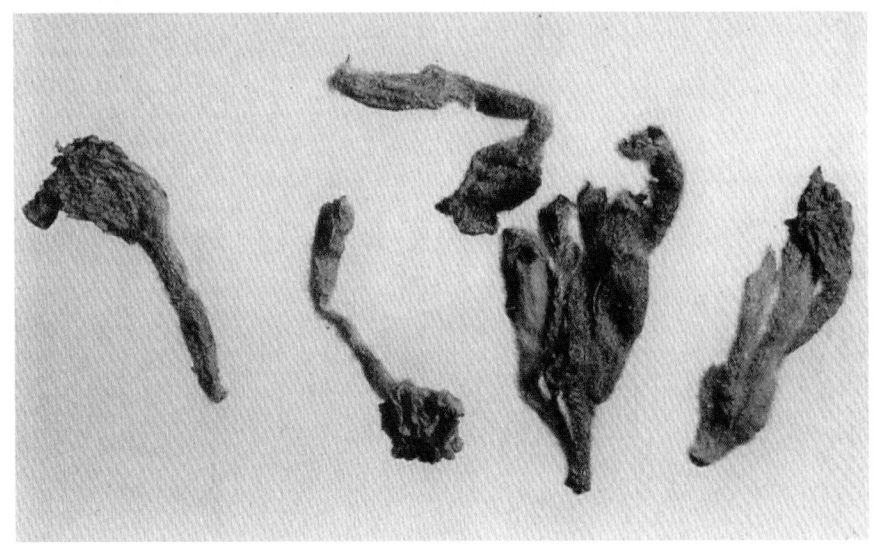

图 431　芫花（安徽产）

注：商品芫花有两种，正文所载的芫花为紫色的，习称"南芫花"。另一种芫花，习称"北芫花"。为同种植物黄芫花 Wirstroemia chanaedaphne Meisn 的干燥花蕾。主产于山西、河北、陕西、甘肃、内蒙古等省、自治区。

· 谷精草《开宝本草》·
Gujingcao
ERIOCAULI FLOS
Buerger Pipewort Capitulum with Pedicel

商品按药用部位不同、性状不同分为谷精草与谷精子。

【来　　源】为谷精草科植物谷精草 Eriocaulon buergerianum Koern. 的干燥带花茎的头状花序。

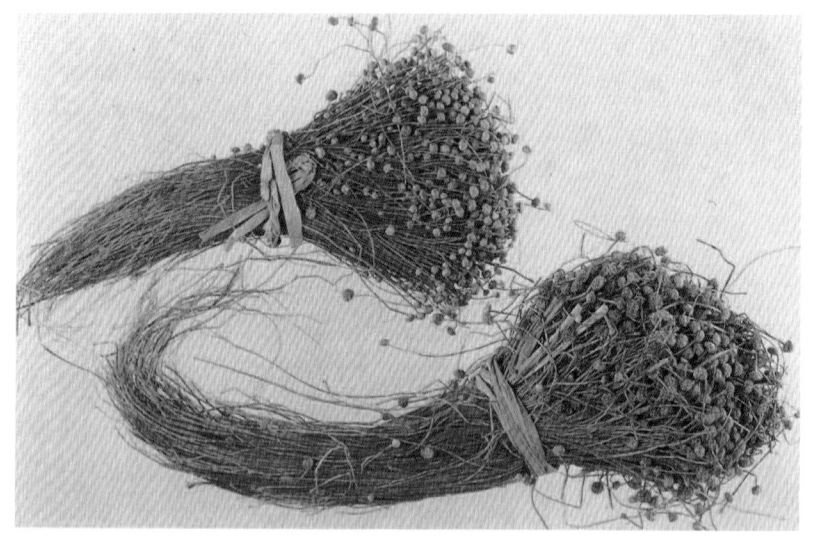

a

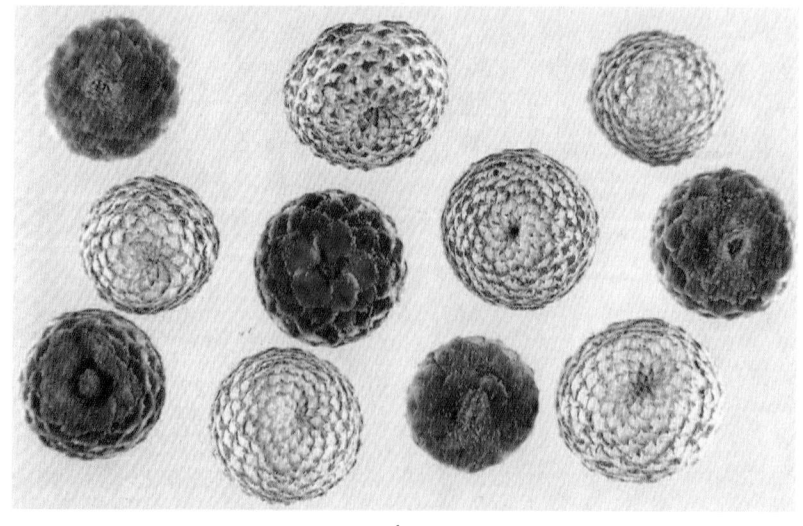

b

图 432　谷精草（江西产）
a. 谷精草　b. 谷精子

【产　　地】主产于江苏、浙江、湖南、湖北、安徽、江西、福建、广东、广西、云南、贵州、四川等地。

【采收加工】秋季采收，将花序连同花茎拔出，晒干，即为谷精草。剪下花序，晒干，即为谷精子。

【性状鉴别】为花茎及顶端的头状花序组成。花茎纤细，长短不一，直径约 1mm。表面具数条扭曲的纵棱，质柔软。顶生头状花序呈半球形，直径 0.4~0.5cm，底部有苞片层层紧密排列成盘状，苞片淡黄绿色，有光泽，花序顶部灰白色，揉碎花序可见多数黑色花药及细小黄绿色未成熟的果实。气微，味淡。

以花序紧结，个大色白，花茎黄绿色者为佳。

【显微鉴别】本品粉末黄绿色。腺毛头部长椭圆形，1~4 细胞，表面有细密网状纹理；柄单细胞。非腺毛甚长，2~4 细胞。种皮表皮细胞，表面观呈长六角形，壁上衍生伞形支柱。花茎表皮细胞表面观长条形，表面有纵直角质纹理，气孔类长方形。果皮细胞表面观呈类多角形，垂周壁豆粒状增厚。花粉粒类圆形，具螺旋状萌发孔。

【规格等级】统货，不分等级。

【炮　　制】取原药拣去杂质，整理洁净入药。

【性味归经】辛、甘，平。归肝、肺经。

【功能主治】疏散风热，明目，退翳。用于风热目赤，肿痛羞明，眼生翳膜，风热头痛等。

【用法用量】4.5~9g，水煎服。

【主要成分】主要含有生物碱、酚性成分、有机酸、黄酮及其苷类、挥发油、植物甾醇、鞣质等。

【药理作用】①抗菌作用；②补血作用；③对白内障的治疗作用；④神经损伤保护作用；⑤抗氧化作用；⑥α-糖苷酶抑制作用。

·辛夷《神农本草经》·
Xinyi
MAGNOLIAE FLOS
Biond Magnolia，Yulan Magnolia or Sprenger Magnolia Flower

本品按来源不同分为望春花、玉兰、武当玉兰三个品别。

【来　　源】为木兰科植物望春花 *Magnolia biondii* Pamp.、玉兰 *Magnolia denudata* Desr. 或武当玉兰 *Magnolia sprengeri* Pamp. 的干燥花蕾。

【产　　地】主产于安徽、湖北、湖南、四川、河南、浙江、江西、江苏、陕西等省。产于河南的称为"会春花"，产于安徽的称为"安春花"，产于浙江的称为"杜春花"。

【采收加工】春季 1~2 月，采摘未开放的花蕾，除去枝梗，晒干或阴干，或以微火烘干（采收要及时，过晚花半开或全开即失去药用价值）。

【性状鉴别】

（1）望春花：呈长卵形，似毛笔头，长 1.2~2.5cm，直径 0.8~1.5cm。基部常具短梗，长约 5mm，梗上有类白色点状皮孔。苞片 2~3 层，每层 2 片，两层苞片间有小鳞芽，苞片外面密被灰白色或灰绿色茸毛，内表面类棕色，无毛。花被片 9，类棕色，外轮花被片 3，条形，约为内两轮长的 1/4，呈萼筒状，内两轮花被片 6，每轮 3，轮状排列。雄蕊和雌蕊多数，螺旋状排列。体轻，质脆。气芳香，味辛凉而稍苦。

（2）玉兰：长1.5~3.0cm，直径1.0~1.5cm。基部枝梗较粗壮，皮孔浅棕色。苞片外表面密被灰白色或灰绿色茸毛。花被片9，内外轮同型。

（3）武当玉兰：长2~4cm，直径1~2cm。枝梗粗壮，皮孔红棕色。苞片外表面密被淡黄色或浅黄绿色茸毛，有的最外层苞片茸毛已脱落而呈黑褐色。花被片10~12（15），内外轮无显著差异。

以花蕾未开放，完整，无脱瓣，外表灰绿色者为佳。

【显微鉴别】

（1）本品粉末灰绿色或淡黄绿色。非腺毛甚多，散在，多碎断；完整者2~4细胞，亦有单细胞，壁厚4~13μm，基部细胞短粗膨大，细胞壁极度增厚似石细胞。石细胞多成群。油细胞类圆形，有的可见微小油滴。苞片表皮细胞扁方形，垂周壁连珠状。

（2）取本品粗粉1g，加三氯甲烷10mL，密塞，超声处理30分钟，滤过，滤液蒸干，残渣加三氯甲烷2mL使溶解，作为供试品溶液。另取木兰脂素对照品，加甲醇制成每1mL含1mg的溶液，作为对照品溶液。照薄层色谱法试验，吸取上述两种溶液各2~10μL，分别点于同一以羧甲基纤维素钠为黏合剂的硅胶H薄层板上，以三氯甲烷-乙醚（5：1）为展开剂，展开，取出，晾干，喷以10％硫酸乙醇溶液，在90℃加热至斑点显色清晰。供试品

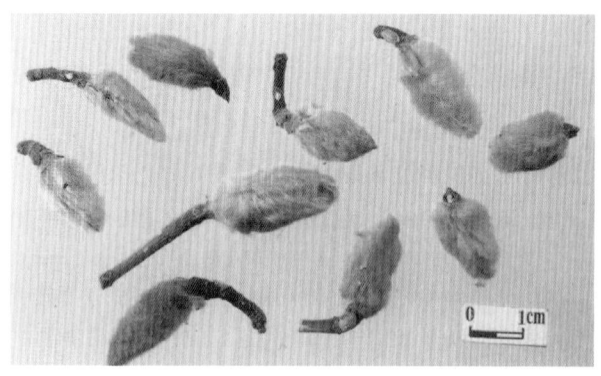
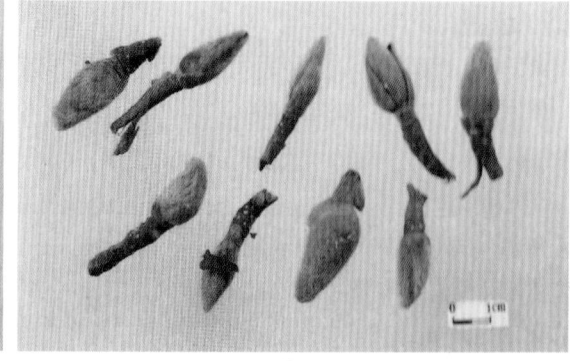

a

b

c

图 433　辛夷

a.望春花（安徽产）　b.玉兰（湖北产）　c.武当玉兰（湖北产）

色谱中，在与对照品色谱相应的位置上，显相同的紫红色斑点。

【规格等级】商品一般不分等级，均为统货。身干，花蕾完整，内瓣紧密，色灰绿鲜艳光亮，香气浓，无枝梗、杂质、霉变、虫蛀者为佳。

商品以安徽、河南所产的望春花、玉兰的花蕾产量大，质量最好。

【性味归经】辛，温。归肺、胃经。

【功能主治】散风寒，通鼻窍。用于风寒感冒头痛，鼻塞，鼻渊，鼻流浊涕，牙痛等。

【用法用量】3~9g，水煎服。外用适量。

【主要成分】主要含有烯类、醇类、酯类、黄酮苷类、木脂素类等成分。尚含有桉叶油素、油酸、维生素 A、O-甲基丁香醚等。

【药理作用】① 局部收敛、刺激作用；② 抗病原微生物作用；③ 抗炎作用；④ 镇痛作用；⑤ 降压作用；⑥ 兴奋子宫、抑制离体肠收缩的作用；⑦ 抗过敏作用；⑧ 抗凝作用；⑨ 抗组胺和抗乙酰胆碱作用。

注：安徽省怀宁县的石镜、江镇、五横等乡产的辛夷，是木兰科玉兰的干燥花蕾，称"海螺望春花"。花柄细长，传统有"一花一杆"之说，历史上出口香港、澳门地区及东南亚各国。本品花蕾大，饱满，个匀，苞片绒毛萎黄紧密，花梗较长，香气浓郁。

· 鸡冠花《嘉祐本草》·
Jiguanhua
CELOSIAE CRISTATAE FLOS
Common Cockscomb Inflorescence

【来　　源】为苋科植物鸡冠花 *Celosia cristata* L. 的干燥花序。

【产　　地】全国大部分地区均产。主产于江苏南京、苏州等地。

【采收加工】秋季 8~10 月，花序已充分长大，并有部分果实成熟时，剪取花序，晒干，扎成小把。

【性状鉴别】穗状花序，多扁平而肥厚，呈鸡冠状，长 8~25cm，宽 5~20cm。花序上缘宽，具皱褶，密生许多细绒状鳞片，有红色、浅红色、白色等颜色。下部花轴扁而渐狭，两面密生小花，小花基部有苞片 3 枚，萼片 5 枚，苞片及花被均膜质。果实盖裂，轻击之即有黑色细小光亮种子散落，略呈扁圆肾形。体轻，质柔韧，气微，味淡。

以身干，朵大而扁，色泽鲜艳者为佳。以白鸡冠花质优。

【显微鉴别】取本品 2g，剪碎，加乙醇 30mL，加热回流 30 分钟，滤过，滤液蒸干，残渣加乙醇 2mL 使溶解，作为供试品溶液。另取鸡冠花对照药材 2g，同法制成对照药材溶液。照薄层色谱法试验，吸取上述两种溶液各 2μL，分别点于同一硅胶 G 薄层板上，以环己烷-丙酮（5∶1）为展开剂，展开，取出，晾干，喷以 5% 香草醛硫酸溶液，加热至斑点显色清晰。供试品色谱中，在与对照药材色谱相应的位置上，显相同颜色的斑点。

【规格等级】统货。以花序肥厚扁平，鸡冠状，花柄短，色泽鲜艳者为佳。

【炮　　制】取原药拣去杂质，整理洁净，切段。

【性味归经】甘、涩，凉。归肝、大肠经。

【功能主治】收敛固涩，止血，止带，止痢。用于吐血，崩漏，便血，痔血，赤白带下，久痢不止。

【用法用量】 6~12g，水煎服。

【主要成分】 主要含有黄酮类物质，包括有槲皮素、山奈酚、异鼠李素和木犀草素等。尚含有维生素、无机元素、氨基酸及水溶性色素等成分。

【药理作用】 ①引产作用；②抗滴虫作用；③增强免疫作用；④抗衰老作用；⑤预防骨质疏松作用；⑥调节血脂代谢；⑦抗肿瘤作用：其水煎液可使 S180 荷瘤鼠瘤重明显低于对照组；⑧抗疲劳作用。

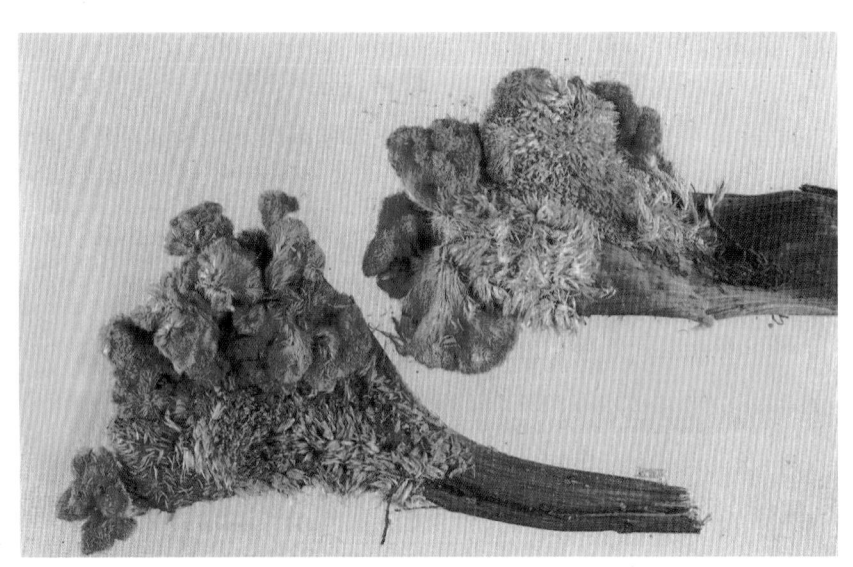

图 434　鸡冠花

· 鸡蛋花《岭南采药录》·
Jidanhua
PLUMERIAE FLOS
Mexican Frangipani Flower

【来　　源】 为夹竹桃科植物鸡蛋花 *Plumeria rubra* L.cv. Acutifolia（Poir.）Bailry. 的干燥花朵。

【产　　地】 原产于墨西哥、缅甸、泰国、越南、巴基斯坦等国。我国产于广东、广西、云南、福建、台湾、海南等省、自治区。

【采收加工】 夏、秋季当花盛开时采摘花朵，晒干。

【性状鉴别】 花朵皱缩，黄褐色至棕褐色，展开后全长 3.5~5.0cm，由 5 枚大型旋转排列的花瓣组成。花瓣倒卵形，长 3~4cm，宽 2~3cm。下部合生成细管状，长约 1cm，内藏雄蕊 5 枚。花丝极短，有时可见小的卵状子房。气醇香，味清淡稍苦。国产的鸡蛋花朵大，色偏紫红。进口的鸡蛋花朵小，色暗褐。

【规格等级】 统货，不分规格等级。应足干、无虫蛀、霉变。以朵大、色鲜、气香者为佳。

【炮　　制】 取原药拣去杂质，整理洁净入药。

【性味归经】 甘、微苦，凉。归脾、大肠经。

【功能主治】 清热、利湿，解暑。用于感冒发热，肺热咳嗽，湿热黄疸，泄泻痢疾，尿路结石等。

【用法用量】水煎服，9~15g。外用：适量，捣敷。

【主要成分】主要含有环烯醚萜类、三萜类、黄酮醇类、醇类、醛类、脂肪酸类等成分。

【药理作用】①抑菌作用；②利尿作用；③局麻作用；④解痉作用。

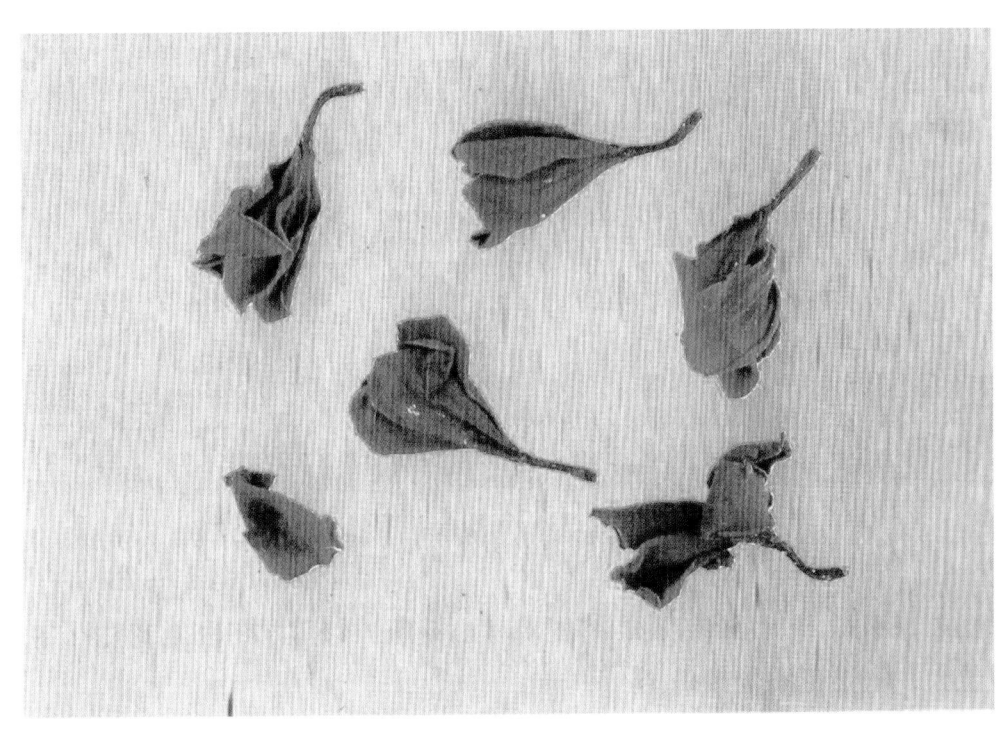

图 435　鸡蛋花（广东产）

·玫瑰花《本草纲目拾遗》·
Meiguihua
ROSAE RUGOSAE FLOS
Rose flower Bud

【来　　源】为蔷薇科植物玫瑰 *Rosa rugosa* Thunb. 的干燥花蕾。

【产　　地】主产于北京、天津、河北、山西、内蒙古、山东、安徽、浙江、江苏等地。

【采收加工】于 4~6 月花蕾含苞欲放时，选择晴天早上，分批采摘，最好用文火或低温迅速烘干。烘干时将采摘的花蕾摊成薄层，花冠向下，使其最先干燥，然后翻转烘干花蒂部分，若花蒂不干不能收购包装。若采用晒干，成品的颜色和香气较差。

【性状鉴别】呈半球形或不规则团状，直径 1.0~2.5cm。花托半球形，与花萼基部合生，萼片 5，披针形，黄绿色或棕绿色，被有细柔毛。花瓣卵圆形，复瓦状排列，质薄而脆，色紫红而鲜艳，中间有黄褐色雄蕊多数。体轻，质脆。气芳香浓郁，味微苦涩。

以身干，含苞未开，朵大，瓣厚，色紫红鲜艳，气芳香浓郁者为佳。

【显微鉴别】本品萼片表面观：非腺毛较密，单细胞，多弯曲，长 136~680μm，壁厚，木化。腺毛头部多细胞，扁球形，直径 64~180μm，长 50~340μm，基部有时可见单细胞分枝。草酸钙簇晶直径 9~25μm。

【规格等级】传统将商品分为"头水花""二水花""三水花"。现多为统货。应为花蕾未开放，色紫红，无杂质、霉变。以花蕾朵大、瓣厚、色紫红鲜艳、香气浓郁为佳。

【性味归经】甘、微苦，温。归肝、脾经。

【功能主治】行气解郁，和血，散瘀止痛。用于肝胃气痛，新久风痹，吐血咯血，食少呕恶，月经不调，赤白带下，跌仆损伤，神经性头痛，偏头痛，痢疾，乳痈，肿毒等。

【用法用量】水煎服，1.5~6g。

【主要成分】含有萜醛类化合物，包括玫瑰醚、芳樟醇及其氧化物、香茅醇、香叶醇、β-苯乙醇及其酯类。尚含有多酚类、黄酮类、色素类等化合物。

【药理作用】①促进胆汁分泌，有利胆的作用；②抗氧化作用；③增强免疫功能的作用；④改善心肌缺血的作用；⑤抗炎作用；⑥解除口服锑剂的毒性作用。

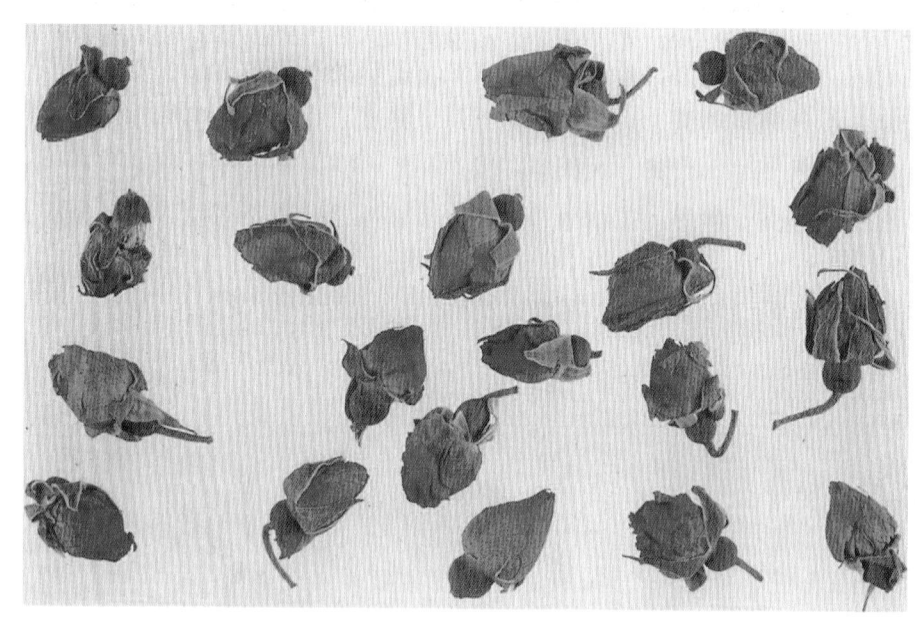

图 436　玫瑰花（山东产）

·金银花《名医别录》·
Jinyinhua

商品又称双花、二花、二宝花、忍冬花。按产地不同分为南银花，按来源不同，分为密银花、济银花、山银花、红腺忍冬和毛花柱忍冬等品别。均以"金银花"为名。以密银花质量最佳，济银花产量大。

·密银花·
Miyinhua
LONICERAE JAPONICAE FLOS
Japanese Honeysuckle Flower Bud

【来　　源】为忍冬科植物忍冬 *Lonicera japonica* Thunb. 的干燥花蕾。

【产　　地】主产于河南新密、尉氏、沁阳、登封、荥阳、原阳、封丘、濮阳等地。产量较小。

【采收加工】夏初，花将开放时，选择晴天上午露水已干时采摘花蕾，薄摊席上晾晒，阴干或低温烘干。切勿翻动、曝晒，以防花蕾变色发黑。

【性状鉴别】呈长棒状，上粗下细，略弯曲，长 2~3cm，上部直径 0.3cm，下部直径 0.15cm。外表面黄白色或绿白色，贮久色渐深，密被短柔毛，偶见叶状苞片，花冠厚，质稍硬，握之有顶手感。花萼绿色，先端 5 裂，裂片有毛，长约 2mm。已开放的花朵花冠筒状，端先二唇形。剥开花蕾，可见雄蕊 5 枚，附于筒壁，黄色。雌蕊 1 枚，子房无毛。气清香，味淡，微苦。

以花蕾未开放、色绿白，花冠厚，质硬，气清香者为佳。

【显微鉴别】取本品粉末 0.2g，加甲醇 5mL，放置 12 小时，滤过，滤液作为供试品溶液。另取绿原酸对照品，加甲醇制成每 1mL 含 1mg 的溶液，作为对照品溶液。照薄层色谱法试验，吸取上述两种溶液各 10μL，分别点于同一以羧甲基纤维素钠为黏合剂的硅胶 H 薄层板上，以醋酸丁酯-甲酸-水（7：2.5：2.5）为展开剂，展开，取出，晾干，置紫外光灯（365nm）下检视。供试品色谱中，在与对照品色谱相应的位置上，显相同颜色的荧光斑点。

【规格等级】商品分成四个等级：

一等：花蕾表面绿白色，花冠厚，质稍硬，握之有顶手感。开放花朵不超过 5%。无黑头、黑条、枝叶、杂质、虫蛀、霉变。

二等：开放花朵不超过 5%。黑头、破裂花蕾及黄条不超过 10%。余同一等。

三等：开放花朵不超过 30%。余同一等。

四等：花蕾或开放花朵兼有，色泽不分，枝叶不超过 3%。余同一等。

【性味归经】甘，寒。归肺、心、胃、大肠经。

【功能主治】清热解毒，凉散风热。用于风热感冒，温病发热，痈肿疔疮，喉痹，丹毒，热毒血痢。

【用法用量】水煎服，6~15g。

【主要成分】含有挥发油、有机酸、环烯醚萜、黄酮类、三萜皂苷等。挥发油中鉴定

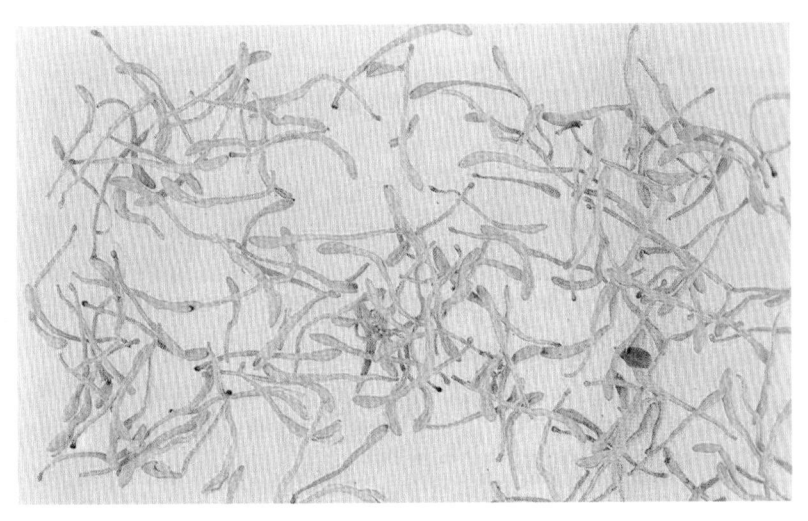

图 437　密银花（河南产）

出单萜和倍半萜类成分，如芳樟醇、香叶醇、香树烯、乙酸香叶酯和金合欢醇等。有机酸成分包括绿原酸、异绿原酸和咖啡酸等。

【药理作用】①抗病原微生物的作用，可抑制呼吸道病毒性感染，并延缓细胞病变，对痢疾杆菌等有较强的抑制作用；②抗炎、解热、抗过敏作用；③对中枢神经系统有调节作用，如当中枢神经失调而体温升高时可协调降温；④抗内毒素作用；⑤降血脂作用；⑥提高免疫功能作用；⑦保肝、利胆作用；⑧有抗生育作用；⑨其他：有细胞毒作用，其提取物口服，还可刺激胃肠蠕动、胃液及胆汁分泌增加。

·济银花·

Jiyinhua

LONICERAE JAPONICAE FLOS

Japanese Honeysuckle Flower Bud

【来　　源】为忍冬科植物忍冬 *Lonicera japonica* Thunb. 的干燥花蕾。

【产　　地】主产于山东平邑、费县，其次是苍山、日照、蒙阴、沂水、枣庄等地。

【采收加工】夏初，花蕾上部膨大呈青白色，俗称"大白针"时为最佳采摘期，选择晴天上午采摘，采后及时晒干或烘干。晒时花宜薄摊，宜当日晒干，忌翻动，否则变黑。干后压实、回潮、再晒，以使花心干透，干燥。

【性状鉴别】形味与密银花略同，唯花蕾微显粗大而轻泡，多带有已开放的花朵或偶有绿色叶片混杂其中。花蕾黄白色，已开放的花朵黄棕色，弯曲较甚。握之无顶手感。

【规格等级】商品分成四个等级。花蕾均应呈棒状，表面绿白色，气清香，无杂质、虫蛀、霉变。

一等：花蕾肥壮，开放花朵不超过5%。无嫩蕾、黑头、枝叶。

二等：花蕾较瘦，开放花朵不超过15%。黑头不超过3%，无枝叶。

三等：花蕾瘦小，开放花朵不超过25%。黑头不超过15%，枝叶不超过1%。

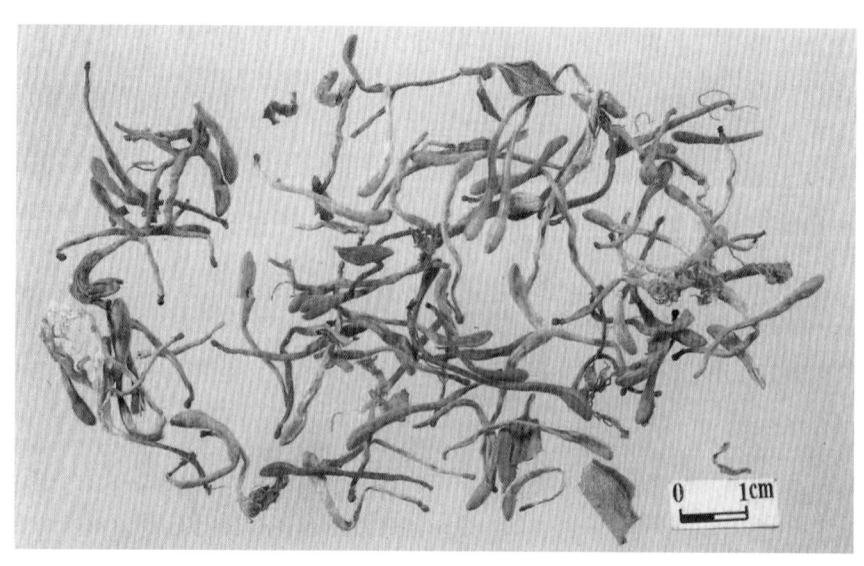

图 438　济银花（山东产）

四等：花蕾或开放花朵兼有，色泽不分，枝叶不超过 3%。

以花未开放、色黄白、肥大，气清香者为佳。

【性味归经】 同密银花。

【功能主治】 同密银花。

【用法用量】 同密银花。

【主要成分】 同密银花。

【药理作用】 同密银花。

· 山银花 ·
Shanyinhua
LONICERAE FLOS
Wild Honeysuckle Flower bUD

【来　　源】 为忍冬科植物山银花 *Lonicera confusa* DC. 的干燥花及花蕾。

【产　　地】 主产于广东、广西、江西、台湾、海南、福建、云南、贵州、湖南、湖北、安徽、四川、浙江、陕西、江苏等地。以广西、湖南产量大。多为野生。

【采收加工】 夏初，选择晴天上午采摘花蕾和花朵，晒干，略蒸后干燥。

【性状鉴别】 花蕾呈棒状，较为瘦小。长 1.6~3.5cm，直径 0.05~0.2cm。外表面黄色，萼筒被柔毛，子房有毛。带有淡绿色或黄棕色的花蕾或已开放的花朵，有少量枝叶夹杂其中。质较硬脆，握之易碎。气香，味较济银花苦。

【规格等级】 山银花分成两个等级。均应无杂质、虫蛀、霉变。

一等：花蕾棒状，较瘦小而长，上粗下细，表面白色或青黄白色，气清香，味微苦。开放花朵不超过 20%。无枝叶。

二等：与一等同，但不分色泽和花蕾与开放花朵，枝叶不超过 10%。

【性味归经】 同密银花。

【功能主治】 同密银花。

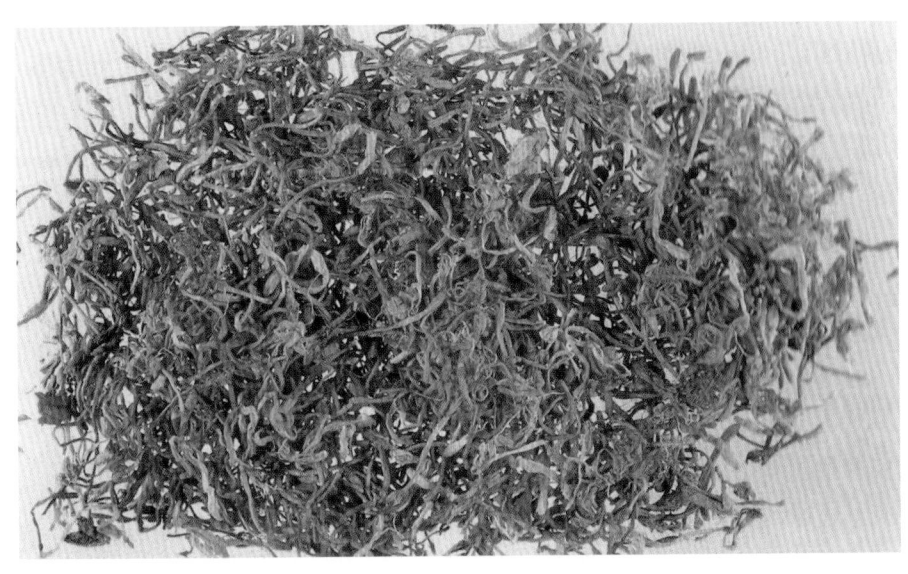

图 439　山银花（广西产）

【用法用量】 同密银花。

【主要成分】 同密银花。

【药理作用】 同密银花。

· 红腺忍冬 ·

Hongxianrendong

LONICERAE HYPOGLAUCAE FLOS

Glaucousback Honeysuckle Flower Bud

【来　　源】 为忍冬科植物红腺忍冬 *Lonicera hypoglauca* Miq. 的干燥花及花蕾。

【产　　地】 主产于广东、广西、湖南等地。多为野生。

【采收加工】 谷雨前后为旺产期，选择晴天上午采摘花蕾和花朵，晒干。

【性状鉴别】 花蕾长 2.5~4.5cm，直径 0.8~2.0cm。表面黄白色至黄棕色，无毛或疏被毛，萼筒无毛，先端 5 裂，裂片长三角形，被毛。开放者花冠下唇反转，花柱无毛。

【规格等级】 商品分为两个等级：

　一等：干货，花蕾呈棒状，上粗下细，略弯曲，花蕾长瘦，表面黄白色或青白色。气清香，味淡微苦。开放花朵不超过 2%。无梗叶，杂质、虫蛀、霉变。

　二等：花蕾或开放的花朵兼有。色泽不分，枝叶不超过 10%，余同一等。

【性味归经】 同密银花。

【功能主治】 同密银花。

【用法用量】 同密银花。

【主要成分】 同密银花。

【药理作用】 同密银花。

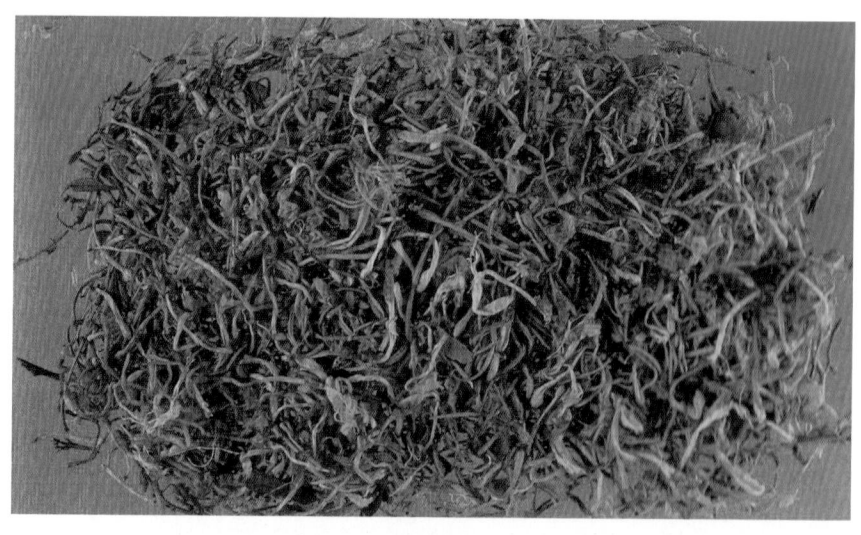

图 440　红腺忍冬（广东产）

·毛花柱忍冬·
Maohuazhurendong
LONICERAE DASYSTYLAE FLOS
Dasystyle Honeysuckle Flower Bud

【来　　源】为忍冬科植物毛花柱忍冬 *Loncera dasystyla* Rehd. 的干燥花及花蕾。

【产　　地】主产于广东、广西、福建、云南、贵州、湖南、湖北等地。多为野生。

【采收加工】夏初，选择晴天上午采摘花朵和花蕾，晒干。

【性状鉴别】花蕾长 2.5~4cm，0.1~0.25cm。表面淡黄色微带紫色，无毛。花萼裂片短三角形。开放者花冠上唇常不整齐，花柱下部多密被长柔毛。

【规格等级】均为统货。应无枝叶、虫蛀、霉变。

【性味归经】同密银花。

【功能主治】同密银花。

【用法用量】同密银花。

【主要成分】同密银花。

【药理作用】同密银花。

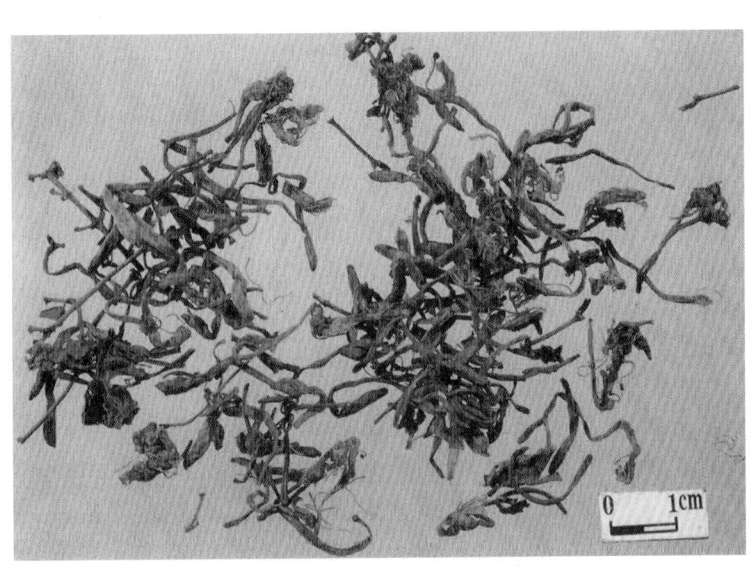

图 441　毛花柱忍冬（广东产）

·闹羊花《本草纲目》·
Naoyanghua
RHODODENDRI MOLLIS FLOS
Yellow Azalea Flower

【来　　源】为杜鹃花科植物羊踯躅 *Rhododendron molle* G. Don 的干燥花朵。

【产　　地】主产于江苏、浙江、安徽、湖北等地。

【采收加工】　春末夏初，当花未完全开放时，分批采摘，摊薄晒干或文火烘干。

【性状鉴别】　数朵簇生在一个总花托上，多脱落为单朵，花长1.5~4.0cm。灰黄色或黄褐色。花萼5裂，边缘有较长的细毛。花冠钟状，筒部较长，约至2.5cm，顶端常皱褶，5裂，花瓣宽卵形，先端钝或微凹。雄蕊5枚，花丝弯曲，较花冠长或等长，中部以下有茸毛，花药红棕色，顶端有2个小孔。雌蕊1枚，柱头头状，花梗长于雄蕊，棕褐色，有短茸毛。子房圆锥形，密生灰色短绒毛。气微，味微麻。

【显微鉴别】　本品粉末黄棕色。花粉粒四面体形，直径58~97μm，具3个萌发孔。花萼非腺毛由多细胞组成，交叉排成数列，直径29~68μm，花冠非腺毛，单细胞，直径10~20μm，长可达400μm以上，壁薄，有的可见壁疣。花粉囊表皮细胞类多角形或类圆形，直径13~31μm，排列整齐而紧密，壁稍增厚，有的纹孔明显，细胞内含有黄棕色物。花冠表皮细胞长方形、类方形或不规则形，直径26~78μm，壁薄，呈波状弯曲。

【规格等级】　统货。以花完整，色灰黄为佳。

【炮　　制】　取原药拣去杂质，整理洁净入药。

【性味归经】　辛，温。有大毒。归肝经。

【功能主治】　祛风除湿，散瘀定痛。用于风湿痹痛，跌打损伤，皮肤顽癣等。

【用法用量】　遵医嘱，0.6~1.5g，浸酒或入丸散。外用适量，煎水洗或鲜品捣敷。

【主要成分】　含黄酮类成分、二萜类化合物、木脂素类、酚类及其苷类、香豆素类、醌类、二氢黄酮类以及甾体类化合物等。

【药理作用】　①减慢心率，降低血压作用；②镇痛作用；③对神经系统作用：对横纹肌运动神经有先兴奋后麻痹作用，对高级神经中枢有麻痹作用；④杀虫作用。

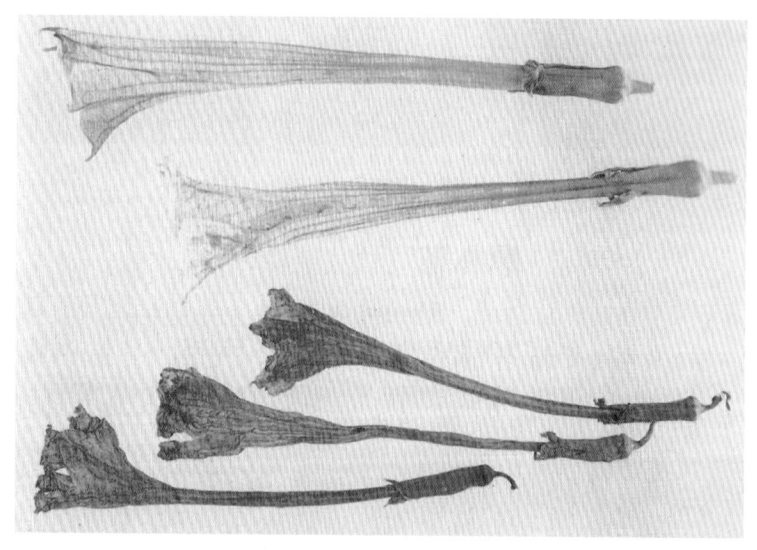

图442　闹羊花（江苏产）

· 剑花《岭南采药录》·
Jianhua
HYLOCEREUS FLOS
Common Nightbloomingcereus Flower

【来　　源】　为仙人掌科植物量天尺 *Hylocereus undatus* (Haw.) Britt.et Rose 的干燥花朵。

【产　　地】主产于广东、广西、海南、福建等地。

【采收加工】夏、秋季采收。摘取花朵后，趁新鲜时从花柄向上顺切成两瓣，每瓣再纵切成不分离的3~4瓣，晒干或先蒸过后再晒干。

【性状鉴别】为一朵花纵切的瓣，萼管处又纵切为基部相连的数瓣，呈不规则的条束状，长15~17cm。上端花被黄棕色或棕褐色，常数轮花被平贴在一起，有的干缩扭曲成数长条，分离花被片后可见由下而上排列的纵筋脉。花被内侧有多数雄蕊，花丝长线形，花药黄白色，呈扁平的长方形，长约0.6cm，常脱落。萼管部呈细长扭曲的条束状。质脆易碎。气微香，味稍甜。

【规格等级】统货，以大朵干燥，色黄白鲜明、味香甜者为佳。

【性味归经】甘，微寒。归肺经。

【功能主治】清热润肺，止咳化痰，解毒消肿。用于肺热咳嗽，肺痨，瘰疬，疖腮等。

【用法用量】水煎服，9~15g。外用：适量鲜品，捣敷。

【主要成分】分离出三十一烷和β-谷甾醇等。

【药理作用】①止咳、祛痰、平喘；②降血脂作用。

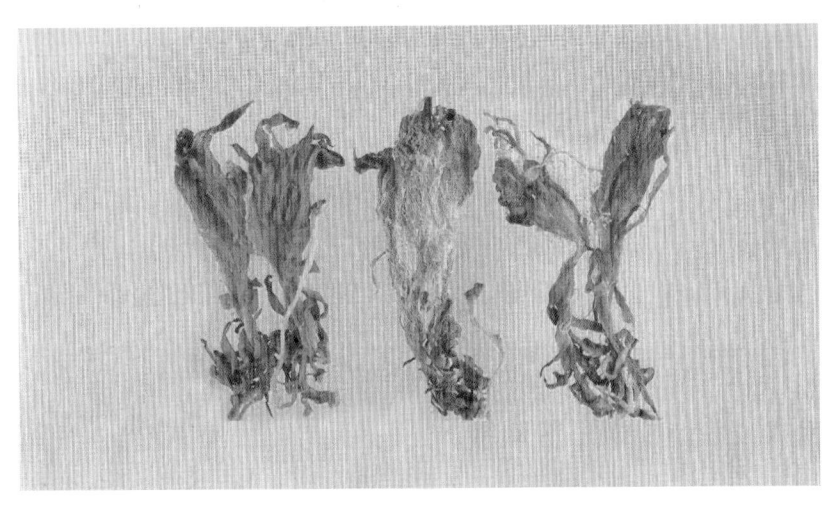

图443　剑花（广东产）

· 厚朴花《饮片新参》·
Houpohua
MAGNOLIAE OFFICINALIS FLOS
Officinal Magnolia or Twolobed Officinal Magnolia Alabastrum

【来　　源】为木兰科植物厚朴 *Magnolia officinalis* Rehd. et Wils. 或凹叶厚朴 *Magnolia officinalis* Rehd.et Wils.var.*biloba* Rehd.et Wils. 的干燥花蕾。

【产　　地】主产于四川、湖北、云南、贵州、安徽、湖南、江西、福建、浙江等省。

【采收加工】春季花未开放时采摘，稍蒸后晒干或低温干燥。

【性状鉴别】呈长圆锥形毛笔状，长4~7cm，基部直径1.5~2.5cm。红棕色至棕褐色。顶端略尖或开裂，底部钝圆，常带有2~3cm的花梗。花瓣9~12片，肉质，外层呈长方状倒卵形，内层呈匙形。剥落花瓣可见雄蕊多枚，花药条形，淡黄色，花丝宽短，雌蕊心皮多数，分离，螺旋状排列于圆锥形的花托上。花梗长 0.5~2.0cm，密被灰黄色绒毛，质脆，易破碎，气香，味淡。

以花蕾完整，紫棕色者为佳。

【显微鉴别】

（1）本品粉末红棕色。花被表皮细胞多角形或椭圆形，表面有密集的疣状突起，有的具细条状纹理。石细胞众多，呈不规则分枝状，壁厚 7~13μm，孔沟明显，胞腔大。油细胞类圆形或椭圆形，直径 37~85μm，内含黄棕色物。花粉粒椭圆形，直径 37~48μm，表面有细网状雕纹。非腺毛 1~3 细胞，长 820~2 300μm，壁极厚，有的表面具有螺状角质纹理。

（2）取本品粉末 1g，加甲醇 8mL，密塞，振摇 30 分钟，滤过，滤液作为供试品溶液。另取厚朴酚、和厚朴酚对照品，加甲醇制成 1mL 含 1mg 的混合溶液，作为对照品溶液。照薄层色谱法试验，吸取上述两种溶液各 5μL，分别点于同一硅胶 G 薄层板上，以苯-甲醇（27：1）为展开剂，展开，取出，晾干，喷以 1% 香草醛硫酸溶液，在 100℃ 加热至斑点显色清晰。供试品色谱中，在与对照品色谱相应的位置上，显相同颜色的斑点。

【规格等级】 统货。以花朵完整，不散瓣，棕红色，气香浓者为佳。

【炮　　制】 取原药拣去杂质，整理洁净入药。

【性味归经】 辛，微温。归脾、胃经

【功能主治】 宽中理气，开郁化湿。用于胸脘痞闷胀满，纳谷不香，宿食不消，寒湿泻痢等。

【用法用量】 水煎服，3~9g。

【主要成分】 含挥发油成分，主要有倍半萜化合物、脂肪族、芳香族等。尚含有石竹烯、α-蒎烯、樟脑还原产物、乙酸冰片酯等成分。

【药理作用】 对心血管系统作用：麻醉兔、猫静注或肌注厚朴花的酊剂水溶物都具有降血压作用，并使心率加快。

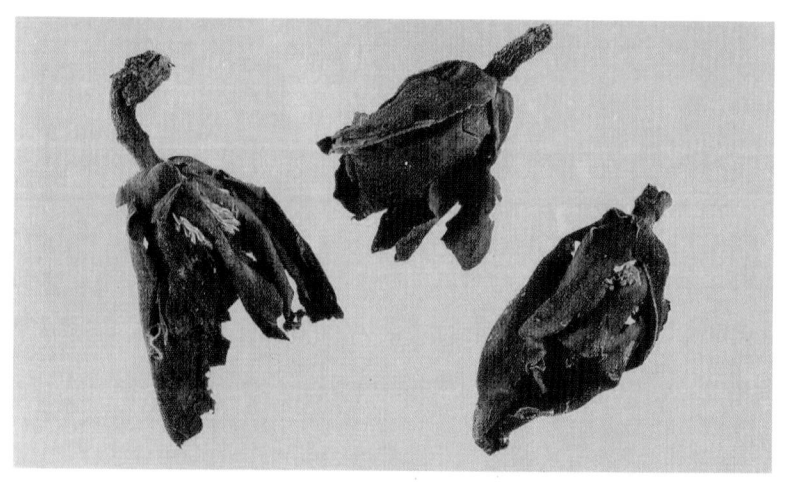

图 444　厚朴花（湖北产）

· 扁豆花《本草图经》·
Biandouhua
LABLAB FLOS ALBUM
White Hyacinth Bean Flower

【来　　源】　为豆科植物扁豆 *Dolichos lablab* L. 的干燥花蕾及花朵。

【产　　地】　全国大部分地区有产，主产于浙江、安徽、河南、山西、陕西等地。

【采收加工】　夏、秋季花蕾初放时摘取，晒干或阴干。

【性状鉴别】　呈不规则扁三角形，长 1.0~1.2cm，表面黄白色至深黄色。下部有绿褐色钟状花，外披白色短毛，先端 5 裂，其中 2 齿相连。未开放的花外为旗瓣所包，开放后即向外反折，翼瓣位于两侧，龙骨瓣弯曲成直角状。雄蕊 10 枚，其中 9 枚基部联合，里面有 1 黄绿色的柱状雌蕊，均弯曲。子房线形，被柔毛，近顶部一侧有白色长柔毛。质轻脆。气微，味微甜。

以身干，朵大，完整，未完全开放，色白者为佳。

【规格等级】　统货。以朵大，完整、未完全开放，黄白色者为佳。

【性味归经】　甘，平。归脾、胃经。

【功能主治】　解暑化湿，和中健脾，解毒，止血。用于夏伤暑湿，发热，红白下痢，赤白带下，血崩，跌打损伤，呕吐，解河豚毒，解酒毒等。

【用法用量】　水煎服，3~9g；或研末，或鲜花捣汁服。

【主要成分】　主要含有蛋白质、维生素 B、维生素 C、胡萝卜素等。尚含有植物凝集素、麦芽糖、水苏糖、棉籽糖等。

【药理作用】　抑制福氏型痢疾杆菌生长。

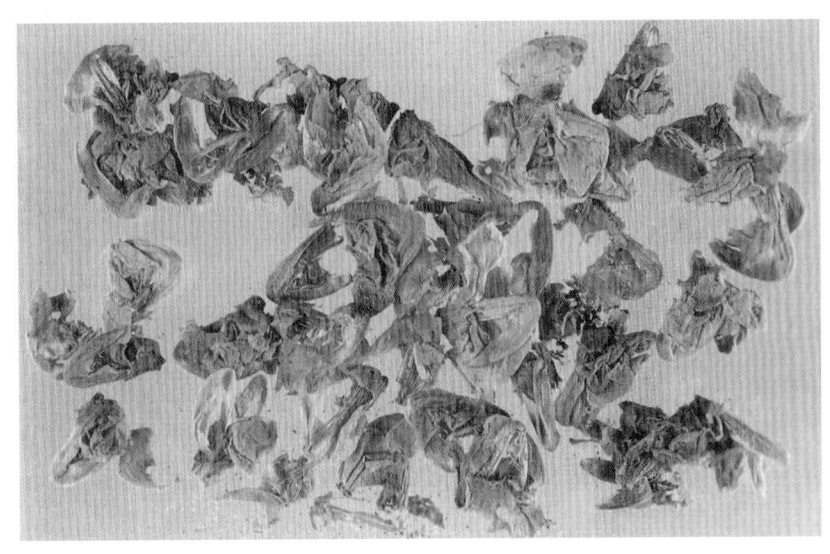

图 445　扁豆花（河南产）

· 夏枯草《神农本草经》·
Xiakucao
PRUNELLAE SPICA
Common Selfheal Spike

【来　　源】　为唇形科植物夏枯草 *Prunella vulgaris* L. 的干燥带花果穗。

【产　　地】　全国大部分地区有产，主产于江苏、安徽、浙江、河南、湖北等地。以江苏南京地区产者质优。

【采收加工】　当穗状花半枯转棕红色时，选择晴朗的天气，采摘，晒干即可。不可遇雨天或潮湿，否则色黑而影响质量。

【性状鉴别】　呈棒状，略扁，长 1.5~8.0cm，直径 0.8~1.5cm。淡棕色至棕红色。全穗由 4~13 轮宿存的花萼与苞片组成，每轮有对生苞片 2 片，呈扇形，先端尖尾状，脉纹明显，外表面有白毛。每一苞片内有花 3 朵，花冠多已脱落，花萼 2 唇形，上唇 3 齿裂，下唇 2 齿裂，内有小坚果 4 枚，卵圆形，棕色，尖端有白色突起。体轻，气微，味淡。

以身干，果穗长，不带柄梗，棕红色者为佳。

【显微鉴别】

（1）取本品粉末 1g，加乙醇 15mL，加热回流 1 小时，滤过，取滤液 1mL，置蒸发皿中，蒸干，残渣加醋酐 1 滴使溶解，再加硫酸微量，即显紫色，后变暗绿色。

（2）取（1）项下的滤液点于滤纸上，喷洒 0.9% 三氯化铁溶液与 0.6% 铁氰化钾溶液的等溶混合液，即显蓝色斑点。

（3）取本品粉末 1g，加乙醇 20mL，加热回流 1 小时，滤过，滤液蒸干，用石油醚（30~60℃）浸泡 2 次，每次 15mL（约 2 分钟），倾去石油醚液，残渣加乙醇 1mL 使溶解，作为供试品溶液。另取熊果酸对照品，加乙醇制成每 1mL 含 1mg 的溶液，作为对照品溶液。照薄层色谱法试验，吸取上述两种溶液各 2μL，分别点于同一硅胶 G 薄层板上，以环己烷-氯仿-醋酸乙酯-冰醋酸（20∶5∶8∶0.5）为展开剂，展开，取出，晾干，喷

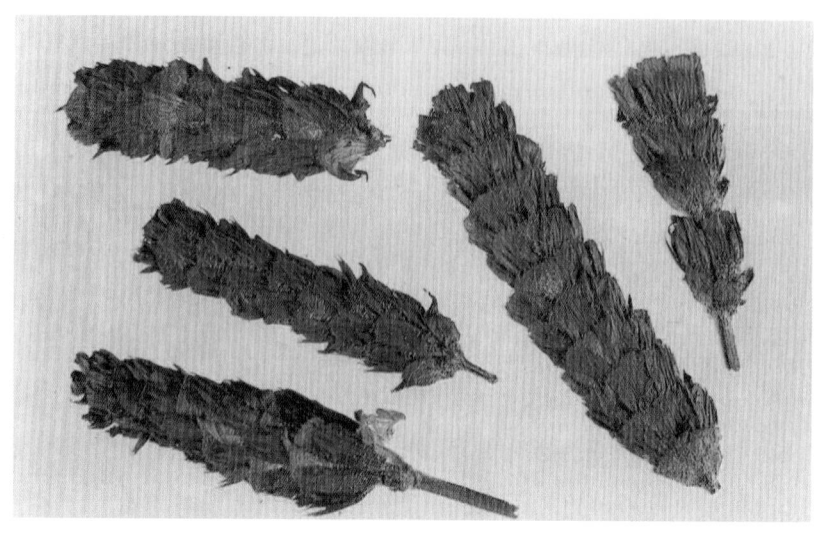

图 446　夏枯草（河南产）

以 10％硫酸乙醇溶液，在 100℃加热至斑点显色清晰。分别置日光灯及紫外光灯（365nm）下检视。供试品色谱中，在与对照品色谱相应的位置上，分别显相同颜色的斑点或荧光斑点。

【规格等级】 统货。以穗粗长、色棕红者为佳。

【炮　　制】 取原药拣除杂质，整理洁净入药。

【性味归经】 辛、苦，寒。归肝、胆经。

【功能主治】 清火，明目，散结，消肿。用于目赤肿痛，目珠夜痛，头痛眩晕，瘰疬，瘿瘤，乳痈肿痛；甲状腺肿大，淋巴结结核，乳腺增生，高血压等。

【用法用量】 水煎服，3~9g；或研末，或捣汁。外用：适量，捣敷。

【主要成分】 本品含三萜类、黄酮类、甾体糖苷及香豆素类物质。三萜类包括乌苏酸、白桦脂酸等；黄酮类包括矢车菊素、木犀草素、飞燕草素等；甾体糖苷类包括豆甾醇葡萄糖苷等；香豆素类包括伞形花酯等。

【药理作用】 ①降血压、降血糖作用；②抗病原微生物作用；③抗炎作用；④抑制免疫功能的作用；⑤抗肿瘤作用：煎剂或乙醇提取物对小鼠肉瘤、子宫颈癌、人食道癌及艾氏腹水癌有抑制癌细胞生长的作用；⑥抗心肌梗死作用；⑦抗凝作用。

· 素馨针《本草纲目》·
Suxinzhen
JASMINI FLOS
Largeflower Jasmine Flower Bud or Flower

【来　　源】 为木犀科植物素馨花 *Jasminum grandiflorum* L. 的干燥花蕾。

【产　　地】 主产于广东、福建、台湾、四川、云南、浙江等省。

【采收加工】 夏、秋季采收接近开放的花蕾，隔水蒸约 20 分钟，蒸至软身为度，取出，晒至五成干时，再蒸一次，晒干。

【性状鉴别】 花蕾呈管状，前半部似箭头形，后半部细管状，不带花萼，花冠 5 裂片覆瓦状紧裹在一起，黄色，有细纵脉，剖开可见花冠管上部着生 2 枚雄蕊，花丝短，花药狭长圆形。质稍硬脆，遇潮变软。气香，味苦微涩。

以未开放的针状花蕾，金黄色，气香者为佳。

【规格等级】 统货，不分等级。商品以未开放的针状花蕾，金黄色，气香者为佳。已开放的花商品称"素馨花"，习惯认为素馨针质量优于素馨花。

【炮　　制】 取原药拣去杂质，整理洁净入药。

【性味归经】 微苦，平。归肝经。

【功能主治】 舒肝解郁，行气止痛。用于肝郁气滞所致的胁肋脘腹作痛，下痢腹痛等。

【用法用量】 水煎服，5~10g；或代茶饮。

【主要成分】 含有芳樟醇，乙酸苯甲酯，顺式-茉莉酮，吲哚，素馨内酯及茉莉酮酸甲酯等成分。

【药理作用】 ①抗胃及十二指肠溃疡；②止痛作用：主要用于肝郁气滞所致的胁肋脘腹作痛、下痢腹痛；③护肝作用：主要用于肝炎和肝硬化的治疗；④抗氧化、清除自由基作用；⑤降血糖作用；⑥抑菌、抗炎、抗病毒作用。

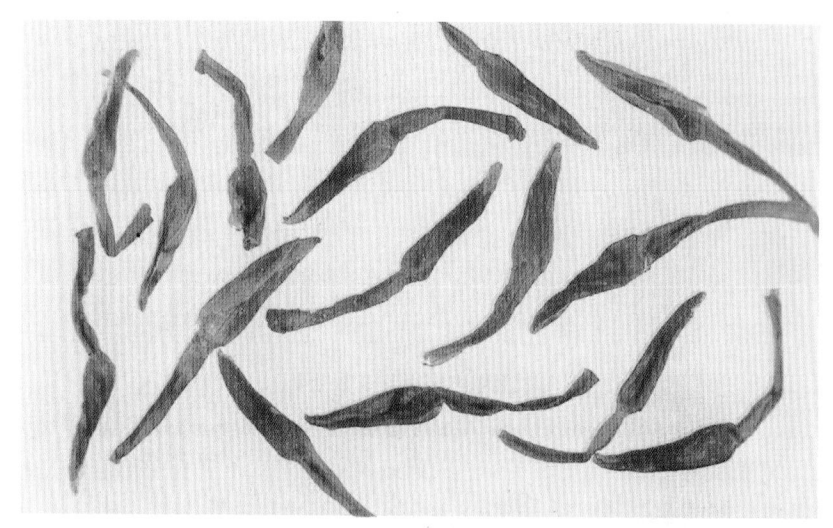

图 447　素馨针（广东产）

· 素馨花《本草纲目》·
Suxinhua
JASMINI FLOS
Largeflower Jasmine Flower

【来　　源】为木犀科植物素馨花 *Jasminum grandiflorum* L. 的干燥已开放的花朵。

【产　　地】广东、福建、台湾、四川、云南、浙江等省。

【采收加工】夏、秋季采收已开放的花朵，隔水蒸约 20 分钟，蒸至变软为度，取出，晒干。

【性状鉴别】常皱缩成不规则小团块。展开的花瓣 5 片开裂，基部连合成筒形，黄色或黄棕色。质柔软。

【规格等级】统货。以色金黄、香气浓者佳。

【性味归经】微苦，平。归肝经。

【功能主治】疏肝解郁，行气止痛。用于肝郁气滞所致的胁肋脘腹作痛、下痢腹痛等。

【用法用量】水煎服，6~9g。

【主要成分】主要含有环烯醚萜苷类化合物、三萜皂苷类化合物、黄酮及黄酮苷类化合物。环烯醚萜苷类化合物：素馨花苷 B、6-O-甲基梓醇、去乙酰车叶草酸、桃叶珊瑚苷、8-去羟基-山栀子苷和马钱子苷。三萜皂苷类化合物：常春藤皂苷元-3-O-β-D-吡喃木糖基（1→3）-α-L-吡喃鼠李糖基（1→2）-α-L-吡喃阿拉伯糖苷、常春藤皂苷元-3-O-α-L-吡喃鼠李糖基（1→2）-α-L-吡喃阿拉伯糖苷等。黄酮及黄酮苷类化合物：山柰酚-3,7-O-双-β-D-吡喃葡萄糖苷、山柰酚-3-O-(6″-O-乙酰基)-β-D-吡喃葡萄糖苷、槲皮素-3-O-桑布二糖苷、硫黄菊苷、紫铆黄素-7-O-β-D-吡喃葡萄糖苷、合金欢素-7-O-(α-D-芹菜呋喃糖)（1→6)-β-D-吡喃葡萄糖苷。

【药理作用】①抗胃及十二指肠溃疡；②止痛作用：主要用于肝郁气滞所致的胁肋脘腹作痛、下痢腹痛；③护肝作用：主要用于肝炎和肝硬化的治疗；④抗氧化、清除自由基作用；⑤降血糖作用；⑥抑菌、抗炎、抗病毒作用。

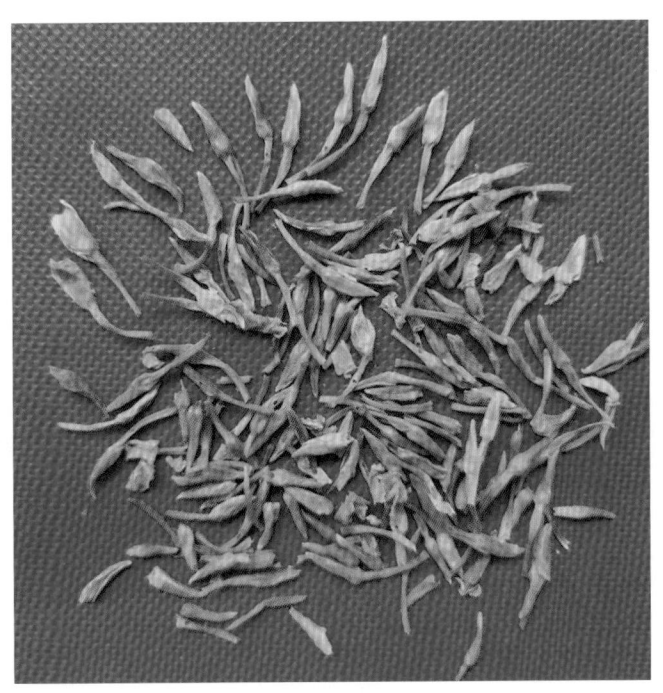

图 448　素馨花

·莲须《本草通玄》·
Lianxu
NELUMBINIS STAMEN
Lotus Stamen

【来　　源】　为睡莲科植物莲 *Nelumbo nucifera* Gaertn. 的干燥雄蕊。

【产　　地】　全国大部分地区均有栽培。主产于江苏苏州、镇江、扬州，湖南常德、衡阳、岳阳，湖北荆州、黄冈、咸宁，福建建阳、安溪，安徽安庆、芜湖，浙江嘉兴，江西九江、广昌等地。

【采收加工】　夏季花开时选晴天采收。上盖洁净白纸晒干，或阴干，不宜在烈日下久晒，以免褪色。

【性状鉴别】　花丝细如线形，弯曲，长 1.5~1.8cm，淡紫色。花药亦呈线形，扭转，长1.2~1.5cm，直径约 0.5mm，淡黄色或棕黄色，上面有 4 条纵棱，内含有黄色花粉。质轻。气微香，味微涩。

以干燥，完整，细长，花丝淡紫色，花药淡黄色，质软者为佳。

【显微鉴别】　本品粉末黄棕色。花粉粒类球形或长圆形，直径 45~86μm，具 3 孔沟，表面有颗粒网纹。表皮细胞呈长方形、多角形或不规则形，垂周壁微波状弯曲；侧面观外壁乳头状突起。花粉囊内壁细胞成片，呈长条形，壁稍厚，胞腔内充满黄棕色或红棕色物。可见螺纹导管。

【规格等级】　统货，以干燥，完整，细长，淡黄色，质软者为佳。江苏、浙江所产品质优。

【性味归经】　甘、涩，平。归心、肾经。

【功能主治】　固肾涩精。用于遗精滑精，带下，尿频，白浊等。

【用法用量】水煎服，3~5g。

【主要成分】主要含黄酮及生物碱类等成分。

【药理作用】①抗炎作用；②抗血栓形成；③催产作用；④镇痛作用。

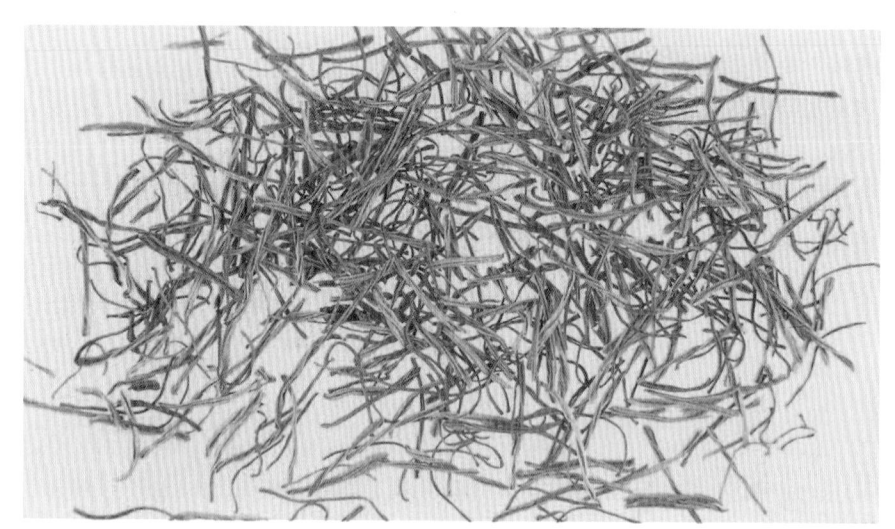

图 449　莲须（湖南产）

·密蒙花《开宝本草》·
Mimenghua
BUDDLEJAE FLOS
Pale Butterflybush Flower Bud and Infloresence

【来　　源】为马钱科植物密蒙花 *Buddleja officinalis* Maxim. 的干燥花蕾及花序。

【产　　地】主产于湖北、四川、陕西、甘肃、河南、湖南、云南、贵州等地。

【采收加工】春季 2~3 月花未开放时采收簇生的花蕾，除去枝梗、杂质，晒干。

【性状鉴别】为多数花蕾簇生的花序，形状大小不一，长 1.5~3.0cm。表面灰黄绿色至棕黄色，密被锈色茸毛。单个花蕾呈短棒状，上粗下细，长 0.3~1.0cm，直径 0.1~0.2cm。花萼钟状，先端 4 齿裂，花冠筒状，与花萼等长或稍长，先端 4 裂，裂片卵形，雄蕊 4 个，着生在花冠管中部。质脆易碎。气微香，味微苦、辛。

以色灰黄绿，花蕊密集，茸毛多，无开口，无枝梗，无杂质者为佳。

【显微鉴别】本品花冠及花萼表面观：下表面密被非腺毛，通常为 4 细胞，基部 2 细胞单列；上部 2 细胞并列，每细胞又分 2 叉，每分叉长 250~500μm，壁甚厚，胞腔线形。花冠上表面有少数非腺毛，单细胞，长 200~600μm，壁具多数刺状突起。花粉粒球形，直径 13~20μm，表面光滑，有 3 个萌发孔。

【规格等级】统货。以色灰黄绿，花蕊密集，茸毛多，无开口，无枝梗，无杂质者为佳。

【炮　　制】取原药拣除杂质，整理洁净入药。

【性味归经】甘，微寒。归肝经。

【功能主治】清热养肝，明目退翳。用于目赤肿痛，畏光多泪，眼生翳膜，肝虚目暗，视物昏花等。

【用法用量】水煎服，3~9g。

【主要成分】主要含黄酮类、三萜皂苷、环烯醚萜类。其中黄酮类包括刺槐苷，刺槐素、鼠李糖；环烯醚萜类包括对甲氧基桂皮酰梓醇、梓醇、梓苷、桃叶珊瑚苷、醉鱼草苷等。

【药理作用】①抗炎作用；②解痉作用；③利胆作用；④抑菌作用；⑤免疫调节作用；⑥降血糖作用。

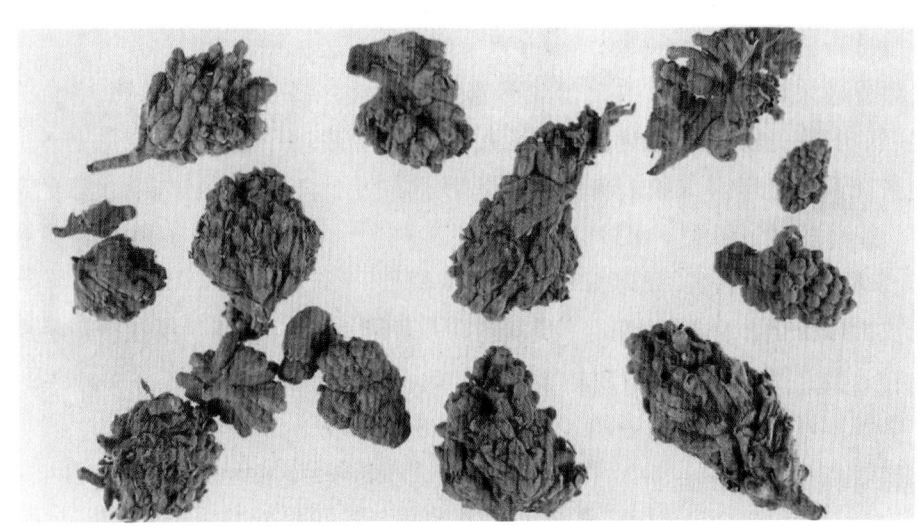

图 450　密蒙花（陕西产）

· 旋覆花《神农本草经》·
Xuanfuhua
INULAE FLOS
Japanese Inula or British Inula Capitulum

【来　　源】为菊科植物旋覆花 *Inula japonica* Thunb. 或欧亚旋覆花 *Inula britannica* L. 的干燥头状花序。

【产　　地】全国大部分地区均产。主产于江苏苏州、南通，河南信阳、洛阳、南阳；河北保定；浙江杭州、宁波、温州等地。

【采收加工】夏、秋季花开放时采收，除去杂质，先晒至半干再晾干，以阴干为好。晒时应平铺于席上，不可重叠以防霉变，翻动时要轻，以免破碎，装袋时以于压平，以防花朵散失。

【性状鉴别】呈扁球形或类球形，直径 0.5~1.5cm（欧亚旋覆花较小，0.4~1.0cm），有时散落。总苞由多数苞片组成，呈覆瓦状排列。苞片披针形或条形，灰黄色，长 0.4~1.1cm，总苞基部有时残留花梗，苞片及花梗表面被白色绒毛，舌状花一列，黄色，长约 1cm，多卷曲，常脱落，先端 3 齿裂。管状化多数，棕黄色，长约 0.5cm，先端 5 齿裂，子房顶端有多数白色冠毛，长 0.5~0.6cm（欧亚旋覆花的长约 0.3cm），质柔软手捻易散。有的可见椭圆形小瘦果。体轻，易散碎。气微，味微苦。

以身干，朵大，金黄色，有白绒毛，无枝梗者为佳。

【显微鉴别】

（1）本品表面观：苞片非腺毛1~8细胞，多细胞者基部膨大，顶端细胞特长；内层苞片另有2~3细胞并生的非腺毛。冠毛为多列非腺毛，边缘细胞稍向外突出。子房表皮细胞含草酸钙柱晶，长约至48μm，直径2~5μm；苞片、花冠腺毛棒槌状，头部多细胞，多排成2列，围有角质囊，柄多细胞，2列。花粉粒类球形，直径22~33μm，外壁有刺，长约3μm，具3个萌发孔。

（2）取本品粉末2g，置具塞锥形瓶中，加石油醚（60~90℃）30mL，密塞，冷浸1小时，加热回流30分钟，放冷，滤过，滤液浓缩至近干，残渣加石油醚（60~90℃）2mL使溶解，作为供试品溶液。另取旋覆花对照药材2g，同法制成对照药材溶液。照薄层色谱法试验，吸取上述两种溶液各5μL，分别点于同一硅胶G薄层板上，以石油醚（60~90℃）-醋酸乙酯（5：1）为展开剂，展开，取出，晾干，喷以5%香草醛硫酸溶液，加热至斑点显色清晰。供试品色谱中，在与对照药材色谱相应的位置上，显相同颜色的主斑点。

【规格等级】 统货。以朵大，色金黄，有白绒毛，无杂质者为佳。

【炮　　制】

（1）净旋覆花：除去梗、叶及杂质。

（2）蜜旋覆花：取净旋覆花，每100kg用炼蜜25kg，加适量开水稀释，喷洒，拌匀，闷至蜜水吸尽，置锅内用文火加热炒至不黏手为度，取出摊凉。

【炮制作用】 蜜炙可增强润肺止咳作用。

【性味归经】 苦、辛、咸，微温。归肺、脾、胃、大肠经。

【功能主治】 降气，消痰，行水，止呕。用于风寒咳嗽，痰饮蓄结，胸膈痞满，两胁胀满，喘咳痰多，呕吐噫气，心下痞硬，水肿等。

【用法用量】 包煎，3~9g。

【主要成分】 主要含有黄酮类和萜类化合物，包含槲皮素、异槲皮素、咖啡酸、绿原酸、旋覆花固醇等。尚含有倍半萜内酯类和生物碱类等。

【药理作用】 ①镇咳、祛痰、平喘作用；②减少胃酸分泌作用；③抗炎作用；④抗病原微生物作用；⑤细胞毒活性；⑥利尿作用；⑦中枢兴奋作用；⑧抗寄生虫作用；⑨抗氧化作用。

注：本品茎叶称金沸草，功效同旋覆花，下气行水之力比旋覆花强，水煎服10~15g。

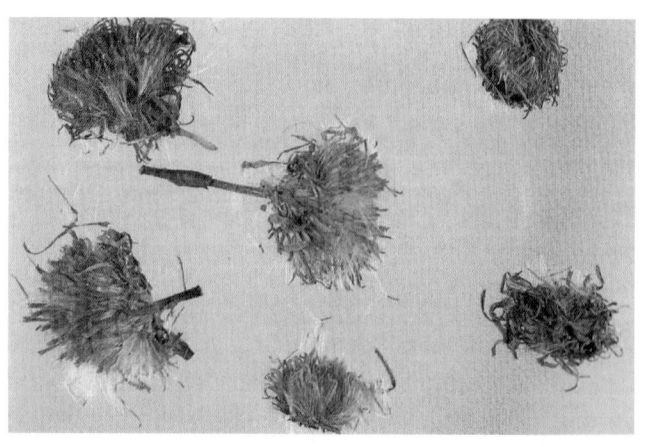

图451　旋覆花（河南产）

·菊花《神农本草经》·
Juhua
CHRYSANTHEMI FLOS
Chrysanthemum Capitulum

菊花品别较多，商品按产地和加工方法不同，分为"亳菊""滁菊""贡菊""杭菊""药菊"等品别。"药菊"又包括"怀菊""川菊""资菊"。

【来　　源】为菊科植物菊 *Chrysanthemum morifolium* Ramat. 的干燥头状花序。

【产　　地】全国大部分地区有产。对产量较大、历史较悠久、有地方特色的多在其前面加以产地或集散地名称：

亳菊花：主产于安徽亳州、涡阳，河南商丘等地；

滁菊花（徽菊）：主产于安徽滁州、全椒、徽州等地；

贡菊花：主产于安徽歙县、滁州等地；

杭菊花（白菊花）：主产于浙江桐乡、海宁、嘉兴、吴兴等地，多在杭州集散；

怀菊花：主产于河南沁阳、武陟等地；

川菊花：主产于四川中江等地。

【采收加工】11月当菊花盛开时采摘，各种菊花加工方法如下：亳菊和滁菊割取花枝，扎成束，倒挂晾至半干，剪下花朵，阴干或烘干。贡菊剪下后烘干。杭白菊剪下后将花朵稍蒸，取出，晒干。杭黄菊剪下将花朵烘干。

【性状鉴别】呈多层扁平舌状花瓣，类白色或淡黄色，有时稍压扁呈扇形，中心有黄色的圆盘状花心，由多数管状花聚合而成。基部有碟状总苞片，由3~4层苞片组成，卵形或椭圆形，革质，黄绿色或褐绿色，外面被柔毛，边缘膜质。花托半球形。体轻，质柔润，干时松脆。气清香，味甘、微苦。

由于产地和采收加工方法不同，各种菊花外观略有差异：

（1）亳菊花：花朵较大，花瓣长而紧密，长1.8cm，宽0.3cm，为白色舌状花，中心为黄色管状花。将花冠捋齐与花蒂同粗。

（2）滁菊花：花朵较亳菊小，花瓣紧密，多皱缩成绒球状。长1.5cm，宽约0.3cm。舌状花类白色，中心管状花黄绿色，大多隐藏。

（3）贡菊花：花朵较小，花瓣细而厚、密而短，长1~1.cm，宽约0.2cm。舌状花白色。花蒂翠绿色，中心管状花金黄色。

（4）杭菊花：有杭白菊和杭黄菊两种。因采收加工时蒸烘过，呈不规则碟形或扁球形，朵大瓣宽而疏，平展或微折叠，彼此粘连，舌状花类白色或黄色，通常无腺点，花心较大，黄色。

（5）药菊（怀菊、川菊、资菊）：呈圆盘或扁扇形，花大瓣长，多为黄白色，间有浅红或棕红色的花瓣，花心细小，浅棕色，质松而柔。气芳香，味微苦。

（6）小黄菊：烘黄菊。为黄菊花小的头状花序或未开放的花蕾。

白菊花均以白色，花完整，不散瓣，气香浓，无梗叶者为佳。黄菊花以色黄为佳。

传统认为滁县产的"滁菊"质最佳，亳县产的"亳菊"质亦佳；产于歙县的"贡菊"，又称"徽菊"，传说为古代进京贡品而得名，质量较好；产于浙江集散于杭州的"杭白菊"产量较大。

【显微鉴别】取本品1g，剪碎，加石油醚20mL，超声处理10分钟，弃去石油醚，药渣挥干，加稀盐酸1mL与醋酸乙酯50mL，超声处理30分钟，滤过，滤液蒸干，残渣加甲醇2mL使溶解，作为供试品溶液。另取绿原酸对照品，加乙醇制成每1mL含0.5mg的溶液，作为对照品溶液。照薄层色谱法试验，吸取上述两种溶液各0.5~1μL，分别点于同一聚酰胺薄膜上，以甲苯-醋酸乙酯-甲酸-冰醋酸-水（2∶30∶2∶2∶4）为展开剂，展开，取出，晾干，置紫外光灯（365nm）下检视。供试品色谱中，在与对照品色谱相应的位置上，显相同颜色的斑点。

【规格等级】按《七十六种药材商品规格标准》规定划分：

1. 亳菊　分为三个等级。

一等：呈圆盘或扁扇形，花朵大，瓣密，肥厚，不露心，花瓣长宽，白色，近基部微带红色。体轻，质柔软。气清香，味甘，微苦，无散朵。

二等：花朵中个，色微黄，余同一等。

三等：花朵小，色黄或暗，间有散朵，叶梗不超过5%，余同一等。

2. 滁菊　过去分为"头水花""二水花"，现在分为三个等级。

一等：呈绒球状或圆球状（多为头水花），花朵大，色粉白，花心较大，黄色。质柔。气芳香，微苦，不散瓣，无枝叶、杂质、虫蛀、霉变。

二等：花朵均匀（即二水花），余同一等。

三等：花朵小，圆形，白色，花心淡黄色，朵不均匀，间有散朵，余同一等。

3. 贡菊　过去规格将贡菊封庄，封庄每包300g，用防潮纸封固，每120包装成一小篓，篓内衬箬叶防潮。现在分为三个等级：

一等：花朵较小，圆形，花瓣密，白色，花蒂绿色，花心小，浅黄色。均匀不散朵，体轻，质柔软。气芳香，味甘，微苦，无枝叶，无杂质、虫蛀、霉变。

二等：花朵欠均匀，余同一等。

三等：花朵不均匀，间有散瓣，余同一等。

4. 杭菊　过去分封庄、散庄两个规格。封庄每包500g，散庄用竹篓装，内衬箬叶。均分为甲、乙、丙三等级。

甲级：身干。白色，心黄，朵大，花瓣肥厚。无霉点、露心。

乙级：身干。色白，心黄，朵较大。无霉点、露心。

丙级：身干。色较白，朵小，略带绿色。无霉点、露心。

现在分为三个等级：

一等：采收加工时经蒸制，花呈压缩状，朵大肥厚，玉白色，花心较大。黄色。气清香，味微苦。无霜打花、浦汤花（指在蒸花过程中，沸水上溢烫熟的菊花）、生花、枝叶、杂质、虫蛀、霉变。

二等：花朵厚，较小。余同一等。

三等：花朵小。间有不严重的霜打花和浦汤花。余同一等。

5. 药菊（怀菊、川菊、资菊）　分两个等级。

一等：花朵大，瓣长，肥厚。无散朵、枝叶、杂质、虫蛀、霉变。

二等：花朵较瘦小，间有散朵。无杂质、虫蛀、霉变。

【炮　　制】取原药拣除杂质，整理洁净入药。

【性味归经】甘、苦，微寒。归肺、肝经。

【功能主治】散风清热，清肝明目，解毒。用于风热感冒，头痛，眩晕，目赤肿痛，眼目昏花，疗疮，肿毒等。

　　【用法用量】水煎服，9~15g。

　　【主要成分】含挥发油，油中含有樟脑、龙脑、芳樟醇、1,8-桉叶素等。尚含有多种黄酮类成分，包括金合欢素、芹菜素、木犀草素、槲皮素、山柰酚等。

　　【药理作用】①扩张冠状动脉、强心作用；②解热抗炎、镇痛作用；③抗病原微生物作用；④抗疟作用；⑤抗衰老作用；⑥抗氧化作用；⑦降压作用；⑧抗肿瘤作用：菊花中分离的蒲公英甾醇型 3-羟基三萜类对小鼠皮肤肿瘤有显著抑制作用，杭菊、怀菊和亳菊提取的多糖对胰腺癌 PACN-1 细胞有抑制作用。

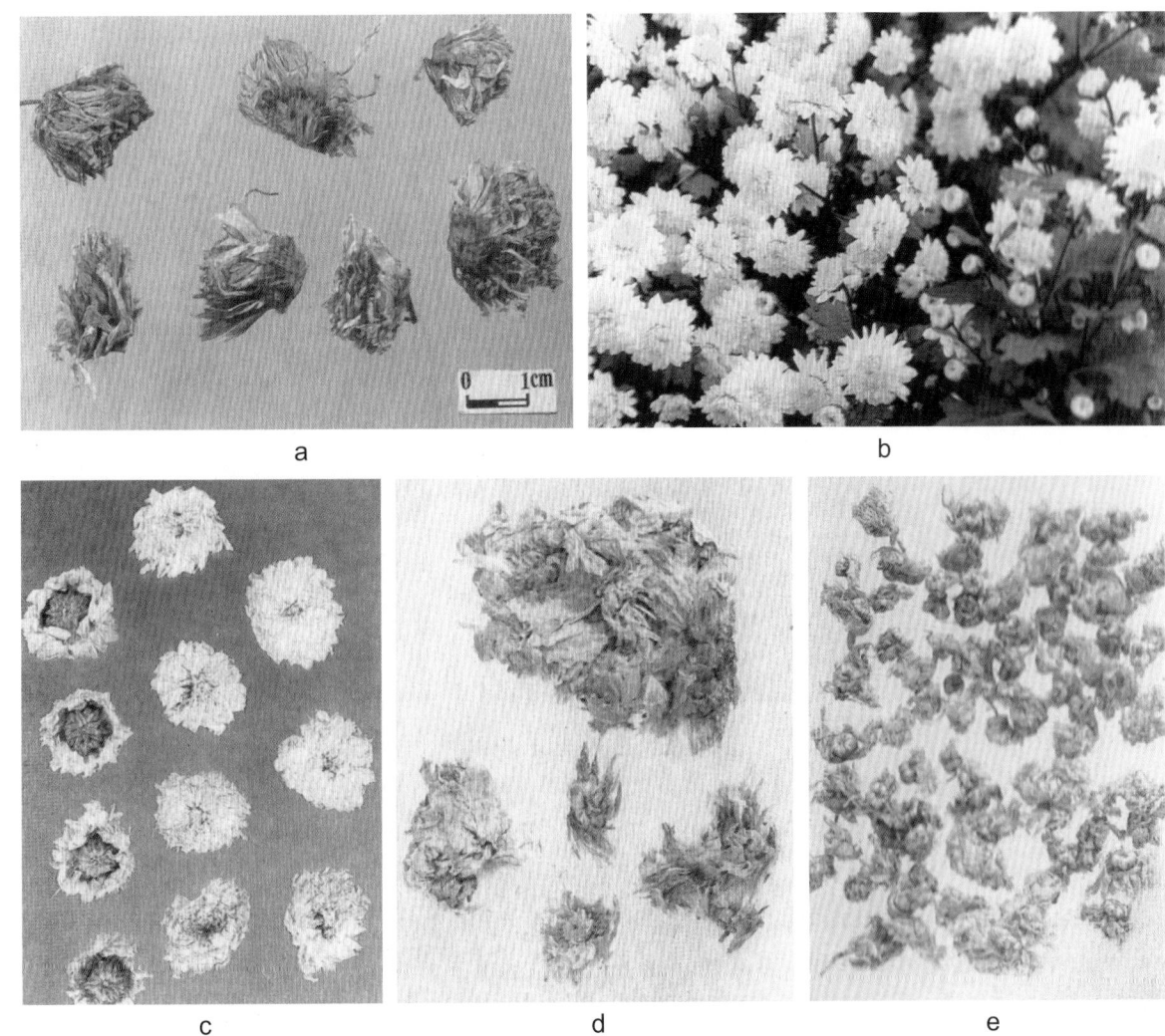

图 452　菊花

a.亳菊（亳县产）　b.滁菊（滁县产）　c.贡菊（安徽黄山产）　d.杭白菊（浙江桐乡产）

e.杭黄菊（浙江桐乡产）

· 野菊花《日用本草》·
Yejuhua
CHRYSANTHEMI INDICI FLOS

【来　　源】 为菊科植物野菊花 *Chrysanthemum indicum* L. 的干燥头状花序。

【产　　地】 全国大部分地区有产。主产于江苏、浙江、安徽、吉林、辽宁、河北、河南、山西、陕西、甘肃、青海、新疆、山东、福建、江西、湖北、四川、云南、贵州、广西等地。

【采收加工】 秋、冬季采摘未全开的花朵，晒干或烘干。

【性状鉴别】 本品呈类球形，直径 0.3~1.0cm，棕黄色。总苞由 4~5 层苞片组成，外层苞片卵形或披针形，外表面中部灰绿色或浅棕色，通常被白毛，边缘膜质；内层苞片长椭圆形，膜质，外表面无毛。总苞基部有的残留总花梗。舌状花 1 轮，黄色至棕黄色，皱缩卷曲；管状花多数，深黄色。体轻。气芳香，味苦。

【显微鉴别】 取本品粉末 3g，加乙醇 40mL，加热回流 1 小时，滤过，滤液照下述方法试验：

（1）取滤液 1 滴，点于滤纸上，喷洒三氯化铝试液，干后置紫光灯（365nm）下观察，显黄绿色荧光。

（2）取滤液 2mL，加镁粉少量与盐酸 4~5 滴，加热，显棕红色。

【规格等级】 统货。以色黄无梗、完整，花未全开者为佳。

【炮　　制】 取原药，拣除杂质和枝梗，整理洁净入药。

【性味归经】 苦、辛，微寒。归肝、心经。

【功能主治】 清热解毒，疏风散热，散瘀，明目，降血压。用于防治流行性脑脊髓膜炎，预防流行性感冒，治疗高血压病、肝炎、痢疾、痈肿，疔疮等。

【用法用量】 9~12g。水煎服。外用适量，煎汁外洗或制膏外涂。

【主要成分】 主含挥发油、黄酮、倍半萜及其他成分。

【药理作用】 ①抗病原微生物：野菊花水提物对多种细菌及常见的浅部真菌有明显的抑制作用，但对白色念珠菌无抑制作用；②对心血管系统的作用：野菊花注射液灌流离体兔心，有明显的扩张冠脉作用；③降压：野菊花浸膏降压作用缓慢、持久，是较理想的降血压药物；④对血小板聚集的影响：野菊花

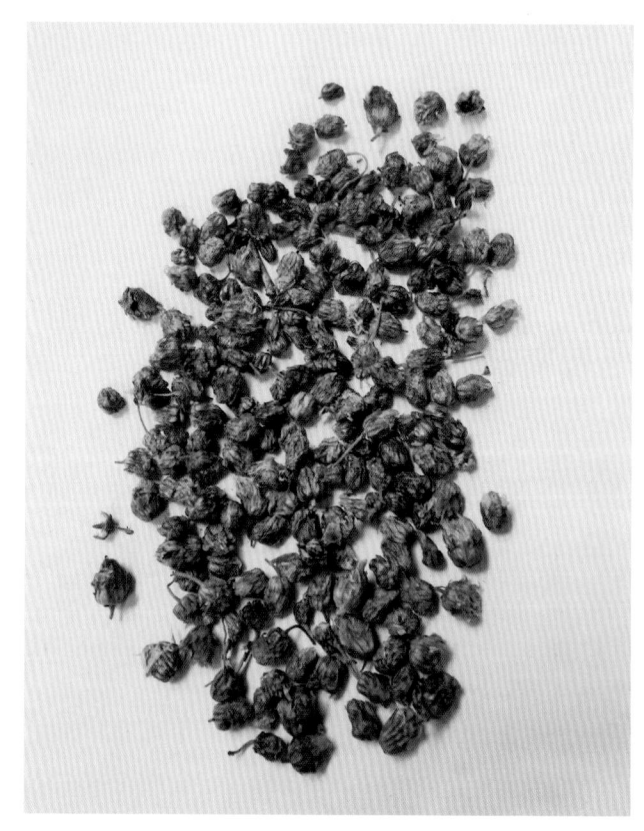

图 453　野菊花

注射液对 ADP 诱导的雄性家兔颈动脉血小板聚集功能有较强的抑制作用和解聚作用；⑤抗氧化：野菊花多糖具有清除活性氧自由基的作用；⑥抗炎；⑦抗肿瘤：菊藻丸为野菊花和海藻的复方制剂，临床用于多种恶性肿瘤的治疗。

· 雪莲花《本草纲目拾遗》·
Xuelianhua
SAUSSUREAE MEDUSAE HERBA ET FLOS
Medusa Saussurea Herb

【来　　源】为菊科植物水母雪莲花 *Saussurea medusa* Maxim. 的干燥带花全草。

【产　　地】主产于四川壤塘县及西藏、新疆等地。

【采收加工】5~6 月采收。将花未开放的全株拔起，抖净泥土，晾干。

【性状鉴别】呈类圆锥形绒团状，淡灰白色。根弯曲，茎单一，基部有褐色的枯叶柄，叶密被白色长绵毛，头状花序形如绒球，筒状小花周围有细长的苞片，密被黄白色细短绒毛。质轻泡，气微，味略苦酸。

【规格等级】统货。无杂质、虫蛀、霉变。以花未开放，白色，个大，株形完整，手捏不刺手者为佳。

【炮　　制】净雪莲花：取原药拣去杂质，整理洁净，切段，入药。

【性味归经】甘、微苦，温。归肝、肾经。

【功能主治】温肾壮阳，调经止血。主治阳痿，腰膝酸软，女子带下多，月经不调，风湿痹证，外伤出血等。

【用法用量】水煎服，6~12g；或浸酒服。外用：适量，捣敷。

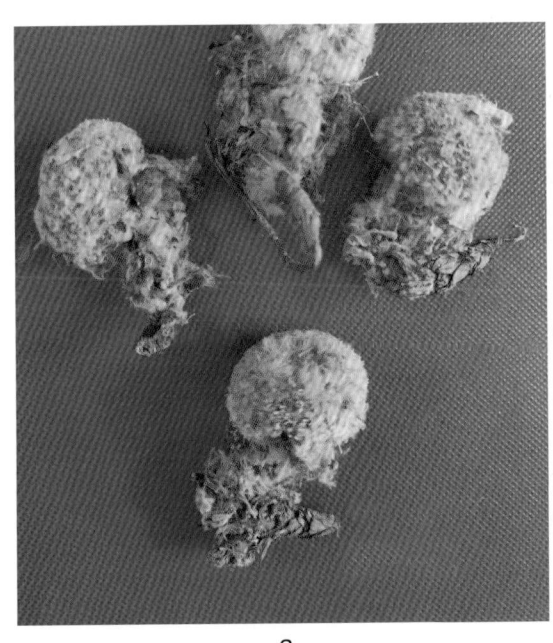
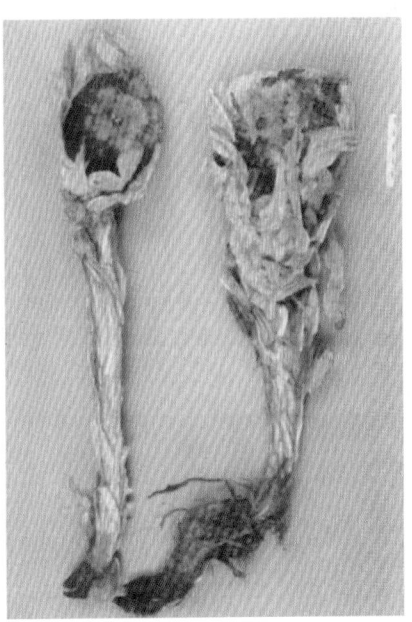

a　　　　　　　　　　　　　　b

图 454　雪莲花
a. 西藏产　　b. 四川产

第四章　花类

639

【主要成分】主要含有黄酮类化合物，如芹菜素、木犀草素等。另外尚含有香豆素类、木脂素类、生物碱类、萜类、甾体类、蒽醌类、烷烃、叶绿素衍生物、有机酸等化合物。

【药理作用】①抗氧化作用；②抗炎作用；③镇痛作用；④抗肿瘤作用：黄酮成分金合欢素和高车前素对腹水型肝癌有抑制作用；⑤解痉作用；⑥终止妊娠及收缩子宫作用；⑦促进干细胞增殖作用；⑧抗病原微生物作用；⑨调节血脂作用。

· 款冬花《神农本草经》·
Kuandonghua
FARFARAE FLOS
Common Coltsfoot Flower Bud

【来　　源】为菊科植物款冬 *Tussilago farfara* L. 的干燥花蕾。

【产　　地】主产于河南嵩县、宜阳、栾川、卢氏，山西兴县、临县、静乐，甘肃平凉、灵台、庆阳，陕西府谷、神木、榆林，重庆巫溪及内蒙古、青海、新疆、西藏等地。

【采收加工】10月下旬至12月下旬地冻前，花尚未出土时采挖，除去花梗及泥土，阴干。

【性状鉴别】呈不整齐的长圆棒状。单生或2~3朵基部连生在一起，有时可达5朵。长1.0~2.5cm，直径0.5~1.0cm。上端较粗，中部稍丰满，下端渐细或带有短梗，花头外表被有多数鱼鳞状苞片，外表面紫红色或淡红色，苞片内表面密被白色絮状茸毛，苞片裹着黄棕色的细小舌状及管状花（开放时黄色）。体轻。气清香，味微苦而辛，嚼之显棉絮状。

以身干，朵大，紫红色，无花梗者为佳。

【显微鉴别】本品粉末非腺毛较多，极长，1~4个细胞，顶端细胞长，扭曲盘绕成团。腺毛略呈棒槌形，头部稍膨大呈椭圆形，4~6个细胞；柄部多细胞，2列（侧面观1列），有的细胞中充满黄色物。花粉粒呈类圆球形，具3孔沟，外壁较厚，表面有尖刺，菊糖呈扇形团块状。

【规格等级】商品分两个等级：

一等：干货。黑头不超过3%，花柄不超过0.5cm，无开头、枝梗、杂质、虫蛀、霉变。

二等：干货。开头、黑头均不超过10%，花柄长不超过1cm。无开头、枝梗、杂质、虫蛀、霉变。

以朵大，紫红色，无花梗者为佳。

【性味归经】辛、微苦，微温。归肺经。

【功能主治】润肺下气，止咳化痰。用于新久咳嗽，喘咳痰多，劳嗽咳血，气逆喘息，喉痹，肺痿肺痈等。

【用法用量】水煎服，5~9g。

【炮　　制】

（1）净款冬花：取原药拣除花梗和杂质，整理洁净入药。

（2）蜜炙款冬花：取净款冬花，每100kg用炼蜜30kg，用适量开水稀释，喷洒，拌匀，闷透，先将锅加热，倒入药材，用文火炒至微黄色、不粘手时取出，放凉。

【炮制作用】经蜜炙后能增强润肺止咳功效。

【用法用量】水煎服，5~9g。

【主要成分】已鉴定出款冬二醇、金丝桃苷、芸香苷、蒲公英黄色素、款冬酮、款冬花碱、千里碱、香芹酚、棕榈酸甲酯、亚油酸甲酯、苯甲醇、苯乙醇、阿魏酸、咖啡酸等成分。尚含有鞣质、蜡类等。

【药理作用】①镇咳、祛痰作用；②对组织胺引起的支气管痉挛有解痉作用；③兴奋呼吸作用；④升压作用；⑤对胃肠平滑肌有抑制作用，对子宫平滑肌有兴奋作用；⑥抑制血小板聚集作用；⑦兴奋中枢神经系统作用；⑧抗休克作用。

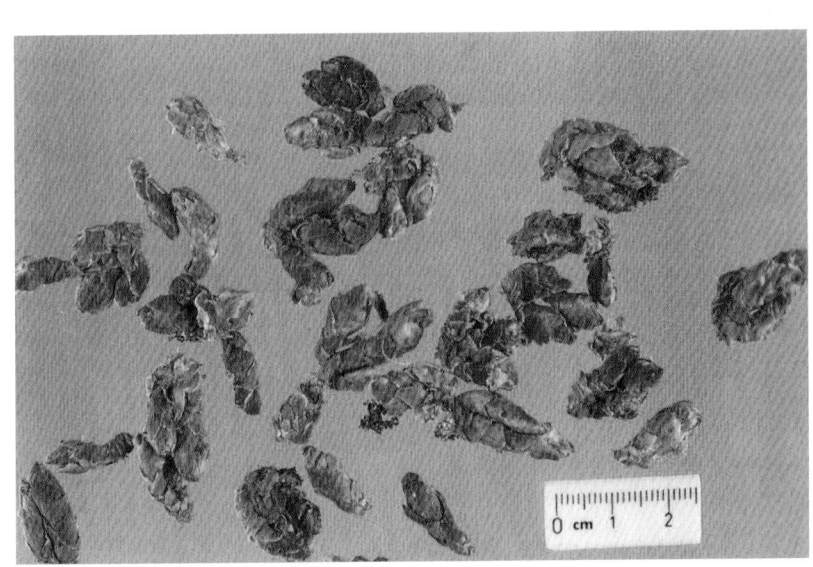

图 455　款冬花（河南产）

·腊梅花《本草纲目》·
Lameihua
CHIMONANTHI FLOS
Wintersweet Alabastrum

【来　　源】为腊梅科植物腊梅 *Chimononthus praecox*（L.）Link. 的干燥花蕾。

【产　　地】全国大部分地区有产。主产于浙江、江苏、四川、贵州等地。

【采收加工】冬季摘含苞待放的花蕾，摊放筛内文火烘至七八成干离火，冷后再烘干或晒干。

【性状鉴别】呈圆形、短矩形或倒卵形，长 1.0~1.5cm，宽 0.4~0.8cm。花被叠合作花芽状，棕黄色。下部由多数膜质鳞片所包，鳞片黄褐色，略呈三角形，有疏毛，覆瓦状排列。气香，甜味微而后苦，微有油腻感。

【规格等级】统货。以花心黄，完整饱满而未开者为佳。

【性味归经】微酸、涩，平。归肝、胃、肺经。

【功能主治】开郁和中，化痰，解毒。用于郁闷心烦，肝胃气痛，梅核气，瘰疬，疮毒等。

【用法用量】水煎服，3~5g。

【主要成分】已鉴定出乙酸、异戊醇、双丙酮醇、叶醇、侧柏烯、月桂烯、对聚伞花素、柠檬烯、苯甲醇、罗勒烯、芳樟醇、萘、水杨酸甲酯、吲哚等成分。尚含红豆杉氰苷、

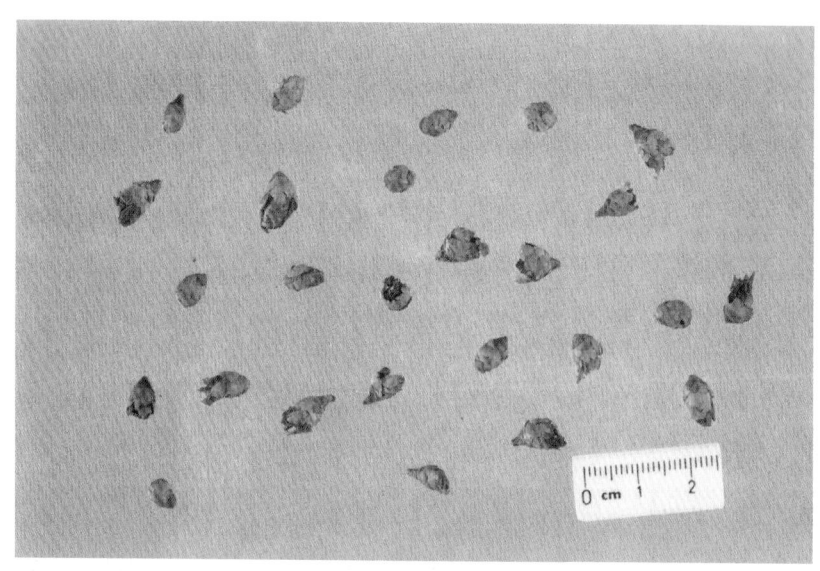

图 456　腊梅花（浙江产）

腊梅苷、α-胡萝卜素、腊梅碱等成分。

【药理作用】①有兴奋子宫作用；②降低血糖作用；③降低血压作用。

· 葛花《名医别录》·
Gehua
PUERARIAE FLOS
Lobed Kudzuvine or Thomson Kudzuvine Flower

【来　　源】为豆科植物野葛 *Pueraria lobata*（Willd.）Ohwi. 或甘葛藤 *Pueraria thomsonii* Benth. 的干燥花蕾和未完全开放的花朵。

【产　　地】主产于湖南、湖北、河南、浙江、四川、安徽、广东、广西等地。

【采收加工】秋季晴天早晨摘取花蕾和未完全开放的花朵，拣去枝梗及杂质，晒干。

【性状鉴别】呈不规则扁长形或扁肾形，长 0.5~1.5cm，宽 0.2~0.6cm。花萼钟状，灰绿色，5 齿裂，其中 2 齿合生，被白色或黄白色茸毛。花瓣 5 片，蓝紫色，外部颜色较浅或淡棕色，雄蕊 10 枚，其中 9 枚连合，雌蕊细长，微弯曲，外面披毛。气微，味淡。

以紫蓝色、朵大、花完整、未开放者为佳。

【规格等级】统货。

【性味归经】甘，平。归胃经。

【功能主治】解酒醒脾，止烦渴。用于酒伤发热、烦渴、不思饮食、呕逆吐酸、吐血、肠风下血等。

【用法用量】水煎服，3~9g。

【主要成分】主要含黄酮类、皂苷类、挥发油类、甾醇类、生物碱和氨基酸等。尚含有豆甾醇苷、蛋白质、多糖和微量元素等成分。

【药理作用】①氧化还原作用；②收缩和保护胃肠黏膜；③降低心肌耗氧量；④止血作用。

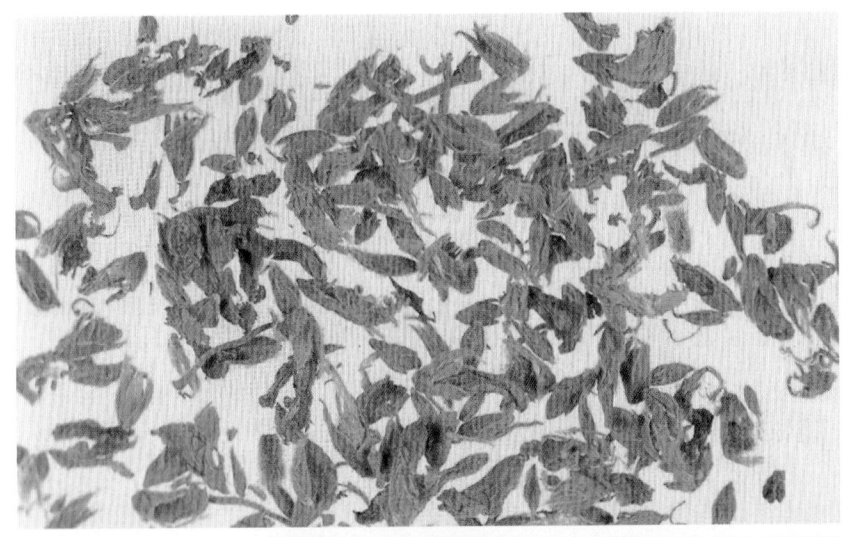

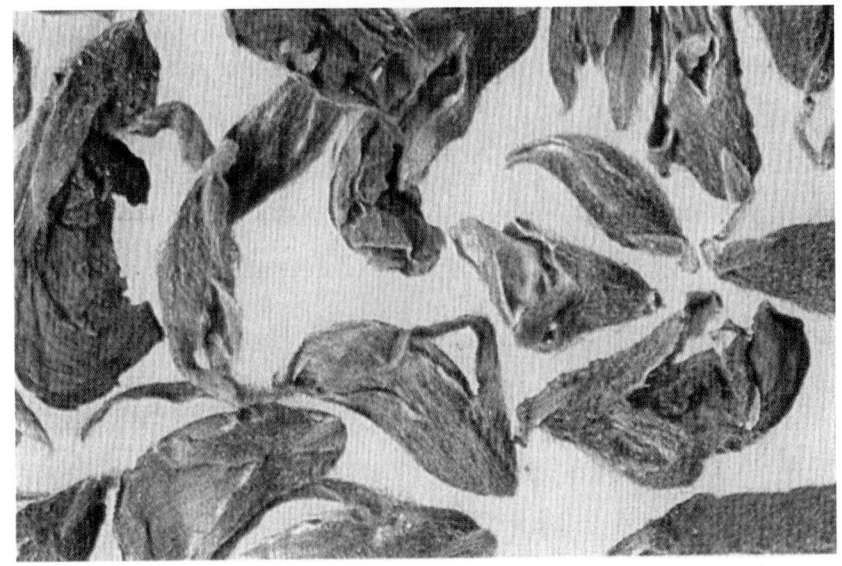

图 457　葛花（湖南产）

· 槐米《神农本草经》·
Huaimi
SOPHORAE FLOS
Japanese Pagodatree Flower and Flower Bud

本品因采收时间不同分为槐米和槐花两个品别。

【来　　源】为豆科植物槐 *Sophora japonica* L. 的干燥花及花蕾。

【产　　地】全国大部分地区有产。主产于河南濮阳、南乐，以及河北、山东、江苏、浙江、广东、广西、辽宁等地。

【采收加工】夏季花蕾形成或花初开放时剪取花枝，及时晒干，打下花蕾，除去枝梗及杂质。前者习称"槐米"，后者习称"槐花"。

【性状鉴别】

（1）槐米：呈卵形或长椭圆形，米粒状，长 0.2~0.6cm，直径约 0.2cm。外表黄绿色至绿褐色，稍皱缩，花萼钟状，先端有不明显的 5 齿裂，偶有短柄。花萼的上方为黄绿色未开放的花冠。花萼和花冠的外面均疏生白色短柔毛。质松脆，体轻，手捏即碎。浸于水中，水被染成鲜黄色。气微香，味微苦涩。

以粒大，饱满，色黄绿，无枝梗者为佳。

（2）槐花：完整的花朵类肾形，花萼钟状，青绿色至黄绿色，先端 5 浅裂。花瓣 5 片，黄色至棕黄色，其中 2 片较大，顶端微凹，向外反卷。雄蕊 10 枚，棕黄色，其中 9 枚基部连合，花丝细长。雌蕊圆柱形，弯曲。体轻，易碎。气微，味微苦。

以花未全开，花萼青绿色，花瓣黄色，整齐不碎，无枝梗者为佳。

【显微鉴别】

（1）本品粉末黄绿色。花粉粒类球形或钝三角形，直径 14~19μm，具 3 个萌发孔。非腺毛 1~3 细胞，长 86~660μm，气孔不定式，副卫细胞 4~8 个，草酸钙方晶少见。

（2）取本品粉末 0.1g，加乙醇 10mL，加热 5 分钟，滤过，取滤液 1mL，加镁粉少量与盐酸 2~3 滴，即显樱红色。

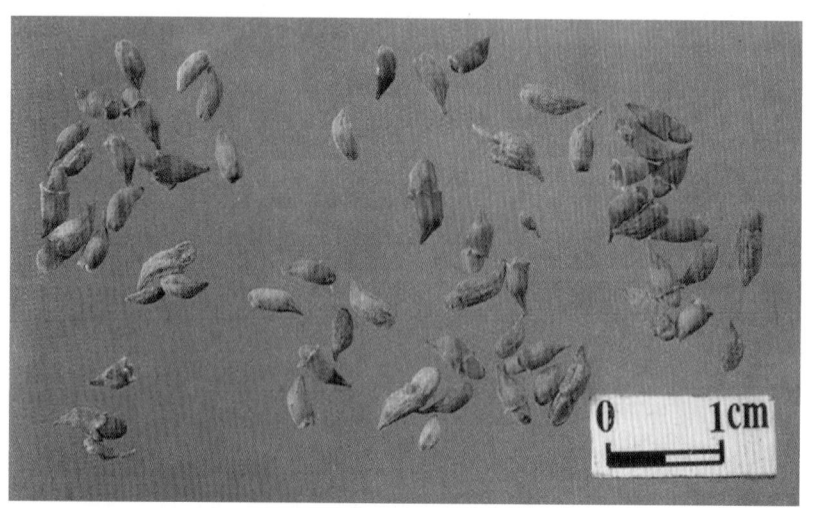

a

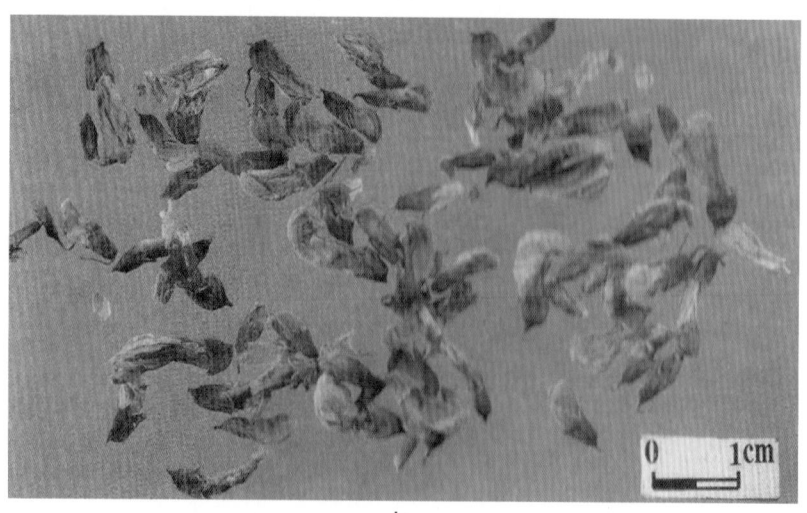

b

图 458　槐米（a）和槐花（b）

（3）取本品粉末 0.2g，加甲醇 5mL，密塞振摇 10 分钟，放置 10 分钟，滤过，滤液作为供试品溶液。另取芦丁对照品，加甲醇制成每 1mL 含 4mg 的溶液，作为对照品溶液。照薄层色谱法试验，吸取上述两种溶液各 10μL，分别点于同一硅胶 G 薄层板上，以醋酸乙酯-甲酸-水（8∶1∶1）为展开剂，展开，取出，晾干，喷以三氯化铝试液，待乙醇挥干后，置紫外光灯（365nm）下检视。供试品色谱中，在与对照品色谱相应的位置上，显相同颜色的荧光斑点。

【规格等级】统货。槐米以花蕾饱满，花萼绿色而厚，无枝梗者为佳。槐花以黄白色，整齐，无枝梗者为佳。

【性味归经】苦，微寒。归肝、大肠经。

【功能主治】凉血止血，清肝泻火，明目。用于便血，痔疮出血，血痢，崩漏，吐血，衄血，肝热目赤，肝火头痛，眩晕，高血压，痈疽，疮毒等。

【用法用量】水煎服，6~9g。

【炮　　制】

（1）净槐米：取原药拣去杂质，整理洁净入药。

（2）槐米炭：取净槐米，用中火炒至外表焦黑色内呈土黄色，喷洒少量清水灭尽火星，取出，晒干。

【炮制作用】炒炭后能增强止血作用。

【主要成分】主要含黄酮类化合物，包括芦丁、槲皮素、异鼠李素、染料木素、槐花米甲素、山柰酚等。另含有皂苷类包括赤豆皂苷、大豆皂苷、槐花皂苷等。醇类主要包括白桦脂醇、槐花二醇及甾醇槐花米乙素、槐花米丙素等。

【药理作用】①止血作用；②抗炎作用；③镇静作用；④降血压作用；⑤解痉作用；⑥抗溃疡作用；⑦抗辐射作用；⑧降血脂作用；⑨抗病原微生物作用；⑩抗肿瘤作用：槐米中的染料木素对人体鼻咽癌细胞有细胞毒性作用；⑪抑制醛糖还原酶作用。

· 蒲黄《神农本草经》·
Puhuang
TYPHAE POLLEN
Cattail Pollen

【来　　源】为香蒲科植物水烛香蒲 *Typha angustifolia* L 和东方香蒲 *Typha orientalis* Presl 或同属植物的干燥花粉。后者称草蒲黄。

【产　　地】主产于江苏、浙江、山东、安徽、湖北、贵州、四川、云南、河南、内蒙古、黑龙江等地。

【采收加工】夏季 4~5 月花刚开放时剪下蒲棒顶端的黄色雄花花穗，晒干，碾碎，除去花茎等杂质，筛取花粉。

【性状鉴别】

（1）蒲黄粉：呈鲜黄的细小花粉。质轻松，遇风易飞扬，手捻有滑腻感，粘手而不成团，入水则漂浮水面。用放大镜检视，花粉粒类圆形或椭圆形，萌发孔为单孔，或杂有绒毛。气微，味淡。

以身干，色鲜黄，手捻滑腻，纯净，无杂质者为佳。

（2）草蒲黄：为花粉与花丝的混合物，类似短线絮状，略弯曲，黄色。花丝呈丝状，暗棕色。

以身干，色棕黄，无杂质者为佳。

【显微鉴别】

（1）本品粉末黄色。花粉粒类圆形或椭圆形，直径17~29μm，表面有网状雕纹，周边轮廓线光滑，呈凸波状或齿轮状，具单孔，不甚明显。

（2）取本品粉末0.1g，加乙醇5mL，温浸，滤过。取滤液1mL，加镁粉少量与盐酸2~3滴，溶液渐显樱红色。

（3）取本品0.2g，加水10mL，温浸，滤过。取滤液1mL，加三氯化铁试液1滴，显淡绿棕色。

【规格等级】统货。以身干，色鲜黄，手捻滑腻，纯净，无杂质者为佳。

【性味归经】甘，平。归肝、心包经。

【功能主治】行血止血，化瘀，通淋。有抑菌、抗炎、解痉、促凝血、抗动脉粥样硬化和降低血清胆固醇作用。用于吐血，衄血，咯血，崩漏，外伤出血，经闭痛经，脘腹刺痛，跌仆肿痛，血淋涩痛等。

【用法用量】水煎服，5~9g。

【炮　　制】

（1）生蒲黄：揉碎结块，过筛。

（2）蒲黄炭：取净蒲黄，置炒锅内用文火翻炒至焦褐色，停火喷洒清水灭尽火星，取出晒干，过筛。或取净蒲黄，置铁锅内，上盖，用湿泥巴密封盖缝，盖上贴一湿草纸，用武火加热至盖上的草纸变焦即可停火，冷却后将蒲黄炭取出，压碎过筛。

【炮制作用】生用破血，炒炭后性转为温而收敛，用于止血。

【主要成分】主要有效成分为黄酮类，如柚皮素、槲皮素、香蒲新苷等，尚含有止血成分鞣质，此外还含有甾类、烷烃类及糖类等。

【药理作用】①止血作用；②降压作用；③抗缺氧、抗疲劳作用；④增强子宫收缩及引产作用；⑤对内皮细胞有保护作用；⑥降血脂作用；⑦抗炎作用；⑧抗菌作用；⑨增加肠道蠕动作用；⑩免疫抑制作用；⑪利尿作用。

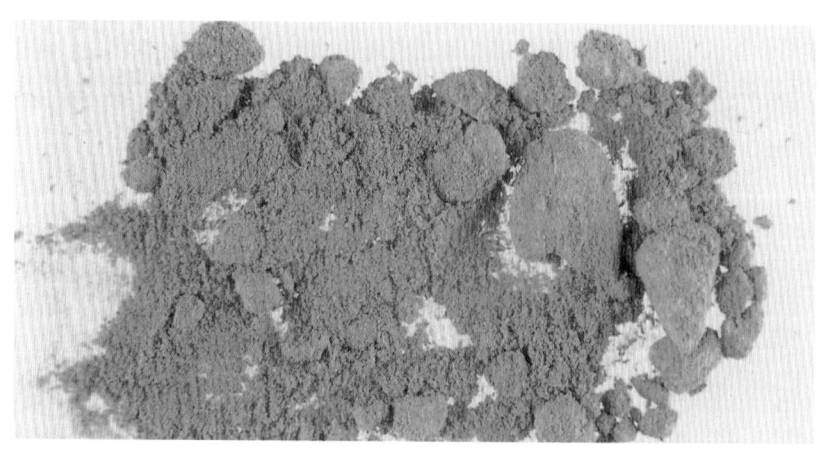

图459　蒲黄（浙江产）

第五章　叶　　类

· 人参叶《本草纲目拾遗》·

Renshenye
GINSENG FOLIUM
Ginseng Leaf

【来　　源】　为五加科植物人参 *Panax ginseng* C. A. Mey 的干燥叶片。

【产　　地】　主产于吉林、辽宁、黑龙江等地。

【采收加工】　秋季下霜前，掐取叶片，除去杂质，阴干或烘干。

【性状鉴别】　常扎成小把，呈束状或扇状，长 12~35cm。掌状复叶带有长柄，暗绿色，3~6 枚轮生，小叶通常 5 枚，偶有 7 枚或 9 枚，呈卵形或倒卵形，基部的小叶长 2~8cm，宽 1~4cm。上部的小叶大小相近，长 4~16cm，宽 2~7cm，基部楔形，先端渐尖，边缘具细锯齿，散生刚毛，上表面叶脉具刚毛，下表面叶脉隆起。质薄，易碎。气清香，味微苦而甘。

【显微鉴别】

（1）本品粉末黄绿色。上表皮细胞形状不规则，略呈长方形，长 35~92μm，宽 32~60μm，垂周壁波状或深波状。下表皮细胞与上表皮细胞相似，略小，气孔不定式，保卫细胞长 31~35μm。叶肉无栅栏组织，多由 4 层类圆形薄壁细胞组成，直径 18~29μm，含叶绿体或草酸钙簇晶，草酸钙簇晶直径 12~40μm，棱角锐尖。

（2）取本品粉末 0.2g，置 10mL 具塞刻度试管中，加水 1mL，使成湿润状态，再加以水饱和的正丁醇 5mL，摇匀，室温下放置 48 小时，取上清液加 3 倍量以正丁醇饱和的水，摇匀，静置使分层（必要时离心），取上层液作为供试品溶液。另取人参皂苷 Rg_1、人参皂苷 Re 作对照品，加乙醇制成每 1mL 各含 2.5mg 的混合溶液。照薄层色谱法试验，吸取上述两种溶液各 10μL，分别点于同一硅胶 G 薄层板上，以正丁醇-醋酸乙酯-水（4：1：5）为展开剂，展开，取出，晾干，喷以硫酸溶液（1→10），在 105℃下加热至斑点显色清晰。

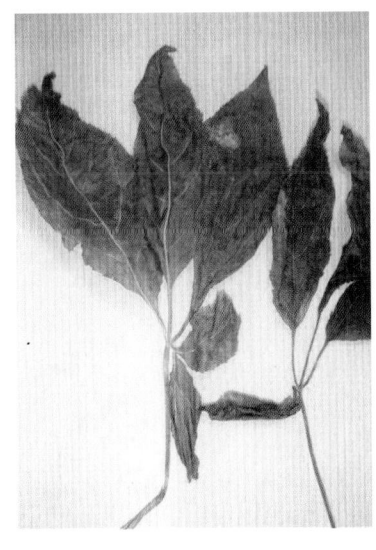
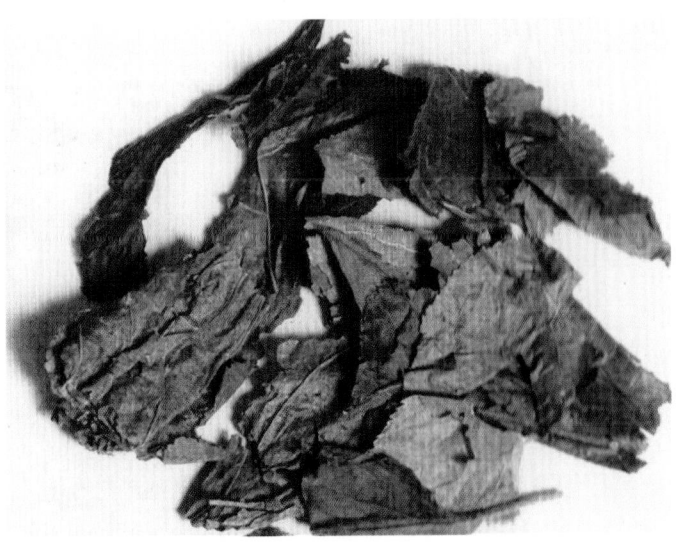

图 460　人参叶

供试品色谱中，在与对照品色谱相应的位置上，显相同颜色的斑点。

【规格等级】统货。叶梗长不超过 6cm，无病斑，无杂质。

【炮　　制】取原药拣去杂质，整理洁净入药。

【性味归经】苦、甘，寒。归肺、胃经。

【功能主治】补气，益肺，祛暑，生津。用于气虚咳嗽，暑热烦躁，津伤口渴，头目不清，四肢倦乏等。

【用法用量】水煎服，3~9g。

【主要成分】主要含有人参皂苷 Rg_1、Rb_1 等 30 多种人参皂苷、α-人参烯等挥发油、人参酸等有机酸、人参黄酮苷等黄酮以及木脂素、甾醇、氨基酸、多糖等成分。其中人参皂苷和多糖为主要成分。

【药理作用】①改善脑供血作用；②保护心肌作用；③调脂作用；④利尿作用；⑤增强免疫作用；⑥抗肿瘤作用：人参叶皂苷抑制体外培养的人胃癌细胞的生长与增殖，对 S_{180} 也有明显抑制作用。

·大青叶《名医别录》·
Daqingye

　　商品按产地、用药习惯和来源的不同，分为菘蓝叶、马蓝叶和蓼蓝叶三个品别。其中菘蓝叶以"大青叶"为名。

·菘蓝叶·
Songlanye
ISATIDIS INDIGOTICAE FOLIUM
Dyers Woad Leaf

【来　　源】十字花科植物菘蓝 *Isatis indigotica* Fort. 的干燥叶片。又称板蓝根叶。我国京津地区习用。

【产　　地】主产于江苏、安徽、浙江、河南、河北、山东、辽宁、山西、内蒙古等地。

【采收加工】夏、秋季采收叶片，晒干。

【性状鉴别】多皱缩或卷曲，多破碎。完整的叶片呈长椭圆形或长圆状倒披针形，长 5~20cm，宽 2~6cm。灰绿色或棕绿色，先端钝，全缘或微波状，基部渐狭窄，下延至叶柄呈翼状，叶柄长 4~10cm，淡棕黄色。纸质，质脆易碎。气微，味微酸、苦、涩。

【显微鉴别】

（1）本品粉末绿褐色。下表皮细胞垂周壁稍弯曲，略成连珠状增厚；气孔不定式，副卫细胞 3~4 个。叶肉断面栅栏组织与海绵组织无明显区分。

（2）取本品粉末 0.5g，加三氯甲烷 20mL，加热回流 1 小时，滤过，滤液浓缩至 1mL，作为供试品溶液。另取靛蓝、靛玉红对照品，加三氯甲烷制成每 1mL 含 1mg 的混合溶液，作为对照品溶液。照薄层色谱法试验，吸取上述两种溶液各 5μL，分别点于同一硅胶 G 薄层板上，以苯-三氯甲烷-丙酮（5：4：1）为展开剂，展开，取出，晾干。供试品色谱中，在与对照品色谱相应的位置上，分别显相同的蓝色斑点和浅紫红色斑点。

【规格等级】统货，以叶大、不破碎、无柄、色暗灰绿者为佳。

【炮　　制】除去杂质，略洗，切碎，干燥。

【性味归经】 苦，寒。归心、胃经。

【功能主治】 清热解毒，凉血消斑。用于温邪入营，高热神昏，发斑发疹，黄疸，热痢，感冒发热，腮腺炎，咽喉炎，扁桃体炎，流行性脑膜炎，流行性乙型脑炎，急慢性支气管炎，肺炎，丹毒，痈肿，皮肤湿疹等。

【用法用量】 水煎服，9~15g。

【主要成分】 主要含靛苷、靛红烷 B。尚含有葡萄糖芸苔素、黄嘌呤、次黄嘌呤、尿苷等成分。

【药理作用】 ①抗内毒素作用；②抗菌作用；③解热作用；④增强免疫功能；⑤抗炎作用；⑥利胆作用；⑦抗肿瘤作用：大青叶中所含脱镁叶绿酸对肺腺癌细胞、盲肠癌细胞、肾癌细胞、胸腺癌细胞具有抑制作用；⑧抗氧化作用；⑨利尿作用；⑩降压作用；⑪镇痛作用。

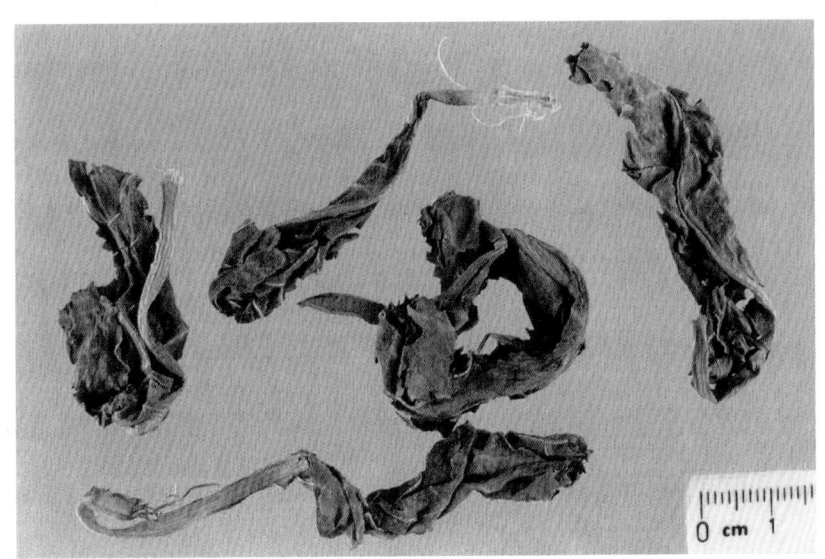

图 461　菘蓝叶（江苏产）

·马蓝叶·

Malanye

BAPHICACANTHIS CUSIAE FOLIUM

Common Baphicaanthus Leaf

【来　　源】 为爵床科植物马蓝 *Baphicacanthus cusia*（Nees）Bremek. 的干燥叶。福建、广东、广西、四川等地习惯作为大青叶使用。

【产　　地】 主产于福建、广东、四川、贵州、广西、浙江、江西等地。

【采收加工】 8~11月割取茎叶，晒干。

【性状鉴别】 本品多皱缩状，完整叶片长圆形、倒卵状长圆形或椭圆披针形，长8~15cm，宽3~5cm，先端渐尖，基部渐窄，叶缘有细小钝锯齿，上面暗绿色至暗棕黑色，背面色较淡，叶脉较浅，叶柄长1~2cm，质脆易碎。气微弱，味涩而微苦。

【规格等级】 同菘蓝叶。

【炮　　制】 同菘蓝叶。

【性味归经】 同菘蓝叶。

【功能主治】 同菘蓝叶。

【用法用量】 同菘蓝叶。

【主要成分】 同菘蓝叶。

【药理作用】 同菘蓝叶。

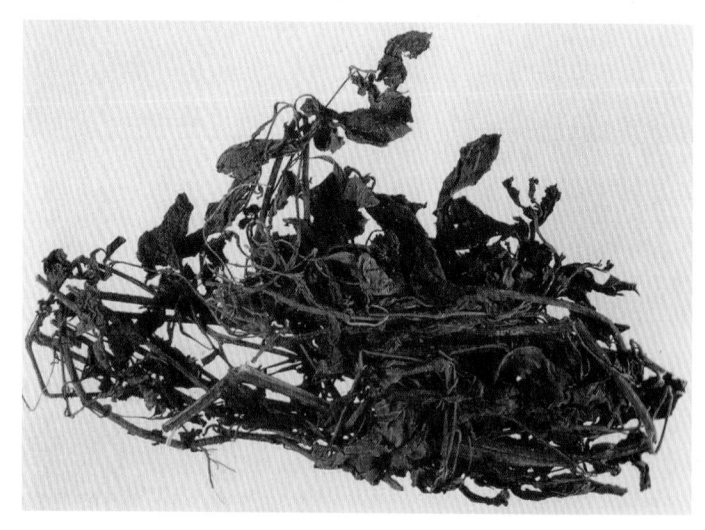

图 462　马蓝叶（四川产）

·蓼大青叶·

Liaodaqingye

POLYGONI TINCTORII FOLIUM

Indigoplant Leaf

　　【来　　源】 为蓼科植物蓼蓝 *Polygonum tinctorium* Ait. 的干燥基生叶。京津地区习惯将其带叶嫩枝作为大青叶使用。

　　【产　　地】 主产于河北、山西、黑龙江、吉林、辽宁、山东、内蒙古、青海、浙江等地。

　　【采收加工】 春、冬季采叶或割取地上部分，切段，晒干。

　　【性状鉴别】 叶片多皱缩，破碎，完整叶片展开后，呈卵形或长椭圆形，长 3~10cm，宽 2~5cm。蓝绿色或蓝黑色，先端钝，基部楔形，全缘，叶缘有稀疏白色细刺状纤毛。叶脉下表面较突出。叶柄扁平，具白色膜质托叶鞘。叶纸质，质脆易碎。茎黄棕色，略扁缩，有纵棱线或沟纹，稍弯曲，节间略膨大，有灰黄色膜质叶鞘包于节上，质脆，易折断，断面中空，淡黄色。气微，味微苦涩。

　　以枝叶齐全，茎黄棕色，叶蓝绿色，无枯枝黄叶者为佳。

　　【规格等级】 统货，以身干，枝叶齐全，茎黄棕色，叶蓝绿色，无枯枝黄叶者为佳。

　　【炮　　制】 同菘蓝叶。

　　【性味归经】 同菘蓝叶。

　　【功能主治】 同菘蓝叶。

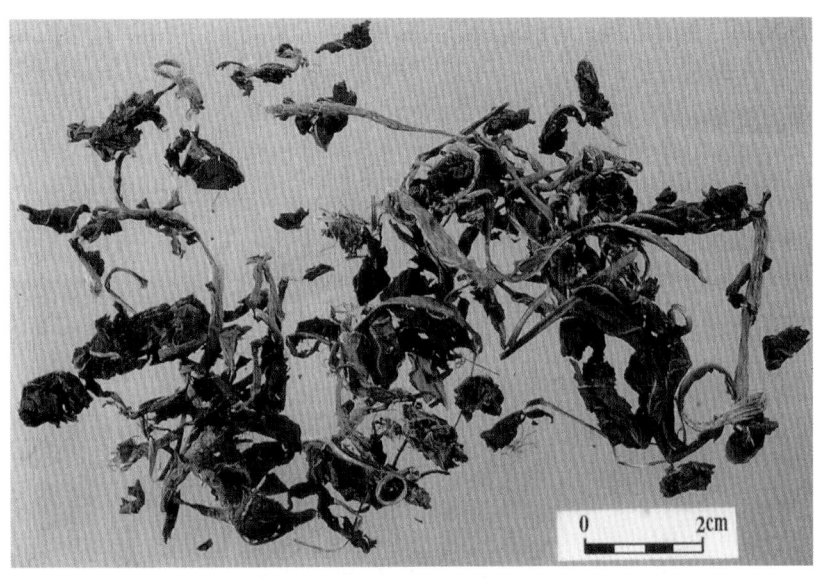

图 463　蓼蓝叶（湖北产）

【用法用量】　同菘蓝叶。

【主要成分】　同菘蓝叶。

【药理作用】　同菘蓝叶。

· 石韦《神农本草经》·
Shiwei
PYRROSIAE FOLIUM
Shearer's Pyrrosia，Japanese Felt or Petioled Pyrrosia Leaf

【来　　源】　为水龙骨科植物庐山石韦 *Pyrrosia sheareri*（Bak.）Ching、石韦 *Pyrrosia lingua*（Thunb.）Farwell 或有柄石韦 *Pyrrosia petiolosa*（Christ）Ching 的干燥叶片。庐山石韦又称大石韦，有柄石韦又称小石韦。

【产　　地】　主产于江苏、四川、云南、贵州等地。

【采收加工】　夏、秋季枝叶茂盛或花初开时采割，扎小把，晒干。

【性状鉴别】

（1）庐山石韦：叶柄长而无毛，叶片皱缩较大，展平后呈长圆状披针形，长 10~25cm，宽 3~5cm。先端渐尖，基部耳状偏斜，全缘，边缘常向内卷曲，上表面黄绿色或灰绿色，散布有黑色圆形小凹点，背面密生红棕色星状毛，侧脉间布满棕色圆点状的孢子囊群。叶柄具四棱，长 10~20cm，直径 0.15~0.3cm，略扭曲，有纵槽。叶片革质。气微，味微苦涩。

（2）石韦：叶柄近柱形，棕色至黑棕色，长 5~10cm，直径约 0.15cm，有纵沟，无毛或疏披星状毛，叶片扭曲皱卷，展平后叶片披针形或长圆披针形，长 8~12cm，宽 1~3cm。先端渐尖，基部楔形至圆形，对称，全缘，叶面棕色至灰棕色，无毛或疏披星状毛，有黑色圆形小凹点，背面密披中心具红色圆点的粉棕色星状毛，孢子囊群在侧脉间或几乎布满全部，排列紧密而整齐。叶片革质，稍脆易断。气微，味微苦涩。

（3）有柄石韦：叶柄长 3~12cm，直径约 0.1cm，披棕色星状毛，有 1 纵浅槽，内部密生毛，叶片多卷曲呈筒状，展开后呈长圆形或卵状长圆形，长 3~8cm，宽 1.0~2.5cm。基部楔形，对称。下表面侧脉不明显，布满孢子囊群。

均以叶大，质厚，叶背有孢子囊群者为佳。

【显微鉴别】庐山石韦粉末黄棕色。星状毛体部6~12细胞，作辐射状排列成上、下两轮，有的表面光滑，有的有纵向或不规则网状纹理；柄部1~9细胞。孢子极面观椭圆形，赤道面观肾形，外壁具疣状突起。孢子囊环带细胞，表面观扁长方形。叶下表皮细胞多角形，垂周壁连珠状增厚，气孔类圆形。纤维长梭形，胞腔内充满红棕色或棕色块状物。

【规格等级】统货。以叶大、质厚、叶背有孢子囊群者为佳。

【炮　　制】除去杂质，整理洁净，切段，筛去细屑。

【性味归经】甘、苦，微寒。归肺、膀胱经。

【功能主治】利尿通淋，清热止血。用于热淋，血淋，石淋，小便不通，淋沥涩痛，吐血，衄血，尿血，崩漏，肾炎，肺热喘咳等。

【用法用量】水煎服，6~12g。

【主要成分】主要含黄酮类化合物、皂苷、蒽醌类、鞣质等。尚含酚性物质、绿原酸、延胡索酸、咖啡酸、树脂、果糖、葡萄糖和异芒果素等。

【药理作用】①镇咳祛痰作用；②抑菌作用；③抗气管痉挛作用；④抗病毒作用。

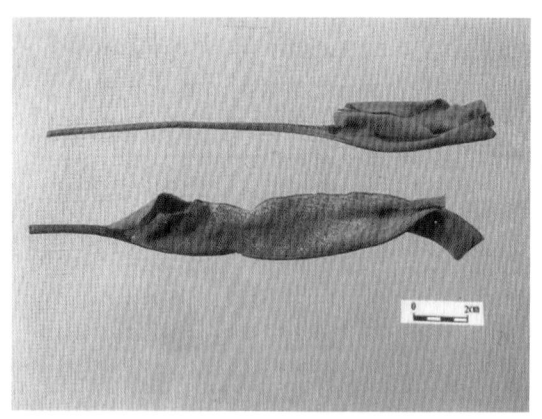
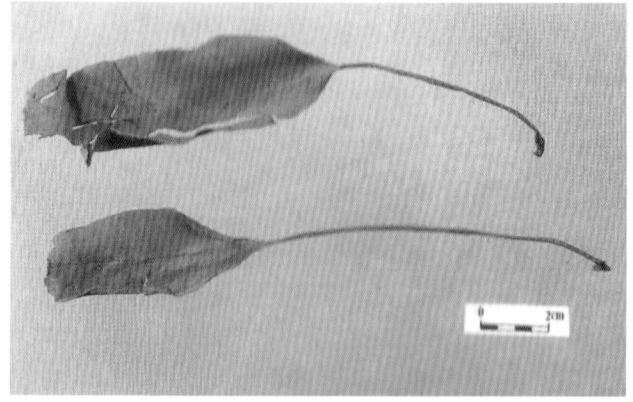

a　　　　　　　　　　　　　　　　b

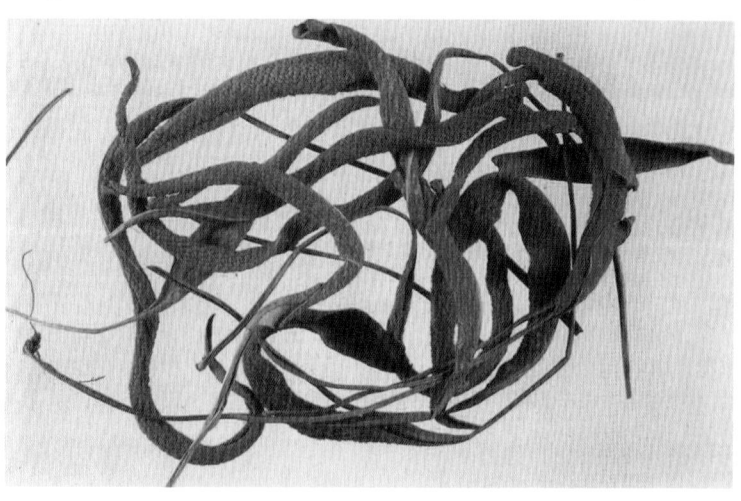

c

图464　石韦（四川产）

a. 庐山石韦　b. 石韦　c. 有柄石韦

·布渣叶《本草求原》·
Buzhaye
MICROCOTIS FOLIUM
Paniculate Micrcos Leaf

【来　　源】　为椴树科植物破布树 *Microcos paniculata* L. 的干燥叶子。

【产　　地】　主产于广东阳西、湛江、江门、肇庆、云浮等市县，以及海南、广西、福建、云南、四川、贵州等地。以广东产量大。

【采收加工】　夏、秋季枝叶茂盛时采摘叶片，除去枝梗和杂质，晒干。不宜在烈日下曝晒，否则叶片色黄质次。

【性状鉴别】　叶片多皱缩或破碎。完整者展平后呈卵状长圆形或倒卵状矩圆形，长8~18cm，宽4~8cm，黄绿色至黄棕色，先端渐尖，基部钝圆，边缘具细齿。基出脉3条，侧脉羽状，小脉网状。叶柄短，长0.7~1.2cm。叶脉及叶柄有毛茸。气微，味淡、微涩。

【规格等级】　统货。以叶大、完整、色黄绿者为佳。

【炮　　制】　取原药拣去杂质，整理洁净入药。

【性味归经】　甘、淡，凉。归脾、胃、肝经。

【功能主治】　消食化滞，清热利湿。用于感冒发热，中暑，湿热黄疸，湿热食滞，脘腹胀痛，腹泻等；蜈蚣咬伤。

【用法用量】　水煎服，15~30g，鲜者30~60g。外用：煎汁洗。

【主要成分】　含有三萜和黄酮类成分，主要有山奈酚、异香草酸、对香豆酸、阿魏酸、脱落酸、牡荆苷、异牡荆苷、水仙苷、异鼠李素3-O-β-D-葡萄糖苷、咖啡酸甲酯、表儿茶素、山奈酚3-O-β-D-(6-O-反式对羟基桂皮酰)、葡萄糖苷、β-谷甾醇、木栓醇等。

【药理作用】　①调血脂作用：能够促进肝合成或分泌 HDL，降低小肠对胆固醇的吸收；②解热作用；③有良好的降酶退黄作用及改善肝功能的作用；④镇痛作用；⑤对消化系统的作用：促进小肠蠕动，增加胃液分泌、降低胃液酸度，提高胃蛋白酶活性；⑥抗炎作用；⑦对心血管的作用：对心肌缺血具有良好的保护作用；⑧抗衰老作用；⑨杀蚊作用。

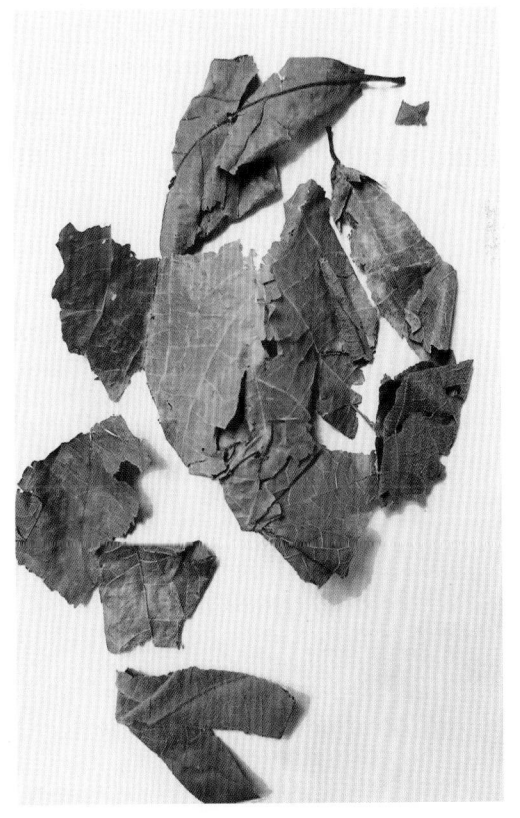

图 465　布渣叶

· 艾叶《名医别录》·
Aiye
ARTEMISIAE ARGYI FOLIUM
Argy Wormwood Leaf

【来　　源】 为菊科植物艾 *Artemisia argyi* Levl.et Vant. 的干燥叶子。

【产　　地】 全国大部分地区均产。以湖北、安徽、山东、湖南产量大。

【采收加工】 于春、夏季枝叶茂盛花未开时采摘，阴干或晒干。

【性状鉴别】 干叶片多皱缩破碎，有短柄。完整叶片展平后呈羽状深裂，裂片椭圆状披针形，边缘有不规则粗锯齿。上表面灰绿色或深黄绿色，有稀疏的柔毛及腺点，背面密生灰白色绒毛。质柔软，气清香，味辛、苦。

【显微鉴别】 本品粉末绿褐色，非腺毛有两种：一种为"T"字形毛，顶端细胞长而弯曲，两臂不等长，柄 2~4 细胞；另一种为单列非腺毛，3~5 细胞，顶端细胞特长而扭曲，常断落。腺毛表面观鞋底形，由 4 或 6 细胞相对叠合而成，无柄。草酸钙簇晶，直径 3~7μm，存在于叶肉细胞中。

以纯叶，叶面灰绿色，叶背面密生灰白色绒毛，香气浓郁者为佳。

【规格等级】 统货。纯叶，叶面灰绿色，叶背面密生灰白色绒毛，香气浓郁者为佳。无杂质、霉变。

【炮　　制】

（1）净艾叶：除去杂质及枝梗，整理洁净，切 1.5cm 段，入药。

（2）醋炙艾叶：取净艾叶，每 100kg 用米醋 20kg，拌匀，闷透，用文火炒至颜色加深，取出，摊凉。

（3）四制艾叶：取净艾叶，每 100kg 用食盐 2kg，用适量清水溶解，米醋 10kg，生姜汁 10kg，黄酒 10kg 混合均匀，与艾叶拌匀，闷至汁吸尽，蒸 2 小时，取出晒干。也可以不加食盐（广东）。

（4）醋艾炭：取净艾叶，置炒锅内，用文火加热，翻炒至表面焦黑色时，喷洒定量米醋（每 100kg 净艾叶用米醋 15kg），拌匀，微炒，取出，喷淋少量清水以灭净火星，稍晾干，过筛，挑出未炒透的艾叶，摊开晾干。

（5）艾叶炭：制法与醋艾炭基本相同，但不喷淋米醋。

【炮制作用】 艾叶醋炙后温而不燥，能增强艾叶逐寒止痛作用；炒炭后辛散之性大减，能增强温经止血功效，临床多用于理血；四制艾叶能引药入肝肾，有增强暖宫散寒，温经止血的作用。

【性味归经】 辛、苦，温。有小毒。归肝、脾、肾经。

【功能主治】 散寒止痛，温经止血。用于少腹冷痛，经寒不调，宫冷不孕，痛经，崩漏，带下，胎动不安，吐血，衄血，便血，崩漏经多，妊娠下血；外治皮肤瘙痒。醋艾炭温经止血，用于虚寒性出血。

【用法用量】 水煎服，3~9g。外用适量，供灸治或熏洗用。

【主要成分】 含挥发油，油中含芳樟醇、樟脑、α-萜品烯醇、β-石竹烯、蒿醇、桉油素等。尚含有黄酮、多糖、鞣酸、侧柏酮、水芹烯等。

【药理作用】 ①抑制松弛的豚鼠平滑肌；②平喘、镇咳、祛痰作用；③利胆作用；

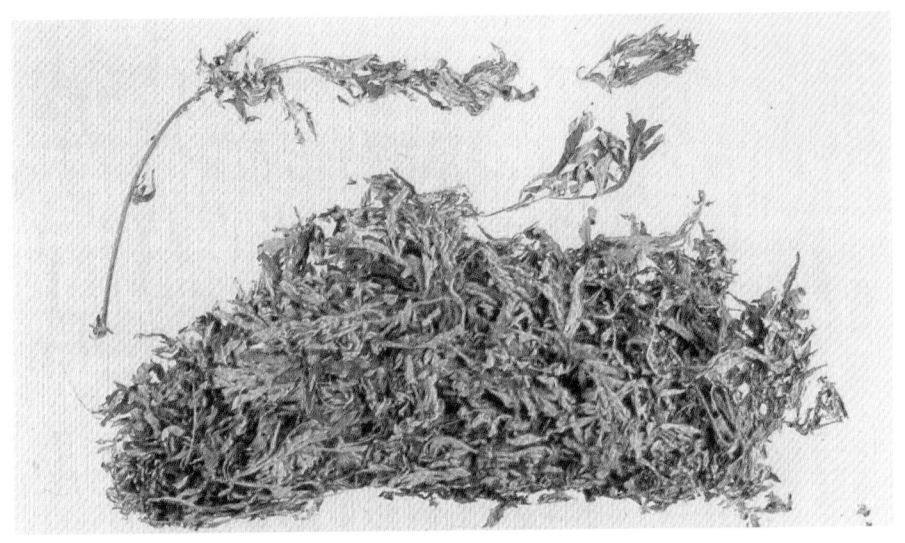

图 466　艾叶

④止血作用；⑤抗过敏作用；⑥抑菌作用；⑦增强免疫作用。

· **龙脷叶**《南药采药录》·
Longliye
FOLIUM SAUROPI
Spatulifolius Sauropus Leaf

【来　　源】为大戟科植物龙脷叶 *Sauropus spatulifolius* Beille 的干燥叶。

【产　　地】主产于广西宁明、龙州等地。

【采收加工】夏、秋季采收叶，晒干。

【性状鉴别】常皱缩，叶片展平后呈倒卵状披针形，长 5~14cm，宽 2.5~4.5cm。先端钝或浑圆，基部楔形而稍圆，全缘。上表面灰绿色至黑绿色，下表面黄绿色。中脉突起，羽

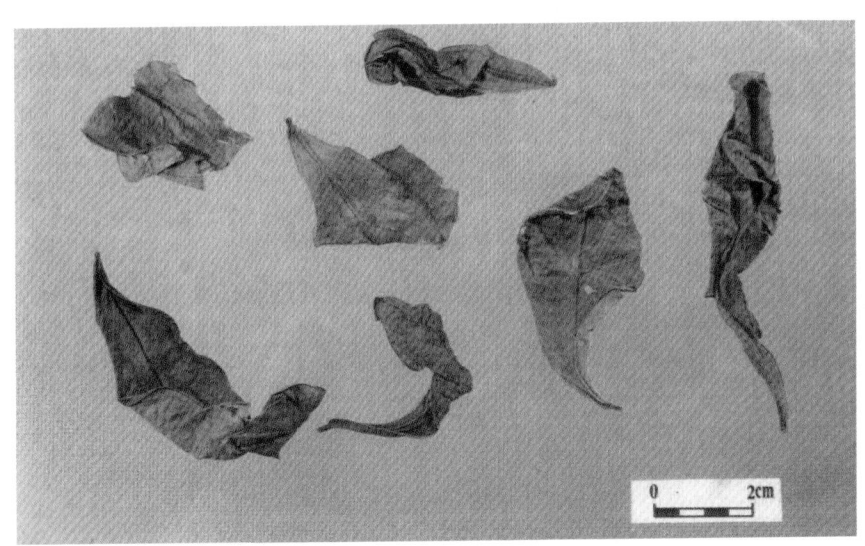

图 467　龙脷叶（广西产）

状侧脉 5~7 对，叶柄短。气微，味淡，微甘。

【规格等级】统货。以干爽、叶片大而完整，色青绿，无泥杂、虫蛀、霉变者为佳。

【性味归经】甘，平。归肺、胃经。

【功能主治】清热润肺，化痰止咳。用于肺热咳喘痰多，口干，便秘。

【用法用量】水煎服，6~15g。

【主要成分】含甾类化合物、氨基酸、多肽及蛋白质等成分。

【药理作用】①抗炎作用；②外周性镇痛作用；③抗菌作用。

· 牡荆叶《名医别录》·
Mujingye
VITICIS NEGUNDO FOLIUM
Hempleaf Negundo Chastetree Leaf

【来　　源】为马鞭草科植物牡荆 Vitex negundo L.var. cannabifolia (Sieb. et. Zucc.) Hand-Mazz. 的干燥或新鲜叶。

【产　　地】全国大部分地区有产，主产于福建、台湾、海南、广东、广西、四川、贵州、云南、江西等省、自治区。

【采收加工】夏、秋季叶茂盛时采收，除去茎枝，晒干或鲜用。

【性状鉴别】为掌状复叶，小叶 3~5 片，披针形或椭圆状披针形，中间小叶长 5~10cm，宽 2~4cm，两侧小叶依次渐小，先端渐尖，基部楔形，边缘具粗锯齿，上表面绿色，下表面淡绿色，两面沿叶脉有短茸毛，嫩叶下表面毛较密，总叶柄长 2~6cm，有一浅沟槽，密被白色茸毛。气芳香，味辛，微苦。

以色绿、香气浓者为佳。

【显微鉴别】

（1）本品横切面：上表皮细胞排列较整齐，上、下表面均有毛茸，下表面毛茸较多。叶肉栅栏组织为 3~4 列细胞，海绵组织较疏松。主脉维管束外韧型，呈月牙形或"V"字形，"V"形的凹部另有 1~5 个较小的维管束，周围薄壁细胞可见纹孔；上、下表皮内有数列厚角细胞。

（2）本品表面观：上表皮细胞呈类多角形或不规则形，垂周壁波状弯曲；非腺毛 1~4 个细胞，先端细胞较长，表面有疣状突起；腺鳞头部 4 个细胞，直径约至 55μm，柄单细胞；小腺毛少见，头部 1~4 个细胞，直径约至 25μm，柄 1~3 个细胞，甚短。下表皮细胞较小，长 17~30（45）μm，直径 12~25μm，垂周壁微弯曲或较平直；气孔类圆形，直径 15~20μm，副卫细胞 3~6 个，不定式；非腺毛、腺鳞和小腺毛较多。

【规格等级】统货。以色绿、香气浓者为佳。

【性味归经】微苦、辛，平。归肺、脾、大肠经。

【功能主治】疏散风热，化湿消滞，祛痰止咳，平喘。用于风热感冒、肠胃湿热所致的吐泻、腹痛、咳嗽；慢性支气管炎。外用治皮炎、足癣、湿疹等。

【用法用量】水煎服，9~15g。鲜用，30~60g，捣烂榨汁内服。

【主要成分】主要含有三萜、二萜、黄酮、环烯醚萜苷、木脂素、酚苷以及挥发性成分。

【药理作用】①祛痰、镇咳、平喘；②降压作用；③镇静、催眠作用；④增强免疫作用；⑤抗肿瘤作用：以牡荆叶油为原料提取倍半萜烯灌胃，对于小鼠肉瘤、肝癌细胞有一

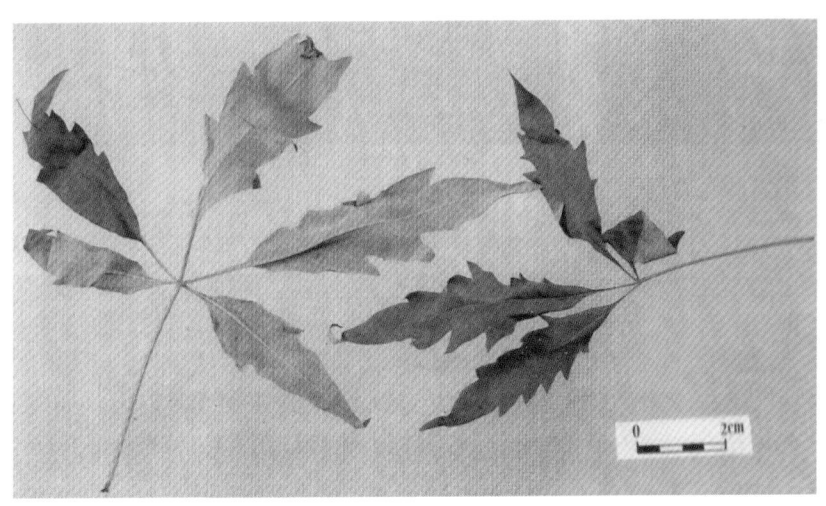

图 468 牡荆叶（福建产）

定抑制作用，呈现量效关系；⑥抗菌作用；⑦保护心肌细胞作用；⑧抗氧化作用；⑨抗病毒作用；⑩抗抑郁作用；⑪其他作用：抗组胺、增强肾上腺皮质功能。

· 侧柏叶《名医别录》·
Cebaiye
PLATYCLADI CACUMEN
Chinese Arborvitae Branchlet Tip and Leaf

【来　　源】 为柏科植物侧柏 *Platycladus orientalis*（L.）Franco 的干燥枝梢及叶。

【产　　地】 全国大部分地区有产。主产于山东、山西、河北、河南、辽宁等地。

【采收加工】 全年可采。剪取柏叶，阴干。

【性状鉴别】 本品多分枝，小枝扁平。叶细小鳞片状，交互对生，鳞叶紧贴伏于枝上。深绿色或黄绿色，先端略圆。小枝断面呈黄白色。气清香，味苦涩。

　　以身干，叶多，色青绿，无粗枝梗，无杂质、霉变为佳。

【显微鉴别】 本品粉末黄绿色。上表皮细胞长方形，壁略厚。下表皮细胞类方形；气孔甚多，凹陷型，保卫细胞较大，侧面观呈哑铃形。薄壁细胞含油滴。纤维细长，直径约18μm，具缘纹孔管胞有时可见。

【规格等级】 统货。以身干，叶多，色青绿，无粗枝梗，无杂质、霉变为佳。

【性味归经】 苦、涩，寒。归肺、肝、脾经。

【功能主治】 凉血止血，生发乌发。用于吐血，衄血，咯血，便血，尿血，崩漏，风湿痹痛，跌打扭伤，血热脱发，须发早白。

【用法用量】 水煎服，6~12g。外用适量。

【炮　　制】

（1）净侧柏叶：取原药，拣去杂质及硬梗，整理洁净，切段。

（2）侧柏叶炭：取净侧柏叶，置铁锅内，上盖，用武火炒至外表焦黑色里面焦黄色，停火，喷洒清水灭尽火星，取出放冷，晒干。

【炮制作用】 炒炭后，能缓和寒性，增强止血收敛功能。

【主要成分】 含挥发油和黄酮类成分，油中分离出侧柏烯、侧柏酮、小茴香酮、蒎烯、

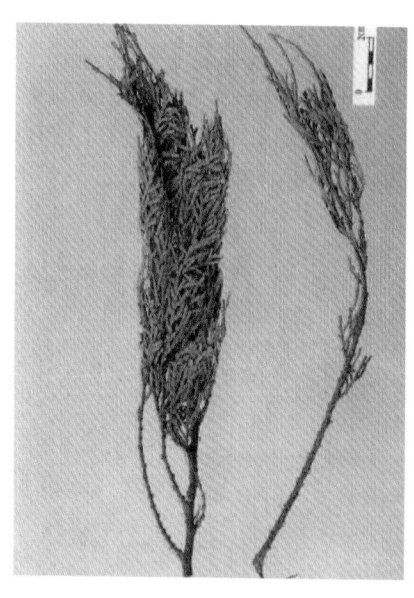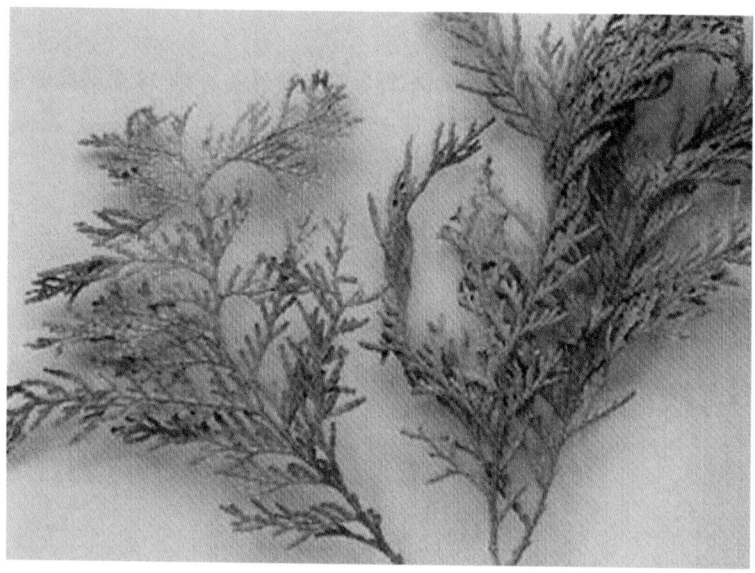

图 469　侧柏叶

石竹烯等；黄酮类成分包括槲皮素、香橙素、杨梅树皮素、扁柏双黄酮、穗花杉双黄酮等。尚含有鞣质、树脂、维生素 C 和微量元素等。

【药理作用】①止血、消肿作用；②舒张支气管平滑肌作用；③抗菌作用；④抗炎作用；⑤抗肿瘤作用：侧柏叶挥发油对人肺癌细胞有抑制作用，侧柏叶中的槲皮素能抑制多种肿瘤细胞的增殖和诱导凋亡；⑥抗氧化作用。

·参叶《本草纲目拾遗》·
Shenye
PANACIS JAPONICI CAULIS ET FOLIUM
Japanese Ginseng，Largeleaf Japanese Ginseng or Bipinnatifid Ginseng Stem and Leaf

本品按来源分为大叶三七叶、竹叶人参叶、羽叶三七叶三个品别。

【来　　源】为五加科植物竹节人参 *Panax japonicus* C.A. Mey.、大叶三七 *Panax pseudoginseng* Wall.var.*major*（Burkill）Li. 和羽叶三七 *Panax bipinnatifidus* Seem. 的干燥茎、叶。

【产　　地】主产于陕西、云南、四川等地。

【采收加工】6~7 月枝叶茂盛时采收，阴干，或晾至八九成干，扎成小把，晒干。

【性状鉴别】

（1）大叶三七叶：茎呈细长形，不分枝，表面淡棕色，具纵皱纹，质脆，断面淡黄色，髓部有时中空，叶 3~5 片轮生，多皱缩，完整叶为掌状复叶，绿色或绿黄色，边缘有细或较粗的锯齿，叶片膜质。气微，味微苦。

（2）竹节人参叶：小叶片较大，长卵形或披针形，叶缘具细锯齿，叶柄较粗长。

（3）羽叶三七叶：小叶片为羽状深裂，卵形或倒卵形，叶柄较长。

【规格等级】统货，无杂质、虫蛀、霉变。以干燥，色绿，完整者为佳。

【性味归经】苦、微甘，寒。归心、肺、胃经。

【功能主治】清热生津，润咽利咽，安神。用于肺热口渴，喉干舌燥，暑热伤津，头

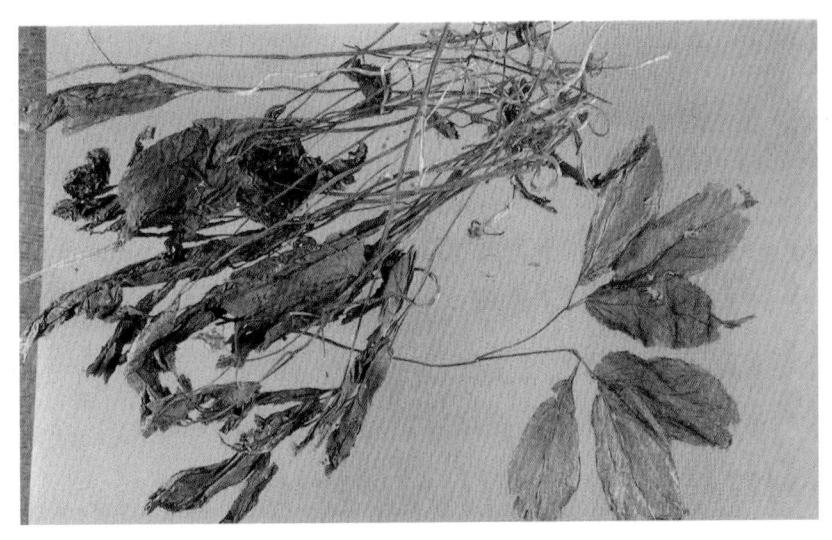

图 470 参叶（云南产）

晕目眩，心烦神倦等。

【用法用量】 水煎服，3~9g。

【主要成分】 含挥发油类，油中分离出棕榈酸、亚麻酸甲酸、亚油酸甲酯及多种氨基酸成分，另含三萜类及其皂苷成分、多种糖类及无机元素等。

【药理作用】 ①镇痛作用；②抗炎作用；③抗氧化作用；④神经保护作用；⑤其他作用：增强机体对运动负荷适应能力，抵抗疲劳作用，降血糖作用。

· 枇杷叶《名医别录》·
Pipaye
ERIOBOTRYAE FOLIUM
Loquat Leaf

【来　　源】 为蔷薇科植物枇杷 *Eriobotrya japonica*（Thunb.）Lindl. 的干燥叶。

【产　　地】 主产于江苏、浙江、福建、四川、广东、广西、海南、台湾等省、自治区。

【采收加工】 全年可采。以夏、秋季收果后采收较多。摘取叶片后，凉至七成干，将叶片顺叠整齐，扎成小把状，晒至足干。

【性状鉴别】 呈长圆形或倒卵形，长 12~13cm，宽 4~9cm。先端尖，基部楔形，边缘有疏锯齿，近基部全缘。上表面灰绿色、黄棕色或红棕色，较光滑；叶背表面密被黄色绒毛，主脉于下表面显著突起，侧脉羽状；叶柄短，被棕黄色绒毛。革质而脆，易折断。气微，味微苦。

以叶大，厚实，上表面黄棕色，有光泽，叶背面被黄色绒毛者为佳。

【显微鉴别】 本品横切面：上表皮细胞扁方形，外被厚角质层；下表皮有多数单细胞非腺毛，常弯曲，近主脉处多弯成人字形；气孔可见。栅栏组织为 3~4 列细胞，海绵组织疏松，均含草酸钙方晶及簇晶。主脉维管束外韧型，近环状；中柱鞘纤维束排列成不连续的环，壁木化，其周围薄壁细胞含草酸钙方晶，形成晶纤维；薄壁组织中散有黏液细胞，并有草酸钙方晶。

【规格等级】 统货。以叶大，厚实，上表面黄棕色，有光泽，叶背面被黄色绒毛者为佳。

【炮　　制】

（1）净枇杷叶：取原药材，刷去叶背面毛茸，洗净，横切丝条状，晒干。如产地已加工成叶丝，整理洁净入药。

（2）蜜炙枇杷叶：取枇杷叶丝，每100kg用炼蜜25kg，以适量开水稀释，拌匀，闷润至蜜水吸尽，用文火炒至不粘手，有焦香气时取出，放凉。

【炮制作用】蜜制后能增强润肺止咳作用。

【性味归经】苦，微寒。归肺、胃经。

【功能主治】清肺止咳，降气化痰，降逆止呕。用于肺燥热咳嗽，气逆喘急，胃热呕逆，烦热口渴。

【用法用量】炮制后用。6~9g，水煎服。

【主要成分】主要有挥发油、三萜酸类、倍半萜类、黄酮类、多酚类以及糖苷类等化合物。其中三萜酸类大部分为乌苏烷型、齐墩果烷型化合物。

【现代药理】①镇咳、祛痰、平喘作用；②抗炎作用；③降血糖作用；④抑菌作用；⑤抗肿瘤作用：枇杷叶中的多酚类对人口腔肿瘤有细胞毒性作用；⑥增加胃肠道蠕动、促进胃液分泌和利胆作用；⑦抗氧化作用；⑧其他作用：镇痛、镇静、解热、局部刺激及强心作用。

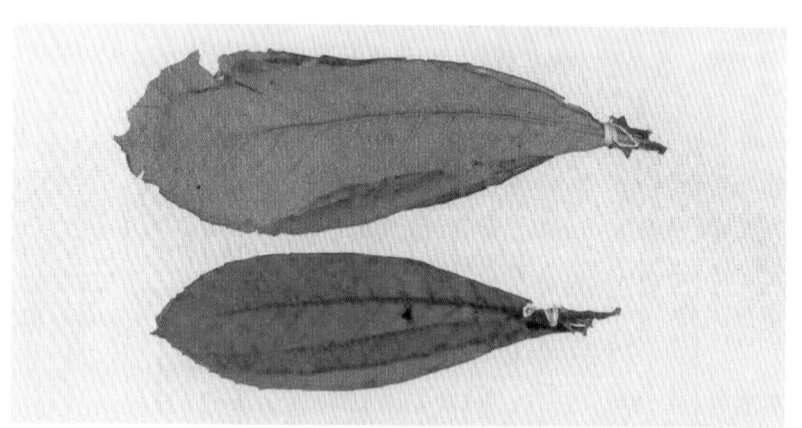

图 471　枇杷叶（广东产）

· 罗布麻叶《陕西中草药》·
Luobumaye
APOCYNI VENETI FOLIUM
Indian Hemp Leaf

【来　　源】为夹竹桃科植物罗布麻 *Apocynum venetum* L. 的干燥叶。

【产　　地】我国北方大部分地区有分布，主产于陕西、青海、安徽、内蒙古、辽宁、吉林等地。

【采收加工】夏、秋季采收，除去杂质，干燥。

【性状鉴别】本品多皱缩卷曲，有的破碎，完整叶片展开后呈椭圆状披针形或卵圆状披针形，长 2~5cm，宽 0.5~2.0cm，淡绿色或灰绿色，先端钝，有小芒尖，基部钝圆或楔形，边缘具细齿，常反卷，两面无毛，叶背面中脉突起，叶柄细，长约 0.4cm，质脆，气微，味淡。

以叶大质厚、完整、色青灰绿者为佳。

【显微鉴别】

（1）本品表面观：上下表皮细胞多角形，垂周壁平直，表面有颗粒状角质纹理；气孔平轴式。

（2）本品横切面：表皮细胞扁平，外壁凸起；叶肉两面均具栅栏组织，上表皮内栅栏细胞多为 2 列，下表皮内多为 1 列，细胞极短，海绵组织细胞 2~4 列，含棕色物；主脉维管束双韧型，维管束周围及韧皮部散有乳汁管。

【规格等级】 统货。以叶大质厚、完整、色青灰绿者为佳。

【性味归经】 甘、苦，凉。归肝经。

【功能主治】 平肝安神，清热利水，降血压。用于肝阳眩晕，心悸失眠，浮肿尿少，高血压，神经衰弱，肾炎浮肿等。

【用法用量】 6~12g，水煎服。

【主要成分】 主要含芸香苷、儿茶素、蒽醌等，尚含有氯化钾、多糖、槲皮素和异槲皮苷等成分。

【药理作用】 ①降压作用；②降血脂及抗动脉粥样硬化作用；③抗菌作用；④祛痰作用；⑤镇静、镇痛作用；⑥增强免疫功能；⑦抗衰老作用；⑧保肝作用；⑨抗抑郁作用；⑩利尿作用。

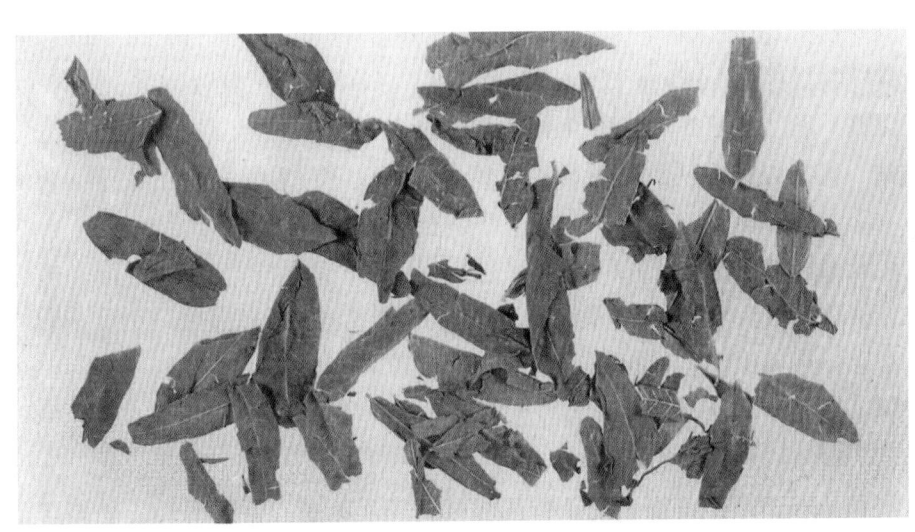

图 472 罗布麻叶（陕西产）

·桑叶《神农本草经》·
Sangye
MORI FOLIUM
White Mulberry Leaf

【来　　源】 为桑科植物桑 *Morus alba* L. 的干燥叶。

【产　　地】 全国大部分地区有产。主产于福建、浙江、江苏、安徽、湖南、广东、广西等省、自治区。

【采收加工】 初霜后采收叶片，除去杂质，晒干。

【性状鉴别】多皱缩，破碎，完整者有柄，叶片展开后呈卵形或宽卵形，长 8~15cm，宽 7~13cm。先端渐尖，基部楔形、圆形或心形。边缘有锯齿，有的不规则分裂。上表面黄绿色或浅黄棕色，有的有小疣状突起，沿叶脉处有小毛茸。叶背表面颜色稍浅，叶脉突出，小脉网状，脉上被疏毛，脉基具簇毛。质脆。气微，味淡，微苦涩。

以叶片完整，大而厚，黄绿色，无杂质者为佳。

【显微鉴别】

（1）本品粉末黄绿色或黄棕色。上表皮有含钟乳体的大型晶细胞，钟乳体直径 47~77μm，下表皮气孔不定式，副卫细胞 4~6 个，非腺毛单细胞，长 50~230μm。草酸钙簇晶直径 5~16μm，偶见方晶。

（2）取本品粉末 2g，加石油醚（60~90℃）30mL，加热回流 30 分钟，弃去石油醚液，药渣挥干，加乙醇 30mL，超声处理 30 分钟，滤过，滤液蒸干，残渣加热水 10mL，置 60℃水浴上使其溶解，滤过，滤液蒸干，残渣加甲醇 1mL 使其溶解，作为供试品溶液。另取桑叶对照药材 2g，同法制成对照药材溶液。照薄层色谱法试验，吸取上述两种溶液各 5μL，分别点于同一以羧甲基纤维素钠为黏合剂的硅胶 G 薄层板上，以甲苯-醋酸乙酯-甲酸（5：2：1）的上层溶液为展开剂，置于展开剂预饱和 10 分钟的展开缸内，展开约至 8cm，取出，晾干，置紫外光灯（365nm）下检视。供试品色谱中，在与对照药材色谱相应的位置上，显相同颜色的荧光斑点。

【规格等级】统货。以叶片完整，大而厚，黄绿色，无杂质者为佳。

供出口的称为"齐手桑叶"，加工时把桑叶叶片压平，重叠扎把，叶张大小均匀，完整，绿色不黄，无霉蛀。

【炮　　制】取原药拣除杂质，整理洁净入药。

【性味归经】甘、苦，寒。归肺、肝经。

【功能主治】疏散风热，清肺润燥，清肝明目。用于风热感冒，肺热燥咳，头晕头痛，目赤昏花等。

【用法用量】5~9g，水煎服。

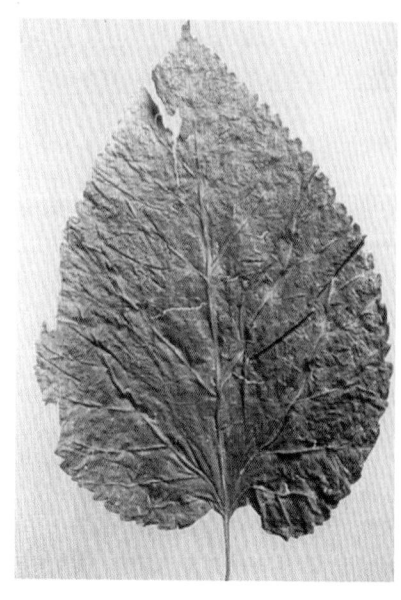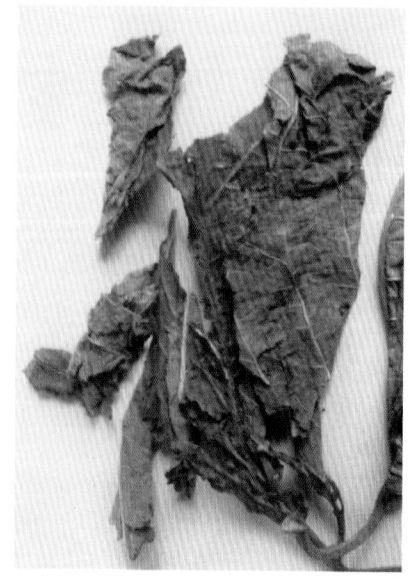

图 473　桑叶

【主要成分】 主要含黄酮及黄酮苷类，如芸香苷、槲皮素、异槲皮素。尚含有甾类、挥发油、糖类、氨基酸类、维生素、生物碱类成分。

【药理作用】 ①降血糖作用；②抗炎作用；③抗菌、抗病毒作用；④解痉作用；⑤抗凝作用；⑥抗氧化损伤作用；⑦抗肿瘤作用：桑叶中分离纯化的两种黄酮成分对人早幼粒白血病细胞的生长具有显著抑制效应；⑧其他作用：促进蛋白质合成、利尿等作用。

· 荷叶《本草纲目》·
Heye
NELUMBINIS FOLIUM
Lotus Leaf

【来　　源】 为睡莲科植物莲 *Nelumbo nucifera* Gaertn. 的干燥叶。

【产　　地】 我国南方大部分地区有产。主产于湖南、湖北、福建、台湾、江西、江苏、安徽、浙江等地。

【采收加工】 6~9月间采收，晒至七八成干时，除去叶柄，折成半圆形或扇形，干燥，扎成小捆。

【性状鉴别】 呈半圆形或折扇形，展开后呈类圆形。直径 20~50cm，全缘或稍呈波状，上表面深绿色或黄绿色，较粗糙，叶背表面淡灰棕色，较光滑，有粗脉 21~22 条，自中心向四周放射，中心有突起的叶柄残基。质脆，易破碎。微有清香气，味微苦。

以叶片大，完整无破碎，绿色，无霉斑者为佳。

【显微鉴别】 本品粉末灰绿色。上表皮细胞多角形，外壁乳头状或短绒毛状突起；气孔不定式，副卫细胞 5~8 个。下表皮细胞垂周壁略呈波状弯曲，有时可见连珠状增厚。草酸钙簇晶多见，直径约至 40μm。

【规格等级】 统货。干燥。叶片大，完整无破碎，绿色，无霉斑者为佳。

【炮　　制】

（1）净荷叶：喷水，稍润，切丝，干燥。

（2）荷叶炭：取净荷叶，置铁锅内，装满压实，上盖一小铁锅盖，缝隙用湿黄泥封紧不漏气，盖上贴一湿草纸，用中火加热至草纸焦黑色，停火，检查有无漏气，如有漏气即用湿泥密封，放冷后取出。

【炮制作用】 制炭后能增强收涩化瘀止血作用。

【性味归经】 微苦，平。归肝、脾、心经。

【功能主治】 清热解暑，升发清阳，凉血止血。用于暑热烦渴，暑湿泄泻，脾虚泄泻，眩晕，血热吐血、衄血、崩漏，产后血晕，便血等。

【用法用量】 5~10g，水煎服。

【主要成分】 主要含生物碱类和黄酮类，生物碱类包括荷叶碱、荷梗碱、原荷叶碱、牛心果碱、亚美帕碱等；黄酮类包括槲皮素、异槲皮素和莲苷。尚含有挥发油、有机酸、二苯胺、长叶烯等成分。

【药理作用】 ①降脂作用；②清除自由基、抗氧化作用；③护肝作用；④抑菌作用；⑤抗炎作用。

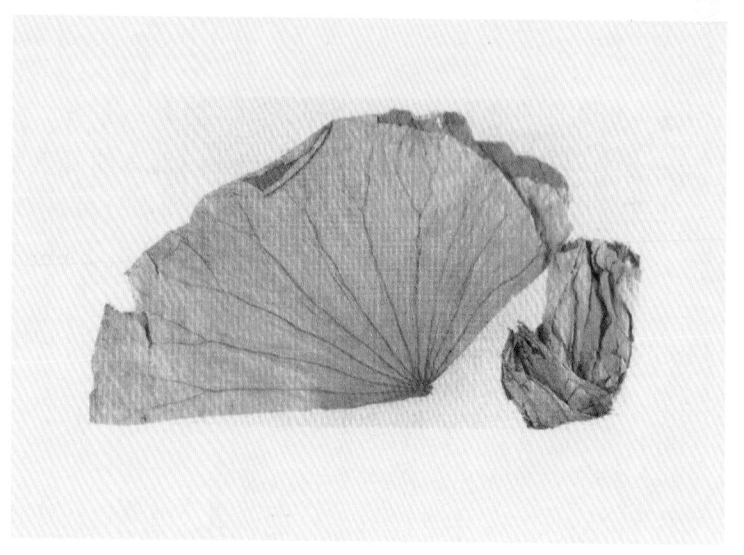

图 474　荷叶（湖北产）

· 银杏叶《日华子本草》·
Yinxingye
GINKGO FOLIUM
Ginkgo Leaf

【来　　源】为银杏科植物银杏 *Ginkgo biloba* L. 的干燥树叶。

【产　　地】全国大部分地区均产。主产于广西全州、灵山等地区。

【采收加工】9~10 月间采收，晒干。

【性状鉴别】常折叠或已破碎，完整叶片呈扇形，黄绿色。上缘有不规则波状缺刻，有的中间凹入，基部楔形，叶脉为射出数回二分叉平行脉，细而密，光滑无毛，易纵向撕裂。气清香，味微涩。

以叶片完整、黄绿色为佳。

【显微鉴别】取本品粉末 4g，加 50％丙酮 100mL，加热回流 3 小时，放冷，脱脂棉滤过，滤液蒸去丙酮，放冷，残渣用醋酸乙酯提取 2 次，每次 50mL，合并提取液，蒸干，残渣用 15％乙醇溶解，加于聚酰胺柱上，用 5％乙醇洗脱，收集洗脱液 200mL，浓缩至50mL，放冷，浓缩液用醋酸乙酯提取 2 次，每次 50mL，合并提取液，蒸干，残渣用丙酮5mL 使其溶解，作为供试品溶液。另取银杏内酯 A、B、C 及白果内酯对照品，加丙酮制成每 1mL 含 0.5mg 的混合溶液，作为对照品溶液。照薄层色谱法试验，吸取上述两种溶液各5μL，分别点于同一以含 4％醋酸钠的羧甲基纤维素钠溶液制备的硅胶 H 薄层板上，以甲苯-醋酸乙酯-丙酮-甲醇（10：5：5：0.6）为展开剂，在 15℃以下展开，取出，晾干，在 140~160℃加热约 30 分钟，置紫外光灯（365nm）下检视。供试品色谱中，在与对照品色谱相应的位置上，显相同颜色的荧光斑点。

【规格等级】统货。应足干、无霉变。以叶片完整、黄绿色为佳。

【炮　　制】取原药拣除杂质，整理洁净入药。

【性味归经】甘、苦、涩，平。归心、肺经。

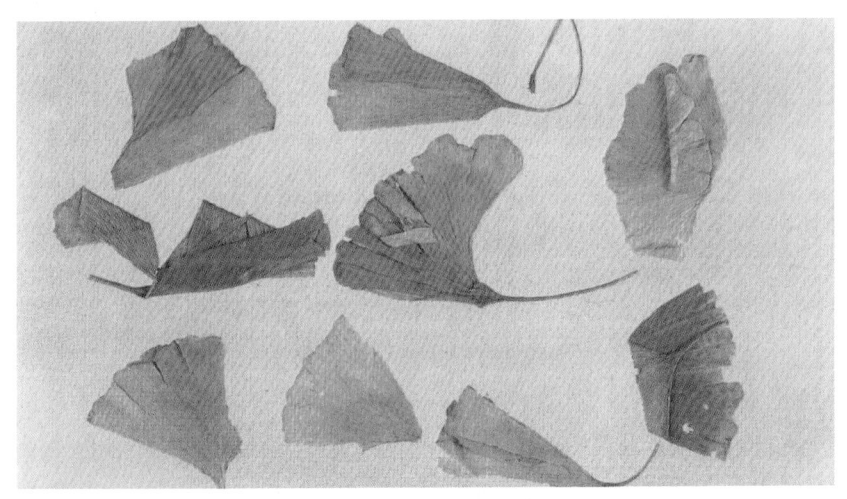

图 475　银杏叶

【功能主治】 益心敛肺，平喘，活血化瘀，止痛。用于胸闷痛，心悸怔忡，肺虚咳喘；冠心病，心绞痛，高脂血症。

【用法用量】 9~12g，水煎服。

【主要成分】 主要含有黄酮类及黄酮苷类、黄酮苷元、双黄酮类、儿茶素类化合物等。尚含有银杏内酯类、有机酸类、酚酸、烷基酚及烷基酚酸类、聚异戊烯醇、银杏叶多糖、蛋白质、还原糖、维生素 C、维生素 E、氨基酸、无机元素、白果醇等多种成分。

【药理作用】 ①扩张冠脉，降脂；②抑制血小板活化；③抑制红细胞聚集；④对中枢神经系统的影响：扩张脑血管，增加脑血流量，抗抑郁作用，促进记忆作用；⑤解痉作用；⑥松弛气管平滑肌；⑦抗氧化及抗衰老作用；⑧抗炎作用；⑨抗肿瘤作用：粗提取物可抑制 EB 病毒，银杏总黄酮能增加荷瘤小鼠胸腺重量，提高 SOD 活性水平，调动机体内在的抗肿瘤能力。

· 棕榈炭《嘉祐本草》·
Zonglutan
TRACHYCARPI PETIOLUS CARBONISATA
Carbonized Fortune Windmillpalm Petiole

【来　　源】 为棕榈科植物棕榈树 *Trachycarpus fortunei*（Hook.f）H. Wendl. 的叶鞘纤维（即叶柄基部之棕毛）经制炭而成。

【产　　地】 主产于海南、台湾、福建、广东、广西、四川、湖南等省、自治区。

【采收加工】 冬至前采收棕片，用清水浸透洗两次，晒干，切段，放入煅锅内，上盖一小锅，两锅接合处用湿泥封固，使不漏气，用武火煅 1 小时，冷后取出。

【性状鉴别】 呈黑褐色或黑色的毛状或片块状黑炭物，有光泽，质酥脆，味苦涩。

【规格等级】 统货。

【性味归经】 苦、涩，平。归肺、肝、大肠经。

【功能主治】 收敛止血。用于吐血，衄血，尿血，便血，痔疮出血，崩漏等。

【用法用量】 3~9g，水煎服。

【主要成分】含纤维及鞣质，尚含有较丰富的金属元素铁、锰、锌、铜。

【药理作用】①收缩子宫；②凝血作用。

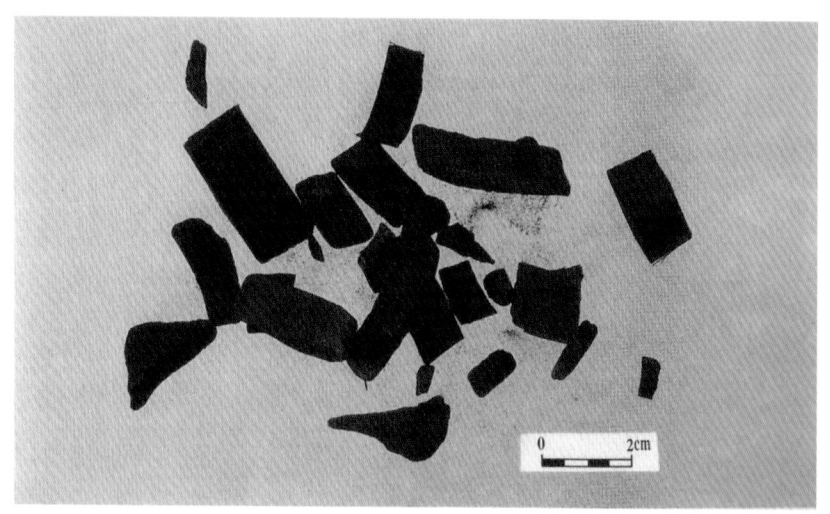

图 476 棕榈炭

· 紫苏叶《本草经集注》·
Zisuye
PERILLAE FOLIUM
Common Perilla Leaf

【来　　源】为唇形科植物紫苏 *Perilla frutescens*（L.）Britt. 的干燥叶（或带嫩枝）。

【产　　地】全国大部分地区均产。以湖北、河南、四川、山东、江苏等地产量大，广东、广西、湖北、河北产的质量佳。

【采收加工】夏季开花前割取全草，剪取叶，晒干，称为"散苏叶"。将较大的叶片叠齐，扎成小把，称为"齐苏叶"。

【性状鉴别】叶片多数皱缩卷曲，常破碎，完整的叶片呈卵圆形。叶尖急尖，边缘有锯齿，基部圆形或广楔形，有叶柄。叶片两面紫色或上表面绿色，叶上表面被灰白色稀毛，下表面紫色或紫红色，用放大镜观察，可见多数凹点状的腺鳞。质脆易碎。气芳香，味微辛。

【显微鉴别】

（1）本品叶的表面制片：表皮细胞某些细胞内含有紫色素，滴加 10％盐酸溶液，立即显红色；或滴加 5％氢氧化钾溶液，即显鲜绿色，后变为黄绿色。

（2）取本品粗粉 0.7g，置 500mL 圆底烧瓶中，加水 250mL，混匀，连接挥发油测定器，自测定器上端加水至刻度，并溢流至烧瓶中为止，再加石油醚（60~90℃）1.5mL，连接回流冷凝管，加热至沸，并保持微沸 2 小时，放冷，分取石油醚层作为供试品溶液。另取紫苏叶对照药材 0.7g，同法制成对照药材溶液。照薄层色谱法试验，吸取上述两种溶液各 10μL，分别点于同一硅胶 G 薄层板上，以石油醚（60~90℃）-醋酸乙酯（19：1）为展开剂，展开，展距 15cm，取出，晾干，喷以二硝基苯肼试液，放置。供试品色谱中，在与对照药材色谱相应的位置上，显相同颜色的斑点。

【规格等级】统货，不分等级。以叶大、色紫、不碎、香气浓为佳。在经营上有"散苏叶"和"齐苏叶"两个规格。后者多用于出口。

【炮　　制】除去杂质及老梗；或喷淋清水，切碎，干燥。

【性味归经】辛，温。归肺、脾经。

【功能主治】解表散寒，行气和胃。用于风寒感冒，恶寒发热，胸腹胀满，咳嗽呕恶，妊娠呕吐，鱼蟹中毒等。

【用法用量】5~9g，水煎服。

【主要成分】含挥发油，主要成分为紫苏醛、紫苏醇、柠檬烯、二氢紫苏醇等。尚含有萜类、酚酸类、甾醇、黄酮类、苯丙素酚和色素类等。

【药理作用】①发热解热作用；②止咳平喘祛痰作用；③促进消化液分泌，增强肠蠕动；④止血和抗凝血作用；⑤镇静、镇痛作用；⑥抗菌、抗病毒作用；⑦抗炎作用；⑧抗过敏作用；⑨抗氧化作用。

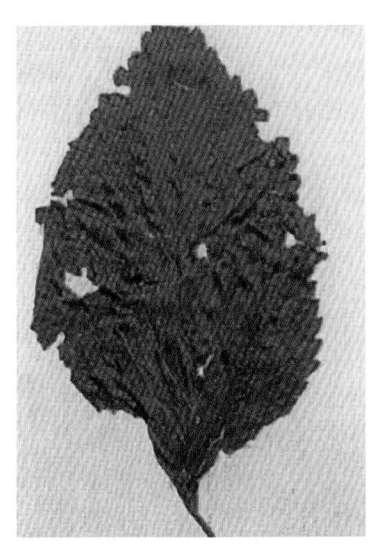
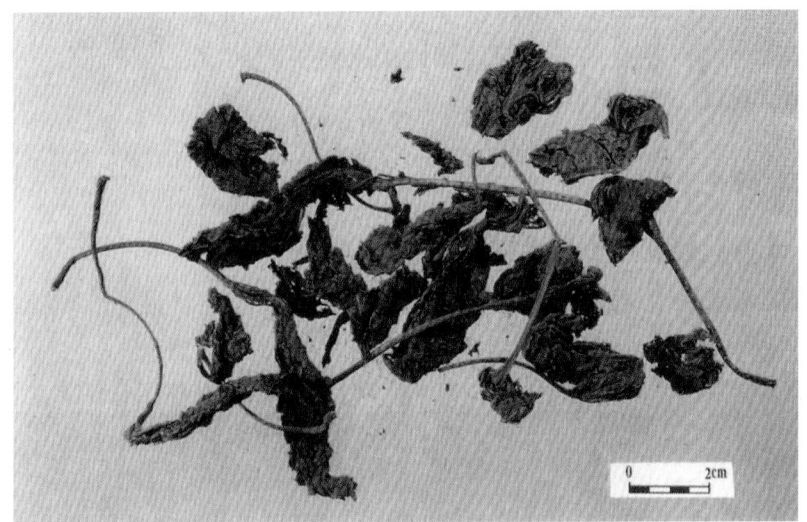

图 477　紫苏叶（湖北产）

· 紫苏梗《本草蒙筌》·
Zisugeng
PERILLAE CAULIS
Common Perilla Aerial Stem

【来　　源】为唇形科植物紫苏 *Perilla frutescens* (L.) Britt. 的干燥地上茎。

【产　　地】全国大部分地区均产。以湖北、河南、四川、山东、江苏等地产量大，广东、广西、湖北、河北产的质量佳。

【采收加工】采紫苏叶时，同时采收主干，压平叉枝，晒干，或趁鲜时切成斜片或小段，晒干即成。

【性状鉴别】呈方柱形，四棱钝圆，长短不一，直径1.5~2.5cm，表面紫棕色或暗紫色，四面有纵沟及细纵纹，节部稍膨大，有对生的枝痕和叶痕。体轻，质硬，断面裂片状。切片厚 2~5mm，常呈斜长方形，木部黄白色，射线细密，呈放射状，髓部白色，疏松或脱落。气微香，味淡。

【显微鉴别】本品粉末：皮部纤维成束或单个散在，淡黄色或黄棕色。一种甚长，非木化，近末端无胞腔；另一种呈梭形，边缘不整齐。木纤维多成束，甚细长。草酸钙针晶较细。

【规格等级】统货，以紫棕色，分枝少，香气浓者为佳。

【炮　　制】取原药洗净，稍浸，润透，切片，干燥。

【性味归经】辛，温。归肺、脾经。

【功能主治】理气宽中，止痛，安胎。用于胸膈痞满，胃脘疼痛，嗳气呕吐，胎动不安等。

【用法用量】5~10g，水煎服。

【主要成分】已分离出胡萝卜苷、齐墩果酸、常春藤皂苷元、芹菜素、2,6-二甲氧基苯醌、肌醇等。

【药理作用】① 孕激素样作用；② 干扰素诱导作用。

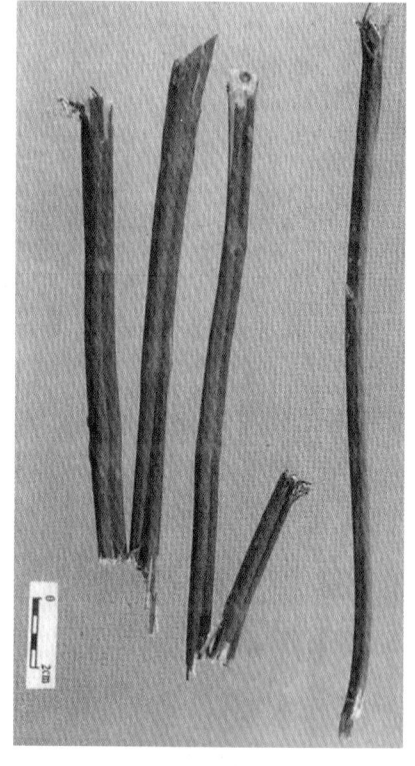

图 478　紫苏梗（湖北产）

· 番泻叶《饮片新参》·
Fanxieye
FOLIUM SENNAE
Senna Leaf

【来　　源】为豆科植物狭叶番泻 *Cassia angustifolia* Vahl 或尖叶番泻 *Cassia acutifolia* Delile 的干燥叶。

【产　　地】狭叶番泻叶主产于印度、埃及和苏丹等国，尖叶番泻叶主产于埃及。

【采收加工】狭叶番泻叶在开花前采收叶片，阴干，然后按叶片大小和质量优劣分等级，包装好。尖叶番泻叶在果实成熟时剪下枝条，摘取叶片，晒干，按完整叶、破碎叶分别包装。

【性状鉴别】

（1）狭叶番泻叶：小叶片多完整平坦。卵状披针形至长卵状披针形，长 1.5~5.0cm，宽 0.4~2.0cm；主脉突出，叶端尖、突出成棘尖，全缘，基部略不对称，叶面黄绿色，叶背浅黄绿色，两面均有稀毛茸，叶背主脉突出，羽状网脉。叶片革质。气微弱而特异，味微苦而稍有黏性。

以叶片狭尖，片大，完整，色绿，梗少者为佳。

（2）尖叶番泻叶：小叶片呈广披针形或长卵形，长 2~4cm，宽 0.7~1.2cm；叶端尖或微凸，全缘，叶基不对称，上面浅绿色，下面灰绿色，两面微有短毛，质地较薄脆，微呈革质状。

以叶端尖，浅绿色，完整者为佳。

【规格等级】我国进口的有一级、二级和大路货三种。目前市售品主要为印度产品，分狭叶和尖叶两种。以干燥、叶形狭尖、片大完整、色绿、枝梗少、无杂质者为佳。

【性味归经】 甘、苦，寒。归大肠经。

【功能主治】 泻热行滞，润肠通便，利水消肿。用于热结便秘，习惯性便秘，积滞腹痛，水肿胀满等。

【用法用量】 内服：煎汤，3~6g，后下或泡茶；或研末，1.5~3g。

【炮　　制】 取原药拣去杂质，整理洁净入药。

【主要成分】 主要含蒽醌类、黄酮类、挥发油和多糖等。蒽醌类：番泻苷 A~D 和大黄素、芦荟大黄素-8-葡萄糖苷、大黄酸-1-葡萄糖苷和芦荟大黄酸；黄酮类：异鼠李素、山奈素和山奈苷；挥发油：植物醇、法尼基丙酮、角鲨烯和 6,10,14-三甲基-2-十五烷酮；多糖类：蔗糖、丹皮酚、胆甾醇、山奈酚-3-云香糖苷和芹菜素-6,8-二-C-葡萄糖苷。

【药理作用】 ①具有显著的泻下作用；②止血；③抗菌：对多种细菌以及白色念珠菌和某些致病性皮肤真菌有抑制作用；④对消化系统作用：增强平滑肌的收缩能力；⑤肌肉松弛与解痉作用；⑥毒性作用：番泻叶能引起过敏反应，表现为各种毒性反应，如血压、上消化道的异常症状，神经系统的毒性症状，以及其他不良反应，如盆腔器官出血、月经过多、宫腔出血等。

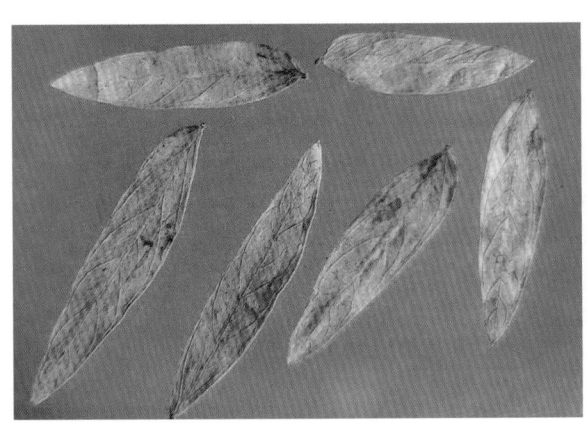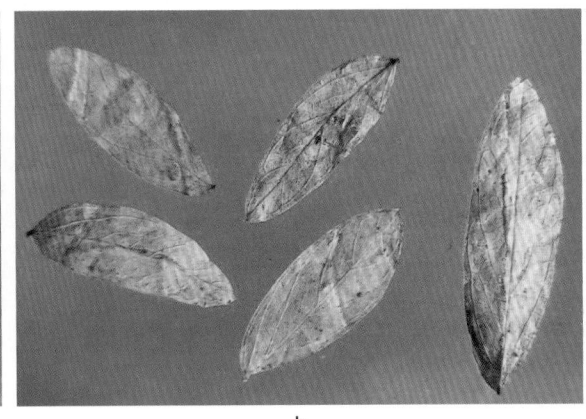

a　　　　　　　　　　　　　　　　　b

图 479　番泻叶

a.狭叶番泻叶　b.尖叶番泻叶

· 满山红《东北常用中药材手册》·
Manshanhong
RHODODENDRI DAURICI FOLIUM
Dahurian Rhododendron Leaf

【来　　源】 为杜鹃科植物兴安杜鹃 *Rhododendron dauricum* L. 的干燥叶片。

【产　　地】 主产于吉林、黑龙江、辽宁、内蒙古等地。

【采收加工】 立秋后采收叶片，晒干。

【性状鉴别】 本品多反卷成筒状，有的皱缩破碎，完整叶片展平后呈长椭圆形或倒卵形，长 2.0~7.5cm，宽 1~3cm。先端钝，基部近圆形或宽楔形，全缘；上表面暗绿色至褐绿色；散生浅黄色腺鳞；下表面灰绿色，腺鳞甚多，叶柄长0.3~1.0cm。近革质。气芳香特异，味苦、微辛。

以叶完整，色绿，气芳香特异者为佳。

【显微鉴别】

（1）本品叶的横切面：上表皮细胞长方形，外被角质层，凹陷处有腺鳞；下表皮细胞近圆形，壁波状，有气孔和腺鳞。栅栏细胞2~3列，海绵细胞类圆形。主脉维管束双韧型，外围有中柱鞘纤维不连续排列成环，上、下表皮内方有厚角细胞多列，叶脉上表面有单细胞非腺毛。薄壁细胞及海绵细胞含草酸钙簇晶。

（2）取本品粗粉5g，加乙醇50mL，超声处理15分钟，滤过，滤液蒸干，残渣加40%乙醇，分三次置水浴上加热溶解，每次10mL，趁热滤过，合并滤液，蒸去乙醇，水溶液加乙醚提取2次，每次15mL，合并乙醚液，水浴蒸干，残渣加甲醇1mL使溶解，作为供试品溶液。另取满山红对照药材5g，同法制成对照药材溶液。再取杜鹃素对照品，加甲醇制成每1mL含1mg的溶液，作为对照品溶液。照薄层色谱法试验，吸取上述三种溶液各5μL，分别点于同一硅胶G薄层板上，以甲苯-醋酸乙酯-甲酸（7：2：0.5）为展开剂，置预饱和15分钟的展开缸内，展开，取出，晾干，喷以三氯化铝试液，加热至斑点显色清晰，置紫外光灯（365nm）下检视。供试品色谱中，在与对照品及对照药材色谱相应的位置上，显相同颜色的荧光斑点。

【规格等级】统货。以完整，色绿，气芳香特异者为佳。

【性味归经】辛、苦，温。归肺、脾经。

【功能主治】止咳，祛痰。用于急、慢性支气管炎等。

【用法用量】25~50g，水煎服。

【主要成分】含有丁香烯、杜鹃酮、杜鹃醇、芹子烷、氢醌、杜鹃素、金丝花桃苷、萹蓄苷、杜鹃香草酸、没食子酸、白桦脂醇及三萜类化合物。

【药理作用】①镇咳、祛痰、平喘作用；②降血压作用；③镇痛作用；④抗微生物作用；⑤抗炎作用。

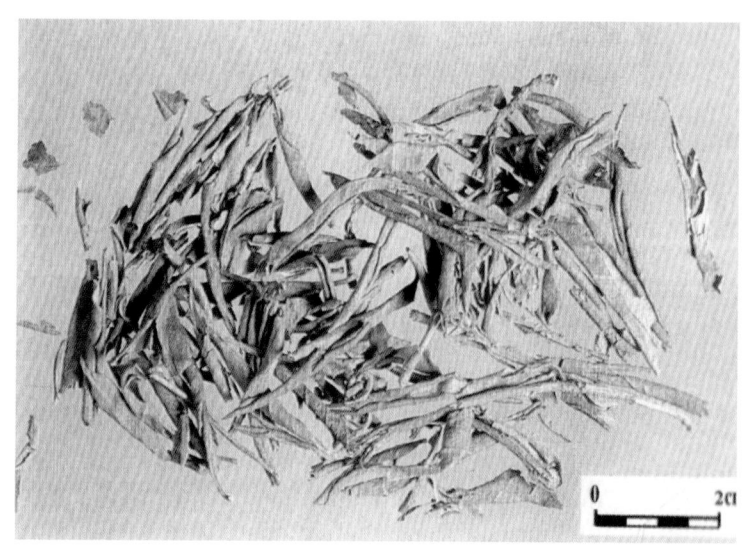

图480　满山红（吉林产）

第六章 茎（藤）木类

·木通《神农本草经》·
Mutong

　　商品按来源不同分为关木通和川木通两个品别，使用时应注意它们在性味归经和功能主治方面有差别。

·关木通《辽宁中药材》·
Guanmutong
ARISTOLOCHIAE MANSHURIENSIS CAULIS
Manchurian Dutchmanspipe Vine

【来　　源】为马兜铃科植物东北马兜 *Aristolochia manshuriensis* Kom. 的干燥藤茎。

【产　　地】主产于吉林、黑龙江、辽宁、甘肃等地。

【采收加工】秋、冬季割取藤茎，刮去外层木栓，晒干或烘干。

【性状鉴别】呈长圆柱形，稍扭曲，长 1~2m，直径 1~6cm。表面平滑，灰黄色或浅棕黄色，有浅纵沟及棕褐色残余粗皮的斑点。节稍隆起，有枝痕。体轻，质硬，不易折断，断面黄色或淡黄色，皮部薄，木部宽广，有多层整齐环状排列的导管，射线放射状，呈蜘蛛网状，髓部不明显。摩擦残余粗皮，有樟脑样臭味。气微，味苦。

　　以条粗均匀、顺直、断面色鲜黄者为佳。

【规格等级】统货。应足干，无栓皮、梢茎、杂质、霉坏。以条细匀，直径 2~3cm，断面黄色者为佳。弯曲、带疙瘩头者次之。断面色变黑者不可供药用。

【炮　　制】洗净，略泡，润透，切薄片，晒干。

【性味归经】苦，寒。有毒。归心、小肠、膀胱经。

【功能主治】清心火，利小便，通经下乳。用于口舌生疮，目眩咽痛，心烦尿赤，小便不通，水肿，热淋涩痛，白带，经闭乳少，关节痹痛等。

【用法用量】遵医嘱。3~6g，水煎服。

【主要成分】主要含有马兜铃酸、齐墩果酸、常春藤皂苷元、鞣质和钙质、脂肪油等。

【药理作用】①升压作用；②利尿作用；③提高免疫作用；④抗菌作用；⑤抗肿瘤作用：对小鼠 S_{180} 等多种动物模型有抑制生长作用。

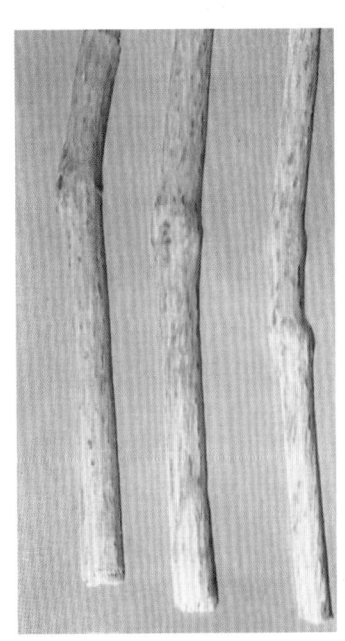

图 481　关木通（吉林产）

·川木通《植物名实图考》·
Chuanmutong
CLEMATIDIS ARMANDII CAULIS
Armand Clematis or Anemone Clematis Vine

【来　　源】为毛茛科植物小木通 *Clematis armandii* Franch. 或绣球藤 *Clematis montana* Buch.-Ham. 的干燥藤茎。

【产　　地】主产于四川、陕西、湖北、贵州、江苏、湖南、广东等地。

【采收加工】全年可采，以秋季采收者质佳，割取较老的茎，除去栓皮，晒干，或趁鲜切片晒干。

【性状鉴别】呈长圆柱形，稍扭曲，长 50~100cm，直径 2.0~3.5cm。表面黄绿色或灰黄色，有纵向凹沟及棱线，节处多膨大，有叶痕及支根痕。质坚硬，不易折断，残存皮部易撕裂。切片者厚 2~4mm，边缘不整齐，残存皮部黄棕色，木部宽广，浅黄棕色或浅黄色，与射线相间呈放射状，有多层环状排列的导管小孔，髓部不明显。气微，味微苦。

以条粗，均匀，顺直，黄白色，无黑心者为佳。

【显微鉴别】小木通取本品粗粉 25g，加水 250mL，煎煮 30 分钟，滤过，滤液浓缩至约 50mL，放冷，加水饱和的正丁醇振摇提取 2 次（50mL、25mL），合并正丁醇液，加 2% 氢氧化钠溶液洗涤 5 次，每次 30mL，正丁醇液加水洗涤至中性，取正丁醇液蒸干，残渣加乙醇 25mL 使溶解，加盐酸 2mL，回流 1 小时，蒸干，残渣加水 10mL，搅匀，加水饱和的醋酸乙酯提取 2 次，每次 10mL，合并醋酸乙酯提取液，蒸干，残渣加甲醇 2mL 溶解，作为供试品溶液。另取齐墩果酸对照品，加甲醇制成每 1mL 含 1mg 的溶液，作为对照品溶液。照薄层色谱法试验，吸取上述两种溶液各 5μL，分别点于同一硅胶 G 薄层板上，以环己烷-丙酮（4∶1）为展开剂，展开，取出，晾干，喷以 10% 硫酸乙醇溶液，在 105℃加

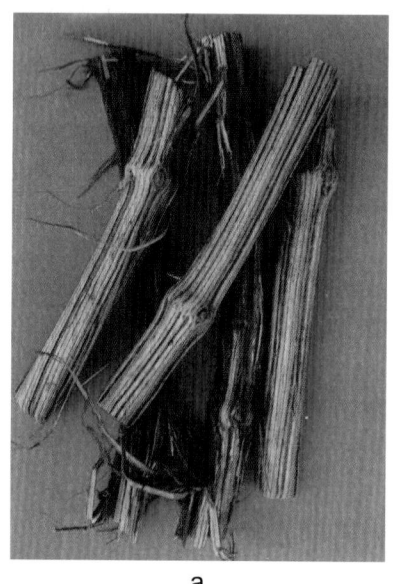
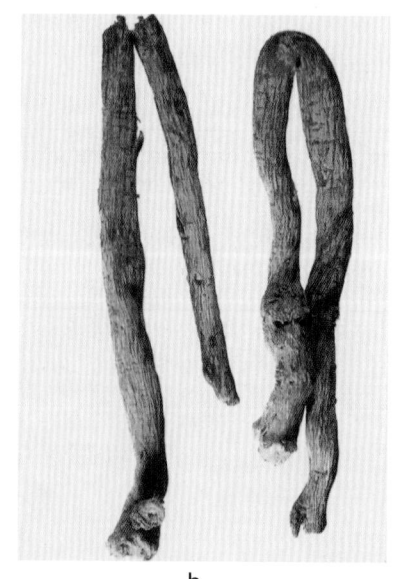

a   b

图 482　川木通（四川产）
a. 小木通　b. 绣球藤

热至斑点显色清晰。供试品色谱中，在与对照品色谱相应的位置上，显相同的蓝褐色斑点；置紫外光灯（365nm）下检视，显相同的荧光斑点。

【规格等级】 统货。以条均匀，断面黄白色，无黑心者为佳。

【炮　　制】 未切片者，略泡，润透，切薄片，晒干。

【性味归经】 淡、苦，寒。归心、小肠、膀胱经。

【功能主治】 清热利尿，通经下乳。用于水肿，淋病，口舌生疮，目眩咽痛，心烦尿赤，小便不通，关节痹病，经闭乳少。

【用法用量】 3~6g，水煎服。

【主要成分】 主要含有三萜皂苷类、黄酮类及木脂素成分。

【现代药理】 ①升压作用；②利尿作用；③提高细胞免疫功能。

· 石楠藤《开宝本草》·
Shinanteng
PIPERIS WALLICHII CAULIS
Wallich Pepper or Hance Pepper Stem with Leaf

【来　　源】 为胡椒科植物石楠藤 Piper wallichii（Miq.）Hand.-Mazz. 或山蒟 Piper hancei Maxim. 的干燥带叶茎枝。

【产　　地】 主产于浙江、江苏、福建、广东、广西、湖南、云南、贵州、四川等地。

【采收加工】 全年可采收，以秋季采收者质佳，割取带叶茎枝，捆扎成把，晒干。

【性状鉴别】

（1）石楠藤：为带叶的茎枝，多缠绕扭成捆状。茎细长，圆柱形，直径 1.7~3.0mm。表面灰棕色或灰褐色，具明显的纵纹，节部膨大，上生不定根。质较韧，切断面灰黄色，可见维管束与射线相间呈放射状排列，木质部有许多小孔，中央有灰褐色髓。叶互生，卵状椭圆形，多皱缩。气香，味辛辣。

（2）山蒟：茎呈圆柱形，微弯曲，长短不一，直径 0.3~0.7cm。表面灰棕色或灰褐色有纵棱。节膨大成突起状，主茎节上生有不定根。横切面黄白色，有车轮状放射纹理和许多小孔。中央有椭圆形灰褐色髓。气香，味辛辣。

均以茎细，叶多，色灰绿者为佳。

【规格等级】 统货。以身干，带叶，枝条均匀，灰绿色者为佳。

【炮　　制】 取原药材，去除杂质，洗干净，润透，切片，晒干。

【性味归经】 辛，温。归肝、脾经。

【功能主治】 祛风湿，舒筋络，强腰膝，散寒止痛，止咳，消痞。用于风湿痹证，腰膝冷痛，软弱无力，跌打肿痛，劳伤久咳，痞积。

【用法用量】 6~15g，水煎服。外用：适量，鲜品捣敷。

【主要成分】 主要含挥发油、木脂素和新木脂素、酰胺类生物碱、有机酸和甾醇类等成分。

【药理作用】 ①抑制血小板凝集；②石楠藤所含黄酮类成分可使离体兔心的冠状动脉血流量增加，血管阻力下降，作用随剂量加大而增加。

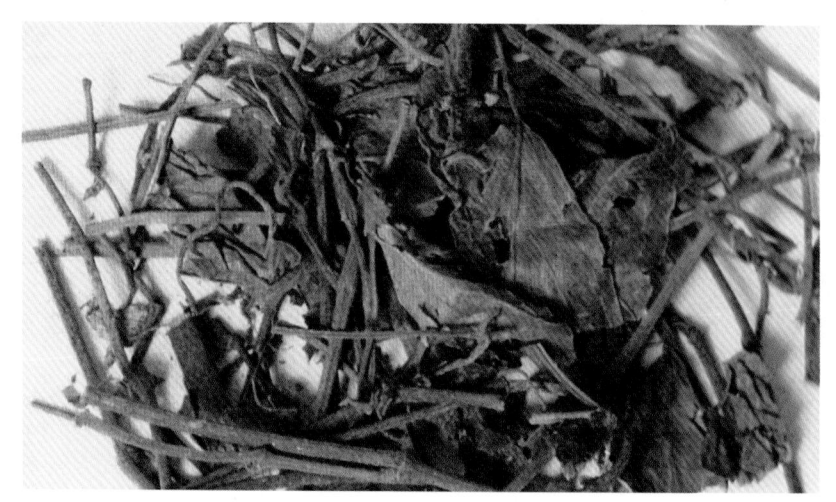

图 483　石楠藤（广西产）

·竹茹《本草经集注》·
Zhuru
BAMBUSAE CAULIS IN TAENIAS

【来　　源】为禾本科植物青秆竹 *Bambusa tuldoides* Munro、大头典竹 *Sinocalamus beecheyanus*（Munro）McClure var. *pubescens* P.F.Li 或淡竹 *Phyllostachys nigra*（Lodd.）Munro var. *henonis*（Mitf.）Stapf ex Rendle 的茎秆刮去青色外皮后淡青绿色的竹丝。

【产　　地】青秆竹主产于广东、广西；大头典竹主产于广东、海南、台湾及广西；淡竹主产于黄河流域至长江流域以及陕西秦岭等地，尤以江苏、浙江、安徽、河南、山东等省为多。

【采收加工】全年均可采制，取新鲜竹茎，刮去外层青皮，将浅青绿色的中间层刮成丝条，捆扎成小束，阴干。

【性状鉴别】本品为不规则细丝条卷曲成团状，蓬松，有弹性，体轻，质柔韧，浅绿色或黄绿色。气微，有竹香气，味淡。

以丝细均匀，色浅绿，质柔软，有弹性者为佳。

【规格等级】统货。以丝细均匀，色浅绿，质柔软，有弹性者为佳。

【炮　　制】

（1）净竹茹：取原药整理洁净，切段。

（2）姜竹茹：取净竹茹，喷淋姜汁水，拌匀，闷至姜汁水吸尽，用文火炒干（每100kg竹茹用老生姜10kg，打烂榨汁，渣加水适量，再榨一次汁，两次合并用）。

【炮制作用】生竹茹长于清热化痰，多用于痰热咳嗽或痰热郁结难眠，姜制后能增强降逆止呕化痰的功效。

【性味归经】甘，微寒。归肺、胃、心、胆经。

【功能主治】清热化痰，除烦止呕。用于痰热咳嗽，胆火夹痰，惊悸不宁，心烦失眠，中风痰迷，舌强不语，胃热呕吐，妊娠恶阻，胎动不安等。

【用法用量】5~10g，水煎服。

【主要成分】含多糖、氨基酸、酚性物质、树脂类及黄酮类成分。

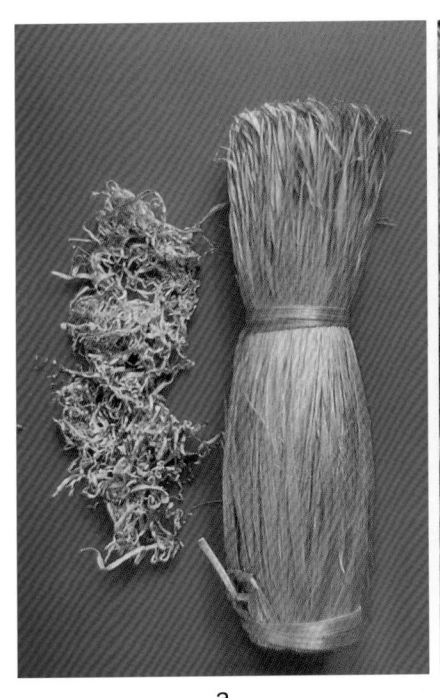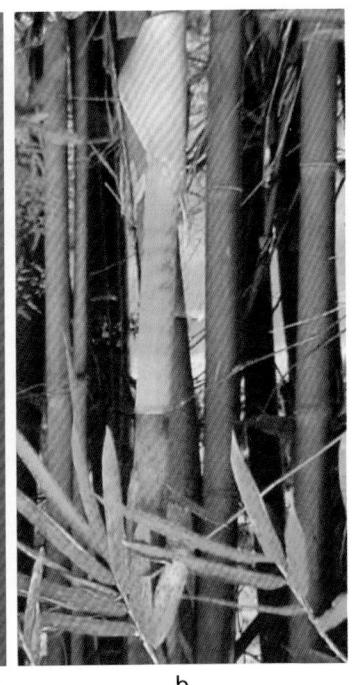

图484 竹茹

a. 竹茹药材　b. 青秆竹

【药理作用】抗菌作用：对白色葡萄球菌、枯草杆菌、大肠杆菌及伤寒杆菌等均有较强的抑制作用。

·忍冬藤《名医别录》·
Rendongteng
LONICERAE JAPONICAE CAULIS
Japanese Honeysuckle Vine

【来　　源】为忍冬科植物忍冬 *Lonicera japonica* Thunb. 的干燥茎枝。

【产　　地】主产于河南、山东、四川、江苏、广西、广东、江西、湖南等地。

【采收加工】秋、冬季采割茎藤，捆成小把，晒干。

【性状鉴别】呈长圆柱形，长短不一，直径0.5~2.0cm，节明显，节间长6~9cm，节上有对生叶或叶脱落后的痕迹及分枝。表面棕红色，光滑，嫩枝灰绿色，密被短柔毛，老茎外皮易剥落，撕开呈层片纤维状。质硬，不易折断，断面黄白色，中空有髓。味微，具清凉感。

以茎条均匀，带暗棕红色外皮，无嫩枝梗、叶者为佳。

【规格等级】统货。

【炮　　制】除去杂质，洗净，闷润，切段，干燥。

【性味归经】甘，寒。归肺、胃经。

【功能主治】清热解毒，疏风通络。用于风热感冒，温病初起，热毒血痢，痈肿疮疡，风湿热痹，关节红肿热痛，传染性肝炎，麻疹，腮腺炎，上呼吸道感染，肺炎等。

【用法用量】水煎服，15~30g。

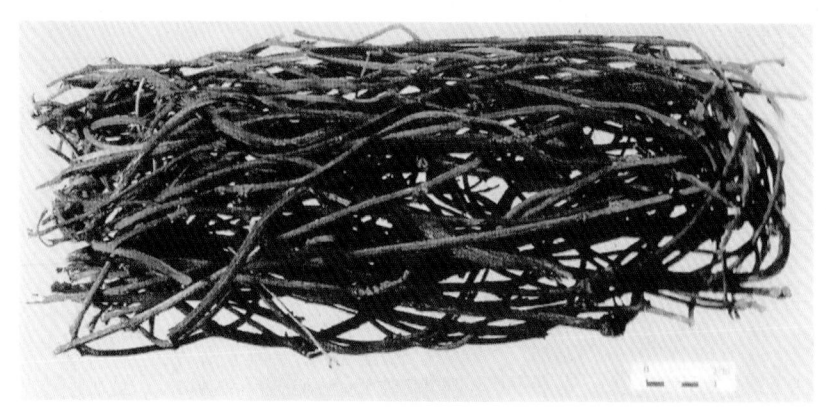

图 485　忍冬藤

【主要成分】主要含绿原酸、异绿原酸、木犀草素、忍冬苷。尚含挥发油、皂苷等。

【药理作用】①抗菌、消炎作用；②增加冠脉血流量；③抗肿瘤作用：小鼠体内抑瘤实验及体外杀瘤细胞实验提示，其抑瘤率 > 30%，IC50 为 7.31mg/L；④抗氧化作用。

·沉香《名医别录》·
Chenxiang
AQUILARIAE LIGNUM RESINATUM
Chinese Eaglewood Wood with Resin

【来　　源】为瑞香科植物沉香 *Aquilaria agallocha* Roxb. 或白木香 *Aquilaria sinensis* (Lour.) Gilg 含有沉香树脂的木材。前者主要为进口品，又称"洋沉香"。后者为国产品，又称白木香、土沉香、海南沉香。

【产　　地】进口沉香主产于印度尼西亚、马来西亚、越南、柬埔寨、印度、斯里兰卡、不丹等国。

国产沉香产于海南屯昌、文昌、三亚、儋州、万宁；广东东莞、湛江、电白、高州、汕尾；广西博白、陆川、贵港等地。

东莞出产的沉香曾称为"莞香"，是国产沉香的精品。

【采收加工】采伐种植 30 年以上含有沉香树脂的树木或挖取其树头，锯成短段，劈成块状，选取含有树脂的部分木质，阴干。

【性状鉴别】

（1）进口沉香：呈条块状或盔帽状，大小不一，多具刀痕，表面纹理明显，纵劈显纵向条纹。黄棕色至黑棕色。稍有光泽，用指甲刻之有油润感，质坚体重，质优者入水下沉或半沉。燃烧时气香浓，有油渗出。

（2）国产沉香：呈不规则的块状或片状，大小长短不一，剖面粗糙，纤维纹理直而明显，有刀痕，偶见孔网。略具光泽，可见黑褐色树脂与黄白色木部相间的斑纹。质较坚实。气芳香，味苦。

【显微鉴别】

（1）本品横切面：射线宽 1~2 列细胞，充满棕色树脂。导管圆多角形，直径 42~128μm，有的含棕色树脂。木纤维多角形，直径 20~45μm，壁稍厚，木化。木间韧皮部扁长椭圆状或条带状，常与射线相交，细胞壁薄，非木化，内含棕色树脂；其间散有少数纤维，有的薄壁细胞含草酸钙簇晶。

（2）取本品醇溶性浸出物，进行微量升华，得黄褐色油状物，香气浓郁；于油状物上加盐酸1滴与香草醛少量，再滴加乙醇1~2滴，渐显樱红色，放置后颜色加深。

【规格等级】　商品分进口沉香和国产沉香两个品别。

1. 进口沉香　印度尼西亚和马来西亚产的沉香，习称"新州沉香"。越南产的沉香习称"会安沉香"。

进口沉香中还有称为"伽南香"的，为沉香中之精品，是经过精心加工而成。呈棒状或块状，质坚体重，油分足，气芳香浓郁而耐久。

伽南香产于印度尼西亚加里曼丹的马辰和苏门答腊的棉兰，泰国、越南和柬埔寨也有产。伽南香有五种规格：

（1）绿油伽南香：表面绿褐色，内黑褐色，锯开后，稍久断面渐转淡绿色，内部仍为黑褐色。质坚实，入水即沉。油性足，经久不走失。香气浓郁幽雅，味辣。用刀刮出碎屑，捏之能成丸。为伽南香之极品。

（2）紫油伽南香：表面紫黑色，内黑紫色，锯开后不变色。质坚实，入水即沉。香气浓淳，味苦，稍辣。用刀刮出碎屑，捏之一般也能成丸。为伽南香之上品。

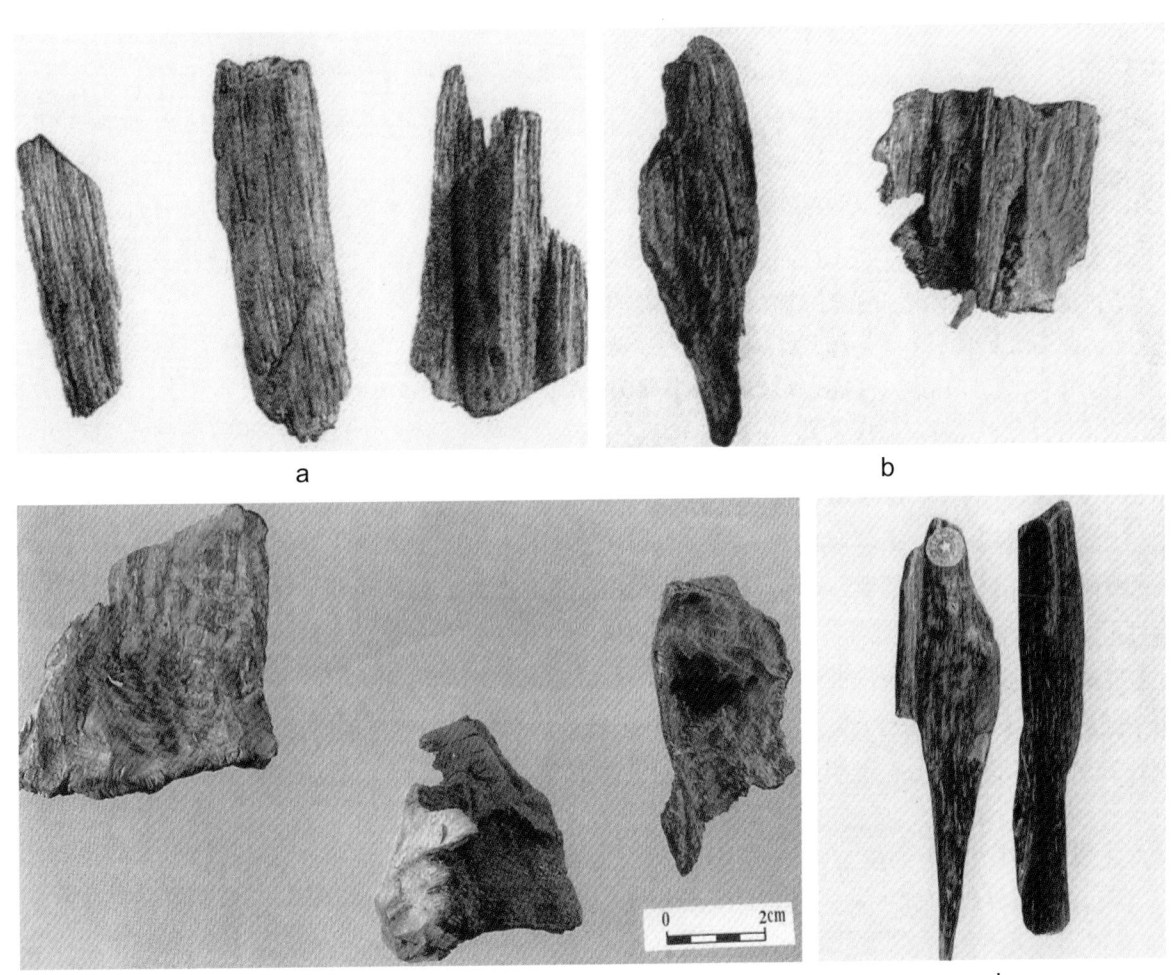

a

b

c

d

图486　沉香

a. 新州沉香　b. 会安沉香　c. 国产沉香（海南产）　d. 伽南香

（3）黑油伽南香：将产于印度尼西亚的高级沉香，锯成一定规格的条形，上贴黄绫纸。味苦，不辣。品质不及以上两种。

（4）伽南香：将产于越南的高级沉香，锯成一定规格的短小方块形。味苦。

（5）青丝伽南香：将高中级沉香，劈成方条形，再用绿油伽南香、紫油伽南香末敷擦而成。味苦。

当前，国外由于优质沉香资源逐渐枯竭，所以罕见上述进口沉香。和国产沉香一样，一般都分为一、二、三、四等。

2. 国产沉香　国产沉香为原植物白木香 *Aquilaria sinensis*（Lour.）Gilg 含有树脂的木材，按照药品标准的规定，沉香含醇溶性浸出物不得少于 15%，水分不得超过 10%。不得染色、涂蜡，不应有不含树脂的木材。

沉香以身重结实、棕褐色至黑褐色、油润、香气浓厚为佳。能沉水者更佳。

【炮　　制】国产沉香，除去枯废白木，劈成小块。用时捣碎或研成细粉。

【性味归经】辛、苦，微温。归脾、胃、肾经。

【功能主治】行气止痛，温中止呕，纳气平喘，暖肾助阳。用于胸脘胀闷疼痛，胃寒呕吐呃逆，虚寒血滞所致小腹冷痛，肠鸣泄泻，肾虚气逆喘急，腰膝虚冷，男子精冷等。

【用法用量】水煎服，1.5~4.5g，后下。或研末冲服，1~1.5g。

【主要成分】主要含挥发油，油中分离出苄基丙酮、对甲氧基苄基丙酮、氢化桂皮酸、对甲氧基氢化桂皮酸等。另分离出沉香醇、沉香呋喃、二氢沉香呋喃等。

【药理作用】①解痉作用；②止喘作用；③镇痛、镇静、抗焦虑作用；④降压作用；⑤抗菌作用；⑥其他作用：抗过敏及抗炎作用。

· 皂角刺《本草纲目》·
Zaojiaoci
GLEDITSIAE SPINA
Chinese Honeylocust Spine

【来　　源】为豆科植物皂荚 *Gleditsia sinensis* Lam. 的干燥棘刺。

【产　　地】主产于湖北恩施、宜昌；河南嵩县、栾川、汝阳、信阳、南阳，江苏泰兴、句容、溧阳，山东济宁、枣庄、临沂，广西全州、兴安、鹿寨、阳朔、崇左等地。

【采收加工】全年可采，用镰刀将皂荚树干上簇生的棘刺割下，趁鲜时切成斜薄片或小段，晒干。

【性状鉴别】本品为主刺及 1~2 分枝的棘刺，主刺呈圆柱形，长 3~15cm，直径 0.3~1.0cm，分枝刺长 1~6cm，刺端尖锐。表面紫红色，尖端红棕色，光滑。体轻，质坚硬，不易折断。切片多为斜薄片。木部黄白色，髓部疏松呈砂粉状，淡红棕色。气微，味淡。

以刺长，紫棕色，有髓心者质佳。

【显微鉴别】本品横切面：表皮细胞 1 列，外被角质层，有时可见单细胞非腺毛。皮层为 2~3 列薄壁细胞，细胞中有的含棕红色物。中柱鞘纤维束断续排列成环，纤维束周围的薄壁细胞有的含草酸钙方晶，偶见簇晶，纤维束旁常有单个或 2~3 个相聚的石细胞，壁薄，韧皮部狭窄。形成层成环。木质部连接成环，木射线宽 1~2 列细胞。髓部宽广，薄壁细胞含少量淀粉粒。

【规格等级】商品分皂角刺个、皂角刺片。均为统货。

1. 皂角刺个　以色紫棕、质坚、无枯死刺、个大者为佳。
2. 皂角刺片　以片薄、整齐、髓心粉砂状，无枝茎，无杂质者为佳。

【炮　　制】将完整棘刺浸水，闷润，切薄片，晒干。商品原已加工成薄片者，则拣除杂质，整理洁净入药。

【性味归经】辛，温。归肝、胃经。

【功能主治】消肿托毒散瘀，排脓，杀虫。用于痈疽初起或脓成不溃，乳痈，疮毒，外治疥癣麻风。

【用法用量】水煎服，3~9g。外用适量，醋蒸取汁，涂患处。

【主要成分】主要含黄酮类化合物，如黄颜木素、非瑟素等，另含有花青素、刺囊酸、皂荚皂苷 C，尚含酚类、氨基酸等。

【药理作用】①抗肿瘤作用：其抗肿瘤机制可能与抑制 PCNA 和突变型 p53 蛋白的表达有关；②抗凝血作用；③抗肝纤维化作用；④抗菌作用；⑤抗过敏作用；⑥抗炎作用。

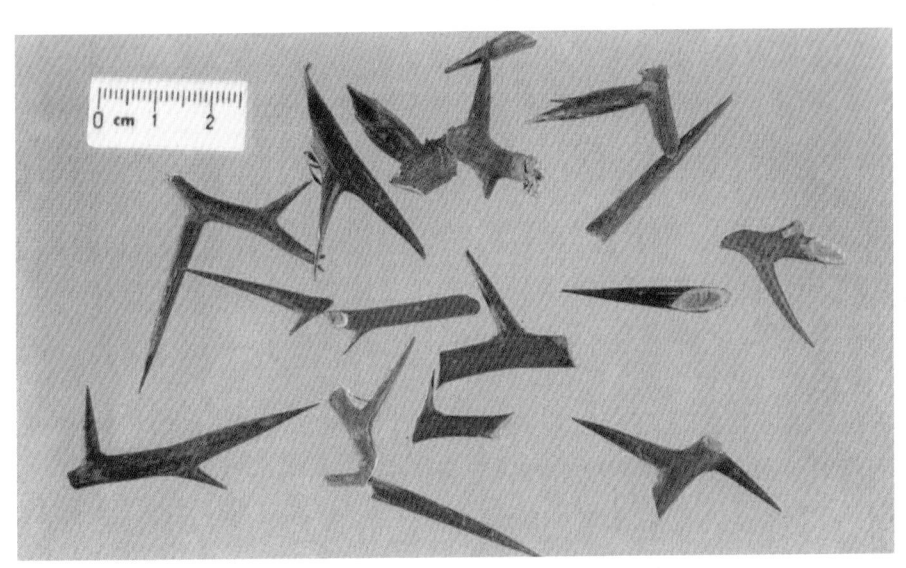

图 487　皂角刺（湖北产）

·苏木《新修本草》·
Sumu
SAPPAN LIGNUM
Sappan Wood

【来　　源】为豆科植物苏木 *Caesalpinia sappan* L. 的干燥心材。

【产　　地】主产于广西百色、田东、田阳、平果；云南红河、思茅、德宏；以及贵州、广东、海南、福建、台湾等地。

【采收加工】多于秋季采伐，除去白色边材，取中间红木或红黄色心材，放通风处阴干。

【性状鉴别】呈圆柱形，有的连结根部则呈不规则稍弯曲的长条状或疙瘩状。表面黄红色至棕红色，常见纵向裂缝。横断面年轮明显，有的可见暗棕色、质松、带亮星的髓部。质坚硬，气微，味微涩。

以粗大，坚实，色红黄者为佳。

【显微鉴别】

（1）取本品一小块，滴加氢氧化钙溶液显深红色。

（2）本品横切面：射线宽1~2列细胞，导管类圆形，直径约至160μm，常含黄棕色或红棕色物。木纤维多角形，壁极厚，木薄壁细胞壁厚，木化，有的含草酸钙方晶。髓部薄壁细胞不规则多角形，大小不一，壁微木化，具纹孔。

（3）取本品粉末10g，加水50mL，放置4小时，时时振摇，滤过，滤液显橘红色，置紫外光灯（365nm）下观察，显黄绿色荧光；取滤液5mL，加氢氧化钠试液2滴，显猩红色，置紫外光灯（365nm）下观察，显蓝色荧光，再加盐酸使呈酸性后，溶液变为橙色，置紫外光灯（365nm）下观察，显黄绿色荧光。

【规格等级】统货。以粗壮坚实，色红黄者为佳。

【炮　　制】锯成长约3cm的段，再劈成片或碾成粗粉。

【性味归经】甘、咸，平。归心、肝、脾经。

【功能主治】行血祛瘀，消肿止痛，止血。用于瘀血作痛，经闭痛经，产后瘀阻，产后流血过多，胸腹刺痛，新伤旧伤瘀血肿痛，肠炎痢疾等。

【用法用量】3~9g，水煎服。

【主要成分】含挥发油及脂肪酸成分，油中分离出右旋水芹烯及罗勒烯，脂肪酸成分包括棕榈酸、硬脂酸、亚油酸和油酸。尚含有苏木酚、苏木苦素、鞣质、多种蛋白质、糖类等。

【药理作用】①抗炎作用；②增加冠脉流量，有改善微循环的作用；③抗血小板聚集作用；④镇静催眠作用；⑤抗肿瘤作用：苏木水提取液在体外对HL60、K562、L929及Yac-1有明显杀伤作用；⑥抗菌作用；⑦保护肾脏作用；⑧免疫抑制作用。

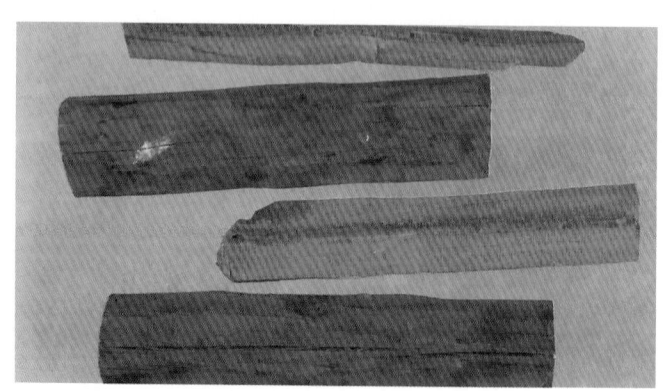

图488　苏木（云南产）

· 石斛 《神农本草经》·
Shihu
DENDROBII CAULIS
Dendrobium

【品　　别】石斛品种多，来源比较复杂，在商品分类上也比较复杂。从总体上来说，可以分为扁茎石斛类，如金钗石斛等；圆茎石斛类，如黄草石斛、铁皮石斛等；木石斛类，如鼓槌石斛、霍山石斛等。

【来　　　源】为兰科植物环草石斛 *Dendrobium loddigesii* Rolfe.、流苏石斛（又名马鞭石斛）*Dendrobium fimbriatum* Hook.、黄草石斛 *Dendrobium chrysanthum* Wall.、金钗石斛 *Dendrobium nobile* Lindl.、鼓槌石斛 *Dendrobium chrysotoxum* Lindl. 或霍山石斛 *Dendrobium huoshanense* C.Z.Tang et S.J.Ceng 及其同属植物近似种的新鲜或干燥茎。

【产　　　地】石斛生长于山地密林中的大树树干上或潮湿的石头上，野生或栽培。

环草石斛主产于广东、广西、海南、云南、贵州等地。

流苏石斛，又称马鞭石斛、大黄草，主产于广东、海南、广西、贵州、云南、四川等地。

黄草石斛主产于海南、广东、四川、贵州、云南、广西、台湾等省、自治区。以海南产量较大。

金钗石斛主产于四川、云南、贵州、广西、湖北、广东、海南、台湾、西藏等省、自治区。

鼓槌石斛主产于云南、贵州等地。

霍山石斛，主产于安徽霍山等地。

【采收加工】全年可采收，以秋后植株生长茂盛开花前采收者质佳。采收后，根据需要进行加工。

鲜石斛：除去根须、叶片、叶鞘和泥沙，洗净即可用。

干石斛：将鲜石斛除去须根、叶和叶鞘，直接晒干或烘干。或用开水略烫后晒干或烘干，趁热搓去残留叶鞘。

耳环石斛：又称枫斗，为各种石斛的特殊加工方法制成。一般选择 4cm 左右的鲜石斛（如霍山石斛），修去部分须根，或将长条鲜石斛剪成 4~5cm 段，晾至近干，置锅内，用文火炒至柔软，趁热搓去叶鞘，置略通风处晾 2 天，置有细眼的铁皮盆或铁锅内，下面用文火加热，不断翻动，石斛温热柔软后用双手弯曲成 4~5 个环纹螺旋状，如此反复 2~3 次，直至成型不变，或将温热柔软的鲜石斛缠绕至铁丝上 4~5 个环纹呈螺旋状，用棉纱纸缠紧，使固定不变形，烘干，撕下棉纱纸，去掉叶鞘和须根碎末，即成。

【性状鉴别】

（1）鲜石斛：呈圆柱形或扁圆柱形，长约 30cm，直径 0.4~1.2cm。表面黄绿色，光滑或有纵纹，节明显，色较深，节上有膜质叶鞘。肉质，多汁，易折断。气微，味微苦而回甜，嚼之有黏性。

（2）环草石斛：细长圆柱状，长在 30cm 以下，直径 0.1~0.3cm，常弯曲或盘绕成团状，节明显而紧密，节间长不超过 1cm。表面金黄色，有光泽，具细密的纵皱纹，体柔韧质结实，断面黄白色，较平坦，显颗粒状。口嚼之有黏性。气微，味淡。环草石斛以茎条细、节密，色金黄，体柔韧质结实，富粉性，嚼之有黏性者为佳。

（3）流苏石斛：呈长圆柱形，多顺直，长 40~80cm，直径 0.5~1.0cm，节较疏，节间长 3~4.5cm。表面黄色至暗黄色，微有光泽，表皮粗糙，具深纵沟纹。体轻质疏松，断面黄白色，纤维性。气微，味微苦，嚼之无黏性。流苏石斛以茎条结实，表面黄色，去净叶鞘者为佳。

（4）黄草石斛：呈圆柱形，多顺直，基部较细，长 30~50cm，直径 0.3~0.4cm，表面金黄色至黄绿色，有光泽，具深纵沟纹，节明显，较疏，节间长 2.0~3.5cm。体轻质实，可折断，断面纤维性，类圆形，边缘有多数角棱，中间散布有类白色小点。气无，味微苦，嚼之略带黏性。黄草石斛以茎条均匀，金黄色皮纹幼结，有粉性者为佳。市售商品规格有

"小黄草""中黄草"。

（5）金钗石斛：长条形，稍弯曲，基部圆柱形，光滑坚实，直径约 0.3cm。中上部扁圆形，长 20~40cm，直径 1.0~1.5cm，节明显，节间长 2.5~3.0cm，尾端较尖。表面金黄色至黄绿色，有光泽，有深纵沟，体轻松、质硬，可折断，断面黄白色，略带纤维和粉质，嚼之略有黏性。气微，味淡、微苦。金钗石斛以金黄色，有光泽，质结实，带粉性者为佳。

（6）鼓槌石斛：呈粗纺锤形，中部直径 1~3cm，具 3~7 节。表面光滑，金黄色，有明显凸起的棱，横切面边缘如齿轮状。质轻而松脆。气微，味淡，嚼之有黏性。

（7）霍山石斛：干霍山石斛呈条状，长 2~8cm，直径 0.1~0.4cm，一端有短须根或须根痕，另一端较尖，有的有叶片残留。有的扎成小把，淡黄绿色至黄绿色，有细纵纹，节明显，节上有残留的灰白色叶鞘。体硬质脆，易折断，断面平坦，略角质状，灰黄色至灰绿色。富有黏性，嚼之糊口。霍山石斛以条细，金黄色，柔韧体结，富有黏性，嚼之糊口者为佳。

霍山石斛枫斗呈不规则的螺旋状或弹簧状，一般有 2~5 个旋纹，高 1~1.5cm。一端可见茎基残留的 2~3 条须根（习称"龙头"），另一端为茎的尾端，不具切口，或留有半块叶片（习称"凤尾"，具"龙头"和"凤尾"是霍山石斛枫斗的特征。其他石斛枫斗不具"龙头""凤尾"）。

枫斗以茎条幼结，螺旋状，"龙头""凤尾"齐全，色鲜黄绿色，富有黏性，嚼之糊口者为佳。

【显微鉴别】

（1）环草石斛、黄草石斛：表皮细胞 1 列，扁平，外被鲜黄色角质层。基本薄壁组织细胞大小近似，有壁孔，散在多数外韧型维管束，略排成 3~4 圈。维管束外侧纤维群新月形或半圆形，其外缘薄壁细胞有的含类圆形硅质块，木质部有 1~3 个导管较大。含草酸钙针晶细胞多见于维管束旁。

（2）流苏石斛：表皮细胞扁圆形或类方形，壁增厚或不增厚。基本组织细胞大小相近或有差异，散列多数外韧型维管束，略排成数圈。维管束外侧纤维束新月形或呈帽状，其外缘小细胞有的含硅质块；内侧纤维束无或有，有的内外侧纤维束连接成鞘。有的薄壁细胞中含草酸钙针晶束和淀粉粒。

（3）金钗石斛：基本薄壁组织细胞大小较悬殊。维管束略排成 7~8 圈。其余同环草石斛、黄草石斛。

（4）鼓槌石斛：表皮细胞扁平，外壁及侧壁增厚，胞腔狭长形，角质层淡黄色。基本组织细胞大小差异显著。多数外韧型维管束略排成 10~12 圈。木质部导管大小近似。有的可见含草酸钙针晶束细胞。

（5）霍山石斛：表皮细胞 1 列，扁平，外壁皮侧壁稍增厚，微木化，外被黄色或橘黄色角质层，有的外层可见无色的薄壁细胞组成的叶鞘层。基本薄壁组织细胞多角形，大小相似，其间散在 9~47 个维管束，近维管束处薄壁细胞较小，维管束为有限外韧型，维管束鞘纤维群呈单帽状，偶成双帽状，纤维 1~2 列，外侧纤维直径通常小于内侧纤维，有的外侧小型薄壁细胞中含有硅质块。草酸钙针晶束多见于近表皮处薄壁细胞或近表皮处维管束旁的薄壁细胞中。

【规格等级】兰科石斛属的植物种类繁多，名称繁多，外观性状各异，有扁茎、棱茎、方茎、扁圆茎、纺锤茎等。长短、粗细、颜色也不一。气味上也有甘、淡、苦、不粘与粘等差别。商品名称比较混乱，但在不同地区有不同的使用习惯。

为了简化名称，方便经营和使用，1965 年商业部和中国药材公司召集全国各省市药材公司和中医机构代表研究后，将石斛按长度、大小、气味等分为三个等级：

一等：长 30~40cm，直径约 0.3cm。气无，味淡或微苦，嚼之有黏性。

二等：长 40~50cm，直径约 0.4cm。气无，味微苦，嚼之有黏性。

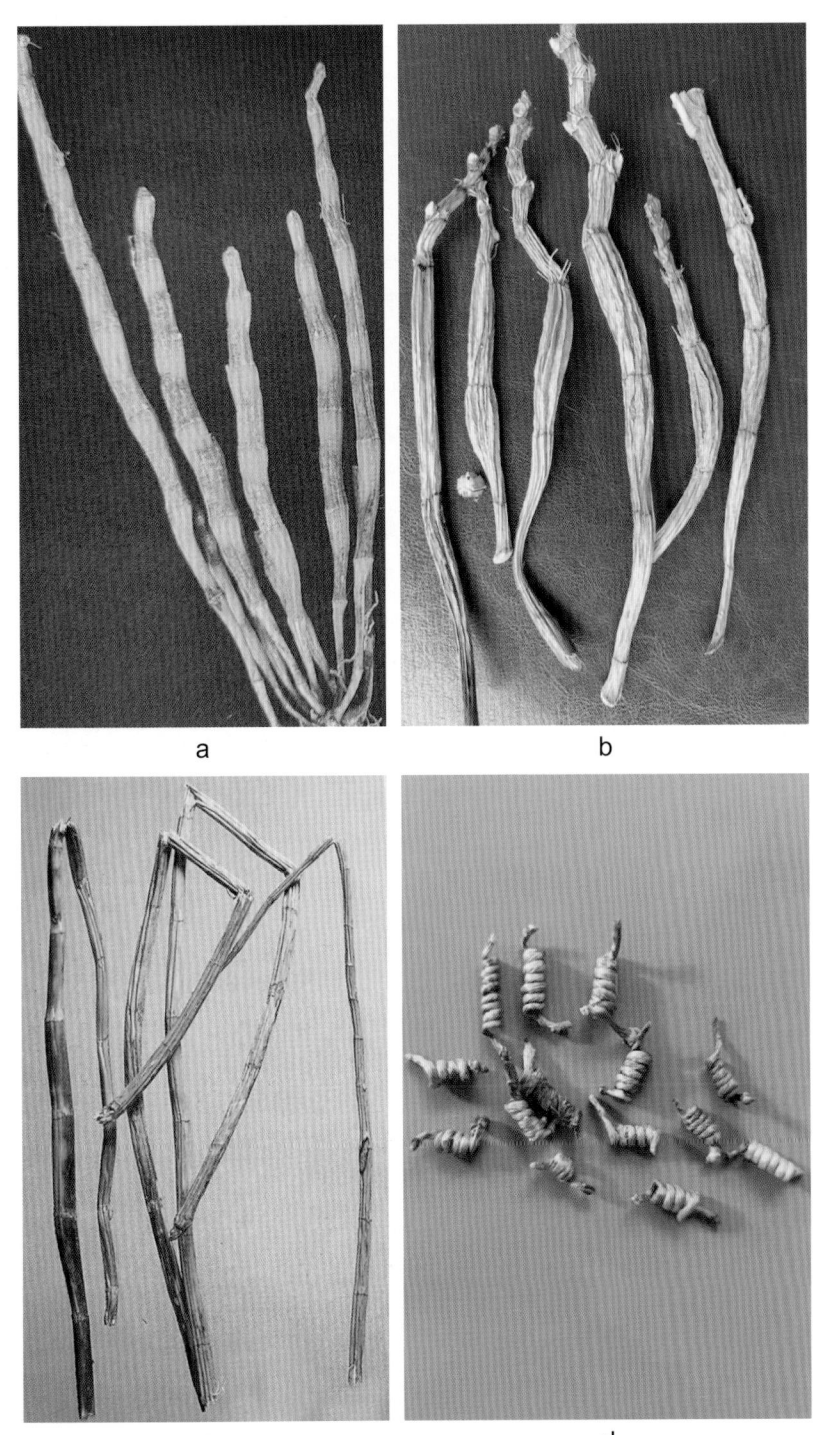

图 489　石斛
a.金钗石斛　b.鼓槌石斛　c.流苏石斛　d.霍山石斛枫斗

三等：长 50~60cm，直径约 0.5cm。黄绿色或黄褐色。气无，味苦，嚼之无黏性。

耳环石斛、霍山枫斗石斛：实为黄草类石斛的加工品，应合并在细黄草石斛之内。

石斛按药性划分可归纳为两类：

金钗石斛类：味清苦，性寒。嚼之无黏性或稍有黏性。主清胃热，生津润燥。

铁皮石斛类：味甘淡，性微寒，嚼之有黏性。主滋阴养胃，生津，补虚劳等。

现在的市售商品一般都是统货。鲜石斛以色黄绿、饱满多汁、嚼之有黏性者为佳。干石斛以条细，均匀，色金黄，有光泽，嚼之有黏性者为佳。

【炮　　制】干品除去残根，洗净，切段，干燥。

【性味归经】甘，微寒。归胃、肾经。

【功能主治】益胃生津，滋阴清热。用于阴伤津亏，口干烦渴，食少干呕，病后虚热不退，目暗不明，筋骨痿软。

【用法用量】6~12g；鲜品 15~30g。

【主要成分】主要含有生物碱、倍半萜、联苄、芴酮、菲、多糖等多种类型的化学成分，如石斛醚碱、邻苯二甲酸丁酯、松脂素、桂皮酸酰对羟基苯乙胺、阿魏酸酰对羟基苯乙胺、香豆酰酪胺等。

【药理作用】①对消化系统的作用：具有促进消化液分泌、促进胃排空和利肝胆作用；②免疫调节作用；③扩张血管作用；④抗肿瘤作用：石斛提取物有抗肿瘤作用，对鼻咽癌体外细胞模型及荷瘤裸鼠模型均有明显的抑制作用，常用于减轻肿瘤患者化疗、放疗所致的副作用，增强免疫力，提高患者生存质量；⑤降血脂、降血糖作用：⑥抗氧化、抗衰老；⑦退热止痛作用。

· 铁皮石斛《神农本草经》·
Tiepishihu
DENDROBII OFFICINALIS CAULIS
Medicinal Dendrobium

【来　　源】为兰科植物铁皮石斛 Dendrobium officinale Kimura et Migo 的干燥茎。

【产　　地】主产于云南、贵州、广西、四川、安徽、浙江等地。

【采收加工】全年可采收，秋后采收质佳。割取茎条，除去根、叶和叶鞘，用开水略烫或烘软，晒干或烘干。

加工铁皮石斛枫斗，选择鲜石斛粗壮的茎条，剪成 3.5~8.0cm 长段，用文火烘至柔软，趁热搓去叶鞘和须根，置通风处晾 2 天后置有眼的铁皮盆或铁锅内，下面用文火加热，不断翻动，石斛温热柔软后用双手弯曲成 2~5 个旋纹呈螺旋状，如此反复 2~3 次，直至成型不变，或将温热柔软的鲜石斛缠绕至铁丝上 4~5 个环纹呈螺旋状，用棉纱纸缠紧，使固定不变形，烘干，撕下棉纱纸，去掉叶鞘和须根碎末，即成"铁皮石斛枫斗"。

【性状鉴别】

（1）干铁皮石斛条：本品呈圆柱形，长 30~50cm，直径 0.2~0.6cm。表面金黄色至黄绿色，有细纵皱纹。节明显，节上有时可见残留的灰白色叶鞘。质坚实，易折断，断面平坦，黄白色，略角质状。气微，味淡，嚼之有黏性。

（2）铁皮石斛枫斗（耳环铁皮石斛）：本品呈螺旋形弹簧状，通常为 2~6 个旋纹，拉直后长 3.5~8cm，直径 0.2~0.4cm。表面金黄色至黄绿色，有细纵皱纹，节明显，节上有时可见残留的灰白色叶鞘。质坚实，易折断，断面平坦，黄白色，略角质状。气微，味淡，嚼之有黏性。

铁皮石斛以表面色金黄、嚼之黏性大者为佳。

【显微鉴别】

（1）铁皮石斛横切面：表皮细胞一列，扁平，外壁及侧壁稍增厚，微木质化，外被黄色角质层，有的外层可见无色的薄壁细胞组成的叶鞘层。基本薄壁组织细胞多角形，大小相似，其间散在多数维管束，略排成4~5圈，维管束外韧型，外围排列有厚壁的纤维束，有的外侧小型薄壁细胞中含有硅质块。含草酸钙针晶束的黏液细胞多见于近表皮处。

（2）取本品粉末1g，加三氯甲烷-甲醇（9∶1）混合溶液15mL，超声处理20分钟，滤过，滤液作为供试品溶液。另取铁皮石斛对照药材1g，同法制成对照药材溶液，照薄层色谱法（中国药典通则0502）试验，吸取上述两种溶液各2~5μL，分别点于同一硅胶G薄层板上，以甲苯-甲酸乙酯-甲酸（6∶3∶1）为展开剂，展开，取出，烘干，喷以10%硫酸乙醇溶液，在95℃加热约3分钟，置紫外光灯（365nm）下检视。供试品色谱中，在与对照品药材色谱相应的位置上显相同颜色的荧光斑点。

【规格等级】 按茎的长度和粗细分成三等：

一等：长30~40cm，直径约0.3cm。金黄色至黄绿色，气无，味淡或微苦，嚼之有黏性。

二等：长40~50cm，直径约0.4cm。金黄色至黄绿色，气无，味微苦，嚼之有黏性。

三等：长50~60cm，直径0.5cm。黄色或黄褐色，气无，味苦，嚼之无黏性。

【性味归经】 甘，微寒。归胃、肺、肾经。

【功能主治】 益胃生津，滋阴清热。用于热病津伤，口干烦渴，胃阴不足，食少干呕，

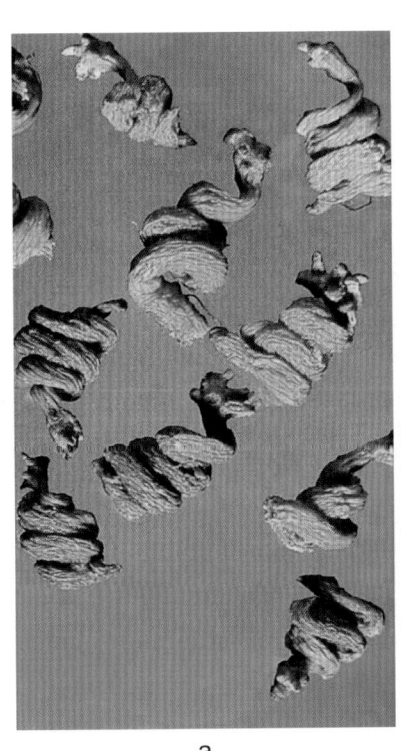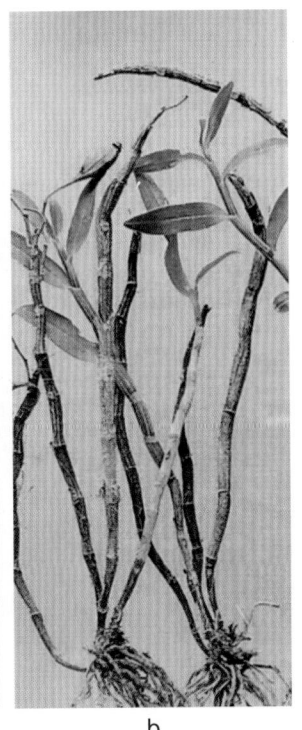

a   b

图 490 铁皮石斛

a. 铁皮石斛枫斗   b. 铁皮石斛

病后虚热不退，阴虚火旺，骨蒸劳热，阴伤目暗，暮夜昏暗，肺气久虚，咳嗽不止，肾经虚热，筋骨痿软。

【用法用量】6~12g。水煎服，久煎。

【主要成分】主要含有活性多糖类、生物碱类、芪类、酚类、微量元素等。芪类：铁皮石斛素、4,4'-二羟基-3,5-二甲氧基联苄等。酚类：丁香酸香草酸、对羟基苯丙酸、对羟基桂皮酸阿魏酸、对羟基苯甲酸等。氨基酸类：谷氨酸、天冬氨酸、缬氨酸、亮氨酸等。微量元素：Cu、Zn、Fe、Mn、Ca、Mg 等。

【药理作用】①增强免疫，抗疲劳；②抗肿瘤作用：石斛提取物有抗肿瘤作用，对鼻咽癌体外细胞模型及荷瘤裸鼠模型均有明显的抑制作用，常用于减轻肿瘤患者化疗、放疗所致的副作用，增强免疫力，提高患者生存质量；③对消化系统的作用：具有促进消化液分泌、促进胃排空和利肝胆的作用；④扩张血管作用；⑤降血脂、降血糖作用；⑥抗氧化、抗衰老；⑦退热止痛作用。

· 鸡血藤 《本草纲目拾遗》·
Jixueteng
SPATHOLOBI CAULIS
Suberect Spatholobus Vine

【来　　源】为豆科植物密花豆 *Spatholobus suberectus* Dunn 的干燥藤茎。

【产　　地】主产于广西邕宁、龙州、宁明、凌云、西林、金秀及广东、四川、云南、贵州等地。

【采收加工】秋、冬季采收，除去枝叶，趁鲜切片，晒干。

【性状鉴别】呈椭圆形、长矩圆形或不规则的斜切片，厚 0.3~1.0cm，直径 2~7cm。表面灰棕色，偶见灰白色斑。栓皮脱落处呈红褐色，有明显的纵沟及小型点状皮孔。横切面可见小型的髓，偏向一侧，木质部淡红色，导管呈孔洞状不规则排列，韧皮部有树脂状分泌物，呈红褐色或黑棕色。两者相间排列呈偏心性半圆形环 3~8 个。质坚实，难折断，折断面呈裂片状。气微，味涩。

【显微鉴别】本品横切面：木栓细胞数列，含红棕色物。皮层较窄，散有石细胞群，胞腔内充满棕红色物；薄壁细胞含草酸钙方晶。纤维束异型，由韧皮部与木质部相间排列成数轮。韧皮部最外侧为石细胞群与纤维束组成的厚壁细胞层；射线多被挤压；分泌细胞甚多，充满棕红色物，常数个至 10 多个切向排列成层；纤维束较多，非木化至微木化，周围细胞含草酸钙方晶，形成晶纤维，含晶细胞壁木化增厚；石细胞群散在。木质部射线有的含棕红色物；导管多单个散在，类圆形，直径约至 400μm；木纤维束均形成晶纤维；木薄壁细胞少数含棕红色物。

【规格等级】统货。以足干，色淡红或红褐色，有 2~8 层赤红色胶液环纹者为佳。

【炮　　制】除去杂质，洗净，润透，切碎，晒干。

【性味归经】苦、甘，温。归肝、肾经。

【功能主治】补血，活血，通经络，强筋骨。用于月经不调，血虚，面色萎黄，麻木瘫痪，眩晕，筋骨无力，手足痿弱，风湿痹痛等。

【用法用量】9~15g。水煎服。

【主要成分】主要含有黄酮类、萜类、甾醇类、木质素类及蒽醌类等化学成分，如儿茶素、表儿茶素、没食子儿茶素、芒柄花素、间苯三酚、丁香酸、原儿茶酸、大豆苷元、毛蕊异黄酮、染料木素、异甘草素等。

【药理作用】①对血液系统的影响：能促进机体红细胞生存素的分泌和释放；②抗血栓作用；③抗氧化作用；④抗贫血作用，用于再生性贫血；⑤降血脂、抗脂质过氧化作用；⑥治疗肿瘤患者放射治疗过程中引起的白细胞减少。

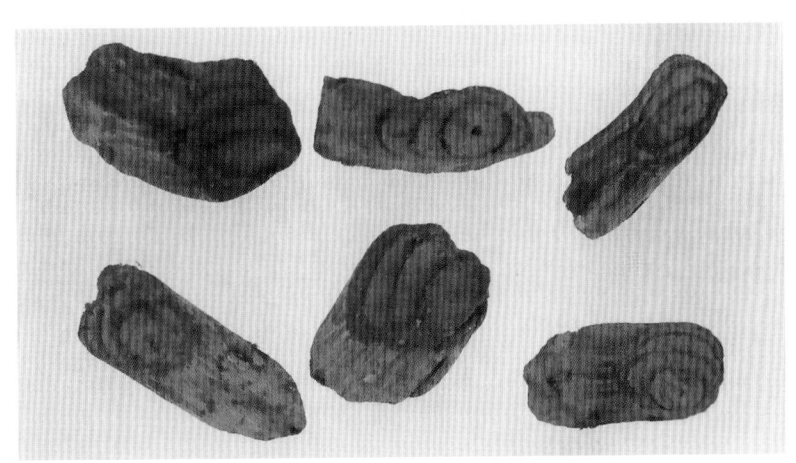

图 491　鸡血藤（广西产）

·络石藤《神农本草经》·
Luoshiteng
TRACHELOSPERMI CAULIS ET FOLIUM
Chinese Starjasmine Leafy Stem

【来　　源】为夹竹桃科植物络石 *Trachelospermum jasminoides*（Lindl.）Lem. 的干燥带叶的茎藤。

【产　　地】全国大部分地区有产。主产于江苏、安徽、浙江、广西、云南、贵州、湖北、江西、湖南、山东等地。

【采收加工】秋末冬初叶未落时采割带叶的茎藤，除去杂质，晒干，扎成小把。

【性状鉴别】藤茎呈细圆柱形，弯曲，多分枝，直径 1~5mm，表面赤褐色或灰棕色，有纵皱纹及点状突起皮孔。节膨大，节上有细须根或小分枝。质硬而脆，易折断，断面淡黄白色，中空。叶对生，多已经脱落，叶片呈椭圆形或卵状披针形，上表面暗绿色，下面黄绿色，革质，全缘，气微，味微苦。

以茎藤均匀，带叶者为佳。

【显微鉴别】本品茎的横切面：木栓层为数列棕红色木栓细胞；表面可见单细胞非腺毛，壁厚，具壁疣。木栓层内侧为石细胞环带，木栓层与石细胞环带之间有草酸钙方晶分布。皮层狭窄。韧皮部薄，外侧有非木化的纤维束，断续排列成环。形成层成环。木质部均由木化细胞组成，导管多单个散在。木质部内方尚有形成层及内生韧皮部。髓部木化纤维成束，周围薄壁细胞内含草酸钙方晶。散在髓部常破裂。

【规格等级】统货。以藤茎粗细均匀，带叶，无杂质者为佳。

【炮　　制】除去杂质，洗净，稍润，切段，干燥。

【性味归经】苦，微寒。归心、肝、肾经。

【功能主治】祛风通络，活血消肿，止血。用于风湿热痹，筋脉拘挛，腰膝酸痛，喉痹，痈肿，跌仆损伤，吐血，产后恶露不下等。

【用法用量】6~12g，水煎服。外用鲜品适量，捣敷患处。

【主要成分】主要成分为黄酮、木脂素、三萜类。三萜类：络石苷、牛蒡子苷、罗汉松脂素苷、去甲络石苷等。

【药理作用】①抗炎镇痛作用；②抗疲劳作用；③降压作用；④抗肿瘤作用：具有抗癌活性的多种酚性化学成分，其作用机制为抗雌激素样作用，能够预防和抑制乳腺癌；⑤镇静催眠作用。

附：本品为全国大部分地区使用的络石藤，广东少数地区使用，广东大部分地区历来以茜草科植物匍匐九节 *Psychotria serpens* L. 的带叶茎枝作为络石藤使用。其性状：茎枝圆柱形，有分枝，长可达 150cm 以上，采收时切成短段的长 5cm，直径 0.3~0.8cm，老茎直径可达 1.5cm。表面黑褐色，有纵皱纹及节，节上常有不定根。质坚硬，老茎难折断。断面浅棕红色，中心有深色的小髓。嫩枝质脆，易折断，断面中空。单叶对生，叶片卵形或卵状长圆形，长 1.5~3.5cm，宽 0.8~2.0cm，灰绿色至青黑色，全缘，革质。叶柄短，具托叶，棕褐色，近方形。偶见白色近球形的小核果，直径 0.5cm。气微，味涩、微甘。

此外，还有少数地区以桑科植物薜荔的带叶茎藤、茜草科植物穿根藤、豆科植物山鸡血藤、卫矛科植物扶芳藤、葡萄科植物爬山虎作为络石藤使用，地产地销。

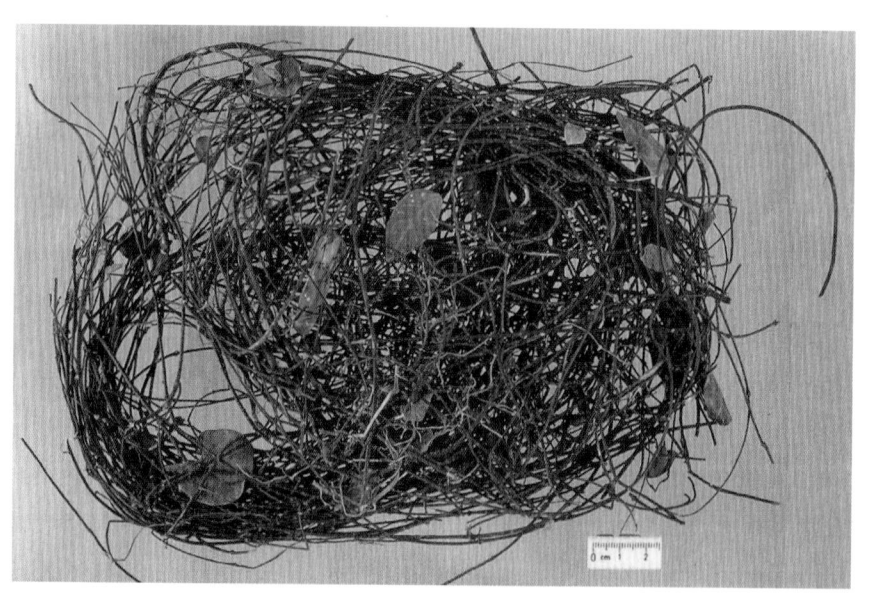

图 492　络石藤（浙江产）

· 钩藤《名医别录》·

Gouteng
UNCARIAE RAMULUS CUM UNCIS
Sharpleaf Gambirplant, Largeleaf gambirplant,
Hirsute Gambirplant or Sessile Gambirplant with Hook

本品按来源和性状不同分为"圆茎钩藤"和"方茎钩藤"两个品别。

【来　　源】为茜草科植物钩藤 *Uncaria rhynohphylla*（Miq.）Miq.ex Havil.、华钩藤 *Uncaria sinensis*（Oliv.）Havil.、大叶钩藤 *Uncaria macrophylla* Wall.、毛钩藤 *Uncaria hirsuta* Havil. 或无柄果钩藤 *Uncaria sessilifructus* Roxb. 的干燥带钩茎枝。

【产　　地】钩藤：主产于广西、四川、湖南、贵州、湖北、浙江、安徽、江西、福建、台湾等地。以广西桂林产者质佳。

华钩藤：主产于四川、广西、云南、贵州、湖南、湖北、陕西大巴山区等地。

大叶钩藤：主产于广东、广西、云南、贵州等地。

毛钩藤：主产于广东、广西、云南等地。

无柄果钩藤：主产于广东、广西、云南、贵州等地。

【采收加工】秋、冬季采收，剪取带钩茎枝，剪成长 1.5~2cm 的短段，上剪至平钩，下剪至平钩底，两端与钩齐平（习称"双平头"），置锅中稍蒸或放沸水中略烫，晒干。

【性状鉴别】

（1）圆茎钩藤：茎呈圆柱形（习称"圆茎钩藤"），表面红棕色至紫棕色，具细纵纹，光滑无毛。茎上有环状的茎节，微突起，节上对生两个向下弯曲的钩，形似"船锚"，上端与钩齐，下端底部平齐。或仅生一侧一钩，另一侧为凸起的疤痕。钩大小不一，径 0.2~0.3cm，基部较宽呈扁圆形，先端狭尖向内卷曲。体轻质坚韧，难折断，断面皮部纤维性棕红色，髓部黄白色，疏松似海绵，或中空。气无，味淡。

（2）华钩藤：形似钩藤，但茎枝呈类方柱形，略粗大，有棱。表面灰绿色或黄棕色，钩的基部稍阔，长 1~2.5cm。折断面外层黄棕色。

（3）大叶钩藤：形似钩藤，但茎枝呈方柱形，四面有纵凹陷，钩端有的膨大如珠样，钩基部圆或扁平，长约 2.5cm。表面灰棕色，密被褐色至锈色长柔毛，节处更密。断面有髓或中空。

（4）毛钩藤：形似钩藤，但茎枝呈方柱形或圆柱形，四面微纵凹陷。钩端渐尖，钩基部圆或稍扁平，长 1.0~1.8cm。表面灰白色至灰棕色，粗糙，有疣状突起，密被淡黄色长粗毛，尤在钩尖端较多。

（5）无柄果钩藤：形似钩藤，但茎枝呈方柱形，四面微有纵凹陷。钩端渐尖，钩基部扁平，长 1.0~1.8cm。表面棕黄色至棕褐色，有稀疏的白色柔毛，尤在钩尖端及节处较密。折断面髓部淡黄白色。

均以带双钩，茎细，呈"双平头"，倒锚状，质嫩，光滑色紫红至紫棕色，无枯枝者为佳。

习惯认为钩藤比华钩藤等其他品种质优。

【显微鉴别】取本品粉末 1g，加浓氨试液使湿润，加氯仿 30mL，振摇提取 30 分钟，滤过，滤液蒸干，残渣加盐酸溶液（1 → 100）5mL 使溶解，滤过，滤液分置三支试管中，一管中加碘化铋钾试液 1~2 滴，即生成黄色沉淀；一管中加碘化汞钾试液 1~2 滴，即生成白色沉淀；另一管中加硅钨酸试液 1~2 滴，即生成白色沉淀。

【规格等级】 商品分为"优质钩藤""普通钩藤"两种规格。

1. 优质钩藤 应足干，双钩，色紫红鲜明，梗细钩肥，茎圆有光泽，上下梗剪平钩，无枝梗掺杂，无霉变。

2. 普通钩藤 应足干，色淡红或灰褐，茎类方圆形，上下梗剪平钩，无枝梗掺杂，无霉变。

【炮　　制】 取原药拣除杂质，洗净，晒干。

【性味归经】 甘，凉。归肝、心包经。

【功能主治】 清热镇惊，平肝息风，止痉。用于风热头痛，眩晕，感冒夹惊，惊痫抽搐，妊娠子痫；高血压。

【用法用量】 水煎服，3~12g，入煎剂宜后下。

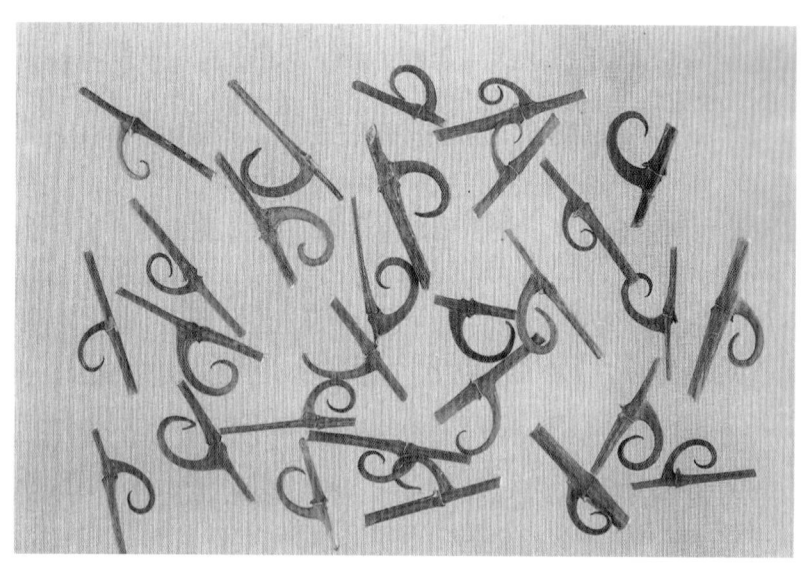

a

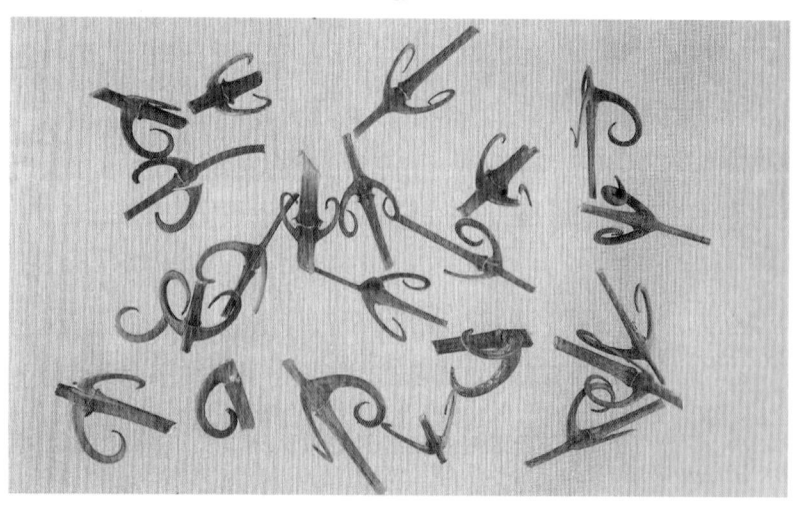

b

图 493　钩藤（广西产）

a. 单钩　b. 双钩

【主要成分】 主要成分是生物碱和苷类：钩藤碱、异钩藤碱、去氢钩藤碱、异去氢钩藤碱、柯诺辛碱、卡丹宾碱、β-谷甾醇、胡萝卜苷、5-O-咖啡酰基奎宁酸、喜果苷、异长春花苷内酰胺、金丝桃苷等。

【药理作用】 ①降压作用；②抗心律失常作用；③逆转心肌重构作用；④镇静、抗惊厥作用；⑤镇痛作用；⑥抗癫痫作用；⑦保护脑组织作用。

· 首乌藤《开宝本草》·
Shouwuteng
POLYGONI MULTIFLORI CAULIS
Tuber Fleeceflower Vine

【来　　源】 为蓼科植物何首乌 Polygonum multiflorum Thunb. 的干燥藤茎。

【产　　地】 主产于浙江、湖北、广东、湖南、江苏及贵州望谟、罗甸、安龙、关岭、柴云、荔波等地。产量以浙江、湖北较大。

【采收加工】 秋季落叶时割取藤茎，除去上部细枝及残叶，弯曲捆扎成长约 60cm 的把子，晒干。

【性状鉴别】 呈长圆柱形，稍扭曲，长短不一，直径 0.5~1.0cm。外表面棕红色或棕褐色，粗糙，有扭曲的纵皱纹，节处略膨大，有圆形的分枝痕。细嫩的茎有的带叶。外皮菲薄，可剥落。质硬脆，易折断，断面皮部红棕色，木部黄白色或淡棕色，密布小孔洞，中心有白色的髓心或呈空洞状。气微，味微苦涩。

以条均匀，棕褐色者质佳。

【显微鉴别】

（1）本品横切面：表皮细胞有时残存。木栓细胞 3~4 列，含棕色色素。皮层较窄。中柱鞘纤维束断裂排列成环，纤维壁甚厚，木化；在纤维束间时有石细胞群。韧皮部较宽。形成层成环。木质部导管类圆形，直径约至 204μm，单个散列或数个相聚。髓较小。薄壁细胞含草酸钙簇晶。

（2）取本品粉末 0.25g，加乙醇 50mL，加热回流 1 小时，滤过，滤液浓缩至 3mL，作为供试品溶液。另取首乌藤对照药材 0.25g，同法制成对照药材溶液。再取大黄素对照品，加乙醇制成每 1mL 含 1mg 的溶液，作为对照品溶液。照薄层色谱法试验，吸取上述三种溶液各 2μL，分别点于同一以羧甲基纤维素钠为黏合剂的硅胶 H 薄层板上，使呈条状，以苯-乙醇（2：1）为展开剂，置预饱和 15 分钟的展开缸内，展至 3.5cm，取出，晾干，再以苯：乙醇（4：1）为展开剂，展至 7cm，取出，晾干，置紫外光灯（365nm）下检视。供试品色谱中，分别与对照品色谱和对照药材色谱相应的位置上，显相同颜色的荧光条斑。

【规格等级】 统货。以条均匀、外表色紫红、味微苦涩者为佳。

【炮　　制】 除去杂质，洗净，切段，晒干。

【性味归经】 甘，平。归心、肝经。

【功能主治】 养血安神，祛风湿，通筋络。用于失眠多梦，血虚周身酸痛，风湿痹痛等；外治皮肤瘙痒。

【用法用量】 9~15g，水煎服。外用适量，煎水洗患处。

【主要成分】 大黄素甲醚、大黄素-8-甲醚、2,5-二甲基-7-羟基色原酮、大黄素、儿茶素、大黄素甲醚-8-O-β-D-葡萄糖苷、决明蒽酮-8-O-β-D-葡糖苷、大黄素甲醚-8-O-β-D-葡萄糖苷、2,3,5,4'-四羟基二苯乙烯-2-O-β-D-葡萄糖苷等。

【药理作用】 ①镇静催眠作用；②抗炎、抗菌作用；③抗氧化作用；④降脂作用。

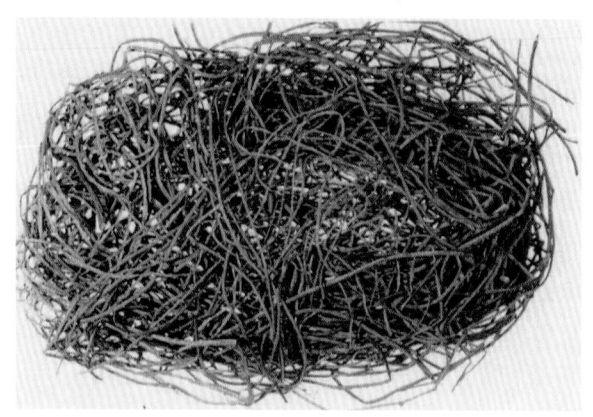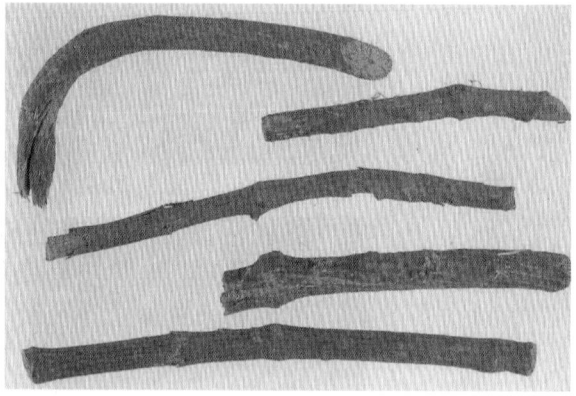

图 494　首乌藤（浙江产）

·桂枝《神农本草经》·
Guizhi
CINNAMOMI RAMULUS
Cassiabarktree Tender Branch

【来　　源】 为樟科植物肉桂 *Cinnamomum cassia* Presl 的干燥嫩枝。

【产　　地】 主产于广西、广东、云南等地。

【采收加工】 春、夏季均可采收。砍下嫩枝，除去叶片，截成长段，扎成小把，晒干；或趁鲜嫩时切斜薄片，晾干。

【性状鉴别】 本品呈长圆形，多分枝，长 30~75cm，粗端直径 0.3~1.0cm。表面红棕色至棕色，有纵棱线、细皱纹及小疙瘩状叶痕、枝痕、芽痕，皮孔点状。质硬而脆，易折断。切片厚 2~4mm，切面皮红棕色，木质部黄白色至浅黄棕色，髓部略呈方形。有特异香气，味甜、微辛，皮部味较浓。

【显微鉴别】

（1）本品横切面：表皮细胞 1 列，嫩枝可见单细胞非腺毛。木栓细胞 3~5 列，最内一列细胞外壁增厚。皮层有油细胞及石细胞散在。中柱鞘石细胞群断续排列成环，并伴有纤维束。韧皮部有分泌细胞及纤维散在。形成层明显。木质部射线宽 1~2 列细胞，含棕色物；导管单个散列或 2 至数个相聚；木纤维壁较薄，与木薄壁细胞不易区别。髓部细胞壁略厚，木化。射线细胞含细小草酸钙针晶。

（2）取本品粉末 0.5g，加乙醇 10mL，密塞，浸泡 20 分钟，时时振摇，滤过，滤液作为供试品溶液。另取桂皮醛对照品，加乙醇制成每 1mL 含 1μL 的溶液，作为对照品溶液。照薄层色谱法试验，吸取供试品溶液 10~15μL，对照品溶液 2μL，分别点于同一硅胶 G 薄层板上，以石油醚（60~90℃)-醋酸乙酯（17：3）为展开剂，展开，取出，晾干，喷以二硝基苯肼乙醇试液。供试品色谱中，在与对照品色谱相应的位置上，显相同橙红色斑点。

【规格等级】统货，以嫩枝，断面皮部红棕色，木质部黄棕色，气香味甜者为佳。

【炮　　制】取桂枝条，用水稍泡，取出，闷润，切薄片，晾干。产地已加工成桂枝片则整理洁净入药。

【性味归经】辛、甘，温。归心、肺、膀胱经。

【功能主治】助阳解表，发汗解肌，温通经脉，助阳化气，平冲降气。用于风寒感冒，风寒湿痹，脘腹冷痛，血寒经闭，痰饮，水肿，心悸等。

【用法用量】3~9g，水煎服。

【主要成分】主要成分是挥发油类和有机酸类，还有鞣质类、糖类、甾体类、香豆素类等成分。挥发油类：桂皮醛、桂皮醇、甲氧基桂皮醛、苯甲醛、3-羟基苯甲醛等。有机酸类：桂皮酸、2-甲氧基肉桂酸、对羟基苯甲酸、2-甲氧基苯甲酸、原儿茶酸等。还含有香豆素类成分、β-谷甾醇及硫酸钾结晶等。

【药理作用】①扩张血管促发汗；②解热、镇痛；③抗炎、抗过敏、抗病原微生物；④镇静、抗惊厥作用。

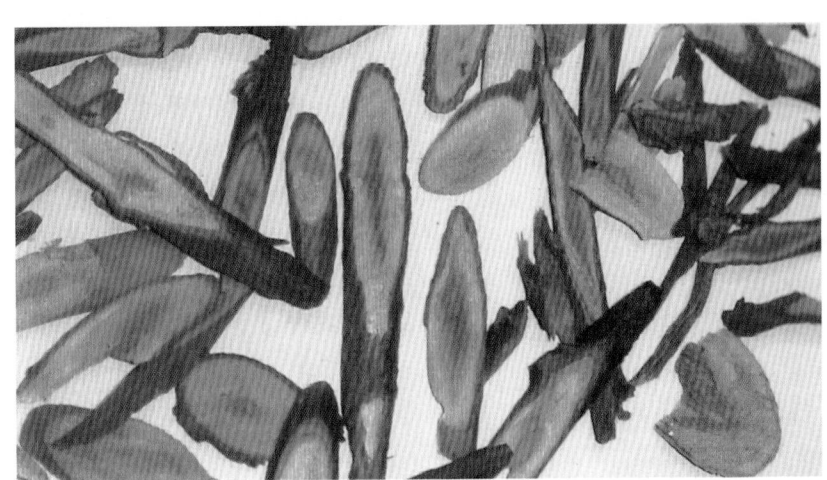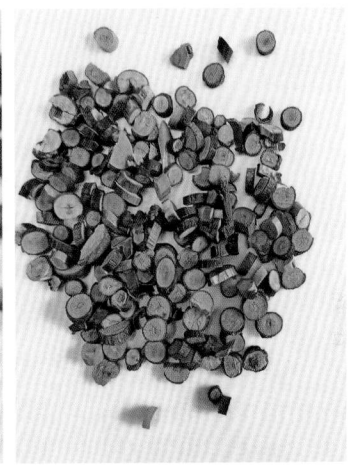

图 495　桂枝片（广西产斜片、圆片）

· 桑枝《本草图经》·
Sangzhi
MORI RAMULUS
White Mulberry Tender Branch

【来　　源】为桑科植物桑 *Morus alba* L. 的干燥嫩枝。

【产　　地】全国大部地区均产，主产于江苏、浙江等地南方育蚕区。

【采收加工】春末夏初采收，去叶，晒干，或趁鲜切片，晒干。

【性状鉴别】本品呈扁平圆柱形，少有分枝，长短不一，直径 0.5~1.5cm，表面灰黄色或黄褐色，有多数淡褐色点状皮孔及细纵纹，并有灰白色略呈半圆形的叶柄痕和黄棕色的芽。质坚韧，不易折断，断面纤维性。切片厚 0.2~0.5cm，皮部较薄，本质部黄白色，有放射状纹理，中心髓部白色或黄白色，海绵状。久嚼有黏性。气微，味淡。

以枝条幼嫩者为佳。

【显微鉴别】本品粉末灰黄色。纤维较多，成束或散在，淡黄色或无色，略弯曲，直径 10~30μm，壁厚 5~15μm，弯曲处呈皱襞，孔沟不明显，胞腔甚细。石细胞淡黄色，呈类圆形、类方形，直径 15~40μm，壁厚 5~20μm，胞腔小。含晶厚壁细胞成群或散在，形状大小与石细胞近似，胞腔内含草酸钙方晶 1~2 个。草酸钙方晶存在于厚壁细胞中或散在，呈多面体或正方形、菱形、类双锥形，直径 5~20μm。

【规格等级】统货，以身干，质嫩，断面黄白色者为佳。

【炮　　制】

桑枝片：未切片者，洗净，润透，切厚片，晒干。

炒桑枝：取桑枝片，用文火炒至微黄色，取出，放凉。

酒炙桑枝：取桑枝片，每 100kg 用黄酒 12.5kg 拌匀，闷至酒吸尽，用文火炒至微黄色，边缘稍有焦斑时取出，放凉。

【炮制作用】经炒制、酒炙的桑枝，有增强其祛风除湿、通络止痛的作用。

【性味归经】微苦，平。归肝经。

【功能主治】祛风湿，通络，利关节。用于风湿痹痛、风热肩臂痛、关节酸痛麻木、四肢麻木不利、脚气浮肿等。治湿热骨痛用老桑枝疗效更佳。

【用法用量】15~30g，水煎服。

【主要成分】主要含有黄酮和生物碱，还有芪类、萜类、香豆素等多种化学成分。黄酮类：桑皮苷、桑酮、桑素、桑色素、二氢桑色素、环桑素、环桑色烯素、桑色烯等。

【药理作用】① 抗炎作用；② 增强免疫作用；③ 降血糖作用；④ 降血脂作用。

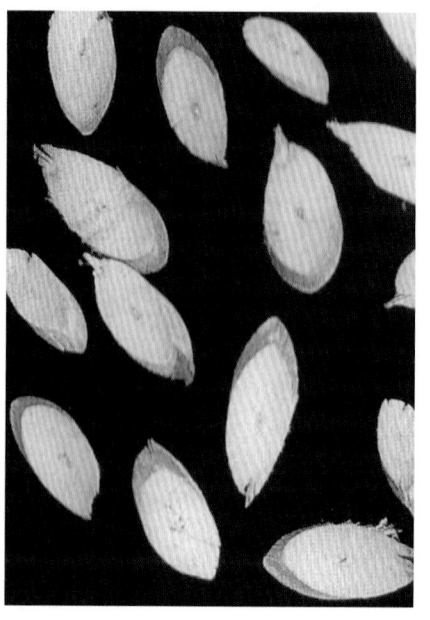

图 496　桑枝片

·海风藤《本草再新》·
Haifengteng
PIPERIS KADSURAE CAULIS
Kadsura Pepper Stem

【来　　源】为胡椒科植物风藤 Piper kadsura (Choisy) Ohwi 的干燥茎藤。

【产　　地】主产于福建闽南、南靖及广东、台湾、浙江、湖南、云南、贵州等地。

【采收加工】夏、秋季采割，除去根、叶，晒干。

【性状鉴别】本品呈扁圆柱形，微弯曲，长 15~60cm，直径 0.3~2.0cm。表面灰褐色或褐色，粗糙，有纵向棱状纹理及明显的节，节间长 3~12cm，节部膨大有不定根。体轻，质脆，易折断，断面不整齐，韧皮部窄，木质部宽广，灰黄色，导管孔多数，射线灰白色，放射状排列，韧皮部与木质部交界处常有裂隙，中心有灰褐色的髓。气清香，味微苦、辛。

以条粗壮，均匀，不脱皮，气辛香者为佳。

【显微鉴别】本品粉末：石细胞较多，常与薄壁细胞连结，黄色或微绿黄色，呈圆多角形、类圆形、类长圆形、长条形，有的一端稍尖，层纹隐约可见，纹孔及孔沟明显，有的胞腔内含砂晶，少数含暗棕色物。草酸钙砂晶充塞于薄壁细胞中，常聚集于细胞一端或一侧，也有存在于石细胞、木纤维及叶碎片中，呈三角形、方形、杆状或呈微粒状。茎表皮细胞黄棕色或黄绿色（嫩茎）。表面观呈类方形或类多角形，有的（嫩茎）表面有角质瘤状突起，有少数非腺毛。非腺毛多碎断，表面有较粗的角质线纹。导管主为具缘纹孔导管。

【规格等级】统货。以茎条粗壮、均匀，气香味辛者为佳。

【炮　　制】取原药洗净，闷润透心，切薄片，晒干。

【性味归经】辛、苦，微温。归肝经。

【功能主治】祛风湿，通经络，止痹痛。用于风寒湿痹，关节疼痛，腰膝疼痛，筋脉拘挛，屈伸不利，跌打损伤等。

【用法用量】6~15g，水煎服。

【主要成分】主要含有木脂素类、挥发油、生物碱类、黄酮类、环氧化合物及其他类化合物：细叶青蒌藤素、细叶青蒌藤烯酮、细叶青蒌藤醌醇、细叶青蒌藤酰胺、β-谷甾醇、豆甾醇等。

【药理作用】①抗炎和镇痛作用；②抑制血小板活化因子作用；③局部缺血组织保护作用；④抗生育作用；⑤抗氧化作用。

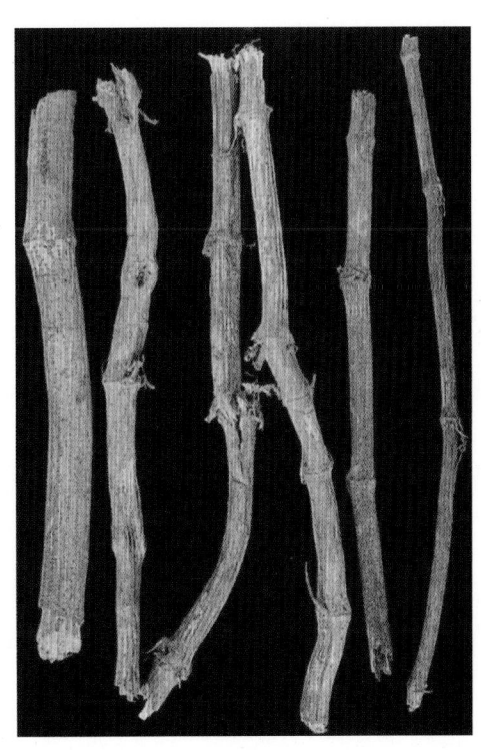

图 497　海风藤（福建产）

注：海风藤品种使用比较复杂，全国大部分地区使用正文所述的品种作海风藤。浙江、福建一些地方以同科植物山蒟的茎藤作为海风藤使用。广东、广西习用的海风藤为木兰科植物异型南五味子 *Kadsura heteroclita*（Roxb.）Craib 的干燥茎藤。

· 宽筋藤《晶珠本草》·
Kuanjinteng
TINOSPORAE SINENSIS CAULIS
Chinese Tinospora Stem

【来　　源】为防己科植物中华青牛胆 *Tinospora sinensis*（Lour.）Merr. 的干燥茎藤。

【产　　地】主产于西藏东南部及四川、云南、广东、广西等地。

【采收加工】全年可采，割取藤茎，洗净切碎，切成斜片或短段，晒干。

【性状鉴别】药材呈圆柱形，略扭曲，长短不一，直径 0.5~2.0cm。表面棕黄绿色，具明显的纵皱沟纹，有白色皮孔和叶痕。体轻质稍松，可折断，断面白色或灰白色，木质部呈放射状纹理，可见众多细小的圆孔，髓部类白色。剖开扭曲的茎枝，可见木质部从射线部分分裂呈纸扇的扇骨状张开。气微，味微苦。

【规格等级】统货。切片以片大、色白者为佳。

【炮　　制】取原药整理洁净入药。

【性味归经】苦，凉。归肝、脾经。

【功能主治】祛风止痛，舒筋活络。用于风湿骨痛，筋络拘挛，腰肌劳损，骨折，跌打损伤等。

【用法用量】内服：煎汤，10~30g。外用：鲜品适量，捣敷。

【主要成分】主要含有生物碱、氨基酸、糖苷类、二萜类、香豆素类、苯丙素类、甾酮和甾醇等化学成分。茎含季胺生物碱，主要是掌叶防己碱及药根碱、木兰花碱、胺类的胆碱，还含有宽筋藤碱、心叶宽筋醇和 5-烷丙氧基-6,7,4-三甲氧基黄酮、β-谷甾醇、δ-谷甾醇、二十四烷醇、二十七烷醇、二十八烷醇、葡萄糖、吉洛因和吉洛因宁等成分。

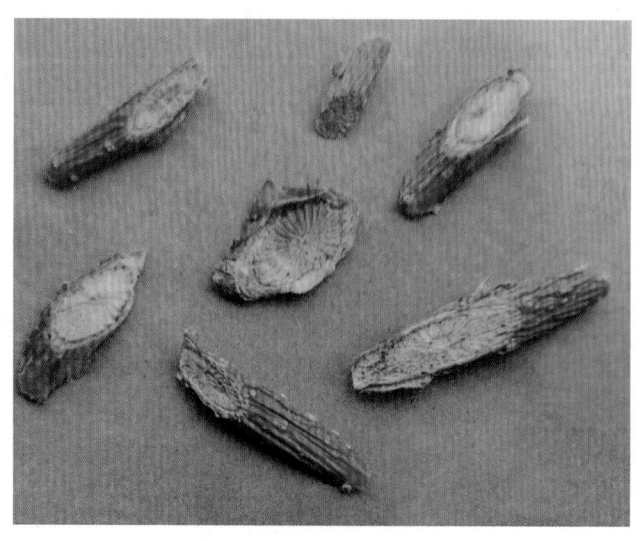

图 498　宽筋藤

【药理作用】 ①抗炎作用：对早期炎症的炎性渗出、组织肿胀具有抑制作用；②抗辐射；③抗利什曼原虫；④抗氧化；⑤提高免疫：可以改善由环磷酰胺引起的免疫抑制和贫血。

· 通草《神农本草经》·
Tongcao

中药商品经营按其来源不同、外观不同，分为小通草和大通草两种。同等药用。

·小通草·
Xiaotongcao
STACHYURI MEDULLA SEU HELWINGIAE MEDULLA
Himalayan Stachyurus，Chinese Stachyurus or Japanese Helwingia Pith

本品按来源不同分为旌节花、青荚叶两个品别。

【来　　源】 为旌节花科植物喜马山旌节花 *Stachyurus himalaicus* Hook f.et.Thoms.、中国旌节花 *Stachyurus chinensis* Franch. 或山茱萸科植物青荚叶 *Helwingia japonica*（Thunb.）Dietr. 的干燥茎髓。又称实心通草。

【产　　地】 主产于湖北、四川、贵州、云南、广西、江西、陕西、甘肃、台湾等省、自治区。

【采收加工】 夏、秋季割取茎，截成段，趁鲜时用细竹棒捅出髓心，理直，晒干。

【性状鉴别】

（1）旌节花：呈细圆柱形，一般长 30~50cm，直径 0.5~1.0cm。表面白色或淡黄色。体轻，质松软，捏之易变形，稍有弹性，易折断，断面平坦，实心，显银白色光泽，水浸后有黏滑感。气微，味淡。

（2）青荚叶：表面有浅纵条纹。质较硬，捏之不易变形。水浸后无黏滑感。

均以条粗、色白者为佳。

【显微鉴别】 山旌节花横切面：薄壁细胞类圆形、椭圆形或多角形，纹孔稀疏；有黏液细胞散在。中国旌节花有少数草酸钙簇晶，喜马山旌节花无簇晶。

【规格等级】 统货。以条匀、色白、无纹理者为佳。

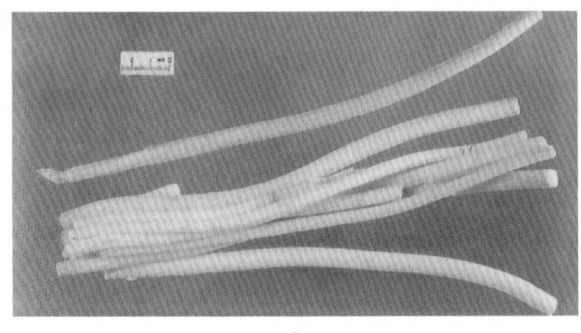 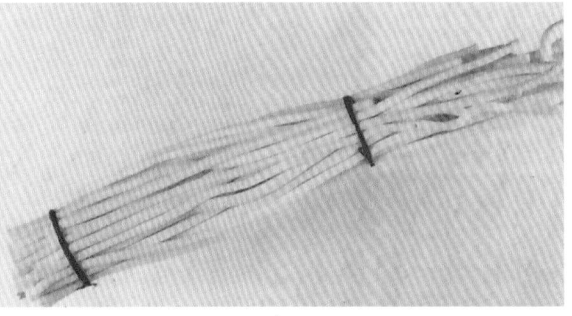

a　　　　　　　　　　　　b

图 499　小通草（四川产）
a.旌节花　b.青荚叶

【炮　　制】除去杂质，切段。

【性味归经】甘、淡，寒。归肺、胃经。

【功能主治】清热，利尿，下乳。用于小便不利，乳汁不下，尿路感染。

【用法用量】3~5g，水煎服。

【主要成分】主要含有马兜铃酸、齐墩果酸、常春藤皂苷元、鞣质和钙质、脂肪油等。

【药理作用】①利尿作用；②促进尿钾排出；③调节免疫；④抗氧化作用。

·大通草·

Datongcao

TETRAPANACIS MEDULLA

Ricepaperplant Pith

【来　　源】为五加科植物通脱木 *Tetrapanax papyerifer*（Hook.）K.Koch 的干燥茎髓。

【产　　地】主产于贵州洛溪、罗甸、册亨、独山、荔波、三都、兴义以及广西、云南、四川、湖北、湖南、江西、陕西、甘肃、台湾等省、自治区。

【采收加工】秋季砍下茎，截成长 60cm 的节段，趁鲜用圆的木棍顶出髓心，理直，晒干。

【性状鉴别】本品呈圆柱形，长 20~60cm，直径 1.0~2.5cm。表面白色或淡黄色，有浅纵沟纹。体轻，质松软，稍有弹性，易折断，断面平坦，显银白色光泽，中央有直径 0.3~1.5cm 的空心或半透明的薄膜，纵剖面呈梯状排列，实心者少见。有吸湿性，浮于水面。气微，味淡。

以条粗，白色者为佳。

【显微鉴别】本品横切面：全部为薄壁细胞，椭圆形、类圆形或近多角形，外侧的细胞较小，纹孔明显，有的细胞含草酸钙簇晶，直径 15~64μm。

【规格等级】统货。以条粗、洁白、有弹性者为佳。

【性味归经】甘、淡，微寒。归肺、胃经。

【功能主治】清热利尿，通气下乳。用于湿热尿赤，淋病涩痛，水肿尿少，乳汁不下。

【用法用量】3~5g，水煎服。

【炮　　制】除去杂质，切厚片。

【主要成分】主要成分以三萜及其三萜皂苷类化合物为主，此外还含有苷类、黄酮类、苯衍生物类、神经酰胺类及微量元素等。

三萜皂苷：齐墩果烷型三萜皂苷。苷类化合物：β-sitosterol、daucosterol、7-oxostigmasterol-3-O-β-D-glucopyranoside。黄酮类化合物：afzelin、astragalin、kaempferol。苯衍生物类化合物：coumarin、dihydrocoumarin、cinnamyl alcohol、trans-cinnamic acid。微量元素：Zn、Fe、Mn 等。

【药理作用】①利尿作用；②解热作用；③抗炎作用；④抗氧化作用。

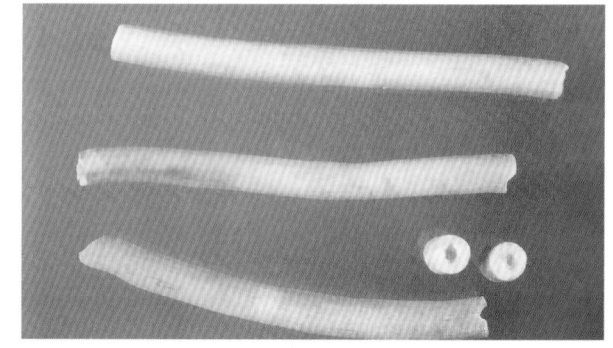

图 500　大通草（贵州产）

·寄生·
Jisheng

商品按来源不同分为槲寄生和桑寄生两个品别。

·槲寄生《新修本草》·
Hujisheng
VISCI HERBA
Colored Mistletoe Stem

【来　　源】为桑寄生科植物槲寄生 Viscum coloratum（Komar.）Nakai 的干燥带叶茎枝。

【产　　地】常寄生于槲树、榆树、桦树、柿树、梨树等树上。主产于黑龙江、吉林、辽宁、内蒙古、湖北、四川、云南、贵州、安徽、河北、山西、陕西、甘肃等省、自治区。

【采收加工】于春、秋季割下带叶嫩枝，切成小段，阴干或晒干。

【性状鉴别】茎枝呈圆柱形，具 2~5 叉状分枝，长 15~30cm，直径 0.2~0.8cm；表面金黄色、黄绿色或黄棕色，光滑无毛，有明显不规则皱纹。节膨大，常自节处断落。质轻脆，易折断，断面不平坦，皮部黄色，木部色浅呈放射状，髓明显。单叶对生于枝梢，多脱落破碎，无柄。完整叶片呈长椭圆形、披针形，长 2~7cm，宽 0.5~1.5cm，先端钝圆，基部渐狭呈楔形，全缘，表面黄绿色，有细皱纹，主脉 5 出，中间三条明显。常带花果，花小。单生或数朵簇生于枝梢两叶间。果椭圆形，直径约 0.5cm，黄棕色至暗红色。气微，味微苦，嚼之有黏滑感。

以茎枝细、质嫩、叶多、叶黄绿色者为佳。

【显微鉴别】

（1）本品茎的横切面：表皮细胞长方形，外被黄绿色角质层，厚 19~80μm，皮层较宽广，纤维数十个成束，微木化；老茎石细胞甚多，单个散在或数个成群。韧皮部较窄，老茎散有石细胞；形成层不明显。木质部射线有纤维束；导管周围纤维甚多，并有少数异形细胞。髓明显。薄壁细胞含草酸钙簇晶及少数方晶。

本品茎的粉末淡黄色。表皮碎片黄绿色，细胞类方形，可见气孔。纤维成束，直径 10~34μm，壁较厚，略成波状，微木化。异形细胞形状不规则，壁较厚，微木化，胞腔大。草酸钙簇晶直径 17~45μm；方晶较少，直径 8~30μm。石细胞类方形、类多角形或形状不规则，直径 42~102μm。

（2）取本品 1~2g，切碎，加乙醇 30mL，加热回流 30 分钟，放冷，滤过，滤液浓缩至干，加无水乙醇 1mL 使溶解，作为供试品溶液。另取槲寄生对照药材 1.5g，同法制成对照药材溶液。再取齐墩果酸对照品，加无水乙醇溶解，制成每 1mL 含 1mg 的溶液，作为对照品溶液。照薄层色谱法试验，吸取上述供试品溶液、对照药材溶液各 4μL 及对照品溶液 2μL，分别点于同一以羧甲基纤维素钠为黏合剂的硅胶 G 薄层板上，以甲苯-醋酸乙酯-冰醋酸（8：2：0.1）为展开剂，展开，取出，晾干，喷以 10% 硫酸乙醇溶液，80℃加热至斑点显色清晰，置日光灯下及紫外光灯（365nm）下检视。供试品色谱中，在与对照药材色谱及对照品色谱相应的位置上，显相同颜色的斑点或荧光斑点。

【规格等级】统货。以枝嫩、叶绿黄色、叶多者为佳。

【性味归经】 苦，平。归肝、肾经。

【功能主治】 祛风湿，补肝肾，强筋骨，安胎。用于风湿痹痛，腰膝酸软，胎动不安；降血压、利尿、抗肿瘤、抗血小板集聚等作用。

【用法用量】 10~15g，水煎服。

【主要成分】 主要含有黄酮类、生物碱类、三萜、有机酸、挥发油及少量苯丙素、甾醇等化合物。黄酮类：鼠李秦素、高圣草素、鼠李秦素-3-O-β-D-葡萄糖苷、异鼠李秦素-3-O-β-D-葡萄糖苷、高圣草素-7-O-β-D-葡萄糖苷、槲寄生新苷。三萜类：有齐墩果叶酸、β-香树脂醇、β-乙酰香树脂醇、羽扇豆醇等。甾醇类：β-谷甾醇、胡萝卜甾醇、二氢-β-谷甾醇等。

【药理作用】 ①降血压、降胆固醇作用；②增强免疫功能；③扩张冠状动脉及强心作用；④抗肿瘤作用：具有抑制肿瘤细胞增殖，诱导肿瘤细胞凋亡，影响肿瘤血管生成，抑制肿瘤复发，抑制端粒酶活性从而抑制肿瘤细胞的生长和增殖；⑤抗病毒：其煎剂对骨髓灰质炎病毒Ⅰ、Ⅱ、Ⅲ型及Sabinl型均有显著的作用（可能为直接灭活），与淫羊藿同用其抑制作用更明显；⑥抗菌：体外试验能抑制伤寒杆菌和葡萄球菌生长；⑦广寄生有较显著的利尿作用；⑧抗氧化、抗衰老作用。

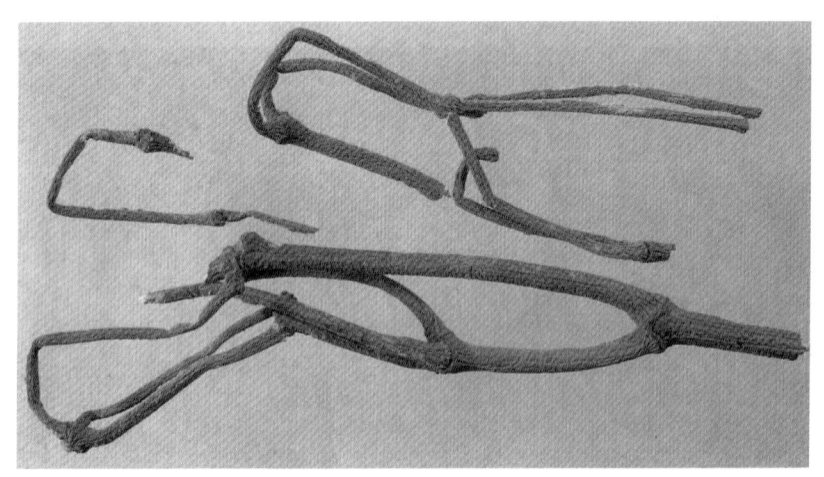

图 501　槲寄生（黑龙江产）

·桑寄生《神农本草经》·

Sangjisheng
TAXILLI HERBA
Chinese Taxillus Stem

【来　　源】 为桑寄生科植物桑寄生 *Taxillus chinensis*（DC.）Danser 的干燥带叶茎枝。

【产　　地】 常寄生于50多种乔木或果树上。主产于广西、广东、云南、贵州、福建、陕西等省、自治区。如寄生于有毒树木上则不能采集。

【采收加工】 常年可采，多在春、夏枝叶茂盛时采收。采收后切段，晒干，或扎成小把，晒干。

【性状鉴别】　茎枝呈圆柱形，有分枝，长约 30cm，表面灰褐色至红褐色或棕褐色，密布星点状淡棕色皮孔（习称"沙梨点"）及纵细皱纹，嫩枝有的可见密生棕褐色茸毛。质坚硬，断面不整齐，韧皮部薄，黄棕色至紫棕色，木质部浅红色，中央有色稍深的髓。单叶对生或近对生，具短柄；叶片展平后呈卵形或椭圆形，先端钝圆，基部圆形或宽楔形，全缘，革质。长 3~8cm，宽 2~5cm，表面黄褐色至青绿色，两面光滑无毛（毛叶桑寄生则在叶背密布锈色茸毛，或仅幼叶被细茸毛）。花果少见，易脱落或破碎。气微，味淡、微涩。

以枝条幼嫩，叶多且青绿色者为佳。

【显微鉴别】

（1）本品茎横切面：表皮细胞有时残存。木栓层为 10 余列细胞，有的含棕色物。皮层窄，老茎有石细胞群，薄壁细胞含棕色物。中柱鞘部位有石细胞群及纤维束，断续环列。韧皮部较窄，射线散有石细胞。束内形成层明显。木质部射线宽 1~4 列细胞，近髓部也可见石细胞；导管单个散列或 2~3 个相聚。髓部有石细胞群，薄壁细胞含棕色物。有的石细胞含草酸钙方晶或棕色物。粉末淡黄棕色。石细胞类方形、类圆形，偶有分枝，有的壁三面厚一面薄，含草酸钙方晶。纤维成束，直径约 17μm，具缘纹孔、网纹及螺纹导管多见。星状毛分枝碎片少见。

（2）取本品粉末 5g，加甲醇-水（1∶1）60mL，加热回流 1 小时，趁热滤过，滤液浓缩至约 20mL 后，加水 10mL，再加稀硫酸约 0.5mL，煮沸回流 1 小时后，用醋酸乙酯振摇提取 2 次，每次 30mL，合并醋酸乙酯液，浓缩至约 1mL，作为供试品溶液。另取槲皮素对照品，加醋酸乙酯制成每 1mL 含 0.5mg 的溶液，作为对照品溶液。照薄层色谱法试验，吸取上述两种溶液各 10μL，分别点于同一用 0.5% 氢氧化钠溶液制备的硅胶 G 薄层板上，以甲苯（水饱和）-甲酸乙酯-甲酸（5∶4∶1）为展开剂，展开，取出，晾干，喷以 5% 三氯化铝乙醇溶液，置紫外光灯（365nm）下检视。供试品色谱中，在与对照品色谱相应的位置上，显相同颜色的荧光斑点。

【规格等级】　统货。以枝细嫩，叶多色青绿者为佳。

【炮　　制】　除去杂质，略洗，润透，切厚片，干燥。

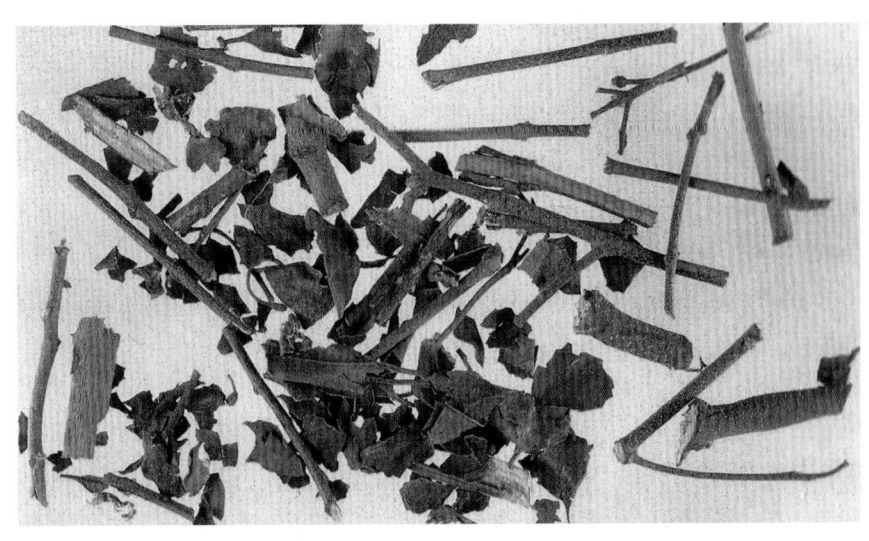

图 502　桑寄生（广西产）

【性味归经】苦、甘，平。归肝、肾经。

【功能主治】补肝肾，强筋骨，祛风湿，养血安胎。用于风湿痹痛，腰膝酸软，筋骨无力，崩漏经多，妊娠漏血，胎动不安，高血压等。

【用法用量】10~15g，水煎服。

【主要成分】主要成分是广寄生苷、槲皮素、齐墩果酸等。

【药理作用】同槲寄生。

·檀香《名医别录》·
Tanxiang
SANTALI ALBI LIGNUM
Sandal wood

本品按产地不同分为老山檀香和新山檀香两个品别。

【来　　源】为檀香科植物檀香 *Santalum album* L. 树干的带油脂的干燥心材。

【产　　地】主产于印度、印度尼西亚、马来西亚、斯里兰卡、菲律宾、澳大利亚。我国主产于台湾、海南、广东。

产于印度者，商品习称"老山檀香"，又称"白檀"；产于澳大利亚、斯里兰卡者商品习称"新山檀香"或"雪梨檀"，又称"黄檀"。

【采收加工】采伐 20 年树龄以上的檀香，锯段或劈成碎块，除去树皮、白木边材，阴干即得。

【性状鉴别】

（1）老山檀香：为长条圆柱形木段，略扁，挺直，少数微弯曲，长 50~150cm，直径 10~20cm，外表面蜜黄色或浅黄棕色，放置日久则颜色变深，光滑细腻，有的具节疤或纵裂纹，两端截口齐平。横截面呈棕黄色，显油润，棕色年轮明显或不明显。纵向劈开纹理顺直。体重，质细密坚实，不易折断。气清香，味淡，微苦辛，嚼之微有辛辣感，火燃之香气更浓。

以黄棕色、质细密坚实、油性大、香气浓者为佳。

（2）新山檀香：呈长条圆柱形、扁圆柱形或棒状，顺直或弯曲，常截成长段，长 30~40cm，直径 6~7cm，表面较光滑，黄白色。体重，质细密坚实。气香，但不及老山檀香浓。

以黄白色、质细密坚实、油性大、香气浓者为佳。

【显微鉴别】

（1）本品横切面：导管单个散在，偶有 2~3 个联合，木射线由 1~2 列径向延长的细胞组成，木纤维与纤维管胞无明显区别，木薄壁细胞单个散在或数个联结，有的含草酸钙方晶，导管、射线细胞、木薄壁细胞内均可见油滴。

（2）取本品含量测定项下的挥发油，加乙醚制成每 1mL 含 10μL 的溶液，作为供试品溶液。另取檀香醇对照品，加乙醚制成每 1mL 含 5μL 的溶液（或用印度檀香的挥发油加乙醚制成每 1mL 含 10μL 的溶液）作为对照品溶液。照薄层色谱法（《中国药典》附录Ⅵ B）试验，吸取上两种溶液各 10μL，分别点于同一硅胶 G 薄层板上，以石油醚（60~90℃)-醋酸乙酯（85：15）为展开剂，展开，取出，晾干，喷以对二甲氨基苯甲醛溶液（取对二甲氨基苯甲醛 0.25g，溶于冰醋酸 50g 中，加 85% 磷酸 5g 与水 20mL，混匀），在 80~90℃烘 5

分钟。供试品色谱中，在与对照品色谱相应的位置上，显相同的紫蓝色斑点。

【规格等级】 商品分老山檀香和新山檀香两个品别，不分等级；市场上还有檀香片、块、丝，是檀香木工艺品加工时的边角碎料，形状不一，但气味与檀香相同，同作药用。

檀香以条顺直，光滑，蜜黄色，木纹细密，体重质坚实，气香浓郁清幽者为佳。习惯以老山檀香质优。

【性味归经】 辛，温。归脾、胃、心、肺经。

【功能主治】 理气，温中，开胃，止痛。用于寒凝气滞引起的胸腹疼痛、小腹虚寒疝痛，胃寒引起的痉挛性疼痛、气逆呕吐、噎膈及冠心病、心绞痛等。

【用法用量】 2~5g。研末冲服；入煎剂则用 3~4.5g，后下。

【炮　　制】 取原药整理洁净，刨成细薄丝片。

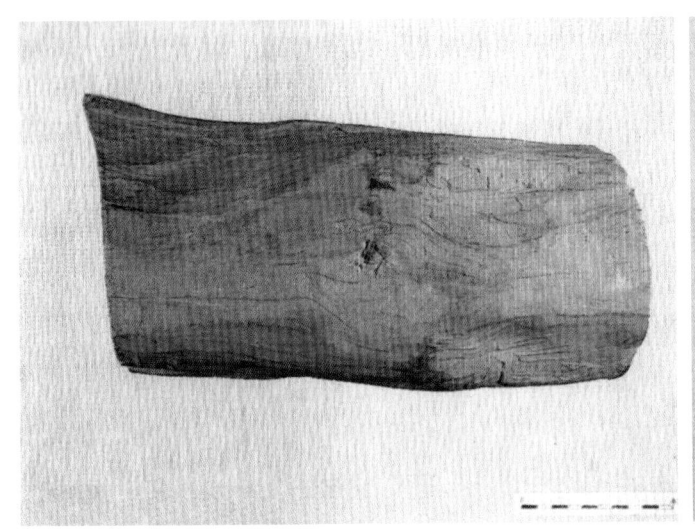
a

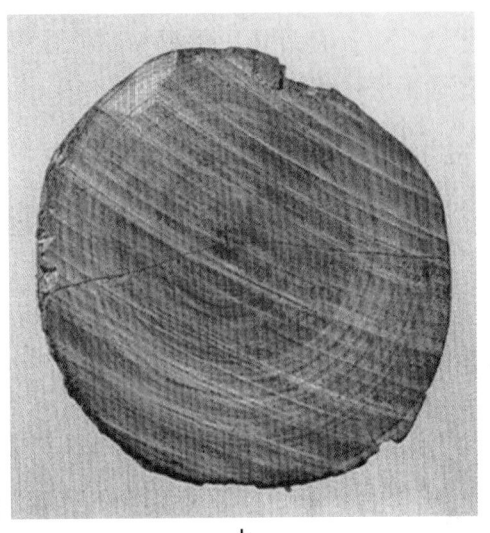
b

c

图 503 檀香
a.老山檀香　b.新山檀香　c.新山檀香（雪梨檀香）

【主要成分】主要含挥发油：α-檀香醇、β-檀香醇、α-檀香烯、β-檀香烯、檀烯、檀萜酮、α-檀萜醇、檀香酮、檀香酸、檀油酸、檀油醇、紫丁香醛、香荚醛等。

【药理作用】①镇静作用；②止痛作用；③抗菌作用，对痢疾杆菌、结核杆菌有抑制作用；④利尿作用。

第七章 皮 类

·五加皮《神农本草经》·
Wujiapi

商品按来源不同分为五加皮、香加皮和红毛五加皮三个品别。

·五加皮·
Wujiapi
ACANTHOPANCIS CORTEX
Slenderstyle Acanthopanax Root Bark

【来　　源】 为五加科植物细柱五加 *Acanthopanax gracilistylus* W.W.Smith 的干燥根皮。商品又称"南五加皮"。

【产　　地】 主产于湖北、河南、安徽、浙江、陕西、江苏、四川、云南等地。

【采收加工】 夏、秋季采挖根部，去须根，洗净，抽出木心，剥取根皮，晒干。

【性状鉴别】 呈不规则细长卷筒状，长 6~15cm，直径 0.5~1.5cm，厚约 0.2cm。外表面灰褐色，有横向皮孔样斑痕及扭曲的纵皱纹；内表面淡黄色或灰黄色，体轻质脆，易折断，断面不整齐，灰白色。气微、不香，味微苦涩。

以根皮粗长厚、整齐、无木心、断面色灰白色，气微香者为佳。

【显微鉴别】 本品横切面：木栓层为数列细胞。皮层窄，有少数分泌道散在。韧皮部宽广，外侧有裂隙，射线宽 1~5 列细胞；分泌道较多，周围分泌细胞 4~11 个。薄壁细胞含草酸钙簇晶及细小淀粉粒。

粉末灰白色。草酸钙簇晶直径 8~64μm，有时含晶细胞连接，簇晶排列成行。木栓细胞长方形或多角形，壁薄；老根皮的木栓细胞有时壁不均匀增厚，有少数纹孔。分泌道碎片含无色或淡黄色分泌物。淀粉粒甚多，单粒多角形或类球形，直径 2~8μm；复粒由 2 至数十分粒组成。

【规格等级】 统货。以根皮粗长厚、整齐、无木心、断面色灰白色，气香者为佳。

【性味归经】 辛，苦，温。归肝、肾经。

【功能主治】 祛风湿，补肝肾，强筋骨，利水消肿。用于风湿痹痛，腰膝痠软，小儿行迟，体虚乏力，水肿，脚气，浮肿等。

【用法用量】 5~10g，水煎服。

【炮　　制】 除去杂质、木心，洗净，润透，切厚片，晒干。

【主要成分】 主要含有二萜、苯丙素类、植物甾醇、挥发油等。苯丙素类化合物：右旋芝麻素、刺五加苷 B、紫丁香苷、原儿茶酸等。植物甾醇：β-谷甾醇、β-谷甾醇葡萄糖苷、豆甾醇等。挥发油：5-羟甲基-糠醛。还有多种维生素、多糖、脂肪酸等。

【药理作用】 ①抗炎作用；②对免疫功能的影响：细柱五加皮水煎醇沉液对免疫功能有抑制作用，五加皮总皂苷和多糖则有提高机体免疫功能的作用；③镇静、镇痛作用；④抗镉致突变及抗应激作用；⑤性激素样作用；⑥降血糖作用；⑦抗溃疡作用。

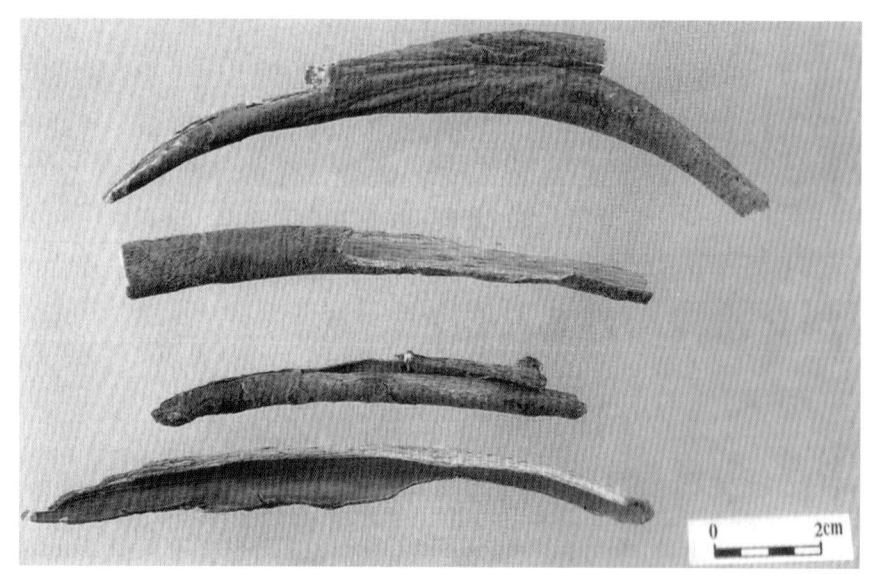

图 504　细柱五加（湖北产）

·香加皮《中药志》·
Xiangjiapi
PERIPLOCAE CORTEX
Chinese Silkvine Root Bark

【来　　源】　为萝藦科植物杠柳 *Periploca sepium* Bge. 的干燥根皮。商品又称"北五加皮"。

【产　　地】　主产于辽宁、吉林、山西、河南、河北、山东、四川、甘肃、湖南等地。以山西、河南产量大、质优。

【采收加工】　春、秋季采挖根部，去须根，洗净，抽出木心，剥取根皮，晒干。

【性状鉴别】　呈卷筒状或槽状，少数呈不规则的块片状，长 3~12cm，直径 1~2cm，厚 0.2~0.4cm。外表面灰棕色或黄棕色，栓皮薄而松软，常呈鳞片状，易脱落，内表面淡黄色或淡黄棕色，较平滑，有细皱纹。体轻，质脆，易折断，断面不整齐，黄白色。有特异浓烈香气，味苦、有刺喉感。

以根皮粗长厚、无木心、香气浓、味苦者为佳。

【显微鉴别】

（1）本品粉末淡棕色。草酸钙方晶少数，直径 9~20μm。石细胞长方形或类多角形，直径 24~70μm。乳管含无色油滴状颗粒。木栓细胞棕黄色，多角形。淀粉粒甚多，单粒类圆形或长圆形，直径 3~11μm；复粒由 2~6 分粒组成。

（2）取本品粉末 10g，置 250mL 烧瓶中，加水 150mL，加热蒸馏，馏出液具特异香气，收集馏出液 10mL，分置 2 支试管中，一管中加 1% 三氯化铁溶液 1 滴，即显红棕色；另一管中加硫酸肼饱和溶液与醋酸钠结晶少量，稍加热，放冷，生成淡黄绿色沉淀，置紫外光灯（365nm）下观察，显强烈的黄色荧光。

（3）取本品粉末 1g，加乙醇 10mL，加热回流 1 小时，滤过，置 25mL 量瓶中，加乙醇至刻度，摇匀，量取 1mL，置 20mL 量瓶中，加乙醇至刻度，摇匀，照分光光度法测定，在

278nm 的波长处有最大吸收。

（4）取本品粉末 2g，加甲醇 30mL，加热回流 1 小时，滤过，滤液蒸干，残渣加甲醇 2mL 使溶解，作为供试品溶液。另取 4-甲氧基水杨醛对照品，加甲醇制成每 1mL 含 1mg 的溶液，作为对照品溶液。照薄层色谱法试验，吸取上述两种溶液各 2μL，分别点于同一硅胶 G 薄层板上，以石油醚（60~90℃）-醋酸乙酯-水醋酸（20：3：0.5）为展开剂，展开，取出，晾干，喷以二硝基苯肼试液。供试品色谱中，在与对照品色谱相应的位置上，显相同颜色的斑点。

【规格等级】 统货。应无杂质、虫蛀、霉变。以体轻、质脆、皮厚、气香浓，味苦者为佳。

【炮　　制】 除去杂质，洗净，润透，切厚片，晒干。

【性味归经】 辛、苦，温。有小毒，归肝、肾、心经。

【功能主治】 祛风湿，强筋骨。主治风寒湿痹、腰膝酸软、心悸气短、下肢浮肿。

【用法用量】 遵医嘱。5~10g，水煎服。

【主要成分】 主要含有杠柳毒苷、五加皮寡糖、4-甲氧基水杨醛、β-谷甾醇等。

【药理作用】 ①强心作用；②抗炎作用；③抗肿瘤作用：香加皮乙酸乙酯提取物对人乳腺癌细胞系 MCF7 有诱发凋亡的作用；④免疫调节作用；⑤细胞分化诱导作用。

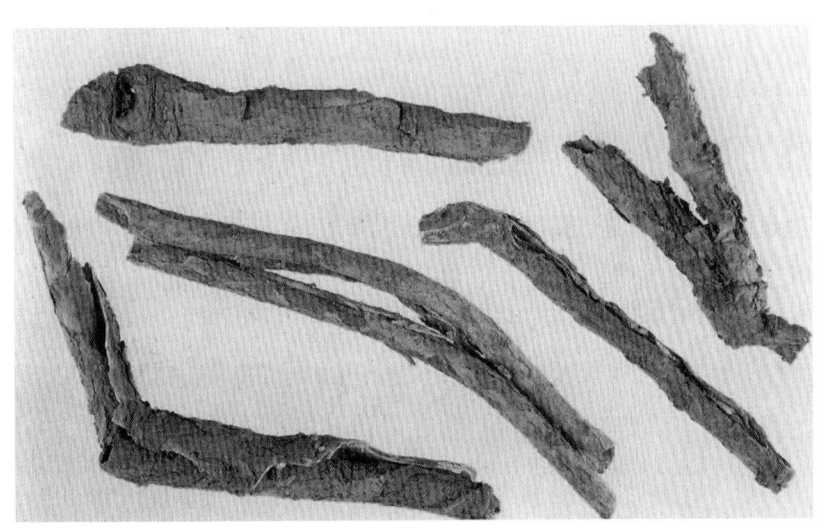

图 505　香加皮（山西产）

· 红毛五加皮《中医志》·

Hongmaowujiapi

GIRALII ACANTHOPANACIS CORTEX

Girald Acanthopanax or Hispidus Acanthopanax Bark

【来　　源】 为五加科植物红毛五加 *Acanthopanax giraldii* Harms. 或毛梗红毛五加 *Acanthopanax giraldii* Harms. var.*hispidus* Hoo 密生刺毛的干燥茎皮。商品又称"川加皮"。

【产　　地】 主产于云南，贵州，四川阿坝州、甘孜州和雅安地区。

【采收加工】5~6月砍取一年生的枝条，再砍成长70cm左右的短段，用木槌轻敲，抽去木心，剥取茎皮，晒干。

【性状鉴别】本品呈长条形卷筒，长短不一，完整的长20~40cm，厚约0.1cm，节部有突起的芽痕或叶柄残基。外表面黄色或黄棕色，密被红棕色或棕褐色刺毛，内表面黄绿色或淡棕色。皮薄，体轻质脆，易折断。气微，味淡。气清香。

以皮厚实，表面刺毛紧密，毛色红棕，无木心附着为佳。

【规格等级】统货。无杂质、虫蛀、霉变。

【炮　　制】除去杂质，洗净，润透，切厚片，晒干。

【性味归经】辛，温。归肝、肾经。

【功能主治】祛风湿，通关节，强筋骨。主治痿痹、拘挛疼痛、风寒湿痹、足膝无力。

【用法用量】水煎服，3~12g。或适量泡酒服。

【主要成分】主要含有刺五加苷E、绿原酸、紫丁香苷、原儿茶酸、正-棕榈酸、匙叶桉油烯醇、α-杜松醇、9,12-十八烷二烯酸、β-金合欢烯、大根香叶烯D等。

【药理作用】①抗炎作用；②中枢抑制作用；③对离体的肠肌、离体子宫有轻度兴奋作用；④抗缺氧作用。

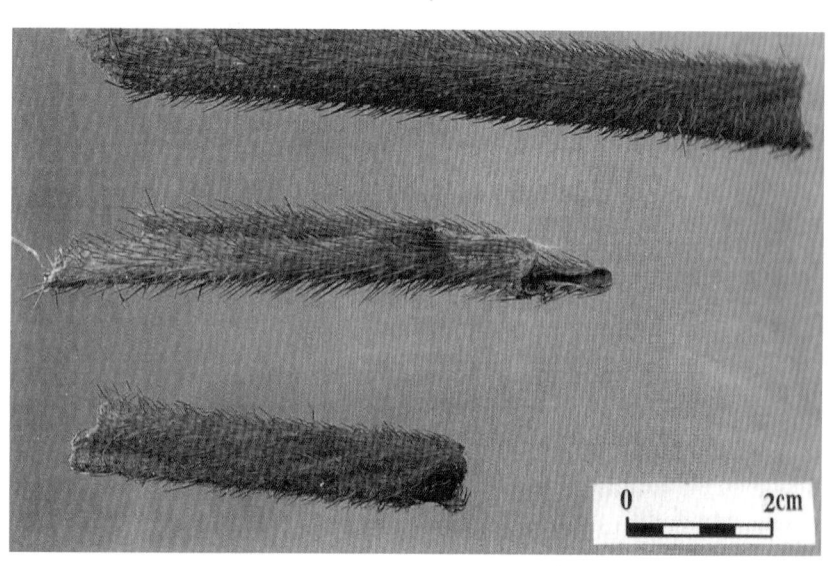

图506　红毛五加皮（四川产）

· 白鲜皮《神农本草经》·
Baixianpi
DICTAMNI CORTEX
Densefruit Pittany Root Bark

【来　　源】为芸香科植物白鲜 *Dictamnus dasycarpus* Turcz. 的干燥根皮。

【产　　地】主产于辽宁、安徽、吉林、江苏、河北、山东、黑龙江、内蒙古、甘肃、山西、河南、陕西、贵州、江西等省、自治区。习惯认为辽宁产者质优。

【采收加工】 春、秋季采挖根部，除去须根，洗净，刮去外层栓皮，趁鲜纵向剖开，剥取根皮，晒干。

【性状鉴别】 本品呈卷筒状，长5~15cm，直径1~2cm，厚0.2~0.5cm。外表栓皮多除去，表面灰白色或淡灰黄色，具细皱纹及细根痕，常有突起的颗粒状小点。内表面类白色，有细纵纹。质脆，折断时有白粉飞扬，断面不平坦，略呈层片状，剥去外层，迎光检视有闪烁的小结晶点。有羊膻气，味微苦。

以根皮粗长，皮厚，灰白色，无木心者为佳。

【显微鉴别】

（1）本品横切面：木栓层为10余列细胞。皮层狭窄，纤维多单个散在，黄色，直径25~100μm，壁厚，层纹明显。韧皮部宽广，射线宽1~3列细胞；纤维单个散在。薄壁组织中有多数草酸钙簇晶，直径5~30μm。

（2）取本品1g，粉碎，加三氯甲烷20mL，超声处理10分钟，滤过，滤液蒸干，残渣加甲醇1mL使溶解，作为供试品溶液。另取白鲜皮对照药材1g，同法制成对照药材溶液。照薄层色谱法试验，吸取上述两种溶液各5μL，分别点于同一硅胶G薄层板上，以正己烷-醋酸乙酯（3：2）为展开剂，展开，取出，晾干，置碘蒸气中熏至斑点显色清晰。供试品色谱中，在与对照药材色谱相应的位置上，显相同颜色的斑点。

【规格等级】 统货。

【炮　　制】 取原药拣除杂质，洗净，闷润，切片，晒干。

【性味归经】 苦，寒。归脾、胃、膀胱经。

【功能主治】 清热燥湿，祛风解毒。用于风湿痹痛，风湿热痹，湿热疮毒，黄水淋漓，湿疹风疹，皮肤瘙痒，疥癣疮癞，黄疸尿赤等。

【用法用量】 5~10g，水煎服。外用适量，煎汤洗或研粉敷。

【主要成分】 主要含有生物碱、柠檬苦素、黄酮、倍半萜及其苷类、甾醇等。生物碱：白鲜碱、γ-崖椒碱、茵芋碱、葫芦巴碱。柠檬苦素：柠檬苦素、吴茱萸苦素、梣酮、黄柏酮等。黄酮类：汉黄芩素、木犀草素等。

【药理作用】 ①抗菌作用；②抗炎作用；③抗溃疡作用；④改善肝损伤的作用；⑤对免疫功能的影响：白鲜皮多糖能明显促进正常小鼠免疫器官胸腺和脾脏重量的增加，提高

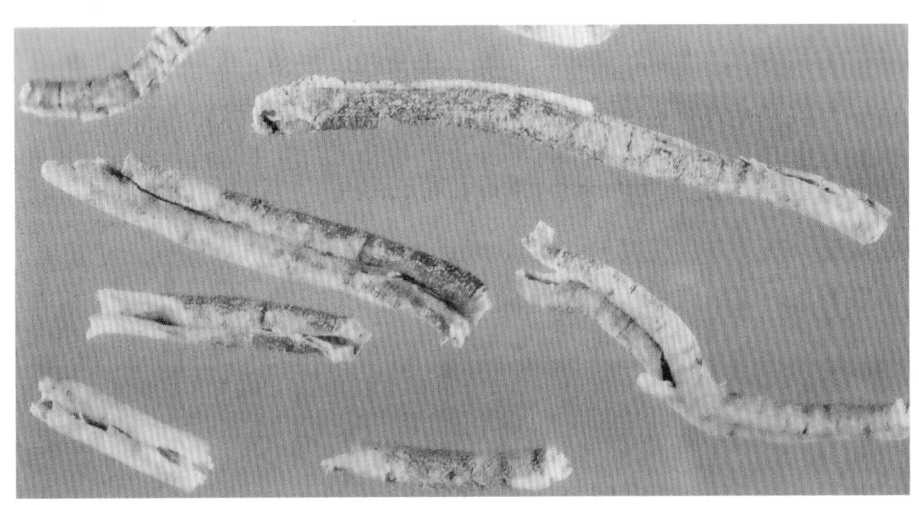

图507　白鲜皮（安徽产）

小鼠网状内皮系统的吞噬作用。

· 合欢皮《神农本草经》·
Hehuanpi
ALBIZIAE CORTEX
Silktree Albizzia Bark

【来　　源】为豆科植物合欢 *Albizia julibrissin* Durazz. 的干燥树皮。

【产　　地】主产于湖北鄂西州及浙江、江苏、安徽、河南、河北、山东、四川、贵州等地。

【采收加工】春、秋季剥取树皮，扎成把晒干。

【性状鉴别】呈卷曲筒状或半筒状，长 40~80cm，厚 1~3mm。外表面灰黄棕色或灰棕色，稍有纵皱纹，有的成浅裂纹，密生棕色或棕红色的椭圆形横向皮孔，习称"珍珠疙瘩"，偶有突起的横棱或较大的圆形枝痕，常附有地衣斑。内表面浅黄色至黄白色，平滑，具细密纵纹。质硬而脆，易折断，断面纤维片状，味淡，微涩，嚼之稍刺舌，而后喉头有不适感。

【显微鉴别】

（1）本品粉末灰黄色。石细胞类长圆形、类圆形、长方形、长条形或不规则形，直径 16~58μm，壁较厚，孔沟明显，有的分枝。纤维细长，直径 7~22μm，常成束，周围细胞含草酸钙方晶，形成晶纤维，含晶细胞壁不均匀增厚，木化或微木化。草酸钙方晶直径 5~26μm。韧皮薄壁细胞较小，壁稍厚，径向面观纹孔圆形，有的集成纹孔团；切向面观细胞壁略呈连珠状增厚。

（2）取本品粉末 1g，加水 10mL，置 60℃水浴中温浸 1 小时，滤过。取滤液各 3 滴，分置两支试管中，一管中加 0.1mol/L 盐酸溶液 5mL，另一管中加 0.1mol/L 氢氧化钠溶液 5mL，强力振摇 1 分钟，碱液管泡沫比酸液管泡沫高一倍以上。

（3）取（2）项下剩余的滤液 0.5mL，加生理盐水 2mL 及 2% 兔红细胞生理盐水混悬液 2.5mL，摇匀，有溶血现象。

【规格等级】统货。以皮细嫩，珍珠疙瘩明显者为佳。

【性味归经】甘，平。归心、肝、肺经。

【功能主治】解郁安神，活血消肿，止痛。用于心神不安，忧郁失眠，肺痈，疮肿，跌仆伤痛，续筋驳骨，痔疮作痛等。

【用法用量】6~12g，水煎服。外用适量，研末调敷。

【炮　　制】除去杂质，洗净，润透，切丝或块，干燥。

【主要成分】主要含有三萜、黄酮、木脂素、生物碱、鞣质及多糖等多种化学成分。黄酮类：槲皮素 3-O-半乳糖苷和槲皮素 3-O-鼠李糖苷、槲皮素、3,4,7-三羟基黄酮、L-儿茶酚、D-儿茶酚和花色素 3-葡萄糖苷。木脂素类化合物：左旋丁香树脂醇二葡萄糖苷。其他：甾醇、吡啶衍生物、脂肪酸甘油酯、鞣质、多糖等。

【药理作用】①催眠作用；②调节免疫功能；③抗生育作用；④抗肿瘤作用：合欢皮乙醇提取物能明显地抑制小鼠荷瘤的生长速度，缩短荷瘤的存活时间。

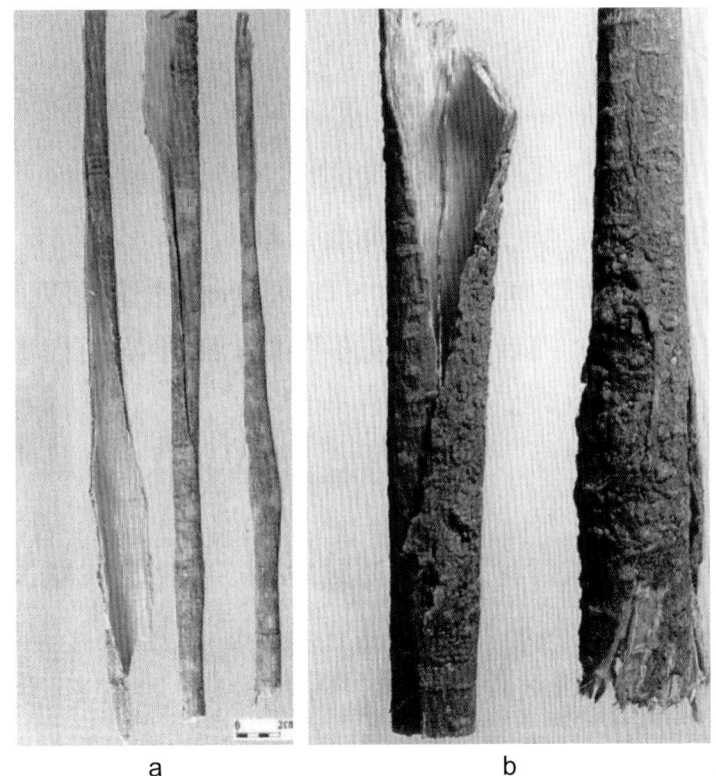

a   b

图 508　合欢皮
a. 枝皮　b. 干皮

·地枫皮《植物分类学报》·
Difengpi
ILLICII CORTEX
Difengpi Bark

【来　　源】为木兰科植物地枫 *Iilicium difengpi* K.I.B.et K.I.M. 的干燥树皮。

【产　　地】主产于广西那坡、德保、田东、龙州、马山、都安、巴马及广东、云南、贵州等地。

【采收加工】春、秋两季剥取 10 年以上的老树树皮，晒干或低温干燥。

【性状鉴别】呈卷筒状或槽状，长 5~15cm，厚 0.3~0.5cm。外表面灰棕色至深棕色，有的可见灰白色地衣斑，粗皮易剥离或脱落，脱落处棕红色。内表面棕色或棕红色，有明显的细棕皱纹，质松脆，易折断，断面颗粒状。气微香，味微涩。嚼之有沙质感。

以皮厚，片大，气香者为佳。

【显微鉴别】

（1）本品横切面：木栓层为数列细胞，其内壁较厚，含红棕色物。皮层散有石细胞，其间嵌有少数纤维束；有分泌细胞分布。韧皮部射线细胞 1 列；亦有分泌细胞，较皮层处为小。薄壁细胞含红棕色物和淀粉粒。

（2）取本品粗粉 2g，加三氯甲烷 5mL，振摇，浸渍 30 分钟，滤过。取滤液点于滤纸上，干后置紫外光灯（254nm）下观察，显猩红色至淡猩红色荧光。

【规格等级】 统货。应足干，成条，无碎末，无杂质。

【炮　　制】 取原药拣除杂质，洗净，闷润，切片，晒干。

【性味归经】 微辛、涩，温。有小毒。归膀胱、肾经。

【功能主治】 祛风除湿，行气止痛。用于风湿痹痛，腰肌劳损。

【用法用量】 6~9g，水煎服。

【主要成分】 主要成分是挥发油、地枫皮素、厚朴酚、β-谷甾醇等。其中挥发油包含异黄樟脑、β-芳樟醇、桉树脑、τ-依兰油醇、石竹烯、4-萜品醇等。

【药理作用】 ①抗炎作用；②镇痛作用。

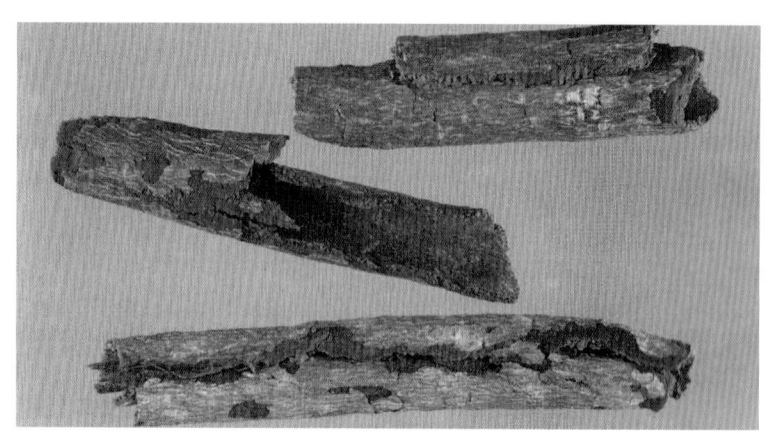

图 509　地枫皮（广西产）

· 地骨皮《神农本草经》·
Digupi
LYCII CORTEX
Chinese Wolfberry or Barbary Wolfberry Root Bark

【来　　源】 为茄科植物枸杞 *Lycium ehinense* Mill. 或宁夏枸杞 *Lyeium barbarum* L. 的干燥根皮。

【产　　地】 主产于甘肃、青海、宁夏、河北、河南、陕西、江苏、浙江等省、自治区。

【采收加工】 春初或秋末均可采挖地下根，以春季采者质佳。采挖后去除地上茎和须根，洗净，晒至六七成干皮皱缩时，用木槌锤打使皮与木心脱开，抽去木质部，晒干；或将根洗净，蒸软或火烤软，用刀纵剖开，取根皮去除木心，晒干。

【性状鉴别】 呈卷曲的筒状或半筒状，也有槽状和不规则碎片，长短不一。外表面土黄色或棕黄色，粗糙，有错杂的纵裂痕，易剥落。内表面黄白色，有细纵纹。质较脆，易折断，断面外层棕黄色，内层灰白色。气微香，味微甘而后苦。

【显微鉴别】 枸杞横切面：木栓层为 4~10 余列细胞，其外有较厚的落皮层。韧皮部射线大多宽 1 列细胞；纤维单个散在或 2 至数个成束。薄壁细胞含草酸钙砂晶，并含多数淀粉粒。

【规格等级】 统货。土黄色，味香，通心无梗，无木心，无灰屑。杂质不超过 2%，碎末不超过 2%，自然水分不超过 12%（出口规格）。内销规格：统货。无泥土、杂质、柴心、霉变。碎末不超过 5%。

【炮　　制】　除去杂质及残余木心，洗净，晒干。

【性味归经】　甘，寒。归肺、肝、肾经。

【功能主治】　清热凉血，退骨蒸，清泄肺热。用于阴虚潮热，骨蒸盗汗，肺热咳嗽，咯血，衄血，内热消渴等。

【用法用量】　9~15g，水煎服。

【主要成分】　主要含有生物碱类化合物、苯丙素类化合物、蒽醌类化合物以及有机酸等成分，也有少量黄酮类、萜类及甾醇类化合物。生物碱类：地骨皮甲素、地骨皮乙素、枸杞酰胺、反式-N-咖啡酰酪胺等。有机酸及其酯类化合物：亚油酸、亚麻酸、肉桂酸、棕榈酸、油酸等。苯丙素类：有香草醛、异香草醛、莨菪亭、东莨菪苷、对羟基香豆素。蒽醌类化合物：大黄素和大黄素甲醚。还有其他成分，如柳杉酚、东莨菪素、草酸钙、牛磺酸等。

【药理作用】　①解热作用；②镇痛作用；③降血糖作用；④降血脂作用；⑤抗菌、抗病毒作用；⑥增强免疫作用。

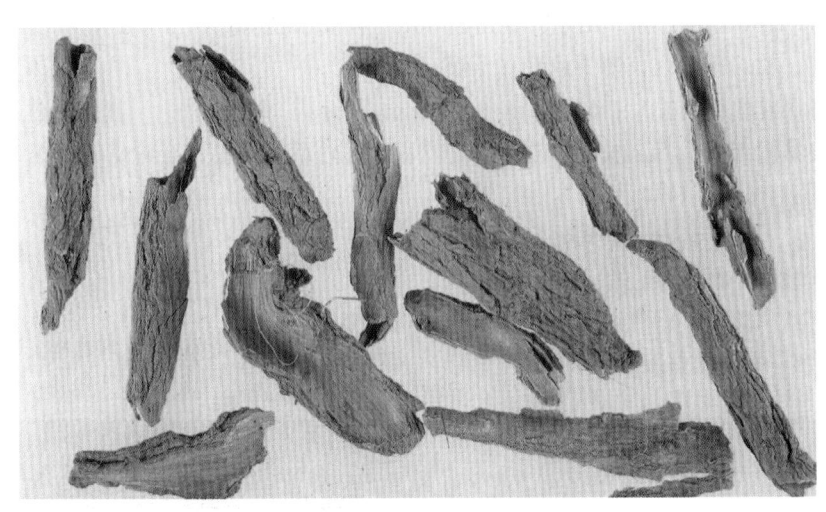

图 510　地骨皮（甘肃产）

·肉桂《神农本草经》·
Rougui
CINNAMOMI CORTEX
Cassia Bark

【来　　源】　为樟科植物乔木肉桂 *Cinnamomum cassia* Presl 的干燥树皮。

【产　　地】　野生或人工种植。主产于广西东兴、桂平、南平、岑溪、藤县、钦州容县和广东信宜等地。国外主产于越南。

【采收加工】　4~5 月和 8~9 月采收，以秋季采者气香浓，质量好。选择种植 15 年以上的肉桂树，砍伐后去除枝叶，剥取树皮，切成长 30~45cm，宽 10~15cm 的块片，置于阴凉处堆闷发汗，然后抹拭干净，将树干离地面 120cm 至分叉处的树皮逐块置于特制木夹中，压制成两侧向内卷曲而中间平的浅槽状，放置通风处阴干，即为"企边桂"。将离地面 120cm 以下至 30cm 的干皮切成 30~40cm，全宽 6~10cm 的片块，阴干，即为"油桂"或"板桂"。将离地面 30cm 以下的桂树基部的干皮阴干，即为"桂楠"或"大板桂"。

肉桂树既有野生也有人工种植，剥下来的树皮也可以依据树皮外观粗细、皮层厚薄、含油分多少等情况，决定加工成什么规格的肉桂。如选皮厚在 0.3~0.5cm、皮细、油性足的干皮加工成"企边桂"；皮厚在 0.5cm 以上、皮色较粗、油性足但不能加工成企边桂的干皮，切成长 30~40cm，宽 6~10cm 的片块加工成"油桂"；皮厚、表面粗糙、油分少的桂皮加工成"板桂"；枝干皮、较厚、含油性较大的加工成"油桂通"；较小枝干皮较薄的加工成"桂通"或"桂心"。

【性状鉴别】

（1）广西企边桂：两边向内卷曲成槽状，卷边呈圆筒状或半圆筒形，槽中间略凸，长 30~40cm，全宽 10~13cm（两圆筒之间宽 4~6cm），厚 0.3~0.5cm，两端平截或斜削，外表灰褐色至棕褐色，有不规则的细纹及横长皮孔，有时可见灰绿色的花斑纹（苔藓类植物着生后的痕迹，习称"彩皮"），内表面黄棕色至红棕色，略平滑，有细密纹理，用指甲刻画之显油痕。质硬而脆，易折断，断面不平坦，显颗粒状，外层棕色，内层红棕色而油润。有浓烈的特殊香气，味甜、辛。

（2）油桂：长 30~40cm，宽 6~10cm，两边微向内卷，中部向上凸起微呈弧形，外观颜色与气味均与企边桂同。

（3）板桂：呈板片状，长 30~40cm，宽 5~10cm，皮厚 0.4~0.6cm。栓皮较厚，表皮粗糙。内表面棕红色至棕黄色，常凹凸不平。质坚硬，油性较少，渣多。气香较差，味辛辣微甜。

（4）油桂通：呈圆筒形或双卷筒形，长 30~40cm，直径 2~3cm，厚 0.2~0.3cm。皮色气味略同企边桂。

（5）桂通：多采自桂树较细幼的枝干。外观略同于油桂通，唯皮较薄，皮厚在 0.2cm 以下。

（6）桂心：形状与油桂通相同，唯外皮木栓层已刮去，内外均呈棕黄色。

（7）桂楠：呈不规则的片块状，粗糙，大小不一，厚 0.4~0.8cm。栓皮厚，常有不规则的裂纹。油性少，味辛辣不甜，嚼之渣多。

以皮细，肉厚，断面紫红色，油性足，气香浓，味甜而辛辣，嚼之渣少者为佳。

（8）进口肉桂：多由越南进口，又称清化桂、安南桂。形状略同国产品，只是皮色较细，多彩皮，气极甜香，味甜、辛，气浓烈，嚼之无渣。

【显微鉴别】

（1）本品横切面：木栓细胞数列，最内层细胞外壁增厚，木化。皮层散有石细胞及分泌细胞。中柱鞘部位有石细胞群，断续排列成环，外侧伴有纤维束，石细胞通常外壁较薄。韧皮部射线宽 1~2 列细胞，含细小草酸钙针晶；纤维常 2~3 个成束；油细胞随处可见。含淀粉粒。粉末红棕色。纤维大多单个散在，长梭形，长 195~920μm，直径约至 50μm，壁厚，木化，纹孔不明显。石细胞类方形或类圆形，直径 32~88μm，壁厚，有的一面菲薄。油细胞类圆形或长圆形，直径 45~108μm。草酸钙针晶细小，散在于射线细胞中。木栓细胞多角形，含红棕色物。

（2）取本品粉末 0.5g，加乙醇 10mL，密塞，冷浸 20 分钟，时时振摇，滤过，滤液作为供试品溶液。另取桂皮醛对照品，加乙醇制成 1mL 含 1μL 的溶液，作为对照品溶液。照薄层色谱法试验，吸取供试品溶液 2~5μL、对照品溶液 2μL，分别点于同一硅胶 G 薄层板上，以石油醚（60~90℃）-醋酸乙酯（17：3）为展开剂，展开，取出，晾干，喷以二硝基苯肼乙醇试液。供试品色谱中，在与对照品色谱相应的位置上，显相同颜色的斑点。

【规格等级】 商品分国产肉桂、进口肉桂两个品别。

1. 国产肉桂　主要是广西企边桂，分为四个等级：

一等：皮细，无破裂，有彩皮，断面含油格 50% 以上。

二等：皮略粗，破裂不超过 3cm，有彩皮，断面含油格 40% 以上。

三等：皮略粗，破裂不超过 4.5cm，断面含油格 30% 以上。

四等：皮粗，多破裂，断面含油格 20% 以上。

以原张不破烂，皮细，肉厚，断面紫红色，油性足，气香浓，味甜而辛辣，嚼之渣少者为佳。

2. 进口肉桂　多来自越南，分为四种规格：

（1）高山企边桂：为剥取离地面 1.2m 以上至分叉处的树干皮，加工成似双槽形。含挥发油不得少于 4%。

（2）低山企边桂：含挥发油不得少于 2.5%。其余同高山企边桂。

（3）板桂：剥取离地面 1.2 m 以下的厚树皮，加工成板片状。

（4）桂楠：剥取离地面 30cm，近根头部的老桂皮，加工成不规则的片块状，大小不一。

进口肉桂以高山企边桂质优。

【炮　　制】 取原药削去粗皮，刨成丝片，饮片不宜预先多量加工，应由药店临时刨丝或捣碎入药。以免失油走味。高档肉桂研粉调服。

【性味归经】 辛、甘，大热。归肾、脾、心、肝经。

【功能主治】 补火助阳，引火归原，散寒止痛，温通经脉。用于命门火衰的阳痿，滑精，宫冷，夜尿频数，畏寒肢冷，腰膝冷痛，肾虚作喘，阳虚眩晕，目赤咽痛，虚寒胃脘疼痛，虚寒吐泻，寒疝奔豚，经闭，痛经等。

【用法用量】 1~5g，水煎服，后下。或研末调服。

【主要成分】 主要包括挥发油、黄酮类、黄烷醇及其多聚体、萜类、木脂素类、酚酸类、香豆素类、皂苷类、多糖类等成分，此外还含无机元素以及其他化合物。挥发油：肉桂醛、肉桂酸。萜类：芳樟醇、α-荜澄茄醇、β-榄香烯、γ-榄香烯、α-蒎烯等。黄酮类：槲皮素和山奈酚。木脂素类：松脂醇、丁香树脂醇、落叶脂素等。

【药理作用】 ①对中枢神经系统的作用：有镇静、抗惊厥、降温作用；②对心血管系统的影响：有强心作用，对外周血管有扩张作用，可使冠脉和脑血流量明显增加，血管阻力下降，血压降低；③降血糖作用；④对消化系统的影响：有抗溃疡、健胃、祛风作用；⑤抗血小板聚集、抗凝血作用；⑥大剂量桂皮油可引起子宫充血；⑦抗菌、抗炎作用。

注：南肉桂是我国从越南清化省引种培植的一个肉桂新品种，20 世纪 50 年代末少量引种获得初步成功后，广东省药材公司于 1964 年将越南胡志明主席赠送给周恩来总理的越南清化桂种子在广东洪冠等地扩大引种。1982 年中国药材公司召集有关专家对引种肉桂进行鉴定，鉴定结果认为，引种肉桂质量与从越南进口肉桂质量相差无几，比广西、广东地产肉桂优良，并将引种的肉桂商品名定为"南肉桂"，学名为 *Cinnamomum cassiamamacrophlla.*（ined）。据华南植物园检测，同是 10 年生的南肉桂、广西桂和进口低山桂、进口高山桂，其桂油的含量分别为 4.22%、1.69%、2.62%、3.56%，说明南肉桂是肉桂家族中的佼佼者。

1990 年和 1992 年，国家药典委员会委员、广东省政协委员李锦开分别写信给当时的中共广东省委书记林若同志和广东省人民政府省长朱森林同志，建议将南肉桂作为广东省特产药材大力发展。

这个建议得到广东省委省政府采纳，并得到了省政府和地方政府的大力支持，建立了南肉桂广东洪冠生产基地，南肉桂步入了商品化生产，南肉桂作为中药商品肉桂新秀得到发展。在 1995 年全国农业博览会上南肉桂荣获金奖（《中国木本药材与广东特产药材》）。

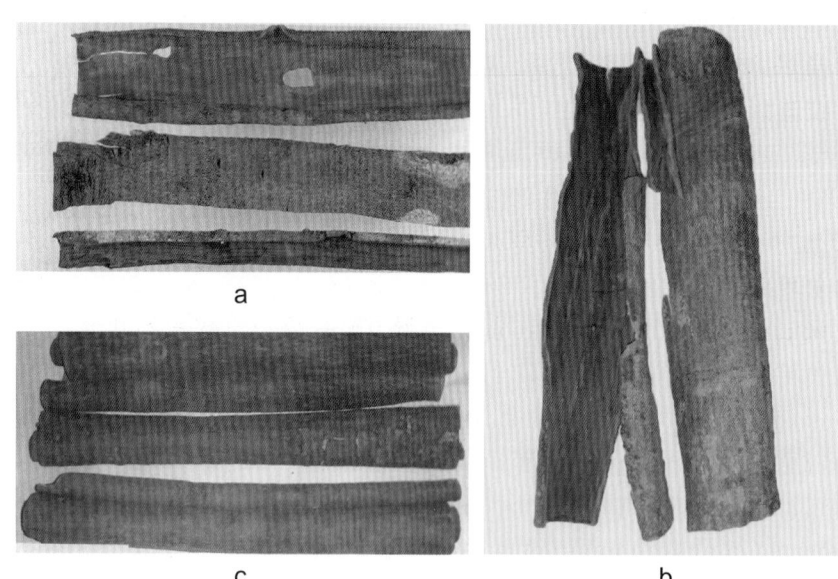

图 511　肉桂
a. 国产肉桂（广西产）　b. 南肉桂（广东洪冠产）　c. 进口肉桂

·杜仲《神农本草经》·
Duzhong
EUCOMMIAE CORTEX
Eucommia Bark

【来　　源】　为杜仲科植物杜仲 *Eucommia ulmoides* Oliv. 的干燥树皮。

【产　　地】　主产于四川绵阳、青川、平武、温江、彭州、都江堰，陕西西乡、宁强、凤翔、旬阳，湖北恩施、宜昌、襄阳、神农架，河南嵩县、栾川、洛宁、卢氏、南阳，贵州毕节、赤水，云南永善、镇雄，湖南等地。

【采收加工】　4~6 月剥取。为了保护资源，一般采取局部剥皮法，选取 15 年以上的植株，按上下相隔 60cm 的距离，将半周树皮横割开，再以大钩刀在两边各划一直线，将树皮剥下，不能全周剥皮。将剥下的树皮用开水烫后，表面相对层层平叠堆放在用稻草垫底平地上，用稻草盖严，用木板、石头压紧，使之发汗；至内皮呈深紫棕色，取出，刮去粗皮，晒干。

【性状鉴别】　呈板片状或两边稍向内卷，大小不等，长 30~80cm，厚 0.3~0.6cm，外表面淡棕色或灰褐色，有明显的皱纹或纵裂槽纹，未刮去粗皮者可见斜方形横裂的皮孔，内表面暗紫色，光滑，质脆易折裂而不断，断面有细密银白色富弹性的橡胶丝相连，气微，味微苦。

以皮厚，片大，去净粗皮，折断面胶丝多，内表面暗紫色者为佳。

【显微鉴别】

（1）本品粉末棕色。橡胶丝成条或扭曲成团，表面呈颗粒性。石细胞甚多，大多成群，类长方形、类圆形、长条形或形状不规则，长约至180μm，壁厚，有的胞腔内含橡胶团块。木栓细胞表面观多角形，直径15~40μm，壁不均匀增厚，木化，有细小纹孔；侧面观长方形，壁三面增厚，一面薄，孔沟明显。

（2）取本品粉末1g，加三氯甲烷10mL，浸渍2小时，滤过。滤液挥干，加乙醇1mL，产生具弹性的胶膜。

【规格等级】商品分四个等级：

特等：干货。呈平板状，两端切平，去净粗皮。外表面呈灰褐色，内表面呈黑褐色，难折断，折断处有白色胶丝相连。整张长70~80cm，宽50cm以上。厚0.7cm以上，碎块不能超过10%；无卷形。无杂质、霉变。

一等：整张长40cm以上，宽40cm以上，厚0.5cm以上，碎片不能超过10%；无卷形。余同特等。

二等：整张长40cm以上，宽30cm以上，厚0.5cm以下，碎片不能超过10%。余同特等。

三等：不符合特等、一等、二等标准，但厚度最薄不小于0.2cm，包括枝皮、根皮、碎块均属此等。

以皮厚、块大、刮净粗皮，内表面暗紫色，断面白丝多者为佳。

【炮　　制】

（1）杜仲：取原药，刮去粗皮，洗净润透，横切丝片或方块片，晒干。

（2）盐杜仲：取杜仲丝或块，每100kg用食盐2kg以适量清水溶解，喷淋杜仲，拌匀，闷润，使吸尽盐水，置锅内蒸2~3小时，取出晒干。或置锅内用中火炒至表面焦黄色，取出放凉。

【炮制作用】盐制后，有利于有效成分煎出，同时可引药入肾，增强补肝肾作用。炒制后，还可增强降血压作用。

【性味归经】甘，温。归肝、肾经。

【功能主治】补肝肾，强筋骨，安胎。用于肾虚腰痛，筋骨无力，腰脊四肢酸痛，肾虚尿频，妊娠漏血，胎动不安，高血压症，头晕目眩等。

【用法用量】9~15g，水煎服。

【主要成分】主要含有木脂素类、环烯醚萜类、苯丙素类、黄酮类、多糖类、杜仲胶和抗真菌蛋白。木脂素类：松脂醇二葡萄糖苷、丁香脂素二葡萄糖苷、杜仲素A、橄榄素等。环烯醚萜类：京尼平苷酸、京尼平苷、桃叶珊瑚苷、杜仲苷类和杜仲醇类。苯丙素类：绿原酸、咖啡酸、松柏酸等。黄酮类：山奈酚、金丝桃苷等。多糖类：杜仲多糖A和杜仲多糖B。氨基酸和维生素类：苏氨酸、蛋氨酸、异亮氨酸、赖氨酸等。微量元素锌、铜、镁、铁、钙、磷和钾等。

【药理作用】①保肝护肾作用；②降血压作用；③抗炎作用；④降血脂、降血糖作用；⑤抗肿瘤作用：杜仲对小鼠S_{180}实体瘤及U14实体瘤的生长均有抑制作用；⑥抗氧化作用；⑦抗骨质疏松作用。

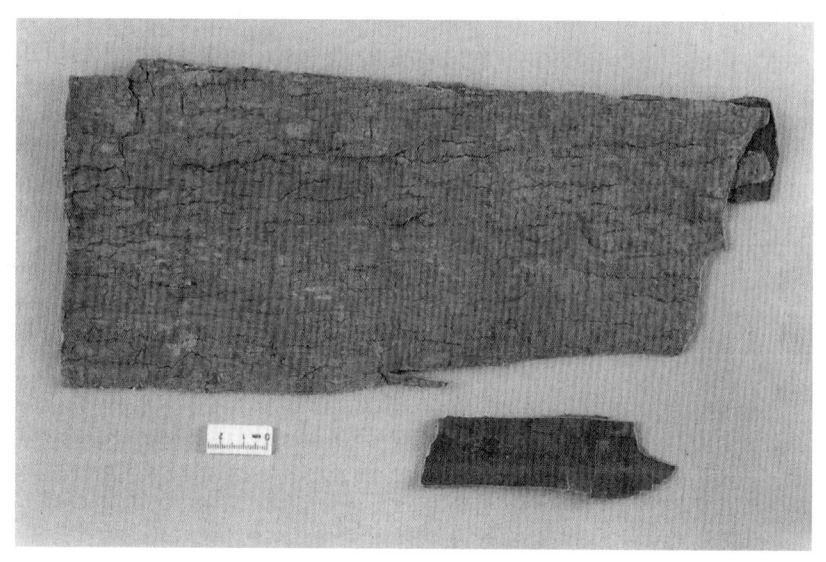

图 512　杜仲（四川产）

·牡丹皮《神农本草经》·
Mudanpi
MOUTAN CORTEX
Tree Peony Root Bark

本品按产地和加工方法不同分为凤丹皮、连丹皮、刮丹皮三个品别。

【来　　源】为毛茛科植物牡丹 *Paeonia suffruticosa* Andr. 的干燥根皮。

【产　　地】野生或人工种植，主产于安徽铜陵凤凰山、南陵、青阳、泾县、太和、黄山、宁国、临泉等；四川垫江、都江堰等；湖南邵阳、祁东、邵东等县；河南、甘肃、陕西、湖北、山东、贵州亦产。其中以安徽、四川产量大，以安徽铜陵凤凰山产者质最佳，商品称为"凤凰丹皮""凤丹"，是安徽省道地药材之一。

【采收加工】秋季或春初采挖 3~5 年的牡丹皮，洗净，除去须根及茎基，晒至外皮稍软，用木槌轻轻锤打或纵向剖开后抽去木心，剥取根皮，晒干，即得"连丹皮"或称"原丹皮"。

将鲜丹皮用竹刀或瓷片刮去外皮，晒干，即得"刮丹皮"或"粉丹皮"。

【性状鉴别】

（1）连丹皮：呈圆筒状或半圆筒状，纵剖的刀口裂缝略外翻或稍向内卷曲。长 3~15cm，筒径 0.5~1.4cm，皮厚 0.1~0.3cm。外表面灰褐色或棕褐色，带有不规则的略凸的横长皮孔及须根痕，栓皮脱落处呈粉棕色，内表面淡棕色，有细纵纹，并有白色发亮的小结晶（丹皮酚）。质硬脆，易折断，断面粉性，粉红白色。有特殊浓厚香气，味微苦而酸涩，嚼之稍有麻舌感。

（2）凤凰丹皮：呈圆筒状或半圆筒状，条直粗壮，肉厚，两端齐平，纵剖开的裂缝紧闭。外表细腻，灰褐色带微红，内表面白色发亮的小结晶（丹皮酚）多。断面粉白色，粉性足。气香浓而醇，味浓厚。习惯认为是最优质的丹皮。

（3）瑶丹皮：为安徽南陵西山所产。其色、香、气、味与凤凰丹皮相同，不同的是皮层稍薄，两端常呈喇叭口。断面灰白色。质量比凤凰丹皮稍逊。

（4）刮丹皮：外表面粉红色或淡棕红色，有略凸起的横长皮孔痕及须根痕，在节疤皮孔及须根痕处常有棕褐色花斑状的未刮尽的栓皮。其余同连丹皮。

（5）湘丹皮：为湖南地区所产。鲜丹皮木心较大，条较细，但加工较细致，纵向剖开的裂缝闭合，两端较齐平。多加工成刮丹皮。气香浓，味略淡。

（6）川丹皮：为四川、西藏等地所产。野生、人工种植均有。外观与湘丹皮相似，但加工较粗，常多碎片。外表土灰色，粉性差。白色发亮小结晶体小，气味稀薄。

（7）山丹皮：为野生品种。多产于陕西、甘肃、山西等地。性状大致似川丹皮，但皮薄，外皮色黑，粉性极少，很少见发亮小结晶。是丹皮品类质量最次者。

（8）骨丹皮：直径 0.5cm 以下，长短不一，未抽去木心。

丹皮均以条粗，肉厚，断面白色，粉性足，银色亮星多，香气浓者为佳。

【显微鉴别】

（1）本品粉末淡红棕色。淀粉粒甚多，单粒类圆形或多角形，直径 3~16μm，脐点点状、裂缝状或飞鸟状；复粒由 2~6 分粒组成。草酸钙簇晶直径 9~45μm，有时含晶细胞连接，簇晶排列成行，或一个细胞含数个簇晶。木栓细胞长方形，壁稍厚，浅红色。

（2）取本品粉末 0.15g，加无水乙醇 25mL，振摇数分钟，滤过，取滤液 1mL，加无水乙醇至 25mL，照分光光度法测定，在 274nm 的波长处有最大吸收。

（3）取本品粉末 1g，加乙醚 10mL，密塞，振摇 10 分钟，滤过，滤液挥干，残渣加丙酮 2mL 使溶解，作为供试品溶液。另取丹皮酚对照品，加丙酮制成每 1mL 含 5mg 的溶液，作为对照品溶液。照薄层色谱法试验，吸取上述两种溶液各 10μL，分别点于同一硅胶 G 薄层板上，以环己烷-醋酸乙酯（3：1）为展开剂，展开，取出，晾干，喷以 5% 三氯化铁乙醇溶液，加热至斑点显色清晰。供试品色谱中，在与对照品色谱相应的位置上，显相同的蓝褐色斑点。

【规格等级】商品按产地及加工方法不同分连丹、刮丹、凤丹三个品别。连丹、刮丹又分出口和内销两种规格，其中出口分两个等级，内销分四个等级。凤丹分四个等级。均应无杂质、木心、碎末、青丹、霉变。

1. 连丹　内销品分四个等级。

一等：长 6cm 以上，中部围粗 2.5cm 以上，碎节不超过 5%。

二等：长 5cm 以上，中部围粗 1.8cm 以上，碎节不超过 5%。

三等：长 4cm 以上，中部围粗 1 cm 以上，碎节不超过 5%。

四等：凡不符合以上等级的细条及断支碎片均属此等。但最小粗围不低于 0.6cm。

2. 连单　出口品分两个等级。

一等：长 8~15cm，直径 2.4~3.5cm。

二等：长 7~13cm，直径 1.8~2.4cm。

3. 刮丹　内销品分四个等级。

一等：长 6cm 以上，中部围粗 2.4cm 以上，碎节不超过 5%。

二等：长 5cm 以上，中部围粗 1.7cm 以上，碎节不超过 5%。

三等：长 4cm 以上，中部围粗 0.9cm 以上，碎节不超过 5%。

四等：凡不符合以上等级长度的断支碎片均属此等。

4. 连单　出口品分两个等级。

一等：长 6~13cm，直径 2.4~3.5cm。

二等：长 6~12cm，直径 1.8~2.2cm。

5. 凤丹　分四个等级。

一等：长 6cm 以上，中部围粗 2.5cm 以上。

二等：长 5cm 以上，中部围粗 1.8cm 以上。

三等：长 4cm 以上，中部围粗 1cm 以上。

四等：最小围粗不低于 0.6cm 的细条，断支、碎片等均属此等。

丹皮均以条粗长，皮厚，无木心，断面白色，粉性足，内表面白色小结晶多，香气浓者为佳。

【炮　　制】取原药拣除杂质及木心，抢水洗净，润透，切片，晒干。

【性味归经】苦、辛，微寒。归心、肝、肾经。

【功能主治】清热凉血，活血化瘀。用于湿毒发斑，吐血衄血，阴虚发热，夜热早凉，无汗骨蒸，经闭痛经，肿痛疮毒，跌仆损伤。

【用法用量】6~12g，水煎服。

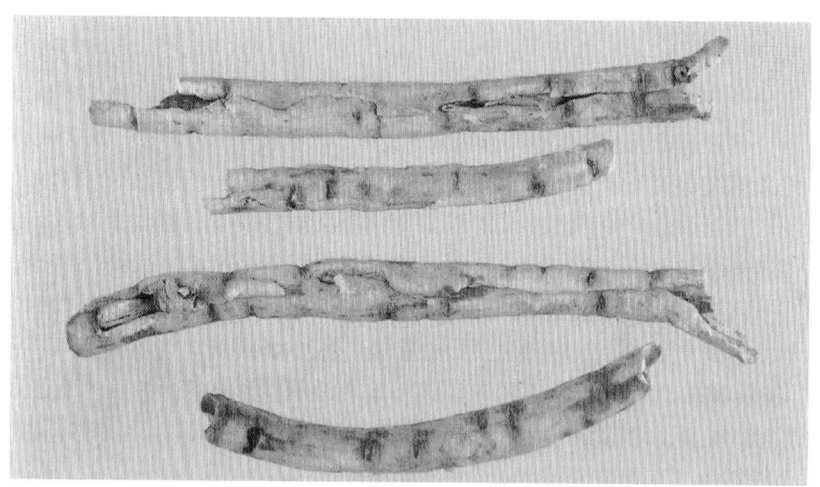

a

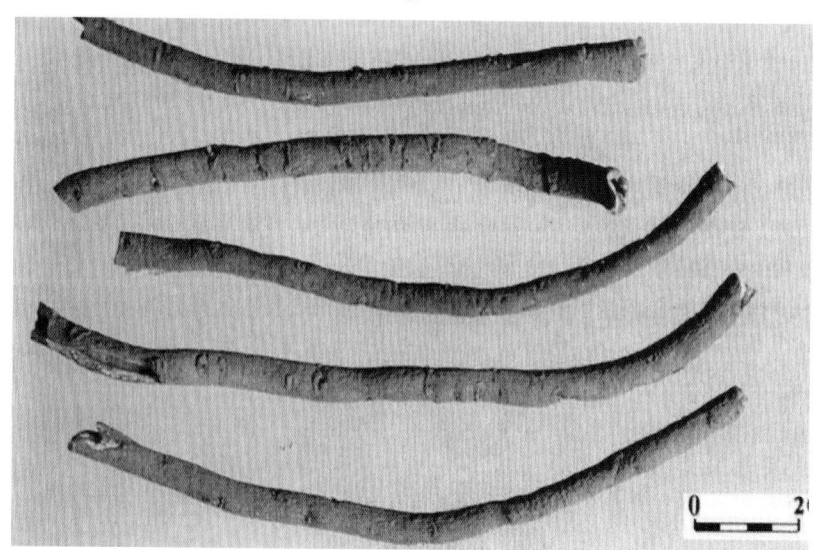

b

图 513　牡丹皮（安徽产）

a. 刮丹皮　b. 连丹皮

【主要成分】主要含有单萜及其苷类、酚及酚苷类、三萜及其苷类和挥发油类等成分。单萜及其苷类：芍药苷、氧化芍药苷、苯甲酰芍药苷、没食子酰芍药苷等。酚及酚苷类：丹皮酚、丹皮酚苷、丹皮酚原苷、丹皮酚新苷等。三萜及其苷类：β-谷甾醇、胡萝卜苷、齐墩果酸等。挥发油类：芍药醇、油酸、棕榈酸等。

【药理作用】①对中枢神经抑制作用：丹皮酚有解热、降温、镇静及抗惊厥作用；②镇痛、抗炎作用；③抗菌作用；④抗血凝及抗血栓作用；⑤抗肿瘤作用：丹皮酚对体外培养的人红白血病细胞株、乳腺癌基因细胞株的生长均有抑制作用，体内灌胃给予丹皮酚对小鼠肿瘤 HepA 也有抑制作用；⑥降血糖作用。

· 苦楝皮《本草图经》·
Kulianpi
MELIAE CORTEX
Szechwan Chinaberry or Chinaberry Bark and Root Bark

【来　　源】为楝科植物川楝 *Melia toosendan* Sieb.et Zucc. 或楝 *Melia azedarach* L. 的干燥树皮及根皮。

【产　　地】川楝主产于四川达州、万州、宜宾、南充、绵阳、乐山、巴南等地，以及云南、贵州、湖北、安徽、江苏、河南等省。

楝主产于广东、广西、海南、台湾等省、自治区。

【采收加工】秋、冬季剥取树皮或根皮，刮去外层粗皮，晒干。以冬季采者川楝素含量最高。

【性状鉴别】本品呈不规则板片状、槽状或半卷筒状，长宽不一，厚 2~6mm。外表面紫棕色或灰褐色，粗糙，有交织的纵皱纹及点状灰棕色皮孔，除去粗皮者淡黄色；内表面类白色或淡黄色。质韧，不易折断，断面纤维性，易成片状，易剥离。气微，味苦。

以皮厚，去净栓皮者为佳。

【显微鉴别】

（1）取本品一段，用手折叠揉搓，可分为多层薄片，层层黄白相间，每层薄片有极细的网纹。

（2）取本品粉末约 1g，加乙醚 10mL，浸渍 2 小时，时时振摇，滤过。取滤液 1mL，挥干后，滴加对二甲氨基苯甲醛试液数滴，显红色；另取滤液 1mL，置试管中，挥干后，加醋酐 1mL，搅拌，沿管壁加硫酸数滴，醋酐层显绿色，硫酸层显红色至紫红色。

（3）取本品粉末 2g，加丙酮 25mL，超声处理 25 分钟，滤过，滤液蒸干，残渣加甲醇 1mL 使溶解，作为供试品溶液。另取苦楝皮对照药材 2g，同法制成对照药材溶液。照薄层色谱法试验，吸取上述两种溶液各 5μL，分别点于同一硅胶 G 薄层板上，以苯-丙酮（40：1）为展开剂，展开，取出，晾干，置紫外光灯（365nm）下检视。供试品色谱中，在与对照药材色谱相应的位置上，显相同颜色的荧光斑点。

【规格等级】统货。以去净栓皮者为佳。

【炮　　制】除去杂质，洗净，润透，切丝，干燥。

【性味归经】苦，寒。有小毒。归肝、脾、胃经。

【功能主治】清热燥湿，驱虫，疗癣。用于蛔虫、蛲虫病，虫积腹痛，胃痛，膀胱炎等。外治疥癣、皮肤瘙痒。

【用法用量】 4.5~9g，水煎服。外用适量，研末，用猪脂调敷患处。

【主要成分】 主要含有萜类、香豆素、酚酸和甾体等。三萜类：川楝素、异川楝素、苦楝萜酮内酯等。其他成分有阿魏酸、苯甲酸、邻苯二甲酸、苦楝甾醇、苦楝酸、羽扇豆醇、α-菠甾酮等。

【药理作用】 ①驱虫作用；②抗菌作用；③呼吸抑制作用；④抗肉毒素中毒作用；⑤抗胃溃疡、抗腹泻、利胆作用。

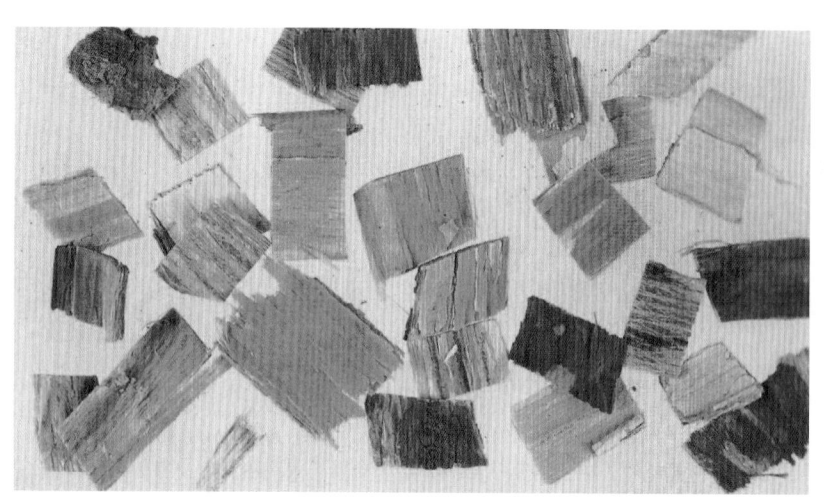

图 514　苦楝皮（四川产）

·厚朴《神农本草经》·
Houpo
MAGNOLIAE OFFICINALIS CORTEX
Official Magnolia or Twolobed Officinal Magnolia Bark

本品按来源不同分川朴和温朴两个品别。

【来　源】 为木兰科植物厚朴 *Magnolia officinalis* Rehd.et Wils. 或凹叶厚朴 *Magnolia officinalis* Rehd.et Wils.var.*biloba* Rehd. et Wils. 的干燥树皮。前者又称川朴，后者又称温朴。

【产　地】 厚朴主产于四川都江堰、平武，浙江龙泉、庆元，福建浦城、崇安，湖北利川、建始、鹤峰以及云南、贵州、安徽、陕西等地。以四川、湖北、云南、贵州产量大，质量优。历史上厚朴商品经营多集散于四川万县，故称"川朴"。

凹叶厚朴主产于浙江、福建、江西、湖南等地。历史上凹叶厚朴商品经营多以温州为集散地，故称"温朴"。

【采收加工】 4~6月砍伐生长15年以上的厚朴树，剥取根皮、干皮和枝皮，刮去栓皮，切成长约40cm，置沸水中稍烫或蒸3~4小时，取出，堆置阴凉处，使之发汗，待内表面变为紫褐色或棕褐色时，再蒸软，卷成筒状或双筒状，晒干或烘干。根皮及枝皮剥下后直接阴干，然后再根据树皮取材不同位置及其形色厚薄等分为朴脑（蔸朴）、筒朴、朴根、枝朴等规格。

【性状鉴别】

（1）朴脑（蔸朴）：为近根部的树干皮和根皮，形似靴形（又称"靴朴"），上部呈卷筒状，截平，下部膨大，似喇叭口。长 30~50cm，厚 0.3~0.8cm。表面粗糙，灰棕色至灰褐色，栓皮呈鳞片状，易剥落，有明显的圆形皮孔突起和纵裂纹，有的附有地衣斑和青苔，刮去栓皮的表面较平滑，黄棕色。内表面平滑，有细密纵纹，紫褐色至棕褐色，用指甲划之显油痕，有较明显的闪亮小星点结晶（厚朴酚结晶）。质坚硬，不易折断，断面颗粒性，具紫棕色油层。气香浓，味辛辣浓烈，微苦。嚼之纤维性残渣极少。为厚朴的优质品。

（2）筒朴：为树干的干皮，呈双筒状或单筒状，两端平齐，长 30~40cm，厚 3~8mm。外表面灰棕色或灰褐色，粗糙，栓皮略呈鳞片状，易剥落，有明显的圆形皮孔和纵皱纹。刮去外皮者，表面平坦，显黄棕色。内表面较平滑，紫褐色或棕褐色，具细密纵纹，用指甲划之显油痕。质坚硬，不易折断，断面颗粒性，外层灰棕色，内层紫褐色或棕色，富油性，可见细小闪亮的结晶。气香浓烈，味辛辣微苦。

（3）根朴：为主根及支根的皮，又称"阴块"。呈不规则卷筒状或不规则块状，长 20~30cm，厚 0.3~0.8cm，其细小根皮弯曲，似鸡肠，又称"鸡肠朴"。表面灰棕色或灰褐色，有横纹及纵皱纹。质硬，较易折断，断面油润，内层显纤维性。其余均同筒朴。

（4）枝朴：为树枝的皮。皮薄，呈单筒状，长 10~20cm 不等，厚 0.1~0.2cm。质脆，易折断，断面纤维性，嚼后残渣多。

（5）耳朴：为近根部的不完整的干皮，呈片状或半卷形，大小不一，多似耳状。其余均同筒朴。

【显微鉴别】

（1）本品横切面：木栓层为 10 余列细胞；有的可见落皮层。皮层外侧有石细胞环带，内侧散有多数油细胞及石细胞群。韧皮部射线宽 1~3 列细胞；纤维多数个成束；亦有油细胞散在。

粉末棕色。纤维甚多，直径 15~32μm，壁甚厚，有的呈波浪形或一边呈锯齿状，木化，孔沟不明显，石细胞类方形、椭圆形、卵圆形或不规则分枝状，直径 11~65μm，有时可见层纹。油细胞椭圆形或类圆形，直径 50~85μm，含黄棕色油状物。

（2）取本品粉末 0.5g，加甲醇 5mL，密塞，振摇 30 分钟，滤过，滤液作为供试品溶液，另取厚朴酚，加甲醇制成每 1mL 含 1mg 的混合溶液，作为对照品溶液。照薄层色谱法试验，吸取上述两种溶液各 5μL，分别点于同一硅胶 G 薄层板上，以苯-甲醇（27：1）为展开剂，展开，取出，晾干，喷以 1% 香草醛硫酸溶液，在 100℃加热至斑点显色清晰。供试品色谱中，在与对照品色谱相应的位置上，显相同颜色的斑点。

【规格等级】商品按植物来源、产地不同分为温朴、川朴。按树皮在树木的不同位置以及长度、重量、外观性状不同分为筒朴、脑朴、根朴、枝朴、耳朴五个规格，均应无青苔、杂质、霉变。

1. 筒朴 按照温朴、川朴进行分级。

（1）温朴：分四个等级。

一等：筒长 40cm，筒重量 800g 以上。

二等：筒长 40cm，筒重量 500g 以上。

三等：筒长 40cm，筒重量 200g 以上。

四等：凡不符合以上规格者以及碎片，不分长短大小，均属此等。

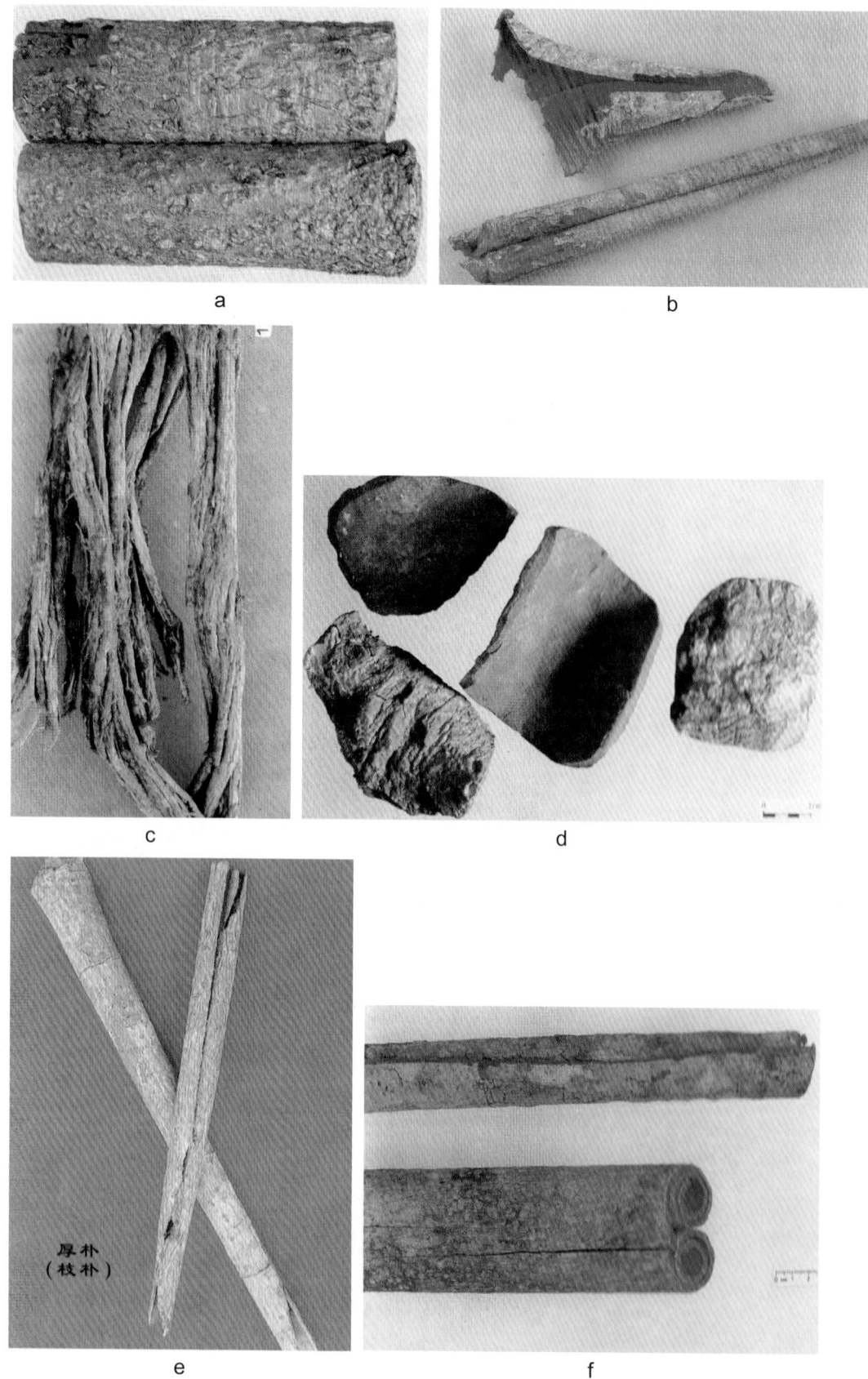

图 515　厚朴

a.筒朴　b.蒐朴　c.根朴　d.耳朴　e.枝朴　f.温朴（凹叶厚朴）

（2）川朴：分四个等级。

一等：筒长40cm，不超过43cm，筒重量500g以上。纤维少。

二等：筒长40cm，不超过43cm，筒重量200g以上。具纤维性。

三等：筒长40cm，重不少于100g。或有不规则片状。

四等：凡不符合以上规格者以及碎片，不分长短大小，均属此等。

2. 脑朴（蔸朴；又称"蔸""靴朴"）

一等：块长70cm以上，筒重量2 000g以上。纤维性不明显。

二等：块长70cm以上，筒重量2 000g以下。纤维性不明显。

三等：块长70cm以下，筒重量500g以上。纤维很少。

3. 根朴

一等：条长70cm以上，重量400g以上。断面油润，无霉变，无木心、须根。

二等：长短不分，每枝400g以下。有的似鸡肠，断面略显油润，无霉变、木心、须根。

4. 耳朴 统货。不分等级。

5. 枝朴 统货。不分等级。

均以皮厚肉细，油性大，断面紫棕色，闪亮结晶体多，气味浓厚者为佳。以川朴质优，习称"紫细厚朴"。

【炮　　制】

（1）净厚朴片：刮去粗皮，洗净，润透，切丝，晒片。

（2）姜厚朴：取净厚朴片，每100kg用20kg老姜（榨汁，姜渣加适量水煎浓汤，过滤，与原汁混合），与厚朴拌匀，使吸尽姜液，置锅内蒸3小时，取出，晾干。或用文火炒干，取出，放凉。

【炮制作用】 姜汁制可消除对咽喉的刺激性，增强散寒利膈、宽中和胃、止呕功效。

【性味归经】 苦、辛，温。归脾、胃、肺、大肠经。

【功能主治】 温中理气，燥湿消积，下气除满。用于胸腹胀满，腹痛，湿滞伤中，反胃呕吐，食积气滞，泄泻痢疾，痰饮喘咳等。

【用法用量】 5~10g，水煎服。

【主要成分】 主要含有酚类、生物碱、挥发油类成分。酚类：以厚朴酚为主，还含有四氢厚朴酚、异厚朴酚。生物碱：厚朴碱、木兰花碱、武当木兰碱、白兰花碱、木兰箭毒碱等。挥发油：以桉叶醇以及其异构体为主。其他成分还有少量皂苷、鞣质以及微量元素钙、钠、钾、镁、铁、锰、锌、铜等。

【药理作用】 ①肌肉松弛作用；②抗胃溃疡作用；③兴奋平滑肌作用；④抗菌作用；⑤抗变态反应作用；⑥降血压作用。

· 海桐皮《开宝本草》·
Haitongpi

商品按来源不同，分刺桐皮、木棉皮两个品别。

·刺桐皮·
Citongpi
ERYTHRINAE CORTEX
Oriental Variegated Coralbean Bark

【来　　源】为豆科植物刺桐 *Erythrina variegata* L. 的干燥树皮或根皮。

【产　　地】主产于浙江宁波、临海、兰溪，云南富民以及广西、广东、贵州等地。

【采收加工】全年可采，剥取树皮，除净表面的地衣菌类，晒干。

【性状鉴别】本品呈板片状半卷筒形，外表面灰棕色或灰黑色不等。有粗糙栓皮或已剥去，有不规则的圆钉刺，多已剥落，留下淡黄棕色圆形疤痕，钉刺基部的直径为0.4~0.8cm。内表面浅黄棕色至浅红棕色，较平坦，有细纵纹。质坚韧，折断面纤维性裂片状。气无，味淡，略苦。

以皮张大、厚，钉刺多者为佳。

【显微鉴别】刺桐皮粉末：木栓细胞常多层重叠，细胞呈多角形，壁薄，非木化或微木化。纤维及晶纤维成束或数个散在，纤维胞腔线形，孔沟不明显，木化。含晶厚壁细胞单个散在或 2~3 个相集，呈方形、长方形或类圆形，直径 22~30μm，壁不均匀地增厚，木化，细胞内含草酸钙方晶。草酸钙方晶较多。角刺细胞呈圆形或类圆形、类多角形，直径 18~45μm，壁稍增厚，纹孔紧密，木化。

【规格等级】统货。以块厚，表面钉刺多者为佳。

【炮　　制】取原药拣除杂质，削除钉刺，洗净，闷润，切片，晒干。

【性味归经】苦、辛，平。归肝、脾经。

【功能主治】祛风除湿，舒筋通络，杀虫止痒。用于风湿痹痛，腰膝关节疼痛，跌打损伤，疥癣，皮肤湿疹，牙痛，肠炎，慢性胃炎，产后浮肿等。

【用法用量】水煎服，6~12g。外用：适量，煎汤或熏洗；或浸酒搽；或研末调敷。

【主要成分】主要成分是生物碱和黄酮类化合物。生物碱：刺桐碱等。黄酮类：主要是异黄酮、豆甾醇、二氢黄酮等。

【药理作用】①镇痛作用；②镇静作用；③抗菌作用；④抗骨质疏松作用。

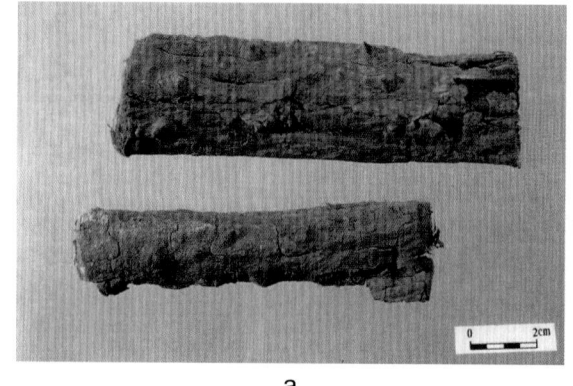
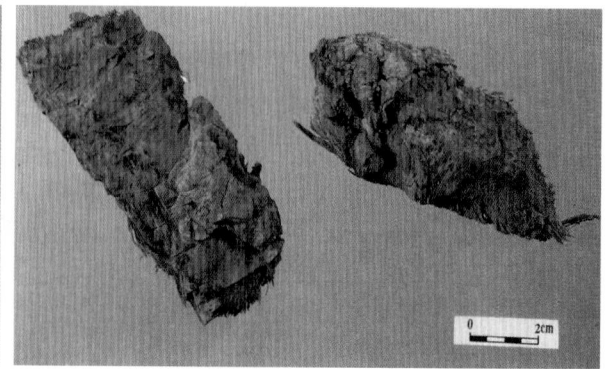

图 516　海桐皮
a. 刺桐（浙江产）　b. 乔木刺桐（云南产）

· 木棉皮《生草药性备要》·

Mumianpi

BOMBACIS CEIBAE CORTEX

Common Bombax Bark

【来　　源】 为木棉科植物木棉 *Bombax ceiba* L. 的干燥树皮。

【产　　地】 主产于广东、广西、海南、云南、福建、台湾等省、自治区。

【采收加工】 全年可采，剥取树皮，晒干。

【性状鉴别】 本品呈厚板块状，厚 1~2cm，有时稍内卷，外表面灰棕色或灰棕褐色，有皱缩的纵皱纹及凹凸不平的栓皮，可剥落，乳头状突起的钉刺较大，单独生长或成对，钉刺上有横环纹，顶端有锐尖刺，有的已被除掉，钉刺基部直径 1.0~3.5cm，内表面棕黄色，有细纵纹。质极坚硬而韧，不易折断，断面纤维性极强。气微，味淡。嚼之有黏液质。

【规格等级】 统货。以块厚，钉多，表面除净粗皮者为佳。

【炮　　制】 同刺桐皮。

【性味归经】 同刺桐皮。

【功能主治】 同刺桐皮。

【用法用量】 同刺桐皮。

【炮　　制】 同刺桐皮。

【用法用量】 同刺桐皮。

【主要成分】 主要成分是黄酮类和甾体化合物。黄酮类：羽扇醇、羽扇酮等。甾体类：豆甾-3,5-二烯、lyoniresionol-2α-O-β-D-glucopyranoside、opuntiol 等。三萜类：羽扇豆醇等。

【药理作用】 ①镇痛作用；②抗胃溃疡作用；③抗菌作用。

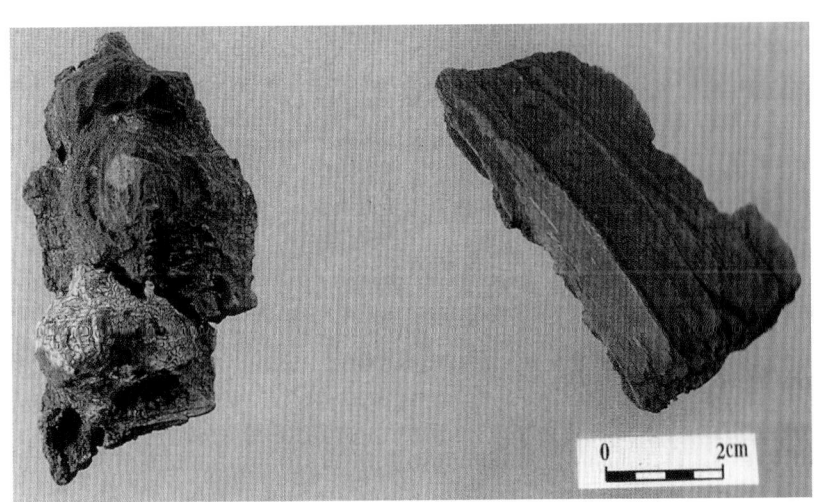

图 517　木棉皮（广东产）

·桑白皮《神农本草经》·
Sangbaipi
MORI CORTEX
White Mulberry Root Bark

【来　　源】 为桑科植物桑 *Morus alba* L. 的干燥根皮。

【产　　地】 主产于安徽、河南、浙江、江苏、湖南等地。

【采收加工】 秋末叶落时至次春发芽前采挖根部，洗净，刮去黄棕色粗皮，纵向剖开，去木心剥取根皮，晒干。

【性状鉴别】 本品呈扭曲的卷筒状、槽状或板片状，长短宽窄不一，厚 0.1~0.4cm。外表面白色或淡黄白色，较平坦，有的残留橙黄色或棕黄色鳞片状粗皮；内表面黄白色或灰黄色，有细纵纹。体轻质韧，纤维性强，难折断，易纵向撕裂，撕裂时有粉尘飞出，略带粉性。气微，味微甘。嚼之发黏。

【规格等级】 统货。以质韧、纤维性强、气微、味微甘者为佳。

【性味归经】 甘，寒。归肺、肝经。

【功能主治】 清肺平喘，利水消肿。用于肺热喘咳，水肿胀满，尿少，面目肌肤浮肿，高血压，高血糖等。

【用法用量】 水煎服，5~15g。外感咳嗽表证未除者勿用，用之恋邪难除。

【炮　　制】

（1）净桑白皮：洗净，稍润，切丝，干燥。

（2）蜜桑白皮：取桑白皮丝，每100kg用炼蜜25kg以适量开水稀释，倒入桑白皮丝，拌匀，闷润至蜜水吸尽，用文火炒至深黄色、不粘手，取出，摊凉。

【炮制作用】 本品性寒，生用清肺行水作用较强。蜜制能缓和寒性，增强润肺平喘止咳功效。

【主要成分】 主要含有黄酮类、DielsAlder 型加合物、芪类、香豆素类成分。黄酮类：桑素、桑色烯、环桑素、环桑色烯、桑根皮素、环桑根皮素、桑黄酮、桑白皮素、桑根酮醇、桑根白皮素、桑根皮醇、环桑色醇等。DielsAlder 型加合物：桑皮酮、桑白皮素、桑酮醇、桑呋喃、桑根酮。芪类：白藜芦醇、氧化白藜芦醇、桑皮苷。香豆素类：5,7-二羟基香豆素、东莨菪素、东莨菪内酯等。

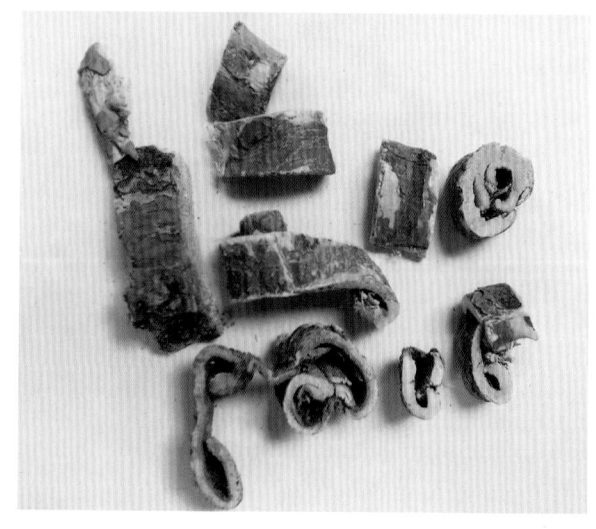

图 518　桑白皮

【药理作用】 ①降压作用；②利尿作用；③镇静镇痛作用；④抗炎和免疫调控作用；⑤抗微生物作用；⑥抑制血小板聚集作用；⑦降血糖作用。

·秦皮《神农本草经》·
Qinpi
FRAXINI CORTEX
Rhynchopylla Ash, Chinese Ash,
Szaboana Ash or Stylosa Ash Twig Bark or Bark

【来　　源】 为木犀科植物苦枥白蜡树 *Fraxinus rhynchophylla* Hance、白蜡树 *Fraxinus chinensis* Roxb.、尖叶白蜡树 *Fraxinus szaboana* Lingelsh. 或宿柱白蜡树 *Fraxinus stylosa* Lingelsh. 的干燥枝皮和干皮。

【产　　地】 主产于辽宁，吉林，黑龙江的海林、尚志、方正、虎林，陕西渭南等地，以及河南、河北、内蒙古、山西、四川、贵州、湖北、福建、台湾、广西、广东等省、自治区。

【采收加工】 春、秋季剥取树皮，晒干。

【性状鉴别】

（1）枝皮：呈卷筒状或槽状，长 10~60cm，厚 0.15~0.3cm。外表面灰白色、灰棕色至黑棕色或相间呈斑状，稍粗糙，并有灰白色圆点状皮孔及细斜皱纹，有的具分枝痕。内表面黄白色或棕色，平滑。质硬而脆，断面纤维性较强，可分离成层状，黄白色。气微，味苦。

（2）干皮：为长条状块片，长短不一，厚 0.3~0.6cm。外表粗糙，灰棕色，具龟裂状沟纹及红棕色圆形或横长皮孔。质坚硬，断面纤维性较强。

【显微鉴别】

（1）取本品，加热水浸泡，浸出液在日光下可见碧蓝色荧光。

（2）本品横切面：木栓层为 5~10 余列细胞。栓内层为数列多角形厚角细胞。皮层较厚，纤维及石细胞单个散在或成群。中柱鞘部位有石细胞及纤维束组成的环带，偶有间断。韧皮部射线宽 1~3 列细胞；纤维束及少数石细胞成层状排列，中间贯穿射线，形成"井"字形。薄壁细胞含草酸钙砂晶。

（3）取本品粉末 1g，加乙醇 10mL，加热回流 10 分钟，放冷，滤过，滤液作为供试品溶液。另取秦皮甲素与秦皮乙素对照品，加乙醇制成每 1mL 含 5mg 的混合溶液，作为对照品溶液。照薄层色谱法试验，吸取上述两种溶液各 3μL，分别点于同一硅胶 G 薄层板上，以甲苯-醋酸乙酯-乙醇-甲酸（3∶4∶2∶1）为展开剂，展开，取出，晾干，置紫外光灯（365nm）下检视。供试品色谱中，在与对照品色谱相应的位置上，显相同颜色的荧光斑点。

【规格等级】 商品分为干皮、枝皮。均为统货。以条长，外表光滑，色灰白，呈筒状者为佳。

【炮　　制】 除去杂质，洗净，润透，切丝，晒干。

【性味归经】 苦、涩，寒。归肝、胆、大肠经。

【功能主治】 清热燥湿，清肝明目，止痢。用于湿热下痢，血痢，细菌性痢疾，里急后重，肠炎，赤白带下，目赤肿痛，目生翳膜，迎风流泪，风湿肌痛等。

【用法用量】 6~12g，水煎服。外用适量，煎汤洗眼。

【主要成分】 主要含有香豆素类、木脂素类、裂环烯醚萜类、苯乙醇苷类等化学成分。香豆素类：秦皮甲素、秦皮乙素、秦皮素。木脂素类：双四氢呋喃类木脂素、苯并呋喃类木脂素、四氢呋喃类木脂素等。苯乙醇苷类：木通苯乙醇苷 A、木通苯乙醇苷 B、车前草苷 A、车前草苷 B 等。

【药理作用】①抗炎作用；②抗菌作用；③止咳、化痰、平喘作用；④促进尿酸排泄作用；⑤镇痛、镇静作用；⑥抗肿瘤作用：秦皮乙醇提取物能显著抑制人乳腺癌细胞的增殖，秦皮乙素抗肿瘤机制与诱导细胞凋亡有关。

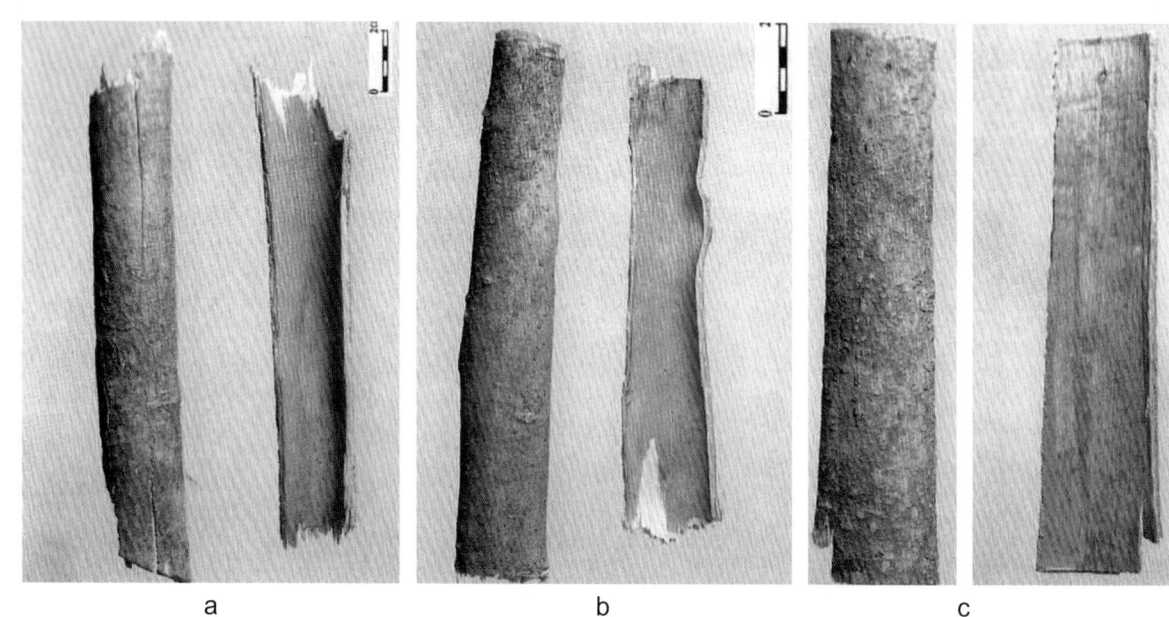

图 519　秦皮（辽宁产）

a. 苦枥白蜡树皮　b. 尖叶白蜡树皮　c. 宿柱白蜡树皮

· 救必应《岭南采药录》·
Jiubiying
ILICIS ROTUNDAE CORTEX
Ovateleaf Holly Bark

【来　　源】为冬青科植物铁冬青 *Ilex rotunda* Thunb. 的干燥树皮。

【产　　地】主产于广西邕宁、武鸣、上林、宾阳、桂平、灵山、岑溪、藤县、苍梧等地，以及福建、台湾、海南、江西、湖南等省。

【采收加工】夏、秋季剥取，晒干。

【性状鉴别】呈卷筒状或略卷曲的长片状，长短不一，厚 0.3~1.0cm。外表面灰白色、灰黄色或淡褐色，粗糙，常有横皱纹及白色斑块；内表面棕褐色至黑褐色，有细纵皱纹。质硬而脆，可折断，断面平坦，稍呈颗粒性，黄棕色或淡黄褐色。气微香，味苦、微涩。

以皮厚，片大，无碎块者为佳。

【规格等级】统货。应干燥，片大皮厚，无碎块、霉变。

【炮　　制】取原药除去杂质，洗净，闷润，切片，晒干。

【性味归经】苦，寒。归肺、脾经。

【功能主治】清热解毒，解痉，消炎，行气止痛，凉血止血。主要用于斑疹发热，暑湿感冒发热，暑湿泄泻，黄疸，痢疾，咽喉肿痛，胃痛，跌打损伤，湿火骨痛，烧伤烫伤，外伤出血，痈肿疮疡，肠痈，吐血，便血，尿血，目赤肿痛。

【用法用量】内服，煎汤，10~15g；或入丸，散。外用适量，研末调敷患处。

【主要成分】主要含有皂苷类、萜类、芳香族类、甾类、醛类、黄酮类等。萜类及皂苷类：紫丁香苷、铁冬青酸等。甾类：β-谷甾醇、β-胡萝卜苷。芳香族类：芥子醛、二丁香苷醚、间苯三酚、香芹酚等。

【药理作用】①抗菌、抗炎、镇痛作用；②抗心律失常和抗心肌缺血作用；③降压和减慢心率作用；④抗肿瘤作用。

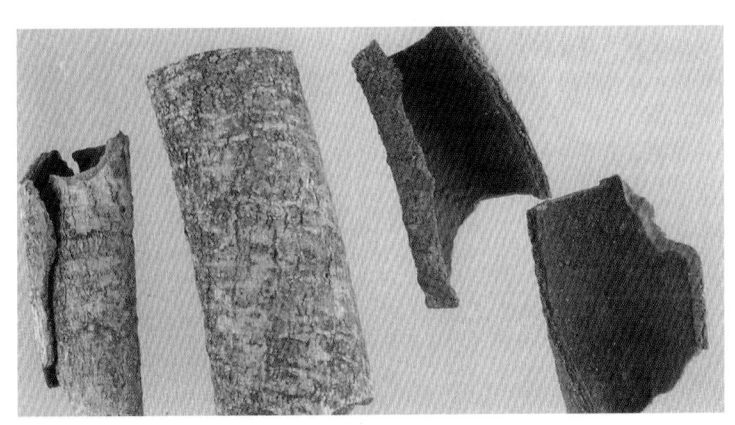

图 520　救必应（广西产）

· 黄柏《神农本草经》·
Huangbai
PHELLODENDRI CHINENSIS CORTEX
Chinese Corktree or Amur Corktree Bark

商品按来源不同分为川黄柏和关黄柏两个品别。

【来　　源】为芸香科植物黄皮树 *Phellodendron chinense* Schneid. 或黄檗 *Phellodendron amurense* Rupr. 的干燥树皮。前者称"川黄柏"，后者称"关黄柏"。

【产　　地】川黄柏主产于四川都江堰、茂县、南充；贵州赤水、湄潭；湖北鄂西、宜昌、十堰；湖北、陕西、广东等地。以四川、贵州产量较大。

关黄柏主产于辽宁盖州、岫岩、海城；吉林敦化、通化、桦甸；黑龙江的虎林、桦南以及河北、山西、内蒙古等地。以辽宁产量大。

【采收加工】立夏至夏至，选取 10 年左右树龄的树，在树干上先横切后纵切，剥取一部分皮，刮去栓皮，压平，及时晾干或晒干。

剥取树皮时不可伤及内皮，留下未剥的树皮，待长出新树皮后再剥。

【性状鉴别】

（1）川黄柏：呈板片状或浅槽状，长宽不一，老皮较厚而平坦，厚 0.3~0.7cm。皮孔横生，外表面淡黄棕色至深黄色。嫩皮较薄，呈浅槽状，有不规则的纵向浅裂纹，偶有残存的灰褐色栓皮，内表面暗黄色或棕暗黄色，具细密的纵棱纹。体轻，质结实而韧，断面深黄色，纤维性，裂片状分层。气微，味苦。水湿后有黏滑感，可使唾液染成黄色。

（2）关黄柏：通常较川黄柏薄，厚 0.2~0.5cm。外表面较平坦，浅黄棕色或黄绿色，具不规则的纵裂纹，偶有残存灰黄色，稍具弹性的栓皮，皮孔小而少见。内表面黄色或黄棕色，有细密纵纹。体轻质松，微有弹性。断面纤维性，淡黄色或稍带绿色，裂片分层明显，可剥成薄片状。水湿后有黏滑感，可使唾液染成黄色。气微，味苦。

均以无栓皮，皮层厚，板片状，深黄色者为佳。

【显微鉴别】

（1）本品粉末绿黄色或黄色。纤维鲜黄色，直径 16~38μm，常成束，周围细胞含草酸钙方晶，形成晶纤维；含晶细胞壁木化增厚。石细胞鲜黄色，类圆形或纺锤形，直径 35~128μm，有的呈分枝状，枝端锐尖，壁厚，层纹明显。草酸钙方晶直径约至 24μm。

（2）取本品粉末 1g，加乙醚 10mL，振摇后，滤过，滤液挥干，残渣加冰醋酸 1mL 使溶解，再加硫酸 1 滴，放置，溶液显紫棕色。

（3）取本品粉末 0.1g 加甲醇 5mL，加热回流 15 分钟，滤过，滤液补充甲醇至 5mL，作为供试品溶液。另取黄柏对照药材 0.1g，同法制成对照药材溶液。再取盐酸小檗碱对照品，加甲醇制成每 1mL 含 0.5mg 的溶液，作为对照品溶液。照薄层色谱法试验，吸取上述三种溶液各 1μL，分别点于同一硅胶 G 薄层板上，以苯-醋酸乙酯-异丙醇-甲醇-浓氨试液（6：3：1.5：1.5：0.5）为展开剂，置氨蒸气饱和的展开缸内，展开，取出，晾干，置紫外光灯（365nm）下检视。供试品色谱中，在与对照药材色谱相应的位置上，显相同颜色的荧光斑点；在与对照品色谱相应的位置上，显相同的一个黄色荧光斑点。

【规格等级】商品分为川黄柏和关黄柏两种品别。川黄柏分两个等级，关黄柏为统货。

1. 川黄柏

一等：干货。块厚，皮张均匀。长 40cm 以上，宽 15cm，厚 0.3cm 以上。无枝皮、栓皮、杂质、虫蛀、霉变。

二等：干货。块厚，皮张均匀。长宽大小不分，厚度不得薄于 0.2cm，间有枝皮。无栓皮、杂质、虫蛀、霉变。

2. 关黄柏　为统货。干货。无栓皮及枯树的松泡皮。

【炮　制】

（1）净黄柏：取原药洗净不浸泡，润透，切丝状片，晒干。

（2）盐黄柏：取黄柏丝，每 100kg 用食盐 2kg 加适量清水溶化，喷淋黄柏丝，闷润至盐水吸尽透心，用文火炒至黄棕色，取出放凉。

（3）酒黄柏：取黄柏丝，每 100kg 用黄酒 10kg 喷淋，拌匀，闷至酒吸尽透心，用文火炒至深黄棕色，取出放凉。

（4）黄柏炭：取黄柏丝置锅内，用武火炒至表面焦黑色，内部呈褐色，喷淋少许清水灭尽火星，取出摊凉，干燥。

【炮制作用】盐制后可缓和苦燥之性，增强泻相火之力、清下焦湿热之力，以治肾阴不足，虚火上炎之症；酒制可制其寒性，清上焦热证，能引药上行治目赤红肿之症。制炭后能增强凉血止血的作用。

【性味归经】苦，寒。归肾、膀胱经。

【功能主治】 清湿热，泻肾火，解毒疗疮。用于骨蒸潮热，盗汗，遗精，湿热泻痢，黄疸，带下，热淋，脚气，疮疡肿毒，湿疹瘙痒等。盐黄柏滋阴降火。用于阴虚火旺，盗汗骨蒸。

【用法用量】 5~10g，水煎服。外用适量，研粉调敷。

【主要成分】 主要含有生物碱类、黄酮类、酚类等多种化学成分。生物碱：小檗碱、药根碱、巴马亭、小果红碱等。黄酮类：黄柏苷、去氢黄柏苷、黄柏新苷、异黄柏苷、去氢异黄柏苷等。

【药理作用】 ①抗病原微生物作用；②抗炎作用；③免疫抑制作用；④抗溃疡作用。

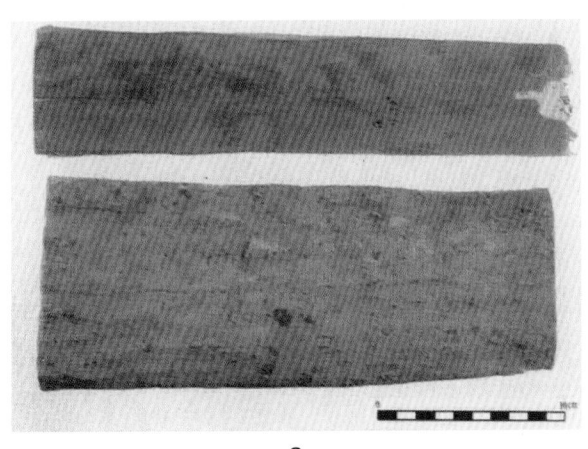 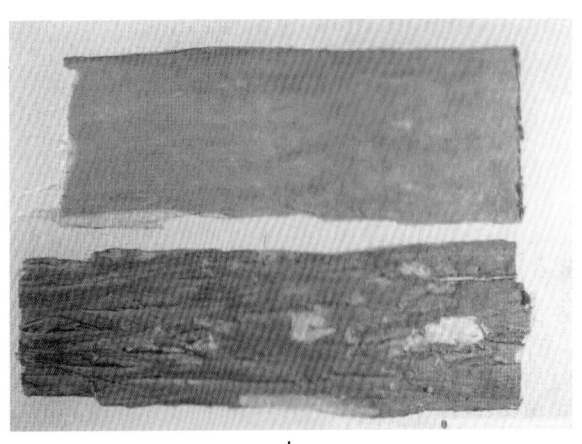

a   b

图 521 黄柏
a. 川黄柏   b. 关黄柏

· 腾冲厚朴《神农本草经》·
Tengchonghoupo
MAGNOLIAE ROSTRATAE CORTEX
Bigleaf Magnolia Bark

【来　　源】 为木兰科植物大叶木兰 *Magnolia rostrata* W.W.Smith 的干燥树皮。

【产　　地】 主产于云南腾冲、怒江、昭通、曲靖等地。

【采收加工】 4~6 月剥取生长 20 年以上的大树之树皮，蒸软（甑脚水中加少量生姜），取出，置土坑内发汗 3~5 天，取出，卷成双筒状，修整后干燥。

【性状鉴别】 呈卷筒状，长短不一，皮厚 0.4~1.5cm。外表面呈灰黄色，具横纹及类圆形皮孔；内表面呈暗褐色，指甲划之略显油痕。质坚硬，不易折断。断面纤维性，紫棕色，可见白色晶状颗粒，对光显闪亮星状。气香，味辛辣，微苦涩。

【规格等级】 商品分为三等。

一等：干货。皮厚，筒卷裹紧，两端齐平，无破碎。断面紫棕色，油性足，味辛辣。

二等：干货。皮较厚，筒卷裹紧。两端齐平，无破碎。断面紫黄色。油性较一等稍差。

三等：干货。筒卷裹紧。油性较一、二等稍差，肉质薄，略有破碎，但无白口。

以皮厚肉细，油性大，气味浓厚者为佳。

【性味归经】苦、辛，温。归脾、胃、肺、大肠经。

【功能主治】燥湿消痰，下气除满。用于湿滞伤中，脘痞吐泻，食积气滞，腹胀便秘，痰饮喘咳等。

【用法用量】6~12g，水煎服。

【主要成分】主要含有酚类、生物碱类、挥发油类成分。酚类：主要的活性物质以厚朴酚与和厚朴酚为主。生物碱类：厚朴碱、木兰花碱、武当木兰碱、白兰花碱、木兰箭毒碱等。挥发油类：桉叶醇以及其异构体、γ-松油烯、香橙烯、别香橙烯、榄香醇、愈创醇、茅苍术醇等。

【药理作用】①肌肉松弛作用；②抗氧化作用；③抗菌、抗病毒作用；④抗炎、镇痛作用；⑤抗肿瘤作用：厚朴酚具有显著促进肿瘤细胞凋亡作用，对人膀胱癌细胞、前列腺癌细胞、卵巢癌细胞、神经胶质瘤细胞等有抑制作用；⑥抗焦虑和抗抑郁作用；⑦抗溃疡作用。

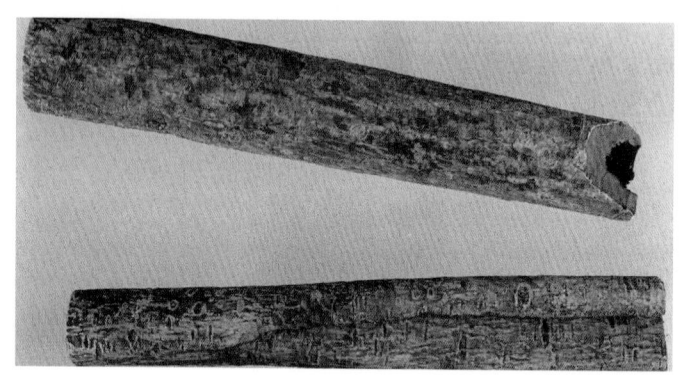

图 522　腾冲厚朴（云南产）

第八章 树脂及加工类

· 安息香《新修本草》·
Anxixiang
BENZOINUM
Benzoin

【来　　源】为安息香科植物青山安息香 *Styrax macrothyrsus* Perk. 或白花树 *Styrax tonkinensis*（Pierre）Craib ex Hart. 的干燥树脂。

【产　　地】主产于广西龙州、南宁、百色、天等、博白、浦北。

【采收加工】植株长 10 年以上，胸径 15cm 以上便可开始割脂。在广西割脂每年分两个季节进行：第一个季节为 4~6 月；第二个季节为 9~10 月。割脂的方法：距离地面 15~40cm 处的树干，在同一水平线上按等距离用小刀刮去外表粗皮 3 处，每处刮宽 3cm，长 4cm 的口子，然后用排笔将 10% 乙烯利油剂薄薄地在刮面刷一层，刷过乙烯利的安息香树 10 天后即可开割。分别沿三个刷药刮面的上方，每隔 33cm 割一个倒三角形，共割 9 个。割口的上方宽度限制在 2.4~2.5cm，割后当天下午即用薄竹片将液状树脂收集入竹筒；第二天再收集一次，立即在切口下方的 "V" 形边上用小刀再薄薄割去一层树皮。如此连续进行切割和收脂。将液状树脂放在竹筒内。

收集到的树脂经 2~3 天即自行凝结成乳白色的固体。待树脂完全干燥后，用刀将竹筒劈开，取出安息香树脂。把干燥的安息香用纸包好，装入木箱内置阴凉通风干燥处存放，忌曝晒和火烘。

【性状鉴别】树干自然出脂的安息香呈不规则的小块，稍扁平，有时常黏结成团块状，表面橙黄色，具蜡样光泽；人工割脂的则呈不规则的圆柱状或扁平小块状，表面灰白色或淡黄色。质脆，易碎，断面平坦，白色。放置日久逐渐变为黄棕色至红棕色。加热或夏天受热则软化熔融，气芳香，味微辛，嚼之有砂砾感。

【显微鉴别】

（1）取本品约 0.25g，置干燥试管中，缓缓加热，即发生刺激性香气，并产生多数棱柱状结晶的升华物。

（2）取本品约 0.1g，加乙醇 5mL，研磨，滤过，滤液加 5% 三氯化铁乙醇溶液 0.5mL，即显亮绿色，后变为黄绿色。

【规格等级】统货。应足干，色淡黄或灰白色，无杂质，气味芳香。

【炮　　制】取原药拣除杂质，用时捣碎或研末。

【性味归经】辛、苦，平。归心、脾经。

【功能主治】开窍清神，行气活血，止痛，辟秽。用于中风痰厥，气郁暴厥，中恶昏迷，心腹诸痛，产后血晕，小儿惊风等。

【用法用量】0.6~1.5g，多入丸散用。

【主要成分】主要含有三萜类和香脂酸类化学成分：19α-羟基-3-氧代齐墩果-12-烯-28-酸、6β-羟基-3-氧代齐墩果-12-烯-28-酸、苏门答腊树脂酸、泰国树脂酸、齐墩果酸、苯甲酸、香草醛、香草酸、松柏醛、去氢双香草醛等。

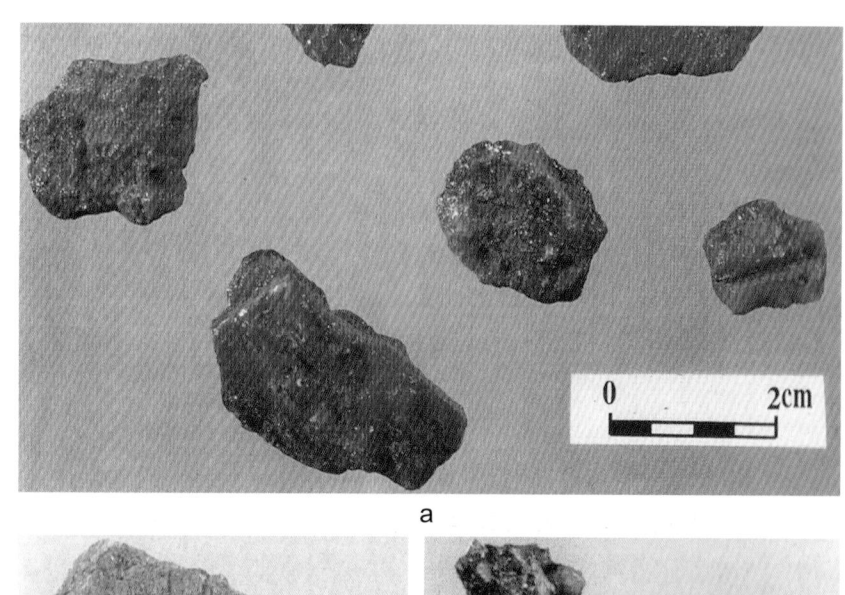

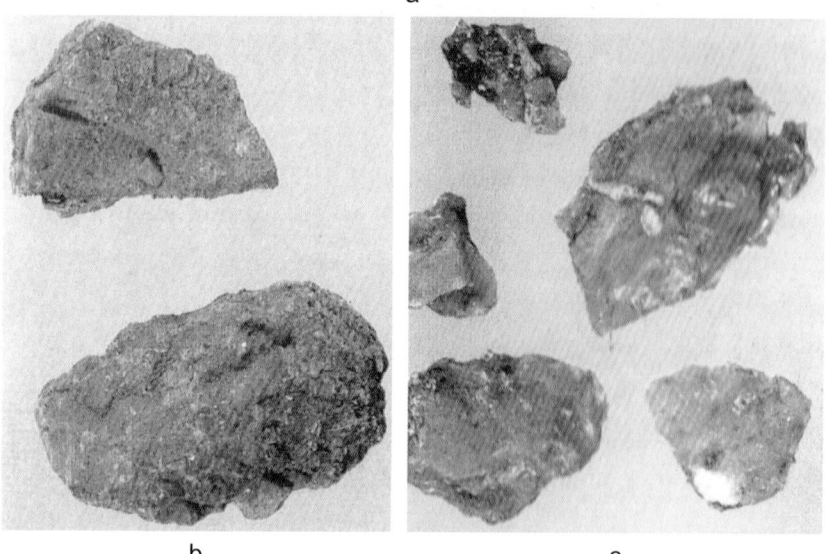

图 523　安息香
a.安息香（广西产）　b.泰国安息香　c.苏门答腊安息香

【药理作用】　①抗炎作用；②止痛作用；③对脑缺血、脑缺氧的保护作用；④促进血脑屏障的通透性作用；⑤促雌激素合成作用。

· 血竭《新修本草》·
Xuejie
DRACONIS SANGUIS
Dragon's Blood

【来　　源】　为棕榈科植物麒麟竭 *Daemonorops draco* Bl. 的成熟果实或树干中渗出的树脂经加工制成。

【产　　地】　主产于印度尼西亚、马来西亚、伊朗、索马里等国。

【采收加工】　在麒麟竭果实成熟、黄色鳞片分泌出的红色树脂密蔽着鳞片时，将果实摘下充分晒干，置笼中，加入贝壳，强力摇撞，松脆的红色树脂即脱落，筛去果实鳞片等杂质，用布包起树脂，放入热水中使之软化成团，取出，放冷，干燥即得。亦有将树干砍伤或钻孔使其渗出树脂，凝固后收集。

分原装血竭和加工血竭两种规格：原装血竭是印尼原庄树脂，即未经熔煮加工的树脂。加工血竭是以印尼原庄树脂为原料掺入辅料（过去用松香，后改为用达马树脂，近年来用原白树脂）加工炼制而成。

市面上的血竭还有柬埔寨龙血树血竭、剑叶龙血树血竭等。

【性状鉴别】

1. 常规鉴别

（1）原装血竭：呈扁圆形、四方形或不定形，大小不等。表面铁黑色，断面有光泽或无光泽，粗糙，破碎面黑红色，研成粉末为血红色。气微，味淡。在水中不溶，在热水中软化。

（2）加工血竭：略呈圆方形或方砖形，表面暗红色，有光泽，被有红色粉末。底部圆平，有商标金印，上部圆尖肉包子状，表面有沟纹及因布包裹而留下的布纹。质硬而脆，断面光亮红褐色，研成粉末呈鲜艳的深红色。气微，味初淡而后渐咸。嚼之有砂砾感。在水中不溶，在热水中软化。用火燃之冒烟呛鼻。

以外表色黑似铁，研成粉红如血，火燃呛鼻者为佳。

2. 老药工经验

（1）取血竭样品少许，研成粉末置于玉扣纸上，纸下用微火烘之，血竭即熔化于纸上，若呈暗红色，对光照视为血红色而纸上无残留杂渣者，则为质优血竭；若对光照视为红中带黄或黑而暗者，则为质次血竭；若火烘后颜色变黑或呈灰状者，则含杂质较多。若有松香掺杂者，则易燃烧，有松香气。

（2）取血竭样品粉末少许，置试管中，加热熔化，即呈暗红色并有香气则为真品；若为伪品则无此气味。

（3）取血竭样品少许，置装有清水的玻璃杯中，振摇观察，若不溶解而浮于水面，水不染色即为真品，若水被染色即为掺杂品或伪品。

【显微鉴别】

（1）取本品粉末，置白纸上，用火隔纸烘烤即熔化，但无扩散的油迹，对光照视呈鲜艳的红色。以火燃烧则产生呛鼻的烟气。

（2）取本品粉末约0.5g，加乙醇10mL，密塞，振摇10分钟，滤过，滤液加稀盐酸5mL，混匀，析出棕黄色沉淀，放置后逐渐凝成棕黑色树脂状物。取树脂状物，用稀盐酸10mL分次充分洗涤，弃去洗液，加20%氢氧化钾溶液10mL，研磨，加三氯甲烷5mL，移至分液漏斗中，振摇，三氯甲烷层显红色，取三氯甲烷层作为供试品溶液。另取血竭对照药材，同法制成对照药材溶液。照薄层色谱法试验，吸取供试品溶解与对照药材溶液各10~20μL，分别点于同一硅胶G薄层板上，以三氯甲烷-甲醇（19:1）为展开剂，展开，取出，晾干。供试品色谱中，在与对照药材色谱相应的位置上，显相同的橙色斑点。

【规格等级】 商品分原装血竭与加工血竭两种规格。不分等级。

【炮　　制】 除去杂质，打成碎粒或研成细末。

【性味归经】 甘、咸，平。归心、肝经。

【功能主治】 活血止痛，散瘀生新，止血生肌。用于跌扑损伤，内伤瘀痛，瘀血作痛，心腹卒痛，外伤出血不止，金疮出血，疮疡久溃不收口。

【用法用量】 水煎服，1~3g，研末冲服，入丸散每次1~2g。外用：研末撒或入膏药用。

【主要成分】 主要成分是树脂类化合物：血竭素、血竭红素、血竭树脂鞣醇、血竭树脂烃、去甲基血竭红素、去甲基血竭素等。

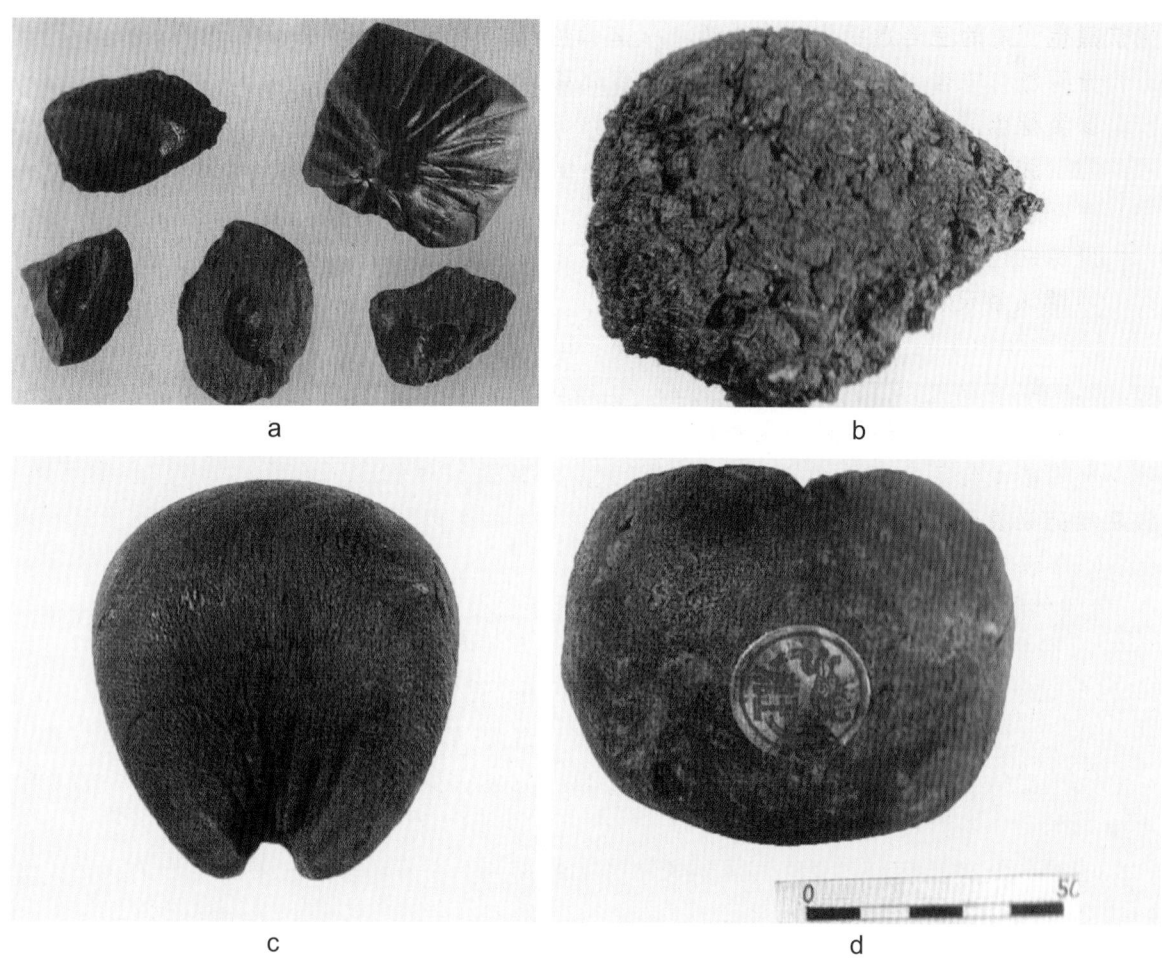

图 524　血竭

a.加工血竭（印度尼西亚产）　b.原装血竭　c.柬埔寨龙血树血竭　d.剑叶龙血树血竭

【药理作用】　①止血作用；②活血作用；③镇痛、抗炎作用；④抗菌作用；⑤伤口愈合作用；⑥抗肿瘤作用：对肿瘤细胞株 HL-60 有明显的抑制作用。

·没药《开宝本草》·
Moyao
MYRRHA
Myrrh

【来　　源】　为橄榄科植物没药树 *Commiphora myrrha* Engl. 或哈地丁树 *Balsamodendron molmol* Engl. 树干皮部渗出的树脂。前者称"天然没药"，后者称"胶质没药"。

【产　　地】　主产于非洲索马里、埃塞俄比亚、肯尼亚等国。以索马里出产的质优。

【采收加工】　在 11 月至次年 2 月或在 6~7 月采收，树脂多由树皮破裂处自然渗出，如经砍伤则由伤口渗出。初为黄白色液体，放置空气中逐渐变为黄棕色硬块。采收后，拣净树皮及杂质，晾干。

【性状鉴别】

（1）天然没药：呈不规则颗粒或黏结成团块状，大小不等。表面黄棕色或红棕色，间见紫黑色，有的呈半透明状，富油性，被有黄色粉尘。质坚而脆，破碎面不整齐，颗粒状。有特异香气，味苦、微辛。与水共研成黄色乳液，有黏性。

以黄棕色，破碎面微透明，显油润，香气浓，味苦，无杂质者为佳。

（2）胶质没药：呈不规则块状，多黏成大小不等的团块。表面深棕色或灰黑色，不透明，有油质光泽，质坚实或疏松，破碎面不整齐。有刺鼻辛辣气，味苦。有黏性。

以棕红色，破碎面显油润，辛辣气浓厚，味苦，无杂质为佳。

习惯认为天然没药质优于胶质没药。

【显微鉴别】

（1）取本品粉末 0.1g，加乙醚 3mL，振摇滤过，滤液置蒸发皿中，挥散乙醚，残留的黄色液体与溴水或硝酸接触，呈褐紫色。

（2）取本品颗粒，加香草醛盐酸试液数滴。天然没药立即染成红色，继而变为红紫色；胶质没药染成蓝色，继而变成蓝紫色。

（3）粉末遇硝酸呈紫色。

【规格等级】 商品分天然没药与胶质没药两种规格，不分等级。

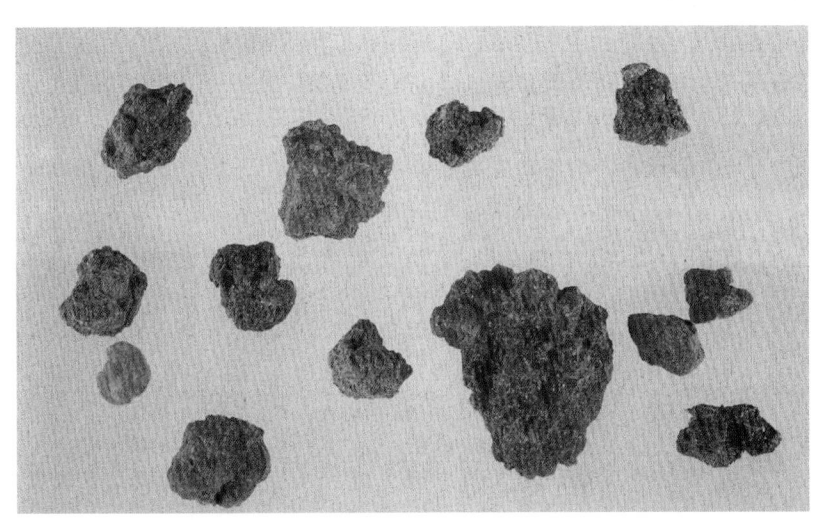

a

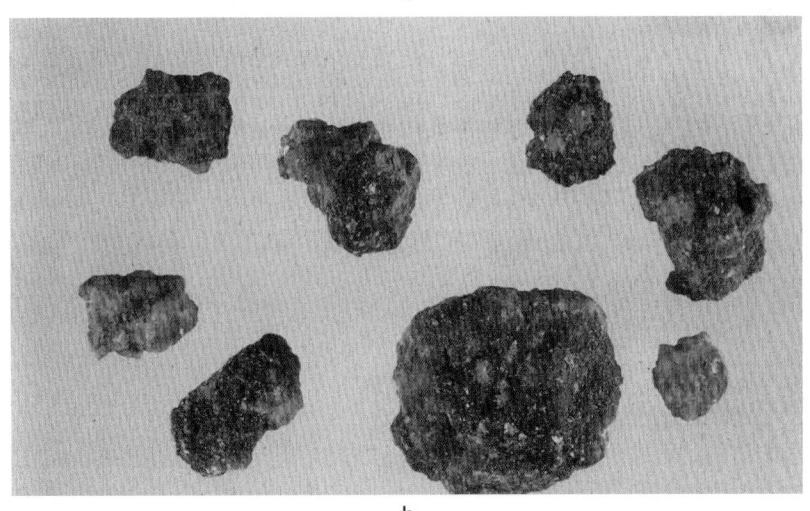

b

图 525　没药（索马里产）
a. 胶质没药　b. 天然没药

【炮　　制】

（1）生品：取原药拣除杂质，整理洁净，用时打碎。

（2）炒没药：取没药，捣成小块，置锅中用中火炒至黑褐色油亮并有没药香气逸出时取出，摊凉。

（3）醋没药：取没药，捣成小块，置锅中用中火炒至表面开始熔化时喷定量米醋，边喷边翻炒，至表面呈红棕色、油亮时取出，摊凉。每100kg没药用米醋5~10kg。

【炮制作用】　生品气味浓烈，对胃有一定刺激，容易引起呕吐。炒制后，能缓和其刺激性，便于服用。醋制后，可引药入肝，增强散瘀止痛、收敛生肌的作用，并可矫臭矫味，便于服用。

【性味归经】　苦、辛，平。归心、肝、脾经。

【功能主治】　活血止痛，消肿生肌。用于胸中瘀痛，心腹筋骨诸痛，痛经，经闭，癥瘕，跌打损伤，痈肿疮疡，肠痈，目赤肿痛，痔漏；降血脂。

【用法用量】　水煎服，3~9g；或入丸、散。外用：适量，研末调敷。

【主要成分】　主要成分有单萜、倍半萜、三萜、甾体、木脂素等：二氢焦莪术酮、泽泻萜醇E、愈创木烷二醇、柳杉二醇、环阿尔廷-24-烯-1α, 2α, 3β-三醇、29-降羊毛脂-8, 24-二烯-1α, 2α, 3β-三醇等。

【药理作用】　①抗菌消炎作用；②活血作用；③止痛作用；④神经保护作用。

· 苏合香《名医别录》·
Suhexiang
STYRAX
Storax

【来　　源】　为金缕梅科植物苏合香树 *Liquidambar orientalis* Mill. 的树干渗出的树脂，经加工制成半流体的浓稠液体。

【产　　地】　原产于伊朗、土耳其、索马里、印度等国。我国广西已有栽培。

【采收加工】　初夏将树皮砍伤或割破深达木部，使产生香树脂，渗入树皮内。于秋季剥下树皮，榨取香树脂，残渣加水煮后再压榨，榨出的香树脂，即为普通苏合香。再将其溶解于酒精中，过滤，滤液回收酒精，则成为精制苏合香。

【性状鉴别】　本品为半流动性浓稠膏状，灰黄色或土黄色，半透明，质黏稠，用竹片挑起呈丝状，入水则沉但不溶于水，溶于酒精。取少许用火点燃产生轻微爆裂声。气芳香，味淡微辛。

本品在90%乙醇、二硫化碳、三氯甲烷或冰醋酸中溶解，在乙醚中微溶。本品总香脂酸含量以桂皮酸计算，不得少于28.5%。酸值应为52~76。皂化值应为160~190。

以质浓稠，半透明，气香浓者为佳。

【显微鉴别】

（1）取本品1g与细砂3g混合后，置试管中，加高锰酸钾试液5mL，微热，即产生显著的苯甲醛香气。

（2）取本品1g，加乙醚10mL溶解，上清液作为供试品溶液。另取桂皮醛和肉桂酸对照品，分别加乙醚制成每1mL含1mg的溶液，作为对照品溶液。照薄层色谱法试验，吸取上述供试品溶液2μL，对照品溶液各1μL，分别点于同一以羧甲基纤维素钠为黏合剂的硅胶 G 薄层板上，以石油醚（30~60℃）-正己烷-甲酸乙酯-甲酸（10：30：15：1）为展开剂，在 10~15℃ 展开，取出，晾干，置紫外光灯（254nm）下检视。供试品色谱中，在与对照色谱相应的位置上，显相同颜色的斑点。

【规格等级】统货，不分等。以棕黄色至暗棕色，半透明、无杂质者为佳。

【性味归经】辛，温。归心、脾经。

【功能主治】开窍，辟秽，止痛，豁痰。用于中风痰厥，猝然昏倒，胸痹心痛，心绞痛，胸腹冷痛，惊痫等。外用于疥癣，冻疮。

【用法用量】0.3~1g，宜入丸散剂服，一般不入煎剂。

【加工炮制】取原药整理洁净入药。

【主要成分】苏合香含树脂约 36%，水分 14%~21%，其余为油状液体。树脂由树脂酯类及树脂酸类组成，前者为树脂醇类与芳香酸结合而成的酯类，后者主要为齐墩果酮酸和 3-表-齐墩果酮酸。油状液体大多由芳香族化合物和萜类化合物组成，芳香族化合物主要为桂皮酸及其酯类，萜类主要为单萜及倍半萜类。此外，苏合香尚含有部分不饱和脂肪酸如亚油酸等。

【药理作用】①对中枢神经的作用：既能对抗苦味酸的中枢兴奋作用，又能缩短戊巴比妥钠所致小鼠的睡眠时间，表现为既兴奋又抑制的双向调节作用；②对心血管的作用：能扩张冠脉，增加冠脉血流量，降低心肌耗氧量，减慢心率；③抗血小板聚集作用；④抗菌消炎作用。

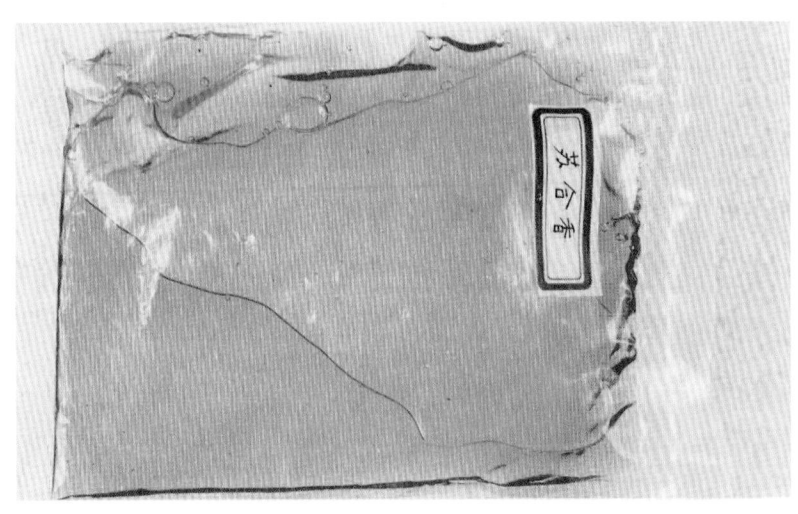

图 526　苏合香

· 阿魏《唐本草》·
Awei
FERULAE RESINA
Sinkiang Giantfennel or Fukan Giantfennel Resin

【来　　源】为伞形科植物新疆阿魏 *Ferula sinkiangensis* K.M.Shen 或阜康阿魏 *Ferula fukanensis* K.M.Shen 的树脂。前者为国产阿魏，后者为进口阿魏。

【产　　地】国产阿魏主产于新疆伊犁、塔城、昌吉州、克孜勒苏州，进口阿魏主产于伊朗、阿富汗、俄罗斯等国。

【采收加工】春末夏初在阿魏树主干上斜割出伤口，数日后当树皮渗出乳白色树脂时用竹片或瓷片刮下收集，装入桶内密封，防止散味。

【性状鉴别】

（1）国产阿魏：为凝固的树脂状灰白色至棕黄色。新鲜品软而黏稠，干后则硬固似白蜡。质轻。断面稍现空隙。加热变软，加水研磨则成白色乳状液。有强烈而持久的大蒜臭气，味微辣而苦。

（2）进口阿魏：呈不规则片状团块或胶质状。表面颜色深浅不一，由浅棕色、红棕色、深棕色相间而成，无光泽，新鲜切口颜色较浅，久置后色渐深，加水研磨成白色乳状液，沉淀物粉红色。脂膏状者黏稠，灰白色。具有强烈而持久的蒜样特异臭气，味辛辣。

以纯净，无杂质，大蒜气浓烈持久，断面乳白色者为佳。

【显微鉴别】

（1）取本品少量，加硫酸数滴使溶解，显黄棕色到红棕色，再滴加氨试液使呈碱性，

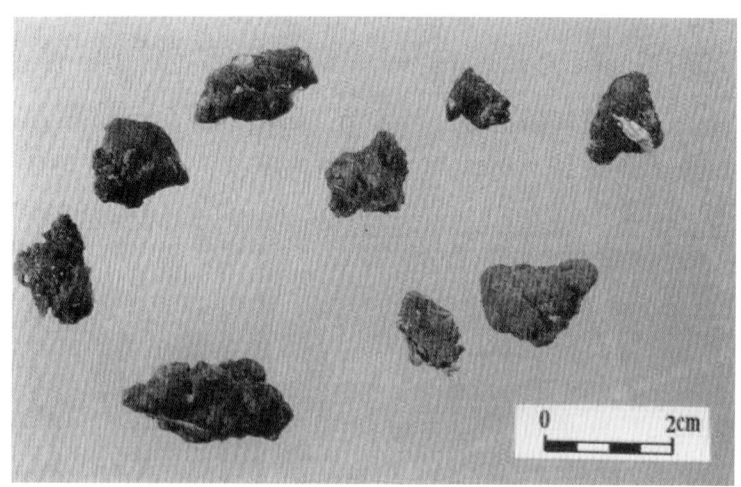

a

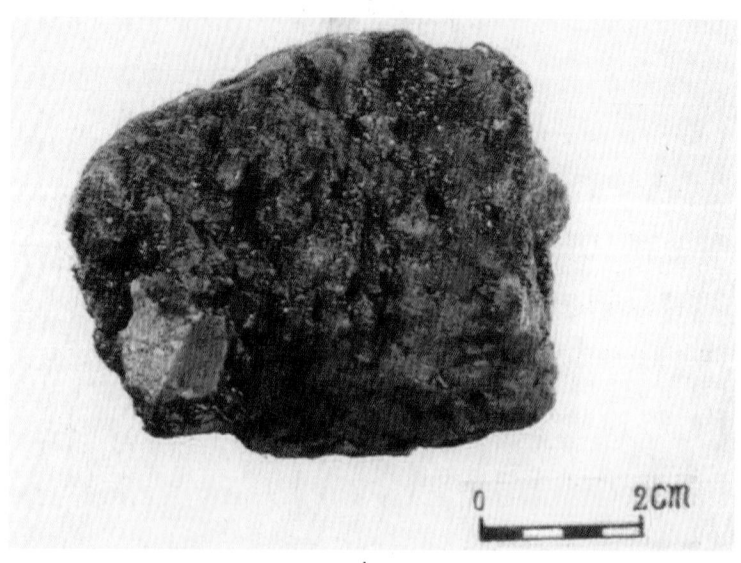

b

图 527　阿魏

a. 新疆阿魏（新疆产）　b. 进口阿魏

置紫外光灯（365nm）下观察，显亮天蓝色荧光。

（2）取本品少量，加盐酸 0.5mL，煮沸，显淡黄棕色或淡紫红色，再加间苯三酚少量，颜色变浅，继续煮沸，变为紫褐色。

（3）取本品块状者切断，在新鲜切面上滴加硝酸 1 滴，由草绿色渐变为黄棕色。

（4）取本品 0.2g，置 10mL 刻度试管中，加无水乙醇至刻度，用玻棒捣碎，浸渍 30 分钟，滤过，取滤液 0.2mL，置 50mL 量瓶中，加无水乙醇至刻度，摇匀。照分光光度法测定，在 323nm 的波长处应有最大吸收。

【规格等级】 桶装。应无杂质。以大蒜样气味强烈，断面有沙样孔隙者为佳。

【炮　　制】

（1）净阿魏：取原药拣去杂质，切成小块。

（2）炒阿魏：取阿魏，切成小块，置锅内，用文火炒至无烟为度，取出，放凉。用时捣碎。

【炮制作用】 炒制后可减少蒜臭气，缓和药性。

【性味归经】 苦、辛，温。归肝、脾、胃经。

【功能主治】 消积，散痞，杀虫。用于肉食积滞，瘀血癥瘕，腹中痞块，肝脾肿大，脘腹冷痛，痢疾，疟疾，虫积腹痛等。

【用法用量】 1~1.5g。多入丸散或外用膏药。一般不入煎剂。

【主要成分】 主要含有树脂、树胶、挥发油、多糖等：顺反仲丁基-1-丙烯基二硫化物、阿魏酸酯、阿魏酸等。

【药理作用】 ①抗过敏作用；②抗炎和免疫抑制作用；③抑制胃肠蠕动作用；④抗氧化作用；⑤抑菌作用。

·乳香《名医别录》·
Ruxiang
OLIBANUM
Olibanum

本品因产地不同分为索马里乳香和埃塞俄比亚乳香两种规格。

【来　　源】 为橄榄科植物卡氏乳香树 *Boswellia carterii* Birdw. 或鲍达乳香树 *Boswellia bhaw-dajiana* Birdw. 及其同属他种植物的树皮渗出的干燥树脂。

【产　　地】 主产于索马里、埃塞俄比亚、土耳其、利比亚、苏丹、埃及等国。

【采收加工】 全年均可采割。不同地方采收加工方法略有不同。

索马里乳香：采收时将树干的皮部由下而上顺序切伤，并开小沟，使树脂由伤口渗出流入沟中，数天后凝成干硬固体，即可从树上采集；也有落于地面收集，此法乳香易黏附有砂土，则品质较次。

埃塞俄比亚乳香：在树干距离地面 1~1.5m 的向阳面用刀割去皮部，伤口直径 10~15cm，树脂即从伤口处渐渐渗出，初为乳白色黏稠液体，经两周左右的风吹日晒，则逐渐凝固干硬。形成滴乳状颗粒或粘合成大小不规则的团块，然后用刀从树上刮下即为统货乳香。在割取乳香的同时再割伤另一处树皮，以便下次采收。一般是每两周割收一次。直接从树上收取的乳香质量较好。若落地后拣起来的则因黏有砂、石、树枝、树叶等物质，质量较差。

【性状鉴别】

（1）索马里乳香：呈长卵形滴乳状，类圆形颗粒或粘合成大小不等不规则块状物。长达 2cm（称"乳香珠"）或 5cm（称"原乳"）。表面黄白色，粘合成的不规则块状物，有的显棕黄色或棕红色，半透明，外表被有黄白色粉尘。常温时质脆，微热时可互相粘连，破碎面有玻璃样光泽。具特异的香气，味微苦。嚼之初散成砂粒状，但无砂石感，继之软化成乳白色胶块，黏附牙齿，唾液成乳汁状。微有香辣感。

以乳头状，淡黄色，断面半透明，气香浓，无杂质者为佳。

（2）埃塞俄比亚乳香：呈长卵形滴乳状或粘合成不规则大小不等块状物。长达 2cm（乳香珠）或 5cm（原乳香）。表面不平或有细小颗粒，呈淡黄白色或淡黄绿色，久存则变黄色。常温时质脆，遇热则软化，破碎面有蜡样光泽。具柠檬样香气，味微苦。嚼之软化黏附牙齿，呈乳白色胶块。

以乳头状，淡黄色，半透明，气香浓，无杂质者为佳。

【显微鉴别】

（1）本品粉末可见许多不规则的晶形块片，大小不等，块状者有立体感，边缘不整齐，但棱角明显；片状者边缘常呈缺刻状，不整齐。二者皆半透明或微显淡黄色，有光泽。许

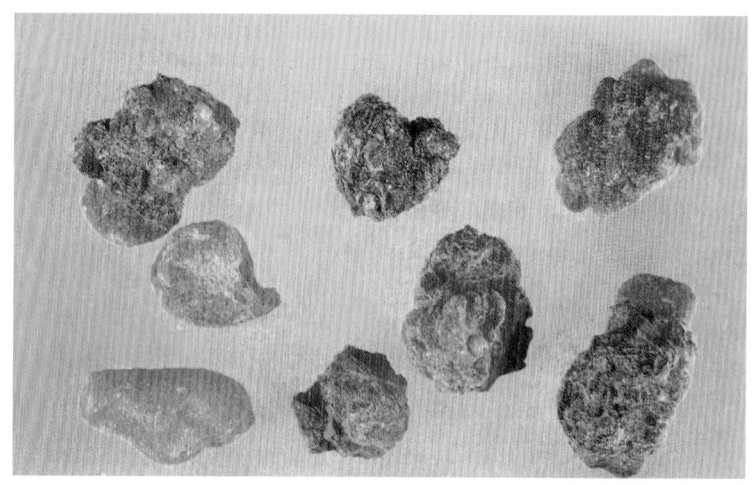

a

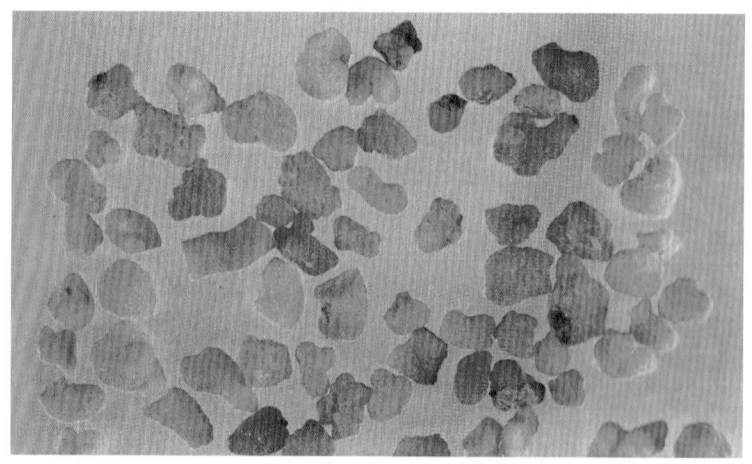

b

图 528　乳香（索马里产）

a. 乳香　b. 乳香珠

多颗粒状或类圆球形的小团块，直径数微米，不甚透明，常集聚成团或包围着大型的透明晶块。

（2）薄层色谱：取粉末适量，加 3 倍量水，加热蒸馏 4 小时。取挥发油点于硅胶薄层板上，以石油醚为展开剂，展开后，用 5% 香荚兰醛的浓盐酸显色，斑点呈紫红色。

【规格等级】商品分索马里乳香和埃塞俄比亚乳香两种规格。以前分 1 号珠、2 号珠、3 号珠、头乳珠、上乳珠及统货等规格，现多为统货。不分等级。

【炮　　制】

（1）乳香：取原药拣除杂质，整理洁净，用时打碎。

（2）炒乳香：取原药材，捣成碎块，置锅内，用中火炒至表面熔化时取出，摊凉。

（3）醋乳香：取原药材，捣成碎块，置锅内用中火炒至表面微熔时喷淋定量米醋，边喷边翻炒至表面油亮时取出，摊凉。每 100kg 乳香用米醋 5~10kg。

【炮制作用】乳香对胃有一定的刺激性，炒制能缓和刺激性，便于服用。醋炒制后可增强活血止痛、收敛生肌的作用，并可矫味，便于服用。

【性味归经】辛、苦，温。归心、肝、脾经。

【功能主治】活血行气，通经止痛，消肿生肌。用于气血凝滞，胸痹心痛，胃脘疼痛，风湿痹痛，经闭痛经，产后瘀血刺痛，跌打损伤，筋脉拘挛，痈疽肿痛，肠痈，疮溃不敛。

【用法用量】水煎服，3~9g；或入丸、散。外用：适量，研末调敷。

【主要成分】主要含有 α-乳香酸、β-乳香酸、乙酰基-α-榄香醇酸、西柏烯、西柏烯 C、西柏烯 A 等。

【药理作用】①抗菌、抗炎作用；②抗肿瘤作用：通过抗肿瘤细胞增殖、分化诱导作用和使细胞凋亡等途径发挥其抗肿瘤作用；③抗溃疡作用。

· 枫香脂《唐本草》·
Fengxiangzhi
LIQUIDAMBARIS RESINA
Beautiful Sweetgum Resin

【来　　源】为金缕梅科植物枫香树 *Liquidambar formosana* Hance. 的干燥树脂。

【产　　地】主产于浙江、江苏、安徽、湖北、江西、福建、云南、山西、陕西、内蒙古等省、自治区。

【采收加工】3~11 月采收。选 20 年以上大树，在"立秋"前凿开枫香树外皮，从树根起每隔 20cm 交错凿开一个 6~16cm 的洞口、深至木质部。到立冬前后和翌年春季，把洞口流集的树脂收集起来，放通风干燥处阴干（有的地方每公斤树脂加石灰粉 5~6kg 拌匀，让其干燥，干后树脂色黄亮，后除去石灰）。

【性状鉴别】呈大小不一的椭圆形或圆球形颗粒或不规则块状，淡黄色至黄棕色，半透明或不透明。质松脆，易碎，断面有玻璃样光泽。气清香，燃烧时更浓香，味淡。

【显微鉴别】

（1）取本品少量，用微火灼烧，有多烟火焰，具特异香气。

（2）取本品约 50mg，置试管中，加四氯化碳 5mL，振摇使溶解，沿管壁加硫酸 2mL，两液接界处显红色环。

（3）取本品约 0.2g，加四氯化碳 5mL，振摇使成混悬液，加硝酸 3mL，轻轻摇匀，待分层，上层液显淡红色至红橙色。

【规格等级】统货。以粒大或块大、质脆、半透明、无杂质者为佳。

【炮　　制】取原药整理洁净入药。

【性味归经】辛、微苦，平。归脾、肺、肝经。

【功能主治】活血止痛，解毒生肌，凉血止血。用于跌仆损伤，外伤出血，痈疽，疮疹，瘰疬，齿痛，痹痛，瘫痪，吐血，衄血，咯血，皮肤皲裂。

【用法用量】水煎服，3~6g；一般入丸、散剂。外用：适量，研末撒或调敷或制膏摊贴，亦可制成熏烟药。

【主要成分】主要成分是挥发油类物质：2,6,6-三甲基双环[3.1.1]庚-2-烯、蒎烯和莰烯、β-月桂烯、脱氢松香酸、松香酸等。

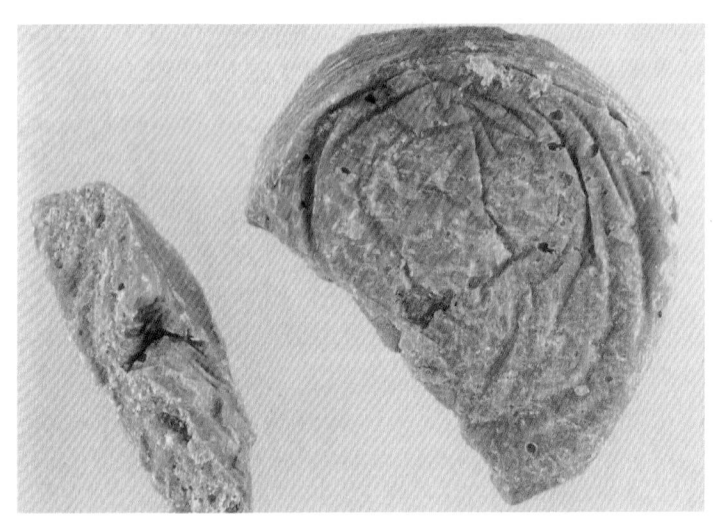

图 529　枫香脂（云南产）

【药理作用】①抗血栓作用；②耐缺氧作用；③镇痛作用；④抗心律失常作用。

· 青黛《开宝本草》·
Qingdai
INDIGO NATURALIS
Natural Indigo

【来　　源】为爵床科植物马蓝 *Baphicacanthus cusia*（Nees）Bremek.、蓼科植物蓼蓝 *Polygonum tinctorium* Ait. 或十字花科植物菘蓝 *Isatis indigotica* Fort. 的叶或茎叶在加工靛蓝时产生的副产品，干燥色素粉末或团块。

【产　　地】主产于福建、河南、江西、浙江、广东等省。习惯认为福建产者质佳。

【采收加工】夏、秋季割取新鲜茎叶，置大水池或大水缸内，用石头压紧不让浮起，注入清水过面 3~5cm，浸 2~3 昼夜，至叶腐烂，枝条脱皮时，捞起残渣，每 100kg 鲜枝叶加入石灰粉 3~4kg（先将石灰用适量清水溶化，滤去渣），充分搅拌至浸液由乌绿色变为紫蓝色，产生大量泡沫时，捞起液面漂浮的泡沫，晒干，研成细粉，过 80 目筛，即为青黛。每 100kg 鲜茎叶可加工出青黛 200~300g，靛蓝 20kg。

【性状鉴别】 为深灰蓝色至蓝色极细粉末，体轻，易飞扬，或呈不规则多孔性的团块，用手捻搓即成细末。在放大镜下观察呈松散的小绒球状，手捻之光滑无粗糙感，不染指。投入水中浮于水面，火烧时产生由蓝色渐转为紫红色烟雾，并发出特异的靛臭味。气微异臭，味淡或微咸。

以粉细，质轻，灰蓝色，无杂质者为佳。

【显微鉴别】

（1）取本品少量，用微火灼烧，有紫红色的烟雾产生。

（2）取本品少量，滴加硝酸，产生气泡并显棕红色或黄棕色。

（3）取本品50mg，加三氯甲烷5mL充分搅拌，滤过，作为供试品溶液。另取靛蓝和靛玉红对照品，加三氯甲烷制成每1mL含1mg的混合溶液，作为对照品溶液。照薄层色谱法试验，吸取上述两种溶液各5~10μL，分别点于同一硅胶G薄层板上，以苯-三氯仿甲烷-丙酮（5：4：1）为展开剂，展开，取出，晾干。供试品色谱中，在与对照品色谱相应的位置上，显相同的蓝色和浅紫红色的斑点。

【规格等级】 统货。以体轻，粉细，灰蓝色，无杂质为佳。

有的地区以靛蓝作青黛使用，或在青黛内掺入多量的靛蓝。因含石灰过多可致青黛品质降低或低劣。

【炮　　制】 原药入药。

【性味归经】 咸，寒。归肝、肺、胃经。

【功能主治】 清热解毒，凉血消斑，泻火定惊。用于温毒发斑，血热吐衄，胸痛咳血，喉痹，小儿惊痫等。外用治腮腺炎，口疮，湿疹，丹毒，黄水疮。

【用法用量】 1.5~3g，宜入丸散用。外用适量。

【主要成分】 抗癌活性成分：靛玉红、靛蓝。无机成分$CaCO_3$、SiO_2等。

【药理作用】 ①抗菌作用；②抗炎、镇痛作用；③抗肿瘤作用：青黛及靛玉红对治疗慢性粒细胞白血病有效，靛玉红对大鼠W_{256}实体瘤和小鼠Lewis肺癌、乳腺癌有一定的抑制作用；④护肝作用；⑤对免疫功能的影响：对小鼠腹腔巨噬细胞吞噬功能有一定的促进作用。

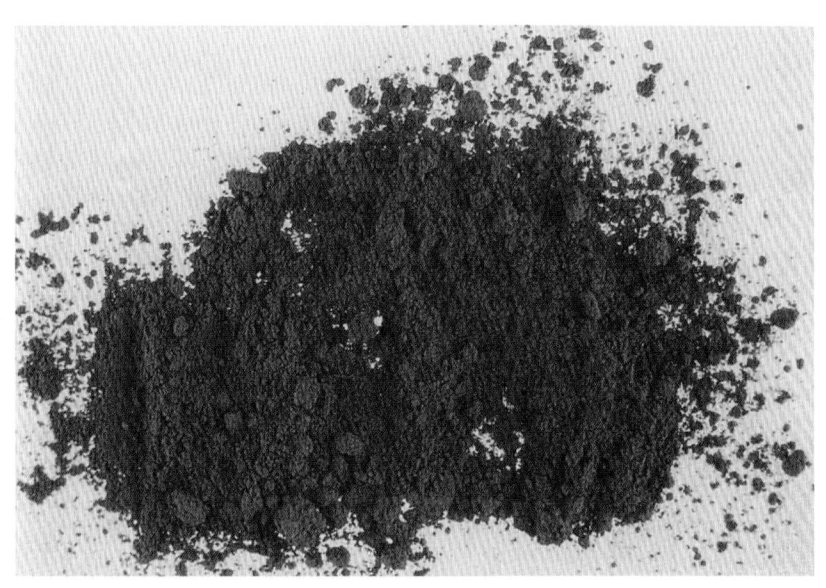

图530　青黛（河南产）

·藤黄《海药本草》·
Tenghuang
GARCINIAE RESINA
Gamboge Tree Resin

【来　　源】 为藤黄科植物藤黄 *Garcinia morella*（Gaetn.）Desr. 的胶质树脂。

【产　　地】 主产于泰国、越南、柬埔寨、斯里兰卡、尼泊尔、印度尼西亚、印度等国。

【采收加工】 在开花前，在离地约 30cm 处将茎干皮部割螺旋状的小沟，在小沟下端装上竹筒，接收树皮渗出的树脂，收集树脂加热蒸干，破开竹筒取出树脂，即为藤黄。

【性状鉴别】 呈圆柱状或不规则的块状物，直径 3~5cm，显橙红色或橙黄色，外被黄绿色粉霜，有纵条纹。质脆易碎，断面平滑，呈贝壳状或有空腔，具黄褐色而带蜡样的光泽。与水研磨则成黄色乳状。投入火中能燃烧。气微，味淡、微辛辣。

以圆柱形，蜡质样橙红色者为佳。

【规格等级】 商品为统货。

【炮　　制】

（1）净藤黄：取原药拣除杂质，打碎或研末。

（2）制藤黄：取定量豆腐块（每块 1.5~2.5kg），放于大盘内，中间挖一不透底的方槽，将净藤黄粉末置于其中，上盖一层豆腐，放笼屉中用武火蒸 3 小时至藤黄全部溶化，取出冷却，除去豆腐，晒干。

【炮制作用】 豆腐制后使毒性降低，可供内服。

【性味归经】 酸、涩、凉。有大毒。归胃，大肠经。

【功能主治】 消肿止痛，排脓，散瘀解毒，祛腐敛疮，止血，杀虫。用于痈疽肿毒，溃疡，湿疮，肿瘤，顽癣，跌打肿痛，创伤出血及烫伤。

【用法用量】 本品有大毒，应遵医嘱。炮制后入丸散，内服：0.03~0.06g，外用：适量，研末调敷，磨汁涂或熬膏涂。

【主要成分】 主要含有藤黄酸、新藤黄酸、藤黄吉酸、去氧桑藤黄素等。

【药理作用】 ①抗炎作用；②抗微生物作用；③抗肿瘤作用：藤黄酸对体外培养人宫颈癌 Hela 细胞及体内小鼠腹水肝癌细胞均有抑制作用。

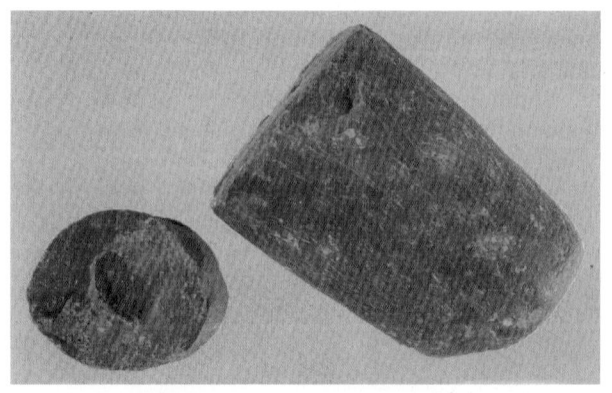

图 531　藤黄（印度产）

第九章 动 物 类

· 九香虫《本草纲目》·
Jiuxiangchong
ASPONGOPUS
Stink-bug

【来　　源】 为蝽科昆虫九香虫 *Aspongopus chinensis* Dallas 的干燥全体。

【产　　地】 主产于贵州织金、道真、仁怀、桐梓、习水、大方、石阡等地以及湖北、云南、安徽、广东、台湾等省。以贵州织金、道真所产质佳。

【采收加工】 冬季至次年惊蛰前捕捉，装入布袋里，用酒闷死或放在沸水中烫死，取出，用微火烘干。

【性状鉴别】 略呈六角状扁椭圆形，长 1.6~2.0cm，宽约 1cm。背部棕褐色至棕黑色，有光泽。头部较小，与胸部略呈三角形，有突出的小眼 1 对，触角多已脱落。有膜质翅 2 对紧贴背部，被金色短毛，闪光带蓝色，除去膜质翅呈橙红色。胸部有足 3 对，多已脱落。腹部色较浅，显油润，有环节，每节近边缘处有突起的小点。质脆，易折断，断面内含有浅棕色油质样的粉状物。气特异，味微咸。

以个均匀，完整，棕褐色，有油性发亮者为佳。

【规格等级】 统货。应完整不碎，无杂质、霉变。

【炮　　制】

（1）净九香虫：取原药除杂质。

（2）炒九香虫：取净九香虫，用文火炒至微有焦斑、有香气时取出，筛去灰屑，整理洁净。

（3）酒制九香虫：取净九香虫，每 100kg 用 10kg 黄酒喷洒，拌匀，待酒吸尽，置锅内用文火炒至微有焦斑、有香气时，取出，晾干。

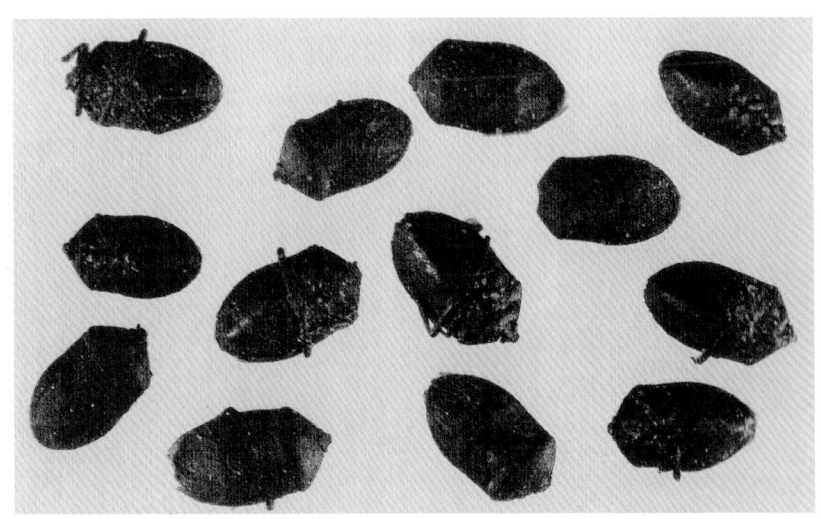

图 532　九香虫（贵州产）

【炮制作用】 酒制有增强理气止痛，助阳的作用，同时有矫味的作用，便于服用。

【性味归经】 咸，温。归肝、脾、肾经。

【功能主治】 理气止痛，温中助阳，解毒。用于胸部痞满，脾肾亏损，胸膈气滞作痛，胃寒胀痛，食后胀闷，肝胃气痛，脾虚泄泻，肾虚阳痿，尿频，腰膝酸痛等。

【用法用量】 3~9g，水煎服。或泡酒服。

【主要成分】 主要含有脂肪油、蛋白质、甲壳质、维生素、尿嘧啶、黄嘌呤、次黄嘌呤，以及 Mg、Mn、Fe、Cu、Zn 等微量元素。脂肪油：为油酸、亚油酸、软脂酸、软脂油酸和硬脂酸等。

【药理作用】 ①抗菌作用：对金黄色葡萄球菌、伤寒杆菌、甲型副伤寒杆菌、福氏痢疾杆菌等有抑制作用；②抗肿瘤、抗癌作用：广安门医院孙桂芝教授将九香虫与鼠妇药对配伍有较好的抗肿瘤作用，对胃癌、肺癌及肺部转移瘤有抑制作用，九香虫含药血清可诱导人结肠癌细胞 SW480 凋亡，并影响凋亡相关因子 p53、FADD 的表达，从而达到抗肿瘤作用；③镇痛作用：九香虫水煎液有较强的纤溶作用和镇痛作用。

· 土鳖虫《神农本草经》·
Tubiechong

商品又称土元，按来源不同分为地鳖、冀地鳖和金边地鳖三个品别。商品分别称为苏土鳖、汉土鳖、金边土鳖。

· 苏土鳖　汉土鳖·
Suntubie　Hantubie
EUPOLYPHAGA SEU STELEOPHAGA
Ground Beetle Whole Female Insect

【来　　源】 为鳖蠊科昆虫地鳖 *Eupolyphaga sinensis* Walker 或冀地鳖 *Steleophaga plancyi*（Boleny）的干燥雌虫。前者商品习称"苏土鳖"，后者商品习称"汉土鳖"。

【产　　地】 苏土鳖主产于江苏苏州、南通，浙江杭州、海宁，以及河南、湖北等地。汉土鳖主产于湖北襄阳，河南信阳，山东潍坊，河北等地。

【采收加工】 野生土鳖 6~7 月为旺捕期，将炒麦麸撒于其出没的地上诱捕或晚上用灯光诱捕，捕捉后将虫体用开水烫死，晒干，或用中火焙干。

人工饲养土鳖一般在产卵后进入冬眠期时筛选合格雌虫（雄虫体小扁薄有翅，不作药用）用开水烫死后晒干，或用中火焙干。也有用清水洗净，再用盐水煮，晒干或烘干。

【性状鉴别】

（1）苏土鳖：全体呈扁卵圆形，如鳖状，长 1.3~3.0cm，宽 1.2~2.4cm。头端较狭，腹部较宽。背部隆起，呈甲壳状，前盖板与腹盖板 9 个横节覆瓦状排列，无翅，棕色或紫黑色，稍有光泽。腹部稍凸，有弯曲的横环，棕黄色或红棕色，有光泽。胸部有足 3 对，弯曲，具细毛和刺，残缺不全。头较小，见于前盖板下，棕黑色，有丝状触角 1 对，多已脱落。质松脆，易碎，腹内含灰绿色或褐色物质。气腥臭，味微咸。

（2）汉土鳖：性状与苏土鳖基本相同。唯体较大，长 2.2~3.7cm，宽 1.5~2.5cm。背部黑褐色，稍有光泽，背甲周边有黄棕色斑块，每节覆盖板的斑块上多有一黑色小点等。

均以完整、不碎、大小均匀，显油润，有光泽者为佳。

【显微鉴别】地鳖粉末灰棕色。体壁碎片深棕色或黄色，表面有不规则纹理，其上着生短粗或细长刚毛，常可见刚毛脱落后的圆形毛窝，直径 5~32μm；刚毛棕黄色或黄色，先端锐尖或钝圆，长 12~270μm，直径 10~32μm，有的具纵直纹理。横纹肌纤维无色或淡黄色，常碎断，有细密横纹，平直或呈微波状，明带较暗带为宽。

【规格等级】统货。以虫体完整，均匀，体肥，棕色或紫黑色，身干，无杂质、虫蛀者为佳。

传统认为苏土鳖质优于汉土鳖。

【炮　制】

（1）净土鳖：除净杂质，整理洁净入药。

（2）炒土鳖：取净土鳖，用文火炒至微黄色现香气时，取出，放凉。

【炮制作用】炒制有矫味、便于服用的作用。

【性味归经】咸，寒。有小毒。归肝经。

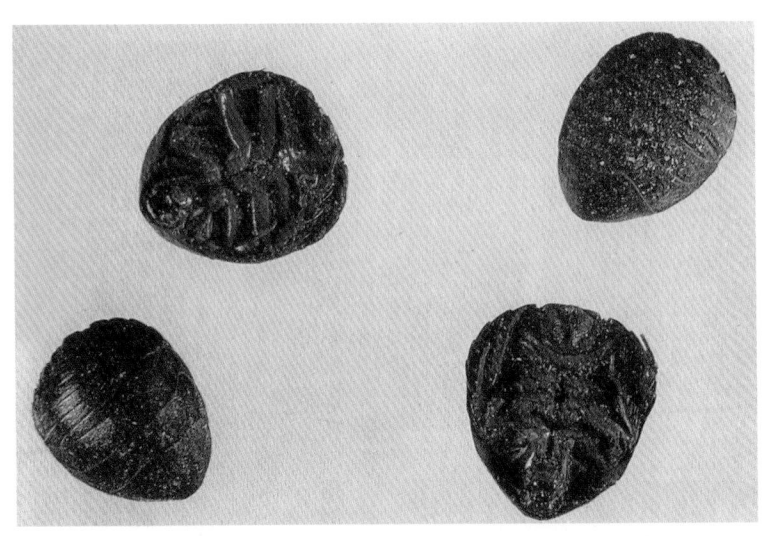

a

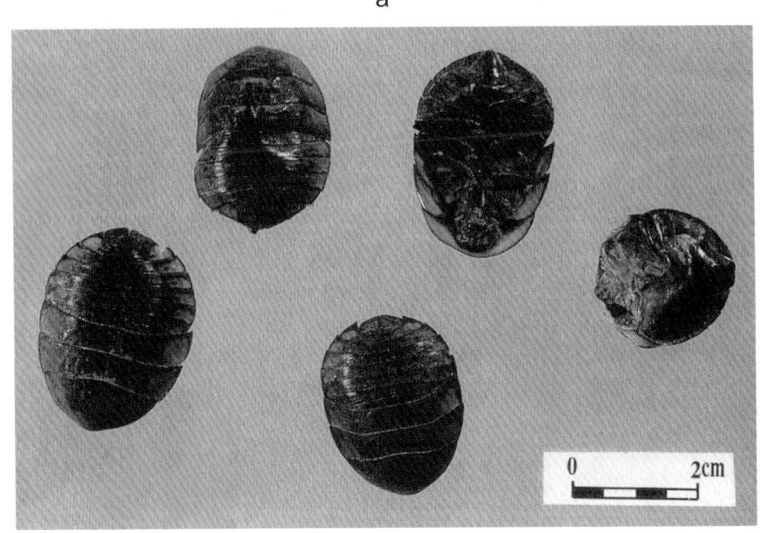

b

图 533　土鳖虫

a.苏土鳖（江苏产）　b.汉土鳖（河北产）

【功能主治】 破瘀血，续筋骨，止痛。用于跌打损伤，筋伤骨折，产后瘀阻腹痛，血瘀闭经、痛经，癥瘕痞块。

【用法用量】 遵医嘱。3~10g，水煎服。

【主要成分】 主要含有蛋白质、氨基酸、不饱和脂肪酸、微量元素、生物碱和脂溶性维生素等。

【药理作用】 ①抗凝血和抗血栓作用；②抑制血管生成及抗肿瘤活性；③镇痛作用；④治疗骨折创伤；⑤抗突变作用。

·金边土鳖·
Jinbiantubie
OPISTHOPLATIA
Oriental Opisthopla Whole Insect

【来　　源】 为姬蠊科昆虫金边土鳖 *Opistho platia orientalis* Burm. 的干燥雌雄两性虫体。

【产　　地】 主产于广东南澳、珠海、阳江、惠阳、蕉岭、五华、翁源、大埔、饶平，福建漳州、龙海、漳浦，广西的钦州、合浦等地。

【采收加工】 5~8月捕捉，将炒麦麸撒于其出没的地上诱捕或晚上用灯光诱捕，捕捉后将虫体用开水烫死后晒干或中火焙干。也有用清水洗净，再用盐水煮，待腹部已瘪时捞出，晒干或焙干。

【性状鉴别】 本品呈长卵圆形而扁薄，长 3.0~3.5cm。滑溜而有光泽，背面黑褐色，边缘有黄色狭边（习称"金边"），呈甲壳状，有 10 个横节，覆瓦状排列。第一节较宽，长约 1cm，以下 9 节边缘为红色，每节均有锯齿，第二、三节的两侧各有一对特异的翅状物。腹部红棕色，有光泽，足 3 对生于胸部。体轻，质脆，腹内有灰色物。气腥臭，味微咸。

以个大，完整不破碎，具"金边"者为佳。

【规格等级】 统货。以个大，完整，有光泽，"金边"明显，无霉变，洁净者为佳。

【炮　　制】 同苏土鳖。

【炮制作用】 同苏土鳖。

【性味归经】 同苏土鳖。

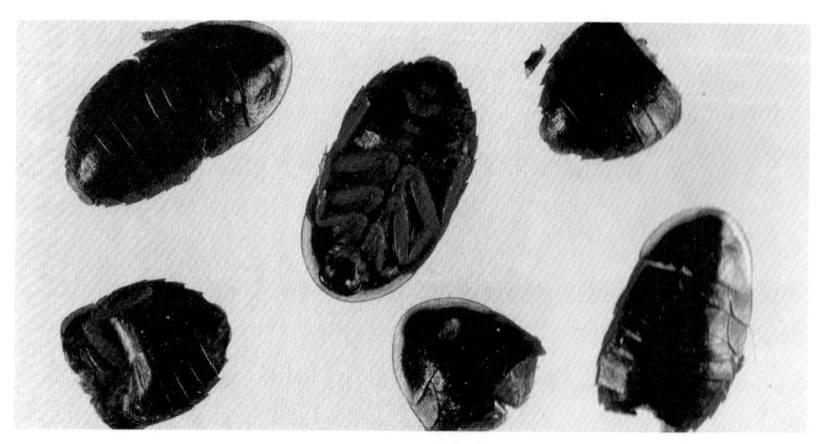

图 534　金边土鳖（广东产）

【功能主治】同苏土鳖。

【用法用量】同苏土鳖。

【主要成分】主要含有生物碱、氨基酸、蛋白质、有机酸、酚类、糖类、油脂、香豆素和萜内酯等。

【药理作用】同苏土鳖。

·山羊血《本草汇言》·
Shanyangxue
CAPRINUS SANGUIS
Goat Blood

【来　　源】为牛科动物山羊 *Capra hircus* Linnaeus 的干燥鲜血。

【产　　地】主产于四川、西藏、广西、云南、黑龙江、吉林、辽宁、河北、内蒙古、山西、陕西等地。

【采收加工】取山羊鲜血。趁鲜置浅瓷盆内晒干烘干，取出，切成小块。或将鲜血灌于刮净油脂的羊肠内，扎成 3~4cm 长的小节，晒干或烘干，取出。

【性状鉴别】呈块状或片状，黑褐色或深紫色，稍现光泽。体轻，气腥，味微咸。

【规格等级】统货。

【性味归经】咸，温。归心，肝经。

【功能主治】活血散瘀，通络，解毒。用于跌打损伤，筋骨疼痛，吐血衄血，便血尿血，外疡痈肿等。

【用法用量】1~3g，研粉冲服，或入丸散。

【主要成分】主要成分为多种蛋白质，尚含少量脂类（磷脂和胆甾醇）、葡萄糖及无机盐等。蛋白质主要是血红蛋白，其次是血清白蛋白、血清球蛋白和少量纤维蛋白等。

【药理作用】①抗炎作用；②镇痛作用；③活血散瘀作用。

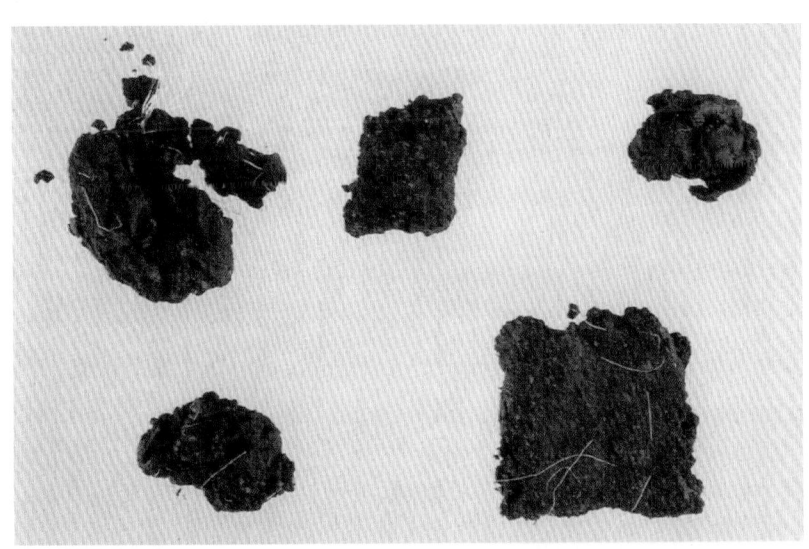

图 535　山羊血（四川产）

· 马宝《饮片新参》·
Mabao
EQUI CALCULUS
Horse Bezoar

【来　　源】　为马科动物马 *Equus caballus orientalis* Noack. 胃肠中的结石。

【产　　地】　主产于西藏、内蒙古、新疆、甘肃、河北、黑龙江、吉林、辽宁、云南、贵州等地。以西藏产者质佳。

【采收加工】　全年可采。宰马时，肠胃中有结石者，取出，洗净，晒干。

【性状鉴别】　呈椭圆形或不规则团块状，大小不等，小如豆粒，大如中型西瓜。表面灰青白色、油棕色或青黑色，有光泽，光滑或附有杂乱的细草纹。体重质坚如石，剖面灰白色，深浅交错，有同心层纹（涡纹）及线纹，并微具玻璃样光泽，中心常见金属、石头或硬木等异物。气微，味淡，嚼之可成细末。

以体圆滑，灰青白色，有光泽，断面层纹明显者为佳。

马宝真伪经验鉴别：取马宝粉末少许撒于铝片上，下面用火加热，若为真品则粉末迅速由分散聚集于中心，并有马尿气味，伪品不能聚集。

【显微鉴别】

（1）取本品粉末用 50% 稀甘油装片观察，可见许多呈不规则形颗粒状、短条状或多面体形的晶体，多数相聚成不定形团块，有时短条状晶体呈交织状排列，无色，半透明。有些团块表面的晶形已不明显，仅隐约可见短波纹。

（2）取粉末少许于铝箔上，用火烤，真者迅速由分散聚集于中心，并有马尿气味（伪品不能聚集）。

（3）取粉末少许放入试管内，再将 20~30mL 米醋投入试管内，无泡沫。

【规格等级】　统货。以个大，质重，坚实，光滑，灰白色者为佳。

【炮　　制】　研成极细粉。

【性味归经】　甘、咸，微苦，凉。归心、肝经。

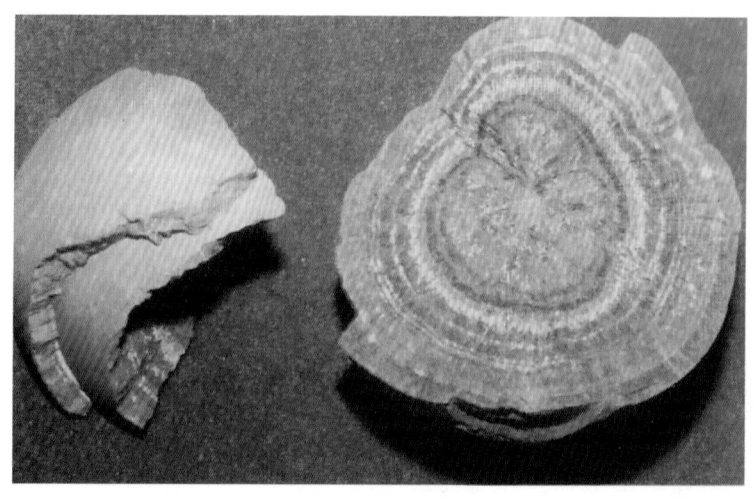

图 536　马宝（新疆产）

【功能主治】 镇惊化痰，清热解毒。用于热痰壅盛，惊风癫痫，神志昏迷，吐血，衄血，痰热咳嗽，恶疮肿毒等。

【用法用量】 内服，研末，0.3~1.5g。

【主要成分】 主要成分为磷酸铵镁和其他的镁盐等化合物。

【药理作用】 ①镇静作用；②抗惊厥作用；③祛痰作用；④解热作用。

· 乌梢蛇《本草纲目》·
Wushaoshe
ZAOCYS
Garter Snake

【来　　源】 为游蛇科动物乌梢蛇 *Zaocys dhumnades*（Cantor）除去内脏后的干燥体。

【产　　地】 主产于安徽、浙江、江苏、江西、福建、湖北、贵州、云南、四川、湖南等地。

【采收加工】 夏、秋季捕捉，捕捉后剖开腹部，除去内脏，卷成圆盘状，头盘在中间，尾在外。也有不卷成圆盘状的。用柴火焙干。

【性状鉴别】 呈圆盘状，盘径约 16cm，表面黑褐色或绿褐色，密被菱形鳞片，背鳞行数成双，背中 2~4 行鳞片强烈突起成棱，形成两条纵贯全体的黑脊线。头盘在中央，扁圆形，大多眼大不凹陷而有光泽。颊鳞 1 枚，眼前下鳞 1 枚较小，眼后鳞 2 枚。脊背部高耸成屋脊状。腹部剖开边缘向内卷曲，脊肌肉厚，黄白色或淡棕色，可见排列整齐的肋骨。尾部渐细长。经剥皮者（习称"乌蛇肉"）仅留头尾鳞片，中段较光滑，若未盘成圆盘状的称"乌蛇棍"，呈长条形。多将蛇体折成 20~30cm 的回形。气腥，味淡。

【显微鉴别】 本品粉末角质鳞片近无色或淡黄色，具折光性，表面隐约可见淡灰色细粒状物，并具纵向条纹，平直或微弯曲，有的表面具极细密的平行纹理。横纹肌纤维较多，淡黄色或近无色，多碎断，侧面观多呈条块状，较挺直，边缘平整、完整。骨碎片近无色或淡灰色，呈不规则碎块，骨陷窝长梭形，大多同方向排列，骨小管密而稍粗。

【规格等级】 按加工方法不同分连皮乌蛇、乌蛇肉、乌蛇棍。均为统货。应无虫蛀、霉变、泛油。以头尾齐全，皮黑肉厚，脊部有棱，质坚实者为佳。

【炮　　制】

（1）乌梢蛇段：取原药材，除去头部及鳞片，切成短段。

（2）酒制乌梢蛇：取乌梢蛇段，每 100kg 用黄酒 20kg 喷淋，拌匀，闷至酒吸尽，用文火炒至微黄色有香气时，取出放凉。

（3）酒乌梢蛇肉：取原药材，剁去头，置容器内每 100kg 药材用黄酒 50kg 浸泡至酒吸尽，置蒸笼内蒸 1 小时，取出，剥取净肉，去骨头，切段，晒干。

【炮制作用】 酒炒、酒制后可矫除腥气，便于服用。并能增强祛风、舒筋活络作用。

【性味归经】 甘，平。归肝经。

【功能主治】 祛风，通络，止痉。用于风湿性关节炎，四肢麻木拘挛，小儿惊风，中风口眼㖞斜，半身不遂，抽搐痉挛，破伤风，皮肤风痒，麻风，疥癣，瘰疬恶疮等。

【用法用量】 10~15g，水煎服。或研末冲服，每次 2~3g。

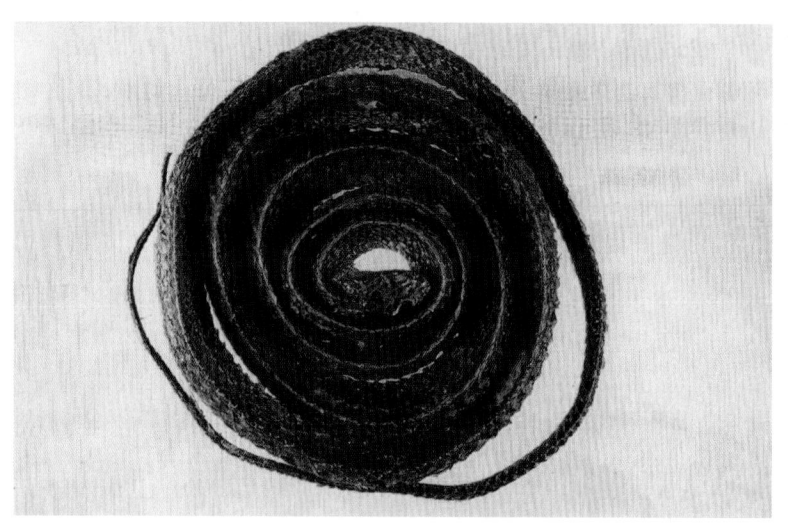

图 537　乌梢蛇（安徽产）

【主要成分】主要含有氨基酸：天冬氨酸、苏氨酸、丝氨酸、谷氨酸、甘氨酸、丙氨酸、蛋氨酸、异亮氨酸、酪氨酸等。微量元素：主要有钙、铜、铁、钾、镁、锰、铝、钠、镍、磷、锌等。其他：蛋白质、脂肪、果糖 1,6-二磷酸酯酶、蛇肌醛缩酶及胶原蛋白等。

【药理作用】①抗炎作用；②镇痛作用；③抗病毒作用；④镇静、抗惊厥作用。

· 五灵脂《开宝本草》·
Wulingzhi
TROGOPTERORI FAECES
Flying Squirrel's Droppings

【来　　源】为鼯鼠科动物复齿鼯鼠 *Trogopterus xanthipes* Milne-Edwards 的干燥粪便。

【产　　地】原野生，现已人工饲养，主产于河北、山西、河南、湖北、云南、甘肃、青海、陕西、新疆等地。

【采收加工】全年可收集。春秋季采集者质较佳。采后拣尽砂石、泥土杂质。按形状分为灵脂米和灵脂块。

【性状鉴别】

（1）灵脂块：又称糖五灵脂，为鼯鼠的粪粒及尿液堆集凝结干燥而成。呈不规则的块状，大小不一。表面黑棕色、灰棕色、黄棕色或红棕色，凹凸不平，有油润光泽，略呈饴糖状。表面常黏附粪便颗粒，常破裂，显纤维性。质硬，但易破碎，断面颜色与表面相同，不平坦，有的可见粪便颗粒，间或有黄棕色纤维状物质。气腥臭，味苦、微咸。

以块状，黑棕色，饴糖样，有油润光泽，无杂质者为佳。

（2）灵脂米：为长椭圆形颗粒，两端钝圆，长 0.5~1.5cm，直径 0.3~0.6cm。表面黑褐色、绿褐色或灰棕色，较平滑或粗糙显麻点，常可见淡黄色的纤维，有的略具光泽。体轻质松，易掰裂，断面黄绿色或黄褐色，纤维性。气微臭，味苦、微咸。

以颗粒完整，表面绿褐色，无杂质者为佳。习惯认为灵脂块比灵脂米质佳。

【显微鉴别】本品粉末：孔纹管胞，纹孔较大，较密集地排列成 1~2 列，表皮细胞及气孔表面观的表皮细胞呈类方形或类多角形，垂周壁呈连珠状增厚。凹陷型气孔较多，副

中国基本药材（增订本）

卫细胞5~8个拱盖在上面。非腺毛由1~5个细胞组成，多细胞者，顶端细胞较长，多弯曲，顶端锐尖或稍钝，胞腔内多含黄色物，可见两头（或一头）碎断者；单细胞毛呈圆锥形，胞腔内无黄色物。盾状腺毛表面观呈圆盘状，深黄色，由30~40个细胞组成。

【规格等级】 统货。应无杂质、虫蛀、霉变。灵脂块以黑褐色，油性大，有光泽，中间夹有豆粒状者为佳。灵脂米以纯净，有光泽，体轻，断面黄绿色者为佳。

【炮　　制】

（1）净糖五灵脂：取原药拣净砂粒等杂质，切碎或捣成小块。

（2）净灵脂米：将原药拣去杂质，用清水漂去沙石、泥土灰屑，及时捞起，晒干。

（3）醋制五灵脂：①醋糖灵脂：取净糖五灵脂小块，用文火炒至表面微熔时喷洒定量米醋（每100kg药材用米醋8kg），边喷边炒至显黑油亮色，取出摊凉。②醋灵脂米：取净灵脂米，用文火炒至表面颜色加深透香气时，喷洒定量米醋（每100kg药材用米醋15kg），边喷边炒至干，取出放凉。

【炮制作用】 醋炒后能解除腥秽、消毒，有增强活血散瘀、止痛止血的作用。

【性味归经】 甘，温。归肝、脾经。

【功能主治】 活血散瘀，止痛止血，消积解毒。用于胃脘痛，肠疝痛，妇女闭经，痛经，血崩，赤带，产后瘀滞腹痛，小儿疳积，跌打损伤，蛇蝎蜈蚣咬伤；冠心病心绞痛。

【用法用量】 水煎服，用纱布包煎，5~10g，或入丸、散。外用：适量，研末撒或调敷。

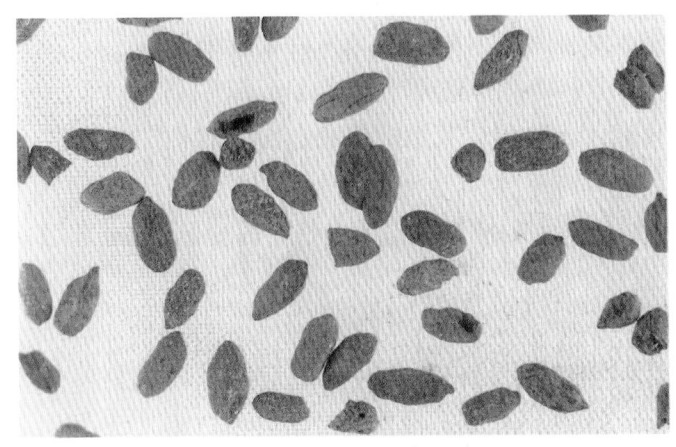

a

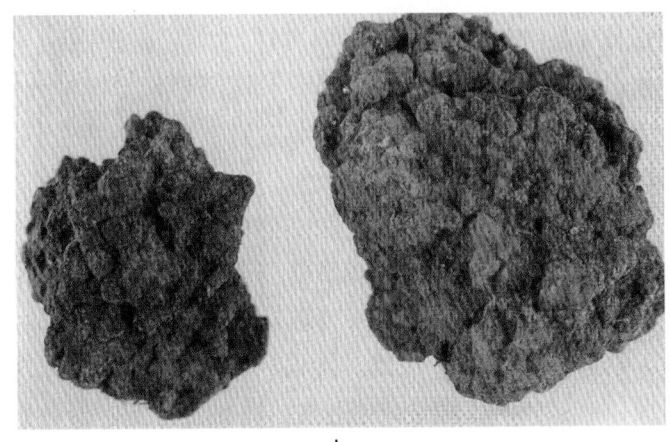

b

图538　五灵脂（山西产）
a.灵脂米　b.灵脂块（糖五灵脂）

【主要成分】 主要含有三萜类化合物、含氮化合物、有机酸类化合物、挥发性成分、黄酮类化合物、脂肪酸等。三萜类：托马酸-3-氧-顺-对香豆酸酯、坡模醇酸、马斯里酸-3-氧-反-对香豆酸酯等；含氮化合物：尿嘧啶、6-氧嘌呤、尿囊素、L-酪氨酸；有机酸类：五灵脂酸、苯甲酸、原儿茶酸、间羟基苯甲酸等；黄酮类：扁柏双黄酮和穗花杉双黄酮。

【药理作用】 ①抗炎作用；②抗溃疡作用；③抑制血小板聚集作用；④对免疫系统的影响：五灵脂水煎液可明显提高正常小鼠的 T 细胞淋转功能。

·方海《神农本草经》·
Fanghai
ERIOCHEIR
Chinese Mitten Crab

【来　　源】 为方蟹科动物中华绒毛螯蟹 *Eriocheir sinensis* H.Milne-Edwards 的干燥全体。

【产　　地】 主产于辽宁营口、丹东、大连及其他沿海地区。

【采收加工】 夏、秋季捕捉，放铁桶或容器中用开水烫死，晒干。

【性状鉴别】 本品头胸甲呈方形，额宽分四齿，前侧缘有四锐齿，螯足雄性的比雌性的大，掌节与指节基部的内外面密生绒毛，步足以最后三对较为扁平，腕节与前节有刚毛，腹部雌圆雄尖。背壳黄棕色，腹部浅黄白色，气微，味咸。

【规格等级】 统货。以个大，体完整，无虫蛀者为佳。

【炮　　制】 取药材，用中火炒至表面焦黑、里面焦黄时取出，放凉，用时研末。

【炮制作用】 矫味，便于服用。

【性味归经】 咸，寒。归肝、肾经。

【功能主治】 清热解毒，散瘀消肿。用于湿热黄疸，产后瘀滞腹痛，筋骨损伤，痈肿疮毒，漆疮（接触漆树后皮肤过敏），烫伤等。

【用法用量】 水煎服：烧碳存性研末，5~10g，或入丸剂。外用：适量，鲜品捣敷；或绞汁滴耳；或焙干研末调敷。

【主要成分】 主要含有多种氨基酸、脂肪、糖类、无机物等。

【药理作用】 ①清热解毒作用；②祛湿退黄作用；③祛瘀止痛作用；④抗肿瘤作用。

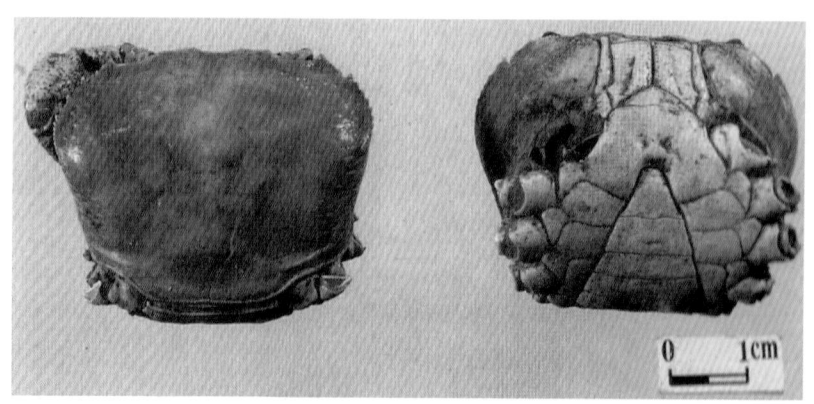

图 539　方海（辽宁产）

·水牛角《名医别录》·
Shuiniujiao
BUBALI CORNU
Buffalo Horn

【来　　源】 为牛科动物水牛 *Bubalus bubalis* Linnaeus 的角。

【产　　地】 主产于贵州遵义、湄潭；云南西部地区，广东、广西、海南、台湾、福建、江西、浙江、江苏等地。

【采收加工】 取角后，水煮，除去骨塞，干燥。

【性状鉴别】 呈稍扁平而弯曲的锥形，长短不一。表面棕黑色或灰黑色，一侧有数条横向的沟槽，另一侧有密集的横向凹陷条纹。上部渐尖，有纵纹，基部方形或略呈三角形。中空。角质，体重质坚硬。气微腥，味淡、微咸。

【显微鉴别】 本品粉末灰褐色。不规则碎块淡灰白色或灰黄色。纵断面观可见细长梭形纹理，有纵长裂缝，布有微细灰棕色色素颗粒；横断面观梭形纹理平行排列，并弧状弯曲似波峰样，有众多黄棕色色素颗粒。有的碎块表面较平整，色素颗粒及裂隙较小，难于察见。

【规格等级】 统货。

【性味归经】 苦、咸，寒。归心、肝经。

【功能主治】 清热凉血，解毒，定惊。用于温病高热，神昏谵语，发斑发疹，吐血衄血，惊风，癫狂，喉痹咽肿等。

【用法用量】 15~30g，宜先煎 3 小时以上，或磨细粉冲服。

【炮　　制】 取原药洗净，用刀镑成薄片或粉末。

【主要成分】 主要是蛋白质和核苷类成分。蛋白质类：角蛋白、胶原蛋白、桥粒蛋白等结构蛋白。核苷类：次黄嘌呤、尿苷、鸟苷及腺苷等。

【药理作用】 ①镇静和抗惊厥作用；②抗感染作用；③抗炎作用；④对血液系统的影响：水牛角有缩短小白鼠出血时间的作用；⑤兴奋垂体-肾上腺皮质系统作用。

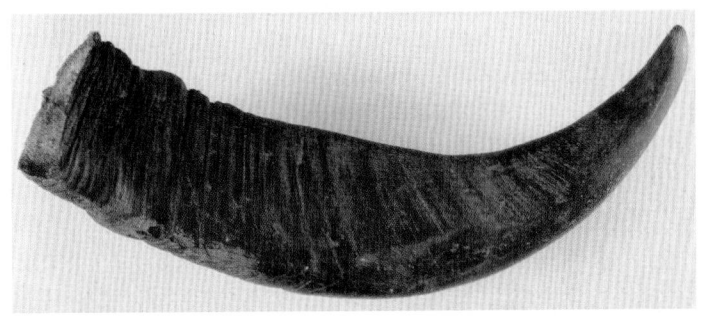

图 540　水牛角

·水蛭《神农本草经》·
Shuizhi
HIRUDO
Leech

【品　　别】本品按来源不同分为蚂蟥、柳叶蚂蟥和水蛭三个品别。

【来　　源】为水蛭科动物蚂蟥 *Whitmania pigra* Whitman、柳叶蚂蟥 *Whitmania acranulata* Whitman. 或水蛭 *Hirudo nipponica* Whitman. 的干燥体。

【产　　地】主产于山东微山湖、东平湖中，以及江苏、浙江、广东、海南等地。以山东微山湖产量大。

【采收加工】夏、秋季捕捉，洗净，用开水烫死，晒干或低温烘干。

【性状鉴别】

（1）蚂蟥：呈扁平纺锤形，有多数环节，体长 4~10cm，宽 0.5~2.0cm。背部黑褐色或黑棕色，稍隆起，有黑色斑点排成 5 条纵纹。腹面平坦，棕黄色。体前端略尖，后端钝圆，两端各具 1 吸盘，前吸盘不显著，后吸盘较大。质脆，易折断，断面胶质样，微有光泽。气腥。

（2）柳叶蚂蟥：狭长而扁，体较蚂蟥长，是因加工时拉长，长 5~12cm，宽 0.1~0.5cm。两端稍细，因加工时两端穿有小孔，故吸盘不明显。背腹两面均呈黑棕色。质脆，易折断，断面无光泽。

（3）水蛭：扁长圆柱形，体多弯曲扭转，长 2~5cm，宽 0.2~0.3cm。全体黑棕色，由多数环节组成。断面不平坦，无光泽。

【规格等级】山东商品为统货。应条整，无虫蛀、霉变。以条整齐，黑棕色为佳。

【炮　　制】

（1）水蛭：洗净，切段，干燥。

（2）烫水蛭：取原药整理洁净，将滑石粉置锅内炒至大热，投入水蛭，炒至微鼓起，取出，筛去滑石粉，放凉。

【炮制作用】炒制后能减少毒性，并可矫除腥臭气。

【性味归经】咸、苦，平。有小毒。归肝经。

【功能主治】破血，通经，逐瘀，消癥。用于癥瘕痞块，血瘀经闭，瘀血停滞，中风偏瘫，跌仆损伤，丹毒痈肿等。

【用法用量】遵医嘱。3~6g，水煎服。孕妇禁用。

【主要成分】主要成分为大分子类化合物：水蛭素、肝素、组织胺、吻蛭素、氨基酸等。还含有糖脂类、蝶啶类、甾体类和羧酸酯类等多种小分子物质：烟酸、腺苷、尿苷、苯丙氨酸、尿嘧啶、黄嘌呤、次黄嘌呤核苷、脯氨酸、棕榈酸、缬氨酸及 Fe、Mn、Zn、Co 等微量元素。

【药理作用】①抗凝血作用；②抗血栓形成，溶解血栓；③改善血液流变性；④降血脂作用；⑤对脑出血颅内血肿可促进吸收，具改善神经的功能；⑥抗肿瘤作用：水蛭可通过诱导肿瘤细胞凋亡，提高荷瘤小鼠的细胞免疫功能，抑制肿瘤的生长；⑦抗炎作用。

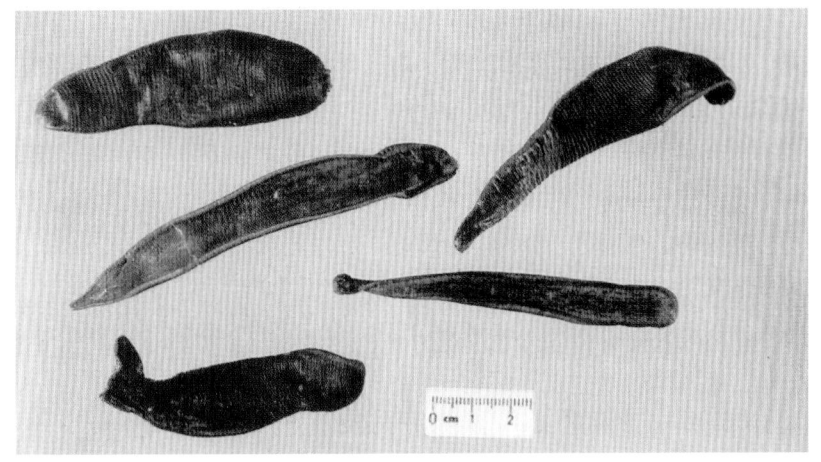

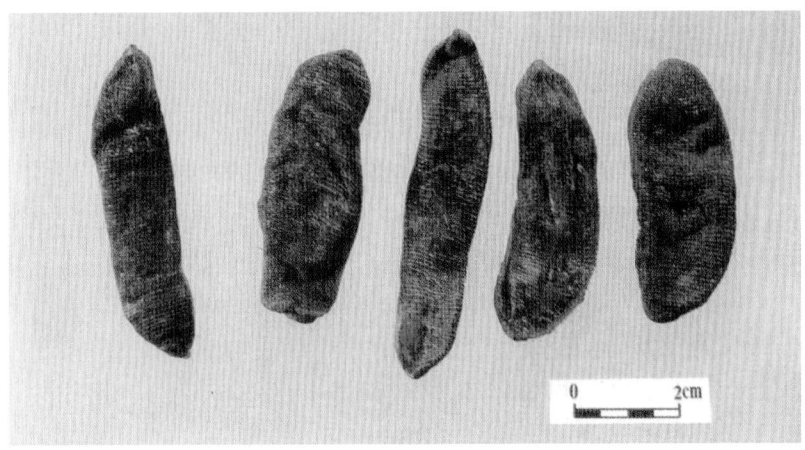

图 541 水蛭（山东产）
a. 水蛭 b. 蚂蟥

· 水獭肝《名医别录》·
Shuitagan
AONYCIS SEU LUTRAE JECUR
Asian Small-clawed Otter or Common Otter Liver

【来　　源】为鼬科动物小爪水獭 *Aonyx cinerea* Iliger 或水獭 *Lutra lutra* Linnaeus 的干燥肝脏。

【产　　地】主产于吉林、黑龙江、云南、广西、贵州、湖北、江苏、甘肃等地。

【采收加工】全年均可捕捉，剖腹取肝，除去油脂及胆囊，洗净血液，置沸水中稍烫，晒干或挂在通风处阴干。

【性状鉴别】

（1）小爪水獭肝：呈大小不等的块状或团块。完整者肝叶6片，左右各两片略对称，每片为扁卵形，边缘较薄，中部稍厚，长3~5cm，宽2~4cm。表面紫红色或黄褐色，较平滑或具不规则皱纹。在左右肝片的中间，有1条血管，血管上部有一对橘瓣状的瘤状块，系由10多个小瘤块密聚组成。体较重，质硬，不易折断，断面棕色至棕褐色，胶质状，有时可见数条红色条纹（血管）。有特殊鱼腥气，味甘、咸。

（2）水獭肝：肝叶较大，每片长 4~6cm，宽 3~5cm。

以全肝完整，紫红色，不带残肉、油脂，无腐臭味者为佳。

【规格等级】 统货。因加工干燥时形态变化较大。有成团状，有压扁状，也有分成指状的。均以完整，紫褐色，无霉变、虫蛀者为佳。

【性味归经】 甘、咸，温。归肺、肝、肾经。

【功能主治】 益肺，补肝肾，明目，止咳、止血。用于虚劳羸瘦，肺虚咳喘，肺结核，潮热盗汗，肝气痛，目翳，夜盲，咯血，痔疮下血等。

【用法用量】 3~6g，多焙干研末冲服；或入丸、散。

【主要成分】 主要含有蛋白质、葡萄糖、糖原、三酰甘油、磷脂、胆甾醇等，并含维生素 A、维生素 D 等。

【药理作用】 ①止咳作用；②明目作用；③止血作用。

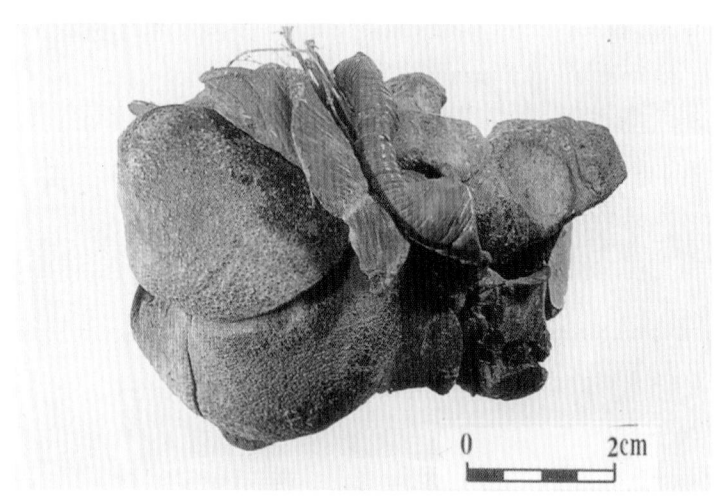

图 542　水獭肝（吉林产）

· 牛黄《神农本草经》·
Niuhuang
BOVIS CALCULUS
Cow-Bezoar

【来　　源】 为牛科动物牛 *Bos taurus domesticus* Gmelin 的干燥胆囊结石或胆管结石。

【产　　地】 主产于内蒙古、新疆、辽宁、吉林、黑龙江、青海、西藏、甘肃、陕西、四川、北京、天津等地。国外主产于印度、加拿大、乌拉圭、巴西等。

商品经营习惯将产于东北者称"东牛黄"，产于西北者称"西牛黄"，产于北京、天津者称"京牛黄"。

进口牛黄，主产于加拿大、乌拉圭、芝加哥、阿根廷等国的称"金山牛黄"，主产于印度的称为"印度牛黄"。

【采收加工】 全年均可收集，以冬季产者为佳。宰牛时检查胆囊胆管，如发现胆囊或胆管内有块状物，立即剪开胆囊或胆管，小心取出块状物，除净附着的皮膜，用多层吸水纸或棉花包扎好，放阴凉处慢慢阴干，防止其龟裂、破碎。切忌日晒和火烤。

【性状鉴别】

（1）胆黄：完整者呈卵形、不规则的球形、方圆形或三角形。不完整者则碎裂成片块。大小不一。表面金黄色或棕黄色，细腻较光滑，有的外部挂有一层黑色光亮的薄膜，习称"乌金衣"。有的粗糙或龟裂。体轻，质松脆易碎，断面棕黄色或金黄色，深浅不一，有排列紧密整齐的同心层纹，有的夹有白心。气清香，味微苦而后微甘，入口有清凉感，嚼之不黏牙，全部溶解而无渣。

（2）管黄：多呈短管状，或为破碎的小块片，内外均呈黄褐色或棕褐色，深浅不一，较粗糙，有隆起的褐色小疙瘩或龟裂。断面有较少的层纹，有的中空，色较深。

（3）进口牛黄：①金山牛黄：形状与国产牛黄相似，但色泽不如国产牛黄鲜艳，表面呈棕黄色至焦棕黄色，质地略粗，微有光泽。断面略显粗糙，层纹稍厚，亦有白斑、白膜及黑色片块。气味与国产牛黄略同。但质稍逊于国产牛黄。

②印度牛黄：形状与国产牛黄相似，但色泽不及国产品鲜艳，呈灰棕色或土黄棕色，少光泽或无光泽。体稍重结实。断面纹较厚而不匀，并杂有黑片块及灰白色块。香气不及国产品，无清凉感，稍带土腥气，味苦。

天然牛黄以完整不碎，断面层纹清晰均匀，鲜棕黄色，体轻质松脆、细腻，气清香，入口有清凉感，嚼之微苦而后回甜，不黏牙，无牙尘感，无残渣者为佳。

天然牛黄真伪经验鉴别方法：

（1）水试法：取天然牛黄一小粒，投入一杯清水中，牛黄吸水但不变形、不易溶化者为真；

（2）挂甲法：取少许天然牛黄粉末，加少许清水调和，涂于指甲上，指头有清凉感，并把指甲染成黄色而经久不褪，也不易擦去者为真；

（3）煮沸法：取天然牛黄少许，加清水煮沸，停火静置，能全部溶解于水，把水染成黄棕色，不混浊、无沉淀和漂浮物者为真。

假牛黄：块状不自然，色泽呆板，略粗糙，无光泽，体质较坚硬沉重，断面层纹不明显，无香凉感，苦味重，有黏牙和牙尘感，沾水涂于指甲上不能染黄指甲，不挂甲，属于浮色，一擦就掉色。遇水膨胀而崩解但不能全部溶解，有残渣。

【显微鉴别】

（1）取本品少量，加清水调和，涂于指甲上，能将指甲染成黄色，习称"挂甲"。

（2）取本品少许，用水合氯醛试液装片，不加热，置显微镜下观察：不规则团块由多数黄棕色或棕红色小颗粒集成，遇水合氯醛液，色素迅速溶解，并显鲜明金黄色，久置后变绿色。

（3）取本品粉末 10mg，加三氯甲烷 20mL，超声处理 30 分钟，滤过，滤液蒸干，残渣加乙醇 1mL 使溶解，作为供试品溶液。另取胆酸、去氧胆酸对照品，加乙醇制成每 1mL 含 2mg 的混合溶液，作为对照品溶液。照薄层色谱法试验，吸取上述两种溶液各 2μL，分别点于同一硅胶 G 薄层板上，以异辛烷-醋酸乙酯-冰醋酸（15∶7∶5）为展开剂，展开，取出，晾干，喷以 10% 硫酸乙醇溶液，在 105℃加热至斑点显色清晰，置紫外光灯（365nm）下检视。供试品色谱中，在与对照品色谱相应的位置上，显相同颜色的两个荧光斑点。

【规格等级】商品牛黄分为两个等级。

一等：胆黄表面金黄色或棕黄色。质松脆，断面金黄色或棕黄色，有自然清晰层纹，大小块不分，间有碎块，无管黄、无胆汁渗入（习称"吃胆"）。气清香，味微苦后甜。

二等：管黄或胆汁少量渗入的各种块黄及不够一等的胆黄，表面黄褐色或棕褐色，断面棕褐色。味微苦。

牛黄以完整，色金黄，体轻质松脆，断面层纹清晰细腻，不"吃胆"者为佳。

【炮　　制】取原药配剂，用时研成细粉。

【性味归经】甘、苦，凉。归心、肝经。

【功能主治】清心，豁痰，开窍，凉肝，息风，解毒。用于热病神昏，中风痰迷，惊风抽搐，癫痫发狂，咽喉肿痛，口疮喉肿，胎毒，痈肿疔疮。抗乙脑病毒、抗菌、镇咳、平喘、祛痰、降血压等。

【用法用量】0.15~0.5g，多入丸散用。外用适量，研末敷患处。

【主要成分】主要含有胆汁酸、胆红素、胆甾醇、脂肪酸、卵磷脂、黏蛋白、平滑肌收缩物质、氨基酸、类胡萝卜素、无机成分及维生素D等。胆红素类和胆汁酸类是主要活性成分。

【药理作用】①解热作用；②镇痛作用；③抗炎、抗菌、抗病毒作用；④镇静作用；⑤抗惊厥、抗癫痫作用；⑥抗脑损伤、保护脑血管作用；⑦镇咳、祛痰、平喘作用；⑧利胆、保护肝功能作用。

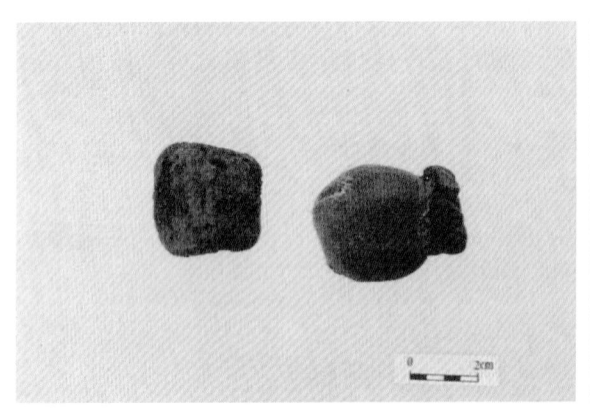

a

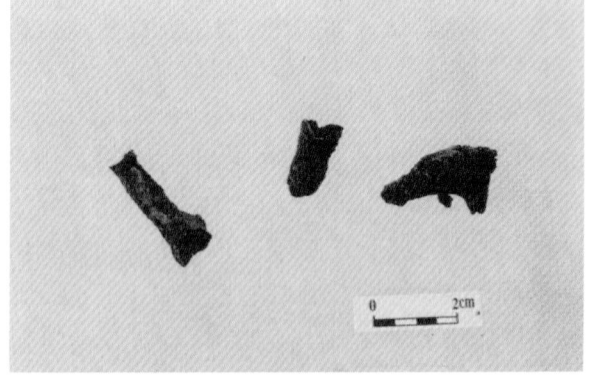

b

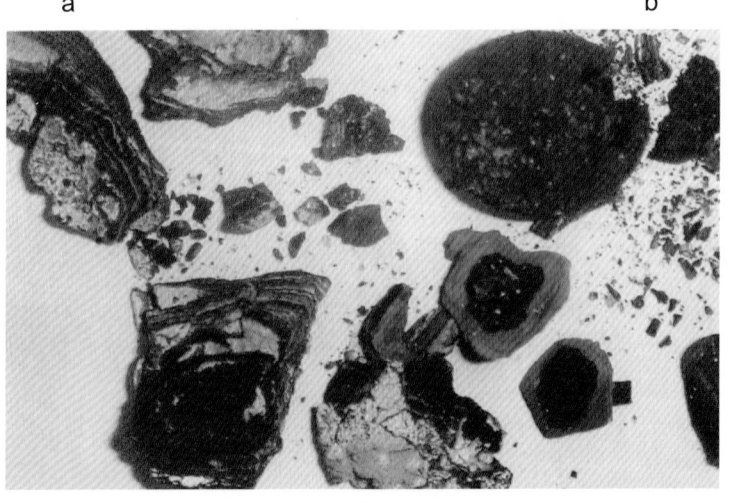

c

图 543　牛黄

a.胆黄（内蒙古产）　b.管黄（内蒙古产）　c.进口牛黄

附：人工牛黄：以牛、羊、猪等动物胆汁中提取有效成分，加工而成，其主要成分为胆红素、牛羊胆酸、胆固醇、无机盐等。

· 瓦楞子 《名医别录》 ·
Walengzi
ARCAE CONCHA
Arc Shell

本品按来源不同分为泥蚶壳、毛蚶壳、魁蚶壳三个品别。

【来　　源】为蚶科动物泥蚶 *Arca granosa* Linnaeus、毛蚶 *Arca subcrenata* Lischke 或魁蚶 *Arca inflata* Reeve 的贝壳。

【产　　地】主产于浙江、辽宁、山东、福建、广东等沿海地区。

【采收加工】春、秋季盛产期收集，趁海水退潮时在浅海滩拾取，洗净，置沸水中煮熟，剥肉取壳，晒干。

【性状鉴别】

（1）泥蚶壳：壳多两片分离，两壳形状大小基本相等。长 2.5~4.0cm，高 3~3cm。壳呈扁三角形，背部隆起。壳外表面有 18~21 条自壳顶至腹面周围延伸的瓦楞状放射肋，灰褐色和白色相间形成瓦楞，直至边缘成凹凸齿纹。肋上有颗粒状突起。壳内面凹如匙状，内壁乳白色，光滑。两壳铰合处有小齿 1 列，厚于边缘。壳质坚硬，能砸碎，断面乳白色。气无，味淡。

（2）毛蚶壳：壳形略同泥蚶，不同点：长 4~5cm，高 3~4cm。壳外表面具棕褐色绒毛（或已脱落），有放射肋 30~34 条。

（3）魁蚶壳：贝壳大，两片不对称，长 7~9cm，高 6~8cm，壳外表面放射肋 42~48 条，宽而平。

【规格等级】统货。洁净，无残留肉及泥杂。

【炮　　制】

（1）净瓦楞子：洗净，干燥，碾碎。

（2）煅瓦楞子：将药材洗净，去除泥沙杂质，至炭火或煅药炉内，用武火加热至通红，取出，放凉，碾成小粒。

【炮制作用】煅后体质酥松，利于煎出有效成分，增强疗效。

【性味归经】咸，平。归肺、胃、肝经。

【功能主治】消痰化瘀，软坚散结，制酸止痛。用于顽痰积结，黏稠难咯，瘿瘤，瘰疬，癥瘕痞块，胃痛泛酸，胃及十二指肠溃疡，腹部肿块等。

【用法用量】9~15g，水煎服，宜打碎先煎。

【主要成分】主要由无机成分和有机成分组成，其中以无机成分为主，主要由碳酸钙组成，有机成分以含量不等的多种蛋白质为主。

【药理作用】①抗消化性溃疡作用；②护肝作用；③降血糖作用；④降血脂作用。

第九章　动物类

765

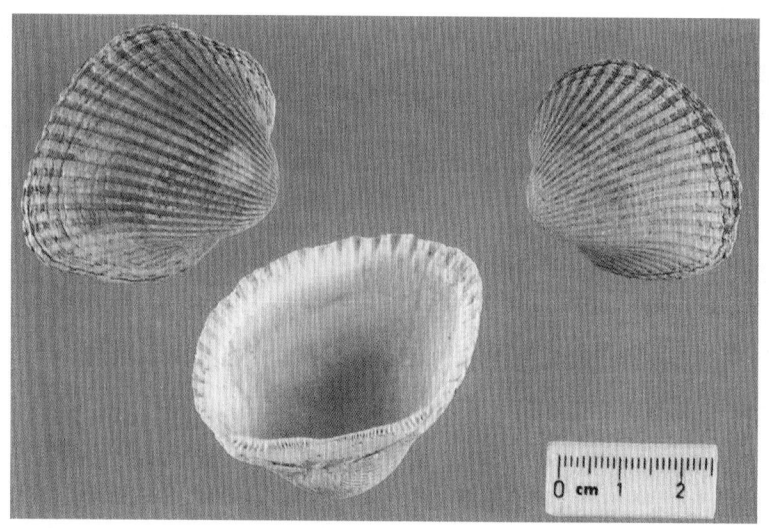

图 544　瓦楞子（辽宁产）

·石决明《名医别录》·
Shijueming
HALIOTIDIS CONCHA
Abalone Shell

本品按来源不同分为杂色鲍、皱纹盘鲍、羊鲍、澳洲鲍、耳鲍、白鲍六个品别。

【来　　源】为鲍科动物杂色鲍 *Haliotis diversicolor* Reeve、皱纹盘鲍 *Haliotisdiscus hannai* Ino、羊鲍 *Haliolis ovina* Gmelin、耳鲍 *Haliotis asinina* Linnaeus、澳洲鲍 *Haliotis ruber*（Leach）或白鲍 *Haliotis laevigate*（Donovan）的贝壳。

【产　　地】主产于广东、广西、海南、山东、福建、台湾、辽宁等省、自治区。国外主产于朝鲜、日本、印尼及澳洲、非洲等地。

商品经营上将不同产地的石决明分为不同的类别：产于广东、广西、海南者，习称真海决、光底海决（九孔鲍）。产于辽宁、山东、台湾等省及朝鲜、日本等国者，习称关海决、毛底海决（盘大鲍）；产于印尼及非洲、澳洲者，习称大海决（羊鲍）。

【采收加工】夏、秋季捕捞，捕捞后，剥去肉，将贝壳洗净，晒干。

【性状鉴别】

（1）杂色鲍：又称九孔鲍。呈长卵圆形，内侧面观呈耳状。大小不一，一般长 3~10cm，宽 2.5~7.5cm，高约 2cm。呈右旋的螺形（习称"右石决明"）。壳外表面暗红色或棕色，有多数不规则的弧形肋状条纹（螺肋）和细密生长线直至边缘，螺旋部小，体螺部大，从螺旋部顶处向右排列成一行，有 20 余个疣状突起，末端 6~9 个开孔，孔口几与壳面平。壳内面光滑，具珍珠样彩色光泽，外唇薄，内唇厚。壳较厚，质坚硬，不易破碎。气微，味微咸。

（2）皱纹盘鲍：呈长卵圆形，大小不一，长 8~12cm，宽 6~8cm，高 2~3 cm。壳外表面灰棕色，有多数粗糙而不规则的皱纹，生长线明显，常有苔藓类或石灰虫等附着物，末端具 3~5 个开孔，孔口呈管状，突出壳面，外唇较薄。壳薄，质稍脆。

（3）羊鲍：呈椭圆形至近圆形，大小不一，长 4~8cm，宽 2.5~6.0cm，高 0.8~2.0cm。壳外表面浅灰绿色或浅灰褐色，壳顶位于近中部且稍高于壳面，螺旋部与体螺部各占 1/2，从螺旋部边缘向右有 2 行整齐的突起，尤以上部较为明显，末端具 4~5 个开孔，孔口呈管状，突出壳面，外唇薄，内唇成宽大的遮缘面。壳略薄。

（4）澳洲鲍：呈扁平卵圆形，大小不一，长 13~17cm，宽 11~14cm，高 3.5~6.0cm。壳外

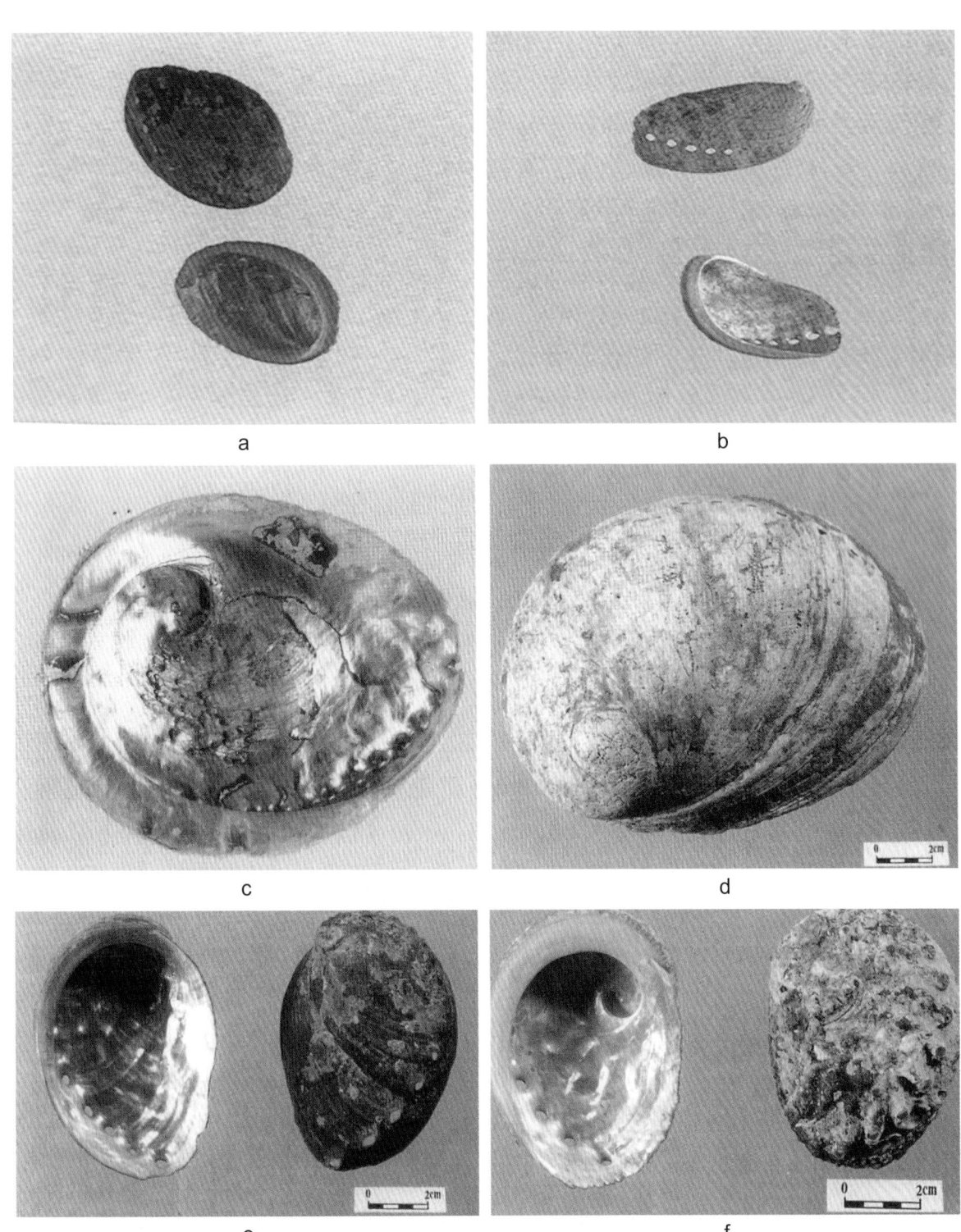

图 545　石决明（山东产）

a. 杂色鲍　b. 耳鲍　c. 澳洲鲍　d. 白鲍　e. 皱纹盘鲍　f. 羊鲍

表面红棕色，粗糙。壳顶钝，螺旋部与体螺部各占 1/2，螺肋和生长线呈波状隆起，疣状突起 30 多个，末端具 7~9 个开孔，孔口突出于壳面。壳内表面凹凸不平，外唇厚，内唇成宽大的遮缘面，壳略厚。

（5）耳鲍：呈狭长长卵圆形，略扭曲，内侧面观呈耳状。大小不一，长 5~8cm，宽 2.5~3.5cm，高约 1cm。表面光滑，具翠绿色、紫色及褐色等多种色泽组成的斑纹，螺旋部小，体螺部大，末端具 5~7 个开孔，孔口与壳平，多为椭圆形。壳内面光滑，具珍珠样彩色光泽。壳薄，质较脆。

（6）白鲍：呈卵圆形，大小不一，长 11~18cm，宽 8.5~11.0cm，高 3.0~6.5cm。表面灰白色或砖红色，略光滑，壳顶高于壳面，生长线明显，螺旋部约为壳面的 1/3，疣状突起 30 多个，末端具 9 个开孔，孔口与壳面平。壳厚，质硬。

石决明以个均匀，壳厚，外表面洁净，内表面珍珠样彩色光泽明显者为佳。习惯认为"真海决"质最佳，"关海决"质量次之，"大海决"更次之。

【显微鉴别】本品粉末类白色，珍珠层碎块不规则，表面多不平整，或呈颗粒状，边缘多不整齐，有的呈层状结构，棱柱层碎块少见，断面观呈棱柱状，多有明显的平行条纹。

【规格等级】统货。以壳厚、洁净，内表面珍珠层厚，有彩色光泽者为佳。

【炮　　制】

（1）净石决明：取石决明，除去泥沙杂质，洗净，干燥，碾碎。

（2）煅石决明：取石决明，洗净，去除泥沙杂质，置炭火或煅药炉内，用武火加热至通红，取出，放凉，碾成小块。

【炮制作用】煅制后质地疏松，利于有效成分煎出，增强疗效。

【性味归经】咸，寒。归肝经。

【功能主治】平肝潜阳，清肝明目。用于头痛眩晕，目赤翳障，视物昏花，青盲雀目。

【用法用量】5~20g，水煎服，先煎。

【主要成分】主要含碳酸钙、甲壳素、微量元素（钙、镁、铁、锌、铜、铅等）、氨基酸等。

【药理作用】①中和胃酸作用；②降压作用；③抗菌作用；④抗氧化作用。

· 龙涎香《本草纲目拾遗》·
Longxianxiang
AMBERGRIS
Grane Ambra

【来　　源】为抹香鲸科动物抹香鲸 *Pyseter catodon* Linnaeus. 肠道内分泌物凝结的一种干燥物质。

【产　　地】抹香鲸生长于热带、亚热带海洋中，主产于印度尼西亚及我国东海、南海。

【采收加工】将抹香鲸自然排出体外漂浮在海面上或黏结在海边岩石上的肠内分泌物捞取或刮取，及时干燥成蜡状的硬块。新鲜品有恶臭，须放在密闭容器里储藏 1~2 年，才发出特有香气。

【性状鉴别】本品呈不规则的块状，大小不一，色泽不一，呈白色、灰色、灰黑色、黑褐色、灰黄色或黑白色间有暗褐色，有的兼黑斑或呈大理石纹理样，有时夹有未消化食物残渣。体轻，能浮于水面，质软或硬，似蜡样，整块不易掰开，碎粒质松脆；敲碎后，断面显绢丝样光泽。气微腥，具特殊香气，味微酸，嚼之如蜡黏牙。

本品燃烧时有声音并发出蓝色火焰及白色烟雾，香气四溢酷似麝香幽香，被其熏过之物香气持久不散。

以体轻质韧，色黑褐，有明显层纹，燃烧时幽香气浓厚者为佳。

【规格等级】统货。以体轻、黑褐色层纹明显，燃烧时香气浓厚者为佳。

【炮　　制】取原药研细粉入药。

【性味归经】甘、酸、涩，温。归肝、肾经。

【功能主治】行气，开窍，活血散结，止痛，利水通淋。用于喘咳气逆，胸闷气结，神昏气闷，癥瘕积聚，心腹诸痛，淋证等。

【用法用量】内服：研末冲服，0.3~0.9g，或入丸散。

【主要成分】主要成分由三萜醇、龙涎香醇和胆甾烷醇类物质组成，还含有少量对甲苯酚、邻苯二甲酸二乙酯等成分。

【药理作用】①强心作用；②降压作用；③对中枢神经系统的影响：小剂量对动物中枢神经系统有兴奋作用，大剂量则表现为抑制。

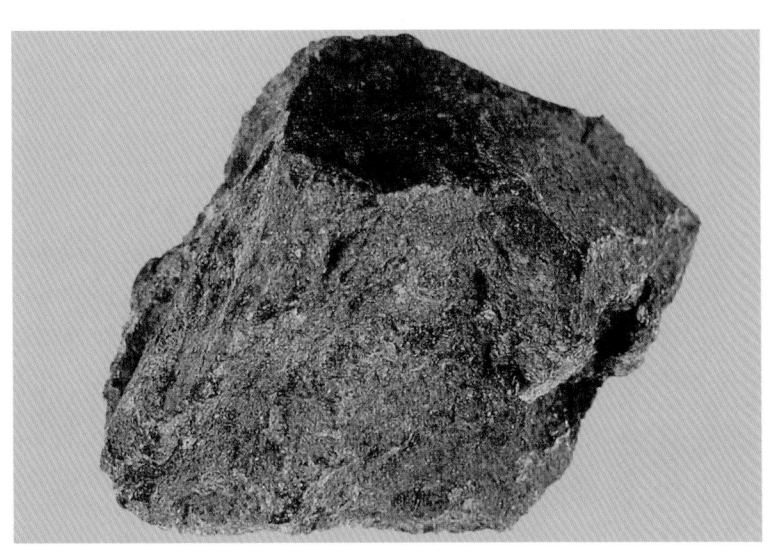

图 546　龙涎香（印度尼西亚产）

· 全蝎《开宝本草》·
Quanxie
SCORPIO
Scorpion

【来　　源】为钳蝎科动物东亚钳蝎 *Buthus martensii* Karsch 的干燥体。

【产　　地】野生或人工饲养。主产于河南禹州、南阳、洛阳；山东沂源、临朐、青州，以及河北、辽宁、安徽、湖北等地。

【采收加工】春、夏、秋季均可捕捉。于清明至谷雨捕捉的为"春蝎"，夏至至秋初捕捉的为"伏蝎"。捕捉后浸入清水中，使其吐出泥土，捞出，放入盐水锅中（山东加工按

100kg 鲜蝎加食盐 12kg，而河南加工则加食盐 5kg），煮至身挺腹硬、背部抽沟似瓦楞、腹瘪时捞出，置通风处阴干。不加盐或少加盐者称"淡全蝎"，加盐多者称"盐全蝎"。

【性状鉴别】 完整的成虫全体长约 6cm，由头部、胸部、前腹部合成为虫的主体，呈扁平长椭圆形，前腹由 7 节组成，第 7 节色深。后腹部由 6 节组成，棕黄色，狭长似尾巴状，长约 3cm，约占全体长的 1/2，前 5 节形似 5 颗麦粒相连接，最后 1 节呈桃形，其末端有尖锐弯针状毒刺。头部前端上颚突出，呈钳齿状，前端各具钩牙一对，下颚两侧生有强大的螯肢 1 对。腹面有步肢 4 对，每肢 7 节，末端均具钩爪 2 枚。腹板第 1~2 节窄小不明显，第 1 节上有生殖孔，第 2 节上有栉状器 1 对，第 3~6 节两旁有点状气孔，第 3~7 节腹板宽大。背部覆有楔形背甲，背甲上有 5 条隆背线。主体黄绿色或青褐色，尾刺褐色，腹部、螯肢及步肢等部位为淡黄绿色或黄棕色。气微腥，味咸。

以体形完整，色黄绿，盐霜少，腹内含泥土样物质少者为佳。

【显微鉴别】 本品粉末黄棕色或淡棕色。体壁碎片外表皮表面观呈多角形网格样纹理，表面密布细小颗粒，可见毛窝、细小圆孔和淡棕色或近无色的瘤状突起。内表皮无色，有横向条纹，内外表皮纵贯较多长短不一的微细孔道。刚毛红棕色，多碎断，先端尖锐或钝圆，具纵直纹理，髓腔细窄。横纹肌纤维多碎断，明带较暗带宽，明带中有一暗线，暗带有致密的短纵纹理。

【规格等级】 统货。过去商品按产地不同分为"南全虫"和"东全虫"，南全虫主产河南，产于河南禹县者称"岗狼伏全虫"。南全虫体形稍小，主体黄绿色，其他部位黄色，腹内含泥土样物质较少，习惯认为其质量较好。东全虫主产山东。东全虫体形较大，主体青褐色，其他部位黄色或黄棕色，腹内含泥土样物质较多，习惯认为质稍差。此外，西藏地区出产的全虫，体形稍宽，螯肢特别发达，前腹黑褐色，其他部位青黄色。

【炮　　制】 除去杂质，洗净，干燥。如果原药材是盐水货，用清水漂洗，去其咸味，晒干。

【性味归经】 辛，平，有毒。归肝经。

【功能主治】 息风镇痉，攻毒散结，通络止痛。用于肝风内动，小儿惊风，抽搐痉挛，

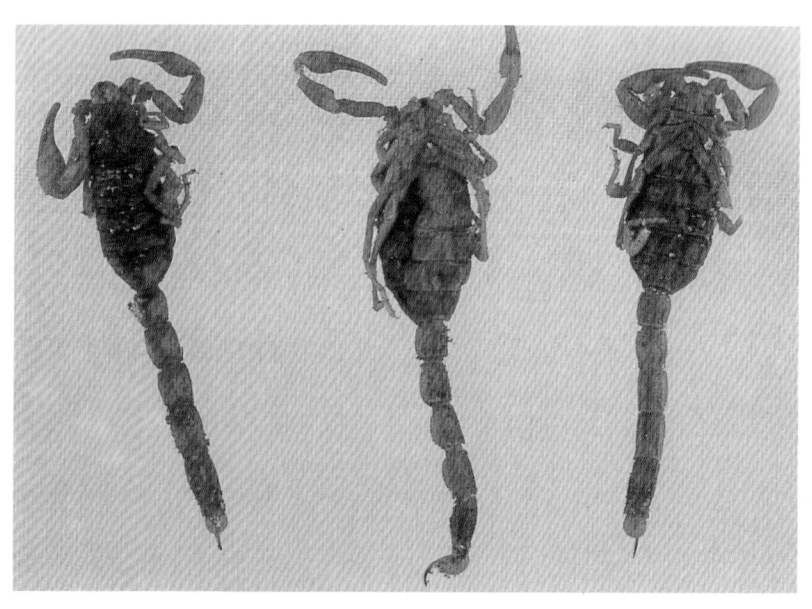

图 547　全蝎（河南产）

中风口㖞，半身不遂，破伤风，风湿顽痹，偏正头痛，疮疡，瘰疬；抗惊厥、抗骨骼肌痉挛作用。

【用法用量】遵医嘱。3~6g，水煎服。

【主要成分】主要含有蝎毒、牛磺酸、硬脂酸、棕榈酸、胆甾醇、卵磷脂、蝎酸钠盐、胆甾-4-烯-3-酮、尿嘧啶、1-硬脂酰-甘油-3-磷酰胆碱、脯氨酸、丙氨酸、亮氨酸等。

【药理作用】①抗凝、抗血栓、促纤溶作用；②降血压；③抗癫痫作用；④镇痛、镇静、促进睡眠、抗惊厥作用；⑤抗哮喘作用；⑥抗肿瘤作用：具有显著的抗肿瘤作用，全蝎抗肿瘤作用机制主要是通过增强免疫功能和抑制 DNA 合成，诱导肿瘤细胞凋亡，抑制肿瘤新生血管生成等。

· 地龙《神农本草经》·
Dilong
PHERETIMA
Earthworm

本品按来源不同分为广地龙、沪地龙两个品别。

【来　　源】为巨蚓科动物参环毛蚓 *Pheretima aspergillum*（E.Perrier）、通俗环毛蚓 *Pheretima vulgaris* Chen、威廉环毛蚓 *Pheretima guillelmi*（Michaelsen）、栉盲环毛蚓 *Pheretima pectinifera* Michaelsen 或钜蚓科动物缟蚯蚓 Allolobophora caliginosa（Savigny）trapezoides（Ant. Duges）的干燥体。前一种习称"广地龙"，后三种称"沪地龙"，第四种称"土地龙"。

【产　　地】"广地龙"为广东道地药材"十大广药之一"，主产于广州、江门、佛山、汕头等地，此外，福建、海南及广西钦州、梧州、南宁也有产。

"沪地龙"主产于上海，以浦东、奉贤、松江产量最大。

"土地龙"主产于上海、江苏、河北、山东等地。

【采收加工】广地龙春季至秋季捕捉，沪地龙春、夏季捕捉。趁活加工，放在草木灰中呛死，洗去灰，从头至末端腹部纵向剖开，除去内脏及泥沙，洗净，平直铺放于竹排上，晒干。

【性状鉴别】

（1）广地龙：呈长条扁带片状，稍弯曲，头端稍尖，腹部已剖开，尾部钝圆，边缘略卷，长 10~20cm，宽 1~2cm。全体具环节纹，背部棕褐色至灰褐色，腹部黄棕色。一端有一生殖环带，呈戒指状，色浅，习称"白颈"。雄生殖孔 1 对，位于第 18 节腹面两侧刚毛圈一小突起上，外缘有数条环绕的浅皮褶，内侧前后两边各有 1 或 2 排横向排列的小乳突，每边 10~20 个不等。体轻，略呈革质，不易折断。气腥，味微咸。

（2）沪地龙：长 8~15cm，宽 0.7~1.5cm。背部棕褐色至灰褐色，腹部黄棕色。受精囊孔 3 对，在 6/7、7/8、8/9 间。生殖带在第 14~16 节。雄生殖孔 1 对，在第 18 节。通俗环毛蚓的雄交配腔能全部翻出，呈花菜状或阴茎状，威廉环毛蚓的雄交配腔孔呈纵裂缝状。栉盲环毛蚓的雄生殖孔内侧有 1 或多个乳突。

（3）土地龙：呈弯曲的圆柱形或长条状薄片，长 5-10cm，直径 0.3~0.7cm，环纹不明显。体表灰棕色或黄棕色，质略薄较韧，不易折断，断面黄褐色。气腥，味微咸。

地龙以条长大，肉厚，棕褐色，腹部全剖开，除净体内泥土者为佳。

【显微鉴别】

（1）广地龙粉末特征：斜纹肌纤维无色，少数淡棕色。肌纤维易散离或相互绞合，大多弯曲或稍平直，边缘常不平整，有的局部膨大，明暗相间纹理不明显。表皮黄绿色或黄棕色，细胞界限不明显。布有暗棕色色素颗粒，散在或聚集成条状、网状。刚毛少见，常碎断散在，淡棕色或黄棕色；先端多钝圆，有的表面可见纵裂纹，偶见毛小皮纹理。

（2）纸色谱：取粉末适量，用冷水浸提（每1mL含生药100mg），浸提液点于新华层析滤纸上，以正丁醇-95%乙醇-冰醋酸-水（4∶1∶1∶2）展开，于105℃快速干燥，用0.5%茚三酮丙酮溶液喷雾显色，样品由下至上共呈7个斑点。

（3）薄层色谱：取粉末10g，加100mL蒸馏水，于60℃搅拌浸泡2个小时，滤液减压浓缩至10mL，加20mL无水乙醇，滤去沉淀，滤液再减压浓缩至10mL，用1mol/L盐酸调

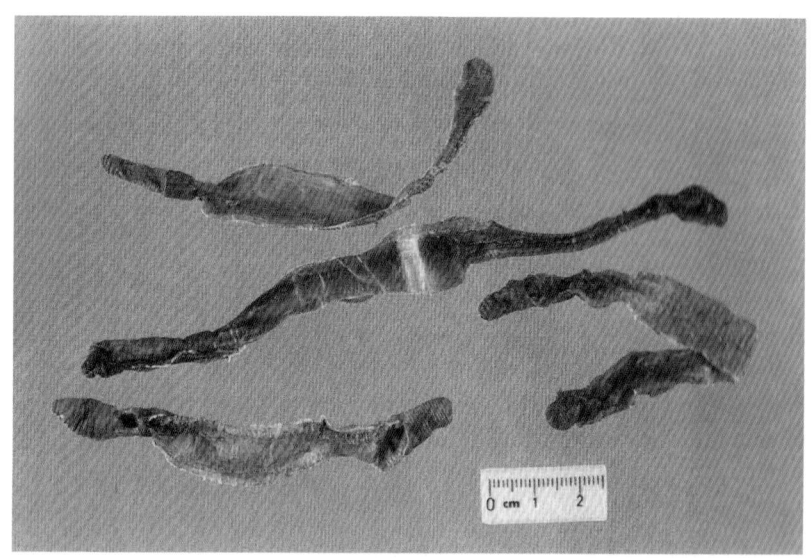

a

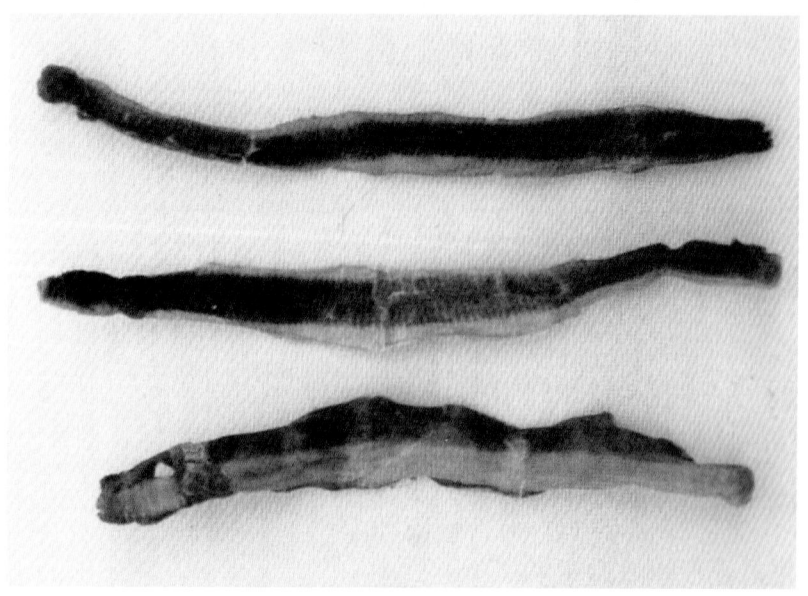

b

图 548　地龙

a.沪地龙（上海产）　b.广地龙（广东产）

pH 值 2.5，过 724 树脂，水洗脱，收集 248nm 光吸收部分，再过 DEAE 纤维素柱，下柱液减压浓缩至干，加 0.1mol/L 盐酸 5mL 溶解，点于硅胶 G 薄层板上（同时以次黄嘌呤作对照），以正丁醇水饱和液为展开剂展开，置紫外光灯下检视，样品由下至上共呈 4 个斑点，并在与对照品相应的位置上呈相同颜色的斑点。

【规格等级】 统货。习惯认为广地龙质佳。

【炮　　制】

（1）净地龙：除去杂质，洗净，切段，干燥。

（2）甘草水制：取原药洗净泥土，捞起，晒至八成干，切段，置甘草浓汤中浸泡 2 小时（每 100kg 药材用 20kg 甘草煎浓汤），捞起，晒干。

【炮制作用】 地龙含有一种有毒成分——蚯蚓毒素，甘草水制后可降低毒性，并能消除腥气。

【性味归经】 咸，寒，归肝、脾、膀胱经。

【功能主治】 清热定惊，通络，平喘，利尿。用于高热神昏，痉痫抽搐，小儿惊风，关节痹痛，肢体麻木，半身不遂，肺热喘咳，尿少水肿。外用于丹毒，漆疮。

【用法用量】 4.5~9g。水煎服。

【主要成分】 主要含有蛋白质类、脂类、酶类、微量元素等成分。蛋白质类：含有多种氨基酸，其中亮氨酸和谷氨酸的含量最高。酶类：纤溶酶以及过氧化氢酶、过氧化物酶、卟啉合成酶等。脂类：含硬脂酸、棕榈酸、高度不饱和脂肪酸、磷脂、胆甾醇等。核苷类：次黄嘌呤、黄嘌呤、鸟嘌呤、尿嘧啶等。微量元素：锶、硒、镁、锌、铜、钼、镍、钴等。

【药理作用】 ①抗纤溶、抗凝血作用；②降压作用；③平喘、止咳作用；④解热、镇痛、抗炎作用；⑤镇静、抗惊厥作用；⑥增强免疫的作用；⑦抗肝纤维化作用。

· 百花蛇《广西动物药》·
Baihuashe
MOELLENDORFFI ELAPHE
Moellendorffi Elaphe Snake

【来　　源】 为游蛇科动物百花锦蛇 *Elaphe moellendorffi*（Boettger）除去内脏的干燥全体。

【产　　地】 主产于广西宜州、环江、金秀、田林、南宁、龙州、凭祥，广东、福建等地亦产。

【采收加工】 夏、秋季捕捉后杀死，剖开腹部，除去内脏，盘成圆盘状，用竹签横穿蛇体固定，用炭火烘干。

【性状鉴别】 呈圆盘状卷曲，盘径大小不一，12~30cm，大的可达 40cm，商品规格称"盘蛇"。蛇头在圆盘中央稍翘起，蛇头长方形略圆，头顶赭红色，口有细齿。背部灰黑色，鳞片均为棱形，有的鳞片绿黄白色或白色。全体有 46 个灰白色的斑纹，近尾部有数圈红色的环带斑纹。腹部剖开边缘向内卷曲，黄白色或灰白色，可见排列整齐的肋骨。气微腥，味淡。以全形完整，色鲜明，无虫蛀、霉臭者为佳。

【规格等级】 统货。应身干，全形，色鲜明，无烤焦、虫蛀、霉变。

【炮　　制】

（1）百花蛇段：取原药材，除去头部及鳞片，切成短段。

（2）酒制百花蛇：取百花蛇段，每100kg用黄酒20kg喷淋，拌匀，闷至酒吸尽，用文火炒至微黄色有香气时，取出放凉。

（3）酒百花蛇肉：取原药材，刹去头，置容器内每100kg药材用黄酒50kg浸泡至酒吸尽，置蒸笼内蒸1小时，取出，剥取净肉，去骨头，切段，晒干。

【炮制作用】酒炒、酒制后可矫除腥气，便于服用，并能增强搜风胜湿、舒筋活络作用。

【性味归经】甘、咸，温；有毒。归肝、脾经。

【功能主治】搜风胜湿，通络镇痉，强腰膝。用于风湿顽痹，麻木拘挛，骨节疼痛，中风口眼喎斜，半身不遂，抽搐痉挛，破伤风，麻风，疥癣等。

【用法用量】水煎服，5~10g，或研末冲服，1~1.5g，日服2~3次。

【主要成分】主要含有蛋白质、氨基酸、肽类、脂肪等。

【药理作用】①镇痛作用；②抗炎作用；③镇静、抗惊厥作用。

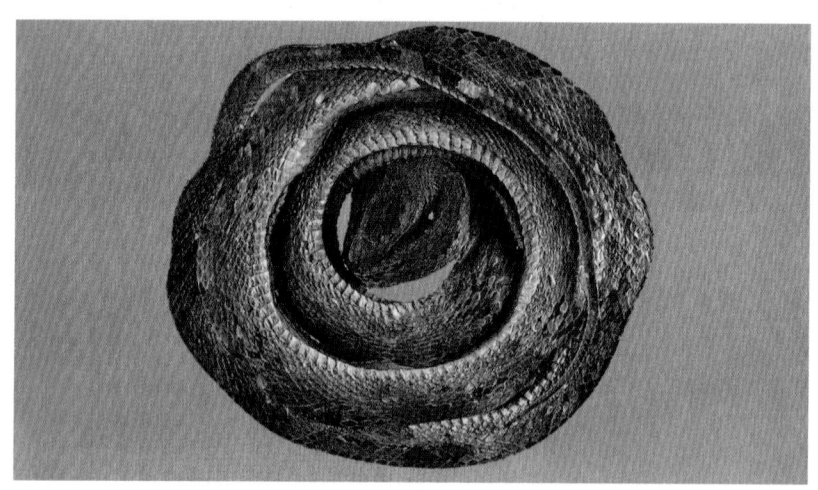

图549　百花蛇（广西产）

· 竹蜂 《本草拾遗》·
Zhufeng
XYLOCOPA
Carpenter Bee

【来　　源】为蜜蜂科昆虫竹蜂 *Xylocopa dissimilis*（Lep.）. 的干燥虫体。

【产　　地】主产于广东广宁、怀集、梅县、清远、花都；广西梧州等地也产。

【采收加工】夏、秋季早晨及午后竹蜂外出飞动时进行诱捕或兜捞。捕得后，用5%沸食盐水烫死，晒干。

【性状鉴别】本品虫体钝圆肥大，长约3cm，宽1.0~1.5cm，全体黑褐色，有光泽，复眼1对，翅基部宝蓝色，尾部褐色，半透明。胸、背、足均密生黑褐色绒毛，尤以颈部为最。气微腥，味甘酸。

以体大，完整，色黑，有光泽，无虫蛀、霉变者为佳。

【规格等级】统货。干货，完整，乌黑色，无虫蛀、霉变。

【炮　　制】取原药整理洁净入药。

【性味归经】甘、酸，寒。归胃、大肠经。

【功能主治】清热化痰，利咽止痛，祛风定惊。用于风痰窍闭，小儿惊风，咽喉肿痛，乳蛾、口疮等。

【用法用量】水煎服，3~5只。或焙酥研末冲服，或入散剂。

【主要成分】主要含有蛋白质、脂肪、蜂毒、蜂蜡等，具体成分不明确。

【药理作用】①止咳化痰作用；②利咽作用；③清热泻火作用；④祛风作用。

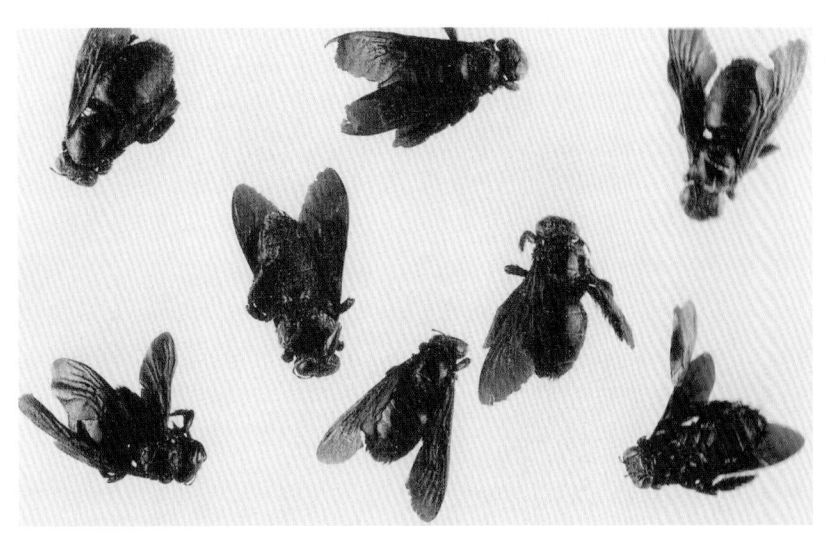

图 550　竹蜂（广东产）

· 红娘子《神农本草经》·
Hongniangzi
SANGUINEA HUECHYS
Red Cicada

【来　　源】为蝉科昆虫红娘子 *Huechys sanguinea* De Geer 的干燥虫体。

【产　　地】主产于湖南、河南、湖北、江苏、浙江、安徽、广西、广东、四川等地。

【采收加工】6~9月为捕捉期。趁清早露水未干时捕捉，此时翅湿不能起飞，捕捉后用开水烫死或蒸死，晒干或烘干。本品有毒，捕捉时应注意，以防中毒。

【性状鉴别】本品虫体呈长圆形，尾部较狭，似蝉而形小。长 1.5~2.5cm，宽 5~7mm，头黑嘴红，复眼大而突出。颈部棕黑色，两肩红色，有光亮，脊部有翅 2 对，前翅呈褐色，后翅浅褐色，膜质，质脆易破碎。胸部棕黑色，有足 3 对，多已脱落。腹部血红色，可见 8 个环节。尾部尖，质松而轻，剖开可见体内呈淡黄色。气微臭。

以虫体完整，翅黑腹血红，色鲜艳者为佳。

【规格等级】统货。以个大，身干，完整，色鲜艳，无虫蛀者为佳。

【炮　　制】

（1）净红娘子：取原药材，去除头、足、翅及杂质。

（2）制红娘子：将锅烧热，倒进定量大米（每1kg 药材用 500g 大米）炒至冒烟时倒入净红娘子，翻炒至白米呈老黄色，取出，放凉。

【炮制作用】红娘子有剧毒，炒制后降低毒性。

【性味归经】苦、辛，平；有大毒。归肝经。

【功能主治】破瘀，攻毒。用于血瘀、经闭、癥瘕积聚，狂犬咬伤；外治疥癣，恶疮，瘰疬。

【用法用量】须炮制后用，遵医嘱，0.15~0.3g；入丸散。外用适量，研末涂敷。

【主要成分】主要含有蛋白质、氨基酸、斑蝥素等。

【药理作用】①升白细胞作用；②抗病原微生物作用；③促雌激素样作用；④抑制肿瘤作用。

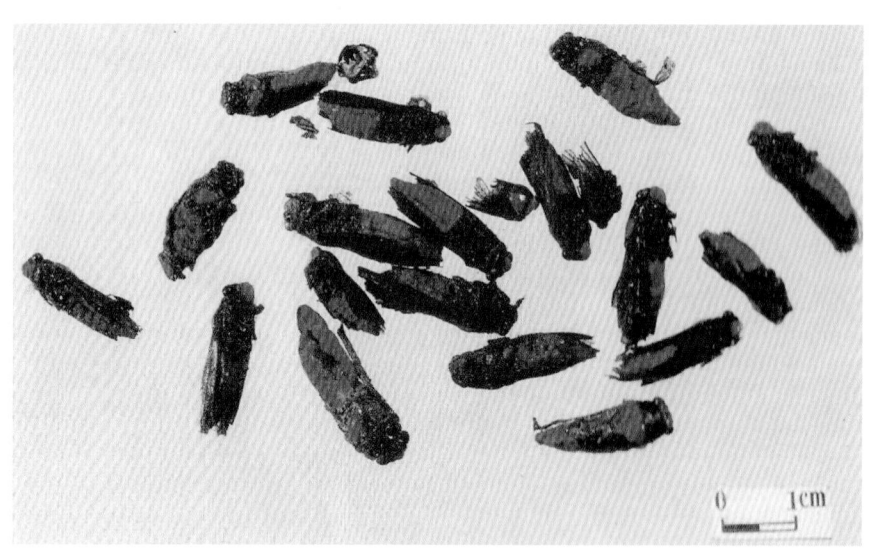

图 551　红娘子（湖南产）

· 牡蛎《神农本草经》·
Muli
OSTREAE CONCHA
Oyster Shell

本品按来源不同分为近江牡蛎、大连湾牡蛎、长牡蛎三个品别。

【来　　源】为牡蛎科动物近江牡蛎 *Ostrea rivularis* Gould、大连湾牡蛎 *Ostrea talienwhanensis* Crosse 及长牡蛎 *Ostrea gigas* Thunberg 的贝壳。

【产　　地】主产于江苏、福建、广东、浙江、河北、辽宁、山东等地。

【采收加工】全年可采收，从牡蛎固着的礁石上取下或海水落潮时到海滩上拾取，人工养殖的则由水筏上取下，除去肉将壳洗净，晒干。

【性状鉴别】

（1）近江牡蛎：呈圆形、卵圆形或三角形等。右壳外面稍不平，有灰、紫、棕、黄等色。环生同心鳞片，幼体薄而脆，多年生者层层相叠，内面白色，边缘有淡紫色。

（2）大连湾牡蛎：呈类三角形，背腹缘呈八字形。右壳外面淡黄色，具疏松的同心鳞片坚厚，鳞片起伏或波浪状，内面白色。左壳同心鳞片坚厚，自壳顶部放射肋数个，明显，内面凹下呈盒状，咬合面小。

（3）长牡蛎：呈不规则扁长条形如舌状，背腹缘几平行，长 10~50cm，高 4~15cm。右壳较小，鳞片坚厚，层状或层纹状排列。壳外面平坦或具数个凹陷，浅紫色、灰白色或黄褐色；内面瓷白色，壳顶两侧无小齿。左壳凹下很深，鳞片较右壳粗大，壳顶附着面小。质硬，断面层状，洁白。气微，味微咸。

【显微鉴别】 荧光检查：取粉末置紫外光灯下观察，大连湾牡蛎显浅灰色荧光；近江牡蛎显紫灰色荧光。

【规格等级】 统货。以个大、完整、无杂质、洁净者为佳。

【炮　　制】

（1）生牡蛎：取原药，洗刷洁净，晒干，碾碎。

（2）煅牡蛎：取药材，洗净泥沙杂质，置炭火或煅药炉内，用武火加热至红透，取出，放凉，碾碎。

【炮制作用】 煅制后有效成分易于煎出，并可增强固涩敛汗作用。

【性味归经】 咸，微寒。归肝、胆、肾经。

【功能主治】 重镇安神，潜阳补阴，软坚散结，收敛固涩。用于惊悸失眠，眩晕耳鸣，瘰疬痰核，癥瘕痞块。煅牡蛎收敛固涩，用于自汗盗汗，遗精滑精，崩漏带下，胃痛吞酸等。

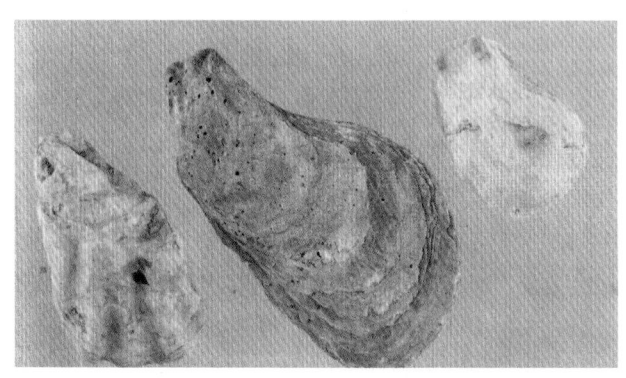
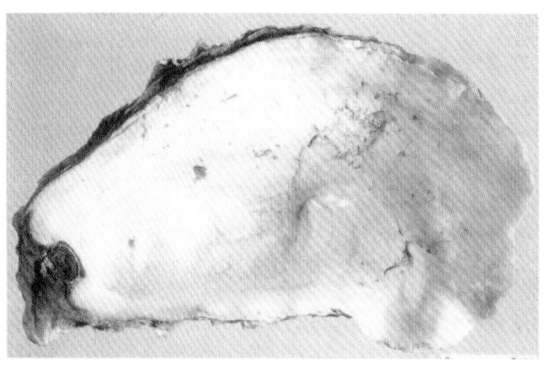

a　　　　　　　　　　　　　　　　　　b

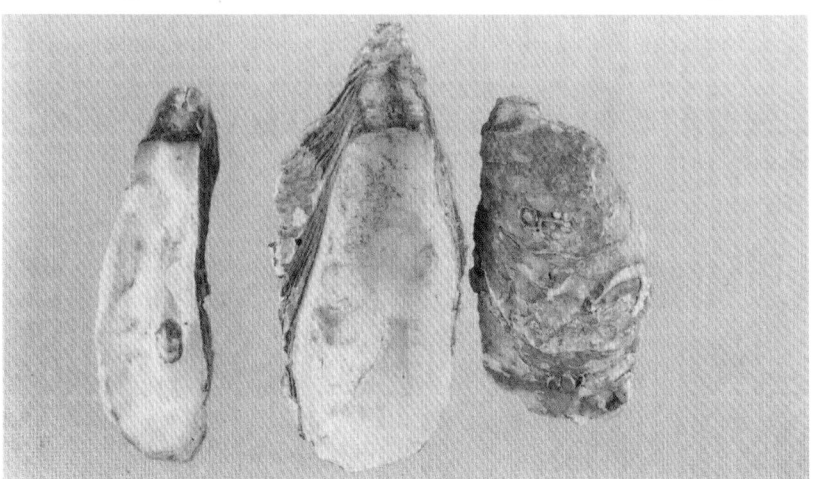

c

图 552　牡蛎（辽宁产）

a.近江牡蛎　b.大连湾牡蛎　c.长牡蛎

【用法用量】 10~30g，水煎服。先煎。

【主要成分】 主要含有碳酸钙、多糖、牛磺酸、氨基酸、B族维生素、多糖、低分子活性肽及Fe、Zn、Se等矿物质和微量元素。

【药理作用】 ①抗氧化作用；②抗肿瘤作用：牡蛎提取物具有增强宿主免疫功能，抑制肿瘤细胞生长的作用，如抑制人肺腺癌细胞株A549细胞的生长；③增强免疫功能；④保肝作用；⑤降血糖作用；⑥抗疲劳作用。

· 阿胶《神农本草经》·
Ejiao
ASINI CORII COLLA
Ass-hide Gelatin

【来　　源】 为马科动物驴 Equus asinus Linnaeus. 的皮去毛洗净后经法定方法熬制成的固体胶块。

【产　　地】 主产于山东平阴、东阿、济南，北京，天津，河南，浙江杭州，甘肃天水以及新疆乌鲁木齐、伊犁等地。

【采收加工】 全年均可收集驴皮，以冬季剥取者皮厚胶多，质量好。熬膏季节多在每年秋冬至翌年春夏之交，以避开暑湿气候。先将干燥的驴皮用清水浸泡，每日换水两次，至驴皮软化，取出刮去残肉、驴毛，或用蛋白酶脱去驴毛，切成小块，漂泡洗净使之白净。然后放入沸水锅中稍煮片刻，待驴皮显卷缩时捞出，放入熬膏锅中，注入清水浸没驴皮，加热进行熬炼，12小时后即开始抽取胶汁，随后添加适量沸水继续熬炼和抽取胶汁，至胶原提尽为止。合并抽出的胶汁，用细筛过滤。在过滤后的胶汁内，加适量明矾粉，搅拌，静置数小时，使杂质沉淀，取上清液，用文火浓缩，在出胶前2小时，每100kg驴皮加入冰糖4.5kg、黄酒2kg同煎，至出胶前约半小时再加入芝麻油（或花生油、豆油）以减少黏性，继续用文火加热至用铲挑起放纸上不渗纸或胶汁在铲上往下掉落2~3滴后即黏结于铲上不再下滴为度，即可收胶，倾入涂有芝麻油的凝胶槽内，冷却凝固，取出，按要求切成每500g16块、32块、64块的长方块。剩余边角料切成1cm左右方块的胶丁。阴干，印字，包装。

【性状鉴别】 呈整齐的长方形扁平块状或骰状，16块胶每块长8.5cm，宽3.7cm，厚1.5cm。表面棕黑色或乌黑色，平滑，有光泽，对光透视稍透明，质坚而脆，易碎。断面与表面色泽一致。气微腥，味微甜。

以色乌黑，有光泽，质坚脆，对光透视显透明，无腥臭气，经夏不软化者为佳。

【显微鉴别】 本品10%的胶水溶液呈半透明或不透明状，淡棕色，有少量类白色物析出，炽灼残渣疏松，呈片状、团块状或棉絮状，不与坩埚粘结，灰分入口无异物感。而其他伪品胶类的10%胶水溶液均无类白色物析出；烧灼灰分与坩埚黏结，颗粒状或粉泥状，质硬，色深，入口有砂粒感或有臭味。

【规格等级】 山东产者分两种。精装：500g/盒、250g/盒；简装：500g/盒、250g/盒。新疆产者500g/盒。

【炮　　制】

（1）阿胶：取原药入药，用时打碎。

（2）阿胶珠：将阿胶烘软，切成1cm左右的丁块，取适量蛤粉置锅内，用文火炒热后加入阿胶丁，小心翻炒，蛤粉温度不能过高，烫至阿胶鼓起疏松，呈圆珠状，无溏心，表面呈灰白色或黄白色时取出，筛去蛤粉，摊凉。

【炮制作用】　炒制后可减低阿胶腻滞之性及除去腥气，并能增强止血、润肺、化痰的功能，并利于粉碎。

【性味归经】　甘，平。归肺、肝、肾经。

【功能主治】　补血滋阴，补肺润燥，止血安胎。用于血虚萎黄，虚劳羸瘦，眩晕心悸，肌痿无力，阴虚心烦不眠，虚风内动，肺燥咳嗽，肺痈吐脓，劳嗽咯血，衄血，吐血，尿血，便血崩漏，月经不调，胎动不安等。

【用法用量】　烊化兑服，3~9g。

【主要成分】　主要含有多种氨基酸：甘氨酸、脯氨酸、丙氨酸、谷氨酸和精氨酸等。蛋白质：驴血清白蛋白、驴胶原蛋白。还含有多肽、微量元素、金属元素等。

【药理作用】　①生血作用；②对心血管系统作用：阿胶能降低病变血管通透性，升高血小板含量和缩短部分凝血酶原的活化时间，从而发挥止血作用；③对免疫系统的作用：阿胶能提高单核吞噬细胞功能，对 NK 细胞有促进作用；④抗疲劳和耐缺氧作用；⑤增强记忆作用；⑥抗肿瘤作用：对肺癌高转移细胞株 PG 有诱导凋亡作用；⑦对钙代谢的影响：阿胶可以提高骨质疏松症模型大鼠血清中钙和磷的含量。

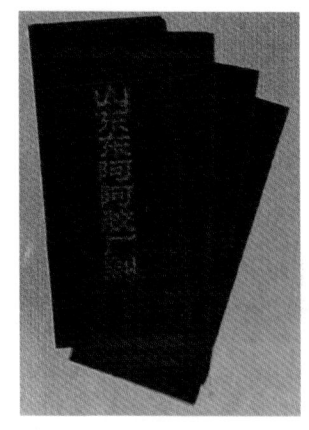

图 553　阿胶（山东产）

·鸡内金《神农本草经》·
Jineijin
GALLI GIGERII ENDOTHELIUM CORNEUM
Chicken's Gizzard-membrane

【来　　源】　为雉科动物家鸡 *Gallus gallus domesticus* Brisson 的干燥胃沙囊内壁。

【产　　地】　全国各地均产。

【采收加工】　杀鸡后，取出鸡肫，剖开，剥下内壁，洗净，晒干。

【性状鉴别】　本品为不规则卷片，厚约 2mm。表面黄色、黄绿色或黄褐色，薄而稍透明，具明显的条状皱纹。质脆，易碎，断面角质样，有光泽。气微腥，味微苦。

【规格等级】　统货。身下无杂质，个大，完整。

【炮　　制】

（1）净鸡内金：取原药拣除杂质，用清水迅速洗去污垢，取出，晒干。

（2）炒鸡内金：将净河沙加热至易于翻动时，加入净鸡内金翻炒至发泡时取出，筛去沙子，放凉。

【炮制作用】　炒制后去除腥气，有焦香气，便于服用，并能增强健胃消积作用。

【性味归经】　甘，平。归脾、胃、小肠、膀胱经。

【功能主治】　健胃消食，涩精止遗。用于食积不消，呕吐泻痢，小儿疳积，遗尿，遗精等。

【用法用量】　水煎服，5~10g。

【主要成分】　蛋白质、胃蛋白酶、淀粉酶、多糖、黏多糖及微量元素钾、镁、钙、锰、铜、锌、铁等。

【药理作用】 ①对血糖、血脂水平和血液流变学参数的影响：鸡内金提取物对动脉粥样硬化的发生有一定的预防作用，能够改善高脂血症大鼠的脂质代谢紊乱，改善血液流变学指标异常；②对肠胃运动的影响：增强胃液的分泌量、酸度和消化能力，增强胃蛋白酶的活性；③抗氧化和心脏保护作用。

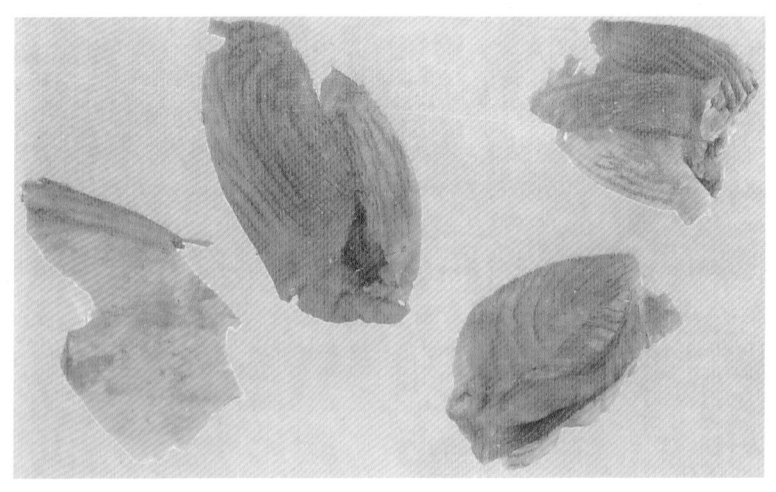

图 554　鸡内金

·龟板（龟甲）《神农本草经》·
Guiban
TESTUDINIS CARAPAX ET PLASTRUM
Tortoise Carapace and Plastron

【来　　源】 为龟科动物乌龟 *Chinemys reevesii*（Gray）的背甲及腹甲。腹甲习称龟板。

【产　　地】 主产于湖北荆州，安徽六安、巢湖、芜湖、安庆，湖南常德，江苏无锡、常州、镇江、南通、盐城、扬州、淮阴，浙江海宁、嘉兴及四川、广东、福建、海南等地。

【采收加工】 全年皆可捕捉。一般多在 6~8 月捕捉，杀死，剔去筋肉取其腹甲与背甲。腹甲洗净晒干称为"血板"，若用沸水煮死，取其腹部甲板，称为"汤板"。

【性状鉴别】

（1）龟板：呈板片状，近长方椭圆形，长 10~20cm，宽 5~12cm，厚 0.3~0.5cm。前缘钝圆或平截，中间两侧因腹板横向延长上翘与肋板接合呈耳状，后缘先端凹入呈三角形缺刻。外表面鳞甲光滑，褐色至棕褐色，具紫褐色放射状纹理，由 12 块腹鳞甲相互对嵌而成，嵌合处黄白色，窄者如线，宽者如斑。内表面黄白色至灰白色，有的略带血迹或残肉，除净后可见骨板 9 块，呈锯齿状嵌接。质较硬，易从骨板缝处折断，断面呈锯齿状。气微腥，味微咸。

（2）背甲：呈长椭圆拱形，前部略窄于后部，外表面棕褐色或黑色，前端有颈角板 1块，脊背中央有椎骨 5 块，两侧各有对称肋角板 4 块，边缘两侧具缘角块板 11 块，尾部具臀角板 2 块。

以板片大，质厚，带血迹，鳞甲完整光滑者为佳。

【显微鉴别】

（1）取本品粉末适量，加 1mol/L 硫酸 20mL，在 110℃水解 24 小时，滤过，滤液用氢氧化钙调 pH 值 4，滤过，滤液浓缩至约 5mL，点于层析滤纸上，以正丁醇-冰醋酸-无水乙醇-水（11∶2∶6∶6）展开，喷以 0.5% 茚三酮丙酮溶液，于 60℃加热 30 分钟，显现 9 个斑点。

（2）取上述点样液点于层析滤纸上（22cm×22cm），以正丁醇-冰醋酸-无水乙醇-水（8∶1.4∶4∶5）及正丁醇-吡啶-无水乙醇-水（5∶5∶4∶4）为展开剂进行双向展开，展距 19cm，喷 0.5% 茚三酮丙酮溶液，于 60℃加热 30 分钟，显现 13 个斑点。

【规格等级】按药用部位不同分龟板及背甲两种规格，均为统货。以身干，块大，洁净无肉者为佳。习惯认为"血板"质佳。

【炮　　制】

（1）净龟板（龟甲）：取原药用水浸泡 5~7 天，或置锅内用沸水蒸 45 分钟，取出，刮净残留皮肉，晒干。用时打碎。

（2）醋制龟板（龟甲）：取净河沙置锅内，用武火炒至河沙易于翻动时加入净龟甲，翻

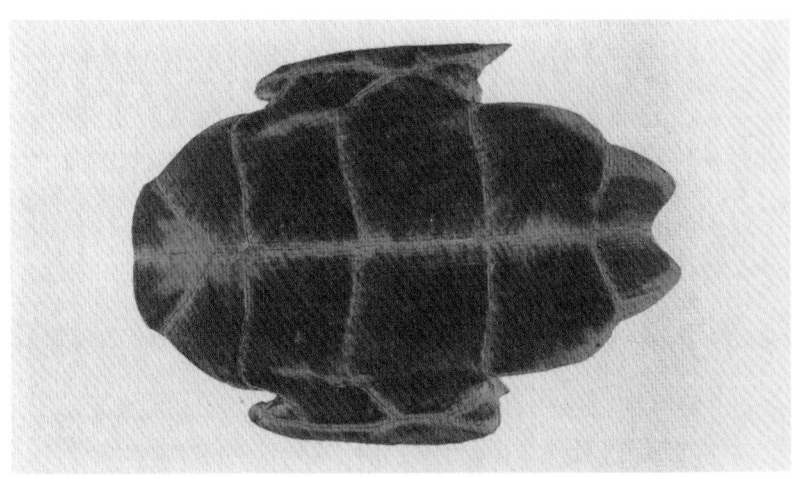

a

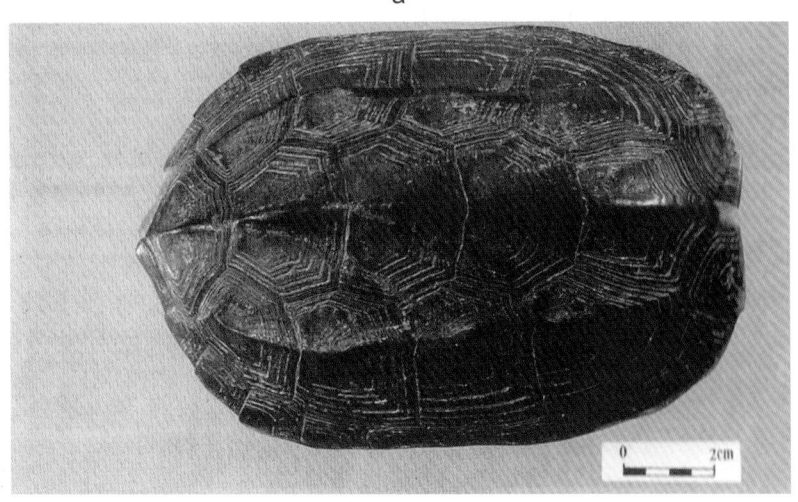

b

图 555　龟甲（湖北产）

a. 龟板　b. 背甲

炒至黄色，取出，筛去沙子，趁热倒入食醋中稍浸（每100kg龟甲用食醋20kg），捞起，干燥。用时打碎。

【炮制作用】炮制后质变松酥，易于粉碎和煎出有效成分，并能去除腥味。

【性味归经】咸、甘，微寒。归肝、肾、心经。

【功能主治】滋阴潜阳，益肾强骨，养血补心，固经止崩，退虚热。用于阴虚潮热，骨蒸盗汗，肾虚遗精，头晕目眩，虚风内动，筋骨痿软，心悸健忘，崩漏带下，小儿囟门不合，久嗽，久痢，久疟等。

【用法用量】9~30g，水煎服。先煎。

【主要成分】主要含有蛋白质、氨基酸、钙盐、微量元素、胆甾醇、十二烯酸胆甾醇酯、甾醇-4-烯-3酮、十六烷基胆甾醇酯等。

【药理作用】①对免疫功能的影响：可提高甲亢阴虚大鼠的免疫功能；②对甲状腺功能的影响：可减弱甲亢阴虚大鼠的甲状腺功能；③对肾上腺功能的影响：可减弱甲亢阴虚大鼠的肾上腺皮质功能；④兴奋子宫的作用；⑤促进骨髓细胞的增殖作用；⑥对微量元素含量的影响：可使上升的血清铜量下降。

· 刺猬皮《神农本草经》·
Ciweipi
ERINACEI SEU HEMIECHINI CORIUM
Hedgehog Hide

【来　　源】为刺猬科动物刺猬 *Erinaceus europaeus* Linnaeus 或短刺猬 *Hemiechinus dauuricus* Sundevall 带刺的干燥皮。

【产　　地】主产于山东海阳、五莲、惠民，以及河北、河南、江苏、浙江、安徽、江西、湖北、陕西、甘肃等地。

【采收加工】全年皆可捕捉。捕捉后剥取外皮用竹片撑开，撒上干沙吸出水分及油脂，或薄撒一层石灰，以防虫蛀，然后置通风处阴干。忌晒，以免泛油。

【性状鉴别】外表密生硬刺，坚硬如针，刺长1.5~3.0cm，白色、灰白色或灰褐色，在腹部的皮上有灰褐色软毛。内面灰白色或污黄褐色，油润，有特异腥臭气。

皮张大，毛刺整洁，完整，内面无泛油、残肉者为佳。

【规格等级】统货。皮张大，脂肉刮净，不泛油，刺毛整洁，无残肉、虫蛀、霉变。

【炮　　制】

（1）刺猬皮：取原药材，去除刺尖，洗净，剪成3cm方块，晒干。

（2）炒刺猬皮：取净河沙或滑石粉置锅中炒至易翻动时，加入刺猬皮小块，烫炒至鼓起卷曲黄色，取出筛去沙子或滑石粉，放凉。

【炮制作用】烫制后除去部分油脂，利于粉碎，去除腥气，便于服用，增强疗效。

【性味归经】苦、涩，平。归肾、大肠、胃经。

【功能主治】化瘀止痛，收敛止血，涩精缩尿。用于胃脘疼痛，反胃吐食，肠风下血，遗精，遗尿，子宫出血，便血，痔漏，脱肛等。

【用法用量】水煎服，6~9g；研末，1.5~3g；或入丸剂。外用适量，研末调敷。

【主要成分】主要含有大量的微量元素：K、Na、Ca的含量较高，Fe、Mg、Zn、Cu、Mn次之。还含有多种氨基酸。

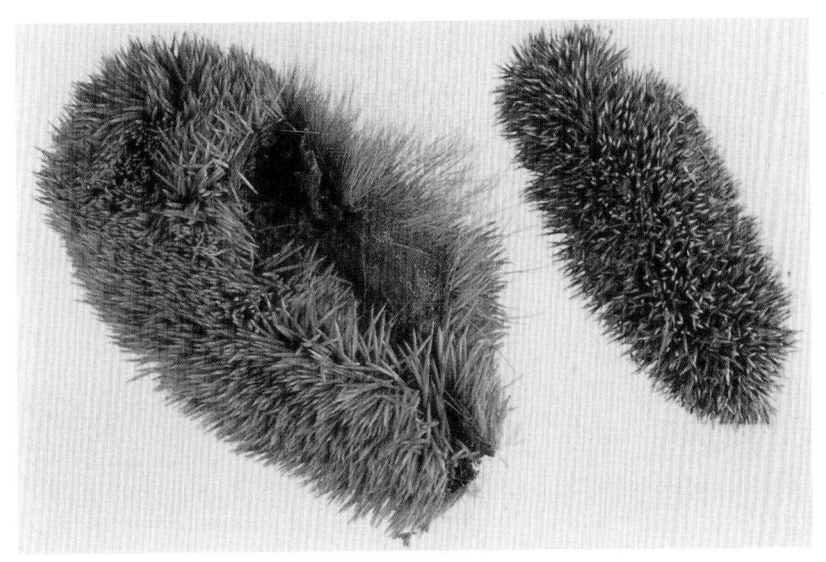

图 556　刺猬皮（山东产）

【药理作用】①有镇痛、收敛止血作用；②对消化系统的影响：可抑制胃液分泌和降低消化功能，有解痉镇吐的作用。

· 夜明砂《神农本草经》·
Yemingsha
VESPERTILIONIS FAECES
Bat Dung

【来　　源】为蝙蝠科动物蝙蝠 *Vespertilio supelans* Thomas 的干燥粪便。

【产　　地】全国大部分地区均产。以浙江、江西、江苏、广东、广西、河南、甘肃、辽宁等地出产较多。

【采收加工】全年可收集，以夏季为多，到蝙蝠栖息的岩洞里铲取，除去杂质、泥土，晒干。

【性状鉴别】呈长椭圆形颗粒，两端稍尖，长 0.5~0.7cm，直径约 0.2cm。表面粗糙，黑棕褐色或灰棕色，微显光泽。质松，易碎。在放大镜下观察，可见棕色或黄棕色有光泽的昆虫残骸，如头、眼、小翅等。气微臭，味微苦，微腥。

【规格等级】统货。应足干，颗粒状，轻浮，黑色，捏碎后有光泽，无泥沙、杂质、霉变。

【炮　　制】取原药用清水快速漂洗，漂洗时泥沙下沉，捞起上浮的夜明砂，晒干。

【性味归经】辛，寒。归肝经。

【功能主治】清肝明目，散瘀消积。用于青盲，雀目，目赤肿痛，白睛溢血，内外翳障，小儿疳积，瘰疬，疟疾等。

【用法用量】纱布包，水煎服，3~10g；或研末，每次 1~3g。外用：适量，研末调涂。

【主要成分】主要含有尿素、尿酸、胆甾醇、少量维生素 A 及微量元素磷、钾、锌、锰、铜、硒等。

【药理作用】①明目退翳的作用：可治疗青盲、夜盲症、白内障等疾病；②治疗小儿肝疳。

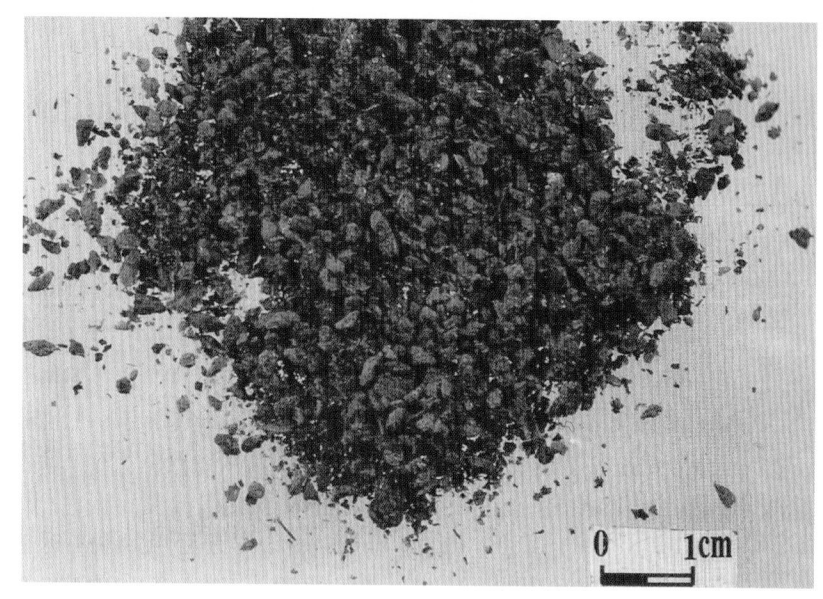

图 557　夜明砂（浙江产）

· 狗鞭《神农本草经》·
Goubian
CANIS PENIS ET TESTIS
Dog Penis

【来　　源】　为犬科动物狗 *Canis familiaris* Linnaeus 的阴茎带睾丸的干燥品。

【产　　地】　主产于广东，广西梧州、凭祥，江苏南京、镇江、苏州等地。

【采收加工】　全年均有产，以冬季采集者较优。宰狗后割取阴茎及睾丸，将附着的肉、油脂等去净，拉直，晾干或焙干。

【性状鉴别】　呈棒状，长 10~15cm，直径 1.5~2.0cm。先端稍尖，另一端细长的精索和扁缩的睾丸连接。睾丸椭圆形，长 3~4cm，宽约 2cm，全体呈淡黄色至淡棕色，外表光滑。阴茎部分质坚硬，不易折断。有腥臭气，味微咸。

以淡黄色，完整，条长体粗，带有睾丸，无残肉、虫蛀、霉变者为佳。

【规格等级】　统货。干货。除净皮肉，原条带睾丸，淡黄色，鲜明，条长粗壮，带有睾丸，无虫蛀、霉变者为佳。

【性味归经】　咸，温。归肾经。

【功能主治】　温肾壮阳，补益精髓。用于阳痿，遗精，不育，阴囊湿冷，虚寒带下，腰膝酸软，形体羸弱，产后体虚等。

【用法用量】　水煎服，3~9g；或焙酥研末服，每次 1.5~3g，或入丸、散。

【主要成分】　主要含有雄性激素、蛋白质、多种氨基酸、脂肪等。

【药理作用】　治疗阳痿、遗精。

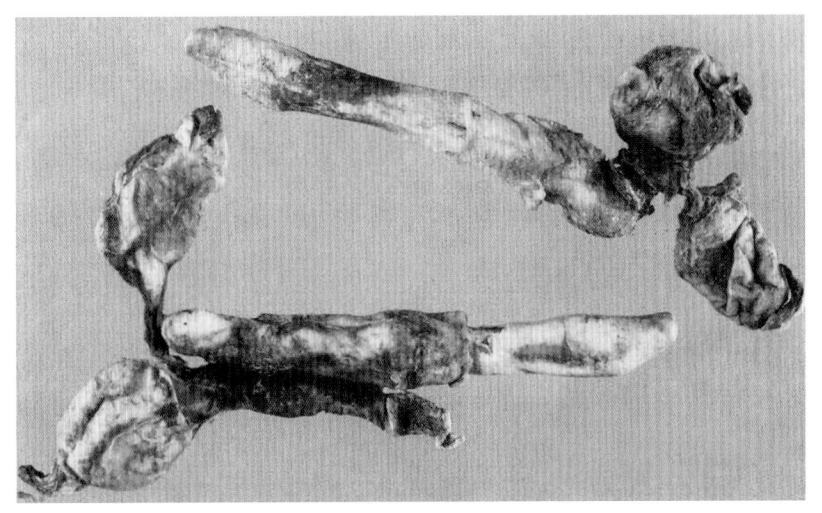

图 558　狗鞭（广西产）

· 金钱白花蛇《开宝本草》·
Jinqianbaihuashe
BUNGARUS PARVUS
Coin-like White-banded Snake

【来　　源】　为眼镜蛇科动物银环蛇幼蛇 *Bungarus multicinctus* Blyth 除去内脏的干燥幼体。

【产　　地】　主产于广东汕头、梅州，福建光泽、建阳，江西吉安、抚州、上饶、赣州，湖南湘西自治州、益阳、常德。此外，广西、浙江、云南、贵州、四川、湖北、海南、台湾等省、自治区均有产。

【采收加工】　夏、秋季捕捉，拔去毒牙，用酒精杀死，剖开腹部，除去内脏，抹净血迹，用乙醇浸泡片刻，盘成圆盘状，头在中央，尾在外，末尾含于口中。用竹签固定后烘干。

【性状鉴别】　呈卷曲圆盘状，头位中央，尾细，常纳口内，状如古代铜钱大小，故称"金钱白花蛇"。蛇头略粗于体，长方圆形，黑褐色。背部有 1 条显著的突起脊棱，周身由黑褐色和白色细鳞片相间的横环带，黑褐色环带较宽，两色环带各 45~60 节，有光泽。腹部灰白色至黄白色，黑褐色坏带颜色较浅，鳞片稍大。气微腥，味微咸。

以头尾齐全，盘径小，色泽鲜明者为佳。习惯认为盘径越小质越佳。

【显微鉴别】

（1）本品鳞片外表面：具众多细密纵直条纹，间距 1.1~1.7μm，沿鳞片基部至先端方向径向排列。

（2）鳞片横切面：内、外表皮均较平直，真皮不向外方突出，真皮中色素较少。

【规格等级】　商品分三种规格。

小条：圆盘直径 3.0~3.5cm。

中条：圆盘直径 6~7cm。

大条：圆盘直径 10~15cm。

以头尾齐全，身干，无异味，具黑白环节，色泽明亮，盘径 3.5cm 左右者为佳。

【炮　　制】

（1）金钱白花蛇：除去灰屑，去蛇头，切段。

（2）酒制金钱白花蛇：取金钱白花蛇段，每100kg用黄酒20kg喷淋，拌匀，闷透，置锅中用文火炒至微黄色，现香气，取出，放凉。

【炮制作用】头部毒腺中含有强烈的神经毒性，并含溶血性成分及血球凝集成分，故配方时应去头。酒制后能去除腥气，增强祛风通络作用。

【性味归经】甘、咸，温。有毒。归肝经。

【功能主治】祛风，通络，止痉。用于风湿顽痹，麻木拘挛，中风口歪，半身不遂，四肢麻木，抽搐痉挛，破伤风，麻风疥癣，瘰疬恶疮。

【用法用量】遵医嘱。水煎服，3~10g。研粉吞服1~1.5g。

【主要成分】主要含有蛋白质、脂肪、氨基酸及钙、磷、镁、铁、铝、锌、钛、锰、钒、铜等多种微量元素。

【药理作用】①镇痛作用；②抗肿瘤作用；③抗炎作用；④对神经系统的影响：可抑制神经变性退化；⑤对心脏系统的影响：能直接作用于心肌，使其短暂兴奋后即转入抑制，可引起心律失常和心力衰竭。

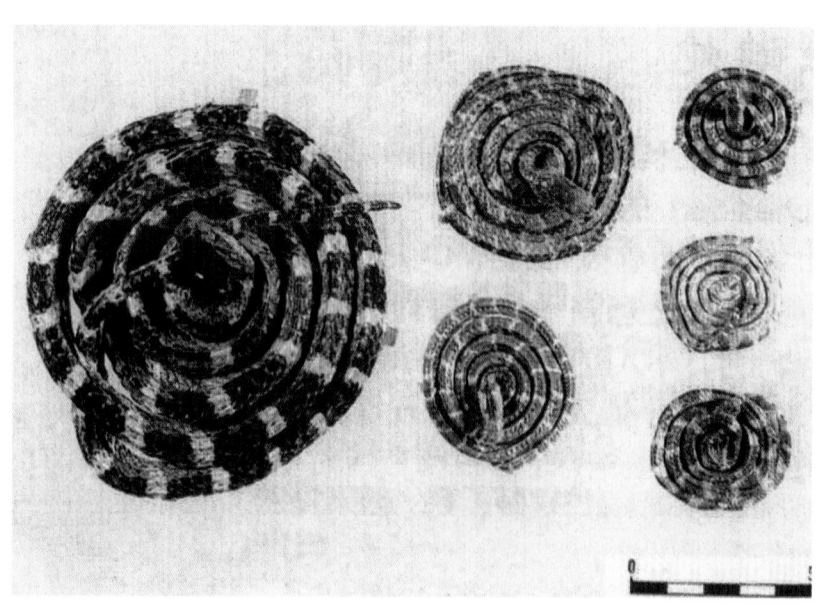

图559　金钱白花蛇（福建产）

· 鱼脑石《开宝本草》·
Yunaoshi
PSEUDOSCIAENAE ASTERISCUS
Yellow Croaker Ear-stone

【来　　源】为石首鱼科动物大黄鱼 *Pseudosciaena crocea*（Rich.）或小黄鱼 *Pseudosciaena polyactis* Bleeker 内耳球囊内的矢耳石。

【产　　地】我国沿海地区均有产。大黄鱼主要分布于我国东海、南海、浙江舟山群岛；小黄鱼主要分布于黄海、渤海，由于上海、江苏、浙江、广东等地食用较多，故收集的鱼脑石也较集中。以上海、江苏苏南地区和连云港、浙江舟山群岛等地最多。

【采收加工】5~6月汛期收集。以前来自加工鱼时的副产品，后因资源匮乏，主要收集于餐馆和民众。洗净晒干即可。

【性状鉴别】呈长卵形颗粒，具三棱。大黄鱼的耳石长 1.4~2.2cm，宽 0.8~1.8cm。小黄鱼耳石较小，长 1.0~1.2cm，宽 0.5~0.7cm。中间宽，前端宽圆，后端狭尖（小黄鱼耳石尖角较短）。全体呈瓷白色或淡黄白色。里缘和外缘弧形，里缘有若干不整齐小齿，外缘近光滑。背面向一侧隆起，有横行脊棱，从里缘至隆起部位的下方具同心状细长纹理，后端有一条向外缘倾斜的凹沟，并具一或数个点状突起。腹面较光滑；中央有凹洼的蝌蚪状印迹，"头"区近圆形，伸达前缘，"尾"区为"丁"字形浅沟，其末端弯成圆环状；靠近里缘的"边缘沟"宽短而明显。质坚硬，不易破碎。气微，味淡，稍涩。

粒大，完整，色洁白，质坚硬如石者为佳。

【规格等级】统货。以个大，完整，洁白，质坚硬，洁净者为佳。

【炮　　制】煅鱼脑石：取鱼脑石洗净，晒干，放铁勺内，用碗覆盖住，置烈火上煅约 10 分钟，听到有爆裂声时取出，放凉。用时捣碎或研粉。

【炮制作用】煅制后使质地酥松，易于煎出有效成分。

【性味归经】咸，寒。归肾、膀胱经。

【功能主治】清热解毒，利尿通淋，化石，消肿。用于尿路结石，小便不利，淋病，脑漏、中耳炎等。

【用法用量】内服，6~9g，用时捣碎。外用适量，研末撒敷患处。

【主要成分】主要含有碳酸钙，另含有机质、纤维蛋白、多种微量元素。

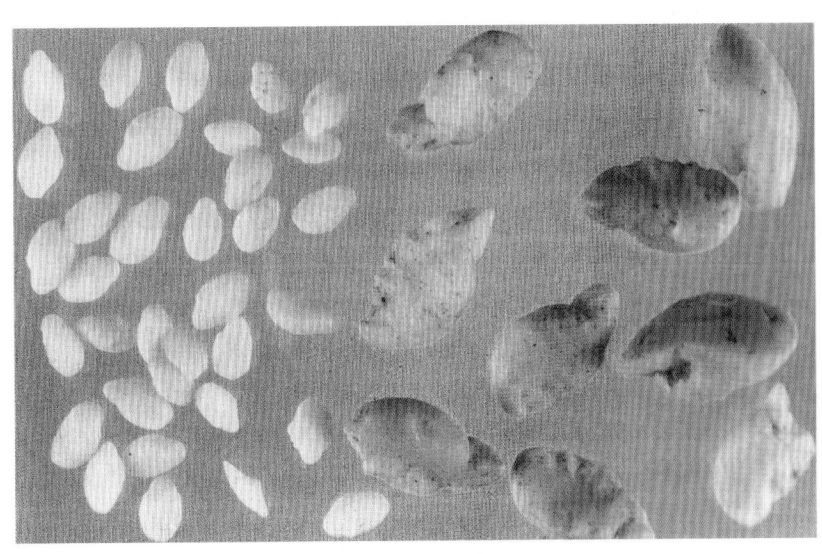

图 560　大小黄鱼脑石（浙江产）

· **珍珠**《开宝本草》·

Zhenzhu
MARGARITA
Pearl

【来　　源】 为珍珠贝科动物马氏珍珠贝 *Pteria martensii*（Dunker）、蚌科动物三角帆蚌 *Hyriopsis cumingii*（Lea）、褶纹冠蚌 *Cristaria plicata*（Lea）、背角无齿蚌 *Anodonta woodiana*（Lea）等双壳类贝壳因异物进入体内，外套膜受刺激而分泌的珍珠质。有海水珍珠和淡水珍珠两种。

【产　　地】 海水珍珠主产于广西钦州合浦、东兴、北海、防城，以及广东、海南和台湾等地的暖海地带。

淡水珍珠主产于浙江，江苏太湖，安徽，山东，湖南，湖北，黑龙江等地的江河湖泊。

【采收加工】 全年可采，以 12 月为多。从水中捞起珠蚌，剖取珍珠，洗净，晒干。

【性状鉴别】 呈类球形、卵圆形、长圆形、棒形或不规则形，直径 0.1~0.8cm，表面类白色或淡粉红、浅蓝色、浅黄色，光滑或有凹凸，半透明，具特有彩色光泽。质坚硬，体重，破碎面现层纹，有时中心部有浅黄色或黄色珠核。气微，味淡。

【显微鉴别】

（1）本品粉末类白色。不规则碎块，半透明，具彩虹样光泽。表面显颗粒性，由数至十数薄层重叠，片层结构排列紧密，可见致密的成层线条或极细密的微波状纹理。本品磨片具同心层纹。

（2）取本品粉末，加稀盐酸，即产生大量气泡，滤过，滤液显钙盐的鉴别反应。

（3）取本品，置紫外光灯（365mm）下观察，显浅蓝紫色或亮黄绿色荧光，通常环周部分较明亮。

【规格等级】 统货。以粒大、形圆、色白，有光彩，剖面显层纹，无硬核者为佳。

珍珠的商品规格较多，有廉珠、新港珠、新光珠、老光珠、玉身珠、马牙珠、花珠、湖珠、珍珠壳、饰珠等。

【炮　　制】

（1）净珍珠：洗净，晾干。

（2）珍珠粉：取洁净珍珠，置乳钵内，加水研磨至水呈乳白色，倒出上层白色液体，沉底部分再加水研磨，又倒出上层白色液，如此反复研磨，合并倒出的研磨液，静置过夜，倒去上层清液，将沉淀部分干燥，再研成细粉。

（3）豆腐制珍珠：如果珍珠原是饰珠，则需将珍珠用布包好放入 4 倍量豆腐中间，共煮约 2 小时，至豆腐显蜂窝状，取出，将珍珠洗净，再按上法研磨成细粉。

【炮制作用】 研极细末便于入眼和易吸收，外用不伤眼睛。豆腐制可除油污，洁净药物。

【性味归经】 甘、咸，寒。归心、肝经。

【功能主治】 安神定惊，明目消翳，解毒生肌，润肤祛斑。用于惊悸失眠，惊风癫痫，目生云翳，咽喉肿痛，口疮，疮疡不敛，皮肤色斑等。

【用法用量】 冲服，0.1~0.3g，多入丸散用，0.3~1g。外用适量，调敷。

【主要成分】 主要含有无机成分：碳酸钙、碳酸镁、氧化硅、氧化钙、氧化铝及氧化铁等，还含有丰富的微量元素：Cu、Fe、Mg、Na、Mn、Zn、Sr 等。

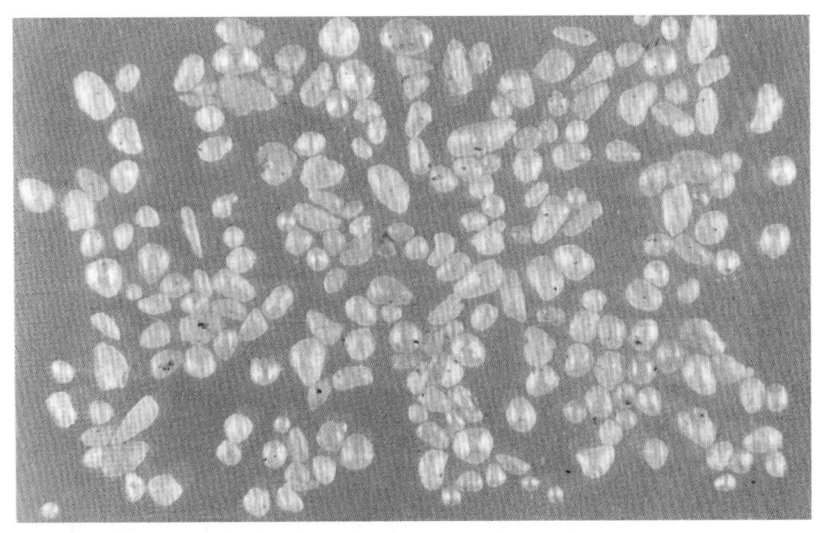

a

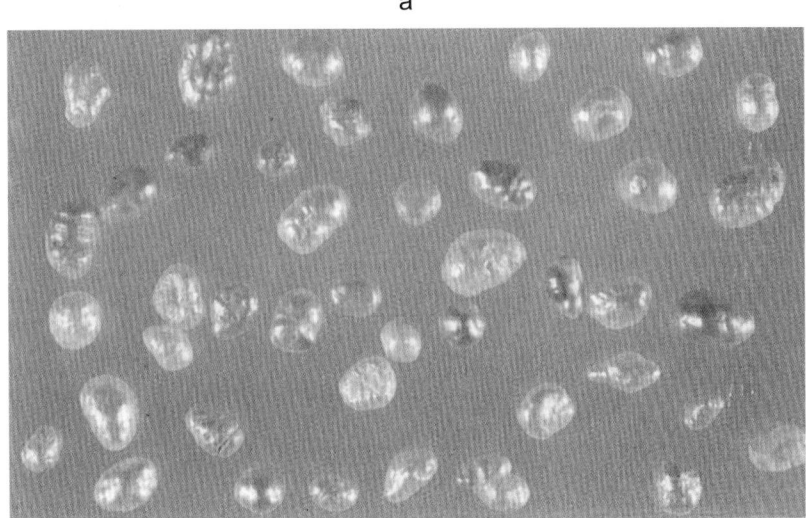

b

图 561　珍珠
a.淡水珍珠（浙江产）　b.海水珍珠（广西产）

【药理作用】①抗衰老作用；②安神作用；③抗疲劳、提高机体免疫力；④对视神经的保护作用；⑤抗菌、消炎及促进伤口愈合作用。

· 珍珠母《开宝本草》·
Zhenzhumu
MARGARITIFERA CONCHA
Nacre

【来　　源】 为珍珠贝科动物马氏珍珠贝 *Pteria martensii*（Dunker）、蚌科动物三角帆蚌 *Hyriopsis cumingii*（Lea）、褶纹冠蚌 *Cristaria plicata*（Leach）、背角无齿蚌 *Anodonta woodiana*（Lea）等的贝壳除去外层后的贝壳。

【产　　地】 主产于广西合浦、北海、防城、钦州及浙江、江苏、湖北、安徽等地。

【采收加工】 全年可采，以12月为多。取贝壳，洗净，煅烧，除去外层即可。

【性状鉴别】 为不规则的薄片，凹凸不平，大小不一，厚 0.1~0.5cm。表面乳白色、淡黄褐色或银灰白色，具珍珠样光彩；凸面可见生长层纹，并可片片剥离，凹面较平滑。质脆，折断时成粉屑或小片状，半透明。气微，味淡。

以乳白色或淡黄褐色，酥松，完整者为佳。

【显微鉴别】

（1）本品粉末类白色。不规则碎块，表面多不平整，呈明显的颗粒性，有的呈层状结构，边缘多数为不规则锯齿状。

（2）取本品粉末，加稀盐酸，即产生大量气泡，滤过，滤液显钙盐的鉴别反应。

【规格等级】 统货。应足干，乳白色或淡黄褐色。以酥松，完整者为佳。

【炮　　制】 净珍珠母：除去杂质，打碎。

【性味归经】 咸，寒。归肝、心经。

【功能主治】 平肝潜阳，安神定惊，明目退翳。用于头痛眩晕，惊悸失眠，目赤翳障，视物昏花等。

【用法用量】 水煎服。15~30g，先煎。

【主要成分】 主要含有无机盐、微量元素、氨基酸等几大类成分。还含有磷脂酰乙醇胺、半乳糖神经酰胺、羟基脂肪酸等成分。

【药理作用】 ①镇静、安神、催眠作用；②明目作用；③抗溃疡作用；④保肝作用；⑤抗氧化作用；⑥抗菌作用。

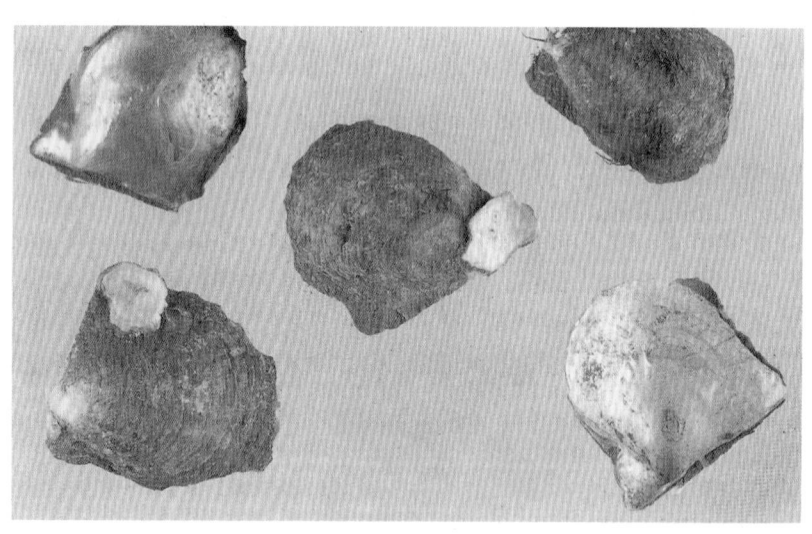

图 562　珍珠母（广西产）

· 穿山甲《本草图经》·
Chuanshanjia
MANIS SQUAMA
Pangolin Scales

【来　　源】 为鲮鲤科动物穿山甲 *Manis pentadactyla* Linnaeus 的鳞甲。

【产　　地】 主产于广西、贵州、云南、广东、湖南、福建、台湾、浙江等省、自治区。

【采收加工】取饲养的成年穿山甲，杀死，剥下甲壳，除去油肉，用木棍撑开，晒干，习称"甲壳"。杀死后置沸水中略烫，取下鳞甲，洗净，晒干，习称"清水甲片"。

【性状鉴别】甲片因生长部位不同，大小不一。呈扇形、三角形、菱形或盾形，一般长1.7~4.5cm，宽1.9~6.0cm，中间略厚，边缘较薄如刀状，外表面棕褐色或黄褐色，有光泽，较宽的一端有数10条排列整齐的纵纹及数条横纹；较窄的一端光滑。内表面颜色较浅，中部有一条明显突起的弓形横向棱线，其下方有数条与棱线相平行的细纹。角质，微透明，坚韧而有弹性，不易折断。气微腥，味淡。

以片较小，色棕褐，不带皮肉者为佳。

【显微鉴别】取本品粗粉约1g，加三氯甲烷60mL，加热回流4小时，放冷，滤过，滤液蒸干，残渣加三氯甲烷1mL使溶解，作为供试品溶液。另取穿山甲对照药材1g，同法制成对照药材溶液。照薄层色谱法试验，吸取上述两种溶液各10μL，分别点于同一硅胶G薄层板上，以苯-丙酮（20∶1）为展开剂，展开，取出，晾干，喷以醋酐-硫酸（9∶1）混合液，在80℃加热数分钟，分别置日光及紫外光灯（365mm）下检视。供试品色谱中，在与对照药材色谱相应的位置上，分别显相同颜色的斑点或荧光斑点。

【规格等级】商品一般分为大甲片和小甲片。按颜色分为铁甲（黑色）和铜甲（棕色）。以片张半透明，不带皮肉者为佳。

【炮　　制】

（1）净穿山甲：取原药材，去除杂质，洗净，晒干。

（2）炒山甲片：取原药拣除杂质，大小分档，先将净河砂置锅内，用武火炒至烫热、滑利、容易翻动时，放入山甲片，不断翻炒，炒至呈黄色鼓起，边缘向内卷曲，取出，筛去细砂。用时打碎。

（3）醋山甲：取食醋，每100kg山甲用20~25kg，将净穿山甲按上法炒制，趁热倒入米醋中，搅匀，稍浸，捞出，干燥。

【炮制作用】炒制后使其酥脆，便于粉碎和煎出有效成分。醋制能增强活血镇痛作用。

【性味归经】咸，微寒。归肝、胃经。

【功能主治】通经下乳，消肿排脓，搜风通络。用于经闭癥瘕，乳汁不通，痈肿疮毒，风寒湿痹，关节疼痛，麻木拘挛等。

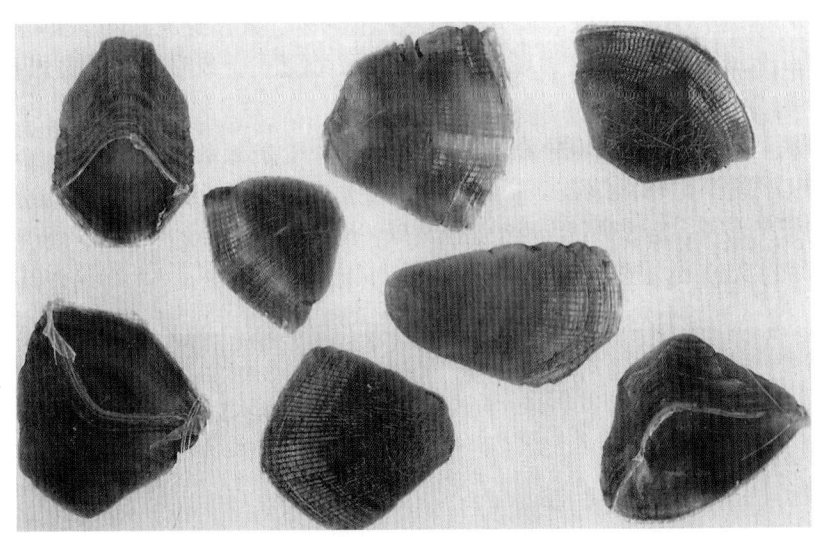

图563　穿山甲（广西产）

【用法用量】5~10g，水煎服，一般炮制后用。

【主要成分】主要含有多种氨基酸和微量元素，还有硬脂酸、胆甾醇、二十三酰丁胺等成分。

【药理作用】①降低血液黏度、延长凝血时间；②升高白细胞作用；③抗炎作用；④促进泌乳作用；⑤提高缺氧的耐受力；⑥抑制乳腺增生作用。

· 虻虫《神农本草经》·
Mengchong
ATYLOYUS
Gadfly

【来　　源】为虻科昆虫复带虻 *Atylotus bivittateinus* Takahasi 雌虫的干燥虫体。

【产　　地】主产于广东、广西、四川、江苏、浙江、湖南、河南、山西、辽宁等地。

【采收加工】夏、秋间捕捉，闷死，尽量不使虻虫腹部的牛血流出来，晒干或阴干。

【性状鉴别】虫体与苍蝇相似但较大，长 1.5~2.5cm，宽 0.5~1.0cm。体呈灰棕褐色，头部黑褐色，有 1 对大而凸出的复眼，约占整个头部的 80%，复眼绿褐色有光泽，两眼之间有一条棕黄色额线。吻部略呈三角形，灰褐色，有触角 1 对，多已断落，下方有一刺状吸吻。身躯有节纹，背部呈壳状黑棕色，稍有光泽，两侧生有透明薄膜状翅 1 对，翅长超过尾端。胸部黑褐色，有足 3 对，多断碎。腹部棕黄色，由 6 个环节组成。末端钝尖。体轻，质脆，易碎。气微腥，味微咸。

以个大，完整不破碎，洁净者为佳。

【规格等级】统货。应全形不破碎，无虫蛀、霉变。

【炮　　制】取药材，除去足、翅、泥尘。用文火炒至颜色变深，取出，放凉。

【炮制作用】炒制后可矫除腥臭味，同时还可降低毒性。

【性味归经】苦，凉。有毒。归肝经。

【功能主治】破瘀血，消癥瘕，通经堕胎。用于癥瘕积聚，少腹瘀血，血滞经闭，跌

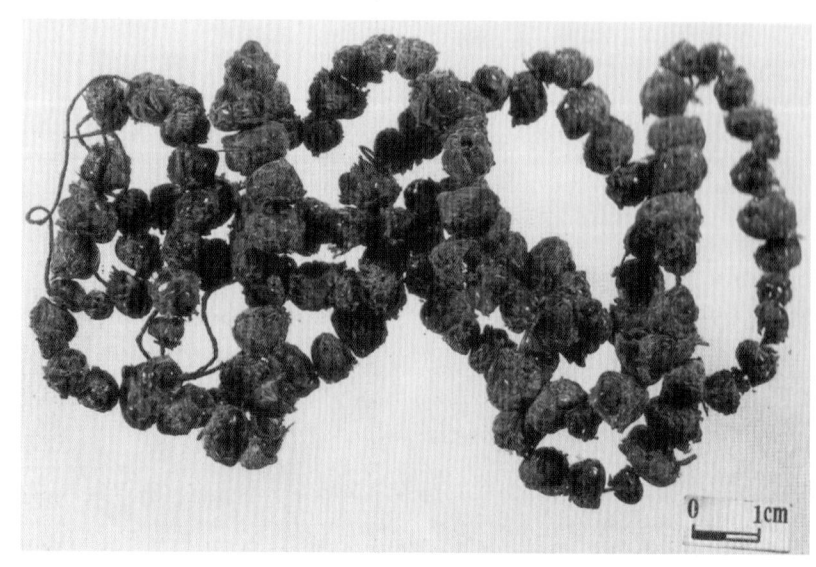

图 564　虻虫（广西产）

仆伤损瘀肿等。

【用法用量】遵医嘱。水煎服，1~1.5g；研末吞服，每次 0.3~0.6g。或入丸散。

【主要成分】主要含有蛋白质类、纤溶成分、多肽类、脂肪酸类、多糖类、多种微量元素等。

【药理作用】①抗凝和对纤溶系统的作用；②对小肠功能的影响：虻虫水煎液对小鼠离体肠运动有明显抑制作用；③抗炎作用；④镇痛作用。

· 桑螵蛸《神农本草经》·
Sangpiaoxiao
MANTIDIS OOTHECA
Mantis Egg-case

【来　　源】为螳螂科昆虫大刀螂 *Tenodera sinensis* Saussure、小刀螂 *Statilia maculata*（Thunberg）或巨斧螳螂 *Hierodula patellifera*（Serville）的干燥卵鞘。以上三种分别称为"团螵蛸""长螵蛸""黑螵蛸"。

商品经营上前者称"软桑螵蛸"，后两者称"硬桑螵蛸"。

【产　　地】全国大部分地区均产。团螵蛸主产于广西、云南、湖北、湖南、河北、辽宁、山东、内蒙古、四川等地。长螵蛸主产于浙江、江苏、安徽、山东、湖北等地。黑螵蛸主产于河北、山东、河南、山西等地。

【采收加工】深秋至翌年春季均可采收，采收后，除去树枝，置蒸笼内蒸透，约半小时，直至杀死虫卵，取出晒干或烘干。

【性状鉴别】干燥卵鞘由多数膜状薄层叠成。断面最外层有一圈呈海绵状，中部有许多放射状排列的卵室，室内各有一棒状椭圆形卵，卵鞘红褐色，卵黄褐色或深棕色，具光泽。气微腥，味微淡或微咸。

（1）团螵蛸（软桑螵蛸）：略呈半圆形或半圆球形，长 2.5~5.0cm，宽 1.5~3.0cm，厚 1.5~2.0cm。表面浅黄褐色或黄褐色，上面隆起带不明显，底面平坦或具凹陷，质较疏松而韧。

（2）长螵蛸（硬桑螵蛸）：呈长条形，一端较粗。长 2.5~5.0cm，宽 1~3cm，厚约 1cm。表面浅黄色、灰黄色或土褐色，上面有一带状隆起，带的两侧各有一条暗棕色浅沟及斜向纹理，底面平坦或凹入，质较硬而脆。

（3）黑螵蛸（硬桑螵蛸）：略呈平行四边形，长 2~4cm，宽 1.5~2.0cm，厚 1.0~1.5cm，表面黑褐色或紫褐色。上面有一带状隆起，带的两侧有斜向纹理，近尾端向上翘。质硬而韧。

以上三种均以个大，完整，淡黄褐色，体轻、质松软、弹性强，卵未孵化者为佳。习惯认为软桑螵蛸质佳。

【显微鉴别】取本品 2g 剪碎，加水 20mL，煮沸 10 分钟，滤过，取滤液 2mL 加 0.2% 茚三酮试液 3~4 滴，煮沸 5 分钟，显蓝紫色（检查蛋白质）。

【规格等级】统货。均以个大、体轻、完整，质松而韧，色黄，卵未孵化，无树枝者为佳。

【炮　　制】取原药材，除去杂质，每 100kg 药材用食盐 1.5kg，加适量热开水溶化，喷淋药材，拌匀润透，用武火蒸 2 小时，取出，晒干。用时剪碎。

【炮制作用】 盐制引药入肾，增强益肾助阳作用。蒸制后可消除致泻的副作用，蒸制又可杀死虫卵，便于贮存。

【性味归经】 甘、咸，平。归肝、肾经。

【功能主治】 益肾助阳，固精缩尿，止浊。用于阳痿，遗精滑精，遗尿，尿频，白浊，妇女白带过多等。

【用法用量】 5~10g，水煎服。

【主要成分】 主要含有蛋白质、氨基酸、微量元素、磷脂类、脂肪、糖等。

【药理作用】 ①抗利尿作用；②常压耐缺氧作用；③提高免疫功能；④促进生殖能力。

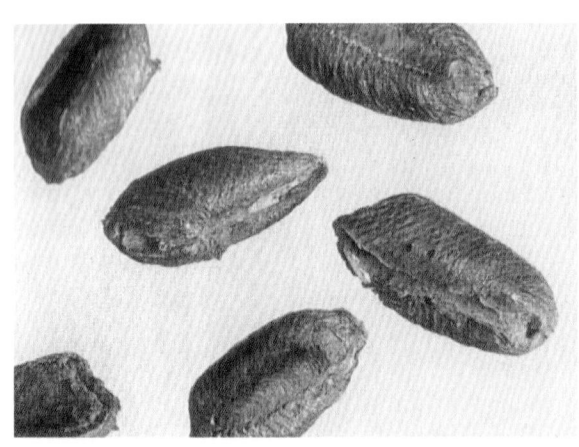

a

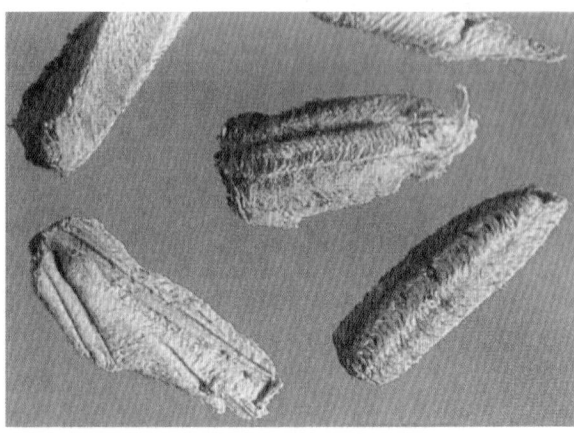

b

c

图 565　桑螵蛸

a. 黑螵蛸（河北产）　b. 长螵蛸（硬螵蛸　浙江产）　c. 团螵蛸（软螵蛸　广西产）

· 海马《本草拾遗》·
Haima
HIPPOCAMPUS
Sea Horse

本品根据不同来源主要分为刺海马、大海马、三斑海马和小海马四个品别。

【来　　源】 为海龙科动物线纹海马 *Hippocampus kelloggi* Jordan et Snyder、刺海马 *Hippocampus histrix* Kaup、大海马 *Hippocampus kuda* Bleeker、三斑海马 *Hippocampus trimaculatus* Leach 或小海马（海蛆）*Hippocampus japonicus* Kau. 的干燥体。

【产　　地】 主产于福建、广东、台湾、浙江、山东、辽宁等省沿海地带。

【采收加工】 夏、秋季捕捞，洗净，晒干；或除去外部灰黑色皮膜和内脏，将尾盘卷，晒干，选择大小相似者，用红线缠扎成对。

【性状鉴别】 老药工以"马头、蛇尾、瓦楞身"精辟形象概括海马的外观性状。

（1）线纹海马：全体呈长棱方形，稍扁，弯曲或卷曲，中部略粗，尾端渐细。体长8~30cm。表面黄白色至灰棕色。头部略似马头形，有冠状突起，前方有 1 管状长吻，口小，无牙，两眼深陷。尾部四棱形，长方状，渐细，尾端略尖，向腹部弯曲如象鼻状。躯干部七棱形，宽 2.0~2.5cm，厚 0.8~1.5cm，体上无鳞，有瓦楞形的横节，并具短甲棘及密生突起的横纹，边缘有齿，背部有鳍。雄性海马腹后第 1~9 尾环处生有育儿囊，雌性则无此器官。体轻，骨质，坚硬，不易断碎。气微腥，味微咸。

（2）刺海马：体长 15~24cm，黄白色，头部及体上环节间的棘细而尖。

（3）大海马：体长 20~30cm，黑褐色。

（4）三斑海马：体侧背部第 1、4、7 节的短棘基部各有 1 黑斑。体长 10~20cm。

（5）小海马（海蛆）：体形小，长 7~10cm，黑褐色，节纹及短棘均较细小。

以躯体大而长，完整无损，黄白色者为佳。

【显微鉴别】 线纹海马粉末特征：线纹海马（克氏海马）横纹肌纤维较多，多破碎，近无色、淡黄色或棕色，多碎断。侧面观有细密横纹，明暗相间，横纹平直或微波状。横断面易见，呈类长方形、类矩圆形、菱形或长卵形，表面平滑，可见细点状或裂缝状孔隙。胶原纤维散离，相互缠绕成团，隐约可见纵向纹理。胶原纤维团常与灰色颗粒状物的组织碎片相连结。皮肤碎片不规则具微波状纵横纹理，布有棕色颗粒状色素物，散在聚集成星芒状。内碎片无色或淡灰色。呈不规则形碎块，骨陷窝呈长条形、裂缝状或类长圆形，排列不规则，边缘骨小管较稀疏。

【规格等级】 商品经营按传统习惯，把体型相差不大、棘短的线纹海马、大海马、三斑海马统称为海马；把体中等、棘长而刺状的刺海马称为刺海马；把体小、棘短的小海马称为海蛆。均以体大而长，色黄白，体完整，干爽洁净者为佳。

商品按体长分三个等级，均应头尾齐全，黄白色。

一等：体长 16~30cm。

二等：体长 8~15cm。

三等：体长 8cm 以下。

【炮　　制】 除去灰屑。用时捣碎或碾粉。

【性味归经】 甘、咸，温。归肝、肾经。

【功能主治】 温肾壮阳，散结消肿。用于阳痿，遗尿，肾虚作喘，癥瘕积聚、跌仆损伤，痔疮；外治痈肿疔疮。

【用法用量】3~9g，水煎服。外用适量，研末敷患处。

【主要成分】主要含有氨基酸、甾体类、脂肪酸、微量元素和磷脂等。

【药理作用】①性激素样作用，提高性欲，促进子宫、卵巢发育；②抗血栓作用；

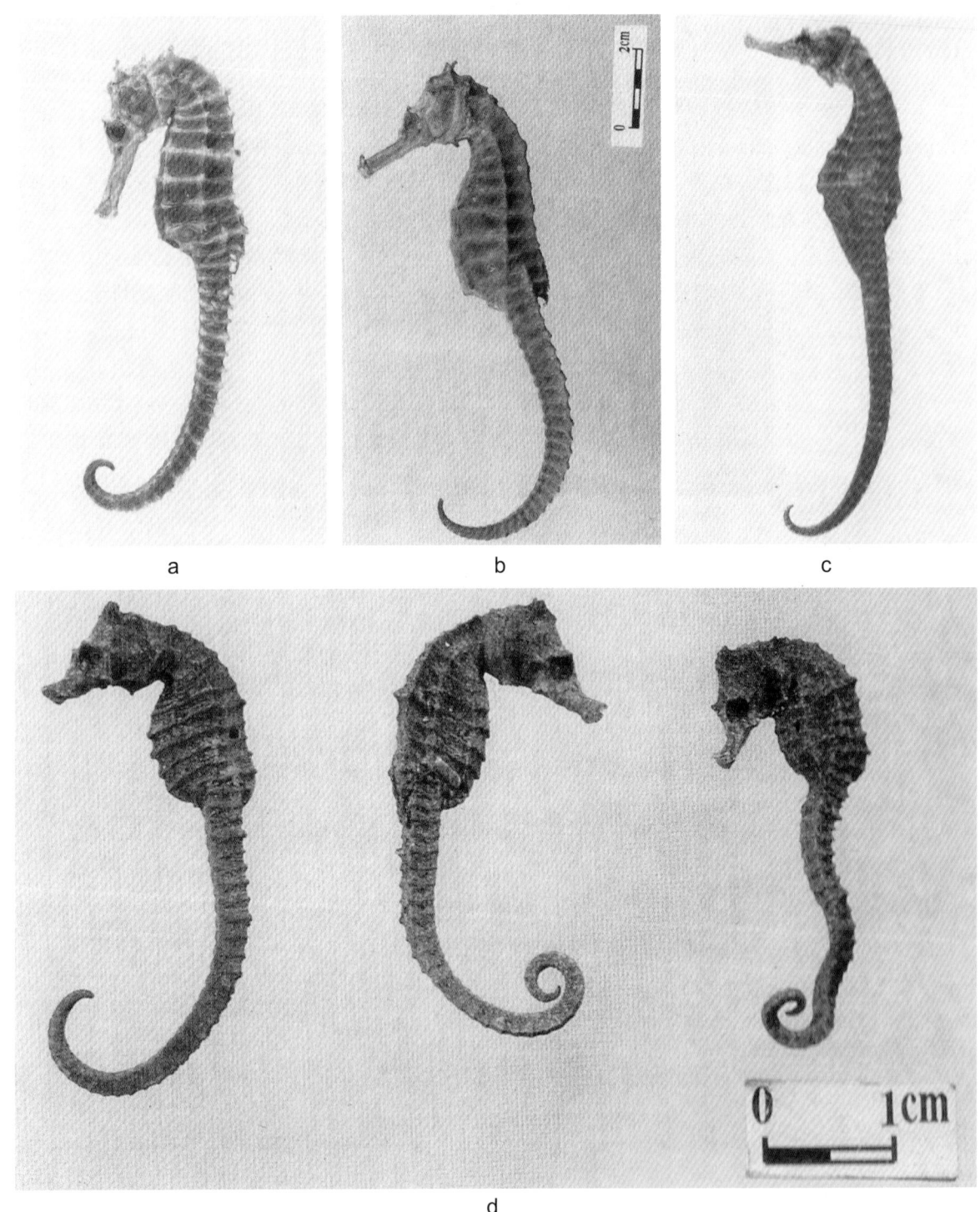

图 566　海马（福建产）

a.刺海马　b.大海马　c.三斑海马　d.小海马

③抗衰老作用；④抗疲劳作用；⑤镇痛、镇静作用；⑥抗肿瘤作用：海马乙醇提取物能抑制乳腺癌和腹腔肿瘤。

· 海龙《本草纲目拾遗》·
Hailong
SYNGNATHUS
Pipefish

【来　　源】　为海龙科动物刁海龙（大海龙）*Solenognathus hardwickii*（Gray）、拟海龙*Syngnathoides biaculeatus*（Bloch）或尖海龙*Syngnathus acus* Linnaeus 的干燥体。

【产　　地】　主产于广东惠州、阳江、海丰、宝安；福建诏安、厦门、惠安、福清、平章、罗源、连江；山东烟台、青岛、蓬莱、威海、荣成、文登、乳山、海阳、即墨、崂山、日照、胶南；台湾沿海地区。

【采收加工】　夏、秋季捕捞，刁海龙、拟海龙除去外表黑色皮膜，洗净，晒干；尖海龙直接洗净，晒干。

【性状鉴别】

（1）刁海龙：全体呈长形，略扁，中部略粗，尾部渐细，末端弯曲，全长30~50cm。表面淡黄白色或灰褐色。头部前方具1管状长吻，口小，上下两侧具细齿，两眼圆而深陷，躯干部宽0.2~3.0cm，五棱形，尾部前段六棱形，中后段四棱形，棱上有刺状突起，尾端卷曲。背棱两侧各有1条灰棕色斑点状带。全体为软骨样物质形成的甲壳状躯体，密被鳞片样圆形花斑（习称"菠萝纹"）。胸鳍较长，位于颈胸连接处，有的不明显，背鳍位于尾背前部，无尾鳍。雄性有育儿囊。骨质坚硬。气微腥，味微咸。

以体长大，完整，淡黄白色者为佳。

（2）拟海龙：广东商品称为"海钻"，体细长扁平，长18~25cm，表面灰黄色至棕黄色（境外加工品为白色）。头与体轴在同一水平线上，躯干部粗大而扁，约2cm。略呈四棱形，无鳞，躯干的上下侧棱与尾部的上下侧棱完全相连续。尾部尖细，稍卷曲或不卷曲，前段六棱，后段渐细，四棱形。有背鳍、胸鳍、臀鳍，无尾鳍，体侧及腹面略显花斑纹。

（3）尖海龙：体细长，呈鞭状，略弯曲，形似小蛇（又称"海蛇"），全长10~30cm。未去皮膜。表面灰褐色至黄褐色，头部与体轴成一直线。有的腹面可见育儿囊，有尾鳍。质稍韧，易折断。气微腥，味微咸。

以体完整，灰褐色者为佳。

【规格等级】　统货。以条大，干爽，整齐，淡黄白色者为佳。

【炮　　制】　除去灰屑。用时捣碎或切段。

【性味归经】　甘、咸，温。归肝、肾经。

【功能主治】　温肾壮阳，散结消肿。用于肾阳不足，阳痿，遗精，难产，不育，癥瘕积聚，瘰疬痰核，跌仆损伤；外治痈肿疔疮。

【用法用量】　3~9g。水煎服。外用适量，研末敷患处。

【主要成分】　主要含有蛋白质、氨基酸、脂肪酸和脂类、甾体类化合物、多种微量元素等。

【药理作用】　①性激素样作用；②抗疲劳作用；③抗肿瘤作用：海龙提取物可促进肿瘤细胞溶解，药物剂量越大，细胞溶解率越高。对肝癌、宫颈癌细胞等有抑制作用；④对

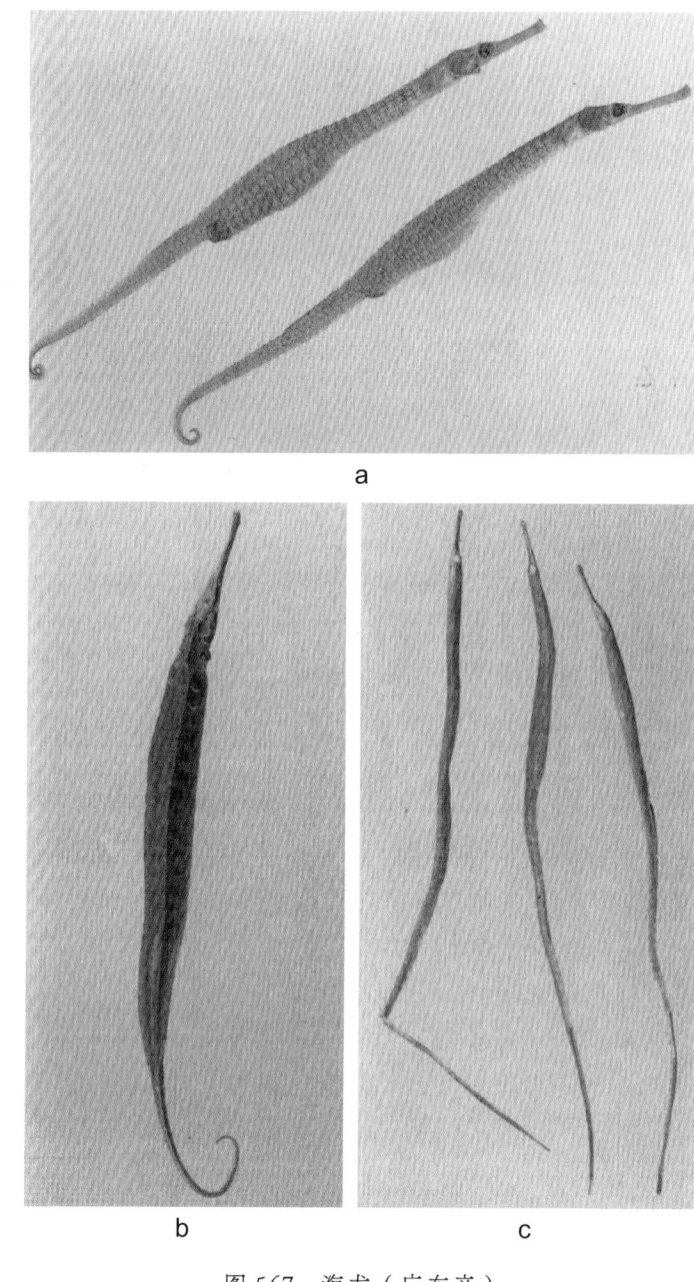

图 567　海龙（广东产）

a. 刁海龙　　b. 拟海龙　　c. 尖海龙

骨质疏松症有防治作用；⑤增强免疫功能；⑥加强心肌细胞收缩力的作用。

· 海螵蛸《神农本草经》·
Haipiaoxiao
ENDOCONCHA SEPIAE
Cuttlefish Endoshell

本品按来源不同分为无针乌贼和金乌贼两个品别。

【来　　源】为乌鲗科动物无针乌贼 *Sepiella maindroni* de Rochebrune. 或金乌贼 *Sepia esculenta* Hoyle. 的干燥内壳。

【产 地】 主产于浙江、福建、广东、山东、江苏和辽宁等地。

【采收加工】 通常于 4~8 月捞取漂浮在海边和积于海滩的乌贼鱼骨,用淡水漂净,晒干。或收购加工食用乌贼后抛弃的内壳,洗净,晒干。

【性状鉴别】

(1)无针乌贼:呈扁长椭圆形,中间厚,边缘薄,长 9~14cm,宽 2.5~3.5cm,厚约 1.3cm。背面呈钝圆脊状隆起,骨质磁白色,有密布的不很明显的小疣点突起;两侧边缘有一层硬脆而光滑的皮膜,略显微红色,腹面白色,自尾端到中部有细密波状横层纹;角质缘半透明,尾部较宽平,无骨针。体轻,质松,易折断,断面粉质,显疏松层纹。气微腥,味微咸。

(2)金乌贼:长 13~23cm,宽约 6.5cm。背面疣点明显,略呈层状排列。腹面的细密波状横层纹占全体大部分,中间有纵向浅槽。尾部角质缘渐宽,向腹面翘起,末端有 1 骨针,多已断落。

以块大,色白,完整者为佳。

【显微鉴别】

(1)本品粉末类白色。置显微镜下观察,多数为不规则透明薄片,有的具细条纹;另有不规则碎块,表面显网状或点状纹理。

(2)取本品粉末,滴加稀盐酸,产生气泡。

【规格等级】 统货。以色白、体大、完整者为佳。

【炮 制】 取原药,用清水过面浸漂 2~3 天,每天换水 2 次,除去硬背骨,洗净,晒干。用时砸成小块。

【性味归经】 咸、涩,温。归脾、肝、肾经。

【功能主治】 收敛,止血,涩精,止带,制酸止痛,收湿敛疮。用于胃痛吞酸,吐血,衄血,崩漏,便血,遗精,滑精,赤白带下;溃疡病。外治损伤出血,湿疹湿疮,溃疡不敛等。

【用法用量】 5~10g。水煎服。外用适量,研末敷患处。

【主要成分】 主要含有碳酸钙、氨基酸、多种微量元素、海螵蛸多糖、甲壳素等。

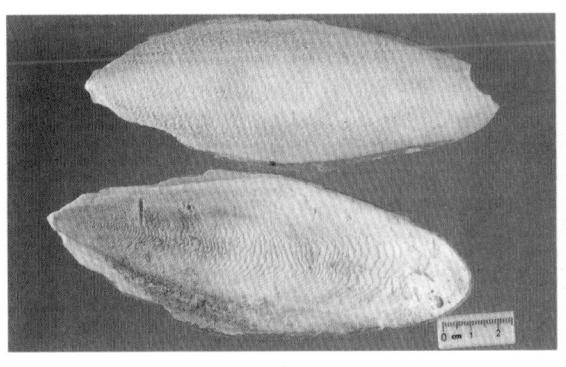
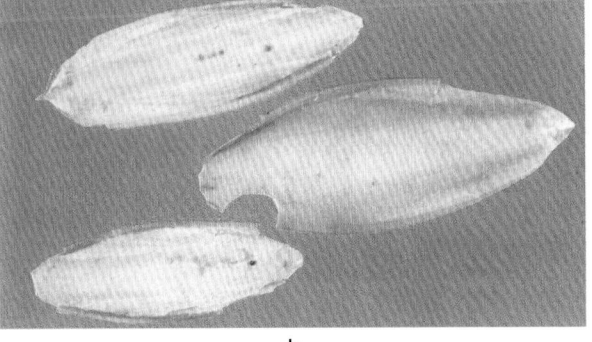

a   b

图 568 海螵蛸(浙江产)

a. 无针乌贼   b. 金乌贼

· 望月砂《本草纲目》·
Wangyuesha
FAECES LEPORIS
Hare Dung

【来　　源】 为兔科动物蒙古兔 *Lepus tolia* Pallas. 或华南兔 *Lepus sinensis* Gray. 等野兔的干燥粪便。

【产　　地】 全国大部分地区均产。

【采收加工】 全年均可收集，但多在秋、冬季；秋、冬季草已枯死，兔屎露于地面便于收集或到兔洞收集，采集后，晒干即可。

【性状鉴别】 呈圆球形或扁圆形，长 0.7~1.5cm，直径 0.5~1.0cm，厚 6~8mm。表面有草质纤维，内外均呈浅棕色或灰黄色，体轻质松，易破碎，手搓散之即呈碎草末。气无，味微苦而辛。

【规格等级】 统货。以色黄、不碎者为佳。

【炮　　制】

（1）净望月砂：取原药材，去除杂质，整理洁净。

（2）炒望月砂：取净望月砂，用文火炒至深黄色，取出放凉。

【炮制作用】 炒制可去除腥臭味，便于服用。还可杀死虫卵、细菌。

【性味归经】 辛，寒。归肝、脾经。

【功能主治】 去翳明目，解毒杀虫。用于目翳目暗，疳积，痔瘘。

【用法用量】 水煎服，3~9g，或入丸、散。外用适量，烧灰调敷。

【主要成分】 主要含有尿素、尿酸、甾类、维生素 A 类物质等。

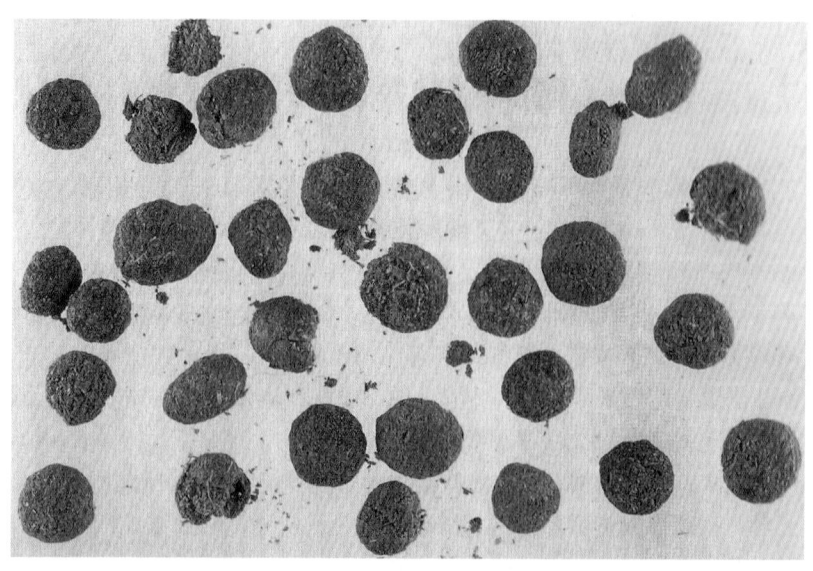

图 569　望月砂

·羚羊角《神农本草经》·
Lingyangjiao
SAIGAE TATARICAE CORNU
Antelope Horn

【来　　源】为牛科动物赛加羚羊 *Saiga tatarica* Linnaeus 的角。

【产　　地】主产于新疆北部地区、青海、内蒙古等地。

【采收加工】将饲养或捕获的羚羊锯下双角，阴干。

【性状鉴别】呈长圆锥形，略呈弓背弯曲，长 15~35cm，上部渐细尖，角尖向内侧弯曲，光滑美观。角体表面类白色或淡黄色，半透明状。嫩角上端对光透视可见"血丝"或紫黑色斑纹，光润如玉，无裂纹。老角由基部起向上有 10~16 个明显隆起的脊状波浪式环节，约占角长的 3/4，其余 1/4 的隆起环节不太明显。角的基部横截面圆形，内有坚硬质重的角柱，约占角长的 1/2~1/3，习称"角塞"或"骨塞"（商品称为"羚羊骨"）。角塞圆锥形，表面有凸起的纵棱与角内凹沟紧密相嵌，横切面观察其凸起呈锯齿状。除去角塞后对光透视，角的下半段空洞，全角呈半透明状，上半段中央有一条隐约可辨的扁三角形细孔直通角尖，但不露于角尖之外，习称"通天眼"。质坚硬，气微，味淡。

以质嫩、色半透明、光润、有血丝、无裂纹者为佳。

羚羊在生长过程中角的质量有明显的差别，应注意区分：

（1）嫩角：全体光滑细腻，呈半透明玉润色，上下血丝明显，角尖多有约 1cm 长的乌黑斑点，中部至角尖可见角内有一条类白色通体，习称"一线通"。角塞位置内显黑色发亮，是角塞外衣血迹的反映。全角纵裂纹少而浅。为羚羊角质量最佳品。

（2）老角：全体呈枯黄蜡色，无血丝及角尖黑斑，角上部纵裂纹多而深，沟纹内有脏物，角上部对光透视才见"通天眼"。质略次。

（3）短度羚羊角：全体枯黄色，老化衰退角，个别显风化破裂，角尖多不齐全，全体隆起环节仅 7~8 个，"通天眼"多数没有。质次。

【显微鉴别】本品横切面：可见组织构造多少呈波浪状起伏。角顶部组织波浪起伏最为明显，在峰部往往有束存在，束多呈三角形；角中部稍销呈波浪状，束多呈双凸透镜形；角基部波浪形不明显，束呈椭圆形至类圆形。髓腔的大小不一，长径 10~50（80）μm，以角基部的髓腔最大。束的皮层细胞扁梭形，3~5 层。束间距离较宽广，充满着近等径性多边形、长菱形或狭长形的基本角质细胞。皮层细胞或基本角质细胞均显无色透明，其中不含或仅含少量细小浅灰色色素颗粒，细胞中央往往可见一个折光性强的圆粒或线状物。

【规格等级】商品分为四等，以质嫩、色半透明状、光润、有血丝、无裂纹者为佳。

一等：质嫩，通体无裂纹，润滑如玉，

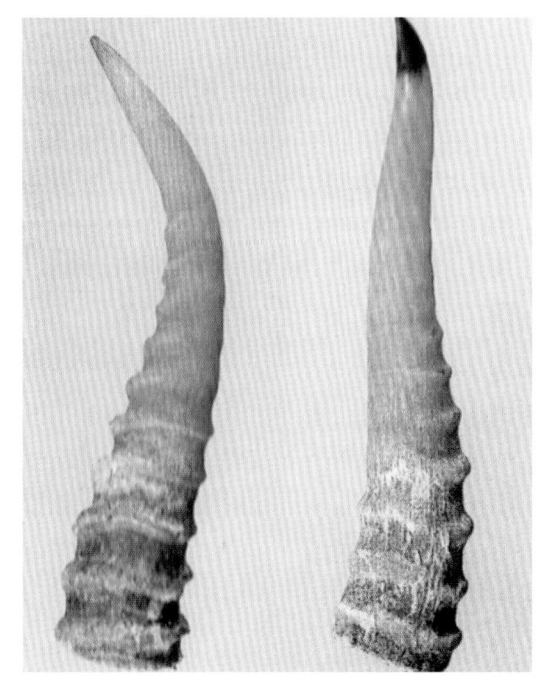

图 570　羚羊角（新疆产）

"血丝""通天眼"清晰。

二等：质较嫩，上半部略见细裂纹，"血丝""通天眼"清晰。

三等：老枝，通体有裂纹，通体对光可见"通天眼"。

四等：老枝，通体有裂纹，"通天眼"不明显，无枯朽角。

【炮　　制】　取原枝羚羊角除去骨塞，刮成丝条或锉成细粉或铡成薄片入药。

【性味归经】　咸，寒。归肝、心经。

【功能主治】　平肝息风，清肝明目，散血解毒。用于肝风内动，高热惊痫，神昏痉厥，子痫抽搐，癫痫发狂，头痛眩晕，目赤翳障，温毒发斑，痈肿疮毒，小儿惊风，肾性高血压，上呼吸道感染，肺炎，原发性血小板减少性紫癜等。

【用法用量】　水煎服，1~3g，宜单煎2小时以上；磨汁或研粉服，每次0.3~0.5g。

【主要成分】　主要含有角蛋白、磷酸钙、不溶性无机盐、多种氨基酸、多种微量元素、脂类等。

【药理作用】　①解热作用；②抗惊厥及癫痫作用；③镇静作用；④抑菌、抗病毒作用；⑤降压作用。

· 蛇蜕 《神农本草经》 ·

Shetui
SERPENTIS PERIOSTRACUM
Sanke Slough

【来　　源】　为游蛇科动物黑眉锦蛇 *Elape taeniuras* Cope、锦蛇 *Elaphe carinata*（Guenther）、乌梢蛇 *Zaocy dhumnades*（Cantor）等在生长过程中自然蜕下的干燥外表皮膜。

【产　　地】　主产于浙江永康，广西平乐，江西吉安，四川内江、达县，安徽六安，江苏南通等地。

【采收加工】　多在清明至立冬拾取，去净泥沙，阴干。

【性状鉴别】　皮膜呈筒形半透明皮膜，多呈扁平而皱缩或破碎，完整者吹足气后形同蛇，长可达1m以上。头部可见两眼孔，背部银灰色或淡棕色，有光泽，具棱形或椭圆形鳞迹，鳞迹衔接处呈白色，略抽皱或凹下。腹部乳白色或黄白色，鳞迹长方形，呈覆瓦状排列。体轻，质微韧，手捏有润滑感和弹性，轻轻搓揉沙沙作响。气微腥，味淡而微咸。

【规格等级】　统货。干燥、洁净无泥、无碎屑。以色白光亮、条长、粗大、无霉变者佳。

【炮　　制】

（1）蛇蜕：除去杂质，切段。

（2）甘草制蛇蜕：每10kg蛇蜕用2kg甘草煎成甘草汁，放入蛇蜕段，浸透后取出，用文火炒干。

（3）酒蛇蜕：取蛇蜕段，每10kg用黄酒1.5kg，拌匀润透，用文火炒至黄色，取出，放凉。

【炮制作用】　甘草水制后能降低毒性及矫除异味。酒制后引药上行，增强祛风定惊、退翳作用，以及去腥作用。

【性味归经】　甘、咸，平。归肝、脾经。

【功能主治】祛风，定惊，退翳，止痒，消肿。用于小儿惊风，惊痫抽搐，角膜翳障，风疹瘙痒、喉痹，口疮，龈肿，聤耳，痈疽，瘰疬，恶疮疥癣，烫伤。

【用法用量】水煎服，1.5~3g（2~3g）；或研末冲服，每次0.3~0.6g。外用：适量，煎汤洗；研末撒或调敷。

【主要成分】含多种以脂肪酸为主的不饱和脂肪酸和大量的骨胶原。胶原中含多种氨基酸。氨基酸含量为60%~80%，主要有苏氨酸、丝氨酸、谷氨酸、甘氨酸、精氨酸、组氨酸、赖氨酸、门冬氨酸、异亮氨酸和苯丙氨酸。其中甘氨酸含量最高，约11%，组氨酸含量最少，为0.33%~0.8%。蛇蜕中含有多种元素，其中S含量最多，其他元素如P、Si、Fe、Ca、Al、Cr、K、Mg、Mn等因种类不同而出现差异。

【药理作用】①抗炎作用：蛇蜕能抑制白细胞游走，并抑制足跖水肿，以及抑制血管通透性，蛇蜕水提物能明显降低皮肤水肿；②抑制发热引起的溶血：蛇蜕提取液在离体实验中显示有一定的抑制溶血作用。

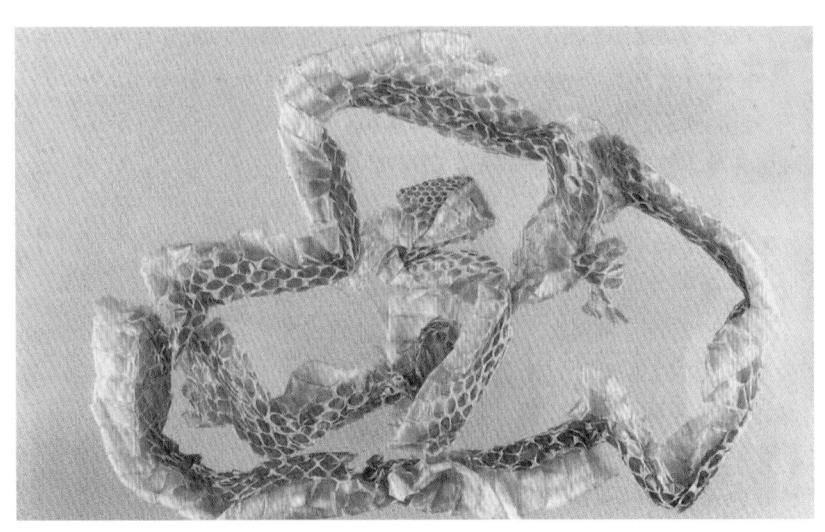

图571　蛇蜕（广西产）

· 鹿尾巴《青海药材》·
Luweiba
CERVI CAUDA
Deer Tail

【来　源】为鹿科动物马鹿 *Cervus elaphus* Linnaeus. 或梅花鹿 *Cervus nippon* Temminck. 的干燥尾巴。

【产　地】主产于吉林、辽宁、黑龙江、内蒙古、新疆、甘肃、宁夏、陕西、山西、四川等地。

【采收加工】全年可采收，以冬春为佳。杀鹿时自尾根部割下，除去毛和残肉或不去毛，然后进行剪形整形。以尾脂为底线、以尾骨为中心，外尾皮高于尾骨约1.5cm，三角形。角皮的长度，外皮可高于尾骨1~2cm，黑皮与尾骨等长，沿尾根部剪成三角形，用白线将鹿尾巴外皮同内皮在三角尖处穿孔串绳，然后用手捏三角边，挂起，在15~20℃处阴

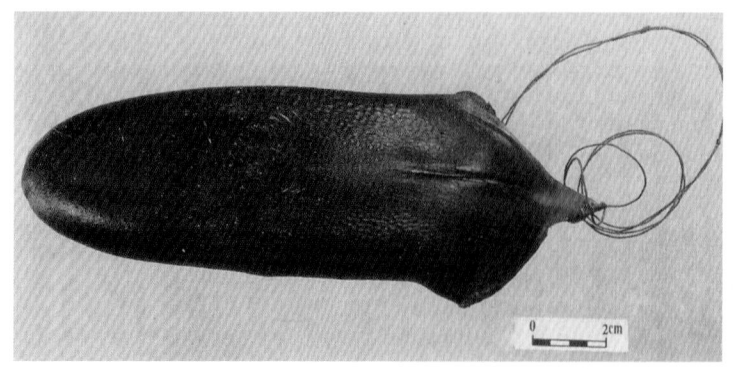

图 572　鹿尾巴（吉林产）

干。注意防止苍蝇下蛆，随时检查表皮干燥情况，发现鼓皮者，可放在阴凉处，待其慢慢地恢复原状，使其不破皮。如此慢慢干燥即成。

鹿尾巴以马鹿雌性为佳，其个大质肥，最大的鲜重 400~500g，雄性鹿尾巴变异性较大，夏、秋割取的鹿尾，较瘦而且细小。

【性状鉴别】已去毛马鹿尾巴呈猪舌状，略弯，长 10~15cm，宽 5cm，尾根部呈三角形，下端钝圆形，中部扁圆形。表面紫黑色，光滑，有光泽，边缘呈紫红色，可见细毛孔，间有纵皱沟。切断面尾骨黄色，皮肉紫褐色。质硬而韧，气腥，味淡。

未去毛鹿尾巴表皮被有黄棕色或灰白色长毛（锋毛多，绒毛少）。

以粗壮肥厚，不带毛，色紫黑光亮，无臭味者为佳。

【规格等级】梅花鹿茸优于马鹿茸，鹿尾巴则相反，马鹿尾巴优于梅花鹿尾巴。在马鹿尾巴中雌性马鹿尾巴优于雄性鹿尾巴。雄性马鹿尾巴较雌性马鹿尾巴细瘦、质次；梅花鹿尾巴则更细瘦，呈圆锥形，质最次。以雌性马鹿的鹿尾质佳。以冬春季采收的质佳，夏秋季采收的次之。

鹿尾巴商品分四个等级：

一等：干货。呈长猪舌形，略扁。有自然抽沟，黑色或黑褐色，有光泽，有红根，根上无毛、味腥而不臭，不发酵，不破皮。根骨部分不超过全尾面积的四分之一。每个重量在 75g 以上的冬、春尾。

二等：每个重在 50~75g 的冬、春尾。余同一等。

三等：每个重在 25~50g 的冬、春尾。余同一等。

四等：干货。形状不限。火烤、熟皮、破皮、盐卤、带毛的鹿尾。

【炮　　制】取原药去净毛、骨，整理洁净，用时切片入药。

【性味归经】甘、咸，温。归肝、肾经。

【功能主治】补肾阳，暖腰膝，益精气。用于肾虚遗精，腰脊疼痛，屈伸不利，肾虚遗精，头晕耳鸣等。

【用法用量】水煎服，6~15g；或入丸剂。

【主要成分】鹿尾含多种氨基酸，如天门冬氨酸、苏氨酸、丝氨酸、谷氨酸、甘氨酸、缬氨酸、蛋氨酸、异亮氨酸、亮氨酸、酪氨酸、苯丙氨酸、赖氨酸、脯氨酸；含多种无机元素，如钠、钾、磷、钙、铁、镁、锂、铝、铬、铜、钛、锰、铅、锶、镍、钴；含激素，如睾酮和雌二醇等。

·鹿角《神农本草经》·
Lujiao
CERVI CORNU
Deer Horn

本品根据来源不同分为马鹿角、梅花鹿角、鹿角脱盘三个品别。

【来　　源】为鹿科动物马鹿 *Cervus elaphus* Linnaeus 或梅花鹿 *Cervus nippon* Temminck 已骨化的老角或锯茸后翌年春季脱落的角基。习称"马鹿角""梅花鹿角""鹿角脱盘"。

【产　　地】商品鹿角主要为马鹿角，主产于新疆、内蒙古、西藏、宁夏、青海、辽宁、吉林、黑龙江、河北、甘肃等地。商品梅花鹿角较少，主产于吉林、辽宁、黑龙江等地。

【采收加工】鹿角分为退角和砍角两种。退角为雄鹿退角期自然脱落者，所以不带头骨。采收时间多在 3~4 月份清明前后在野外捡拾野生马鹿或梅花鹿自然脱落的老角（退角）。全年除冬季外均有收集。

砍角多为野生雄鹿在角骨化期，被猎人捕获，取角时，砍下带角头盖，除去残肉，洗净，风干。

【性状鉴别】

（1）马鹿角：多数为自然脱落的 4 叉定型角，也有 6 叉的，全长 50~120cm。主干弯曲，圆柱形，直径 3~6cm，基部具盘状突起，习称"珍珠盘"，围边常有稀疏细小的孔洞，侧枝多向一面伸展，第一侧枝与珍珠盘相距较近，第二侧枝靠近第一侧枝接近连生。表面灰褐色、灰黄色，有光泽，角尖平滑，中、下部常具疣状突起，习称"骨钉"，并具有纵棱。质坚硬，断面外圈骨质，灰白色或微带淡褐色，中央多呈灰褐色，间有微红色，具蜂窝状孔隙。气微，味微咸。在野外时间较长的退角，经日晒风雨侵蚀，表面多粗糙，有裂纹，无光泽。

（2）梅花鹿角：通常分为 3~4 叉，全长 30~60cm，主干直径 2.5~5.0cm。侧枝多向两旁伸展，第一枝与珍珠盘相距较近，第二枝与第一枝相距较远。主枝末端分成两小枝。表面黄棕色或灰棕色，枝端灰白色。枝端以下具明显"骨钉"，骨钉断续排成纵棱，顶部灰白色或灰黄色，有光泽。

（3）鹿角脱盘：呈盔状或扁盔状，直径 3~6cm（珍珠盘直径 4.5~6.5cm），高 1.5~4.0cm。表面灰褐色或灰黄色，有光泽，中部具蜂窝状细孔。底面平，蜂窝状，多呈黄白色或黄棕色。珍珠盘周边常有稀疏细小的孔洞。上面略平或呈不规则的半球形。质坚硬，断面外圈骨质灰白色，中央类白色。气微，味微咸。

（4）砍角：为带有头盖骨的老鹿角，角形与退角类似。

鹿角以粗壮，质坚，有光泽，有骨钉，无枯朽者质佳。

【规格等级】统货。

【炮　　制】

（1）净鹿角：洗净，锯段，用温水浸泡，捞出，稍晾，刨成片或刮成细丝或研细粉，阴干。

（2）鹿角粉：取鹿角丝，用少量米酒拌匀闷润，蒸透，取出烘干，研成细粉。

【主要成分】鹿角含胶质 25%，磷酸钙 50%~60%，碳酸钙及氮化物。

【性味归经】味咸，性温。归肝、肾经。

【功能主治】温肾阳，强筋骨，行血消肿。用于肾阳不足，阳痿遗精，腰膝酸痛，崩漏，乳汁不下，阴疽疮疡，乳痈初起，瘀血肿痛等。

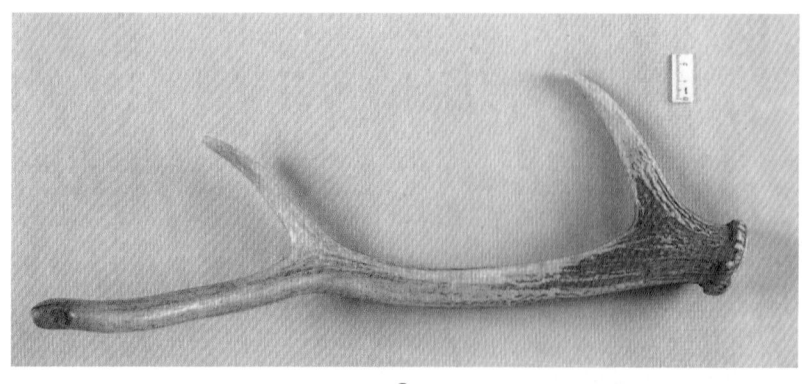

a

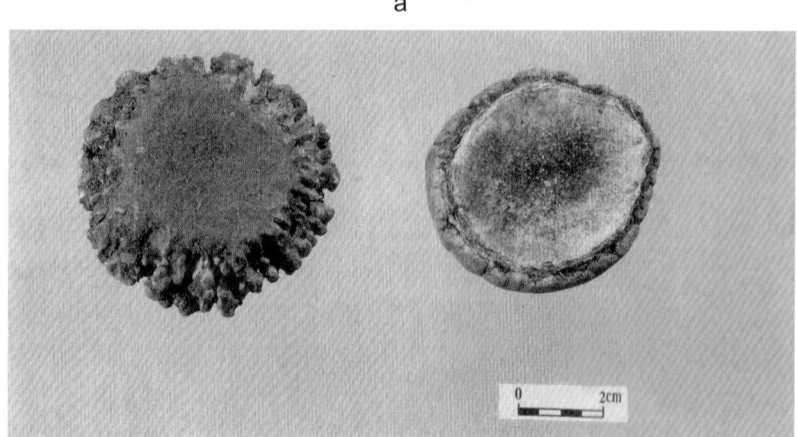

b

图 573　鹿角（内蒙古产）

a. 鹿角　　b. 鹿角脱盘

【用法用量】 6~15g，水煎服；或研细粉冲服，3~5g。

【药理作用】 ①壮阳：通过给雌雄大鼠每天灌胃不同剂量的鹿尾粉剂，发现鹿尾灌胃组雄性及雌性大鼠的生殖器官的重量与对照组大鼠相比都有明显增加；②解酒精中毒：缓解饮酒过量引起的肝脏不适，对肝脏有良好的保护作用；③抗衰老、抗疲劳。

·鹿角胶《神农本草经》·
Lujiaojiao
CERVI CORNUS COLLA
Deer Horn Glue

【来　　源】 为鹿科动物马鹿 *Cervus elaphus* Linnaeus、梅花鹿 *Cervus nippon* Temminck 或其他鹿的角经提取浓缩而成的块状胶块。

【产　　地】 主产于吉林、辽宁、黑龙江、山东、新疆伊犁等地。

【采收加工】 冬初至 3 月，将鹿角洗净，锯成 4~5cm 的段，劈碎，浸泡 2~3 天，每天换水 2 次，至无腥味水清，捞起，置锅中，加 4~5 倍量清水，用中火煎熬 8 小时，过滤取汁，滤渣加 3~4 倍量清水，继续用中火煎熬至鹿角酥脆易碎为止，过滤取汁（将滤渣干燥，即为鹿角霜），合并滤液，每 100kg 鹿角加入黄酒 3kg，冰糖 5kg，豆油 1kg，用文火加热浓缩至稠膏状，取出倒入胶盘中摊平，冷却后切成长宽 2~3cm 方块，阴干。

【性状鉴别】 呈小四方形薄片，长、宽3.0~3.5cm，厚0.3~0.4cm。胶体黄棕色至红棕色，光滑，对光透视呈半透明状，断面有光泽，有的上面有黄白色的泡沫层。气温低时质脆易碎，气微腥，味微咸稍甜。

以品质纯净，片块整齐，黄棕色，半透明，无臭味者为佳。

【规格等级】 不分规格等级。盒装。每盒装500g。

【性味归经】 甘、咸，温。归肝，肾经。

【功能主治】 滋补肝肾，益精养血，安胎止血。用于肝肾阳虚所致精血不足，虚劳羸瘦，头晕耳鸣，腰膝酸软，阳痿遗精，滑精，宫寒不孕，胎动不安，崩漏带下，咯血吐血，衄血，便血尿血，再生障碍性贫血，阴疽疮疡等。

【用法用量】 内服：开水或黄酒烊化兑服，3~6g；或入丸、散、膏剂。

【主要成分】 鹿角胶中含有酸性多糖。

【药理作用】 ①抗炎镇痛：具有镇痛及对耳肿胀的抑制作用；②抗乳腺增生：对乳腺增生有一定的治疗作用；③保护胃黏膜：降低胃黏膜损伤程度，减少溃疡；④抗骨质疏松：提高骨密度、骨矿物质含量，并且使成骨细胞数增加显著；⑤补血活血 提高红细胞、白细胞、淋巴细胞、血小板数量；⑥壮阳：鹿角胶有性激素样作用；⑦促进软骨及成骨细胞增殖：鹿角胶能有效上调关节软骨细胞MKK的表达，从而修复受损软骨，延缓骨关节炎进程；⑧据报道，鹿角胶还有改善左心室肥厚作用和预防老年痴呆作用。

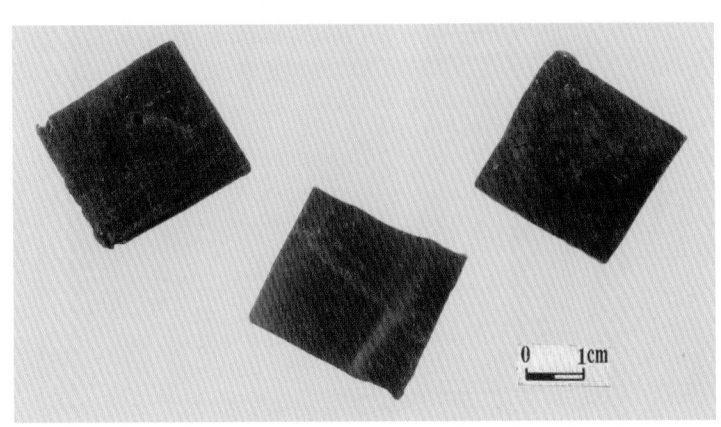

图574 鹿角胶（吉林产）

· 鹿角霜《本草品汇精要》·
Lujiaoshuang
CERVI CORNU DEGELATINATUM
Deglued Deer Horn

【来　　源】 为鹿科动物马鹿 *Cervus elaphus* Linnaeus、梅花鹿 *Cervus nippon* Temminck. 或其他鹿的角经熬制鹿角胶时过滤出来的骨渣。

【产　　地】 主产于青海、新疆及黑龙江、吉林、山东、辽宁、内蒙古等地。

【采收加工】 将煎熬鹿角胶时过滤出来的骨渣干燥。

【性状鉴别】 呈长圆柱形或不规则的块状，大小不一，一般马鹿角和白唇鹿角的霜块大，梅花鹿角的霜块细小，表面灰白色，粉性，常具纵棱，偶见灰色或灰棕色斑点。体轻，质酥，断面外层较致密，白色或灰白色；内层有蜂窝状的小孔，灰褐色或灰黄色。有吸湿性。气微，味淡，嚼之有黏牙感。

以整块，灰白色，体轻质酥者为佳。

【规格等级】统货。以块整齐，灰白色，质酥松，不含灰碎者为佳。

【性味归经】味咸，性温。归肝、肾经。

【功能主治】温肾助阳，收敛止血，健脾和胃。用于脾肾阳虚，脾胃虚寒，腰膝酸痛，遗精，食少吐泻，便溏，白带过多，遗尿尿频，子宫虚寒，崩漏下血，乳腺炎，关节肿痛，疮疡不敛等。

【用法用量】10~15g。水煎服。先煎。

【主要成分】主要含磷酸钙、碳酸钙及氮化物。

【药理作用】①促进生长发育；②促进红细胞生长；③促进溃疡伤口愈合再生；④改善心肌功能：鹿角霜能增加心肌供血，提高心率。

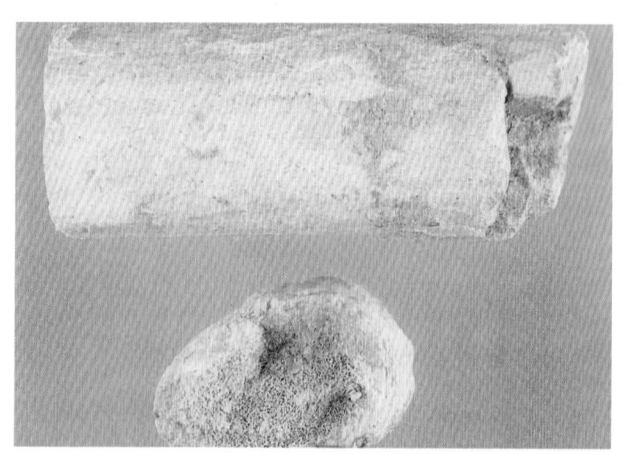

图 575　鹿角霜（吉林产）

· 鹿胎《本草新编》·
Lutai
CERVI FOETUS
Deer Fetus

【来　　源】为鹿科动物马鹿 *Cervus elaphus* Linnaeus 或梅花鹿 *Cervus nippon* Temminck 的未出生的胎体及胎盘。

【产　　地】主产于新疆、吉林、辽宁、黑龙江、内蒙古、青海、甘肃等地。

【采收加工】将妊娠的死鹿剖腹，取出体内的胎儿及胎盘或流产的鹿胎，去毛，洗净，趁鲜烘干，或用米酒浸 2~3 天，取出烘干。

【性状鉴别】本品已具鹿形，大小不一，全体弯曲，头大，嘴尖，下唇较长，四肢细长，有两蹄，尾短，鲜时色淡，干燥后呈棕红色。质坚硬，不易折断。

以胎体幼小，无毛，胎盘完整，无臭味者为佳。

【规格等级】商品分三个等级。

一等：鲜货。全胎呈垂胞状，呈黄色或浅黄色，胎鹿唇长，嘴尖，尾巴短，胎衣不破，味腥不臭，无毛，成形的鹿胎。重量在 10kg 以内。

二等：鲜货。全胎呈垂胞状，黄褐色或浅红色，有斑点。胎鹿唇长嘴尖，尾巴短，胎衣不破，味腥不臭，重量在 15kg 以内有毛的鹿胎。

三等：鲜货。全胎呈垂胞状，黄褐色或浅红色，有斑点。胎鹿唇长，尾巴短，胎衣不破，味腥不臭。重量在 15kg 以上有毛的鹿胎。

【性味归经】味甘、咸，性温。归肝、肾、心经。

【功能主治】温肾壮阳，补虚益精。用于虚痨，精血不足，腰膝酸软，妇女虚寒，月经不调，宫寒不孕，崩漏带下。

【用法用量】内服：入丸、散，6~15g，鲜品可煮汁熬膏服。

【主要成分】主要含有蛋白质、氨基酸、微量元素等营养成分及激素、生物活性多肽等活性成分。

【药理作用】①调节免疫力：含有多种免疫因子，是理想的免疫调节剂；②促进上皮细胞生长：促进成纤维细胞和血管内皮细胞生长，对平滑肌细胞的生长有激活作用，因此有助于皮肤修复；③提高机体运动能力：增加人体肌肉耐力，使运动后人体的血压、心率增幅减少；④抗疲劳：通过提高相关酶类的活性，改善机体供养能力及促进机体对氧的利用。

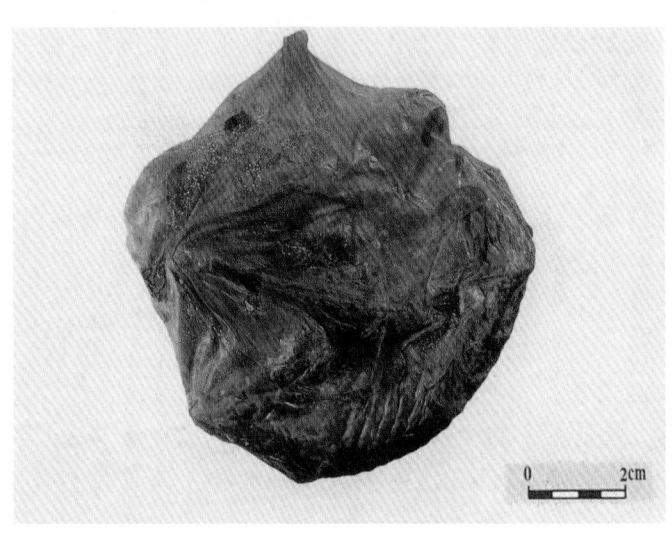

图 576　鹿胎（吉林产）

· 鹿茸《神农本草经》·
Lurong

商品按来源不同，分为花鹿茸和马鹿茸两个品别。

· 梅花鹿茸 ·
Meihualurong
CERVI NIPPON CORNU PANTOTRICHUM
Sika Deer Pilose Antler

【来　　源】为鹿科动物梅花鹿 *Cervus nippon* Temminck 的雄鹿未骨化且密生茸毛的幼角。

【产　　地】主产于东北长白山区。吉林东丰、四平、双阳、辉南，辽宁西丰，内蒙古呼伦贝尔市、兴安盟、赤峰等地。

【采收加工】雌鹿无角，雄鹿均生双角，初生的幼鹿当年不生角，只在头顶两旁生成小桃形突起的角基一对，习称"草庄"，第二年春末夏初开始长角，幼角由草庄之上长出，外被毛茸，即为鹿茸。第一次生成的鹿茸不分岔，习称"初生茸"，或称"锥角"。第二次生茸时主干称"大挺"，开始分岔，由"大挺"上或"草庄"上分生的第一侧枝习称"门庄"，只有第一侧枝的梅花鹿茸，商品习称"花二杠"，以后长出第二侧枝的梅花鹿茸，商品习称"花三岔"。

锯茸：每年夏季在鹿茸生长旺期选锯，以花二杠、花三岔为对象，成年梅花鹿每年可锯二杠两次，第一次在小满节前后选锯，所得鹿茸习称"头茬茸"，第二次在立秋节前后选锯，所得鹿茸习称"二茬茸"，商品名"再生茸"。三岔在夏至前后选锯，每年只能选锯一次。锯茸时要稳、准、快，锯口要平。

锯下的鹿茸应立即加工，抹去茸上不洁物，用真空泵抽去血液，无真空泵也可不抽，将锯口用线绷紧，缝成网状，然后固定在特制的炸茸木架上，置沸水中反复烫炸 3~4 次，锯口向上露出水面，每次 15~20 秒钟，全部过程 2~3 小时，使茸内血液排尽，至锯口处冒白沫为止。然后再风干或烘干，温度以 70~80℃为宜。

砍茸：对野鹿、老鹿、淘汰鹿，先将鹿茸连同头盖骨砍下，刮除剩余残肉、筋膜、绷紧脑皮，固定于特制木架上。如上法反复用沸水烫炸，烫炸的时间较锯茸长，须 6~8 小时，阴干，或用炒米煨干，修整。

【性状鉴别】

（1）初生茸：呈圆锥形或圆柱形，略弯曲，无分岔。长 15~30cm，直径 2~3cm。外皮红棕色至棕色，密生黄棕色或浅灰色细毛茸，基部外壁略有骨钉，锯口略圆形，黄白色或带血污色。外围显骨质化，中上部呈海绵样孔隙。气微腥，味微咸。

（2）花二杠（头茬茸）：主干（习称"大挺"）呈圆柱形，直立，粗壮，长 13~25cm，直径 3~4cm，锯口直径 4~5cm，顶端钝圆饱满，向内方稍弯曲，习称"弯头"，或稍皱缩。离锯口约 1 cm 处分出一侧枝（习称"门庄"或"眉岔"），长 9~15cm，直径较大挺略细，全形略似拇指与食指作八字样分开。外皮红棕色或黄棕色，密生淡灰色至黄棕色细茸毛，上端较密，下端较疏。大挺与门庄交界处（习称"虎口"）具 1 条灰黑色筋脉。皮茸紧贴。锯口卵圆形，有细窝眼，淡褐色至黄白色，外围无骨质或有稀薄骨质，中部密布海绵样细孔。体轻。气微腥，味微咸。

（3）花三岔：具两个侧枝者，大挺略呈弓形弯曲，长 20~30cm，直径较二杠细，略扁，枝端略尖而无弯头，下部多有纵棱筋及微突起的疙瘩，习称"起筋""骨钉"。皮红棕色，茸毛较稀而稍粗。锯口外围骨质较厚。体轻。气微腥，味微咸。

（4）二茬茸（再生茸）：与头茬茸（二杠）相似，但"大挺"不圆或下粗上细，无弯头，下部有纵棱筋。皮灰棕色，茸毛较稀而粗或生有较长的针毛。锯口外围骨质厚，外壁已有纵棱线。体坚质重。

（5）砍茸：为带头盖骨的花二杠或花三岔，茸形性状及气味与花二杠或花三岔相同。

梅花鹿茸均以茸体粗壮，挺圆，顶端丰满，质嫩，皮毛完整无损，皮红棕色，毛茸细密黄棕色，气微腥不臭，体轻者为佳。

【显微鉴别】

（1）本品粉末淡黄棕色至黄棕色，表皮角质层细胞淡黄色至黄棕色，表面颗粒状，凹凸不平，毛茸多碎断，表面由薄而透明的扁平细胞（鳞片）作覆瓦状排列的毛小皮所包围，呈短刺状凸起，隐约见细纵直纹；皮质有棕色至灰棕色色素；毛根常与毛囊相连，基部膨大作撕裂状。骨碎片呈不规则形，淡黄色或淡灰色，表面有细密的纵向纹理及点状孔隙，骨陷窝较多，类圆形或类棱形，边缘凹凸不平。未骨化骨组织近无色，边缘不整齐，具多数不规则的块状突起物，其间隐约可见条纹。角化棱形细胞多散在，呈类长圆形，略扁，侧面观棱形，无色或淡黄色，具折光性。

（2）取本品粉末0.1g，加水4mL，加热15分钟，放冷，滤过。取滤液1mL，加茚三酮试液3滴，摇匀，加热煮沸数分钟，显蓝紫色；另取滤液1mL，加10%氢氧化钠溶液2滴，摇匀，滴加0.5%硫酸铜溶液，显蓝紫色。

（3）取本品粉末0.4g，加70%乙醇5mL，超声处理15分钟，滤过，滤液作为供试品溶液。另取鹿茸对照药材0.4g，同法制成对照药材溶液。再取甘氨酸对照品，加70%乙醇制成每1mL含2mg的溶液，作为对照品溶液。照薄层色谱法试验，吸取供试品溶液及对照药材溶液各8μL、对照品溶液1μL，分别点于同一以羧甲基纤维素钠为黏合剂的硅胶G薄层板上，以正丁醇-冰醋酸-水（3：1：1）为展开剂，展开，取出，晾干，喷以2%茚三酮丙酮溶液，在105℃加热至斑点显色清晰。供试品色谱中，在与对照药材色谱相应的位置上，显相同颜色的主斑点；在与对照品色谱相应的位置上，显相同颜色的斑点。

【规格等级】商品分为四种规格：二杠、三岔、初生茸、再生茸。二杠、三岔均分为四个等级。

1. 二杠锯茸　分为四个等级。

一等：干货。体呈圆柱形，具八字分岔一个，大栓、门庄相称，短粗嫩壮，顶头钝圆。皮毛红棕色或棕黄色。锯口黄白色，有蜂窝状细孔，无骨化圈。不拧嘴，不抽沟，无破皮、悬皮、乌皮、存折（即茸体内部断裂，但皮未破），无臭，无虫蛀。每支重85g以上（若遇门庄存折者则降为二等，遇大挺存折者则降为三等）。

二等：存折不超过一处，虎口下稍呈棱纹。每支重65g以上。余同一等。

三等：无抽沟，兼有悬皮、乌皮、破皮，不露茸，存折不超过两处，虎口以下有棱纹。每支重45g以上。余同一等。

四等：体呈圆柱形，具八字分岔一个。不拧嘴，不臭，无虫蛀。兼有独挺（初生茸）、怪角（在大挺上长出的非正常分枝），不符合一、二、三等者，均属此等。

2. 三岔锯茸　分四个等级。

一等：干货。体呈圆柱形，具分岔2个，挺圆，茸质松嫩，嘴头饱满，皮毛红棕色或棕黄色。不乌皮（黑皮茸除外），不抽沟，不拧嘴，不破皮、悬皮，不存折，不怪角。下部稍有纵棱筋，骨豆不超过茸长的30%。不臭，无虫蛀。每支重250g以上（若有存折一处者则降为二等）。

二等：存折不超过一处，突起纵棱筋长不超过2cm，骨豆不超过茸长的40%，每支重200g以上。其余同一等。

三等：稍有破皮不露茸，存折不超过一处，纵棱筋、骨豆较多。每支重150g以上。余同一等。

四等：体畸形或怪角，顶端不窜尖，皮毛色乌暗。不臭，无虫蛀。凡不符合一、二、三等者，均属此等。

3. 初生茸　统货，体呈圆柱形，圆头质嫩，锯口有蜂窝状细孔，无骨化、无臭、无虫蛀。

4. 再生茸　统货，体呈圆柱形，兼有独挺，圆头质嫩，锯口有蜂窝状细孔，无骨化、无臭、无虫蛀。

5. 砍茸　等级参照锯茸等级。

【炮　制】

（1）鹿茸片：取鹿茸，燎去茸毛，刮净，锯断，以纱布带缠绕茸体，自锯口面小孔灌入温白酒，并不断添酒，至润透，或灌酒后稍蒸，横切薄片，压平，低温干燥。

（2）鹿茸粉：取鹿茸片，磨成细粉，过筛。

【性味归经】　甘、咸，温。归肝、肾经。

【功能主治】　壮肾阳，益精血，强筋骨，调冲任，托疮毒。用于肾阳不足，精血亏虚，阳痿滑精、遗精，宫冷不孕，羸瘦，神疲，畏寒，心悸眩晕，耳鸣，耳聋，目暗，腰膝冷痛，筋骨痿软，崩漏带下，阴疽不敛等。

【用法用量】　1~2g，研末冲服。

【主要成分】　总氨基酸含量达 50.13%，有甘氨酸、赖氨酸、精氨酸、天冬氨酸、谷氨酸、脯氨酸、亮氨酸等 17 种以上。

【药理作用】　①增强免疫力：增强吞噬细胞功能；②对抗骨质疏松：加速骨痂的形成和骨折的愈合，刺激软骨细胞和成骨样细胞的增殖，抑制破骨细胞的生长及分化；③抗疲劳：提高机体的工作能力，改善睡眠和食欲，并能降低肌肉的疲劳；④促进伤口愈合：对长期不易愈合和新生不良的溃疡、伤口，能增强再生过程，可能与其增强肾上腺皮质功能有关系；⑤促进骨髓增殖：能抑制白血病骨髓单核细胞的凋亡；⑥抗应激作用；⑦抗氧化、延缓衰老；⑧强心作用；⑨具性激素样作用。

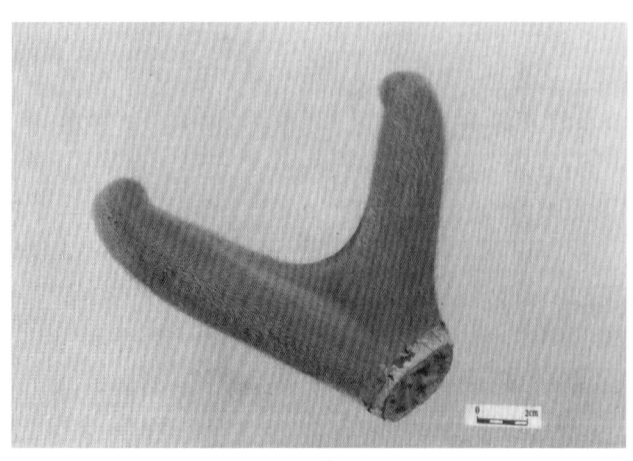 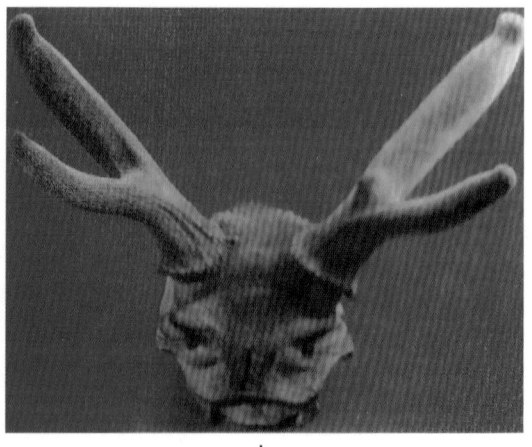

a　　　　　　　　　　　　b

图 577　梅花鹿茸（吉林产）
a. 二杠　b. 砍茸

·马鹿茸·

Malurong
CERVI ELAPHU CORNU PANTOTRICHUM
Red Deer Pilose Antler

【来　　源】　为鹿科动物马鹿 *Cervus elaphus* Linnaeus 的雄鹿未骨化而密生茸毛的幼角。

【产　　地】主产于新疆、四川、甘肃、宁夏、内蒙古、青海、吉林、黑龙江、辽宁西南等地。产于东北者"东马茸"，产于西北者称"西马茸"。

【采收加工】东北地区加工方法与梅花鹿茸基本相同，西北地区、西南地区的加工方法多为锯下茸后不排血，置通风干燥处晾干，故茸的表面和切面带有血溃斑痕。

【性状鉴别】马鹿茸较梅花鹿茸粗长体重，分枝较多。只有一个侧枝者称"单门"，有两个侧枝者称"莲花"，有三个侧枝者称"三岔"，有四个侧枝者称"四岔"。

马鹿茸侧枝分生部位与梅花鹿不同，在角的基部长出主干的同时生出一个侧枝习称"坐地分肥"，此时锯下的马鹿茸，商品称为"单门"。第二侧枝紧接于眉叉从主干分出，两者基部距离很近，此时锯下的马鹿茸，商品称为"莲花"或称"二杠"。距第二侧枝较远的主干上分出第三侧枝，此时锯下的马鹿茸，商品称为"三岔"。

（1）东马茸：单门"大挺"一般长25~27cm，直径3~5cm，皮红棕色至灰褐色，毛茸灰色或灰黄色，毛细而光亮，锯口外围灰褐色的皮较厚，中部米黄色，海绵样孔隙不及花鹿茸细密；莲花大挺长可达33cm，基部棱筋生成；"三岔"皮色深，质较老；"四岔"茸毛粗而稀，"大挺"下部具棱筋和疙瘩，侧枝顶端多无毛，俗称"捻头"。分岔愈多者锯口外圈骨质愈厚，毛粗而疏，下部纵棱线愈粗。气微腥，味微咸。

（2）西马茸：多为血茸，"大挺"更长，可达10~20cm，直径达7~8cm。大挺多圆扁不一而带纵棱，多抽缩扁斜，侧枝较长而弯曲，皮深灰色，毛茸粗长，灰色至灰黑色，粗糙，不光亮，锯口面多血污色。气微腥稍臭，味微咸。

马鹿茸以茸体粗壮，顶端饱满，质嫩，体轻，皮毛完整，下部无棱线，锯口蜂窝状，组织致密、米黄色者为佳。茸体干瘪，毛粗不全，体较重，下部起筋，锯口灰红色者质次之。锯口灰白色，体重，已骨化者不可用。一般认为东马茸质优，西马茸质次之。

【显微鉴别】

（1）本品粉末淡黄棕色至黄棕色，表皮角质层细胞淡黄色至黄棕色，表面颗粒状，凹凸不平，毛茸多碎断，表面由薄而透明的扁平细胞（鳞片）作覆瓦状排列的毛小皮所包围，呈短刺状凸起，隐约见细纵直纹；皮质有棕色至灰棕色色素；毛根常与毛囊相连，基部膨大作撕裂状。骨碎片呈不规则形，淡黄色或淡灰色，表面有细密的纵向纹理及点状孔隙；骨陷窝较多，类圆形或类梭形，边缘凹凸不平。未骨化骨组织近无色，边缘不整齐，具多数不规则的块状突起物，其间隐约可见条纹。角化棱形细胞多散在，呈类长圆形，略扁，侧面观梭形，无色或淡黄色，具折光性。

（2）取本品粉末0.1g，加水4mL，加热15分钟，放冷，滤过。取滤液1mL，加茚三酮试液3滴，摇匀，加热煮沸数分钟，显蓝紫色；另取滤液1mL，加10%氢氧化钠溶液2滴，摇匀，滴加0.5%硫酸铜溶液，显蓝紫色。

（3）取本品粉末0.4g，加70%乙醇5mL，超声处理15分钟，滤过，滤液作为供试品溶液。另取鹿茸对照药材0.4g，同法制成对照药材溶液。再取甘氨酸对照品，加70%乙醇制成每1mL含2mg的溶液，作为对照品溶液。照薄层色谱法试验，吸取供试品溶液及对照药材溶液各8μL、对照品溶液1μL，分别点于同一以羧甲基纤维素钠为黏合剂的硅胶G薄层板上，以正丁醇-冰醋酸-水（3∶1∶1）为展开剂，展开，取出，晾干，喷以2%茚三酮丙酮溶液，在105℃加热至斑点显色清晰。供试品色谱中，在与对照药材色谱相应的位置上，显相同颜色的主斑点；在与对照品色谱相应的位置上，显相同颜色的斑点。

【规格等级】马鹿茸分锯茸、锯血茸两种规格。锯茸分五个等级，锯血茸分三个等级。

1. 锯茸　分为五个等级。

一等：干货。体呈支岔类圆柱形。皮毛灰黑色或灰黄色，枝干粗壮，嘴头饱满。分质嫩的三岔、莲花、单门等茸。无骨豆，不拧嘴，不偏头，不破皮，不发头，不骨折，不臭，无虫蛀。每支重275~450g。

二等：干货。体呈支岔类圆柱形。皮毛灰黑色或灰黄色质嫩的四岔、不足275g的三岔、单门茸等。四岔茸嘴头不超过13cm，骨豆不超过主干长度的50%，破皮长度不超过3.3cm，不拧嘴，不发头，不臭，无虫蛀。

三等：干货。体呈支岔类圆柱形，皮毛灰黑色或灰黄色。分质嫩的五岔和三岔老茸。骨豆不超过主干长度的60%，破皮长度不超过4cm。不窜尖，不臭，无虫蛀。

四等：干货。体呈支岔类圆柱形或畸形，皮毛灰黑色或灰黄色。分老五岔、老毛杠和嫩再生茸、破皮长度不超过4cm。不臭，无虫蛀。

五等：干货。体呈支岔类圆柱形或畸形，皮毛灰黑色或灰黄色。茸皮不全的老五岔、老毛杠、老再生茸。不臭，无虫蛀。

2. 锯血茸　分为三个等级。

一等（A级）：干货。不臭，无虫蛀，不骨化，不折断。茸内充分含血，分布均匀，分肥嫩上冲的莲花、三岔茸。不偏头，不抽沟，不破皮，不畸形。主枝及嘴头无折伤，茸头饱满，不空不瘪。每支重不低于0.5kg。

二等（B级）：干货。不臭，无虫蛀，不骨化，不折断。茸内充分含血，分布均匀，分不足一等的莲花、三岔及肥嫩的四岔、人字茸。不破皮，不畸形，茸头不空不瘪、每支重0.3kg以上。

三等（C级）：干货。不臭，无虫蛀，不骨化，不折断。茸内充分含血，分不足一、二等的莲花、三岔茸、四岔茸及肥嫩的畸形茸。每支重不低于0.25kg。

【炮　　制】

（1）鹿茸片：取鹿茸，燎去茸毛，刮净，锯断，以纱布带缠绕茸体，自锯口面小孔灌入温白酒，并不断添酒，至润透，或灌酒后稍蒸，横切薄片，压平，低温干燥。

（2）鹿茸粉：取鹿茸片，磨成细粉，过筛。

【性味归经】甘、咸，温。归肝、肾经。

【功能主治】壮肾阳，益精血，强筋骨，调冲任，托疮毒。用于肾阳不足，精血亏虚，阳痿滑精、遗精，宫冷不孕，羸瘦，神疲，畏寒，心悸眩晕，耳鸣，耳聋目暗，腰脊冷痛，筋骨痿软，崩漏带下，阴疽不敛等。

【用法用量】1~2g，研末冲服。

【主要成分】含胆甾醇肉豆蔻酸酯，胆甾醇油酸酯，胆甾醇硬脂酸酯，胆甾醇，胆甾-5-烯-3β-醇-7酮，胆甾-5-烯-3β,7α-二醇，胆甾-5-烯-3β,7β-二醇，尿嘧啶，次黄嘌呤，肌酐，烟酸，尿素，对羟基苯甲醛，对-羟基苯甲酸尿苷。还含有2种降压成分，一种已确定为溶血磷脂酰胆碱。此外，还含有氨基酸、无机元素、神经酰胺及少量雌酮等。

【药理作用】①增强免疫力：增强吞噬细胞功能；②对抗骨质疏松：加速骨痂的形成和骨折的愈合，刺激软骨细胞和成骨细胞的增殖，抑制破骨细胞的生成及分化；③抗疲劳：提高机体的工作能力，改善睡眠和食欲，并能降低肌肉的疲劳；④促进伤口愈合：对长期不易愈合和新生不良的溃疡、伤口，能增强再生，可能与其增强肾上腺皮质功能有关系；⑤促进骨髓增殖：对正常骨髓及白血病骨髓MNC均有作用，并且能抑制白血病骨髓单核细胞的凋亡；⑥抗应激作用；⑦抗氧化、延缓衰老；⑧强心作用；⑨具性激素样作用。

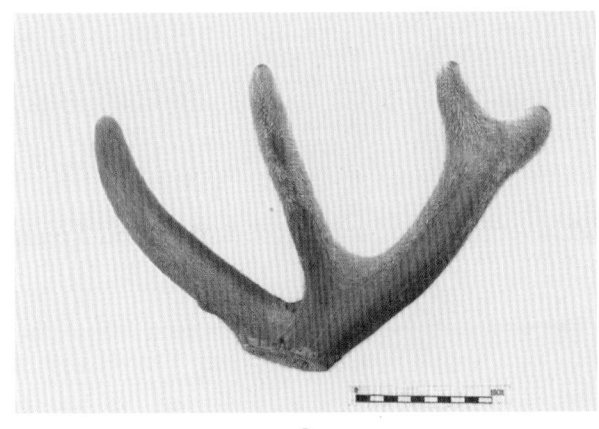
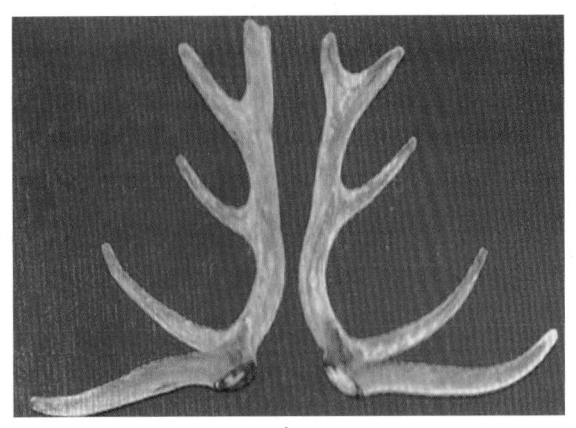

a　　　　　　　　　　　　　　　b

图 578　马鹿茸（吉林产）

·鹿筋《神农本草经》·
Lujin
CERVI TENDO
Deer Sinew

【来　　源】　为鹿科动物马鹿 *Cervus elaphus* Linnaeus 或梅花鹿 *Cervus Nippon* Temminck 或其他鹿的四肢韧带蹄筋。

【产　　地】　主产于新疆、吉林、黑龙江、内蒙古、辽宁、河北、青海、甘肃、四川等地。

【采收加工】　全年均可采收，取鹿四肢，剥出筋，保留蹄甲，晒干或晾干。

【性状鉴别】　呈长条形，金黄色，半透明，微有光泽，质坚韧。下部带有半圆形黑色蹄甲两个，并带有四枚小蹄骨，蹄甲处略带棕色短毛，但也有不带蹄甲，仅带两个旋蹄者，称"明鹿筋"。气无，味淡。商品分为花鹿筋和马鹿筋两种。马鹿筋较粗长，可达50~100cm，花鹿筋较细短，长 40~60cm。

以筋色黄亮，有光泽，不带板筋、肌肉者为佳。

【规格等级】　统货。习惯认为梅花鹿筋优于马鹿筋。

【炮　　制】　除去蹄甲、皮毛，整理洁净，切段。

【性味归经】　淡、微咸，温。归肝、肾经。

【功能主治】　补肝肾，强筋健骨，祛风湿。用于肝肾亏虚，腰肌劳损，四肢无力，腰膝酸软，风湿痹痛，转筋（腿部抽筋）等。

【主要成分】　含有色氨酸、甘氨酸、赖氨酸、丙氨酸、组氨酸、胱氨酸、缬氨酸、精氨酸、蛋氨酸、碱性氨基酸、异亮氨酸、羟脯氨酸、亮氨酸、天门冬氨酸、酪氨酸、苏氨酸、苯丙氨酸、丝氨酸、中性氨酸、谷氨酸、脯氨酸。

【用法用量】　内服：煎汤或煮食，60~120g。

【药理作用】　①防治骨质疏松：鹿筋胶原能有效控制骨质丢失，抑制骨吸收，促进骨形成，改善骨代谢的负平衡状态；②抗炎、镇痛：鹿筋胶原能有效抑制足肿胀和耳郭肿胀，改善毛细血管的通透性，降低炎性渗出，同时提高痛阈，延长疼痛潜伏期。

815

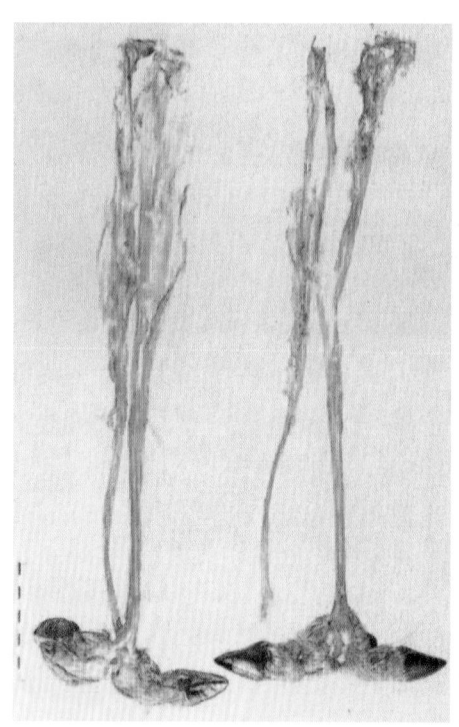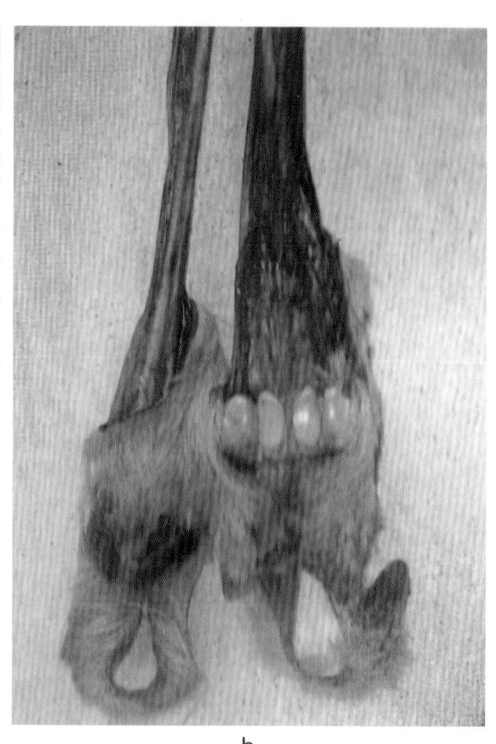

a   b

图 579　鹿筋（吉林产）
a. 鹿筋　　b. 梅花鹿筋

· 鹿鞭《名医别录》·

Lubian
CERVI PENIS ET TESTIS
Deer's Penis and Testes

【来　　源】为鹿科动物马鹿 *Cervus elaphus* Linnaeus 或梅花鹿 *Cervus nippon* Temminck 或其他鹿的干燥阴茎及睾丸。

【产　　地】主产于东北三省及新疆伊犁、塔城、阿泰勒、阿克苏、昌吉州等地，内蒙古、青海、西藏等地也产。

【采收加工】宰雄鹿时割下阴茎及睾丸，在龟头皮部留皮毛一小块，用清水洗净，将阴茎拉长，连同睾丸钉在木板上，置通风处晾干。或用沸水浇烫后，置烘箱中干燥。

【性状鉴别】呈长条形，长短不一。马鹿鞭长 45~60cm，直径 4~5cm，梅花鹿鞭长 35cm 左右，直径 3~4cm，有纵向皱沟，顶端留有皮毛一块，以鉴别真伪。中段带有睾丸 2 枚，椭圆形略扁。通体呈黄色或黄棕色，有油脂样光泽，半透明。质坚韧。气腥，味淡。

以粗壮，条长，无残肉，无油脂，无臭味者为佳。

【规格等级】统货。

【炮　　制】取原药切段入药。

【性味归经】甘、咸，温。归肝、肾、膀胱经。

【功能主治】补肾精，壮肾阳，强腰膝。用于肾虚劳损，腰膝痿弱，肾虚耳鸣耳聋，阳痿早泄、滑精，宫寒不孕，乳汁不足等。

【用法用量】 内服：煎汤，6~15g；或煮食，或熬膏，或入丸、散。

【主要成分】 含有各种氨基酸和脂肪酸。

【药理作用】 ①滋补壮阳：含多种微量元素，对贫血有预防作用，含激素类物质，能有效地提高或改善机体的性机能；②抗衰老：减少机体内氧自由基的形成，促进蛋白质合成，增加脑和肝组织中蛋白质的含量，预防神经系统功能老化；③促进创伤愈合：促进蛋白质的合成，促进伤口肌肉再生，加快伤口的愈合速度；④增强机体免疫功能：促进胸腺发育，调节神经内分泌免疫和酶系统的生理功能，增强机体的免疫功能；⑤抗疲劳：降低心肌和骨骼肌的耗氧量，发挥抗疲劳作用。

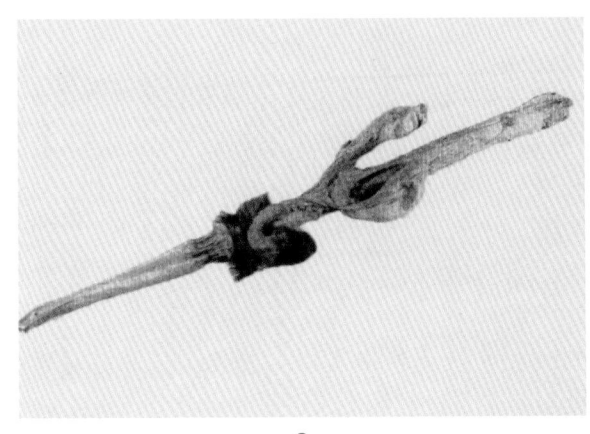
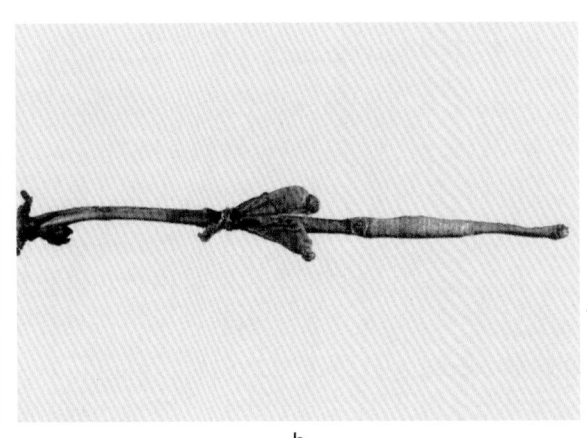

a   b

图 580 鹿鞭
a. 马鹿鞭　b. 梅花鹿鞭

· 斑蝥《神农本草经》·
Banmao
MYLABRIS
Blister Beetle

【来　　源】 为芫青科昆虫南方大斑蝥 *Mylabris phalerata* Pallas 或黄黑小斑蝥 *Mylabris cichorii* Linnaeus 的干燥全虫。

【产　　地】 主产于贵州威宁、望谟、罗甸、紫云、员丰、册亨及河南、安徽、山东、湖北、广东、广西、四川、云南、湖南、江苏等地。

【采收加工】 夏、秋季趁清晨日出前露水未干时，在种有大豆、花生、芝麻、瓜类的田野捕捉，放入容器内，盖严闷死或用开水烫死，晒干。捕捉时要戴上手套、口罩，以免皮肤中毒。

【性状鉴别】 南方大斑蝥长圆形，长 1.5~2.5cm，宽 0.8~1.0cm。头呈三角形，黑色，向下垂，有一对较大的复眼及 1 对鞭状触角，触角多已脱落。背部有 1 对革质鞘翅，黑色，翅上有 3 条黑色和棕黄色或淡黄色相间的横带纹；鞘翅下面有 2 片棕褐色薄膜状透明的内翅。胸腹部乌黑色，有绒毛，胸部突起，有足 3 对。体轻，有特殊臭气，有毒，不可口尝。若绒毛触及人体可致皮肤发红刺痛，重则起水疱。

黄黑小斑蝥体型较南方大斑蝥小，长 1.2~1.5cm，宽 0.5~0.7cm。

以虫体完整，横带纹鲜明者为佳。

【显微鉴别】取本品粉末 3g，加氯仿 20mL，振摇，浸泡 2 小时，滤过，滤液蒸干，残渣用石油醚（30~60℃）洗 3 次，每次 5mL，小心倾去上清液，残渣加三氯甲烷 1mL 使溶解，作为供试品溶液。另取斑蝥素对照品，加三氯甲烷制成每 1mL 含 5mg 的溶液，作为对照品溶液。照薄层色谱法试验，吸取上述两种溶液各 5μL，分别点于同一硅胶 G 薄层板上，以三氯甲烷-丙酮（98∶2）为展开剂，展开，取出，晾干，喷以 0.1% 溴甲酚氯乙醇溶液，加热至斑点显色清晰。供试品色谱中，在与对照品色谱相应的位置上，显相同颜色的斑点。

【规格等级】统货。

【炮　　制】

（1）生斑蝥：取原药，整理洁净，去头、足、翅。

（2）炒斑蝥：取适量白米（以能掩盖斑蝥为度），置锅内，用文火炒至冒白烟时倒入净斑蝥（已去头、足、翅），轻轻翻炒至白米成黄棕色，取出，筛去米，放凉。

【炮制作用】炒制后能降低毒性，去除臭气。

【性味归经】辛，寒。有大毒。归大肠、小肠、肝、胃、肾经。

【功能主治】破瘀血，散结消癥，攻毒蚀疮。用于癥瘕肿块，淋病，经闭，陈年顽癣，瘰疬，赘疣，痈疽不溃，疯狗咬伤，恶疮死肌。

【用法用量】遵医嘱，炮制后煎服，0.03~0.06g，多入丸散用。外用适量，研末或浸酒、醋搽患处，或制油膏涂敷患处，不宜大面积、过量使用。

【主要成分】含斑蝥素、脂肪、树脂、蚁酸、色素等。人工合成斑蝥素的衍生物含斑蝥酸钠、羟基斑蝥胺、甲基斑蝥胺、去甲斑蝥胺、丙烯基斑蝥胺等。

【药理作用】①抗肿瘤：斑蝥能抑制癌细胞的核酸代谢，使癌细胞的形态和功能发生改变，导致癌细胞的死亡。斑蝥对腹水型肝癌及小鼠肉瘤 S_{180} 有一定的抑制作用，作用机理为斑蝥素可严重干扰小鼠腹水型肝癌细胞的核酸和蛋白质合成，从而抑制癌细胞的生长。斑蝥磷酸钠对小鼠肉瘤 S_{180}、子宫颈癌 $_{14}$、艾氏腹水癌实体型有抑制作用。斑蝥酸钠的抗癌作用可能与降低 cAMP 磷酸二酯酶活性从而提高癌细胞内 cAMP 水平有关。斑蝥酸钠还能改善癌细胞和荷瘤小鼠的能量代谢，提高过氧化氢酶的活力，即降低荷瘤小鼠的癌毒素水

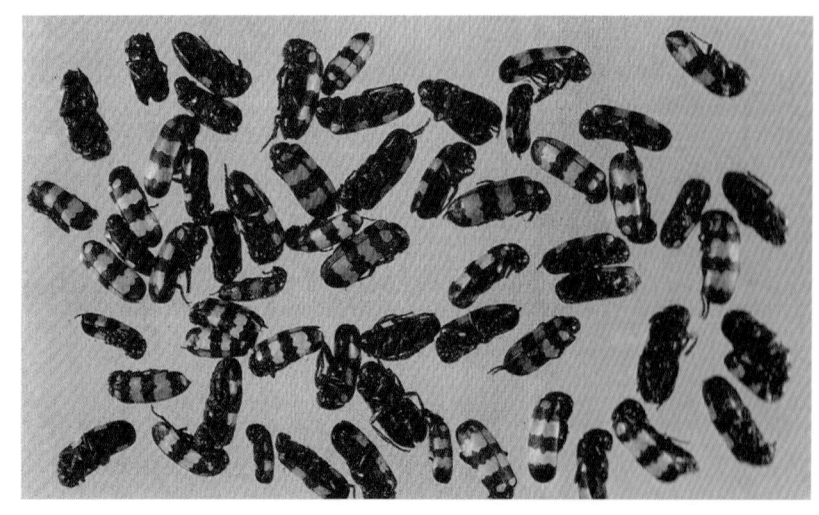

图 581　斑蝥（贵州产）

平，这可能是其缓解和控制癌变的途径之一。②升高血细胞：可使白细胞数明显增加，对化疗药所致的白细胞降低有拮抗作用。③抗病毒。④抗 HBV 活性。

· 猴枣《饮片新参》·
Houzao
CALCULUS GASTERIS MACACAE
Monkey's Bezoar

【来　　源】为猕猴科动物猕猴 *Macaca mulatta* Zimmermann 或其他猴的胃肠道结石。亦有认为是羊的胃肠道结石。

【产　　地】主产于马来西亚、印度尼西亚、印度。马来西亚产者称"域枣"。

【性状鉴别】呈不规则的椭圆形、长圆形、扁圆形、卵圆形或圆棒形，略呈大枣或小豆状，大小不一，一般长径 1.5~3.0cm，短径 1~2cm。表面黑褐色、青黑色、青铜色或灰绿色，平滑，有光泽。质硬而脆，摇之常有响声，击之易碎，断面灰绿色或灰黄色，有明显层纹，有空隙或中心有小果核等异物。气微，味微苦涩。嚼之有砂砾感。

"域枣"多呈长圆形或稍扁，略似小鸡蛋，长 3~4cm，直径 1.8~2.5cm。外表暗黄色至黑褐色，光滑，有光泽。体较重，质坚硬而脆。断面有明显的棕红色至灰黑色相间层叠环纹，中心无空隙、无果核等异物。

从个大，黑褐色，光滑有光泽，无破损，质硬脆，断面层纹明显者为佳。习惯认为"域枣"为猴枣的最佳品。

【规格等级】商品有马来西亚猴枣和印度猴枣之分。习惯认为马来西亚产者质佳。

现在一般分统货猴枣和碎猴枣两种。统货猴枣粒粒完整无损。碎猴枣是破碎的猴枣，多呈薄片和碎块状。

【炮　　制】取原药打碎，拣除杂物，研为细末。

【性味归经】苦、微咸，寒。归心、肺、肝、胆经。

【功能主治】清热镇惊，豁痰定喘，解毒消肿。用于痰热咳喘，咽喉痹痛，惊痫、小儿惊风，瘰疬痰核等。

【用法用量】研末冲服，0.3~0.6g。外用：适量，醋研涂。

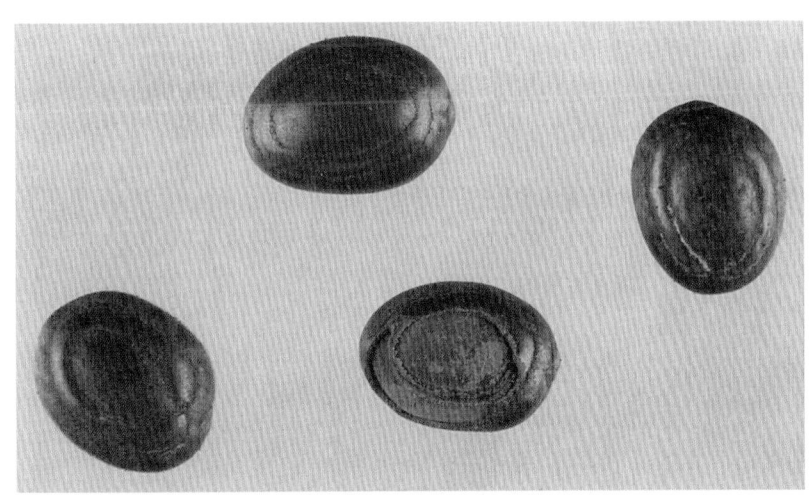

图 582　猴枣（马来西亚产）

【主要成分】猴枣素 A、鞣花酸磺酸钠盐、没食子酸等。

【药理作用】镇静、镇痛、止痉。

·紫河车《本草纲目拾遗》·
Ziheche
HOMINIS PLACENTA
Human Placenta

【来　　源】为健康产妇的干燥胎盘。

【产　　地】全国各地均产。

【采收加工】收集健康产妇的新鲜胎盘，除去筋膜，挑破脐带周围的粗血管，反复冲洗至完全洁净，用铁丝圈在里面绷紧，四周用线缝住，放入沸水中煮至胎盘浮起时取出，烘至八成干时改用微火烘至微黄色、足干、质疏脆时即可。

【性状鉴别】呈圆形或碟状椭圆形，直径 9~15cm，厚薄不一，黄白色、紫黄色或紫黑色，一面凹凸不平，有多数不规则沟纹或细孔，似海绵状，另一面由一层极薄的羊膜包被，较平滑，边缘向内卷曲，在中央或一侧常附有残余的脐带，由脐带处向四周散射出许多血管。质坚脆，易折碎。断面黄色至棕色，杂有白色块粒。有腥气，味甘咸。

以个大，完整，色淡黄，质疏脆，洁净，无臭者为佳。

【规格等级】统货。

【炮　　制】取原药整理洁净，每100kg用黄酒3kg喷洒，闷透，置蒸笼中蒸透，取出，切碎或烘干后研成细粉入药。

【性味归经】甘、咸，温。归肺、肝、肾经。

【功能主治】温肾补精，益气养血。用于肾气不足虚劳，骨蒸盗汗，肺肾两虚之咳嗽气喘，精血衰少之阳痿遗精、不孕、少乳，食少气短，羸瘦贫血，神经衰弱，肺结核，癫痫等。

【用法用量】2~3g，研细末冲服。

【主要成分】含有多种抗体、干扰素、促性腺激素、促甲状腺激素、催乳素、多种甾体激素、红细胞生成素、磷脂、多糖、溶菌酶、尿激酶抑制物和纤维蛋白酶原活化物等。

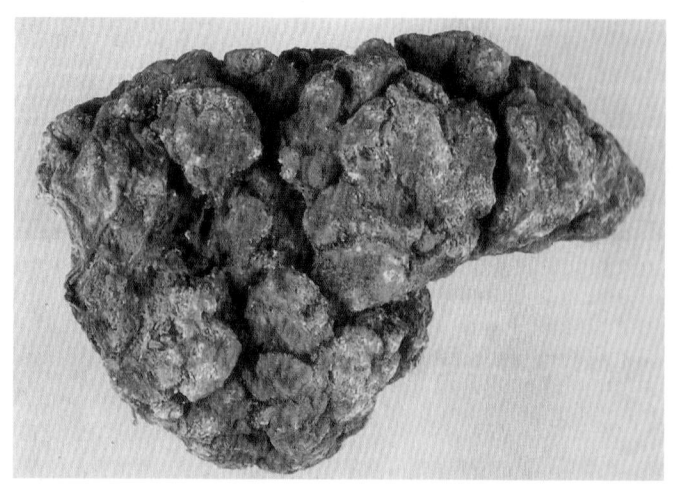

图 583　紫河车

另外还含有 15 种微量元素，其中钙、镁、铁、锌含量较高。

【药理作用】 ①激素样作用：能产生促性腺激素，可用于治疗不孕不育；②免疫调节：具有免疫双向调节作用，可用于治疗各种免疫功能低下的疾病，能抗肿瘤，可以治疗哮喘；③抗感染：紫河车中的球蛋白能预防及控制多种病毒感染；④营养和生长因子作用：促进细胞增殖和新陈代谢；⑤抗缺氧：能提高机体血氧利用率，降低耗氧量。

· 蛤壳《神农本草经》·
Geke
MERETRICIS SEU CYCLINAE CONCHA
Clam Shell

【来　　源】 为帘蛤科动物文蛤 *Meretrix meretrix* Linnaeus 或青蛤 *Cyelina sinensis* Gmelin 的贝壳。

【产　　地】 主产于辽宁、河北、山东、江苏、福建、广东等沿海地区。浙江主产青蛤。

【采收加工】 4~6 月捕捞，肉取出食用，收集贝壳，洗净，晒干。

【性状鉴别】

（1）文蛤：壳较坚厚，呈扇形或类圆形，背缘略呈三角形，腹缘呈圆弧形，两壳大小相等，两侧不等，长 3~10cm，高 2~8cm，宽 3.0~5.5cm，壳顶突出，位于背面，稍靠前方。壳外面光滑，黄褐色，同心生长纹清晰。通常在背部有锯齿状或波状褐色花纹。壳内面白色，边缘光滑，前后壳边缘有时略带紫色，铰合处较宽，右壳有主齿 3 个及前侧齿 2 个；左壳有主齿 3 个及前侧齿 1 个。质坚硬，但较易砸碎，断面有层纹。气微，味淡。

（2）青蛤：壳较薄，类圆形，长与高几乎相等。长高 3.5~6.0cm，两壳扣合宽 2.0~3.5cm。壳顶突出，位于背侧近中央。壳外面淡黄色或棕红色、棕黄色，同心生长纹突出壳面略呈环肋状，壳内面白色或淡红色，边缘常带紫色并有整齐的小齿纹，铰合处左右两壳均有主齿 3 个，无侧齿，壳质坚厚。气微，味淡。

【显微鉴别】

（1）将粉末置于坩埚中，加热至 250℃，颜色不变。

（2）将细粉置于试管中，加入盐酸（醋酸、硝酸）或稀盐酸、稀硝酸，产生大量气泡。试管中泡沫高度约 3cm。

【规格等级】 统货。应干净，无杂质、残肉。以个大、洁净、无杂质者为佳。

【炮　　制】

（1）生蛤壳：取原药洗净，晒干，用时捣碎。

（2）煅蛤壳：取净蛤壳，置炭火中或煅药炉中，煅至红透，取出放凉，碾碎或研成细粉。

【炮制作用】 煅制后能增强收敛制酸作用。

【性味归经】 苦、咸，寒。归肺、肾、胃经。

【功能主治】 清肺化痰，软坚散结，制酸止痛；外用收湿敛疮。用于肺热痰稠，咳嗽气喘，胸胁疼痛，痰中带血，水气浮肿，小便不利，淋浊，白带，瘰疬瘿瘤，胃痛吞酸；外治湿疹，烫伤。

【用法用量】 6~15g，水煎服。宜先煎，蛤粉包煎。外用适量，研极细粉撒布上或油调后敷患处。

【主要成分】所含总脂肪酸中至少有5种不饱和脂肪酸，其中二十碳五烯酸（EPA）占总脂肪酸的 11.5%，二十二碳六烯酸（DHA）占 9.2%。青蛤体部含蛋白质、脂肪、碳水化合物、胆甾醇及钙、磷、铁、钾等。文蛤贝壳中含碳酸钙、甲壳质等，经测试含钙、钠、铝、钴、铬、铜、铁、镁、锰、磷、锶、锌等元素。文蛤肉（体部）含蛋白质、脂肪、碳水化合物、维生素 A、核黄素、维生素 D 及甜菜碱。所含多糖酶，其纤维素酶和褐藻酸酶、果胶酶的活力均较高。

【药理作用】①抗炎：可用于治疗胃炎及溃疡性结肠炎；②对免疫功能的影响：对地塞米松或可的松所致大鼠免疫系低下有拮抗作用，对环磷酰胺造成的免疫功能损伤有显著保护作用；③抗衰老作用。

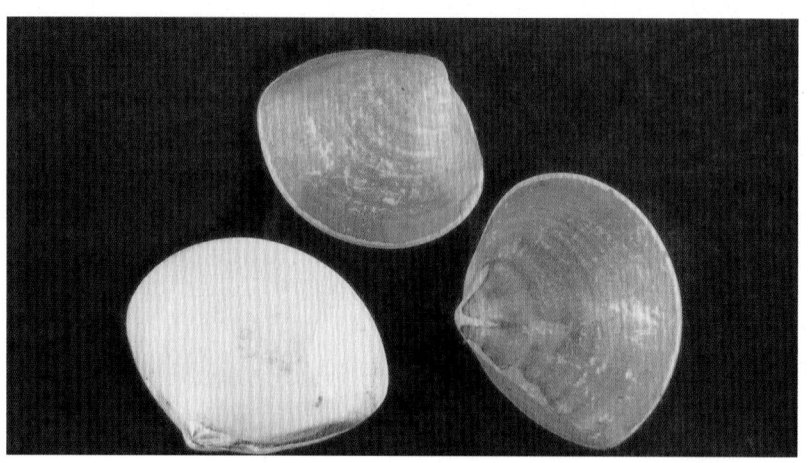

图 584　蛤壳（辽宁产）

·蛤蚧《雷公炮炙论》·
Gejie
GECKO
Tokay Gecko

【来　　源】为壁虎科动物蛤蚧 *Gekko gecko* Linnaeus 除去内脏的干燥全体。

【产　　地】主产于广西南宁、百色、柳州、玉林、梧州，广东阳春、怀集、云浮以及云南、贵州等地也产。

【采收加工】一般于 5~9 月旺产期捕捉，用酒闷死或开水烫死，用刀剖开胸腹部，取出内脏，将血液抹干，用薄竹片撑开，使蛤蚧躯体及四肢平直，再以白纱纸条紧密缠绕其尾，以防尾部断脱。然后用文火焙干，再将大小相同的两只或雌雄各一合成一对扎好，即成。

【性状鉴别】呈扁平片状，大小不一，主体长 10~18cm，腹背部宽 6~12cm，尾部长约与主体长相近。全身密布圆形、多角形而稍有光泽的细鳞。头部略呈三角形，眼大而凹陷成空洞，牙齿细密如锯齿，生于上下腭骨的外缘，上颚前端两侧有鼻孔一对。背部灰褐色或青灰色，有黄白色或深灰色斑点散在或密集成不甚显著的斑纹。腹部淡灰色。背部脊椎骨呈嵴状突起，两旁肋骨微呈线状突起，另有纵列小点状突起 10 行，年久蛤蚧突起较高，幼小者不甚显著。四足均具五趾，除前足第一趾无勾爪外，其余均有勾爪，足趾附有薄蹼及吸盘。尾呈扁圆锥形，长而结实，上粗下细，与躯体近等长，有 6~7 个灰白色的环带，银灰色。质坚韧，气腥，味咸。

以体形肥大，尾部完整，不臭者为佳。

【显微鉴别】

（1）本品粉末鳞片无色或淡灰绿色，表面可见半圆形、类圆形或长圆形隆起，略作覆瓦状排列，布有极细小的粒状物，有的可见圆形孔洞（鳞片基部边缘处）。皮肤碎片淡黄色或黄色，表面细胞界线不清楚，布有棕色或棕黑色色素颗粒，常聚集成星芒状。骨碎片近无色或淡黄色，呈不规则形碎块，表面有细小裂缝状或针孔状孔隙，骨陷窝呈裂缝状，长条状或类长圆形，多为同方向排列，边缘骨小管隐约可见。横纹肌纤维近无色、淡黄色、黄绿色或淡绿色，较多，多碎裂，侧面观有细密横纹，明暗相同，横纹呈平行的波峰状，也有较平直或微波状，有的纹理不清楚。

（2）本品粉末的乙醇提取液或酸水提取液，加生物碱试剂（硅钨酸、碘化钾、碘化汞钾等），均有沉淀反应。

（3）薄层色谱：取粉末 5g，用石油醚 50mL 分 2 次浸提，每次 18 小时，滤过，合并滤液，减压回收至干，残留物用少量石油醚溶解后，点于硅胶 G 薄层板上，以甲苯-醋酸乙酯-冰醋酸（12∶4∶0.5）为展开剂，展开后，用 25% 磷钼酸乙醇显色，斑点呈蓝褐色。

（4）取本品粉末 0.2g，加乙醚 20mL，放置 12 小时，滤过，滤液用乙醇稀释，制成每 1mL 约含 1mg 药材的溶液，为测定紫外吸收光谱用供试品。结果在（321±2）nm、（287±2）nm、（275±2）nm、（265±2）nm、（244±2）nm、（220±1）nm 波长处有最大吸收，在 252nm 波长处有肩峰。

【规格等级】

1. 广东地产药材 规格分三个等级，均应有头、全尾，无虫蛀、霉变。

一等：近前趾腹部横量，宽度 9cm 以上。

二等：近前趾腹部横量，宽度 8cm 以上。

三等：近前趾腹部横量，宽度 7cm 以上。

2. 蛤蚧出口规格 分为特装、5 对装、10 对装、20 对装、30 对装。

特装：宽 9.5cm 以上。

5 对装：宽 8.5cm 以上。

10 对装：宽 8cm 以上。

20 对装：宽 7.5cm 以上。

30 对装：宽 7cm 以上。

蛤蚧以体大、肥壮，全形，尾粗长而不断者为佳。

【炮　　制】

（1）净蛤蚧：取原药除去竹片，剪去头足，刮去鳞片，切成小块。

（2）酒制蛤蚧：取净蛤蚧，每 100kg 用黄酒 20kg 喷洒，闷透，用中火蒸 2 小时，取出，烘干。

【炮制作用】 酒制能增强助阳益精作用，同时，能矫味，便于服用。

【性味归经】 味咸，性平。归肺、肾经。

【功能主治】 补肺益肾，纳气定喘，助肾阳益精。用于肺肾不足，虚喘气促，腰膝无力，劳嗽咳血，阳痿遗精，淋漓，消渴，闭经，支气管炎哮喘，肺结核，神经衰弱等。

【用法用量】 水煎服，3~6g，多入丸散或酒剂。

【主要成分】 蛤蚧体中含有甲基对硫酮还原型谷胱甘肽 S-甲基转移酶、谷胱甘肽。蛤蚧蜕皮内层含 α-角蛋白，外层含 β-角蛋白。另含水溶性成分，肌酸、肌肽、胆碱、肉碱类、18 种氨基酸和至少 15 种微量元素。

【药理作用】 ①抗炎：抑制炎症前期血管通透性增加、渗出和水肿；②平喘：使气管平滑肌松弛，具有平喘作用；③对免疫功能的影响：具有增强网状内皮系统功能活性和具有非特异性免疫增强作用的功效；④性激素样作用：具有性激素样的双向调节作用，有雄性及雌性激素样作用；⑤抗应激：对低温、高温、缺氧等应激刺激有明显的保护作用；⑥抗衰老：显著提高 CAT、GSH、SOD 等自由基代谢酶活性，同时降低 LPO 含量；⑦促肾上腺皮质激素样作用。

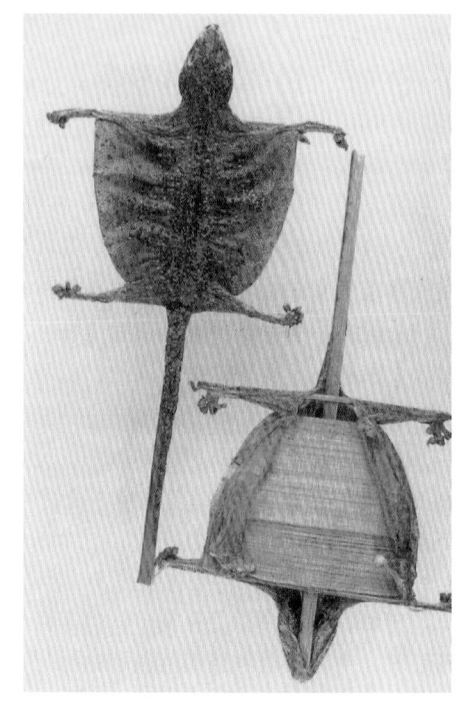

图 585　蛤蚧（广西产）

·哈蟆油《开宝本草》·
Hamayou
RANAE OVIDUCTUS
Chinese Woodfrog Oviduct

【来　　源】 为蛙科动物中国林蛙 *Rana temporaria chensinensis* David. 或黑龙江林蛙 *Rana amurensis* Bouleger. 雌性蛙的干燥输卵管。

【产　　地】 主产于黑龙江、吉林、辽宁等地。

【采收加工】 以秋末冬初捕捉为佳。选择肥大的雌蛙，用绳或铁丝从口部穿上，挂于露天通风处干燥。干后用 60~70℃热水浸润 1~2 分钟捞出，装入麻袋内闷一夜，次日剥开腹皮，将输卵管取出，去净卵子及其内脏，置通风处阴干。

【性状鉴别】 干燥品为不规则块状，弯曲互相重叠，凹凸不平，皱缩如脑纹状，略呈卵形，长 1.5~2.0cm，厚 1.5~5.0mm。外表黄白色至淡黄棕色，半透明，显脂肪样光泽，偶有带灰白色薄膜状的干皮和黑色卵粒，手摸之有腻感，遇水膨胀 10~15 倍。气特殊，味微甘，嚼之黏滑。

以块大，肥厚，黄白色，有光泽，不带皮膜，无血筋及卵粒为佳。

【显微鉴别】

（1）中国林蛙输卵管粉末加 1~2 滴碘酒，稍静置数分钟，再加稀甘油数滴，盖片观察。腺体较宽，侧面观细胞呈长方形，排列整齐。

（2）药材置紫外光灯下呈棕色荧光。

（3）药材的稀醇浸出液置紫外光灯下呈浅粉色荧光。

（4）化学定性：取本品 0.1g 溶于 50% 乙醇溶液中，取浸出液 3mL 加 6 滴水合茚三酮试液，沸水中加热 5 分钟后呈蓝紫色。

【规格等级】　商品分三个等级，均应无杂质、无霉变。

一等：干货，油呈金黄色，块大而整齐，有光泽而透明，干净无皮膜、卵子等杂物，干而不潮。

二等：干货，油呈淡黄色，干净，皮膜、卵子及碎块等杂质不超过1%，无碎米，干而不潮。

三等：干货，油色不纯白，不变质，皮膜、卵子及碎块等杂质不超过5%，无碎米，干而不潮。

【性味归经】　甘、咸，平。归肝、肺、肾经。

【功能主治】　益肾补精，养阴润肺。用于病后体虚，精亏劳损，神经衰弱，心悸失眠，肺虚咳嗽，劳嗽吐血，潮热盗汗，产后无乳。

【用法用量】　内服：炖汤，5~15g；或入丸剂。

【主要成分】　哈蟆油中含有大量的脂肪酸，不饱和脂肪酸，占脂肪酸总量的40%，另外含水11.9%、粗蛋白55.93%、粗脂肪4.26%、灰分4.68%、无氮浸出物23.21%。

【药理作用】　①抗衰老。②强壮作用。③对血小板聚集和血脂的影响：哈蟆油具有明显的抑制血小板聚集活性和降低血脂作用。实验结果证明，哈蟆油可使高密度脂蛋白显著升高，而总胆固醇、甘油三酯、低密度脂蛋白都明显降低。

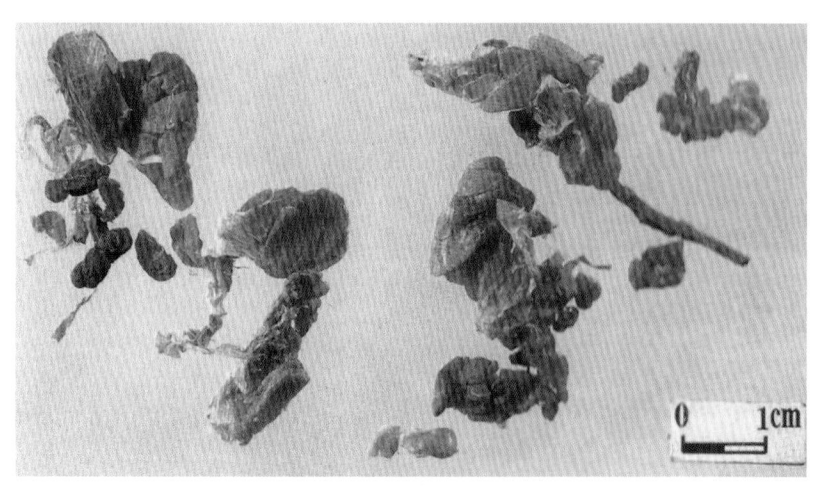

图586　哈蟆油（吉林产）

· **蜂房**《神农本草经》·
Fengfang
VESPAE NIDUS
Honeycomb

【来　　源】　为胡蜂科昆虫果马蜂 *Polistes olivaceous*（De Geer）、华黄蜂 *Polistes chinensis* Fabricius 或长足黄蜂 *Polistes hebraeus*（Fabricius）的巢。

【产　　地】　全国大部分地区均有产，主产于广西、海南、广东、福建等地。

【采收加工】　秋、冬季采集，将蜂巢摘下，用高温蒸透，除去死蜂，晒干。

【性状鉴别】 呈扁块状或圆盘状，大小不一。表面灰白色或灰褐色。背面有1个或数个灰黑色隆起的短柄，正面有多数整齐的六角形房孔，孔径3~4mm或6~8mm。体轻，质韧，有弹性，似纸质，手捏之柔软不碎。气微，味甘辛。

以均匀，质柔软，灰白色，孔小，体轻，内无死蜂者为佳。

【规格等级】 统货。干燥，完整，身轻软，无蜂子糖质，无泥杂。

【炮　　制】

（1）净蜂房：除去杂质，剪块。

（2）甘草制蜂房：取原药整理洁净，每100kg用6kg甘草煎取浓汤，趁热投入洁净蜂房，泡透，捞起，晒干。

【炮制作用】 甘草水制后可矫味，缓和药性。

【性味归经】 甘、辛，平。归胃经。

【功能主治】 祛风，攻毒，杀虫，止痛。用于惊痫，风痹，风疹，疥癣，龋齿牙痛，疮疡肿毒，乳痈，瘰疬，皮肤瘙痒，皮肤顽癣，痔漏，鹅掌风，蜂螫肿痛等。

【用法用量】 3~5g，水煎服。外用适量，研末油调敷患处，或煎汤含漱或洗患处。

【主要成分】 主要成分为蜂胶、蜂蜡等。

【药理作用】 ①抗炎：蜂房水提液能抑制炎症水肿。②抗过敏：对透明质酸酶活性具有明显的抑制作用，且抗过敏作用呈浓度依赖性。③抗菌：对葡萄球菌、铜绿假单胞菌、链球菌、伤风杆菌等有一定的抑制效果。④对心血管系统的作用：使心脏运动加强，并引起短暂血压下降，有利尿作用。⑤抗肿瘤：蜂房水提液有抗肿瘤活性，与放化疗联合，有增效的作用。蜂房有抗肿瘤作用，体外实验可抑制人癌细胞。蜂房甲醇提取物对人口腔上皮癌细胞KB、人宫颈癌细胞HeLa、人肺癌细胞H460、人肝癌细胞HepG$_2$等均表现出抑制作用。露蜂房水提物中分离的纯化蛋白（NVP）可通过增加细胞周期蛋白依赖性激酶抑制因子（p21，p27）的表达及降低细胞周期依赖性蛋白激酶2（Cdk2）的表达，达到抑制肝癌细胞增殖作用。露蜂房纯化蛋白Ⅱ可诱导白血病细胞凋亡，抑制白血病细胞的增殖。⑥抗溃疡：改善局部血液微循环，促进组织再生修复，增加胃内黏液及PEG2含量，抑制胃酸分泌。⑦镇痛。⑧免疫调节。⑨局部麻醉作用。

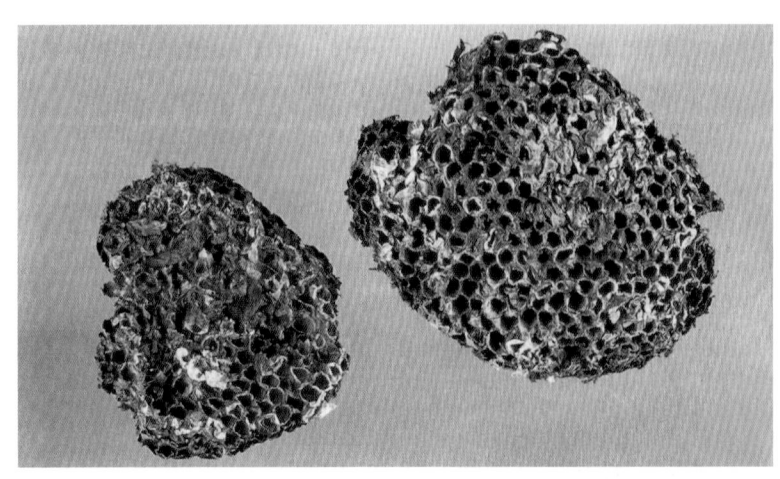

图587　蜂房（广西产）

· 蜂蜜《神农本草经》·
Fengmi
MEL
Honey

【来　　源】 为蜜蜂科昆虫蜜蜂 *Apis cerana* Fabricius、意大利蜜蜂 *Apis mellifera* Linnaeus 所酿的蜜。

【产　　地】 全国大部分地区均有产。主产于广东、海南、福建、台湾、四川、云南、湖北、江苏等省。

【采收加工】 多在春、夏、秋三季采收。野生品将蜂巢割下置于布袋中，将蜂蜜挤出或置离心机内摇出，过滤，除去蜂蜡和杂质。家养品将蜂巢格子从蜂箱中取出用离心机摇出蜂蜜，除去杂质。春末夏初采集的蜂蜜称为"春蜜"，秋末冬初采集者为"冬蜜"。

【性状鉴别】 为半透明带光泽浓稠的液体，白色至淡黄色或橘黄色至黄褐色，放久或遇冷渐有白色颗粒状结晶析出，气芳香，味极甜。

【显微鉴别】

（1）取蜂蜜 1 小滴置载玻片上，显微镜下观察可见少数花粉粒及大量结晶团块，亦可见蜂的头、足、翅残渣。并且根据花粉粒可鉴别蜜源植物。

（2）取本品 1 份，加净水 4 份，然后逐渐加入 95% 乙醇，略呈混浊状，无白色絮状物。

（3）取本品 5mL，置 50mL 量瓶中，加水 10mL 稀释，加氨试液 2 滴，然后加水至刻度，摇匀，用旋光仪测定，应为左旋。

（4）物理常数：本品如有结晶析出，可置于不超过 60℃的水浴中，待结晶融化后，搅匀，冷至 25℃，按《中国药典》密度测定法项下的韦氏比重法测定，相对密度应在 1.349 以上。

（5）酸度检查：取本品 10g，加新沸过的冷水 50mL，混匀，加酚酞指示剂 2 滴与 0.1mol/L 氢氧化钠液 4mL，应显粉红色，10 秒钟内不消失。

（6）淀粉和糊精检查：取本品 2g，加水 10mL，加热煮沸，放冷，加碘试液 1 滴，不得显蓝色、绿色或红褐色。

（7）杂质检查：取本品少许，放入试管内，加入 5 倍量的蒸馏水溶液，静置 12~24 小时后观察，应无沉淀。

【规格等级】 按花种和色、香、味以及浓度分为三等 10 级。

一等：1 级：45 度，2 级：44 度，3 级：43 度，4 级：42 度，5 级：41 度，6 级：40 度，7 级：39 度，8 级：38 度，9 级：37 度，等外：36 度。颜色分为水白色、白色、浅琥珀色，气香味甜润，具有蜜源植物特有香味。

二等：级别同一等。黄色，浅琥珀色、琥珀色，气香味甜润，具有蜜源植物特有香味。

三等：级别同一等。黄色、琥珀色、深琥珀色，味甜，无异味。

蜂蜜均以稠如凝脂，味甜纯正，无异味，洁净者为佳。

【炮　　制】 取原药滤去杂质。

【性味归经】 甘，平。归肺、脾、胃、大肠经。

【功能主治】 补中，润燥，止痛，解毒。用于脾胃虚弱，脘腹虚痛，肺燥干咳，慢性气管炎，肠燥便秘，解乌头类毒。外治疮疡不敛，水火烫伤。

【用法用量】 15~30g，冲服。外用适量，涂敷患处。

【主要成分】 主要为葡萄糖 35%、蔗糖 1.0%~2.6%、麦芽糖糊精和果糖 36% 等。此外，含有树胶、含氮化合物、有机酸、挥发油、色素、蜡、植物残片、酵母、酶类、无机盐等。

【药理作用】 ①抗菌、抗氧化：a. 高渗作用；b. 自由水含量极少，pH 值低，不适于细菌生长；c. 含许多抗细菌生长的酶；d. 含有从植物中带来的抗菌物质。②促进组织再生：a. 蜂蜜是黏滞性、高渗透性和酸性的；b. 含有过氧化氢和非过氧化氢类物质。③促进消化、润肠通便：对胃肠功能具有调节作用，可使胃酸分泌正常。④护心：富含维生素，对血压和血糖有双向调节作用。⑤润肺止咳：对病毒或过敏引起的干咳有效，对细菌引起的咳嗽反而会加重病情。⑥增强免疫功能。⑦解毒。

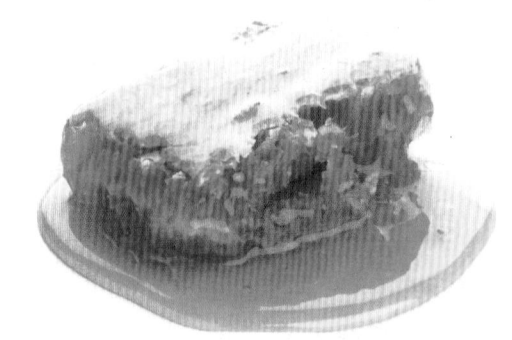

图 588　蜂蜜

· 蜈蚣《神农本草经》·
Wugong
SCOLOPENDRA
Centipede

【来　　源】 为蜈蚣科动物少棘巨蜈蚣 *Scolopendra subspinipes mutilars* L. Koch. 的干燥体。

【产　　地】 主产于安徽滁州、巢湖、六安，浙江衢山，湖北宜昌，江苏苏州、盱眙，湖南澧县、石门及江苏、河南、四川、贵州等地。

【采收加工】 清明节前后 4~5 月捕捉，用沸水烫死，将其尾部剪开，挤出粪便，后用与蜈蚣等长的薄竹片插入头尾两端，绷直，晒干或烘干；50~100 条扎为一把，商品称条装蜈蚣；或将蜈蚣用沸水烫死后，拉直钉在门板上，晒干或烘干，商品称散装蜈蚣。

【性状鉴别】 呈扁长条形，长 6~16cm，宽 0.5~1.0cm。全体由 22 个同型环节构成，最后一节略细小，头部暗红色或红褐色，略有光泽，有触角及毒钩各一对；背部绿褐色、墨绿色或黑棕色，光亮，有 2 条突起的纵棱；腹部淡黄色或棕黄色，皱缩；自第一节起每节有脚 1 对，生于两侧，黄色或红褐色，向后弯作钩状；尾端有尾脚 1 对，细长如尾，多已脱落。质脆，断面有裂隙。气微腥，并有特殊刺鼻的臭气，味辛而微咸。

以身干、条长、头暗红、身黑绿色、头尾全、不掉脚、腹部干瘪、无霉烂、无虫蛀者为佳。

【显微鉴别】 本品粉末：体壁碎片黄棕色、淡黄棕色、黄绿色、棕色或红棕色。外表皮表面有多角形网络样纹理，排列整齐，其下散布细小圆孔，有的细小圆孔边缘微拱起，单个散布或 2~4 个集群，大小不一，排列不规则；横断面观外皮棕色，有光泽，有的隐约可见纵纹理，内表皮无色，有横向条纹，内、外表皮纵贯较多长短不一的微细孔道。气管壁碎片较平直或略呈弧形，具棕色或深棕色的螺旋丝，丝间有近无色或淡灰色小斑点。横纹肌纤维无色或淡棕色。侧面观呈薄片状，明暗相间纹理隐约可见，有的较明显，纹理斜形、弧形、水波纹形或稍平直，暗带较窄，有致密的短纵纹；断面观成群或散在，呈多角形、扁平形或条形，表面较平整。

【规格等级】商品分大、中、小三个等级。一般扎成50~100条一把；散装蜈蚣也按大、中、小分等级。均要求身干、条长、头暗红、身黑绿色、头尾全、不掉脚、腹部干瘪、无霉烂、无虫蛀。

大条：身长12cm以上，腰部宽1cm以上。

中条：身长10cm以上，腰部宽0.7cm以上。

小条：身长7cm以上，腰部宽0.5cm以上。

【炮　制】

（1）净蜈蚣：取原药除去竹片等杂物，除去头、足，切段。

（2）焙蜈蚣：取蜈蚣，除去头、足，用文火焙至褐色酥脆，放凉，研粉。

【炮制作用】矫味，便于研末，降低毒性。

【性味归经】辛，温。有毒。归肝经。

【功能主治】息风镇痉，攻毒散结，通络止痛。用于肝风内动，急慢性惊风抽搐，偏正头痛，中风口歪，半身不遂，破伤风痉挛，风湿顽痹，骨结核。外用治疗疮疡，瘰疬，足趾坏疽和溃疡，瘘管久不收口，虫蛇咬伤。

【用法用量】3~5g，水煎服。外用适量，研末调敷。

【主要成分】含有组胺样物质及溶血性蛋白质。此外，尚含有脂肪油、胆甾醇、蚁酸等。氨基酸中有组氨酸、精氨酸、牛磺酸等。

【药理作用】①对心血管系统的作用：改善内皮细胞损伤和血小板功能，有效抑制血小板黏附和聚集，防止血栓形成。②抗肿瘤作用：蜈蚣多糖蛋白复合物有显著的抗血管生成活性，降低VEGF和Ang-2表达，抑制肿瘤血管生成。蜈蚣能刺激机体释放抗肿瘤细胞因子，并增强清除自由基的活性。蜈蚣、水蛭对小鼠肝癌瘤体的抑制率为26%，对网状内皮细胞的机能有增强作用，但常用对肝脏有损害。蜈蚣水蛭注射液能使小鼠的精原细胞发生坏死，对肿瘤细胞产生抑制作用。动物实验显示，对小鼠子宫颈癌14、肉瘤S_{180}，艾氏腹水癌、大鼠瓦克癌256细胞均有抑制作用。其乙醇提取物在体外亦能抑制人子宫颈癌、肝癌、肺癌细胞。蜈蚣油性提取成分对肝癌细胞增殖有较强抑制作用。还有研究发现，蜈蚣

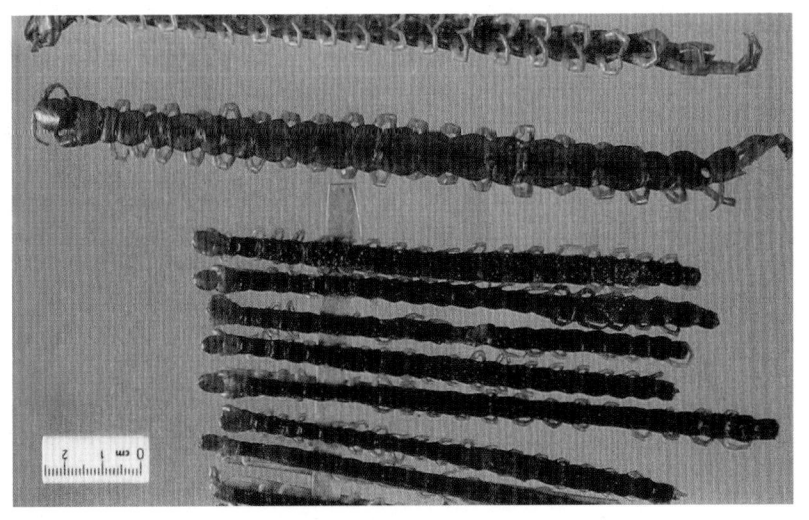

图589　蜈蚣（安徽产）

提取物 HB 在体外对喉癌 Hep-2 细胞的生长有明显的抑制作用，其机制与降低细胞内 DNA 含量以及细胞内钙超载有关。③抗炎、镇痛：蜈蚣水提物对疼痛有明显的缓解作用，蜈蚣粗提物和多肽单体属于作用于外周部位的抗炎镇痛药。④抗凝血。

· 熊胆《唐本草》·
Xiongdan
URSI FEL
Bear Gall

【来　　源】为熊科动物黑熊 *Selenarctos thibetanus* G.Cuvier 或棕熊 *Ursus arctosarctos* L. 的干燥带胆汁胆囊。

【产　　地】主产于四川马边、峨边、甘孜、阿坝、凉山州，云南兰坪、维西、中甸、德钦，黑龙江绕河、伊春、铁力、尚志、虎林、大兴安岭、五常；吉林，青海，陕西，湖北，甘肃，广西等地也产。

【采收加工】由人工自繁自养黑熊活体引流取胆汁，低温干燥，或将人工饲养的淘汰的熊杀死，立即剖腹取出胆囊，扎紧囊口，剥去油脂等附着物，用沸水烫 1~2 分钟，反复烫 3~4 次，将胆囊皮烫至 40% 的熟度，悬挂通风干燥处阴干，或用夹板将胆囊夹扁，阴干或置生石灰缸中干燥。

【性状鉴别】

1. 常规性状鉴别

呈囊状扁卵形或圆锥形，上部狭细而稍长，胆囊嘴被束起，下部膨大呈囊状，大小不一，长 10~20cm，宽 5~10cm。胆囊皮外表面光滑，灰黑色、暗黄色或黑色，囊皮皱褶，革质。上半部对光照视呈半透明状。质坚硬，难折断，气微腥。胆囊内有干固的胆汁（习称"胆仁"），胆仁呈块状、颗粒状、粉末状或稠膏状，有光泽。胆仁色泽深浅不一，呈金黄色（习称"金胆"或"铜胆"）、黄绿色（习称"菜花胆"或"菜胆"）、乌黑色（习称"墨胆"或"铁胆"）。干燥胆仁质松脆，颗粒断面显玻璃样光泽，有的以手来回捏之有响声。气微腥，味先苦后回甘。

以个大、胆仁多、色金黄、半透明、味苦而回甜者为佳。习惯认为"金胆"质佳。

2. 老药工经验鉴别

（1）水试法：取熊胆仁粉 1 小粒，投于盛满清水的玻璃杯中，可见熊胆粉粒迅速盘旋转动，随后形成一条金丝样黄色的细线下垂至杯底而不扩散（习称"金丝熊胆"），慢慢溶化，放出黄绿色色素并向四周扩散，直至全部溶解。

（2）火燃法：取胆仁粉末少许置铁皮上，用火加热，只起白泡而不燃，无腥臭。

（3）口尝法：取胆仁 1 小粒放入口内，能迅速完全溶化而不粘牙，以舌尝之有清凉而持久的钻舌感，味苦而清凉后回甘，很快扩散至咽喉部，有窜喉感。

（4）鼻嗅法：取胆仁直接嗅之有明显熊腥气，取胆仁粉少许置掌上，用手指沾水搓揉，有特异清香气。

（5）手撕法：取胆囊皮用手撕之，可撕成丝状纤维（习称"砂纸皮"）。

（6）灯照法：取胆仁细粉置紫光灯下观察，显黄白色荧光。

【显微鉴别】

（1）取胆仁粉末少许，分别用甲苯和乙二醇装片置显微镜下观察。乙二醇片特征：呈类圆形、类椭圆形或不规则形的网络结构，表面呈网状，类似六棱状、方形或长方形网络。甲苯装片特征：呈不规则块状的复合物晶形体，棱角明显。此复合物晶形，无偏光现象。

（2）取胆仁粉末在紫外光灯下观察，显黄白色荧光色。

（3）取粉末约 0.1g，溶于 10mL 7% 冰醋酸溶液中，熊胆易溶，呈黄色澄清溶液，紫外光灯光下显黄白色荧光，而不得显淡蓝色乳浊荧光（区别牛、羊胆）。

（4）取胆仁 0.5g，以 5% 氢氧化钾溶解，煮沸水解后加盐酸酸化，用乙醚分次萃取，合并乙醚液，用水洗净，蒸去乙醚，得到游离的熊去氧胆酸及鹅去氧胆酸，将其溶于 10mL 12% 氨水中，再加 10% 氯化钡溶液 10mL，滤过，沉淀（去氧胆酸钡盐）加入 10% 碳酸钠溶液 10mL，并加热，滤去碳酸钡沉淀，加盐酸酸化，用乙醚分次萃取，合并乙醚液，蒸去乙醚，用醋酸乙酯 2mL 溶解残渣，放置后滤过，取析出的熊去氧胆酸结晶（鹅去氧胆酸不析出结晶），干燥，测定熔点应为 202℃，旋光度 +57.07。

（5）取（4）项中熊去氧胆酸结晶 1 小粒，加水 1mL 及微量蔗糖，再滴加 1~2 滴浓硫酸，则显美丽红色。

（6）取（4）项中熊去氧胆酸 1 小粒结晶溶于 0.5mL 三氯甲烷中，再加醋酐 0.5mL 及浓硫酸 1 滴，则初呈蔷薇红色，渐变为紫色、蓝色、暗绿色。此法亦可精密称量结晶，用于测定熊去氧胆酸的含量。

【规格等级】 以胆囊内干燥胆汁的颜色不同分为金胆（又称铜胆）、墨胆（又称铁胆）、菜花胆三种。习惯认为金胆质优，菜花胆次之，墨胆又次之。

1. 金胆 呈金黄色，半透明光亮如琥珀，质松脆，味先苦后回甜。

2. 菜花胆 黄绿色，光亮较差，质脆，味先苦后回甜。

3. 墨胆 黑色，质坚而脆或呈稠膏状，味先苦后回甜。

【炮　　制】 将原药材去净皮膜，取出胆块，压碎研粉。

【性味归经】 苦，寒。归肝、胆、心经。

【功能主治】 清热解毒，消肿止痛，平肝明目，镇痉。用于肝火炽盛，湿热黄疸，高热惊厥，癫痫抽搐，目赤肿痛，翳障，肺热咽喉肿痛，暑湿泻痢，跌打损伤。外治疮疡肿痛，痔疮。

【用法用量】 冲服，0.15~0.3g。多入丸、散。外用适量，研细，用蒸馏水或冷开水调匀搽涂患处。

【主要成分】 含胆汁酸，如熊去氧胆酸、鹅去氧胆酸、去氧胆酸、牛黄胆酸、胆红素、胆甾醇、氨基酸、胆固醇。另含脂肪、磷脂、微量元素等。

【药理作用】 ①护肝作用：熊胆粉能增加肝血流量，松弛总胆管和奥狄氏括约肌，促进胆汁分泌，抑制肝纤维化，对肝功能损伤有明显的保护作用。对黄疸型肝炎、慢性病毒性肝炎、肝肿大、肝硬化、脂肪肝有很好的治疗作用。②利胆溶石作用：熊胆粉能增加胆汁分泌量，降低胆汁中游离胆固醇的含量，使胆汁中胆固醇非饱和化，从而阻止胆固醇结石形成，并可促进已形成的结石溶解，防止胆固醇型肝胆管结石和胆囊结石形成。③扩张冠状动脉：

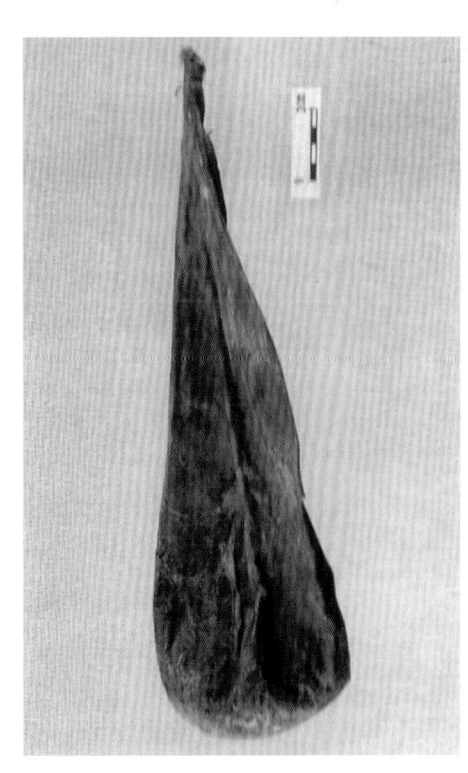

图 590 熊胆

熊胆粉能增强心肌收缩力，增加冠脉流量，调节心律失常，降低血液黏度、红细胞聚焦指数及血小板黏附率，抑制血栓形成，降血压，降血脂，降血糖。对高脂血症、糖尿病、高血压、冠心病、心绞痛、心律失常、脑梗死有一定的效果。④抗肿瘤：实验显示，低浓度熊胆汁即对肝癌、骨髓瘤、白血病等多种癌细胞生长有非常显著的抑制作用，熊胆对人白血病细胞株 K_{562} 细胞、小白鼠骨髓瘤细胞 SP20 有明显的抑制作用。熊胆粉还能抑制癌细胞侵袭、转移和肿瘤血管的生成。体内研究证实，对荷瘤小鼠给予熊胆粉喂食后可抑制肿瘤细胞增殖，使肝癌细胞凋亡。熊胆粉还可通过活化 Caspases，抑制人口腔鳞状癌细胞 HSC-3 的增殖。⑤熊胆粉具有镇静、抗惊厥及解热作用。⑥明目、去翳、抗炎、抗菌作用：熊胆粉可穿透血-玻璃体屏障到达玻璃体内直接发挥作用，用于急性细菌性结膜炎、眼睑疮疹、疮痈肿痛、暴发火眼、目赤肿痛、老年性白内障。⑦抗病毒作用。⑧止痛消肿作用：用于痔漏、跌打损伤等。

注：四川养麝研究所在 20 世纪 90 年代开展了规范化黑熊人工自繁自养活体引流取胆研究，经过 30 多年的努力终于取得成功。黑熊活体引流取胆不再从野外获取熊源，有效地保护了野生黑熊种群，彻底结束了杀熊获得熊胆方式，为中医临床用药的正常使用做出了贡献。

· 蝉花《本草图经》·
Chanhua
CICADAE CORDYCEPS
Fungus Sclerotia on Cicada

【来　　源】为麦角菌科真菌大蝉草 Cordyceps cicadae Shing 在分生孢子阶段即蝉棒束孢菌的子实体及其未羽化寄主山蝉 Cicada flammata Dist. 幼虫的干燥体。

【产　　地】主产于浙江、福建、广东、四川、云南、江苏等地。

【采收加工】6~8 月，虫体自土中抽出子座（菌柄）时采挖，去掉泥土，在烈日下晒干，未足干时不能堆压，以免闷热发霉变质。

【性状鉴别】带菌的干燥虫体，形似蝉，微弯曲，头部有 2~4 条灰黑色或灰白色的孢梗束（子实体），长条形或卷曲，或有分枝，长 2~5cm，质脆易断。虫体表面棕黄色，大部为灰白色菌丝所包被，断面可见虫体内充满粉白色或类白色松软物质（菌丝）。气微香，具草菇样气味。

【规格等级】统货。以具孢梗束、个大、完整、肉白、子实体分枝卷曲成花状，气香者为佳。

【性味归经】咸、甘，寒。归肺、肝经。

【功能主治】疏散风热，透疹，息风止痉，明目退翳。用于外感风热，头晕咽痛；麻疹初期、疹出不畅；小儿惊风、夜啼；目赤肿痛，肝虚目暗，翳膜遮睛。

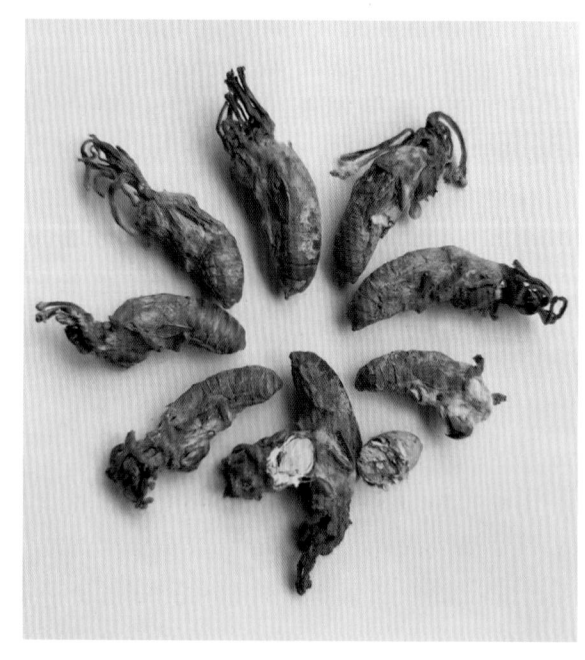

图 591　蝉花（浙江产）

【用法用量】 水煎服，5~10g。

【炮　　制】 取原药拣除杂质，筛去泥屑，整理洁净入药。

【主要成分】 含多糖、虫草酸、虫草素、腺苷、多种氨基酸、多种生物碱及麦角甾醇等。

【药理作用】 ①免疫调节作用：蝉花提取出来的蝉拟青霉总多糖是一种良好的自由基清除剂，可增强机体的免疫功能；②调节脂类代谢：蝉拟青霉多糖有利于体内脂质的运输与转化代谢；③提升机体的营养状况：蝉拟青霉多糖可改善营养状况，促造血功能；④改善肾功能：蝉花用于慢性肾功能衰竭，具有降低血尿肌酐，提高内生肌酐清除率（血），改善血清蛋白的含量，减少尿蛋白的排出等功能；⑤抗疲劳、抗应激；⑥解热镇痛；⑦镇静催眠；⑧滋补强壮。

· 蝉蜕《名医别录》·
Chantui
CICADAE PERIOSTRACUM
Cicada Slough

【来　　源】 为蝉科昆虫黑蚱 *Cryptotympana pustulata* Fabricius 的若虫羽化时脱落的皮壳。

【产　　地】 主产于河南、河北、安徽、福建、山东等地。

【采收加工】 6~9 月在树上或地上拣拾，除去泥土杂质，晒干。

【性状鉴别】 略呈椭圆形而弯曲，长约 3.5cm，宽 2cm。表面黄棕色，半透明，有光泽。头部有丝状触角 1 对。额部先端突起，口吻发达，上唇宽短，下唇伸长成管状，胸部背面呈十字形裂开，裂开向内卷曲，脊背两旁具小翅 2 对，腹面有足 3 对，被黄棕色细毛。腹部钝圆，共 9 节。体轻，中空，易碎。气微，味淡。

【显微鉴别】 取本品粉末 100g，加 3 倍量的蒸馏水煎煮 1 小时，滤过，滤液浓缩到 50mL，加 8 倍量的 95% 乙醇沉淀杂质，滤过，滤液减压回收乙醇至无醇味，滤过，滤液调 pH 值至 7.0 后，点于新华 3 号层析滤纸上，以正丁醇-冰醋酸-水（4∶1∶5）为展开剂，展开后，用 0.4% 茚三酮乙醇溶液喷雾显色。出现与标准品丝氨酸、L-缬氨酸、L-原白氨酸、γ-氨基酸、干酪酸、L-a-谷氨酰胺相对应的荧光斑点。

【规格等级】 商品分为金蝉蜕和土蝉蜕两种规格。土蝉蜕为统货。

1. 金蝉蜕　按采收时间分头水花、二水花。

头水花：6 月下旬收集，壳厚带红光，每公斤 5 800~6 400 只。

二水花；7 月中旬收集，壳厚色转黄，每公斤 6 400~7 200 只。

2. 土蝉蜕　为统货。

蝉蜕均以红黄色，体轻，完整，无泥沙者为佳。

【炮　　制】 取原药拣除杂质，用水略浸，淘净泥沙，取出，晒干。

【性味归经】 甘，寒。归肺、肝经。

【功能主治】 散风除热，利咽，透疹，止痒，退翳，解痉。用于风热感冒，咽痛，音哑，麻疹不透，目赤翳障，风疹瘙痒，小儿惊风抽搐，夜啼，疔疮肿毒，破伤风；面神经麻痹，流感高热等。

【用法用量】 3~6g，水煎服。

【主要成分】含蛋白质、有机酸、酚类、黄酮类、甾体类、糖类、油脂、挥发油、24种氨基酸和乙醇胺。还有大量甲壳质、氮（7.86%）、灰分（14.57%）。另报道，在19种微量元素中，其含量由多到少顺序为钙、铝、磷、镁、铁、锰、铬等。

【药理作用】①镇咳、祛痰、平喘：蝉蜕能稳定肥大细胞脱颗粒，阻滞过敏介质释放，抑制变态反应及气道受损的程度，从而减缓气道炎症，降低气道高反应性，缓解支气管平滑肌痉挛。②抗肿瘤：蝉蜕能选择性地抑制癌细胞生长而不影响正常细胞。蝉蜕水提物小鼠体内实验表明，蝉蜕对艾氏腹水癌细胞有高度的抗肿瘤活性，对人子宫颈癌 CJTC-26 抑制率为 100%，对人体正常纤维细胞抑制率为 50%，但用药 5 个月后消失。③对心血管系统的影响：能降低血黏度，降脂，并对红细胞膜具有一定的保护作用。④抗惊厥。⑤镇静、镇痛、解热。⑥抗炎、抗氧化。⑦免疫抑制。

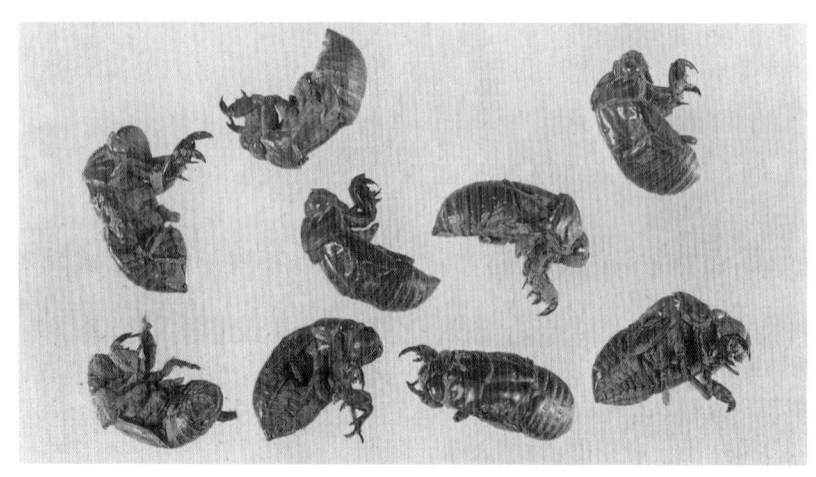

图 592　蝉蜕（山东产）

·僵蚕《神农本草经》·
Jiangcan
BOMBYX BATRYTICATUS
Silkworm Larva with White Wuscardine Fungus

【来　　源】为蚕蛾科昆虫家蚕 *Bombyx mori* Linnaeus 4~5 龄的幼虫感染（或人工接种）白僵菌 *Beaureria bassiana*（Bals.）Vuillant 而致死的干燥体。本品为人工培养品。

【产　　地】主产于江苏南京、无锡、苏州、镇江、南通，浙江杭州、嘉兴，四川温江、内江、绵阳、宜宾及湖南、安徽、山东、陕西等地。

【采收加工】春、秋季家蚕幼虫经过四龄后，在第五龄饲食前把白僵菌液喷洒在幼虫体表，使其染上白僵菌病，然后用桑叶喂养，保持适当的温湿度，3~4 天后幼虫得病死亡，视幼虫变僵硬后取出，去净蚕衣，筛去灰屑杂质，晒干或微火烘干。

【性状鉴别】形如蚕，略呈圆柱形，多弯曲皱缩。长 2~5cm，直径 0.4~0.7cm。表面灰白色，被有灰白色粉霜状的气生菌丝和分生孢子。全体具明显的节。头部类圆，两侧有单眼 1 对，腹面两侧生有短足 8 对，尾部略呈二分歧状。质硬而脆，易折断，断面平滑，有玻璃样光泽（习称"胶口镜面"），外层白色，中间有黑棕色，内有 4 个亮圈（丝腺环）。气微腥，味微咸。

以条肥壮，色白，质坚，断面黑棕色光亮者为佳。

【显微鉴别】本品粉末灰棕色或灰褐色。菌丝体近无色，细长卷曲缠结在体壁中。气管壁碎片略弯曲或弧状，具棕色或深棕色的螺旋丝。表皮组织表面具网络样皱缩纹理以及纹理突起形成的小尖突，有圆形毛窝，边缘黄色；刚毛黄色或黄棕色，表面光滑，壁稍厚。未消化的桑叶组织中大多含草酸钙簇晶或方晶。

【规格等级】统货。长短肥瘦不分，无死蚕中空体、丝头、灰屑、杂质、霉变。以色白，条直肥壮，质坚，断面黑棕色光亮者为佳。表面无白色粉霜，中空者不可入药。

【炮　制】

（1）净僵蚕：取原药拣除杂质，用水迅速洗净，捞起，晒干。

（2）麸僵蚕：每10kg僵蚕用麸皮1kg，先将炒锅用中火加热，放入麸皮，翻炒至麸皮焦化冒浓烟时倒入净僵蚕，快速炒至显棕黄色，取出，筛去麸皮，摊凉。

（3）姜制僵蚕：每10kg僵蚕用老生姜2kg捣烂加适量清水榨取姜汁，倒入僵蚕，拌匀润透，置锅内用文火炒干或蒸1小时，取出，晒干。

【炮制作用】麸炒去腥臭味，便于服用；姜制能增强祛风化痰散结和去腥味作用。

【性味归经】咸、辛，平。归肝、肺、胃经。

【功能主治】平肝息风，祛风定惊，化痰散结。用于肝风夹痰，头痛眩晕，惊风抽搐，小儿急惊风，破伤风，中风口歪，目赤咽痛，风疹瘙痒，丹毒，乳腺炎，腮腺炎，面神经麻痹等。

【用法用量】5~10g。水煎服。

【主要成分】含蛋白质、赖氨酸、亮氨酸、天冬氨酸、脂肪以及镁、钙、磷、锌等多种微量元素。

【药理作用】①抗惊厥：僵蚕所含的大量草酸铵是抗惊厥作用的主要成分；②抗凝：僵蚕提取液对TT、PT或KPTT均有明显的延长作用，由于PT和KPTT各反映外源性和内源性凝血途径，故僵蚕提取液还可能具有抗Xa的作用，所以其抗凝活性更接近于低分子肝素，具备普通肝素不具有的优点；③抗肿瘤：僵蚕醇提物对癌细胞有抑制作用，对小鼠艾

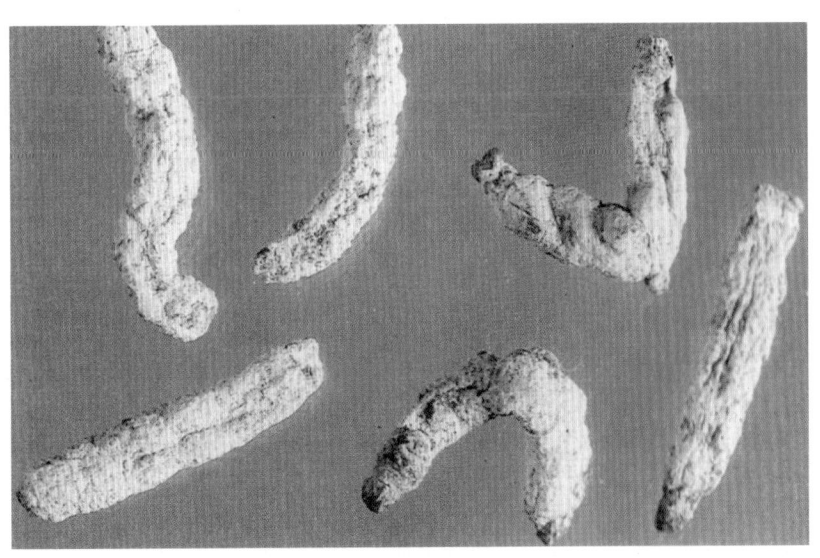

图593　僵蚕（江苏产）

氏腹水癌实体型、肉瘤 S_{180} 有抑制作用，用僵蚕50%水煎液，每日每只小鼠灌胃 0.2mL 或 30%水煎液每日皮下注射 0.18mL，对小鼠 S_{180} 抑制率为 71.4%，效果明显；④祛痰、止咳、平喘；⑤降血压，降血脂，扩张冠状动脉。

注：一些著作中提示，在僵蚕采收加工方法过程中采用石灰拌，以吸收水分。但笔者认为此法欠妥，应更正。因其他原因致死的僵蚕（如绿僵蚕、褐僵蚕、黑僵蚕等）往往拌石灰冒充僵蚕。

· 蕲蛇《药性论》·
Qishe
AGKISTRODON
Long-nosed Pit Viper

【来　　源】为蝰科动物五步蛇 Agkistrodon acutus（Guenther）除去内脏后的干燥体。

【产　　地】主产于浙江西南部，以丽水、金华地区为多。福建蒲城、建瓯，江西上饶、玉山等地，以及广西、四川、湖南、广东、台湾等省、自治区也产。

【采收加工】以夏、秋季捕捉为多，用特制工具套住蛇头将其扼死，剖腹去内脏，除净血污，加工成"蕲蛇肉""蕲蛇鲞"。蕲蛇肉：剖腹除去内脏后，原条盘成圆盘（头居中翘起，尾尖口含），晒干或用炭火烘干。蕲蛇鲞：剖腹除去内脏后，用竹片撑开成片，盘成圆盘，晒干或炭火烘干。

【性状鉴别】呈圆盘形卷曲，盘径 17~34cm，大条的展开体长可达 2m 以上。头在中央稍向上，呈三角形而扁平，鼻尖端向上，口大，牙露向里，习称"龙头虎口翘鼻尖"。背部棕褐色，密被菱形鳞片，两侧各有纵向排列的黑褐色与浅棕色组成的"Λ""V"形斑纹 17~25 个，由于"V"形的两顶端在背中线上相接而形成一系列连贯相接的斜方纹，习称"方胜纹"或"大师印"。腹部鳞片较大，灰白色，间有黑色类圆形的斑点，习称"念佛珠"。腹内壁黄白色，脊椎骨显露突起，两侧具多数肋骨，尾部骤细而短，末端有三角形深灰色角质尖而硬的鳞甲一枚，习称"铁指甲"。气微腥，味微咸。

以条大，头尾齐全，体表花纹斑明显，腹腔内壁洁净，无臭味者为佳。

【规格等级】商品分蕲蛇肉与蕲蛇鲞两个规格，均应干燥，头尾齐全，鳞甲齐而花斑点明显，腹面白净，无烘焦、发油、虫蛀者为佳。

【炮　　制】

（1）净蕲蛇段：原药材，除去头、鳞，切成寸段。

（2）酒蕲蛇：取净蕲蛇段，每 100kg 用黄酒 20kg，喷淋均匀，闷至吸尽酒，用文火炒至微黄色，取出摊凉。

（3）酒蕲蛇肉：取净蕲蛇，除去头、鳞，置缸中，每 100kg 蕲蛇用黄酒 50kg，放入净蕲蛇，浸泡至酒吸尽，置蒸笼中蒸 1 小时，取出，剥取蛇肉去骨，切段，晾干。

【炮制作用】蕲蛇头部毒腺中含有多量出血性和溶血性毒素，故配方时应除去头。酒制能增强祛风通络作用，并减除腥气。

【性味归经】甘、咸，温，有毒。归肝经。

【功能主治】祛风，通络，止痉。用于风湿顽痹，麻木拘挛，中风口眼㖞斜，半身不遂，四肢痉挛，关节酸痛，破伤风，麻风疥癣。

【用法用量】遵医嘱。水煎服，3~9g；研末冲服，一次 1~1.5g，一日 2~3 次。

【主要成分】含蛋白质、脂肪、氨基酸以及蛇毒等。

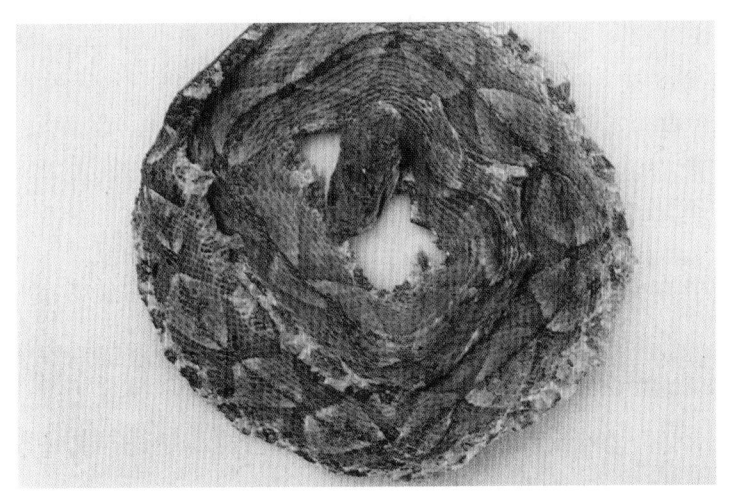

图 594　蕲蛇（浙江产）

【药理作用】 ①抗血栓：蕲蛇酶具有防止血栓形成及溶栓作用。蕲蛇酶能降低血中纤维蛋白原含量而有防止血栓形成的作用。此外还能抑制血小板聚集，故对动脉血小板性血栓亦有效。②对心血管系统的作用：从中国五步蛇毒中分离提纯出一种血管紧张素转换酶抑制剂 AI93，该抑制剂能加强舒缓激肽的效应。③抗炎镇痛。④抗肿瘤：蕲蛇提取物对胃癌有一定的抑制作用。

· 壁虎《本草纲目》·
Bihu
GEKKO SWINHOANIS
House Lizard

【来　　源】 为壁虎科动物无蹼壁虎 *Gekko swinhonic* Gunther、无疣壁虎 *Gekko japonicus*（Dumeril et Bibron）或多疣壁虎 *Gekko subpalmatus* Gunther 的干燥全体。

【产　　地】 全国大部地区有产，主产于河北、山西、江苏、浙江、广西、广东等地。

【采收加工】 夏、秋季捕捉，晚上用灯火诱捕或用黏胶粘捕。用开水烫死后，晒干或低温烘干。或用薄竹片撑开拉直，用纱线缠绕其尾巴，以防断尾。

【性状鉴别】

（1）无蹼壁虎全体呈灰褐色，全长 16~20cm，其中尾长 8~10cm，头部略呈钝三角形而扁，口大，舌肥厚，两眼凹陷成窟窿，两颚密生细齿，头部约占躯干的 1/3。脊背部有暗灰色或灰白色的斑纹，鳞片小如颗粒，黑色。胸、腹面白色，被较大的鳞片。尾部较长，几乎与体等长，尾基部较宽厚，有深色横纹，背面的鳞隐约可见，排列成环状，尾易折断，多残缺。四肢皆具 5 趾，趾底有吸盘，除第一趾外，末端均具小爪。指、趾间无蹼迹。气微腥，味咸。

（2）无疣壁虎背部灰黑色，指、趾间有蹼。

以完整，大条，有尾者为佳。

【规格等级】 统货。以身干，完整，带尾者为佳。

【性味归经】 咸，寒。有小毒。归肝经。

【功能主治】 祛风定惊，解毒散结。用于中风瘫痪，风湿性关节痛，四肢不遂，惊痫，破伤风，痈疮，瘰疬。也有用于肝癌，肠癌，肺癌，食道癌，骨髓炎，淋巴结核。

【用法用量】遵医嘱。水煎服，2~5g；焙干，研末冲服，每次 0.15g；亦可浸酒或入丸、散。

【主要成分】含脂类、蛋白质、多种氨基酸和微量元素等。微量元素中含量较高的有钙、磷、钾、钠、镁、矽、铁、铝、锌等，氨基酸中以甘氨酸、谷氨酸、脯氨酸、丙氨酸、天门冬氨酸和精氨酸含量较高。

【药理作用】①抗肿瘤：壁虎对肝癌、食管癌和胃癌等肿瘤均有抑制作用，其机制可能与下调 VEGF、bFGF 蛋白的表达有关。近年来，壁虎被广泛应用于临床治疗多种肿瘤。杨丽华等用 MTT 法观察壁虎不同部位提取液对体外培养的癌细胞的抑制增殖作用，发现壁虎内脏提取液的作用最为显著。体内实验结果显示，壁虎提取液对小鼠肿瘤组织的生长均有一定的抑制作用，其中以全壁虎的提取液抗肿瘤效果最佳。鲜壁虎液在体外能诱导 C6 胶质瘤细胞凋亡，抑制细胞增殖，是一种具有抗肿瘤作用的天然药物。②平喘：壁虎粉可发挥类似于纤溶酶和纤溶酶原激活剂作用而对气道重建上皮下纤维化有潜在的抑制或逆转作用。③预防和治疗骨质疏松。④镇静催眠：能拮抗硫酸苯丙胺和协同苯甲酸钠咖啡因的作用。⑤降血压。⑥抗血栓形成。⑦抑制结核杆菌和致病性真菌。⑧抗惊厥。

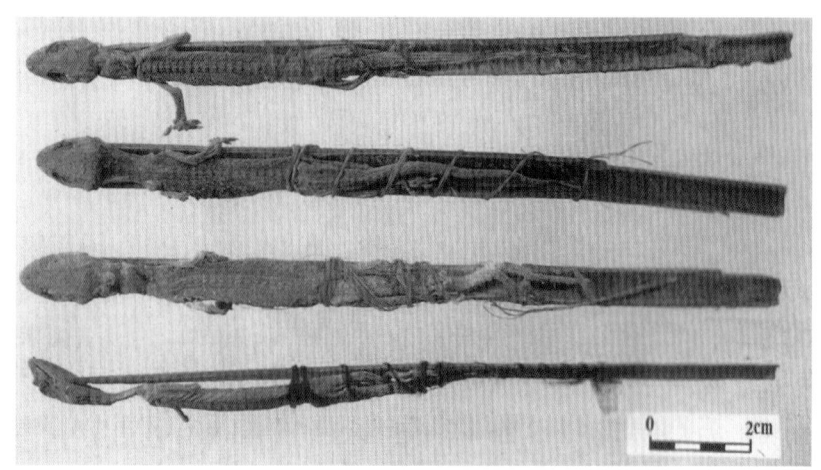

图 595　壁虎（河北产）

· 燕窝《本经逢原》·
Yanwo
COLLOCALIAE NIDUS
Collocalia Swift Saliva Masses

【来　　源】为雨燕科动物金丝燕 *Collocalia esculenta* L. 及同属燕类用唾液或唾液和羽毛混合凝结成的窝巢。

【产　　地】主产于印度尼西亚、泰国、马来西亚、缅甸等地。我国台湾、福建、海南万宁、广东怀集也有产。

【采收加工】多在 4 月、8 月、12 月采集，第 1 次采集者质佳。在燕窝产地，燕窝分为"屋燕"和"洞燕"。"屋燕"是指在人工搭建的燕屋（专供金丝燕栖息做建筑）中金丝燕所筑的巢，"洞燕"是指金丝燕在天然洞穴岩壁上筑的巢。燕窝有白色、淡黄色、铁红色（习称"血燕"），白色燕窝多产自燕屋，"血燕"多产自天然洞穴岩壁上。

采集到的燕巢，放在水中浸软后，挑拣净羽毛及植物草条等杂质后，取出整理成燕巢状，然后干燥。

【性状鉴别】完整者呈半月形或近三角形，弯曲如盏状，故称"燕盏"。全体由黄白色（白燕）、暗红色或灰白色（毛燕窝）的丝状物积叠而成，常可见燕之羽绒藏于其中。一侧为附于岩壁的一面，不平整，较粗糙；另一侧呈弧形隆起，表面呈排列较整齐的丝状物；窝内呈丝状交织，似丝瓜络样。质硬较脆，断面似胶质样，有光泽。用水浸润后呈晶亮半透明，体柔软而膨大，以手压之有弹性。气微，味淡。

燕窝以个大，完整呈盏状，色白自然，绒毛少为佳。

【规格等级】商品按传统习惯分：

1. 燕盏　呈完整的盏状，有白色和暗红色之分，即白燕盏和血燕盏。

2. 燕边　为一些不完整的燕窝，多呈条状，长 3~8cm，宽 0.2~1.0cm 不等。

3. 燕碎　为加工燕窝剩下的碎片块，形状大小不一，有短条状、块状等。

【炮　　制】取原药，用清水浸泡，拣去毛绒等杂质。

【性味归经】甘，平。归肺、胃、肾经。

【功能主治】养阴润燥，益气补中，化痰止咳。用于虚损劳瘦，肺痨咳嗽，痰喘，咯血，吐血，久痢，久疟，体虚遗精，小便频数。

【用法用量】内服：煎汤或炖服，5~10g；或入膏剂。

【主要成分】约含50%蛋白质、碳水化合物、氨基酸（其中含1种人体必需的氨基酸，有3种条件性必需氨基酸），还含有多种微量元素钙、磷、铁、钠、钾等。

【药理作用】①抗病毒、抑制血凝反应：金丝燕类黏蛋白不仅是流感病毒血凝反应的有效抑制剂，而且是一种中和传染性的有效物质；②促细胞分裂作用：燕窝水提物对人外周单核细胞在凝集素刺激下的有丝分裂有促进作用，尤其在凝集素未达最适宜浓度时最为显著，其活性物质经胰蛋白酶解后作用不变；③提高免疫功能、延缓脑组织衰老和消除氧自由基；④强心：燕窝提取物对心率没有影响，但能够显著增强心脏收缩力。

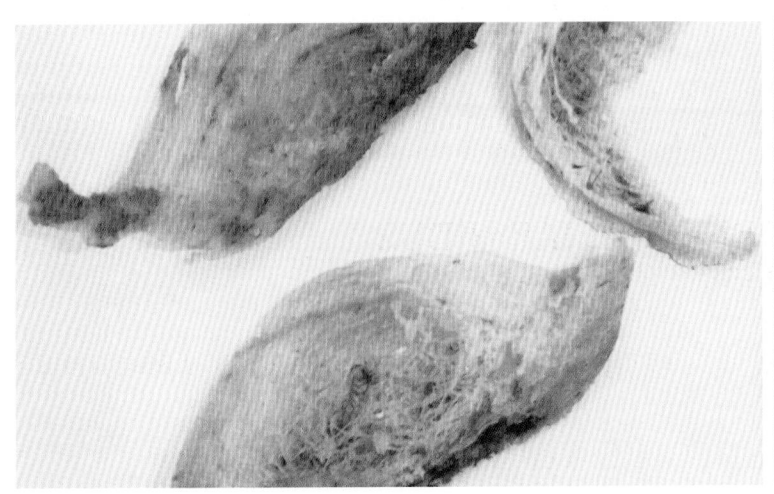
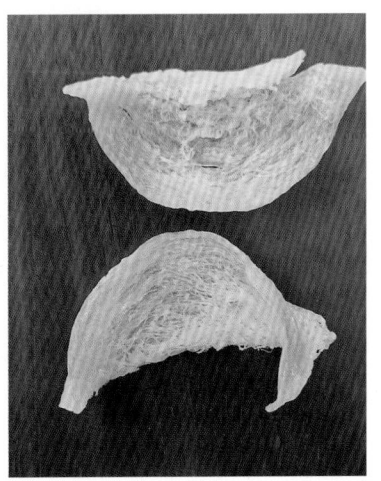

图 596　燕窝（印度尼西亚产）

· 膨鱼鳃《广西药用动物》·
Pengyusai
MOBULAE SEU MANTAE BRANCHIAE
Mobula or Manta Gill

【来　　源】为蝠鲼科动物日本蝠鲼 Mabula japonica（Muller et Henle）或前口蝠鲼 Manta birostris（Walbaum）的干燥鳃。

【产　　地】主产于我国黄海、东海、南海海域，广东汕头、惠阳，福建、海南等地。

【采收加工】夏、秋季捕捉，割取其鳃，用清水洗去咸味，晒干。

【性状鉴别】呈扁条形，宽5~8cm，长30cm，表面灰黑色，内面黄白色。全体由众多的略似"人"字形的鳞状鳃齿所组成，覆瓦状排列成格子状，每片鳃齿上下贯通，鳃齿的上缘具睫状细齿。质轻而韧。气微腥，味微咸。

以成条状，味淡，身干爽者为佳。

【规格等级】统货。干货，为扁条形，灰黑色或灰白色，身干爽，无虫蛀霉变。

【炮　　制】取原药整理洁净入药。

【性味归经】咸，寒。归肺、脾经。

【功能主治】清热解毒，透疹，催奶。用于小儿麻疹，麻疹后痢疾，疮疖，脓肿，乳汁稀少。

【用法用量】水煎服，9~15g。

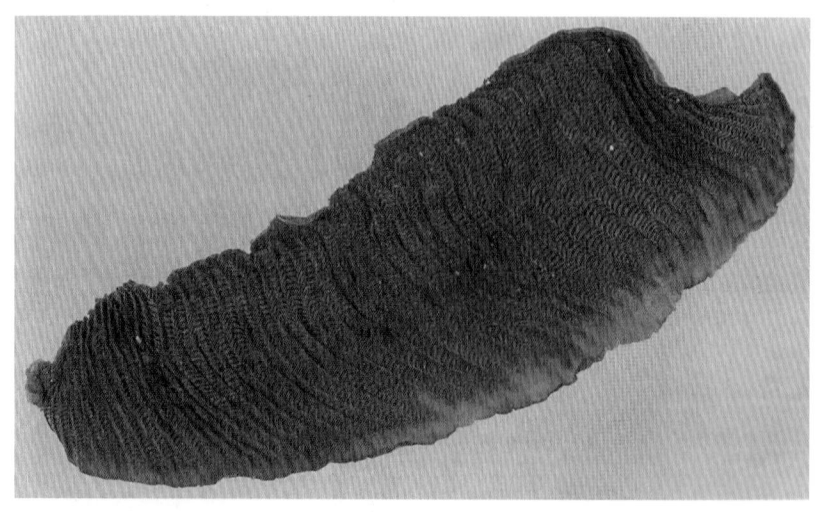

图 597　膨鱼鳃（广东产）

· 蟾酥《药性论》·
Chansu
BUFONIS VENENUM
Toad Venom

【来　　源】为蟾蜍科动物中华大蟾蜍 Bufo bufo gargarizans Cantor. 或黑眶蟾蜍 Bufo

melanostictus Schneider. 的干燥腺体分泌物。

【产　　地】主产于山东莒南、临沂，河北遵化、玉田、蓟州，江苏镇江、泰兴，浙江萧山、绍兴及四川、湖南、江西、湖北、辽宁、新疆等地。

【采收加工】夏、秋季均可捕捉采取，以夏至到大暑（6月下旬~7月下旬）为旺捕期。将捕捉的蟾蜍（癞皮蛤蟆）放入竹篓，置水中摆动，洗去泥沙沥干。

采浆：用特制工具（竹刀、铜刀、牛骨刀、铜制半球形两片镊夹）挤出刮取或夹取蟾蜍眉间突起耳腺及瘤状皮肤腺的白色浆液，置瓷质容器中。

过滤：及时将新鲜浆液置80目铜筛上，进行反复搅拌，加压，使浆液尽数过筛，成为纯浆（弃去筛上渣杂等物）。

成型：江苏、浙江一带多将采集的纯鲜浆，均匀地滩涂在玻璃片上或竹箬（叶）上，厚度约0.2cm，晒干，撕下即成，商品习称"片酥""箬酥"或"杜酥"。

山东、河北等地多将鲜浆晒至七成干时装进圆形、饼形、棋子形的模型中，放在晒具上晒干或晾干。商品按产地和形状分"东酥""团酥""饼酥""棋子酥"等。

【性状鉴别】

1. 常规鉴别

（1）片状蟾酥：呈不规则片状，大小厚薄不一，棕红色，久置变深棕褐色，涂于玻璃片，晒干的一面光滑一面粗糙；涂于竹箬上，晒干的背面有竹箬纵脉纹。对光照视呈红棕色，半透明胶质样。质脆，易折断，断面红棕色，胶质样，微有光泽。气微腥，味苦，以舌舐之有持久麻痹感，嗅之作喷嚏不止。本品有大毒，口尝不宜或宜慎。

（2）团蟾酥、饼酥、棋子酥：呈扁圆形厚饼块状，中间稍厚，边缘稍薄，上面平或微凹，光滑。表面棕红色或棕褐色。质坚而韧，不易折断，断面棕红色或棕褐色，半透明胶质样，微有光泽，其余同片蟾酥。

以棕红色，断面胶质样，半透明，有光泽者为佳。

2. 老药工传统经验鉴别

（1）水滴于蟾酥表面或断面，滴水处迅速现乳白色隆起，置研钵内加水研磨，浆呈乳白色，无残渣存留。取1小块投入水中待6~8分钟可膨胀呈乳白色的棉花团状，并浮于水面，振摇可见泡沫多而持久不散。

（2）取蟾酥少许放在锡纸上或金属板上，下面加热，可看到发泡、溶解，继而燃烧的现象，烟气微臭为真品，若为胶制品则发出浓烈的橡胶臭气。

（3）打碎时断裂面呈柿色，无杂质，色泽均匀。将断裂的两面吻合可黏合，若为胶制品黏合度胜过蟾酥。

（4）纯蟾酥能完全溶于酒精。滴入碘酒，纯品呈黄褐色。

（5）用舌尖舐蟾酥有强烈的麻痹感和刺涩味，嗅之作喷嚏不止。掺伪品则麻痹感弱。

【显微鉴别】

（1）本品断面沾水，即呈乳白色隆起。

（2）取本品粉末0.1g，加甲醇5mL，浸泡1小时，滤过，滤液加对二甲氨基苯甲醛固体少量，滴加硫酸数滴，即显蓝紫色。

（3）取本品粉末0.1g，加三氯甲烷5mL，浸泡1小时，滤过，滤液蒸干，残渣加醋酐少量使溶液，滴加硫酸，初显蓝紫色，渐变为蓝绿色。

（4）取本品粉末0.2g，加乙醇10mL，加热回流30分钟，滤过，滤液置1mL量瓶中，加乙醇至刻度，作为供试品溶液。另取蟾酥对照药材0.2g，同法制成对照药材溶液。再取脂蟾毒配基及华蟾酥毒配基对照品，加乙醇分别制成每1mL含1mg的溶液，作为对照品溶液。照薄层色谱法试验，吸取上述4种溶液各10μL，分别点于同一硅胶G薄层板上，以环己烷-三氯甲烷-丙酮（4:3:3）为展开剂，展开，取出，晾干，喷以10%硫酸乙醇溶液，加热至斑点显色清晰。供试品色谱中，在与对照药材色谱相应的位置上，显相同颜色的斑点；在与对照品色谱相应的位置上，显相同的一个绿色及一个红色斑点。

【规格等级】统货，应干燥，有光泽，不碎，无杂质。以外表面及断面皆明亮、色棕红、滴水即显乳白色隆起者为佳。

【炮　　制】

（1）蟾酥粉：取片蟾酥、蟾酥饼、团酥或棋子酥，蒸软或烘软，切薄片，低温焙脆后研为细粉。

（2）酒制蟾酥：取蟾酥，捣碎，每10kg蟾酥加20kg白酒浸渍，时常搅动，浸至呈稠膏

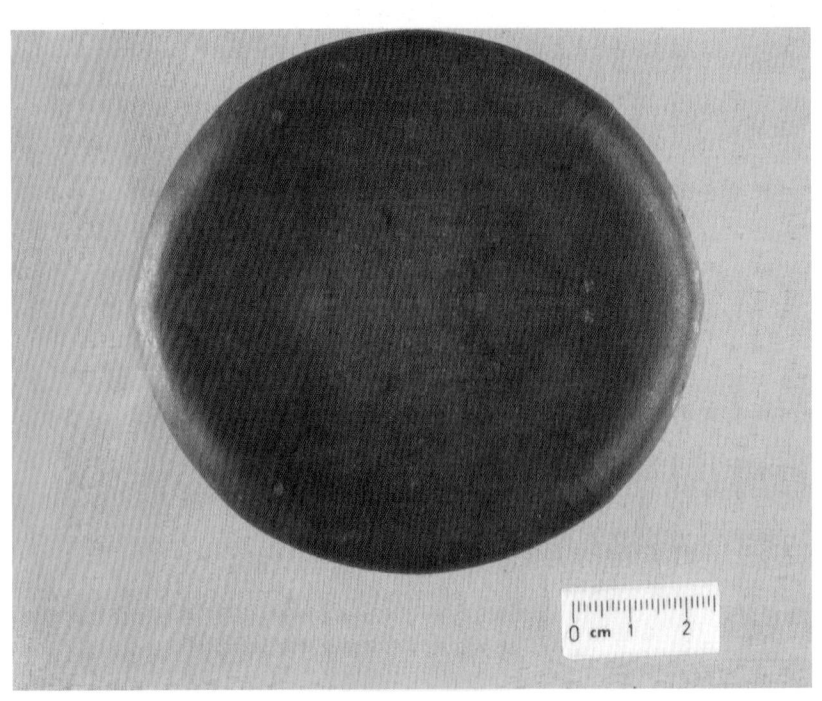

a

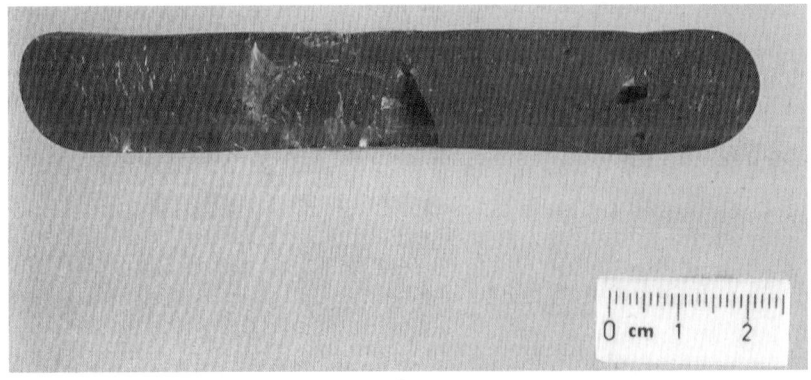

b

图 598　蟾酥（山东产）

a. 蟾酥饼（正面观）　b. 蟾酥饼（侧面观）

状，取出，摊开晾干或晒干，研细粉。

【炮制作用】 酒制后能除去杂质，使药物纯洁净，并便于粉碎。

【性味归经】 辛，温。有毒，归心、胃经。

【功能主治】 解毒，消肿止痛，开窍醒神。用于痈疽疔疮，咽喉肿痛，中暑神昏，痧胀，腹痛吐泻，镇咳祛痰。

【用法用量】 遵医嘱。0.015~0.03g，入丸散用。外用适量。

【主要成分】 蟾酥主要含有多种强心甾体化合物，总称蟾酥毒素，是未被分解的天然化合物。腺分泌液在加工干燥制备成蟾酥过程中发生分解，可得到多种蟾毒配基，故蟾酥中所含的成分多系分解产物。

【药理作用】 ①强心：小剂量可加强心脏的收缩力，大剂量则使心搏变慢；②升压：可增加外周血管阻力，升压作用与肾上腺素相似；③抗凝：蟾酥可使纤维蛋白原液的凝固时间延长，其抗凝血作用与尿激酶类似；④呼吸兴奋：其中脂蟾毒配基的呼吸兴奋作用较洛贝林和可拉明强，并能对抗吗啡和巴比妥类的呼吸抑制作用；⑤抗肿瘤：蟾毒内脂类物质对肿瘤有较明显的抑制作用，与环磷酰胺等抗肿瘤药合用，可不同程度地增强后者对肿瘤的抑制作用，对小鼠肉瘤 S_{180}、子宫颈癌 14、腹水型肝癌等均有抑制作用，能抑制人的胃癌、肝癌等肿瘤细胞的呼吸，延长患精原细胞瘤、腹水癌和肝癌小鼠的生存期；⑥对平滑肌的影响：对肠道、支气管平滑肌有先收缩而后松弛的作用；⑦镇痛；⑧局部麻醉；⑨抗炎；⑩增强免疫功能；⑪升白细胞；⑫对急性放射病有防治作用；⑬镇咳、祛痰、平喘。

·鳖甲《神农本草经》·
Biejia
TRIONYCIS CARAPAX
Turtle Carapace

【来　　源】 为鳖科动物鳖 *Trionyx sinensis* Wiegmann 的干燥背甲。

【产　　地】 全国江河、湖泊、池塘、水库中均有产。主产于江苏太湖、洪泽湖流域和浙江、湖北、河南、湖南、安徽、福建等地。

【采收加工】 全年均可捕捉，以秋冬季为多。捕获后洗净，将其杀死，刮开，取背甲晒干，或置沸水中烫至背甲上的硬皮能剥落时取出，剥取背甲，除去残肉，晒干。

【性状鉴别】 呈椭圆形或卵圆形薄板状骨质甲壳，背面隆起，长 8~20cm，宽 5~14cm。外表面黄绿色至黑绿色，密布细网状凹纹及灰黄色或灰白色斑点，中间有 1 条纵棱，两侧各有对称的凹纹 8 条，外皮脱落后可见锯齿状嵌接缝。内表面灰白色，中部有突起的脊椎骨，颈骨向内卷曲，颈骨板两端略膨大，两侧各有肋骨 8 条，伸出边缘。质硬，气微腥，味淡。

以甲壳大而厚，无残肉，未经水煮，无腥臭味者为佳。

【规格等级】 统货。应干燥，甲壳大而厚，无残肉，无腥臭味。

【炮　　制】

（1）净鳖甲：取鳖甲用水浸泡 5~7 天或置锅内沸水蒸 45 分钟，取出，刮除残留皮肉，晒干。

（2）醋制鳖甲：取净河沙用武火炒至易流动时，放入净鳖甲，炒至黄色，取出筛去沙子，趁热倒入米醋中淬酥，取出晒干。每100kg鳖甲用米醋20kg。

【炮制作用】炮制后质变松酥，易于粉碎和煎出药味，并能矫味。

【性味归经】咸，微寒。归肝、肾经。

【功能主治】滋阴潜阳，软坚散结，退热除蒸。用于阴虚发热，劳热骨蒸，虚风内动、经闭，癥瘕，久疟疟母（疟疾日久不愈，瘀血瘀结胁下，出现痞块），小儿惊痫。

【用法用量】9~24g，捣碎，水煎服。先煎。

【主要成分】主要含胶质及多种无机元素、氨基酸。背甲和腹甲含有元素种类相同，元素分布趋势一致，含量亦比较接近，从鳖腹甲与鳖背甲的氨基酸含量比较研究可见二者均含有17种氨基酸。

【药理作用】①抗肝、肺纤维化：鳖甲能抑制纤维增生，促进胶原纤维降解吸收，改善肝肺功能。②抗癌：鳖血清中存在某种不耐热的组分，可强烈抑制癌细胞生长。鳖甲提取液对小鼠腹水肉瘤 S_{180} 细胞、小鼠 H_{22} 肝癌细胞和小鼠 Lewis 肺癌细胞体外生长有抑制作用。鳖甲浸出液对肠癌细胞主要起抑制生长作用，降低肠癌细胞的代谢活性，损伤或破坏肠癌细胞线粒体结构，干扰细胞功能，影响细胞内 ATP 的合成，当浓度增高时，可进一步破坏细胞核，影响 DNA 合成，从而抑制癌细胞增殖。③耐缺氧：鳖甲能明显提高耐缺氧能力，使存活时间延长。④抗疲劳：中华鳖多糖能增加肌肉收缩力，提高耐疲劳的能力。⑤耐寒：中华鳖多糖能提高耐寒抗冷冻能力。⑥增加血红蛋白含量。⑦增强免疫功能。⑧提高 X 线照射存活率。

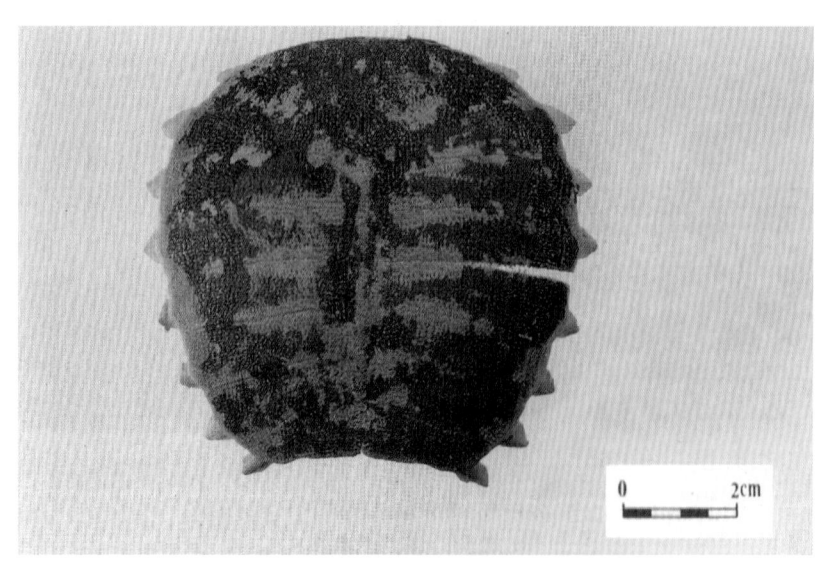

图 599　鳖甲（湖南产）

· **麝香**《神农本草经》·
Shexiang
MOSCHUS
Musk

【来　　源】为鹿科动物林麝 *Moschus berezovskii* Flerov、马麝 *Moschus sifanicus* Przewalski

或原麝 *Moschus moschiferus* Linnacus 成熟雄体香囊中的干燥香脓分泌物。现已能人工合成麝香。

【产　　地】主产于西藏、青海、四川、云南、贵州、陕西、甘肃、内蒙古、新疆。四川都江堰、青海已开展人工养麝。

【采收加工】冬春季人工饲养的麝，采用活体取香技术直接从其香囊中快速取出分泌物，阴干，或用真空干燥器干燥。或从人工饲养的淘汰的林麝上割取香囊，阴干，习称"毛壳麝香"，剖开香囊，除去囊壳，习称"麝香仁"。

【性状鉴别】

1. 常规鉴别

（1）毛壳麝香（整麝香）：为扁球形或类椭圆形的囊状体，直径 3~6cm，开口面皮革质，棕褐色，略平，密生白色或灰棕色短毛，从两侧围绕中心排列，中间有 1 小囊孔为香囊开口处。另一面为棕褐色略带紫色的皮膜，微皱缩，偶显肌肉纤维，略有弹性，剖开后可见中间皮膜，呈棕褐色或灰褐色，内层皮膜呈棕色，内含颗粒状、粉末状的麝香仁和少量细毛及脱落的内层皮膜（习称"银皮"）。

从个大、饱满、有弹性、革质破、毛少者为佳。

（2）麝香仁（散香）：呈小颗粒状或粗粉末状，野生者质柔，油润，疏松，其中颗粒状者习称"当门子"，直径 0.2~0.5cm，黑色或黑棕色，表面油润光亮，微有麻纹，断面深棕色或黄棕色；为麝香仁质量最佳品。粗粉多呈黄棕色、黑棕色或紫黑色，似虫蛆样，并有少量脱落的内层皮膜（习称"银皮"）和细毛。饲养者呈颗粒状、短条形或不规则团块，表面不平，紫黑色或深棕色，显油性，微有光泽，并有少量毛和脱落的内层皮膜。质柔润而略松散。气香浓烈而特异，具辛甜苦咸酸五味，口尝时味先苦而微麻辣，后微甜略带咸。入口能使涎液迅速产生。

以"当门子"多，粉末黄棕色，柔润而松散，气香浓烈者为佳。

2. 老药工鉴别毛壳麝香经验

（1）观察香囊开口处及囊皮膜部有无异样破裂撬开等痕迹，若有异样可能不是原香囊或已被取出麝香仁。

（2）用手压捏不带毛的囊皮膜部，应饱满、柔软带弹性，无硬性顶手感觉。

（3）用特制的带槽探针从囊口处插入囊内转动，应有涩针感觉。抽出探针，迅速观察针槽内的麝香仁，应膨胀冒出针槽。

3. 老药工鉴别麝香仁经验

（1）粒状麝香仁应为粗粉样，堆积似虫蛆状，手捻之不应有粉尘粘于手上，手捻之应为无硬物顶指，无色素染手。

（2）取麝香仁少许置掌心，用手指用力搓应能搓成团，稍触动即松散，搓后掌上留香，经久不散。

（3）取麝香仁直接嗅之连续几次，浓香气依然不变。将麝香仁置洁净吸水纸上，将纸摺合，稍用力挤压，纸上不留水迹或油迹，纸亦不染色。否则为掺水、掺油或掺假。

（4）取麝香仁少许入口，即有麻、咸、苦味，迅速透颊，涎液即生，质佳者可速通鼻窍，齿咬不应粘牙。

（5）取麝香粉末少许放入玻璃杯水中，可迅速溶解一半以上，水染成淡黄色，清澈不浊。

（6）取粉末少许置锡纸上，下面用微火加热，可见粉末跳动，发出爆裂声，浓香四溢，继而熔成珠状油泡，最后变成白色或灰白色灰烬。

【显微鉴别】

（1）取毛壳麝香用特制槽针从囊孔插入，转动槽针，撮取麝香仁，立即检视，槽内的麝香仁应有逐渐膨胀高出槽面的现象，习称"冒槽"。麝香仁油润，颗粒疏松，无锐角，香气浓烈。不应有纤维等异物或异常气味。

（2）取麝香仁粉末少量，置手掌中，加水润湿，用手搓之能成团，再用手指轻揉即散，不应粘手、染手、顶指或结块。

（3）取麝香仁少量，撒于炽热的坩埚中灼烧，初则迸裂，随即熔化膨胀起泡似珠，香气浓烈四溢，应无毛、肉焦臭、火焰或火星出现。灰化后，残渣呈白色或灰白色。

（4）麝香仁粉末棕褐色或黄棕色。为无数不定形的颗粒状物集成的半透明或透明团块，淡黄色或淡棕色；团块中包埋或散在有方形、柱状、八面体或不规则的晶体；并可见圆形油滴，偶见毛及内皮层膜组织。

【规格等级】商品分为毛壳麝香、麝香仁、家麝香仁，均为统货。

1. 毛壳麝香　以饱满、皮薄、有弹性、毛少者为佳。

2. 麝香仁　以"当门子"多，颗粒黑棕色、粉末黄棕色、质柔、油润、香气浓烈者为佳。

【炮　　制】取麝香仁，拣除皮膜及细毛，研细末。原个麝香则在囊皮膜处切成"十"字形剖开，取出麝香仁。用时研碎。

【性味归经】辛，温。归心、脾经。

【功能主治】开窍醒神，活血通经，消肿止痛，催产。用于热病神昏，中风痰厥，气郁暴厥，胸痹心痛，心腹暴痛，中恶昏迷，经闭、癥瘕，难产死胎，痈肿瘰疬，咽喉肿痛，跌仆伤痛，痹痛麻木等。

【用法用量】内服，0.03~0.1g，多入丸散用。外用适量。

【主要成分】主要含麝香酮，含量2.5%~5.4%，还含有麝香吡啶、胆甾-4-烯-3-酮、胆甾醇和其脂类、雄甾烷衍生物（5α-雄烷-3,17-二酮 等 11 种）、蛋白质、多肽及其他含氮化合物（氨基酸、尿素、碳酸铵等）、无机盐（钾、钠、钙、镁、铁、氯、磷等）。

【药理作用】①对中枢神经系统的影响：麝香能直接作用于大脑皮层，明显增强皮质电活动；②耐缺氧、抗脑组织损伤：对脑缺氧性损伤有明显保护作用，能减轻脑水肿程度，促进神经功能恢复；③抗炎：机制可能与兴奋神经-垂体-肾上腺皮质系统有关；④强心：麝香能使心脏收缩力加强，心输出量增加；⑤降压：麝香对外周血管中的肾上腺素 β 受体有增强作用，其降压作用通过扩张外周血管而产生；⑥抗妊娠：麝香可促使宫缩逐渐增强，节律增快；⑦免疫增强和抗变态反应：麝香对体液免疫和细胞免疫有增强作用；⑧镇痛：如心绞痛、血管性头痛；⑨雄激素样作用；⑩抗颈椎病；⑪防治胃溃疡、消化道肿瘤；⑫抗蛇毒、抗组胺作用；⑬抗肿瘤：体外实验表明，麝香对某些动物肿瘤细胞有杀灭作用，并能抑制其细胞呼吸，麝香用于治疗肿瘤不仅有延长生命、缩小肿瘤的作用，而且还能提高机体的免疫功能。

注：我国人工养麝始于1958年，经过50多年的努力，人工养麝终于取得成功。四川养麝研究所都江堰养麝场发明的人工养麝活体取香技术，取香后不伤麝体，取后能再生，不影响麝体生活。为我国天然麝香的中医临床用药供应做出了贡献。

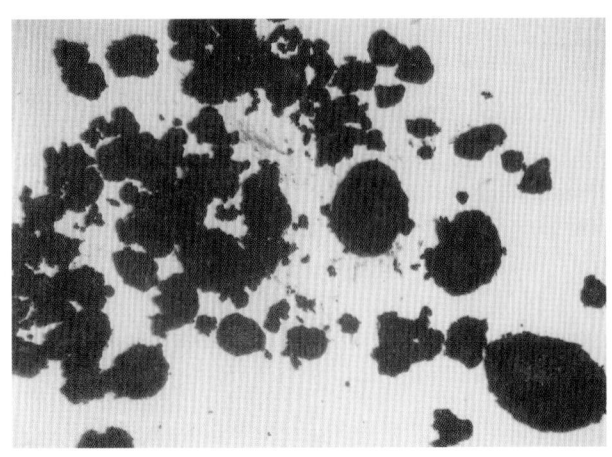
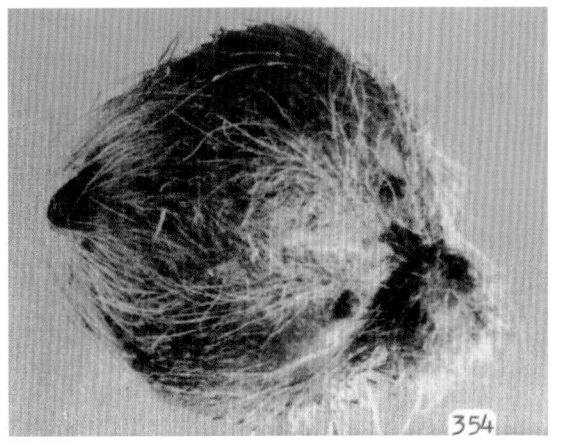

a   b

图 600　麝香（四川产）
a. 麝香仁　b. 毛壳麝香

第十章　矿　物　类

· **大青盐**《神农本草经》·

Daqingyan
HALITTUM
Halite

【来　　源】为卤化物类矿物石盐族湖盐的结晶体。

【产　　地】主产于青海柴达木盆地、茶卡及甘肃、陕西、山东、安徽、云南、新疆、内蒙古等地。

【采收加工】全年可采，从天然盐湖中采挖，除去泥土杂质，晒干。

【性状鉴别】为正方体或不规则多棱形结晶体，直径 0.5~1.2cm，青白色至暗白色，半透明，具玻璃样光泽。多数有小型孔洞一至数个，孔洞为圆形或不规则形。质硬，可砸碎，断面洁净而光亮。气微，味咸，无苦涩。

以纯净，块大，整齐，色青白者为佳。

【规格等级】统货。

【炮　　制】取原药材，除去杂质，捣碎。

【性味归经】咸，寒。归心、肾、膀胱经。

【功能主治】泄热，凉血，明目，润燥。用于尿血、吐血，牙龈肿痛出血，目赤肿痛，烂弦风眼，牙痛，大便秘结等。

【用法用量】水煎服，0.9~1.5g；或入丸、散。外用：适量，研末擦牙；或溶于温开水漱口、洗目。

【主要成分】主要为氯化钠（NaCl）。此外还夹杂有氯化钾、氯化镁、氯化钙、硫酸

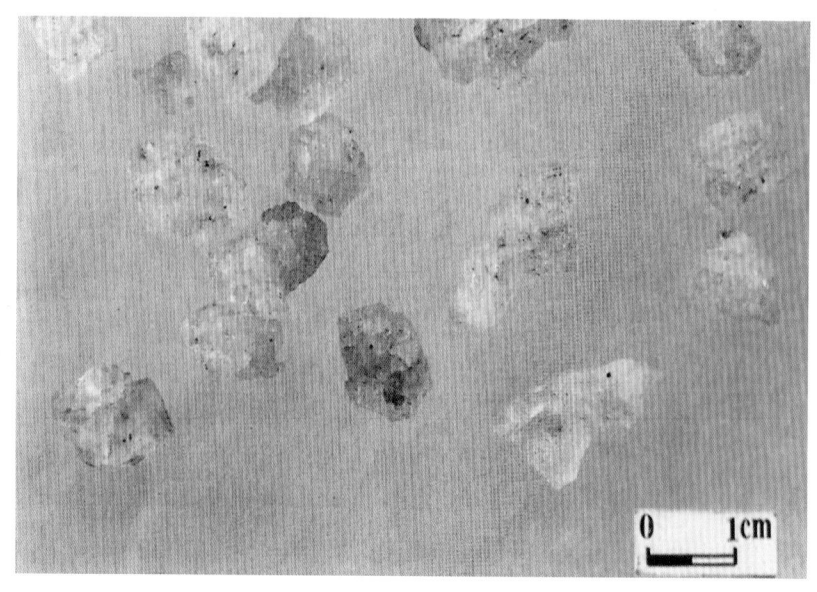

图 601　大青盐（青海产）

镁、硫酸钙和铁等。

【药理作用】有利尿、镇静等作用。

· 白矾《神农本草经》·
Baifan
ALUMEN
Alum

【来　　源】为硫酸盐类矿物明矾石经加工提炼而成的结晶。

【产　　地】主产于安徽无为、庐江等地。此外，浙江、甘肃、四川、山西、湖北等地均有产。

【采收加工】全年可采挖，打碎，用之溶解，收集溶液，蒸发浓缩，放冷后即析出结晶。

【性状鉴别】呈不规则块状或粒状。无色或淡黄白色，透明或半透明。表面略平滑或凹凸不平，具细密纵棱，有玻璃样光泽。质硬而脆。气微，味酸微甘而后极涩。

【显微鉴别】本品水溶液显铝盐、钾盐与硫酸盐的鉴别反应。

【规格等级】统货。以块大，无色，透明，无杂质者为佳。按1990年版《中国药典》一部白矾项下规定：本品水溶液应显铝盐、钾盐与硫酸盐的鉴别反应；不得检出铵盐、铜盐、锌盐、铁盐，重金属含量不得超过百万分之二十；含水硫酸铝钾 [$KAl(SO_4)_2 \cdot 12H_2O$] 不得少于99%。

【炮　　制】

白矾：除去杂质。用时捣碎。

枯矾：取净白矾，打碎，放瓦煲中（只能装瓦煲容量的1/3左右），用文火烧煅使其熔化，继续煮至水分完全蒸发，无气体放出，呈粉白色、松泡蜂窝状固体时取出，放凉。

【炮制作用】煅制后增强燥湿收敛的作用，多用于疮疡、疥癣、湿疹及局部创伤出血。

【性味归经】酸、涩，寒。归肺、脾、肝、大肠经。

【功能主治】内服止血止泻，祛风除痰。用于吐衄下血，久泻不止，内痔出血，崩漏，癫痫发狂，痰涎壅盛，湿热黄疸，喉痹，胃及十二指肠溃疡。外用解毒杀虫，燥湿止痒。用于湿疹瘙痒，疮疡疥癣，口舌生疮，眼结膜炎，牙龈出血，鼻黏膜出血，皮肤损伤出血，聤耳流脓。

枯矾收湿敛疮，止血化腐。用于湿疹不收口，湿疮脓汁不干，皮肤瘙痒，聤耳流脓，阴痒带下，鼻衄齿衄，鼻息肉。

【用法用量】内服，1~3g。外用适量，研末敷或化水洗患处。

【主要成分】白矾为含水硫酸铝钾 $KAl(SO_4)_2 \cdot 12H_2O$，本品煅制后成为枯矾，其组成元素硫、钾、铝、氧发生明显变化，K_2O 20.45%，Al_2O_3 41.95%，SO_2 40.43%，H_2O 13.0%。

【药理作用】①镇痛：白矾具有明显的镇痛作用，能阻断神经干及感觉神经末梢的传导，作用强度与剂量相关；②抗惊厥：白矾对惊厥有明显的拮抗作用，可明显降低惊厥发生率；③抗早孕：白矾可对抗雌激素诱导的子宫增生；④对肠道菌群的影响：长期服用白矾引起的肠道菌群失调只是一种暂时的菌量变化；⑤收敛：内服刺激性很大，一般外用，可以止汗、硬化皮肤（特别是足部）；⑥止血：可用明矾棒或粉剂直接敷于出血点；⑦抗菌；⑧抗阴道滴虫。

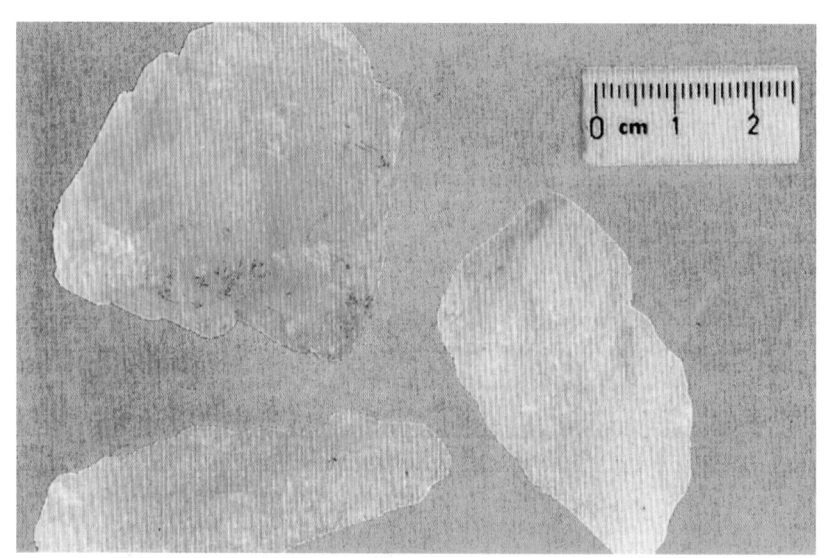

图 602　白矾（安徽产）

· 白降丹《抱朴子内篇》·
Baijiangdan
HYDRARGYRUM CHLORATUM COMPOSITUM
Mercury Bichloride

【来　　源】　为用升华法制成的二氯化汞（$HgCl_2$）和氯化亚汞（Hg_2Cl_2）的混合物。

【产　　地】　主产于湖南湘潭、常德，江西、湖北、云南、浙江等地，由化工厂加工生产。

【采收加工】　传统加工方法是以水银、青矾、明矾、火硝、食盐、朱砂、雄黄、硼砂等经一系列工艺提炼升华而成。

【性状鉴别】　呈白色粉粒或不规则片块状结晶体。块状的一面（与碗的接触面）光滑而有亮光，另一面与折断面均显明显的针状结晶，微有光泽。不透明，粉末也微有针状及白色的小亮晶，体重质脆易碎。气微，味辛辣，有金属气味。有大毒。

以条块状，白色，显针状结晶者为佳。

【规格等级】　长方形纸盒装，每盒50g。以色白，条块状，针状结晶，质重，储存年久者为佳。

【炮　　制】　原药用时研成细粉。

【性味归经】　辛，热。归脾经。有大毒，具腐蚀性。

【功能主治】　消痈，溃脓，蚀腐，攻毒。用于痈疽发背，疔疮，瘰疬，脓成不溃，腐肉难消，风癣疥癞。

【用法用量】　遵医嘱。外用微量：研末0.09~0.15g，用水调匀涂疮面或撒于疮面上；或制成其他剂型用。切忌内服。

【主要成分】　主要含氯化汞及氯化亚汞。其含量比例依生产方法而有不同。

【药理作用】　①解毒、消肿、止痛：白降丹的主要成分为二氯化汞和氯化亚汞，对绿脓杆菌有明显的抗菌作用；②毒性大：二氧化汞毒性大，0.1~0.2g即可引起中毒，致死量为0.3g。中毒时出现嗜睡、头晕心悸、全身极度虚弱、恶心、呕吐、腹痛、腹泻、黏液便或血

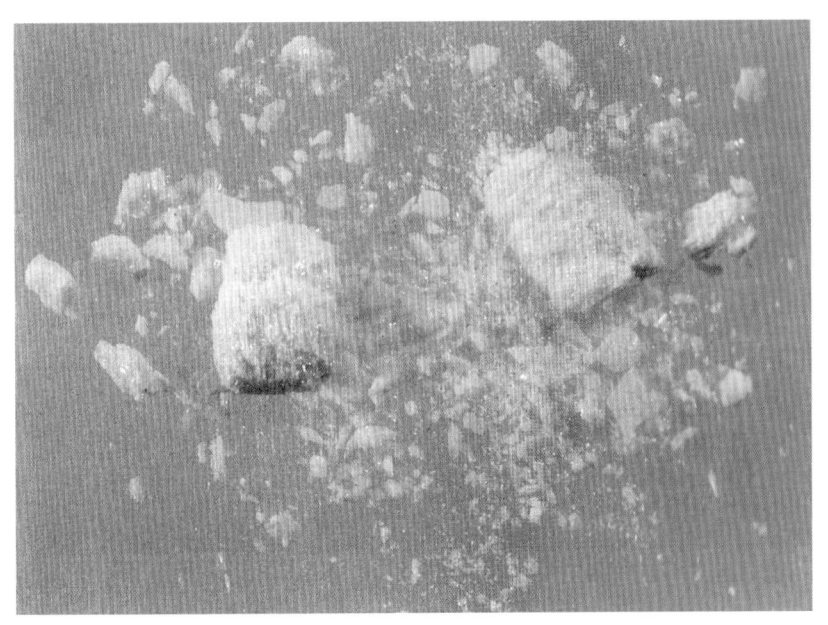

图 603　白降丹（湖南产）

便，严重者有痉挛、急性肾功能衰竭。

·石膏《神农本草经》·
Shigao
GYPSUM FIBROSUM
Gypsum

【来　　源】　为硫酸盐类矿物硬石膏族石膏。

【产　　地】　全国大部分地区都有，主产于安徽凤台、皖南山区，湖北应城，产量大质佳。此外，甘肃、宁夏、新疆、西藏、四川、青海、湖南、广西、云南、山西、河南、山东等地均有产。

【采收加工】　全年可采，挖出后除去泥土杂质。

【性状鉴别】　为纤维状的聚合体，大小不一，呈长块状、板块状或不规则块状。白色、灰白色或淡黄色。体重，质稍松软，易断碎，纵断面具丝样光泽，小碎块用手捻成细粉。气微，味淡。

色红石膏不药用。

【规格等级】　统货。以块大，色白质软，纯净无杂质，具纤维状纹理者为佳。

【炮　　制】

（1）生石膏：除去杂石，洗净，干燥，打碎，粉碎成粗粉。

（2）煅石膏：取净生石膏，放炭火或煅药炉中加热煅至通红，取出放凉，用时研成细粉。

【炮制作用】　煅制后增强收敛、止血、生肌作用。外用治疗溃疡不敛，湿疹，烧、烫伤等。

【性味归经】　甘、辛，大寒。归肺、胃经。

【功能主治】　清热泻火，除烦止渴。用于外感热病，高热烦渴，肺热喘咳，谵语狂躁，胃火亢盛引起的头痛、牙痛等。煅石膏收湿、生肌、敛疮、止血。用于溃疡不敛、湿疹、水火烫伤、外伤出血等。

【用法用量】15~60g，水煎服。先煎。煅石膏外用适量，研末撒敷患处。

【主要成分】主要成分为含水硫酸钙（$CaSO_4 \cdot 2H_2O$），还含有人体所需的 Al、Mg、Fe、Mn、Zn、Cu 等微量元素。

【药理作用】①解热：钙离子是解热作用的主要成分，通过影响致热原作用下 POAH 区温敏神经元的电活动而解热；②止渴；③镇痛：石膏注射液具有较明显的选择性中枢镇痛作用，其中枢镇痛作用可能与 Ca^{2+} 及内阿片肽释放有关；④抗病毒：其中的金属离子可能为抗病毒有效成分。

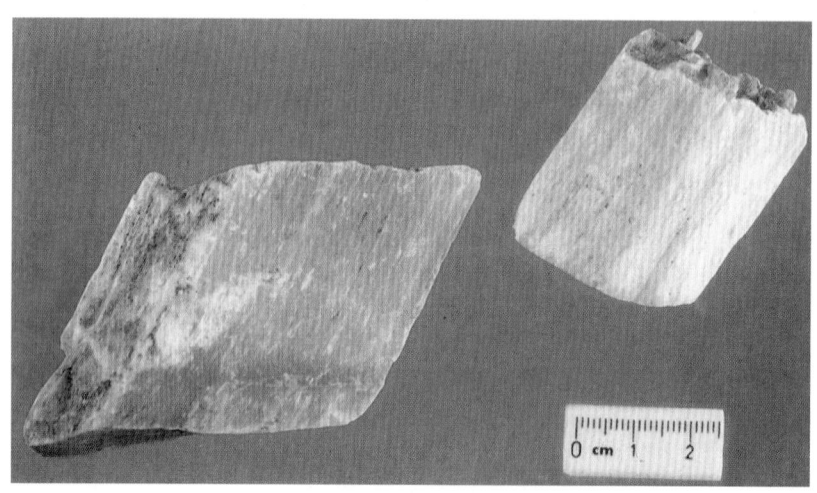

图 604　石膏（安徽产）

· 石燕《新修本草》·
Shiyan
FOSSILIA SPIRIFERIS
Cyrtiospirifer Fossil

【来　　源】为古代腕足类石燕科动物中华弓石燕 *Cyrtiospirifer sinensis* Grabau. 或戴维逊穹石燕 *Cyrtiopsis davidsoni* Grabau. 及多种近缘动物的化石。

【产　　地】主产于湖南、湖北、云南、广东、广西、江西、四川、浙江、江苏、山西等地。

【采收加工】全年可采挖，挖取后除去泥土杂质。

【性状鉴别】略呈肾脏形而扁，形稍似燕，长 2.5~3.5cm，宽 3~4cm，厚 1.0~1.5cm，表面青灰色至土黄棕色，两面中央隆起，具有瓦楞样纵横相间、近放射状纹理，其中一面在隆起的中央有一纵沟，一端较细，向另一端逐渐展开，细端向下弯曲作鸟喙状，另一面也有一条横沟通向两侧。质坚如石，不易破碎，断面青灰色至黄棕色，颗粒状，间有部分碎石夹杂其中。气微，味淡。

【规格等级】统货。以形状如肾脏，色青灰，质坚硬，无泥沙石者为佳。

【炮　　制】

（1）生石燕：取原药材，洗净，晒干，用时捣碎。

（2）煅石燕：取原药材，除去杂质，放砂罐或炭火中煅透，取出水淬，或醋淬，放凉，捣成碎末，或研磨水飞。

【炮制作用】　煅制后，使药物稍酥松，便于粉碎和煎出药味。

【性味归经】　甘、咸，凉。归肾、肝、膀胱经。

【功能主治】　除湿热，利小便，退目翳。用于淋病，小便不利，带下，尿血，小儿疳积，肠风痔漏，牙痛，倒睫；外治眼目障翳。

【用法用量】　水煎服，3~9g；或磨汁饮，1.5~3g。外用：适量，水飞点眼。或研末外搽。

【主要成分】　主要为碳酸钙，尚含少量磷酸及二氧化硅。

【药理作用】　有抗菌、止痛作用。

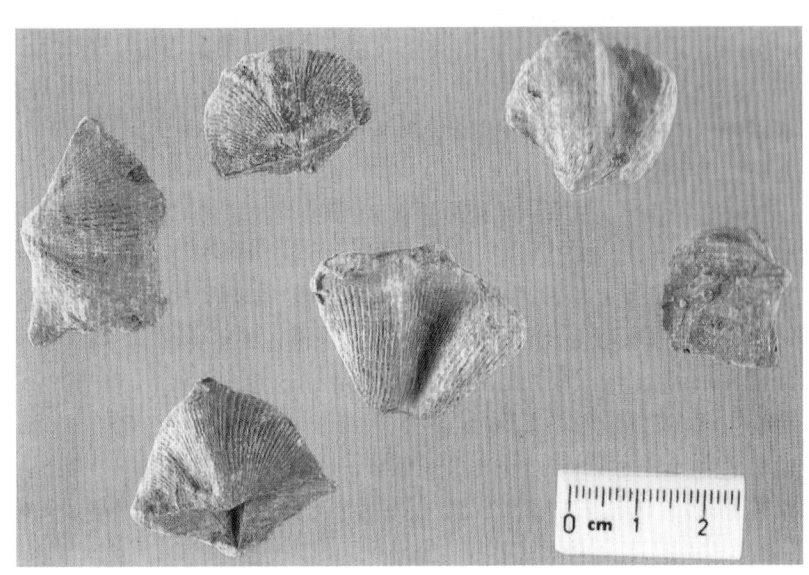

图 605　石燕（湖南产）

· 龙齿 《神农本草经》 ·
Longchi
FOSSILIA DENS DRACONIS
Dragon's Teeth Fossil

【来　　源】　为古代哺乳动物如三趾马、犀类、鹿类、牛类、象类、骆驼等的牙齿的化石。

【产　　地】　主产于甘肃、山西、陕西、内蒙古、青海、河南、河北等地。

【采收加工】　全年可采挖，挖出后除去泥土杂质。

【性状鉴别】　呈明显齿状，主要为白齿与犬齿。完整犬齿呈圆锥形，先端较细略弯曲，近先端处断面常中空。白齿呈圆柱形或方柱形，略弯曲，有纵沟棱。表面呈浅青灰色或棕绿色者，习称"青龙齿"；呈黄白色者习称"白龙齿"。有的表面具光泽的釉质层（珐琅质），质坚硬，断面粗糙，凹凸不平，有吸湿性，气微，味淡。

以完整，不带牙床，具暗青色条纹，吸湿强者为佳。习惯以青龙齿质优。

【规格等级】 商品分为青龙齿和白龙齿两个品别：

（1）青龙齿：统货。呈圆锥或方柱形。略弯曲，有纵沟棱。表面青灰色或棕绿色，有棕黄色条纹，具光泽釉质层。体重，质坚硬，断面粗糙，凹凸不平，有吸湿性，粘舌，间有碎块。气微，无杂质。

（2）白龙齿：统货。呈圆锥或方柱形。略弯曲。呈不规则的块状。表面黄白色，有棕红色花斑。体重，质坚硬，断面粗糙，凹凸不平，有吸湿性，粘舌，间有碎块。气微，无杂质。

龙齿以火烧变黑、焦臭者不可供药用。

【炮　　制】

（1）生龙齿：取原药材，拣除杂质，洗净，晒干，用时打碎。

（2）煅龙齿：取净龙齿，置炭火或煅药炉中煅至通红，取出放凉，用时打碎。

【炮制作用】 煅后增强镇惊安神收敛作用，并易于粉碎。

【性味归经】 涩，凉。归心、肝经。

【功能主治】 镇惊安神，清热除烦。用于惊痫，癫狂，心悸怔忡，烦躁不安，失眠多梦，身热心烦等。

【主要成分】 龙齿主要成分为碳酸钙、磷酸钙及少量 Fe、Al 和 Mg。最近发现龙齿中含钍 0.03%。

【用法用量】 水煎服，15~30g，打碎先煎；或入丸、散。外用：适量，研末撒或水调敷。

【药理作用】 ①镇静、催眠；②抗惊厥：含铜、锰元素，与抗惊厥作用有关；③促凝血：能缩短小鼠凝血时间；④镇静作用：龙齿可能是通过降低单胺类神经递质起到中枢神经镇静作用。

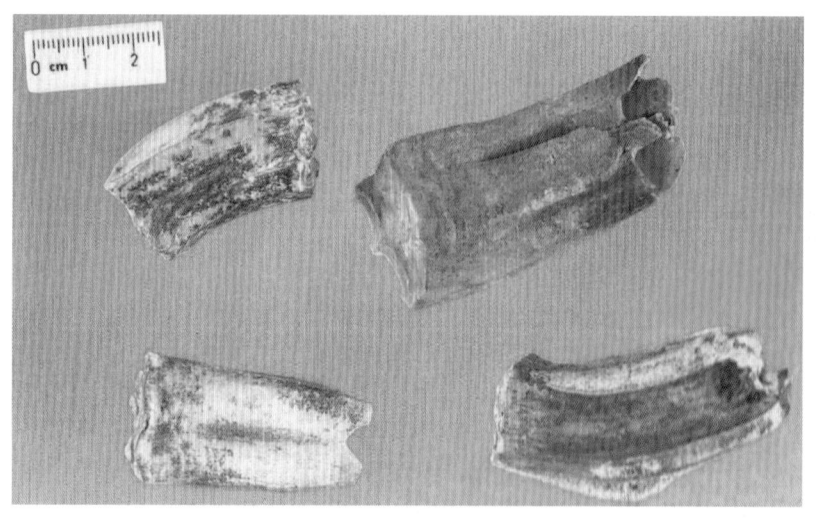

图 606　龙齿（甘肃产）

龙骨《神农本草经》
Longgu
FOSSILIA OSSIS DRACONIS
Dragon's Bone Fossil

本品分为龙骨和五花龙骨两个品别。

【来　　源】为古代哺乳动物如三趾马、犀类、鹿类、牛类、象类、骆驼等的骨骼化石。商品分为"龙骨""五花龙骨"两类。

【产　　地】主产于甘肃、山西、陕西、内蒙古、青海、河南、河北等地。

【采收加工】全年可采挖，除去泥土杂质。五花龙骨质酥脆，出土后易破裂，常用毛边纸粘贴边角包裹，以防散碎。

【性状鉴别】

（1）龙骨（又名"白龙骨""土龙骨"）：呈骨骼状，或破碎呈不规则块状，大小不一。表面白色、灰白色或淡棕色不等，较光滑，有的具纹理与裂隙或棕色条纹、斑点。质硬不易破碎，断面不平坦，色白细腻如粉质，关节处具蜂窝状小孔，有较强的吸湿力，气微，味淡。

（2）五花龙骨（又名"青化龙骨""花龙骨"）：呈不规则块状，偶可见圆柱状或半圆柱状，大小不一，全体呈淡灰白色、淡黄白色或淡黄棕色，夹有蓝灰色（习称"青化龙骨"）、灰黑色、棕色及红棕色的花纹（习称"五花龙骨"）。表面平滑，常有小裂隙。质硬而酥脆，断面层纹明显，易成片状剥落，吸湿性强，舐之黏舌。气微，味淡。

以色白，质酥脆易碎，分层，具各色花纹，吸湿性强者为佳。习惯认为"五花龙骨"质优于"白龙骨"，"青花龙骨"又优于"五花龙骨"。

以火烧变黑、焦臭者不可供药用。

【显微鉴别】

（1）取本品在无色火焰中灼烧，应不发烟，无异臭，不变黑。

（2）取本品粉末约2g，滴加稀硝酸10mL，即泡沸，放出二氧化碳气体，将此气通入氢氧化钙试液中，即产生白色沉淀。滴加氢氧化钠试液中和后，滤过，滤液应显钙盐与磷酸盐的鉴别反应。

【规格等级】统货。按质分为五花龙骨、龙骨两类：

（1）五花龙骨：呈圆柱形或不规则块状。表面略具光泽，牙白色，具有蓝、黄、黑、棕等色深浅粗细的纹理。体轻，质硬酥脆，易层层剥落，断面粗糙，吸湿性强，气微，无杂质。

（2）龙骨：统货。呈不规则的节条块状。表面白色、类白色或淡棕色不等。有纵裂隙或棕色斑点，体重，质坚硬，断面白色而粗糙，关节处有多数蜂窝状小孔，有吸湿性。气微，无杂质。

【炮　　制】

（1）生龙骨：取原药材，拣除杂质，洗净，晒干，用时打碎。

（2）煅龙骨：取净龙骨，置炭火或煅药炉中煅至通红，取出放凉，用时打碎。

【炮制作用】龙骨煅制后可增强收敛固涩作用。

【性味归经】甘、涩，平。归心、肝、肾经。

【功能主治】镇惊安神，平肝潜阳，固涩，收敛，生肌。用于心悸怔忡，失眠健忘，惊痫，癫狂，头昏目眩，自汗，盗汗，遗精，遗尿，崩漏带下，久泻久痢。外治溃疡久不收口，湿疮，阴囊湿痒，外伤出血。

【用法用量】水煎服，15~30g，打碎先煎；或入丸、散。外用：适量，研末撒或调敷。镇惊安神宜生用，固涩收敛宜煅用。

【主要成分】龙骨主要成分为碳酸钙、磷酸钙、微量元素 Cu、Fe、Mn、Zn、Al、Mg 等，近年来发现龙骨中含铀 0.1%~0.7%。

【药理作用】①镇静、催眠；②抗惊厥；③促凝：龙骨能缩短正常小鼠的出血时间、凝血时间、血浆凝血酶原时间；④对骨质疏松症的作用：龙骨能抑制骨吸收，保持骨量；⑤中枢抑制和骨骼肌松弛作用：龙骨中的镁可参与神经冲动的传递和神经肌肉应激性的维持等功能活动，使运动神经末梢乙酰胆碱释放减少，具有中枢抑制和骨骼肌松弛作用；⑥调节机体免疫功能：龙骨能够明显增强小鼠单核巨噬细胞对血清碳粒的吞噬能力，提高免疫力。

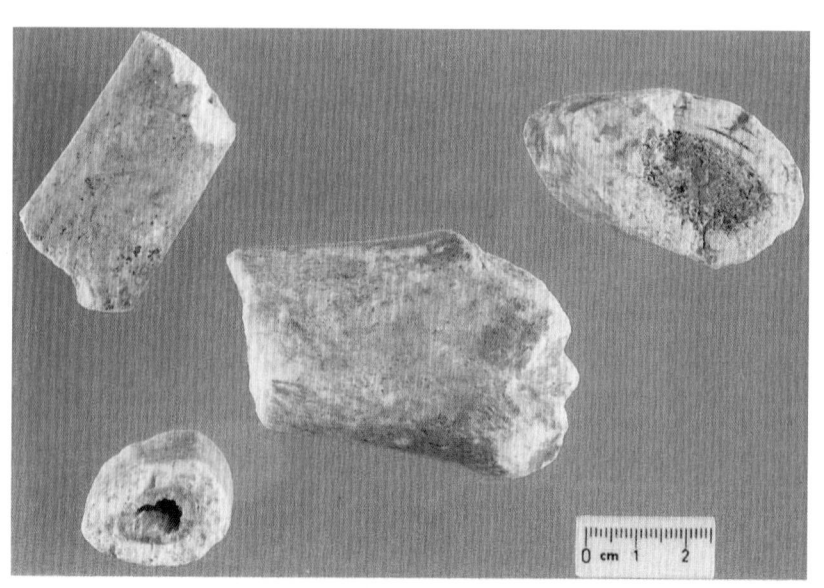

图 607　龙骨（甘肃产）

·朱砂《神农本草经》·
Zhusha

·朱砂·
Zhusha
CINNABARIS
Cinnabar

【来　　源】为天然硫化物类矿物辰砂族辰砂，主含硫化汞（HgS）。

【产　　地】主产于贵州万山、铜仁、务川、丹寨，重庆酉阳、秀山，湖南新晃，广西金城江等地，产量以贵州万山、铜仁较大，质量较好。

【采收加工】 全年可采挖，选取纯净者，用水淘洗去杂石和泥沙，再用磁铁吸净含铁的杂质。

【性状鉴别】 呈不规则的颗粒状、块片状或碎末状，大小不一，大者如豆瓣或六角棱块状，小者如细砂。鲜红色、暗红色、条痕红色或红褐色，有光泽。体重质脆，片状者易破碎，粉末者有闪烁光泽。气微，无味。

以色红鲜艳，有光泽，质脆易碎，无细粉，不染手、无杂质者为佳。

【显微鉴别】

（1）取本品粉末，用盐酸湿润后，在光洁的铜片上摩擦，铜片表面显银白色光泽，加热烘烤后，银白色即消失。

（2）取本品粉末 2g，加盐酸-硝酸（3∶1）的混合溶液 2mL 使溶解，蒸干，加水 2mL 使溶解，滤过，滤液显汞盐与硫酸盐的鉴别反应。

【规格等级】 商品多收一级货，含硫化汞为 97.8%。分三种规格：

1. 镜面砂（片砂） 多呈斜方形、长条形或不规则的薄片状，大小厚薄不等，直径 0.7~1.5cm，厚约 0.2cm，光亮如镜，易破碎，色鲜红，质松脆（称红镜）或色发暗，或质较坚（称青镜）。

2. 豆瓣砂 呈大小不等的块状，如豆瓣或多棱角块状，表面鲜红色或紫红色。外表多带有因互相摩擦而产生的细粉尘，手触之稍染手。体重，易砸碎或层层剥裂，新断面平滑明亮晶莹夺目。

3. 朱宝砂 呈粉末状或细小颗粒状，色鲜红，微有光泽，触之不染手。

【炮　　制】

水飞朱砂：取原药研细粉，过筛，用磁铁吸去铁屑，置瓷乳钵内加清水，轻轻搅动使灰尘浮起，稍停，倒去带浮尘的水，如此反复操作 2~3 次，然后加清水浸过药面，研磨成糊状，加清水搅拌，将上面红色混浊液倒入另一盆中，如上法反复操作多次，至水渐清为止，余下沉淀留待下次再研磨。将所得的红色混浊液静置过夜，小心倾去上面澄清液，将沉底的朱砂细粉取出，晾干或 40℃ 以下烘干，研细，过筛即得。

【炮制作用】 水飞可研成极细粉末，减少对肠胃影响，便于服用。

【性味归经】 甘，微寒。有毒。归心经。

【功能主治】 清心镇惊，安神，明目，解毒。用于心悸易惊，失眠多梦，癫痫发狂，小儿惊风，视物昏花，口疮，喉痹；外治疮疡肿毒。

【用法用量】 遵医嘱。0.1~0.5g，多入丸散服，不宜入煎剂，不宜多服久服。外用：适量。

【主要成分】 朱砂系天然的辰砂石，为无机汞化物，含有硫化汞、硫化镁及铋、铁、硅、铜、锰、锑、砷等多种微量元素。近年来有报道，朱砂在人工胃液中含有 Hg、As、Pb、Be、Cd、Fe 等 25 种元素。

【药理作用】 ①镇静、催眠、抗惊厥：朱砂对中枢神经系统有一定的抑制作用；②抗心律失常：朱砂、朱砂安神丸及去朱砂之安神丸分别灌胃，对氯仿-肾上腺素和草乌注射液所致心律失常具有明显的对抗作用，使用强度依次为朱砂安神丸 > 朱砂 > 去朱砂安神丸；③抗生育：雌性鼠灌服朱砂后可使小鼠受孕率降低，朱砂中的汞可通过胎盘屏障影响仔鼠；④外用能抑杀皮肤细菌和寄生虫。

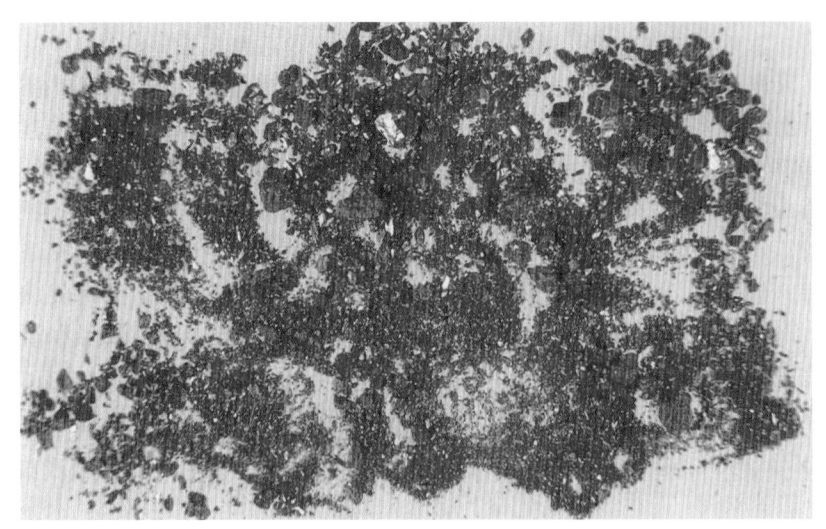

图 608　朱砂（贵州产）

·辰砂《开宝本草》·
Chensha
CINNABARIS
Cinnabar

【来　　源】原系产于湖南辰州（今沅陵）的天然朱砂，故名为"辰砂"，因其品质优良，今之辰砂，是指人工合成的朱砂，是用水银和硫黄为原料经加热提炼升华而得，又称"平口砂""马牙砂"。

【产　　地】主产于贵州思南、贵阳，重庆，云南昆明等地，产量以思南较大。

【采收加工】选用纯净的水银和硫黄按8∶2，经加热、混合、封闭、烧炼等工艺操作，升华品凝聚在有釉的瓷盘上，然后取下。

【性状鉴别】为不规则扁平块状，大小不等，一面光滑，灰白色，另一面粗糙，表面紫红色或紫褐色，有光泽。质重而较疏松，易碎，断面呈针状结晶成束，有金刚石样光泽。气微，无味。

以块大，断面呈针状结晶束者为佳。

【规格等级】统货。以色紫红，有光泽，质重而松脆，断面显细针状结晶束者为佳。

【炮　　制】用时研极细粉。

【性味功能】同朱砂。

【功能主治】同朱砂。

【用法用量】同朱砂。

【主要成分】为硫化汞，亦夹杂有雄黄、磷灰石、沥青等物质。

【药理作用】同朱砂。

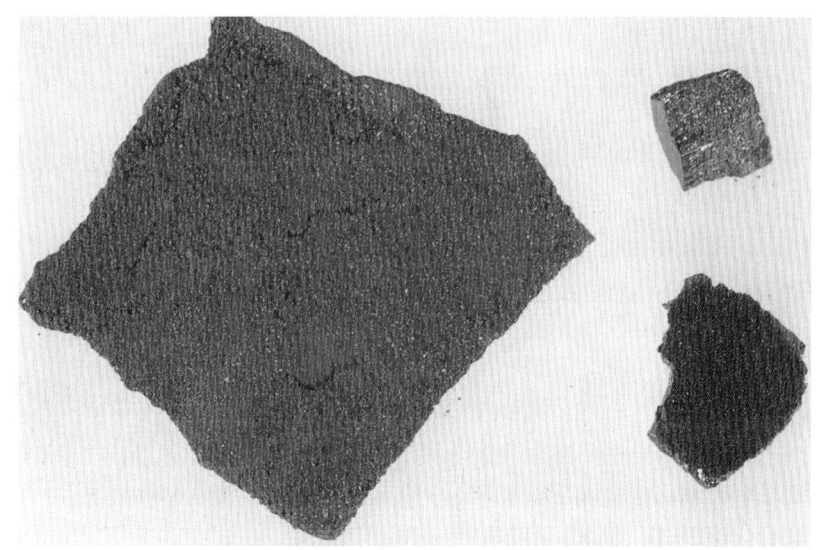

图 609　辰砂（灵砂　贵州产）

·升丹《外科正宗》·

本品分为红升丹（红粉）和黄升丹（黄升）两个品别。

·红粉（红升丹）《外科正宗》·
Hongfen
HYDRARGYRI OXYDUM RUBRUM
Mercuric Oxide

【来　　源】为水银、硝石（硝酸钾）和白矾为原料按一定的比例炼制的氧化汞（HgO）。

【产　　地】主产于天津，北京，上海，武汉，湖南湘潭、常德等地。

【采收加工】传统加工方法是以水银、白矾、火硝按一定的比例炼制而成。将水银、白矾、火硝研成细末，置铁锅中，上用瓷碗覆盖，边缘用黏土密封，用火加热炼制升华，冷却后收取其升华于碗边周围的红色升华物为"红升丹"，收取其升华于碗中央的黄色升华物为"黄升丹"，刮取剩下于锅底的块状物为"丹底"。本品由于是采用三种原料炼制而成，故称"三仙丹"。

【性状鉴别】呈橙红色小片块或粉末。成块状者长宽 0.2~0.6cm，厚 0.1~0.2cm. 一面光滑，略有光泽，另一面较为粗糙似细蜂窝状。外表暗红色或橙红色，光滑发亮，内面红褐色、暗红色，有细微麻点。粉末橙色。质重，易破碎，气微。遇光颜色逐渐变深。

【规格等级】长方形纸盒装，每盒50g。有红升、黄升两个品别：

（1）红升：以色红，结晶体粉片状，质重有光泽，无杂质者为佳。

（2）黄升：又称黄升丹，为黄色或橙黄色块状物或粉末，余同红升。

黄升以色黄或橙黄，片状，有光泽者为佳。

【炮　　制】用时研极细粉。

【性味归经】辛，温。有大毒。归肺、脾经。

【功能主治】 拔毒，除脓，去腐，生肌。外用治顽癣，痈疽疔疮，梅毒下疳，无名肿毒，一切恶疮，肉暗紫黑，腐肉不去，窦道瘘管，脓水淋漓久不收口，流紫黑恶脓，脓出不畅，神经性皮炎，牛皮癣，扁平疣。

【用法用量】 遵医嘱。只可外用，适量，研极细粉单用或和其他药味配成散剂撒敷患处。每次不得超过 10g，用药范围应小于 30cm²。

【主要成分】 成分有水银、牙硝（结晶）、明矾。

【药理作用】 ①抑菌：升丹中所含汞的化合物能和病原微生物呼吸酶中的巯基结合，使其固定而失去原有活动力，从而使病原微生物死亡，抑菌效果黄升丹比红升丹更好；②生肌：升丹能显著地刺激小鼠机械性创面肉芽中毛细血管生成及扩张，同时可减少创面毛细血管内微血栓形成。

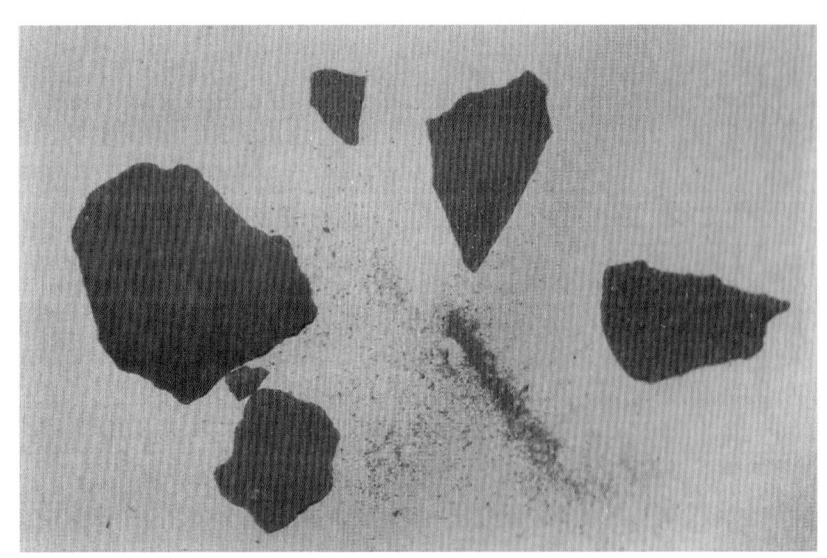

图 610　红粉（湖南产）

· 黄升丹《外科正宗》·
Huangshengdan
HYDRARGYRUM OXYDATUM CRUDUM
Mercuric Oxide

【来　　源】 为升华法制成的氧化汞（HgO）制剂。

【产　　地】 主产于天津，北京，上海，武汉，湖南湘潭、常德等地。

【采收加工】 传统加工方法是以水银、白矾、火硝烧炼升华而成。

【性状鉴别】 为黄色或橙黄色的结晶体粉末或块片，粉末对光看时有光亮的星点，块片厚 1mm 左右，形似破碗片，有光泽，另一面有细微的孔眼，似带有霜粉状。体重，易破碎，微有臭气。

【规格等级】 统货。长方形纸盒装，每盒 50g。以结晶体粉片状，质重，色黄褐光亮，无杂质者为佳。

【炮　　制】用时研极细粉。

【性味归经】同红粉。

【功能主治】同红粉。

【用法用量】同红粉。

【主要成分】同红粉。

【药理作用】同红粉。

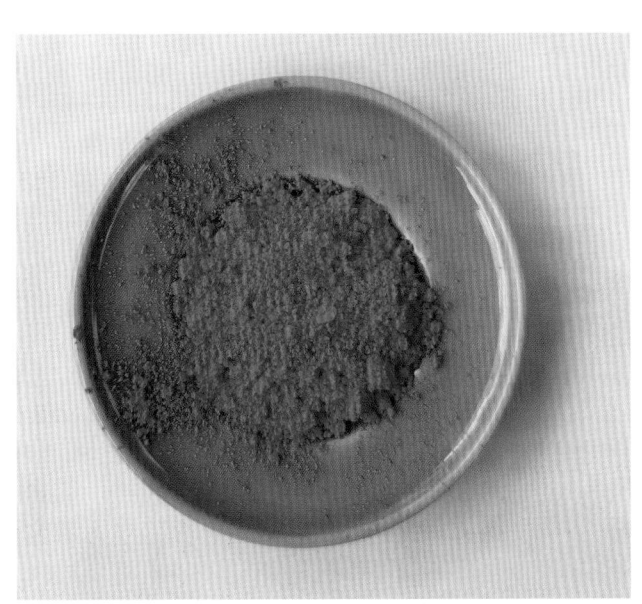

图 611　黄升丹

· 自然铜《开宝本草》·
Zirantong
PYRITUM
Pyrite

【来　　源】为硫化物类矿物黄铁矿族黄铁矿。

【产　　地】在我国分布较广，主产于四川广元及山东、云南、湖南、湖北、江苏、安徽、辽宁、河北等地。

【采收加工】全年可采挖，挖取后选取方块形，黄色明亮者，除去杂石、泥土。

【性状鉴别】本品多为立方晶体，集合体呈致密块状，大小不一，高宽 0.5~2.5cm。表面平坦亮淡黄色，有金属光泽；有的青黄色或棕褐色无金属光泽。具条纹，条痕绿黑色或棕红色。体重，质坚硬、脆，重击易碎，断面不平坦，青黄色，有金属光泽，可见银白色亮星。气无，味无。

【显微鉴别】取本品粉末 1g，加稀盐酸 4mL，振摇，滤过，滤液显铁盐的鉴别反应。

【规格等级】统货。应无杂质。以表面光滑，色青黄，质重，断面银白色有亮星者为佳。

【炮　　制】

（1）净自然铜：取原药材，拣除杂质，洗净，晒干。用时砸碎。

（2）煅自然铜：取净自然铜置煅药炉内或木炭火中，用武火加热煅至通红，取出立即投入米醋中淬之，取出，砸破断面观察如发现断面亮星未消失，须再重煅重淬操作，直至亮星光泽消失，呈黑褐色、外表脆裂、质地酥脆为度，干燥，打碎。

每 100kg 自然铜用食醋 25~30kg。

【炮制作用】　煅制后可使质变松酥，便于煎出有效成分。

【性味归经】　辛，平。归肝经。

【功能主治】　散瘀止痛，接骨续筋。用于跌仆肿痛，筋骨折伤，瘀血作痛等。

【用法用量】　10~15g，多入丸散服，若入煎剂宜先煎。外用适量。

【主要成分】　含二硫化铁，另含有铅、锌、镍、钴、铝、镁、钙、钛、砷、锰、钡、铜等。

【药理作用】　①促进骨折愈合：本品含锌、锰、铁、铜、钙、磷等元素，锌能增强碱性磷酸酶活性，使核酸和蛋白合成增加；锰和铁能促使胶原合成，促进骨钙化；铜能提高赖氨酸氧化酶的活性，促进胶原纤维的交联，促进成骨细胞的生成。②抗真菌：自然铜对多种病原性真菌均有不同程度的抗菌作用，尤其对石膏样毛癣菌、土曲霉菌等丝状真菌作用较强。

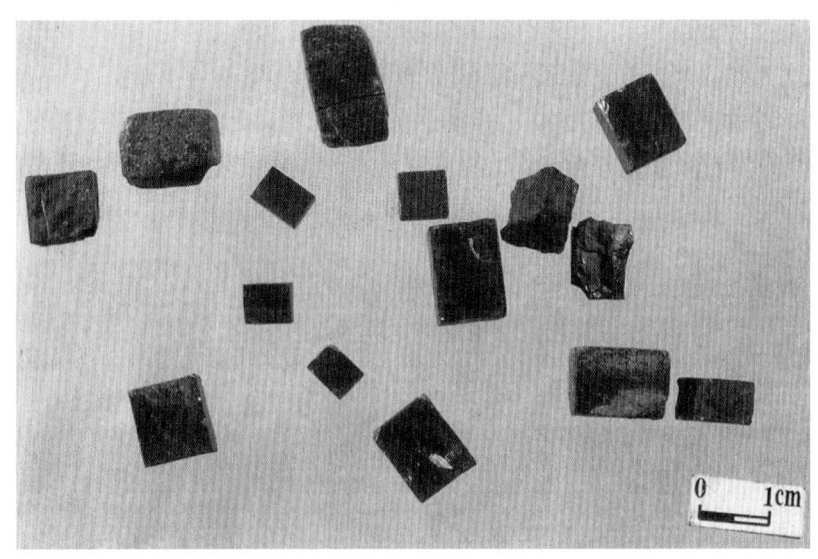

图 612　自然铜

· 芒硝《神农本草经》·

附：玄明粉

Mangxiao
NATRII SULFAS
Sodium Sulfate

【来　　源】　为硫酸盐类矿物芒硝族芒硝，经加工精制而成的结晶体。

【产　　地】全国各地均产。主产于河南、山东、山西、河北、内蒙古、新疆、四川、青海等地的盐湖、岩盐。以河南、山东、山西、河北、内蒙古产量大。

【采收加工】秋冬季，取天然结晶土硝或含有大量土硝的泥土，加水溶解，放置，待杂质沉淀后过滤，收集滤液，加热浓缩，或日晒蒸发，使滤液浓度达到 8~16 波美度时，放冷后即自行结晶，在温度 10~15℃ 时为芒硝结晶盛产期，结于上面细如芒锋者称"芒硝"，结于下面的粗硝称为"朴硝"

芒硝含杂质较多，须进行提纯。提纯方法：取芒硝，每 100kg 用鲜萝卜 50kg，洗净，切成薄片，与芒硝同置锅中，加清水 50kg，用中火加热，经常搅拌，防止粘锅底，煮至萝卜熟烂，取出过滤，滤液置瓷盆中，放入小竹签数十支，置露天一宿，便于冷却析出结晶，如一宿结晶不好，可再露一宿，收集结晶，摊开置通风处，晾干（不得日晒），即得结晶状的"玄明粉"（我国南方习用）。

纯净芒硝在温热干燥环境中所含结晶水易损失，故应密闭保存，若露置日久或在 100℃ 加热将所有结晶水全部蒸发掉，则残留下 44% 无水硫酸钠即为白色粉末状的"玄明粉"（我国北方所习用）。

【性状鉴别】

（1）芒硝：纯结晶体芒硝呈棱柱状、长方形或不规则块状及颗粒状，大小不一，无色透明或类白色半透明。质脆，易碎，断面有玻璃样光泽。气微，味苦咸。

（2）玄明粉：呈长方柱形或颗粒性结晶，无色，透明状。露天存放日久则逐渐风化为白色粉末。质脆易碎，断面平坦，断面有玻璃样光泽。气微，味苦咸。

【显微鉴别】

（1）本品溶于水或甘油，不溶于醇，在温度为 32.4℃ 时即液化。在 100℃ 加热将所有结晶水全部蒸发掉，呈白色粉末。

（2）本品的水溶液显钠盐与硫酸盐的鉴别反应。

（3）取芒硝少许置火焰中燃烧，火焰呈黄色。

（4）在芒硝水溶液中滴加氯化钡溶液，立即产生白色的硫酸钡沉淀。

【规格等级】统货。以白色，透明，呈结晶块者为佳，含水硫酸钠不得少于 99%。

【炮　　制】

芒硝粉：取原药材，拣除杂质，整理洁净入药。

【炮制作用】芒硝为含结晶水的硫酸钠粉末，且含杂质较多，经萝卜制，风化失去结晶水而成为无水硫酸钠粉，增强疗效。

【性味归经】咸、苦，寒。归胃、大肠经。

【功能主治】泻热通便，润燥软坚，清火消肿。用于肠胃实热便秘，积滞腹痛，肠痈肿痛，目赤肿痛；外治乳痈，咽痛口疮，痔疮肿痛。

【用法用量】3~10g，待汤剂煎好后，溶入汤剂中服用。外用适量，研末撒或溶于水中涂洗。

【主要成分】主要含含水硫酸钠 [$Na_2SO_4 \cdot 10H_2O$]，占 96%~98%。尚含少量硫酸镁、硫酸钙、氯化钠、氯化镁。

【药理作用】①泻下：芒硝中的主要成分硫酸钠，口服后在肠中不易被吸收，形成高渗盐溶液状态，使肠道保持大量水分，引起机械性刺激，促使肠蠕动而致泻，服药后需大量饮水；②抗炎：10%~25% 硫酸钠溶液，外敷创面，可以加快淋巴循环，尚能增强网状内皮细胞吞噬功能，产生软坚散结、消肿止痛作用；③利尿。

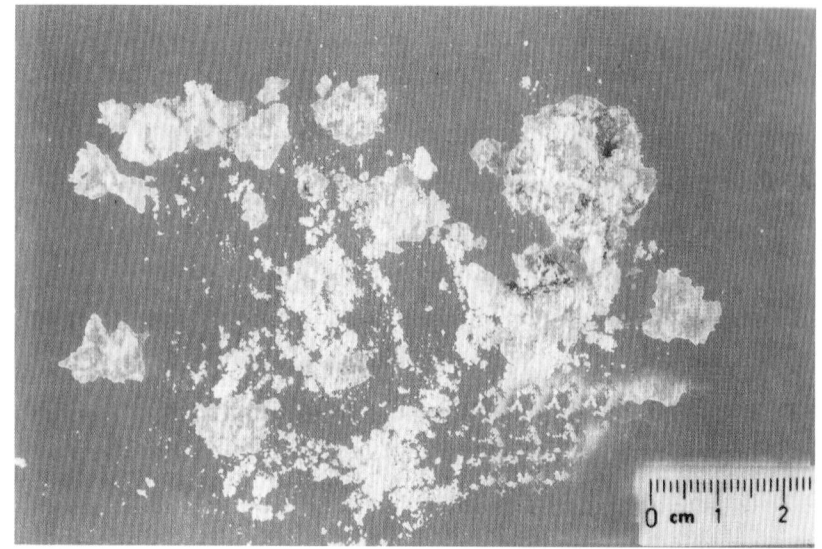

a

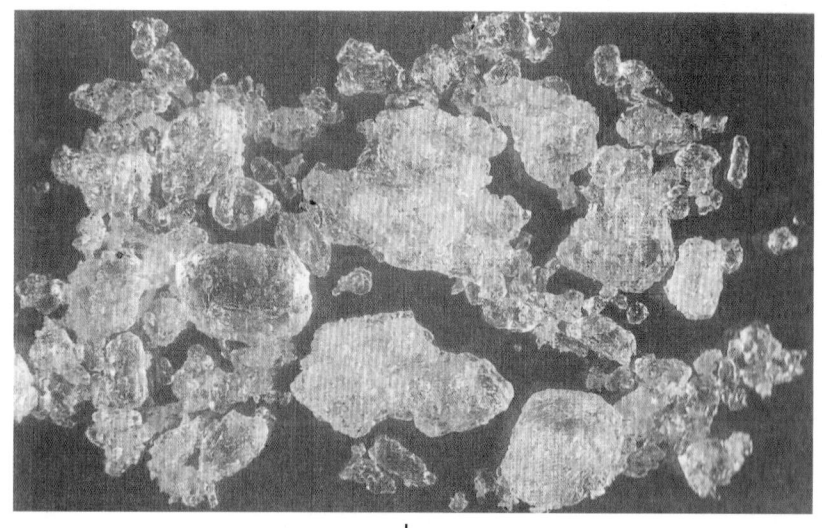

b

图 613　芒硝
a.天然芒硝　b.合成芒硝

·阳起石《神农本草经》·
Yangqishi
TREMOLITUM
Tremolite

【来　　源】硅酸盐类矿物阳起石。主含含水硅酸钙镁。

【产　　地】主产于湖北、河南、山西、山东、河北、四川、广东等地。

【采收加工】全年可采挖，挖取后去净泥土杂质。

【性状鉴别】呈不规则的柱状或块状，大小不一。青白色、青灰色或类白色，多夹杂有青灰白、浅色条纹或花纹，纤维状，具丝样光泽。体重，质较松软。断面不整齐，手捻之可断碎，纵向破开呈针束状，微具丝样光泽。碎末黏着皮肤则发痒且不易除去。气微，味淡。

以质松软，手捻易碎成纤维样，灰黄白色，有光泽者为佳。

【规格等级】统货。以灰黄白色，有光泽，纤维状，质松软，易碎者为佳。

【炮　制】

（1）净阳起石：取原药拣去杂质，用时打碎。

（2）煅阳起石：取阳起石，置瓦罐或煅药炉中用武火煅至红透，取出放凉，或立即放入黄酒中淬之，如此反复操作多次至酥脆、灰青色为度，取出，晾干，研细粉。

每100kg阳起石用20kg黄酒。

【炮制作用】煅淬后可使药物疏松，易于煎出药味，酒制能增强活血作用，具温肾壮阳作用。

【性味归经】咸，微温。归肾经。

【功能主治】温肾壮阳，强壮腰膝。用于肾虚阳痿，遗精早泄，宫冷不孕，畏寒肢冷，腰膝酸软，崩漏等。

【用法用量】水煎服，5~10g。

【主要成分】硅酸镁、硅酸钙，含钙、镁、铁的羟硅酸盐，尚含少量方解石或兼有透闪石和绿泥石（含镁铁铝的硅铝酸盐）等。

【药理作用】①温补肾阳：锌、锰、铜、铁等元素对于维持人体生殖内分泌功能作用极其重要，其代谢变化可影响脑、垂体促性腺激素的释放，甚至影响丘脑-垂体-性腺轴功能活动的协调；②兴奋性机能。

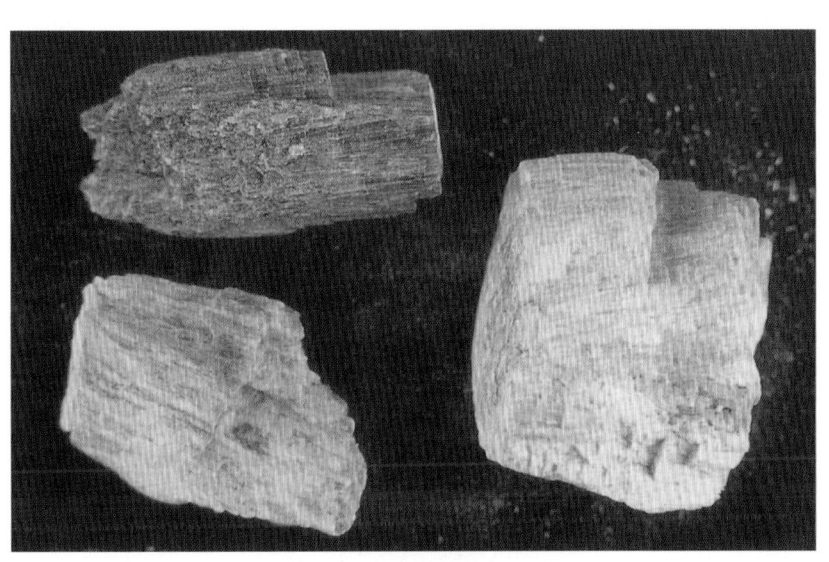

图614　阳起石（湖北产）

·礞石《嘉祐本草》·

商品因颜色不同来源不同分为青礞石和金礞石两种。

·青礞石·
Qingmengshi
LAPIS CHLORITI
Lapis chloriti

【来　　源】为变质岩类黑云母片岩或绿泥石化云母碳酸盐片岩。

【产　　地】主产于浙江、江苏、湖北、河北等省。

【采收加工】采收后，除去杂质、泥土。

【性状鉴别】呈不规则的扁斜块状，大小不等。表面青灰色至灰绿色，微带绢丝样光泽。破开面有白星点，闪闪发光。体重质软，用指甲可划下粉末，捻之松软，略有滑腻感。气无，味淡。

以块整齐，色青灰，有光泽，无杂质者为佳。

【炮　　制】取原药材，去除杂质，置铁锅内，加热煅至红透，无烟逸出，熄火冷却。用时捣碎。

【炮制作用】煅制后可使质地疏松，便于粉碎及煎出有效成分，发挥其坠痰作用。

【性味归经】甘、咸，平。归肺、心、肝经。

【功能主治】坠痰下气，平肝镇惊。用于顽痰胶结，咳逆喘急，惊痫抽搐，癫痫发狂，烦躁胸闷。

【用法用量】水煎服，10~15g，一般入丸、散用，3~6g。

【主要成分】含铁和铝的硅酸盐，氧化铁、氧化钙、五氧化二磷、三氧化二铝、氧化锰，尚含锌、镁、铬、钴等元素。

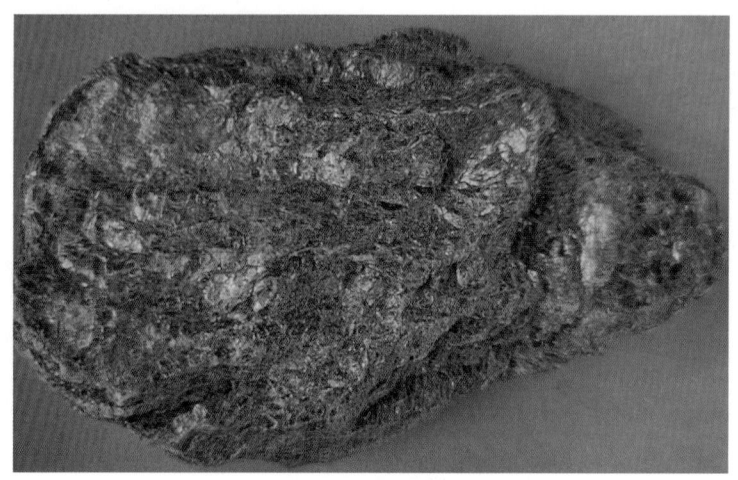

图 615　青礞石

· 金礞石《嘉祐本草》·
Jinmengshi
MICAE LAPIS AUREUS
Mica-schist

【来　　源】 为变质岩类蛭石片或水黑云母片岩。

【产　　地】 主产于河南辉县及山西、湖北等地。

【采收加工】 采挖后，除去杂质、泥土。

【性状鉴别】 为鳞片状集合体，呈不规则块状或碎片状，无明显棱角。棕黄色或黄褐色，带有金黄色或银白色光泽。质脆，质佳者用手捻之易碎呈鳞片状金黄色闪光细薄碎片，具滑腻感。质次者坚硬，砸碎后常有泥土夹杂其中。火煅后可松酥膨胀 2~5 倍，层状分离。气微，味淡。

【显微鉴别】 取本品碎片少量，置铁片上加热，即层裂或散裂，膨胀 2~5 倍，有的鳞片变成弯曲的蛭虫状；色泽变浅，重量减轻，可浮于水面。

【规格等级】 统货，以色金黄，块整，无杂质者为佳。

【性味归经】 甘、咸，平。归肺、心、肝经。

【功能主治】 同青礞石。

【用法用量】 同青礞石。

【炮　　制】 同青礞石。

【炮制作用】 同青礞石。

【主要成分】 同青礞石。

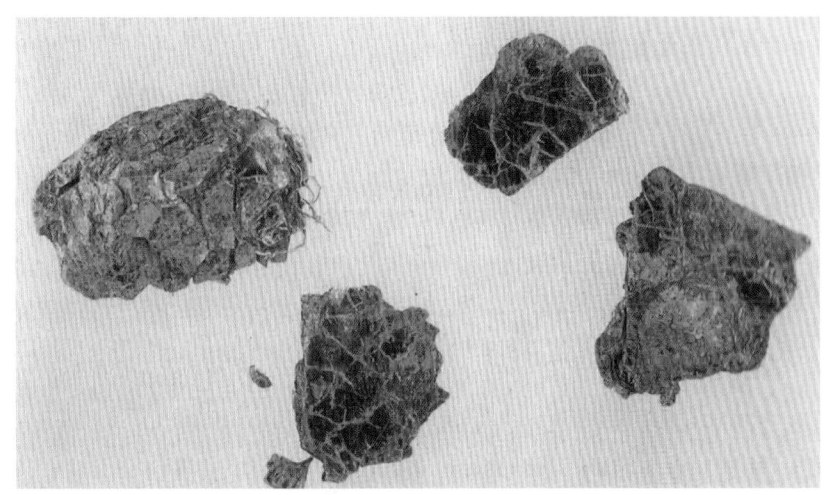

图 616　金礞石（河南产）

·禹粮石（禹余粮）《神农本草经》·
Yuliangshi
LIMONITUM
Limonite

【来　　源】为氧化物类矿物褐铁矿的多种矿物质，主要含碱式氧化铁 [FeO（OH）]。

【产　　地】全国各地均产。主产于河南禹州，四川，江苏苏州、镇江，浙江东阳等地。

【采收加工】全年可采，除去泥沙杂质。

【性状鉴别】为块状集合体，呈不规则的椭圆形或斜方块状，大小不一。长 5~15cm，厚 1~3cm。表面土黄色、棕黄色或赭黄色，多凹凸不平或附有土黄色粉末，断面多呈棕褐色与淡棕色或土黄色相间的层纹或分层，介壳状或泥土状，各层硬度不同，质松部分指甲可刮动，条痕棕黄色。体重，质感硬，硬度 45~55，比重 3.6~4.0。气微，稍有泥土气，味淡。

【显微鉴别】取本品粉末 0.1g，加盐酸 2mL，振摇，静置，上清液显铁盐的鉴别反应。

【规格等级】统货。以整齐不碎，表面土黄色，质坚重而稍松脆，断面有层纹，含泥土层少，嚼之无砂砾感者为佳。

【炮　　制】

（1）净禹粮石：取原药拣除杂石，用时打碎。

（2）煅禹粮石：取药材，置铁锅内，用武火煅至红透，取出投入醋内，取出，干燥。用时研末。每 100kg 禹粮石用米醋 30kg。

【炮制作用】煅制后增强固涩收敛的作用。便于粉碎煎出有效成分。

【性味归经】甘、涩，微寒。归胃、大肠经。

【功能主治】涩肠止泻，收敛止血。用于久泻，久痢，崩漏，赤白带下，痔漏，便血，脱肛等。

【用法用量】10~15g，水煎服或入丸散。

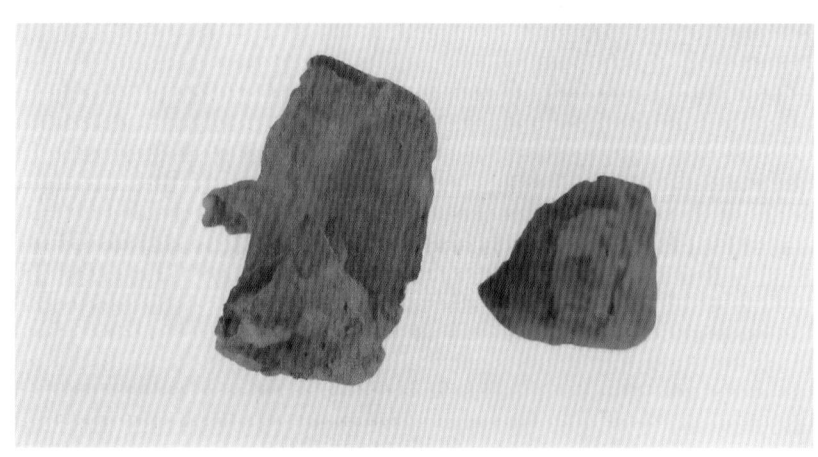

图 617　禹粮石（江苏产）

【主要成分】 主含碱式氧化铁及含水的三氧化二铁。有时含铜、铅、锌、钴、镍、金等元素。

·浮石《千金要方》·
Fushi

商品中按来源不同，分为浮石和海浮石两类。

·浮石·
Fushi
PUMEX
Pumice Stone

【来　　源】 为火成岩类岩石浮石，是火山喷发出的岩浆所形成的石块。

【产　　地】 主产于广东、海南、福建、山东、辽宁等沿海地区。

【采收加工】 全年可捞取，以夏、秋季为多，广东习惯台风过后，把漂浮于海面的或被风吹上海滩的浮石捞起，晒干。

【性状鉴别】 呈不规则的团块状，大小不一，直径 2~7cm 或更大，表面灰白色、灰黄色或淡褐色，粗糙，有多数大小不等的孔洞。体轻浮质硬脆，易砸碎，断面粗糙，有小孔，放在水上浮而不沉。气微，味淡。

【规格等级】 统货。以体轻、色灰白、浮水者为佳。

【炮　　制】 取药材，洗净，晒干，用时捣碎。

【性味归经】 咸，寒。归肺经。

【功能主治】 清肺化痰，软坚散结。用于痰热咳嗽，顽痰积块，痰中带血，瘰疬，瘿瘤，石林，小便涩痛等。

【用法用量】 水煎服，10~15g，或入丸、散。外用：适量，水飞后吹耳或点眼。

【主要成分】 含二氧化硅及含铝、钾、钠、镁的硅酸盐。

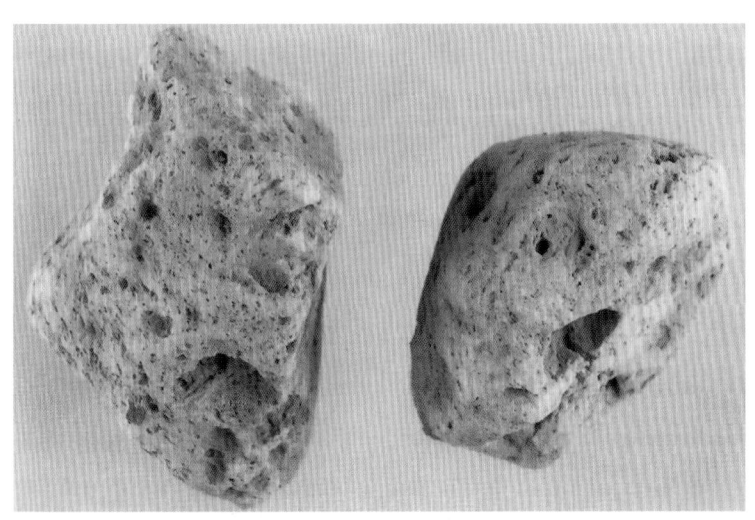

图 618　浮石（广东产）

· 海浮石《本草从新》·

Haifushi

OS COSTAZIAEOS

Pumice

【来　　源】为胞孔科动物脊突苔虫 *Costazia aculeate* Cana et Bassler 或瘤苔虫 *Costazia costazia* Audonii 的干燥骨骼。商品称"海石花"。

【产　　地】主产于福建、辽宁、浙江等沿海地区。

【采收加工】夏、秋季从海中捞起，洗去盐质与泥沙，晒干。

【性状鉴别】

（1）脊突苔虫骨骼：呈珊瑚样不规则的块状，略呈扁圆或长圆形，大小不一。表面灰白色或灰黄色，有多数细小孔道，基部略平坦。并作叉状分枝，枝上又有分枝，中部交织如网状。质硬而脆，易砸碎，断面粗糙，有多数细小孔道，体轻，入水半浮沉。气微腥，味微咸。

（2）瘤苔虫骨骼：呈不规则块状，多为碎块单枝，珊瑚状分枝短，先端钝圆，呈灰黄色或灰黑色，体轻，气微腥，味微咸。

【规格等级】统货。以体轻，色灰白，能浮于水上者为佳。

【炮　　制】洗净，晒干，用时打碎。

【性味归经】咸，寒。归肺、肾经。

【功能主治】清肺火，化陈痰，软坚散结，通淋。用于肺热喘咳，咳痰带血，瘿瘤，瘰疬，淋病，石淋，疮肿，目翳等。

【用法用量】10~15g，水煎服。或入丸、散。外用适量，研末撒患处或水飞点眼。

【主要成分】主含钾、钠、钙、镁、铝、铁的硅酸盐，约占本品的95%，尚存在少量晶质硅酸和硅铝酸盐及石英、多种微量元素。

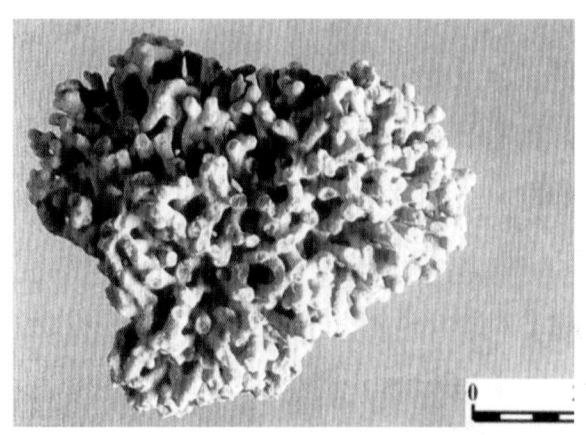
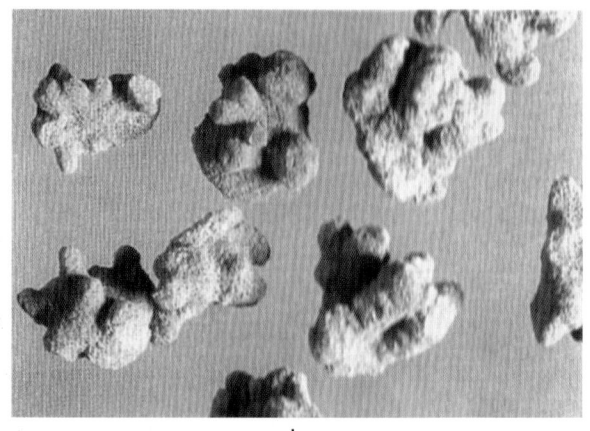

a　　　　　　　　　　　　　　　b

图 619　海浮石（广东产）
a. 脊突苔虫骨骼　b. 瘤苔虫骨骼

·**密陀僧**《新修本草》·
Mituoseng
LITHARGYRUM
litharge

【来　　源】天然的密陀僧极少见，市售商品多用方铅矿为原料加工而成的粗制氧化铅（PbO）。

【产　　地】主产于湖南、广东、湖北、福建、江苏等省。

【采收加工】将铅砂放置于熔炉熔融后用长铁棍在熔铅中旋转几次，部分熔铅便贴附在铁棍上，取出，浸入冷水中，熔铅冷却后，变成氧化铅固体，即为密陀僧。铁棍再伸进熔铅中旋转几次，然后浸入冷水中，如此反复多次，至密陀僧聚集重5~10kg时，将其打下即得。

【性状鉴别】呈不规则的块状或片状，块状形似头颅。大小不一。一面平滑，具蜡样光泽成层状。黄色、黄褐色或灰褐色。外层光亮。以颜色分：黄色、黄褐色的俗称"铜陀"，灰褐色的俗称"灰陀"。镶嵌具有金属光泽的小块，对光照之，闪闪发光。另一面表面粗糙。体重质硬而松脆，易砸碎，断面灰青色或灰绿色，不平坦，成层叠状，具银白色闪光。气微，味微咸。

【规格等级】统货。以体重质硬，易砸碎，断面灰青色或灰绿色，粉末色黄橙者为佳。

【炮　　制】除去杂质，研细粉。

【性味归经】咸、辛，平。有毒。归肝、脾经。

【功能主治】燥湿，杀虫，解毒，收敛，防腐，坠痰。外用治疗湿疮、疥癣、痔疮，疡溃久不收口，刀伤，狐臭。内服用于痰积惊痫。

【用法用量】遵医嘱。多外用：适量，研末撒或调涂；或制成膏药、软膏、油剂等。内服：研末0.2~0.5g；或入丸、散。

【主要成分】主含氧化铅（PbO）。

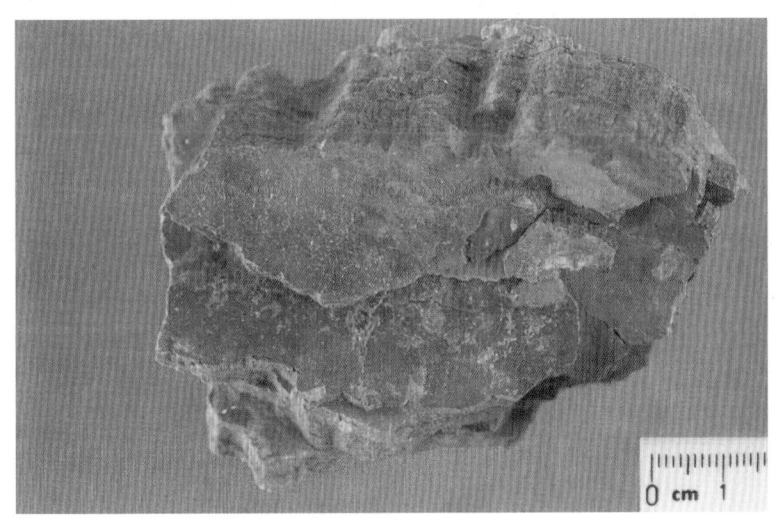

图620　密陀僧（湖南产）

【药理作用】①抗菌：本品对多种致病皮肤真菌有不同程度的抑制作用。密陀僧膏 2% 浓度时在试管中对董色毛癣菌、红色毛癣菌及铁锈色小芽孢癣菌呈抑制作用；在 4% 浓度时，对絮状表皮癣菌、石膏样毛癣菌等均呈抑制作用。②收敛：本品能与蛋白质结合而成蛋白铅，可收敛局部黏膜，从而有保护溃疡面和减少黏液分泌的作用；并有消炎及防止感染等作用。

· 硇砂《新修本草》·
Naosha

商品按来源不同分为紫硇砂和白硇砂。

· 紫硇砂·
Zinaosha
HALITUM VIOLACEOUM
Violet Halite

【来　　源】卤化物类矿物紫色石盐的晶体，主含氯化钠，以及少量铁、硫和锂元素，常与其他盐矿、石膏、砂岩、黏土等共生。

【产　　地】主产于青海湟源、柴达木盆地，西藏、新疆、甘肃等地。

【采收加工】全年可采，除去泥沙、杂质。

【性状鉴别】呈不规则的块状结晶体，多数为立方形，大小不一。有棱角或凹凸不平，有的具不规则小孔，有的附有泥土。表面暗紫色，无光泽或稍有光泽。体重质脆，易砸碎，新断碎面紫红色，呈砂粒状结晶，具玻璃样光泽。用手触摸有凉感。易溶于水。熔点高（约 800℃）。放坩埚内烧炼很少有挥发现象产生。投入炉火中易熔，且发生爆裂，并将火焰染成黄色起白色烟雾。气臭，味咸，有刺舌感。

【规格等级】统货。以色紫红，立方形，断面有光泽，臭气浓，无杂石者为佳。

【炮　　制】去除杂质，刷净泥垢，用时打碎研末。

【性味归经】咸、苦、辛，温。有毒。归肝、脾、胃经。

【功能主治】软坚散瘀，消肿，化痰。用于经闭，癥瘕积聚，痰稠咳逆，目翳胬肉，赘疣，癌肿疮毒等。

【用法用量】遵医嘱。入丸散，0.3~0.9g，内服宜慎。不入煎剂，多外用，研末撒或调敷或入膏药贴。

【主要成分】主要含氯化钠（NaCl）；尚含少量 Fe、Fe、Mg、S_2、SO_4 等元素。

【药理作用】①抗肿瘤：硇砂提取液有较好的体外杀伤癌细胞作用，且治疗效果随剂量增加而增加，其治疗作用优于无水乙醇或相当，且与药物浓度相关；②抗炎：紫硇砂具有一定抑制炎症作用，而白硇砂几乎没有抑制炎症的作用，提示临床用于炎症治疗时，宜采用紫硇砂而非白硇砂。

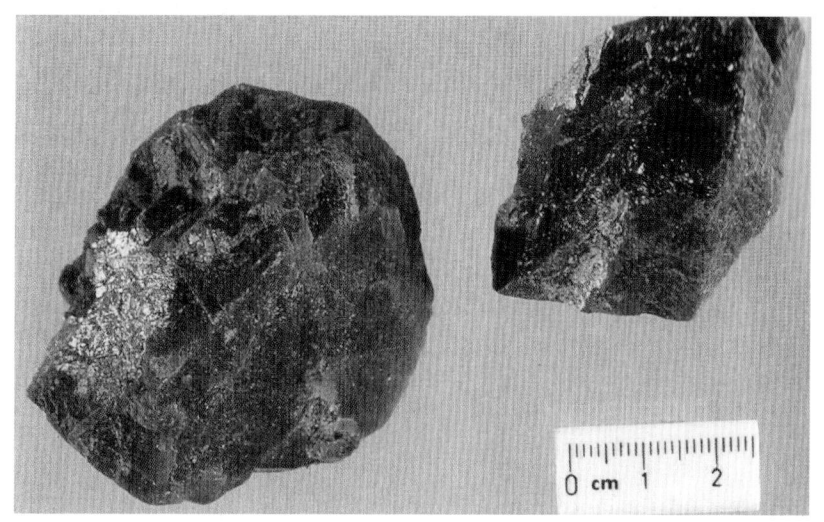

·白硇砂·
Bainaosha
SAL AMMONIACUM
Ammonium Chloride

【来　　源】　为卤化物类矿物氯化铵矿石，多生成于火山熔岩的岩洞中。亦有人工加工品。主含氯化铵。

【产　　地】　主产于青海，新疆奇台、昌吉、玛纳斯、呼图壁等地，湖北有生产。

【采收加工】　全年可采，除去泥沙、杂质。

【性状鉴别】　呈不规则的结晶块状或碎粒状，大小不一。全体白色或污白色，有的稍带淡黄色，表面常附有泥土。质坚稍轻脆，易砸碎，断碎面洁白色，显束针状纹理，有光泽。用指甲可刮下白粉末。易溶于水，熔点低，放坩埚内烧炼，则全部挥散，有氨气味。放火上燃烧产生蓝绿色火焰。气微臭，味咸、苦、辛。有强烈刺舌感。

【规格等级】　统货。以块整，色白，有光泽，无杂质者为佳。

【炮　　制】　去除杂质，打碎，研细粉。

【性味归经】　同紫硇砂。

【功能主治】　同紫硇砂。

【用法用量】　遵医嘱。多外用，适量，研细粉撒或调敷；或入膏贴；或化水点、涂，内服宜慎，0.3~0.9g，入丸、散。本品不入煎剂。

【主要成分】　含氯化铵。纯氯化铵为无色结晶。近代硇砂，常为人工制作，纯度可以极高。

【药理作用】　同紫硇砂。

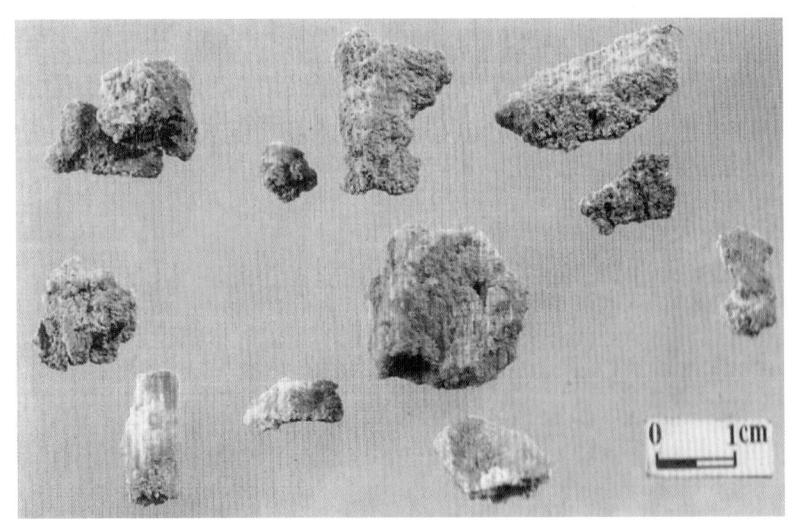

图 622　白硇砂（青海产）

· 寒水石《神农本草经》 ·
Hanshuishi

　　本品又称"凝水石"，商品按来源不同分北寒水石和南寒水石。我国华北、东北、西北部分地区和北京、天津习用品为石膏中的红石膏，习称"北寒水石"。南方各省习用品为方解石，习称"南寒水石"。

· 北寒水石 ·
Beihanshuishi
GYPSUM RUBRUM
Red Gypsum

　　【来　　源】　为硫酸盐类矿物硬石膏族红石膏。

　　【产　　地】　主产于安徽、山西、新疆、辽宁、吉林、内蒙古等地。以山东潍坊安丘产者质佳。

　　【采收加工】　全年可采挖，除去泥沙、杂质。

　　【性状鉴别】　呈不规则的扁平块状或片状，大小不一，厚 0.5~1.5cm。肉色或粉红色（因含有少量铁和铝元素），横断面凹凸不平，偶附有棕红色黏土，侧断面显纤维状纵纹，有绢丝样光泽。体重质硬脆，易砸碎。气微，有土腥气，味淡，嚼之显粉性。

　　【显微鉴别】

　　（1）本品粉末微粉白色。置显微镜下（×100）观察：多为斜方形板片状或不规则状，层纹明显；长方形者聚合成槽状，斜方形聚合成开书状、不规则片状，层纹明显。

　　（2）取粉末约 2g，于 140℃烘 20 分钟，加水 1.5mL 搅拌。放置 5 分钟，呈黏结固体。但凝固程度不如石膏。

　　（3）取粉末约 0.2g，加稀盐酸 10mL，加热使溶解，滤过，滤液为供试液。取铁丝，用盐酸湿润后，蘸取供试品，在无色火焰中燃烧，火焰即显砖红色。取供试品的中性或碱性溶液，加草酸铵试液，即发生白色沉淀。分离所得沉淀，不溶于醋酸，但溶于盐酸（钙盐反应）。取本品溶液，滴加氨试液，即发生淡蓝色沉淀。再加过量的氨试液，沉淀即溶解，且溶液呈深蓝色。取本品，加亚铁氰化钾试液，即显红棕色或发生红棕色沉淀。

【规格等级】　统货。以纯净，薄片状，肉红色，断面显细丝纹，有光泽者为佳。

【炮　　制】　取原药拣去杂石，洗净，晒干，用时捣碎。

【性味归经】　辛、咸，寒。归心、胃、肾经。

【功能主治】　清热降火，除烦止渴，利窍，消肿。用于时气盛热，五脏伏热，心烦口渴，胃热烦渴，小便短赤，内痹，咽喉肿痛，口舌生疮，齿衄，痈疽，丹毒，烫伤等。

【用法用量】　水煎服，10~30g。或入丸、散。外用适量，研末掺撒或调敷患处。

【主要成分】　为硫酸钙（$CaSO_4 \cdot 2H_2O$），尚含有铁、铝等元素。

【药理作用】　北寒水石炮制品对幽门结扎大鼠胃液分泌有抑制作用。

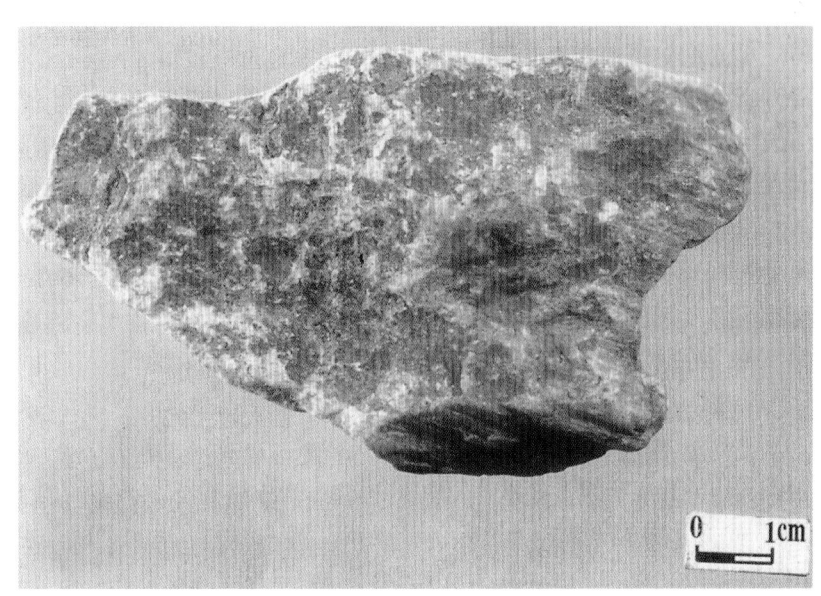

图 623　北寒水石（山西产）

·南寒水石·
Nanhanshuishi
CALCITUM
Calcite

【来　　源】　为碳酸盐类矿物方解石族方解石。多产于沉积岩和变质岩中，石灰岩山洞和温泉附近也有方解石。金属矿脉中也有方解石存在，而且晶体较好。

【产　　地】　主产于安徽、河南、江苏、浙江、江西、广东、湖北、湖南、四川等地。

【采收加工】　全年可采挖，除去泥沙、杂质。

【性状鉴别】　呈斜方柱形或不规则方块状，有棱角，大小不一。白色或灰白色，晶体样半透明或不透明，表面光滑，具玻璃样光泽。质坚硬而脆，易砸碎，砸碎后碎块仍为斜方柱体或方块状，断面平坦，用小刀可以刻划。气微，味淡。

【规格等级】　统货。以色白，半透明，有光泽，易砸碎，碎后呈方形具棱角者为佳。

【炮　　制】取原药拣去杂质，洗净，晒干，用时捣碎。

【性味归经】同北寒水石。

【功能主治】同北寒水石。

【用法用量】同北寒水石。

【主要成分】主要成分是碳酸钙（$CaCO_3$），尚含镁、铁、锰、锌等元素。

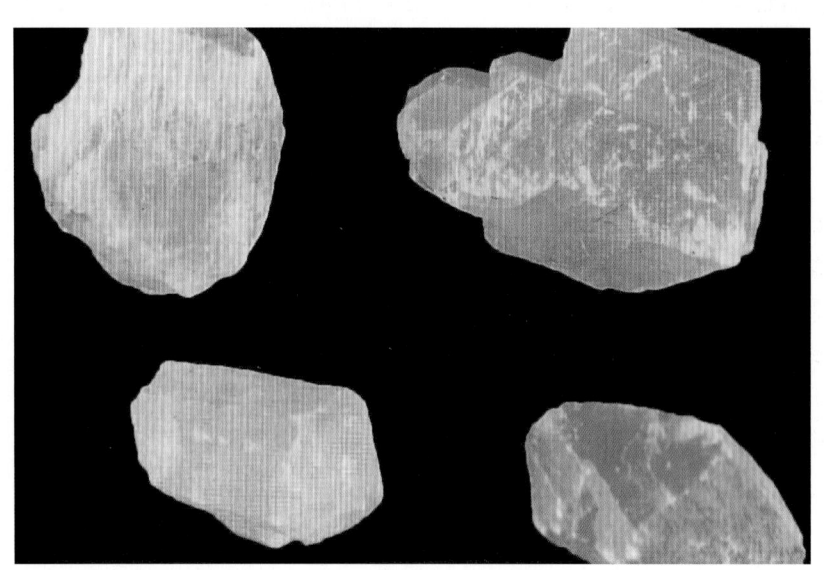

图 624　南寒水石（安徽产）

· 滑石《神农本草经》·
Huashi
TALCUM
Talc

【来　　源】为硅酸盐类矿物滑石族滑石。商品称"硬滑石"，为《中国药典》收载品种。商品中还有一种称为"软滑石"。主产于广东、广西。

【产　　地】硬滑石主产于山东莱州、栖霞、莱阳、蓬莱、平度以及江西、江苏、山西、陕西、河北、浙江、辽宁等地。软滑石主产于广东、广西等地。

全国大部分地区习惯使用硬滑石。江苏、浙江、上海、安徽、福建、山东、江西、台湾、四川、湖北、贵州等地习惯使用软滑石。

【采收加工】全年可采挖，除去泥土、杂质。

【性状鉴别】

（1）硬滑石：为块状集合体，呈不规则块状，大小不一。全体呈青白色、黄白色。不纯者淡蓝灰色。表面具蜡样或玻璃样光泽，不透明或微透明。手摸有油脂样润滑感及凉感，以指甲可刮下白粉，以滑石块在黑板上书写，可见白色条痕。无吸湿性，置水中不崩散。体较重，质软细腻，易砸碎，砸碎后呈层状碎块。气微，味无微凉感。耐热（加热至1 300~1 400℃不熔）。

（2）软滑石：为片状集合体，呈不规则片块状，大小不一，全体呈银白色，间有夹杂灰黄色或土黄色，具珍珠样光泽，手摸之有滑腻感，体较轻，质稍松软。用手捏之即可成银白色碎片，断面呈层片状，可剥成鳞状片。微有泥土气，无味。

【显微鉴别】

（1）取本品粉末 0.2g，置铂坩埚中，加等量氟化钙或氟化钠粉末，搅拌，加硫酸 5mL，微热，立即将悬有 1 滴水的铂坩埚盖盖上，稍等片刻，取下坩埚盖，水滴出现白色浑浊。

（2）取本品粉末 0.5g，置烧杯中，加入盐酸溶液（4→10）10mL，盖上表面皿，加热至微沸，不时摇动烧杯，并保持微沸 40 分钟，取下，用快速滤纸滤过，用水洗涤残渣 4~5次。取残渣约 0.1g，置铂坩埚中，加入硫酸（1→2）10 滴和氢氟酸 5mL，加热至冒三氧化硫白烟时，取下冷却后，加水 10mL 使溶解，取溶液 2 滴。加镁试剂（取对硝基偶氮间苯二酚 0.01g 溶于 4% 氢氧化钠溶液 1 000mL 中）1 滴，滴加氢氧化钠溶液（4→10）使成碱性，生成天蓝色沉淀。

【规格等级】　统货。以色白，质松，润滑，无杂质者为佳。

【炮　　制】　除去杂石，洗净，砸成小块，粉碎成细粉，或照水飞朱砂方制成极细粉。

【性味归经】　甘、淡，寒。归膀胱、肺、胃经。

【功能主治】　利尿通淋，清热解暑，祛湿敛疮。用于热淋，石淋，尿热涩痛，暑湿烦渴，湿热水泻；外治湿疹，湿疮，痱子。

【用法用量】　10~20g。水煎服。外用适量，研末调敷患处。

【主要成分】　主含含水硅酸镁 $[Mg_3Si_4O_{10}(OH)_2]$ 或 $3MgO \cdot 4SiO_2 \cdot H_2O$，其中 MgO 31.7%、$SiO_2$ 63.5%、H_2O_4 8%。此外还含有氧化铝等。有报道，尚含微量元素 Fe、Ti、Y、Mn、Ba、Mg、Rb、Sr、Nb、Zn 等。

【药理作用】　①抗菌：对伤寒杆菌、脑膜炎球菌、金黄色葡萄球菌均有抑制作用；②抗毒物：由于颗粒细小，总表面积大，可吸附大量的化学刺激物或毒物，对皮肤和黏膜均有保护作用，能阻止毒物的吸收；③对胃肠的作用：内服后能保护发炎的胃肠黏膜，以达到消炎、止泻、镇吐的作用，对治疗水泻尤为适宜；④对皮肤及创面的保护作用：滑石的粉末，外用时有保护皮肤、黏膜及发炎破损组织的作用；⑤治疗草酸钙结石：滑石中所含的镁能增加草酸钙的溶解度，可治草酸钙结石。

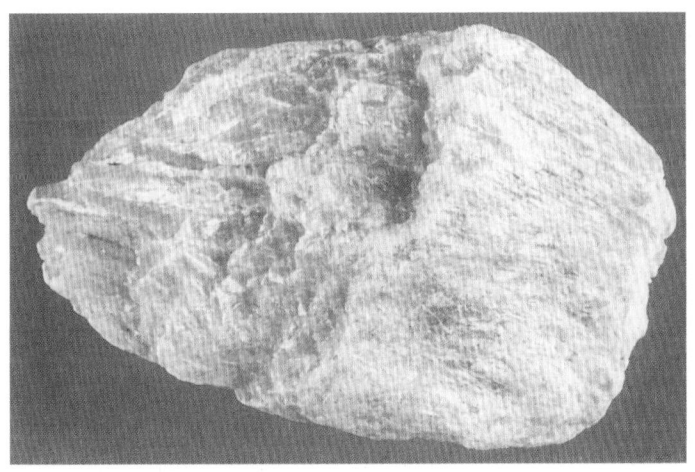

图 625　滑石（山东产）

· 硫黄《神农本草经》·
Liuhuang
SULFUR
Sulfur

【来　　源】 为自然元素类矿物硫族自然硫加工制得。

【产　　地】 主产于湖南郴州、常德、湘西、邵阳及四川、云南、山西、河南、湖北、江西、广东、台湾等地。

【采收加工】 全年均可生产，将块状的硫矿石放入容器内，加热熔化，倾入模型中冷却后，取出即得。

【性状鉴别】 呈不规则块状，大小不一，黄色或黄绿色，常有多数小孔，有光泽，质重而松脆，易碎，击碎面呈粗针状结晶，有特异臭气，味淡。燃烧时冒出青蓝色火焰，并放出二氧化硫的臭气。

【显微鉴别】 本品燃烧时易熔融，火焰为蓝色，并有二氧化硫的刺激性臭气。

【规格等级】 统货。以色黄，光亮，松脆，无杂质者为佳。含硫不得少于98.5%。

【炮　　制】

（1）生硫黄：除去杂质，打碎或研成细粉。

（2）制硫黄：取净硫黄，打成小块，置锅中，加适量清水，与2倍量的豆腐共煮24小时至豆腐变成黑绿色浮于水面，取出，再用水漂1~2天，取出晾干或晒干，研成细粉。

【炮制作用】 经豆腐制降低毒性。

【性味归经】 酸，温。有毒。归肾、大肠经。

【功能主治】 外用解毒杀虫疗疮；内服补火助阳通便。外治用于疥癣，秃疮，阴疽恶疮；内服用于阳痿足冷，虚喘冷哮，虚寒便秘。

【用法用量】 遵医嘱。外用适量，研末油调涂敷患处。内服：1.5~3g，炮制后入丸散服。

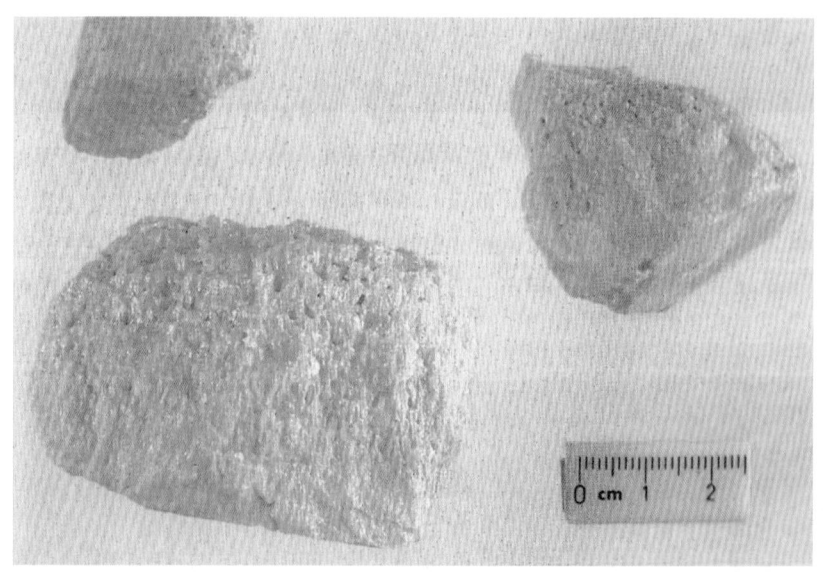

图 626　硫黄（湖南产）

【主要成分】 纯品主要含硫，尚含碲与硒。亦常杂有泥土及有机质等。

【药理作用】 ①杀灭疥虫、杀菌：硫与皮肤接触可生成硫化氢，有杀灭疥虫的作用，并可能由于某种微生物或上皮细胞的作用而氧化成五硫黄酸，因而有杀菌作用；②镇静：硫黄对脑干有抑制性影响；③缓泻：硫黄在体内可转变为硫化氢，刺激胃肠壁，增强胃肠蠕动，因而可使粪便软化，呈缓泻作用；④溶解角质：硫黄局部应用对皮肤有溶解角质的作用，可用于某些皮肤病；⑤镇咳、祛痰；⑥抗炎。

· 紫石英《神农本草经》·
Zishiying
FLUORITUM
Fluorite

【来　　源】 为等轴晶系矿物中含氟化物类矿物荧石族荧石，主含氟化钙（CaF_2）、氟化铁和稀土元素。

【产　　地】 主产于山东、浙江、江苏、广东、辽宁、黑龙江、河北、湖北、湖南、山西、甘肃等地。

【采收加工】 全年可采挖，除去杂石、杂质。

【性状鉴别】 为多面多角形晶体，呈不规则块状，具棱角。紫色、绿色或紫绿色，聚合，深浅不匀，条痕白色。半透明至透明，有玻璃样光泽。表面常有裂纹。质坚脆，易砸碎，断碎面棱角锋利。气微，味淡。

【显微鉴别】

（1）取本品细粉0.1g，置烧杯中，加盐酸2mL与4%硼酸溶液5mL，加热微沸使溶解。取溶液1滴，置载玻片上，加硫酸溶液（1→4）1滴，静置片刻，置显微镜下观察，可见针状结晶。

（2）取本品置紫外光灯（365nm）下观察，显亮紫色、紫色至青紫色荧光。

（3）取本品细粉20mg与二氧化硅粉15mg，混匀，置具外包锡纸的橡皮塞的干燥试管中，加硫酸10滴。另取细玻璃管穿过橡皮塞，玻璃管下端沾水一滴，塞置距试管底部约3.5cm处，小心加热（在石棉板上）试管底部，见水滴上下移动时，停止加热约1分钟，再继续加热，到有浓厚的白烟放出为止。放置2~3分钟，取下塞与玻璃管，用2~3滴水冲洗玻璃管下端使流入坩埚内，加钼酸铵溶液[取钼酸铵3g，加水60mL溶解后，再加入硝酸溶液（1→2)20mL，摇匀1滴，稍加热，溶液显淡黄色，放置1~2分钟后，加联苯胺溶液（取联苯胺1g，加入10%醋酸使溶解成100mL）1滴和饱和醋酸钠溶液1~2滴，即显蓝色或生成蓝色沉淀]。

【规格等级】 统货。以色紫，具光泽，透明，无杂质者为佳。

【炮　　制】

（1）紫石英：除去杂石，砸成碎块。

（2）煅紫石英：取净紫石英置瓦罐中放木炭火或煅药炉中煅至红透，取出，立即投入醋液中淬酥，取出晾干，碾碎。

【炮制作用】 煅制后使药材松酥，便于粉碎和煎出有效成分，增强镇静安神的功效。

【性味归经】 甘，温。归心、肺、肾经。

【功能主治】 镇惊安神，温肺，暖宫。用于失眠多梦，心悸易惊，肺寒咳喘，老人喘嗽，子宫虚寒不孕。

【用法用量】9~15g，水煎服。打碎、先煎。

【主要成分】主要为氟化钙，纯品含钙51.2%，氟48.8%，但常有杂质氧化铁和稀土元素。

【药理作用】①促进卵巢分泌机能：紫石英用于排卵功能低下的妇女及无排卵性月经的妇女，此药有兴奋卵巢的功能和提高性欲的作用。另外，Ca^{2+}和生殖功能有密切关系，而紫石英的主要化学成分是氟化钙，故考虑其增强生殖功能的作用可能是影响钙代谢，不仅直接影响子宫，还可以通过影响卵巢激素而调节子宫发育。②抑制神经应激能力：研究表明，宏量元素钙能抑制神经应激能力，具有镇静、解痉作用。

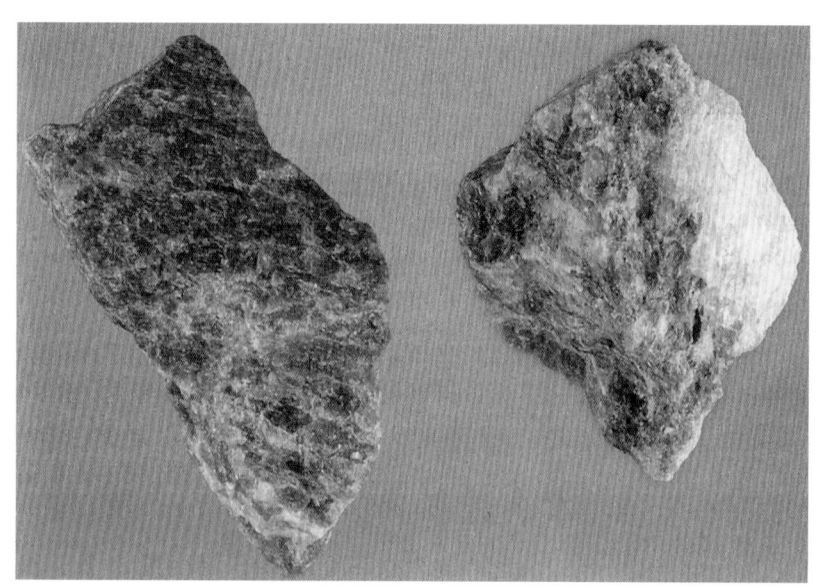

图 627　紫石英（山西产）

· 雄黄《神农本草经》·
Xionghuang
REALGAR
Realgar

【来　　源】为硫化物类矿物雄黄族雄黄。

【产　　地】主产于湖南石门，贵州思南、册亨及湖北、云南、四川、甘肃、陕西等地。

【采收加工】全年均可采收，纯雄黄在矿物中软如泥，见空气后则变硬成块状，挖出矿石后除去杂质，用竹签剔出纯天然雄黄，称为"明雄黄"，在矿石中不易剔下的生块用火烧炼而得的，称为"烧雄黄"。

【性状鉴别】呈大小不等的片状、块状、粒状或粉末状。通体为深橙黄色或黄红色，条痕淡橘红色。"明雄黄"为深红色，晶面有金刚石样光泽。"烧雄黄"晶面细小，断面树脂样光泽较弱。体重质松脆，易碎。断面粗糙，红黄色或鲜红色，光亮，研成粉末呈橘黄色。燃之易熔成红紫色液体，并有黄白色烟及蒜臭气，味淡。

以块大，质松，深黄红色，有光泽，无杂质者为佳。以色鲜艳，半透明有光泽的"明雄黄"（又称"腰黄"）质佳。

老药工经验鉴别真伪雄黄：取雄黄粉末少许，置铁片上，下面用火加热，易熔化成紫红色，生成黄白色的烟，并有强烈的蒜臭气，停止加热，冷却后凝成红紫色或橘红色的固体者为真雄黄。

【显微鉴别】

（1）取本品粉末10mg，加水润湿后，加氯酸钾饱和的硝酸溶液2mL，溶解后，加氯化钡试液，生成大量白色沉淀。放置后，倾出上层酸液，再加水2mL，振摇，沉淀不溶解。

（2）取本品粉末0.2g，置坩埚内，加热熔融，产生白色或黄白色火焰，伴有白色浓烟。取玻片覆盖后，有白色冷凝物，刮取少量，置试管内加水煮沸使溶解，必要时滤过，溶液加硫化氢试液数滴，即显黄色，加稀盐酸后生成黄色絮状沉淀，再加碳酸铵试液，沉淀复溶解。

【规格等级】统货。明雄黄为朱红色，半透明，质佳。均以块大，色鲜红，质松脆者为佳。

【炮　制】

（1）雄黄粉：取原药拣净杂质砂石，研成细粉过100目筛。

（2）水飞雄黄粉：取雄黄粉置瓷钵中，内加水过药面2cm，不断研磨至糊状、无声为度，加入清水搅拌，稍停，将上面红色混浊液倾入另一盆中，残渣再加水研磨，重复研磨至水清为止。合并研磨液，静置过夜，去水，取沉淀部分，晒干，研碎。

【炮制作用】水飞可研成极细粉末，减少对肠胃的影响，便于服用。

【性味归经】辛，温。有毒。归肝、大肠经。

【功能主治】解毒杀虫，燥湿祛痰，截疟。用于痈肿疔疮，蛇虫咬伤，虫积腹痛，惊痫，疟疾，黄水疮，腋臭等。

【用法用量】遵医嘱。0.3~0.9g，不入汤剂，入丸散用。外用适量，研末调敷患处。

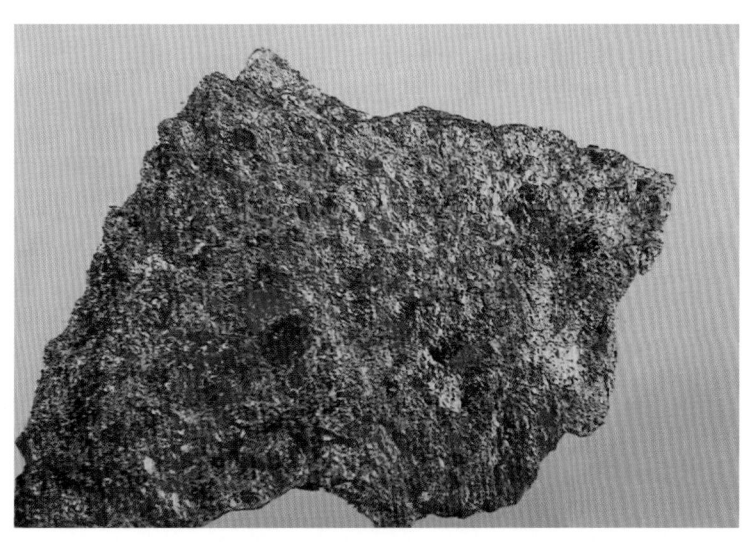

图628　雄黄（贵州产）

【主要成分】 主要成分为二硫化二砷及一些微量元素。

【药理作用】 ①抗菌：雄黄水浸液在试管内对多种致病性皮肤真菌均有不同程度的抑制作用；②对免疫功能的影响：本品在体外能使人淋巴细胞花结形成率降低，但此作用有可逆性，加转移因子或胸腺素可使花结形成率部分回升；③抗肿瘤：雄黄对多种肿瘤细胞的增殖有一定的抑制作用；④抗寄生虫；⑤致突变、致癌。

· 雌黄《神农本草经》·

Cihuang
ORPIMENTUM
Orpiment

【来　　源】 为硫化物类矿物雌黄。一般与雄黄共生，主含三硫化二砷（As_2S_3）。

【产　　地】 主产于湖南石门及湖北、云南、贵州、四川、陕西等地。

【采收加工】 全年可采挖，除去杂质。

【性状鉴别】 呈不规则块状、薄片状或粒状，大小不一。全体呈柠檬黄色，间杂有灰绿色。表面常覆一层黄色粉末，微有光泽。体重，质脆易碎。断面结晶体呈柱状，并夹有石英及杂石，具树脂样光泽。有的闪烁金色亮点，底部可见雄黄与雌黄共生及夹杂质，呈黄红色及灰绿色，不透明，无光泽。有特异臭气。

【规格等级】 统货。以块大，柠檬黄色，有光泽，杂质少者为佳。

【炮　　制】 同雄黄。

【性味归经】 辛，平。有毒。归肝经。

【功能主治】 燥湿，杀虫，解毒。用于疥癣，恶疮，蛇虫咬伤，寒痰咳喘，癫痫，虫积腹痛。

【用法用量】 遵医嘱。不入汤剂，多外用，适量，研末调敷；或制膏涂患处。内服宜慎，每次 0.3~0.9g，多入丸散，不可久服。

【主要成分】 含三硫化二砷（As_2S_3），其中砷 61%，硫 39%，通常带有杂质如 Sb_2S_3、FeS_2、SiO_2、泥质等。

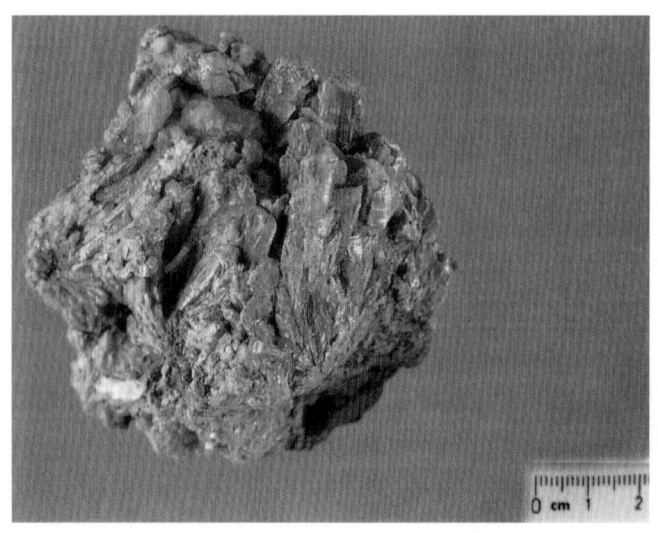

图 629　雌黄（贵州产）

· 硼砂《日华子本草》·

Pengsha

BORAX

Borax

【来　　源】为矿物硼砂经精制而成的结晶，主含四硼酸钠（$Na_2B_4O_7 \cdot 10H_2O$）。

【产　　地】主产于青海柴达木盆地、玉树、果洛等地。云南、四川、甘肃、陕西等地也产。

【采收加工】全年可采挖，将矿砂溶于沸水中，过滤，滤液倒入缸内，在缸上放数条横棍，棍上系数条麻绳，麻绳下端吊一铁钉或其他重物，使绳子垂直沉入溶液中。冷却后，在绳子上与缸底都有结晶析出，取出晾干。结在绳子上者称"月石坠"，结在缸底者称"月石块"。

【性状鉴别】呈菱形、柱形或粒状结晶，可集结成不整齐块状物，大小不一。白色透明或半透明，有玻璃样光泽，日久则风化为白色粉末，不透明，微有脂肪样光泽。体轻，质脆易碎。气无，味咸、甘、苦。

【显微鉴别】

（1）普通显微镜下（水合氯醛装片，放大100倍）为无色透明不规则片状。片面上有细小方晶或黑色点状物质，有时由黑点状物构成纹理，或疏或密。

（2）取粉末0.5g，溶于10mL水中。取铂丝，用盐酸湿润后，蘸取浸出液，在无色火焰中燃烧，火焰即显鲜黄色。

（3）取供试品的中性溶液，加醋酸氧铀锌试液，即发生黄色沉淀（醋酸氧铀锌试液体积必须是供试品溶液体积的3~4倍）（钠盐反应）。

（4）取上述溶液，加盐酸成酸性后，能使姜黄试纸变成棕红色，放置干燥，颜色即变绿，用氯试液湿润，即变成绿黑色。

（5）另取溶液，加硫酸混合后，加甲醇，点火燃烧，即发生边缘带绿色的火焰。

【规格等级】统货。以色白，纯净，半透明，无杂质者为佳。

【性味归经】甘、咸，凉。归肺、胃经。

【功能主治】清热，消痰，解毒防腐。内服用于痰热咳嗽及噎膈积聚、诸骨鲠喉；外用治疗咽喉肿痛，口舌生疮，目赤翳障，胬肉，阴部溃烂。

【用法用量】内服遵医嘱，1.3~3g，不入汤剂，多入丸、散。外用适量，研末调敷患处。

【主要成分】成分为四硼酸钠（$Na_2B_4O_7 \cdot 10H_2O$）。

【药理作用】①抗菌：硼砂对多种细菌及白色念珠菌均有抑制作用；②抗惊厥和抗癫痫；③消毒防腐：适量硼砂经肠道吸收后，能刺激肾脏增加尿液分泌，减弱尿的酸性，并能防止尿道感染及炎症，可用于伤口的防腐消毒；④影响机体物质代谢作用：至少影响26种不同酶的活性，对于机体能量底物的利用、胰岛素的释放及免疫系统某些酶的活性起重要调节作用，可提高钙、镁、磷的利用率，能不同程度地降低血清总胆固醇、血清总脂、血清甘油三酯的含量。

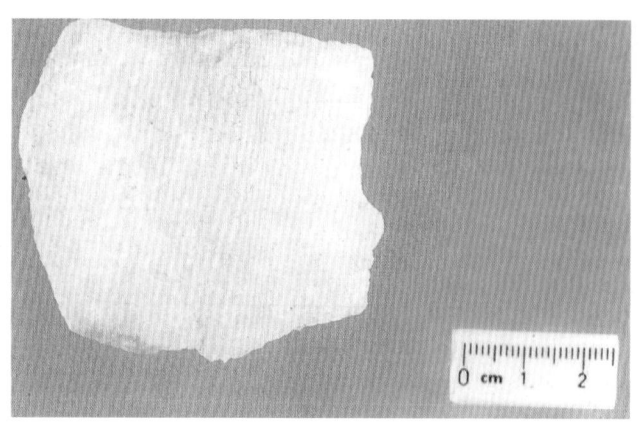

图 630　硼砂（青海产）

·磁石《神农本草经》·
Cishi
MAGNETITUM
Magnetite

【来　　源】为氧化物类矿物尖晶石族磁铁矿，主含四氧化三铁（Fe_3O_4）。

【产　　地】主产于山东、江苏、山东、辽宁、广东、安徽、河北等省。

【采收加工】全年可采挖，采挖后，选取吸铁能力强的矿石。

【性状鉴别】为块状集合体，呈不规则块状或略带方形，大小不一。多具棱角，表面粗糙并具少许针眼状孔隙，灰黑色或棕褐色，条痕黑色，具金属样光泽或无光泽，有的含有黄色或其他颜色的杂质。体重，具磁性，质坚硬，难砸碎，断面不整齐，颜色与表面相同。有土腥气，无味。

【显微鉴别】取本品粉末约0.1g，加盐酸2mL，振摇，静置。上清液显铁盐的鉴别反应。

【规格等级】按吸铁屑能力大小分为三等。均以灰黑色，有光泽，含铁不得少于50%，杂质少者为佳。

一等：能吸附70%~80%的铁屑。

二等：能吸附40%~70%的铁屑。

三等：能吸附15%~40%的铁屑。

【炮　　制】

（1）生磁石：取原药拣除杂质，刷去灰屑，洗净，干燥，砸成碎粒。

（2）煅磁石：取净磁石，置煅药炉内或木炭火中，用武火加热煅至通红，取出立即投入米醋中淬之，取出，砸开断面观察，如发现断面亮星未消失，须再重煅重淬操作，直至亮星光泽消失，呈黑褐色，外表脆裂，质地酥脆为度，干燥，打碎。

每100kg磁石用食醋25~30kg。

【炮制作用】煅制后易于粉碎，醋溶产生醋酸盐，形成可溶性铁盐，易被机体吸收而起补血作用。

【性味归经】咸，寒。归肝、心、肾经。

中国基本药材（增订本）

【功能主治】　平肝潜阳，聪耳明目，镇惊安神，纳气平喘。用于头昏目眩，视物昏花，耳鸣耳聋，惊悸失眠，肾虚气喘。

【用法用量】　一般需炮制后用，9~30g，水煎服。先煎。

【主要成分】　磁石主要含四氧化三铁（Fe_3O_4），其中含氧化铁1％，含三氧化二铁69％，并含有硅、铅、钛、磷、锰、钙、铬、钡、镁等杂质；少数变种含氧化镁（MgO）达10％，氧化铝（Al_2O_3）达15％。另外，磁石中常含一定量的砷，使用时需注意。

【药理作用】　①对戊巴比妥钠的协同作用：磁石能降低戊巴比妥钠阈剂量；②抗惊厥作用：磁石能显著对抗回苏灵致惊作用，延长抽搐潜伏期时间；③抗炎作用：磁石能显著抑制小鼠足肿胀度；④止凝血作用：磁石能显著缩短凝血时间。

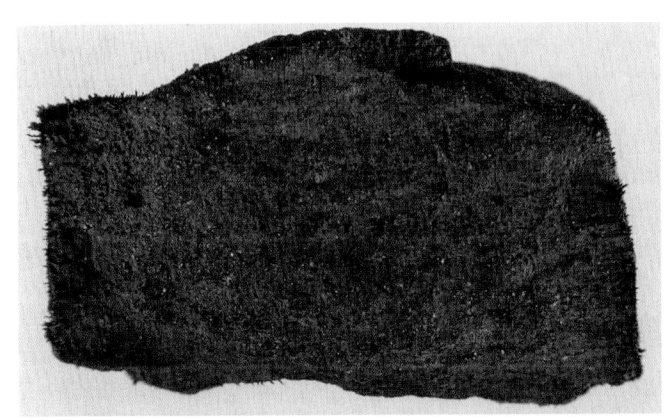

图 631　磁石（山东产）

·赭石《神农本草经》·
Zheshi
HAEMATITUM
Hematite

【来　　源】　为氧化物类矿物三方晶系赤铁矿或含铁量较高的褐铁矿的矿石。

【产　　地】　主产于山西五台，河北张家口、邯郸，此外，河南、山东、湖北、四川、湖南等地也产。

【采收加工】　全年可采挖，选择表面有乳头状突出的石块，习称"钉赭石"，除去泥土杂质。

【性状鉴别】　为块状、豆状、肾状集合体，多呈不规则扁平块状。大小不一，全体暗棕红色或灰黑色，条痕樱红色或红棕色，表面附有棕红色粉末，用手抚摸有红棕色粉末粘手，有的有金属样光泽。一面多有圆形的乳头状突起（习称"钉头"），另一面与突起相对应处有同样大小的凹窝。体重，质硬，不易砸碎，砸碎后断面呈横向层叠状，且每层均依钉头呈波浪状弯曲。气微，味淡。

以棕红色，断面呈层叠状，每层均有钉头者为佳。

商品还有一种称为"马尾赭石"，主产于广东，广东习惯使用。性状：不规则块状，大小不一。全体土黄色，无光泽。体重质坚，难砸碎，断面显纵向马尾丝状纹理，微有闪烁光泽。气无，味淡，舌舐有涩感。

【显微鉴别】取本品粉末 0.1g，置试管中，加盐酸 2mL，振摇，静置。取上清液 2 滴，加硫氰酸铵试液 2 滴，溶液即显血红色；另取上清液 2 滴，加亚铁氰化钾试液 1~2 滴，即生成蓝色沉淀；再加 25% 氢氧化钠溶液 5~6 滴，沉淀变成棕色。

【规格等级】统货。以断面显层叠状，每层多有钉头，赤红色，无杂质者为佳。

【炮　　制】

（1）生赭石：除去杂质，洗净，晒干，砸成碎粒。

（2）煅赭石：取净赭石，置煅药炉内或木炭火中，用武火加热煅至通红，取出立即投入米醋中淬之，取出，砸开断面观察，如发现断面亮星未消失，须再重煅重淬操作，直至亮星光泽消失，呈黑褐色，外表脆裂，质地酥脆为度，干燥，打碎。

每 100kg 赭石用食醋 25~30kg。

【性味归经】苦，寒。归肝、心经。

【功能主治】平肝潜阳，降逆，止血。用于眩晕耳鸣，呕吐，噫气，呃逆，喘息，吐血，衄血，崩漏下血等。

【用法用量】9~30g，水煎服。先煎。

【主要成分】赭石是氧化物类矿物刚玉族赤铁矿，主含三氧化二铁（Fe_2O_3）。

【药理作用】

①对消化系统的作用：内服后能收敛胃肠壁，保护黏膜面，有一定抗溃疡作用。②补血：赭石内服吸收入血，能促进血细胞及血红蛋白的新生，有一定补血作用。赭石含大量铁离子，对缺铁性贫血有一定治疗作用。③对心血管系统作用：赭石对离体蛙心在大剂量时呈抑制作用，但对麻醉兔的血压无明显影响。④抗炎：赭石能显著抑制小鼠足肿胀度，且生赭石优于煅赭石。⑤对出血、凝血时间的影响：生、煅赭石均能显著缩短凝血时间，且煅赭石优于生赭石。⑥镇静、抗惊厥。

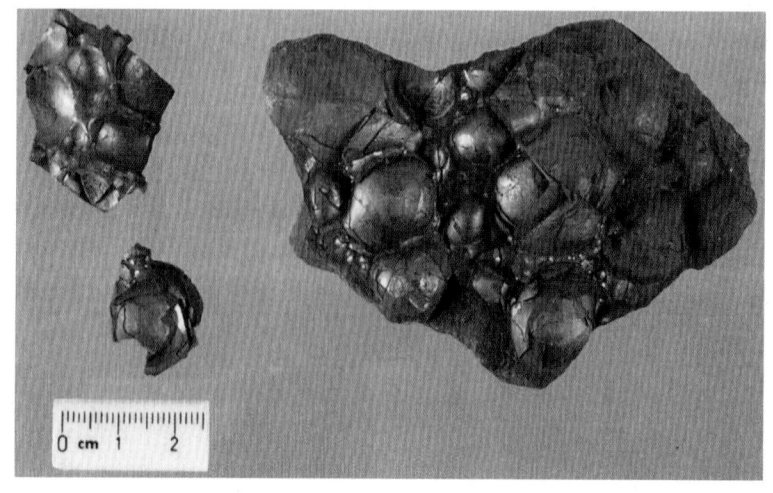

图 632　赭石（山西产）

第十一章　植物加工制品、菌藻及其他类

·儿茶《饮膳正要》·
Ercha

商品按来源和产地的不同分儿茶膏和方儿茶。

·儿茶膏·
Erchagao
CATECHU
Cutch

【来　　源】为豆科植物儿茶 *Acacia catechu*（L.f）Willd. 去皮枝干煎熬浓缩的干燥煎膏。

【产　　地】主产于云南西双版纳。缅甸、泰国也产。海南有栽培。

【采收加工】秋冬季砍伐 15 年以上的老树，削净外皮，选择棕红色的心材（白木较少用），劈成小块，加清水过面，煮熬 8 小时，过滤取液，滤渣再加水煎熬 6 小时，过滤，合并两次滤液，用细布滤过，加热浓缩成稠膏状，倒出，稍冷后倒入垫有树叶的（2~3cm 见方）四方模型内，冷却后即成四方小块，晾干（不宜日晒）。

【性状鉴别】呈扁平小方块状或不规则块状。表面棕褐色或黑棕色，平滑而稍有光泽，一面间有龟裂纹，另一面粘有树叶残痕。质脆易碎，断面不整齐，具蜡样光泽，有细孔，遇潮发黏，嘴嚼有黏性。气微，味涩、苦，略回甜。

【显微鉴别】

（1）本品粉末棕褐色。可见针状结晶及黄棕色块状物。

（2）取火柴杆浸于本品水浸液中，使轻微着色，待干燥后，再浸入盐酸中立即取出，置火焰附近烘烤，杆上即显深红色。

（3）取本品粉末 0.5g，加乙醚 30mL，超声处理 10 分钟，滤过，滤液蒸干，残渣用甲醇 5mL 使溶解，作为供试品溶液。另取儿茶素和表儿茶素对照品，加甲醇制成每 1mL 含 0.2mg 的混合溶液，作为对照品溶液。照薄层色谱法试验，吸取供试品溶液 5μL、对照品溶液 2μL，分别点于同一纤维素预制板上，以正丁醇-醋酸-水（3∶2∶1）为展开剂，展开，取出，晾干，喷以 10% 硫酸乙醇溶液，加热至斑点显色清晰。供试品色谱中，在与对照品色谱相应的位置上，显相同的红色斑点。

【规格等级】统货。以黑褐色，黏性大，味浓者为佳。

【性味与归经】苦、涩，微寒。归心、肺经。

【功能主治】清肺化痰，收敛生肌，止血活血，止痛。用于小儿疳热，肺热咳嗽，咳血、吐血、便血，消渴症。外用溃疡不敛，湿疹，口疮，跌仆伤痛，骨折，外伤出血，崩漏、痔疮等。

【用法用量】1~3g，包煎，或入丸散。外用适量，研末撒敷患处。

【炮　　制】取药材，打碎或研末。

【主要成分】儿茶主含鞣质 26.45%~57.41%，儿茶精（儿茶素）32.5%。儿茶树胶多糖水解产生半乳糖、阿拉伯糖、鼠李糖和葡萄糖醛酸，部分水解则产生二糖、三糖和六糖，这些寡糖水解仅产生半乳糖。

【药理作用】①抗菌：儿茶水煎剂对多种细菌均有一定的抑制作用。②对循环系统的作用：静注儿茶制剂能使豚鼠血压下降，儿茶素能降低小鼠脑、肺、肾及肌肉的毛细血管的通透性。③护肝利胆：儿茶素能增强大鼠谷胱甘肽硫转移酶（GST）的活性，从而促进肝脏解毒。④降血糖、降血脂：儿茶素能显著抑制胆碱酯酶活性，降低大鼠血清和肝脏中的胆固醇水平，儿茶素还能降低兔血糖。⑤止泻：儿茶能抑制十二指肠及小肠的蠕动，促进盲肠的逆蠕动而有止泻作用。⑥抗病毒：儿茶可有效抑制甲型流感病毒感染细胞。⑦抗血小板聚集：儿茶素能明显降低大鼠血浆血栓素 A_2 的含量。⑧抗氧化：儿茶具有清除氧自由基和抑制黄嘌呤和黄嘌呤氧化酶体系产生氧自由基的作用。⑨避孕。

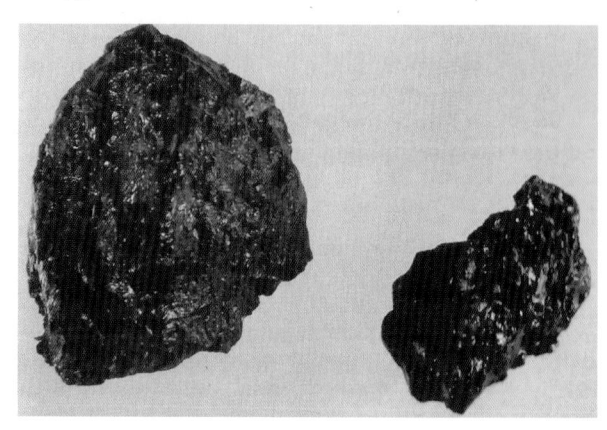

图 633　儿茶（云南产）

·方儿茶·
Fangercha
UNCARIAE GAMBIER EXTRACTUM
Gambier

【来　　源】为茜草科植物儿茶钩藤 *Uncaria gambier* Roxb. 带叶嫩枝熬得的干燥煎膏。

【产　　地】主产于斯里兰卡、泰国、缅甸、印度、马来西亚、印度尼西亚等地。以缅甸产量大，印度尼西亚泗水产者质佳。

【采收加工】割采带叶嫩枝，加清水煮熬 6 小时，至叶变黄时，取出枝叶，压榨，将煎出液过滤，加热浓缩成糖浆状，倒入浅盆中冷却，当凝固到适当硬度时切成小方块，晒干或烘干。

【性状鉴别】呈方块状或斜平行六面体，一般边长 2.0~3.5cm，或呈不规则块状，有时数块相粘连，表面向内凹缩状，黑褐色至棕黑色，间有裂纹，有光泽或无光泽。质坚硬，不易破碎，破碎面具红褐色、棕色或黄色错杂的花纹，具玛瑙样光泽。燃烧时体积膨胀，冷却后见内部多孔洞。气微，味苦涩。

方儿茶在商品经营上分为"老儿茶"和"新儿茶"两种：

（1）老儿茶：表面棕黑色或棕色，有胶质样光泽，断面红褐色或棕色，黏胶质较强。

（2）新儿茶：色较浅，无胶质样光泽，质较轻。

习惯认为老儿茶质优，新儿茶质较次。均以色黑褐而带红棕，有胶质样光泽，用火燃之发泡而有香气者为佳。

【规格等级】统货。以方块状，表面黑褐色，内面红褐色，干燥，质硬，苦涩味浓，无碎末及杂质者为佳。

根据原卫生部标准，方儿茶检查不得有淀粉粒，含水分不得超过16％（烘干法），总灰分不得超过5％，水溶性浸出物不得少于70％（热浸法）。

【性味归经】同儿茶膏。

【功能主治】同儿茶膏。

【用法用量】同儿茶膏。

【炮　　制】同儿茶膏。

【主要成分】含儿茶钩藤碱、钩藤碱、异钩藤碱、棕儿茶碱、棕儿茶定碱、异棕儿茶定碱、儿茶鞣质、儿茶红、焦性儿茶酚、黏液质、脂肪油、树胶等。

【药理作用】同儿茶膏。

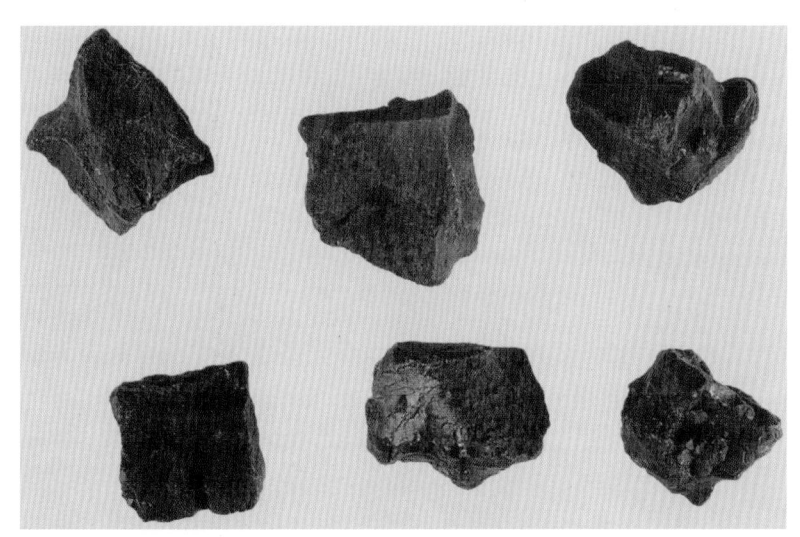

图634　方儿茶（马来西亚产）

·冰片《新修本草》·
Bingpian

商品按来源不同分为合成冰片、天然冰片、艾纳香冰片三类。

·合成冰片（合成龙脑）·
Hechengbingpian
BORNEOLUM SYNTHETICUM
Borneol

【来　　源】用松节油、草酸等为原料加工合成的冰片。又称合成龙脑、机制冰片。

【产　　地】主产于上海、南京、天津、广州、南京等地。

【性状鉴别】呈无色透明或白色半透明的片状松脆结晶体。直径0.5~1.5cm，厚0.2~0.3cm，片张大小均匀，状如梅花瓣，边缘不整齐，雪白色，洁白而有光泽，表面有如冰的裂纹。质硬而脆，手捻易成粉末，有黏手感。气清香但不醇，味辛、凉。具挥发性，点燃产生浓黑烟，并有火焰。火焰灭后无残迹遗留者为纯正品。

以片块均匀，色洁白，气香浓者为佳。

【显微鉴别】

（1）取本品10mg，加乙醇数滴使溶解，加新制的1%香草醛硫酸溶液1~2滴，即显紫色。

（2）取本品3g，加硝酸10mL，即产生红棕色的气体，待气体产生停止后，加水20mL，振摇，滤过，滤渣用水洗净后，有樟脑臭味。

【规格等级】《中国药典》规定，本品含龙脑（$C_{10}H_{18}O$）不得少于55.0%。以片大而薄，色洁白，质松脆，香气纯正者为佳。

【炮　　制】取原药研成细粉入药。

【性味归经】辛、苦，微寒。归心、脾、肺经。

【功能主治】开窍醒神，清热止痛，明目退翳。用于热病神昏，痉厥，中风痰厥，气郁暴厥，中恶昏迷，胸痹心痛。外用治目赤、口疮，咽喉肿痛，耳道流脓等。

【用法用量】0.15~0.3g，多入丸散用。外用适量，研粉点敷患处。

【主要成分】主要含龙脑、异龙脑（龙脑的异构体）、樟脑等。

【药理作用】①抗心肌缺血：冰片对狗实验性心肌梗死有减慢心率、改善冠脉流量和降低心肌耗氧量作用；②保护脑组织及促进神经胶质细胞生长；③促进其他药物的吸收与渗透：冰片能提高磺胺嘧啶、庆大霉素等药物在大鼠脑内的浓度，冰片的促渗透作用与其改善角膜上皮细胞的细胞膜磷脂分子排列有关，故冰片常作为促透剂，促进其他药物透过血脑屏障或皮肤、黏膜，尤其是各种外用制剂；④抗病原体：冰片对多种细菌和真菌有效；⑤镇痛、抗炎作用；⑥镇静作用；⑦抗妊娠作用。

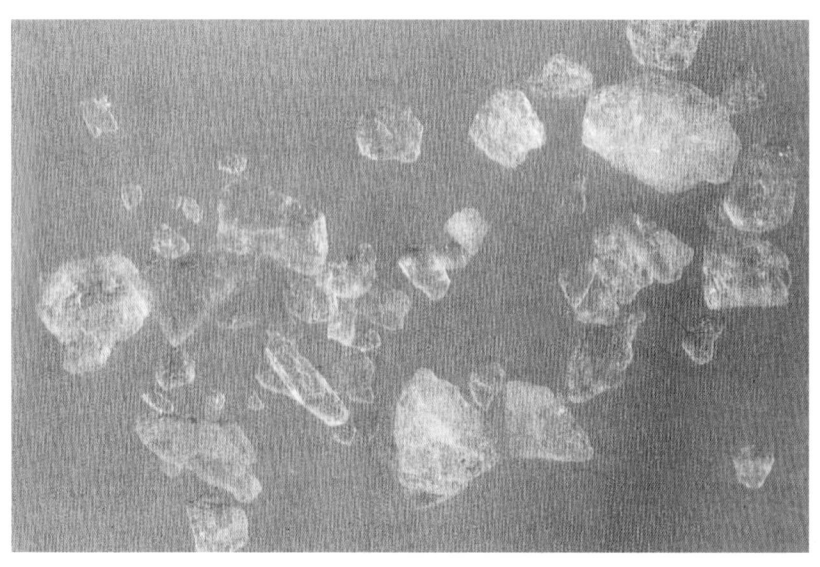

图635　合成冰片（上海产）

·天然冰片·

Tianranbingpian

BORNEOLUM

Natural Borneol

【来　　源】为龙脑香科植物龙脑香 *Dryobalanops aromatica* Gaertn.f. 的树脂或树干和

枝条，经过蒸馏升华所得的结晶物。又称"梅花冰片"。

【产　　地】分布于亚热带区，主产于印度尼西亚苏门答腊。我国海南、广东等地有生产。

【采收加工】收集树干伤口流出的树脂或砍下树干及枝条，切成碎片，经蒸馏，冷却，即得结晶。经不同号目数筛子过筛，分档，即成不同规格的梅花冰片。

【性状鉴别】呈多角状薄片结晶体，一端略宽，另一端稍窄，一般长 0.2~0.25cm，中部宽 0.15~0.2cm。类白色至淡黄棕色，半透明，无光泽。质稍松脆，手捻之易成白粉，不粘手。气清香醇正，味淡。入口慢慢溶化，有清凉感。易挥发。燃烧时无黑烟或微有黑烟。

以片大而薄，淡黄棕色，质松脆，气清香而醇正、幽雅不刺鼻，无杂质者为佳。本品是冰片品类中质量最好的一种。

【规格等级】从印尼进口的原装冰片，按片块或颗粒由大至小，分成大梅片、二梅片、三梅片、小三梅片、四梅片等规格。大梅片、二梅片、三梅片用纸包装，每小包 125g，每四小包再打成一大包，外包黄油纸或灰白色蜡光纸。通常大梅片、二梅片、三梅片供应药店作饮片配方，小三梅片、四梅片供制药厂成药配药。

【功能主治】同合成冰片。

【用法用量】同合成冰片。

【炮　　制】同合成冰片。

【主要成分】主要含右旋龙脑（不得低于 85%），左旋龙脑（不得多于 10%），异龙脑（不得多于 5%）。

【药理作用】同合成冰片。

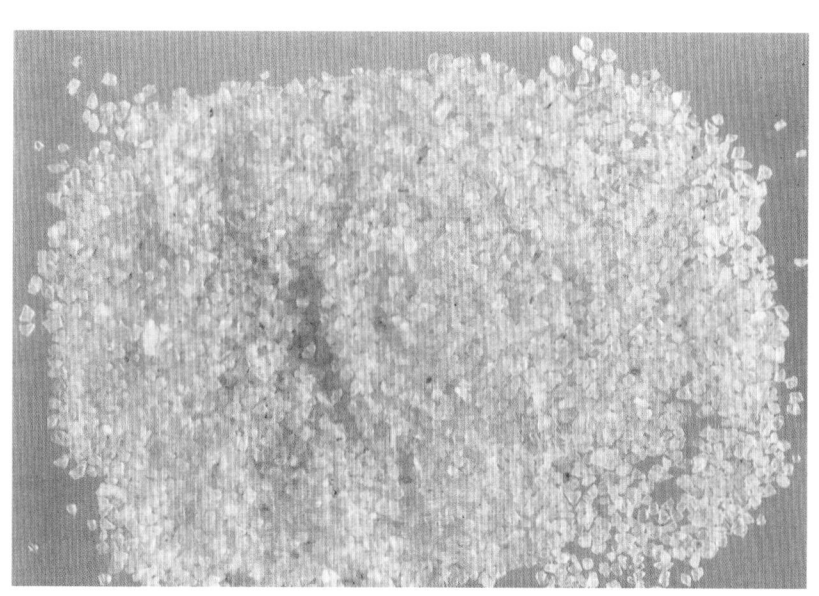

图 636　天然冰片（印度尼西亚产）

· 艾纳香冰片《增订伪药条辨》·
Ainaxiangbingpian
L-BORNEOLUM
Balsamiferous Blumea Borneol

【来　　源】 为菊科植物艾纳香 *Blumea balsamifera*（L.）DC. 叶子经蒸馏升华所得的结晶体。

【产　　地】 主产于贵州罗甸、望谟、册亨、关岭、兴仁、兴义、镇宁等地。产量以罗甸、望谟较大。此外，广西、云南、海南、台湾等省、自治区亦产。

【采收加工】 秋末冬初叶变黄绿时采下，通过加热蒸馏升华，取得灰白色粉状物，再将其中含浅黄棕色的艾油榨去，制成结晶状粉末（称"艾粉"），将艾粉进行升华，每批艾粉经过 7 次反复升华，即成块状结晶，将其劈削成薄片，取得纯净艾片。

【性状鉴别】 呈不规则多角状薄片结晶，类白色，微透明，洁净而无光泽，厚薄均匀。质松脆，易破碎。气香而清凉，味辛、凉。具有挥发性。点燃能发生浓烟及带光火焰。时有浓黑烟，火焰呈黄色，无残迹遗留。

以片大而薄，色白，松脆，气清香者为佳。

【规格等级】 商品分成大梅、二梅两种。

1. 大梅　片大而薄。

2. 二梅　片小而薄。

【炮　　制】 取原药研成细粉入药。

【性味功能】 辛、苦，微寒。归心、脾、肺经。

【功能主治】 同合成冰片。

【用法用量】 同合成冰片。

【主要成分】 主要含左旋龙脑。

【药理作用】 同合成冰片。

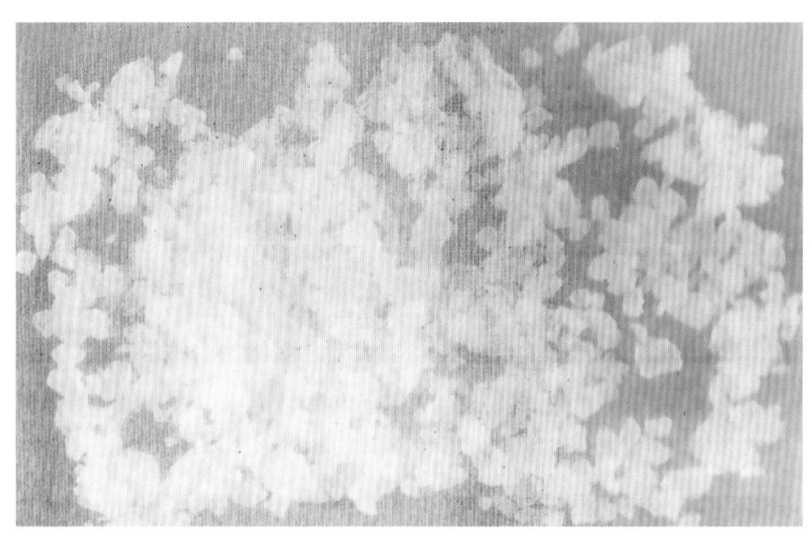

图 637　艾片（贵州产）

·马勃《名医别录》·
Mabo

商品按来源和性状不同有脱皮马勃、大马勃、紫色马勃及马勃。

·脱皮马勃·
Tuopimabo
LASIOSPHAERA FENZLII
Lasiosphaera Puff-ball

【来　　源】为灰包科真菌脱皮马勃 *Lasiosphaera fenzlii* Reich. 的干燥子实体。

【产　　地】主产于内蒙古、河北、陕西、甘肃、新疆、江苏、安徽、湖北、湖南、贵州等省、自治区。腐生于竹林、树林、田野的湿地上，在有牛粪的草地上生长较多。

【采收加工】多在 7~9 月采集，子实体在初生时呈白色球形，一到梅雨季节生长很快，数日之内即成熟，应抓紧子实体刚成熟时采收，及时晒干。过早采收未成熟，过晚采收变干枯，均会影响药材质量，所以要及时采收。拔起后去净泥沙晒干。

【性状鉴别】呈扁球形或类圆球形，直径 15~20cm，大者可达 30cm。无不孕基部，外皮纸质，灰棕色或黄褐色。外皮常破碎呈块片状，或已全都脱落，柔软似棉絮，有弹性，撕开外皮内有黄棕色或棕褐色的棉絮状物。内藏大量孢子，触之呈尘土样飞扬，手捻有细腻感。气微，无味。

【显微鉴别】

（1）取本品置火焰上，轻轻抖动，即可见微细的火星飞扬，熄灭后，产生大量白色浓烟。

（2）脱皮马勃粉末灰褐色。孢丝长，淡褐色，有分枝，相互交织，直径 2.0~4.5μm。孢子球形，有小刺，长 1.5~3.0μm。

（3）取本品碎块 1g，加乙醇与 0.1mol/L 氢氧化钠溶液各 8mL 浸湿，低温烘干，缓缓烧灼，于 700℃ 使完全灰化，放冷，残渣加水 10mL 使溶解，滤过，滤液显磷酸盐的鉴别反应。

【规格等级】统货。以个大，皮薄，饱满，有弹性，松泡者为佳。

【炮　　制】除去杂质，剪成小块。

【性味归经】辛，平。归肺经。

【功能主治】清肺利咽，止血。用于风热郁肺，咽痛，咳嗽，声哑，咯血，吐血，外治鼻衄，创伤出血。

【用法用量】1.5~6g。水煎服。外用适量，敷患处。

【主要成分】子实体含亮氨酸、酪氨酸、尿素、麦角甾醇、类脂质、马勃素等及磷酸钠 72.18%、铝 15.66%、镁 2.93%、硅酸 0.44%、硫酸盐 8.77%，其中，以磷酸钠含量最高。

【药理作用】①止血：马勃有机械性止血作用，对口腔出血有明显的止血作用，疗效不亚于淀粉海绵或明胶海绵，其缺点是不被组织吸收，故不宜作组织内留存止血或死腔填塞用。②抗菌：脱皮马勃煎剂对多种细菌有一定的抑制作用，对少数致病真菌也有抑制作用。③抗肿瘤：马勃多糖有一定的抑瘤作用。用脱皮马勃干燥子实体的脂溶性部分首次分得了 6 种化合物，发现化合物在测定浓度范围内呈现出良好的对肿瘤细胞的剂量依赖性抑制作用。马勃多糖有一定的抑瘤作用，并能有效延长艾氏腹水癌（EAC）荷瘤小鼠的生存期。马勃醇沉多糖在 250μg/mL 时对宫颈癌细胞具有最高抑制率，达到 52.6%；醇溶多糖在 250μg/mL 时对乳腺细胞的抑制率达到 80.4%。④促进成纤维细胞增殖。⑤抗炎、止咳。⑥镇痛。⑦杀虫。

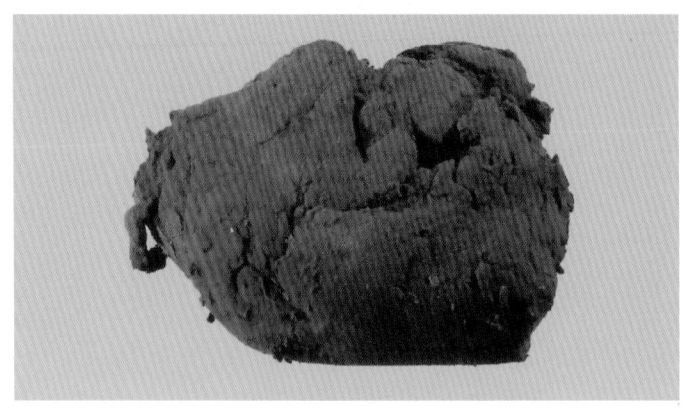

图 638　脱皮马勃（内蒙古产）

·大马勃·
Damabo
CALVATIA GIGANTEA
Calvatia Gigantea Puff-ball

【来　　源】为灰包科真菌大马勃 *Calvatia gigantea*（Batsch ex Pers.）Lloyd 的干燥子实体。

【产　　地】主产于辽宁、内蒙古、河北、山西、新疆、江苏、甘肃、贵州、青海等地。腐生于竹林、树林、田野的湿地上，在有牛粪的草地上生长较多。

【采收加工】同脱皮马勃。

【性状鉴别】呈类球形、长圆形或压成不规则的块状。外皮厚而硬，由残留的黄棕色膜状外包被和较硬而厚的灰黄色内包被组成。外表的硬皮易成块脱落。内有淡青褐色的絮状孢子体，手捻润滑，有尘样孢子粉飞出。气微，味微苦涩。

【显微鉴别】同脱皮马勃。

【规格等级】同脱皮马勃。

【炮　　制】同脱皮马勃。

【性味归经】同脱皮马勃。

【功能主治】同脱皮马勃。

【用法用量】同脱皮马勃。

【主要成分】子实体脂溶性部分含麦角甾-7,22- 二烯-3- 酮、麦角甾-7,22-二烯-3- 醇、β- 谷甾醇、棕榈酸、过氧化酶、辅酶 Q 及脂肪酸等，总氨基酸含量为 32.9mg/100mg。

【药理作用】同脱皮马勃。

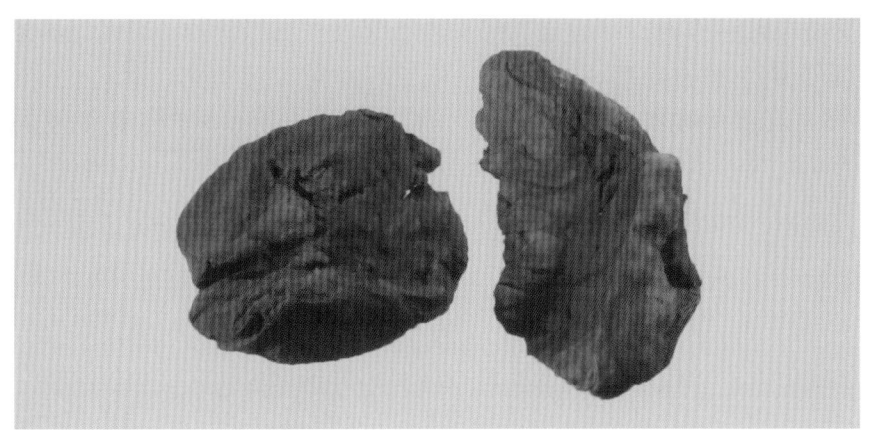

图 639　大马勃（内蒙古产）

·紫色马勃·
Zisemabo
CALVATIA LILACINA
Calvatia Lilacina Puff-ball

【来　　源】为灰包科真菌紫色马勃 *Calvatia lilacina*（Mont.et Berk.）Lloyd 的干燥子实体。

【产　　地】主产于河北、新疆、江苏、甘肃、青海、安徽、福建、湖北、海南、广西、四川等地。腐生于竹林、树林、田野的湿地上，在有牛粪的草地上生长较多。

【采收加工】同脱皮马勃。

【性状鉴别】呈扁圆形或陀螺形。外表有薄的纸质包被，下部具不孕基部，上部的包被常破裂而外翻，露出紫色的絮状孢子体，轻泡，有弹性，手捻有大量孢子体飞扬。

【显微鉴别】同脱皮马勃。

【规格等级】同脱皮马勃。

【炮　　制】同脱皮马勃。

【性味归经】同脱皮马勃。

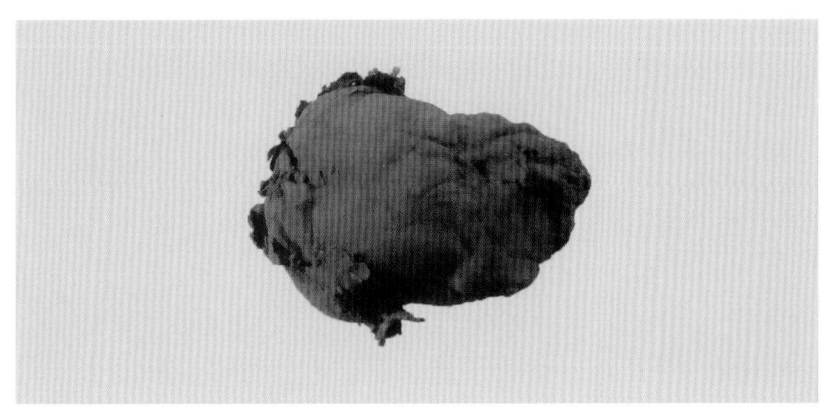

图 640　紫色马勃（新疆产）

【功能主治】 同脱皮马勃。

【用法用量】 同脱皮马勃。

【主要成分】 子实体含抗菌成分马勃酸，抗真菌及抗菌成分对位羧基苯基氧化偶氮氰化物、类固醇二聚体。此外，还含有氨基酸和磷酸盐。

【药理作用】 同脱皮马勃。

·马勃·
Mabo
LASIOSPHAERA NIPPONICA
Japanese Lasiosphaera Puff-ball

【来　　源】 为灰包科真菌马勃 *Lasiosphaera nipponica*（Kawam.）Y.Kobayasi 的干燥子实体。

【产　　地】 主产于广东、广西、湖南、湖北、河北、内蒙古、甘肃、辽宁等地。腐生于竹林、树林、田野的湿地上，在有牛粪的草地上生长较多。

【采收加工】 同脱皮马勃。

【性状鉴别】 呈扁球形、类圆球形或陀螺形（具一不孕基部）。表面有薄皮包衣，呈棕黄色带紫色。质轻松，似海绵，有弹性，弹之有尘物飞出，撕开外皮可见紫褐色或灰褐色似海绵状的丝状物，手捻之有细腻感。气微酸，有呛鼻感，味淡。

【规格等级】 统货。要求轻浮松软，碎末不超过 5%，硬结者不合规格。以个大，皮薄，饱满，松泡而有弹性者为好。

【炮　　制】 同脱皮马勃。

【性味归经】 同脱皮马勃。

【功能主治】 同脱皮马勃。

【用法用量】 同脱皮马勃。

【主要成分】 子实体含亮氨酸、酪氨酸、尿素、麦角甾醇、类脂质、马勃素等及磷酸钠（72.18%）、铝（15.66%）、镁（2.93%）、硅酸（0.44%）、硫酸盐（8.77%），其中，以磷酸钠含量最高。

【药理作用】 同脱皮马勃。

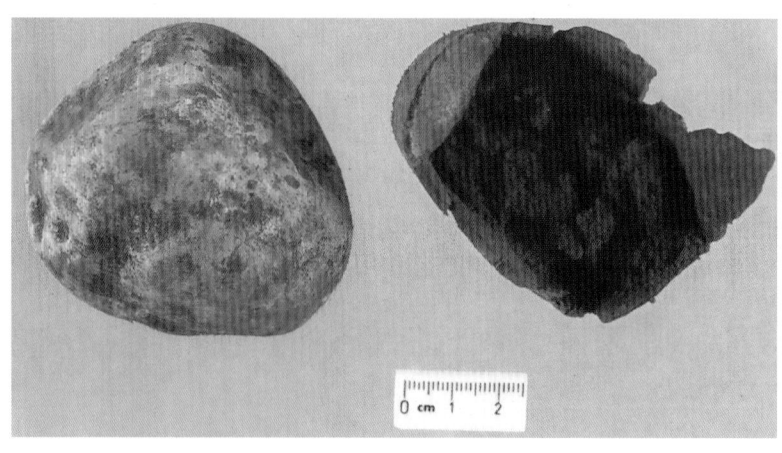

图 641　马勃（广西产）

· 五倍子《本草拾遗》·
Wubeizi
GALLA CHINENSIS
Chinese Gall

【来　　源】　为倍蚜科昆虫倍蛋蚜 *Melaphis peitan* Tsai et Tang 雌虫寄生在漆树科植物红麸杨 *Rhus punjabensis* Stew.var. *sinica*（Diels）Rehd. et Wils. 及青麸杨 *Rhus potaninii* Maxim. 树叶片或叶柄上形成的囊状虫瘿，所形成的五倍子称"肚倍"；或为倍蚜科昆虫角倍蚜 *Melaphis chinensis*（Bell）Baker 雌虫寄生在漆树科植物盐肤木 *Rhus chinensis* Mill. 树叶叶片或叶柄上形成的囊状虫瘿，所形成的五倍子称"角倍"。

【产　　地】　肚倍：主产于湖北、陕西、江西、山西、湖南、福建、台湾、广东、海南等省。角倍：主产于贵州、云南、四川、湖北、湖南、广西等省、自治区。

【采收加工】　5~6月采摘肚倍，9~10月采摘角倍。以五倍子已长成而里面的蚜虫尚未穿过瘿壁时为最佳时期，此时的五倍子形似饱满的橄榄，外表呈棕色，带有少量灰白色的丝状毛茸，内藏刚有翅的灰色蚜虫。过期蚜虫穿壳而出，则影响质量。

虫瘿采摘下后，可用以下方法当天进行加工：①将虫瘿微火直接焙干；②将虫瘿隔水蒸 5~10 分钟取出晒干；③将虫瘿投进沸腾的水中边烫边搅动 2~3 分钟杀死内部蚜虫，至虫瘿表面由黄褐色变为灰褐色时捞出，晒干或微火焙干。第三种方法会使五倍子所含鞣质损失一些，但跟前两种方法相比，用这种方法加工出来的五倍子个体显得饱满，色泽半透明，商品规格好，故多采用此法加工。

【性状鉴别】

（1）肚倍：呈长圆形或纺锤形囊状，长 2.5~9.0cm，直径 1.5~4.0cm。表面灰褐色或灰棕色，光滑或微有灰黄色软滑柔毛。质硬而脆，易破碎，断面角质样，有光泽。壁厚 0.2~0.3cm，内壁平滑，黄棕色，有黑褐色死蚜虫及灰白色粉状排泄物。气特异，味涩。

（2）角倍：呈不规则的菱角形囊状，有若干瘤状突起或角状分枝。表面黄棕色或灰棕色，密被灰白色绒毛。壁较薄，厚 0.1~0.2cm。

【显微鉴别】　取本品粉末 0.5g，加甲醇 5mL，超声处理 15 分钟，滤过，滤液作为供试品溶液。另取五倍子对照药材 0.5g，同法制成对照药材溶液。再取没食子酸对照品，加甲醇制成每 1mL 含 1mg 的溶液，作为对照品溶液。照薄层色谱法试验，吸取上述三种溶液各 2μL，分别点于同一硅胶 G 薄层板上，以三氯甲烷-甲酸乙酯-甲酸（5∶5∶1）为展开剂，展开，取出，晾干，置紫外光灯（254nm）下检视。供试品色谱中，在与对照药材和对照品色谱相应的位置上，分别显相同颜色的斑点。

【规格等级】　统货。均以个大、完整、壁厚、色灰褐者为佳。习惯认为以肚倍为佳。

【炮　　制】　取原药整理洁净，用时敲开，剔去里面杂质。

【性味归经】　酸、涩，寒。归肺、大肠、肾经。

【功能主治】　敛肺降火，涩肠止泻，敛汗，止血，收湿敛疮，固精。用于肺虚久咳，肺热痰嗽，久泻久痢，自汗盗汗，消渴，便血痔血，遗精滑精，遗尿等。外用治皮炎，疮癣，溃疮，背痈，烧伤烫伤，外伤出血，皮肤湿烂等。

【用法用量】　3~6g，水煎服。外用适量，研末涂敷患处，或煎汤外洗。

【主要成分】　含大量结构较为复杂的五倍子鞣质、树脂、脂肪及淀粉等成分。

【药理作用】①收敛：五倍子鞣质能与蛋白质结合生成不溶于水的大分子沉淀物，皮肤黏膜、溃疡接触鞣质后，其组织蛋白即被凝固，形成一层被膜而呈收敛作用；②抗菌：五倍子煎剂对多种细菌及某些真菌均有不同程度的抑制作用；③抗生育：五倍子甘油溶液有杀灭精子作用；④抗溃疡：以五倍子为主的复方五倍子液能显著减少胃黏膜出血量，缩短出血时间，并可使胃酸分泌量显著降低，有一定的抗溃疡作用；⑤护肝；⑥解毒；⑦降血糖；⑧抗肿瘤：研究表明，五倍子对小鼠胃癌、鼻咽癌等有一定的抑制作用，五倍子鞣质对亚硝酸胺致癌过程可能有抑制作用。

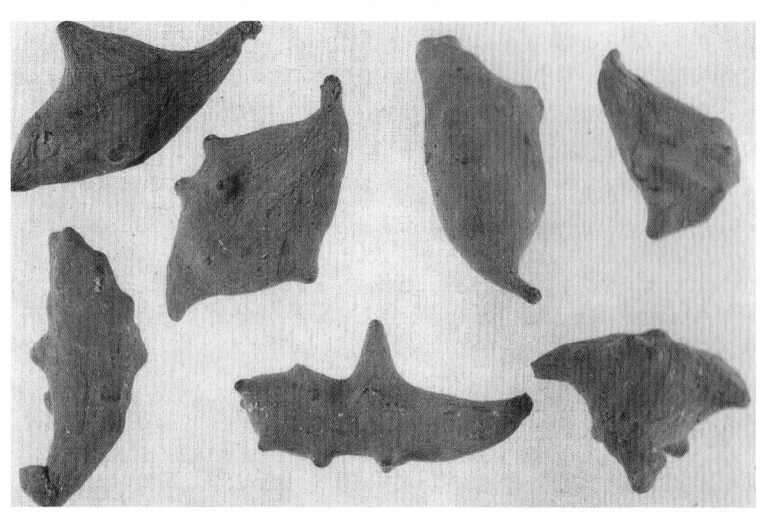

a

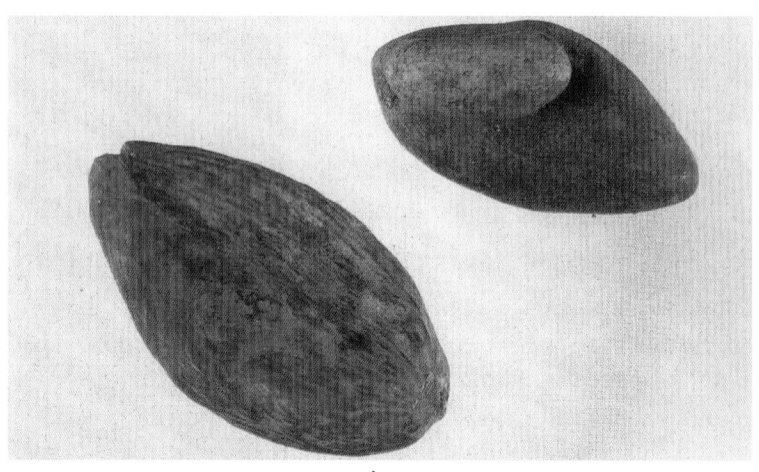

b

图 642　五倍子（四川产）

a. 角倍　b. 肚倍

·天竺黄《开宝本草》·
附：人工合成天竺黄
Tianzhuhuang
BAMBUSAE CONCRETIO SILICEA
Tabasheer

商品经营分为广竺黄、合成竺黄、洋竺黄三类。

【来　　源】天然天竺黄：为禾本科植物青皮竹 *Bambusa textilis* McClure 或华思劳竹 *Schizostachyum chinense* Rendle 等数种竹茎内的分泌汁凝结成的块状物。合成天竺黄：以硅酸盐凝胶为基础制备而成，又称"人工天竺黄"。

【产　　地】现主产于印度尼西亚、马来西亚、泰国，越南、印度等国。我国产于广东广宁、四会、怀集，广西桂平，江西，云南麻栗坡、西双版纳、屏边等地。

合成天竺黄主产于上海、浙江、安徽、福建、广东等地。

【采收加工】天然天竺黄于秋、冬季采收。选病老竹株或因火烧雷电致死伤的竹株，将其劈开，取出竹竿内块状物，晾干。或在竹器加工时发现并收集竹内块状物，取出晾干。

【性状鉴别】

（1）广竺黄：多为不规则的多角形颗粒状或粉末，其中比较大的，有的呈扇形，直径2~3cm，有的呈圆柱形，长径 2~3cm，短径约 1.5cm。表面乳白色、灰白色、灰蓝色或灰黄色。质较轻松，易碎裂。乳白色或灰白色者断面较平滑显光泽，灰蓝色者稍粗糙无光泽。刚投入水时冒气泡，吸水性强，不溶于水，吸饱水后易自然崩解，结晶颗粒色泽加深呈天蓝色。间有结晶状颗粒或灰质与结晶颗粒连合体。气微，味淡，微有清凉感，舌舐之黏舌。

以块片状，少碎屑，色乳白，光亮干燥者为佳。

（2）合成竺黄：呈不规则多面体结晶状颗粒，大小不一，直径 0.8~2.0cm，少数呈方块状，边长约 2cm。表面不平坦，呈类白色至棕黄色。体轻质硬而脆，易破碎成小粒不成粉状。破碎面类白色，有光泽。刚投入水中时冒气泡。久浸仍为硬性，不变软，形状和体积都不改变，具脆性凝胶特征。气无，味淡，嚼之有砂砾感。

（3）洋竺黄：天然竺黄、合成竺黄皆有。天然竹黄与广竹黄类似，但结晶状颗粒较多，粒较粗，粉末较少，质较结实。合成竹黄与国产竺黄类同。

【显微鉴别】

（1）取青皮竹分泌物适量，烧灼灰化后，残渣中加盐酸与硝酸的等溶混合液，滤过，滤液加钼酸铵试液，振摇，再加硫酸亚铁试液，即显蓝色。

（2）取滤纸 1 片，加亚铁氰化钾试液 1 滴，待干后，再加本品盐酸溶液 1 滴、水 10 滴与 0.1％茜红的乙醇溶液 1 滴，置氨蒸气中熏后，滤纸上可见紫色斑中有红色的环。

（3）合成天竺黄鉴别：取合成天竺黄水浸液，加几滴酚酞试液显红色，天然天竺黄则不显红色。

【规格等级】统货。以干燥，块粒大，色灰白，体轻，吸湿性强者为佳。

【炮　　制】除去杂质，整理洁净入药。

【性味归经】甘，寒。归心、肝、肺经。

【功能主治】清热豁痰，凉血退热，清心，定惊痫。用于热病神昏谵语，心悸，中风不语，忧郁多虑，消渴，小儿急惊风、抽搐、夜啼，口腔溃疡，牙龈发炎等。

【用法用量】3~6g。水煎服。研粉冲服0.6~1g。

【主要成分】天竺黄含氢氧化钾、二氧化硅、三氧化二铁、三氧化二铝、胆碱、甜菜碱、氰苷、乳化酶、核酸酶、糖化酶等。

【药理作用】①镇痛；②对心血管的作用：在离体蛙心灌流中，天竺黄水提液使心缩幅度明显减小，心率显著减慢，在离体兔耳灌流中，水提液有扩张血管作用，使血流量显著增加，并能对抗去甲肾上腺素引起的血流量下降；③抗凝作用；④抗炎：天竺黄能显著减轻蛋清所致大鼠的足跖肿胀程度；⑤抗菌：天竺黄对革兰阳性菌有很好的抑制作用；⑥光敏反应：天竺黄可引起光敏性皮炎。

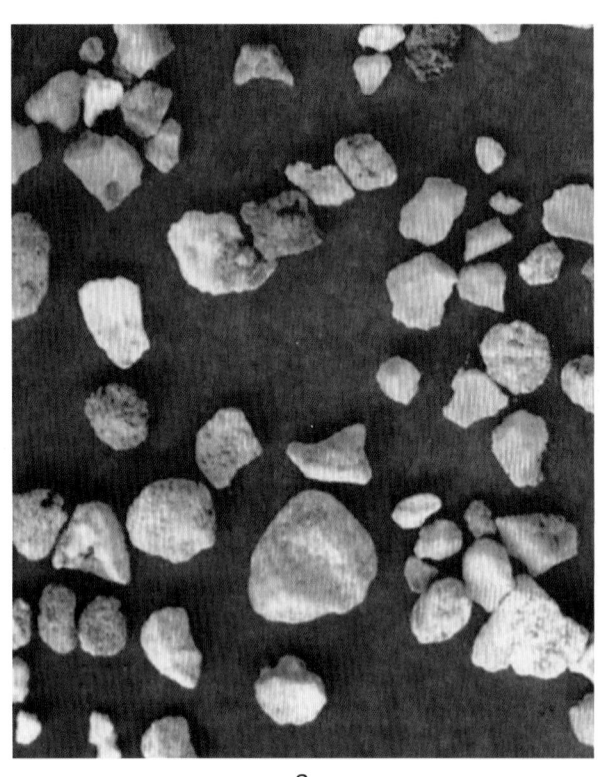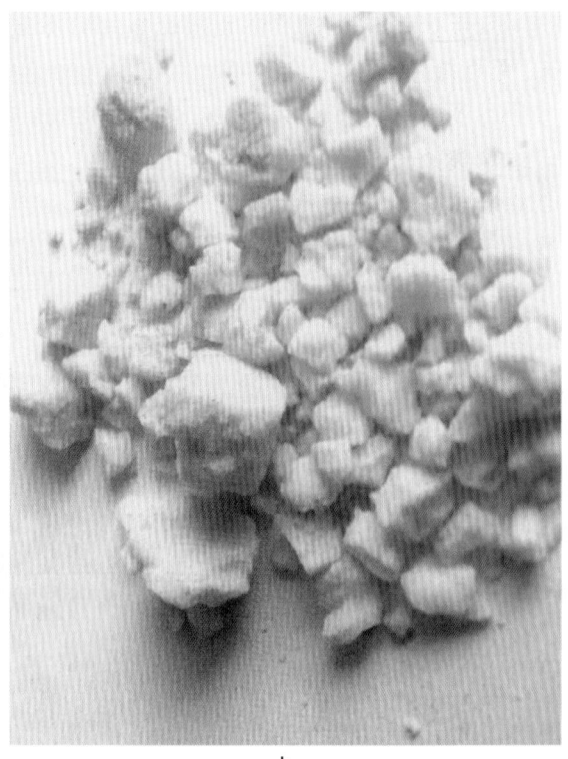

a   b

图643　天竺黄
a.天然天竺黄（广西产）　b.合成天竺黄（上海产）

·冬虫夏草《本草从新》·
Dongchongxiacao
CORDYCEPS
Chinese Caterpillar Fungus

【来　　源】为麦角菌科真菌冬虫夏草菌 *Cordyceps sinesis*（Berk.）Sacc. 寄生在蝙蝠蛾科昆虫绿蝙蝠蛾的幼虫体内萌发于其头部的子座（子实体）及其寄主幼虫（主要为菌丝体）的干燥复合体。

【产　　地】主产于西藏，青海玉树、果洛、海北、黄南、海南州，四川甘孜、阿坝，云南中甸、德钦、丽江，贵州及甘肃等地。习惯认为西藏及青海玉树、果洛产者质佳。

【采收加工】5~6月中旬高山冰雪消融，子座刚露出地面，孢子未发散时挖取，晒至半干，除去外层黑色皮膜及泥土杂质，晒干或低温烘干。

【性状鉴别】虫体似蚕，长3~5cm，直径0.3~0.5cm。表面土黄色至黄棕色，有环纹20~30条，头部红棕色。近头部的环纹较细不很明显，背部有多数皱纹，粗糙，环纹明显。腹部有足8对，近头部3对，中部4对较明显，尾部1对。虫体稍轻质脆，质略松而硬脆，易折断，断面略平坦，白色，有的可见暗棕色的"V"形纹，微有弹性。子座自虫体头部正顶端长出，呈长条棒状，略扁，长2.5~5.0cm，直径约0.3cm，表面深棕色至棕褐色，有细纵皱纹，上部稍膨大，质柔韧，不易折断，断面多中空，类白色，气香，味甘，有草菇样气味。

以虫体丰满肥大，条长色黄亮，断面充实色白，子座短粗、完整者为佳。

【显微鉴别】

（1）粉末特征：菌丝众多，白色，细长，体内及体表菌丝分枝或不分枝，密集交叉成团或断裂成节，虫体组织碎片呈不规则多角形，淡黄色或黄棕色，有时隐约可见许多黑褐色的表皮斑纹，上面可见许多附着的菌丝，孢子囊壳为碎片整体及断头子囊壳，黄色，半透明；子囊细长。

（2）荧光检查：①取本品酸性乙醇提取液（1∶7）1mL，在紫外光灯下观察，呈淡黄色荧光；②取本品水浸液（1∶10）1mL，在紫外光灯下观察，呈黄蓝色荧光。

（3）化学定性：①取本品酸性乙醇提取液（1∶7）1mL，加入1%三氯化铁乙醇溶液1~2滴，溶液呈黄色；②取本品甲醇提取液（1∶7）1mL，加入浓盐酸4~5滴及少量锌粉，在沸水中加热3分钟，溶液不呈红色（伪品呈红色）。

【规格等级】分"藏草"和"川草"两规格。

1. 藏草　条大体肥，多来自西藏、青海玉树及果洛州。

2. 川草　条略小，多来自四川及青海黄南、海北、海南州，云南，贵州及甘肃等地。

冬虫夏草以虫体完整，肥壮，色黄，子座短者为佳。习惯认为"藏草"质优，有"虫草王"之美誉。

【炮　　制】取原药材，整理洁净后入药。

【性味归经】甘，平。归肺、肾经。

【功能主治】补肺益肾，止血化痰。用于虚劳咳嗽，慢性咳嗽，盗汗自汗，久咳虚喘，阳痿遗精，腰膝酸痛，病后虚弱等。

【用法用量】5~10g，水炖服。

【主要成分】主要含D-甘露醇（含量高达7%~9%）、蛋白质、虫草酸，游离氨基酸如谷氨酸、苯丙氨酸、脯氨酸、组氨酸、缬氨酸、羟基缬氨酸、精氨酸及丙氨酸等，还含有丰富的微量元素，以磷为最高，其次为Na、K、Ca、Mg、Mn、Fe、Cu、Sn等。

【药理作用】①对心血管系统的作用：本品可使心率减慢，心输出量和冠脉流量增加，虫草醇提取物还对急性病毒性心肌炎有明显保护作用，其保护作用机理与诱导心肌NOS表达、增加NO产生等有关；②免疫增强：本品能显著增强单核巨噬细胞系统的吞噬功能，使巨噬细胞体积及胞核增大，胞浆丰富，血清中溶菌酶含量增加；③对内分泌的影响：本品可使幼年雄性大鼠精囊重量增加，显示有雄激素样作用；④抗炎：与其能促进肾上腺皮质激素的合成和分泌有关；⑤抗菌：虫草酸对多种细菌均有抑制作用；⑥抗肿瘤：本品对多种肿瘤均有抑制作用，虫草水、醇提取物均可抑制小鼠 S_{180} 肉瘤、小鼠 Lewis 肺癌、小鼠 MA_{737} 乳腺癌等肿瘤的生长，菌丝对小鼠 S_{180}、P_{388} 均有显著抑制作用，虫草及虫草菌水提取物不仅可抑制小鼠 S_{180} 肿瘤生长，而且还能增强环磷酰胺的抗癌作用；⑦扩张支气管、祛痰平喘；⑧镇静和抗惊厥；⑨促进造血；⑩护肝；⑪抗疲劳。

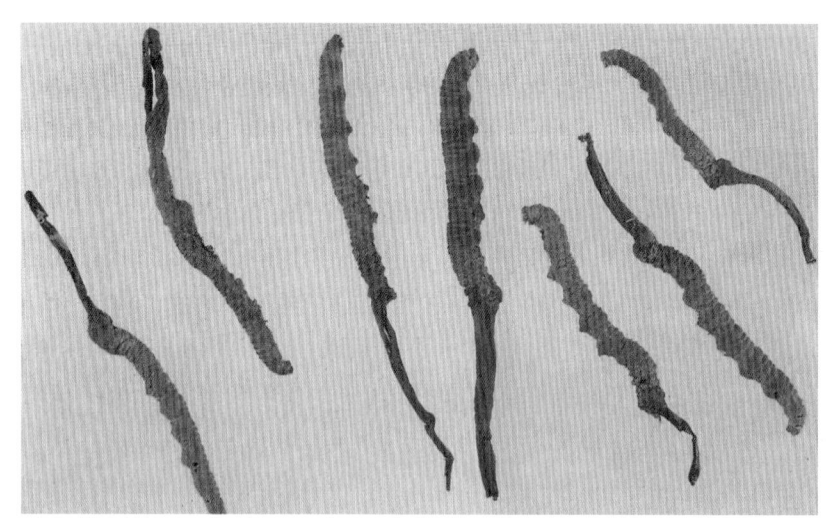

图 644　冬虫夏草（青海产）

· 虫白蜡《本草汇编》·
Chongbaila
CERA CHINENSIS
White Wax

【来　　源】为介壳虫科昆虫白蜡虫的雄虫群栖于木犀科植物白蜡树 *Fraxinus chinensis* Roxb. 或女贞子 *Ligustrum lucidum* Ait. 等植物枝干上所分泌的白色蜡质，经精制而成。

【产　　地】主产于四川峨眉山及湖南、贵州、云南等地。

【采收加工】8~9月采收。用刀轻轻将包有蜡质的树枝切下，名曰"蜡花"，将其放入沸水中煮，使蜡质溶化浮于水面，冷却后凝结成块，取出，再加水加热溶化，过滤除去杂质，冷却后凝固即成。

【性状鉴别】成品呈圆形、厚块或不规则的块状，大小不一。白色，或微带黄色，不透明或微透明，表面平滑，有光泽，触之有滑腻感。体轻，能浮于水面，质硬而稍脆，用手搓捏则粉碎。有微弱的特异臭气，味淡。

以色白，质硬，致密而无气泡、败油气味者为佳。

【规格等级】商品分为马牙蜡、米心蜡两种：

1. 马牙蜡　断面呈针状结晶，习称"麻纹"。

2. 米心蜡　断面呈颗粒状，用手搓捻粉碎。

【炮　　制】取原药整理洁净入药。

【性味归经】甘、淡，温。归肝经。

【功能主治】　止血，生肌，定痛。用于金疮出血，尿血，便血，疮疡久溃不愈。

【用法用量】　内服：多入丸、散，3~6g。外用：适量，溶化调制药膏。或作为制药片剂丸剂时的表面抛光剂。

【主要成分】　主要含大分子酯类，其中醇类为二十六醇、二十七醇、二十八醇、三十醇；其酸类为二十六酸、二十七酸、二十八酸、三十酸及少量的棕榈酸、硬脂酸。

【药理作用】　①其性质稳定，常用作制药厂生产中西药片剂、丸剂的抛光剂，作为赋形剂和制作丸剂、片剂时的润滑剂；②抵抗烟草中的致病真菌：虫白蜡中含有一种独特的防卫素，能够有效抵抗烟草中的致病真菌；③治疗家畜肠便秘：虫白蜡进入消化道后，在体温的作用下融化而润滑肠道，具有保护肠黏膜、促进结粪排出的作用，虫白蜡不易被肠道吸收，无毒，对家畜没有副作用；④抗突变：虫白蜡能够对抗环磷酰胺产生的致突变作用；⑤抗肿瘤：虫白蜡多糖能增加免疫低下小鼠的非特性免疫能力，具有体内抑制肿瘤作用，但对肿瘤细胞无细胞毒作用。

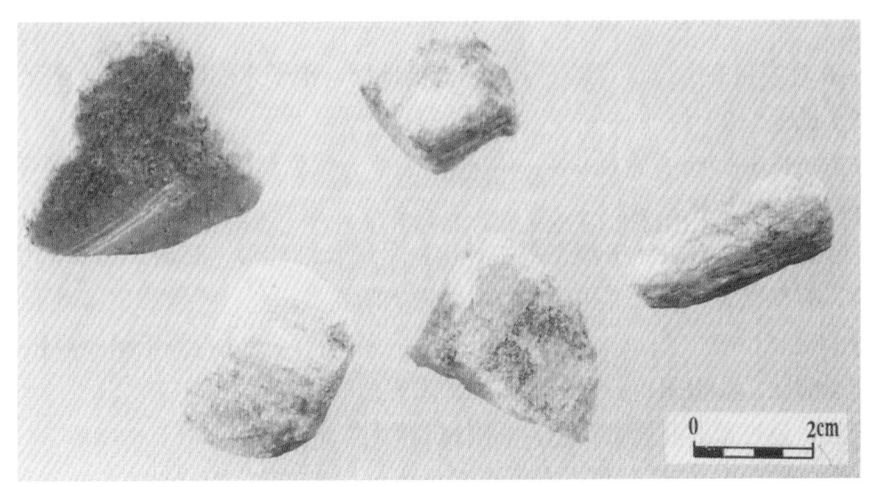

图 645　虫白蜡（贵州产）

· 灵芝《神农本草经》·
Lingzhi
GANODERMA
Glossy Ganoderma

【来　　源】　为多孔菌科真菌紫芝 *Ganoderma sinense* Zhao，Xu et Zhang 或赤芝 *Ganoderma lucidum*（leyss. ex　Fr.）Rarst. 的干燥子实体。

【产　　地】　野生主产于贵州、云南、四川以及长江以南各省树林中的栎树及其他阔叶树的干枯木桩上。现全国均有人工栽培。

【采收加工】　夏、秋季采集，人工栽培者在子实体成熟时采收，采收后及时阴干或低温烘干。

【性状鉴别】

（1）紫芝：菌盖半圆形或肾形，罕近圆形，大小差异较大，直径 6~18cm，厚 1~2cm，菌盖上表面及菌柄紫棕色至紫黑色，有油漆样光泽，菌盖上表面并有环状棱纹和放射状皱纹，菌盖下表面黄白色至黄棕色，密布针状小孔。菌柄侧生，近圆柱形，长17~23cm。体轻质坚硬，不易折断，切面疏松锈褐色。气特异，味微苦涩。

（2）赤芝：菌盖上表面黄褐色至红褐色，断面白色至淡棕色。其他与紫芝相似。

（3）人工栽培灵芝：菌盖较肥厚，直径12~22cm，厚1.5~4.0cm，上面被有粉尘样黄褐色孢子粉。菌柄较粗壮。

灵芝以菌盖大，肉厚，完整，表面有油漆样光泽者为佳。

【显微鉴别】

（1）本品粉末浅棕色、棕褐色至紫褐色。菌丝散在或黏结成团，无色或淡棕色，细长，稍弯曲，有分枝，直径2.5~6.5μm。孢子褐色，卵形，顶端平截，外壁无色，内壁有疣状突起，长8~12μm，宽5~8μm。

（2）取本品粉末2g，加乙醇30mL加热回流30分钟，滤过，滤液蒸干，残渣加甲醇2mL使溶解，作为供试品溶液。另取灵芝对照药材2g，同法制成对照药材溶液。照薄层色谱法试验，吸取上述两种溶液各4μL，分别点于同一硅胶G薄层板上，以石油醚（60~90℃)-甲酸（15：5：1）的上层溶液为展开剂，展开，取出，晾干，置紫外光灯（365nm）下检视。供试品色谱中，在与对照药材色谱相应的位置上，显相同颜色的荧光斑点。

【规格等级】统货，无虫蛀、霉变。

【炮　　制】取原药拣除杂质，洗净，润透，切片，晒干。

【性味归经】甘，平。归心、肺、肝、肾经。

【功能主治】补气安神，止咳平喘。用于眩晕，不眠，心悸气短，虚劳咳喘；神经衰弱，高血压，冠心病，高脂血症，肝炎，慢性支气管炎，肾盂肾炎，硅肺，风湿性关节炎，老年虚损等。

【用法用量】6~12g，水煎服；研末冲服，1.5~3g。

【主要成分】灵芝多糖是灵芝的主要有效成分之一，化学上多为$\beta(1 \rightarrow 3)$或$\beta(1 \rightarrow 4)$主链和$\beta(1 \rightarrow 6)$侧链的葡聚糖、半乳聚糖、甘露聚糖或杂多糖。

【药理作用】①对中枢神经系统的作用：促进脊髓前角受损伤的运动神经元存活，对实验性糖尿病大段脑组织功能具有保护作用，能使神经元兴奋性减弱，抑制癫痫的发作。②对循环系统的作用：有强心作用，加强心脏收缩，增加心输出量。③祛痰、镇咳、平喘。④保肝与解毒：灵芝能减轻四氯化碳所致中毒性肝炎的病理损害。紫芝和赤芝的酒精提取物对于CCL_4引起的SGPT升高及肝脏甘油三酯的蓄积均有明显降低作用。⑤抗肿瘤：灵芝能抑制肿瘤细胞生长周期、诱导肿瘤细胞凋亡分化、抑制肿瘤细胞的侵袭和转移、抑制肿瘤血管新生以及增强机体抗肿瘤免疫力。灵芝孢子粉5g/kg和1g/kg灌胃14天后，可明显抑制昆明种小鼠移植性S_{180}肉瘤的生长，抑制率分别为54.80%和46.5%（$P<0.05$），而低剂量（0.2g/kg）则无抑制作用。腹腔注射灵芝孢子粉30天，可明显抑制BALB/c小鼠HAC肝癌的生长，抑瘤率为40.1%。体外实验表明，灵芝孢子粉的醇提物（1g/L）对一些体外培养的肿瘤细胞系（如人宫颈癌HeLa细胞、人肝癌细胞HepG-2、人白血病细胞HL_{60}等）有直接的细胞毒作用。⑥抗辐射：灵芝对放射性损伤有一定防护作用。⑦增强免疫功能。⑧降血糖、降血脂。⑨抗艾滋病毒。⑩提高机体抗缺氧能力。⑪清除氧自由基。⑫抑菌。⑬抗衰老。

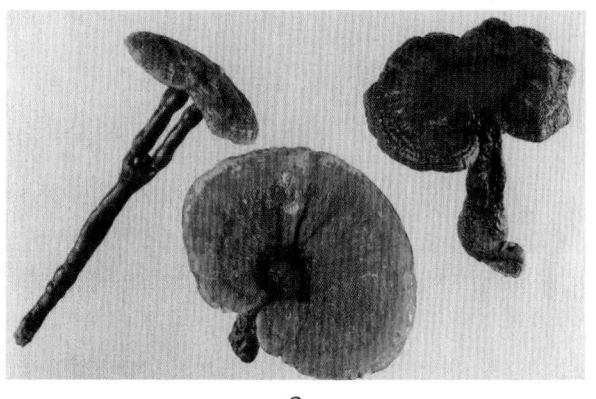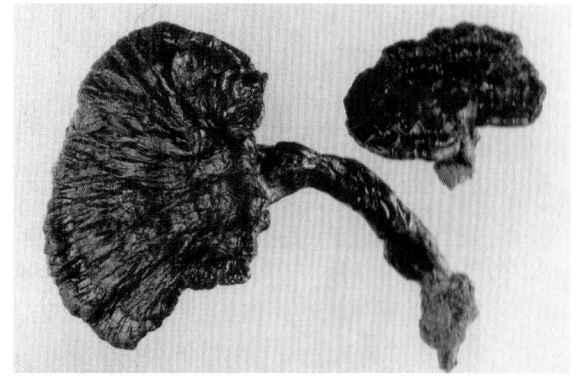

图 646　灵芝（云南产）

a. 赤芝　b. 紫芝

· 昆布《吴普本草》·
Kunbu

商品因来源不同，主要分为海带和昆布。

· 海带 ·
Haidai
LAMINARIAE THALLUS
Kelp

【来　　源】　为海带科植物海带 *Laminaria japonica* Aresch. 的干燥叶状体。

【产　　地】　主产于福建、浙江、山东、辽宁等地的沿海地区。

【采收加工】　夏、秋季采捞，用淡水冲洗干净，晒干。

【性状鉴别】　卷曲折叠成团状，或缠绕成把。全体呈绿褐色或黑褐色，表面附有白霜，用水浸泡则膨胀成扁平长带状，长 50~150cm，宽 10~40cm，中部较厚，边缘较薄而成波纹状，类革质，残存柄部扁圆柱形。气腥，味咸。

以带状，厚长，绿褐色，表面附有白霜者质佳。

【显微鉴别】

（1）本品体厚，以水浸泡即膨胀，表面黏滑，附着透明黏液质。手捻不分层者为海带，分层者为昆布。

（2）取本品约 10g，剪碎，加水 200mL，浸泡数小时，滤过，滤液浓缩至约 100mL。取浓缩液 2~3mL，加硝酸 1 滴与硝酸银试液数滴，即生成黄色乳状沉淀，在氨试液中微溶解，在硝酸中不溶解。

【规格等级】　统货。以片大，体厚，色青绿者为佳。

【炮　　制】　取药材，除去杂质，用清水浸漂 1~2 次，至味淡，晾至半干，切段，晒干或烘干。

【性味归经】　咸，寒。归肝、胃、肾经。

【功能主治】 软坚散结、消痰，利水。用于瘿瘤，瘰疬，睾丸肿痛，痰饮水肿。

【用法用量】 6~12g，水煎服。

【主要成分】 海带含海带多糖、褐藻酸氨、甘露醇、维生素、氨基酸、多种常量元素及碘和铁、钙等多种微量元素。

【药理作用】 ①对甲状腺的作用：海带和昆布都含有丰富的碘，可以维持甲状腺功能，预防缺碘性甲状腺肿大。同时可以暂时抑制甲亢患者的基础代谢率，使其减轻症状。但过度食用也会引起单纯性甲状腺肿或碘源性甲状腺功能亢进。②降血脂、降胆固醇：海带和昆布所含的褐藻酸能提高血管的弹性，清理血管中的血脂和胆固醇，预防血管硬化。③免疫调节：海带多糖能从多条途径对免疫系统发挥调节作用。④抗病毒：海带多糖对多种病毒具有抑制作用（如HIV、脊髓灰质炎病毒等）。⑤降血糖：褐藻糖胶可能对胰岛细胞损伤有保护作用。⑥排毒：与金属离子和游离脂质结合：在肠道内褐藻糖胶可作为金属离子和游离脂质的结合剂和阻吸剂，排出体外。⑦对神经细胞生存的影响：海带中提取的褐藻多糖对海马神经细胞和皮质神经细胞均有明显的营养作用，可提高神经细胞的存活率，并且呈一定的量效关系。⑧消除自由基和抗氧化作用。⑨放射防护。⑩抗疲劳。⑪抗凝血。⑫抗菌。

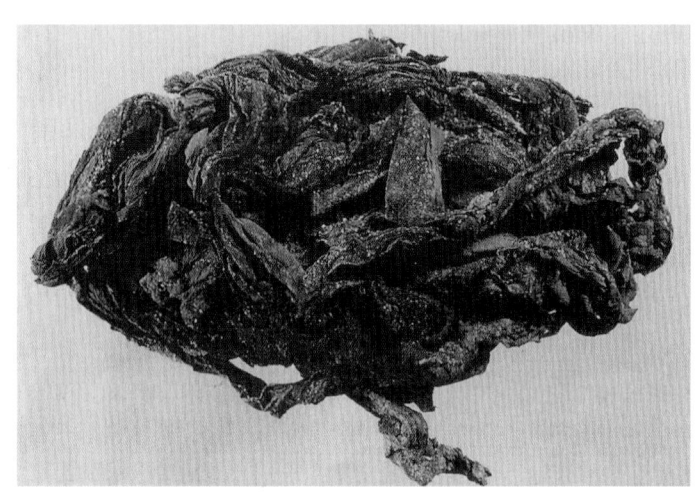

图647　海带（福建产）

·昆布·
Kunbu
ECKLONIAE THALLUS
Tangle

【来　　源】 为翅藻科植物昆布 *Ecklonia kurome* Okam. 的干燥叶状体。

【产　　地】 主产于福建、广东、海南、浙江等沿海地区。

【采收加工】 夏、秋季采捞，用淡水冲洗干净，晒干。

【性状鉴别】 卷曲皱缩成不规则团块。全体呈黑色或黑棕色，较薄。用水浸软，则膨胀成扁平叶状，完整者长宽 30~50cm，厚约 1.6mm，两侧呈羽状深裂，裂片呈长舌状，表面有细纵皱纹，边缘有小齿或全缘。叶柄圆柱形，革质柔滑。气腥，味咸。

以完整，片大，黑棕色者为佳。

【规格等级】统货。以整齐，体厚，无杂质者为佳。

【炮　　制】取原药拣除杂质。用水漂净，捞起，晒干（绿昆布比青昆布质薄，应抢水漂洗）。

【性味归经】咸，寒。归肝、胃、肾经。

【功能主治】软坚散结，消痰，利水。用于瘿瘤、瘰疬，睾丸肿痛、痰凝水肿。

【用法用量】6~12g。水煎服。

【主要成分】昆布的成分与海带相似，但其多糖含量高于海带，亦含褐藻酸类化合物及碘、钙、铁、蛋白质、脂肪等。

【药理作用】① 对甲状腺的作用：昆布内含有丰富的碘，可治疗缺碘性甲状腺肿大。同时可以暂时抑制甲亢患者的基础代谢率，使其减轻症状。但过度食用也会引起单纯性甲状腺肿或碘源性甲状腺功能亢进。② 对循环系统的作用：a. 降血压：降血压成分可能主要是昆布氨酸和牛磺酸；b. 调血脂：昆布中提取的褐藻酸、藻酸及硫酸多糖，能增加肠蠕动，将食糜中的脂肪带出体外，能降血脂、降胆固醇。③ 抗肿瘤：昆布含相当量的食物纤维，对肠内产生或停滞的种种有害物质有排除作用，能减少便秘，预防结肠癌。昆布对于体外培养的鼻咽癌 KB 细胞有明显的细胞毒作用。现代研究表明，昆布多糖是一种 β-1,3 葡聚糖的聚合物，可以通过激活巨噬细胞产生细胞毒性作用，抑制癌细胞增殖；另外也可以通过抑制肿瘤血管生成而抑制肿瘤生长，也可以直接抑制肿瘤细胞生长。昆布多糖可使 BxPC-3 细胞增殖抑制，Bcl-2 蛋白质表达下降，Bax 蛋白表达增加。④ 抗凝血：昆布中含有的岩藻聚糖和岩藻多糖都具有抗凝血作用。⑤ 刺激骨巨噬细胞造血因子的表达。⑥ 抗病毒、抗菌。⑦ 增强免疫功能。⑧ 降血糖。⑨ 抗辐射。

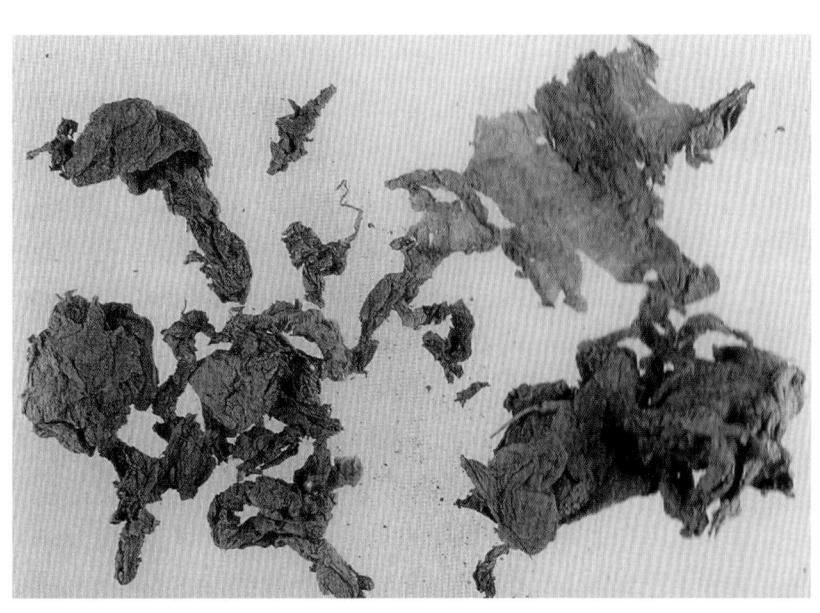

图 648　昆布（福建产）

·茯苓《神农本草经》·
Fuling
PORIA
Indian Bread

【来　　源】为多孔菌科真菌茯苓 *Poria cocos*（Schw.）Wolf 的干燥菌核。

【产　　地】寄生于松科植物松树根上。现多为人工栽培。主产于湖北罗田、英山、麻城，云南丽江、江边，四川，贵州，广东，广西，安徽金寨、霍山、岳西、太湖，河南商城、新县、固始等地。

【采收加工】野生者常在7月至次年3月采挖。广东、广西栽培者一般是春季种9月采挖，秋季种翌年2~3月采挖；其他省、自治区多为春栽秋挖，每年收一次。采挖出后，去净泥土，即为"鲜茯苓"。

挖出后，去净泥土，堆放在不通风处，发汗3~5天，每天翻动一次，释出水分后取出，摊开晾至表面干燥后再堆放发汗，然后如此反复多次，至外皮呈褐色、现皱纹且内部水分大部分散失，阴干，抹去表面白霜，即为"茯苓个"。

加工"平片"：选择有阳光的晴天，将鲜茯苓削去外皮，切成1.5mm的平片，置阳光下晒至半干，移入屋内晾一夜，将平片压平，再将四边修整一次（修下的称为片丝，另放），晾至足干后装进木桶，一层一层叠装，每层加垫纸一层，每桶装24层。

加工"茯苓块"：将鲜茯苓堆置发汗或趁鲜削去外皮，按规格要求切成厚3~4mm，长宽3~4cm的方块，晾干。靠近表皮淡褐色或淡棕色的方块为"赤茯块"，靠近中心的白色方块为"白茯块"，中间夹着松树根的称为"茯神"，其中的松树根称为"茯神木"。

加工"骰方"：将鲜茯苓削去外皮，切成长宽厚均为1cm左右的立方块，晾干。

"茯苓皮"：加工茯苓片、茯苓块时削下的外皮。

【性状鉴别】

（1）茯苓个：呈类球形、椭圆形、扁圆形或不规则的团块，大小不一。外皮薄而粗糙，棕褐色至黑褐色，有明显的皱缩纹理，体重质坚实，不易破碎，断面颗粒状，有的具裂隙，外层淡棕色，内部白色，少数红棕色，有的中间抱有松根。气微，味淡，嚼之黏牙。

以体重质坚实，外皮棕褐色，皮纹细，无裂隙，断面白色细腻，粘牙力强者为佳。

（2）茯苓皮：为茯苓外皮，全块片状，大小不一。外面棕褐色至黑褐色，内面白色或淡棕色。质较疏松，略具弹性。

（3）平片：呈薄片状，厚薄均匀，大小不一，厚约1.5mm，白色而细腻，平滑而有粉滑感，边缘间呈浅棕色或黄棕色。质稍脆，易折断破碎。

（4）茯苓块：呈扁平方块状，厚3~4mm，完整者长宽3~4cm，白色（称为白茯块），或淡褐色或淡棕色（称赤茯块）。

（5）茯神块：每块必须含有细松根一段，松根直径不超过1.5cm，不分赤白块。

（6）茯神木：系茯苓菌核中的松根，长条圆柱形，长短粗细不一，多弯曲不直，质轻松而不显树皮层，呈腐朽木样。黄棕色或褐色。外围必须有茯苓的附生痕。

【显微鉴别】

（1）本品粉末灰白色。不规则颗粒状团块及分枝状团块，无色，遇水合氯醛液渐溶化。

菌丝无色或淡棕色，细长，稍弯曲，有分枝，直径 3~8μm，少数至 16μm。

（2）取本品粉末 1g，加丙酮 10mL，加热回流 10 分钟，滤过，滤液蒸干，残渣加冰醋酸 1mL 使溶解，再加硫酸 1 滴，显淡红色，后变为淡褐色。

（3）取茯苓片或粉末少量，加碘化钾试液 1 滴，显深红色。

【规格等级】商品分为茯苓个、白茯苓、赤茯苓、茯神、骰方、茯苓皮等规格：

1. 茯苓个　分两个等级。

一等：干货。呈不规则圆球形或块状，表面黑褐色或棕褐色，体坚实，皮细，断面白色细腻。味淡，大小圆扁不分。无杂质、霉变、虫蛀。

二等：干货。呈不规则圆球形或块状，表面黑褐色或棕褐色，体轻泡，皮粗，质松。断面白色或黄赤色。味淡，间有皮沙，水锈，破块，破伤。无杂质、霉变、虫蛀。

茯苓个以体重，质坚实，外皮棕褐色，无裂隙，断面白色细腻者为佳。

2. 白茯苓　分为白茯片、白茯块、骰方、白茯碎四个规格。

①白茯片（平片）：分为两个等级。

一等：干货。扁平片状，白色或灰白色。质细，毛边（修边）。厚度每厘米 7 片，片面宽不得小于 3cm。无杂质、霉变、虫蛀。

二等：干货。扁平片状，白色或灰白色。质细，毛边（不修边）。厚度每厘米 5 片，片面宽不得小于 3cm。无杂质、霉变、虫蛀。

②白茯块：统货。扁平方块。白色或灰白色。厚度 0.4~0.6cm，长宽 4~5cm，边缘茯块，可不成方形，间有长宽 1.5cm 以上碎块。

③骰方：统货。立方体块。白色，坚实，长宽厚在 1cm 以内，均匀整齐。间有不规则的碎块，但不超过 10%。无粉末、杂质、霉变。

④白茯碎：统货。白色或灰白色，大小碎块或碎屑均属此等。无粉末、杂质、霉变。

3. 赤茯苓　分赤茯块、赤茯碎两个规格。色泽为赤黄色，其余同白苓块。

4. 茯神　分茯神木、茯神块两种规格。

①茯神木：统货，为夹在茯苓中间的松树根，多弯曲不直，似朽木状。色泽不分，质松体轻，长短不一，一般在 3cm 以下，直径不超过 2.5cm，每根周围附着有少量的茯苓。不显树皮层，无杂质、霉变。

②茯神块：统货。为扁平方块，色泽不分，每块含有松树根。厚 0.4~0.6cm，长宽 4~5cm，松树根直径不超过 1.5cm。边缘茯块，可不呈方形。间有 1.5cm 以上碎块。质坚实，具粉性。

5. 茯苓皮　统货。外皮灰褐色，内面白色或黄褐色。应无碎块、灰砂。

茯苓皮以外皮黑褐色，内面灰白色，体软，质松，略具弹性者为佳。

【炮　制】

（1）净茯苓：取原个茯苓，削去茯苓皮，再向内削一浮层，切片。如产地已加工成片者，则整理洁净入药。片厚块大者，用时打碎。

（2）朱砂拌茯苓（广东制法）：取白茯苓块或骰方置盆中，喷少量清水润湿，每 10kg 茯苓，用水飞朱砂粉 300g，拌匀，使朱砂均匀黏附在茯苓上，取出，晾干。

【炮制作用】朱砂制可增强茯苓宁心安神的作用。

【性味归经】甘、淡，平。归心、脾、胃、肺、肾经。

【功能主治】利水渗湿，健脾益胃，宁心安神。用于水肿尿少，痰饮眩悸，脾虚食少，淋浊，便溏泄泻，心神不安，遗精，惊悸失眠，健忘等症。茯神块长于宁心安神兼利水，茯神木善于平肝安神，茯苓皮长于利水、消肿，主要用于小便不利，水肿。

【用法用量】 水煎服，9~15g。

【主要成分】 含有β-茯苓聚糖、茯苓多糖、茯苓酸、乙酰茯苓酸、松苓酸、层孔酸、3β-羟基羊毛甾三烯酸、组氨酸、胆碱、腺嘌呤、松苓新酸、β-香树脂醇乙酸酯、茯苓环酮双烯三萜酸、3β-羟基-16α-乙酰氧基-羊毛甾-7,9,24-三烯-21-酸、O-乙酰茯苓酸-25醇等。

【药理作用】 ①抗肿瘤：茯苓多糖抗癌作用机制除了与免疫功能增强有关，尚与茯苓多糖本身对肿瘤细胞膜有直接的作用以及对酪氨酸蛋白激酶（TPK）和磷酸酪氨酸蛋白磷酸酶（PTPP）作用相关。对茯苓聚糖、茯苓多糖、羧甲基茯苓多糖分别进行动物体内抗癌实验，结果茯苓多糖、羧甲基茯苓多糖对小鼠肉瘤 S_{180} 实体型及腹水转实体型等均有不同程度的抑瘤作用，抑瘤率为8%~37%不等。还能延长荷瘤动物的生存期，口服亦有一定

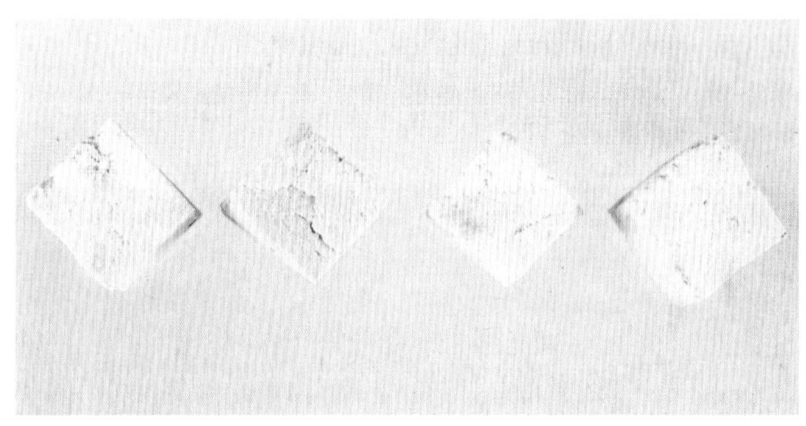

a

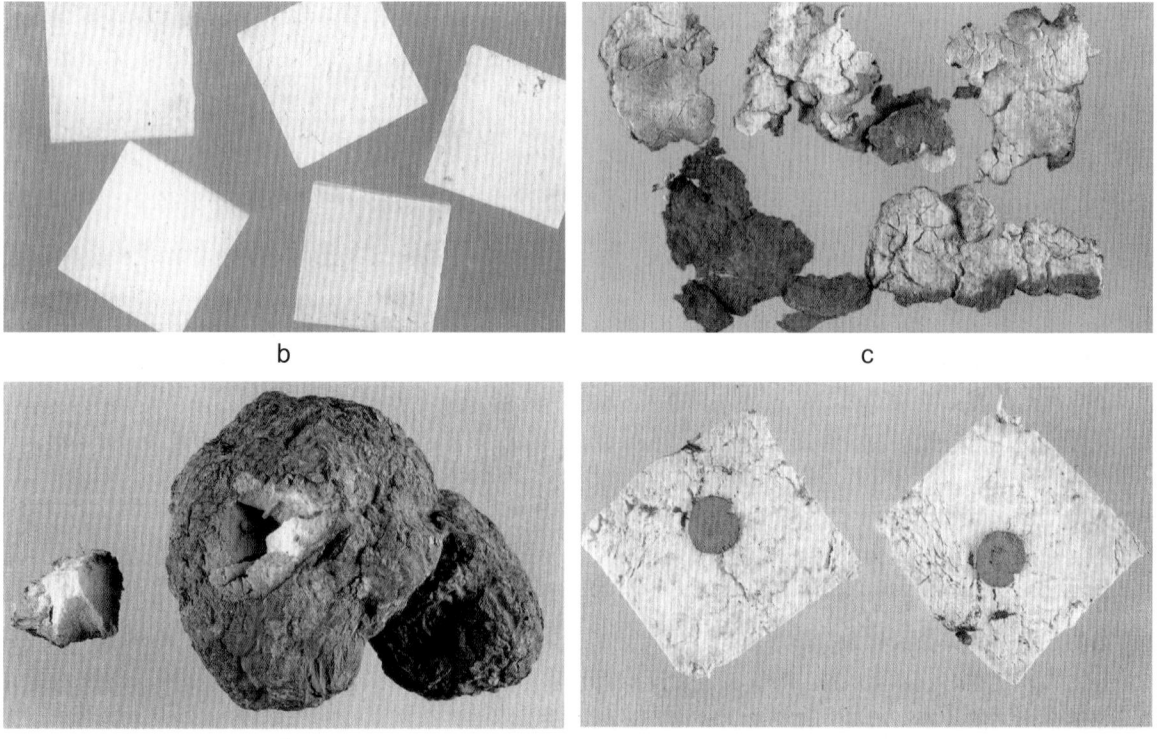

b　　　　　　　　　　　　c

d　　　　　　　　　　　　e

图 649　茯苓（湖北产）

a. 骰方　b. 白茯块　c. 茯苓皮　d. 茯苓个　e. 茯神块

作用。动物实验表明，茯苓次聚糖与环磷酰胺等化疗药物合用，对小鼠 S_{180} 的抑制率可达 96.88%。②利尿：茯苓可能通过增强 Na^+-K^+-ATP 酶活性，调控细胞内 K^+ 的含量，从而起到渗湿利水的作用。③抑菌：茯苓对多种细菌有抑制作用。④增强胰岛素活性，降血糖：茯苓三萜类化合物能降低胰岛素非依赖型糖尿病小鼠的血糖，并作为胰岛素增敏剂而发挥作用。⑤抗皮肤色素沉着。⑥抗致突。⑦增强免疫功能。⑧抗变态反应。⑨抗炎。⑩防治泌尿系结石。⑪镇静。⑫保肝、抗肝硬化。⑬清除自由基。⑭延缓衰老。⑮解毒。⑯护胃、止吐。

神曲《药性论》
Shenqu
MASSA MEDICATA FERMENTATA
Medicated Leaven

【来　　源】由辣蓼、青蒿、杏仁、苍耳草、赤小豆、面粉、麸皮混合发酵而成。

【产　　地】有关中药厂或中药饮片厂生产。

【制法】

原料：苦杏仁（去皮）4kg，赤小豆 4kg，鲜青蒿 7kg，鲜苍耳草 7kg，鲜辣蓼 7kg。辅料：面粉 100kg（或 40kg，麦麸 60kg）。

制法：将苦杏仁、赤小豆粉碎成粗末，备用；将鲜青蒿、鲜苍耳草、鲜辣蓼洗净，切成短段，加水约 40kg，煮 1~2 小时至烂，加入苦杏仁、赤小豆粗末，用文火煮 30 分钟，停火；将面粉、麦麸置搅拌机内，将上述准备好的鲜青蒿等药汁连渣一起陆续加入，湿度不够可适量加开水，搅拌均匀，使成颗粒状，取出，置木制模板上压实压平，约 1cm 厚，切成 1.5cm 左右方块，置竹簸箕上，上面覆盖鲜青蒿或麻袋保湿保温，放置室内，温度保持在 35℃ 左右，经 4~6 天发酵，表面长满黄白色霉衣时，取出，晒干。

【性状鉴别】本品呈长方块或不规则块状。外表灰黄色，粗糙，质脆易断。断面黄白色，渣状，可见未被粉碎的残渣及发酵后的空洞。有发酵的特异香气，味微苦辛。

【规格等级】统货。以质脆易碎，有陈腐气、味微苦者为佳。

【炮　制】

（1）神曲：取原药，用时轻轻打碎。

（2）麸炒神曲：先将锅烧热，每 100kg 神曲用麦麸 10kg，将麦麸倒入锅内起白烟时投入神曲块，迅速翻炒至神曲表面呈黄棕色时取出，筛去麦麸，放凉。

（3）焦神曲：先将锅烧热，放入神曲块，翻炒至外表焦褐色内部黄褐色，闻到焦香气时取出，放凉。

【炮制作用】炒神曲增强健胃消食作用；焦神曲强于治疗胃吐泛酸，食积泄泻。

【性味归经】辛、甘，温。归脾、胃经。

【功能主治】健脾养胃，行气消食。用于食积不消，脘腹胀满，食少泄泻，胃纳不佳。

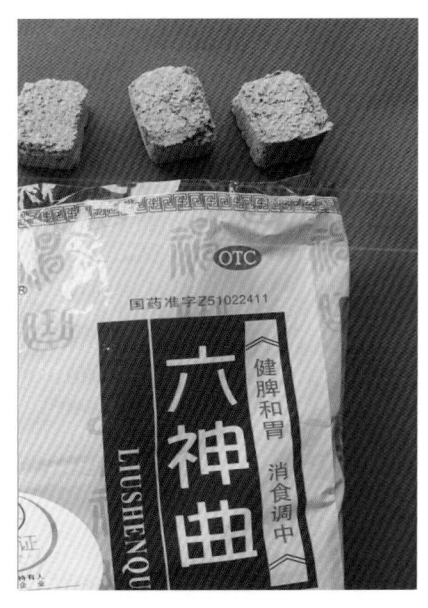

图 650　六神曲

【用法用量】水煎服，6~12g；或研末入丸、散。

【主要成分】主要含有酵母菌、乳酸杆菌、蛋白酶、淀粉酶、B族维生素、挥发油、脂肪等。

【药理作用】①增进食欲作用；②增强胃功能；③抗胃溃疡作用；④调节肠道菌群作用。

附：广东神曲、建神曲

·广东神曲《卫生部药品标准中药成方制剂》·

【配方】前胡、甘草、大黄、使君子、高良姜、百合、苍术、栀子、莪术（醋制）、薄荷、防风、羌活、姜黄、陈皮、山楂、蒲黄、柴胡、麦芽、厚朴、白扁豆、紫苏叶、苦杏仁、葛根、车前草、槟榔、泽兰、薏苡仁、独活、荆芥、木香、麻黄、益母草、青皮、乌药、桔梗、诃子、大腹皮、香附、猪苓、三棱（醋制）、茯苓、广藿香、芡实、枳壳、草果、赤小豆、半夏（制）、花椒、山药、木通、枳实、黄柏、泽泻、香薷、石菖蒲、木瓜等各18g，草豆蔻28g，黄芩28g，青蒿300g，辣蓼375g，苍耳草225g，凤尾草150g。

【制法】

1.将青蒿、辣蓼、苍耳草分别粉碎成粗粉，其余58味共粉碎成粗粉，过筛。

2.将上述药粉混匀，加入适量小麦粉和沸水，置搅拌机中搅拌均匀，使成颗粒状，取出至木制模板上，压成5cm×4cm×2cm方块，经发酵后干燥而成。

【功能主治】祛风消滞，健胃和中，用于感冒发热，食滞呕吐泄泻。

【用法与用】水煎服，每次30g。

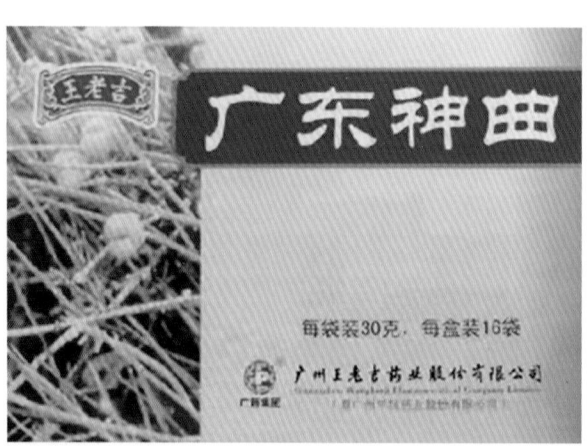

图651 广东神曲

·建神曲《本草纲目拾遗》·

【配方及制法】

福建泉州用法：枳壳1.5kg，枳实（麸炒）1kg，香附（麸炒）1kg，杭白芍（酒炒）1.5kg，

912

莪术（酒炒），首乌片（微炒）1kg，白扁豆（炒）2kg，元胡索（醋炒）1kg，槟榔（炒）1kg，高良姜（赤土炒）1kg，青皮（醋炒）1kg，黄栀子（炒）2.5kg，光三棱（醋炒）1kg，川花椒（炒）375g，大黄1kg（浸酒1kg），泽泻（沙炒）1kg，砂仁，（姜汁炒）1kg，川朴（姜汁炒）1.5kg，杏仁4kg，黄芩（酒炒）1kg，麦芽（炒）1kg，黄柏（炒）1kg，姜黄0.5kg，防风1kg，木香1kg，羌活0.5kg，车前子1.5kg，芡实1.5kg，山楂皮1kg，陈皮1.5kg，薄荷2kg，茯苓皮1kg，甘草1kg，白葛粉1kg，法白曲312.5g，使君子（带壳）2.5kg，藿香1kg，紫苏（全）1kg，白芥子1kg，香薷1.5kg，泽兰1.5kg，荆芥1kg，苍术（大米糖炒），柴胡（酒炒）。以上44味药合并，粉碎成细末，过筛，加入赤小豆、小麦（均须浸透碾碎）各0.5kg及麸皮、面粉各2kg，混合均匀。另取青蒿草、赤柱草、苍耳草各2kg洗净，切碎，加适量水煎汤（称为三味汤），将汤液与上述药粉混合，置搅拌机中反复搅匀，入木制印模内压成小块，稍凉后用鲜青蒿或稻草覆盖，置室内3~5天，使充分发酵至外表长出黄白色菌丝时，取出晒干，然后用35℃左右温度烘烤1小时，取出，储藏4个月后取出再晒半天，刷去霉毛即成。

北京用法：苍术62.5g，甘草、苏叶、藿香各125g，藿香250g，木香187.5g，青蒿250g，青茶250g，川朴375g，陈皮750g，六神曲750g，山楂750g，麦芽1 000g。以上药共研细末，加米汤拌匀，放入装有松香末的模子压成小块，发酵后晒干即成。

【性　　味】苦，温。

【功能主治】健脾消食，理气化湿，解表。主治伤食胸痞，腹痛吐泻，痢疾，感冒头痛，小儿伤饥失饱。

【用法用量】水煎服，6~9g；或研末入丸、散。

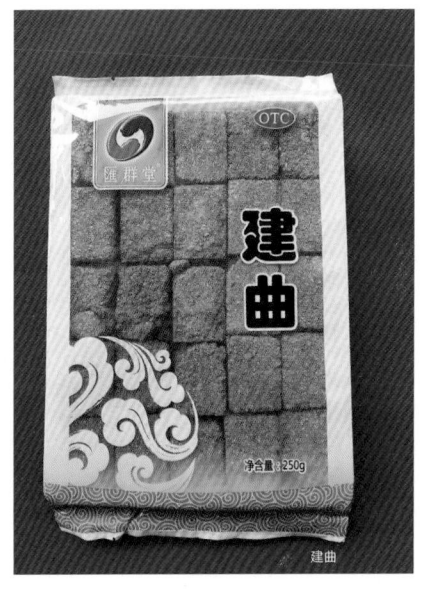

图 652　建曲

· 海藻《神农本草经》·
Haizao
SARGASSUM
Seaweed

本品分大叶海藻和小叶海藻两个品别。

【来　　源】为马尾藻科植物海蒿子 *Sargassum pallidum*（Turn.）C. Ag. 或羊栖菜 *Sargassum fusiforme*（Harv.）Setch. 的干燥藻体。前者称"大叶海藻"，后者称"小叶海藻"。

【产　　地】主产于山东青岛、烟台、蓬莱、威海、文登、海阳、胶南、日照，辽宁大连、旅顺，浙江舟山、宁波、临海，福建平潭、罗源、东山、诏安、同安、泉州、连江、福安，广东海丰、陆丰、惠阳、电白等沿海地区。

【采收加工】夏、秋季采捞，除去杂质，洗净，晒干。

【性状鉴别】

（1）大叶海藻（海蒿子）：呈皱缩卷曲的团状，黑褐色，有的被白色霜，长30~60cm。主干呈圆柱状，具圆锥状突起，主枝自主干两侧伸出，侧枝自主枝叶腋生出，具短小的刺状突起。叶变化很大，初生叶披针形，革质全缘，常凋落；次生叶条形或披针形，叶腋间

913

有着生条状叶的小枝，从条状叶的叶腋间生出生殖托或生殖枝；气囊多生于末枝上，黑褐色，球形或卵圆形，有的有柄，顶端钝圆，有的具细短尖。质脆，潮润时柔软；水浸后膨胀，肉质，黏滑。气腥，味微咸。

（2）小叶海藻（羊栖菜）：个体较小，长15~40cm，分枝互生，无刺状突起。叶条形或细匙形，先端稍膨大，中空。气囊腋生，纺锤形或球形，囊柄较长。质较硬。

以干燥，味淡，无其他藻类掺杂，无泥沙者为佳。

【显微鉴别】海蒿子：取本品1g，剪碎，加水20mL，冷浸数小时，滤过，滤液浓缩至3~5mL，加三氯化铁试液3滴，生成棕色沉淀。

【规格等级】统货。以色黑，条长，干燥无杂质者为佳。

【炮　　制】除去杂质，洗净，用清水浸泡1~2小时去盐分，捞起，晒至半干，切段，晒干。

【性味归经】苦、咸，寒。归肝、胃、肾经。

【功能主治】软坚散结，消痰，利水。用于瘿瘤，瘰疬，睾丸肿痛，痰饮水肿；甲状腺肿大、淋巴结核。

【用法用量】6~12g，水煎服。

【主要成分】海蒿子含藻胶酸、甘露醇、马尾藻多糖、碘、钙、铁、蛋白质、脂肪、

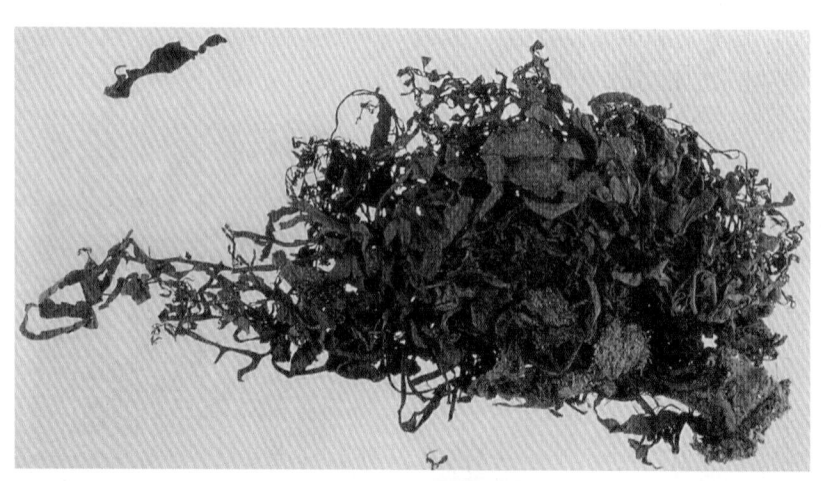

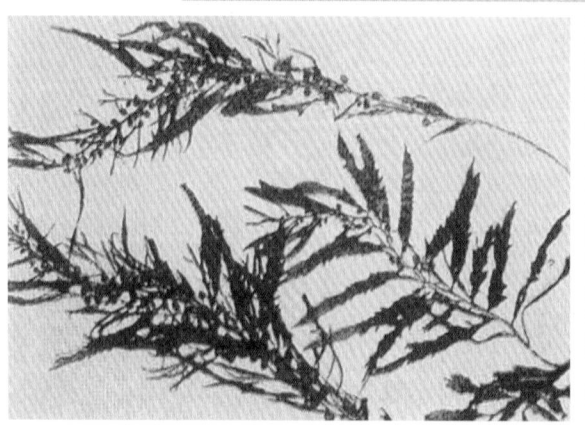
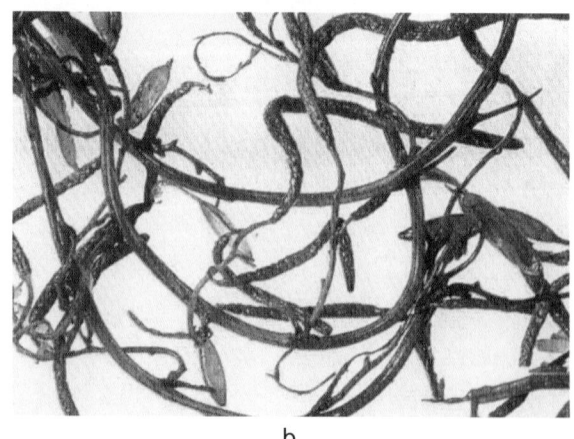

a　　　　　　　　　　　　　　b

图653　海藻（山东产）

a.海蒿子　b.羊栖菜

维生素 C 等；羊栖菜含藻胶酸、甘露醇、多糖、碘、钙、磷、铁、钾以及蛋白质、脂肪、粗纤维、黏液质等。

【药理作用】①对甲状腺作用：海藻含丰富的碘，可治疗缺碘性甲状腺肿，同时可以暂时抑制甲亢患者的基础代谢率，使其症状减轻。但过度食用也会引起单纯性甲状腺肿或碘源性甲状腺功能亢进；②抗病原微生物：海藻对多种细菌、结核杆菌及某些真菌有抑制作用；③抗血吸虫：海藻昆布流浸膏对感染血吸虫尾蚴的家兔有保护作用；④调节免疫作用；⑤抗凝、降脂作用；⑥抗肉毒素作用；⑦抗肿瘤作用：羊栖菜中的 Sfppr 及 Sfpprr 两种多糖样品均有抗肿瘤作用。其中 Sfppr 对小鼠 S_{180} 和 FAC 都有作用，抑瘤率分别为 48.8%、38.5%，而 Sfpprr 抑瘤率分别为 28.8%、12%，低于前者，海蒿子的粗提物对子宫瘤 U_{14} 及淋巴 I 号腹水型（LI）的动物模型，有一定抑瘤作用，SEPS 的抗肿瘤作用可能与诱导细胞凋亡和 G2/M 期细胞阻滞有关；⑧降血糖作用；⑨抗氧化作用。

·猪苓《神农本草经》·
Zhuling
POLYPORUS
Chuling

【来　源】为多孔菌科真菌猪苓 *Polyporus umbellatus*（Pers.）Fries 的干燥菌核。

【产　地】常寄生于桦树、柞树、槭树、枫树、橡树等树木的根上，主产于陕西宝鸡、渭南、商洛，云南大理、丽江，甘肃武都、文县、康寨，山西长治、临汾，四川南坪、理县、金川等地。河北、河南、广东、广西、福建等也有产。以云南产量大，陕西产者质最佳。

【采收加工】春、秋季采挖，雨后在林中寻觅，若发现雨湿的地面上有一处显得干爽或地面呈凸起状上面长有一茎多头蘑菇状子实体的地方，下面约 30cm 处一般有猪苓生长。挖出后去净泥土，晒干。人工栽培一般需 3~4 年，在立冬后采挖为宜。

【性状鉴别】呈不规则条形、类圆形或扁块状，形如猪粪，小者如鸡粪状，长 2~25cm，直径 2~6cm。表面皱缩或有瘤状突起，灰黑色或棕黑色。质致密而体轻，能浮于水面。断面类白色或黄白色，略呈颗粒状。气微，味淡。

以个大，丰满，皮色黑而光滑，肉白色，无黑心空洞者为佳。

【显微鉴别】

（1）本品切面：全体由菌丝紧密交织而成。外层厚 27~54μm，菌丝棕色，不易分离；内部菌丝无色，弯曲，直径 2~10μm，有的可见横隔，有分枝或呈结节状膨大。菌丝间有众多草酸钙方晶，大多呈正方八面体形、规则的双锥八面体形或不规则多面体，直径 3~60μm，长至 68μm，有时数个结晶集合。

（2）取本品粉末 1g，加稀盐酸 10mL，置水浴上煮沸 15 分钟，搅拌，呈黏胶状。另取本品粉末少量，加氢氧化钠溶液（1→5）适量，搅拌，呈悬浮状。

【规格等级】统货。均以个大，外表黑褐色并有光泽，内粉白色，体质重坚，无泥土者为佳。表面灰黑色而发暗，断面黄白色或棕黄色，质松体轻者次之，中空糟朽者不宜入药。

出口商品分为四个等级：

一等：每公斤不超过 40 个。

二等：每公斤不超过 80 个。

三等：每公斤不超过 200 个。

四等：每公斤在 200 个以上。

【性味归经】甘、淡，平，归肾、膀胱经。

【功能主治】利水渗湿。用于肾炎，小便不利，水肿，脚气，泄泻，淋浊，带下等症。

【用法用量】6~15g。水煎服。

【炮　　制】取原药拣除杂质，洗净，浸水适度，取出，润透，切片，晒干。

【主要成分】含麦角固醇、α-羟基-二十四碳酸、生物素、猪苓多糖、猪苓聚糖、猪苓酮（A、B）、乙酰丁香酮、外源性凝集素等。

【药理作用】①利尿作用：利尿作用机制可能是抑制肾小管对电解质及水的重吸收。②抗肿瘤作用：a.对膀胱化学致癌的抑制作用：猪苓对 N-丁基-N-(4-羟丁基)亚硝胺诱发大鼠膀胱肿瘤的抑制实验表明，猪苓能显著减少膀胱肿瘤的发病率，肿瘤数目减少，体积变小，恶性程度也明显减轻；b.抗诱变性作用：动物实验表明，猪苓多糖对环磷酰胺（CY）所产生的微核有一定的抑制作用，这说明猪苓多糖能降低 CY 的致突变作用，并且抑制突变细胞的有丝分裂，减少微核的产生，起到稳定和促进 DNA 的修复作用，具有抗诱变作用；③增强免疫功能：a.对细胞吞噬功能的影响：猪苓多糖可使腹腔巨噬细胞三磷酸腺苷酶、酸性磷酸酶及 α-醋酸萘酯酶活性增强；b.对体液免疫功能的影响：促进 B 细胞有丝分裂从而加强体液免疫功能。④保肝及抗肝炎。⑤放射保护：猪苓多糖可以调节垂体-肾上腺系统功能，使机体处于应激状态，从而起到放射保护的作用。⑥抑菌：猪苓醇提液对多种细菌有抑制作用。⑦抗衰老。⑧抗诱变。⑨抗皮肤色素沉着。⑩猪苓多糖和猪苓多糖锌具有抗氧化、清除自由基作用。

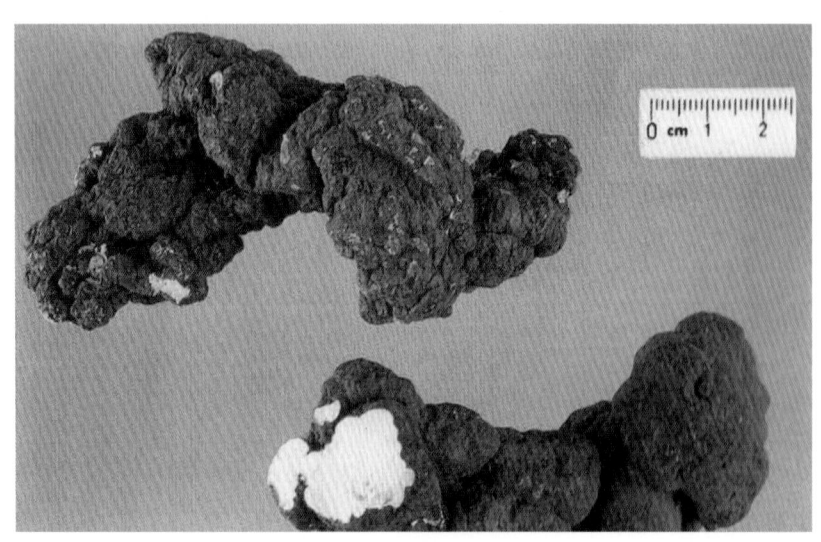

图 654　猪苓（陕西产）

·银耳《本草再新》·
Yiner
TREMELLA
Tremella

【来　　源】　为银耳科真菌银耳 *Tremella fuciformis* Berk. 的干燥子实体。

【产　　地】　主产于四川、贵州、福建、江苏、浙江、湖北、陕西等地。现多为人工培植。

【采收加工】　4~9 月采收。5~8 月为盛产期。选阴雨天或晴天的早晚，用竹刀将银耳刮下，淘净，拣去杂质，晒干或烘干。

【性状鉴别】　呈不规则的绣球花朵状或皱缩块片，由许多细小屈曲的条片组成。外表面黄白色或黄褐色，略呈半透明状，微有光泽。质硬而脆。气微，味淡。

【规格等级】　统货。以身干、黄白色、朵大片厚、体轻、有光泽者为佳。

【炮　　制】　取原药拣除杂质，整理洁净入药。

【性味归经】　甘、淡，平。归肺、胃、肾经。

【功能主治】　滋阴生津，润肺养胃。用于肺虚久咳，肺热咳嗽，痰中带血，肺燥干咳，肺痿，衄血，胃肠燥热，崩漏，便秘下血，津少口渴，病后体虚，气短乏力。

【用法用量】　水煎服，3~10g；或炖冰糖、肉类食用。霉变银耳含有毒素，可引起中毒甚至致人死亡。

【主要成分】　银耳多糖是银耳的主要有效成分，除多糖外，银耳子实体尚含蛋白质、脂肪、粗纤维、无机盐和少量维生素 B 类、酶类。银耳的蛋白质中含亮氨酸、异亮氨酸、苯丙氨酸等 17 种氨基酸。无机盐中主要含硫、磷、铁、镁、钙、钾、钠等离子。

【药理作用】　①增强免疫功能：银耳多糖能促进单核-巨噬细胞系统的吞噬功能，增强细胞和体液免疫功能，并可不同程度地拮抗免疫抑制剂、抗肿瘤药、应激和衰老所致免疫功能抑制，其作用机制可能与其使细胞内游离 Ca^{2+} 增加有关；②抗衰老：银耳多糖可恢复老年免疫功能障碍；③抗肿瘤：虽然有研究表明，银耳可直接杀伤癌细胞，但绝大多数研究表明银耳的抗肿瘤作用是与其免疫增强作用密切相关的，采用深层发酵制备的酵母型银耳进行肿瘤预防实验，发现银耳制剂可使荷瘤小鼠腹水减少，其作用机制是激活小鼠腹腔

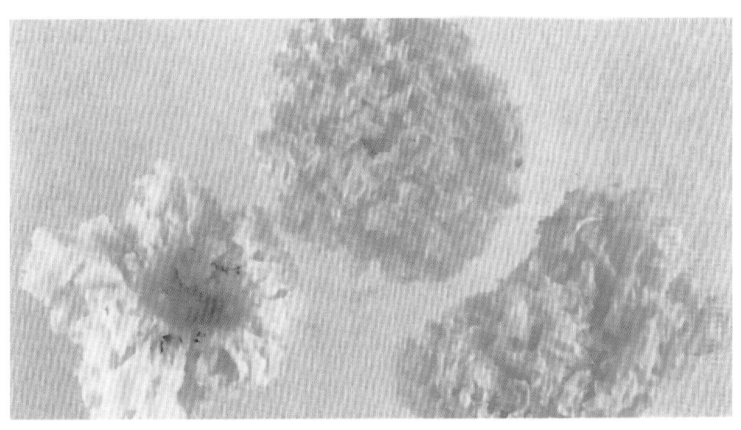

图 655　银耳（福建产）

巨噬细胞杀伤肿瘤细胞；④抗放射及促进造血功能；⑤降血压、降血脂和降血糖；⑥抗炎和抗溃疡；⑦抗血栓，预防血管硬化、眼底出血；⑧延长凝血时间。

· 紫草茸《本经逢原》·
Zicaorong
LACCA
Lac

【来　　源】为紫胶虫科昆虫紫胶虫 *Laccifer lacca* Kerr 寄生于豆科、桑科等多种植物树枝上繁殖的雌虫所分泌的树脂状胶质。

【产　　地】主产于云南、四川、西藏、广东、台湾等省、自治区，缅甸、泰国、印度、印度尼西亚等国亦产。

【采收加工】7~8 月间采收。用利刀将紫胶从树枝上刮下，刮胶时注意勿使寄主植物受损伤，或将长有紫胶的枝条剪下（称为"紫梗"），从采回的紫梗上剥下胶块，如一时不易剥离，可将紫梗摊晾在干燥、阴凉通风处，每天或隔天翻动并剥离，直至干燥而不结块时全部剥下，将胶块晒干，即为紫草茸。

【性状鉴别】呈半管状或槽状条块。间有细树枝附着，略呈连珠棒状，长 2~10cm，直径 0.5~2.0cm。背面隆起，呈紫褐色或紫红色，有皱纹或小虫形成的疣状或颗粒状突起，微有光泽，附着树皮的一面多呈凹槽形，黑褐色，较平坦，无光泽。质硬而脆，体轻。折断面紫红色，具胶质样闪烁光泽，可见多数平行排列的椭圆形或圆形的虫子卵窝，依胶壳围绕树枝为中心作放射状排列，剥去虫卵后可见其间白色蜡丝和紫黑色或紫红色的长卵形死虫，长 3~6mm，宽 1~4mm，破碎后流出紫红色浆汁。遇热软化发黏，火燃有紫褐色胶液渗出。气微，味淡、微涩。

以块大，紫褐色，质坚，不带树枝者为佳。

【规格等级】统货。

【炮　　制】取药材，除去枝梗、杂质，用时捣碎。

【性味归经】甘，寒。归肺、肝经

【功能主治】清热凉血，解毒，透疹。用于麻疹，斑疹不透，麻疹不出，产后血晕，月经过多，带下，崩漏，疮疡，湿疹。外用治肿毒，疮疡不敛，外伤出血。

【用法用量】水煎服，5~10g；研末，1.5~3g。外用适量，研末撒或熬膏涂敷患处。

【主要成分】含虫胶质 74.5%，蜡 4%~6%，色素 6.5%，虫体、木片等夹杂物 9.5%，水分 3.5%。虫胶质为虫胶酸及油桐酸等所组成的高分子化合物。蜡为紫胶虫醇、虫漆蜡醇等与虫漆蜡酸、紫胶虫酸等所组成的酯。色素主为虫漆酸，是一种蒽醌衍生物的红色素。

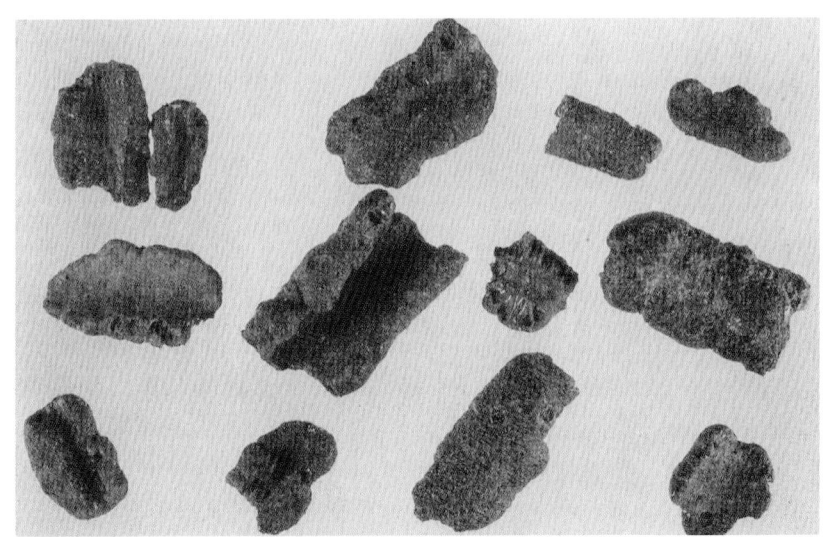

图 656　紫草茸（云南产）

· 雷丸《神农本草经》·
Leiwan
OMPHALIA
Thunder Ball

【来　　源】为白蘑科真菌雷丸 *Omphlia lapidescens* Schroet. 的干燥菌核。

【产　　地】野生，寄生于竹林地下腐朽竹根之上。主产于四川涪陵。云南文山、思茅、德宏，贵州兴仁、兴义、沿河、遵义、铜仁、安顺等地。湖南、湖北、福建、广西、安徽、陕西等地也产。

【采收加工】秋季采挖，洗净，晒干。有人工栽培，接种雷丸菌种后 2~3 年采收。

【性状鉴别】呈类球形或不规则团块，大小不一，直径 1~4cm。表面黑褐色或灰褐色，有略隆起的网状细纹。质坚重，不易破裂，断面不平坦，类白色或浅灰黄色，粉状或颗粒状，常有深点状黄棕色大理石样花纹。气微，味淡，嚼之有颗粒感，微带黏性，久嚼无渣。断面色褐呈角质样者，不可供药用。

以个大，体坚质重，外皮黑褐色，断面类白色具大理石样花纹者为佳。

【显微鉴别】

（1）本品粉末淡灰色。菌丝粘结成大小不一的不规则团块，无色，少数黄棕色或棕红色。散在的菌丝较短，有分枝，直径约 4μm。草酸钙方晶细小，直径约至 8μm，有的聚集成群。加硫酸后可见多量针状结晶。

（2）刮取本品外层黑褐色菌丝体少量，加氢氧化钠试液 1 滴，即显樱红色，再加盐酸使呈酸性，则变黄色。

【规格等级】统货。以个大，质坚重饱满，外皮黑褐色，内部类白色有大理石样花纹者为佳。断面色褐呈角质样者，不可供药用。

【性味归经】苦，寒。有小毒。归胃、大肠经。

【功能主治】杀虫消积。用于绦虫、钩虫、蛔虫病，虫积腹痛，小儿疳积。

【用法用量】10~18g，因雷丸遇热不稳定故不宜入煎剂，一般研粉冲服。一次 12~18g，饭后用温开水调服，一日 3 次，连服 3 天。

【炮　　制】取原药拣除杂质，洗净，浸泡一夜，闷润，切薄片，晒干。

【主要成分】主要是雷丸多糖，尚含雷丸蛋白酶成分，即一种蛋白水解酶，称雷丸素，为驱绦虫的有效成分，含量约为 3%，但加热失效，在 pH 值 8 的溶液中作用最强，在酸性溶液中无效。

【药理作用】①驱绦虫：雷丸的驱虫作用在于破坏虫体，雷丸素在碱性（pH 值 8）溶液中分解蛋白质的活力最大，而在酸性溶液中无效，故在肠道内有较强的分解蛋白质作用，使虫体节片溶解破坏，达到驱虫功效。②驱蛔虫、钩虫作用：雷丸水浸液对蛔虫无作用，但其乙醇提取物对蛔虫有明显抑制作用。③雷丸煎剂有杀阴道毛滴虫作用。④抗炎：雷丸多糖是抗炎的有效成分。⑤增强免疫功能：雷丸多糖体对机体非特异性和特异性免疫功能都有增强作用。⑥抗癌：雷丸多糖有很强的抗癌作用。⑦驱钩虫、杀囊虫。⑧通便。

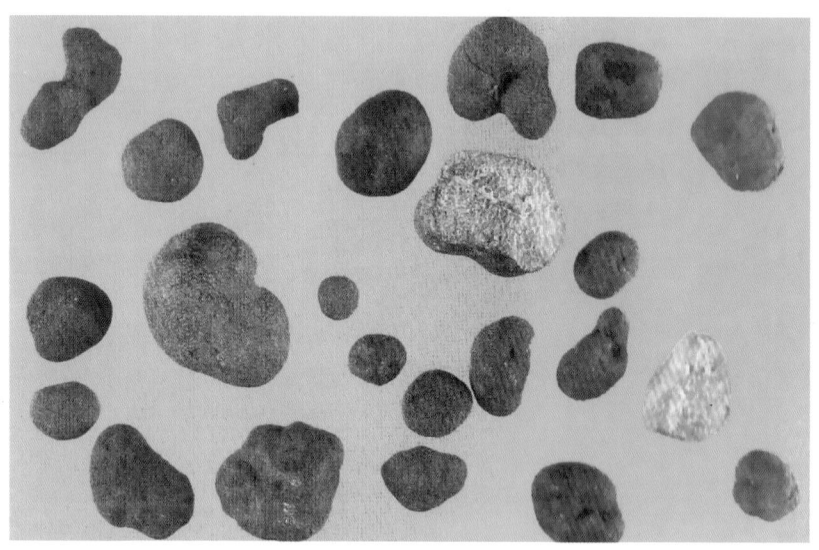

图 657　雷丸（贵州产）

附录　药材经验鉴别常用名词术语解释

干货　指药材的干湿度达到安全范围，是以传统经验公认的干燥度为准，其所含水分不会引起霉烂、变色、变质为限。含有油质、糖分的药材，更应注意。

霉变　因药材干燥度不够，或因保管不当引起吸潮，导致药材发霉变质。如表面轻微发霉未引起内部变质，不影响疗效者，经及时处理洗涤或其他方法去霉干燥后还可应用。

虫蛀　即生虫，又称虫伤。一般应做到无虫蛀；但有的品种极易生虫，故有的注明"间有虫蛀"，是指虫蛀极轻微、不影响疗效为度。

杂质　系指非药用部分、泥土、灰渣、柴草、木屑、矿渣等。除特殊者外，必须去净。

中上部　是指测量长圆条形的根茎类药材的部位，即全长中部的上端折半处（全长四分之一的地方），用以测量直径的大小（若干厘米）。

焦枯　药材在采收加工干燥时，或在防治虫蛀的熏炕过程中，因火力过大，或操作不当，所发生的灼伤，变黑枯者。内部颜色正常，表面黑色未到50％不影响疗效者，不算焦枯。

枯干　系指药材在生长过程中枯死，或采收失时，所含成分不足的干枯品，形状瘪瘦、松泡、细小，不能药用。

油条（个、烂、块）　系指堆存发热、烘炕不当、气候影响等因素引起的返油变色者。

过桥　黄连在生长过程中，由于培土不当、产生的两端有连节，中间呈光杆，瘦小平滑者。

窠根　指当归抽薹后，失去内质，松泡、虚软的根，不能作药用。

山川芎　指四川育芎苓子的母根，质较松软，稍次，仍可药用。

苓珠　即过小的芎苓子，不能当川芎药用。

老母　指地黄栽子，经繁殖后的母根，已空虚，失去有效成分，不能药用。

生心　或称"夹生"，系指在焙制中或煮烫中未透心者。

花子　指瘤状疙瘩积聚在白术的主体，占表面面积的30％以上者。

武子　指白术体形，呈二叉以上者（包括两叉）。

疙瘩头　指甘草斩下的芦头部分，呈疙瘩状。

沙皮　茯苓皮和肉，含有较多的沙粒。

烂头　有些药材，受各种影响，发生一头或两头破烂或霉烂者。

僵个（只）　指贝母等在生长中或加工时，受到影响，汁枯僵化，变色者。

顶手　系指密银花的特点，由于该品种的花苞肉质较厚，干燥后较硬，握之有顶手的感觉，又称手感。

银皮　指麝香中间层的薄膜，呈银白色，故称银皮。

扒耳　指附子体上再生有较小的附子，产地称"扒耳"，加工成的附片称"扒片""扒儿片"。

浦汤花　指杭菊花在蒸花时锅中沸水上升，烫熟了的菊花。

大挺　指梅花鹿茸较长粗的主干。

门桩　指鹿茸大挺上长出的第一个侧枝。

二杠　指具有一个侧枝的梅花鹿茸，又称"花二杠"。

独挺　即未分叉的独角鹿茸，多为两年幼鹿的"初生茸"，又名"一棵葱"。

拧嘴　指鹿茸大挺的顶端，初分支岔时，顶端嘴头扭曲不正者。

骨化圈　鹿茸锯口的周围，靠皮层处，有骨质化的一圈。

油沟　鹿茸大挺不饱满，抽缩成沟形者。

乌皮　梅花茸的表皮棕黄色，因受加工影响，出现部分皮变成乌黑色。

存折　鹿茸内部已折断，而表皮未开裂，但有痕迹。

棱筋、棱纹、骨豆　均指鹿茸逐渐变老硬的特征，多在鹿茸的下部，开始出现各种状态。

窜尖　鹿茸渐老时，大挺顶端破皮窜出瘦小的角尖。

莲花　指马鹿的嫩锯茸、短二杠、大挺有了小的分岔，称莲花。

老毛杠　指三、四岔以上的马鹿茸，快成老鹿角者，但未脱去茸皮，习称"老毛杠"。

蔸朴　指厚朴介于地面和地下相连接部分的树蔸皮。

双花　指建泽泻，长成两个相连的根茎，产地习称"双花"。

油果、黑果　指枸杞由于成熟过分或炕晒不当，保管不好，氧化发油变黑色。

边条参　是家种人参的一种，生长年限较长，一般是八九年，其中倒栽两三次，并"整形下须"，使呈人形；其特点是三长，即芦长、身长、腿长，体形较美。

普通参　栽种时间较短，一般六年收获，参皮较嫩，肩部不显横皱纹；特点是芦短，身短而粗胖，支根不限。

有皮有肉　加工后的红参（边条参）肩部具明显的横皱纹，习称"有皮"；参体表面棕红色，有肉嫩感，习称"有肉"，两者具有联称"有皮有肉"。

黄皮　指人参采收不当，浆汁不足，或加工不及时，人参浆汁减少，俗称"跑浆"，加工后出现的皮黄色较多，习称"黄皮"。

黄马褂　指园参中的红参类生长年限较久者，在参体上部表面呈现土黄色，习称"黄马褂"或"姜皮"。

马牙芦　是指山参芦头上脱落的茎痕，其中心凹陷而周边较平齐，状似马牙。它是山参的特征之一。

雁脖芦　生长年限越久的山参，其芦头也越长，其下部年久的芦碗周边受风雨冲刷而逐渐消失呈圆柱状，形似大雁的脖子，故称。它是山参的特征之一。

枣核节　从人参芦头侧面长出的不定根，称为"芋"。山参因生长年久，芋也一般较为粗短，中间较丰满，两端尖细，形如大枣核。它是山参的特征之一。但也有一端钝圆而另一端较尖细，形如蒜瓣，则称"蒜瓣芋"。

珍珠须　在山参的须根上有明显的疣状突起，习称"珍珠疙瘩"或称"珍珠点"。这是山参的特征之一。有些全须生晒参（园参）的须根上虽然也有"珍珠点"，但不明显且细小。因此，有无明显的"珍珠须"是鉴别山参和园参的方法之一。

无中尾　指边条红参，规定是两三条腿，腿的直径不得小于0.3cm，如小于这个指标，称为"中尾"，有的上等货，是不允许有的，则叫"无中尾"。

破疤、干疤　人参在采挖前因受到创伤或虫伤，表面疤痕呈黑色者，叫"破疤"；已经愈合好的伤疤，加工后不显黑色与红参体色相同者，叫"干疤"。

青丹　指牡丹皮生长时，根露出地面，时久丹根变青者。

怀中抱月　指川贝母中松贝的两鳞茎瓣大小悬殊（大鳞瓣占约全体的八成），相对抱合，小鳞瓣略呈披针形或月牙形，被紧抱在大鳞瓣中。此为松贝的外形特征之一。

观音坐莲　指松贝外形顶端无开口，底端平坦，无论颗粒大小，将顶端向上时均能平放稳坐，底边如莲叶，上部如观音端坐。此为松贝的外形特征之一。

虎皮贝　指川贝母中的炉贝，多呈马牙状，因其表面常有黄白色的斑，如虎皮，故称。

铜皮铁骨　指三七中的优质者，此类三七表面灰黄色或灰棕绿色，有光泽，似铜皮；断面灰黑色或灰绿色似铁黑。此类三七多生长年久，并多为"春七"。

龙头、凤尾　指霍山石斛加工时上端留有的2~3条须根，似龙头，下端留有的半片叶子，似凤尾。

鹦哥嘴　又称"红辫子"，指天麻上端残存的红色或棕红色的芽苞或幼茎，是天麻的外形特征之一。"春麻"在"清明"前后刚吞新芽时采挖，故此特征较明显。"冬麻"则在"冬至"前后采挖，茎芽未长出，"鹦哥嘴"少有，偶有也不明显。"冬麻"质优，"春麻"质次之。观察有无"鹦哥嘴"或明显不明显，不但可以鉴别真伪天麻，还可以区分"春麻"和"冬麻"。

肚脐眼　指天麻下端脐状凹入的疤痕，是自母麻脱落留下的痕迹。此疤痕在"春麻"上较明显，在"冬麻"上则没有那么明显，但仍可见到。"肚脐眼"是天麻的外形特征之一。假天麻上伪造的肚脐眼没有天然的那么自然。

金丝熊胆　为鉴别真伪熊胆的传统方法之一。方法：取一玻璃杯盛满清水，取一小粒熊胆投入水中，即可见到熊胆在水面上迅速旋转后带一条金色线状物慢慢下沉，不扩散。其他动物胆没有此现象。但是此方法不能鉴别掺伪熊胆。

冒槽　为鉴别麝香个的传统方法之一。方法：用特制的带纵槽的不锈钢探针从麝香个的囊口缓缓插入至中心，旋转一周后慢慢拔出，露于空气中。若为真品，槽内的麝香则慢慢膨胀而高出针槽，此现象习称"冒槽"。伪品则无此现象。

透甲　为鉴别真伪天然牛黄的传统方法之一。方法：取真品天然牛黄少许，加少量清水润湿后涂于指甲上，即见指甲被染成黄色，而不易褪色。这种现象习称"透甲"或"挂甲"。伪品则无此现象。

角塞　指羚羊角下半部角内的骨质塞，呈圆锥形，略弯曲，塞的表面具纵棱和纵沟，与角内壁纵沟和纵棱相吻合。角塞的长度约占全角长度的1/3~1/2，重量约占全角的4/10。具有角塞是羚羊角的特征之一。角塞又称"羚羊骨"或"羚羊塞"。

通天眼　为羚羊角的特征之一。在角塞顶端处的角壳中心，有一扁三角形的小孔，向上通向近角的尖端处，但不开口于角尖之外，此孔习称"通天眼"。若除去角塞，对光透视呈透明状。此孔为羚羊角的神经孔。其他动物角无"通天眼"。

汉板　指产于湖南省洞庭湖汉寿县一带的血板（从活龟上取得的龟板），传统习惯认为，汉板质佳。

胶口镜面　指僵蚕的横断面平坦有光泽，外层白色，显粉性，中间棕黑色，内有4个光亮如镜的圈。

天师印　又称"方胜纹"。系指蕲蛇背部两侧各有黑褐色与浅棕色组成的"棱形""∧形"斑纹，共24个，两侧棱形的顶端在背中线上相接形成一系列两对角相接的类菱形图案。此图案习称"天师印"或"方胜纹"，但也有两侧棱形顶端不相接，而是交错排列的。

笔 画 索 引

【七画】

（麦远赤芜花芥苍芡芦苏杜巫两辰连吴
园岗牡何伸皂佛余谷龟条辛羌沙没沉
怀诃补灵阿陈附忍鸡）

拼音字母索引

拼音字母索引

拼音字母索引

拼音字母索引

中药拉丁名索引

中国基本药材（增订本）

中药英文名索引

中药英文名索引

主要参考书目

1. 李锦开. 中药炮制名词术语辞典. 广州：广东科技出版社，1991.
2. 李锦开，李振纪. 中国木本药材与广东特产药材. 北京：中国医药科技出版社，1994.
3. 崔树德. 中药大全. 哈尔滨：黑龙江科学技术出版社，1989.
4. 中药商品知识编写组. 中药商品知识. 广州：广东科技出版社，1989.
5. 王一涛. 中药抗肿瘤现代研究技术与进展. 北京：人民卫生出版社，2004.
6. 梅全喜：现代中药药理临床应用手册. 北京：中国中医药出版社，2016.
7. 陆茵，张大方：中药药理学 [M]. 北京：人民卫生出版社，2012.
8. 彭成，彭代银：中药药理学 [M]. 北京：中国医药科技出版社，2012.
9. 王孝涛. 中药饮片炮制述要. 上海：上海科技出版社，1981 年.
10. 四川省卫生局：四川中药饮片炮制规范 1977 年.
11. 湖北省卫生局：中草药炮制规范 1983 年.
12. 湖南省卫生局：湖南省中药材炮制规范 1983 年.
13. 潘刚. 中药材商品知识. 南京：江苏科学技术出版社，1982.